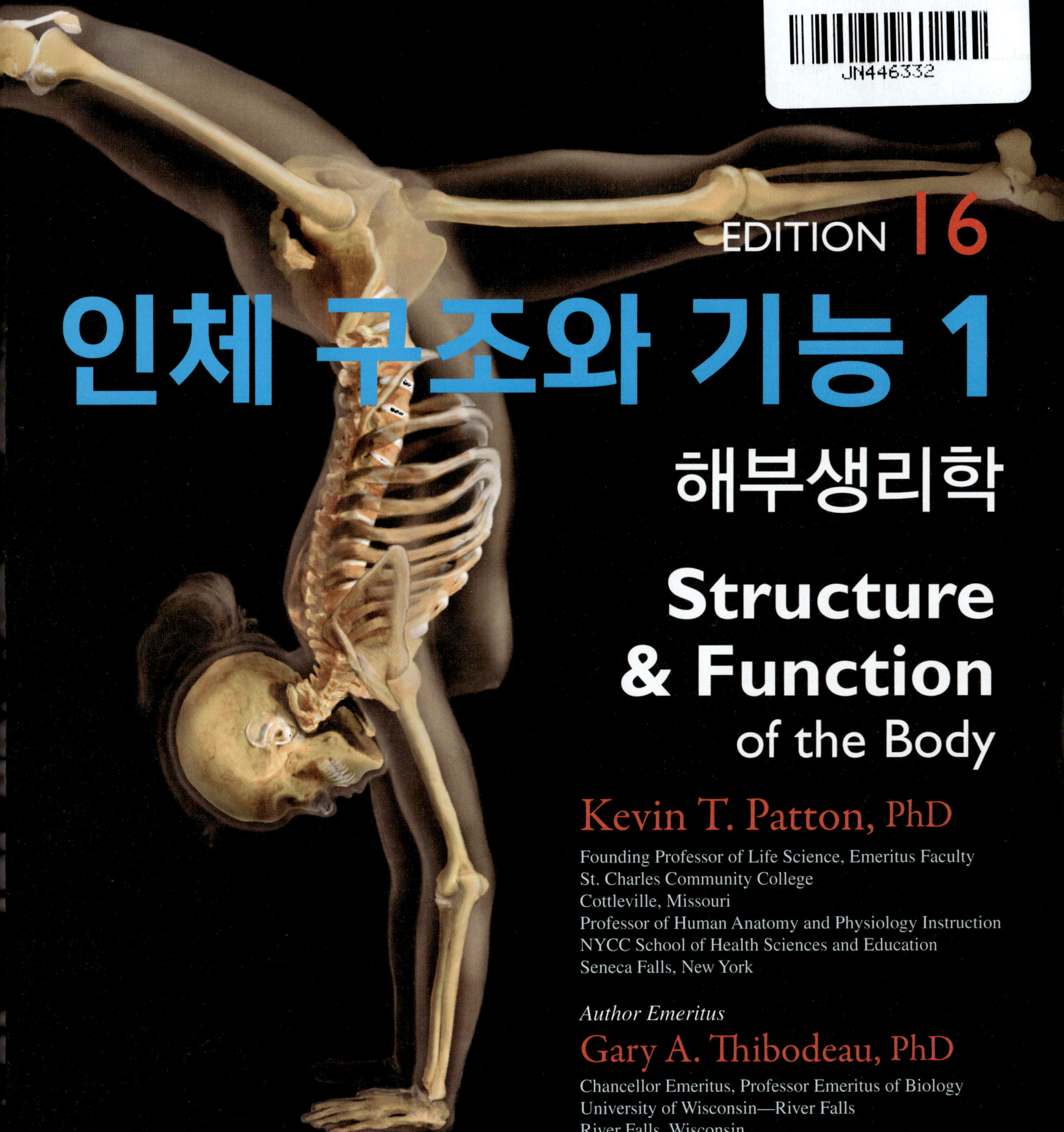

EDITION 16

인체 구조와 기능 1

해부생리학

Structure & Function of the Body

Kevin T. Patton, PhD
Founding Professor of Life Science, Emeritus Faculty
St. Charles Community College
Cottleville, Missouri
Professor of Human Anatomy and Physiology Instruction
NYCC School of Health Sciences and Education
Seneca Falls, New York

Author Emeritus
Gary A. Thibodeau, PhD
Chancellor Emeritus, Professor Emeritus of Biology
University of Wisconsin—River Falls
River Falls, Wisconsin

김이석 외 공역

ELSEVIER

의학교육

Structure & Function of the Body 16ed / ELSEVIER

by Kevin T. Patton, Gary A. Thibodeau

저자 머리말

교과서의 진정한 품질은 좋은 교수법과 효과적인 학습을 얼마나 잘 지원하는지에 달려 있습니다. 〈인체의 구조와 기능 제16판〉은 오랜 전통을 지닌 훌륭한 교재로, 교수와 학생 모두에 대한 깊은 존중을 바탕으로 합니다. 저자가 수십 년 동안 해부학과 생리학을 가르치면서 연마한 주제와 결합하여 내용을 흥미롭게 구성하였습니다. 언제나 그렇듯 이전 15판 사용자들의 의견을 주의 깊게 경청하였고, 뇌가 어떻게 새로운 정보를 읽고 처리하며 학습하는지에 대한 연구 결과에 세심하게 주의를 기울여 학생들의 성공적인 학습을 위한 방식으로 정보를 제공하였습니다. 그 결과, 교수가 가르치고 학생이 학습하는 데 도움 되는 교재가 탄생하였으며 이 책을 학생들은 적극 활용할 수 있을 것으로 기대합니다.

Kevin T. Patton

역자 머리말

의학교육의 기초인 해부생리학은 모든 보건의료 전문가에게 매우 중요한 학문입니다. 인체의 구조와 기능, 그리고 구조 간의 상호작용을 이해하는 것은 환자를 효과적으로 진단하고 치료하기 위한 필수 지식이기 때문입니다. 역자들은 학생들이 미래의 의료 실무에서 필요한 기초지식을 체계적으로 습득할 수 있도록 상세하고 친절하게 설명하고자 노력했습니다.

이 책은 학생들이 학습하기 쉽도록 체계적이고 깊이 있게 구성되었습니다. 각 장은 이전 장의 내용을 기반으로 점차 복잡성과 지식의 깊이를 더해가며, 책에 포함된 다양한 그림과 표는 복잡한 지식을 이해하고 기억하는 데 도움 되도록 설계되었습니다. 특히 이 책에서 사용된 용어는 대한의사협회 의학용어위원회에서 발간한 의학용어집을 준수하여 학생들이 임상의학을 이해하고 전문가들 간의 명확한 의사소통을 위한 표준 용어에 익숙해지기를 바랐습니다.

역자들은 학생들이 인체의 구조와 기능을 공부하면서 겪는 어려움을 충분히 이해하고 있으며, 따라서 이 책은 최대한 학생 친화적으로 작성되었습니다. 자세한 설명과 그림 외에도 각 장의 끝부분에 개념요약과 복습 질문을 포함시켜 학습 내용을 강화할 수 있도록 하였습니다.

인체를 탐구하고 새로운 지식을 습득하기 위해서는 학생들에게 호기심과 열정을 가지고 접근할 것을 권장합니다. 이 책을 통해 얻은 지식은 학업 성취에 큰 도움이 될 뿐만 아니라, 전문적인 의료 실무를 위한 탄탄한 기초를 제공할 것입니다. 이 책이 학생들의 학습 전반에 걸쳐 귀중한 자원이 되기를 바라며, 마지막으로 이 책이 출판되기까지 많은 도움을 주신 도서출판 의학교육 대표님 이하 편집부 여러분께 깊은 감사를 드립니다.

역자 일동

목차

Chapter 01 서론

Chapter 02 생명의 화학

Chapter 03 세포

Chapter 04 조직

Chapter 05 기관과 계통

Chapter 06 피부와 막

Chapter 07 뼈대계통

Chapter 08 근육계통

Chapter 09 신경

Chapter 10 중추신경계통

Chapter 11 말초신경계통

Chapter 12 감각

Chapter 13 내분비계통

찾아보기

2권 목차

서론

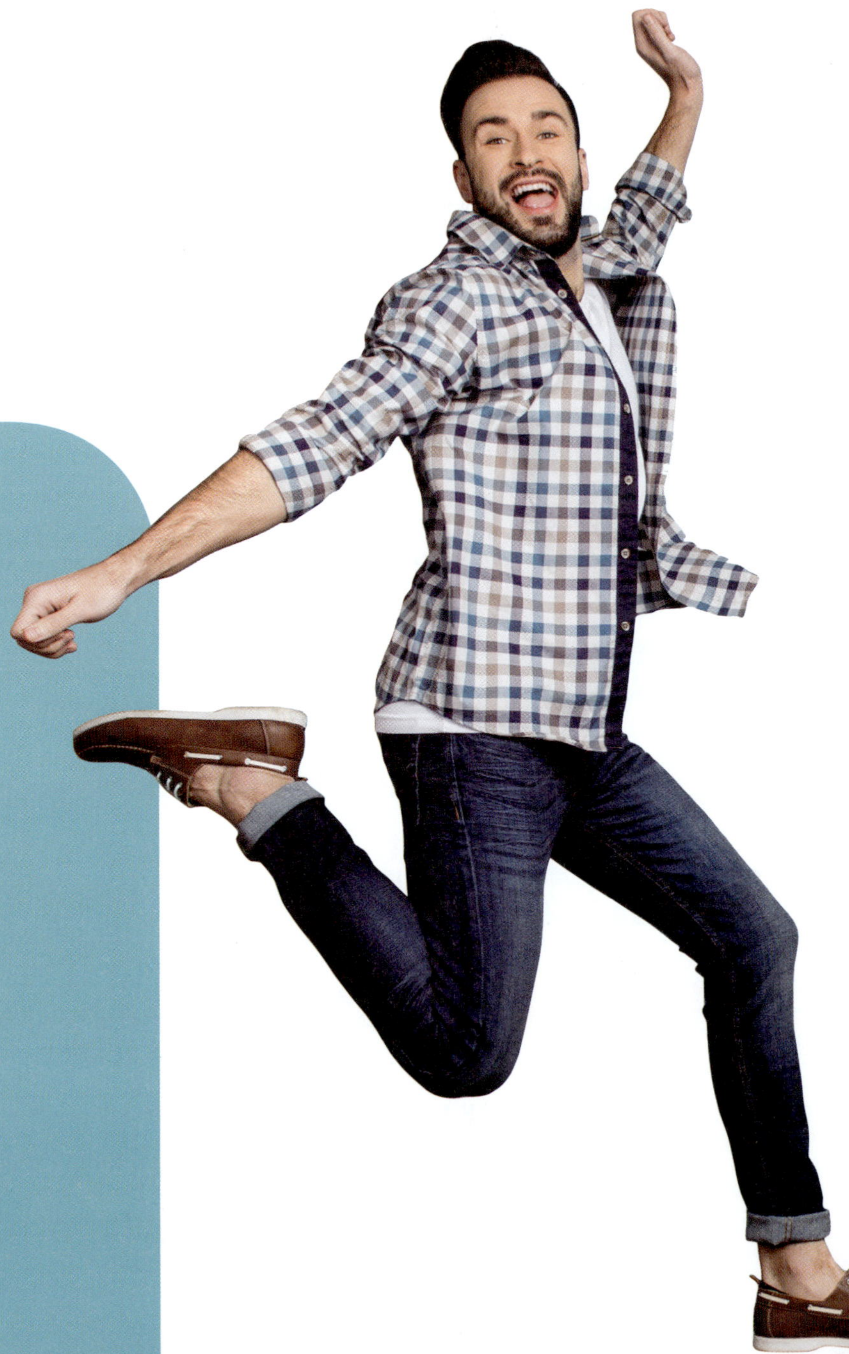

CHAPTER 01

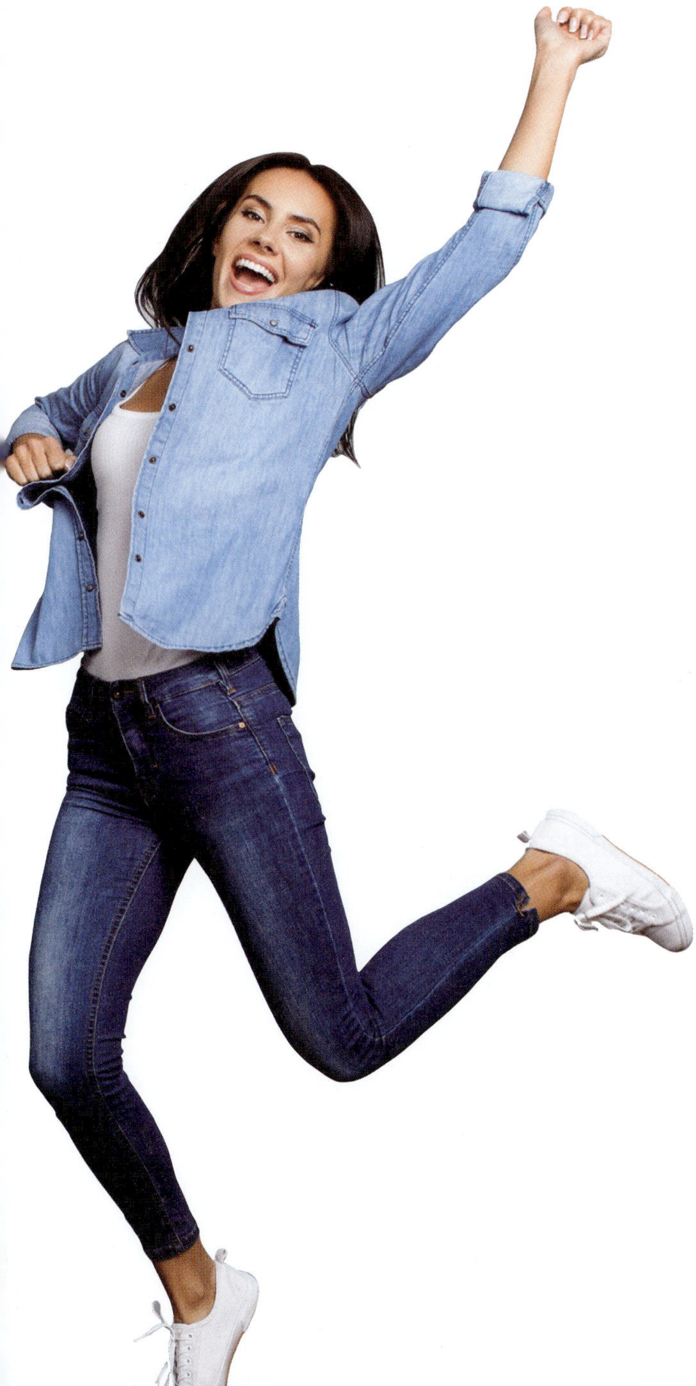

학습목표

1. 해부학과 생리학을 정의할 수 있다.
2. 과학적 이론을 확립하는 과정을 설명할 수 있다.
3. 인체의 구성을 단계적으로 설명할 수 있다.
4. 해부학적 자세를 정의할 수 있다.
5. 인체를 설명하는 데 필요한 주요 방향용어와 평면, 부위를 정의할 수 있다.
6. 인체의 주요 공간과 각 세부 공간을 설명할 수 있다.
7. 배골반 사분면과 배골반부위를 설명할 수 있다.
8. 몸통과 팔다리를 구분하고, 각 영역에서 해부학적 부위를 세부적으로 설명할 수 있다.
9. 항상성을 정의하고 인체의 항상성 기전을 예로 들 수 있다.

핵심용어

해부학 / 생리학 / 세포 / 조직 / 기관 / 계통 / 유기체 / 해부학적 자세 / 시상면 / 이마면(전두면) / 가로면 / 빗면(경사면) / 등쪽체강(배측체강) / 배쪽체강(복측체강) / 배골반안(복골반강) / 배골반 사분면 / 배골반부위 / 항상성 / 음성되먹임 / 양성되먹임

세상에는 인체만큼 경이로운 것은 없다. 이러한 인체의 구조와 기능을 연구하는 학문을 각각 **해부학**(anatomy)과 **생리학**(physiology)이라고 하는데, 두 학문은 독립적이지만 상호 보완적이다.

해부학은 인체의 형태와 인체 부위의 구조 관계를 연구하는 학문이다. anatomy는 '위로, 완전히'를 뜻하는 *ana-*와 '절단하다, 자르다'를 뜻하는 *-tomy*가 합쳐진 합성어인데, 해부학자들은 인체의 일부를 절단해 가면서(해부) 인체의 구조를 연구하게 된다. 여기서 **해부**(dissection)란 인체의 구성 요소나 각 부분을 분리하고 연구하는 데 사용하는 주요 용어이다.

한편, 생리학은 인체 각 부위의 기능을 연구하는 학문이다. 생리학자들은 과학적 실험을 통해 각 부위의 활동이 어떻게 작용하는지, 어떻게 조절되는지, 그리고 이것이 전체적인 유기체 관점에서 어떻게 복합적인 조화를 이루며 서로 들어맞게 되는지를 연구하게 된다.

인체의 각 부위는 고유하고 특수한 기능을 수행하도록 적절한 위치에서 특정 크기와 형태를 갖추고 있다. 예를 들어 팔에 있는 강하고 단단한 뼈는 도구를 만들어 사용하고 자신을 방어하며 생존에 필요한 다른 작업을 수행하는 데 필요한 형태로 이루어져 있다. 마찬가지로 심장의 판막과 근육은 혈액을 온몸으로 힘차게 내보낼 수 있는 구조를 하고 있다. 즉, 기능에 적합하도록 구조가 형성되어 있는데, 이는 인체를 이해하는 데 중요한 핵심 원리이다.

과학응용

● 현대 해부학

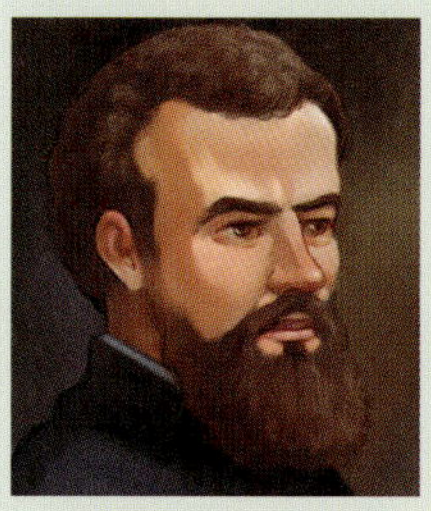

안드레아스 베살리우스

현대 해부학은 안드레아스 베살리우스(Andreas Vesalius, 1514~1546) 및 그의 동시대 과학자들과 함께 유럽의 르네상스 시대에 시작되었다. 베살리우스는 인체 연구에 과학적 방법을 처음으로 적용한 인물이다.

해부학자는 여전히 시체(cadaver)를 해부하지만, 현재는 X-ray나 CT와 같은 영상기술을 활용하기도 하고 인체의 얇은 조각을 디지털화한 사진을 활용하기도 한다. 이러한 디지털화한 사진은 컴퓨터에 의해 해부 가능한 3차원 영상으로 재구성할 수도 있다.

또한 현대 해부학은 법과학, 인류학, 의학 및 관련 보건 전문직, 보건교육, 스포츠와 육상, 무용, 예술 및 컴퓨터 애니메이션 분야에서도 널리 응용되고 있다.

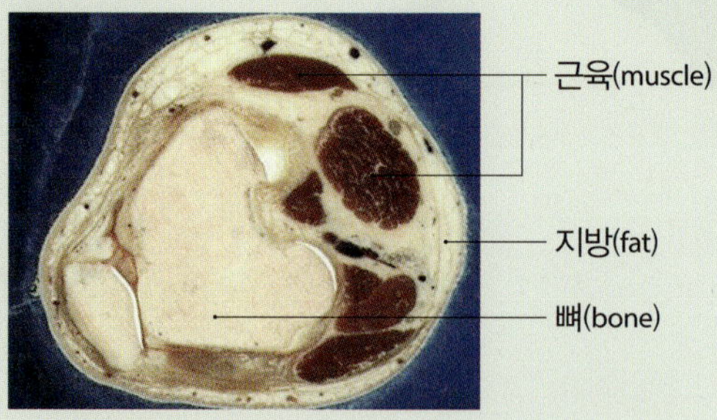

인체 부위의 디지털화

1. 과학적 방법

과학적 방법(scientific method)이란 새로운 발견에 대한 체계적인 접근방식으로 정의할 수 있다. 과학적 발견을 위한 정해진 규칙은 없지만, 많은 과학자가 인체생물학(human biology)의 개념을 그림 1-1의 단계에 따라 발견하였다.

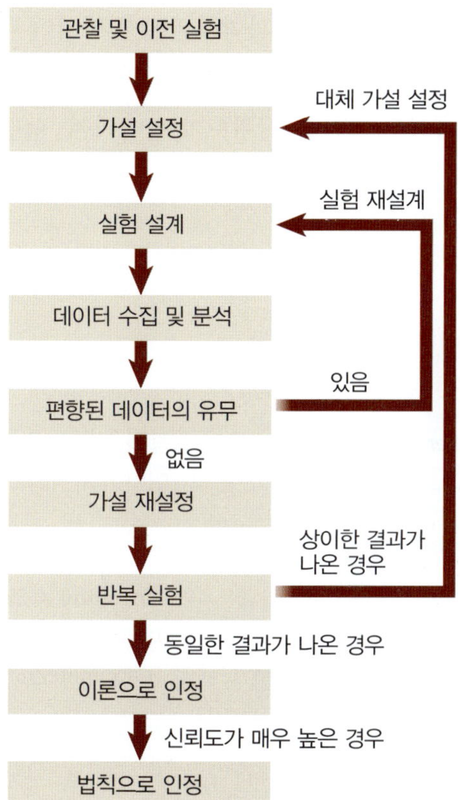

그림 1-1 과학적 방법

초기 관찰이나 이전 실험의 결과는 새로운 가설의 설정으로 이어질 수 있다. 시험이 거듭되면서 외부 영향이나 편향(biases)을 제거하여 일관된 결과가 도출되면 과학자들은 원리에 확신을 갖기 시작하면서 이를 이론이나 법칙이라고 부른다.

우선 **가설**(hypothesis)이라고 하는 잠정적인 설명을 확립한다. 가설은 이전의 비공식적 관찰이나 이전에 시험된 설명을 기반으로 하는 합리적인 추측이다. 가설을 설정한 후에는 검증을 거쳐야 한다. 이 검증 과정을 **실험**(experiment)이라고 한다. 과학 실험은 오류의 가능성을 피하기 위해 가능한 한 단순하게 설계한다. 때로는 실험 상황이 결과에 영향을 미치지 않는지 확인하기 위해 **실험대조군**(experimental control)을 사용하기도 한다. 예를 들어 새로운 항암제를 실험하는 경우 피험자의 절반은 약물을 투여받고 피험자의 절반은 무해한 대체제를 투여받는다고 하자. 약물을 투여받은 그룹을 실험군이라고 하고, 대체제를 투여받은 그룹을 대조군이라고 한다. 두 그룹이 모두 개선되거나 대조군만 개선되었다면 약물의 효과가 입증되지 않는다. 실험군은 개선되었지만 대조군은 개선되지 않았다면 약물이 효과가 있다는 가설을 잠정적 사실로 받아들일 수 있다. 실험에는 데이터의 논리적 해석과 함께 데이터의 정확한 측정과 기록도 필요하다.

연구자는 실험 결과가 기존 가설을 뒷받침하여 잠정적 사실로 받아들여지면 다음 단계로 넘어간다. 데이터가 가설을 뒷받침하지 못하면 가설을 기각한다. 어떤 가설이 틀렸는지를 아는 것은 어떤 가설이 타당한지를 아는 것만큼 중요하다. 이를 통해 과학자들은 의미 있는 발상에 집중하고 입증되지 않은 가설로 시간을 낭비하지 않을 수 있다. 초기 실험 결과는 과학저널에 게재되어 다른 연구자들에게 영감을 주거나 검증할 수 있도록 한다. 다른 과학자들이 실험 결과를 재현하지 않는다면 해당 가설은 널리 받아들여지지 않는다. 엄격한 재실험을 견뎌낸 가설은 그만큼 신뢰도가 높아지며, 높은 수준의 신뢰를 얻은 가설은 **이론**(theory)이나 **법칙**(law)으로 인정을 받게 된다.

연구동향

- **미터법**(metric system)

미터법은 길이의 단위를 미터(meter, m)로 하고, 무게 또는 질량의 단위를 킬로그램(kilogram, kg)으로 하여 십진법을 사용하는 도량형법이다. 마이크로미터(μm)는 100만분의 1미터이며, 마이크론은 마이크로미터의 또 다른 이름이다.

미터법에서 길이 단위는 다음과 같다.

1kilometer(km) = 1,000m
1meter(m) = 39.37in
1centimeter(cm) = 1/100m
1millimeter(mm) = 1/1,000m
1micrometer(μm) 또는 micron(μ)= 1/1,000,000m
1nanometer(nm) = 1/1,000,000,000m
1angstrom(Å) = 1/10,000,000,000m

2. 인체의 구성 단계

인체의 구조와 기능을 학습하기 전에 인체가 어떻게 구성되어 서로 조화를 이루며 그 기능을 수행하는지를 파악하는 것이 중요하다. 인체는 가장 단순한 단계(화학적 단계)에서 시작하여 점차 복잡한 단계(유기체 단계)를 형성하게 된다(그림 1-2).

인체는 단일 구조이지만 수조 개의 작은 구조로 구성되며 각각 고유한 기능을 가진다. 이 작은 구조 중 원자(atom)와 분자(molecule)를 구조의 **화학적 단계**라고 한다. 생명은 세포에 있는 수많은 화학물질의 적절한 양과 비율에 따라 결정된다고 해도 과언이 아니다(자세한 내용은 Chapter 02 생명의 화학을 참조).

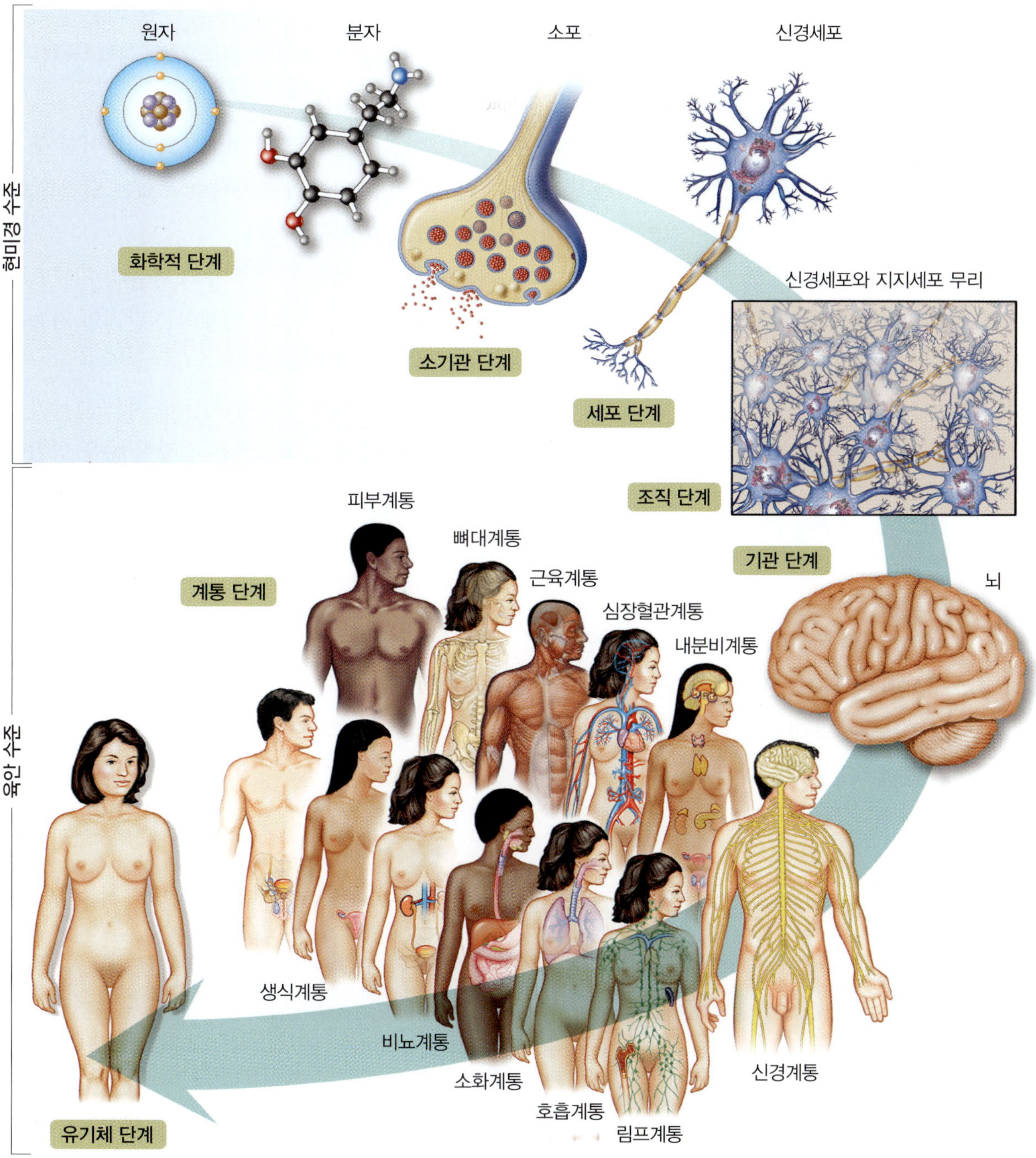

그림 1-2 인체의 구성 단계

원자와 분자 및 세포는 일반적으로 현미경으로만 관찰이 가능하지만, 조직과 기관 및 계통, 그리고 유기체의 전체 구조는 육안으로도 쉽게 관찰할 수 있다.

다음으로 작은 구조인 **세포**(cell)는 인체를 구성하는 구조적, 기능적 기본단위이다. 세포는 세포막을 통해 외부와 구분되며, 세포 밖으로부터 다양한 물질을 받아들이고 세포 안에서 다양한 물질을 합성하여 생명활동을 한다(자세한 내용은 Chapter 03 세포를 참조).

조직(tissue)은 수많은 세포가 모여 공통의 기능을 수행하는 하나의 구조이다. 여러 유형의 세포로 이루어질 수 있지만, 한 조직의 모든 세포는 어떤 식으로든 함께 작용하여 조직의 구조적 및 기능적 특성을 나타낸다. 조직의 각 세포는 대개 서로 이웃해 있으며 다양한 종류와 양의 접착제 같은 세포사이물질(intercellular substance)로 둘러싸여 있다(자세한 내용은 Chapter 04 조직을 참조).

기관(organ)은 특별한 기능을 수행하는 단위로 작용할 수 있도록 다양한 종류의 조직으로 이루어진 구조이다. 예를 들어 **그림 1-2**에서 뇌(brain)는 기관 단계의 한 예이다. 미세구조인 분자나 세포와는 달리 일부 조직과 대부분의 기관은 현미경 없이 육안으로 쉽게 관찰할 수 있는 거시구조이다.

계통(system)은 인체의 복잡한 기능을 수행하기 위해 함께 작동할 수 있는 다양한 수와 종류의 기관으로 구성된 구조이다. 예를 들어 **그림 1-1**에서 신경계통(nervous system)의 모든 기관은 인체의 전반적인 기능을 감시하고 조절하는 역할을 담당한다(구체적인 내용은 Chapter 05 기관과 계통을 참조).

유기체(organism)는 모든 원자, 분자, 세포, 조직, 기관 및 계통의 총체적 구조이다. 구조적으로나 기능적으로 상호 작용하는 구성 요소들로 이루어진 복잡한 집합체이며, 각 구성 요소들은 건강한 삶을 영위할 수 있도록 함께 작용한다.

요점확인

1. 해부학이란 무엇이고, 생리학이란 무엇인가?
2. 인체의 주요 구조 단계는 무엇인가?
3. 조직은 기관과 어떻게 다른가?
4. '기능에 적합한 구조'가 뜻하는 바는 무엇인가?

3. 해부학적 자세

인체의 움직임이나 이웃한 부위의 위치관계 등을 일관성 있게 설명하기 위해 인체가 **해부학적 자세**(anatomical position)라고 하는 특정 자세에 놓여 있다고 가정한다. 즉, 양팔을 몸 옆에 내리고 손바닥을 앞으로 향하게 하며, 양쪽 엄지발가락을 살짝 떨어뜨리고 머리와 발을 앞으로 향하도록 한 자세이다(**그림 1-3**).

또한 인체의 중앙으로 선을 그어보면 **좌우대칭**(bilateral symmetry)을 이루는데, 인체의 왼쪽과 오른쪽이 서로 거울상이다.

해부학적 자세는 인체의 부분(part)과 부위(region)를 설명하는 방향과 관련된 용어에 의미를 부여하는 기준 자세이며, 인체의 특정 자세와 상관없이 방향에 관련된 용어를 올바르게 적용하려면 반드시 알아야 한다. **뒤침**(supine)과 **엎침**(prone)은 몸이 해부학적 자세에 있지 않을 때 인체의 위치를 설명하는 데 사용되는 용어이다. 바로누운자세(앙와위, supine position)는 얼굴을 위로 향하게 누운 자세이고, 엎드린자세(복와위, prone position)는 몸이 아래를 향하도록 엎드린 자세이다.

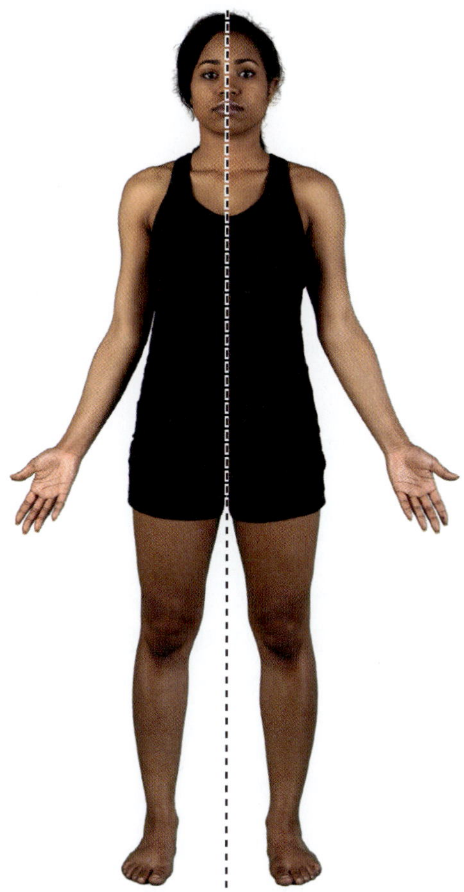

그림 1-3 해부학적 자세

양팔을 몸 옆에 내리고 손바닥을 앞으로 향하게 하며 머리와 발도 앞쪽을 향해 서 있는 자세이다.
점선은 인체의 좌우대칭 축을 나타내며, 인체의 왼쪽과 오른쪽이 서로 거울상이다.

4. 인체의 방향

인체 부위의 상대적 위치를 표현하기 위해서는 방향을 나타내는 다음의 용어를 사용한다(**그림 1-4**).

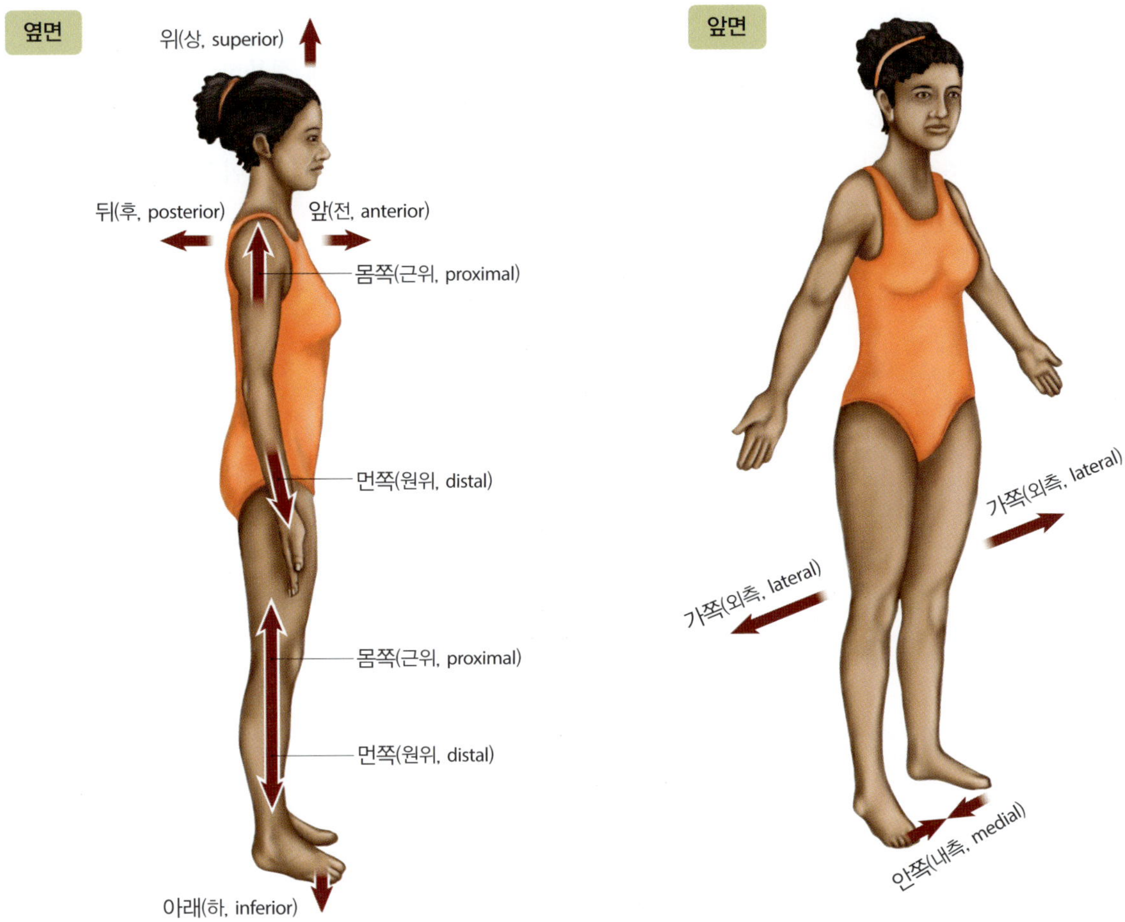

그림 1-4 인체의 방향

1) 위(상, superior)와 아래(하, inferior)

위는 '머리를 향하여(toward the head)'를 의미하고, **아래**는 '발을 향하여(toward the foot)'를 의미한다. 또한 위는 '위쪽의(upper)' 또는 '~보다 위의(above)'를 의미하고, 아래는 '아래쪽의(lower)' 또는 '~보다 아래의(below)'를 의미한다. 예를 들어 허파(폐, lung)는 가로막(횡격막, diaphragm)보다 위에 위치하는 반면, 위(stomach)는 가로막보다 아래에 위치한다(그림 1-7 참조).

위와 아래를 표현하는 용어로 upper와 lower를 사용하기도 하는데, 상기도(upper airway)나 하부위창자(lower gastrointestinal tract) 등을 예로 들 수 있다.

2) 앞(전, anterior)과 뒤(후, posterior)

앞은 '앞쪽의(front)' 또는 '~의 앞에(in front of)'를 의미하고, **뒤**는 '뒤쪽의(back)' 또는 '~의 뒤에(in back of)'를 의미한다. 선 자세로 걷는 사람의 경우는 앞을 대신하여 배쪽(복측, ventral)을, 뒤를 대신하여 등쪽(배측, dorsal)을 사용할 수 있다. 예를 들어 코는 몸의 앞면에 있고, 어깨뼈는 뒷면에 있다.

3) 안쪽(내측, medial)과 가쪽(외측, lateral)

안쪽은 '몸의 정중선을 향하여'를 의미하고, **가쪽**은 '몸의 옆면을 향하거나 정중선에서 멀어지는'을 의미한다. 예를 들어 엄지발가락은 발의 안쪽에 있고, 새끼발가락은 발의 가쪽에 있다. 심장은 허파의 안쪽에 있고, 허파는 심장의 가쪽에 있다.

4) 몸쪽(근위, proximal)과 먼쪽(원위, distal)

몸쪽은 '몸통을 향하거나 몸통에 가장 가깝거나 몸통 중 하나의 원점에 가장 가까운'을 의미하고, **먼쪽**은 '몸통 또는 인체부위의 원점에서 멀리 떨어진'을 의미한다. 예를 들어 팔꿈치(elbow)는 아래팔의 몸쪽 끝에 있고, 손은 먼쪽 끝에 있다. 마찬가지로 콩팥 요세관의 먼쪽 부분은 콩팥 요세관의 몸쪽 부분보다 요세관 시작 지점에서 더 멀리 떨어져 있다.

5) 얕은(표재, superficial)과 깊은(심부, deep)

얕은은 '인체 표면에 더 가까운'을 의미하고, **깊은**은 '인체 표면에서 먼'을 의미한다. 예를 들어 팔의 피부는 그 아래 있는 근육보다 얕은 곳에 있으며, 팔뼈는 그것을 둘러싸고 근육보다 깊은 곳에 있다.

요점확인

1. 해부학적 자세란 무엇인가?
2. 인체의 방향을 나타내는 용어가 쌍을 이루는 이유는 무엇인가?

5. 인체의 평면

인체에 대한 학습을 용이하게 하기 위해서 종종 더 작은 부분으로 세분하거나 절단(cut)해서 보는 방법이 유용하다. 이는 실제 해부를 통해 절단하거나 컴퓨터단층촬영(CT)이나 자기공명영상(MRI) 등의 의료 영상을 통해 가상으로 절단해 보는 것과 같다. **단면**(section)이라는 절단 구조를 이해하려면 **평면**(plane)이라는 가상의 평판으로 인체를 분할할 수 있어야 한다. 인체의 특정 평면을 따라 절단된 여러 해부학적 단면 구조가 해부학 연구 및 의료 영상에서 매우 중요하게 사용되고 있다(그림 1-5).

그 밖에 인체의 움직임을 설명할 때도 평면을 이용하는데, 예를 들어 머리는 가로면을 따라 회전하고 손가락은 시상면과 이마면을 따라 움직인다고 표현할 수 있다.

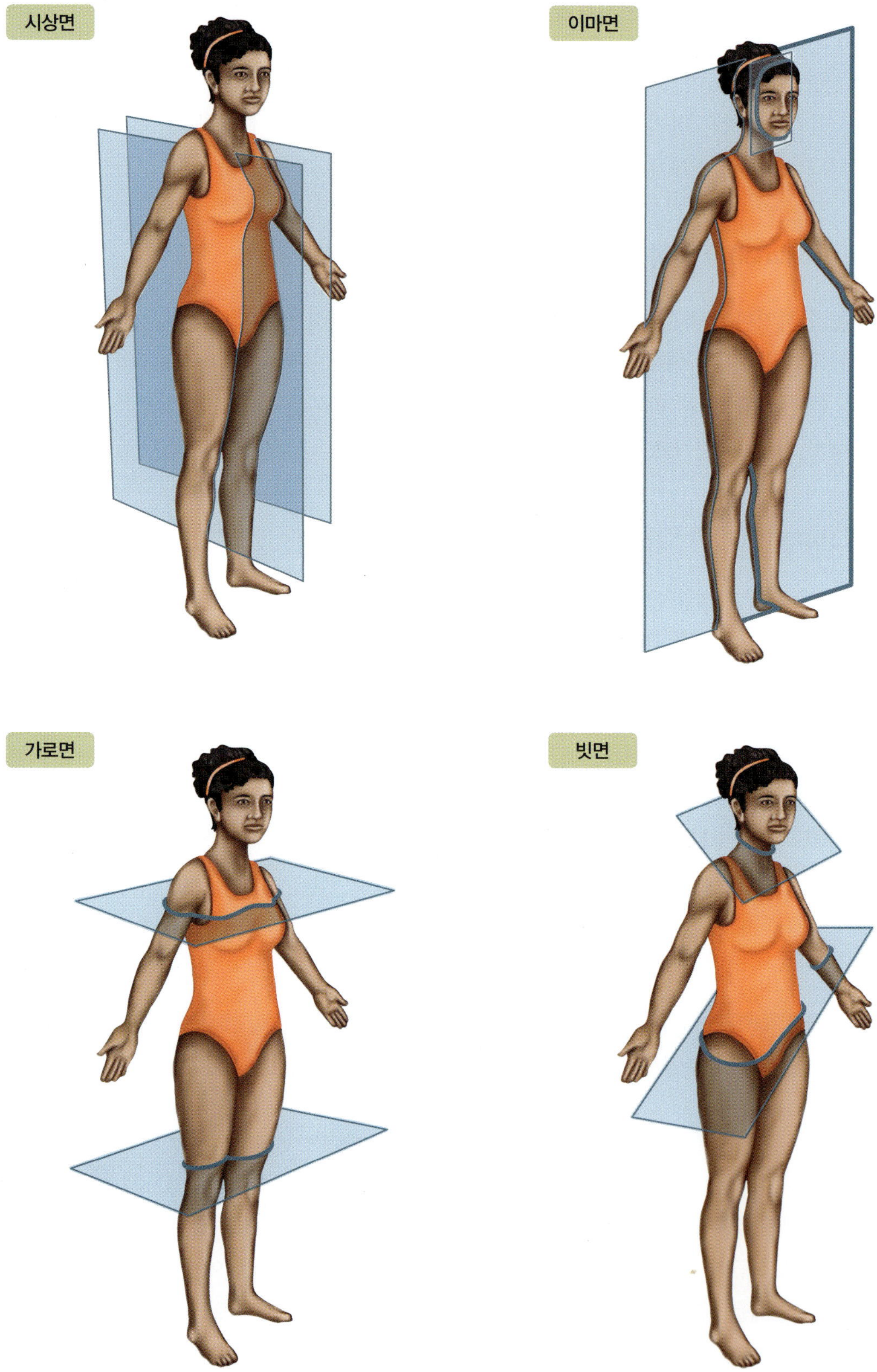

그림 1-5 **인체의 면**

파란색 평판은 인체 구조를 시각화하기 위해 절단 또는 단면이 만들어지는 인체 평면의 예를 보여준다.

1) 시상면(sagittal plane)

몸을 좌우 방향으로 절단한 것으로, **시상단면**(sagittal section)이라고도 한다. 몸 전체나 일부를 오른쪽과 왼쪽 부분으로 나눈다. **정중시상면**(median sagittal plane, median plane)은 몸을 양쪽 대칭으로 동일하게 나누는 독특한 유형의 시상면이다.

2) 이마면(전두면, frontal plane)

몸을 앞뒤 방향으로 절단한 것으로, **관상면**(coronal plane)이라고도 한다. 몸 전체나 일부를 앞과 뒤 부분으로 나눈다.

3) 가로면(transverse plane)

몸 전체나 일부를 위와 아래 부분으로 나눈 것으로, **수평면**(horizontal plane)이라고도 한다.

4) 빗면(경사면, oblique plane)

앞에서 설명한 평면과 평행하지 않은 평면을 따라 절단하기도 하는데, 이러한 자유 절단면을 말한다.

6. 인체의 공간

인체 내부에는 장기를 담는 공간인 **체강**(body cavity)이 있다. 주요 체강에는 별도의 발달과정을 통해 중추신경계통을 수용하며 뼈로 이루어진 인체 뒤쪽의 **등쪽체강**(배측체강, dorsal cavity)과 초기 발달과정에서 형성되는 2개의 **배쪽체강**(복측체강, ventral cavity)이 있다(그림 1-6, 표 1-1, 그림 1-7).

또한 부위에 따라서는 입안(구강, oral cavity)이나 코안(비강, nasal cavity) 등의 작은 공간도 다수 존재한다.

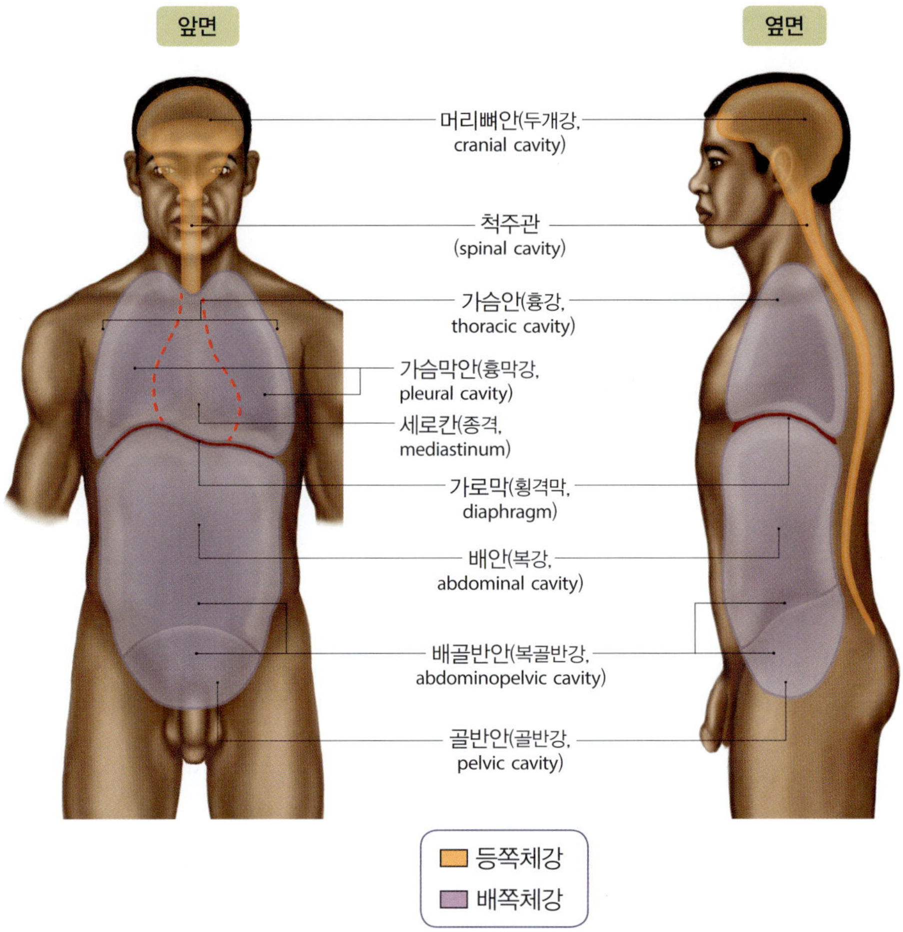

그림 1-6 인체의 공간

앞면과 옆면에서 본 등쪽체강과 배쪽체강의 위치와 세부 영역이다.

표 1-1 인체의 공간과 내부 장기

체강			장기
등쪽체강(배측체강, dorsal cavity)	머리뼈안(두개강, cranial cavity)		뇌
	척주관(vertebral canal)		척수
배쪽체강(복측체강, ventral cavity)	가슴안(흉강, thoracic cavity)	세로칸(종격, mediastinum)	기관, 심장, 혈관
		가슴막안(흉막강, pleural cavity)	허파(폐)
	배안(복강,abdominal cavity)		간, 쓸개(담낭), 위, 지라(비장), 이자(췌장), 작은창자(소장), 큰창자(대장)
	골반안(골반강, pelvic cavity)		구불(잘록)창자(구불결장), 곧창자(직장), 방광, 배막뒤기관(후복막기관)

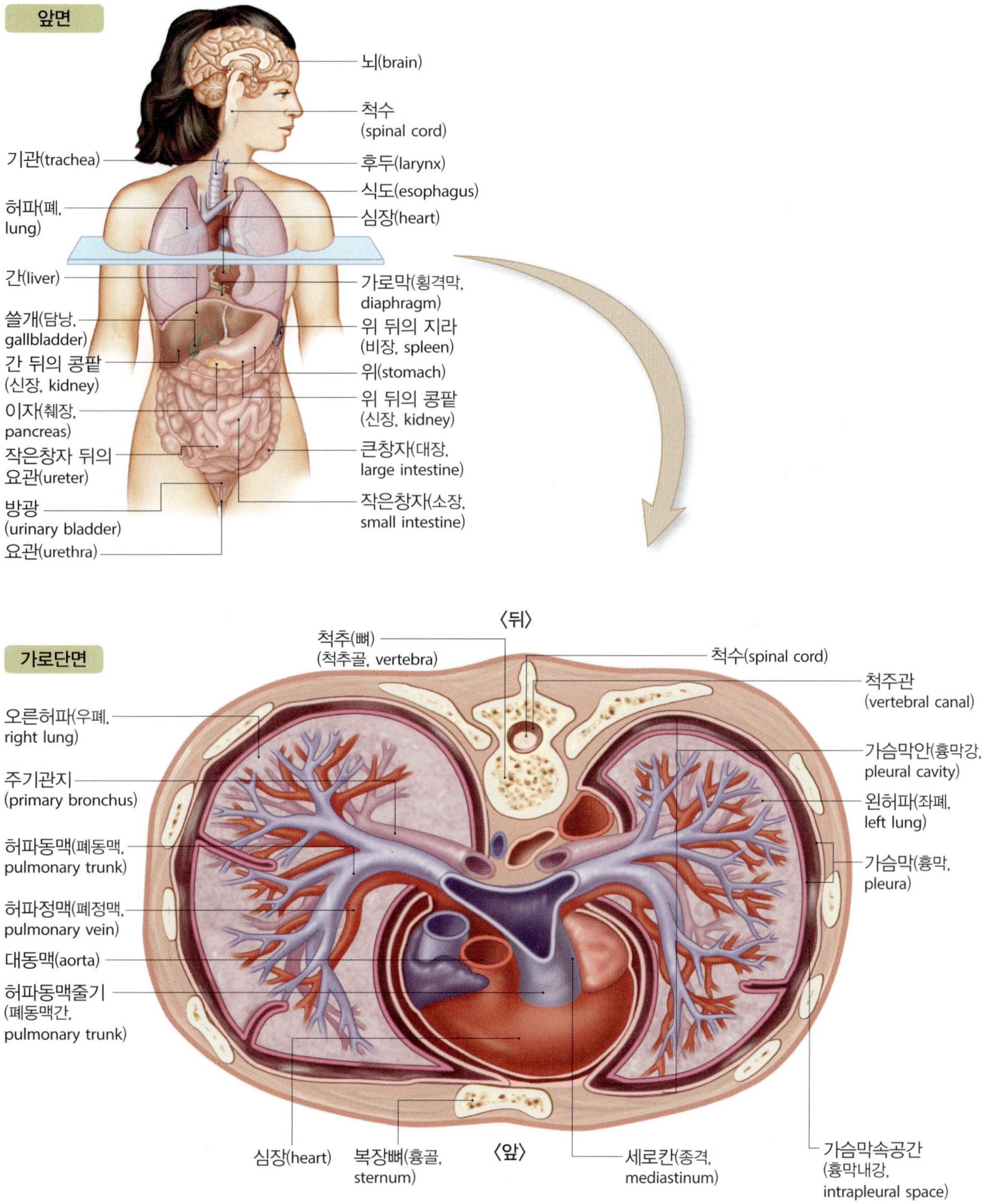

그림 1-7 인체의 공간과 내부 장기

1. 등쪽체강

머리에는 뇌가 들어 있는 공간인 **머리뼈안**(두개강, cranial cavity)이 있고 척주(등골뼈, vertebral column)의 내부에는 척수가 위치하는 **척주관**(vertebral canal)이 있다. 이 머리뼈안과 척주관은 인체의 뒤쪽에 위치하기 때문에 등쪽체강(배측체강, dorsal cavity)이라고 한다.

2. 배쪽체강

배아(embryo)가 발달하는 기간에 형성되는 인체의 공간을 배쪽체강(복측체강, ventral cavity)이라고 하며, 인체의 앞부분에 위치한다.

1) 가슴안(흉강, thoracic cavity)과 배안(복강, abdominal cavity)

배쪽체강의 위부분을 **가슴안**이라고 한다. 가슴안의 중간부분을 별도로 **세로칸**(종격, mediastinum)이라고 하고, 나머지 좌우에 있는 공간을 **가슴막안**(흉막강, pleural cavity)이라고 한다.

배쪽체강의 아래부분에는 **배안**과 **골반안**(골반강, pelvic cavity)이 있는데, 실제로 이 두 공간은 물리적 칸막이로 분리되어 있지 않기 때문에 하나의 공간인 **배골반안**(복골반강, abdominopelvic cavity)을 형성한다. 배안과 골반안 사이에 있는 희미한 선은 대략적인 구분 지점인 골반입구(위골반문, pelvic inlet)의 위치를 가리킨다(그림 1-6).

한편, 가슴안과 배안 사이에는 물리적 칸막이가 존재하는데, 이 근육성 칸막이를 **가로막**(횡격막, diaphragm)이라고 한다. 위로 볼록한 형태이며, 호흡할 때 가장 중요한 역할을 하는 근육이다.

2) 배골반의 세분

범위가 넓은 배골반안의 장기 위치를 쉽게 알 수 있도록 정중시상면(median sagittal plane)과 가로면(transverse plane)을 배꼽을 지나도록 위치시키면 배골반을 4개의 부위로 나눌 수 있다. 이를 **배골반 사분면**(abdominopelvic quadrant)이라고 하는데, 의료 전문가가 자주 사용하는 방법으로 통증 발생 부위나 종양이나 기타 병소의 위치를 설명하는 데 유용하다(그림 1-8).

또한 배골반안을 나누는 다른 방법으로 9개의 부위로 나누는 **배골반부위**(abdominopelvic region)가 있다(그림 1-9). 위배골반부위는 좌우 아홉째갈비연골(늑연골, costal cartilage)을 잇는 선의 위에 위치하고, 중간배골반부위는 좌우 아홉째갈비연골을 잇는 선 아래와 좌우 볼기뼈(hip bone) 윗부분을 잇는 선 위의 사이에 위치하며, 아래배골반부위는 좌우 볼기뼈 윗부분을 잇는 선 아래에 위치한다.

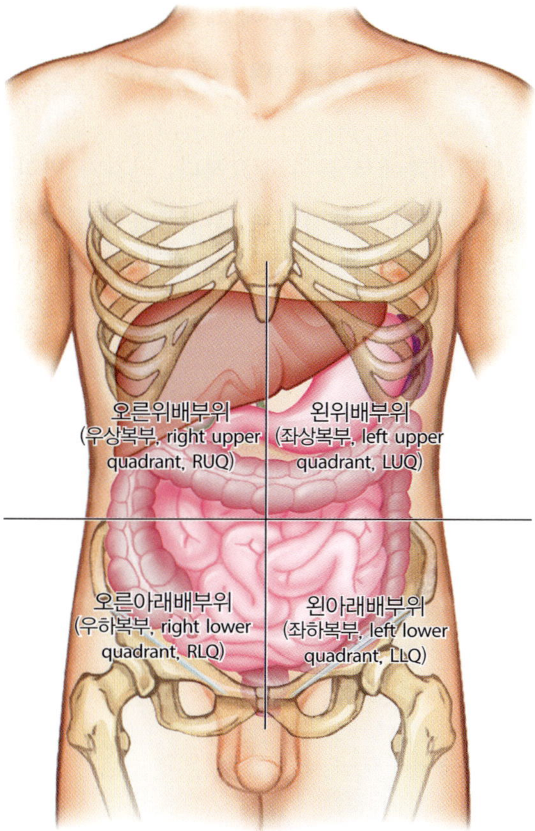

그림 1-8 배골반 사분면

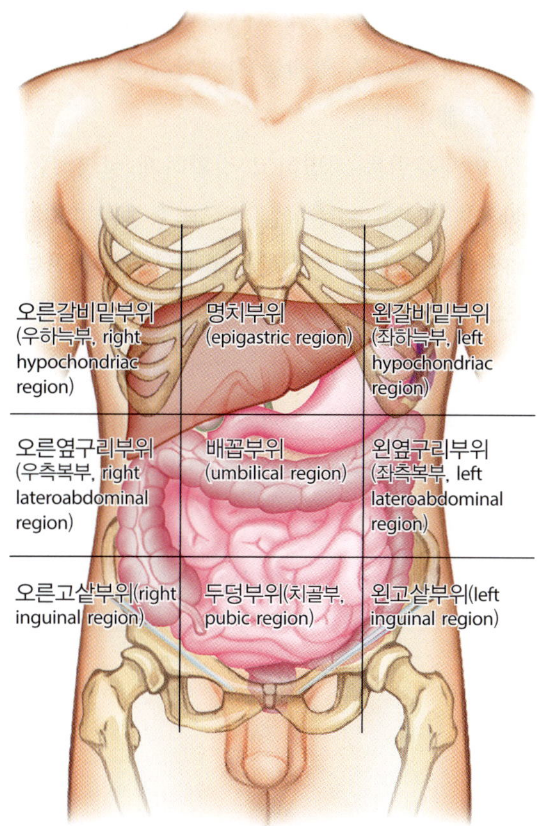

그림 1-9 배골반부위

요점확인

1. 인체에서 절단면이 가지는 의미는 무엇인가?
2. 인체의 두 가지 주요 체강은 무엇인가?
3. 배안과 배골반강의 차이점은 무엇인가?

7. 인체의 부위

사물을 인식하려면 먼저 전체적인 구조와 모양을 파악해야 한다. 예를 들어 자동차는 타이어나 그릴, 휠 커버 등의 특정 부위를 언급하기 전에 자동차 자체로서 인식한다. 마찬가지로 사람의 형태에 대한 인식도 먼저 전체적인 모양과 윤곽을 식별한 후 각 인체부위의 크기 및 모양에 대한 세부 사항을 파악해야 한다. 얼굴이나 몸통과 같은 특정 인체부위는 고유한 식별 특성을 가지기 때문에 개인마다 전체적인 모양새가 다른데, 사람의 형태를 자세하게 설명하기 위해서는 특정 부위를 식별하여 이를 설명하는 적합한 용어를 사용해야 한다.

특정 인체부위를 식별하고 정확하게 설명하는 능력은 보건의학에서 특히 중요하다. 환자가 머리 쪽에 통증이 있다고 호소하는 경우는 그 통증 부위가 광범위해서 의사나 간호사에게 그리 유용한 정보가 되지 않는다. 만약 얼굴에 통증이 있다고 한다면 의료진은 특정된 통증부위를 더욱 자세히 살펴볼 수 있는 것처럼 통증부위를 설명하기 위해 이마(forehead), 뺨(cheek), 턱(chin) 등 올바른 해부학 용어를 사용함으로써 치료가 필요한 특정 부위의 진료에 훨씬 더 빨리 집중할 수 있다.

인체는 **몸통부위**(axial portion)와 **팔다리부위**(appendicular portion)로 크게 나눌 수 있다. 몸통부위는 머리(head), 목(neck), 몸통(trunk)으로 구성되고, 팔다리부위는 팔(상지, upper limb)과 다리(하지, lower limb)로 구성된다(그림 1-10).

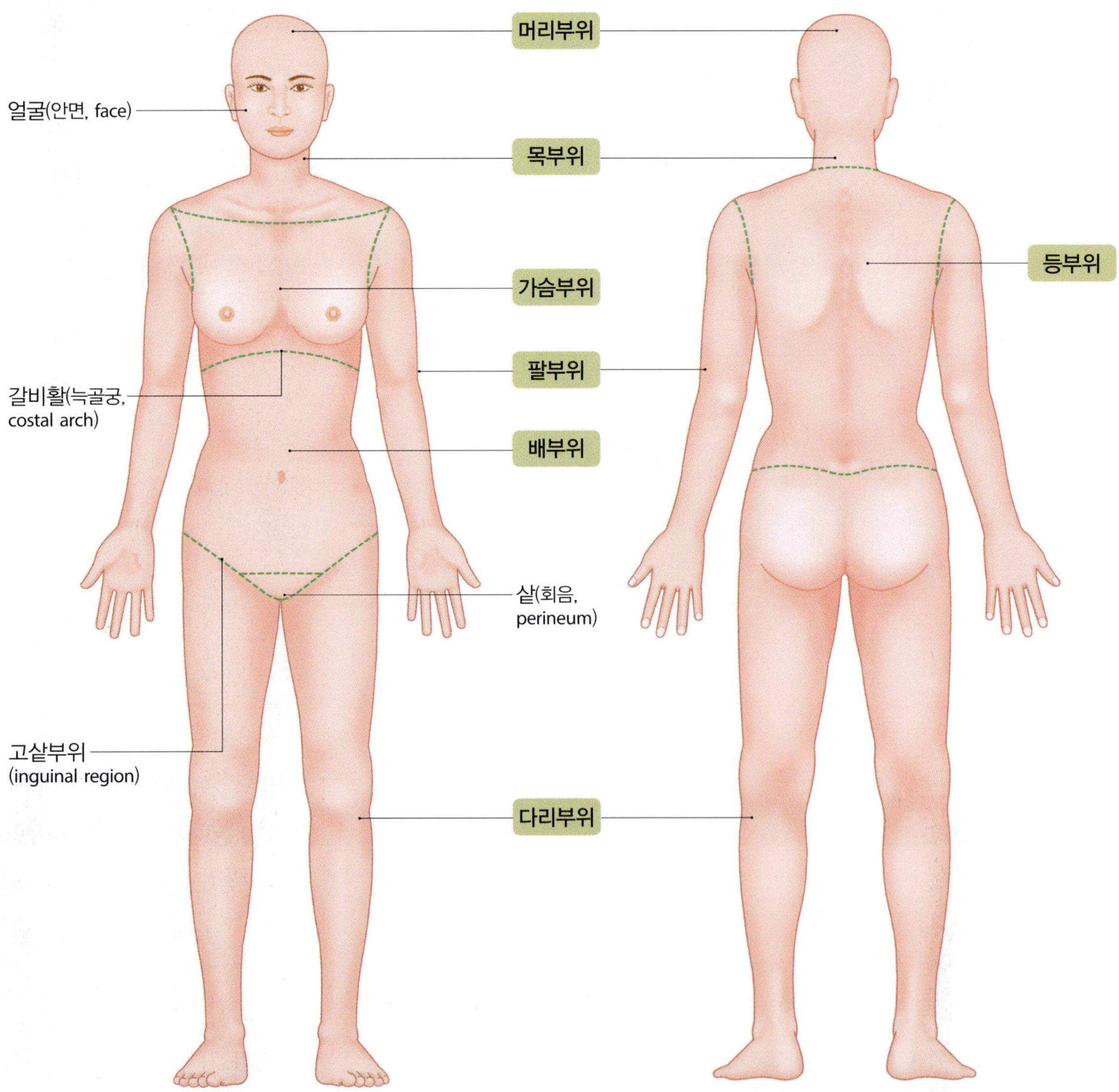

그림 1-10 인체의 부위

1. 머리

머리(head)에는 뇌 이외에 눈, 코, 귀 등의 특수감각기관이 있으며, 머리 앞면에서 눈썹보다 아래 영역을 얼굴(안면, face)이라고 한다(**그림 1-11**).

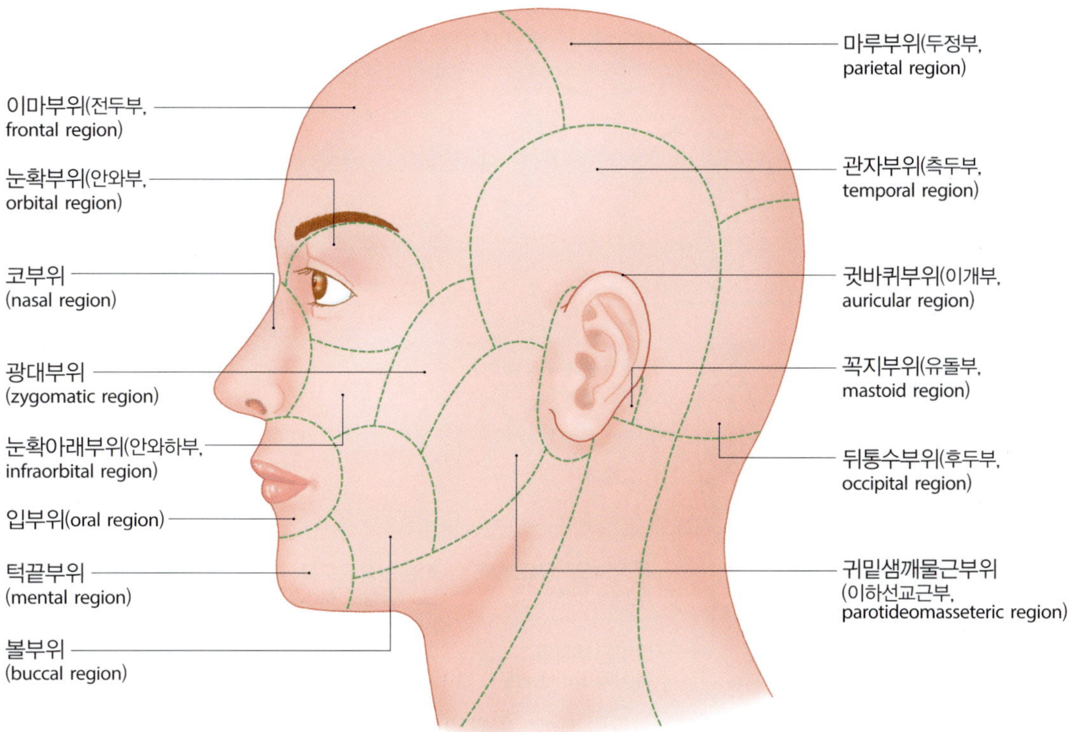

그림 1-11 머리부위

2. 목

머리를 몸통과 연결하는 것이 **목**(neck)이며, 여기에 뇌에서 온몸으로 가는 신경, 입에서 위로 가는 소화관, 허파로 가는 기도, 심장에서 뇌로 가는 동맥, 온몸의 감각기관에서 뇌로 가는 신경 등이 지나간다. 목 뒷면을 목덜미(nucha)라고 한다(**그림 1-12**).

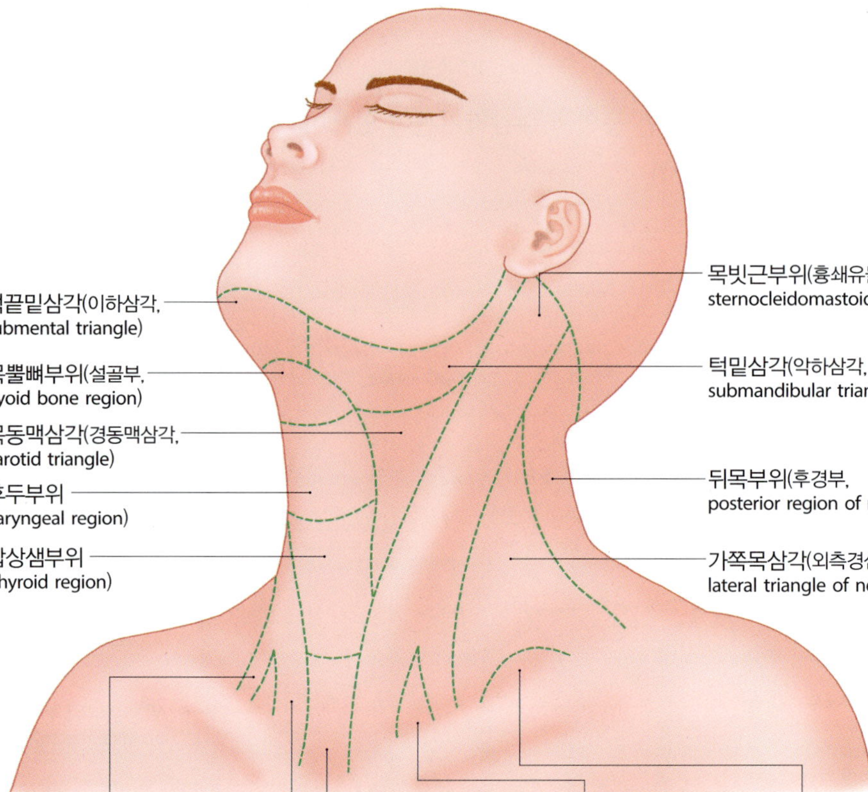

그림 1-12 목부위

3. 몸통

목에서 아래쪽의 중심축을 이루는 부위를 **몸통**(trunk)이라고 하며, 몸통 앞면은 **가슴**(흉부, chest)과 **배**(복부(abdomen), 몸통 뒷면은 **등**(back)과 **허리**(요부, lumbus)로 나뉜다(그림 1-13~1-15).

가슴은 몸통 앞면의 상반부를 가리키며, 정중선에 해당하는 복장뼈(흉골)를 사이에 두고 좌우에 동일한 부위가 있다. 배는 몸통 앞면의 하반부를 가리키며, 가슴안(흉강)과 골반안(골반강) 사이에 있고 내부에 소화기관, 비뇨기관, 생식기관 등 내장 대부분이 들어 있다. 등과 허리는 몸통 뒷면에서 볼기부위(엉덩이)를 제외한 곳을 가리킨다. 정중선에 해당하는 척주를 사이에 두고 좌우로 동일한 부위가 있다.

인체 표면에서는 갈비활(늑골궁, costal arch; 가슴우리의 아래모서리)을 경계로 가슴에서 배 및 등에서 허리로 나뉘지만, 인체 내부에서는 가로막(횡격막, diaphragm)이 가슴과 배의 경계가 된다. 또한 골반이 위치하는 부분을 골반부분(pelvic part)이라고도 하는데, 인체 표면에서는 아랫배(하복부, hypogastrium)에 해당한다.

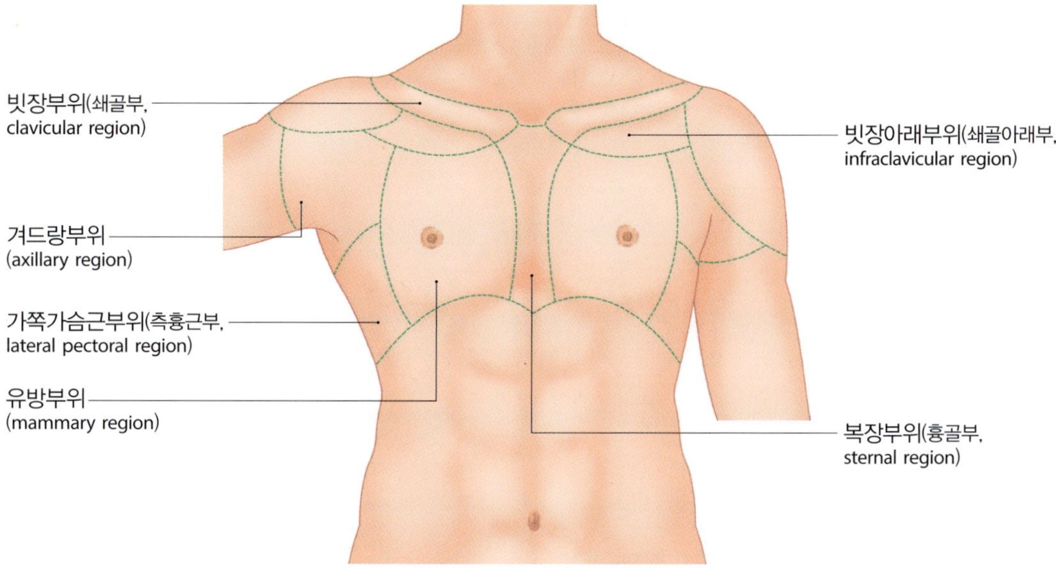

그림 1-13 가슴부위

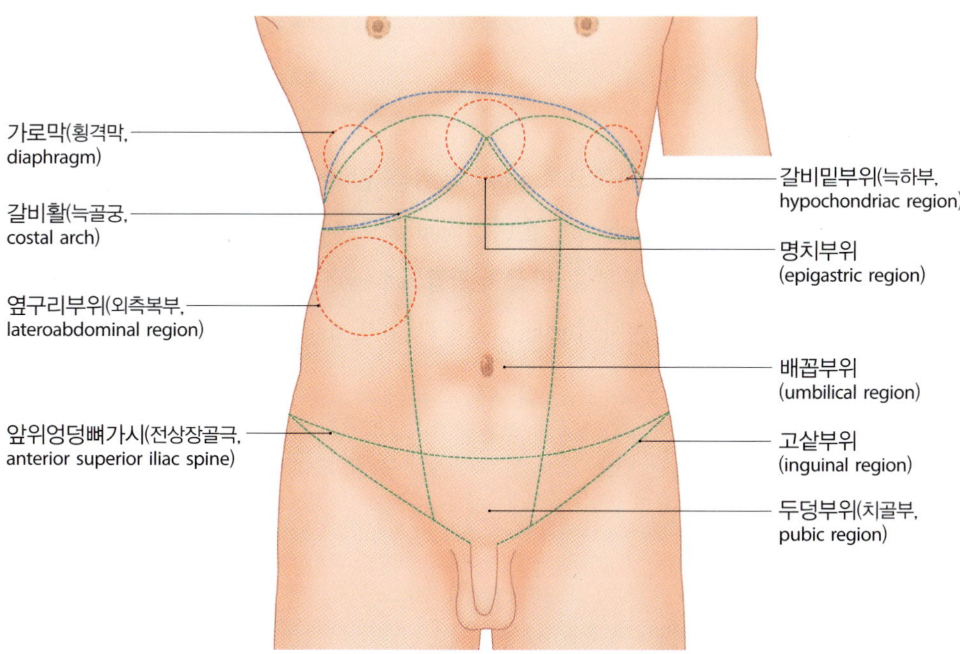

그림 1-14 배부위

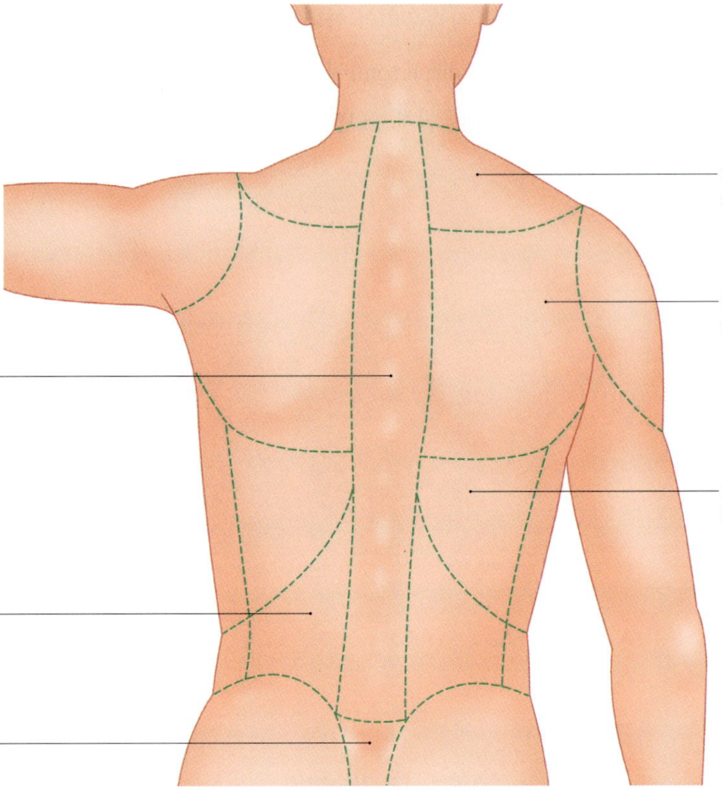

그림 1-15 등 · 허리부위

4. 팔

목에서 가슴으로 넘어가는 부분에서 가쪽으로 나온 부위를 **팔**(상지, upper limb)이라고 한다. 팔은 크게 **위팔**(상완, brachium), **아래팔**(전완, antebrachium), **손**(수, hand)으로 나뉘며, 위팔이 붙은 부분을 어깨(견갑, shoulder), 위팔에서 아래팔로 넘어가는 부분을 팔꿈치(팔굽, elbow), 아래팔과 손의 연결부분을 손목(wrist)이라고 한다. 손은 손등(dorsum manus), 손바닥(palm), 손가락(수지, finger)으로 구분된다(그림 1-16).

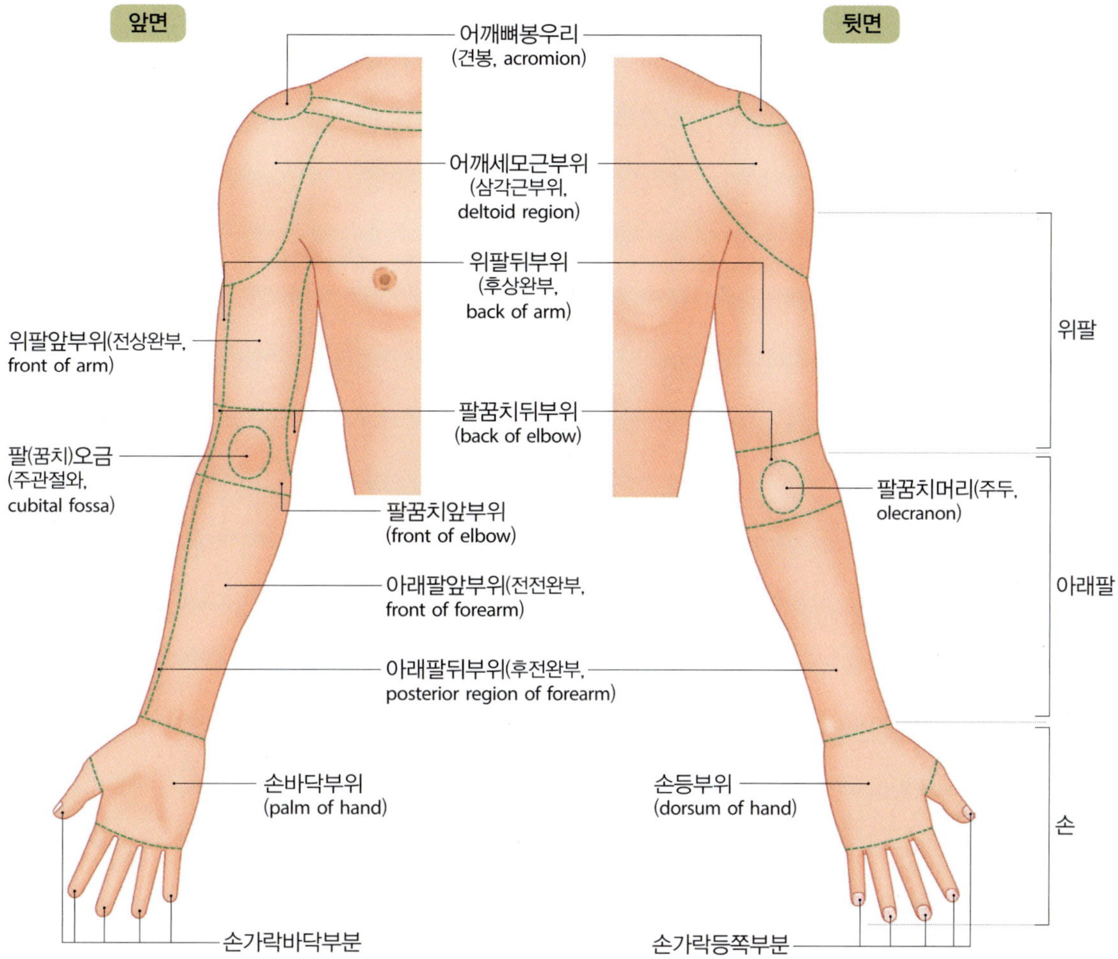

그림 1-16 팔부위

5. 다리

배에서 아래로 뻗어 있는 부위를 **다리**(하지, lower limb)라고 한다. 다리는 크게 **넓적다리**(대퇴, thigh), **종아리**(하퇴, leg), **발**(족, foot)로 나뉜다.

넓적다리가 시작되는 앞면은 고샅부위(inguinal region), 뒷면은 엉덩이(둔부, hip)에 해당하며, 넓적다리와 종아리의 경계를 무릎(슬, knee), 종아리와 발의 연결부분을 발목(tarsus)이라고 한다. 발은 발등(instep), 발바닥(sole), 발가락(족지, toe)으로 구분된다(**그림 1-17**).

또한 양쪽 넓적다리 사이에는 샅부위(회음부, perineal region)가 있으며, 그 길이는 남자의 경우 5~6cm, 여자의 경우 2~3cm 정도 된다(**그림 1-18**).

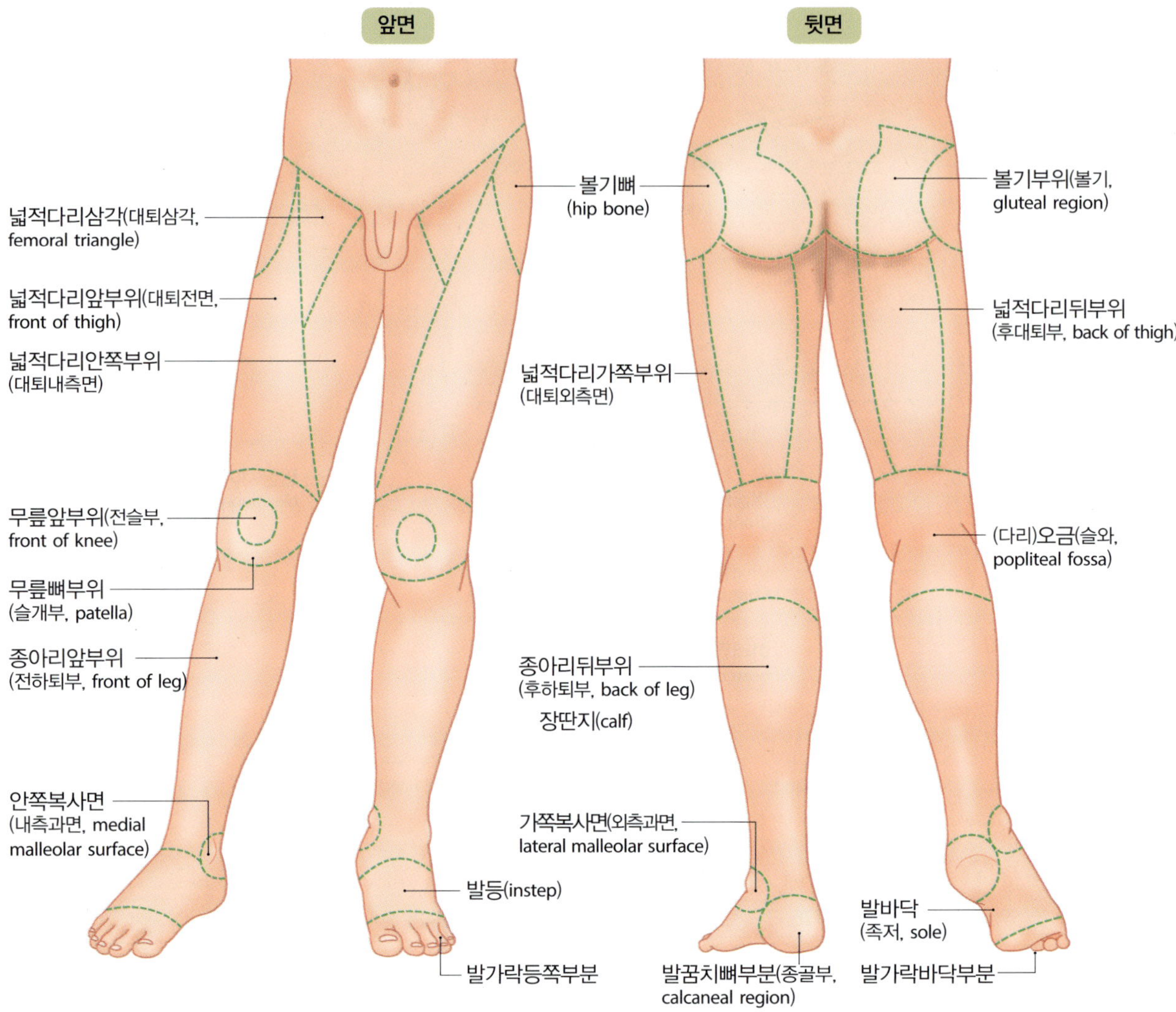

그림 1-17 다리부위

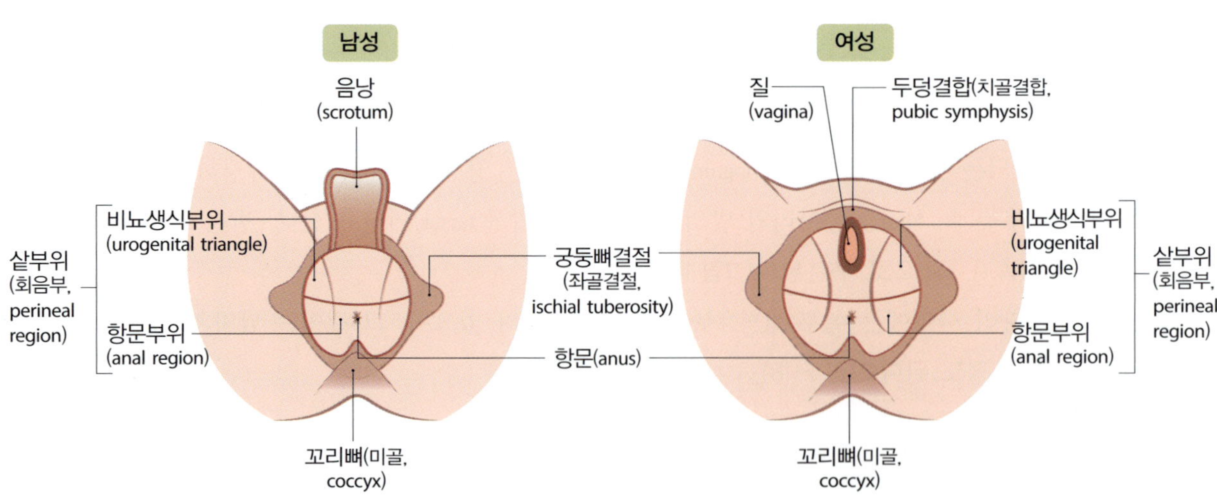

그림 1-18 샅부위

요점확인

1. 인체의 몸통부위와 팔다리부위의 차이점은 무엇인가?
2. 팔과 다리의 세부 부위에는 어떤 것이 있는가?

8. 인체 기능의 균형

1. 항상성

모든 살아있는 유기체는 구조적으로 서로 다르지만, 인체의 생존과 자손 번식을 통해 유전자를 유지하는 기전을 갖추고 있다. 생존이란 인체 내부의 상태를 비교적 일정하게 계속 유지하는 것을 말하는데, 이러한 **항상성**(homeostatis)을 생리학자들은 내부 환경의 상대적 불변성이라고 일컫는다. 인체의 세포는 염분 등의 물질과 결합된 물로 구성된 내부 환경에 놓여 있다.

어항 속의 물고기처럼 세포는 내부 환경의 조건이 비교적 안정적으로 유지될 때만 생존할 수 있다. 온도, 염분 함량, 산도(pH), 유체의 부피와 압력, 산소 농도, 그 밖의 중요한 조건이 허용 가능한 한계 내에서 유지되어야 한다. 어항이라는 제한된 공간 내의 물 상태를 유지하기 위해 히터, 공기펌프, 필터를 추가하여 설치하듯이 마찬가지로 인체에는 내부 유체 환경의 비교적 안정적인 조건을 유지하기 위해 히터나 공기펌프 등의 역할을 하는 기전이 갖추어져 있다(그림 1-19).

외부 자극으로 인한 교란이나 세포 자체의 활동으로 인해 인체 내부의 변화가 빈번하게 유발되기 때문에 제한된 조건이 항상성이라는 균형으로부터 지속적으로 멀어지려고 한다. 따라서 인체는 안정성 또는 항상성을 유지하거나 회복하기 위해 끊임없이 노력해야 한다. 예를 들어 운동 중 근육 활동으로 발생하는 열로 인해 체온이 비정상적으로 상승할 수 있다. 이때 인체는 땀을 배출함으로써 증발을 통해 체온을 정상으로 낮추려고 한다.

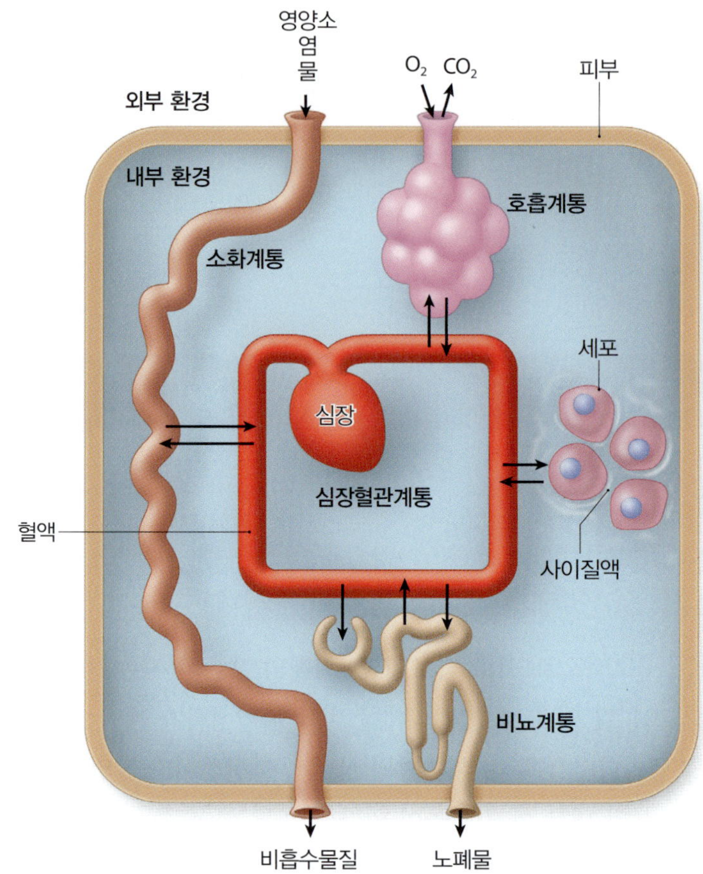

그림 1-19 인체의 내부 환경

인체는 외부 환경과 분리된 액체 주머니와 같다. 소화관이나 호흡기 등의 관은 외부 환경을 주머니의 깊은 곳으로 가져와서 내부 환경으로 흡수하거나 외부 환경으로 배출할 수 있는 역할을 한다. 모든 부속물은 주머니 내부에서 일정한 환경을 유지하여 그곳에 있는 세포가 생존할 수 있도록 돕는다.

2. 되먹임 제어

인체가 자체적으로 조절 능력을 발휘하려면 매우 복잡하고 통합된 제어기전이 필요하다. 이러한 인체의 기본적인 제어기전을 **되먹임고리**(feedback loop)라고 한다.

예를 들어 건물 외부의 찬바람으로 인해 건물 온도가 설정한 온도보다 아래로 떨어지면 온도계는 이 온도 변화를 감지한다. 온도계의 정보가 건물의 보일러를 활성화시키는 제어센터인 온도조절기로 전달되면 건물의 온도를 올리기 위해 보일러가 작동하게 되고, 충분히 가열하여 온도가 정상으로 되돌아오면 자동으로 멈추게 된다. 이와 마찬가지로 인체에서도 체온을 유지하기 위해 유사한 되먹임고리가 작용한다. 즉, 몸이 차가워지면 체온을 회복하기 위해 온도계 역할을 하는 신경말단이 실제 체온과 정상 체온을 비교하는 제어센터인 뇌로 정보를 제공한다. 오한에 대한 반응으로 뇌는 근육에 신경 신호를 보내어 빠르게 반복되는 수축을 유발한다. 이 떨림은 체온을 높이는 열을 생성하게 되고, 체온이 정상으로 돌아오면 자동으로 떨림을 멈추게 된다(그림 1-20).

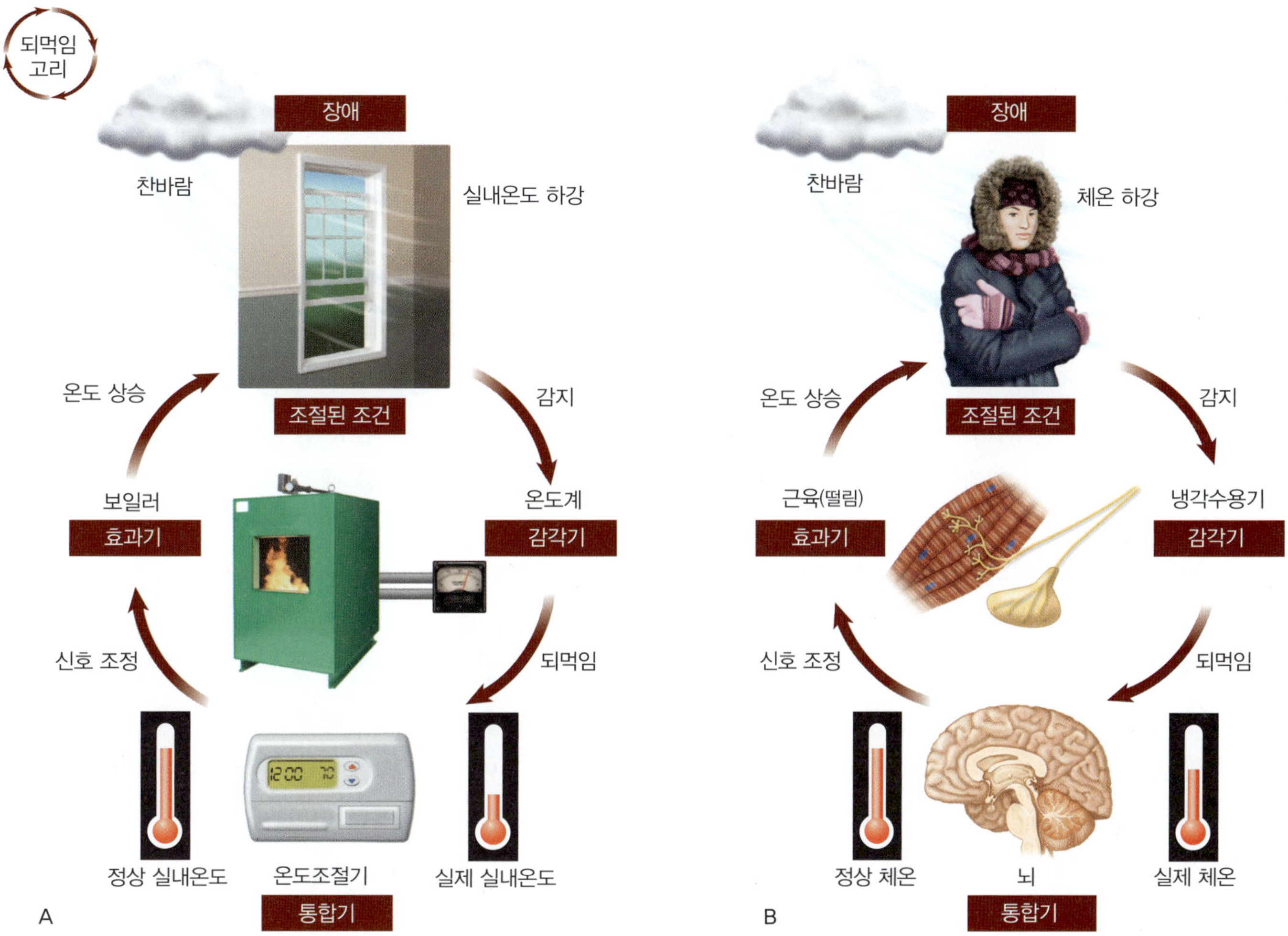

그림 1-20 되먹임고리

A. 실내온도가 어떻게 일정하게 유지되는지를 보여주는 공학적 개념도이다. 제어센터인 온도조절기는 온도계로부터 피드백 정보를 수신하고 보일러를 활성화하여 정상과의 차이에 대응하여 반응한다.
B. 체온이 어떻게 일정하게 유지되는지를 보여주는 생리학적 개념도이다. 제어센터인 뇌는 냉각수용기라고 불리는 신경말단으로부터 피드백 정보를 수신하고 근육의 떨림을 활성화하여 정상과의 차이에 대응하여 체온을 높인다.

1) 음성되먹임(negative feedback)

그림 1-20의 되먹임고리는 제어된 조건의 변화에 반대하거나 변화를 무효화하기 때문에 **음성되먹임**이라고 한다. 대부분의 항상성 유지기전은 음성되먹임을 수반하는데, 그 이유는 변화된 조건을 정상으로 되돌리기 위해 조건들을 안정화시키는 방향으로 작용하기 때문이다.

그림 1-20과는 반대 상황인 더운 날씨에 체온이 증가하는 경우를 생각해 보자. 온도수용기는 정상보다

높은 체온을 감지하고 뇌는 땀샘에 신호를 보내어 땀을 배출하게 함으로써 수분의 증발을 통해 체온을 낮추게 된다. 이로써 조건이 반전되어 균형을 회복하게 된다. 또 다른 예로 운동 중에는 근육이 수축함으로써 혈액으로 운반되는 이산화탄소(CO_2)가 증가한다. 이 혈중 CO_2 수치의 증가는 감각수용기에 의해 감지되며, 감각수용기는 그 정보를 뇌의 호흡조절중추로 전달한다. 이 정보는 호흡수를 증가시키고 결국에는 혈중 CO_2 수치를 정상으로 되돌린다. 또 체내의 체액량이 많아지면 평소보다 많은 양의 소변이 배설되는 것도 음성되먹임의 예이다.

2) 양성되먹임(positive feedback)

양성되먹임은 내부 환경의 변화를 정상으로 복귀시키지 않고 오히려 일시적으로 증폭시키는 기전이다. 흔하지는 않지만 인체에도 양성되먹임이 존재하며, 때로는 정상적인 기능에도 관여한다. 예를 들어 아기가 태어나기 전 자궁수축이 급격히 증가하는 현상을 들 수 있다(그림 1-21). 또 혈관이 손상되어 지혈이 필요한 상황에서 혈소판(platelet)이 작용하여 혈액 내의 응고인자가 활성화되는 현상이 있다. 각각의 예에서 아기가 출생하거나 혈액이 응고되면 양성되먹임은 멈추게 된다. 장기적으로 볼 때 이러한 정상적인 양성되먹임은 내부 환경의 항상성을 유지하는 데 크게 도움 된다.

한편, 음성되먹임이 비정상적인 상황에서 양성되먹임으로 바뀌면 인체의 기능에 치명적인 변화를 일으킬 수 있다. 예를 들어 혈압의 역할과 혈압이 출혈에 미치는 영향을 생각해보자. 혈액이 적절한 속도로 혈관을 흐르려면 정상적인 혈압이 필요하다. 심한 출혈이 일어나면 혈액이 손실되어 혈압이 떨어지게 된다. 이를 보완하기 위해 심장은 정상 압력을 회복할 수 있도록 더 빨리 뛴다. 이는 혈액 손실을 증가시켜 혈압을 더 떨어뜨리고 심박수를 더 빠르게 한다. 반응이 가속화되는 이 양성되먹임으로 인해 출혈이 빠르게 증가하면 치명적인 상황으로 변할 수 있다. 이때 상처에 압력을 가해서 혈액의 손실을 늦추거나 멈추게 하면 양성되먹임도 멈추게 된다.

3. 정상 변동

인체의 항상성이 절대적으로 일정하게 유지되는 것은 아니다. 오히려 조건에 따라 정상 수치 근처에서 변동한다. 예를 들어 체온의 경우 36.5℃가 동일하게 유지되는 예는 거의 없고 대부분 정상 체온 부근에서 변동한다.

인체 기능의 균형을 유지하는 능력은 나이와 관련이 깊다. 어린 시절의 항상성 기능은 점차 효율적이고 효과적으로 작용한다. 성인이 되면 최대의 효율과 효과를 나타냈다가 노인이 되면 점점 감소하게 된다. 이때 초기에 발생하는 변화를 발달 과정이라고 하고, 성인이 된 후 일어나는 변화를 노화 과정이라고 한다. 일반적으로 발달 과정은 인체 기능의 효율성을 향상시키지만, 노화 과정은 인체 기능의 효율성을 감소시킨다.

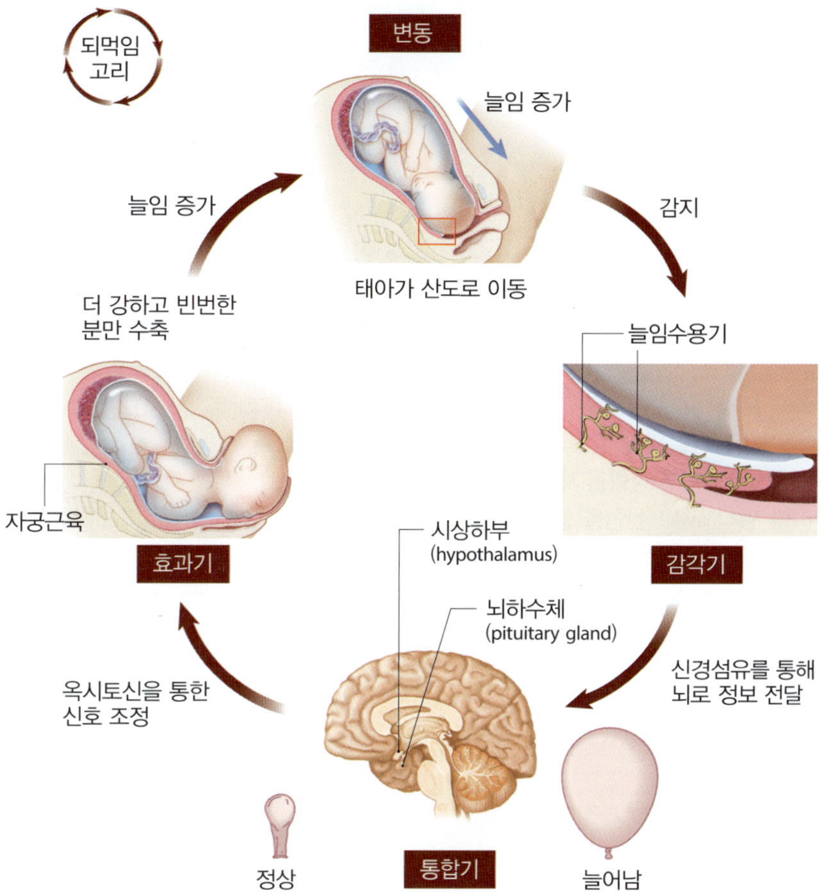

그림 1-21 양성되먹임

아기가 태어날 때는 양성되먹임이 일어난다. 아기가 자궁에서 산도(질)로 밀려나면 늘임수용기(stretch receptor)가 아기의 움직임을 감지한다. 늘어난 근육 정보가 뇌에 전달되어 뇌하수체가 옥시토신(oxytocin)이라는 호르몬 분비를 촉진한다. 옥시토신은 혈류를 통해 자궁으로 이동하여 더 강력한 수축을 일으키고, 이 수축은 산도를 따라 아기를 더 멀리 밀어낸다. 근육이 더 늘어나면 더 많은 옥시토신 분비가 자극된다. 자궁수축은 아기가 몸 밖으로 완전히 나와 양성되먹임이 끝날 때까지 점점 더 강해진다. 분만을 위한 자궁수축을 유도하기 위해 치료 목적으로 옥시토신을 주사하는 경우도 있다.

요점확인

1. 항상성이 인체 기능의 '균형'이라고 불리는 이유는 무엇인가?
2. 되먹임고리란 무엇이고 어떻게 작동하는가?
3. 음성되먹임은 양성되먹임과 어떻게 다른가?
4. 음성되먹임이 비정상적인 양성되먹임으로 어떻게 바뀔 수 있는가?

OUTLINE SUMMARY

개념요약

과학적 방법

A. 과학은 실험에 기초한 논리적 탐구를 포함한다(그림 1-1 참조).
   1. 가설(hypothesis) : 실험에서 검증할 발상이나 원리
   2. 실험(experiment) : 가설에 대한 일련의 검증, 통제된 실험은 편견이나 외부 영향을 제거
   3. 이론(theory)이나 법칙(law) : 실험을 통해 검증되어 높은 수준의 신뢰도를 갖는 가설

B. 과학의 과정은 새로운 실험을 통해 새로운 지식을 추가함으로써 활발하게 변화한다.

인체의 구성 단계

A. 구조는 인체 구성의 가장 중요한 특징이다.

B. 인체는 다음의 작은 단위로 구성된 구조이다(그림 1-2 참조).
   1. 원자(atom)와 분자(molecule) : 화학적 단계(chemical level)
   2. 세포(cell) : 가장 작은 구조 단위로, 다양한 화학물질의 구성
   3. 조직(tissue) : 유사한 세포로 구성
   4. 기관(organ) : 다양한 종류의 조직으로 구성
   5. 계통(system) : 다양한 종류의 기관으로 구성
   6. 유기체(organism) : 상호 작용하는 구성 요소들로 이루어진 복잡한 집합체

해부학적 자세

A. 양팔을 몸 옆에 내리고 손바닥을 앞으로 향하게 하며, 양쪽 엄지발가락을 살짝 떨어뜨리고 머리와 발을 앞으로 향하도록 한 자세(그림 1-3 참조)

B. 해부학적 자세는 인체의 방향을 나타내는 용어에 의미를 부여한다.

인체의 방향 (그림 1-4 참조)

A. 위(상, superior) : 머리를 향하여, 위쪽의, ~보다 위의

B. 아래(하, inferior) : 발을 향하여, 아래쪽의, ~보다 아래의

C. 앞(전, anterior) : 앞쪽의, ~의 앞에(배쪽과 동일)

D. 뒤(후, posterior) : 뒤족의, ~의 뒤에(등쪽과 동일)

E. 안쪽(내측, medial) : 몸의 정중선을 향하여

F. 가쪽(외측, lateral) : 몸의 옆면을 향하거나 정중선에서 멀어지는

G. 몸쪽(근위, proximal) : 몸통을 향하거나 몸통 중 하나의 원점에 가장 가까운

H. 먼쪽(원위, distal) : 몸통 또는 인체부위의 원점에서 멀리 떨어진

I. 얕은(표재, superficial) : 인체 표면에 더 가까운

J. 깊은(심부, deep) : 인체 표면에서 더 먼

인체의 평면 (그림 1-5 참조)

A. 시상면(sagittal plane) : 몸을 좌우 방향으로 절단한 평면
   1. 정중시상면(midsagittal plane) : 몸을 양쪽 대칭으로 동일하게 나누는 시상면

B. 이마면(전두면, frontal plane) : 몸을 앞뒤 방향으로 절단한 평면

C. 가로면(transverse plane) : 몸 전체나 일부를 위와 아래 부분으로 나눈 수평면

D. 빗면(경사면, oblique plane) : 앞에서 설명한 평면과 평행하지 않아 기울어진 절단면을 생성하는 모든 평면

인체의 공간 (그림 1-6, 표 1-1 참조)

A. 등쪽체강(배측체강, dorsal cavity)
   1. 머리뼈안(두개강, cranial cavity)에는 뇌가 들어 있음
   2. 척추관(vertebral canal)에는 척수가 들어 있음

B. 배쪽체강(복측체강, ventral cavity)

1. 가슴안(흉강, thoracic cavity)
   a. 세로칸(종격, mediastinum) : 가슴안의 중간부분, 심장과 기관이 위치함
   b. 가슴막안(흉막강, pleural cavity) : 가슴안의 좌우에 있는 부분, 오른허파는 오른쪽 가슴막안에 있고, 왼허파는 왼쪽 가슴막안에 위치함
2. 배골반안(복골반강, abdominopelvic cavity)
   a. 배안(복강, abdominal cavity)에는 위, 창자, 간, 쓸개, 이자, 지라가 위치함
   b. 골반안(골반강, pelvic cavity)에는 생식기관, 방광, 대장의 일부가 위치함
   c. 배골반의 세분
      ① 배골반의 사분면(그림 1-8 참조)
      ② 배골반부위(그림 1-9 참조)

C. 주요 체강과 내부 장기 (그림 1-7 참조)

• 인체의 부위 (그림 1-10~18 참조)

A. 몸통부위(axial region) : 머리, 목, 몸통

B. 팔다리부위(appendicular region) : 팔과 다리

• 인체 기능의 균형

A. 인체는 개인과 유전자의 생존에 가장 중요한 요소이다.

B. 생존은 항상성(내부 환경의 상대적 불변성)의 유지 또는 회복에 달려 있다.

1. 내부 환경은 다양한 기관계통의 작동에 의해 안정적으로 유지되어야 하는 유체임(그림 1-19 참조)
2. 인체는 안정화된 음성되먹임이 작용하며, 가끔 항상성을 유지하거나 복원하기 위해 양성되먹임이 작용함(그림 1-20, 1-21 참조)
3. 음성되먹임은 부상이나 질병 중에 양성되먹임으로 바뀔 수 있으며, 이는 인체 기능에 치명적인 변화를 일으킬 수 있음

C. 모든 장기는 항상성을 유지하기 위해 기능한다.

D. 인체 기능의 균형을 유지하는 능력은 나이와 관련이 있다. 성인이 되면 최고의 효율과 효과가 나타났다가 노인이 되면 서서히 감소하기 시작한다.

ACTIVE LEARNING

능동학습

• 종합질문

01. 해부학과 생리학을 정의하시오.

02. 과학 이론을 형성하는 데 사용되는 과정을 설명하시오.

03. 인체의 구성 단계를 열거하고 설명하시오.

04. 해부학적 자세를 설명하시오.

05. 인체를 절단하는 세 가지 주요 평면을 설명하시오.

06. 세로칸에 있는 장기 2개, 배안에 있는 장기 2개, 골반안에 있는 장기 2개를 열거하시오.

07. 왼쪽 위에서 오른쪽 아래 방향으로 배골반안의 9개 부위를 열거하시오.

08. 등쪽체강의 두 공간을 구분하고 각각에는 어떤 구조가 있는지 열거하시오.

09. 몸통에 있는 세부 부위의 이름을 열거하시오.

10. 항상성을 유지해야 하는 세포의 네 가지 조건을 열거하시오.

11. 음성되먹임의 세 요소를 열거하고 각각의 기능을 설명하시오.

• 심층고찰

12. 심장보다 아래, 심장보다 위, 심장보다 앞, 심장보다 뒤, 심장 가쪽에 있는 구조를 각각 말하시오.

13. 체온 유지와 출산을 조절하는 되먹임고리를 설명하시오.

14. 어떤 사람이 명치부위의 통증을 호소한다면 어떤 장기가 관련이 있는가?

• 확인문제

01. ________은/는 '잘라내다'를 뜻하는 그리스어 단어에서 파생된 용어이다.

02. ________은/는 인체 각 부위의 기능을 연구하는 학문이다.

03. ________, ________, ________, ________, ________은/는 생명체의 다섯 가지 구성 단계이다.

04. ________와/과 ________은/는 해부학적 자세에 있지 않을 때 인체의 위치를 설명하는 데 사용하는 용어이다.

05. ________면은 몸통 또는 그 일부를 위와 아래로 절단하고, ________면은 몸통 또는 그 일부를 앞과 뒤로 절단하며, ________면은 몸통 또는 그 일부를 왼쪽과 오른쪽으로 절단한다.

06. 인체의 왼쪽과 오른쪽을 동일하게 절단한 것을 ________면이라고 한다.

07. 인체를 다양한 각도로 절단한 것을 ________면이라고 한다.

08. 다음 중 인체의 두 가지 주요 체강은?

① 가슴안과 배안 ② 배안과 골반안

③ 등쪽체강과 배쪽체강 ④ 앞체강과 뒤체강

09. 가슴안과 배안을 나누는 구조는?

① 세로칸 ② 가로막

③ 허파 ④ 위

10. 배골반안의 명치부위는 어디에 위치하는가?

① 배꼽부위의 아래 ② 배꼽부위의 옆

③ 배꼽부위의 안쪽 ④ 답 없음

11. 배골반안의 두덩부위는 어디에 위치하는가?

① 배꼽부위의 아래 ② 옆구리부위의 가쪽

③ 옆구리부위의 안쪽 ④ 배꼽부위의 아래와 옆구리부위의 안쪽

12. 다음 중 양성되먹임의 예는 무엇인가?

① 일정한 체온 유지 ② 출산 중 자궁수축

③ 일정한 양의 수분 유지 ④ ①과 ③

13. 체내의 체액량이 많아지면 평소보다 많은 양의 소변이 배설되는 것은 다음 중 무엇에 해당하는가?

① 양성되먹임 ② 음성되먹임 ③ 정상 변동 ④ ②와 ③

14. 다음 보기에서 뜻이 반대되는 용어는?

a. 뒤(후, posterior)	b. 얕은(표재, superficial)	c. 안쪽(내측, medial)
d. 몸쪽(근위, proximal)	e. 아래(하, inferior)	

(1) 위(상, superior) – ____________ (2) 먼쪽(원위, distal) – ____________

(3) 앞(전, anterior) – ____________ (4) 가쪽(외측, lateral) – ____________

(5) 깊은(심, deep) – ____________

확인문제 정답

01 해부학 / 02 생리학 / 03 화학단계, 세포, 조직, 기관, 계통 / 04 뒤침, 엎침 / 05 가로면, 이마면, 시상면 / 06 정중시상면 / 07 빗면 / 08 ③ / 09 ② / 10 ④ / 11 ④ / 12 ② / 13 ④ / 14 (1) e, (2) d, (3) a, (4) c, (5) b

생명의 화학

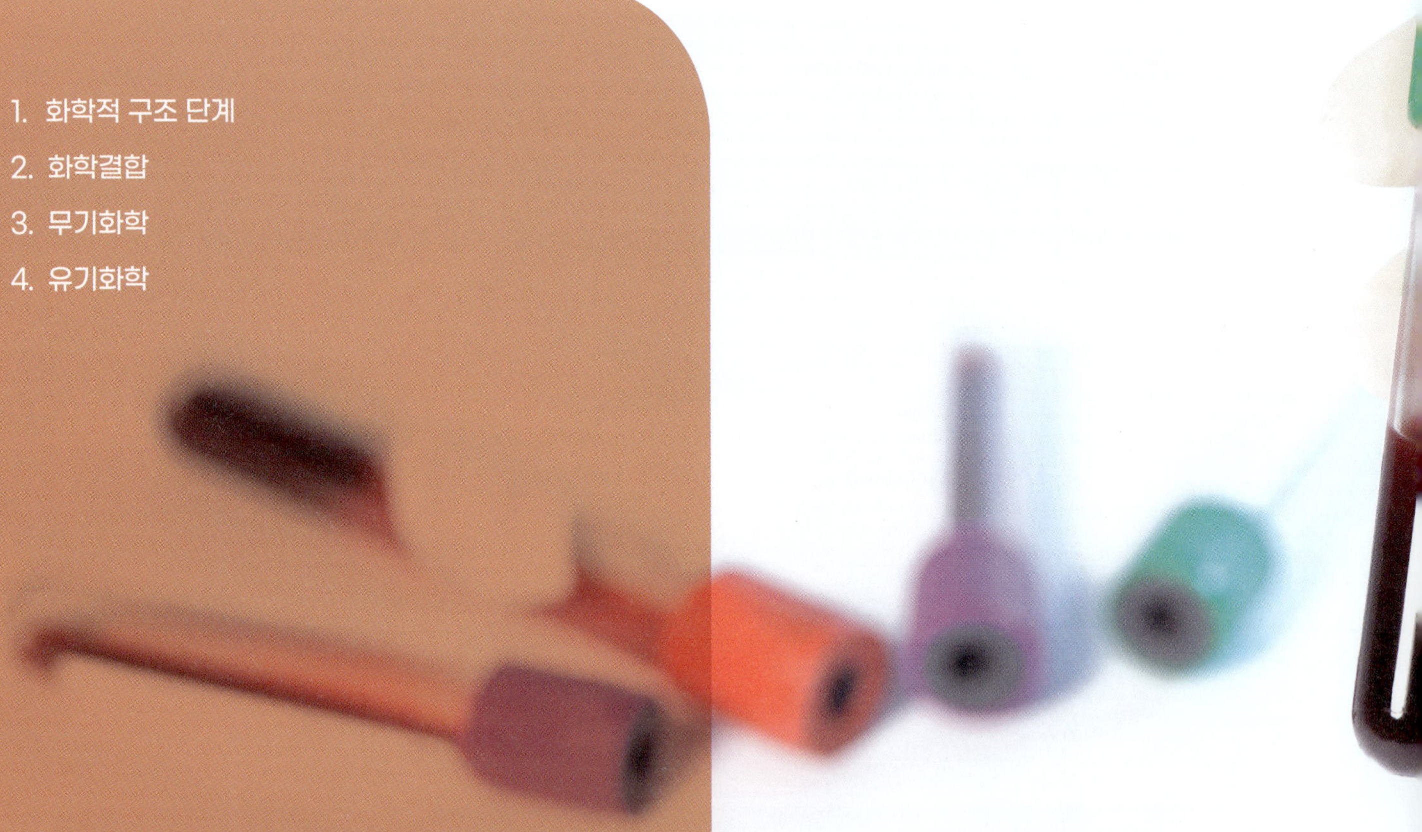

CHAPTER 02

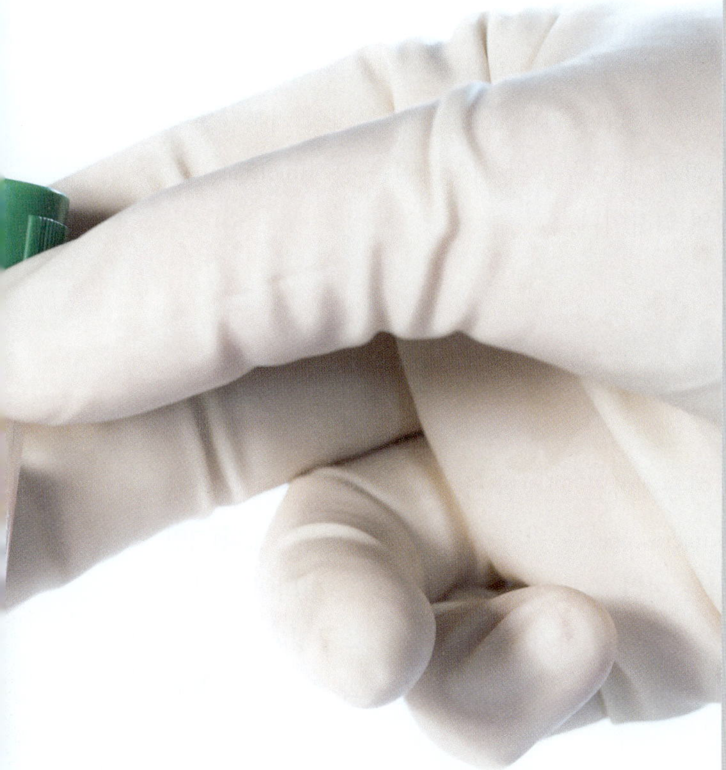

학습목표

1. 원자, 원소, 분자, 화합물의 화학적 구조 단계를 나열하고 각각을 정의할 수 있다.
2. 원자의 구조를 설명할 수 있다.
3. 주요 화학결합의 종류를 설명하고 비교할 수 있다.
4. 유기화합물과 무기화합물을 구별할 수 있다.
5. 물의 화학적 특성을 설명할 수 있다.
6. 산성도(pH)의 개념을 설명할 수 있다.
7. 탄수화물, 지방, 단백질, 핵산의 구조와 기능을 설명할 수 있다.

핵심용어

원자 / 양성자 / 전자 / 중성자 / 원소 / 분자 / 화합물 / 이온결합 / 전해질 / 공유결합 / 수소결합 / 산 / 염기 / 유기화합물 / 탄수화물 / 지질 / 단백질 / 핵산 생명(life)은 화학으로 채워져 있다. 화학물질과 화학물질의 구조를 많이 알수록 인체에서 일어나는 화학과정을 훨씬 이해하기 수월하다. 영양소의 소화, 골조직의 형성, 근육의 수축은 모두 화학과정이며, 해부학과 생리학의 기본 원리는 궁극적으로 화학의 원리에 기초를 두고 있다. 따라서 인체를 정확히 이해하기 위해서는 생명의 화학인 **생화학**(biochemistry)의 기본적인 사실을 몇 가지 이해해 둘 필요가 있다.

1. 화학적 구조 단계

물질(matter)은 공간을 차지하며 질량을 가지는 모든 것을 의미한다. 생화학자들은 연구를 더 쉽게 하기 위해 물질을 여러 구조 단계로 분류하였다. 물질의 가장 작은 단위는 원자(atom)이며, 물질의 기본단위이기도 하다. 인체에서 원자는 더 복잡한 물질을 구성하는데, 인체 내 대부분의 화학물질은 분자(molecule) 형태로 존재한다. 분자는 하나 이상의 원자로 이루어진 물질의 입자이다.

1. 원자

원자(atom)는 매우 작아서 현미경 등의 정교한 장비를 이용해야만 관찰할 수 있다. 예를 들어 터널현미경(tunneling microscope)이나 원자간력현미경(atomic force microscope)은 원자 사진을 촬영할 수 있다(그림 2-1). 원자는 **양성자**(proton), **전자**(electron), **중성자**(neutron)라는 여러 종류의 아원자 입자로 구성되어 있다.

원자 중심에 위치하는 **핵**(nucleus)은 양(+)전하를 띠는 양성자와 전하가 없는 중성자로 구성된다. 특정 원자의 핵에 존재하는 양성자 개수와 그 원자의 **원자번호**(atomic number)는 같다. 양성자와 중성자 개수를 합한 값을 원자의 **원자질량**(atomic mass)이라고 한다.

음(–)전하를 띠는 전자는 핵 주변을 일정한 거리를 두고 맴돈다. 만약 원자가 전기적으로 전하를 띠지 않는 중성이라면 핵에 존재하는 모든 양성자의 수만큼 전자가 존재한다. 전자들은 멈추어 있지 않으며, **오비탈**(orbital)이라고 불리는 일정한 궤도 내에서 빠르게 돌아다닌다. 각각의 오비탈은 2개의 전자를 수용할 수 있다.

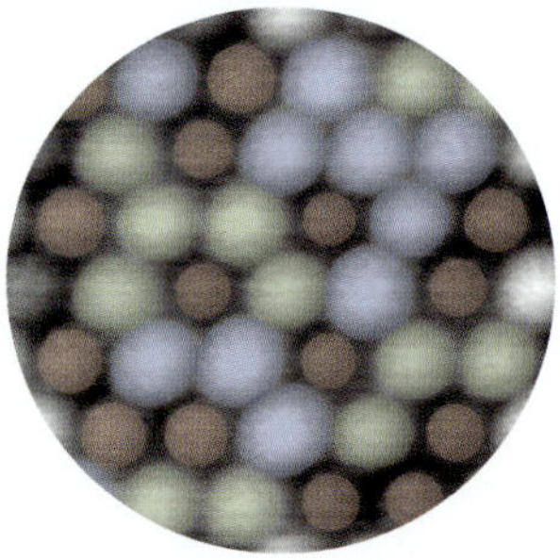

그림 2-1 원자

원자간력현미경으로 촬영한 결정 속의 구름 같은 원자 그룹이다. 색상을 추가하여 다양한 종류의 원자임을 강조하였다.

오비탈은 **에너지 준위**(energy level; **껍질**) 속에 배열되며, 핵으로부터의 거리에 의존적이다. 즉, 오비탈이 핵에서 멀어질수록 에너지 준위는 높아진다. 핵과 가장 가까운 에너지 준위는 하나의 오비탈을 가지며 2개의 전자를 수용할 수 있다. 그 다음의 에너지 준위는 4개의 오비탈을 가지며 8개의 전자를 수용할 수 있다.

탄소(carbon)의 원자(C)를 살펴보면 안쪽 에너지 준위(껍질)에는 2개의 전자를 수용하고 있고, 바깥쪽 에너지 준위에는 4개의 전자를 수용하고 있다(그림 2-2). 탄소 원자의 바깥쪽 에너지 준위는 4개의 전자를 더 수용할 수 있다. 한 원자의 바깥쪽 에너지 준위에 위치한 전자의 수는 그 원자가 화학적으로 어떻게 작용할 것인지, 즉 다른 원자와 결합하는 방법을 결정한다.

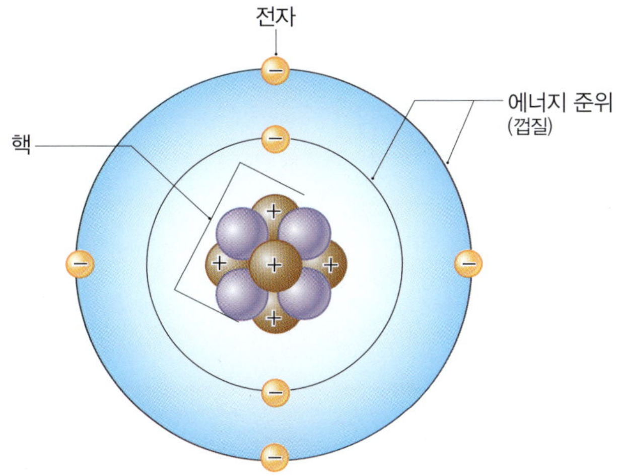

그림 2-2 탄소의 원자 모형

핵(양성자와 중성자)이 중심에 있고, 전자는 에너지 준위라고 하는 외부 영역에 존재한다. 양성자의 수에 따라 에너지 준위가 결정되는데, 모든 탄소 원자는 6개의 양성자를 가진다. 최대 8개의 전자를 보유할 수 있는 바깥쪽 에너지 준위에는 4개의 전자만 있기 때문에 이 탄소 원자는 다른 원자와 전자를 공유하여 바깥쪽 에너지 준위를 채울 수 있다(핵 속 양성자 1개와 중성자 2개는 이 그림에서 보이지 않음).

2. 원소, 분자, 화합물

물질은 **원소**(element)나 **화합물**(compound)로 분류할 수 있다. 원소는 순수한 물질로, 자연에 존재하는 100여 종류의 원자 가운데 한 종류의 원자로만 구성된다. 인체의 약 96%는 **산소**(oxygen), **탄소**(carbon), **수소**(hydrogen), **질소**(nitrogen) 4종류의 원소로 구성되며, 그 밖에도 약 20가지 미량의 원소도 존재한다(표 2-1).

일반적으로 원자는 서로 결합하여 더 큰 화학단위인 **분자**(molecule)를 형성한다. 어떤 분자들은 동일한 원소를 구성하는 여러 개의 원자로 이루어진다. 화합물은 둘 이상의 서로 다른 원소로 이루어진 분자이다.

화합물의 화학식은 분자 내에 있는 각 원소를 나타내는 기호가 포함되어 있다. 분자 내 원소의 원자 개수는 원소 기호 뒤에 아래 첨자로 표시한다. 예를 들어 화합물인 이산화탄소(carbon dioxide)는 1개의 탄소(C)와 2개의 산소(O)를 가지므로 이 분자의 화학식은 CO_2이다.

표 2-1 인체의 주요 원소

종류		기호	핵 내 양성자 수	가장 바깥쪽 에너지 준위의 전자 수
주원소*	산소	O	8	6
	탄소	C	6	4
	수소	H	1	1
	질소	N	7	5
미량원소	칼슘	Ca	20	2
	인	P	15	5
	소듐	Na	11	1
	포타슘	K	19	1
	염소	Cl	17	7
	아이오딘	I	53	7

* 주원소는 체중의 95% 이상을 차지한다.

요점확인

1. 물질을 구성하는 입자의 종류는 무엇인가?
2. 원소란 무엇이고, 화합물이란 무엇인가?
3. 에너지 준위란 무엇인가?
4. 인체의 대부분을 구성하는 4종류의 원자는 무엇인가?

2. 화학결합

화학결합(chemical bond)은 원자들이 하나의 집합체를 형성하여 더 안정적이도록 하는 원자들 사이에 작용하는 힘을 말한다. 원자는 바깥쪽 에너지 준위가 가득 차 있을 때 즉, 껍질이 수용할 수 있는 최대의 전자 수를 가지게 되었을 때 화학적으로 안정한 상태이다. 일부 원자를 제외한 대부분의 원자는 가장 바깥쪽 에너지 준위에 더 많은 전자를 수용할 수 있는 공간을 가진다. 원자들은 가장 바깥쪽 에너지 준위를 채우는 방식으로 서로 반응하게 되며, 이때 서로 전자를 공유하거나 전자를 주거나 전자를 빌린다.

예를 들어 수소 원자는 1개의 전자와 1개의 양성자를 가진다. 수소 원자의 단일 에너지 준위는 1개의 전자를 가지지만 2개까지 가질 수 있으므로 에너지 준위가 가득 찬 것은 아니다. 만약 2개의 수소 원자가 자신들의 단일 전자를 서로 공유하면 둘 다 꽉 찬 에너지 준위를 갖게 되어 원자로 남아 있는 것보다 더 안정된 분자가 된다. 이는 원자가 분자가 되기 위해 어떻게 결합하는지를 보여주는 예이다. 다른 원자들도 가장 바깥쪽 에너지 준위가 가득 찰 때까지 전자를 빌려주거나 빌려와서 결정을 형성할 수 있다.

1. 이온결합

원자들이 가장 바깥쪽 에너지 준위를 가득 채우는 일반적인 방법 중 하나는 다른 원자와 **이온결합**(ionic bond)을 형성하는 것이다. 이온결합은 가장 바깥쪽 에너지 준위(보통 8개의 전자를 보유할 수 있음)에 1~2개의 전자를 가진 원자와, 가장 바깥쪽 에너지 준위를 가득 채우기 위해 1~2개의 전자를 필요로 하는 원자 사이에서 형성된다. 전자가 1~2개인 원자가 1~2개의 전자를 필요로 하는 원자에게 바깥쪽 에너지 준위에 있는 전자를 단순히 기증하는 것이다.

예를 들어 소듐(Na) 원자는 바깥쪽 에너지 준위에 1개의 전자를 가지고, 염소(Cl) 원자는 7개의 전자를 가진다(**표 2-1** 참조). 둘 다 바깥쪽 에너지 준위를 가득 채우기 위해 8개의 전자가 필요하다. 이때 소듐이 바깥쪽 에너지 준위에 있는 전자 1개를 염소에 기증하여 소듐과 염소는 이온결합을 형성하게 된다. 비록 소듐의 바깥쪽 에너지 준위는 에너지 수준이 하나 낮아진 상태이지만, 두 원자는 모두 바깥쪽 에너지 준위가 가득 차게 된다. 소듐 원자는 전자 1개를 잃었기 때문에 원래 가진 전자보다 하나 더 많은 양성자를 갖게 되고, 이로 인해 전기적으로 하전된 소듐이온이라는 양이온(positive ion)이 된다. 반면, 염소 원자는 전자 1개를 받아서 염소이온이라는 음이온(negative ion)이 된다. 정반대로 하전된 입자들은 서로 끌어당기는 성질이 있으며, 소듐이온과 염소이온은 서로 끌어당겨 염화소듐(NaCl) 즉, 소금 결정을 형성한다(**그림 2-3**). 결정은 이온결합에 의해 유지된다.

이온 화합물은 보통 물에 쉽게 녹는데, 그 이유는 물 분자가 이온 사이로 침투하여 이들을 강제로 분리시키기 때문이다. 이때 화합물이 **해리**(dissociation)하여 자유이온을 형성했다고 한다. 물에 녹아 이온을 형성하는 화합물을 **전해질**(electrolyte)이라고 한다.

이온을 이루는 원자는 원소 기호 뒤에 '+' 또는 '−'를 위첨자로 표기하여 이온이 갖고 있는 전하를 나타낸다. 따라서 소듐이온은 Na^+으로, 염소이온은 Cl^-로 표현한다. 칼슘(Ca) 원자는 이온을 형성할 때 2개의 전자를 잃기 때문에 칼슘이온은 Ca^{2+}로 표기한다.

인체의 내부 환경은 대부분 물이기 때문에 몸 안에서는 용해된 많은 이온이 발견된다. 특정 이온은 근육의 수축, 신경의 신호전달, 그 밖의 인체 기능에 중요한 역할을 한다(**표 2-2**).

02

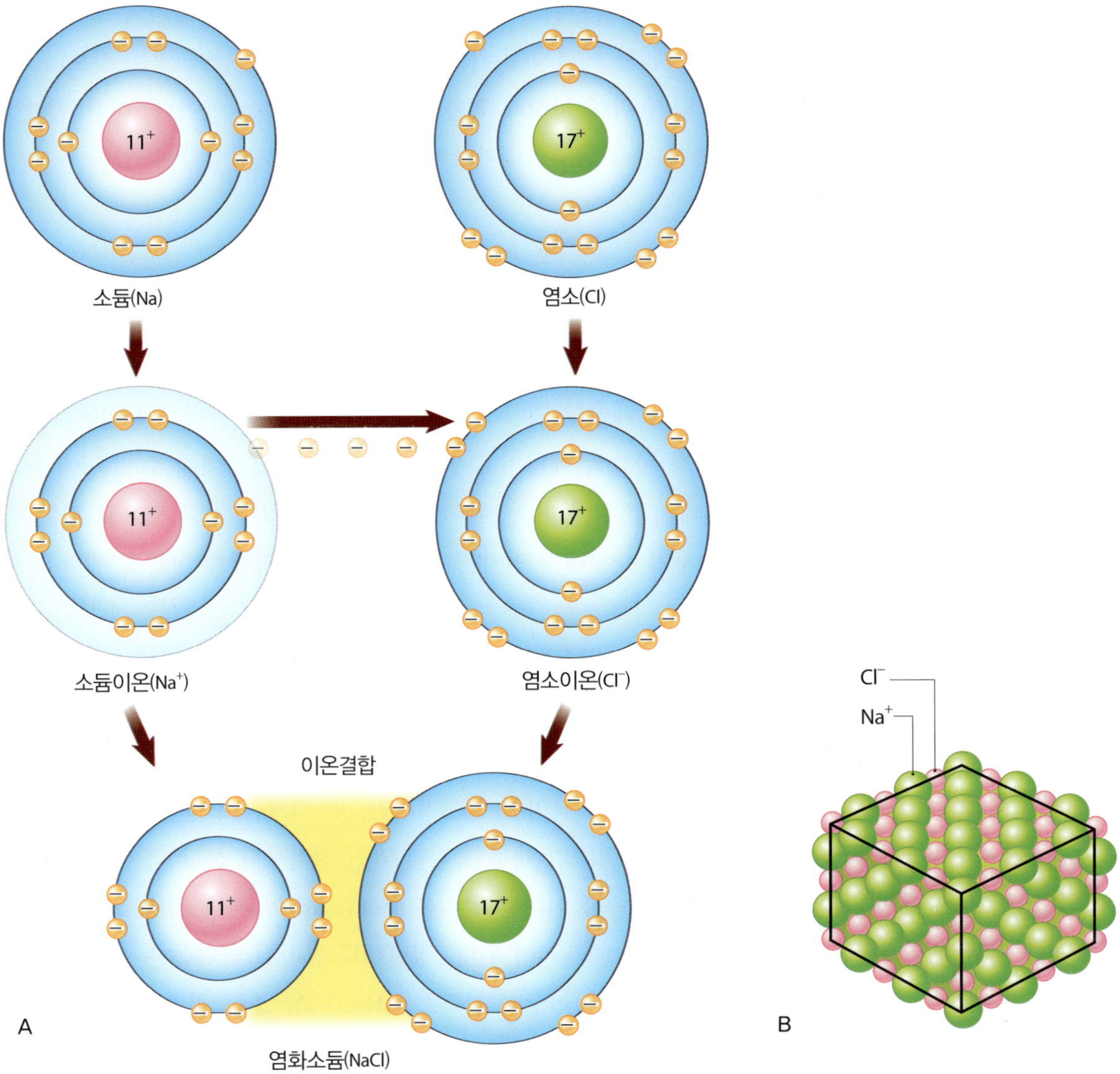

그림 2-3 이온결합

A. 소듐 원자는 바깥쪽 에너지 준위에 있는 1개의 전자를 바깥쪽 에너지 준위에 7개의 전자를 가진 염소 원자에 기증한다. 이로써 두 원자 모두 바깥쪽 에너지 준위에 8개의 전자를 가지게 된다. 전자와 양성자의 비율이 변하여 소듐 원자는 양이온인 소듐이온이 되고, 염소 원자는 음이온인 염소이온이 된다. 이처럼 서로 반대로 하전된 이온 사이에 발생하는 양과 음의 인력을 이온결합이라고 한다.

B. 염화소듐(소금)의 큐브 모양 결정체이다.

표 2-2 체액의 주요 이온

이온	기호	이온	기호
소듐이온	Na^+	수소이온	H^+
염소이온	Cl^-	마그네슘이온	Ma^{2+} 또는 Mg^{++}
포타슘이온	K^+	수산화이온	OH^-
칼슘이온	Ca^{2+} 또는 Ca^{++}	인산이온	PO_4^{3-} 또는 PO_4^-

임상응용

● 방사성동위원소(radioactive isotope)

각각의 원소는 자신만의 원자번호(atomic number)를 가진다. 하지만 같은 원소의 원자들이라도 중성자 수는 다를 수 있는데, 이처럼 원자번호는 같으나 원자질량이 다른 두 원자를 동위원소(isotope)라고 한다. 수소를 예를 들면 수소의 동위원소에는 ^1H(가장 흔한 동위원소), ^2H, ^3H가 있다. 모두 1개의 양성자를 가지지만, 중성자 수는 각각 다르다(그림).

어떤 동위원소들은 입자를 방출하는 불안정한 핵을 가지며, 양성자, 중성자, 전자, 아원자 입자의 변형된 형태를 방출한다. 이때 방사선을 방출하는 동위원소를 방사성동위원소라고 한다.

방사성동위원소는 핵의학(nuclear medicine)에서 인체 부위의 기능을 평가하는 데 이용된다. 예를 들어 방사성아이오딘(방사성요오드, radioactive iodine, ^{125}I)은 체내에 들어가 갑상샘에 흡수되어 방사선을 방출하는데, 이를 측정하여 갑상샘의 활동 속도를 알아낼 수 있다.

내부 기관의 영상은 주입 또는 섭취된 방사성동위원소의 위치를 나타내는 방사선 스캐너를 이용하여 촬영할 수 있다. 예를 들어 방사성테크네튬(^{99}Tc)은 간과 비장의 영상을 촬영하는 데 사용된다. 방사성동위원소 ^{13}N, ^{15}O, ^{11}C는 양전자(방출)단층촬영(positron emission tomography, PET)에서 뇌를 연구하는 데 자주 이용된다.

방사선은 세포를 손상시킬 수 있다. 높은 수준의 방사선에 노출되면 정상 세포는 암세포로 발전할 수도 있으며, 그보다 더 높은 수준의 방사선은 조직을 완전히 파괴하여 방사선병(radiation sickness)을 일으키기도 한다. 때로는 낮은 수준의 방사성물질을 암세포 파괴를 목적으로 암환자에게 투여하기도 하는데, 이러한 치료는 암세포와 함께 정상 세포까지 불가피하게 파괴하는 부작용이 있다.

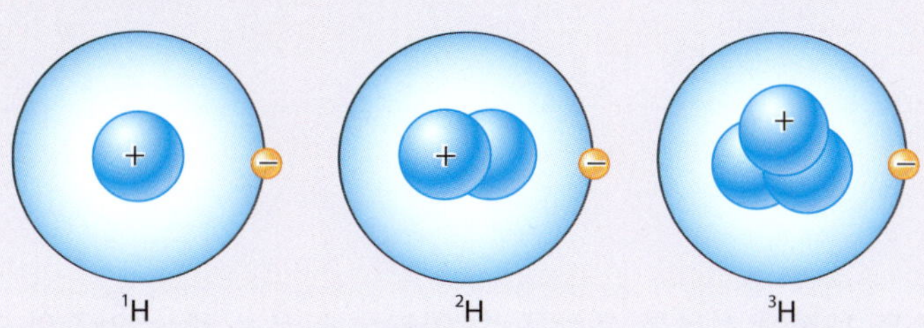

2. 공유결합

원자는 전자를 주고받는 대신 전자를 공유하는 방식으로 에너지 준위를 채울 수 있다. 원자가 전자를 서로 공유할 때 **공유결합**(covalent bond)이 형성된다.

예를 들어 두 수소 원자가 서로 가까이 이동하여 각 에너지 준위에 있는 전자 1개씩을 공유 관계의 에너지 준위에 두면 두 수소 원자의 바깥쪽 에너지 준위는 두 전자를 모두 이용할 수 있다(그림 2-4). 공유결합에 관여하는 원자들은 서로 가까이 있어야 하기 때문에 공유결합은 쉽게 끊어지지 않으며, 물에 해리되지 않는다.

탄소, 질소, 산소, 수소는 대부분 공유결합을 형성하여 전자를 공유하는데, 공유결합은 인체에서 중요하며 공유결합을 통해 인체의 주요 유기화합물을 형성한다.

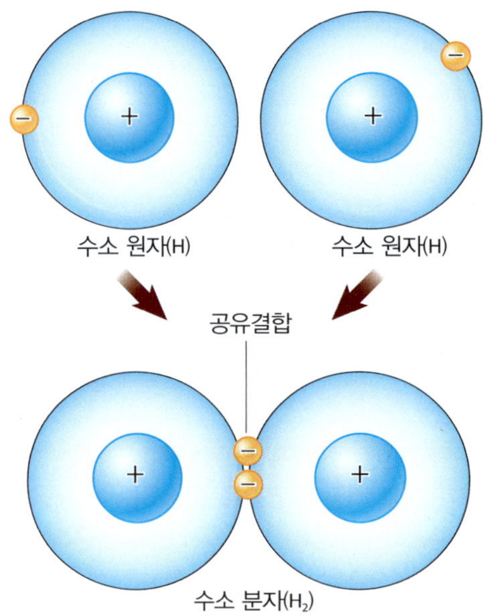

그림 2-4 공유결합

두 수소 원자의 에너지 준위가 겹치면서 함께 움직인다. 각 원자는 전자를 주고받지 않고 서로 공유하여 공유결합을 형성한다.

3. 수소결합

수소결합(hydrogen bond)은 물질이 서로를 붙잡을 수 있도록 도움을 주는 일종의 약한 인력이다. 수소 원자들이 공유결합 상태에서 전자를 똑같이 공유할 수 없을 때 분자의 다른 부분에서는 약한 전하가 발생할 수 있다. 반대로 하전된 분자는 전기적으로 서로 끌어당긴다(그림 2-5).

수소결합은 새로운 분자를 형성하는 것이 아니라 큰 분자가 특정 형태를 유지하도록 하는 미세한 힘을 제공한다. 예를 들어 수소결합은 단백질의 복잡한 접힌 구조를 유지할 수 있도록 한다(그림 2-12 참조). 또한 수소결합은 물 분자를 서로 느슨하게 결합시키는데, 이는 물이 약한 접착제의 성질을 갖게 하여 인체의 구조를 결속시키는 데 도움을 준다.

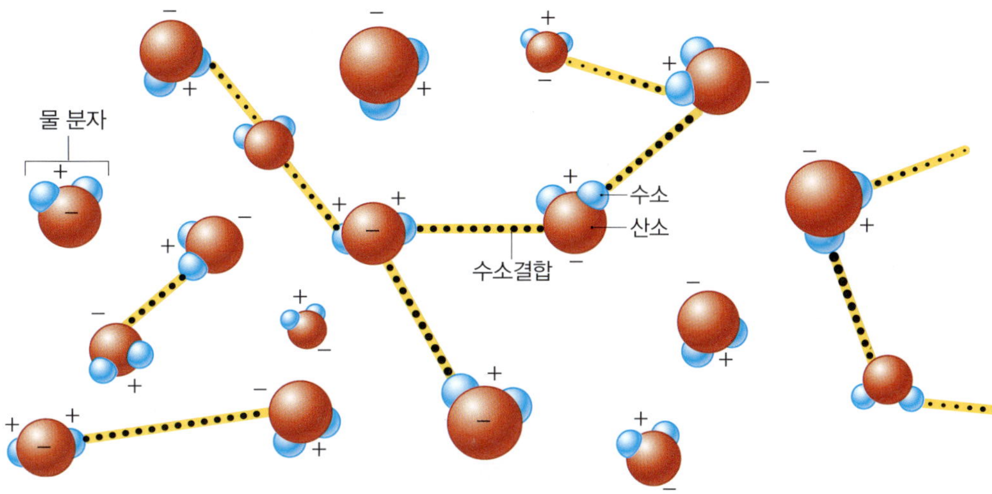

그림 2-5 수소결합

물속의 작은 수소 원자는 큰 산소 원자와 전자를 똑같이 공유할 수 없기 때문에 물 분자는 양쪽 끝에서 약간 다른 전하를 띠게 된다. 약한 자석처럼 물 분자는 일시적인 부착(수소결합)을 형성함으로써 물이 약한 접착제의 성질을 갖게 한다.

요점확인

1. 이온은 어떻게 만들어지는가?
2. 물속에서 전해질이 해리된다는 것은 무엇을 의미하는가?
3. 공유결합이란 무엇인가?
4. 수소결합은 왜 중요한가?
5. 이온이 띠는 전하는 어떻게 표기하는가?

3. 무기화학

생물체 내의 모든 화합물은 **유기화합물**(organic compound)과 **무기화합물**(inorganic compound)로 분류할 수 있다. 유기화합물은 탄소–탄소(C–C), 탄소–수소(C–H), 이 두 공유결합을 모두 포함하는 분자로 구성된다. 반면, 무기화합물은 탄소 원자를 가지는 경우는 거의 없고, C–C 또는 C–H의 공유결합은 존재하지 않는다. 일반적으로 유기화합물 분자는 무기화합물 분자보다 크고 더 복잡하다.

1. 물

물(water)은 무기화합물이지만 생명체에 반드시 필요한 물질이다. 모든 세포와 세포 주위에서 발견되는 물은 인체에서 가장 풍부한 화합물이며, 물이 가진 약한 접착제의 성질은 인체 조직을 결속시키는 데 도움을 준다.

1) 용액(solution)

물은 대부분의 화합물 또는 **용질**(solute)을 용해하는 **용매**(solvent) 역할을 한다. 물에 혼합물(mixture; 2종류 이상의 분자가 섞여 있는 물질)이 용해되어 있으면 **수용액**(aqueous solution)이라고 한다.

염화소듐(NaCl) 등의 분자가 포함된 수용액은 인체의 기본적인 내부 환경을 구성할 뿐만 아니라 수많은 화학반응(chemical reaction)에 참여한다. 화학반응은 원자들이 새로운 조합으로 재편성하는 분자 간의 상호작용이다.

2) 물과 화학반응

인체에서 흔히 일어나는 화학반응에는 **탈수합성**(dehydration synthesis)이 있다. 어떠한 화학반응이든 합성을 하기 위해서는 반응물(reactant)이 더 큰 생성물(product)을 만들기 위해 결합한다. 탈수합성에서는 수소(H) 원자 2개와 산소(O) 원자 1개가 제거된 다음 반응물이 결합한다. 이렇게 제거된 수소와 산소 원자는 결합하여 물(H_2O)이 된다(그림 2–6). 탈수합성의 결과 생성물과 1분자의 물이 생성되는데, 이는 반응물로부터 물이 손실되는 반응이라고 할 수 있다.

물과 관련된 또 다른 화학반응으로 **가수분해**(hydrolysis)가 있다. 이 반응에서 물(*hydro-*)은 큰 분자 내부에 존재하는 결합을 끊어 작은 분자(*-lysis*)로 분해한다. 사실상 가수분해는 탈수합성의 반대 작용이다.

물은 주요 유기화합물의 생성과 분해에 관여하는 매개체일 뿐만 아니라, 이러한 화학반응에서 생성물(탈수합성)이 되기도 하고 또는 반응물(가수분해)이 되기도 한다.

화학반응은 항상 에너지 전달을 수반한다. 분자를 만들기 위해 에너지가 필요한데, 그 에너지의 일부는 화학결합 시 위치에너지로 저장되며, 나중에 분자 내 화학결합이 끊어질 때 저장된 에너지가 방출된다. 예를 들어 삼인산아데노신(adenosine triphosphate, ATP)이라는 분자는 근육세포에서 분해되어 근육수축에 필요한 에너지를 생성한다(그림 2-15 참조).

일반적으로 화학반응을 나타내기 위해서는 화학반응식으로 표현한다. 화학반응식에서 반응물은 반응의 방향을 나타내는 화살표(→)를 넣어 생성물과 구분하고, 반응물 간 또는 생성물 간은 + 부호로 구분한다. 따라서 포타슘과 염소가 결합하여 염화포타슘을 형성하는 반응은 다음과 같이 표현할 수 있다.

$$K^+ + Cl^- \rightarrow KCl$$

다만, 화살표(→)는 한 방향으로만 일어나는 반응식에 사용한다.

예를 들어 염산(HCl)이 물에 녹아 수소이온(H^+)과 염소이온(Cl^-)으로 해리되는 경우 다음과 같이 표현할 수 있다.

$$HCl \rightarrow H^+ + Cl^-$$

양쪽 화살표(↔)는 동시에 양방향으로 일어나는 반응식에 사용한다. 예를 들어 탄산(H_2CO_3)이 물에 녹으면 일부가 수소이온(H^+)과 중탄산염이온(HCO^-)으로 해리된다. 추가로 이온이 해리되면 이전에 해리되었던 이온과 재결합하여 탄산이 되기도 한다. 즉, 양쪽 화살표는 반응물과 생성물이 용액 속에 동시에 존재함을 나타낸다.

$$H_2CO_3 \longleftrightarrow H^+ + HCO^-$$

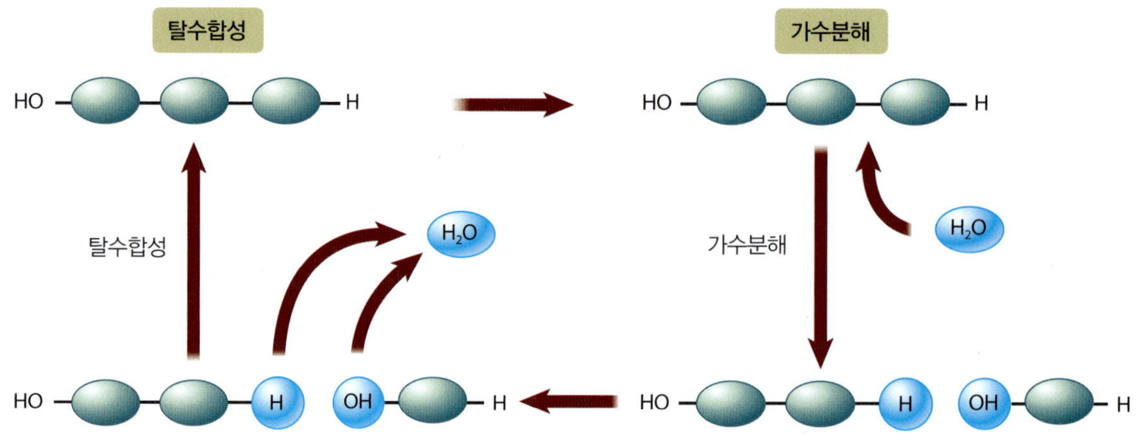

그림 2-6 물과 화학반응

탈수합성은 물(H 및 O 원자)을 제거하여 작은 분자에서 큰 분자로 조립하는 반응이다. 가수분해는 그 반대 방향으로 진행되며, 물의 H와 O가 큰 분자와 결합하면서 작은 분자로 분해한다.

2. 산, 염기, 염

물 이외에도 많은 무기화합물이 인체 내의 화학작용에서 중요한 역할을 한다. 예를 들어 산과 염기는 체내 화학반응에 대단히 큰 영향을 미치는 화합물인데, 소수의 물 분자가 해리되어 수소이온(H^+)과 수산화이온(OH^-)을 형성한다.

$$H_2O \longleftrightarrow H^+ + OH^-$$

1) 산(acid)

순수한 물에서는 H^+과 OH^-의 균형이 같다. 그런데 염화수소(HCl)와 같은 산이 물속에서 H^+과 Cl^-으로 해리되면 초과된 H^+을 지지하는 쪽으로 균형을 이동시킨다.

혈액 속에서 이산화탄소(CO_2)는 물에 녹아 탄산(H_2CO_3)을 형성한다. 탄산의 일부는 해리되어 H^+과 HCO_3^-을 형성하는데, 이는 혈액 속에 과량의 H^+을 생성한다. 결과적으로 혈액 속의 이산화탄소 수치는 혈액을 더 산성화시킨다.

2) 염기(base)

염기 또는 알칼리성(alkaline) 화합물은 균형을 반대로 이동시킨다. 예를 들어 수산화소듐(NaOH)은 OH^-을 형성하지만 H^+은 형성하지 않는 염기이다. 단순하게 보면 산은 과량의 H^+을 생성하는 화합물이고, 염기는 과량의 OH^-을 생성하는 화합물이다. OH^-은 H^+과 결합할 수 있기 때문에 실제로 염기는 용액의 H^+ 농도를 감소시킨다.

3) 수소이온농도(pH)

상대적인 수소이온(H^+) 농도는 용액이 얼마나 산성인지 또는 염기성인지를 측정하는 지표이다. H^+ 농도는 보통 pH 단위로 표시하며, 순수한 물이 pH 7이다. 이보다 더 높은 pH 값은 H^+ 농도가 낮다는 말이며 염기를 뜻한다. 반면, 낮은 pH 값은 H^+ 농도가 높다는 말이며 산을 뜻한다.

pH를 0에서부터 14까지 나타낼 수 있는데(그림 2-7), pH가 7보다 작은 용액이면 높은 H^+ 쪽으로 척도가 기울고, pH가 7보다 큰 용액이면 낮은 H^+ 쪽으로 척도가 기운다. pH 단위는 10의 배수로 증가하거나 감소하므로 pH 5인 용액은 수소이온농도가 pH 6인 용액의 10배이며, pH 4인 용액의 경우 pH 6인 용액의 100배가 된다.

강산은 완전히 또는 거의 완전히 해리되어 H^+이 되는 산으로, pH 7보다 훨씬 낮은 pH 값을 가리킨다. 반면, 약산은 해리가 거의 일어나지 않기 때문에 용액 내에서 과잉의 H^+을 거의 발생하지 않으며, pH는 7보다 약간 작다.

마찬가지로 강염기는 해리되어 용액의 H^+ 농도를 매우 낮게 만들고 pH 값은 7을 훨씬 웃돈다. 약염기는 순수한 물보다 약간 낮은 H^+ 농도를 가진 용액을 만들며 pH 값은 7보다 조금 더 크다.

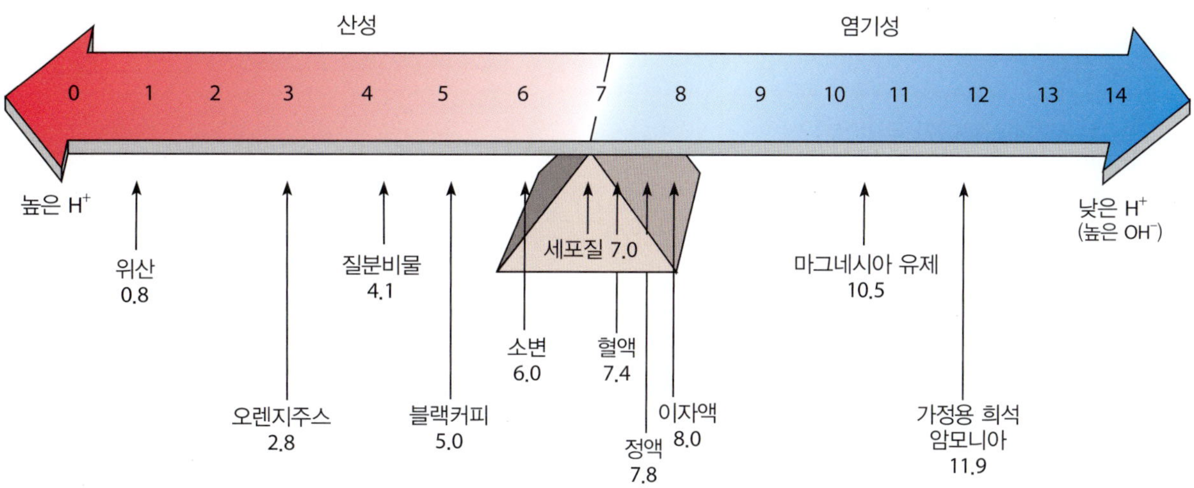

그림 2-7 pH 척도

H^+ 농도는 pH 7에서 OH^- 농도와 균형을 이룬다. pH가 7보다 큰 값(낮은 H^+)에서는 척도가 염기성 방향으로 기울고, 7보다 작은 값(높은 H^+)에서는 척도가 산성 방향으로 기운다.

4) 염(salt)

강산과 강염기가 섞이면 H^+과 OH^-이 결합하여 물을 형성한다. 즉, 이들은 서로를 중화시킬 수 있다. 남아 있는 이온은 일반적으로 염이라고 불리는 중성의 이온결합 화합물을 형성한다.

$$\underset{\text{산}}{HCl} + \underset{\text{염기}}{NaOH} \rightarrow H^+ + Cl^- + Na^+ + OH^- \rightarrow \underset{\text{물}}{H_2O} + \underset{\text{염}}{NaCl}$$

5) pH의 항상성

체액의 pH는 생명의 화학에 큰 영향을 미치는데, 인체의 기능은 대략 pH 7.35~7.45 정도의 좁은 범위에서만 정상적으로 유지될 수 있다. 산증(acidosis; 낮은 혈액 pH)과 알칼리증(alkalosis; 높은 혈액 pH)은 똑같이 위험하지만, 인체의 항상성 기전 때문에 발생하는 일은 드물다.

인체는 과잉의 H^+을 소변으로 배출하여 제거할 수 있고, 호흡계통을 통해 CO_2 손실을 증가시켜 제거할 수 있다(자세한 내용은 Chapter 17 호흡계통과 Chapter 20 비뇨계통을 참조). 또한 혈액 속의 화학물질인 완충액(buffer)을 이용하여 인체의 pH를 조절할 수 있다. 완충액은 H^+ 농도의 급격한 변화를 막아 pH의 균형을 유지한다(자세한 내용은 Chapter 22 산염기평형을 참조).

요점확인

1. 유기화합물이란 무엇인가?
2. 물의 화학적 특성은 무엇인가?
3. 탈수합성과 가수분해의 차이점은 무엇인가?
4. pH의 개념을 설명하시오.
5. 산은 pH가 낮은가, 높은가? 염기는 pH가 낮은가, 높은가?
6. 산증과 알칼리증의 차이점은 무엇이며, 몸 안에서 이러한 상태가 자주 발생하지 않도록 하는 것은 무엇인가?

4. 유기화학

유기화합물은 무기화합물보다 그 구조가 훨씬 더 복잡하다. 체내에 존재하는 주요 유기화합물에는 **탄수화물**(carbohydrate), **지질**(lipid), **단백질**(protein), **핵산**(nucleic acid)이 있으며(표 2-3), 이 4가지 주요 유기화합물은 모두 탈수합성에 의해 형성되고, 가수분해에 의해 결합이 깨질 수 있다.

표 2-3 유기화합물의 주요 유형

유형	종류	구성요소	기능
탄수화물	단당(류)[포도당(glucose), 갈락토스(galactose), 과당(fructose)]	1개의 단당(류) 단위	에너지원으로 사용, 다른 탄수화물을 만드는 데 사용되는 단위
	이당(류)[설탕(sucrose), 젖당(lactose), 엿당(맥아당, maltose)]	2개의 다당(류) 단위	단당(류)으로 분해될 수 있음
	다당(류)[당원(glycogen), 녹말(전분, starch)]	여러 개의 다당(류) 단위	단당(류)을 저장하는 데 사용(에너지 저장)
지질	트라이글리세라이드(triglyceride)	1개의 글리세롤 머리, 3개의 지방산 꼬리	에너지 저장(구조적인 보호막 제공)
	인지질(phospholipid)	1개의 글리세롤/인산 머리, 2개의 지방산 꼬리	세포막 형성
	스테로이드(steroid)	중심에 4-탄소 고리	세포막 안정화, 호르몬의 종류
단백질	구조단백질	아미노산	인체의 구조(섬유)를 형성
	기능단백질[효소(enzyme), 호르몬(hormone)]	아미노산	화학반응을 촉진, 신호전달, 기능 조절
핵산	데옥시리보핵산(DNA)	뉴클레오타이드(데옥시리보스 함유)	단백질을 만들기 위한 정보(유전자 부호)를 가짐
	리보핵산(RNA)	뉴클레오타이드(리보스 함유)	단백질 합성 동안 유전자 부호의 복사본 역할
	삼인산아데노신(ATP)	변형 뉴클레오타이드(리보스, 아데닌, 3가지 인산염)	에너지를 세포로 전달

1. 탄수화물

탄수화물(carbohydrate)은 이름 그대로 탄소(C)와 물(H_2O)을 의미하며, 탄수화물 분자를 형성하는 원자들의 종류를 나타낸다. 탄수화물의 기본 단위는 **단당(류)**(monosaccharide)이다(그림 2-8). 포도당(glucose)은 체내에서 중요한 단당(류)이며, 세포는 단당(류)을 일차적 에너지원으로 사용한다.

02

2개의 단당(류)이 결합하여 만들어진 분자를 **이당(류)**(disaccharide)이라고 한다. 이당(류)에는 설탕(sucrose), 젖당(lactose), 엿당(맥아당, maltose)이 있으며, 이는 중요한 식이 탄수화물이다. 이당(류)은 섭취된 후 분해 및 소화되어 세포의 연료로 사용할 수 있는 단당(류)이 된다.

여러 개의 단당(류)이 결합하여 **다당(류)**(polysaccharide)을 형성한다. 다당(류)에는 당원(glycogen)과 녹말(전분, starch)이 있다. 당원은 인체가 저장하는 포도당의 다당(류)으로, 당원 분자는 포도당 분자들이 연결된 하나의 사슬 형태를 가진다. 혈액 중에 포도당이 과도해지면 간세포와 근육세포는 혈액에서 포도당을 당원 형태로 저장하여 나중에 사용한다.

탄수화물은 원자 간 결합에 위치에너지를 저장하고 있다. 세포에서 이 결합이 끊어지면 일을 하는 데 사용할 수 있는 에너지가 방출된다(자세한 내용은 Chapter 19 영양과 대사를 참조).

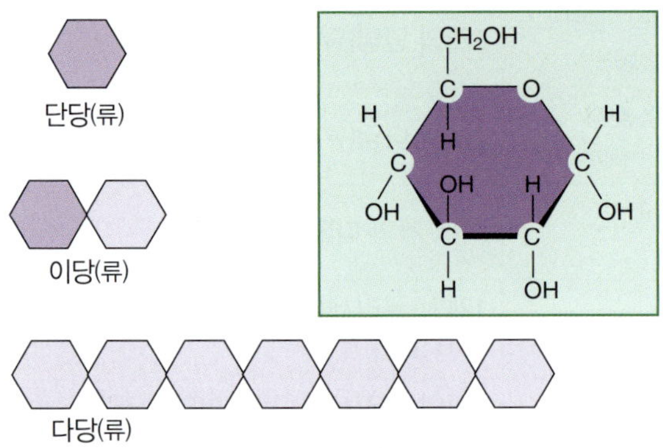

그림 2-8 **탄수화물**

단당(류)은 탈수합성을 통해 결합하여 이당(류)과 다당(류)을 형성하는 탄수화물의 기본단위이다. 오른쪽 박스 안은 단당(류)인 포도당의 화학구조이다.

2. 지질

지질(lipid)에는 물에 녹지 않는 다양한 종류의 분자들이 포함되어 있다. 주요한 지질에는 트라이글리세라이드(중성지방, triglyceride), 인지질(phospholipid), 스테로이드(steroid)가 있으며, 체내에서 가장 풍부한 지질이 일반적으로 지방이라고 부르는 트라이글리세라이드이다.

1) 트라이글리세라이드(중성지방, triglyceride)

트라이글리세라이드는 1개의 **글리세롤**(glycerol) 머리에 3개의 **지방산**(fatty acid) 꼬리가 결합하여 형성된 지질 분자이다(그림 2-9). 지방산은 포화지방산과 불포화지방산으로 나눌 수 있는데, 포화지방산은 상온에서 고체가 되는 경향이 있고(버터 등), 불포화지방산은 상온에서 액체가 되는 경향이 있다(옥수수기름, 올리브기름 등).

탄수화물과 마찬가지로 지질도 트라이글리세라이드의 결합을 끊어 에너지를 생산할 수 있다(자세한 내용은 Chapter 19 영양과 대사를 참조). 따라서 트라이글리세라이드는 세포가 사용하기 위한 에너지를 비축하는 데 유용하다. 또한 지방조직에 저장된 트라이글리세라이드는 인체 구조를 안정화하고 보호하기 위해 장기 주변과 피부 아래에서 충전재 역할을 한다.

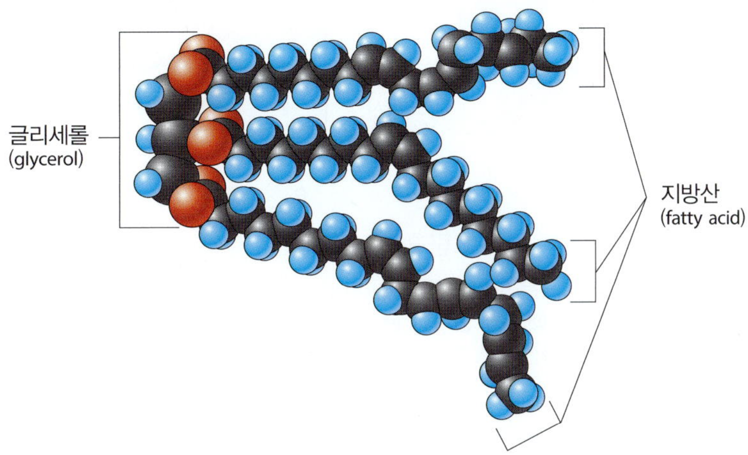

그림 2-9 트라이글리세라이드

트라이글리세라이드는 1개의 글리세롤 머리에 3개의 지방산 꼬리가 부착하여 구성된다.

2) 인지질(phospholipid)

인지질은 트라이글리세라이드와 구조가 비슷하지만, 3개의 지방산 사슬이 글리세롤에 부착하는 대신, 2개의 지방산 사슬과 1개의 인산염(phosphate) 단위가 글리세롤에 부착해 있다. 글리세롤 머리 밑에 위치한 인산염은 물을 끌어당기고, 2개의 지방산 꼬리는 물을 밀어낸다. 이러한 구조로 인해 인지질은 물속에서 안정적인 2개의 층인 **이중층**(bilayer)을 형성한다(**그림 2-10**). 세포막의 기초를 형성하는 인지질 이중층은 물을 끌어당기는 머리 부분이 물 쪽을 향하고, 물을 밀어내는 꼬리 부분이 물에서 멀어지는 방향을 향해 있다.

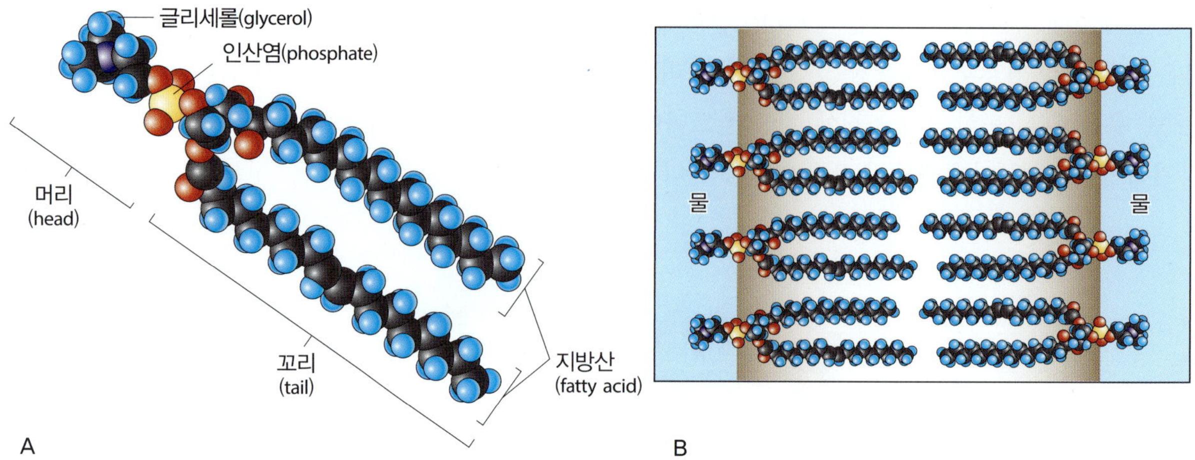

그림 2-10 인지질

A. 인지질 분자에는 물을 끌어당기는 머리와 물을 밀어내는 꼬리로 구성된다.
B. 인지질 꼬리는 물을 밀어내기 때문에 인지질 분자는 꼬리가 물 반대쪽을 향하여 배열되며 그 결과 이중층이라는 안정된 구조가 형성된다. 인체의 각 세포를 둘러싼 막은 이중층으로 구성되어 있다.

3) 스테로이드(steroid)

스테로이드 분자는 다중의 고리 구조를 가진다. 인체에서 중요한 기능을 수행하는 스테로이드에는 **콜레스테롤**(cholesterol)이 있는데, 콜레스테롤은 세포막 내에 있으면서 이중층 구조를 안정화시키는 역할을 한다. 또한 인체는 에스트로젠(estrogen), 테스토스테론(testosterone), 코티솔(cortisol) 등의 스테로이드호르몬(steroid hormone)을 생성할 때 콜레스테롤을 이용한다.

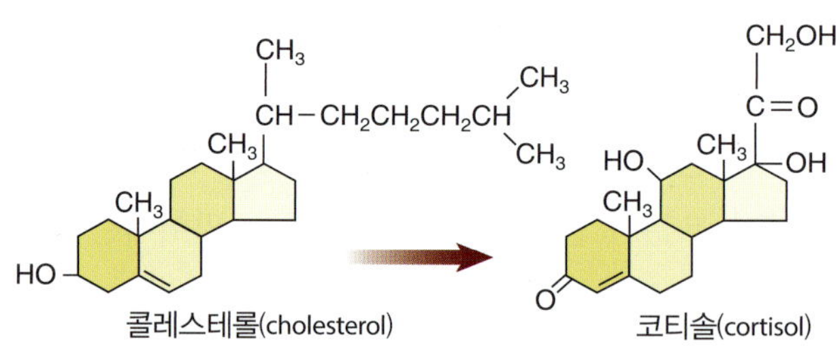

그림 2-11 스테로이드

콜레스테롤은 스테로이드 구조로 되어 있다(여기서는 4개의 노란색 고리로 표시). 측면 그룹에 변화가 생기면 콜레스테롤이 코티솔이나 다른 스테로이드호르몬으로 전환될 수 있다.

3. 단백질

단백질(protein)은 아미노산(amino acid)이라는 기본 단위로 구성된 매우 큰 분자이다. 모든 아미노산은 탄소, 수소, 산소뿐만 아니라 질소(N)도 포함하고 있다. 다양한 아미노산이 특정 배열로 서로 연결되어 세포의 단백질을 형성하는데, 유전자 부호에 지정된 정확한 순서로 **펩타이드결합**(peptide bond)에 의해 아미노산이 결합한다(자세한 내용은 Chapter 03 세포를 참조).

단백질은 긴 아미노산 사슬을 따라 양전하를 띠는 영역과 음전하를 띠는 영역 사이에서 발생하는 인력에 의해 스스로 접혀서 독특한 모양을 유지하게 된다. 접힌 단백질은 또 다른 접힌 단백질과 결합하여 더 크고 복잡한 모양을 형성할 수 있다(그림 2-12).

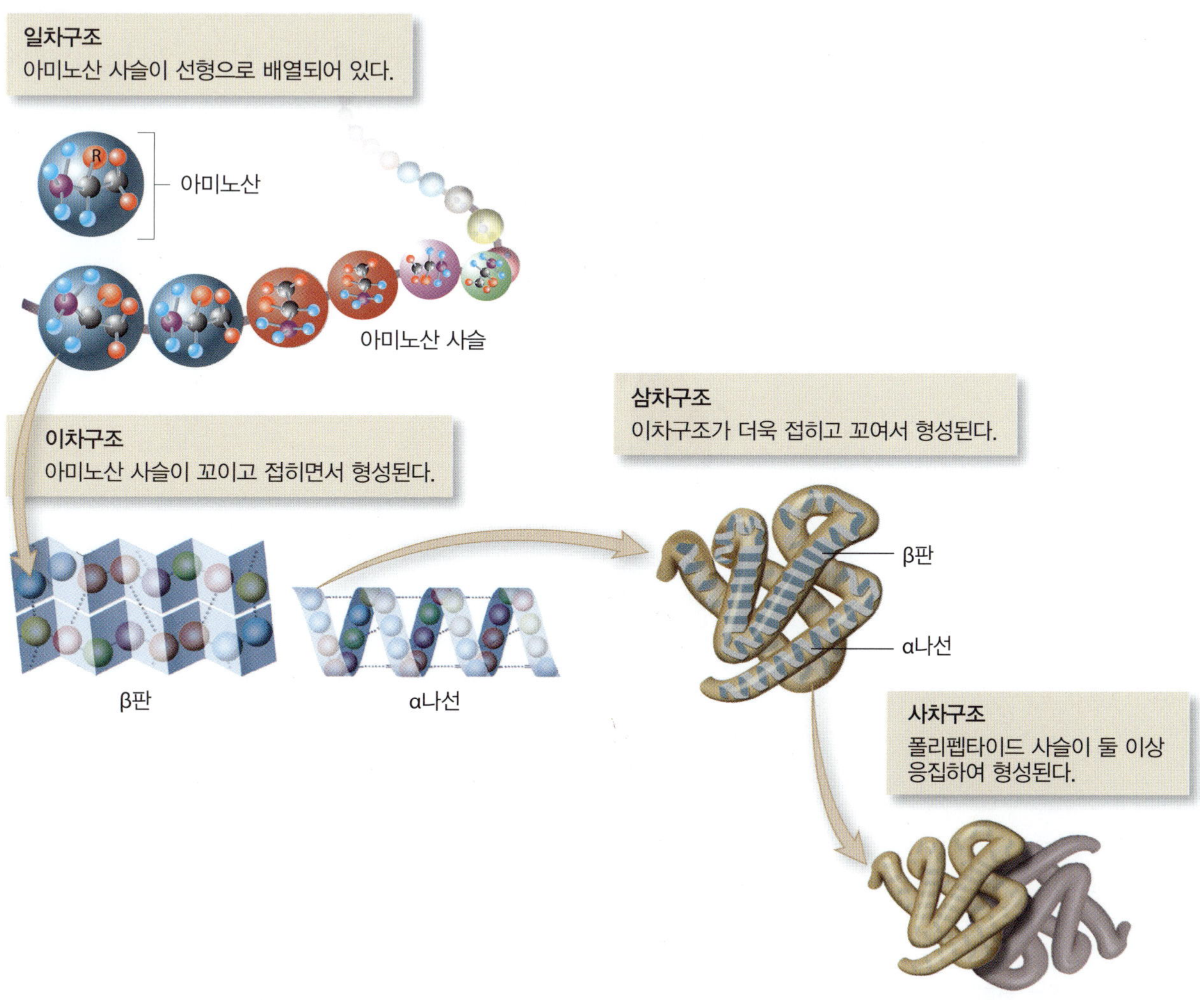

그림 2-12 단백질

단백질 분자는 하나 이상의 꼬이고 접힌 아미노산 가닥으로 구성된 크고 복잡한 분자이다. 각 아미노산은 펩타이드결합에 의해 다른 아미노산과 결합한다.

단백질 분자의 복잡하게 접힌 형태는 체내에서 단백질의 역할을 결정한다. **구조단백질**(structural protein)은 인체의 필수 구조를 만들 수 있도록 형성되며, 아교질(콜라젠, collagen), 케라틴(keratin) 등이 있다. 섬유단백질인 아교질은 대부분의 인체 조직을 하나로 묶어주고, 케라틴은 피부 바깥층에 방수 기능의 섬유 네트워크를 형성한다.

기능단백질(functional protein)은 인체의 화학과정에 관여할 수 있도록 형성되며, 호르몬, 성장인자, 세포막의 통로와 수용체, 효소 등이 있다. 효소(enzyme)는 화학촉매제로 화학반응이 일어나도록 돕지만, 화학반응에 의해 효소가 변화하는 일은 없다. 효소는 인체에서 일어나는 화학반응에 필수인데, 반응에 필요한 특정 효소가 없다면 해당 반응은 충분히 빠르게 일어나지 않는다. 각 효소는 열쇠가 특정 자물쇠에 들어맞는 것처럼, 작용하는 특정 기질 분자에 들어맞는 모양을 갖추고 있다(그림 2-13). 하지만 일반적인 열쇠와는 달리 효소는 동적이기 때문에 하나 이상의 기질과 만나면 확실히 더 잘 맞도록 모양이 변한다.

단백질은 다른 유기화합물과 결합하여 혼합물을 형성할 수 있다. 예를 들어 세포막에 내장된 당단백질(glycoprotein)과 세포 사이의 프로테오글리칸(proteoglycan)은 당이 부착해 있는 단백질이다. 지단백질(lipoprotein)은 지질과 단백질이 조합한 형태이다.

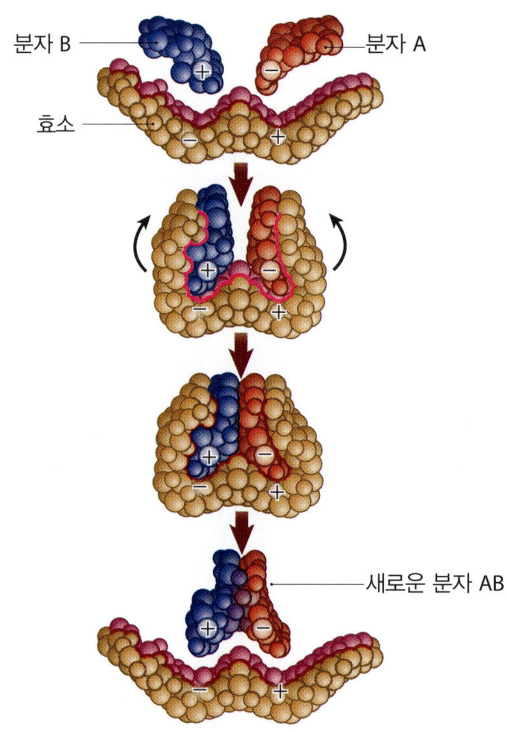

그림 2-13 효소의 작용

효소는 화학반응을 촉매할 수 있는 분자 모양을 갖춘 기능단백질이다. 분자 A와 B는 효소에 의해 결합하여 더 큰 분자 AB를 형성한다.

임상응용

● **혈중 지단백질(blood lipoprotein)**

콜레스테롤과 같은 지질은 단백질에 부착되어 지단백질을 형성한 후에만 혈액을 이동할 수 있다. 이러한 분자 중 일부는 단백질 밀도가 높기 때문에(지질보다 단백질이 더 많음) 고밀도지단백질(high density lipoprotein, HDL)이라고 한다. 반대로 단백질이 적고 지질이 많은 것을 저밀도지단백질(low density lipoprotein, LDL)이라고 한다.

혈중 LDL 수치가 높으면 동맥이 막혀 생명을 위협하는 죽(상)경화증(atherosclerosis)을 일으키기 때문에 흔히 LDL 콜레스테롤을 '나쁜' 콜레스테롤이라고 한다. LDL은 혈관을 감싸고 있는 세포를 포함한 세포에 콜레스테롤을 운반한다. 반면, HDL은 세포에서 간으로 콜레스테롤을 운반하여 체내에서 제거하기 때문에 HDL 콜레스테롤을 '좋은' 콜레스테롤이라고 한다. 혈중 HDL 비율이 높으면 죽(상)경화증 발병 위험이 낮다. 흡연과 같은 요인은 HDL 수치를 감소시켜 죽(상)경화증의 위험을 증가시키는 데 기여하고, 운동과 같은 요인은 HDL 수치를 증가시켜 죽(상)경화증의 위험을 낮춘다.

02

4. 핵산

핵산(nucleic acid)에는 **데옥시리보핵산**(deoxyribonucleic acid, DNA)과 **리보핵산**(ribonucleic acid, RNA)의 두 가지 형태가 있다. 핵산의 기본 구성요소는 **뉴클레오타이드**(nucleotide)이며, 각 뉴클레오타이드는 인산, 당, 염기로 구성된다. DNA의 뉴클레오타이드 염기에는 **아데닌**(adenine), **티민**(thymine), **구아닌**(guanine), **시토신**(cytosine)이 포함된다. RNA는 티민이 **유라실**(uracil)로 대체된 것을 제외하고 나머지는 동일한 염기로 구성된다(표 2-4).

뉴클레오타이드는 서로 결합하여 가닥을 형성하거나 다른 구조를 형성한다. DNA 분자에서 뉴클레오타이드는 **이중나선**(double helix)이라는 꼬여 있는 이중가닥으로 배열되어 있다(그림 2-14).

RNA는 DNA의 이중나선을 주형으로 핵 내에서 합성된다. 그 역할에 따라 3가지 형태로 존재하는데, 단백질 합성에 관여하는 정보를 전달하는 **전령 RNA**(messenger RNA, mRNA), 아미노산을 리보소체까지 운반하는 **운반 RNA**(transfer RNA, tRNA), 아미노산의 결합에 관여하고 리보소체 구조의 일부를 형성하는 **리보소체 RNA**(ribosomal RNA, rRNA)가 있다.

삼인산아데노신(adenosine triphosphate, ATP)이라는 변형된 뉴클레오타이드는 체내에서 중요한 에너지 전달 역할을 한다. 아데노신은 인산염이 1개만 있는 일반적인 뉴클레오타이드와는 달리 3개의 인산염을 가진다(그림 2-15). 여분의 인산염은 불안정한 고에너지결합으로 부착해 있으며, 이 결합이 끊어지면 많은 양의 에너지가 방출된다. ATP에서 1개의 인산염이 분리되면 이인산아데노신(adenosine diphosphate, ADP)이 되고, 이때 방출되는 에너지는 세포가 일을 하는 데 사용된다.

표 2-4 뉴클레오타이드의 구성

구성	DNA	RNA
당	데옥시리보스(deoxyribose)	리보스(ribose)
인산	인산염(phosphate)	인산염(phosphate)
염기	시토신(cytosine)	시토신(cytosine)
	구아닌(guanine)	구아닌(guanine)
	아데닌(adenine)	아데닌(adenine)
	티민(thymine)	유라실(uracil)

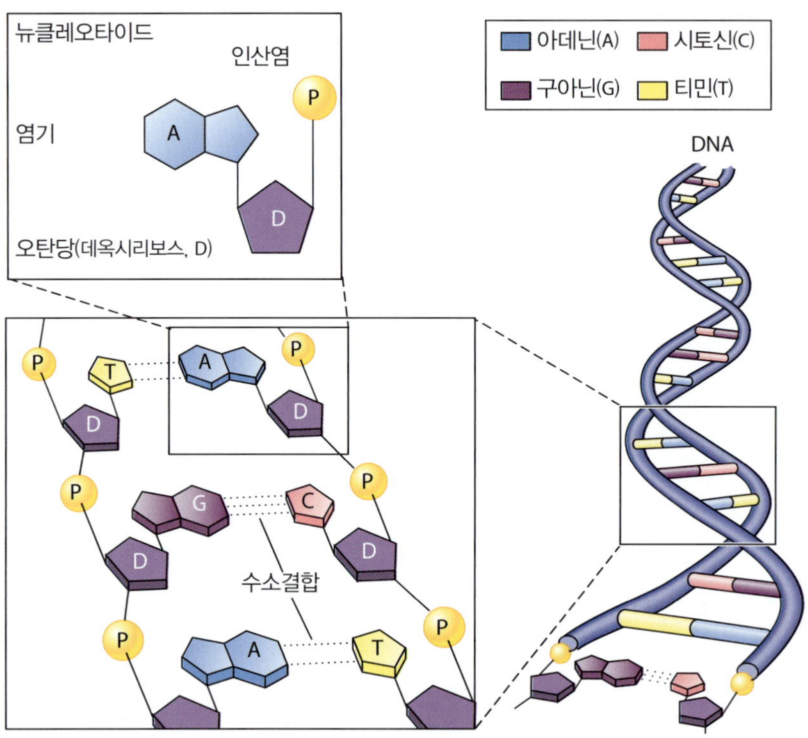

그림 2-14 DNA의 구조

데옥시리보핵산(DNA)은 뉴클레오타이드라는 단위로 구성되어 있다. 각 뉴클레오타이드는 인산, 당, 질소 염기를 가지며, 이중나선 형태로 배열되어 있다.

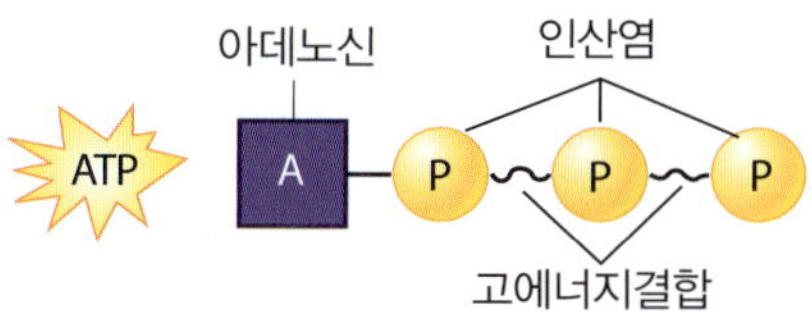

A

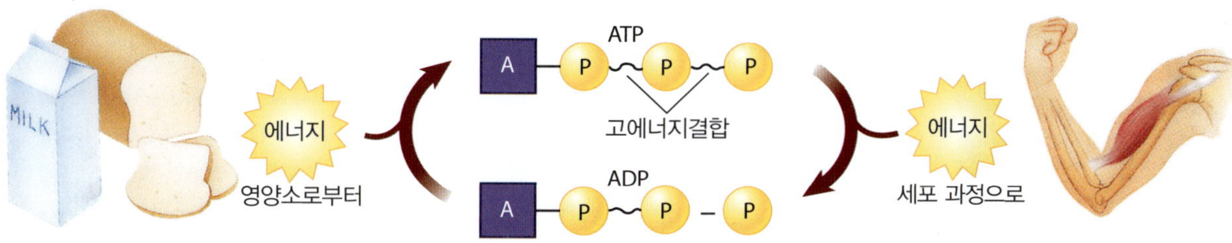

B

그림 2-15 삼인산아데노신

A. 삼인산아데노신(ATP)의 구조이다. 아데노신은 당(리보스)과 염기(아데닌)로 구성되기 때문에 실제로 ATP는 인산염이 추가된 뉴클레오타이드라고 할 수 있다.
B. 영양소로부터 세포 과정으로 에너지를 전달하는 ATP의 역할이다. ADP는 이인산아데노신(adenosine diphosphate)이다.

요점확인

1. 단당(류), 지방산, 아미노산, 뉴클레오타이드는 각각 어떤 유기화합물 분자에서 유래하는가?
2. 단백질 분자의 구조가 중요한 이유는 무엇인가?
3. 인체에서 DNA의 역할은 무엇인가?
4. 인체에서 ATP의 역할은 무엇인가?
5. 효소란 무엇이고, 인체에서 효소가 중요한 이유는 무엇인가?
6. 유기화학은 무기화학과 어떻게 다른가?

과학응용

● 생화학(biochemistry)

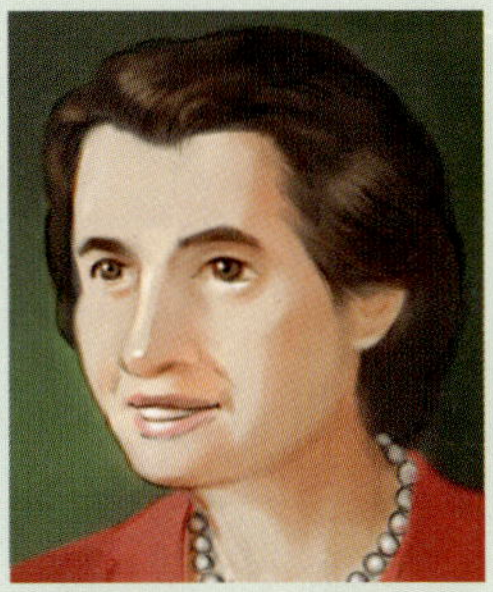
로잘린드 프랭클린

영국의 과학자 로잘린드 프랭클린(Rosalind Franklin, 1920~1958)은 현대를 대표하는 생화학자 중 한 명이다. 프랭클린은 X선을 사용하여 DNA에 그림자를 드리워 그 구조를 분석했다. 겨우 32세의 나이에 DNA 분자의 특이한 나선 구조와 당과 인산염이 분자의 외부 뼈대를 형성한다는 사실을 발견했다(그림 2-14 참조). 이 발견은 1953년 제임스 왓슨, 프랜시스 크릭, 모리스 윌킨스가 마침내 DNA의 구조와 기능을 알아내어 '생명의 암호'를 해독하는 데 도움을 주었다. 세 사람은 1962년에 이 업적으로 노벨상을 받았지만, 프랭클린은 1958년에 암으로 일찍 사망하면서 역사상 가장 위대한 발견에 대한 공로를 공유할 수 없게 되었다.

생화학자들은 인체의 구조와 기능에 대한 이해를 높이는 중요한 발견을 계속하고 있다. 또한 생화학자들은 실험실 기술자와 보조원의 도움을 받아 다른 전문가들이 생화학을 적용하여 문제를 해결하는 데 도움을 줄 수 있는 방법을 찾는다. 예를 들어 임상실험실 기술자는 환자의 샘플을 분석하여 건강 또는 질병의 징후를 확인한다. 생화학을 업무의 기반으로 삼는 전문가에는 그 밖에도 핵의학 기술자, 약사, 약학 기술자, 영양사, 법의학 조사관, 유전상담사, 과학저널리스트 등이 있다.

개념요약

• 화학적 구조 단계

A. 원자 (그림 2-1, 그림 2-2 참고)

1. 핵(nucleus) : 원자의 중심
   a. 양성자(proton) : 핵에서 양의 전하를 띠는 입자
   b. 중성자(neutron) : 핵에서 전하를 띠지 않은 입자
   c. 원자번호(atomic number) : 핵의 양성자 수, 원자의 유형을 결정
   d. 원자질량(atomic mass) : 양성자와 중성자 개수를 합한 값
2. 에너지 준위(energy level; 껍질) : 전자를 포함하는 원자핵을 둘러싼 영역
   a. 전자(electron) : 음의 전하를 띠는 입자
   b. 각 에너지 준위에는 최대 8개의 전자를 수용할 수 있음
   c. 핵에서 멀어질수록 에너지 준위는 높아짐

B. 원소, 분자, 화합물

1. 원소(element) : 순수한 물질, 한 종류의 원자로만 구성
2. 분자(molecule) : 한 그룹으로 묶인 원자들의 집단
3. 화합물(compound) : 분자가 2종류 이상의 원자를 가진 물질

• 화학결합

A. 화학결합은 원자를 더욱 안정하게 작용한다.

1. 원자들은 가장 바깥쪽 에너지 준위를 가득 채우는 방식으로 서로 반응함
2. 원자는 전자를 공유하거나 주고받아 안정해질 수 있음

B. 이온결합 (그림 2-3 참조)

1. 원자가 안정해지기 위하여 바깥쪽 에너지 준위에서 전자를 얻거나 잃을 때 이온이 형성됨
   a. 양이온(positive ion) : 전자를 잃은 이온, Na^+ 또는 Ca^{2+}와 같이 + 기호를 위첨자로 표시
   b. 음이온(negative ion) : 전자를 얻은 이온, Cl^-와 같이 − 기호를 위첨자로 표시
2. 이온결합은 반대 전하를 띠는 이온이 전기적 인력으로 서로를 끌어당길 때 형성됨
3. 전해질(electrolyte) : 물에서 녹아 이온을 형성하는 분자, 이온 화합물

C. 공유결합 (그림 2-4 참조)

1. 공유결합은 원자가 전자를 공유하여 바깥쪽 에너지 준위를 완성하려고 할 때 형성됨
2. 공유결합은 일반적으로 물에 쉽게 해리되지 않음

D. 수소결합

1. 수소결합은 새로운 분자를 생성하지 않는 비교적 약한 결합임
2. 수소결합은 인접한 분자의 부분적으로 하전된 영역이 서로 끌어당길 때 형성됨
3. 수소결합은 물, DNA, 단백질에 존재함(그림 2-5)

• 무기화학

A. 유기화합물은 탄소-탄소(C-C) 공유결합 또는 탄소-수소(C-H) 공유결합을 포함하지만 무기화합물은 그렇지 않다.

B. 물

1. 물은 생명체에 필수 요소임
2. 물이 가진 약한 접착제의 성질은 인체 조직을 결속시키는 데 도움을 줌
3. 물은 용매(용질을 녹이는 액체)로서 체내에서 수용액을 형성함
4. 물은 화학반응에 관여함 (그림 2-6 참조)
   a. 탈수합성(dehydration synthesis) : 작은 분자들로부터 물이 제거되고 그 결과 함께 결합하여 큰 분자를 형성하는 화학반응
   b. 가수분해(hydrolysis) : 큰 분자에 물을 첨가하여 작은 분자로 분해하는 화학반응
   c. 모든 주요 유기화합물은 탈수합성을 통해 형성되고 가수분해를 통해 분해됨
   d. 화학반응식은 반응물이 어떻게 상호 작용하여 생성물을 형성하는지를 보여주며, 화살표는 반 응물과 생성물을 구분함

C. 산, 염기, 염

1. 물 분자는 해리되어 동일한 양의 수소이온(H^+)과 수산화이온(OH^-)을 형성함
2. 산(acid) : H^+/OH^- 균형을 H^+에 유리하게 이동시키는 산성 물질, 염기와 반대
3. 염기(base) : H^+/OH^- 균형을 반대로 이동시키는 물질, 알칼리성이라고도 함
4. 수소이온농도(pH) : 수용액에서 상대적 H^+ 농도의 수학적 표현(그림 2-7 참조)
   a. pH 7은 중성(산도 염기도 아님)임
   b. pH가 7보다 크면 염기성, pH가 7보다 작으면 산성임
5. pH의 불균형은 혈중 pH가 너무 높거나(알칼리증) 너무 낮을 때(산증) 발생하며, 인체의 항상성은 pH의 균형을 회복하고 유지함

• 유기화학

A. 탄수화물(carbohydrate) (그림 2-8 참조)

1. 탄소(C), 수소(H), 산소(O)를 포함함
2. 단당(류)(monosaccharide) : 6개의 탄소 하위단위로 구성(예 : 포도당)
3. 이당(류)(disaccharide) : 2개의 단당류 단위로 구성된 분자(예 : 설탕, 젖당, 엿당)
4. 다당(류)(polysaccharide) : 다수의 단당류 단위로 구성된 복합 탄수화물(예 : 당원)
5. 탄수화물의 기능은 나중에 사용하기 위한 에너지를 비축하는 것임

B. 지질(lipid)

1. 트라이글리세라이드(중성지방, triglyceride) (그림 2-9 참조)
   a. 1개의 글리세롤 머리에 3개의 지방산 꼬리가 결합하여 형성함
      ① 포화지방산은 일반적으로 실온에서 고체임
      ② 불포화지방산은 일반적으로 실온에서 액체임
   b. 나중에 사용하기 위한 에너지를 비축함
   c. 장기 주변과 피부 아래에서 충전재 역할을 함
2. 인지질(phospholipid) (그림 2-10 참조)
   a. 인지질 머리는 물을 끌어당기고 인지질 꼬리는 물을 밀어내기 때문에 물속에서 안정적인 이중층을 형성함
   b. 세포막을 형성함
3. 스테로이드(steroid)
   a. 여러 개의 고리로 구성된 구조임(그림 2-11 참조)
   b. 콜레스테롤은 세포막의 인지질 꼬리를 안정화시키고 인체 내에서 스테로이드호르몬으로 전환됨

C. 단백질(protein)

1. 아미노산이 펩타이드결합에 의해 길게 접힌 사슬로 결합된 큰 분자 (그림 2-12 참조)
2. 구조단백질(structural protein)
   a. 인체의 다양한 구조를 형성함
   b. 아교질은 많은 조직을 하나로 묶는 섬유단백질임
   c. 케라틴은 피부 바깥층에 방수 기능의 섬유 네트워크를 형성함
3. 기능단백질(functional protein)
   a. 인체의 화학 과정에 참여함
   b. 호르몬, 세포막의 통로 및 수용체, 효소 등
   c. 효소(enzyme) (그림 2-13 참조)
      ① 화학촉매제로서 화학반응이 일어나도록 도움
      ② 열쇠가 자물쇠와 딱 들어맞듯이 각 효소는 자신이 작용하는 특정 분자에 딱 들어맞는 모양을 갖추고 있음
4. 단백질은 다른 유기화합물과 결합하여 당단백질, 프로테오글리칸, 지단백질을 형성할 수 있음

D. 핵산(nucleic acid)

1. 뉴클레오타이드라는 기본 단위로 구성되며, 당, 인산염, 염기로 구성됨
   a. 당 : 리보스(ribose) 또는 데옥시리보스(deoxyribose)
   b. 인산염
   c. 염기 : 아데닌(adenine), 티민(thymine) 또는 유라실(uracil), 구아닌(guanine), 시토신(cytosine)
2. DNA(데옥시리보핵산, deoxyribonucleic acid) (그림 2-14 참조)
   a. 단백질 합성을 위한 세포의 유전적 부호
   b. 당으로 데옥시리보스를 가지고, 염기로 A, T(U가 아님), C, G를 가짐
   c. 이중나선을 형성함
3. RNA(리보핵산, ribonucleic acid)
   a. 유전자의 임시 복사본(DNA 부호의 일부)
   b. 당으로 리보스를 가지고 염기로 A, U(T가 아님), C, G를 가짐
4. 핵산은 구조 및 기능단백질의 형성을 지시함으로써 궁극적으로 전반적인 인체 구조와 기능을 제어함
5. 삼인산아데노신(adenosine triphosphate, ATP)은 영양소에서 세포 과정으로 에너지를 전달하는 데 사용되는 변형 뉴클레오타이드임(그림 2-15 참조)

ACTIVE LEARNING

능동학습

• 종합질문

01. 원자, 분자, 원소, 화합물을 정의하시오.

02. 원자가 가진 3종류의 입자 이름을 쓰고 정의하시오.

03. 에너지 준위를 정의하시오.

04. 화학결합을 설명하고 그 주요 유형을 열거하시오.

05. 전해질과 이온을 정의하시오.

06. 유기화합물과 무기화합물을 정의하시오.

07. 용매와 용질이 어떻게 다른지 설명하시오.

08. pH의 개념을 설명하시오.

09. 산과 염기가 어떻게 다른지 설명하시오.

10. 단백질, 지질, 탄수화물, 핵산의 구조와 기능을 각각 간략히 서술하시오.

11. 효소를 정의하고 체내에서 효소의 중요성을 설명하시오.

12. 체내에서 DNA의 중요성에 대해 간략히 설명하시오.

13. 체내에서 ATP의 기능을 설명하시오.

• 심층고찰

14. 이온결합과 화학결합이 원자의 안정성 문제를 어떻게 해결하는지 비교하시오.

15. 만약 혈액의 pH가 약 7.4라면 이 혈액은 알칼리성, 산성, 중성 중 어떤 상태인가?

16. 새롭게 발견된 단백질은 체내 세포의 기능에 영향을 주는 호르몬을 조절하는 것으로 밝혀졌다. 이 단백질은 구조단백질인가 아니면 기능단백질인가?

17. 인체의 모든 구조와 기능을 조절하기 위해 DNA는 어떤 기전을 사용하는가?

18. ^{1}H, ^{2}H, ^{3}H의 차이점을 설명하시오.

• 확인문제

01. ________은/는 공간을 차지하고 질량이 있는 모든 것을 의미한다.

02. 분자는 ________(이)라는 입자로 구성된다.

03. 원자핵 안에 있는 양전하를 띤 입자를 ________(이)라고 한다.

04. 전자는 ________ 준위라고 하는 원자의 영역에 존재한다.

05. 2종류 이상의 원자로 구성된 물질을 ________(이)라고 한다.

06. ________결합은 원자가 전자를 공유할 때 발생한다.

07. 물에서 해리되어 이온을 형성하는 화합물을 ________(이)라고 한다.

08. 탄소–탄소 결합을 가진 분자는 ________화합물로 분류된다.

09. 바닷물에서 소금은 용질이고 물은 ________이다.

10. 작은 분자를 큰 분자로 만드는 과정에 물이 사용될 때 이 과정을 ________(이)라고 한다.

11. 혈액에는 안정한 pH를 유지하는 ________(이)라는 화학물질이 포함되어 있다.

12. 이온은 언제 형성되는가?

① 전자가 공유될 때 ② 전자가 제자리에 있을 때

③ 전자를 얻거나 잃을 때 ④ 중성자가 핵에 추가될 때

13. 다음 식에서 반응물은?

$$H_2O + CO_2 \rightarrow H^+ + HCO_3^-$$

① CO_2 ② HCO_3^- ③ O_2 ④ →

14. 다음 중 DNA에서 발견되는 화합물은?

① 유라실 ② 리보스 ③ 아미노산 ④ 데옥시리보스

15. 다음 중 산성인 것은?

① pH 7.5 ② pH 6.1 ③ pH 9.0 ④ pH 7.0

16. 스테로이드호르몬을 형성하는 것은?

① 탄수화물 ② 단백질 ③ 지질 ④ 핵산

17. 다음 보기에서 화합물의 종류를 찾으시오.

a. 염(salt)	b. 산(acid)	c. 염기(base)
d. 탄수화물(carbohydrate)	e. 지질(lipid)	f. 단백질(protein)
g. 핵산(nucleic acid)		

(1) 당원 – ________ (2) 아교질 – ________

(3) RNA – ________ (4) 콜레스테롤 – ________

(5) 염화소듐 – ________ (6) 수산화소듐 – ________

(7) 염산 – ________

확인문제 정답

01 물질 / 02 원자 / 03 양성자 04 에너지 / 05 화합물 / 06 공유 / 07 전해질 / 08 유기 / 09 용매 / 10 탈수합성 / 11 완충액 / 12 ③ / 13 ① / 14 ④ / 15 ② / 16 ③ / 17 (1) d, (2) f, (3) g, (4) e, (5) a, (6) c, (7) b

세포

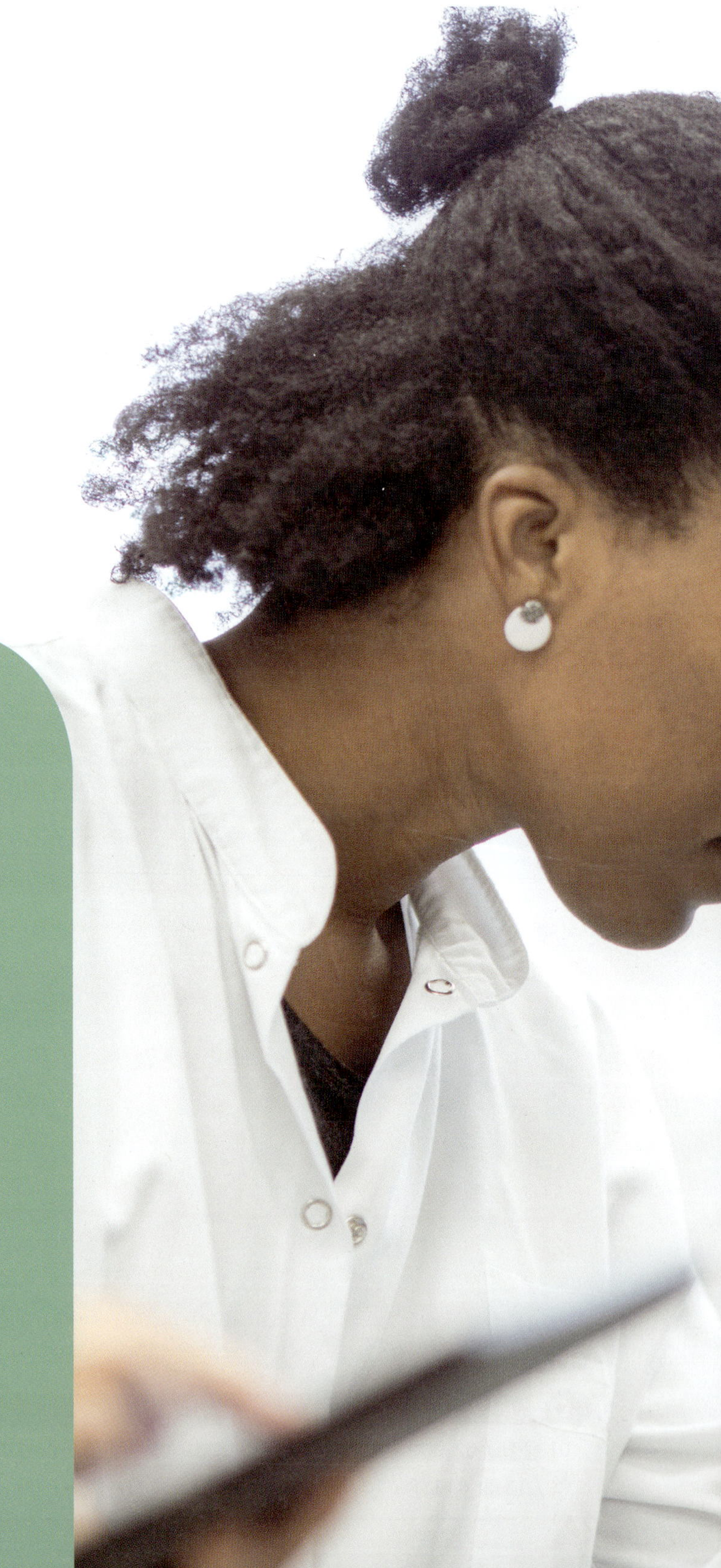

1. 세포의 개요
2. 세포의 구성
3. 세포의 구조와 기능 관계
4. 세포막을 통한 물질이동
5. 세포의 성장과 생식

CHAPTER 03

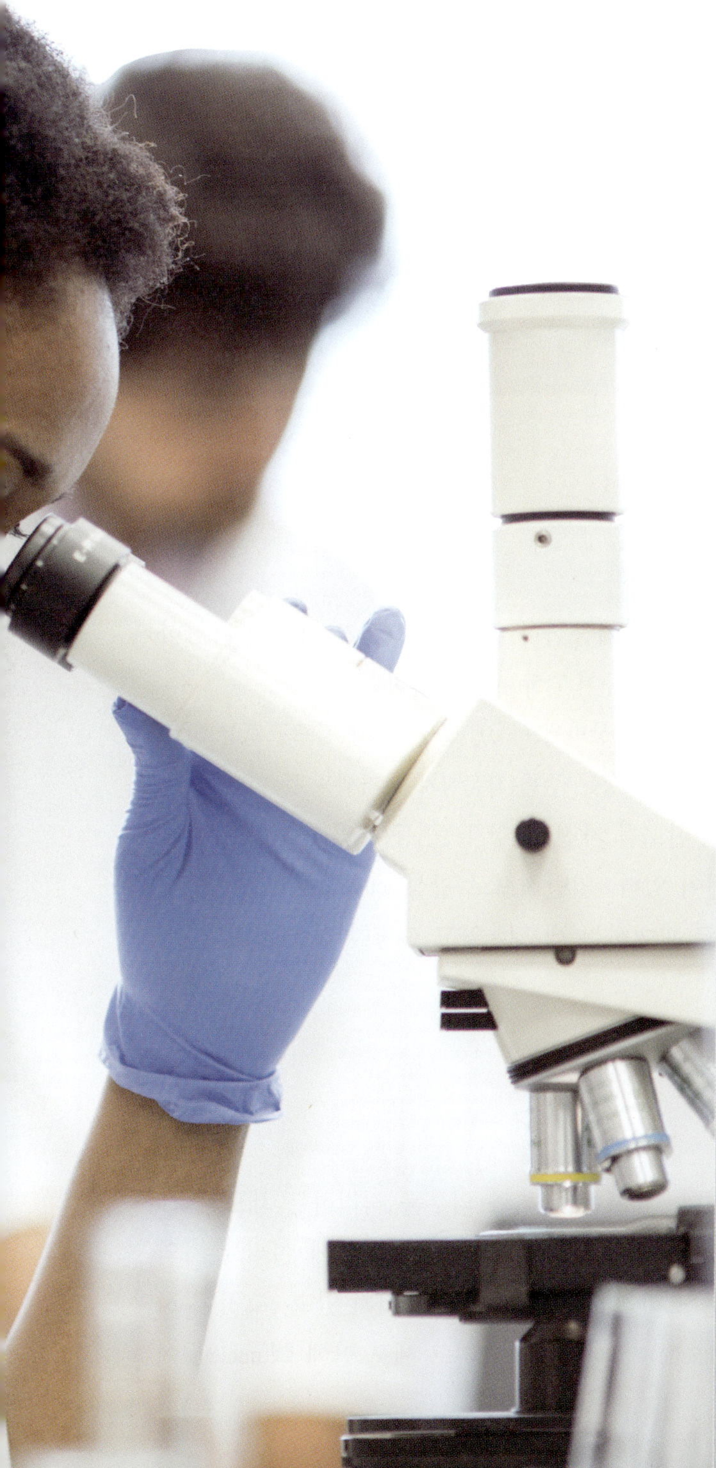

학습목표

1. 세포의 주요 구성요소를 설명할 수 있다.
2. 세포소기관의 종류를 열거하고 그 구조와 기능을 설명할 수 있다.
3. 세포막을 통해 물질을 이동시키는 수동수송과 능동수송의 과정을 비교할 수 있다.
4. 단백질 합성 과정에서 데옥시리보핵산(DNA)과 리보핵산(RNA)의 역할을 비교할 수 있다.
5. 유사분열의 단계를 구분하고 세포생식의 중요성을 설명할 수 있다.

핵심용어

세포질 / 사이질액 / 세포소기관 / 세포막 / 핵 / 염색질 / 염색체 / DNA / 미세융모 / 섬모 / 편모/ 수동수송 / 능동수송 / 확산 / 삼투 / 여과 / 포식작용 / 포음작용 / 세포주기 / 유사분열기 / 사이기(간기)

약 300년 전 로버트 훅(Robert Hooke, 1635~1703)은 아주 초기 단계의 현미경을 사용하여 식물 재료에서 다수의 작은 방과 같은 공간의 원시적인 구조를 발견하였다. 훅은 이를 세포(cell)라고 명명했는데, 실제로 그가 관찰한 것은 식물 줄기에 있는 사멸한 세포의 세포벽이었다. 훅 이후에도 많은 사람이 수천 개의 식물과 동물 표본을 조사한 결과, 예외 없이 모두 세포로 구성되어 있었다. 이러한 관찰을 거쳐 동물이나 식물에서 세포가 생명체를 구성하는 기본 단위라는 사실을 밝혔고 이는 현대 생물학의 기초가 되었다.

생명체를 구성하는 기본 단위는 세포이며, 하나의 세포로 이루어진 생물을 단세포생물, 여러 개의 세포로 이루어진 생물을 다세포생물이라고 한다. 예를 들어 사람은 60조~100조 개의 형태와 기능이 다른 세포로 이루어져 있다.

1. 세포의 개요

1. 세포의 크기와 모양

세포의 크기는 매우 미세하여 현미경으로 확대했을 때만 관찰 가능하다. 그러나 크기가 상당히 다양하여 예를 들어 난자(ovum)는 지름이 약 150μm이지만, 적혈구는 지름이 7.5μm에 불과하다.

세포는 크기보다 형태가 훨씬 더 다양한데, 편평한 모양(피부의 상피세포 등), 둥근 모양(림프구 등), 방추 모양(근(육)세포 등) 등이 있으며 나아가 돌기를 가진 것(신경세포 등), 주름(작은창자 상피세포 등)이나 가는 털이나 섬모(기관지 상피세포 등)를 가진 것, 이동을 위해 긴 편모를 가진 것(정자 등) 등이 있다.

이처럼 세포 크기와 형태의 차이는 세포의 기능과 관련이 있다. 일반적으로 활성(active) 세포는 비활성(inactive) 세포보다 크기가 큰 반면, 물질 이동에 능동적으로 관여하는 세포는 얇고 편평한 경향이 있다.

2. 세포의 구조

세포는 크기와 형태가 다양하나 기본 구조는 공통적이다. 세포는 내부와 외부를 격리하는 **세포막**(cell membrane; **형질막**)이라는 얇은 막으로 둘러싸여 있다. 세포 내부인 **세포질**(cytoplasm)은 물에 여러 분자와 가는 입자가 용해 상태인 **사이질액**(interstitial fluid, IF) 또는 조직액(tissue fluid)으로 채워져 있고, 그곳에 사립체, 세포질그물 등의 특수 구조물인 **세포소기관**(cell organelle)이 떠 있다. 그리고 세포 안에 **핵**(nucleus)이라는 작고 둥근 구조가 있다(그림 3-1, 표 3-1).

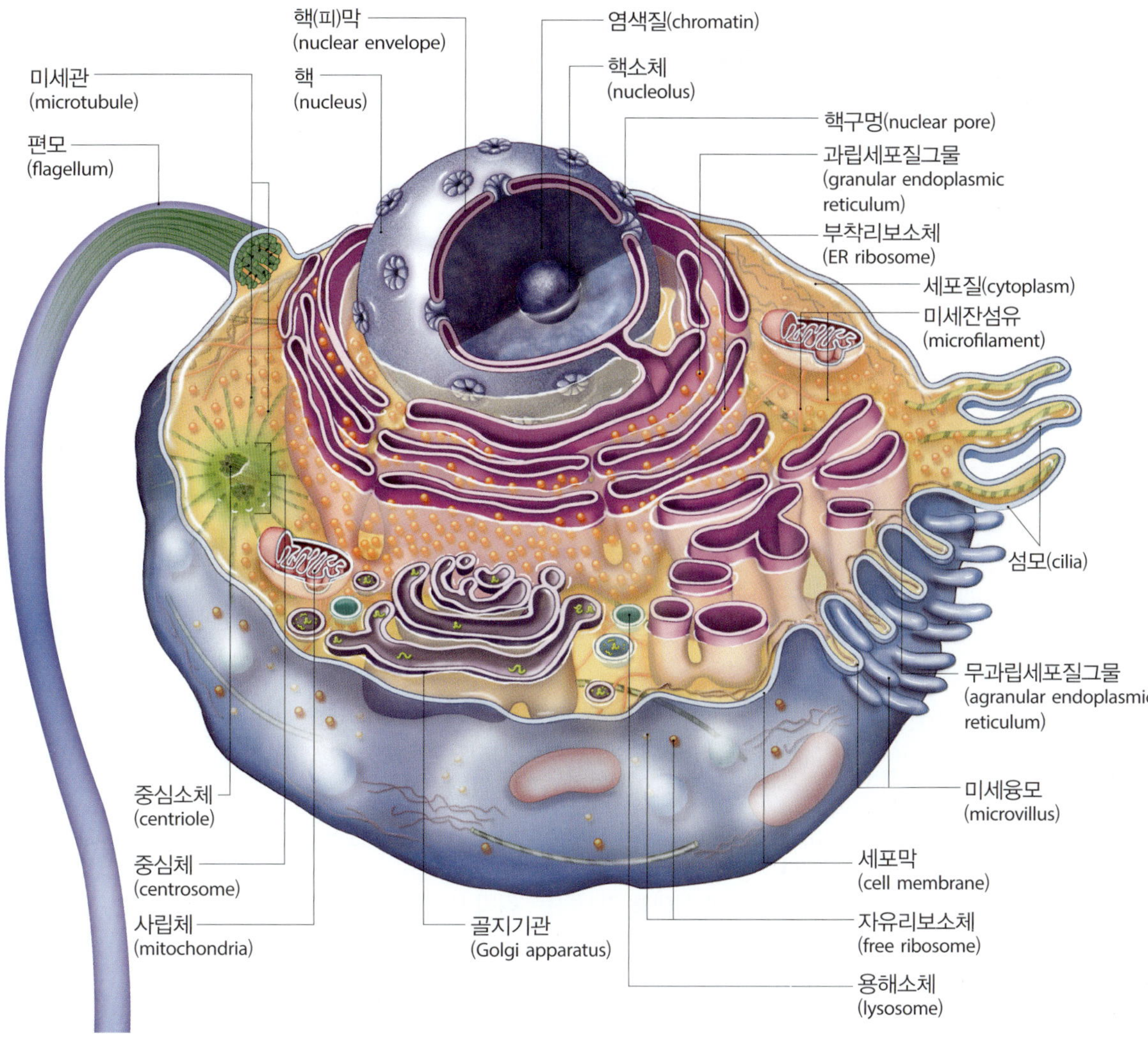

그림 3-1 세포의 구조

일반적인 세포의 구조로 주요 세포소기관을 단순화하였다.

표 3-1 세포의 주요 구성성분

구성성분	구조와 기능
세포막(cell membrane)	• 단백질 분자가 묻혀 있는 인지질이중층이다. • 세포의 경계 역할을 한다. 세포질 외부 표면에 있는 단백질과 탄수화물 분자는 다양한 기능을 수행하는데, 각 개체의 세포를 식별하는 표식, 특정 호르몬의 수용체 또는 막을 통해 물질을 이동시키는 수송체 등의 역할을 한다.
리보소체(ribosome)	• 각각 rRNA 소단위로 구성된 작은 입자이다. • 단백질을 합성하기 때문의 세포의 '단백질 공장'이라고 불린다.

표 3-1 세포의 주요 구성성분 (계속)

구성성분	구조와 기능
세포질그물 (endoplasmic reticulum)	● 서로 연결된 통로와 주머니의 막 네트워크로, 일부는 리보소체가 부착해 있고(과립세포질그물), 일부는 리보소체가 부착해 있지 않다(무과립세포질그물). ● 과립세포질그물은 합성된 단백질을 리보소체에서 받아 운반하고, 무과립세포질그물은 지질과 특정 탄수화물을 합성한다.
골지기관(Golgi apparatus)	● 납작한 막성 주머니의 적층물이다. ● 세포질그물에서 생산 및 운반된 물질을 화학적으로 처리한다.
사립체(mitochondria)	● 바탕질과 이중막으로 구성되는 막 모양의 용기로, ATP 생산에 관여하는 여러 효소가 있다. ● ATP를 합성하기 때문에 '세포의 발전소'라고 불린다.
용해소체(lysosome)	● 막으로 둘러싸인 공 모양의 소체로 내부에는 가수분해효소가 있다. ● '세포의 소화주머니'로서 큰 분자를 분해한다.
중심체(centrosome)	● 눈에 보이는 경계가 없는 핵 근처의 영역으로 중심소체를 함유한다. ● 세포뼈대의 미세관을 구성한다.
중심소체(centriole)	● 서로 직각을 이루는 1쌍의 속이 빈 원통 모양 구조물로, 각 중심체 내의 작은 미세관으로 구성된다. ● 세포분열 시 염색체를 양 끝으로 당기는 역할을 한다.
미세융모(microvillus)	● 미세잔섬유에 의해 내부적으로 지지되는 세포 표면의 작은 돌기이다. ● 흡수 효율을 위해 세포막의 표면적을 늘린다.
섬모(cilia)	● 미세관으로 이루어진 내부 실린더에 의해 지지되는 세포 표면 돌기로, 머리카락 모양이다. ● 세포 외부의 상태를 감지하는 '감각 안테나'의 역할을 하며, 일부 섬모는 세포 표면으로 물질을 이동시킨다.
편모(flagellum)	● 세포에 돋아나 있는 긴 채찍 모양의 돌기로, 섬모와 비슷하지만 훨씬 더 길다. ● 사람에서는 정자의 '꼬리'에서 유일하게 관찰할 수 있으며, 정자를 앞으로 나아가게 한다.
핵(nucleus)	● DNA 가닥을 포함하는 이중막의 공 모양 구조물이다. ● 단백질 합성을 지시하는 DNA를 함유하여 수송, 대사, 성장, 유전 등의 세포 활동에 필수적인 역할을 한다.
핵소체(nucleolus)	● 핵 내부의 조밀한 영역으로, 리보소체를 형성하는 소단위체를 합성한다.

2. 세포의 구성

세포는 크게 **세포막**(cell membrane), **세포질**(cytoplasm), **핵**(nucleus)의 세 가지 주요 부분으로 구성된다.

1. 세포막

세포막(cell membrane)은 세포를 둘러싸면서 외부와의 경계를 형성하는 막으로, 두께가 약 7nm 정도에 불과하며 **형질막**(plasma membrane)이라고도 한다. 세포막은 정밀하고 질서 정연한 구조인데, 인산염을 함유하는 **인지질**(phospholipid)이 소수성과 친수성의 2층을 형성하여 유동성 뼈대를 이룬다(그림 3-2).

이 인지질이중층 사이에 단백질이 모자이크 부품처럼 묻혀서 지질과 함께 움직이며 중요한 역할을 수행한다. 세포막 성분에는 콜레스테롤(cholesterol)이 함유되어 있는데, 콜레스테롤은 인지질 분자를 안정화시켜 세포질이 파손되는 것을 방지한다. 또 세포막에 있는 단백질의 수송통로(transporter channel)나 운반체(carrier)는 특정 물질이 세포 안팎을 이동하도록 하는 관문 역할을 한다.

세포막 바깥 표면에 있는 단백질은 특정 분자가 단백질과 접촉할 때 수용체(receptor)로서 해당 분자와 결합함으로써 세포 간 통신장치의 역할을 한다. 예를 들어 일부 호르몬(horemone; 도관이 없는 분비샘에서 혈액으로 분비되는 화학물질)이 세포막 수용체에 결합하면 세포의 기능에 변화가 생긴다. 이러한 호르몬은 세포막 수용체와 결합하여 세포와 통신하는 화학적 메신저로 볼 수 있다.

세포막의 표면 단백질 중 일부는 해당 개체의 세포에서만 생성하기 때문에 개체를 식별하는 꼬리표 역할을 한다. 예를 들어 어떤 사람의 장기를 다른 사람에게 이식하기 전에 조직적합검사를 시행하여 이식에 적합한지 확인하게 되며, 세포 표면에 부착된 탄수화물 사슬은 종종 세포 유형을 식별하는 데 중요한 역할을 한다. 세포막의 단백질은 세포막을 가로질러 다양한 물질을 이동시키는 수송기 역할도 한다.

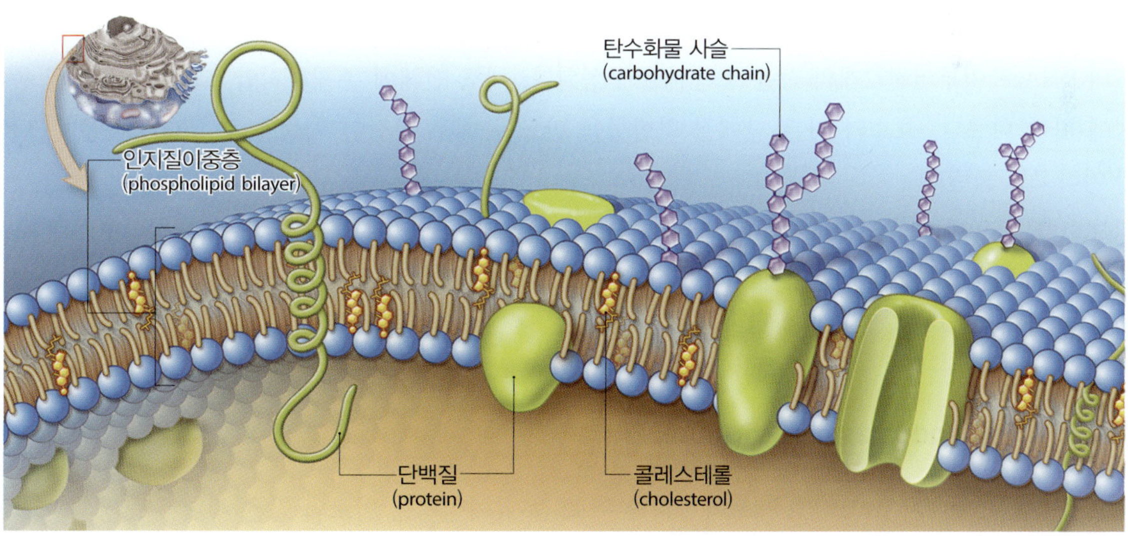

그림 3-2 **세포막의 구조**

단백질 분자는 인지질이중층 사이에 묻혀 있기도 하고 완전히 관통해 있기도 한다.

2. 세포질

세포질(cytoplasm)은 세포 내부의 살아있는 물질이다. 세포 가운데에 있는 원형 구조로서 세포막과 핵 사이의 공간을 채운다. 수많은 작은 구조가 각 세포의 내부 환경으로 작용하는 액체와 함께 세포질의 일부를 이룬다.

세포질은 **세포뼈대**(세포골격, cytoskeleton)를 형성하기 위해 상호 연결되는 작은 실 모양의 구조를 포함한다. 세포뼈대는 **세포소기관**(cell organelle)이라는 작은 구조물 무리를 조직하고 지지한다(표 3–1 참조).

1) 세포뼈대(세포골격, cytoskeleton)

세포뼈대는 단백질이 만드는 세포질 내의 섬유로, 뼈와 근육으로 이루어진 인체의 뼈대와 마찬가지로 세포의 형태를 유지하고 세포의 움직임을 일으키는 작용을 한다. 세포뼈대의 일부는 세포질에 흩어져 있는 작은 실 모양의 구조(미세잔섬유)로서 관찰된다(그림 3–1 참조).

세포뼈대는 지름의 굵기에 따라 미세잔섬유(microfilament), 중간잔섬유(intermediate filament), 미세관(microtubule)의 3종류로 나뉜다. 미세잔섬유는 세포의 형태를 유지하는 데 작용하고, 중간잔섬유는 세포에 기계적 강도를 부여하며, 미세관은 세포의 이동과 세포분열 시 염색체 견인 등에 관여한다.

2) 리보소체(ribosome)

리보소체는 단백질 합성을 담당하는 세포소기관으로, 리보소체RNA(ribosomal RNA, rRNA)라는 특별한 종류의 RNA로 이루어진 2개의 작은 소단위로 구성된다. 세포 전체에 존재하지만, 그 수는 세포의 종류와 활성에 따라 다르다. 효소와 다른 단백질 화합물을 만드는 매우 복잡한 기능을 수행하기 때문에 '단백질 공장'이라고도 불린다.

리보소체는 크게 **자유리보소체**(free ribosome)와 세포질그물 표면에 부착해 있는 **부착리보소체**(attached ribosome)로 나뉘는데, 자유리보소체는 세포에서 사용되는 단백질을 만드는 반면, 부착리보소체는 막단백질이나 분비단백질을 합성하여 세포 밖으로 분비된다.

3) 세포질그물(endoplasmic reticulum, ER)

세포질그물은 핵에서부터 거의 세포막까지 앞뒤로 감겨 이어지는 미로와 같은 주머니 모양의 세포소기관이다. 세포질그물에 있는 원형 통로는 세포의 세포질을 통해 다른 영역으로 단백질이나 기타 물질을 운반한다(그림 3–3).

세포질그물에는 막 표면에 리보소체가 부착된 **과립세포질그물**(granular endoplasmic reticulum)과 리보소체가 없어 막 표면이 매끈한 **무과립세포질그물**(agranular endoplasmic reticulum)의 두 종류가 있다. 리보소체가 단백질을 합성할 때 과립세포질그물에 부착하여 세포질그물 안으로 단백질을 삽입한다. 그러면 세포질그물은 새로운 단백질을 접기 시작하여 화학 처리가 이루어지는 영역으로 운반한다. 즉, 과립세포질그물에서는 새로 합성된 단백질을 받아 접어서 운반하고, 무과립세포질그물에서는 세포막의 구성 요소인 지질, 탄수화물, 단백질 등을 만든다.

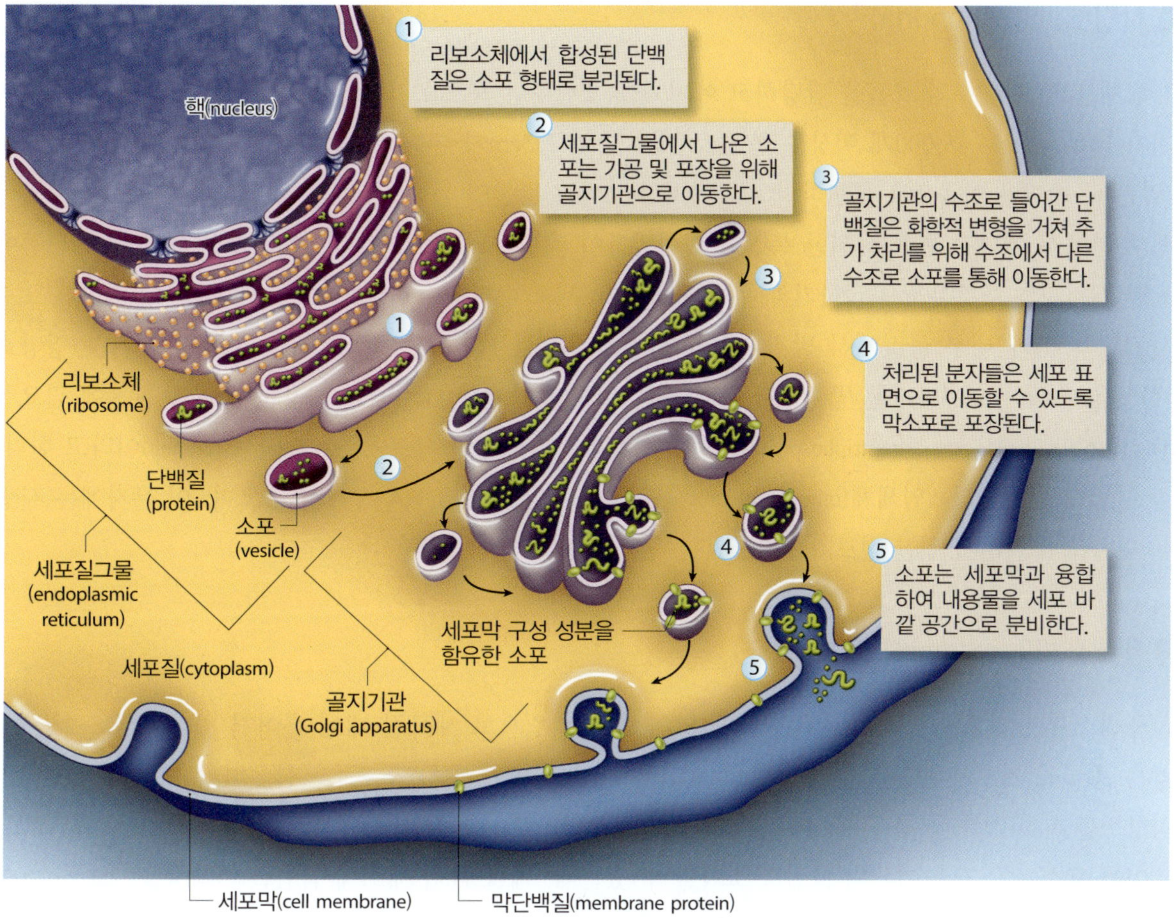

그림 3-3 세포질그물과 골지기관

골지기관은 작은 소포를 통해 세포질그물에서 전달된 단백질 분자를 화학적으로 처리하고 포장한다. 일부 소포는 세포막으로 이동하여 최종 산물을 분비하고, 일부 소포는 일정 기간 세포 내부에 남아 분비할 물질의 저장 용기 역할을 한다.

4) 골지기관(Golgi apparatus)

골지기관은 핵 부근에 위치하며 작고 편평한 주머니가 여러 층 겹쳐져 형성된 구조이다. **소포**(vesicle)라고 하는 작은 주머니가 세포질그물에서 합성된 단백질과 기타 화합물을 골지기관의 주머니로 운반하게 되며(그림 3-3), 이 소포들은 골지기관과 융합하여 내용물이 서로 섞이도록 한다.

03

골지기관은 세포질그물에서 운반된 단백질을 사차구조의 단백질이나 당단백질로 화학적 처리를 한다. 그런 다음 처리된 분자를 작은 세포막 바깥쪽으로 이동하도록 새로운 소포로 포장하며, 각 소포는 세포질과 융합함으로써 세포 바깥으로 내용물을 방출한다. 이러한 역할 때문에 '세포의 화학 처리 및 포장센터'라고도 부른다. 또한 골지기관은 점액 등의 합성에도 관여한다.

5) 사립체(mitochondria)

사립체는 세포 내부의 호흡을 담당하고 에너지를 생산하는 세포소기관으로, 모든 세포 내에 존재한다. 크기가 너무 작아서 15,000개 이상을 한 줄로 세우면 약 2.5cm가 된다. 속막과 바깥막의 이중막이 둘러싸고 있는데, 속막은 안쪽으로 돌출하여 칸막이처럼 보이는 주름인 능선(crista)을 형성한다(**그림 3-1** 참조). 이 능선 부분에서 에너지 변환을 위한 복잡한 화학반응이 지속적으로 일어나며, 이러한 반응이 세포 활동에 필요한 에너지의 대부분을 공급하기 때문에 사립체를 '세포의 발전소'라고도 부른다.

사립체의 막과 내부 물질에서 발견되는 효소(특정 화학반응을 촉진하는 분자)는 포도당과 기타 영양소의 산물을 분해하여 에너지를 방출한다. 사립체는 이렇게 방출된 에너지를 사용하여 세포 활동에 필요한 **ATP(삼인산아데노신**, adenosine triphosphate)를 합성하는데, 이 과정을 **세포호흡**(cellular respiration)이라고 한다. 또한 사립체에는 사립체염색체(mitochondrial chromosome)라는 작은 DNA 분자가 있으며, 이 분자에는 사립체를 만들고 조절하기 위한 정보가 들어 있다.

6) 용해소체(lysosome)

용해소체는 막으로 둘러싸인 주머니 모양의 작은 과립으로 세포질 내에 흩어져 있다(**그림 3-1** 참조). 많은 종류의 가수분해효소(인산분해효소, 핵산분해효소, 단백질분해효소 등)를 함유하기 때문에 고분자의 영양소를 분해(소화)할 수 있다.

이들 효소는 영양소 이외의 물질도 소화할 수 있는데, 예를 들어 세포에 침입한 미생물을 소화하여 파괴하기 때문에 미생물로부터 세포를 보호하는 역할을 한다.

7) 중심체(centrosome)

중심체는 각 세포의 핵 부근에 있는 세포질 영역으로, 미세관을 생성하여 세포 내 구조를 조직하고 이동시키는 데 중요한 역할을 한다.

중심체는 짧은 막대 모양의 **중심소체**(centriole) 2개(1쌍)가 서로 직각으로 배열되어 있다(**그림 3-1** 참조). 각 중심소체는 미세관(microtubule)으로 구성되며, 이 미세관은 세포분열 시 염색체를 양 끝으로 당기는 방추체(spindle)를 형성한다. 그 밖에도 융모나 편모를 포함한 세포뼈대를 형성하고 조직하는 역할을 한다.

3. 핵

핵(nucleus)은 세포 중앙에 있는 작은 공 모양의 구조물로(그림 3-1 참조), 형태는 매우 단순하지만 세포에서 핵이 수행하는 역할은 중요하고 복잡하다. 핵은 세포의 유전정보를 포함하고 있으며, 궁극적으로 세포질의 모든 세포소기관을 제어하고 세포증식의 복잡한 과정을 제어한다. 즉, 세포가 정상적인 활동을 수행하고 스스로 복제할 수 있으려면 핵이 제대로 기능해야 한다.

핵은 이중막의 **핵막**(nuclear envelope)으로 둘러싸여 있고, 그 내부의 **핵질**(nucleoplasm)에 **핵소체**(nucleolus)와 **염색질**(chromatin)이 있다. 핵막에는 큰 분자가 핵 안팎으로 이동할 수 있는 핵구멍(nuclear pore)이 곳곳에 있으며 이 구멍을 통해 핵과 세포질 사이가 연결된다.

1) 핵소체(nucleolus)

핵소체는 세포가 리보소체를 형성하는 소단위체(subunit)를 만드는 곳이기 때문에 단백질 형성에 중요한 핵물질(nuclear material)이 조밀한 영역이다. 여기서 만들어진 리보소체 소단위체는 핵막을 통해 세포질로 이동하여 단백질을 합성하는 리보소체를 형성한다.

2) 염색질(chromatin)과 염색체(chromosome)

핵에 있는 **염색질**은 염기성 단백질인 히스톤(histone)에 이중나선구조의 DNA(데옥시리보핵산, desoxyribonucleic acid)가 감기고 접혀서 응축된 것이다. DNA는 구조단백질과 기능단백질을 만드는 모든 부호를 담고 있기 때문에 성별이나 체형, 머리카락 색깔에 이르기까지 사람의 모든 것을 결정한다.

세포분열 시기가 되면 DNA는 응집해서 조밀한 구조를 형성하는데, 이를 **염색체**라고 한다. 사람의 세포에는 46개의 염색체가 형성되며, 이 가운데 44개(22쌍)는 형태와 크기가 모두 같고 쌍을 이루는 보통염색체(상염색체, autosomal chromosome)이고 나머지 2개는 남녀가 각각 다른 성염색체(sex chromosome)이다.

4. 세포 표면의 구조

많은 세포에는 세포뼈대의 구조 변화에 의해 생성된 미세융모, 섬모, 편모 등의 구조물이 있으며, 각각 다양한 기능을 수행한다(그림 3-4).

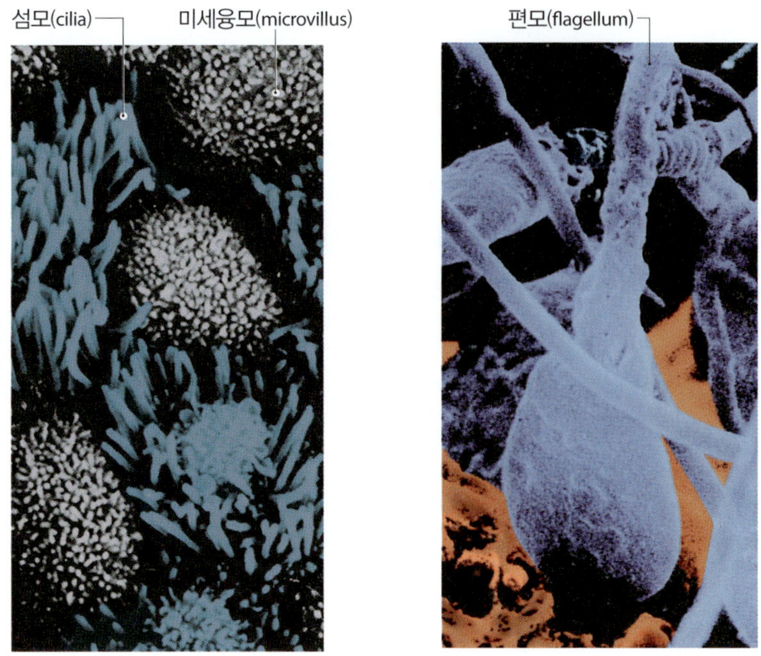

그림 3-4 세포 표면의 구조

1) 미세융모(microvillus)

미세융모는 일부 세포의 세포질에 있는 손가락 모양의 작은 돌기로, 세포의 표면적을 증가시켜 물질을 흡수하는 능력을 향상시킨다. 예를 들어 작은창자를 구성하는 세포에는 혈액으로 영양소가 흡수되는 비율을 높여주는 미세융모가 있다. 미세융모는 내부에 미세잔섬유(microfilament)라고 하는 작은 실 모양의 섬유를 많이 가지고 있어서 흔들리는 움직임을 일으킴으로써 훨씬 더 효율적으로 흡수할 수 있도록 한다.

2) 섬모(cilia)

섬모는 세포의 자유면(free surface)에 있는 매우 미세한 머리카락 모양의 돌기이다. 미세융모보다 크며 섬모를 지지하고 움직일 수 있도록 하는 내부 미세관(microtubule)을 가진다.

대부분의 세포는 적어도 하나의 섬모를 가지는데, 곤충의 더듬이와 같은 역할을 하여 세포가 주변을 감지할 수 있도록 한다. 예를 들어 입안의 맛봉오리(taste bud)에 있는 털 같은 섬모는 다양한 화학물질을 감지하여 맛을 느끼게 한다. 일부 세포는 물결 모양으로 함께 움직일 수 있는 수백 개의 섬모를 가지는데(그림 3-5), 섬모가 한 방향으로 집단으로 움직임으로써 기도나 생식관을 둘러싸는 세포의 표면 위로 점액(mucus)을 밀어낼 수 있게 한다.

3) 편모(flagellum)

편모는 세포 표면으로 뻗어나온 단일 돌기이다. 구조적으로 섬모와 비슷하지만 길이는 훨씬 더 길며 섬모와 마찬가지로 움직임을 일으킨다. 편모 내부에 있는 미세관 원통이 편모를 프로펠러처럼 휘젓는 방식으로 움직임으로써 세포를 앞으로 밀어낸다(그림 3-5). 사람에게 있는 편모의 예는 정자세포의 꼬리(tail)가 유일하며, 정자가 여성의 생식관에 도달한 후 난자를 향해 이동할 수 있게 한다.

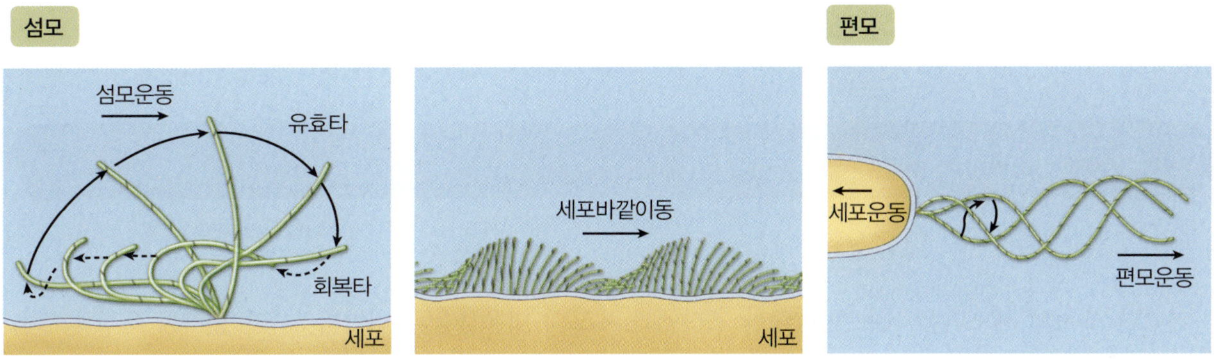

그림 3-5 인체의 섬모와 편모 이동패턴

고정된 세포에서 그룹으로 관찰되는 섬모는 노를 조정하는 듯한 패턴으로 움직여 외부의 세포 표면을 따라 세포바깥액의 체액과 입자를 밀어낸다. 한편, 편모는 파동과 같은 움직임을 만들어내는데, 이 움직임은 마치 뱀장어의 꼬리처럼 정자세포를 앞으로 나아가게 한다.

03

3. 세포의 구조와 기능 관계

인체의 모든 세포는 세포의 생존을 유지하거나 인체의 생존을 유지하는 데 도움을 주는 다양한 기능을 수행한다. 대부분 세포 내 세포소기관의 수와 유형은 세포가 가진 특수한 기능에 따라 크게 달라진다. 예를 들어 심장근육세포처럼 많은 수의 사립체를 함유하는 세포는 사립체에서 근육의 지속적인 수축에 필요한 에너지를 공급하기 때문에 끊임없이 일을 할 수 있다. 또 정자세포에 있는 편모의 움직임은 정자를 추진시켜 여성의 생식관을 통과해 성공적인 수정(fertilization) 가능성을 높인다.

이처럼 세포 수준의 조직 구조는 살아있는 생명체의 기능에 매우 중요한 역할을 한다.

요점확인

1. 세포막의 분자 구성은 무엇인가?
2. 세포질이란 무엇이고, 세포질 안에는 무엇이 들어 있는가?
3. 세포소기관에는 무엇이 있고 이들의 기능은 무엇인가?
4. 세포구조 중 DNA를 포함하는 두 종류는 무엇인가?

4. 세포막을 통한 물질이동

건강한 세포의 세포막은 세포를 둘러싼 조직액과 세포의 내용물을 분리한다. 이와 동시에 특정 물질을 세포 안으로 받아들이거나 세포 밖으로 나가도록 허용한다. 즉, 물, 영양분, 기체, 노폐물, 기타 물질 등 수많은 분자의 이동이 세포막을 통해 양방향으로 지속적으로 이루어진다.

세포막을 통해 물질이 이동하는 방법에는 **수동수송**(passive transport)과 **능동수송**(active transport)의 2종류가 있다. 능동수송은 물질 이동에 세포의 에너지 소비를 필요로 하는데, 이때 세포의 사립체에서 생성되는 ATP를 사용한다. 반면, 수동수송은 세포의 에너지를 필요로 하지 않는다(그림 3–6).

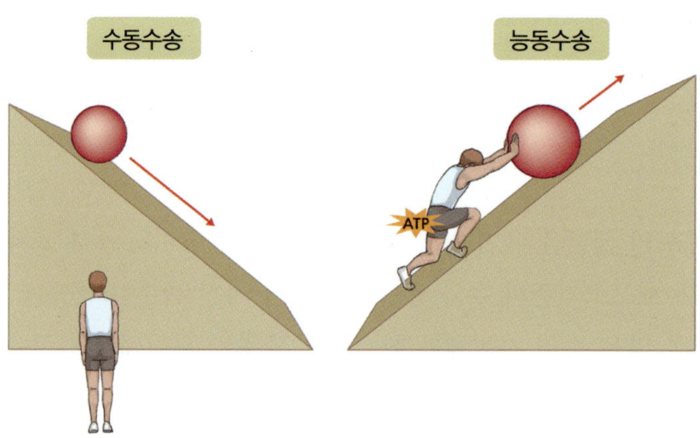

그림 3–6 수동수송과 능동수송의 원리

1. 수동수송

수동수송(passive transport)은 세포막 내에서 ATP의 소비 없이 일어나는 단순한 분자의 이동을 말한다. 능동수송과 반대되는 개념이며, **확산**(diffusion), **삼투**(osmosis), **여과**(filtration) 등이 있다(표 3–2).

표 3–2 수동수송

종류	원리		예
확산	막을 통해 고농도 영역에서 저농도 영역으로 입자가 이동하는 것(농도기울기에 따라)	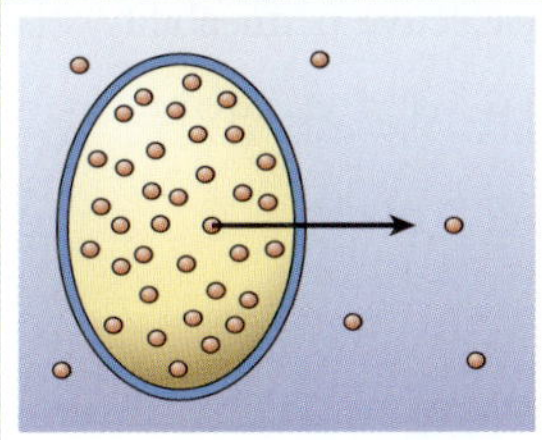	• 세포에서 이산화탄소의 이동 • 소듐이온이 자극을 수행할 때 신경세포로 이동
삼투	하나 이상의 비삼투성 용질 존재 하에 투과막을 통해 물이 선택적으로 이동하는 것	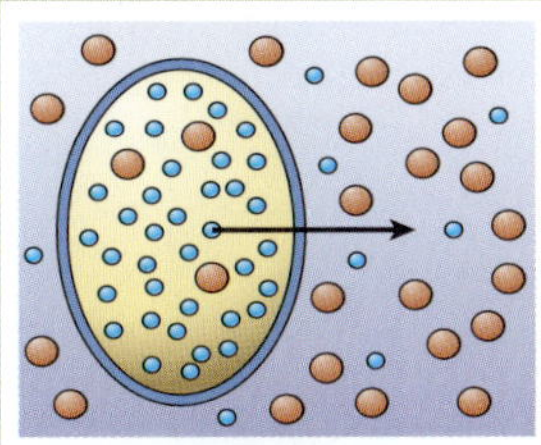	• 물 농도의 불균형을 바로잡기 위해 세포 안팎으로 물 분자가 이동
여과	• 여과막을 통해 물과 물보다 작은 용질 입자가 이동하는 것 • 압력이 높은 영역에서 압력이 낮은 영역으로 이동	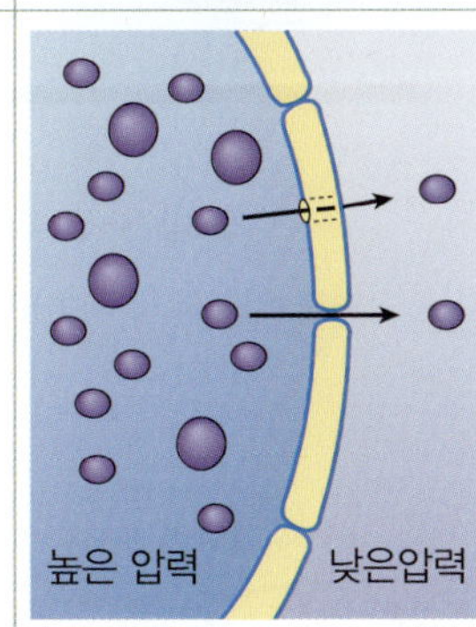	• 콩팥의 혈관에서 물과 작은 용질의 움직임이 있지만 혈액 단백질과 혈액세포의 움직임이 부족 • 소변 형성 시작

1) 확산(diffusion)

확산은 물질이 사용 가능한 공간 전체에 고르게 분산되는 과정이다. 물질의 입자가 농도기울기를 따라 고농도 영역에서 저농도 영역으로 이동하는 자연스러운 현상으로, 세포의 에너지를 필요로 하지 않는다(그림 3–7).

예를 들어 커피나 차를 마실 때 생각해보자. 커피가 든 컵에 각설탕을 넣고 2~3분 동안 그대로 두었다가 컵을 조심히 들어 한 모금 마셔보면 단맛이 난다. 이는 설탕 분자가 컵 바닥의 고농도 영역에서 컵 상단의 저농도 영역으로 확산되어 커피 전체를 단맛으로 만들었기 때문이다. 또한 여과종이 안에 찻잎을 넣어 차를 우려낼 때 여과종이 내부의 농도가 진한 영역에서 외부의 농도가 연한 영역으로 찻잎 색상이 퍼지는 것을 쉽게 볼 수 있다. 이처럼 확산에 의해 막(종이)을 통해 이동하여 균일한 농도를 형성한다.

세포막에는 작은 입자가 통과할 수 있는 구멍이 존재하는데, 이러한 세포막을 **반투막**(semipermeable membrane)이라고 한다(그림 3-8). 투과성(permeability)은 물질이 세포막을 통과할 수 있는 성질을 말하고, 반투과성(반투성, semipermeability)은 어떤 물질(구멍을 통과할 수 있을 만큼 작은 물질)은 통과할 수 있으나 더 큰 입자는 통과할 수 없는 성질을 말한다. 또 포도당이나 아미노산과 같은 큰 분자나 이온처럼 전하를 띠는 수용성 물질은 세포막을 직접 통과하지 못한다. 이러한 분자는 그 종류에 따라 통로(channel)나 운반체(carrier)라고 불리는 막수송단백질의 작용으로 세포막을 통과한다. 이처럼 특정 물질만 선택적으로 통과시키는 세포막의 특성을 **선택투과성**(selective permeability)이라고 한다. 즉, 세포막은 특정 종류의 분자를 확산시킬 수 있는 능력을 가지는데, 이는 세포가 영양분 등의 일부 물질은 내부로 받아들이고 일부 물질은 내부로 들어오지 못 하도록 하는 데 필요하다.

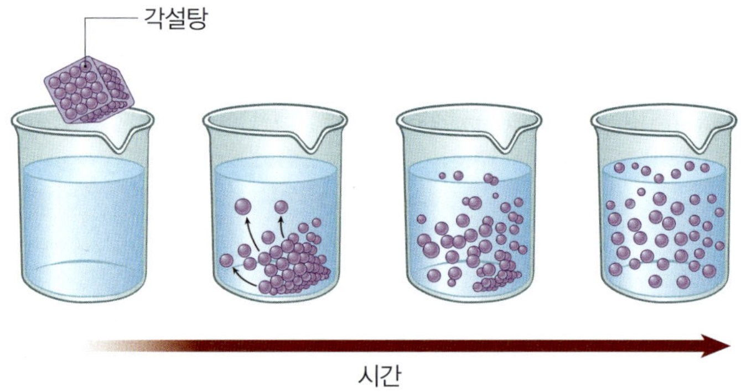

그림 3-7 확산

물에 녹은 각설탕 분자는 고농도 영역에서 저농도 영역으로 점차 퍼져 고르게 분포된다.

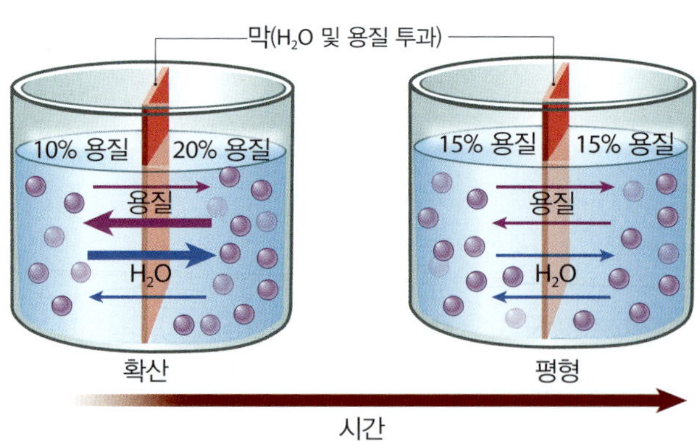

그림 3-8 반투막을 통한 확산

용질 입자와 물 분자를 투과시킬 수 있는 막으로 10% 용질 용액과 20% 용질 용액을 분리하면 차츰 확산이 일어나 두 용질의 용액이 평형을 이룬다.

2) 삼투(osmosis)

삼투는 농도가 다른 두 용액이 반투막을 사이에 두고 구분되어 있을 때 농도가 낮은 곳에서 농도가 높은 곳으로 용매가 이동하는 현상을 말하며, 이때 나타나는 압력을 **삼투압**(osmotic pressure)이라고 한다. 삼투압은 농도가 높을수록 크게 나타나는데 그만큼 많은 물을 끌어들이는 힘이 있다는 것을 의미하며, 이때 용해된 물질(용질)은 이동하지 않는다(그림 3-9).

세포막은 반투막 성질을 가지기 때문에 세포바깥액의 분자나 이온 농도가 바뀌면 물이 세포 안으로 들어와 세포를 부풀리거나 물이 세포에서 빠져나가 세포가 위축되어 종종 제 기능을 잃기도 한다.

또한 반투막에 의해 나뉜 두 용액 간의 삼투압이 같은 용액을 **등장액**(isotonic solution)이라고 하며, 특히 세포속액, 혈장, 눈물 등의 체액과 삼투액이 같은 용액을 말한다. 등장액에는 수액, 주사액, 점안제가 있다. 체액보다 삼투압이 높은 용액을 **고장액**(hypertonic solution), 체액보다 삼투압이 낮은 용액을 **저장액**(hypotonic solution)이라고 한다. 적혈구는 고장액에서는 위축되는데, 이는 등장이 되기 위해 적혈구 안의 물이 적혈구 밖으로 나오기 때문이다. 반대로 적혈구가 저장액에 노출되면 적혈구 안으로 물이 침투하여 적혈구는 파열해 버린다(그림 3-10).

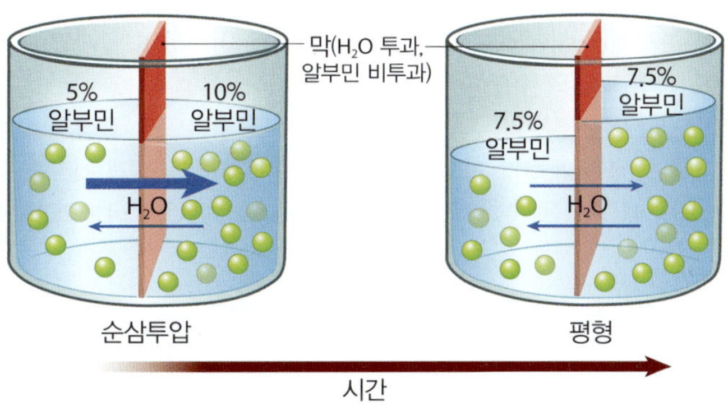

그림 3-9 삼투

물은 반투막을 통과할 수 있지만 알부민은 통과할 수 없기 때문에 결과적으로 물 입자만 고농도 영역에서 이동하여 용액의 평형을 만들게 된다. 삼투압은 유체의 부피와 압력에 변화를 일으킨다.

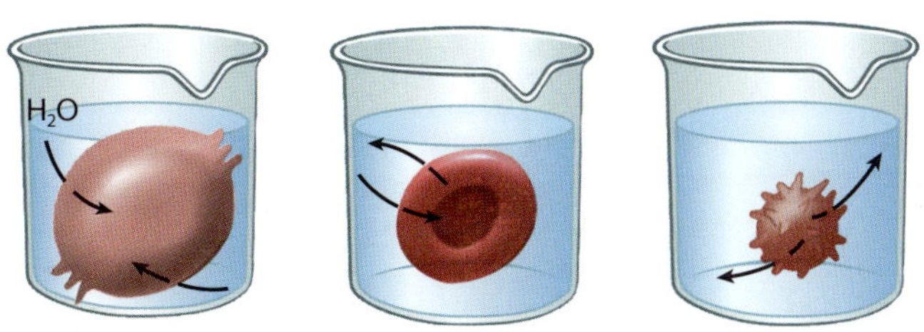

그림 3-10 삼투에 따른 적혈구의 용적 변화

3) 여과(filtration)

여과는 압력에 의해 용매(물)나 용질이 막을 사이에 두고 이동하는 것을 말한다. 이때 작용하는 힘을 **정수압**(hydrostatic pressure)이라고 하는데, 이는 단순히 체액이 일부 표면을 밀어내는 힘 또는 무게를 말하며 여과의 원동력이다.

생리학적으로 중요한 사실은 여과는 항상 정수압 차이에 따라 아래쪽으로 일어난다는 점이다. 즉, 정수압이 다른 두 체액이 세포막에 의해 분리될 때 물과 확산성 용질 또는 입자(세포막을 투과할 수 있는 용액)는 정수압이 높은 용액에서 낮은 용액으로 걸러진다.

여과는 혈액의 물과 작은 용질을 인체 조직의 체액공간으로 이동시키는 역할을 한다. 여과는 콩팥에서 소변을 생성할 때 일어나는 과정 중 하나이며, 이때 형성된 노폐물은 정수압 차이에 따라 혈액에서 콩팥세관으로 걸러진다.

임상응용

● **혈액투석**(hemodialysis, HD)

혈액투석은 말기 신부전 환자에게 시행되는 요법으로, 투석기를 이용하여 혈액으로부터 노폐물을 걸러주고 신체 내의 전해질 균형을 유지하며 과잉의 수분을 제거하는 방법이다.

투석기는 환자의 혈액이 지나가는 부분과 투석액이 지나가는 두 부분으로 구성되며, 얇은 막이 두 부분 사이에 있다. 이 막의 미세한 구멍을 통해 노폐물과 과다한 물이 혈액으로부터 투석액으로 빠져나가고, 혈액세포와 단백질 등의 필요 성분은 크기 때문에 구멍을 통과하지 못하고 그대로 남게 되는 여과의 원리로 이루어진다.

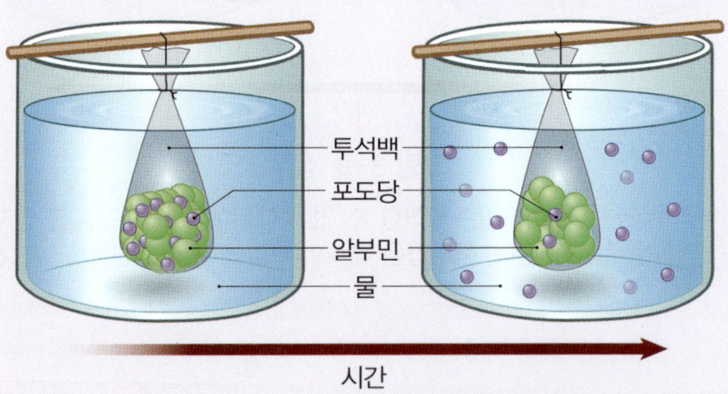

투석의 원리

2. 능동수송

능동수송(active transport)은 세포막에서 분자나 이온이 농도기울기에 역행하여 농도가 낮은 영역에서 높은 영역으로 이동하는 기전을 말한다. 능동수송에 필요한 에너지는 ATP에서 얻으며, ATP의 형성과 분해에는 복잡한 세포활동이 필요하기 때문에 능동수송은 살아있는 막에서만 일어난다(표 3-3).

표 3-3 능동수송

종류	원리		예
이온펌프	운반체라고 하는 단백질 구조를 통해 저농도 영역에서 고농도 영역으로 용질 입자를 이동시키는 것	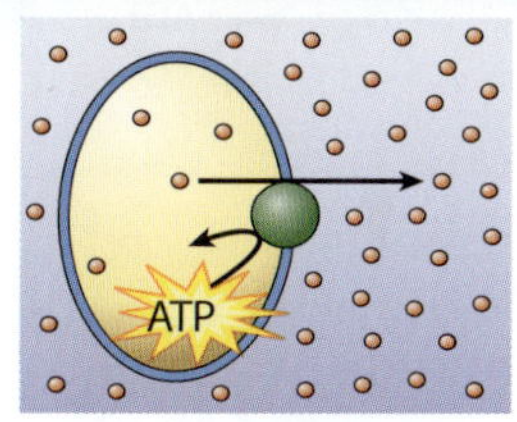	근(육)세포에서 칼슘이온을 특수 구역으로 퍼올리거나 세포 밖으로 내보냄
포식작용	세포 또는 크기가 큰 입자를 세포막 한 부분으로 포획하여 세포 안으로 이동시키는 것	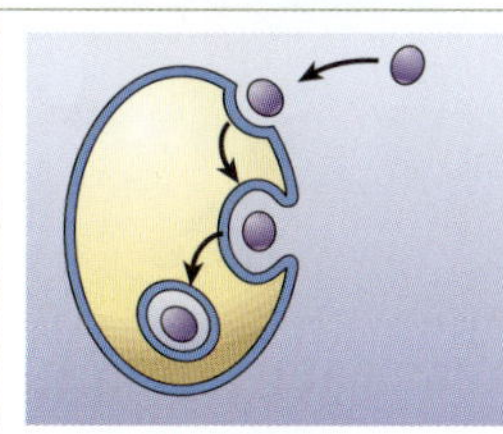	포식세포인 백혈구에 의한 세균세포 포획
포음작용	유체 및 용해된 분자를 세포막 한 부분으로 포획하여 세포 안으로 이동시키는 것	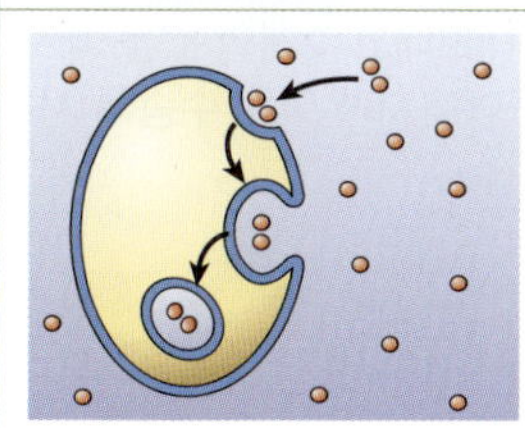	체세포에 의한 세포바깥액과 그 안에 녹아 있는 용해성 물질의 섭취

1) 이온펌프(ion pump)

이온펌프는 ATP를 사용하여 농도기울기에 거슬러 이온을 이동시키는 세포막 구조이다. 이온펌프는 특정 종류의 이온에만 작용하기 때문에 다른 유형의 이온을 이동시키려면 또 다른 이온펌프가 필요하다. 예를 들어 소듐펌프(sodium pump)는 소듐이온만 이동시키고, 칼슘펌프(calcium pump)는 칼슘이온만 이동시키며, 포타슘펌프(potassium pump)는 포타슘이온만 이동시킨다.

일부 이온펌프는 서로 기능이 결합되어 2개 이상의 다른 물질을 한꺼번에 이동시킬 수 있는데 **소듐-포타슘펌프**(sodium-potassium pump)가 그 예이다(그림 3-11). 소듐-포타슘펌프는 포타슘이온을 세포 내로 끌어들이는 동안 세포 바깥으로 소듐이온을 내보낸다. 두 이온이 농도기울기에 거슬러 이동하기 때문에 이 펌프는 세포 외부에는 높은 소듐 농도를, 세포 내부에는 높은 포타슘 농도를 생성한다. 이러한 펌프는 신경의 자극이 통과하여 신경세포 내부로 이동한 후 신경세포 내부에서 소듐이온을 제거하는 데 필요하다.

또한 일부 이온펌프는 포도당(glucose), 아미노산(amino acid), 기타 물질을 운반하는 특정 운반체(carrier)와 결합된다. 물을 이동시키기 위한 운반체는 없으며, 물은 삼투압에 의해서만 수동적으로 이동한다.

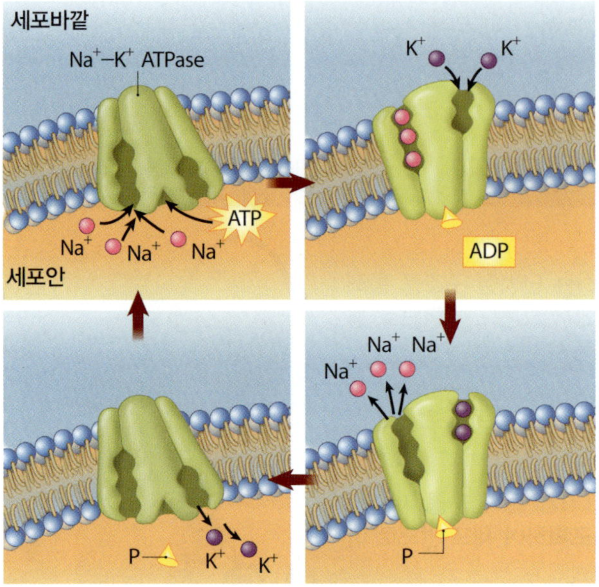

그림 3-11 소듐-포타슘펌프

3개의 Na^+을 세포 바깥으로 내보내고, 2개의 K^+을 세포 안으로 끌어들인다. 이 과정에서 삼인산아데노신(ATP)이 분해되면서 방출되는 에너지가 이온 수송에 사용된다.

2) 포식작용(phagocytosis)

포식작용은 세포가 세포막을 통해 세균이나 죽은 세포처럼 커다란 물질을 흡수하는 작용으로, 세포막으로 물질을 둘러싸서 소포를 형성한 다음 세포 안으로 들여온다. 세포질 내부로 들어오면 포식세포의 소포가 소화효소를 함유하는 용해소체(lysosome)와 융합되어 입자가 분해된다(그림 3-12).

3) 포음작용(pinocytosis)

포음작용은 용해되어 있는 물질(액체)이나 단백질과 같은 단일 분자의 작은 물질을 흡수하는 작용으로, 주로 세포가 영양분 등을 흡수할 때 작용하며 일반적으로 **세포내섭취**라고 하면 이 포음작용을 가리킨다.

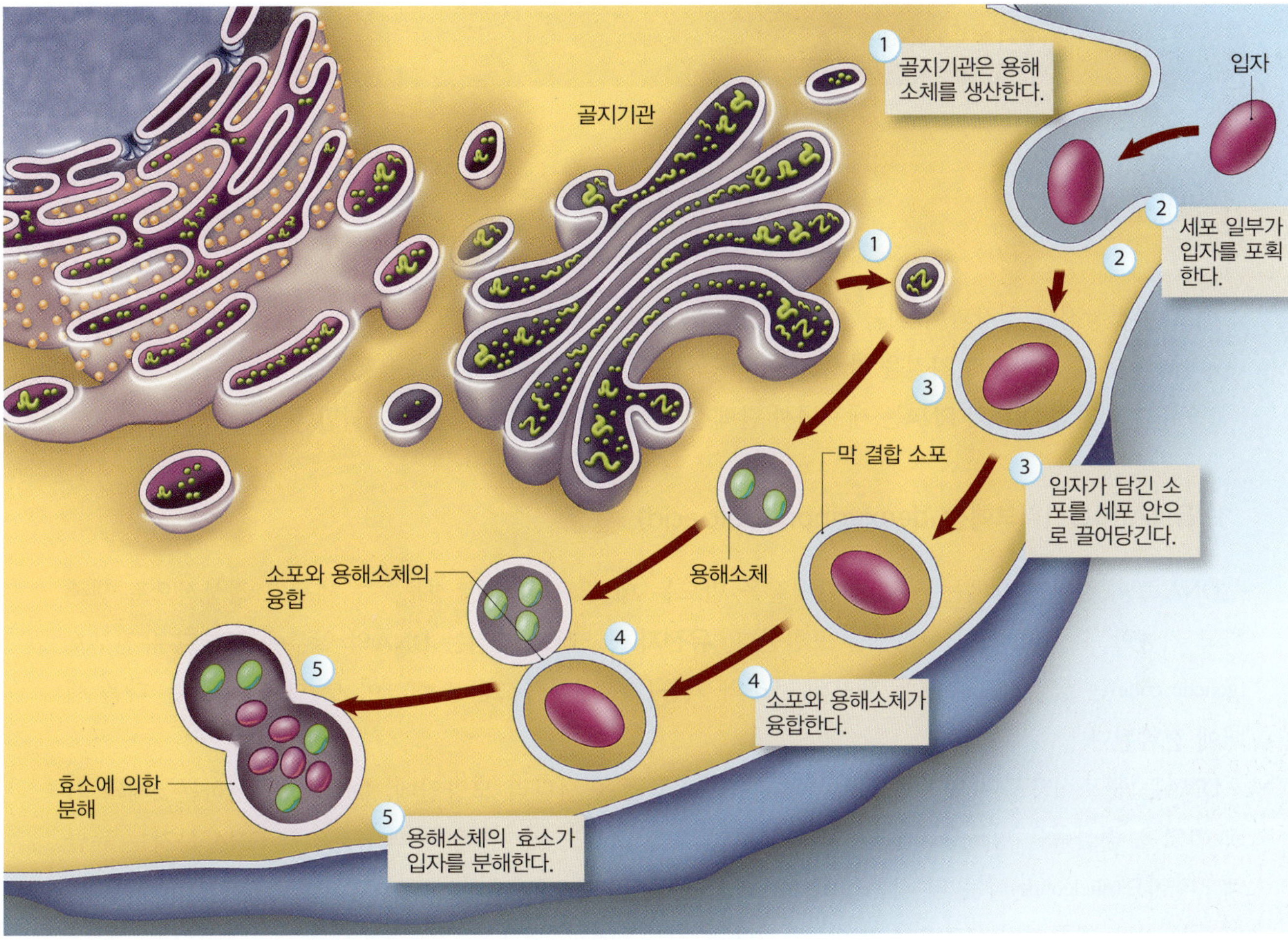

그림 3-12 포식작용

세포의 일부가 뻗어나가 입자를 삼킨 후 소포를 형성한다. 세포뼈대는 입자가 담긴 소포를 세포질로 끌어당겨 용해소체와 융합한다. 용해소체 내의 소화효소는 입자를 분해한다. 포음작용은 입자가 아닌 액체를 삼켜 세포 안으로 끌어당긴다는 점을 제외하고 포식작용과 유사한 방식으로 작용한다.

요점확인

1. 수동수송과 능동수송의 차이점은 무엇인가?
2. 주요 수동수송(확산, 삼투, 여과)을 설명하라.
3. 이온펌프는 어떻게 작동하며, 능동수송과 수동수송 중 어디에 속하는가?
4. 포식작용과 포음작용은 어떻게 다른가?

5. 세포의 성장과 생식

1. 세포의 성장

세포는 정상적인 성장과 유지를 위해 다양한 구조단백질과 기능단백질을 지속적으로 생산해야 한다. 기능단백질은 탄수화물과 지질을 합성하고 세포의 기능을 조절하는 데 도움을 준다.

2종류의 핵산인 DNA와 RNA는 세포에서 단백질 합성을 지시하는 데 중요한 역할을 한다.

1) DNA(데옥시리보핵산, deoxyribonucleic acid)

DNA로 구성된 염색체는 세포의 단백질을 만드는 데 필요한 모든 정보, 즉 세포가 정상적으로 생존하고 기능할 수 있도록 하는 정보를 포함한다. **유전자**(gene)라고 불리는 DNA의 일부에 포함된 유전부호(genetic code)는 궁극적으로 모든 세포의 구조와 기능을 결정한다(그림 3-13). 이 부호화된 정보는 다음 세대에 전달된다.

DNA는 구조적으로 유연한 물질로 이루어진 길고 좁은 사다리 모양인데, DNA를 구성하는 2개의 가교 가닥은 중심축을 빙글빙글 돌면서 이중나선구조를 취하고 있다(그림 2-14 참조). 각 DNA 분자는 뉴클레오타이드(nucleotide)라는 더 작은 단위로 구성되는데, 이 뉴클레오타이드는 당(sugar), 인산염(phosphate), 염기(base)로 이루어진다(표 2-4 참조). 염기에는 시토신(cytosine, C), 구아닌(guanine, G), 아데닌(adenine, A), 티민(thymine, T)이 있으며, 이들은 이중나선구조 사이에서 2종류가 수소결합에 의해 쌍을 이루고 있다. 쌍을 이루는 2개의 염기는 정해진 조합(C와 G, A와 T)으로만 수소결합을 하며, 이러한 성질을 **상보성**(complementarity)이라고 한다.

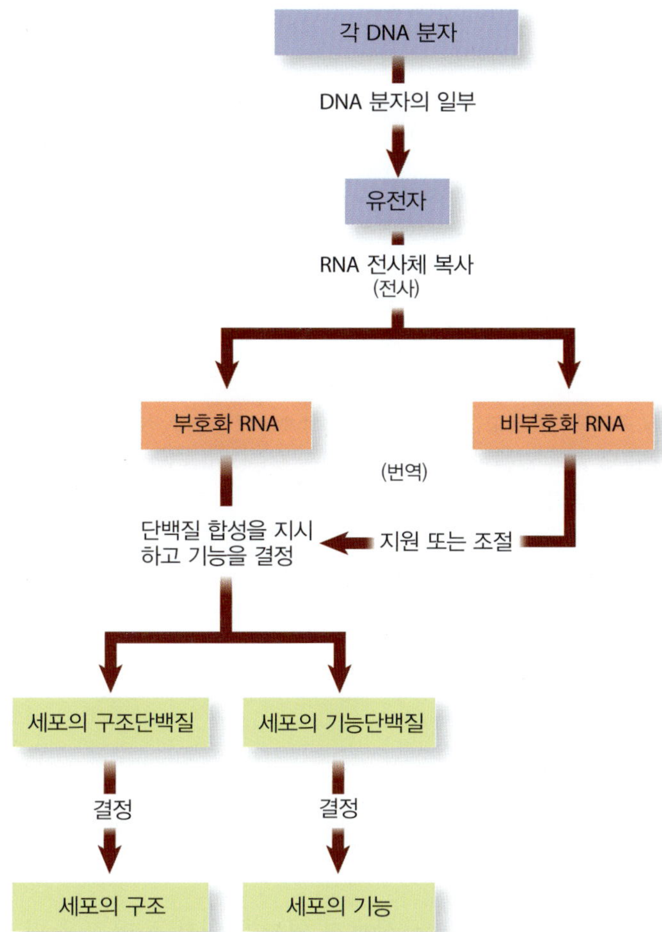

그림 3-13 유전자의 기능

DNA에서 복제된 유전자는 전사(transcription) 과정을 통해 RNA로 복사된다. 그런 다음 RNA 전사체는 아미노산 서열을 결정하는 부호가 번역되어 단백질을 형성하는 번역(translation) 과정에 사용된다. 생성된 단백질의 구조는 인체의 구조와 기능에서 단백질 역할을 결정하며, 궁극적으로 인체의 구조와 기능을 결정한다.

2) RNA(리보핵산, ribonucleic acid)

핵 내에는 DNA 외에도 RNA라는 핵산이 있는데, DNA의 이중나선구조를 주형으로 하여 핵 내에서 합성된다. RNA는 DNA의 일부분을 전사(복사)해서 만들어지는 뉴클레오타이드 사슬이기 때문에 구조는 DNA와 거의 같지만, 뉴클레오타이드 염기에는 티민 대신 유라실(uracil)이 있고 단일가닥이라는 점에서 큰 차이가 있다.

RNA는 역할에 따라 3가지 형태로 존재하는데, 단백질 합성에 관여하는 정보를 전달하는 mRNA(messenger RNA), 아미노산을 리보소체까지 운반하는 데 관여하는 tRNA(transfer RNA), 아미노산의 결합에 관여하고 리보소체 구조의 일부를 형성하는 rRNA(ribosomal RNA)가 있다.

연구동향

- **사람유전체(human genome)**

인체의 각 세포에 있는 모든 DNA를 유전체(genome)라고 한다. 과학자들의 치열하고 헌신적인 노력으로 사람유전체의 모든 유전자 위치를 지도화했다. 각 위치에서 가능한 다른 유전부호를 판독하려는 노력은 여전히 진행 중에 있다. 사람유전체매핑작업(work of mapping the human genome)의 대부분은 1990년 시작된 사람게놈프로젝트(human genome project, HGP)의 일환으로 수행되었다. HGP는 완전한 사람유전체 지도를 제작하고, 유전체학(genomics) 분야인 유전자 지도 제작도구(tools of genetic mapping)를 개발하는 외에도 발생할 수 있는 윤리적, 법적, 사회적 문제를 다루고 있다. 이는 대규모 과학적 연구과정의 주목할 만한 첫 번째 사례이다. HGP는 미국 에너지부(Department of Energy, DOE)와 국립보건원(National Institutes of Health, NIH)의 후원을 받고 있으며, 초대 소장은 1953년 DNA 분자의 구조를 처음 발견한 과학자인 제임스 왓슨(James Watson)이었다.

사람유전체는 이미 지도로 작성되어 있기 때문에 많은 과학자는 사람유전체에서 새로 발견되는 유전자나 유전자변이 등의 세부사항을 채우기 위해 노력하고 있다. 또한 사람유전체의 각 유전자에 의해 부호화되는 단백질을 연구하는 단백질체학(proteomics) 관련 분야에도 매진하고 있다.

3) 단백질합성(protein synthesis)

핵에서 단백질이 실제로 생산되는 세포질로 유전정보를 전달하는 과정에는 **전사**(transcription)와 **번역**(translation)의 두 단계가 필요하다.

전사 단계에서는 DNA의 이중가닥을 이루는 상보적 염기가 일부 풀려 노출되고, 분리된 DNA 가닥 중 하나는 mRNA를 형성하는 주형(template)이 된다(그림 3-14 ①). 새로 형성된 mRNA의 각 가닥에는 DNA 주형의 특정 유전자배열의 사본이 포함되어 있기 때문에 mRNA는 DNA 주형에서 전사(복사)되었다고 한다. mRNA 전사체는 핵에서 세포질로 전달되어 리보소체와 세포질그물에 단백질합성을 지시한다(그림 3-14 ②).

번역 단계는 단백질을 합성하기 위해 mRNA 전사체의 유전부호를 번역하는 과정이다. 번역은 리보소체 내부에서 일어나며, 리보소체는 세포질의 mRNA 가닥 주위에 부착된다. 리보소체는 mRNA 전사체를 따라 이동하고 염기배열에 부호화된 정보를 읽어 아미노산(amino acid)이라는 단백질의 적절한 화학적 구성요소의 선택과 염기배열 분석을 지시한다.

리보소체의 두 소단위체가 mRNA의 시작 부분에 부착하면(그림 3-14 ③) 리보소체는 아미노산이 적절한 배열로 조립될 때 mRNA 가닥 아래로 이동한다(그림 3-14 ④). 이때 tRNA는 mRNA 가닥을 따라 각 부호에 있는 특정 아미노산을 운반하는 과정을 돕게 된다.

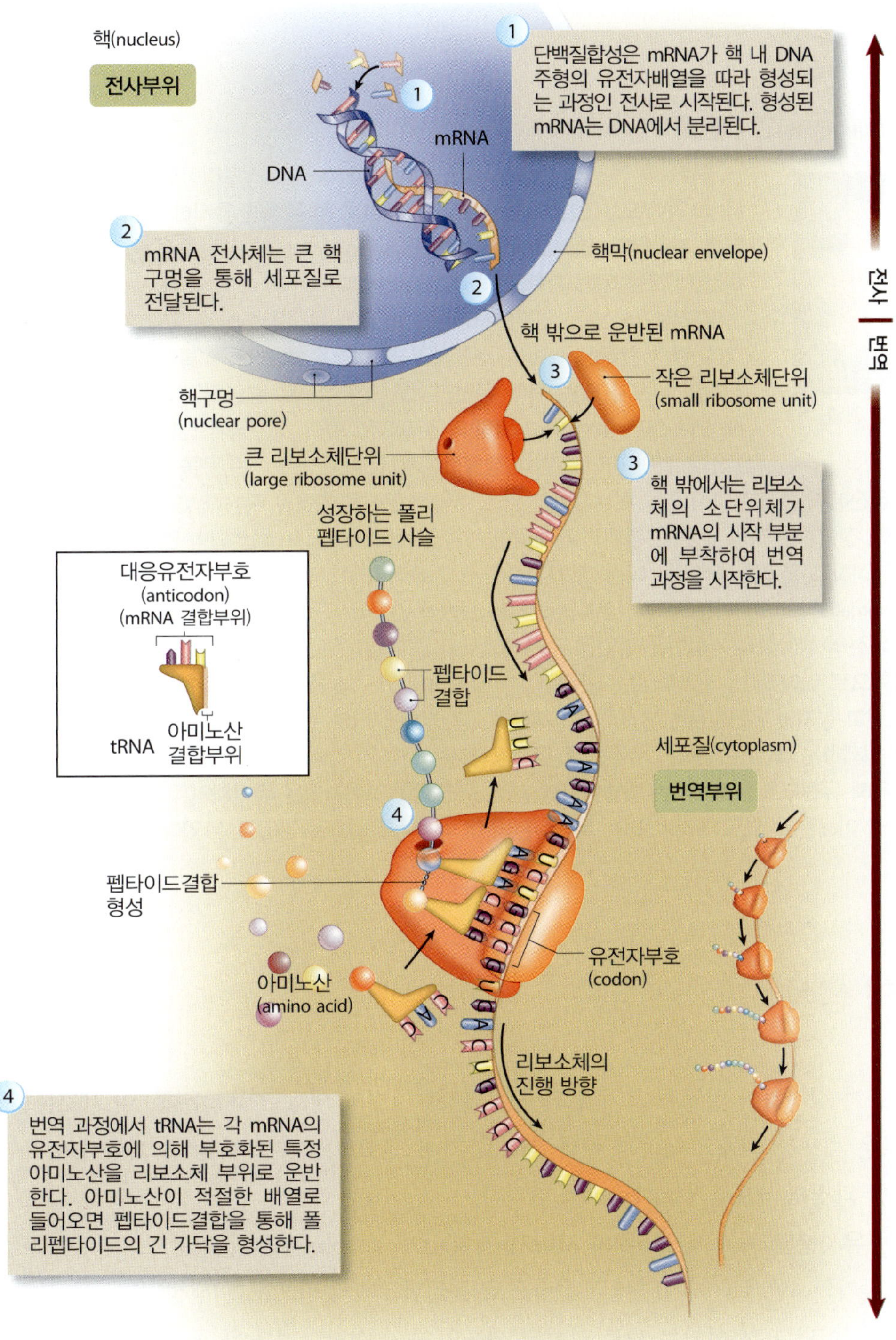

그림 3-14 단백질합성

DNA의 유전정보를 mRNA으로 전사하고 리보소체에서 mRNA를 후속 번역하여 폴리펩타이드를 조립하는 과정을 나타낸다. 완전한 단백질 분자를 만들기 위해 여러 개의 폴리펩타이드 사슬이 필요할 수 있다.

과학응용

● 유전학(genetics)과 유전체학(genomics)

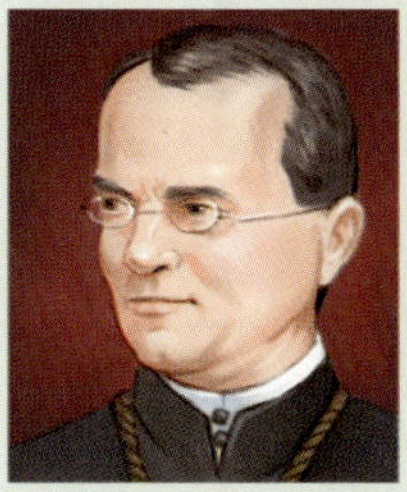

그레고어 멘델

그레고어 멘델(Gregor Mendel, 1822~1884)은 오스트리아의 소작농 가정에서 태어났다. 그의 부모는 멘델에게 식물과 동물의 특정 품종을 유지하기 위해 어떻게 번식시키는지를 가르쳤다. 멘델은 수도원에 들어가면서 나중에 생물학적 형질의 유전기전을 이해하는 데 도움 되는 과학을 학습할 수 있었다.

부모세포에 있는 입자(particle)가 형질의 유전을 담당한다고 확신한 멘델은 여러 세대에 걸쳐 완두콩 실험을 수행하였다. 멘델은 보고서 「식물 교잡에 관한 실험」에서 유전학의 기초가 되는 것이 무엇인지를 개략적으로 설명하였다. 멘델은 유전입자(genetic particle; 현재 유전자라고 불림)의 존재와 그것이 자손에게 전달되는 방법의 기본 패턴을 밝혔을 뿐만 아니라 현대 생물학에서 두 가지 중요한 운동을 일으켰다.

멘델은 유전에 대한 자신의 이론을 뒷받침하기 위해 수학적 분석을 최초로 사용하였다. 멘델의 연구는 생물학 연구에서 수학, 정량화된 측정 및 응용 통계의 체계적인 사용을 개척하였다. 오늘날 의학 연구자들은 실험을 설계하고 데이터를 분석하고 결과를 해석하는 데 통계학자, 수학자, 컴퓨터 프로그래머 등의 도움을 받는 경우가 많다. 실제로 생물수학(biomathematics)이라는 분야가 수학의 원리를 생물학 연구에 적용하기 위해 등장하였다.

멘델은 유전의 생물학적 기전이 살아있는 유기체에서 어떻게 작용하는지 처음으로 발견하였다. 물론 이것은 유전학의 과학으로 이어졌다. 그 이후 많은 학문분야가 유전학의 연구와 응용에서 성장하였다. 예를 들어 유전상담가는 자식을 낳고 싶지만 유전질환을 우려하는 고객에게 유전학의 원리를 활용하여 조언한다. 농업과학자는 잡종 작물과 가축을 정제하는 데 유전 원리를 사용한다. 유전공학자는 다양한 치료법을 만들고 농산물의 생물학적 특성을 향상시키기 위해 유전부호를 조작하는 방법을 개발한다. 유전체학 과학자들은 유기체의 유전부호를 분석하여 구조와 기능을 더 잘 이해할 수 있도록 하며, 이는 유전질환의 더 나은 치료법으로 이어질 수 있다.

2. 세포의 생식

하나의 세포가 성장하여 일정한 크기가 되면 분열하여 2개의 세포로 나뉘는데, 이 **세포분열**(cell division)을 통해 새로운 세포를 만들고 성숙과 분화 과정을 거쳐 세포 기능을 발휘한 후 퇴화하여 사멸한다. 모든 세포는 이러한 과정의 **세포주기**(cell cycle)를 가진다.

세포주기는 **유사분열기**(mitosis phase)와 **사이기**[(분열)간기, interphase]로 나눌 수 있다. 유사분열기는 전기, 중기, 후기, 말기의 4단계를 거치면서 유전적으로 동일한 2개의 딸세포가 생성되며, 이 시기에 핵분열과 세포질분열이 일어난다. 사이기는 새로 형성된 세포의 초기 성장단계를 포함하며, 이 시기에는 세포가 분열하지 않고 단백질합성과 기타 성장 및 유지 기능을 하며 다가올 세포분열을 준비하게 된다(그림 3-15).

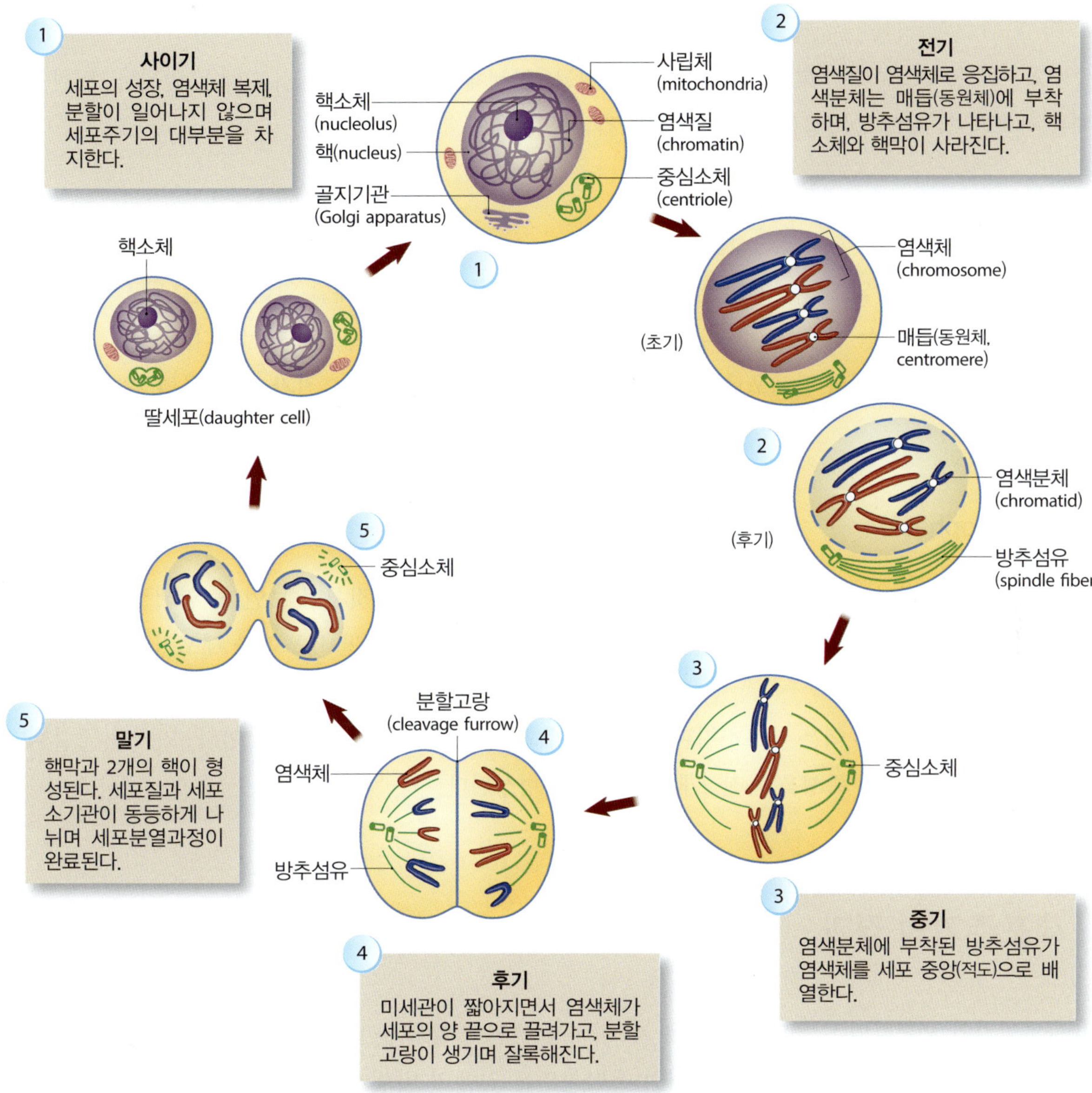

그림 3-15 세포주기

1) 전기(prophase)

전기에는 핵에서 염색질이 응축되어 염색체를 형성한다. DNA는 사이기 동안 복제되어 염색체는 **염색분체**(chromatid)라고 하는 2개의 DNA 가닥으로 구성된다. 2개의 염색분체는 **매듭**(동원체, centromere)이라고 하는 구슬 모양의 구조에 의해 함께 고정되어 있다.

세포질에서 중심소체는 **방추섬유**(spindle fiber)라고 하는 미세관 네트워크를 형성하는데, 이 방추섬유는 안내선 역할을 하며 유사분열 시 염색체가 세포 양 끝으로 이동하도록 돕는다.

2) 중기(metaphase)

중기가 시작될 즈음에는 핵막과 핵소체가 사라지고, 염색체는 세포의 중앙(적도)에 배열된다. 또한 중심소체는 세포의 양 끝으로 이동하고 방추섬유는 각 염색분체에 부착된다.

3) 후기(anaphase)

후기가 시작되면 1쌍의 염색분체를 함께 묶고 있던 매듭이 분리되고 개별 염색분체는 세포의 중앙에서 멀어지게 된다. 염색체는 방추섬유를 따라 중심소체를 향해 세포의 양 끝으로 당겨진다.

세포막과 세포질을 2개의 딸세포로 나누는 **분열고랑**(cleavage furrow)이 후기가 끝날 무렵 나타나기 시작한다.

4) 말기(telophase)

말기에는 2개의 핵이 나타나고 염색체가 덜 뚜렷해지면서 분열되는 것처럼 보인다. 염색질 주위에 핵막이 형성되면 분열고랑이 세포를 완전히 두 부분으로 나눈다. 핵을 둘러싼 세포막과 세포질의 분열을 **세포질분열**(cytokinesis)이라고 한다.

분열이 완료되기 전 각 핵은 세포소기관이 균등하게 분포된 세포질로 둘러싸여 있다. 말기가 끝날 무렵에는 각각 동일한 유전적 특성을 가진 2개의 딸세포가 형성된다.

3. 세포주기의 결과

유사분열기의 세포분열은 동일한 새로운 세포를 생산한다. 발생기간 동안 세포를 추가하면 조직과 장기의 크기가 커지는 데 도움이 된다. 이처럼 유사분열은 인체의 발생기간에는 유사한 세포 무리가 **분화**(differentiation)를 하거나 다른 조직으로 발생할 수 있도록 하지만, 점차 나이가 들면서 기능이 떨어지거나 질병이나 부상으로 인해 손상되거나 파괴된 세포를 대체하는 역할을 한다.

인체가 세포의 생명주기(성장, 생식, 분화, 사멸)를 조절하는 능력을 상실하게 되면 비정상적으로 증식하는 세포 덩어리가 형성되는데, 이를 **신생물**(neoplasm)이라고 한다. 신생물은 비교적 인체에 무해한 **양성종양**(benign tumor)일 수도 있고, 매우 위험한 **악성종양**(malignant tumor)일 수도 있다.

임상응용

● 줄기세포(stem cell)

현재 전 세계 과학자들은 줄기세포라고 하는 미분화 세포의 생물학적 비밀을 밝히기 위해 집중적인 노력을 기울이고 있다.

발달 중인 배아(embryo)에서 얻은 배아줄기세포(embryonic stem cell)는 실험실에서 분리하여 배양할 수 있다. 복잡한 연구방법을 사용하여 이 원시세포를 자극함으로써 추가적인 줄기세포를 생산하거나 신경, 혈액, 근육, 샘조직을 포함한 다양한 유형의 분화된 딸세포를 생성하도록 지시할 수 있다.

성체줄기세포(adult stem cell)는 인체의 성숙한 조직에 흩어져 있는 미분화 세포이다. 현재 연구에 따르면 모든 성인 조직에는 특정 조직 속에 특수한 세포 유형을 생산할 수 있는 미분화 세포가 있다고 한다. 성인골수줄기세포 주사는 독소나 고선량 X선에 의해 손상된 백혈병 환자의 골수를 치료하는 데 사용되는 치료법이다. 일부 성체줄기세포는 배아줄기세포처럼 다양한 유형의 세포를 생산하도록 유도할 수 있다고 한다.

이처럼 줄기세포의 연구는 사람의 건강에 지대한 영향을 미치는 생물학 분야에서 흥미로운 발전을 가져왔다. 예를 들면 파킨슨병(Parkinson disease), 뇌졸중(stroke), 당뇨병(diabetes), 척수손상(spinal cord injury) 등과 같은 질병을 치료하기 위한 줄기세포 치료법이 이미 연구되고 있다. 일부 과학자들은 줄기세포를 사용하여 완전히 새로운 장기와 구조물을 만들고 있다. 과학적, 윤리적 문제가 여전히 풀리지 않은 채로 많이 남아 있기는 하지만, 현재 세포, 조직, 장기를 공학적 연구로 만들어낼 수 있는 잠재력이 충분히 존재하며, 손상되거나 질병에 걸린 장기를 복구하거나 완전히 대체할 수 있는 가능성이 높다.

요점확인

1. 유전자는 인체의 구조와 기능을 어떻게 결정하는가?
2. 유전정보는 세포의 어디에 저장되는가?
3. 세포에서 단백질을 만드는 주요 단계는 무엇인가?
4. 유사분열의 4단계는 무엇인가?
5. 세포의 사이기 기간은 얼마나 되며, 세포주기에서 이 기간이 중요한 이유는 무엇인가?

OUTLINE SUMMARY

개념요약

• 세포의 개요

A. 세포의 크기와 모양

1. 사람의 세포는 크기가 매우 미세하고 다양함
2. 세포의 모양이 현저하게 다름

B. 세포의 구조 (그림 3-1 참조)

1. 세포에는 세포에서만 발견되는 물질인 세포질이 포함되어 있음
2. 세포소기관은 세포질 내에 있는 특수 구조임
3. 세포 내부는 세포막으로 둘러싸여 있음

• 세포의 구성

A. 세포막(cell membrane) (그림 3-2 참조)

1. 세포의 외부 경계를 형성함
2. 인지질의 얇은 이층막으로 구성되며 단백질이 내장되어 있음
3. 선택적 투과막임

B. 세포질(cytoplasm) (그림 3-1 참조)

1. 핵에서 세포막까지의 모든 세포 물질임
2. 세포뼈대는 세포의 내부 뼈대를 형성함
   a. 미세잔섬유, 중간잔섬유, 미세관의 3종류로 구성됨
   b. 세포와 세포소기관의 지원과 이동을 제공함
3. 다양한 세포소기관이 있음(그림 3-1 참조)

C. 리보소체(ribosome)

1. 리보소체RNA(rRNA)라는 2개의 작은 소단위로 구성됨
2. 과립세포질그물에 부착하거나 세포질에 자유롭게 노출되어 있음
3. 효소 및 기타 단백질을 제조하여 '단백질 공장'이라고도 부름

D. 세포질그물(endoplasmic reticulum)

1. 주머니와 통로를 연결하는 네트워크임
2. 세포질을 통해 다른 영역으로 물질을 운반함
3. 과립세포질그물은 리보소체에 의해 만들어진 단백질을 받아 접어서 운반함
4. 무과립세포질그물은 화학물질을 합성하고 새로운 세포막을 만듦

E. 골지기관(Golgi apparatus) (그림 3-3 참조)

1. 핵 부근에 위치하며 작고 편평한 주머니가 여러 층 겹쳐져 형성된 구조
2. 화학물질을 소포에 담아 무과립세포질그물로부터 세포막 바깥으로 이동함
3. '세포의 화학 처리 및 포장센터'라고도 부름

F. 사립체(mitochondria)

1. 내부 및 외부의 막주머니로 구성됨
2. 에너지를 방출하는 화학반응(세포호흡)에 관여함
3. '세포의 발전소'라고도 부름
4. 각 사립체에는 하나의 DNA 분자가 있음

G. 용해소체(lysosome)

1. 소화효소를 함유한 주머니 모양의 작은 과립으로 세포질 내에 흩어져 있음
2. 미생물로부터 세포를 보호하는 기능을 가짐

H. 중심체(centrosome)

1. 핵 부근에 있는 세포질 영역으로, 미세관을 생성하여 세포 내 구조를 조직하고 이동시킴
2. 중심소체(centriole) : 중심체 속에서 서로 직각으로 놓여 있고 세포분열 중에 염색체를 움직이는 기능을 하는 1쌍의 세포소기관임

I. 핵(nucleus)

1. 세포의 유전정보를 포함하기 때문에 세포를 제어함
2. 핵막, 핵질, 핵소체 및 염색질이 포함됨
3. DNA 분자는 세포분열 중에 단단히 감긴 염색체가 됨
4. 46개의 염색체에는 유전정보가 들어 있는 DNA가 있음

J. 세포 표면의 구조 (그림 3-4 참조)

1. 미세융모(microvillus) : 세포막의 작은 돌기로 표

면적을 증가시켜 물질을 흡수하는 능력을 향상시키는 미세한 움직임을 생성함

2. 섬모(cilia) : 세포의 자유면에 있는 매우 미세한 머리카락 모양의 돌기(그림 3-5 참조)
3. 편모(flagellum) : 정자세포의 꼬리 역할을 하는 단일 돌기

• 세포의 구조와 기능 관계

A. 인체의 모든 세포는 세포의 생존을 유지하거나 인체의 생존을 유지하는 데 도움을 주는 다양한 기능을 수행한다.

B. 세포의 특화된 기능은 세포소기관의 수와 유형에 따라 다르다.

• 세포막을 통한 물질이동

A. 세포막을 통한 물질의 이동 방법

1. 물질의 수송은 물질을 세포 안팎으로 이동시키는 과정
2. 종류 (그림 3-6 참조)
   a. 수동수송(passive transport) : 세포가 에너지를 소비할 필요 없음
   b. 능동수송(active transport) : 세포가 ATP로부터 방출된 에너지를 소비해야 함

B. 수동수송

1. 에너지의 소비를 필요로 하지 않으며 농도기울기를 따라 농도가 낮은 쪽으로 이동함
2. 확산(diffusion) (그림 3-7 참조)
   a. 물질이 사용 가능한 공간 전체에 고르게 분산되어 입자가 고농도에서 저농도로 이동함
   b. 용질 입자는 세포막의 통로 또는 운반체를 통해 이동하여 세포막 양쪽에서 용액의 평형(농도 균등)에 도달함
   c. 반투막에는 작은 입자만 통과할 수 있는 구멍이 있음
   d. 선택투과성을 가진 세포막에는 특정 물질만 통과할 수 있는 통로와 운반체가 있음
3. 삼투(osmosis) (그림 3-8 참조)
   a. 일부 용질이 세포막을 통과할 수 없을 때 물 분자가 수동적으로 이동하는 현상
   b. 삼투에서 물은 세포막을 통과할 수 없는 농축된 용질을 희석하여 평형을 이루는 방향으로 이동함
   c. 물은 움직이지만 모든 용질은 움직이지 않기 때문에 삼투압이 막 전체에 걸쳐 변할 수 있음
4. 여과(filtration) : 세포막의 한쪽 면에 있는 정수압으로 인한 물과 용질의 이동

C. 능동수송

1. 살아있는 세포에서만 발생하며 물질의 움직임은 농도기울기에 역행하여 농도가 낮은 영역에서 높은 영역으로 이동하기 때문에 ATP의 에너지가 필요함
2. 이온펌프(ion pump) (그림 3-11 참조)
   a. 세포막에 있는 단백질 복합체
   b. ATP를 사용하여 농도기울기에 거슬러 물질을 이동시킴
   c. 예 : 소듐-포타슘펌프, 칼슘펌프
   d. 일부 이온펌프는 다른 운반체와 함께 작동하여 포도당이나 아미노산이 이온과 함께 운반됨
3. 포식작용(phagocytosis) (그림 3-12 참조)
   a. 세균이나 죽은 세포처럼 커다란 물질을 흡수하는 작용
   b. 세포막으로 물질을 둘러싸서 소포를 형성한 다음 세포 안으로 들여옴
4. 포음작용(pinocytosis) (그림 3-12 참조)
   a. 용해되어 있는 물질(액체)이나 단백질과 같은 단일 분자의 작은 물질을 흡수하는 작용

• 세포의 성장과 생식

A. 세포의 성장

1. 단백질은 세포의 구조와 기능을 결정함
2. 단백질합성은 데옥시리보핵산(DNA)과 리보핵산(RNA)의 두 핵산에 의해 주도됨
3. DNA
   a. 세포핵에 포함된 46개의 염색체로 구성
   b. 사다리 모양의 큰 분자로, 데옥시리보스와 인산염 단위는 분자의 측면을 구성하고, 염기쌍(아데닌-티민 또는 구아닌-시토신)은 계단을 구성함
   c. 염기쌍은 항상 동일하지만(상보적 염기쌍), 염기쌍의 서열은 DNA 분자에 따라 다름
   d. 유전자는 DNA 분자 내에 있는 염기쌍의 특

정 염기배열

e. 유전자는 리보소체에 의해 효소 및 기타 단백질의 형성을 지시하여 간접적으로 세포의 구조와 기능을 결정함(그림 3-13 참조)

4. RNA

a. 단백질을 직접 암호화하지 않는 유전자로 만들어짐

b. 단백질합성과 같은 세포 과정을 조절함

c. RNA 하부 조직은 뉴클레오타이드로 구성되지만, 당으로 리보스를 가지며 염기의 티민 대신 유라실을 가짐

5. 단백질합성(protein synthesis) : 세포질에서 일어나기 때문에 유전정보는 핵에서 세포질로 전달되어야 함(그림 3-14 참조)

a. 전사

① 이중가닥 DNA가 분리되어 mRNA를 형성함

② mRNA의 각 가닥은 DNA 조각에서 특정 유전자(염기쌍 서열)의 전사체임

③ mRNA 분자는 핵에서 세포질로 전달되어 리보소체와 세포질그물에서 단백질합성을 지시함

b. 번역

① 세포질의 리보소체에서 단백질을 합성하기 위한 mRNA 전사체의 부호 번역

② tRNA는 리보소체에 의해 유지되는 mRNA 가닥을 따라 아미노산을 제자리로 가져와 아미노산 가닥을 형성함

B. 세포의 생식

1. 세포주기(cell cycle) : 하나의 세포가 성장하여 일정한 크기가 되면 분열하여 새로운 세포를 만들고 성숙과 분화과정을 거쳐 세포기능을 발휘한 후 퇴화하여 사멸하는 과정

a. 2개의 딸세포는 세포분열의 결과임

b. 유사분열기(mitosis phase)와 사이기로 나뉨

c. 사이기(interphase) : 세포가 활발하게 분열하지 않는 세포주기

2. 유사분열 : 전기, 중기, 후기, 말기의 4단계를 거치면서 유전적으로 동일한 2개의 딸세포가 생성되는 과정(그림 3-15 참조)

a. 전기(prophase)

① 염색질이 응축됨

② 염색체(연결된 염색체 쌍)가 나타남

③ 중심소체는 핵에서 멀어짐

④ 핵 외피가 사라지고 유전물질이 방출됨

⑤ 방추섬유가 나타남

b. 중기(metaphase)

① 염색체는 세포의 중심을 가로질러 중앙에 배열됨

② 방추섬유는 각 염색체에 부착됨

c. 후기(anaphase)

① 중심소체가 분리됨

② 분리된 염색분체를 염색체라고 함

③ 염색체는 세포의 반대쪽 끝으로 당겨짐

④ 분열고랑은 후기의 끝 무렵에 발달

d. 말기(telophase)

① 세포분열이 완료

② 딸세포에 핵이 나타남

③ 핵 외피와 핵소체가 나타남

④ 세포질이 분열됨(세포질분열)

3. 세포주기의 결과

a. 2개의 동일한 세포를 생산

b. 발생기간에는 유사한 세포 무리가 분화를 하거나 다른 조직으로 발생할 수 있도록 함

능동학습

● 종합질문

01. 세포막, 세포질, 핵의 구조와 기능을 설명하시오.

02. 리보소체, 세포질그물, 골지기관, 사립체, 용해소체, 중심소체, 미세융모, 섬모, 편모 등 세포소기관의 기능을 서술하시오.

03. 핵과 핵소체의 기능을 열거하시오.

04. 염색질과 염색체의 차이점을 설명하시오.

05. 확산, 삼투, 여과를 설명하시오.

06. 이온펌프의 기능을 설명하고 포식작용 및 포음작용의 과정을 설명하시오.

07. 유전자와 유전체를 정의하시오.

08. 전사 과정과 번역 과정을 설명하시오.

09. 유사분열의 4단계를 열거하고 간략하게 설명하시오.

10. 세포생식의 중요성을 설명하시오.

11. 사이기 동안 유사분열에서 발생하는 중요한 일을 명명하시오.

12. 단백질합성에서 DNA와 RNA의 역할을 설명하시오.

● 심층고찰

13. 97%의 물이 포함된 세포를 10%의 소금 용액에 넣으면 어떻게 되는지 설명하시오.

14. DNA 분자의 한쪽 면이 아데닌–아데닌–구아닌–시토신–티민–시토신–티민의 염기배열을 가진다면 반대쪽에 있는 염기배열은 어떻게 되는지 설명하시오.

15. mRNA 분자가 문제 14의 염기배열로 만들어졌다면 RNA의 염기배열은 어떻게 되는지 설명하시오.

• 확인문제

01. ________와/과 ________은/는 세포막의 일부를 구성하는 2개의 지질 기반 분자이다.

02. ________은/는 세포 내부의 작은 구조를 지칭하는 용어이다.

03. ________은/는 세포의 에너지를 사용하여 세포막을 가로질러 물질이 이동하는 반면, ________은/는 세포의 에너지를 사용하지 않고 세포막을 가로질러 물질이 이동하는 것이다.

04. ________은/는 유체 또는 용해된 분자를 세포막에 포획하여 세포 안으로 이동하는 것을 말한다.

05. ________와/과 ________은/는 전사에 관여하는 2개의 핵산이다.

06. ________은/는 단백질 분자를 만들기 위해 mRNA의 정보를 사용하는 단백질합성 과정이다.

07. ________은/는 mRNA 분자를 형성하는 과정이다.

08. ________은/는 염색체에 있는 염기쌍의 조각이다.

09. ________은/는 세포 전체의 유전정보 묶음이다.

10. ________은/는 하전된 입자를 농도기울기에 거슬러 이동하여 세포막 한쪽에 집중시키는 능동수송기전이다.

11. 다음 중 수동수송의 한 형태는 무엇인가?

① 여과 ② 삼투 ③ 삼투 ④ 모두

12. 세포주기에서 염색체가 세포의 중심에서 멀어지는 단계는?

① 사이기 ② 중기 ③ 후기 ④ 말기

13. 세포주기에서 핵 속의 DNA가 복제되는 단계는?

① 사이기 ② 중기 ③ 전기 ④ 말기

14. 세포주기에서 염색체가 세포 중앙에 정렬되는 단계는?

① 사이기 ② 중기 ③ 전기 ④ 말기

15. 세포주기에서 염색질이 염색체로 응축되는 단계는?

① 사이기 ② 중기 ③ 전기 ④ 말기

16. 세포주기에서 핵의 외피와 핵이 다시 나타나는 단계는?

① 사이기 ② 전기 ③ 후기 ④ 말기

17. 다음에서 설명하는 내용을 보기에서 찾아 넣으시오.

a. 리보소체	b. 세포질그물	c. 골지기관
d. 사립체	e. 용해소체	f. 편모
g. 섬모	h. 핵소체	

(1) 정자세포가 전진할 때 사용하는 세포의 긴 돌기는?

(2) 세포 내 소화효소 주머니는?

(3) 세포질을 통해 물질을 운반하는 관 모양의 통로는?

(4) 일부 세포의 자유면에 있는 짧은 털과 같은 구조는?

(5) 세포질그물에서 물질을 화학적으로 처리하고 포장하는 기관은?

(6) RNA로 구성되는 세포 속의 단백질 공장은?

(7) 핵의 작은 구조로 리보소체의 형성을 돕는 것은?

(8) 세포의 발전소로 세포의 ATP 대부분을 형성하는 곳은?

확인문제 정답

01 인지질, 콜레스테롤 / 02 세포소기관 / 03 능동수송, 수동수송 / 04 포음작용 / 05 DNA, mRNA / 06 번역 / 07 전사 / 08 유전자 / 09 유전체 / 10 이온펌프 / 11 ④ / 12 ③ / 13 ① / 14 ② / 15 ③ / 16 ④ / 17 (1) f, (2) e, (3) b, (4) g, (5) c, (6) a, (7) h, (8) d

조직

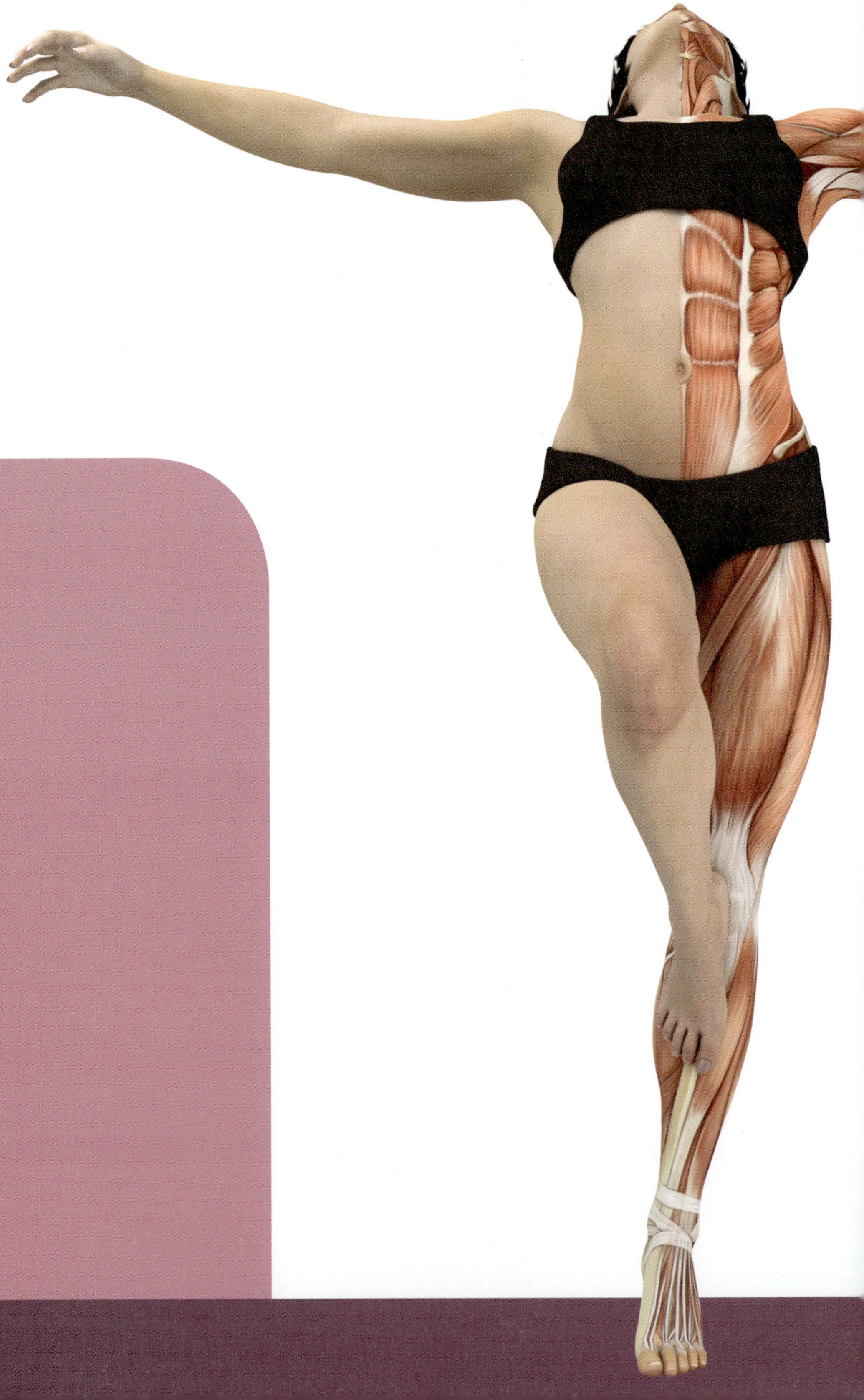

1. 조직의 개요
2. 상피조직
3. 결합조직
4. 근(육)조직
5. 신경조직

CHAPTER 04

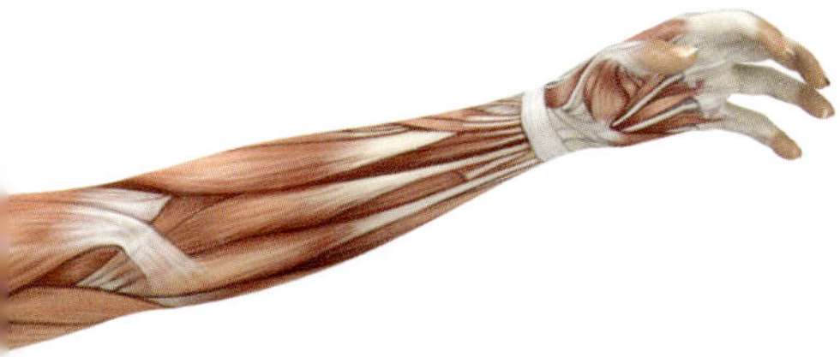

학습목표

1. 바탕질을 정의하고, 바탕질이 조직의 기능에 어떤 영향을 미치는지를 설명할 수 있다.
2. 상피조직이 세포의 모양과 배열에 따라 어떻게 분류되는지 설명할 수 있다.
3. 결합조직의 주요 유형을 열거하고 설명할 수 있다.
4. 근(육)조직의 3가지 주요 유형을 대조하여 설명할 수 있다.
5. 신경조직의 기능을 설명하고 신경세포의 3가지 구성 요소를 열거할 수 있다.

핵심용어

바탕질 / 단층상피 / 중층상피 / 성긴결합조직 / 치밀결합조직 / 지방조직 / 그물조직 / 뼈대근육(골격근) / 심장근육(심근) / 민무늬근육(평활근) / 신경세포(신경원) / 신경(아)교세포

조직(tissue)은 특수한 기능을 수행하기 위해 모인 세포 집단이다. 일반적으로 세포바탕질, 혈관, 신경 등의 구조물로 구성되며, 이들 구성 요소가 서로 유기적으로 연결되어 기능을 수행한다. 이러한 장기 내에서의 협력 기능은 항상성 균형을 유지하므로 인체의 생존에 필수적인 요소이다.

1. 조직의 개요

1. 조직의 유형

조직은 세포의 크기와 모양, 세포사이물질의 양과 종류, 인체의 생존을 유지하기 위해 수행하는 기능에 따라 다양하게 나뉜다. 인체에는 **상피조직**(epithelial tissue), **결합조직**(connective tissue), **근(육)조직**(muscular tissue), **신경조직**(nervous tissue)의 4대 기본 조직이 있다(**표 4-1**).

표 4-1 인체의 4대 기본 조직

종류	역할
상피조직 (epithelial tissue)	인체 표면이나 장기 표면을 덮어 내부를 보호하고 외부에서 가해지는 정보(자극)를 확인하여 흡수 및 분비하는 세포로 구성된다.
결합조직 (connective tissue)	각 조직이나 기관 사이를 채워 서로 이어주는 세포로 구성되며, 고유결합조직, 연골조직, 뼈조직, 혈액, 지방조직 등이 있다.
근(육)조직 (muscular tissue)	기계적인 힘을 발휘하여 운동을 일으키는 근(육)세포로 구성되며, 뼈대근육, 내장근육(민무늬근육), 심장근육 등이 있다.
신경조직 (nervous tissue)	빠른 정보 연락을 하는 신경세포와 신경섬유로 이루어지며, 중추신경계통과 말초신경계통을 구성한다.

2. 바탕질

생리학의 중심 원리는 항상성(homeostasis) 즉, 내부 유체 환경의 상대적 불변성을 유지하는 것이다. 이 유체 환경은 인체의 세포 사이 공간을 채운다. 조직은 세포 사이의 유체 물질 즉, **바탕질**(matrix)의 양과 종류가 다르며, 세포 외부와 세포 사이의 위치를 강조하기 위해 **세포바깥바탕질**(세포외바탕질, extracellular matrix)이라고도 한다. 바탕질은 조직마다 그 양과 구성이 다르며, 이는 조직 유형의 다양한 기능을 반영한다. 예를 들어 상피조직에는 세포가 서로 밀접하게 연결되어 있어 바탕질이 거의 없는 반면, 결합조직은 대부분 바탕질로 이루어지며 세포가 거의 없다.

바탕질은 대부분 물로 구성되며 서로 맞물리는 다양한 섬유로 인하여 두껍다(그림 4-1). 섬유의 종류와 양에 따라 다양한 바탕질 유형이 생성될 수 있으며, 모두 다른 기능을 한다. 예를 들어 혈액(blood)의 묽은 물과 같은 바탕질인 혈장(plasma)에는 섬유가 전혀 없기 때문에 혈전을 생성할 때를 제외하고는 자유롭게 흐른다. 또 힘줄(tendon)이나 인대(ligament)는 강하고 꼬인 섬유가 조밀하여 바탕질에 두껍고 튼튼한 구조를 제공한다. 뼈의 바탕질 섬유는 철근 콘크리트와 같은 특성을 부여하는 무기질 결정으로 덮여 있다.

바탕질에는 **아교질**(collagen), **탄력소**(elastin), **다당(류)**(polysaccharide), **프로테오글리칸**(proteoglycan) 등 다양한 물질이 있다. 아교질은 많은 조직의 바탕질 내에서 미세한 꼬인 로프를 형성하는 단백질로, 조직에 유연한 힘을 준다. 탄력소는 일부 조직에 존재하며, 탄력을 부여하여 조직이 쉽게 늘어나고 반동할 수 있다. 다당(류)과 프로테오글리칸은 세포 간의 연결, 충격 흡수, 조직의 기능 조절 및 윤활 등 다양한 기능을 제공한다.

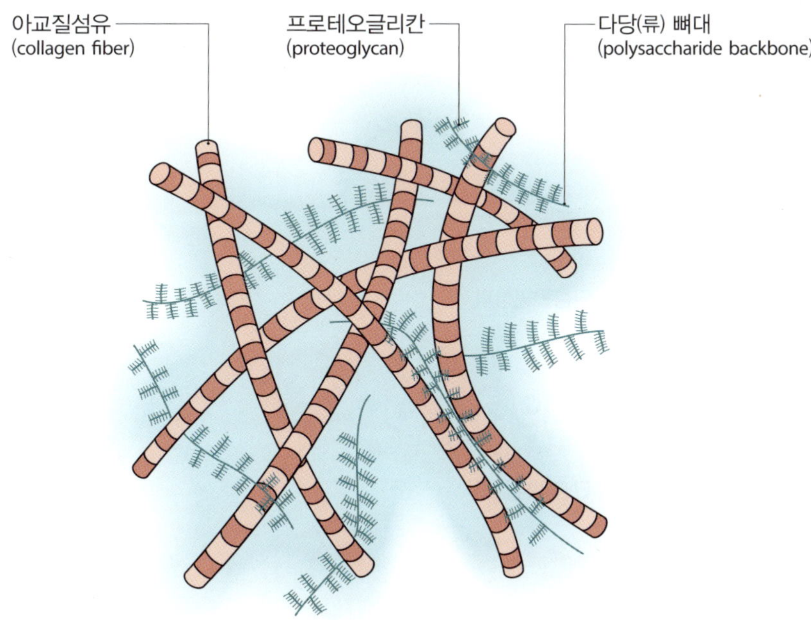

그림 4-1 바탕질

바탕질은 세포 외부에 있으며, 조직의 전반적인 기능에 기여하도록 연결성을 부여한다. 다당(류) 뼈대에 부착된 프로테오글리칸(단백질-탄수화물)과 두꺼운 밧줄 모양의 아교질섬유가 흩어져 있고, 그 주위를 물이 둘러싸고 있다. 아교질은 조직에 힘을 부여하고 다당(류)과 프로테오글리칸은 충격을 흡수한다.

2. 상피조직

상피조직(epithelial tissue)은 인체 표면이나 장기 표면의 많은 부분을 덮어 내부를 보호한다. 상피세포는 세포 사이에 바탕질이 거의 없이 서로 맞닿아 있기 때문에 혈관이 없는 연속적인 시트를 형성한다.

상피조직은 세포의 모양이나 배열에 따라 다양하게 분류할 수 있다(그림 4-2, 표 4-2).

세포의 모양에 따라 분류하면 세포가 편평하고 비늘 모양의 **편평상피**(squamous epithelium), 세포가 정육면체처럼 넓고 높이가 있는 **입방상피**(cuboidal epithelium), 세포가 마치 기둥처럼 너비보다 높이가 더 큰 **원주상피**(columnar epithelium), 상황에 따라 세포층의 두께와 모양이 변화되는 **이행상피**(transitional epithelium)가 있다.

또한 세포의 배열에 따라 분류하면 동일한 모양의 세포가 단일 층을 이루는 **단층상피**(simple epithelium)와 여러 층을 이루는 **중층상피**(stratified epithelium)가 있다. 이 세포층의 수는 상피조직의 기능과 직접적인 연관이 있다.

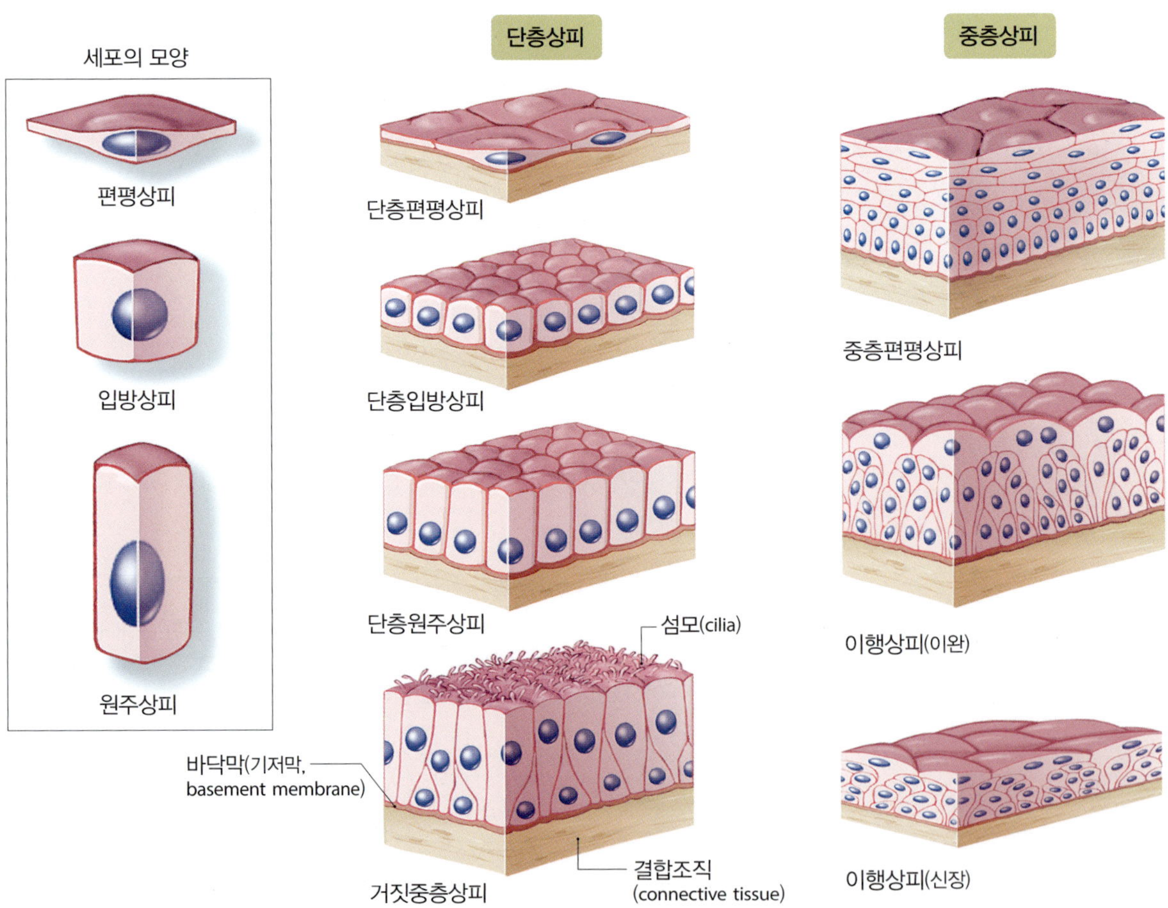

그림 4-2 상피조직의 분류

조직은 세포의 모양과 배열에 따라 분류된다.

표 4-2 상피조직의 분류와 기능

분류		구조	위치	기능
단층	편평	납작한 세포의 단일 층	허파꽈리, 혈관과 림프관의 내벽	허파꽈리의 공기와 혈액 사이 기체 확산, 물질의 확산 · 여과 · 삼투
	입방	길이와 폭이 같은 세포의 단일 층	땀샘, 콩팥 요세관	분비, 흡수
	원주	폭보다 길이가 긴 세포의 단일 층	위, 창자, 호흡기 내벽의 표층	보호, 분비, 수송(흡수)
	거짓중층	2개 이상의 층으로 보이지만 실제는 단일 층	기관 내막의 표면	보호
중층	편평	여러 층으로 구성되며 가장 바깥쪽은 편평한 세포	입과 식도 내벽의 표면, 피부 표면(표피)	보호
	이행	늘어날 수 있는 다양한 모양의 세포가 여러 층을 형성	방광	보호

1. 단층상피

단층상피(simple epithelium)는 단일 층의 세포로 구성된 상피로, 물질의 통과를 용이하게 하기 때문에 물질의 효율적인 수송이 중요한 부위에서 발견된다.

1) 단층편평상피(simple squamous epithelium)

단층편평상피는 얇고 불규칙한 모양의 세포가 단일 층을 구성하고 있기 때문에 가장 얇은 유형의 상피조직이며, 특히 상피막을 통한 빠른 물질 운반에 적합하다(**그림 4-3**). 예를 들어 허파꽈리를 둘러싸고 있는 허파꽈리상피를 통해 혈액과 산소 교환이 이루어진다.

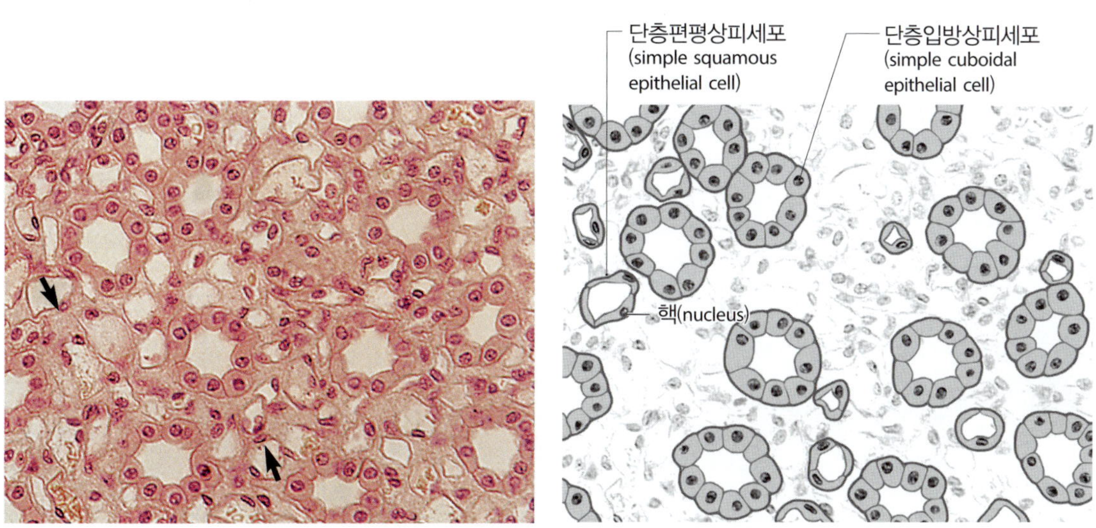

그림 4-3 단층편평상피와 단층입방상피

2) 단층입방상피(simple cuboidal epithelium)

단층입방상피는 길이와 폭이 거의 같은 정육면체 모양의 세포가 단일 층을 구성하고 있으며, 미세관이나 분비 활동에 적합한 구조이다(그림 4-3, 4-4). 침샘, 땀샘, 소화샘 등 분비샘의 (도)관이나 콩팥 요세관, 갑상샘 등에 존재하며 주로 분비와 흡수에 관여한다.

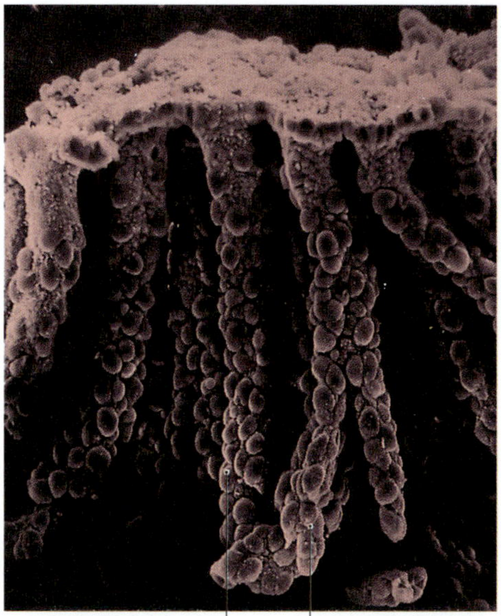

그림 4-4 단층입방상피

정육면체 모양의 세포가 단일 층을 구성한 분비샘이다. 분비세포는 단일 또는 여러 개의 (도)관으로 배열되어 표면으로 열린다.

3) 단층원주상피(simple columnar epithelium)

단층원주상피는 길이가 길고 폭이 좁은 세포가 단일 층을 구성하고 있으며, 핵은 바닥 쪽에 위치해 있다. 주로 위나 창자 등의 소화관, 호흡기, 생식기 일부 영역의 내부 표면에 존재하며, 세포 사이에는 점액(mucus)을 생산하는 술잔세포(goblet cell)가 있다(그림 4-5). 주로 흡수에 특화되어 있다.

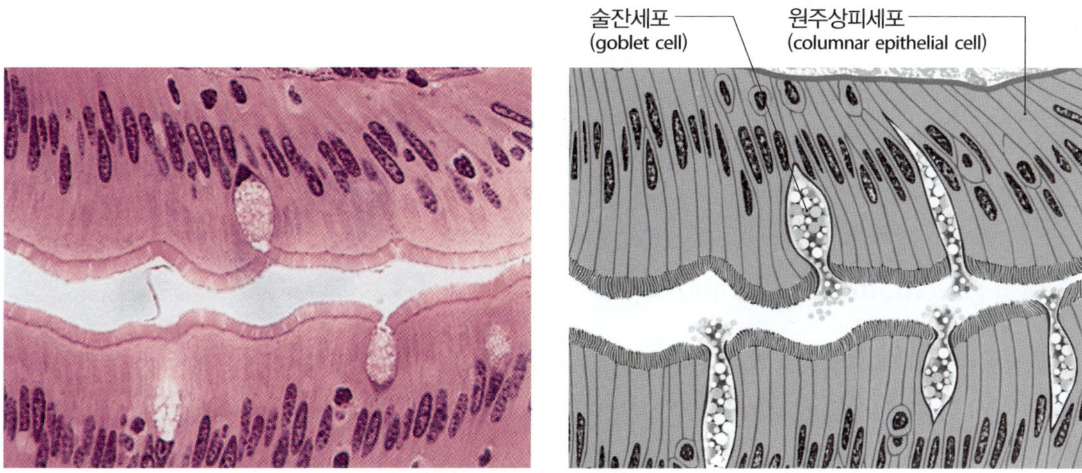

그림 4-5 단층원주상피

4) 거짓중층상피(pseudostratified epithelium)

거짓중층상피는 세포마다 높이가 달라 여러 층의 세포가 쌓여 있는 것처럼 보이지만, 실제로는 각 세포가 바닥막(기저막)에 접촉해 있는 단일 층의 상피조직이다(그림 4-6). 기관(trachea)을 감싸고 있는 상피의 전형으로, 대부분의 세포는 섬모(cilia)를 가진다. 섬모는 기관의 속벽을 따라 점액을 이동시켜 먼지나 이물(질)이 허파로 들어가는 것을 막아준다.

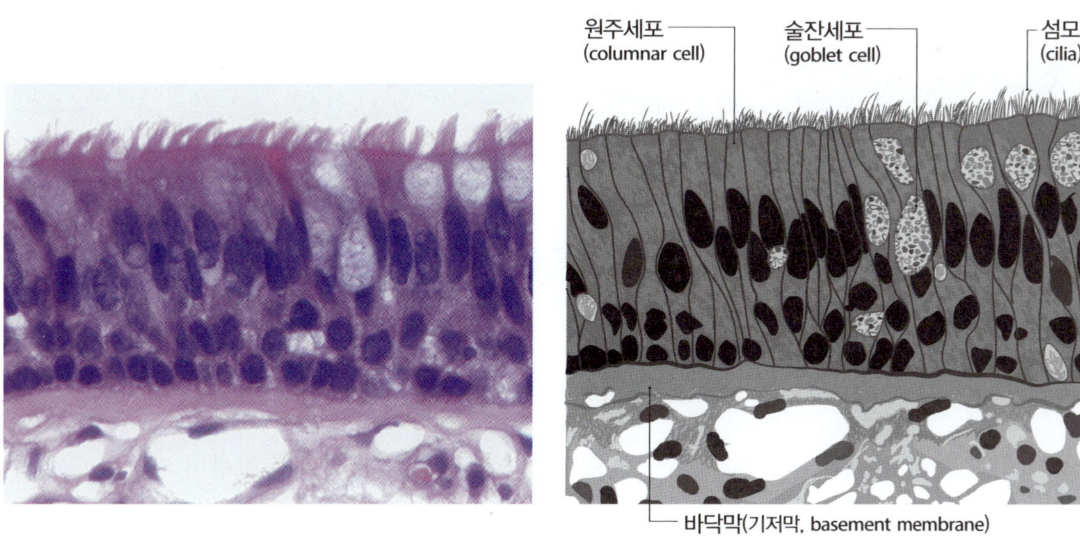

그림 4-6 거짓중층상피

2. 중층상피

중층상피(stratified epithelium)는 하나 이상의 세포층으로 구성되어 있는 상피를 말하며, 주로 보호작용에 관여한다.

1) 중층편평상피(stratified squamous epithelium)

중층편평상피는 여러 층의 세포가 촘촘하게 있으며, 바깥층의 세포는 편평한 모양이다. 이러한 배열은 조직 보호에 특히 유용하다(그림 4-7). 예를 들어 중층편평상피는 미생물의 침입으로부터 인체를 보호하는데, 대부분의 미생물은 피부와 점막 표면을 구성하는 층화된 편평상피의 장벽을 통과할 수 없다.

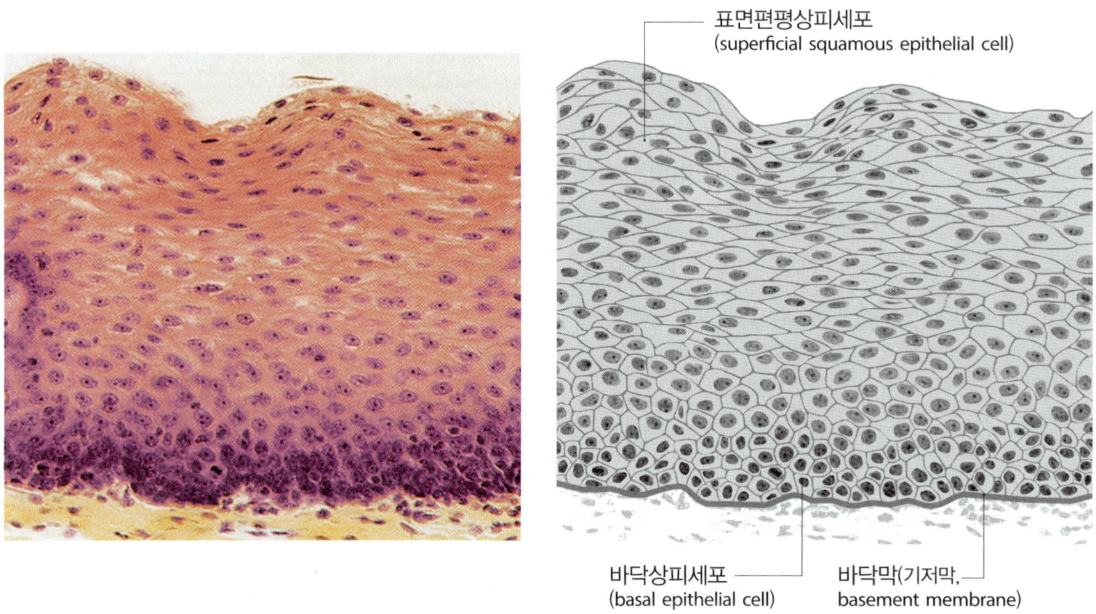

그림 4-7 중층편평상피

2) 중층입방상피(stratified cuboidal epithelium)

중층입방상피는 땀샘에서는 관찰되는 유형의 중층상피로, 땀샘의 분비관을 감싸며 약간의 흡수와 분비에 관여한다.

3) 중층원주상피(stratified columnar epithelium)

중층원주상피는 비교적 드물게 존재하며 남성의 요도 일부, 정관, 부고환, 눈꺼풀결막 등에서 약간의 흡수와 분비 및 보호에 관여한다.

4) 이행상피(transitional epithelium)

이행상피는 일반적으로 확장이 필요한 기관에서 발견되며, 다양한 크기와 모양의 세포가 최대 10개의 층으로 구성된다(그림 4-8). 보통은 늘어나지 않은 상태로 있다가 필요에 따라 상피가 늘어나서 세포층 수가 감소하고 세포 모양이 입방형에서 거의 편평형으로 바뀐다. 예를 들어 방광벽에 있는 이행상피는 손상 없이 쉽게 늘어나 소변이 방광을 가득 채우더라도 방광벽이 찢어지는 것을 막아준다.

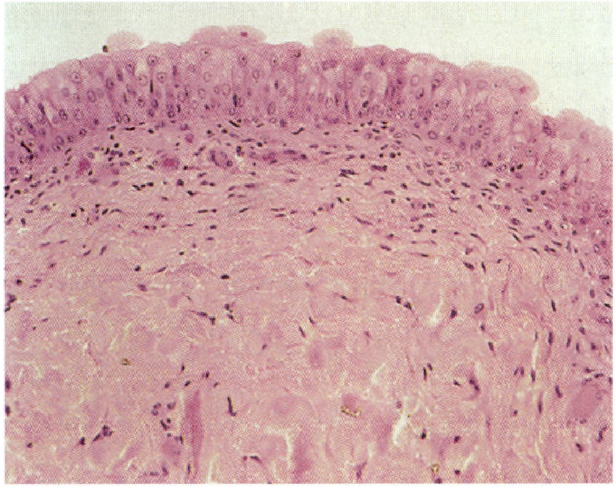

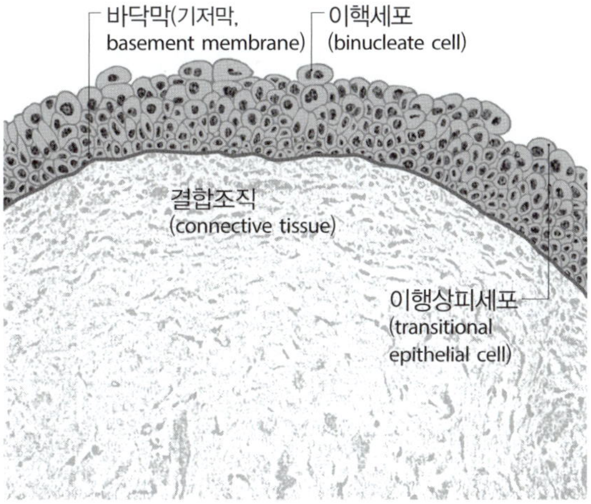

그림 4-8 이행상피(방광벽)

과학응용

● 현미경 관찰(microscopy)

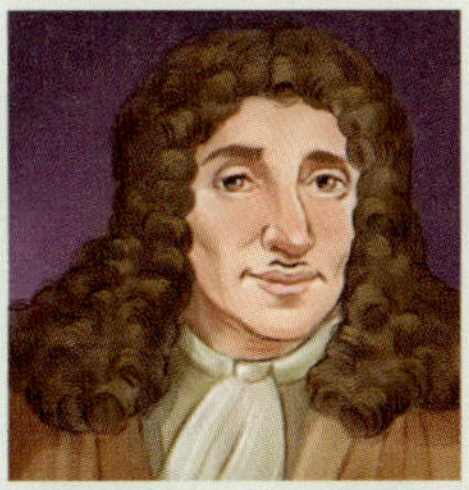

안토니 반 레벤후크

네덜란드의 포목상인 안토니 반 레벤후크(Antonie van Leeuwenhoek, 1632~1723)는 1723년에 사망하는 순간까지 91년의 생애 대부분을 자신이 만들거나 수집한 수백 개의 현미경으로 모험을 계속하면서 보냈다. 레벤후크는 당시에도 매우 단순한 렌즈를 사용하여 체액에서 '미세한 동물(극미동물, animalcule)'이라는 작은 구조의 세계를 발견하였다. 한 세기 후에 과학자들은 모든 살아있는 유기체(organism)가 세포로 구성되어 있다고 선언했지만, 레벤후크는 인간의 혈액세포(그림 4-15 참조), 인간의 정자세포 및 인체의 다른 많은 세포와 조직을 관찰하고 기술한 최초의 사람이었다. 레벤후크는 또한 인체의 위나 몸 안에 사는 많은 미세한 유기체를 처음으로 관찰하였는데, 그중에서 많은 생물은 질병을 일으킬 수 있다.

과학응용

● **현미경 관찰(microscopy) (계속)**

오늘날 과학자들은 레벤후크 시대의 현미경보다 훨씬 더 발전된 광학현미경을 사용한다. 전자현미경 중 일부는 빛 대신에 전자빔을 사용하여 매우 높은 배율의 이미지를 생성한다(그림 4-4 참조). 세포학자 또는 세포생물학자, 조직학자 또는 조직생물학자는 모두 현미경을 사용하여 인체의 미세한 구조와 기능을 연구한다. 다양한 직업에서 현미경 관찰의 실용적인 응용 분야를 찾았는데, 대부분의 의료 전문가는 현미경 또는 현미경으로 생성된 이미지를 사용하여 일상적인 작업을 수행한다. 예를 들어 임상실험실 기술자와 병리학자는 현미경을 사용하여 인간 세포와 조직의 건강을 평가하는 경우가 많다. 보건과학 외에도 법집행수사관, 고고학자, 인류학자, 고생물학자와 같은 전문가는 종종 현미경을 사용하여 인간과 동물의 조직에 대한 심화연구를 한다.

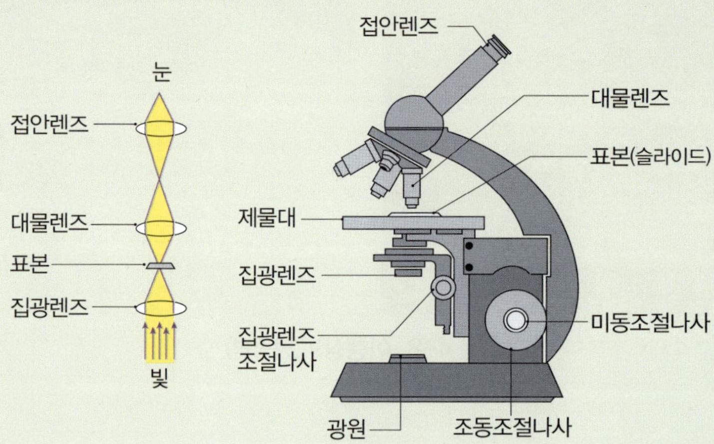

광학현미경

3. 결합조직

결합조직(connective tissue)은 인체에서 가장 풍부하고 널리 분포된 조직이다. 다른 조직 유형보다 더 다양한 형태로 존재하며 피부, 근육, 뼈, 신경 및 모든 내부 장기에서 관찰된다(**표 4-3**). 결합조직은 조직과 조직을 서로 연결시키고 기관 사이의 빈 공간을 채워 형태를 유지하며 지지하는 역할을 한다. 또한 에너지를 저장하고 혈관, 신경, 림프관 등의 이동통로가 되며 면역반응이 일어나는 장소이다.

결합조직은 세포의 배열과 다양성, 세포 사이에서 발견되는 세포바탕질의 양과 종류에서 상피조직과 다르다. 대부분의 결합조직에는 바탕질에 내장된 세포가 상대적으로 적을 뿐만 아니라 다양한 수와 종류의 섬유가 존재한다. 바탕질의 화학적 구성과 섬유의 분포는 결합조직의 유형을 결정하는데, 예를 들어 혈액의 바탕질은 액체이고, 연골의 바탕질은 단단한 고무 정도의 강도를 가지며, 뼈의 바탕질은 단단하고 견고하다. 힘줄과 인대에는 섬유가 많고 규칙적으로 배열되어 있어 강하고 유연하다.

결합조직은 크게 **고유결합조직**(connective tissue proper)과 **특수결합조직**(specialized connective tissue)으로 나뉜다. 고유결합조직은 섬유의 조성과 구성에 따라 성긴결합조직, 치밀결합조직, 지방조직, 그물조직 등으로 세분할 수 있고, 특수결합조직은 연골조직, 골조직의 **지지성 결합조직**과 혈액, 림프의 **액체성 결합조직**으로 세분할 수 있다.

표 4-3 결합조직

<table>
<tr><th colspan="3">분류</th><th>구조</th><th colspan="2">위치</th><th>기능</th></tr>
<tr><td rowspan="4">고유 결합 조직</td><td colspan="2">성긴결합조직</td><td>아교질섬유, 탄력섬유, 세포의 느슨한 배열</td><td colspan="2">다른 조직과 장기 사이의 영역(근막)</td><td>연결</td></tr>
<tr><td colspan="2">치밀결합조직
(규칙, 불규칙)</td><td>아교질섬유다발의 조밀한 배열로 끈이나 조직을 형성</td><td colspan="2">힘줄, 인대, 피부(깊은층), 근막, 흉터조직</td><td>유연하지만 강력한 연결</td></tr>
<tr><td colspan="2">지방조직</td><td>세포에 트라이글리세라이드 소포가 있음</td><td colspan="2">백색지방(피부 아래 영역의 다양한 부위), 갈색지방(목과 몸통의 백색지방 안 주머니)</td><td>보호, 단열, 지지, 영양소 비축, 조절, 열생산, 조절</td></tr>
<tr><td colspan="2">그물조직</td><td>미세한 아교질섬유의 그물 모양 구성</td><td colspan="2">골수, 지라, 림프절, 해면뼈 골수공간</td><td>혈액 생성 세포와 면역세포를 지원</td></tr>
<tr><td rowspan="6">특수 결합 조직</td><td rowspan="4">지지성 결합조직</td><td>뼈</td><td>단단하고 석회화된 바탕질은 뼈단위(치밀뼈)나 뼈기둥의 그물(해면뼈)로 배열</td><td colspan="2">뼈대</td><td>지지, 보호</td></tr>
<tr><td rowspan="3">연골</td><td rowspan="3">연골세포가 내장되어 단단하지만, 다소 유연한 겔 상태의 바탕질</td><td>유리질 연골</td><td>코사이벽(코중격)의 일부, 관절의 뼈 표면을 덮는 부위, 후두벽, 기관 및 기관지</td><td>견고하지만 유연한 지지</td></tr>
<tr><td>섬유연골</td><td>척추(뼈)와 무릎관절 사이의 원반</td><td>압력을 견딤</td></tr>
<tr><td>탄력연골</td><td>귓바퀴</td><td>유연한 지지</td></tr>
<tr><td rowspan="2">액체성 결합조직</td><td>혈액</td><td>액체 바탕질에 적혈구와 백혈구를 함유</td><td colspan="2">혈관</td><td>수송</td></tr>
<tr><td>림프</td><td>액체 바탕질에 림프구를 함유</td><td colspan="2">림프관</td><td>수송</td></tr>
</table>

1. 고유결합조직

1) 성긴결합조직(loose connective tissue)

성긴결합조직은 결합조직 유형 중에서 가장 널리 분포되어 있으며, 인체의 기관을 유지하는 접착제 역할을 한다. **성근조직**(areolar tissue)이라고도 하며, 아교질섬유나 탄력섬유 등의 섬유질과 부드럽고 끈적끈적한 겔의 느슨한 바탕질에 함유된 섬유모세포, 지방세포, 큰포식세포, 비만세포 등의 다양한 세포로 구성된다(그림 4-9).

섬유나 세포 사이에 틈새가 많아 수분을 많이 함유하며, 기관이나 조직 사이에서 관찰된다.

2) 치밀결합조직(dense connective tissue)

치밀결합조직은 섬유가 많고 세포가 적은 조직이다(그림 4-10). 섬유가 일정한 방향으로 배열된 **치밀규칙결합조직**(dense regular connective tissue)은 힘줄, 인대, 근막 등을 구성하여 장력에 견딜 수 있게 하고, 섬유의 배열이 불규칙한 **치밀불규칙결합조직**(dense irregular connective tissue)은 피부의 진피나 관절, 기관 주위에서 관찰된다.

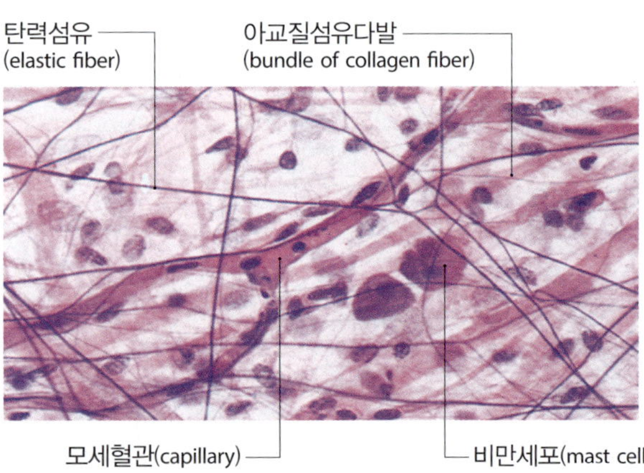

그림 4-9 성긴결합조직

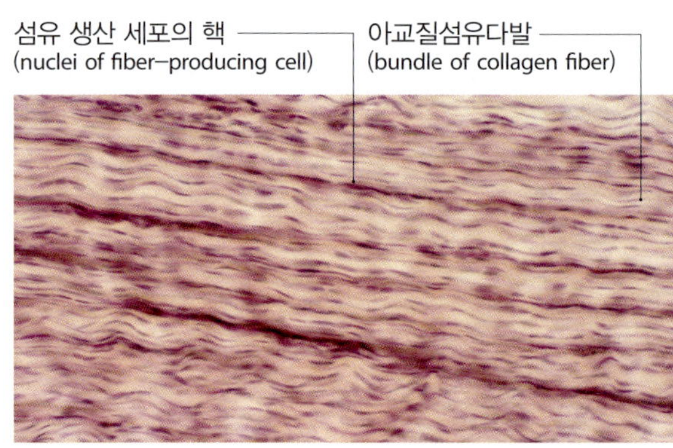

그림 4-10 치밀결합조직

3) 지방조직(adipose tissue)

성긴결합조직이 지질을 저장하기 시작하면 지방조직으로 발전할 수 있다. 많은 양의 트라이글리세라이드(중성지방, triglyceride)가 축적되는 지방세포 내부에는 수많은 소포가 형성되어 있다(그림 4-11). 소포가 지질로 채워지면 확대되면서 세포의 나머지 내용물을 옆으로 밀어내고 결국 바탕질도 옆으로 밀어낸다.

지방조직은 인체의 대사와 연료 저장을 조절하는 호르몬을 분비하고, 단열, 보온, 충격흡수, 보호 기능을 한다.

4) 그물조직(reticular tissue)

그물조직은 그물섬유(reticular fiber)가 그물처럼 짜인 조직으로, 기관의 내부구조를 형성하며 골수, 지라, 림프, 간 등에서 관찰된다(그림 4-12). 골수에서는 혈액을 형성하는 조혈조직의 세포를 지원하고, 지라와 림프절에서는 면역계통의 세포 발달을 지원한다.

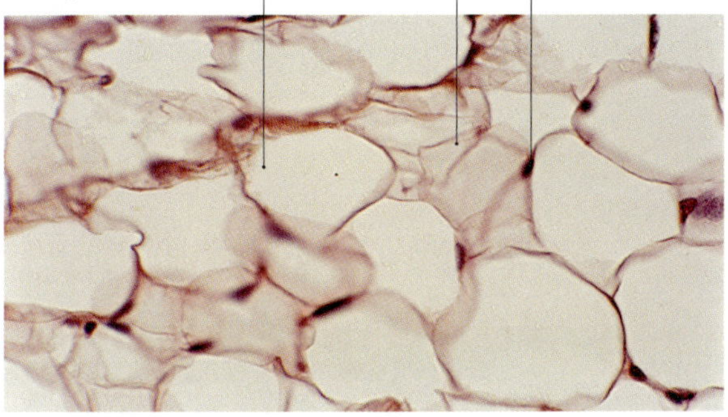

그림 4-11 지방조직

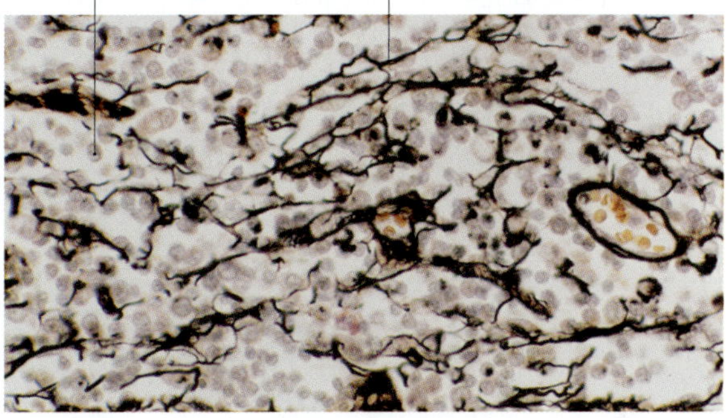

그림 4-12 그물조직

2. 지지성 결합조직

지지성 결합조직(supporting connective tissue)에는 인체의 기본 형태를 만들고 그 형태를 지지하는 뼈와 연골이 포함된다. 모두 특수한 바탕질에 각각 뼈세포, 연골세포가 흩어진 형태를 나타낸다.

1) 뼈(골, bone)

뼈의 바탕질은 칼슘을 함유한 무기질로 뒤덮인 아교질다발이 빽빽하게 들어 있기 때문에 단단하다. 뼈는 칼슘을 저장하는 곳이며 인체를 지지하고 보호한다.

뼈대(골격, bony skeleton)에서 뼈의 외벽을 구성하는 단단한 형태의 뼈를 치밀뼈(치밀골, compact bone)라고 한다. 치밀뼈는 **뼈단위**(골원, osteon)라고 불리는 구조적 요소로 구성된다. 치밀뼈를 현미경으로 관찰하면 석회화된 바탕질과 뼈에 특징적인 외관을 부여하는 세포의 원형 배열을 볼 수 있다(그림 4-13).

내부에는 다공성 모양의 해면뼈(해면골, cancellous bone, spongy bone)가 있고, 해면뼈의 내부 공간은 혈액을 형성하는 조혈조직이나 지방조직으로 채워져 있다(자세한 내용은 Chapter 07 뼈대계통을 참조).

2) 연골(cartilage)

연골바탕질의 아교질다발은 플라스틱이나 젤의 강도를 가지기 때문에 어느 정도의 단단함과 탄성을 나

04

타내며 바깥코, 귓바퀴, 인두, 기관과 기관지, 뼈의 관절면(관절연골), 척추(사이)원반 등에서 관찰된다. 연골세포는 바탕질 전체에 분포된 작은 공간에 위치한다(그림 4-14).

연골은 섬유와 바탕질의 양, 섬유의 종류에 따라 **유리질연골**(hyaline cartilage), **섬유연골**(fibrocartilage), **탄력연골**(elastic cartilage)로 나뉜다.

유리질연골은 바탕질에 적당한 양의 아교질을 함유하고 있어 반투명 유리처럼 보인다. 인체에서 가장 흔한 유형의 연골로, 기관과 기관지에서 관찰되며 관절을 형성하는 뼈의 끝을 덮고 있다. 섬유연골은 바탕질에 아교질섬유가 많아 가장 강하고 내구성이 강한 연골로, 척추(사이)원반, 두덩결합에서 관찰된다. 탄력연골은 아교질섬유가 거의 없고 미세한 탄력섬유가 많이 함유되어 있어 약간 황색을 띤다. 탄력연골은 귓바퀴, 성대, 후두 등에서 관찰된다.

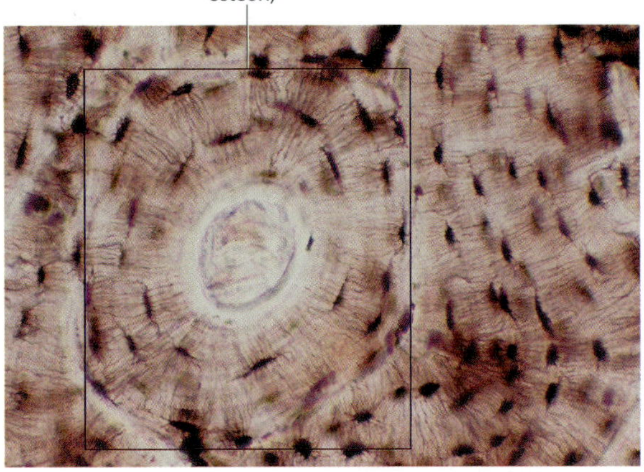

그림 4-13 골조직

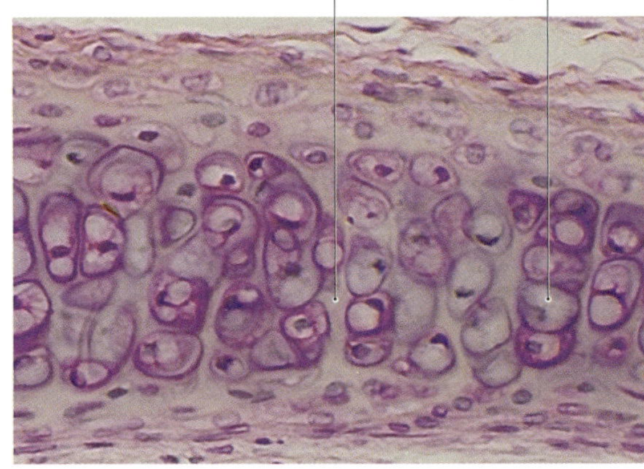

그림 4-14 연골조직

3. 액체성 결합조직

액체성 결합조직(fluid connective tissue)은 액상으로 이루어진 바탕질(혈장, 림프액) 안에 특정 세포 무리(혈액세포, 림프구)가 떠 있는 조직을 말하며, 혈액과 림프가 있다.

1) 혈액(blood)

혈액은 적혈구, 백혈구, 혈소판과 같은 혈액세포(혈구, hemocyte)의 세포성분과 혈장(plasma)의 액체성분으로 구성되며, 체중의 약 1/13을 차지한다(그림 4-15).

혈액은 혈관 안을 순환하면서 체내의 전체 기관에 분배되며 물질(O_2나 CO_2, 영양소, 대사산물)이나 열 운반, 체액량 조절, 체온 유지 등 생체의 생리적 조절과 생체방어 및 지혈에 작용한다(자세한 내용은 Chapter 15 심장혈관계통을 참조).

2) 림프(lymph)

림프는 림프관 안에 있는 액체로, 혈액 절반 정도의 림프구(lymphocyte)를 함유한다. 창자간막(장간막, mesentery)의 림프관에는 식후에 종종 대량의 지방방울을 함유한 림프액이 흐르는데, 유즙처럼 보여서 암죽(유미, chyle)이라고 불린다(자세한 내용은 Chapter 16 림프계통과 면역을 참조).

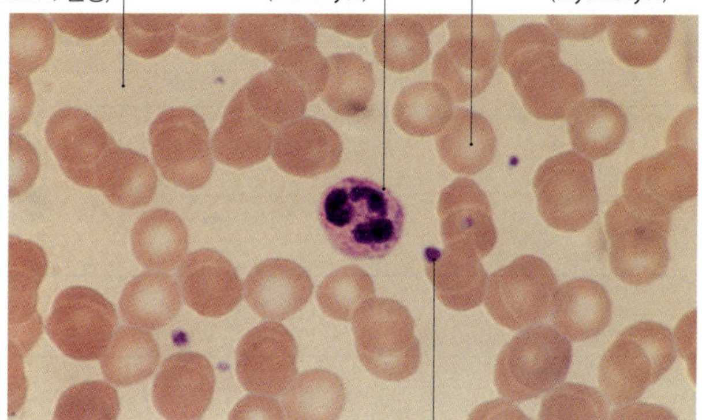

그림 4-15 혈액

요점확인

1. 단층상피와 중층상피의 차이점은 무엇이고, 편평상피와 입방상피 사이에는 어떠한 차이점이 있는가?
2. 인체의 주요 조직 유형 중 대부분 바탕질로 이루어진 것은 무엇인가?
3. 결합조직의 주요 형태는 무엇인가?

4. 근(육)조직

근(육)조직(muscular tissue)은 인체나 내장의 운동을 일으키며 자세를 유지하는 조직으로, 다른 어떤 조직보다 더 높은 수준의 수축성을 가진다. 근(육)조직은 움직임을 생성하는 외에도 수축을 유지하여 안정성과 체온조절에 관여한다. 근(육)세포는 손상을 입으면 치유가 느리고 종종 섬유성 흉터조직으로 대체되는 경우가 많다(자세한 내용은 Chapter 08 근육계통을 참조).

근(육)조직에는 **뼈대근육**, **심장근육**, **민무늬근육**의 세 가지 종류가 있다(표 4-4).

표 4-4 근(육)조직

분류	구조	위치	기능
뼈대근육 (가로무늬근육, 맘대로근육)	가늘고 긴 다핵세포가 규칙적으로 배열되어 가로무늬를 형성	뼈에 부착한 근육, 안구근육, 식도의 상부 1/3 등	자세 유지, 뼈의 움직임은 체온을 발생시킴, 눈의 움직임, 삼킴을 일으킴
심장근육 (가로무늬근육, 제대로근육)	가로무늬가 있는 세포가 사이원반에 결합하여 전체적으로 그물 구조를 형성	심장벽	심장의 수축
민무늬근육 (내장근육, 제대로근육)	가늘고 긴 방추형의 단핵세포이며 가로무늬가 없음	소화기, 호흡기 및 비뇨 · 생식기의 관 모양 장기벽, 혈관벽과 림프관, 땀샘관, 눈근육(홍채와 섬모체), 털세움근 등	기관을 통한 물질의 이동, 혈관 지름의 변화, 관을 통한 물질의 이동, 동공의 지름과 수정체의 모양 변화, 털세움

1. 뼈대근육

뼈대근육(골격근, skeletal muscle)은 운동신경의 지배를 받아 자신의 의지에 따라 자발적으로 제어가 가능하기 때문에 **맘대로근육**(수의근, voluntary muscle)이라고 한다. 또한 가늘고 긴 다핵세포가 규칙적으로 배열되어 가로무늬가 나타나는 **가로무늬근육**(횡문근, striated muscle)이다(그림 4-16).

뼈대근육은 가늘고 길어서 근(육)세포를 근(육)섬유(muscle fiber)라고도 부른다. 뼈에 부착해 있으며, 수축이 일어나면 자발적이고 통제된 인체의 움직임을 생성한다.

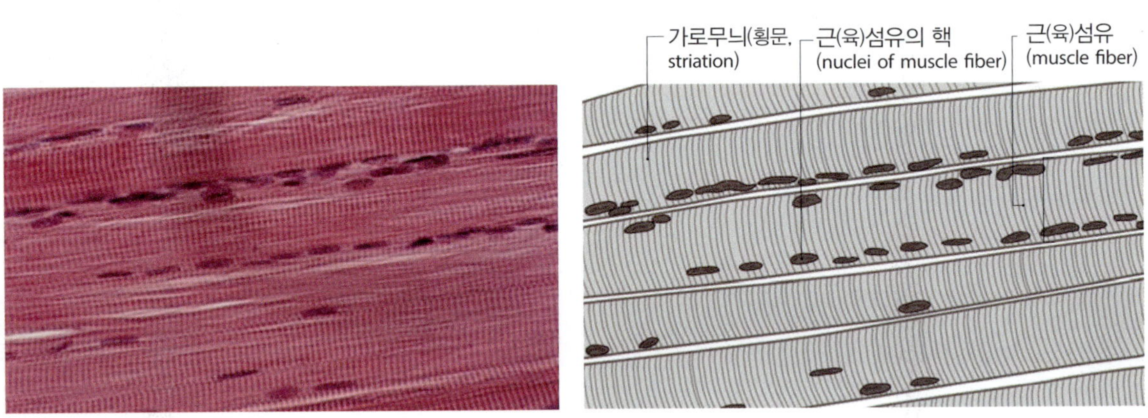

그림 4-16 뼈대근육

2. 심장근육

심장의 벽을 형성하는 **심장근육**(심근, cardiac muscle)은 규칙적이지만 무의식적인 수축을 일으켜 심박동(heartbeat)을 생성한다. 광학현미경으로 관찰하면 근(육)섬유는 옅은 가로무늬와 **사이원반**(개재원반, intercalated disc)이라는 두껍고 어두운 띠를 가진다(그림 4-17). 이 사이원반을 통해 근(육)섬유가 결합하여 전체적으로 그물 구조를 형성한다.

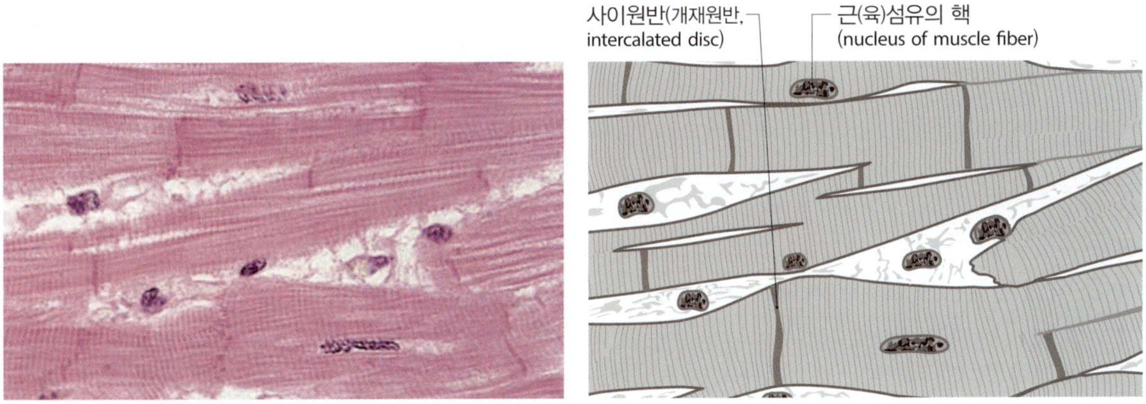

그림 4-17 심장근육

3. 민무늬근육

혈관의 벽이나 내장과 같은 속이 빈 장기의 벽을 형성하는 **민무늬근육**(평활근, smooth muscle; 내장근육)은 자신의 의지대로 움직일 수 없기 때문에 **제대로근육**(불수의근, involuntary muscle)이라고 한다. 현미경으로 관찰하면 근(육)섬유는 가늘고 길지만, 뼈대근육이나 심장근육보다는 훨씬 짧다. 각각의 민무늬근육세포는 단일 핵을 가지며 가로무늬가 없어 매끄러운 외관을 가진다(그림 4-18).

민무늬근육(내장근육)의 수축은 소화관을 통한 물질 이동에 관여하고 혈관의 지름을 조절한다. 허파의 세기관지와 같은 호흡기관의 민무늬근육이 수축하면 천식발작이나 호흡곤란이 발생할 수 있다.

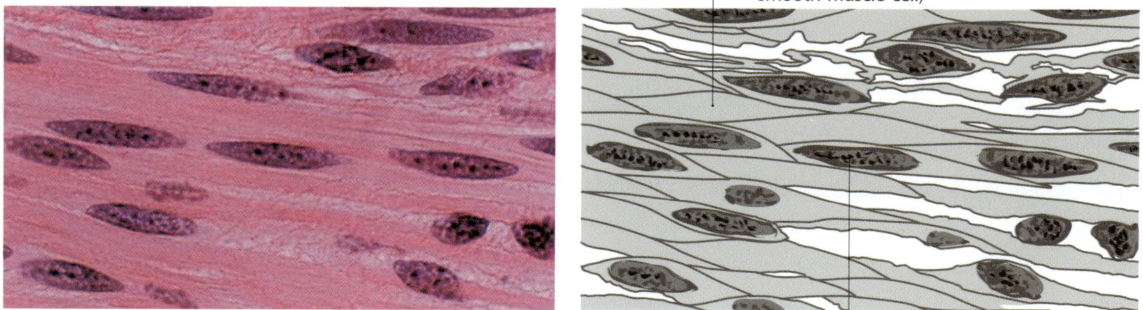

그림 4-18 민무늬근육

건강과 웰빙

● 조직과 피트니스(tissue and fitness)

이상적인 체중을 달성하고 유지하는 것은 건강을 고려한 목표이다. 그러나 건강과 체력의 더 나은 지표는 체성분(body composition)이다. 운동생리학자들은 체성분을 평가하여 체지방으로 이루어진 신체의 비율과 지방으로 이루어진 비율을 식별한다. 체지방률은 신체의 특정 위치에서 캘리퍼스(calipers)를 사용하여 피부 두께를 측정함으로써 계산한다. 체중이 적은 사람이라도 지방의 비율이 높을 수 있으며, 이는 건강에 해로운 상태이다. 즉, 저체중이지만 과지방 상태에 있다.

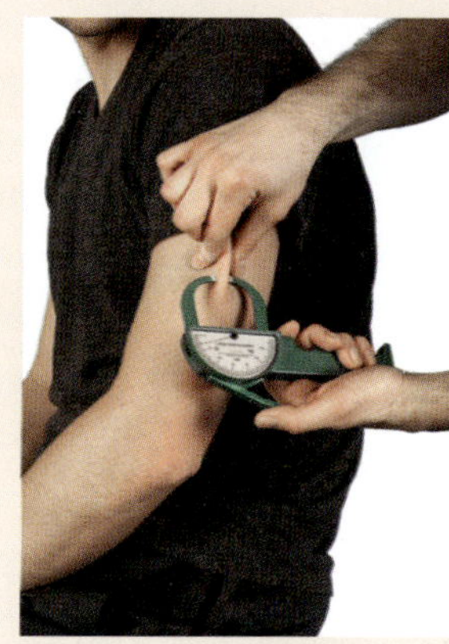

따라서 좋은 피트니스 프로그램은 바람직한 체지방률 유지를 목표로 삼아야 한다. 남성의 경우 12~18%이고, 여성의 경우 18~24%이다. 지방에는 저장된 에너지(칼로리로 측정)가 포함되어 있기 때문에 지방 비율이 낮다는 말은 에너지 비축량이 적다는 것을 의미한다. 높은 체지방률은 심혈관질환, 당뇨병, 암 등 생명을 위협하는 여러 질환과 관련이 있다. 따라서 균형 잡힌 식단과 운동 프로그램으로 지방과 근육조직 비율을 적합한 수준으로 유지해야 한다.

5. 신경조직

신경조직(nervous tissue)은 인체의 기능을 조절하고 항상성을 유지하기 위해 인체 구조 간의 신속한 통신을 제공하는 조직이다. 신경조직의 주요 구성단위는 **신경세포**(신경원, neuron)와 **신경(아)교세포**(glia, neuroglia)이다(그림 4-19).

신경세포는 큰 핵을 가진 **신경세포체**(nerve cell body)와 그 주위에 가늘게 분지된 **가지돌기**(수상돌기, dendrite), 그리고 **축삭**(axon)으로 구성된다. 신경(아)교세포는 신경세포의 기능을 돕는 역할을 하며, 신경섬유의 말이집(수초, myelin)을 형성하는 희소돌기아교세포(oligodendrocyte)와 다수의 돌기를 가지고 신경조직의 구축과 손상부위의 회복을 담당하는 별아교세포(astrocyte) 등이 있다(자세한 내용은 Chapter 09 신경을 참조).

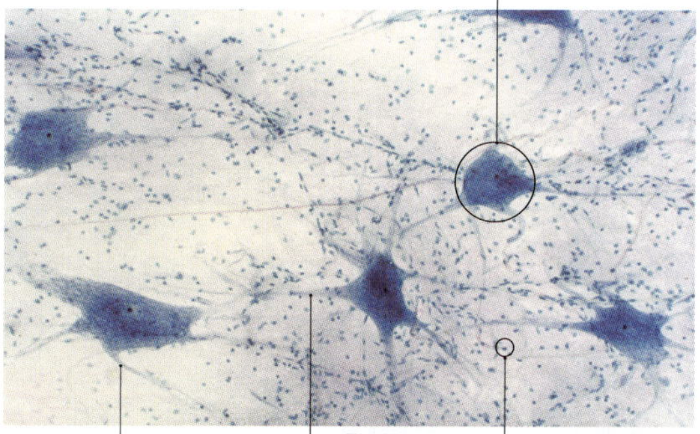

그림 4-19 신경조직

요점확인

1. 근(육)조직의 3가지 주요 유형의 구조와 기능은 무엇인가?
2. 신경조직을 구성하는 2가지 주요 세포는 무엇이고 기능은 무엇인가?
3. 신경세포를 구성하는 3가지 요소는 무엇인가?

OUTLINE SUMMARY

개념요약

● 조직의 개요

A. 4대 기본 조직

1. 상피조직(epithelial tissue) : 인체를 덮거나 감싸는 시트를 형성
2. 결합조직(connective tissue) : 구조적 및 기능적으로 지원
3. 근(육)조직(muscular tissue) : 수축을 통해 움직임 생성
4. 신경조직(nervous tissue) : 정보를 감지하고 수행하며 처리

B. 바탕질

1. 각 조직의 세포를 둘러싸는 인체의 내부 유체 환경으로, 세포바깥바탕질이라고도 함
2. 대부분 물로 구성되며, 서로 맞물리는 다양한 섬유와 기타 물질도 포함되어 있음(그림 4-1 참조)
   a. 아교질(collagen) : 조직에 유연한 강도를 제공하는 꼬인 로프를 형성하는 단백질
   b. 탄력소(elastin) : 조직에 탄력을 부여하여 신축성과 반동을 제공하는 단백질
   c. 다당(류)(polysaccharide)과 프로테오글리칸(proteoglycan) : 세포 간 연결, 충격 흡수, 기능 조절과 윤활 등의 다양한 기능을 제공

● 상피조직

A. 상피조직 (표 4-1 참조)

1. 인체 표면이나 장기 표면의 많은 부분을 덮어 내부를 보호함
2. 바탕질이 거의 없고 세포가 서로 맞닿아 있음
3. 세포를 단층이나 여러 층으로 배열하여 분류 : 단층과 중층(그림 4-2 참조)
4. 세포의 모양에 따라 분류
   a. 편평 : 편평한 비늘 모양
   b. 입방 : 정육면체 모양
   c. 원주 : 너비보다 높이가 큰 원주 모양
   d. 이행 : 상황에 따라 세포층의 두께와 모양이 변하는 조직

B. 단층상피

1. 단층편평상피(simple squamous epithelium) : 수송에 적합한 얇고 불규칙한 모양 세포의 단일 층(그림 4-3 참조)
2. 단층입방상피(simple cuboidal epithelium) : 분비 활동에 특화된 정육면체 모양 세포의 단일 층이며, (도)관을 통해 혈액으로 직접 분비할 수 있으며, 인체 표면으로 분비할 수 있음(그림 4-3, 4-4 참조)
3. 단층원주상피(simple columnar epithelium) : 길이가 길고 폭이 좁은 세포가 단일 층을 구성하고 있으며, 점액을 생산하는 술잔세포(goblet cell)를 포함함, 주로 흡수에 특화되어 있음(그림 4-5 참조)
4. 거짓중층상피(pseudostratified epithelium) : 세포마다 높이가 달라 여러 층의 세포가 쌓여 있는 것처럼 보이지만, 실제로는 각 세포가 바닥막(기저막)에 접촉해 있는 단일 층의 상피조직(그림 4-6 참조)

C. 중층상피

1. 중층편평상피(stratified squamous epithelium)
   a. 여러 층의 세포가 촘촘하게 있으며, 바깥층의 세포는 편평한 모양임
   b. 조직의 보호에 특히 유용함(그림 4-7 참조)
2. 중층입방상피(stratified cuboidal epithelium) : 2개 이상의 정육면체 모양 세포층으로, 땀샘에서 관찰됨
3. 중층원주상피(stratified columnar epithelium) : 비교적 드물게 존재하며 남성의 요도 일부, 정관, 부고환, 눈꺼풀결막 등에서 약간의 흡수와 분비 및 보호에 관여함
4. 이행상피(transitional epithelium)
   a. 늘어나면 편평한 모양으로 바뀌며 다양한 크기와 모양의 세포가 최대 10개 층으로 구성됨(그림 4-8 참조)
   b. 방광벽처럼 확장이 필요한 기관에서 관찰됨

● 결합조직

A. 결합조직 (표 4-3 참조)

1. 인체에서 가장 풍부하고 널리 분포된 조직으로 다양한 형태와 기능을 가짐
2. 바탕질에 내장된 세포가 상대적으로 적음
3. 종류
   a. 고유결합조직 : 성긴결합조직, 치밀결합조직, 지방조직, 그물조직 등
   b. 특수결합조직
      ① 지지성 결합조직 : 연골조직, 뼈조직
      ② 액체성 결합조직 : 혈액, 림프

B. 고유결합조직

1. 성긴결합조직(loose connective tissue) : 인체의 기관을 유지하는 데 도움 되는 접착제 역할을 하며, 아교질섬유, 탄력섬유와 다양한 세포 유형이 포함됨(그림 4-9 참조)
2. 치밀결합조직(dense connective tissue) : 섬유가 많고 세포가 적은 조직으로 치밀규칙결합조직(힘줄, 인대, 근막 등), 치밀불규칙결합조직(진피, 관절, 기관 등)이 있음(그림 4-10 참조)
3. 지방조직(adipose tissue) : 많은 양의 트라이글리세라이드(중성지방)가 축적되어 있으며, 지방세포 내부에는 수많은 소포가 형성됨(그림 4-11 참조)
4. 그물조직(reticular tissue) : 그물섬유가 그물처럼 짜인 조직으로 골수, 지라, 림프, 간 등에서 관찰됨(그림 4-12 참조)

C. 지지성 결합조직

1. 뼈(골, bone) : 뼈의 외벽을 구성하는 단단한 형태의 치밀뼈와 다공성 모양의 해면뼈로 구성되며, 칼슘을 저장하고 인체를 지지하고 보호함(그림 4-13 참조)
2. 연골(cartilage) : 어느 정도의 단단함과 탄성을 나타내며 바깥코, 귓바퀴, 인두, 기관과 기관지, 뼈의 관절면(관절연골), 척추(사이)원반 등에서 관찰됨(그림 4-14 참조)
   a. 유리질연골(hyaline cartilage) : 바탕질에 적당한 양의 아교질을 함유하고 있는 연골로, 신체에서 가장 흔한 유형
   b. 섬유연골(fibrocartilage) : 바탕질에 아교질섬유가 많아 가장 강하고 내구성이 강한 연골로, 척추(사이)원반, 두덩결합에서 관찰됨
   c. 탄력연골(elastic cartilage) : 아교질섬유가 거의 없고 미세한 탄력섬유가 많이 함유되어 있는 연골로, 귓바퀴, 성대, 후두 등에서 관찰됨

D. 액체성 결합조직

1. 혈액(blood) : 적혈구, 백혈구, 혈소판과 같은 혈액세포의 세포성분과 혈장의 액체성분으로 구성되며, 운반과 보호의 역할을 함(그림 4-15 참조)
2. 림프(lymph) : 림프관 안에 있는 액체로, 혈액 절반 정도의 림프구를 함유함

● 근(육)조직

A. 움직임이나 안정성을 제공하기 위해 수축하며, 체열을 생성한다(표 4-4 참조).

B. 뼈대근육(골격근, skeletal muscle)

1. 뼈에 부착된 근육, 가로무늬근육, 맘대로근육
2. 현미경으로 관찰하면 가로무늬가 뚜렷하게 나타남(그림 4-16 참조)

C. 심장근육(심근, cardiac muscle)

1. 가로무늬근육, 제대로근육
2. 심장의 벽을 구성하며, 일반적으로 수축을 제어할 수 없음(그림 4-17 참조)

D. 민무늬근육(평활근, smooth muscle)

1. 내장근육, 제대로근육
2. 가로무늬가 없고, 혈관과 기타 관 모양의 기관에서 관찰됨(그림 4-18 참조)

● 신경조직

A. 인체의 기능을 조절하고 항상성을 유지하기 위해 인체 구조 간의 신속한 통신을 제공하는 조직이다.

B. 신경세포(신경원, neuron) (그림 4-19 참조)

1. 전도세포
2. 모든 신경세포는 세포체와 두 종류의 돌기를 가짐
   a. 축삭(axon; 1개) : 세포체에서 신경자극을 멀리 전달
   b. 가지돌기(수상돌기, dendrite; 1개 이상) : 세포체로 신경자극을 전달

C. 신경(아)교세포(glia, neuroglia) : 신경세포의 기능을 돕는 역할

능동학습

• 종합질문

01. 인체의 4대 기본 조직을 열거하고 간략하게 설명하시오.

02. 세포바깥바탕질이 무엇이고, 이것이 조직의 기능에 어떠한 영향을 미치는지를 설명하시오.

03. 3가지 상피조직의 구조와 기능을 간략하게 설명하시오.

04. 결합조직의 종류를 열거하고 설명하시오

05. 근(육)조직의 종류를 열거하고 설명하시오.

06. 신경조직을 구성하는 2가지 세포를 열거하고 그 기능을 설명하시오.

07. 신경세포의 3가지 구성 요소를 열거하고, 신경세포돌기의 기능을 설명하시오.

• 심층고찰

08. A 씨는 자신의 체격에 집착하는 여성 보디빌더로, 매일 운동하고 저지방 식단을 섭취한다. 개인 트레이너가 A 씨의 체지방률을 12%로 평가하였다. 이 체지방률과 생활방식 간의 관계를 설명하시오.

09. B 씨는 좌식생활을 하는 중년 남성으로, 하루 두 갑의 담배를 피우고 만성적인 기침을 호소하였다. 여러 가지 검사 후 폐암 진단을 받았는데, 어떤 유형의 상피조직이 이 진단에 관여하는가?

• 확인문제

01. ________조직은 구조적, 기능적 지원을 제공한다.

02. 세포 사이의 유체 물질을 ________(이)라고 한다.

03. ________은/는 일부 조직에 존재하며 쉽게 늘어나고 반동할 수 있는 능력을 제공한다.

04. 점액을 생성하는 단층원주상피 중 기포를 충전하는 구조는 ________세포이다.

05. ________의 양과 종류, 세포 사이 섬유의 분포는 결합조직의 특성을 결정한다.

06. 치밀결합조직은 주로 강하고 빽빽하게 들어찬 흰색의 ________섬유다발로 구성된다.

07. 치밀뼈는 ________라고 하는 구조적 단위로 구성된다.

08. 뼈대근육을 설명하는 것은?

① 민무늬근육
② 비자발적
③ 근(육)섬유로 분지되며 현미경으로 식별
④ 뼈에 부착

09. 신경(아)교세포를 설명하는 것은?

① 신경세포
② 가지돌기
③ 축삭
④ 신경조직의 특별한 연결과 지지 세포

10. 많은 조직의 바탕질 속에서 미세한 꼬인 로프를 형성하고 조직에 유연한 강도를 부여하는 물질은?

① 프로테오글리칸
② 다당(류)
③ 아교질
④ 탄력소

11. 이행상피는 인체의 어느 부위에서 발견되는가?

① 스트레스를 받는 부위
② 운송이 필요한 부위
③ 신축성과 보호가 필요한 부위
④ 미세관 형성이 필요한 부위

12. 민무늬근육에 대한 설명은?

① 심장에서 발견된다.
② 자발적인 신체의 움직임을 일으킨다.
③ 하나의 세포에 여러 개의 핵이 있다.
④ 혈관과 속빈장기의 벽을 형성한다.

확인문제 정답

01 상피 / 02 바탕질 / 03 탄력소 / 04 술잔 / 05 바탕질 / 06 아교질 / 07 뼈단위 / 08 ④ / 09 ④ / 10 ③ / 11 ③ / 12 ④

기관과 계통

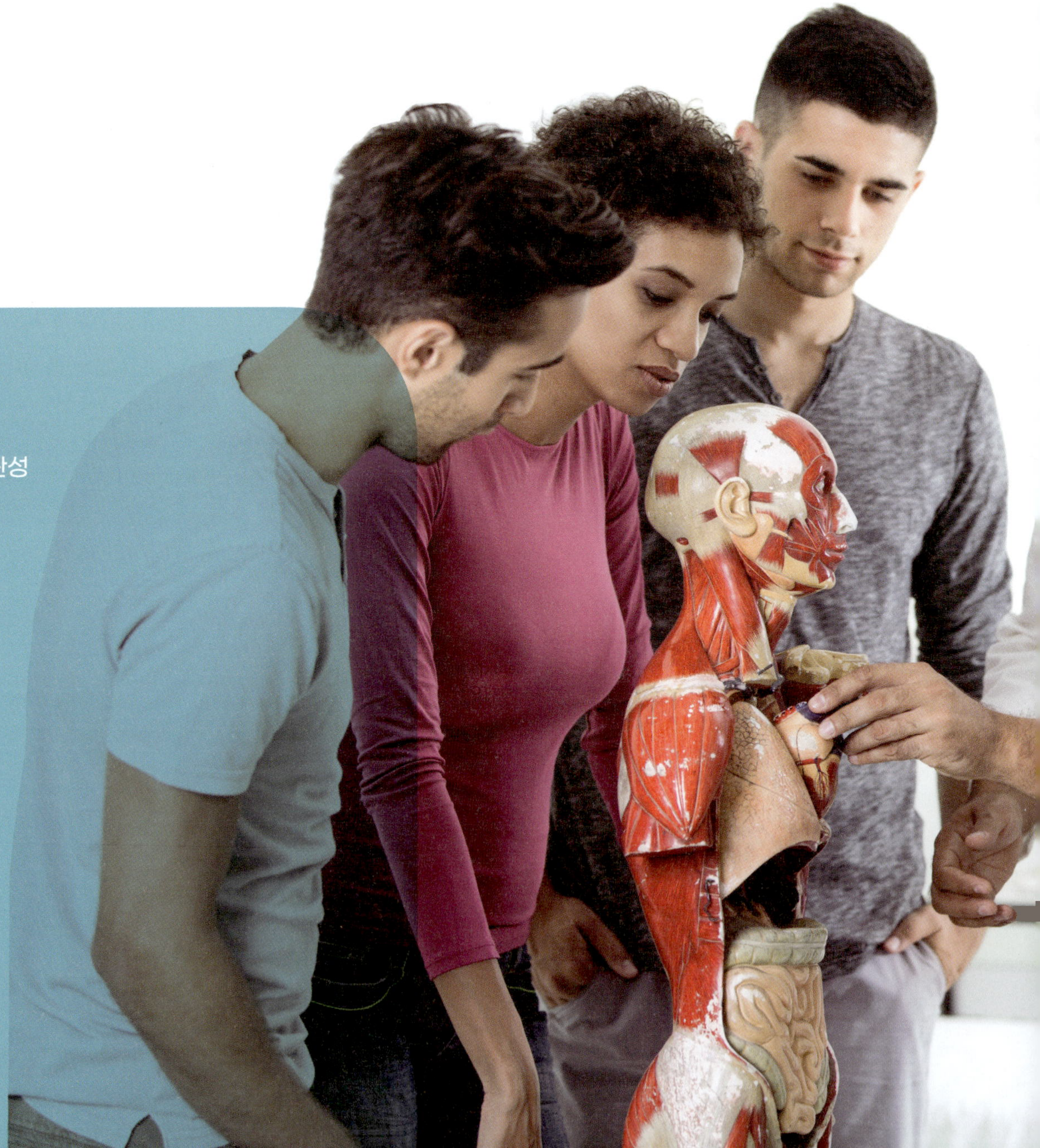

1. 기관과 계통
2. 기관계통의 연관성

CHAPTER 05

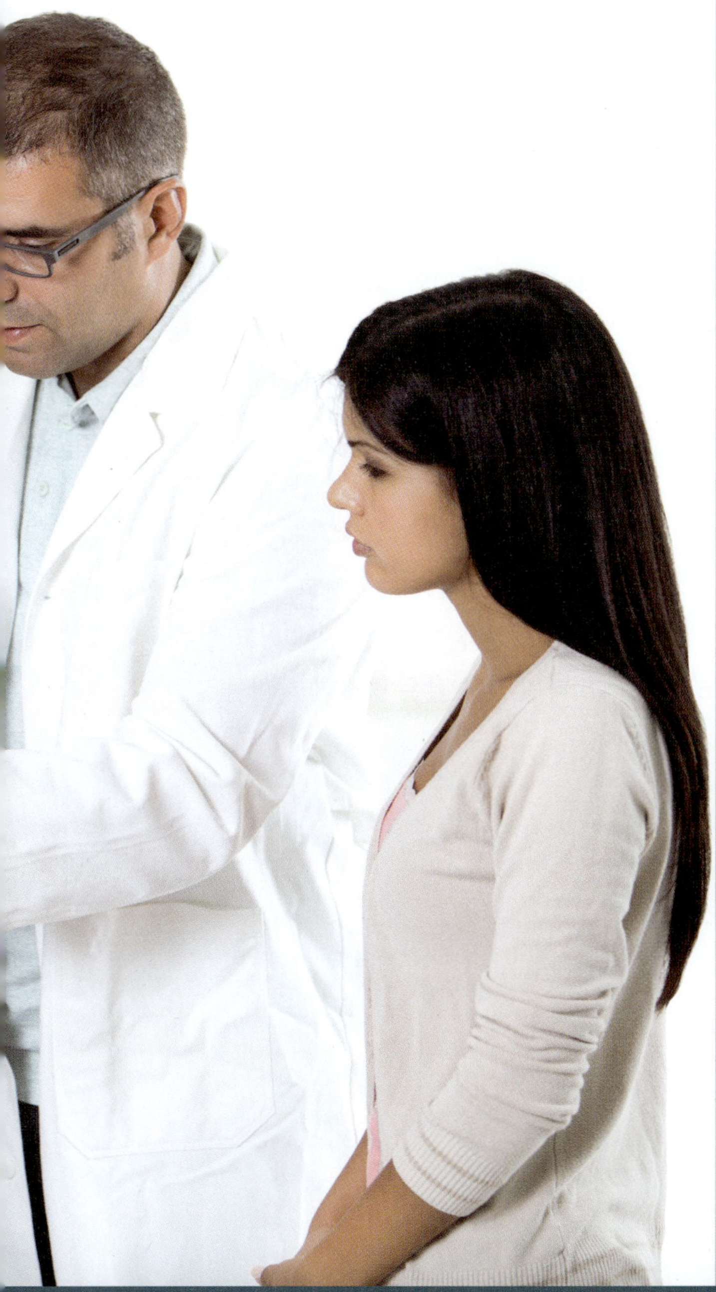

학습목표

1. 기관과 기관계통의 정의를 설명할 수 있다.
2. 인체의 주요 기관계통을 열거할 수 있다.
3. 각 기관계통에서 주요 기관을 구분하고 위치를 설명할 수 있다.
4. 각 기관계통의 주요 기능을 간략하게 설명할 수 있다.

핵심용어

피부계통(외피계) / 뼈대계통(골격계) / 근육계통 / 신경계통 / 내분비계통 / 심장혈관계통 / 림프계통 / 면역계통 / 호흡계통 / 소화계통 / 비뇨계통 / 생식계통

기관(organ)은 2종류 이상의 **조직**(tissue)으로 구성된 구조물로, 1종류의 조직보다 더 복잡한 기능을 수행한다. **계통**(system)은 인체의 복잡한 기능을 수행하기 위해 작동하는 다양한 수와 종류의 기관으로 구성된 구조물이다.

이러한 인체의 계통에 대한 개요는 인체의 구조와 기능을 파악하는 데 토대를 제공하며, 인체는 단순히 개별적인 부분의 집합체가 아니라 전체가 통합적으로 기능한다는 사실을 알 수 있다.

1. 기관과 계통

1. 피부계통

피부계통(외피계, integumentary system)은 인체의 바깥부분을 덮는 **피부**(skin)와 **피부 부속기관**(skin appendage)으로 구성된다(그림 5-1). 성인의 피부 무게는 피부밑조직을 포함해서 약 9kg으로 체중의 약 15%를 차지하여 인체에서 가장 무거운 기관이다. 피부 부속기관에는 털(hair), 손발톱(nail), 땀샘(한선, sweat gland)과 기름샘(피지샘, sebaceous gland)의 외분비샘이 있다.

피부에는 수많은 미세 감각수용기(sense receptor)가 있어서 인체에서 가장 큰 감각기관에 속한다. 피부의 감각수용기는 인체가 통증, 압력, 촉감, 질감, 진동, 온도 변화에 반응할 수 있게 해준다.

피부계통의 주요 기능은 보호이다. 인체에 유해한 세균의 침입으로부터 조직을 보호하고, 화학물질의 유입을 대부분 막으며, 조직의 기계적 손상이 발생할 가능성을 최소화한다. 또한 땀을 흘리고 혈류를 조절해 인체 표면의 열 손실을 조절함으로써 체온을 조절하며, 비타민 D와 같은 중요한 화학물질을 합성한다.

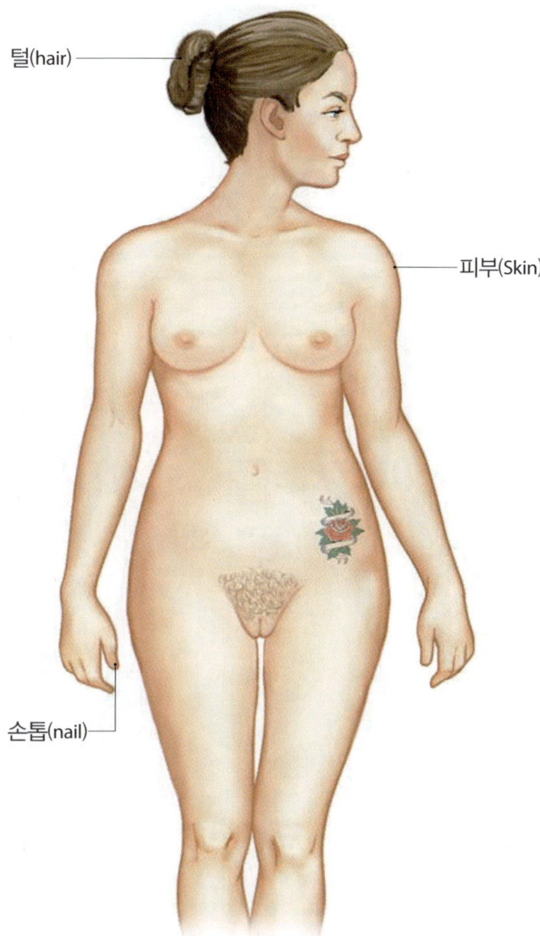

그림 5-1 피부계통

2. 뼈대계통

뼈대계통(골격계, skeletal system)의 주요 기관은 **뼈**(골, bone)이다. 인체에는 약 206개의 뼈가 서로 결합해서 인체의 틀인 뼈대(골격, bony skeleton)를 형성한다(그림 5-2).

뼈대계통에는 뼈뿐만 아니라 **연골**(cartilage), **인대**(ligament) 등의 관련 조직도 포함된다. 연골은 뼈와 뼈를 연결시키거나 연결된 뼈의 완충 역할을 하는데, 예를 들어 갈비뼈(늑골, rib)와 복장뼈(흉골, sternum)를 갈비연골(늑연골, costal cartilage)이 연결한다. 인대는 뼈를 고정시키는 역할을 하는 섬유결합조직의 띠이다. 2개 또는 그 이상의 뼈 사이에는 **관절**(joint)이 형성되는데, 이 관절이 인체에 다양한 움직임을 일으킨다.

뼈대는 뇌(brain) 등의 내부 장기를 보호하고 지지하는 틀을 제공한다. 뼈는 칼슘과 인 등의 주요 무기물을 저장하는 저장소 역할을 하며, 특정 뼈의 적색골수(red marrow)에서는 혈액세포(혈구, blood cell)를 형성한다.

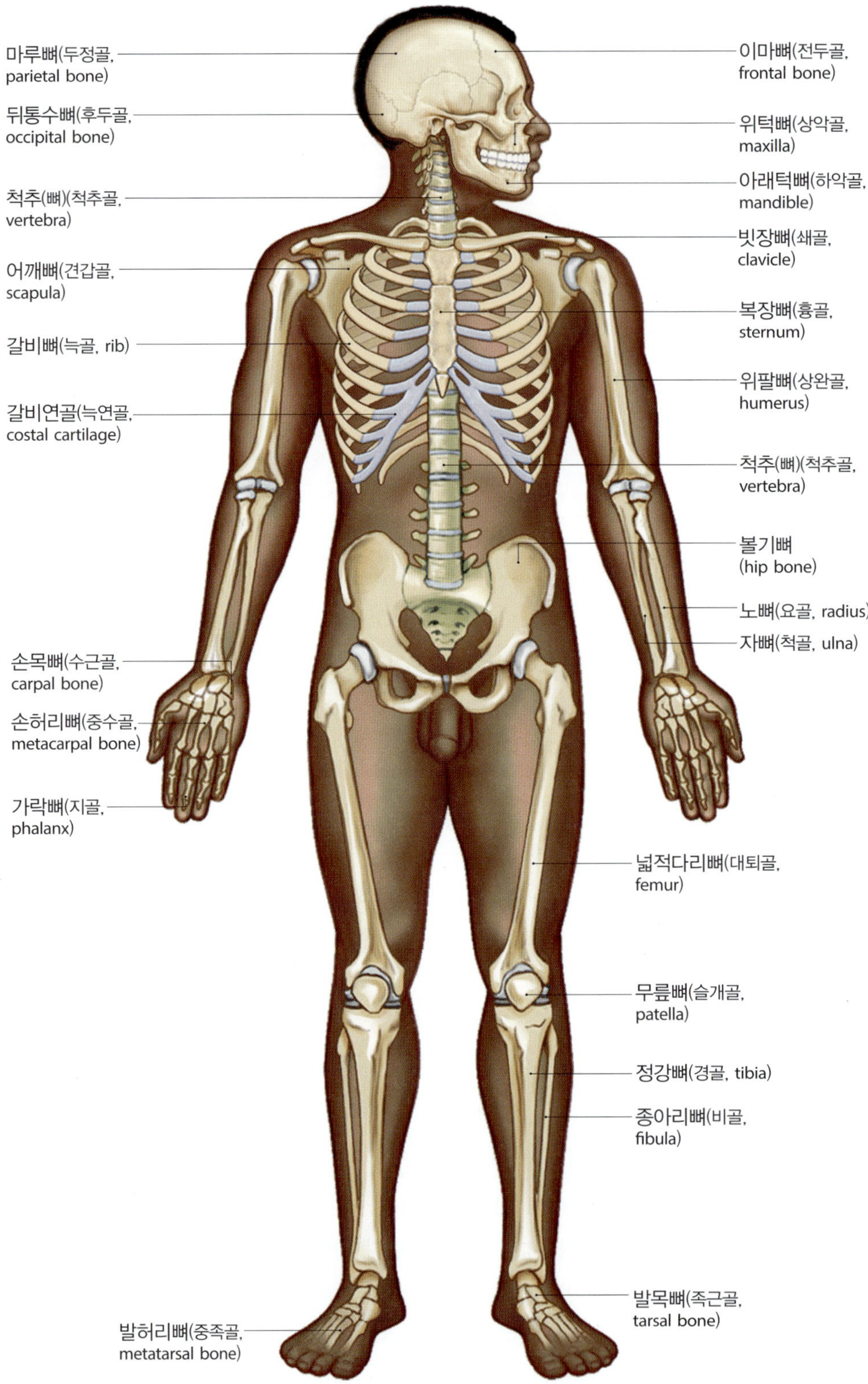
마루뼈(두정골,
parietal bone)
뒤통수뼈(후두골,
occipital bone)
척추(뼈)(척추골,
vertebra)
어깨뼈(견갑골,
scapula)
갈비뼈(늑골, rib)
갈비연골(늑연골,
costal cartilage)
손목뼈(수근골,
carpal bone)
손허리뼈(중수골,
metacarpal bone)
가락뼈(지골,
phalanx)
발허리뼈(중족골,
metatarsal bone)
이마뼈(전두골,
frontal bone)
위턱뼈(상악골,
maxilla)
아래턱뼈(하악골,
mandible)
빗장뼈(쇄골,
clavicle)
복장뼈(흉골,
sternum)
위팔뼈(상완골,
humerus)
척추(뼈)(척추골,
vertebra)
볼기뼈
(hip bone)
노뼈(요골, radius)
자뼈(척골, ulna)
넙적다리뼈(대퇴골,
femur)
무릎뼈(슬개골,
patella)
정강뼈(경골, tibia)
종아리뼈(비골,
fibula)
발목뼈(족근골,
tarsal bone)

그림 5-2 **뼈대계통**

3. 근육계통

근육계통(muscular system)의 주요 기관은 **근육**(muscle)이다. 근육은 수축력이 큰 근(육)세포들이 모여 있는 조직으로, 체중의 40~45%를 차지하며 뼈와 연결되어 있거나 심장이나 장기의 벽을 형성한다. 수축과 이완을 통해 인체에서 일어나는 모든 움직임을 담당할 뿐만 아니라 호흡, 심장박동, 혈관과 림프관의 수축, 장기의 운동, 관절의 안정성, 체온유지 등의 중요한 역할을 한다.

1) 뼈대근육(골격근, skeletal muscle)

뼈대근육은 뼈에 부착해 있는 근(육)조직으로(그림 5-3), 원통 모양의 뼈대근육세포가 다발을 형성하고 있다. 그 형태 때문에 근(육)섬유라고 불리기도 하며, 근(육)섬유가 형성하는 수많은 가로무늬와 다수의 핵이 관찰되는 것이 특징이다. 뼈대근육은 그 수축을 의도적으로 일으킬 수 있기 때문에 **맘대로근육**(수의근, voluntary muscle)이라고도 하고, 가로무늬가 있어서 **가로무늬근육**(횡문근, striated muscle)이라고도 한다.

힘줄(건, tendon)은 치밀규칙결합조직의 조밀한 띠로, 근육을 뼈나 다른 근육에 부착하는 근육기관의 일부이다.

2) 민무늬근육(평활근, smooth muscle)

민무늬근육은 심장을 제외한 위, 방광, 자궁 등의 내장이나 혈관 등을 구성하는 근(육)조직이다. 여러 내장 구조에 위치하기 때문에 **내장근육**(visceral muscle)이라고도 한다. 체액(fluid)이 기관을 통해 이동하는 것을 돕고, 속빈기관에서 체액 이동을 조절하는 판막(valve)을 형성한다. 자신의 의지대로 수축할 수 없기 때문에 **제대로근육**(불수의근, involuntary muscle)에 속한다.

3) 심장근육(심근, cardiac muscle)

심장근육은 심장벽을 구성하는 근(육)조직이다. 이 근육이 수축하면 심장에서 혈관계통으로 혈액을 내보낸다. 심장의 일부 심장근육세포는 심박동 리듬을 발생시킨다. 민무늬근육과 마찬가지로 수축을 의지대로 조절할 수 없기 때문에 **제대로근육**에 속한다.

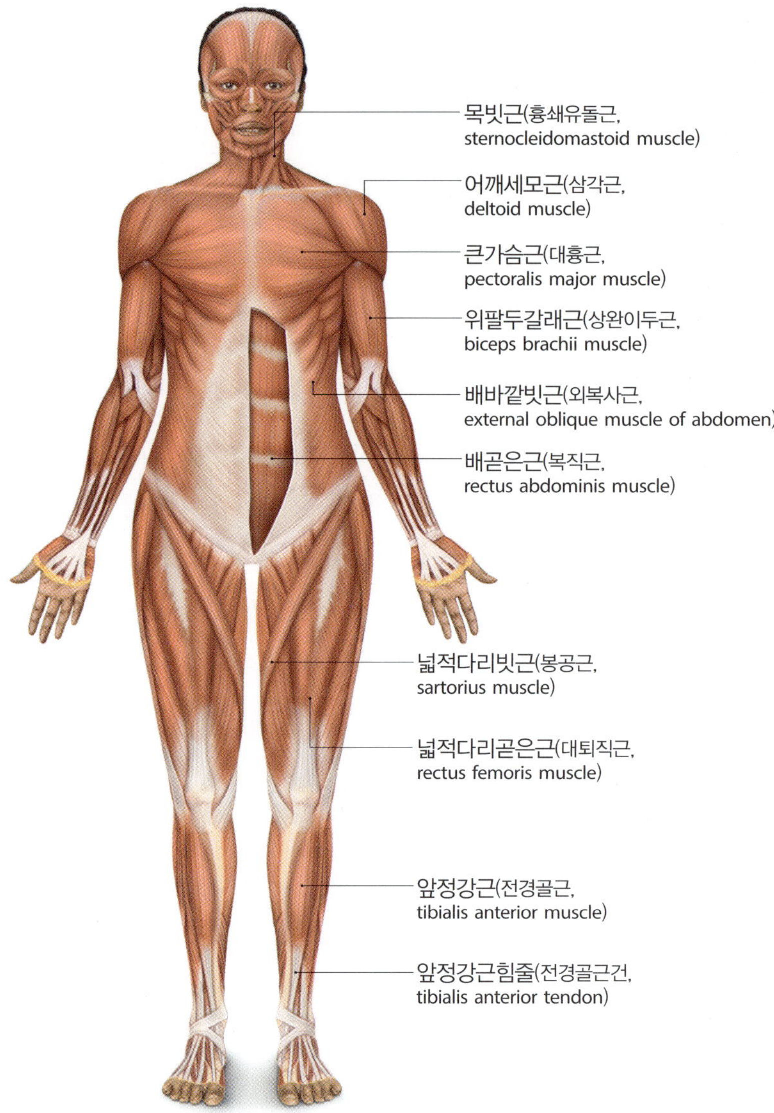

그림 5-3 근육계통

4. 신경계통

신경계통(nervous system)의 주요 기관은 뇌(brain), 척수(spinal cord), 신경(nerve)이다(그림 5-4). 뇌와 척수는 **중추신경계통**(central nervous system, CNS)을 구성하여 전체 신경계통에 대한 중앙 통제를 한다. 뇌와 척수에서는 각각 뇌신경(cranial nerve)과 척수신경(spinal nerve)이 뻗어 나오는데, 뇌신경과 척수신경의 모든 가지가 **말초신경계통**(peripheral nervous system, PNS)을 구성한다.

신경계통을 구성하는 요소들의 광범위한 신경망 덕분에 ①인체 기관과의 소통, ②인체 기능의 통합,

③인체 기능의 조절, ④감각 자극의 감지 등 주요 기능을 수행할 수 있다. 이러한 기능은 **신경자극**(nerve impulse)에 의한 신호로 수행되며, 신경계통은 일반적으로 보통 짧은 시간 동안 지속되는 빠른 활동을 일으킨다. 신경계통이 제대로 기능해야만 음식을 정상적으로 씹고 걸으며 조화로운 근육운동을 할 수 있다. 신경자극은 그 밖에도 샘에서 호르몬이나 체액을 분비하게 한다.

또한 말초신경계통은 열, 빛, 소리, 압력이나 온도와 같이 인체에 영향을 주는 특정 **자극**(stimulus)을 인식할 수 있다. 자극을 받게 되면 **감각기관**(sense organ)은 신경자극을 생성해 뇌나 척수로 보내어 정보를 분석 또는 중계하고 필요한 경우에 적절한 조치를 취한다.

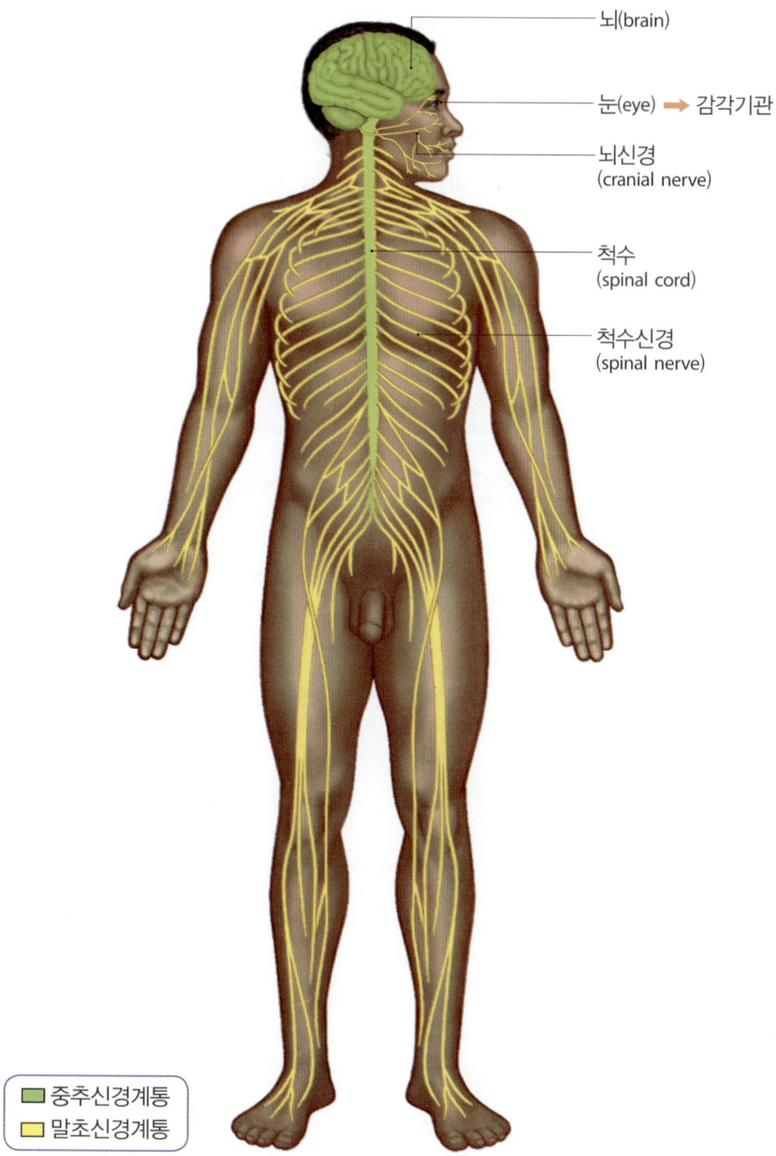

그림 5-4 신경계통

5. 내분비계통

내분비계통(endocrine system)은 **호르몬**(hormone)이라는 화학물질을 혈액으로 직접 분비하는 샘으로 구성된다. 내분비계통은 신경계통과 마찬가지로 소통, 통합, 조절 기능을 수행한다. 신경계통은 빠르게 이동하는 신경자극에 의해 짧고 신속한 조절을 하는 반면, 내분비계통은 호르몬 분비를 통해 느리고 더 오래 지속되는 조절을 한다. 예를 들어 성장호르몬(growth hormone)의 분비는 장기간에 걸쳐 점진적 성장을 하도록 발달 속도를 조절한다. 호르몬은 성장 조절 외에도 대사, 생식, 그 밖에 인체의 활동에 대한 주요 조절자로서 체액 및 전해질평형과 산염기평형에 중요한 역할을 한다.

내분비샘은 몸 전체에 널리 분포하는데, 머리에는 **뇌하수체**(hypophysis), **솔방울샘**(송과체, pineal gland), **시상하부**(hypothalamus)가 있고, 목에는 **갑상샘**(thyroid gland), **부갑상샘**(parathyroid gland)이 있다. 가슴안에는 **가슴샘**(흉선, thymus gland)이 있고, 배안에는 **부신**(adrenal gland), **이자**(췌장, pancreas)가 있다. 여성의 **난소**(ovary)와 남성의 **고환**(testis)은 생식샘이면서 내분비샘의 역할도 한다(그림 5-5).

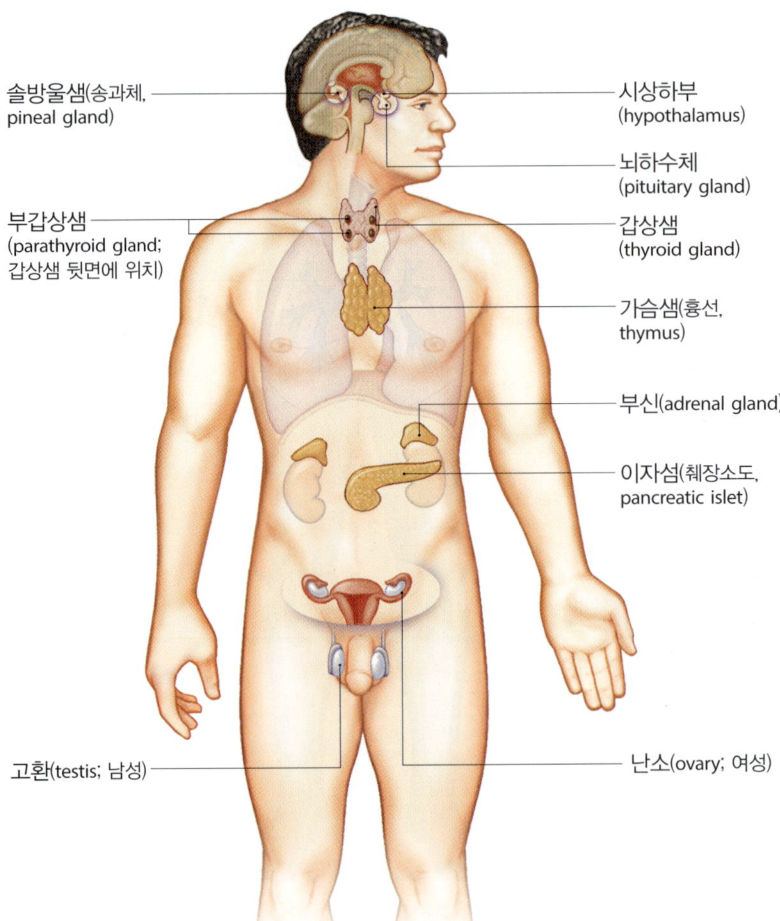

그림 5-5 내분비계통

6. 심장혈관계통

심장혈관계통(cardiovascular system)은 **심장**(heart)과 **동맥**(artery), **정맥**(vein), **모세혈관**(capillary)으로 이루어진 폐쇄형 혈관계통으로 구성된다(그림 5-6). 심장이 박동하면 혈액이 폐쇄된 회로인 혈관을 따라 돌면서 온몸을 순환하기 때문에 **순환계통**(circulatory system)이라고도 한다.

심장혈관계통의 주요 기능은 운반이다. 온몸의 세포에는 생존에 필요한 산소, 이산화탄소, 영양소, 호르몬, 기타 물질이 운반되고, 세포에서 생성된 노폐물은 지속적으로 혈류로 방출되어 혈액을 통해 배설기관으로 운반된다. 또한 심장혈관계통은 몸 전체에 열을 분배하고 표면의 혈류를 조절해서 열을 유지하거나 방출함으로써 체온을 조절한다. 또한 심장혈관계통의 일부 세포는 면역(immunity)을 통해 몸을 방어하는 기능도 한다.

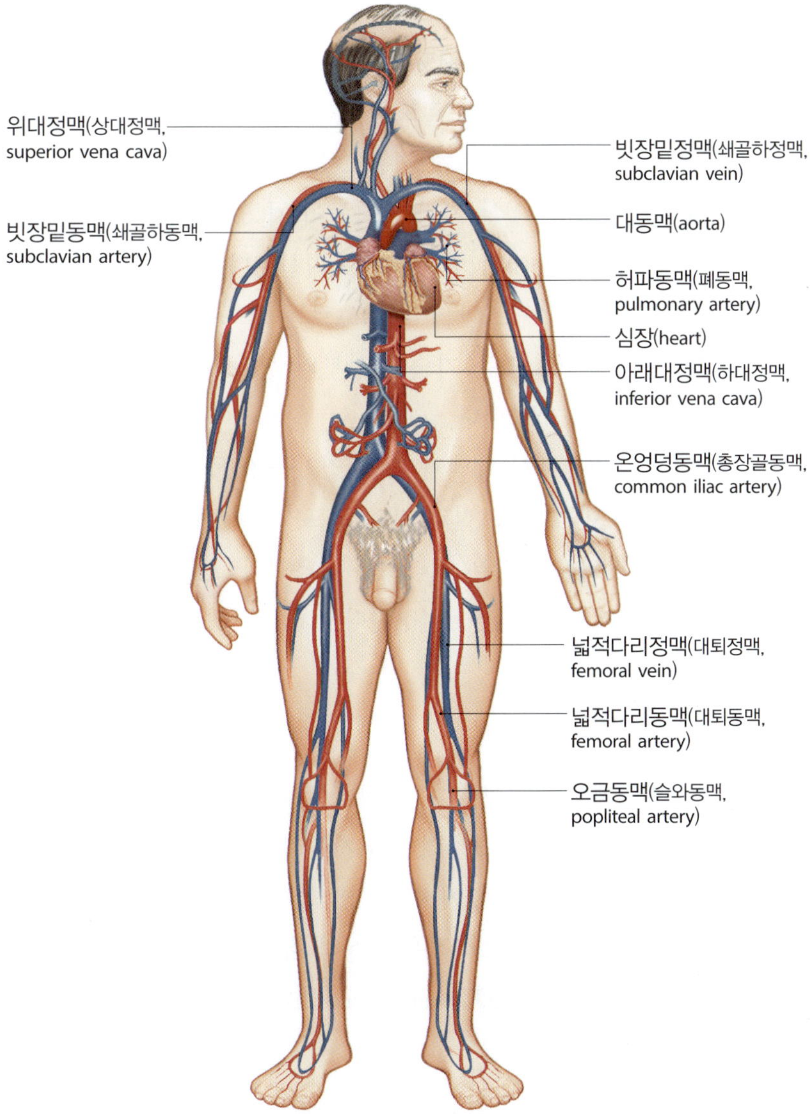

그림 5-6 심장혈관계통

요점확인

1. 피부계통에서 가장 큰 기관은 무엇인가?
2. 뼈대계통의 주요 기관은 무엇인가?
3. 신경계통의 주요 기능은 무엇인가?
4. 심장혈관계통은 어떤 기관으로 구성되어 있는가?

7. 림프계통과 면역계통

1) 림프계통(lymphatic system)

림프계통은 림프조직이라는 방어세포의 집단으로 구성된 림프기관과 함께 **림프관**(lymphatic vessel)으로 구성된다. 림프기관에는 **림프절**(lymph node), **편도**(tonsil), **가슴샘**(흉선, thymus), **지라**(비장, spleen)가 있다(그림 5-7). 가슴샘은 내분비샘이면서 림프기관으로도 기능한다. 또 적색골수(red bone marrow)는 뼈대계통의 일부이면서 림프계통의 세포를 생성하여 림프계통 구조물로 간주되기도 한다.

림프관은 림프구(lymphcyte), 단백질, 일부 지방 분자들이 차 있는 묽은 액체인 **림프**(lymph)로 채워져 있다. 림프는 세포 주변의 체액에서 만들어져 림프관으로 확산된다. 림프는 혈액과 달리 혈관의 막힌 회로를 통해 반복적으로 순환하지 않는다. 림프관을 따라 흐르는 림프는 **가슴림프관**(흉관, thoracic duct)과 같은 큰 관을 통과하면서 심장혈관계통으로 가는 가슴안 상부의 정맥으로 연결된다. 따라서 생물학자들은 림프계통을 순환계통의 일부로 간주하기도 한다.

림프계통은 세포 주변의 조직공간에서 체액과 작은 입자를 이동시키고, 소화관에서 흡수된 지질을 혈액으로 다시 이동시키는 기능을 한다. 림프절과 기타 림프기관은 림프가 조직을 통과할 때 세균세포, 암세포, 기타 이물(질)을 가두어 파괴하는 작은 필터로서 작용한다. 림프계통의 기관이 이처럼 면역 기능도 수행하기 때문에 림프계통을 면역계통과 함께 설명한다.

2) 면역계통(immune system)

인체의 모든 방어체계가 **면역계통**을 구성한다. 면역계통은 질병을 일으키는 미생물, 유해독소, 이식 조직, 암으로 변한 자신의 세포로부터 보호하고, 다양한 자극과 부상에 적절히 대응할 수 있게 한다.

면역계통은 포식세포(phagocyte) 등의 보호 세포와 다양한 유형의 방어 단백질 분자(분비면역세포에서 생성)로 구성된다. 면역계통의 일부 세포는 포식작용을 통해 유해한 세균을 직접 공격하여 삼키고 파괴하는 능력이 있다. 그 밖에도 **항체**(antibody)와 **보체**(complement)라고 하는 단백질 화합물을 분비하여, 여러 유해인자로부터 인체를 보호하는 화학반응을 일으킨다.

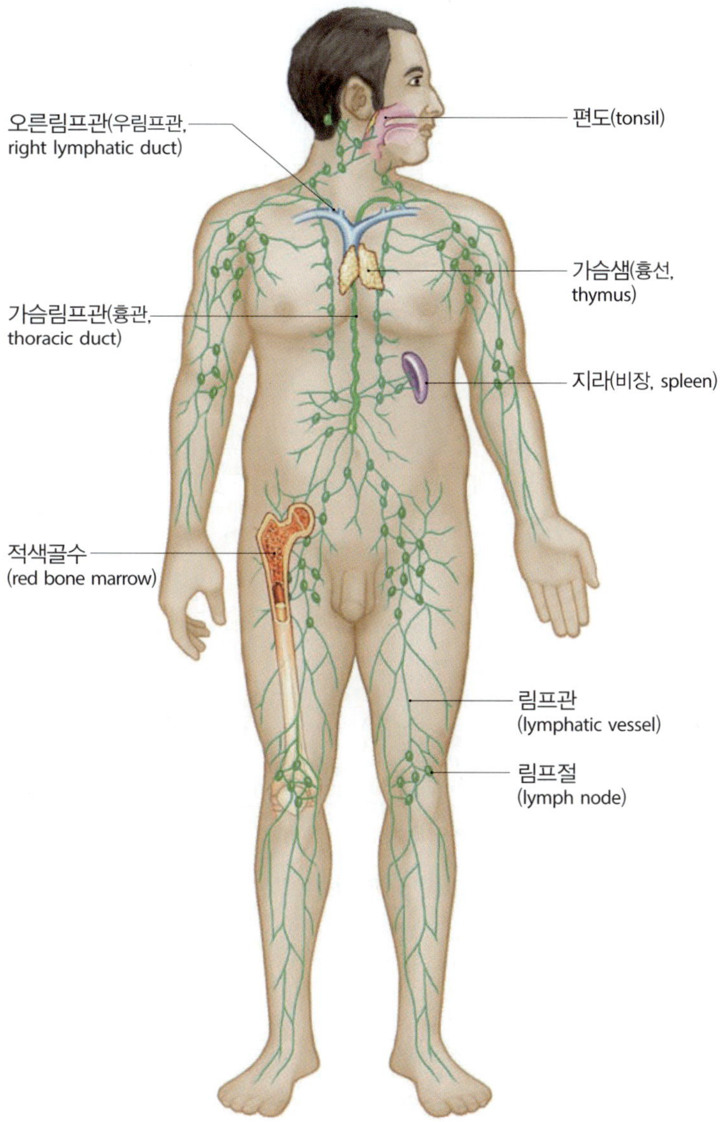

그림 5-7 **림프계통**

8. 호흡계통

호흡계통(respiratory system)의 주요 기관에는 **코**(비, nose), **인두**(pharynx), **후두**(larynx), **기관**(trachea), **기관지**(bronchus), **허파**(폐, lung)가 있다(그림 5-8). 이 기관들은 다 함께 **허파꽈리**(폐포, alveolus)라는 얇은 벽으로 된 허파의 작은 주머니로 공기의 이동을 촉진한다.

허파꽈리에서는 공기 중 산소를 불필요한 이산화탄소로 교환한다. 이산화탄소는 혈액에 의해 허파로 운반된 후 몸 밖으로 제거된다. 호흡 시 허파를 부풀리는 데 도움을 주는 가로막(횡격막, diaphragm)도 호흡

작용에 큰 역할을 한다.

호흡계통의 기관은 허파꽈리로의 공기 이동 외에도 여러 가지 기능을 수행한다. 예를 들어 춥거나 건조한 환경에서 생활하는 경우 들이마신 공기가 호흡기를 지나면서 따뜻해지고 가습될 수 있다. 또한 호흡기를 통과하는 꽃가루나 먼지와 같은 자극물질은 호흡기 통로의 속을 덮는 끈적한 점액에 걸려져 몸 밖으로 제거된다. 인체의 산염기평형을 조절하는 데도 관여한다.

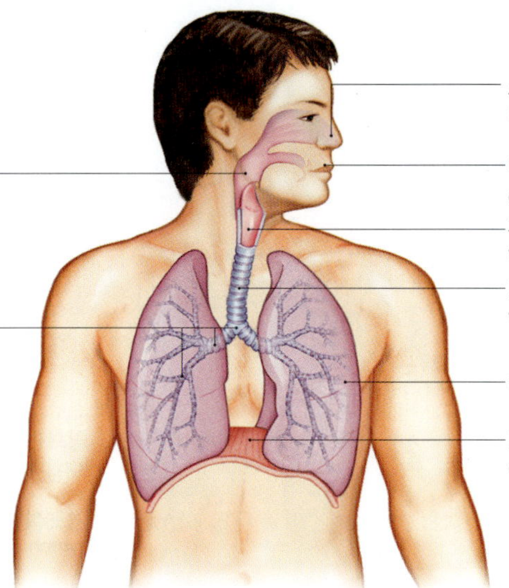

그림 5-8 호흡계통

9. 소화계통

소화계통(digestive system)의 기관은 **소화관**(digestive tract)과 **소화 부속기관**으로 크게 구분되며, 이들 기관은 영양소의 적절한 소화와 흡수, 노폐물의 제거를 위해 함께 작용한다(그림 5-9).

소화관에는 입(mouth), 인두(pharynx), 식도(esophagus), 위(stomach), 작은창자(소장, small intestine), 큰창자(대장, large intestine), 곧창자(직장, rectum), 항문관(anal canal)이 있다. 소화 부속기관은 소화관 주변이나 내부에 위치해 있으며, 이(치아, tooth), 침샘(타액샘, salivary gland), 혀(tongue), 간(liver), 쓸개(담낭, gallbladder), 이자(췌장, pancreas), 막창자꼬리(충수, appendix)가 포함된다.

소화관은 양 끝이 뚫려 있는 관이며, 입으로 들어온 음식물은 소화되어 영양분이 흡수되고 소화되지 않은 잔여물은 대변으로서 몸 밖으로 배출된다.

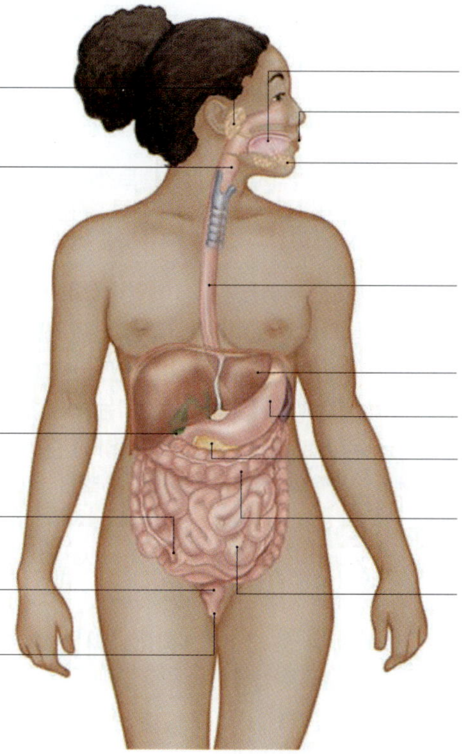

그림 5-9 소화계통

10. 비뇨계통

비뇨계통(urinary system)의 주요 기관에는 **콩팥**(신장, kidney), **요관**(ureter), **방광**(urinary bladder), **요도**(urethra) 등이 있다(그림 5-10).

콩팥은 세포에서 영양분의 대사로 생성되는 노폐물을 혈액에서 걸러 내거나 정화하는 역할을 한다. 또한 체내 전해질, 물, 산-염기의 평형을 유지하는 데도 중요한 역할을 한다.

콩팥에서 생성된 노폐물을 **소변**(urine)이라고 한다. 소변은 콩팥에서 생성된 후 콩팥을 나와 요관을 거쳐 방광으로 가서 일시적으로 저장되었다가 방광에서 요도를 통해 몸 밖으로 배출된다. 남성의 요도는 음경(penis)을 통과하며 소변과 정액을 운반하는 비뇨와 생식의 이중 기능을 한다. 여성의 경우는 비뇨와 생식의 통로가 완전히 분리되어 있으며 요도는 단지 비뇨 기능만 한다.

체내 노폐물의 제거에는 비뇨계통 외의 다른 기관도 관여한다. 예를 들어 소화되지 않은 잔여물과 대사 노폐물은 창자에서 대변으로 배출되고, 허파는 몸에서 이산화탄소를 제거하며, 피부는 땀을 통해 물과 염분을 제거한다.

과학응용

● (방사선)영상촬영(radiography)

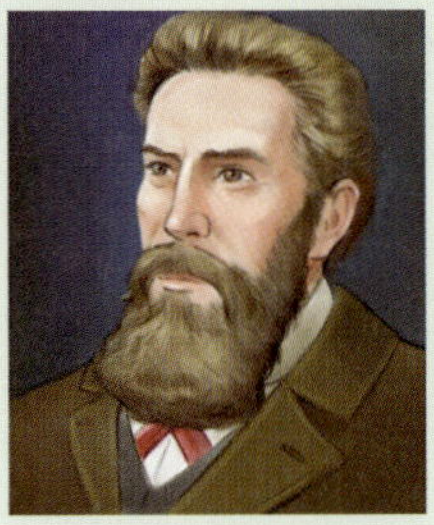

빌헬름 뢴트겐

1895년 독일의 물리학자 빌헬름 뢴트겐(Wilhelm Rötgen, 1845~1923)은 현대에서 가장 중요한 의학적 발견 중 하나인 인체의 (방사선)영상촬영을 개발하였다. (방사선)영상촬영은 인체의 내부 구조를 비침습적으로 촬영하는, 가장 오래되었지만 여전히 가장 널리 사용하는 방법으로, 뢴트겐은 이 업적으로 노벨상을 수여하였다. 뢴트겐은 낮은 압력에서 가스를 통과하는 전기의 영향을 연구하던 중 우연히 X선이 특수한 화학물질로 코팅된 판을 빛나게 하는 사실을 발견하였다. 그 후 얼마 지나지 않아 X선으로 뼈와 같은 내부 기관의 그림자를 필름에 촬영하는 데 성공하였다. 그의 첫 번째이자 가장 유명한 방사선 사진은 뢴트겐의 아내인 베르타의 손이었다. 약간 흐릿하기는 하지만 베르타의 손가락뼈와 손에 끼고 있는 반지의 윤곽을 보여주었다. 이 방사선 사진이 신문에서 실리면서 전 세계가 뢴트겐의 획기적 발견을 알게 되었다.

(방사선)영상촬영은 방사선 스펙트럼의 X-띠에 있는 파동원에서 X선을 쏘면 몸을 투과하여 필름이나 스크린에 비치는 원리이다. 그 결과 사진에서 X선을 흡수하는 뼈와 다른 치밀한 구조물의 윤곽이 나타난다. 그림에서처럼 소화기관과 같이 부드럽고 속이 빈 구조물을 더 잘 보이게 하려면 방사선 비투과 조영제(contrast material)를 사용하면 된다. 예를 들어 황산바륨(X선 흡수)을 결장에 주입하면 결장을 더 잘 보이게 할 수 있다.

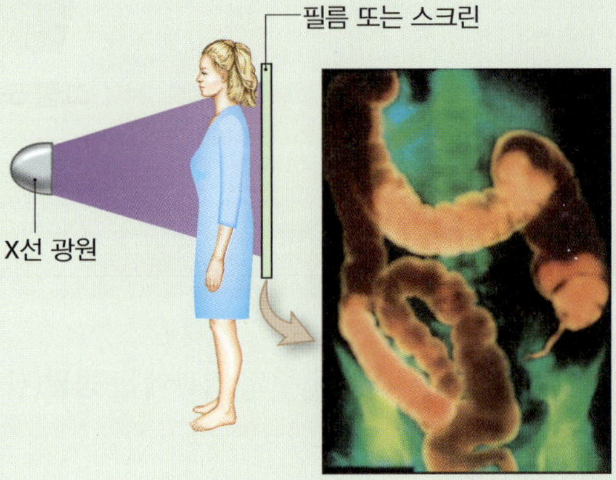

오늘날 뢴트겐의 발명품은 인체를 자를 필요 없이 내부 장기를 연구하는 데 다양하게 사용된다. 예를 들어 컴퓨터단층촬영(computed tomography, CT)은 현대의 컴퓨터화된 X선 방사선 사진 촬영법이다. 방사선사는 방사선 사진 촬영을 주업무로 하는 보건 전문가이고, 영상의학과 의사는 이 사진을 해석하는 업무를 한다. 수많은 의학, 수의학, 치과 전문가들은 환자의 진단, 평가 및 치료에 방사선 사진과 해석에 의존한다. 나아가 (방사선)영상촬영은 많은 산업과 연구에 사용되며 미라를 연구하는 고고학자들도 사용한다.

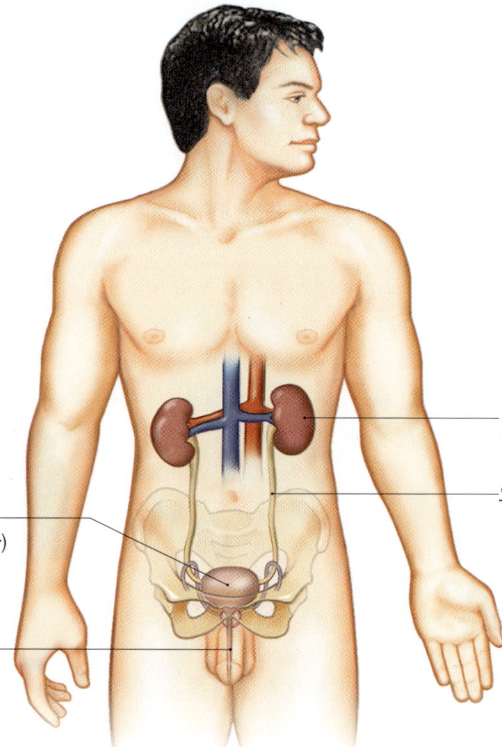

그림 5-10 비뇨계통

11. 생식계통

생식계통(reproductive system)은 기능면에서 인체의 다른 기관계통과는 현저하게 다른 의미를 가진다. 생식계통은 개체의 상대적 안정성과 생존을 유지하는 기능을 하지만, 더 나아가 다음 세대의 개체를 출산하여 종을 유지하는 기능도 한다. 또 성적 특징을 발달시키도록 생산되는 호르몬은 인체의 다른 구조와 기능에도 영향을 미친다.

생식계통은 남녀 간에 명백한 차이가 있으며, 모두 자손을 낳기 위한 생식세포를 생산하는 생식샘(gonad)이 있고 생식 기능을 조절하는 호르몬을 생산한다.

1) 남성 생식계통(male reproductive system)

남성 생식계통의 기관에는 **고환**(testis)이 포함되는데, 고환은 생식세포를 생산하는 생식샘 역할을 한다. 고환은 **정자**(sperm)와 남성호르몬인 테스토스테론(testosterone)을 생산한다. **정관**(vas deferens gland)이라는 관이 고환에서 뻗어 나와 요도로 이어진다. 요도 상부를 둘러싸는 것은 외분비샘인 **전립샘**(prostate gland)이다. **음경**(penis)과 **음낭**(scrotum)은 인체 바깥에 있는 **바깥생식기관**(외부생식기, external genitalia)이다(그림

5–11). 요도는 비뇨계통의 기관으로 구분되지만 음경 내부를 통과하여 정자를 외부로 운반하면서 소변을 배설하는 통로 역할을 함께 한다.

남성 생식기관은 함께 기능하여 정자를 생산하고 생산한 정자를 여성 생식기관에 전달한다. 고환에서 생산된 정자는 몸 밖으로 사정되기 위해서는 정관을 포함한 많은 관을 통과한다. 전립샘과 다른 부속기관은 생식세포가 관과 지지 구조물(특히 음경)을 통과할 때 액체와 영양분을 추가하여 생식세포가 여성 생식기관으로 가는 것을 촉진한다.

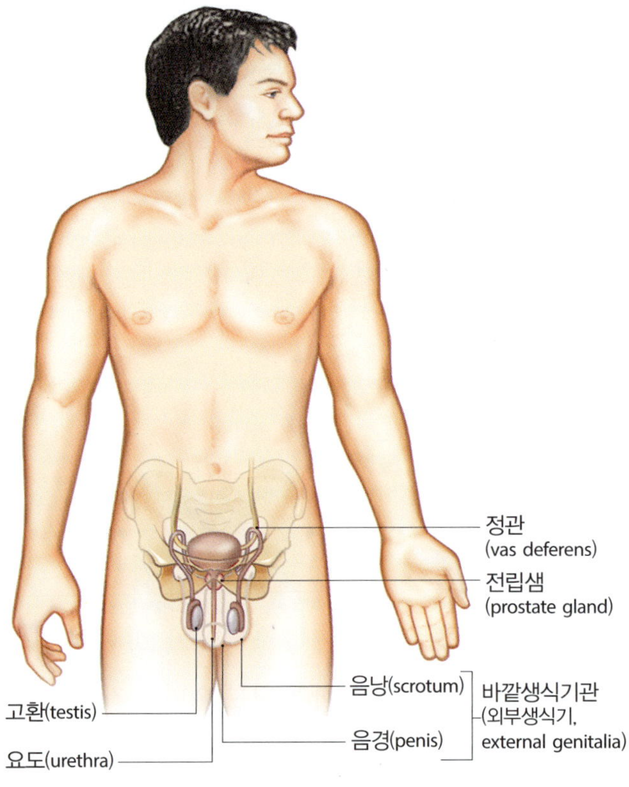

그림 5–11 남성 생식계통

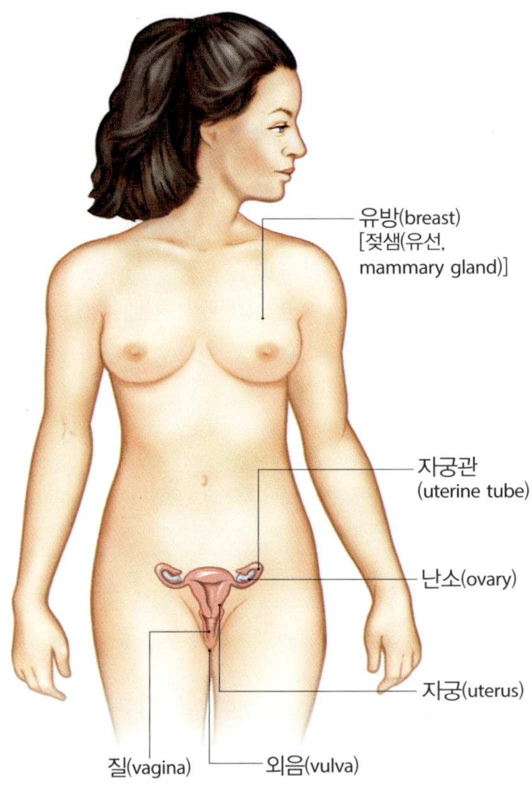

그림 5–12 여성 생식계통

2) 여성 생식계통(female reproductive system)

여성 생식계통의 기관에는 생식샘인 **난소**(ovary)와 **자궁**(uterus), **자궁관**(uterine tube, fallopian tube), **질**(vagina) 등이 있다. 여성에서 **외음**(vulva)은 바깥생식기관을 가리킬 때 사용한다(그림 5–12).

난자(ovum)는 난소에서 생산되는 생식세포이다. 난자는 자궁관을 통해 이동하며 자궁관팽대에서 정자와 수정한다. 정자와 난자가 수정하여 생긴 수정란이 성숙하면 자궁관을 타고 자궁으로 가서 착상하며 산모의 혈관과 연결된다. 약 9개월 후 태아는 자궁목을 지나 질을 통해 산모의 몸 밖으로 나온다.

유방(breast)은 **젖샘**(유선, mammary gland)이라는 샘조직이 있는 피부의 지방조직 확장물로, 젖을 생산한다. 젖샘은 남녀 모두 존재하지만 여성만 모유를 생산한다. 유선은 자손의 발달을 지원하는 역할 때문에 피부샘보다 부속 생식기관으로 분류된다.

여성 생식기관은 난자를 생산하고 남성의 생식세포인 정자를 받아들여 수정하며 수정란을 자궁으로 이동시켜 태아의 발달, 출생, 그리고 영양 공급을 촉진한다.

요점확인

1. 림프계통의 기능은 무엇인가?
2. 면역계통이 질병을 일으키는 미생물과 싸우는 방법은 무엇인가?
3. 호흡계통은 기체교환 외에 어떠한 기능을 하는가?
4. 소화계통의 소화관에는 무엇이 있는가?
5. 소화계통의 소화 부속기관에는 무엇이 있는가?
6. 남성에서 비뇨계통과 생식계통을 모두 공유하는 기관은 무엇인가?

2. 기관계통의 연관성

기관계통의 구조와 기능에 대한 세부적인 사항을 학습할 때는 각 계통과 그 구성 기관이 다른 계통이나 인체 전체와 어떤 연관성을 가지는지를 파악하는 것이 중요하다(**표 5-1**).

예를 들어 근육은 뼈대계통의 뼈에 적절하게 부착해 있어야만 근육의 수축을 통해 인체의 특정한 움직임을 만들 수 있다. 근육이 수축을 시작하려면 신경계통에서 발생하는 신경자극에 의해 먼저 자극을 받아야 한다. 이후 수축을 계속하려면 호흡계통에서 얻은 산소와 소화계통에서 흡수한 영양분도 있어야 한다. 또한 근육 수축에 의해 생성된 수많은 노폐물은 비뇨계통과 호흡계통에 의해 배출되어야 한다. 심장혈관계통은 호흡기체, 영양분, 대사의 노폐물들을 운반한다.

인체의 어떠한 계통도 완전히 독립해서는 기능하지 못한다. 구조적, 기능적으로 서로 연관되어 상호 의존적으로 기능한다. 인체에서 모든 기관과 계통이 조화롭고 세심하게 조절될 때만 항상성(homeostasis)이 유지될 수 있다.

표 5-1 기관계통의 종류와 기능

계통	주요 기관		기능
피부계통	피부, 피부 부속기관(털, 손발톱, 분비샘)		외부 환경으로부터 내부 환경을 분리
뼈대계통	뼈, 인대		몸의 지지 · 보호 · 움직임, 무기물 저장
근육계통	근육		힘을 내며 직접 뼈대를 움직임, 자세 유지를 위해 뼈대를 안정시킴, 열 발생
신경계통	중추	뇌, 척수	내부 환경에 대한 주요 조절 계통의 변화를 감지하고 정보를 통합하며 효과기(근육기관, 샘)에 신호를 전달
	말초	뇌신경, 척수신경	
내분비계통	뇌하수체, 솔방울샘, 시상하부, 갑상샘, 부신, 이자섬, 난소, 고환 등		혈류를 통해 목표 부위로 이동하는 호르몬을 분비해 내부 환경을 조절
심장혈관계통	심장, 동맥, 정맥, 모세혈관		내부 환경에 있는 영양소, 물, 산소, 호르몬, 노폐물 및 기타 물질을 운반
림프 · 면역계통	림프절, 림프관, 가슴샘, 지라, 편도 등		조직의 과다한 체액을 배출하고, 정화한 후 다시 혈액으로 보냄, 비정상적인 세포나 이물(질) 및 기타 자극제에 의한 손상으로부터 내부 환경을 보호
호흡계통	코, 인두, 후두, 기관, 기관지, 허파		내부 환경과 외부 환경 사이의 산소 및 이산화탄소 교환
소화계통	소화관	입, 인두, 식도, 위, 작은창자, 큰창자, 항문	외부 환경에서 영양소를 분해하여 내부 환경으로 흡수
	소화 부속기관	이, 침샘, 혀, 간, 쓸개, 이자, 막창자꼬리 등	
비뇨계통	콩팥, 요관, 방광, 요도		과량의 물, 염분, 노폐물, 산 및 기타 물질을 배출하여 내부 환경을 조정
생식계통	남성	고환, 정관, 요도, 전립샘, 음경, 음낭 등	생식세포를 생산하여 유전자의 생존을 보장, 여성에서는 수정과 초기 태아 발달의 장소
	여성	난소, 자궁, 자궁관, 질, 외음, 젖샘 등	

개념요약

• 기관과 계통

A. 피부계통(외피계, integumentary system) (그림 5-1 참조)

1. 구조
   a. 피부(skin)
      ① 부속기관(부착된 구조물)이 많음
      ② 외피(integument) : 피부, 부속기관, 피부밑조직
   b. 피부 부속기관
      ① 털(hair)
      ② 손발톱(nail)
      ③ 감각수용기(sense receptor)
      ④ 땀샘(한선, sweat gland)
      ⑤ 기름샘(피지샘, sebaceous gland)
2. 기능
   a. 보호 : 주요 기능
   b. 체온조절
   c. 화학물질 합성
   d. 감각기관

B. 뼈대계통(골격계, skeletal system) (그림 5-2 참조)

1. 구조
   a. 뼈(bone)가 주요 기관
      ① 뼈대를 이루는 206개의 뼈
      ② 각 개인별로 추가적인 변이 뼈가 발생함
   b. 연골(cartilage) : 뼈를 연결하고, 연결된 뼈의 쿠션 역할
   c. 인대(ligament) : 뼈를 함께 고정하는 섬유조직의 띠
   d. 관절(joint) : 움직임을 가능하게 하는 뼈 사이의 연결
2. 기능
   a. 전신을 지지하는 틀
   b. 뇌와 내부 기관 보호
   c. 움직임(관절과 근육을 통해)
   d. 무기물 저장
   e. 혈액세포 형성

C. 근육계통(muscular system) (그림 5-3 참조)

1. 구조
   a. 근육(muscle)이 주요 기관
   b. 자발적 또는 가로무늬가 있는 뼈대근육
   c. 몇몇 기관의 벽에 있는 비자발적 민무늬근육
   d. 심장의 벽에 있는 심장근육
2. 기능
   a. 움직임
   b. 체위 유지
   c. 열생산

D. 신경계통(nervous system) (그림 5-4 참조)

1. 구조
   a. 중추신경계통(central nervous system, CNS)
      ① 뇌(brain)
      ② 척수(spinal cord)
   b. 말초신경계통(peripheral nervous system, PNS)
      ① 뇌신경(cranial nerve)과 그 가지
      ② 척수신경(spinal nerve)과 그 가지
      ③ 감각기관
2. 기능
   a. 기관 간의 소통
   b. 몸 기능의 통합
   c. 몸 기능의 조절
   d. 감각자극의 인식

E. 내분비계통(endocrine system) (그림 5-5 참조)

1. 구조 : 호르몬(hormone)을 혈액에 직접 분비하는 샘
2. 기능
   a. 신경계통과 마찬가지로 소통, 통합, 조절
   b. 조절 속도가 느리고 지속 시간이 긺
   c. 호르몬에 의해 조절되는 기능의 예 : 성장, 대사, 생식, 체액과 전해질의 균형

F. 심장혈관계통(cardiovascular system) (그림 5-6 참조)

1. 구조
   a. 심장(heart)
   b. 혈관(blood vessel)
2. 기능
   a. 온몸으로 물질을 운송
   b. 체온조절
   c. 면역(몸의 방어)

G. 림프계통과 면역계통 (그림 5-7 참조)

1. 림프계통(lymphatic system)
   a. 구조
      ① 림프관(lymphatic vessel)
      ② 림프절(lymph node)과 편도(tonsil)
      ③ 가슴샘(흉선, thymus)
      ④ 지라(비장, spleen)

⑤ 적색골수(red bone marrow)

b. 기능

① 림프의 운송

② 면역

2. 면역계통(immune system)

a. 구조

① 고유세포 : 포식세포, 분비세포

② 방어 단백질 화합물 : 항체, 보체

b. 기능

① 세균의 포식(포식작용, phagocytosis)

② 유해물질로부터 보호하는 화학반응

H. 호흡계통(respiratory system) (그림 5-8 참조)

1. 구조

a. 코(비, nose)
b. 인두(pharynx)
c. 후두(larynx)
d. 기관(trachea)
e. 기관지(bronchus)
f. 허파(폐, lung)

2. 기능

a. 허파꽈리에서 산소와 이산화탄소의 교환

b. 흡입 공기에서 자극 물질을 여과

c. 산염기평형 조절

I. 소화계통(digestive system) (그림 5-9 참조)

1. 구조

a. 소화관

① 입(mouth)

② 인두(pharynx)

③ 식도(esophagus)

④ 위(stomach)

⑤ 작은창자(소장, small intestine)

⑥ 큰창자(대장, large intestine)

⑦ 곧창자(직장, rectum)

⑧ 항문관(anal canal)

b. 소화 부속기관 : 소화과정을 도움

① 이(치아, tooth)

② 침샘(타액샘, salivary gland)

③ 혀(tongue)

④ 간(liver)

⑤ 쓸개(담낭, gallbladder)

⑥ 이자(췌장, pancreas)

⑦ 막창자꼬리(충수, appendix)

2. 기능

a. 섭취한 물질의 기계적, 화학적 분해(소화)

b. 영양소 흡수

c. 소화되지 않은 노폐물(대변) 배출

d. 소화를 돕는 세균을 보유한 막창자꼬리

J. 비뇨계통(urinary system) (그림 5-10 참조)

1. 구조

a. 콩팥(신장, kidney)

b. 요관(ureter)

c. 방광(urinary bladder)

d. 요도(urethra) : 남성의 요도는 비뇨계통과 생식계통 모두에 속함

2. 기능

a. 혈액의 노폐물을 제거하거나 정화하여 몸 밖으로 배출

b. 전해질평형

c. 수분평형

d. 산염기평형

K. 생식계통(reproductive system)

1. 구조

a. 남성 (그림 5-11 참조)

① 생식샘(gonad) : 고환(testis)

② 그 밖의 구조 : 정관(vas deferens), 요도(urethra), 전립샘(prostate), 음경(penis), 음낭(scrotum) 등

b. 여성 (그림 5-12 참조)

① 생식샘(gonad) : 난소(ovary)

② 그 밖의 구조 : 자궁(uterus), 자궁관(uterine tube), 질(vagina), 외음(vulva), 젖샘(유선, mammary gland) 등

2. 기능

a. 유전자 보존

b. 생식세포 생성(남성 : 정자, 여성 : 난자)

c. 생식세포의 이동 및 수정

d. 자손의 발달 및 출생

e. 자손의 영양 공급

f. 성호르몬 생산

• 기관계통의 연관성

A. 어떠한 계통도 완전히 독립해서는 기능하지 못한다(표 5-1 참조).

B. 인체의 모든 계통은 구조적, 기능적으로 서로 연관되어 상호 의존적으로 기능한다.

ACTIVE LEARNING

능동학습

• 종합질문

01. 기관과 기관계통을 정의하시오.

02. 피부의 감각수용기가 반응할 수 있는 자극의 예를 나열하시오.

03. 피부가 몸의 온도조절을 어떻게 돕는지 설명하시오.

04. 힘줄의 기능을 설명하시오.

05. 림프계통과 심장혈관계통의 차이점을 설명하시오.

06. 인체에서 노폐물을 제거하는 기관을 열거하고, 각 기관에서 제거하는 노폐물의 종류를 열거하시오.

07. 뼈 외에 뼈대계통에 속하는 다른 조직을 열거하시오.

08. 인체의 11가지 기관계통을 열거하시오.

09. 생식계통은 무엇이 독특한지 설명하시오.

• 심층고찰

10. 신경계통과 내분비계통의 차이점을 설명하시오.

11. 각 계통의 기능을 복습하고 항상성 유지에 관여하는 것을 나열하시오.

12. A 씨의 할머니가 기침을 계속하였다. 할머니에게 물었더니 몇 달째 계속 되는 기침 때문에 짜증나며 아마 알레르기 때문일 거라고 하였다. 당신이라면 이 할머니의 말에 어떻게 반응할 것인가?

13. B 씨는 어느 날 밤 복통을 호소하며 응급실로 갔다. 혈액검사에서는 음성이 나왔고, 복부사진에서도 이상이 발견되지 않았다. 하지만 의사는 B 씨가 병원에 입원할 것을 제안하였고, 몇 가지 추가검사와 (방사선)영상촬영을 더 처방하겠다고 하였다. 의사가 처방할 수 있는 (방사선)영상촬영의 종류에는 어떤 것이 있으며 각각의 장점은 무엇인가?

• 확인문제

01. 소화계통의 주요 기관은 ________(이)라고 하는 긴 관을 이룬다.

02. ________은/는 맘대로근육의 다른 명칭이다.

03. 적색골수는 뼈대계통에 속하지만 종종 ________(으)로도 간주된다.

04. 신경계통은 __________(이)라는 독특한 전기화학적 신호를 생성한다.

05. ________, ________, ________, ________은/는 피부 부속기관이라고 한다.

06. ________은/는 림프계통과 내분비계통 모두에 속한다.

07. ________은/는 남성 생식계통과 비뇨계통 모두에 속한다.

08. 남성 생식계통의 생식샘은 ________이고, 여성 생식계통의 생식샘은 ________이다.

09. 뼈대계통은 뼈조직과 관련 조직인 __________와/과 __________(으)로 구성된다.

10. 다음에서 설명하는 기능을 하는 기관계통을 보기에서 찾아 넣으시오.

a. 피부계통	b. 뼈대계통	c. 근육계통
d. 신경계통	e. 내분비계통	f. 심장혈관계통
g. 림프계통	h. 호흡계통	i. 소화계통
j. 비뇨계통	k. 생식계통	

(1) 몸의 움직임, 몸의 자세, 열 공급

(2) 호르몬을 통한 인체의 기능 조절

(3) 지방을 소화계통에서 혈액으로 운반

(4) 영양소의 물리적, 화학적 변화와 흡수

(5) 혈액의 대사 노폐물을 정화하고 전해질평형을 조절

(6) 기본 구조의 보호, 감각 수신 및 체온 조절

(7) 인체의 한 부분에서 다른 부분으로 물질 운반

(8) 개인보다 종의 생존을 보장

(9) 전기화학적 신호를 사용하여 인체의 기능 통합 및 제어

(10) 산소와 이산화탄소를 교환하고 산염기평형 조절

(11) 인체에 단단한 틀을 제공하고 무기질을 저장

확인문제 정답

01 소화관 / 02 뼈대근육 / 03 림프계통 / 04 신경자극 / 05 털, 손발톱, 분비샘, 감각기관 / 06 가슴샘(흉선) / 07 요도 / 08 고환, 난소 / 09 연골, 인대 / 10 (1) c, (2) e, (3) g, (4) i, (5) j, (6) a, (7) f, (8) k, (9) d, (10) h, (11) b

MEMO

피부와 막

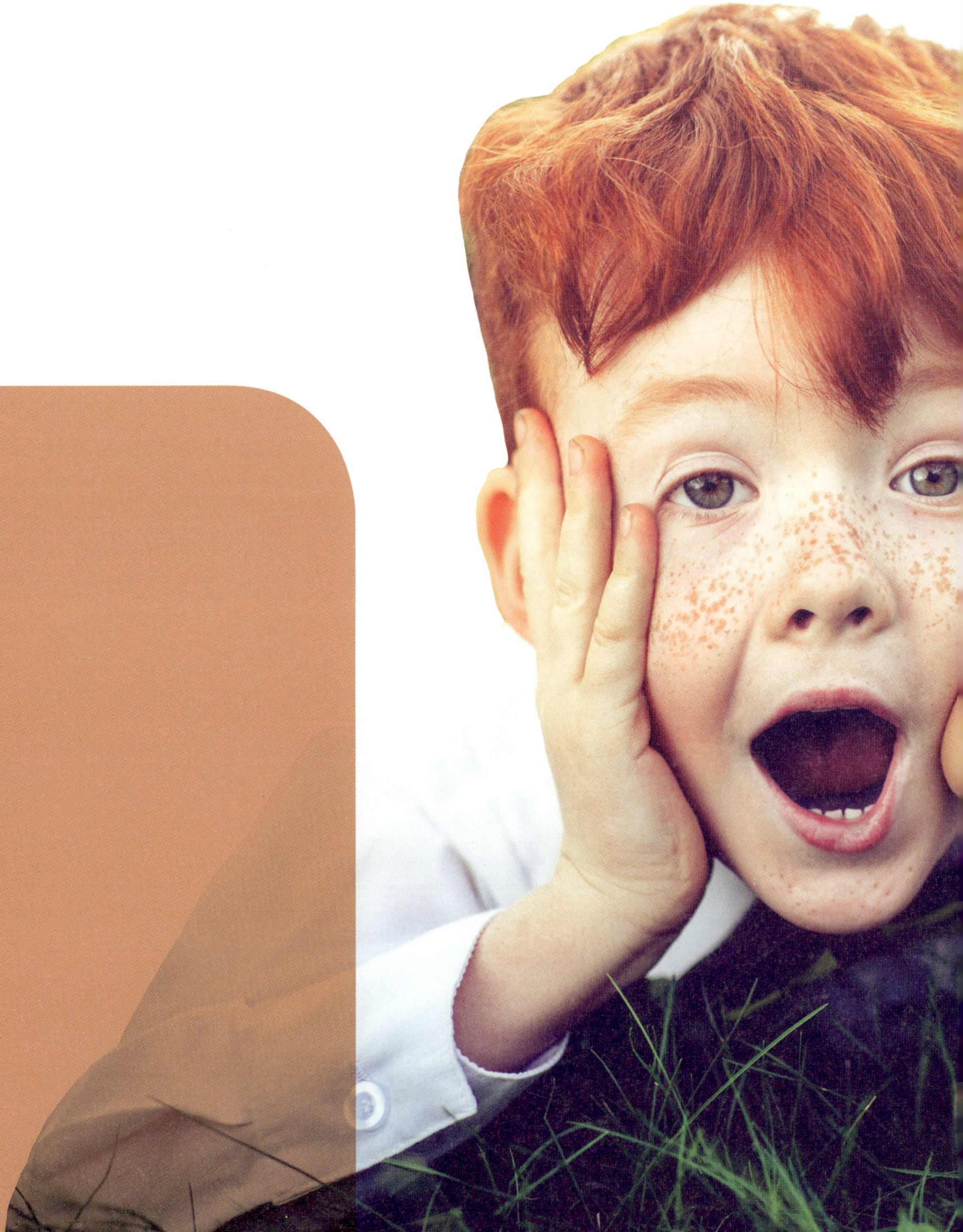

CHAPTER 06

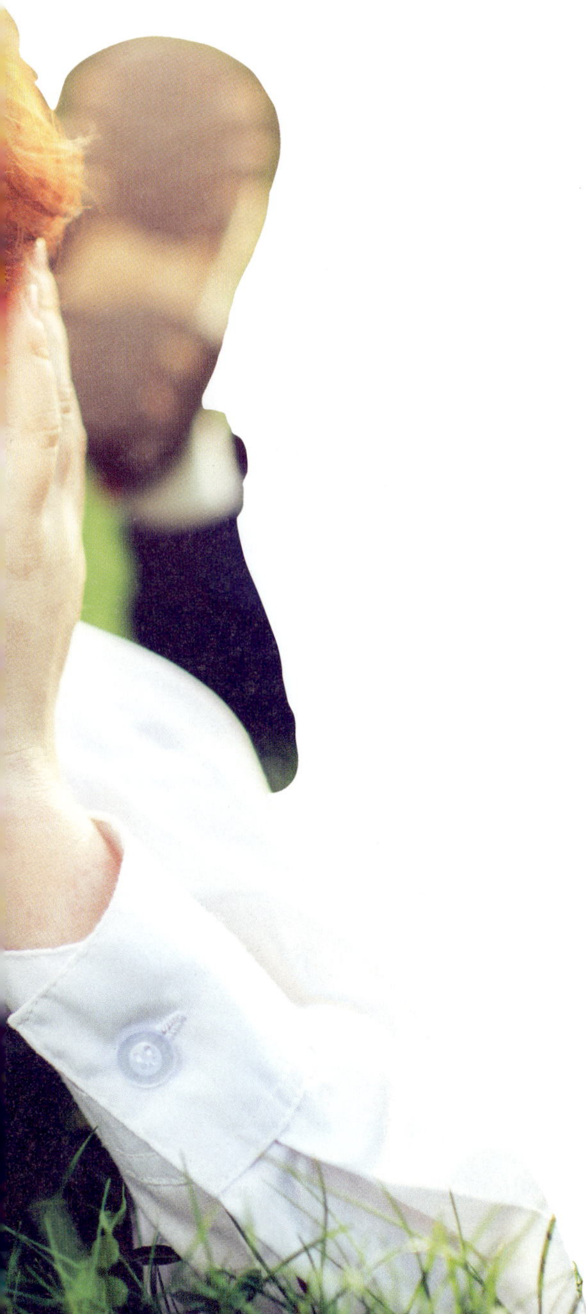

학습목표

1. 체막을 분류하고 각 유형의 예를 제시할 수 있다.
2. 표피와 진피의 구조와 기능을 설명할 수 있다.
3. 피부 부속기관을 열거하고 구조를 간략하게 설명할 수 있다.
4. 피부계통의 5가지 주요 기능을 설명할 수 있다.
5. 피부암의 세 가지 종류를 열거하고 간략하게 설명할 수 있다.
6. 화상을 분류하고 화상의 손상 정도를 추정하는 방법을 설명할 수 있다.

핵심용어

피부막 / 장막 / 점막 / (윤)활막 / 표피 / 진피 / 피부밑조직(피하조직) / 피부수용기 / 피부샘 / 편평세포암종 / 바닥세포암종(기저세포암종) / 흑색종 / 화상 / 9의 법칙

피부(skin)와 피부밑조직(피하조직, hypodermis)을 일컬어 **외피**(integument)라고 하며, 인체의 기관계통에서 **피부계통**(외피계, integumentary system)으로 분류된다. 피부는 해부학적으로 매우 단순한 구조를 가지지만, 기능적으로 막(membrane)이라는 중요한 역할을 한다.

1. 체막

막(membrane)이란 인체에서 여러 가지 중요한 기능을 하는 얇은 판 모양의 구조물을 말한다. 막은 인체 표면을 덮어 보호하며, 체강을 감싸고, 소화기나 생식기나 호흡기 등 속빈장기의 안쪽 표면을 덮는다. 막의 종류에 따라서는 기관을 서로 고정시키거나 뼈에 고정시키거나 내부 기관을 덮기도 한다. 인체의 특정 부위의 막에서는 (윤)활액을 분비하여 심장박동이나 허파의 팽창 및 수축과 같은 운동 시 마찰을 감소시키고, 관절의 뼈 사이 마찰도 감소시킨다.

체막은 크게 **상피막**(epithelial membrane)과 **결합조직막**(connective tissue membrane)으로 나눌 수 있다. 상피막은 상피조직과 그 아래의 섬유결합조직으로 구성되고, 결합조직막은 다양한 형태의 결합조직으로만 구성된다(그림 6-1).

1. 상피막

상피막(epithelial membrane)에는 **피부막**, **장막**, **점막**의 3종류가 있다.

1) 피부막(cutaneous membrane)

피부막 또는 피부는 피부계통의 주요 기관이다. 인체에서 가장 크고 눈에 잘 띄는 기관으로, 성인 체중의 약 15%를 차지한다. 상피세포의 얕은 상피층과 그 아래에 결합조직층으로 구성되며, 이러한 구조는 여러 기능을 수행하는 데 적합하다.

2) 장막(serous membrane)

다른 상피막과 마찬가지로 장막도 2개의 층으로 구성된다. 단층편평상피(simple squamous epithelium)로 구성된 얇은 상피층과 그 아래에 있는 결합조직층은 매우 얇고 접착제처럼 상피세포를 고정하고 지지하는

바닥막(기저막, basement membrane)을 형성한다.

장막은 체강을 감싸고 내부 장기의 표면을 덮는데, 장막이 접혀 2개의 다른 층을 형성하는 것처럼 보이지만 실제로는 연속되는 막이다. 바깥층은 체강을 감싸고, 안쪽층은 내부 장기의 표면을 덮는다. 이 체강의 벽을 덮는 장막을 **벽층**(parietal layer)이라고 하고, 내부 장기의 표면을 덮기 위해 안쪽으로 접힌 장막을 **내장층**(visceral layer)이라고 한다. 장막에서는 두 층 사이의 마찰을 줄이는 묽은 장액(serous fluid)을 분비하는데, 장액은 기관끼리 맞닿거나 기관이 체강벽에 닿을 때 마찰을 줄이는 윤활제로 작용한다.

가슴안(흉강)과 배안(복강)에는 **가슴막**(흉막, pleura)과 **배막**(복막, peritoneum) 2종류의 장막이 있다(그림 6-1).

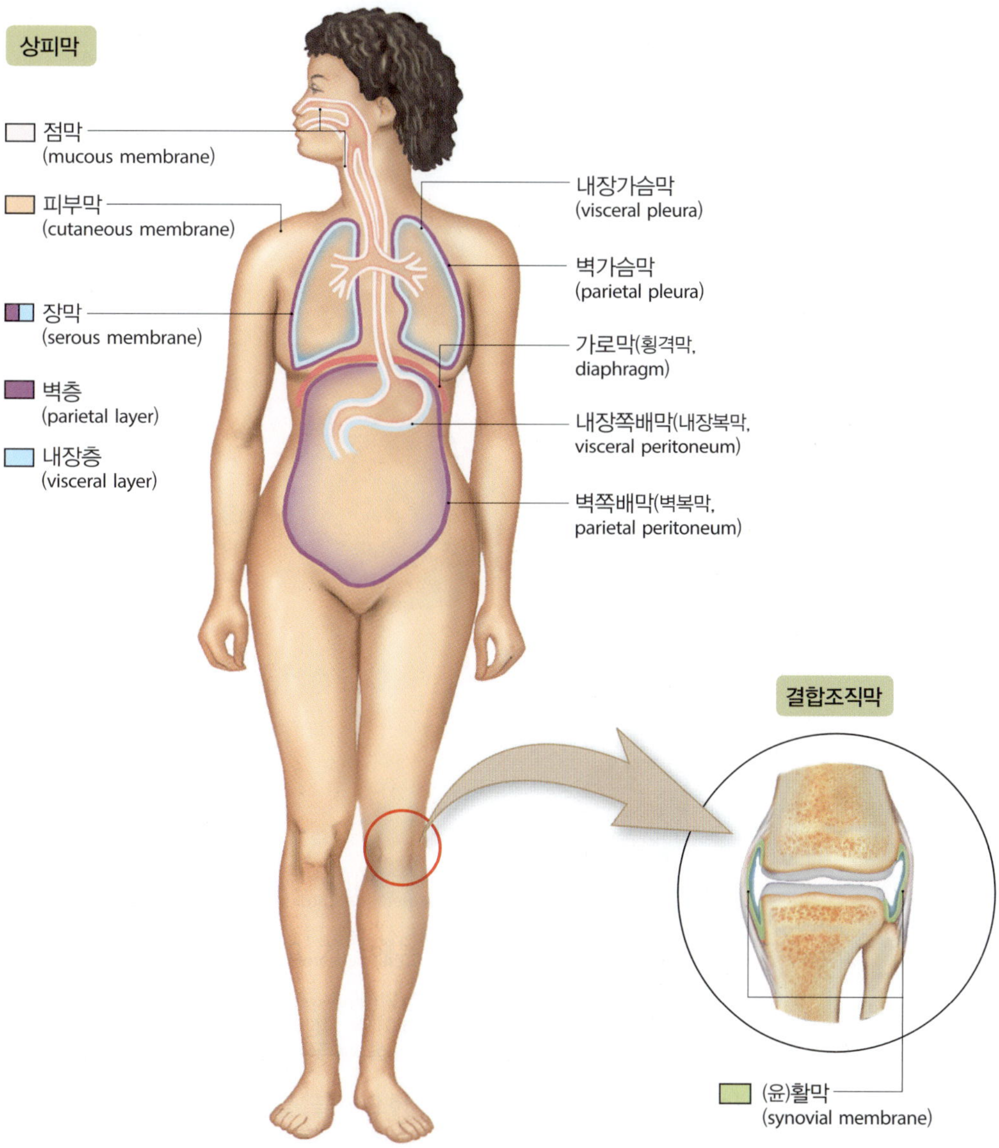

그림 6-1 체막의 종류

가슴안의 허파 주위 장막을 가슴막이라고 하고, 배안의 장기를 덮는 장막을 배막이라고 한다. 가슴막과 배막도 연속되는 막이 접혀서 2개의 층을 형성한다. 가슴막은 벽층을 덮는 벽가슴막(parietal pleura)과 내장층을 덮는 내장가슴막(visceral pleura)으로 나뉘고, 배막은 벽층을 덮는 벽쪽배막(벽복막, parietal peritoneum)과 내장층을 내장쪽배막(내장복막, visceral peritoneum)으로 나뉜다.

심장은 얇고 매끄러운 장막에 덮여 있는 섬유성 주머니가 감싸고 있으며, 주머니 내부와 심장 주위는 (윤)활액이 차 있다. 이 장막을 **심장막**(심낭, pericardium)이라고 하며, 가슴막이나 배막과 마찬가지로 심장의 표면을 덮는 층이 내장층이고, 섬유성 주머니를 덮는 층이 벽층이다(**그림 6–2**).

가슴막염(흉막염, pleurisy)은 가슴안을 감싸고 허파를 덮는 장막인 가슴막에서 염증이 생기는 질환으로 매우 고통스럽다. 가슴안의 벽에 허파가 닿으면 염증이 생긴 가슴막에 자극과 마찰이 일어나 통증이 발생하며, 심하면 염증이 생긴 가슴막이 서로 융합하여 영구 손상을 입을 수도 있다. **복막염**(peritonitis)은 배안의 장막인 배막에 염증이 생기는 질환이다. 복막염은 감염된 막창자꼬리(충수)의 합병증으로 발생할 수 있으며 배막이 파열되면 매우 심각한 상황에 빠진다.

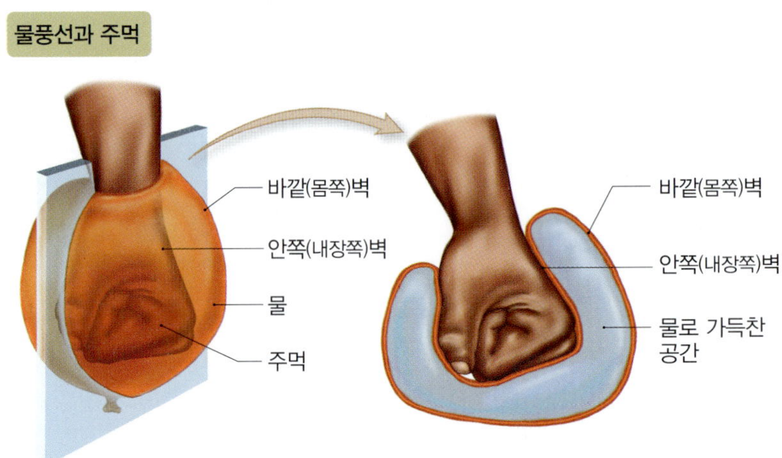

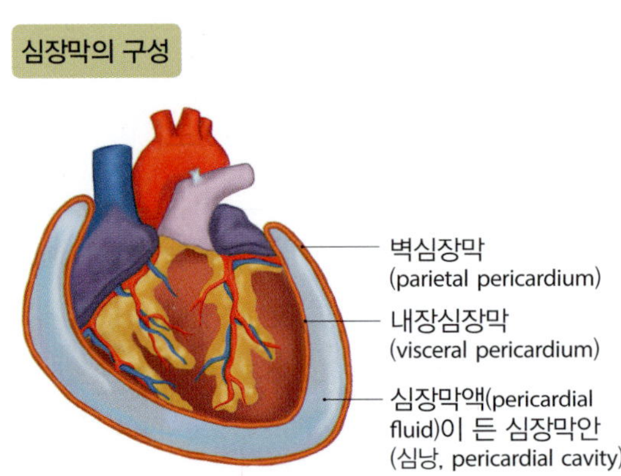

그림 6–2 장막

물풍선과 주먹은 장막이 얇은 액체 주머니의 이중벽 구조를 형성하는 비유를 보여준다. 심장은 장막심장막(serous pericardium)으로 둘러싸여 있고, 장막심장막은 심장막액(pericardial fluid)이라는 윤활성 장액으로 채워져 벽층과 내장층이 구분된다.

3) 점막(mucous membrane)

점막은 상피층과 결합조직층을 가진 상피막으로, 호흡기, 소화기, 비뇨생식기 등 외부로 열려 있는 통로의 인체 표면을 덮고 있다. 점막의 상피성분은 그 위치와 기능에 따라 다양한데, 대부분 중층편평상피나 단층원주상피로 구성된다. 예를 들어 식도에서는 단단하고 내마모성의 중층편평상피가 관찰된다. 튼튼한 상피층이 식도를 감싸서 보호하지 않으면 거친 음식물을 삼킬 때 식도벽이 손상되거나 자극 때문에 감염이나 출혈이 발생할 수도 있다.

단층원주상피의 얇은층은 소화관 하부의 벽을 덮고 있다. 섭취한 음식물이 위나 작은창자에서 소화를 거치면 더 이상 마찰이 없는 부드럽고 액화된 물질로 변한다. 소화관 하부의 창자에 있는 상피세포의 단층은 영양분과 수분을 흡수하는 데 매우 적합하다.

점막의 상피세포 대부분은 막을 촉촉하고 부드럽게 하는 **점액**(mucus)이라는 끈적끈적한 물질을 분비한다. 점막의 상피 밑에 있는 섬유결합조직을 **고유판**(lamina propria)이라고 한다. 또한 피부와 점막이 만나는 접합부를 **점막피부경계**(mucocutaneous junction)라고 한다. 점막피부경계에는 피부에 특징적인 털이나 땀샘 등의 부속기관이 없으며, 눈꺼풀, 입술, 코, 외음, 항문 등에서 점막피부경계가 관찰된다.

06

2. 결합조직막

결합조직막(connective tissue membrane)은 상피막인 피부막, 장막, 점막과 달리 상피성분을 가지지 않는다. 뼈 사이의 관절을 둘러싸고 위치하는 관절주머니(관절낭)를 감싸는 **(윤)활막**(synovial membrane)이 대표적인 결합조직막이다(그림 6-1 참조, 그림 7-40 참조).

(윤)활막은 부드럽고 매끈하며, **(윤)활액**(synovial fluid)이라는 무색의 액체를 분비한다. (윤)활액은 계란의 흰자와 비슷한 성상이며, 관절에서 뼈 사이의 마찰을 줄이는 역할을 한다. (윤)활막은 움직임이 많은 인체 부위에서 발견되는 **윤활주머니**(윤활낭, bursa)라는 작은 주머니도 감싼다.

요점확인

1. 체막의 두 가지 종류는 무엇인가?
2. 체막 중 상피막에는 어떤 종류가 있는가?
3. 장막, 점막, (윤)활막에서 생성되는 액체는 무엇이며, 각 액체의 기능은 무엇인가?
4. 점막피부경계란 무엇인가?

2. 피부

피부(skin)는 피부계통의 주요 기관일 뿐만 아니라 인체의 가장 크고 중요한 기관 중 하나이다. 피부의 두께는 약 1~4mm이며 얇은 곳은 눈꺼풀, 귓바퀴, 귀두, 음낭 등이고, 두꺼운 곳은 손바닥과 발바닥의 발꿈치이다. 남성보다 여성, 성인보다 소아가 일반적으로 피부가 얇다. 피부의 총면적은 약 1.6m^2이고, 무게는 피부밑조직을 포함해서 약 9kg으로 체중의 약 15%를 차지한다.

1. 피부의 구조

인체의 표면을 덮는 막인 피부는 표면에서부터 **표피**(epidermis), **진피**(dermis), **피부밑조직**(피하조직, hypodermis)의 3층으로 이루어진다(그림 6-3).

표피는 중층편평상피의 상대적으로 얇은 판으로 땀샘이나 털 등의 다양한 피부 부속기관이 존재한다. 진피는 표피보다 두껍고 주로 결합조직으로 이루어져 있다. 피부밑조직은 지방세포로 구성되어 극단적인 열과 추위로부터 인체를 보호한다. 또한 인체의 에너지원으로 저장되거나 필요하면 식량원으로 사용할 수 있다. 더구나 피부밑조직은 충격을 흡수하는 패드 역할을 함으로써 인체 표면의 충격과 타격에 대한 부상으로부터 그 하부 조직을 보호한다.

1) 표피(epidermis)

(1) 표피의 구조

피부의 바깥층을 이루는 **표피**는 0.1~1mm의 두께를 가진 각질중층편평상피(keratinized stratified squamous epithelium)로 구성된다. 표피의 조직은 표층에서부터 **각질층**(horny layer), **투명층**(clear layer), **과립층**(granular layer), **가시층**(spinous layer), **바닥층**(기저층, basal layer)의 5층으로 나뉜다(그림 6-4).

가장 아래층에 있는 바닥층의 바닥세포(기저세포, basal cell)는 그 아래에 있는 진피에 부착한다. 이 바닥세포는 계속 유사분열(mitosis)을 하며 스스로 증식한다. 새로운 세포들이 표피의 심층에서 만들어지면 그 세포가 **각질**(keratin)을 생성하면서 표층으로 이동하여 결국 떨어져나간다.

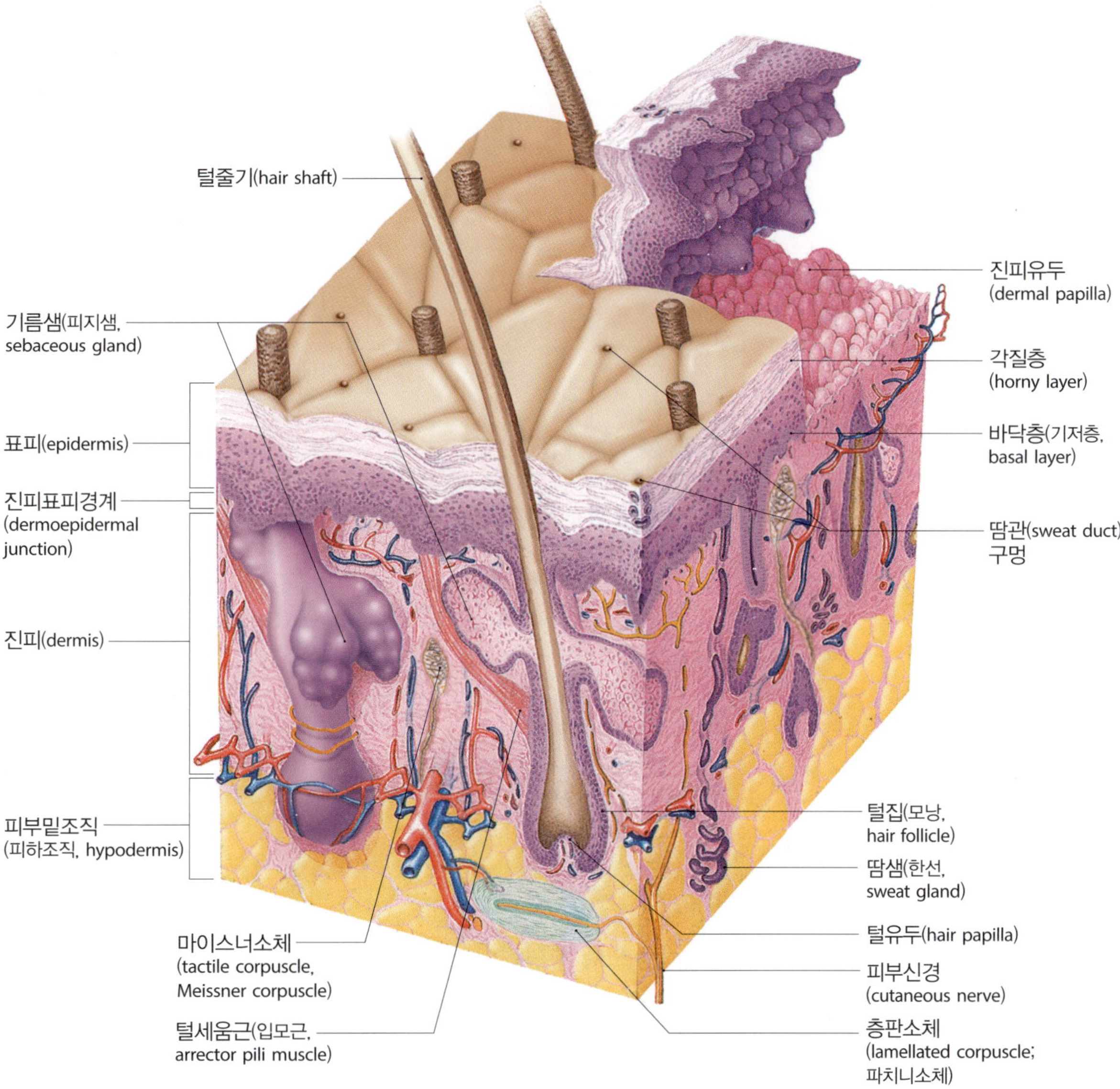

그림 6-3 피부의 구조

가시층은 표피에서 가장 두꺼운 층으로, 여러 겹의 각질(형성)세포(keratinocyte)가 부착반점(desmosome)을 통해 서로 결합되어 있다. 그 형태가 가시처럼 관찰되어 가시층이라고 불린다. 세포와 세포 사이에 림프가 흘러 피부세포에 영양을 공급한다.

과립층은 세포질 속에 뚜렷한 입자가 있는 3~5겹의 각질(형성)세포층이다. 투명층 바로 아래에서 관찰되며, 이 층에서 **각(질)화**(keratinization; 케라틴을 세포 안에 축적하여 경화하는 현상)가 시작된다.

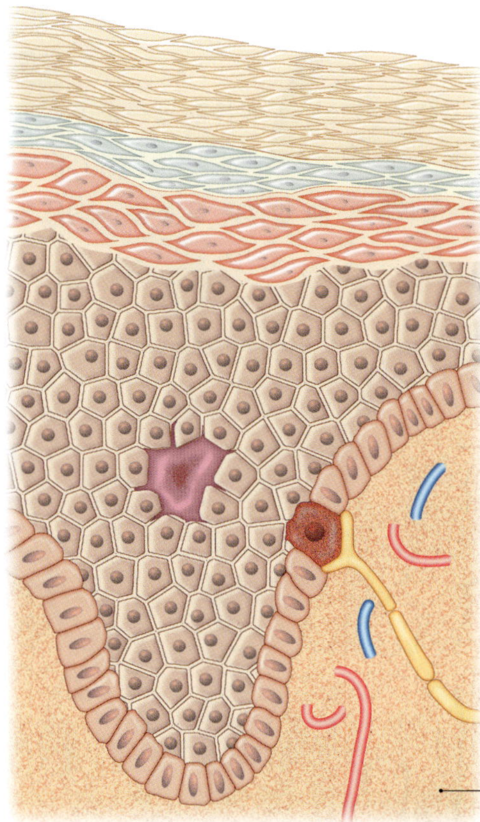

그림 6-4 **표피의 구조**

투명층은 각질층 바로 아래에 위치하는 층으로 생명력이 없는 무색 무핵의 세포로 구성되며, 손바닥과 발바닥의 두꺼운 피부에서만 관찰할 수 있다.

각질층은 표피에서 가장 위에 있는 층으로, 핵이 없고 대부분의 세포소기관이 없으며 각질(keratin)로 채워진 20~30겹의 각질(형성)세포가 밀착해 있다. 각질층은 매우 건조하고 매우 단단하게 결합해 있어 미생물의 침입을 막고 수분 증발을 억제하는 장벽 역할을 한다. 손바닥이나 발바닥에서 가장 두껍고 눈꺼풀에서 얇다.

바닥층에서 만들어진 새로운 세포들이 각질을 생성하면서 점차 위로 밀려 올라가 결국 표피에서 떨어져 나간다(그림 6-5).

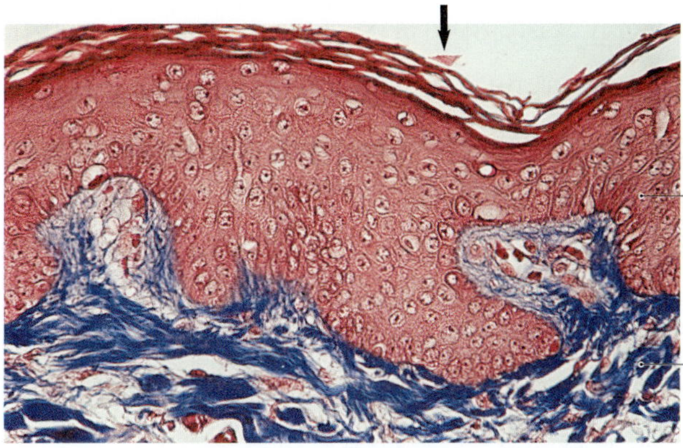

그림 6-5 피부의 조직사진

표피의 새로운 세포는 바닥층에서 생성되며, 이 세포들은 위로 밀려 올라가고 결국 죽어서 편평한 각질층(➡는 죽은 세포가 표피에서 탈락하는 모습)을 형성한다. 피부의 깊은 부위는 진피이며, 세포가 거의 없는 결합조직으로 구성된다.

06

(2) 피부색소(skin pigment)

피부의 가장 깊은 세포층인 바닥층에서는 피부의 색깔을 정하는 색소를 생성한다. 갈색색소인 **멜라닌**(흑색소, melanin)은 바닥층의 멜라닌세포(melanocyte)에서 생성되는데, 멜라닌의 농도가 높을수록 피부색은 더 짙어진다. 멜라닌은 햇빛에서 나오는 해로운 자외선이 표피 바깥층 아래에 도달하기 전에 흡수하는 기능을 한다.

피부 속 멜라닌의 양과 종류는 여러 가지 요인에 따라 달라진다. 유전의 영향이 가장 크며 이것이 기본적인 피부색에 영향을 미친다. 밝은 피부를 가진 사람이라도 햇볕에 장시간 노출되면 그 노출 부위는 어두워지는데, 이는 자외선으로부터 조직을 안전하게 보호하기 위해 표피 내 멜라닌 침착물이 증가했기 때문이다.

손발톱 밑과 같이 피부에 멜라닌이 거의 없는 부위는 피부의 혈액량이 변하거나 혈중 산소량이 변하면 피부색에도 변화가 발생한다. 피부로 가는 혈류량이 증가하거나 혈중 산소 농도가 증가하는 경우에는 피부에 홍조가 나타날 수 있다. 반대로 혈중 산소 농도가 감소하거나 실제 혈류량이 심각하게 감소하면 피부가 푸른색으로 바뀌며, 이 상태를 **청색증**(cyanosis)이라고 한다.

일반적으로 피부에 멜라닌이 적을수록 혈액량이나 산소의 변화가 두드러지게 나타나고, 반대로 피부에 멜라닌이 많을수록 이러한 변화는 뚜렷하게 나타나지 않는다.

(3) 진피표피경계(dermoepidermal junction)

피부의 표피와 진피 사이에 존재하는 접합부를 말하며, 바닥막(기저막, basement membrane)으로 이루어져 있다. 표피의 깊은층 세포들은 서로 빼곡히 밀집해 있는데, 이 세포들은 세포사이이음(intercellular junction)을 통해 세포 간, 세포와 진피 간에 단단히 고정된다. 또한 **진피유두**(dermal papilla)라는 작은 유두 모양 돌기도 진피에서 표피 위로 돌출되어 진피표피경계를 더욱 안정화시킨다(**그림 6-3** 참조).

진피표피경계가 약화되거나 파괴되면 피부가 분리되어 떨어져 나간다. 화상, 마찰이나 자극 노출로 인해 제한된 부위에 이러한 현상이 발생하면 물집이 생길 수 있다. 넓은 영역의 표피가 진피와 박리되면 심각한 감염을 일으켜 사망을 초래하기도 한다.

(4) 표피를 구성하는 세포

표피를 구성하는 세포에는 **각질(형성)세포**(keratinocyte), **멜라닌세포**(melanocyte), **메르켈세포**(Merkel cell), **랑게르한스세포**(Langerhas cell) 등이 있다.

표피세포의 약 95%를 차지하는 것이 각질(형성)세포이며, 표피의 주된 성분인 각질(케라틴, keratin)을 형성하고 표피의 수분장벽을 형성한다. 멜라닌세포는 바닥층의 각질(형성)세포 사이에 위치하며, 이곳에서 생성된 멜라닌과립은 세포질 돌기를 통해 인접 각질(형성)세포로 전달된다. 메르켈세포는 변형된 각질(형성)세포로 주로 바닥층에 위치하며, 감각수용기로서 기능하여 접촉을 감지하고 모양과 질감을 구분한다. 랑게르한스세포는 병원체로부터 피부와 깊은 조직을 보호하는 면역계통의 포식세포이다.

2) 진피(dermis)

(1) 진피의 구조

진피는 표피 아래에 있는 가장 두꺼운 층으로, 표피 두께의 약 15~40배 정도이다(**그림 6-3** 참조). 아교질섬유(collagen fiber)와 탄력섬유(elastic fiber)가 많은 결합조직이며 혈관과 신경이 풍부하게 주행한다. 표피와의 경계는 매끄럽지 않으며 **진피유두**(dermal papilla)라고 하는 무딘 돌기가 나와서 표피와 서로 맞물린다. 유두에는 혈관과 신경소체가 있고 표피와 진피의 접촉 면적을 늘리며, 이를 통해 표피의 유지에 작용한다. 진피와의 접촉이 단절된 표피세포는 증식능력을 잃고 각(질)화된다.

진피의 조직은 **유두층**(papillary layer)과 **그물층**(reticular layer)의 2층으로 나뉜다.

유두층은 표피 바로 밑에 있는 성긴결합조직층으로, 모세혈관과 여러 종류의 신경종말이 분포한다. 진피유두를 형성하여 진피표피경계의 표면적을 증가시키고 표피와 진피를 잇는 역할을 한다. 진피유두에 의해 표피로 돌출한 **진피능선**(dermal ridge)은 평행한 경향을 보이며, 피부 표면에 고랑을 이루어 사람마다 특이한 형태의 지문(finger print)을 형성하게 된다.

그물층은 진피의 대부분을 차지하는 층으로 유두층 아래에 위치하며 섬유들이 서로 얽혀 촘촘한 그물망을 형성하고 있다. 그물층에는 아교질섬유와 탄력섬유가 풍부하며, 섬유 사이에 수분을 다량 함유하고 있어서 피부에 팽창성과 탄력성을 부여한다. 나이가 들면 진피에 있는 탄력섬유 수가 줄고 피부밑조직에 저장되는 지방 양도 줄어든다. 피부가 탄력을 잃으면서 주름이 생기고 처지며 유연성이 떨어지게 된다.

그물층에는 결합조직 성분뿐만 아니라 통각, 압각, 촉각, 온도감각과 같은 감각정보를 감지하는 신경이나 신경종말, 근(육)섬유, 털집, 땀샘과 기름샘, 혈관 등이 분포한다.

(2) 진피를 구성하는 세포

진피를 구성하는 세포에는 **섬유모세포**(fibroblast), **비만세포**(mast cell), **큰포식세포**(대식세포, macrophage), **림프구**(lymphocyte) 등이 있다. 섬유모세포는 아교질(collagen)과 탄력소(elastin)를 합성하고 분비하는데, 아교질은 피부의 장력을 유지시키고 탄력소는 피부의 탄력을 제공한다.

3) 피부밑조직(피하조직, hypodermis)

피부밑조직은 진피보다 더 심층에 위치하는 결합조직층으로, **얕은근막**(표재근막, superficial fascia)이라고도 한다. 피부밑조직은 피부에 속하지는 않지만, 진피까지 깊숙이 들어가 내부의 근육과 피부 사이에서 이들을 느슨하게 연결하는 작용을 한다.

피부밑조직에는 성긴결합조직과 지방조직이 두드러지며, 비만한 사람의 경우 이 층의 지방 함량 두께가 10cm 이상을 초과하기도 한다.

임상응용

- **피부밑주사(피하주사, subcutaneous injection)**

피부밑층(피하층, subcutaneous layer)은 피부의 일부는 아니지만, 피부에 혈액을 공급하는 혈관과 신경이 지나간다. 또한 느슨하고 스펀지 같은 피부밑층의 구조적 형태로 인해 주입한 물질을 빠르고 비교적 통증 없이 흡수시킬 수 있는 이상적인 부위이다. 따라서 인슐린(insulin)과 같은 약액이나 합성 호르몬과 같은 알약 형태의 이식 물질은 종종 피부밑층에 피부밑주사로 투여하거나 이식한다.

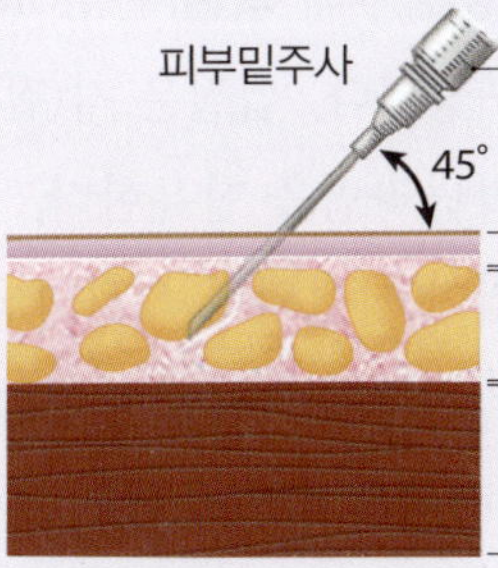

2. 피부 부속기관

피부 부속기관(skin appendage)은 표피의 상피에서 유리한 것으로, 털, 손발톱, 피부수용기, 피부샘(땀샘, 기름샘) 등이 있다. 털이나 손발톱은 각(질)화해서 죽은 상피세포로 이루어지지만, 외분비샘은 살아있는 상피세포로 이루어진다.

1) 털(모, hair)

(1) 털의 위치

인체는 수백만 개의 털로 덮여 있다. 실제로 털의 성장에 필요한 **털집**은 태아 초기에 발달하여 출생 시에는 피부 대부분에 존재한다. 갓 태어난 아기의 털은 몹시 곱고 부드러운데, 이 털을 **배냇솜털**(lanugo)이라고 한다. 미숙아의 경우 배냇솜털은 몸 대부분에서 두드러져 있으며, 태어나면 배냇솜털은 곧 사라지고 더 강하고 색소가 많은 새로운 털로 대체된다.

피부의 일부, 특히 입술, 손바닥, 발바닥 등을 제외하고 온몸에 전체적으로 분포하며 외부 환경으로부터 피부를 보호한다. 털의 분포는 성호르몬의 영향을 받는데, 특히 얼굴의 수염이나 겨드랑이, 두덩 부위의 털은 사춘기가 되면 나기 시작한다.

(2) 털의 구조

털은 피부 표면으로 나온 **털줄기**(hair shaft)와 피부 속에 있는 **털뿌리**(root of hair)로 구분된다. 털뿌리 끝에는 둥근 모양의 **털망울**(hair bulb)이 있는데, 털망울 바닥에는 혈관이 풍부한 성긴결합조직이 진입하여 **털유두**(hair papilla)를 형성한다. 털은 표피의 상피세포가 피부밑조직까지 함입한 **털집**(모낭, hair follicle)에서 자란다(그림 6-6).

또한 털은 중심부의 **속질**(수질, medulla), 그 주위의 **겉질**(피질, cortex), 가장 바깥층인 **껍질**(각피, cuticle)의 3층으로 구성된다. 껍질은 각(질)화된 단층의 상피에 덮여 있고, 겉질은 각(질)화된 방추형 세포로 이루어지며 멜라닌과립을 함유한다. 속질은 각질(형성)세포 사이에 공기 입자를 함유하여 노화에 따라 겉질의 색소과립이 상실되면 속질의 공기가 하얗게 빛나 보이는데, 이것이 백발이다.

털집에는 기름샘이 부속되어 있으며 털구멍이 열린다. 또 털집 바깥쪽에는 **털세움근**(입모근, arrector pili muscle)이 부착하여 수축하면 털을 세워서 털주머니샘의 분비를 돕는다. 흔히 말하는 닭살은 털세움근이 수축한 것이다(그림 6-7).

(3) 털의 성장

털의 성장은 털집 바닥에 위치한 **털유두**(hair papilla)에서 시작한다. 털유두는 진피 혈관을 통해 영양을 공급받으며, 표피의 성장층인 바닥층으로 덮여 있다. 피부의 다른 부분과 마찬가지로 새로운 세포가 형성될 때 오래된 세포는 바깥으로 밀려나고 각질로 채워지는데, 이는 강하고 각(질)화된 털줄기를 형성한다. 털집의 털유두에 있는 성장 세포가 살아있는 한 털이 잘리거나 뽑히더라도 새로운 털로 대체될 수 있다.

털집은 수년간의 활동기와 3개월 정도의 휴지기를 반복하면서 성장하는데, 이것을 털주기라고 한다. 털집은 활동기에는 하루 약 0.5mm씩 자라지만, 휴지기에 들어가면 성장을 멈추고 탈락된다. 사람의 머리카락이 길게 자라는 것은 활동기가 길고 휴지기가 짧기 때문이다.

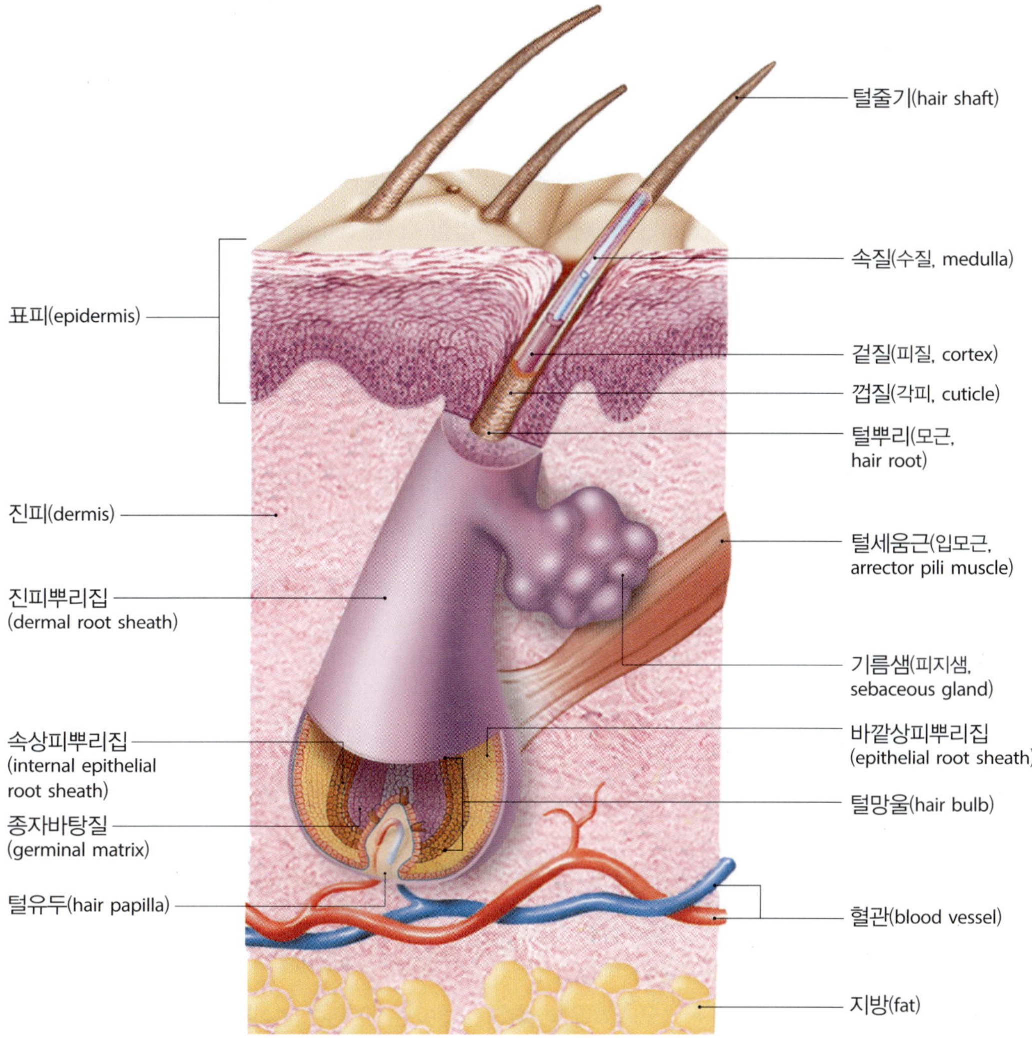

그림 6-6 털의 구조

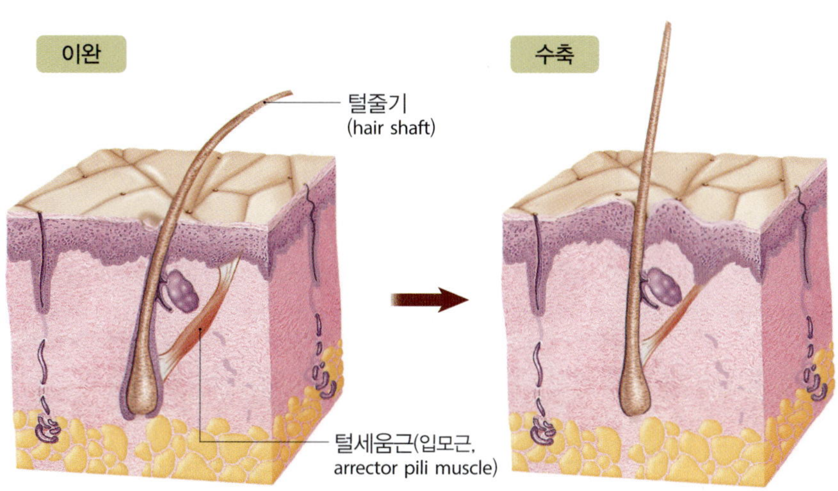

그림 6-7 털세움근의 기능

2) 손발톱(nail)

손발톱은 피부의 일부가 각(질)화한 것으로, 손발가락 끝마디의 등면에서 관찰된다. 표피세포가 각질로 가득 차며 단단한 판 모양이 되면서 발달한다.

손발톱은 표면으로 노출된 부분을 **손발톱몸통**(nail body), 피부 속에 있는 부분을 **손발톱뿌리**(nail root)라고 한다. 손발톱뿌리는 고랑(구, groove)에 놓여 있고 **껍질**(각피, cuticle)은 피부 주름에 덮여 있다. 손발톱뿌리에서 가장 가까운 손발톱몸통에는 초승달 모양의 **반달**(lunula)이 있으며, 이곳은 각(질)화가 불충분하여 표면에서는 하얗게 보인다(그림 6-8).

손발톱은 각질층에 해당하는 **손발톱판**(nail plate), 손발톱판 밑에 있는 상피층인 **손발톱바닥**(nail bed), 심부의 표피층인 **손발톱바탕질**(nail matrix)로 구성된다. 손발톱바닥은 풍부한 혈관을 포함하기 때문에 반투명한 손발톱몸통을 통해 분홍색으로 보인다. 만약 혈중 산소 농도가 떨어지고 청색증이 발생하면 손발톱바닥은 파랗게 변하게 된다. 손발톱바탕질은 표피의 배아층(바닥층, 가시층)에 해당하며, 특히 손발톱뿌리 부분에서 두껍게 발달한다. 손발톱은 이곳에서 하루 약 0.1mm씩 새로 만들어지고 성장한다. 따라서 손발톱바탕질이 파괴되면 손발톱은 다시 자라지 않는다.

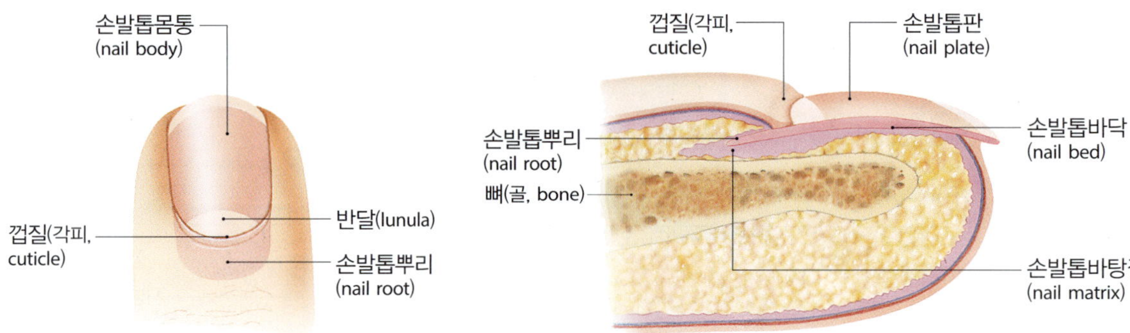

그림 6-8 손발톱의 구조

3) 피부수용기(skin receptor)

피부에 있는 수용체는 촉각, 통증, 온도, 압력과 같은 감각에 관한 정보를 뇌에 전달하여 인체 표면이 감각기관의 역할을 할 수 있게 한다. 진피 깊숙한 곳에서 압력을 감지하는 **파치니소체**(Pacini corpuscle; 층판소체), 표면에서 가벼운 촉각을 감지하는 **마이스너소체**(Meissner corpuscle; 촉각소체)가 있으며(그림 6-3 참조), 그 밖에도 거친 촉감, 진동, 온도, 통증 등의 감각을 매개하는 다양한 피부수용기가 있다(자세한 내용은 Chapter 12 감각을 참조).

화상으로 인해 피부에 부상을 입게 되면 피부수용기가 파괴되어 감각기관으로서 기능할 수 없게 된다.

4) 피부샘(cutaneous gland)

피부에는 땀샘과 기름샘 두 종류의 피부샘이 있다. **땀샘**(한선, sweat gland)에서는 땀을 만들고 **기름샘**(피지샘, sebaceous gland)에서는 피부기름(피지)을 만드는데, 두 유형 모두 표피세포에서 유래되었으나 진피 속에 위치한다(그림 6-3 참조).

(1) 땀샘(한선, sweat gland)

피부샘 중에서 그 수가 가장 많으며 분비부분은 실타래 모양을 하고 있다. 분비물의 종류와 위치에 따라 **에크린땀샘**(eccrine sweat gland)과 **부분분비땀샘**(아포크린땀샘, apocrine sweat gland)으로 나눌 수 있다.

보통 땀샘이라고 하면 에크린땀샘을 가리키며 손·발바닥을 중심으로 온몸에 400만 개가 넘게 분포한다. 이곳에서 분비되는 땀은 투명하고 묽은 액체인데, 99%가 물이고 고형성분의 1/4이 염화소듐이다.

부분분비땀샘은 주로 겨드랑이나 생식기 주변의 색소가 침착한 피부에서 확인된다. 에크린땀샘보다 크며 묽은 땀 대신 더 진한 분비물을 분비하며, 사춘기가 되면 크기가 커지면서 그 기능을 시작한다. 부분분비땀샘은 호르몬의 영향을 받아 체취(body odor)를 만들어 발산시킨다.

(2) 기름샘(피지샘, sebaceous gland)

털과 피부의 부드러움을 유지하기 위해 기름을 분비하는 샘으로, 털이 자라는 곳에 분포한다. 샘의 작은 (도)관이 털집으로 열려 피부기름(피지, sebum)을 분비한다(그림 6-6 참조).

청소년기에 성호르몬의 혈중 농도가 증가하면 그 자극으로 피부기름의 분비가 증가하는데, 이 피부기름이 축적되어 기름샘의 (도)관을 막거나 공기 중의 미생물에 노출되면 여드름을 형성한다. 또한 나이가 들면 피부기름의 분비가 감소하여 피부의 주름이나 갈라짐이 증가한다.

요점확인

1. 피부의 주요 2가지 층은 무엇인가?
2. 피부에서 각(질)화된 죽은 세포가 관찰되는 층은 어디인가?
3. 털은 어떻게 형성되는가?
4. 피부에서 감각수용기를 찾을 수 있는 곳은 어디인가?
5. 피부 부속기관을 열거하시오.

임상응용

● 피부의 재생(repair of skin)

피부에는 긁힘이나 상처가 생기면 스스로 회복하려고 하는 재생력이 있다. 일반적으로 상처가 생기면 먼저 혈액응고작용으로 혈액의 손실을 막는다. 이후 혈액응고가 용해되면서 바닥층의 세포는 표피를 재건하기 위해 더 많은 상피세포를 생산한다. 이와 동시에 진피의 섬유모세포가 손상된 아교질섬유를 대체한다. 교체된 섬유조직은 종종 원래 조직보다 더 두껍게 형성되어 추가 부상에 더 증가된 강도를 제공하지만 때로는 흉터를 남기기도 한다.

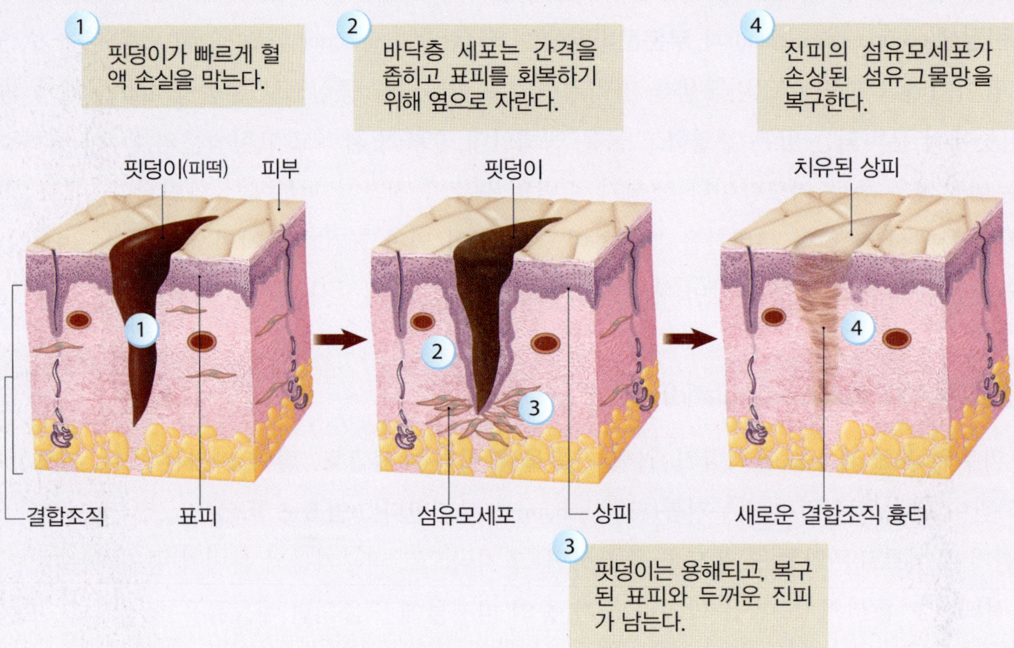

인체투영영상

Clear View of the Human Body

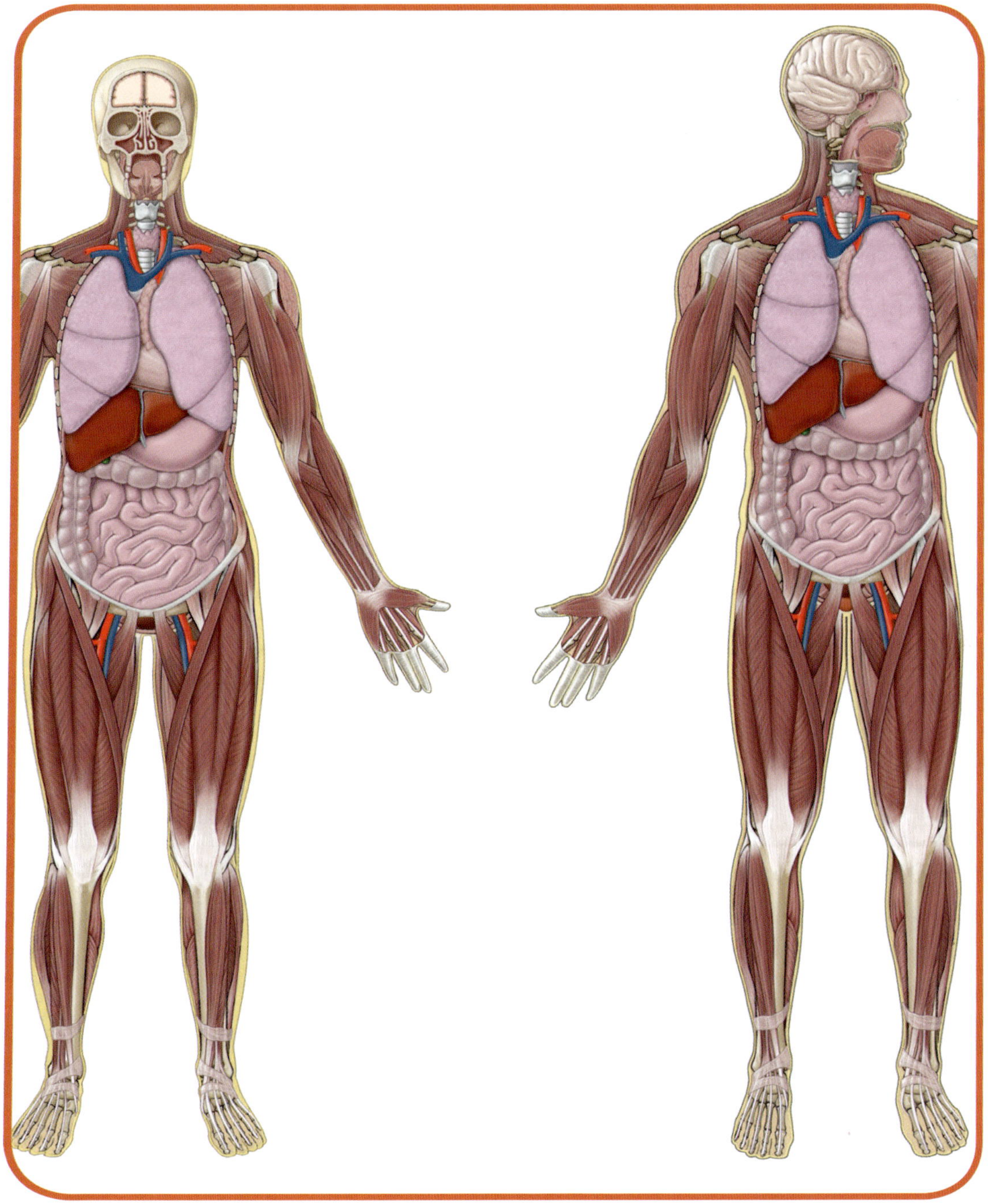

3. 피부의 기능

피부는 생존에 기여하는 보호, 온도 조절, 감각기관, 배설, 비타민 D 합성의 등의 중요한 기능을 한다.

(1) 보호

피부를 종종 다양한 위험에 대한 '1차 방어선'이라고 표현한다. 피부는 치명적인 미생물의 침입으로부터 인체를 보호한다. 각질층의 단단하고 각질로 가득 찬 세포는 해로운 화학물질의 유입을 막고 물리적 자극으로부터 보호한다. 또한 각질에는 방수 기능이 있어 과도한 체액 손실을 막는다. 피부의 멜라닌은 자외선이 체내로 침투하는 것을 막아준다.

(2) 온도 조절

피부는 체온 조절에 핵심적인 역할을 한다. 무더운 날 성인의 피부는 얼음물 30L를 충분히 끓일 수 있을 정도의 열에너지인 약 3,000Kcal의 열을 방출한다. 이는 땀의 분비와 인체 표면 가까이에 있는 혈관을 통한 혈류량의 변화를 통해 이루어진다. 땀이 인체 표면에서 증발하면 열도 손실되는데, 이처럼 증발을 통한 열 손실의 원리가 냉각시스템의 기초이다.

피부에서 가까운 혈관에 많은 양의 혈액이 공급되면 열발산에 의해 열이 손실된다. 피부에 공급되는 혈액은 피부가 필요로 하는 양을 훨씬 초과하며, 많은 양의 혈액 공급은 주로 체온 조절을 가능하게 한다.

덥거나 추운 환경에서 나타나는 피부색의 변화는 열 손실이나 중심체온의 보존을 조절하여 인체의 항상성을 유지하는 피부 혈류량의 변화와 관련이 있다. 피부 혈류량의 변화, 특히 얼굴과 목의 피부 변화는 특정 피부질환이나 갑작스런 감정의 결과로 발생할 수 있다. 혈액 공급이 증가하면 피부가 붉어지는데, 이를 홍조(flushing, blushing)라고 한다. 피부 혈관의 수축은 혈류량을 감소시켜 피부가 푸른색을 띠는 청색증(cyanosis)이 나타난다.

(3) 감각기관

피부는 거대한 감각기관으로서 기능한다. 수백만 개의 신경종말은 인체 주변 환경의 변화를 알려주는 수신기 역할을 한다. 마이스너소체나 파치니소체, 그 밖의 다양한 피부수용기는 몸이 가벼운 촉각, 강한 압력, 통각, 더위, 추위 등의 감각에 반응하게 한다.

(4) 배설

인체에서 생성된 노폐물이나 과잉의 물질을 제거하는 과정을 배설이라고 한다. 땀을 통한 물질의 배설은 혈액 속의 특정 이온(소듐 등)과 노폐물(요산, 암모니아, 요소 등)의 양에 영향을 미칠 수 있다. 혈액 속의 과잉 비타민, 약물, 심지어 호르몬까지도 피부에서 땀을 통해 배설할 수 있다.

(5) 비타민 D 합성

피부가 주로 자외선에 노출될 때 비타민 D 합성이 일어난다. 피부에 존재하는 전구물질로부터 비타민 D가 합성되면 간과 콩팥으로 운반되고, 그곳에서 비타민 D의 활성 형태로 전환한다. 비타민 D가 건강에 특히 중요하다는 사실이 알려지면서 피부의 비타민 D 합성 중요성이 강조되고 있다.

건강과 웰빙

● 운동과 피부

운동 중 뼈대근육에서 발생하는 과도한 열은 중심체온을 정상 범주를 훨씬 넘어서게 한다. 피부 표면 근처에 있는 혈관의 혈액은 열을 잘 방출하므로 인체의 조절중추는 혈류량을 조절하여 인체 중심에 있는 더 따뜻한 혈액을 피부 쪽으로 보내 냉각시킨다. 운동 중 피부 혈류량이 너무 많아지면 피부가 붉어지는 이유이다.

운동하는 동안 땀 생성량은 최대 3L/h까지 증가해 열을 더 많이 배출시킬 수 있도록 한다. 비록 각 땀샘에서 생성되는 땀의 양은 매우 적지만, 피부 전체에는 300만 개 이상의 땀샘이 존재한다. 체온을 균형 있게 유지하기 위해서는 땀의 증발이 필수이지만, 반대로 땀을 과하게 흘리면 수분 손실을 초래할 수 있다. 보통의 수분 섭취만으로는 땀으로 손실된 수분을 대체할 수 없으므로, 어떤 형태의 운동이든 운동 중과 후에는 탈수(dehydration; 항상성을 방해하는 과도한 수분 손실)를 피하기 위해 수분 섭취를 늘리는 것이 중요하다.

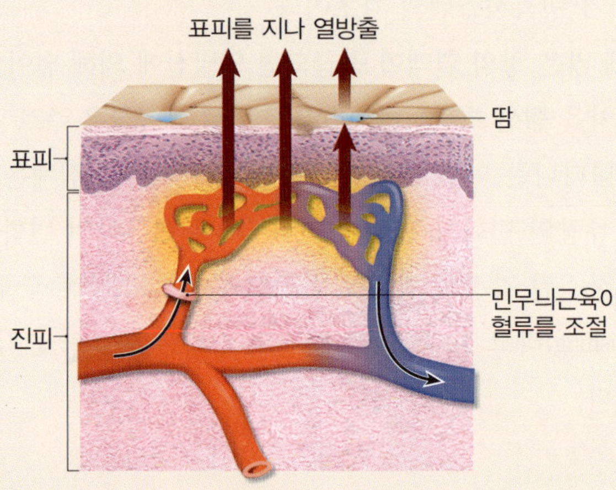

운동 중 열 손실

운동하는 근육에서 발생하는 과도한 열은 혈액에서 피부를 거쳐 공기로 배출될 수 있다. 또한 피부의 땀은 열을 일부 흡수하여 증발함으로써 인체를 냉각시킬 수 있다. 이러한 기전은 체온의 항상성을 유지하는 데 도움이 된다.

3. 피부암

피부암의 가장 흔한 종류에는 **편평세포암종**(squamous cell carcinoma), **바닥세포암종**(기저세포암종, basal cell carcinoma), **흑색종**(melanoma)의 3가지가 있다(그림 6-9).

비록 유전소인이 크게 작용하지만, 병리학자들은 자외선에 노출되는 것도 피부암을 일으키는 중요한 요인이라고 보고 있다. 자외선은 피부세포의 DNA를 손상시켜 유사분열 시 오류를 만듦으로써 암을 발생시킨다. 피부세포는 자외선에 의한 DNA 손상을 복구하는 타고난 기전을 가지고 있지만, 심한 손상인 경우에는 타고난 기전으로 처리하지 못할 수도 있다.

편평세포암종 바닥세포암종

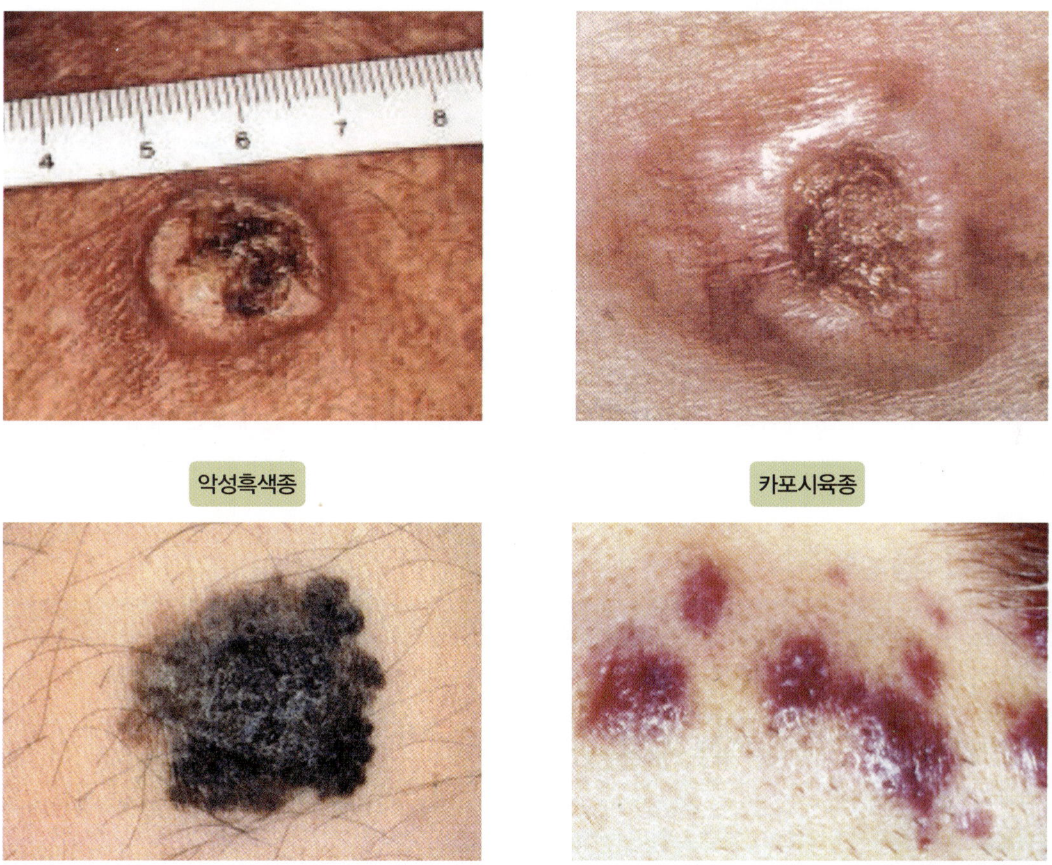

악성흑색종 카포시육종

그림 6-9 다양한 피부암 병터

1. 편평세포암종

편평세포암종(squamous cell carcinoma)은 표피에서 느리게 성장하는 악성종양이다. 전형적인 병터는 보통 통증이 없는 단단하고 융기된 결절(nodule)로 시작한다. 만약 치료하지 않으면 크기가 점차 커지고 결국 전이(metastasis)를 일으켜 인체의 다른 기관과 영역을 침범한다.

2. 바닥세포암종

바닥세포암종(기저세포암종, basal cell carcinoma)은 주로 위쪽 얼굴에 나타나는 종양이다. 표피의 바닥세포에서 기원하는 바닥세포암종은 다른 유형보다 전이 가능성이 훨씬 낮다. 보통 중심부가 침식되어 피가 나고, 딱딱한 분화구를 형성하는 작고 융기된 병터로서 시작한다.

3. 흑색종

흑색종(melanoma)은 피부암의 가장 심각한 유형이다. 양성 또는 비암성 색소모반(pigmented mole)에서 발생한 후 암성 병터로 진행하기도 한다. 성공적 치료를 위해서는 조기발견과 제거가 필수이므로, 양성모반이 있는 경우 흑색종의 위험 징후는 없는지 정기적으로 확인해야 한다(**표 6-1**).

매년 흑색종 발병률이 증가하고 있는데, 역학 연구에 따르면 20세 이전에 2번 이상 수포성 햇빛화상(blistering sunburn)을 입은 성인은 그렇지 않은 성인보다 흑색종 발병 위험성이 훨씬 더 크다고 한다.

표 6-1 흑색종의 위험 징후

확인사항	징후
비대칭(asymmetry)	양성모반은 보통 좌우가 대칭이지만, 흑색종 병터는 비대칭이거나 한쪽으로 기울어졌다.
경계(border)	양성모반은 뚜렷한 경계를 보이지만, 흑색종 병터는 경계가 불규칙하거나 모양이 뚜렷하지 않은 경우가 많다.
색깔(color)	양성모반은 갈색이 비교적 고르게 착색되어 있다. 흑색종 병터는 울퉁불퉁하게 착색되는 경향이 있고 음영이나 색상이 혼재된 양상을 보인다.
지름(diameter)	병터가 비대칭이고 경계가 불규칙하며 울퉁불퉁하게 착색되는 특징을 보일 때 지름은 6mm보다 더 클 수도 있다.
진행(evolving)	시간이 지남에 따라 계속 커지거나 변화하는 모반은 암일 수 있다. 그 밖에도 흑색종 병터는 가려움, 궤양 형성, 출혈로 시작할 수 있다.

4. 카포시육종

카포시육종(Kaposi sarcoma)은 사람포진바이러스 8(human herpesvirus 8, HHV8)로도 알려진 카포시육종 관련 포진바이러스(Kaposi sarcoma associated herpesvirus, KSHV)에 감염되어 발생한다. 카포시육종은 한때 특정 민족과 관련하여 발병하였지만, 현재는 면역결핍인 경우에도 많이 발생하고 있다. 처음에는 보라색 구진(솟음, papule)으로 시작하여 림프절과 내부 기관으로 빠르게 퍼진다.

4. 화상

화상(burn)은 피부에 영향을 미치는 가장 심각하고도 자주 발생하는 문제 중 하나이다. 보통 화상이라고 하면 불이나 뜨거운 표면에 피부가 접촉해서 발생하는 손상이라고 생각하기 쉽다. 하지만 자외선에 과도하게 노출되거나(햇빛화상), 피부가 전류 또는 산과 같은 유해 화학물질에 접촉해도 화상을 입을 수 있다.

화상 손상의 분류와 심각성, 적절한 치료와 회복 가능성은 ①손상을 입은 신체 표면적의 넓이, ②손상을 입은 조직층의 깊이, ③화상 당시 개인의 나이나 전반적인 건강 상태 등의 3가지 주요 요인에 의해 결정된다.

1. 신체 표면적 추정

화상으로 피부의 넓은 면적이 손상된 경우 치료 및 회복 가능성은 손상된 전체 영역 및 화상의 중증도에 따라 크게 달라진다. 화상의 중증도는 손상의 깊이와 화상을 입은 신체 표면적의 넓이에 따라 결정된다.

9의 법칙(rule of nine)은 성인의 화상 손상 정도를 결정하기 위해 흔히 사용하는 방법으로, 신체를 각 9%씩 11개의 영역으로 나누고 생식기 주변 영역을 1%로 정해서 손상 범위를 추정하게 된다(**그림 6-10**).

성인에서 피부의 9%는 머리와 각 팔의 앞 · 뒷면을 포함한 것이고, 그 면적의 2배인 18%는 몸통 앞 · 뒷면과 각 다리에서 앞 · 뒷면을 포함한 것이다.

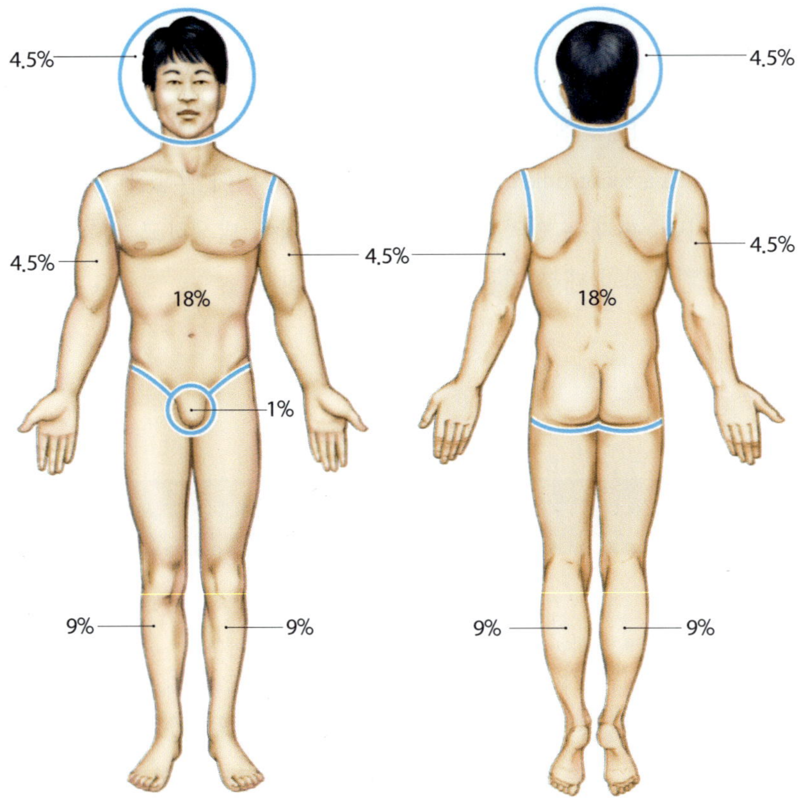

그림 6-10 9의 법칙
성인의 몸을 각 9%씩 11개의 부위로 나누면 화상을 입은 피부 표면적을 추정하는 데 도움이 된다.

2. 화상의 분류

화상의 중증도를 나눌 때 사용하는 분류체계는 손상된 조직층의 수를 기준으로 한다(그림 6-11). 가장 심한 화상은 피부와 피부밑조직층뿐만 아니라 그 하부 조직까지 파괴한다.

1) 일도화상(first degree burn)

일도화상에서는 전형적인 햇빛화상처럼 약간의 불편함을 유발하고 피부를 다소 붉게 한다. 비록 표피의 표층은 1~3일 사이에 벗겨질 수 있으나 물집은 생기지 않고 실제 조직 파괴는 미미하다.

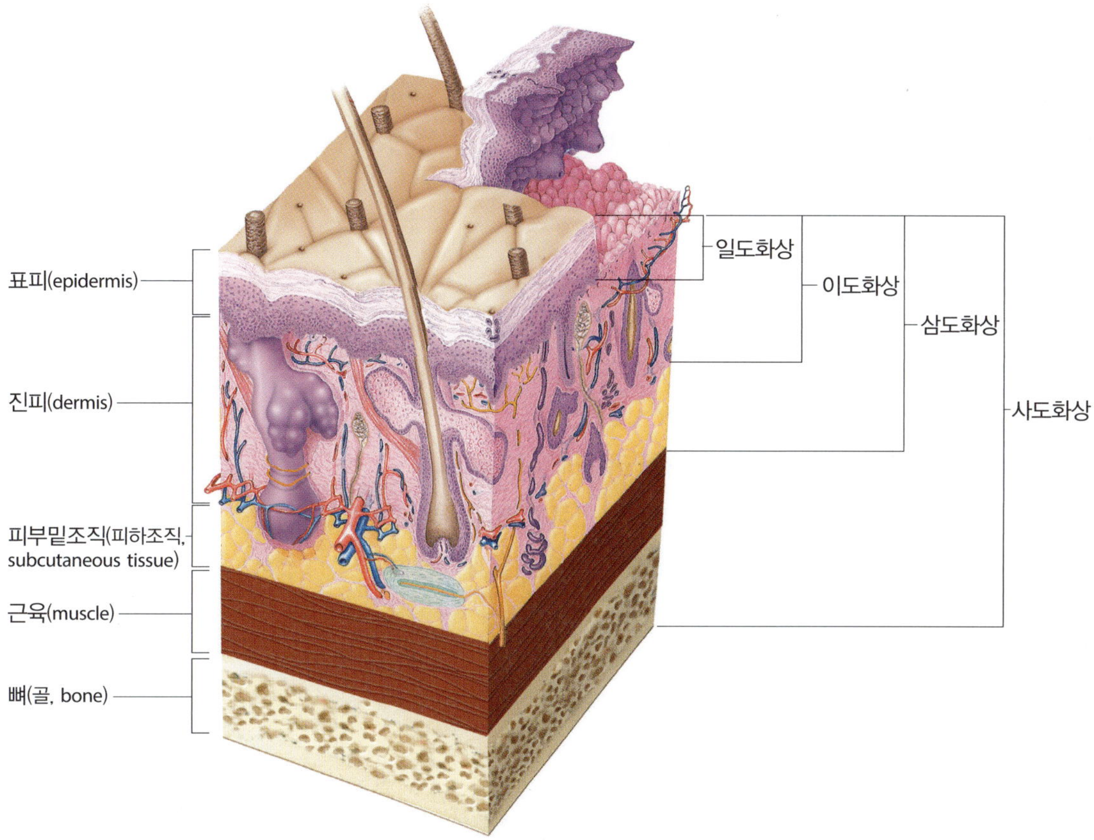

그림 6-11 손상 깊이에 따른 화상 분류
일도화상과 이도화상은 부분층화상, 삼도화상과 사도화상은 전층화상으로 분류한다.

2) 이도화상(second degree burn)

이도화상에서는 깊은 표피층을 침범하여 진피 상부층까지 손상된다. 비록 땀샘, 털집, 기름샘 등이 손상되지만, 진피가 완전히 파괴되지는 않는다. 이도화상은 물집, 심한 통증, 전신부종, 수분 소실 등이 특징이며 흉터 발생이 흔하다. 일도화상과 이도화상을 **부분층화상**(partial thickness burn)이라고 한다.

3) 삼도화상(third degree burn)

삼도화상은 표피와 진피가 완전히 파괴되는 것이 특징이다. 종종 피부밑조직 아래의 근육과 심지어 뼈까지 침범한다. 사도화상과 함께 **전층화상**(full-thickness burn)으로 분류된다.

삼도화상의 경우 신경종말이 파괴되어 손상 직후에는 통증에 둔감하지만 곧바로 극심한 통증이 발생한다. 삼도화상으로 인한 수분 손실은 매우 심각하며, 피부가 보호기능을 상실하기 때문에 감염 위험도 매우 높다.

4) 사도화상(fourth degree burn)

사도화상은 피부밑조직 아래의 근육이나 뼈까지 이르는 전층화상을 말한다. 고압전류에 감전되거나 오랜 시간에 걸쳐 매우 강한 열에 노출되면 발생할 수 있다. 치료법은 광범위 피부이식이며, 심지어 팔다리를 절단하게 될 수도 있다.

요점확인

1. 피부가 감지하는 감각자극에는 무엇이 있는가?
2. 피부의 5가지 주요 기능은 무엇인가?
3. 바닥세포암종, 편평세포암종, 흑색종은 어떻게 다른가?
4. 9의 법칙은 무엇이고, 화상을 입은 피부 표면적은 어떻게 추정하는가?
5. 일도화상, 이도화상, 삼도화상, 사도화상은 각각 어떻게 다른가?

과학응용

● **피부의 비밀**

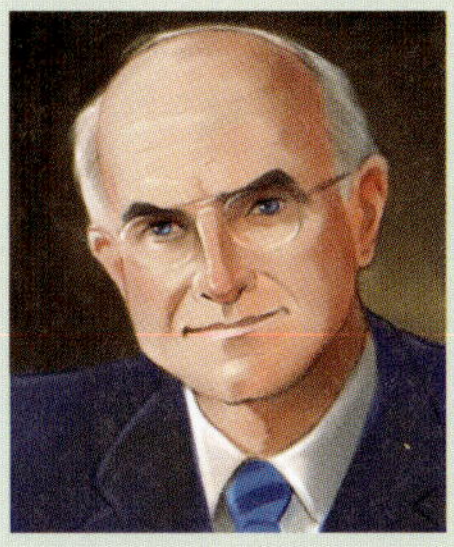
조셉 머레이

피부는 가장 눈에 잘 보이는 기관이어서 여러 시대에 걸쳐 피부의 구조와 기능을 연구하며 많은 과학적 발견이 이루어졌다. 고대 로마인들은 피부에서 염증을 처음 관찰한 후 염증 과정을 자세히 규명하였다. 20세기에 조셉 머레이(Joseph E. Murray, 1919~2012)는 제2차 세계대전 중 화상을 입은 군인에게 이식한 자신의 피부가 결국 거부반응을 일으킨다는 사실을 깨달았다. 전쟁이 끝난 후 머레이는 이식 조직에 대한 인체의 면역반응을 밝히려고 노력하였고, 그의 연구는 최초 콩팥이식의 성공으로 이어졌다. 머레이는 획기적인 콩팥이식으로 1990년 노벨상을 받았을 뿐만 아니라 오늘날 흔히 시행되고 있는 조직과 기관 이식에 대한 길을 열었다.

과학자들은 여전히 피부의 비밀을 계속 연구하고 있으며, 의사와 의료 전문가들 또한 피부과학, 알레르기, 면역학, 화상의학, 재건수술, 미용외과 등의 분야에서 피부 관리와 치료의 새로운 방법을 개척하고 있다. 실제로 화장품 및 기타 피부, 네일, 헤어트리트먼트를 다루는 사람들은 이러한 피부과학 중 일부를 적용하고 있다. 예를 들어 산업연구원, 제품개발자, 미용 전문가, 헤어디자이너는 자신의 업무를 효과적으로 수행하기 위해 피부과학에 대한 최신 지식이 필요하다.

OUTLINE SUMMARY

개념요약

• 체막

A. 체막의 종류 (그림 6–1 참조)

1. 상피막(epithelial membrane) : 상피조직과 상피밑 결합조직으로 구성됨
2. 결합조직막(connective tissue membrane) : 주로 다양한 종류의 결합조직으로 구성됨

B. 상피막

1. 피부막(cutaneous membrane) : 피부
2. 장막(serous membrane) : 단층편평상피의 상피층과 바닥막의 결합조직층 (그림 6–1 참조)
   a. 층 (그림 6–2 참조)
      ① 벽층(parietal layer) : 체강벽을 둘러쌈
      ② 내장층(visceral layer) : 체강 속 기관을 덮음
   b. 예시
      ① 심장막(심낭, pericardium) : 벽층이 심장 주위의 섬유성 주머니를 둘러싸고 내장층은 심장벽을 덮음
      ② 가슴막(흉막, pleura) : 벽층은 가슴안의 벽을 감싸고 내장층은 허파를 덮음
      ③ 배막(복막, peritoneum) : 벽층은 배안의 벽을 감싸고 내장층은 배안 내 기관을 덮음
   c. 질병
      ① 가슴막염(흉막염, pleurisy) : 가슴안을 감싸고 허파를 덮는 장막의 염증
      ② 복막염(peritonitis) : 배안의 벽을 감싸고 배 기관을 덮는 장막의 염증
3. 점막(mucous membrane)
   a. 외부와 직접 닿는 인체 표면을 덮음
   b. 막을 부드럽고 촉촉하게 유지하는 점액을 생성함

C. 결합조직막

1. 상피성분을 포함하지 않음
2. (윤)활액을 생산함
3. 뼈 사이의 관절을 둘러싸고 위치하는 관절주머니(관절낭)를 감싸는 (윤)활막과 윤활주머니(윤활낭)를 감싸는 (윤)활막이 있음

• 피부

A. 피부의 구조 (그림 6–3 참조)

1. 표피(epidermis) (그림 6–4 참조)
   a. 가장 바깥쪽에 있는 얇은 피부층
   b. 여러 층의 중층편평상피로 구성됨
   c. 바닥층(기저층, basal layer) : 스스로 증식하여 새로운 세포가 가장 심층에서 만들어지면 차츰 표층을 향해 이동함
   d. 세포가 표면에 접근하면 각질이라는 단백질로 생성하면서 결국에는 탈락함(그림 6–5 참조)
   e. 각질층(horny layer) : 각질로 가득 찬 세포의 가장 바깥층
2. 피부색소
   a. 바닥층에서는 색소를 생성하는 멜라닌세포가 있음
      ① 멜라닌세포에 의해 생성된 갈색소 멜라닌은 다른 상피세포에 분포해 피부에 어두운 색을 띠게 함
      ② 유전에 의해 결정되는 멜라닌의 양과 종류가 기본 피부색을 결정
   b. 피부색의 변화
      ① 햇볕은 추가적인 색소 침착을 촉진함
      ② 홍조 : 혈액량의 증가 또는 혈중 산소의 증가를 나타냄
      ③ 청색증(cyanosis) : 피부의 푸른색은 혈중 산소 농도의 감소를 나타냄
3. 진피표피경계(dermoepidermal junction)
   a. 진피와 표피 사이의 접합부
   b. 진피유두라는 작은 돌기가 접합부의 안정화에 도움을 줌
4. 진피(dermis)
   a. 표피 아래에 있는 두꺼운 층으로 주로 결합조직으로 구성됨
   b. 진피 상부인 유두층은 진피유두라 불리는 작은 돌기들이 평행하게 배열되어 있음
   c. 진피의 능선과 고랑은 각 개체의 고유한 패턴을 가짐

d. 진피 하부인 그물층은 아교질섬유와 탄력섬유가 서로 얽혀 촘촘한 그물망을 형성하고 있음
① 탄력섬유의 수는 나이가 들수록 감소하고 주름 형성에 기여
② 진피는 신경이나 신경종말, 근(육)섬유, 털집, 땀샘과 기름샘, 많은 혈관을 포함

5. 피부밑조직(피하조직, hypodermis)
a. 얕은근막(표재근막, superficial fascia)이라고 함
b. 진피 아래에 위치하지만 피부의 일부는 아님
c. 느슨한 섬유조직과 지방조직이 두드러짐

B. 피부 부속기관

1. 털(모, hair) (그림 6-6 참조)
a. 태아와 신생아의 부드러운 털을 배냇솜털이라고 함
b. 털의 성장에는 털집이라는 구조가 필요함
c. 털의 성장은 털집 바닥에 위치한 털유두에서 시작함
d. 털집은 털뿌리에 숨겨져 있고, 눈에 보이는 털의 부분을 털줄기라고 함
e. 털세움근(입모근, arrector pili muscle) : 흔히 말하는 닭살을 만드는 민무늬근육(그림 6-7 참조)

2. 손발톱(nail) (그림 6-8 참조)
a. 손가락과 발가락 끝에 있는 판 모양 구조물로 표피세포에 의해 생성됨
b. 보이는 부분을 손발톱몸통이라고 함
c. 손발톱뿌리는 고랑에 놓여 있고 껍질에 덮여 있음
d. 손발톱뿌리에 가장 가까운 초승달 모양의 부위를 초승달이라고 함
e. 손톱바닥은 혈류량의 변화에 따라 색이 변할 수 있음

3. 피부수용기(skin receptor) (그림 6-3 참조)
a. 감각신경종말(sensory nerve ending) : 피부가 감각기관의 역할을 할 수 있도록 함
b. 마이스너소체(Meissner corpuscle; 촉각소체) : 가벼운 촉각을 감지함
c. 파치니소체(Pacini corpuscle; 층판소체) : 압력을 감지함

C. 피부샘

1. 땀샘(한선, sweat gland)
a. 에크린땀샘(eccrine sweat gland)
① 땀샘 중 가장 많고 중요하며 널리 퍼져 있음
② 피부 표면의 모공을 통해 흘러나오는 땀을 생성함
③ 평생 동안 기능하며 체온 조절에 도움 줌
b. 부분분비땀샘(아포크린땀샘, apocrine sweat gland)
① 주로 겨드랑이와 생식기 주변에서 관찰됨
② 에크린땀샘의 묽은 분비물과 상당히 다른 진한 물질을 분비함
③ 호르몬의 영향을 받아 체취를 만들어 발산함

2. 기름샘(피지샘, sebaceous gland)
a. 털과 피부를 위한 기름이나 피부기름을 분비함
b. 청소년기에는 분비량이 증가함
c. 분비량은 성호르몬에 의해 조절됨

D. 피부의 기능

1. 보호
a. 미생물 감염　　b. 자외선
c. 유해 화학물질　　d. 상처

2. 온도조절
a. 피부는 하루 3,000Kcal의 열을 방출함
b. 땀 분비로 조절함
c. 인체 표면 근처의 혈관을 통해 혈류량을 조절함

3. 감각기관 활동
a. 거대한 감각기관으로서 기능함
b. 수용체는 인체의 환경 변화에 대한 정보를 유지하는 인체의 수신기 역할을 함

4. 배설 : 땀으로 몸의 이온과 노폐물을 제거함
5. 비타민 D 합성

• 피부암

A. 종류 (그림 6-9 참조)
1. 편평세포암종(squamous cell carcinoma)
2. 바닥세포암종(기저세포암종, basal cell carcinoma)
3. 흑색종(melanoma)
4. 카포시육종(kaposi sarcoma)

B. 원인
1. 유전소인
2. 자외선은 피부 세포의 DNA를 손상시켜 유사분열시 돌연변이와 장애를 일으킴
3. 바이러스 감염

C. 편평세포암종
1. 피부암의 흔한 종류
2. 느린 성장속도

3. 병터에 통증이 없고 단단하며 융기된 결절로 시작함
4. 전이를 잘 일으킴

D. 바닥세포암종

1. 표피의 바닥세포에서 유래하며 종종 위쪽 얼굴에 존재함
2. 병터는 침식, 출혈, 딱지가 생기는 작은 융기부위로 시작함
3. 다른 피부암 유형에 비해 전이 가능성은 낮음

E. 흑색종

1. 피부암의 가장 심각한 형태
2. 양성모반 또는 과도한 자외선으로 인해 발생할 수 있음
3. 흑색종의 위험 징후 (표 6-1 참조)

F. 카포시육종

1. 카포시육종 관련 포진바이러스에 의해 발생함
2. 피부 표면의 보라색 구진이 내부로 빠르게 전이됨

• 화상

A. 화상의 치료, 회복 또는 생존 가능성은 손상을 입은 신체 표면적의 넓이, 화상의 중증도 또는 깊이에 따라 결정된다.

B. 성인은 9의 법칙을 이용하여 손상을 입은 신체 표면적을 추정한다(그림 6-10 참조).

1. 신체는 각각 9%씩 11개의 영역으로 나눔
2. 추가적으로 1%는 생식기 주변으로 정함

C. 화상의 분류 (그림 6-11 참조)

1. 일도화상 : 표피의 표면층만 손상됨, 부분층화상
2. 이도화상 : 깊은 표피층을 포함하고 진피의 상층부가 손상됨, 부분층화상
3. 삼도화상 : 표피와 진피의 완전한 파괴가 특징, 전층화상
   a. 화상 직후에는 신경종말이 파괴되어 통증에 둔감하나 곧바로 극심한 통증을 경험하게 됨
   b. 감염 위험성이 증가함
4. 사도화상 : 근육이나 뼈까지 손상되는 전층화상

ACTIVE LEARNING

능동학습

• 종합질문

01. 막을 정의하고 체막의 두 가지 종류를 말하시오.

02. 장막의 구조와 기능을 설명하고, 벽층과 내장층의 차이와 가슴막과 심장막의 차이를 구분하시오.

03. 점막피부경계에 대한 설명을 포함하여 점막의 구조와 기능을 설명하시오.

04. 표피를 구성하는 층의 명칭을 말하고 간략히 설명하시오.

05. 진피의 구조를 설명하시오.

06. 털유두, 털뿌리, 털줄기를 구분하시오.

07. 털세움근이 수축할 때 어떤 일이 발생하는지 설명하시오.

08. 피부수용기의 이름을 말하고, 각각 어떤 종류의 자극에 반응하는지를 설명하시오.

09. 에크린땀샘과 부분분비땀샘의 기능과 위치를 말하고, 각각 생산되는 액체의 종류를 설명하시오.

10. 기름샘의 기능과 위치를 말하고, 이곳에서 생산되는 액체의 종류를 설명하시오.

11. 피부의 5가지 주요 기능을 설명하시오.

• 심층고찰

12. 멜라닌의 보호기능에 대해 설명하시오.

13. 피부의 온도조절 역할에 대해 설명하시오.

14. 만약 본인의 등, 오른쪽 팔 뒤쪽, 오른쪽 허벅지 뒤쪽이 화상을 입었다면 신체 표면적의 대략 몇 퍼센트가 손상을 입은 것인가? 그 수치는 어떻게 추정하였는가?

15. 최근 A 씨는 얼굴에서 암종을 제거하였다. 담당 의사는 생검 보고서에 '중심부가 침식된 작은 병터, 눈에 띄는 전이는 없음'이라고 적었다. 이 설명은 어떤 종류의 피부암을 가리키는가?

• 확인문제

01. 상피막은 ________, ________, ________의 3종류로 나눌 수 있다.

02. 상피막은 상피층과 _______을/를 구성하는 결합조직층의 2층으로 구성된다.

03. 가슴벽 내부를 둘러싸는 막을 _______(이)라고 한다.

04. 배 기관을 덮고 있는 막을 _______(이)라고 한다.

05. 뼈와 관절 사이의 공간을 감싸는 결합조직막을 _______(이)라고 한다.

06. 새로운 피부세포가 피부 표면에 접근함에 따라 세포질은 _______(이)라는 독특한 단백질로 대체된다.

07. 진피의 위쪽 부분은 _______(이)라는 능선을 형성하여 독특한 지문을 형성한다.

08. _______은/는 온몸에서 발견되는 땀샘으로 투명하고 묽은 액체를 생성하고, _______은/는 겨드랑이에서 발견되는 땀샘으로 더 진한 분비물을 생성한다.

09. 피부의 3가지 주요 기능은 _______, _______, _______이다.

10. 진피 깊숙한 곳에 있으며 압력에 반응하는 피부수용기는?

① 마이스너소체　② 파치니소체　③ 털　④ 진피유두

11. 가벼운 촉각에 반응하는 피부수용기는?

① 마이스너소체　② 파치니소체　③ 털　④ 진피유두

12. 피부밑조직 아래로 퍼져 근육이나 뼈에 도달하는 화상은?

① 일도화상　② 이도화상　③ 삼도화상　④ 사도화상

13. 다음에서 설명하는 털의 구조를 보기에서 찾아 넣으시오.

a. 털집	b. 털유두	c. 털뿌리	d. 털줄기

(1) 털집이 들어 있는 털의 부분은?

(2) 표피세포가 진피로 진입하여 형성한 털의 부분은?

(3) 표면으로 뻗어 나와 있는 털의 부분은?

(4) 털의 성장이 시작되는 부분은?

확인문제 정답

01 피부막, 장막, 점막 / 02 바닥막 / 03 벽가슴막 / 04 내장쪽배막(내장복막) / 05 (윤)활막 / 06 각질 / 07 진피유두 / 08 에크린땀샘, 부분분비땀샘 / 09 보호, 감각, 온도 조절 / 10 ② / 11 ① / 12 ④ / 13 (1) c, (2) a, (3) d, (4) b

뼈대계통

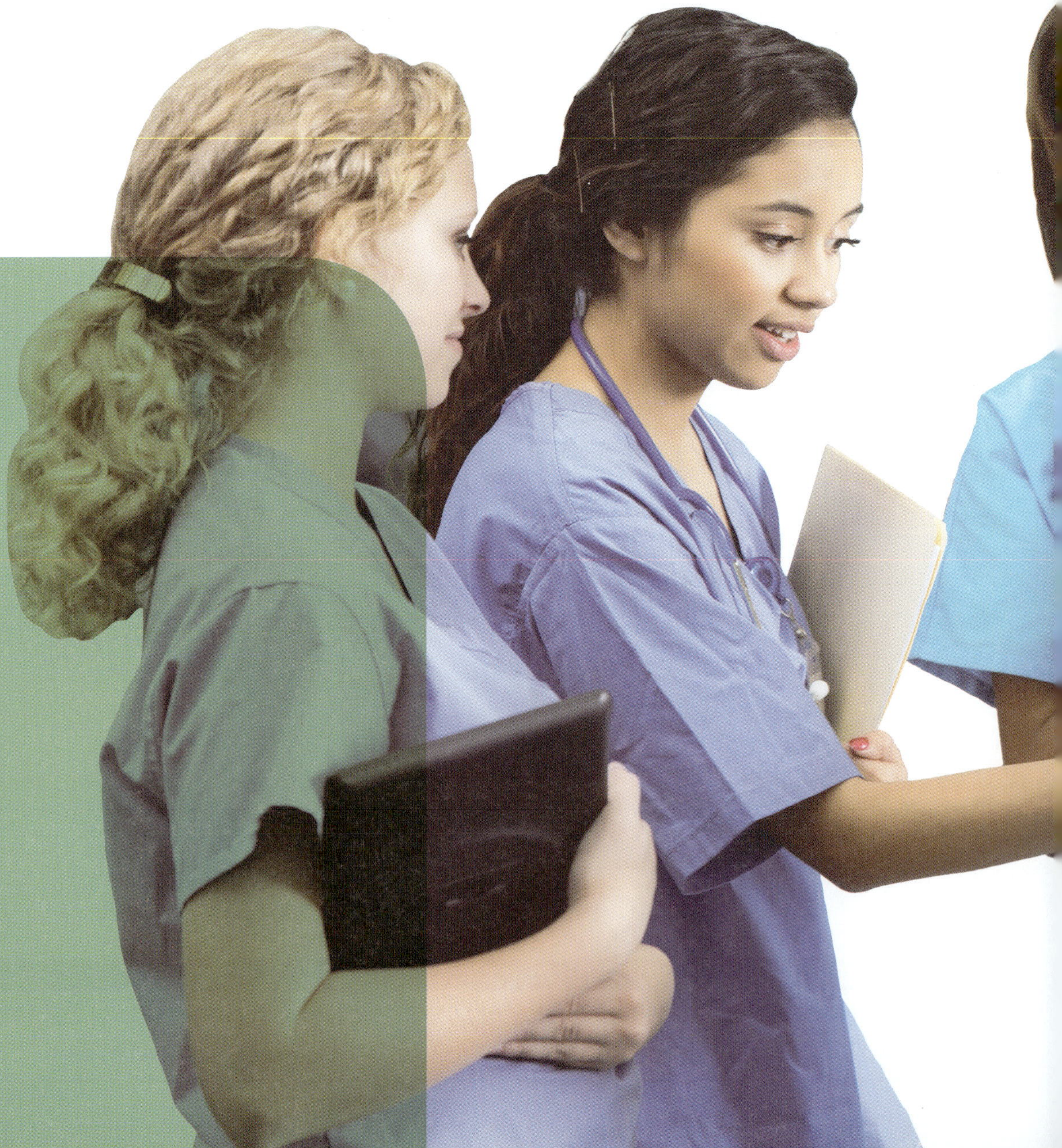

CHAPTER 07

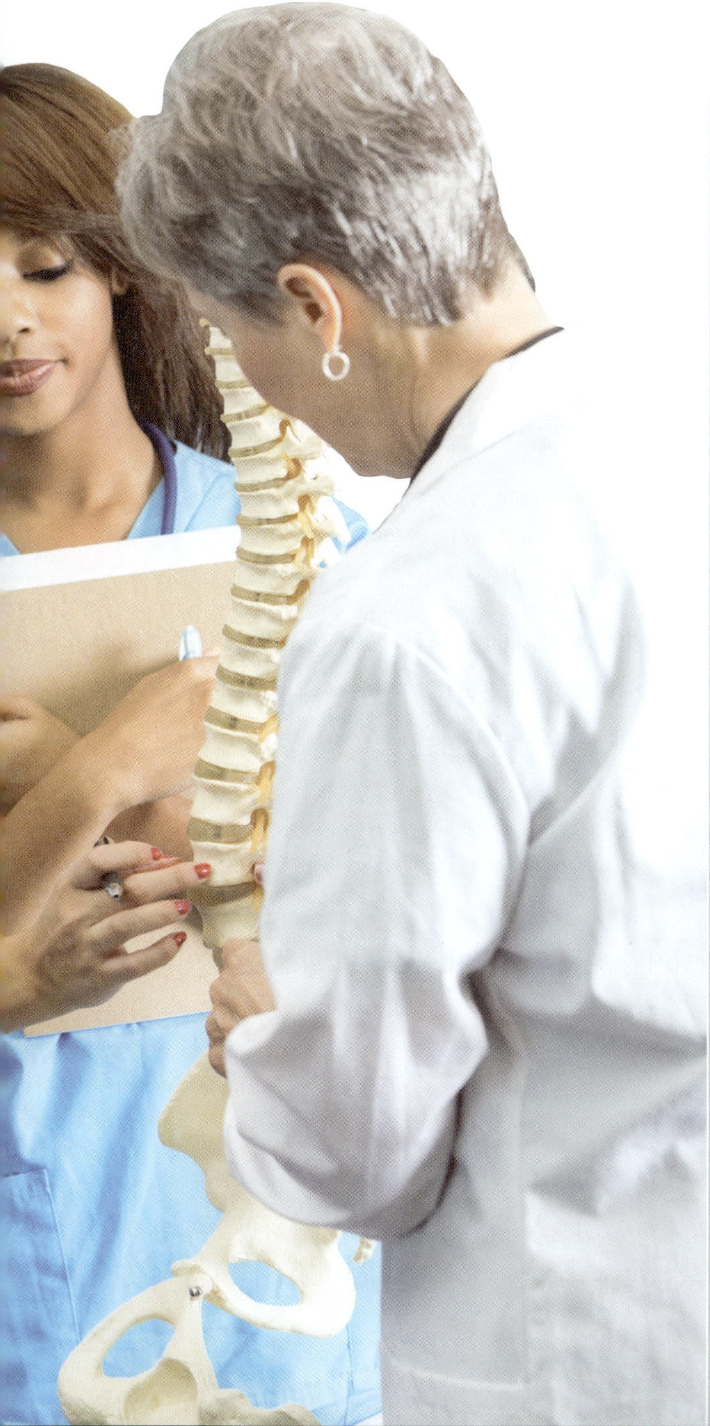

학습목표

1. 뼈대계통의 일반적인 기능을 설명할 수 있다.
2. 전형적인 긴뼈의 해부학적 주요 특징을 설명할 수 있다.
3. 뼈와 연골의 미세구조를 설명할 수 있다.
4. 뼈의 발생, 성장, 재형성 과정을 설명할 수 있다.
5. 인체의 2가지 주요 뼈대를 분류하고 각 뼈대를 구성하는 뼈를 열거할 수 있다.
6. 인체의 주요 관절 유형을 열거하고 각각의 예를 제시할 수 있다.

핵심용어

치밀뼈(치밀골) / 해면뼈(해면골) / 골수공간 / 뼈모세포(골모세포) / 뼈파괴세포(파골세포) / 연골속뼈형성(연골내골화) / 막속뼈형성(막내골화) / 몸통뼈대(축골격) / 팔다리뼈대(사지골격) / 못움직관절(부동관절) / 반움직관절(반관절) / 움직관절(가동관절) / 윤활관절

뼈대계통(골격계, skeletal system)의 주요 기관인 **뼈**(bone)는 근육과 기타 물렁조직 아래에 묻혀 있으면서 인체에 단단한 틀과 지지 구조를 제공하는 점에서 건물의 강철 기둥과 같은 역할을 한다. 그러나 건물의 강철 기둥과 달리 뼈는 움직일 수 있고 살아있는 기관이다. 뼈는 스스로 변형시켜서 변화하는 환경에 인체가 적응할 수 있도록 한다.

1. 뼈대계통의 기능

(1) 지지(support)

뼈대는 텐트폴이 텐트의 구조를 유지하는 것처럼 인체의 내부 틀 역할을 한다. 뼈대근육(골격근, skeletal muscle)은 뼈에 부착해 있고, 내부 장기는 뼈와 뼈대근육으로 둘러싸인 체강 안에 들어 있다. 뼈대계통은 뼈가 체중을 지탱할 수 있을 만큼 강하고, 비틀림을 견딜 수 있을 만큼 유연할 때만 이러한 지지 기능을 제공할 수 있다.

(2) 보호(protection)

뼈는 체강 내부에 있는 장기나 물렁조직을 보호한다. 머리뼈(두개골, skull)는 뇌를 보호하고, 갈비뼈(늑골, rib)와 복장뼈(흉골, sternum)는 가슴의 중요한 장기인 심장과 허파를 보호한다. 또한 뼈에는 산소를 운반하는 적혈구와 질병으로부터 인체를 보호하는 여러 유형의 백혈구를 생성하는 중요한 조직인 적색골수(red bone marrow)가 들어 있다.

(3) 운동(movement)

근육은 뼈에 단단히 부착해 있다. 근육이 수축해서 짧아지면 뼈를 잡아당겨 움직임이 발생한다. 이러한 움직임은 뼈대의 관절에서 일어난다.

(4) 저장(storage)

뼈는 신경과 근육의 정상적인 기능에 필요한 물질인 혈중 칼슘의 항상성(homeostasis)을 유지하는 데 중요한 역할을 한다. 혈액 내 칼슘의 양이 정상 수치를 초과하면 칼슘은 혈액에서 뼈로 이동하여 저장된다. 반대로 혈중 칼슘이 정상 수준 이하로 감소하면 칼슘은 반대 방향으로 이동하는데, 뼈를 떠나 혈액으로 들어가 혈중 칼슘 수치를 증가시킨다.

뼈에서 칼슘이 저장되거나 방출되는 기전은 호르몬의 섬세한 균형에 의해 조절된다. 예를 들어 갑상샘에서 분비되는 칼시토닌(calcitonin, CT)은 뼈의 무기질화를 증가시켜 혈중 칼슘 수치를 감소시키고, 부갑상샘에서 분비되는 부갑상샘호르몬(parathyroid hormone, PTH)은 뼈의 칼슘을 감소시켜 혈중 칼슘 수치를 증가시킴으로써 칼시토닌의 효과를 상쇄한다.

뼈 속의 공간은 지방을 저장하는 역할도 한다.

(5) 혈구형성(조혈, hematopoiesis)

혈구형성이란 적혈구, 백혈구, 혈소판 등 생체 내의 모든 혈액세포(혈구)를 생성하는 과정을 말한다. 혈액세포의 형성은 적색골수(red bone marrow)에서 이루어지며, 적색골수는 적혈구와 백혈구를 모두 생성하는 결합조직으로 일부 뼈의 단단한 벽 안에 들어 있다.

2. 뼈의 육안구조

1. 뼈의 유형

뼈는 형태에 따라 6가지 유형으로 분류된다(그림 7-1).

1) 긴뼈(long bone)

긴뼈는 세로축이 가로축보다 긴 뼈를 말하며, 주로 팔다리에서 관찰된다. 넓적다리뼈(대퇴골, femur), 위팔뼈(상완골, humerus), 빗장뼈(쇄골, clavicle), 정강뼈(경골, tibia), 노뼈(요골, radius) 등이 있다.

2) 짧은뼈(short bone)

짧은뼈는 세로축과 가로축이 비슷한 뼈로, 손목뼈(수근골, carpal bone), 발목뼈(족근골, tarsal bone) 등이 있다.

3) 납작뼈(flat bone)

납작뼈는 납작하고 편평한 뼈로, 마루뼈(두정골, parietal bone), 복장뼈(흉골, sternum), 갈비뼈(늑골, costa, rib), 어깨뼈(견갑골, scapula) 등이 있다.

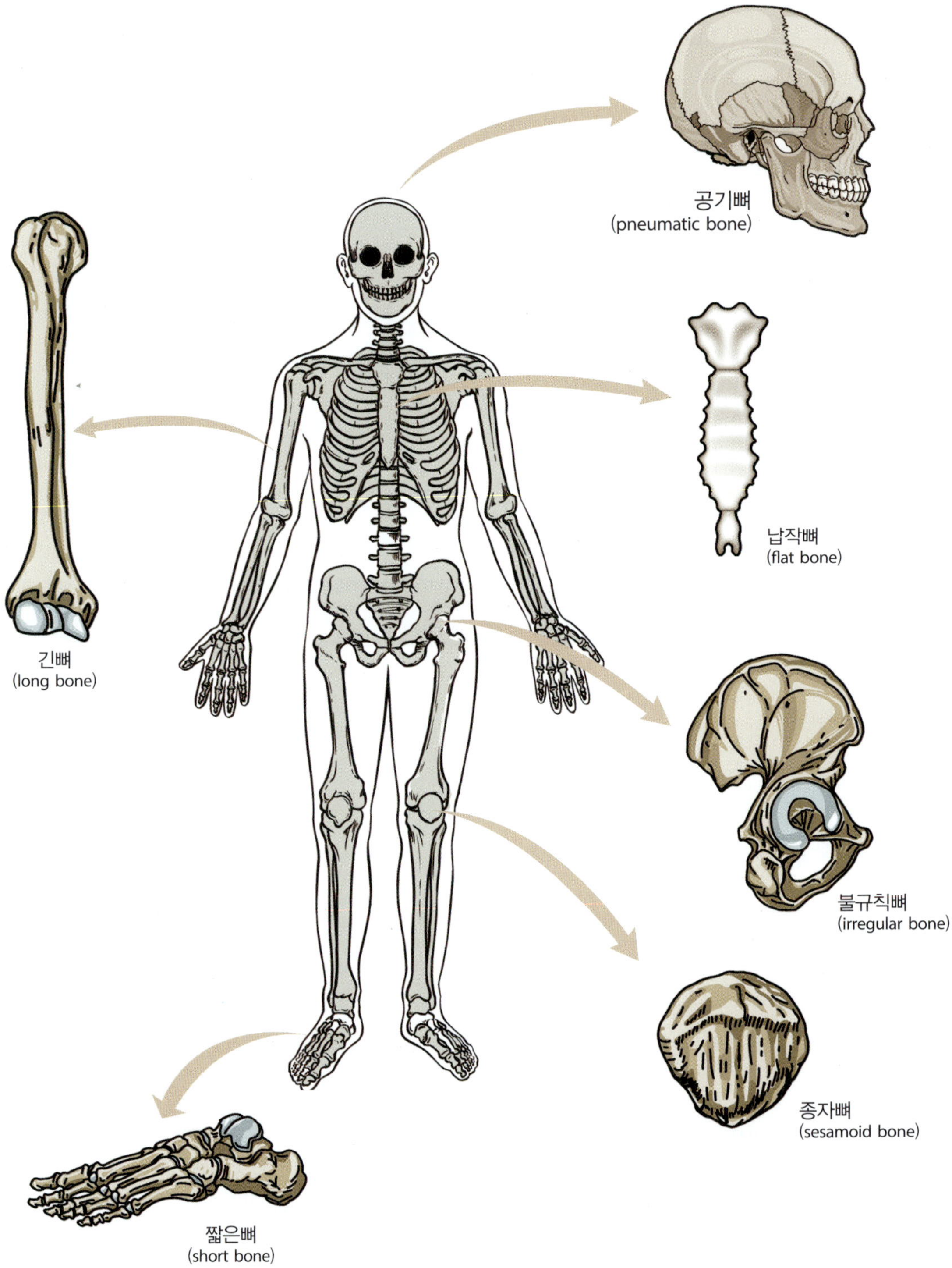
공기뼈
(pneumatic bone)
긴뼈
(long bone)
납작뼈
(flat bone)
불규칙뼈
(irregular bone)
종자뼈
(sesamoid bone)
짧은뼈
(short bone)

그림 7-1 뼈의 유형

4) 공기뼈(pneumatic bone)

공기뼈는 뼈 내부에 공기가 들어 갈 수 있는 공간이 있는 뼈로, 이마뼈(전두골, frontal bone), 위턱뼈(상악골, maxilla), 벌집뼈(사골, ethmoid bone), 나비뼈(접형골, sphenoid bone) 등이 있다. 이들 뼈는 코안과 연결되어 공명현상을 일으키고 머리의 무게를 줄여주는 역할을 한다.

5) 불규칙뼈(irregular bone)

불규칙뼈는 뼈 모양이 일정하지 않은 복합적인 형태의 뼈로, 척추(뼈)(척추골, vertebra), 볼기뼈(hip bone), 광대뼈(zygomatic bone) 등이 있다.

6) 종자뼈(sesamoid bone)

종자뼈는 힘줄이나 관절주머니에 묻혀 있는 계란 모양의 작은 뼈로, 무릎뼈(슬개골, patella) 등이 있다. 종자뼈는 인접하는 뼈와 관절을 이루어 도르래(활차) 같은 역할을 하며, 힘줄과 인대가 뼈면에서 탈구되는 것을 방지한다.

2. 뼈의 구조

긴뼈의 양쪽 끝을 **뼈끝**(골단, epiphysis)이라고 한다. 뼈끝은 관절연골인 유리질연골(hyaline cartilage)로 덮여 있어서 이웃하는 뼈와 관절을 형성한다. 두 뼈끝 사이의 중앙부를 **뼈몸통**(골간, diaphysis, shaft)이라고 하며, 뼈끝과 뼈몸통 사이에는 **뼈끝선**(골단선, epiphyseal line)이 있다.

뼈는 관절면을 제외하고 **뼈막**(골막, periosteum)으로 둘러싸이고, 뼈몸통의 바깥층은 단단하고 치밀한 뼈조직인 **치밀뼈**(치밀골, compact bone), 속층은 다공성의 뼈조직인 **해면뼈**(해면골, spongy bone)로 구성된다.

긴뼈의 경우 통 모양의 치밀뼈가 해면뼈를 둘러싸고 있고 그 중심부에 넓은 **골수공간**(marrow cavity)이 있지만, 납작뼈의 경우 2층의 치밀뼈(속판, 바깥판)가 내부의 해면뼈(판사이층)를 사이에 끼운 샌드위치 구조이다(그림 7-2).

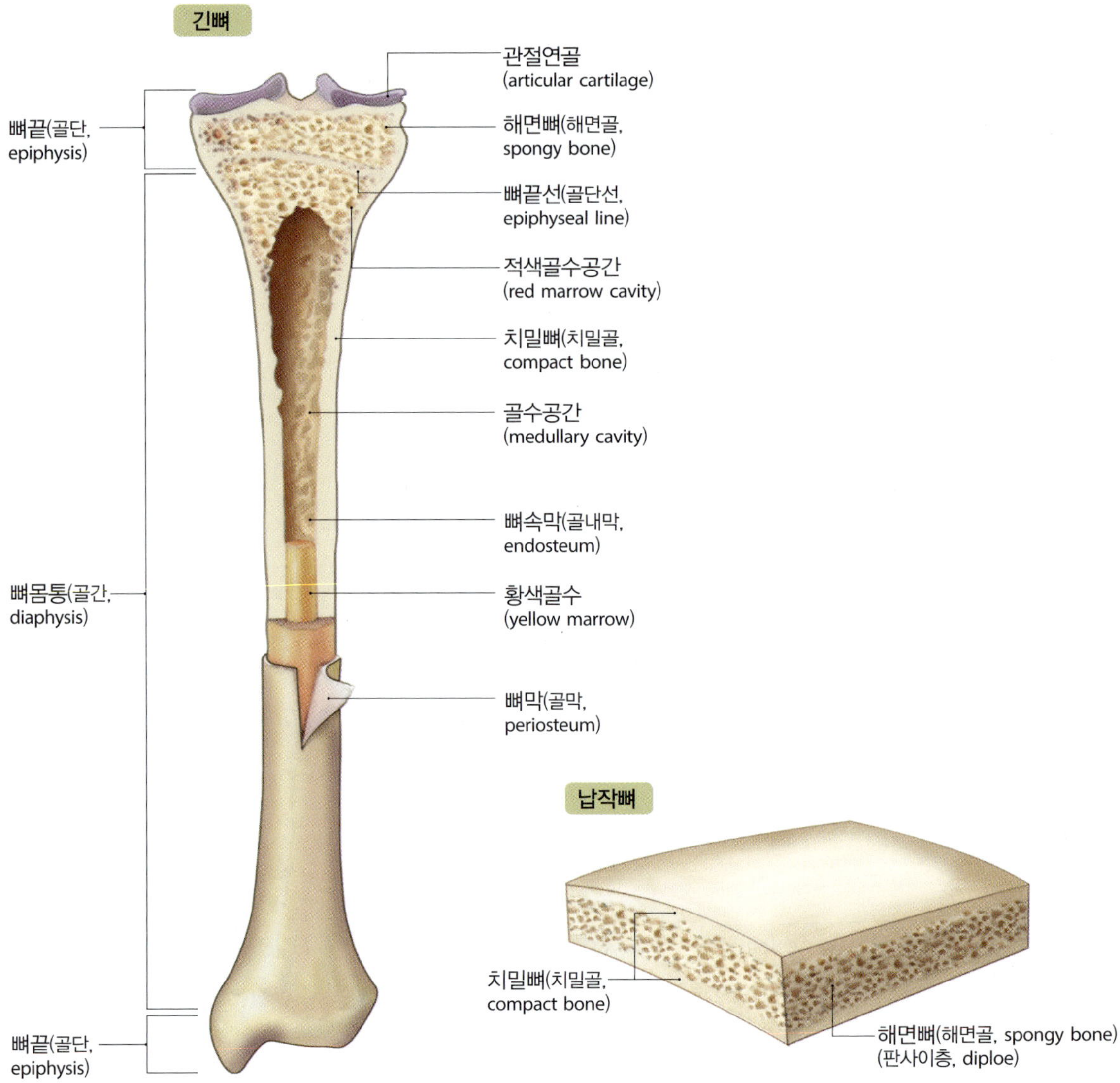

그림 7-2 **뼈의 구조**

요점확인

1. 뼈대계통을 구성하는 주요 기관은 무엇인가?
2. 뼈대계통의 5가지 주요 기능은 무엇인가?
3. 뼈를 형태에 따라 분류하면 무엇이 있는가?
4. 긴뼈의 주요 특징은 무엇이고, 납작뼈와 어떻게 다른가?

3. 뼈의 미세구조

1. 뼈조직의 구조

뼈조직은 위치와 기능에 따라 그 구조가 미세하게 다르다. 뼈의 바깥층은 단단하고 치밀하며, 이러한 유형의 뼈를 **치밀뼈**(치밀골, compact bone)라고 한다. 뼈의 속층에 있는 다공성의 뼈조직을 **해면뼈**(해면골, spongy bone)라고 한다(그림 7-3).

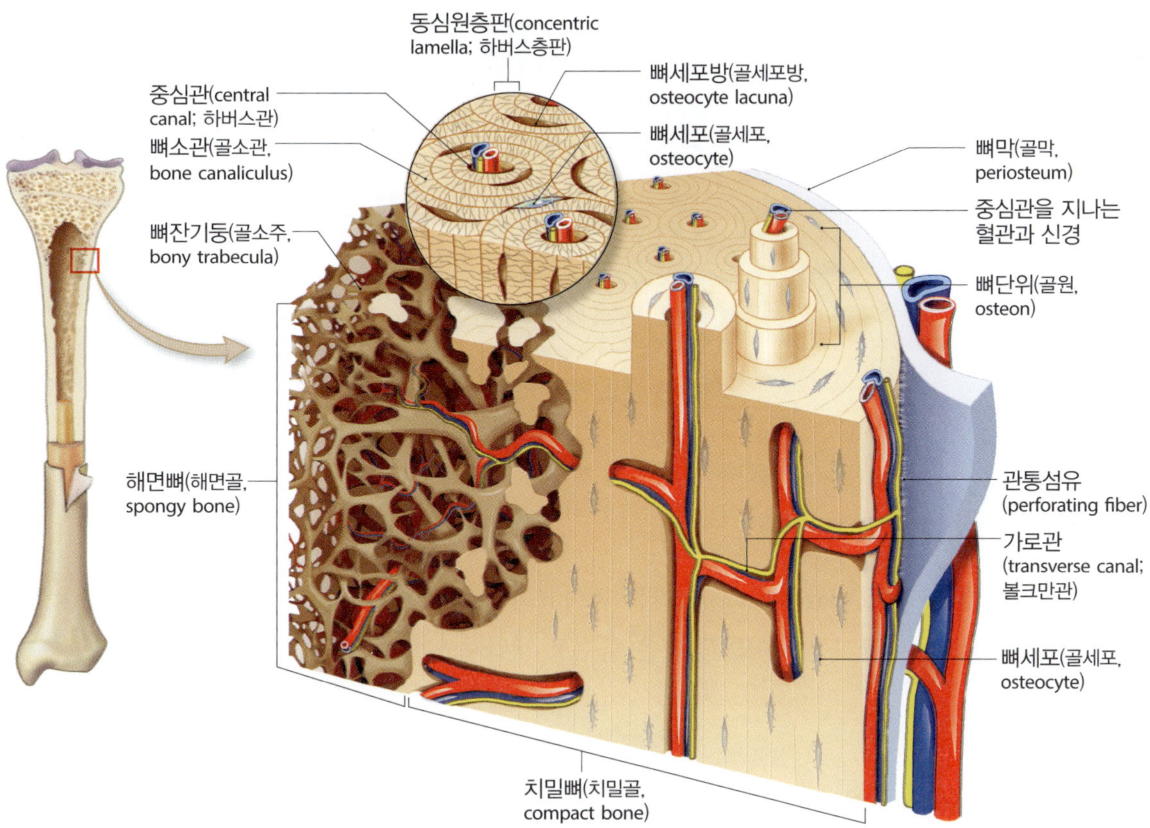

그림 7-3 **뼈의 미세구조**

뼈의 단단한 껍질을 형성하는 치밀뼈는 뼈단위라고 하는 원통형 구조로 이루어지고, 해면뼈는 불규칙한 격자를 형성하는 뼈잔기둥으로 이루어진다.

1) 치밀뼈(치밀골, compact bone)

치밀뼈는 뼈 바깥층의 단단한 부분을 말하며, 혈관을 중심으로 지름 약 0.2mm의 원기둥 구조인 **뼈단위**

(골원, osteon)의 집합체로 형성된다. 뼈단위는 혈관을 포함한 **중심관**(central canal; 하버스관)을 중심으로 **뼈아교질**(골질, ossein; 동심원층판)과 **뼈세포**(골세포, osteocyte)가 동심원상으로 배열되어 나이테 모양의 구조를 이루며 견고한 아교질로 형성되어 있다(그림 7-4).

뼈세포는 뼈아교질에 둘러싸인 **뼈세포방**(골세포방, osteocyte lacuna) 내에 있으며 가는 세포질돌기를 통해 서로 연결된다. 그 밖에 뼈 표면과 중심관 또는 중심관 사이를 혈관에 의해 서로 연결하는 **가로관**(transverse canal; 볼크만관)도 관찰된다.

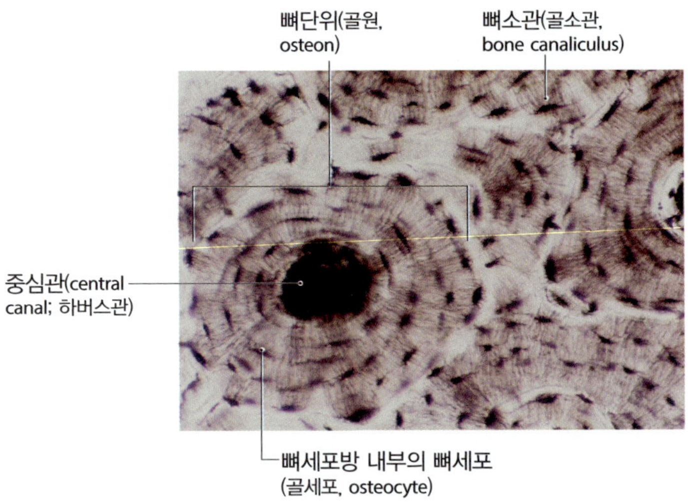

그림 7-4 **치밀뼈의 현미경사진**

2) 해면뼈(해면골, spongy bone)

해면뼈는 **뼈잔기둥**(골소주, bony trabecula)이라는 뼈아교질에 의해 형성되는 그물구조 부분으로, 스펀지처럼 많은 공간이 있다. 뼈잔기둥 사이의 공간은 골수로 채워져 있으며, 특히 긴뼈의 중심부는 넓은 골수공간을 형성한다.

3) 뼈막(골막, periosteum)

뼈막은 관절연골로 덮인 관절면을 제외하고 뼈를 둘러싸는 치밀결합조직의 막으로, 관통섬유(perforating fiber)를 통해 뼈 표면에 밀착되어 있다. 혈관과 신경이 풍부하고 뼈를 보호함과 동시에 뼈의 성장과 재생에 도움을 준다.

뼈막에는 **뼈모세포**(골모세포, osteoblast)로 분화하여 뼈를 형성하는 세포가 있는데, 긴뼈의 경우 뼈막에서 **뼈형성**(골화, ossification)이 일어나 그 두께가 증가한다. 뼈형성은 태생기의 뼈 발생 시에도 관찰되는데, 이때는 연골을 감싸는 연골막에서 일어난다.

4) 골수(bone marrow)

골수는 뼈 내부의 골수공간을 채우고 있는 부드러운 조직으로, **적색골수**(red marrow)와 **황색골수**(yellow marrow)로 나뉜다. 적색골수는 혈구형성 작용이 활발하여 적색을 띠며, 황색골수는 노화와 함께 혈구형성 기능이 감소하고 지방세포가 증가하여 황색을 나타낸다.

긴뼈의 골수는 사춘기가 지나면 대부분 황색골수가 되지만, 성인이 되어도 복장뼈, 척추뼈, 볼기뼈 등의 짧은뼈나 납작뼈에는 적색골수가 남아 있다.

5) 뼈끝선(골단선, epiphyseal line)

뼈끝선은 뼈몸통과 뼈끝 사이에 나타나는 선 모양의 뼈조직으로, 본래는 이 부분이 연골조직(뼈끝연골)으로 되어 있다. 약 18~21세 사이 뼈의 성장이 멈추면 뼈끝연골이 뼈로 대체되면서 선 모양으로 나타나게 된다(그림 7-2 참조). 뼈끝선이 나타나면 뼈의 성장은 멈추게 된다.

임상응용

● **뼈끝골절(골단골절, epiphyseal fracture)**

성장하는 긴뼈의 뼈끝과 몸통 사이의 관절은 과도한 스트레스를 받으면 부상을 입을 수 있으며, 특히 소아나 청소년기의 운동선수에게 빈번히 발생한다. 이러한 스트레스 상황에서는 뼈끝판(골단판, epiphyseal plate)이 뼈몸통 또는 뼈끝으로부터 분리되어 뼈끝골절을 일으킬 수 있다. 뼈끝골절을 치료하지 않으면 정상적인 성장을 방해할 수 있으며, 뼈의 성장이 둔화되면 영향을 받은 팔다리가 영향을 받지 않은 팔다리보다 짧아질 수 있다.

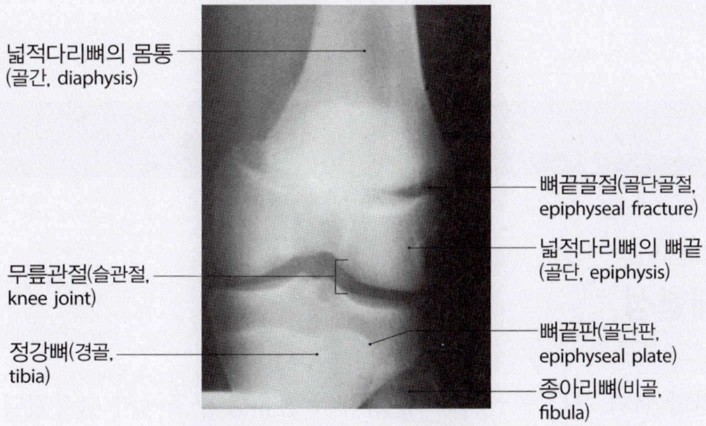

2. 연골조직의 구조

연골은 뼈와 마찬가지로 세포보다는 세포사이물질이 더 많은 비중을 차지한다. 무수한 아교질섬유가 연골바탕질을 강화하는데, 아교질섬유는 플라스틱이나 젤의 강도를 가지기 때문에 어느 정도의 단단함과 탄성을 가진다.

연골을 구성하는 **연골세포**(chondrocyte)는 뼈세포와 마찬가지로 연골세포방(cartilage lacuna) 안에 들어 있다(그림 7-5). 연골에는 혈관이 없기 때문에 영양소가 바탕질을 통해 확산되어 연골세포에 도달한다. 따라서 연골은 손상을 입으면 회복이 매우 느리다.

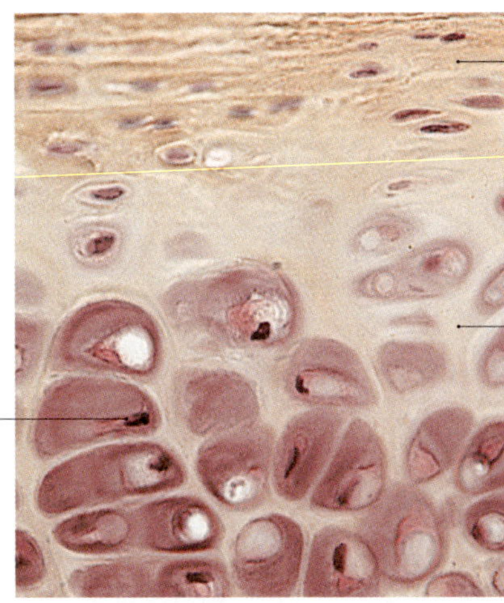

그림 7-5 연골조직의 현미경사진

4. 뼈의 발생

1. 뼈의 형성과 재형성

태아기의 뼈대는 단단한 뼈가 아닌 연골이나 뼈 모양의 섬유성 구조에서 시작된다. 연골이나 뼈 모양의 섬유성 구조가 점차 석회화된 뼈바탕질로 대체되면서 뼈로 바뀌게 된다. 이처럼 작은 연골 모형에서 성인의 특징적인 뼈 모양과 비율로 바뀌면서 뼈가 성장하는 것을 **재형성**(remodeling)이라고 하며, 재형성 과정에는 뼈를 형성하는 **뼈모세포**(골모세포, osteoblast)와 뼈를 재흡수하는 **뼈파괴세포**(파골세포, osteoclast)의 지속적인 활동이 필요하다(그림 7-6).

뼈모세포는 필요한 경우 우선 아교질섬유를 배치하고, 섬유를 만나면 결정화되는 칼슘염을 방출한다. 아교질섬유는 비틀림을 견딜 수 있도록 바탕질을 강화하고 칼슘염은 뼈를 석회화하여 단단하게 한다. 뼈모세포가 단단한 뼈바탕질의 얇은 판 사이에 갇히면 뼈형성(골화)이 중단되고 뼈세포(골세포, osteocyte)가 된다. 부상을 입어 뼈파괴세포가 주변 뼈를 제거하면 뼈세포는 뼈형성 활동을 재개한다. 뼈파괴세포는 칼슘염 결정을 용해시키는 산을 방출한다. 이 산은 단단한 뼈바탕질을 제거하고 칼슘이온이 뼈조직에서 혈류로 방출되어 혈중 칼슘 수치를 높인다.

뼈모세포와 뼈파괴세포에 의해 진행되는 뼈의 파괴와 형성 작용은 성인 모양의 뼈로 재형성한다(그림 7-7). 뼈모세포와 뼈파괴세포에 의한 지속적인 재형성을 통해 뼈는 크기, 모양 및 밀도를 변화시켜 스트레스나 부상에 적응할 수 있게 한다.

뼈가 근육의 당김으로 인해 기계적으로 스트레스를 받으면 뼈모세포가 자극을 받아 해당 위치의 뼈를 강화하여 근육을 당기는 스트레스에 저항한다. 이러한 이유로 운동선수나 무용수 등의 뼈는 일반인보다 더 조밀하고 강하다.

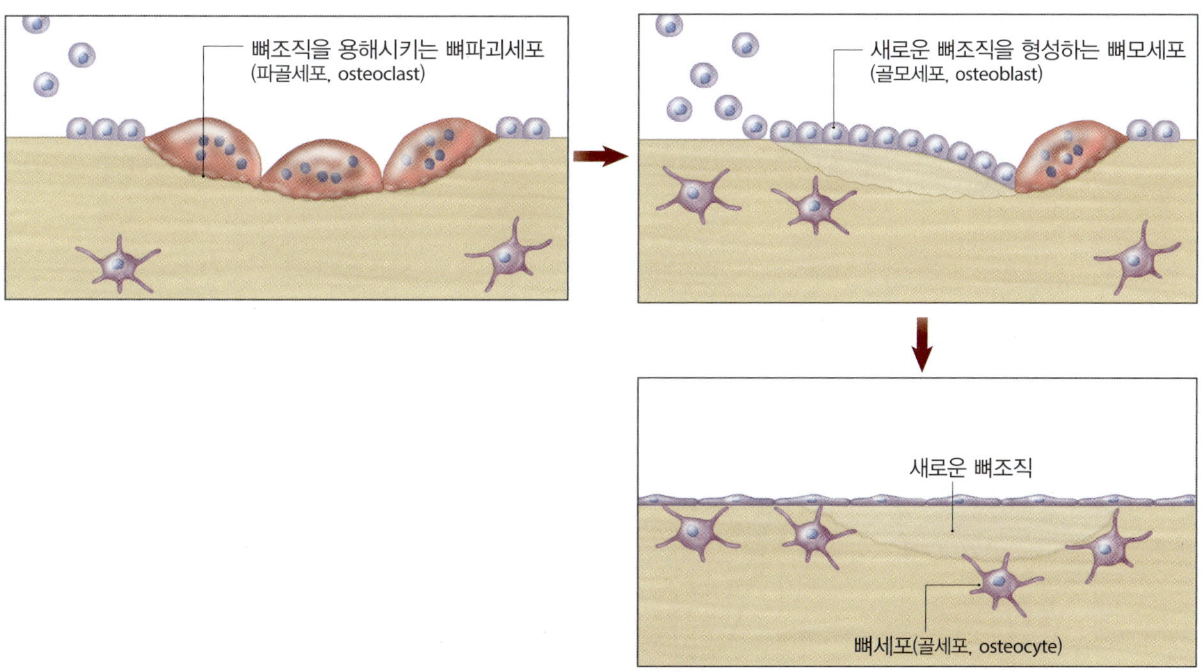

그림 7-6 뼈의 재형성

뼈를 재형성하는 동안 뼈를 용해하는 뼈파괴세포는 뼈바탕질에서 단단한 칼슘염을 제거하고, 뼈모세포는 새로운 바탕질을 형성하여 결국 단단한 뼈에 둘러싸여 갇히면 뼈세포가 된다.

2. 연골속뼈형성

인체 대부분의 뼈는 **연골속뼈형성**(연골내골화, endochondral ossification) 과정을 통해 형성된다. 우선 유리질연골(hyaline cartilage)로 된 뼈의 기본 형태가 갖추어지면 여기에 칼슘이 침착하면서 연골이 서서히 뼈로 바뀌어간다. 긴뼈의 경우 흔히 **뼈몸통** 한가운데에서 뼈형성이 시작되어 양 끝으로 퍼져나가는데, 이곳을 일차뼈형성중심(일차골화중심, primary ossification center)이라고 한다. 뼈형성이 좀 더 진행되면 나중에는 양쪽 **뼈끝**에도 뼈형성이 시작되는 부위가 각각 생겨나며, 이곳을 이차뼈형성중심(이차골화중심, secondary ossification center)이라고 한다. 뼈형성은 이 두 중심에서 시작하여 전체 뼈로 진행된다(그림 7-7).

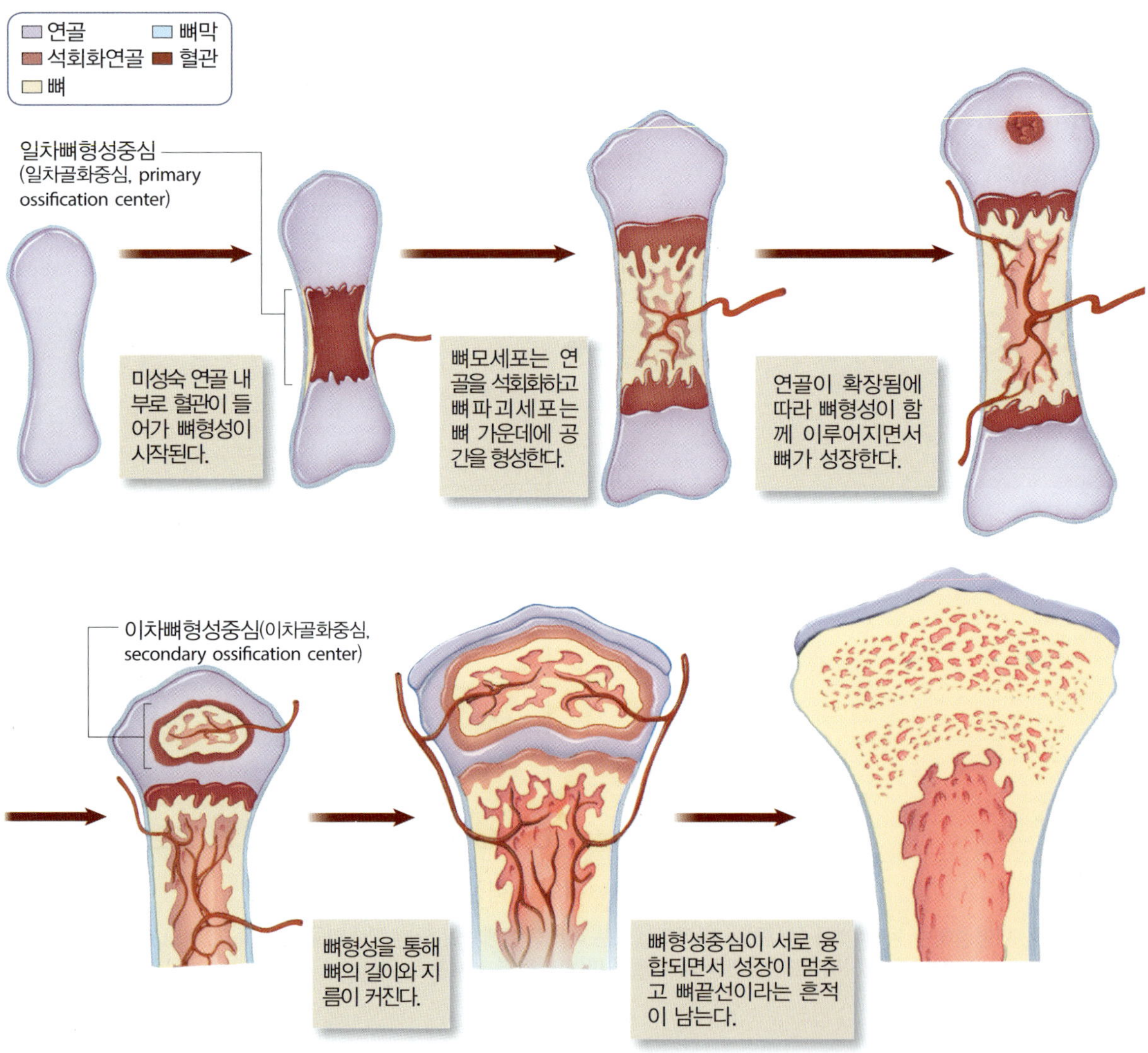

그림 7-7 연골속뼈형성

미성숙한 긴뼈의 연골이 어느 정도 성장하면 뼈모세포를 운반하는 혈관이 연골 속으로 파고들게 된다. 이후 뼈모세포는 연골을 석회화시킨다. 뼈가 성장함에 따라 뼈파괴세포는 뼈를 용해시켜 골수공간을 만든다. 결국 뼈형성을 통해 연골의 확장이 막혀서 더 이상의 성장은 불가능해진다 일차뼈형성중심과 이차뼈형성중심 사이에 아직 뼈가 되지 않은 연골조직을 **뼈끝판**(골단판, epiphyseal plate)이라고 하며, 뼈의 길이성장이 일어나는 동안에도 뼈끝판의 연골조직은 유지된다. 뼈끝판의 연골조직이 뼈로 치환되어 2개의 뼈형성중심이 연결되면 뼈끝판은 **뼈끝선**(골단선, epiphyseal line)이라는 흔적을 남기고 더 이상의 길이성장을 멈추게 된다.

3. 막속뼈형성

머리뼈와 같은 일부 뼈에서는 **막속뼈형성**(막내골화, intramembranous ossification) 과정을 통해 섬유막이 석회화되어 뼈가 형성된다. 태아의 머리뼈가 산도를 지날 때 나오기 쉽도록 부드러웠다가 이후에 단단해지는 방식으로, 신생아 머리뼈의 **숫구멍**(천문, fontanelle)은 완전히 뼈형성이 이루어지지 않은 섬유막이다(그림 7-8).

막속뼈형성이 진행됨에 따라 단단한 뼈판이 완전한 납작뼈를 형성하게 된다.

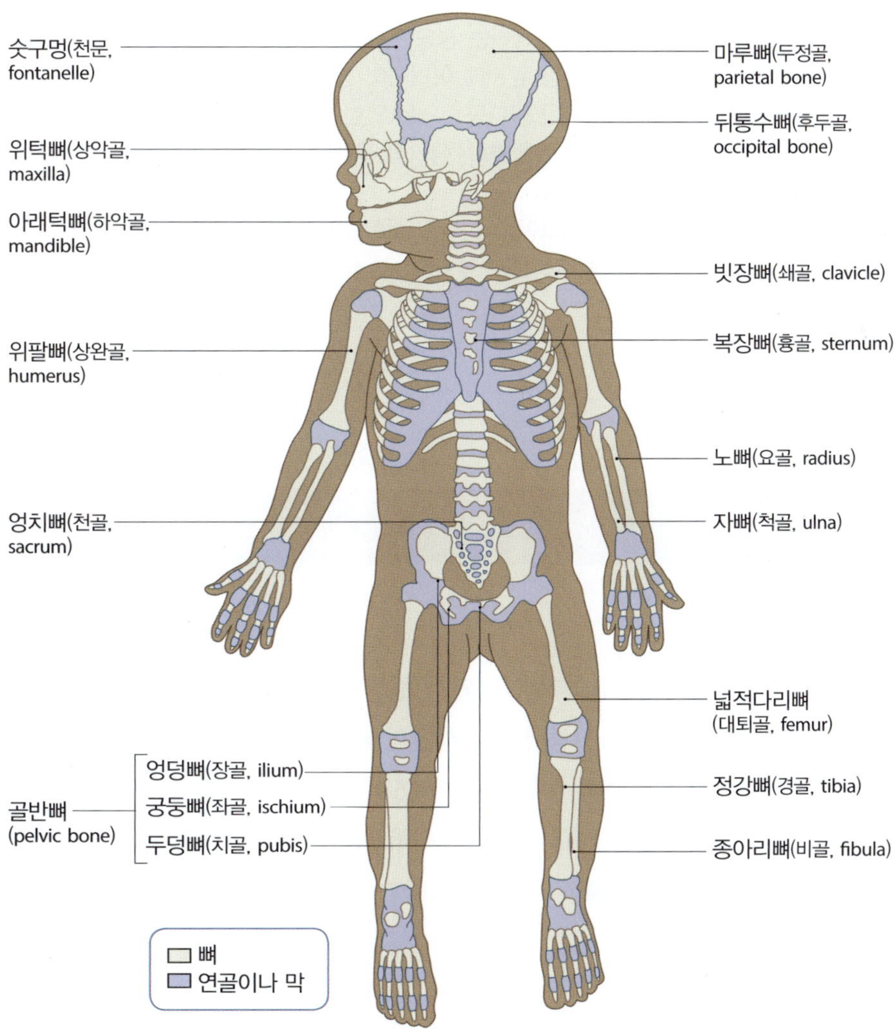

그림 7-8 영아의 뼈형성

영아의 뼈대에는 완전히 뼈형성이 이루어지지 않은 뼈가 많이 있다.

요점확인

1. 치밀뼈의 기본 구조단위는 무엇인가?
2. 긴뼈의 주요 구조는 무엇인가?
3. 뼈세포란 무엇이고, 뼈조직의 어디에서 찾을 수 있는가?
4. 연골은 뼈와 어떻게 다른가?
5. 뼈형성이란 무엇이고, 뼈모세포의 역할은 무엇인가?

건강과 웰빙

● **골다공증(osteoporosis)**

골다공증은 뼈질환 중에서 가장 흔하면서도 심각한 질병 중 하나로, 뼈에서 석회화된 바탕질과 아교질섬유가 과도하게 손실되는 것이 특징이다. 노인 여성에게서 흔히 발생한다.

사춘기 이후 성호르몬은 뼈모세포의 활동을 자극하는 중요한 역할을 하기 때문에 노인의 혈액 내에 이 호르몬 수치가 감소되면 새로운 뼈의 형성 및 기존 골량 유지에 어려움이 생긴다. 따라서 뼈의 재흡수와 이에 따른 골량의 손실은 나이가 들수록 증가하게 된다. 그러나 골다공증으로 인한 뼈의 손실은 일반적으로 노년기에 나타나는 골량의 감소를 훨씬 뛰어넘는다. 그 결과 뼈의 퇴행변화, 생리적 골절에 대한 민감성 증가, 척추의 병리학적 만곡 등을 일으키는 위험한 병리학적 상태가 초래된다.

골다공증의 치료에는 약물요법 및 칼슘과 비타민 D 섭취의 식이요법이 이루어진다. 젊을 때부터 운동을 시작하여 뼈를 강화시키고 칼슘이 풍부한 식단을 지속적으로 유지함으로써 골다공증은 어느 정도 예방할 수 있다.

5. 뼈대의 구성

뼈대(골격, skeleton)는 여러 개의 뼈와 연골이 연결되어 형성되는 '뼈의 짜임새'를 말한다. 인체의 뼈 수는 신생아가 약 350개, 성인이 약 206개인데, 신생아와 성인의 뼈 수가 다른 이유는 성장과정에서 뼈가 융합되기 때문이다. 대부분의 경우 남성은 18세, 여성은 15~16세까지 뼈의 융합이 완료된다.

이처럼 인체의 뼈대는 약 206개의 뼈들이 서로 결합해서 형성되며, 크게 **몸통뼈대**(축골격, axial skeleton)와 **팔다리뼈대**(사지골격, appendicular skeleton)로 나뉜다(그림 7-9, 표 7-1).

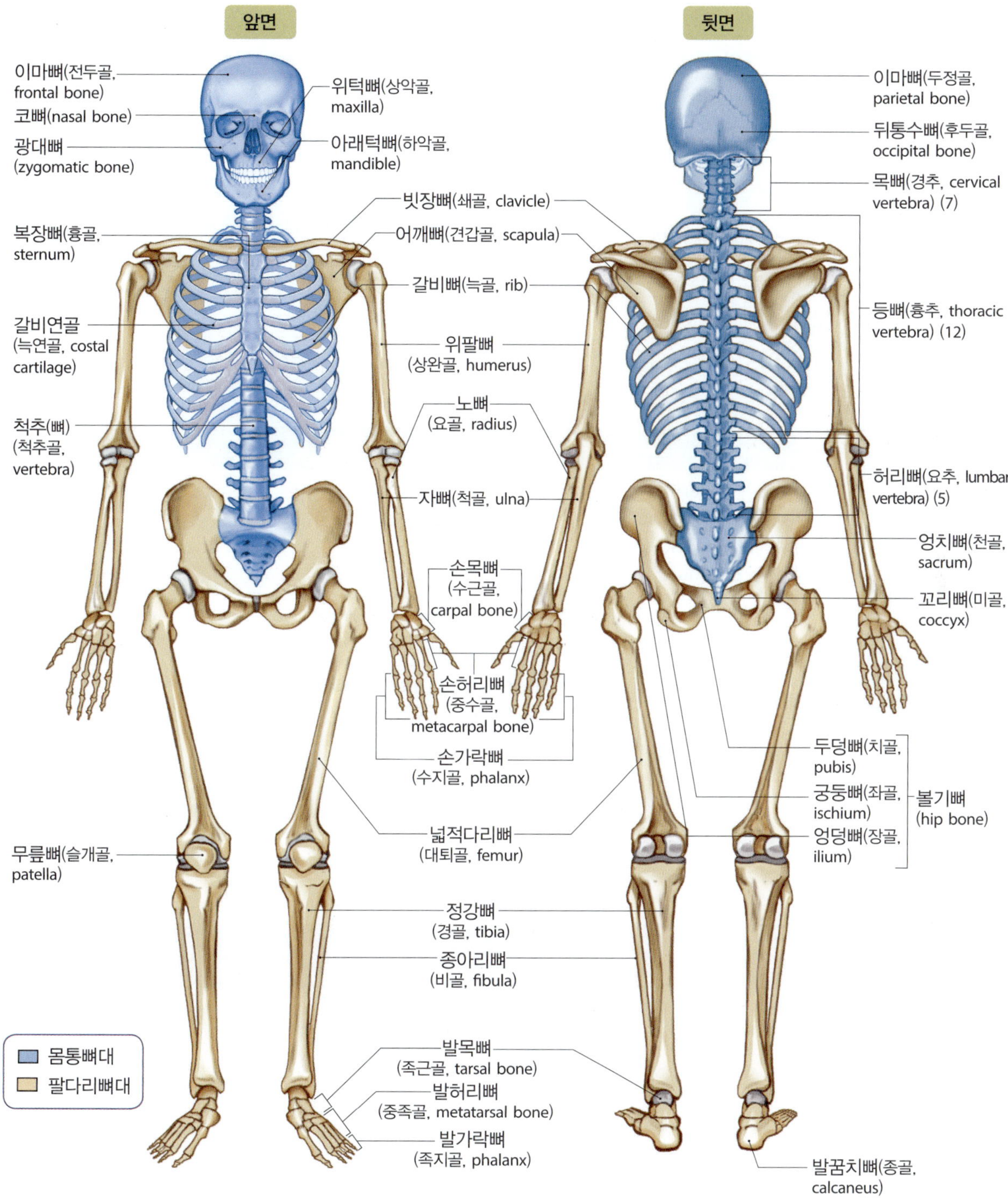

앞면
뒷면
이마뼈(전두골, frontal bone)
코뼈(nasal bone)
광대뼈 (zygomatic bone)
위턱뼈(상악골, maxilla)
아래턱뼈(하악골, mandible)
복장뼈(흉골, sternum)
빗장뼈(쇄골, clavicle)
어깨뼈(견갑골, scapula)
갈비뼈(늑골, rib)
갈비연골 (늑연골, costal cartilage)
위팔뼈 (상완골, humerus)
척추(뼈) (척추골, vertebra)
노뼈 (요골, radius)
자뼈(척골, ulna)
손목뼈 (수근골, carpal bone)
손허리뼈 (중수골, metacarpal bone)
손가락뼈 (수지골, phalanx)
넓적다리뼈 (대퇴골, femur)
무릎뼈(슬개골, patella)
정강뼈 (경골, tibia)
종아리뼈 (비골, fibula)
발목뼈 (족근골, tarsal bone)
발허리뼈 (중족골, metatarsal bone)
발가락뼈 (족지골, phalanx)
몸통뼈대
팔다리뼈대
마루뼈(두정골, parietal bone)
뒤통수뼈(후두골, occipital bone)
목뼈(경추, cervical vertebra) (7)
등뼈(흉추, thoracic vertebra) (12)
허리뼈(요추, lumbar vertebra) (5)
엉치뼈(천골, sacrum)
꼬리뼈(미골, coccyx)
두덩뼈(치골, pubis)
궁둥뼈(좌골, ischium)
엉덩뼈(장골, ilium)
볼기뼈 (hip bone)
발꿈치뼈(종골, calcaneus)

그림 7-9 인체의 뼈대

몸통뼈대는 29개의 머리뼈(두개골, skull), 26개의 척추(뼈)(척추골, vertebra), 가슴우리를 형성하는 24개의 갈비뼈(늑골, rib, costa)와 1개의 복장뼈(흉골, sternum)로 구성된다(총 80개의 뼈). 몸통뼈대는 내장을 담아 보호하는 역할을 하며, 몸통 등쪽의 척주는 몸의 기둥이 된다.

양쪽 팔의 뼈대는 4개의 팔이음뼈(어깨이음구조, shoulder girdle)와 60개의 팔뼈(상지골, bone of upper limb)로 구성되며, 한쪽 팔에는 32개의 뼈가 있다. 양쪽 다리의 뼈대는 2개의 다리이음뼈(골반이음구조, pelvic girdle)와 60개의 다리뼈(하지골, bone of lower limb)로 구성되며, 한쪽 다리에는 31개의 뼈가 있다(총 126개의 뼈). 팔과 다리는 중심에 축이 되는 뼈가 있고 주위에 근육이 부착되어 있어 근육의 수축에 따라 팔과 다리가 운동을 할 수 있다.

표 7-1 뼈대의 구분

<table>
<tr><th colspan="3">구분</th><th>개수</th></tr>
<tr><td rowspan="4">몸통뼈대</td><td colspan="2">머리뼈(두개골, skull)</td><td>29</td></tr>
<tr><td colspan="2">척추(뼈)(척추골, vertebra)</td><td>26</td></tr>
<tr><td colspan="2">갈비뼈(늑골, rib, costa)</td><td>24</td></tr>
<tr><td colspan="2">복장뼈(흉골, sternum)</td><td>1</td></tr>
<tr><td rowspan="4">팔다리뼈대</td><td rowspan="2">팔의 뼈</td><td>팔이음뼈(어깨이음구조, shoulder girdle)</td><td>4</td></tr>
<tr><td>팔뼈(상지골, bone of upper limb)</td><td>60</td></tr>
<tr><td rowspan="2">다리의 뼈</td><td>다리이음뼈(골반이음구조, pelvic girdle)</td><td>2</td></tr>
<tr><td>다리뼈(하지골, bone of lower limb)</td><td>60</td></tr>
<tr><td colspan="3">합계</td><td>206</td></tr>
</table>

6. 몸통뼈대

1. 머리뼈

머리뼈(두개골, skull)는 뇌를 감싸고 있는 8개의 **뇌머리뼈**(뇌두개골, neurocranium), 눈, 코, 입을 포함하는 얼굴의 뼈대를 이루는 14개의 **얼굴머리뼈**(안면두개골, viscerocranium), 가운데귀에 있는 6개의 작은 뼈인 **귓속뼈**(이소골, auditory ossicle), 목에 있는 **목뿔뼈**(설골, hyoid bone) 등으로 구성된다(그림 7-10, 표 7-2).

뇌머리뼈는 돔 모양의 천장부분을 형성하는 **머리덮개뼈**(두개관, calvaria)와 바닥부분의 **머리뼈바닥**(두개저, base of skull)으로 구분되며, 이 두 구조에 의해 둘러싸인 내부 공간(머리뼈안)에 뇌가 들어 있다. 그리고 청각과 평형감각의 구조물, 조롱박구멍(뼈콧구멍), 눈확(안와) 부분이 있다. 아래턱과 관자뼈 사이의 턱관절(측두하악관절)은 움직일 수 있지만, 대부분의 머리뼈는 봉합(suture)으로 연결되어 있어 움직임이 없다.

앞면

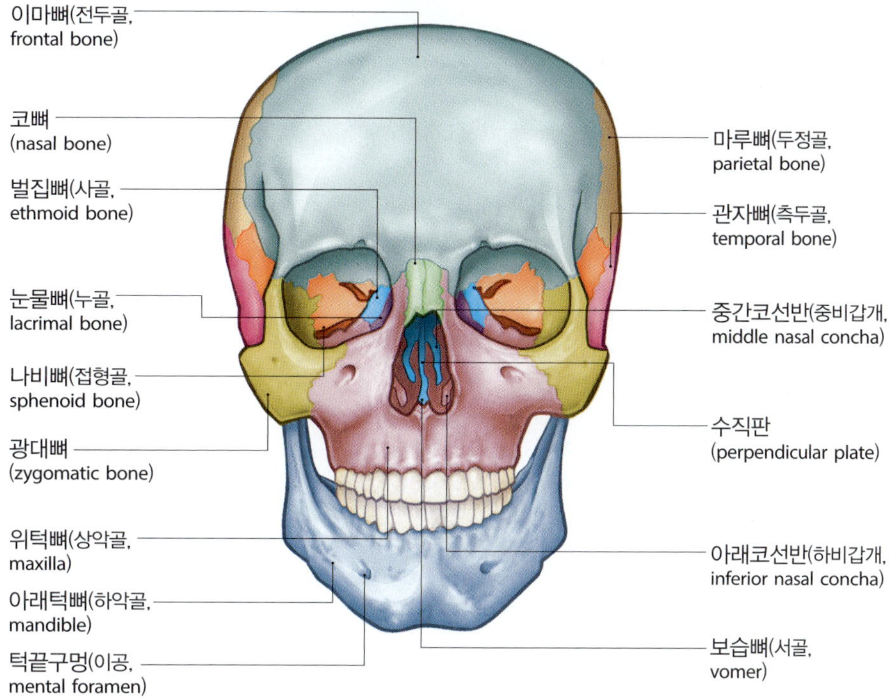

옆면

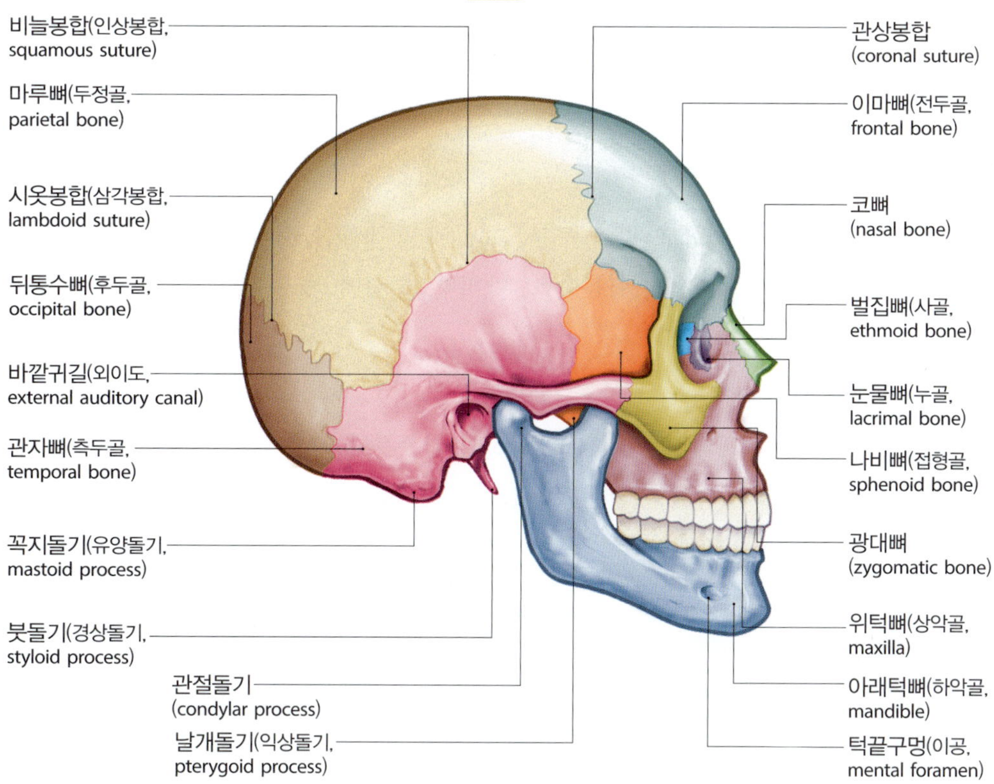

그림 7-10 머리뼈

표 7-2 머리뼈의 구성

구분		개수
뇌머리뼈(뇌두개골)	이마뼈(전두골, frontal bone)	1
	마루뼈(두정골, parietal bone)	2
	관자뼈(측두골, temporal bone)	2
	뒤통수뼈(후두골, occipital bone)	1
	나비뼈(접형골, sphenoid bone)	1
	벌집뼈(사골, ethmoid bone)	1
얼굴머리뼈(안면두개골)	코뼈(nasal bone)	2
	위턱뼈(상악골, maxilla)	2
	광대뼈(zygomatic bone)	2
	아래턱뼈(하악골, mandibule)	1
	눈물뼈(누골, lacrimal bone)	2
	입천장뼈(구개골, palatine bone)	2
	아래코선반(하비갑개, inferior nasal concha)	2
	보습뼈(서골, vomer)	1
귓속뼈(이소골)	망치뼈(추골, malleus)	2
	모루뼈(침골, incus)	2
	등자뼈(등골, stapes)	2
목뿔뼈(설골, hyoid bone)		1
	합계	29

1) 머리뼈의 구성

(1) 뇌머리뼈(뇌두개골, neurocranium)

얼굴머리뼈(안면두개골)를 제외한 머리뼈 부분으로, 뇌 전체를 둘러싸듯이 머리의 천장을 형성한다. 뇌머리뼈에는 이마뼈, 마루뼈, 관자뼈, 뒤통수뼈, 나비뼈, 벌집뼈(6종류 8개)가 있다.

① 이마뼈(전두골, frontal bone)

이마에 있는 뼈로, 머리뼈바닥(두개저, skull base)의 앞부분과 눈확(안와, orbit)의 위부분을 형성한다. 눈확의 위쪽 가장자리 뼈 속에는 이마굴(전두동, frontal sinus)이라는 공간이 있으며, 내부는 점막으로 덮여 있다.

② 마루뼈(두정골, parietal bone)

좌우에 1쌍이 있으며, 머리덮개뼈(두개관, calvaria)의 천장부분을 형성하여 윗면이 부풀어 오른 형태이다. 좌우의 마루뼈는 시상봉합(sagittal suture)에 의해 정중앙에서 연결된다. 안쪽면에는 뇌를 감싸는 경막에 분포하는 혈관의 고랑이 파여 있다.

③ **관자뼈(측두골**, temporal bone)

머리뼈의 옆면 즉, 좌우 양쪽 귀와 관자부위를 형성하는 1쌍의 뼈로, 내부에 가운데귀(중이)와 속귀(내이)가 있다. 관자뼈의 꼭지돌기(유양돌기, mastoid process)에는 점막으로 둘러싸인 꼭지방(유돌동, mastoid antrum)이 있고, 바깥귀길(외이도)이 관자뼈로 열린다. 관자뼈의 붓돌기(경상돌기, styloid process)에는 근육이 부착된다.

④ **뒤통수뼈(후두골**, occipital bone)

목덜미부터 머리뼈바닥 뒷부분인 뒤머리뼈오목(후두개와, posterior cranial fossa)을 형성하는 뼈로, 바닥의 앞쪽 중앙에는 척수가 지나는 **큰구멍**(대공, foramen magnum)이 있다. 뒤쪽에 삼각형으로 뒷머리뼈오목을 형성하여 소뇌를 감싸고, 아래쪽은 두껍게 뇌와 척수의 연결부위를 에워싼다.

⑤ **나비뼈(접형골**, sphenoid bone)

머리뼈바닥의 중간부분을 형성하는 뼈이다. 안장(터키안장, sella turcica)이라는 나비뼈의 작은 함몰부위에 뇌하수체(pituitary gland)가 위치한다. 나비뼈의 날개돌기(익상돌기, pterygoid process)에는 근육이 부착된다.

⑥ **벌집뼈(사골**, ethmoid bone)

머리뼈바닥, 코의 가쪽벽과 지붕, 코사이벽(코중격)의 일부, 눈확의 일부를 형성하는 복잡한 뼈이다. 내부에는 벌집 모양의 공간인 벌집굴(사골동, ethmoid sinus)이 있다. 코안의 벽을 따라 형성되는 선반 모양의 위코선반(상비갑개, superior nasal concha)과 중간코선반(중비갑개, middle nasal concha)은 벌집뼈의 돌출부이다.

(2) 얼굴머리뼈(안면두개골, viscerocranium)

얼굴을 구성하는 뼈로 코뼈, 위턱뼈, 광대뼈, 아래턱뼈, 눈물뼈, 입천장뼈, 아래코선반, 보습뼈(8종류 14개)가 있다.

① **코뼈**(nasal bone)

콧등의 윗부분을 형성하는 작은 뼈로 좌우 1쌍이 있다.

② **위턱뼈(상악골**, maxilla)

위턱의 뼈로, 좌우 1쌍이 합쳐져서 입의 천장과 바닥, 코안의 가쪽벽, 눈확의 바닥을 형성한다. 위턱뼈에는 코곁굴(부비동) 중에서 가장 큰 위턱굴(상악동, maxillary sinus)이 있다.

③ **광대뼈**(zygomatic bone)

광대에 있는 뼈로, 눈확 가쪽벽부터 볼 부분에 좌우 1쌍이 있으며 피부에서 만져진다. 눈확 형성에 기여하며, 얼굴 가쪽에서 이마뼈, 위턱뼈, 나비뼈, 관자뼈와 관절을 이룬다.

④ **아래턱뼈**(하악골, mandible)

U자형으로 이틀(치조)에 배열된 턱뼈몸통(하악체, body of mandible)과 뒤쪽 위로 뻗는 턱뼈가지(하악지, ramus of mandible)로 구성된다. 아래턱뼈의 관절돌기(condylar process)가 관자뼈와 관절을 이루며, 머리뼈에서 유일하게 자유롭게 움직인다. 턱뼈몸통에는 혈관과 신경이 드나드는 턱끝구멍(mental foramen)이 있다.

⑤ **눈물뼈**(누골, lacrimal bone)

눈확의 안쪽벽과 코안의 가쪽벽을 형성하는 작은 뼈로, 좌우 1쌍이 있다.

⑥ **입천장뼈**(구개골, palatine bone)

입천장의 뒤부분과 바닥, 코의 가쪽벽과 눈확의 바닥을 형성하는 1쌍의 L자 모양 뼈이다. 주위 6개의 뼈(반대쪽 입천장뼈, 나비뼈, 벌집뼈, 위턱뼈, 아래코선반, 보습뼈)와 관절을 이룬다.

⑦ **아래코선반**(하비갑개, inferior nasal concha)

코안 가쪽벽 아랫부분에서 곡선형의 선반 모양 구조를 형성한다. 좌우 1쌍이 있다.

⑧ **보습뼈**(서골, vomer)

쟁기 모양의 얇은 뼈로 코사이벽의 뒷부분을 형성한다. 나비뼈, 벌집뼈, 입천장뼈, 위턱뼈와 관절을 이룬다.

(3) 귓속뼈(이소골, auditory ossicle)

관자뼈 내부의 가운데귀(중이)에 있는 3쌍의 작은 뼈로, 얇은 점막으로 싸여 있고 소리의 진동을 고막에서 속귀로 전달하는 역할을 한다(**그림 12-15** 참조). 고막 쪽에서부터 망치뼈(추골, malleus), 모루뼈(침골, incus), 등자뼈(등골, stapes)의 순으로 늘어서서 서로 관절을 이루며 접해 있다. 각각의 이름은 뼈의 모양에서 유래하였다.

(4) 목뿔뼈(설골, hyoid Bone)

후두 위쪽의 체표에서 만져지는 U자형 뼈이다. 머리뼈 중에서 다른 뼈와 연결되지 않는 유일한 뼈이다(그림 7-11). 목뿔뼈는 인대와 근육에 의해 관자뼈의 붓돌기에 매달려 있으며, 이 근육은 혀를 지지하고 삼킴작용에 관여한다.

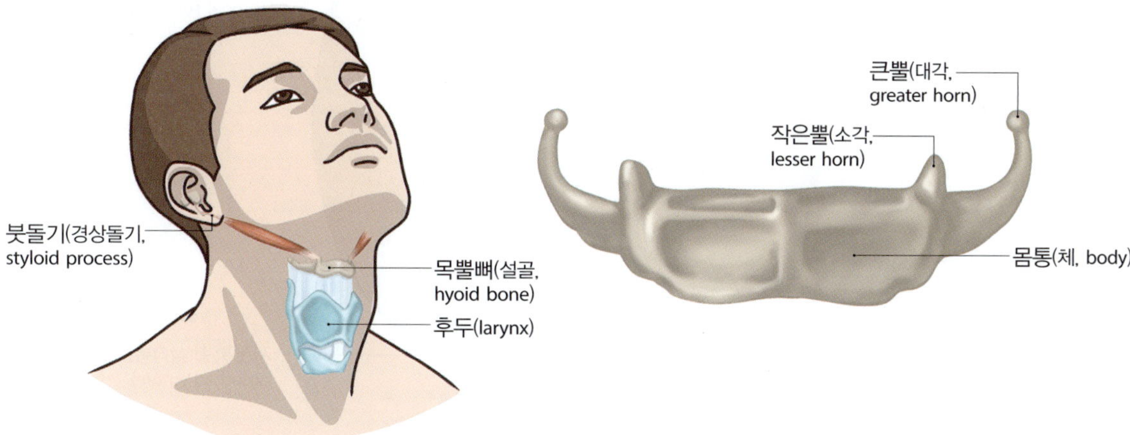

그림 7-11 목뿔뼈

2) 머리덮개뼈(두개관, calvaria)

머리덮개뼈는 머리뼈안(두개강, cranial cavity)을 덮는 돔 모양의 부분을 말한다(그림 7-12). 이마뼈(비늘), 마루뼈, 뒤통수뼈(비늘)에 관자뼈비늘(squama of temporal bone)이 일부 더해져 형성된다. 머리덮개뼈를 형성하는 이들 뼈는 납작뼈에 속하며, 단면으로 보면 해면뼈(판사이층)가 안팎 2층의 치밀뼈(속판, 바깥판) 사이에 끼인 구조이다.

뇌경막(cranial dura mater)은 머리덮개뼈 속면에 접하기 때문에 뼈면에는 경막 내 구조에 의한 압박흔이 관찰된다. 특히 눈에 띄는 부분은 위시상정맥굴고랑(상시상정맥동구, groove for superior sagittal sinus)인데, 이것은 경막의 위시상정맥굴(상시상정맥동)이 만든 파임이다. 그 주변으로 정맥굴로 뇌척수액을 배출하는 거미막과립에 의한 작은 함몰(과립오목)을 볼 수 있으며, 관자뼈비늘에서 마루뼈 속면에 걸쳐 수막동맥에 의한 파임도 확인된다.

머리덮개뼈를 구성하는 뼈는 막성 결합조직 내에서 직접 뼈형성(골화, ossification)을 하여 형성된다(막뼈라고도 함). 그래서 각각의 뼈 사이도 결합조직으로 채워져 있으며 발생 후의 뼈 사이도 섬유에 의해 연결된다. 머리덮개뼈에서 관찰되는 이러한 섬유성 연결을 **봉합**(suture)이라고 하는데, 이는 접합면이 서로 섬유에 의해 강하게 연결되는 형태의 부동결합이다.

윗면

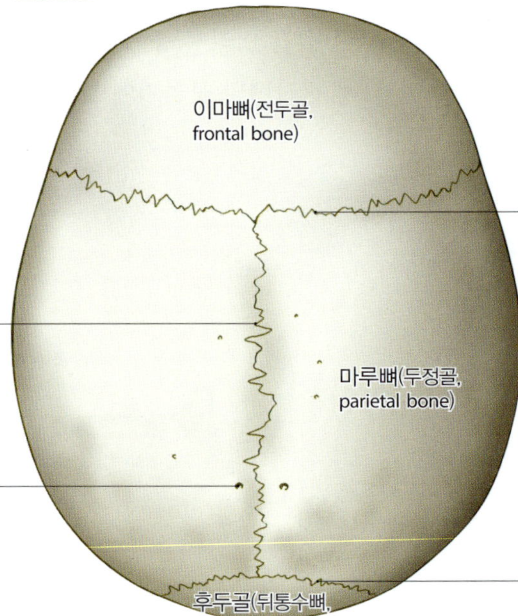

속면

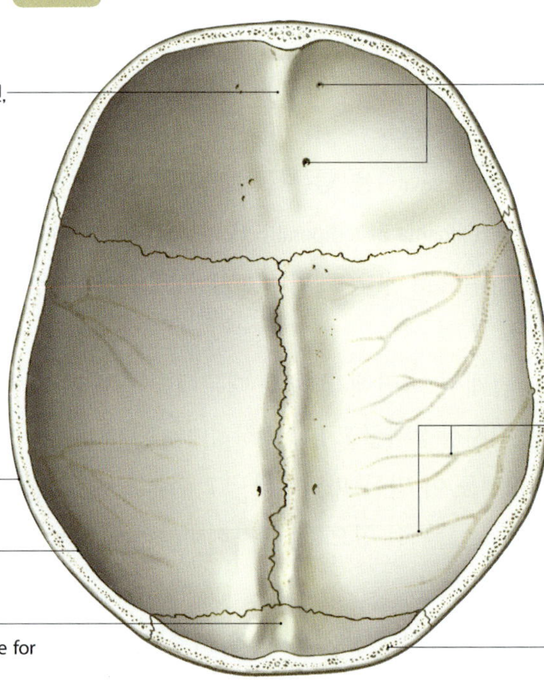

그림 7-12 머리덮개뼈

3) 머리뼈바닥(두개저, skull base)

(1) 머리뼈바닥 바깥면

일반적으로 아래턱뼈(하악골)와 목뿔뼈(설골)를 제외한 머리 전체의 바닥면을 말한다. 머리뼈바닥 바깥면을 구성하는 뼈에는 뒤통수뼈(후두골), 관자뼈(측두골), 나비뼈(접형골)와 함께 앞쪽 얼굴을 구성하는 위턱뼈(상악골), 입천장뼈(구개골), 광대뼈 등이 있다.

머리뼈바닥에는 큰구멍(대공, foramen magnum; 척수나 척추동맥이 통과), 타원구멍(타원공, foramen ovale; 아래턱신경이 통과), 가시구멍(foramen spinosum; 중수막동맥이 통과), 붓꼭지구멍(경유돌공, stylomastoid foramen; 얼굴신경이 통과), 목동맥관(경동맥관, carotid canal; 속목동맥이 통과) 등의 구멍이 있어 이곳으로 뇌신경과 혈관이 통과한다(그림 7-13).

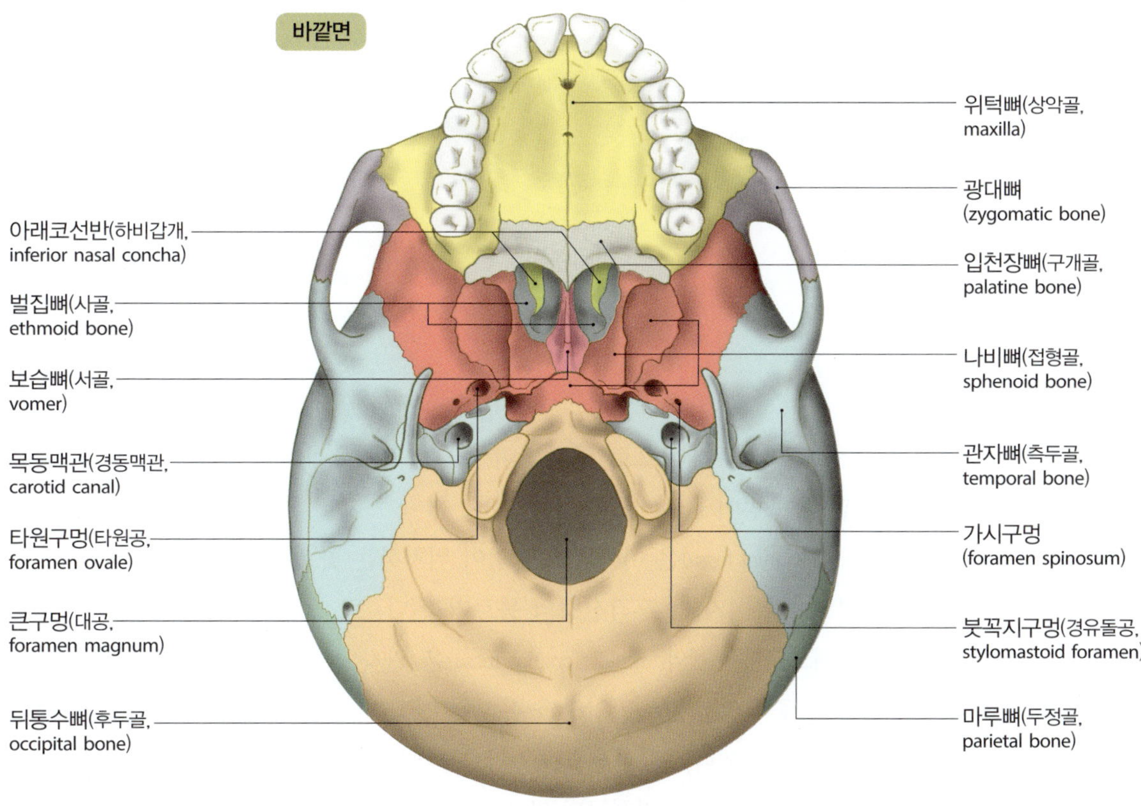

그림 7-13 머리뼈바닥

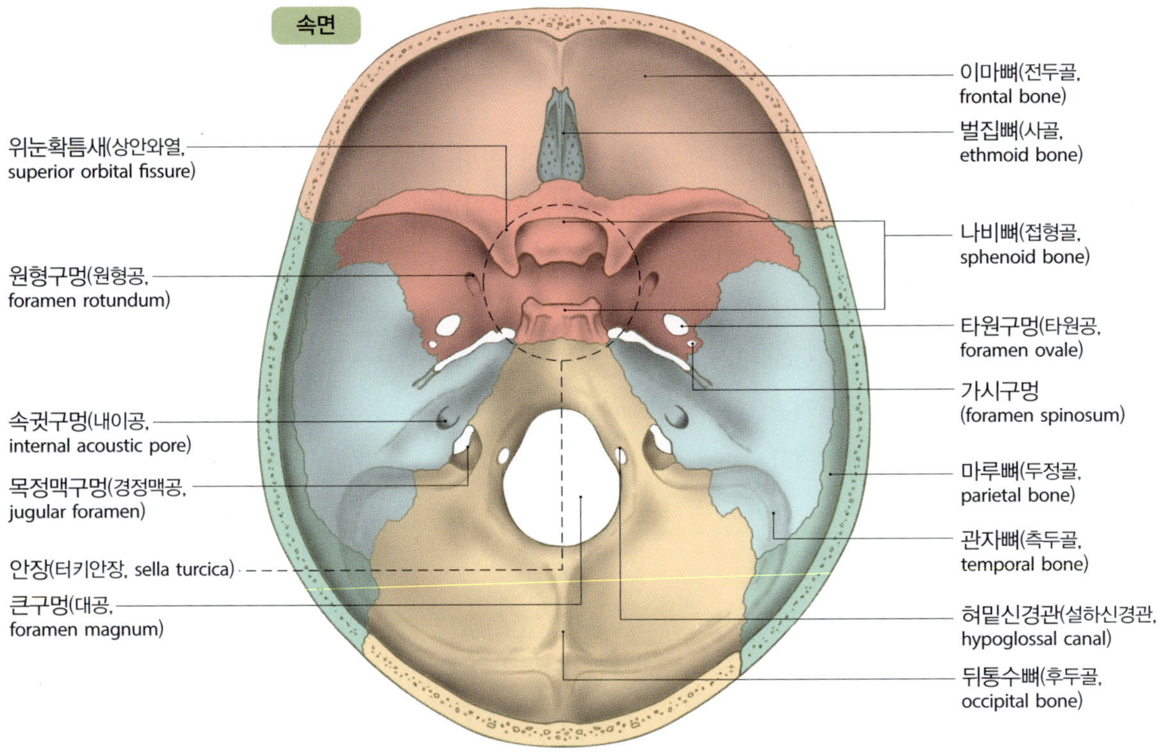

그림 7-13 머리뼈바닥 (계속)

(2) 머리뼈바닥 속면

앞 · 중간 · 뒤머리뼈오목(전 · 중 · 후두개와)으로 구분되며, 각 머리뼈오목(두개와, cranial fossa)에는 뇌신경과 혈관의 통로가 되는 많은 구멍이 뚫려 있다(그림 7-13).

앞머리뼈오목(전두개와, anterior cranial fossa)은 이마엽(전두엽)이 위치하는 곳으로, 대부분은 이마뼈로 구성되지만 정중앙 부분은 벌집뼈로 이루어지며, 후각신경의 통로가 된다. 또 앞머리뼈오목의 뒤모서리는 나비뼈로 이루어진다. 중간머리뼈오목(중두개와, middle cranial fossa)은 관자엽(측두엽)이 위치하는 곳으로, 주로 나비뼈와 관자뼈로 구성된다. 중심부분에는 말안장과 유사한 안장(터키안장, sella turcica)이라는 파인 구조가 있으며, 이곳에 뇌하수체가 들어 있다. 또 시신경관(시각신경의 통로)이나 위눈확틈새(상안와열, superior orbital fissure; 눈근육을 지배하는 뇌신경의 통로), 원형구멍(원형공, foramen rotundum; 위턱신경의 통로), 속귓구멍(내이공, internal acoustic pore; 속귀신경이나 얼굴신경의 통로) 등이 있다.

4) 머리뼈의 공간

머리뼈에는 머리뼈안(두개강, cranial cavity), 눈확(안와, orbit), 코안(비강, nasal cavity)과 코곁굴(부비동, paranasal sinus), 입안(구강, oral cavity) 등의 공간으로 가득 차 있으며, 이들 공간은 섬세한 구조물을 보호하는 역할을 한다. 가장 큰 공간인 머리뼈안은 뇌를 담고, 눈확에는 안구가 위치한다. 코안에는 후각의 감각 수용기가 있으며, 입안은 이와 혀를 둘러싸고 있다(그림 7-14).

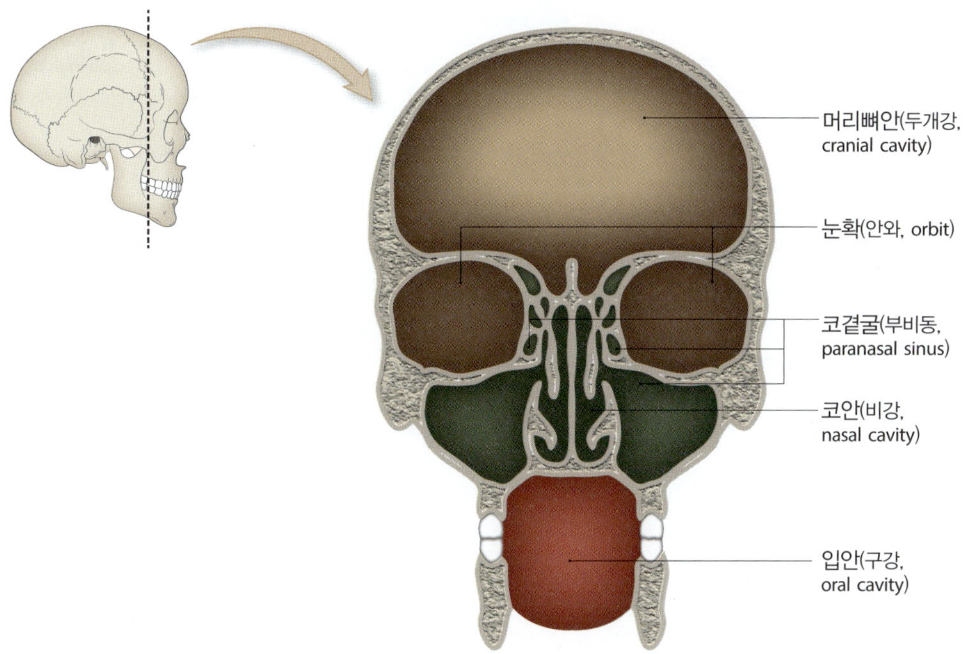

그림 7-14 머리뼈의 공간

5) 태아의 머리와 숫구멍

태아의 머리는 아직 완성되지 않은 상태이며, 뼈의 형성도 머리 전체를 완전히 뒤덮는 단계까지는 진행되지 않았다. 따라서 뼈와 뼈 사이에 틈새가 관찰되는데 머리덮개뼈(두개관)는 막성 결합조직에 의해, 머리뼈바닥(두개저)은 연골에 의해 메워져 있다. 이러한 머리의 미완성 상태는 산도를 통과할 때 태아의 머리가 변형되기 쉬워 산통을 줄이는 데도 도움이 된다.

태아나 신생아의 머리덮개뼈에서는 봉합이 아직 형성되어 있지 않고 3개 이상의 뼈가 접하는 부분에는 막으로 덮인 틈새가 관찰된다. 이 틈새를 **숫구멍**(천문, fontanel)이라고 하며, 깊은층의 동맥 박동이 전달되어 샘이 솟는 것처럼 보여서 이러한 이름이 붙여졌다(그림 7-15).

신생아에게서 관찰되는 주요 숫구멍에는 이마뼈와 좌우 마루뼈 사이의 **앞숫구멍**(대천문, anterior fontanelle), 좌우 마루뼈와 뒤통수뼈 사이의 **뒤숫구멍**(후천문, posterior fontanelle), 관자뼈비늘부분 앞뒤의 **앞 · 뒤가쪽숫구멍**(전 · 후측두천문, sphenoidal · mastoid fontanelle)이 있다. 보통 앞숫구멍은 출생 후 1년 반~2년, 뒤숫구멍은 출생 후 1년 정도 되면 닫히지만, 구루병 등으로 뼈형성이 늦어지면 숫구멍도 늦게 닫힌다. 또 숫구멍은 신생아 진찰 시의 중요한 정보원이 되기도 하는데, 숫구멍이 볼록해지면 머리속압력(두개내압) 항진, 오목해지면 탈수의 지표로 이용된다.

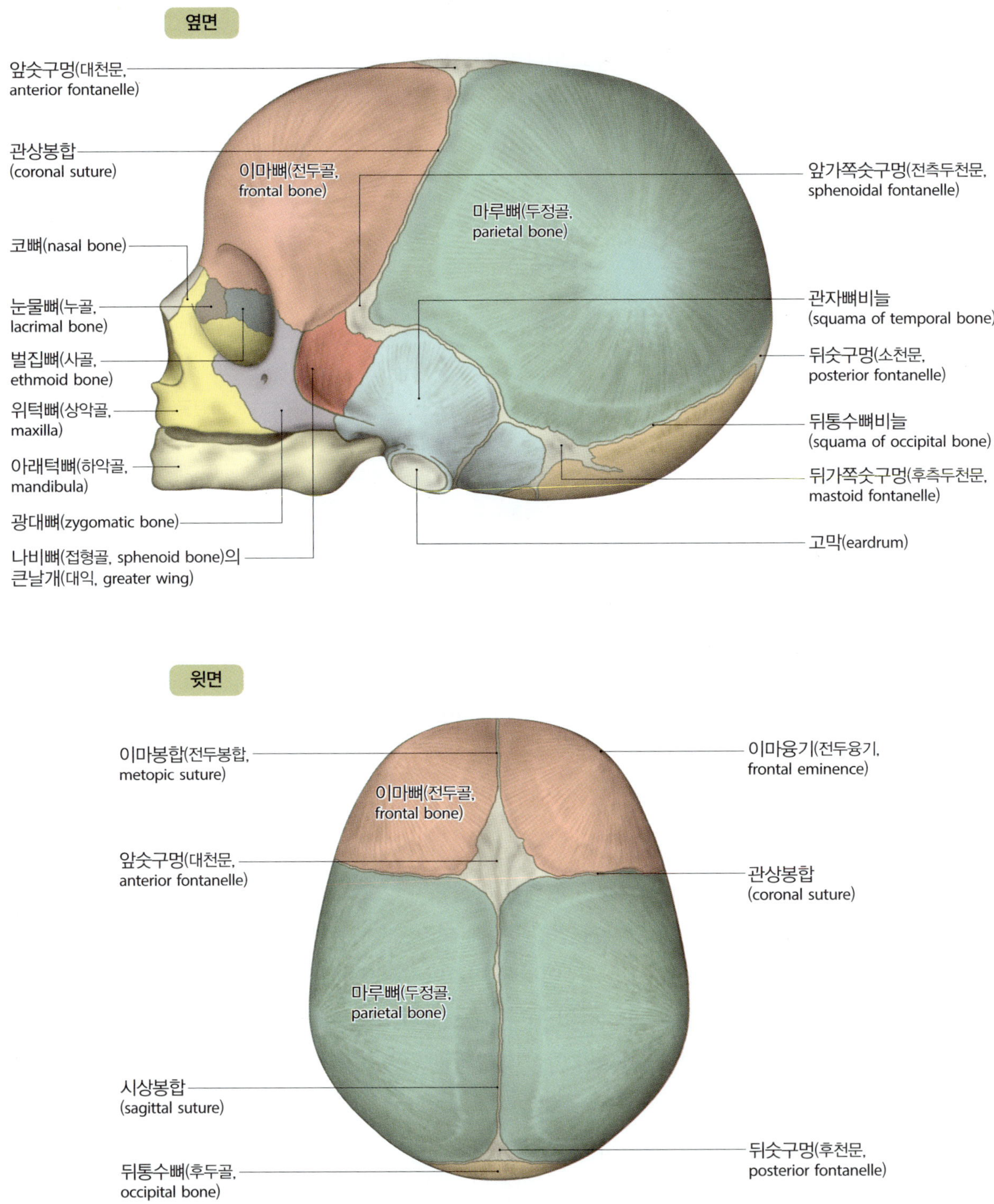
옆면
앞숫구멍(대천문, anterior fontanelle)
관상봉합 (coronal suture)
이마뼈(전두골, frontal bone)
코뼈(nasal bone)
눈물뼈(누골, lacrimal bone)
벌집뼈(사골, ethmoid bone)
위턱뼈(상악골, maxilla)
아래턱뼈(하악골, mandibula)
광대뼈(zygomatic bone)
나비뼈(접형골, sphenoid bone)의 큰날개(대익, greater wing)
앞가쪽숫구멍(전측두천문, sphenoidal fontanelle)
마루뼈(두정골, parietal bone)
관자뼈비늘 (squama of temporal bone)
뒤숫구멍(소천문, posterior fontanelle)
뒤통수뼈비늘 (squama of occipital bone)
뒤가쪽숫구멍(후측두천문, mastoid fontanelle)
고막(eardrum)
윗면
이마봉합(전두봉합, metopic suture)
이마뼈(전두골, frontal bone)
앞숫구멍(대천문, anterior fontanelle)
마루뼈(두정골, parietal bone)
시상봉합 (sagittal suture)
뒤통수뼈(후두골, occipital bone)
이마융기(전두융기, frontal eminence)
관상봉합 (coronal suture)
뒤숫구멍(후천문, posterior fontanelle)

그림 7-15 태아의 머리

2. 척주와 척추(뼈)

1) 척주(vertebral column)

척주는 26개의 척추(뼈)(척추골, vertebra)가 세로로 연결되어 몸의 중심축을 이루는 구조물로, 위쪽은 머리와 연결되어 머리를 지지하고 아래쪽은 골반 뒷면을 형성한다.

사람의 척주는 앞면이나 뒷면에서 보면 일자로 뻗어 있으나 옆면에서 보면 굽어 있는 곳이 있는데, 이를 **척주굽이**(척주만곡, vertebral curvature)라고 한다. 목과 허리 부분에서는 약간 앞쪽으로 굽어 있고, 등과 엉치 부분에서는 반대 방향으로 굽어 있다(그림 7-16). 그러나 신생아의 척주는 전체적으로 뒤쪽으로 굽어 있다(그림 7-17). 출생 후 100일 무렵부터는 목을 가누게 되면서 목에서 앞쪽으로 척추굽이가 나타나고, 출생 후 1년 무렵부터는 걷기 시작하게 되면서 허리에서 앞쪽으로 척추굽이가 나타난다. 이때 태아기부터 관찰되는 굽이를 일차굽이, 출생 후 발육과 함께 나타나는 굽이를 이차굽이라고 한다.

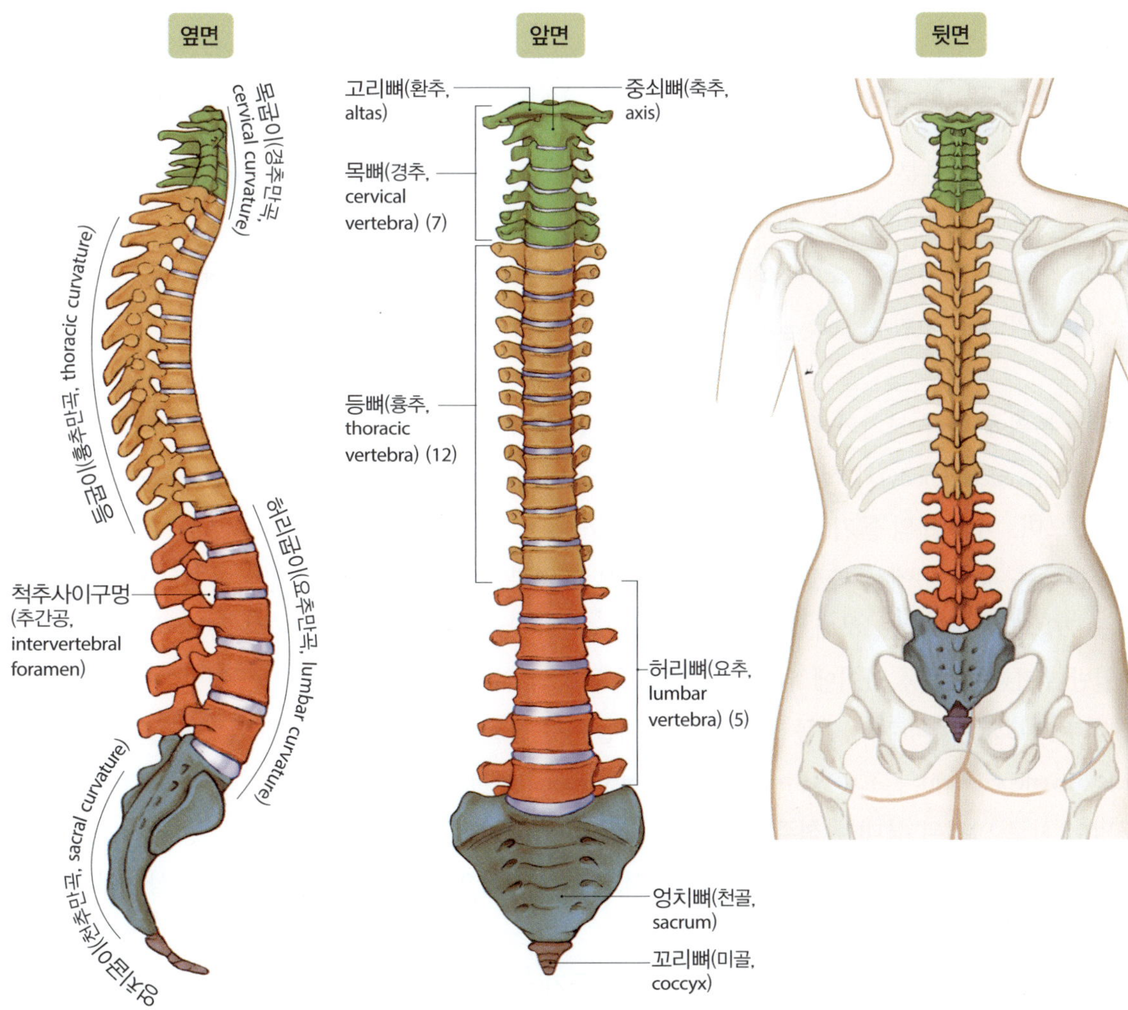

그림 7-16 척주

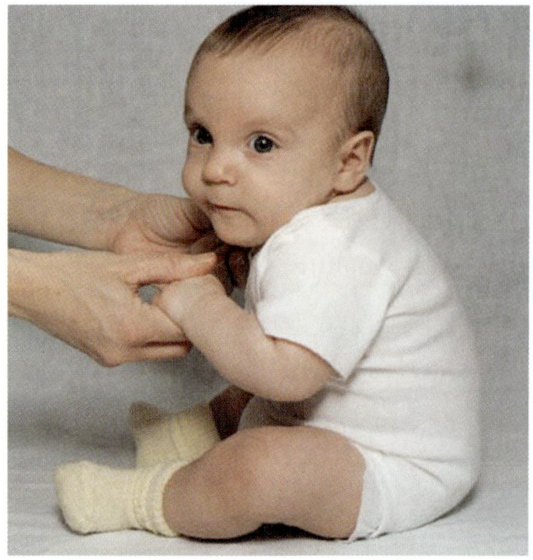

그림 7-17 영아의 척주
영아의 척주는 연속적으로 볼록한 곡선을 형성한다.

2) 척추(뼈)(척추골, vertebra)

척주는 목부분, 가슴부분, 허리부분, 엉치 및 꼬리부분으로 구분되며, **목뼈**(경추, cervical vertebra), **등뼈**(흉추, thoracic vertebra), **허리뼈**(요추, lumbar vertebra), **엉치뼈**(천골, sacrum) 및 **꼬리뼈**(미골, coccyx)로 구성된다(그림 7-16 참조, 표 7-3). 유 · 소아기의 엉치뼈(천골)는 5개의 엉치뼈(천추, sacral vertebra)에 의해, 꼬리뼈(미골)는 3~5개의 꼬리뼈(미추, coccygeal vertebra)에 의해 형성되지만, 성인기가 되면 융합되어 1개의 뼈가 된다.

척추(뼈)는 부위에 따라 크기와 형태가 다르지만, 기본적 구성은 대체적으로 비슷하다. 척추(뼈)는 **척추(뼈)몸통**(척추체, vertebral body)과 **척추(뼈)고리**(척추궁, vertebral arch)가 **척추(뼈)구멍**(척추공, vertebral foramen)을 둘러싸고 있으며, 여러 개의 **돌기**(process)가 있다(그림 7-18).

척추(뼈)몸통은 척추(뼈)에서 가장 크며 원통 모양으로 앞부분을 형성한다. 위에서 아래로 한 줄로 배열되어 기둥 모양의 뼈대를 형성하며, 척주에서 무게를 지탱하는 중요한 구성요소이다. 섬유관절 성분의 척추(사이)원반(추간판)이 몸통 사이에 위치하기 때문에 몸통의 위아래 표면은 척추(사이)원반이 붙을 수 있게 거칠다. 척추(뼈)고리는 척추(뼈)몸통 뒤쪽에서 가시돌기 쪽으로 아치 형태로 뻗어 있으며, 고리뿌리(추궁근, pedicle of vertebral arch)와 고리판(추궁판, lamina of vertebral arch)으로 이루어진다. 몸통과 고리에 생긴 척추(뼈)구멍이 서로 연결된 상태를 **척주관**(vertebral canal)이라고 하며, 척수를 감싸서 보호한다. 고리뿌리 위아래에는 척추(뼈)파임(추골파임, vertebral notch)이 서로 연결되어 양쪽에 척추사이구멍을 형성하며, 이곳을 척수신경이 지난다.

척추(뼈)에는 3종류의 7개 돌기(process)가 있다. **가시돌기**(극돌기, spinous process)는 척추(뼈)고리에서 뒤로 뻗어 있다. **가로돌기**(횡돌기, transverse process)는 고리뿌리와 고리판이 만나는 부분에서 양옆으로 각각 뻗어 있다. 가시돌기와 2개의 가로돌기는 근육의 부착점이 된다. **관절돌기**(condyar process)는 4개이며, 위관절돌기와 아래관절돌기가 양쪽으로 있다. 위관절돌기는 위쪽 척추(뼈)의 아래관절돌기와 연결되어 척주가 비틀어지는 것을 방지한다.

표 7-3 척주의 구성

구분	개수
목뼈(경추, cervical vertebra)	7
등뼈(흉추, thoracic vertebra)	12
허리뼈(요추, lumbar vertebra)	5
엉치뼈(천골, sacrum)	1(5)
꼬리뼈(미골, coccyx)	1(3~5)
합계	26(32~34)

* 괄호 안은 소아의 척추(뼈) 수

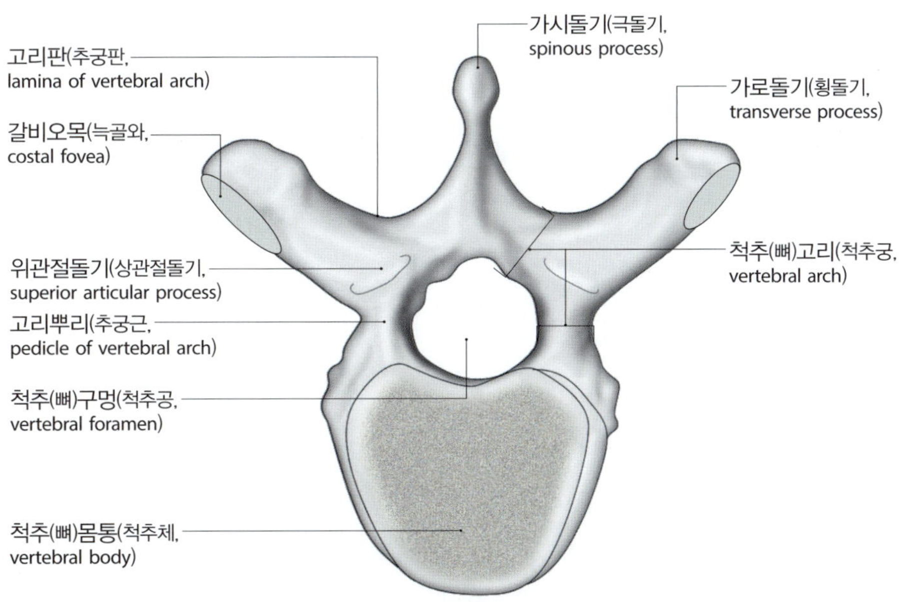

그림 7-18 척추(뼈)의 기본구조

(1) 목뼈(경추, cervical vertebra)

목을 지지하는 뼈대를 형성한다. 전체적으로 앞굽이(전만)를 나타내는 척주의 목부분을 구성하는데, 이 부분은 머리를 밑에서부터 지탱함과 동시에 강한 운동성을 가지고 있어 비교적 자유롭게 머리를 움직일 수 있다.

목뼈에는 가로구멍(횡돌기공, transverse foramen; 뇌에 분포하는 척추동맥이 지나감)과 가시돌기(극돌기, spinous process)의 끝이 둘로 나뉘어 있는데, 이는 다른 척추에서는 관찰되지 않는 특징이다. 특히 첫째 · 둘째 목뼈는 특별한 형태를 하고 있다(그림 7–19).

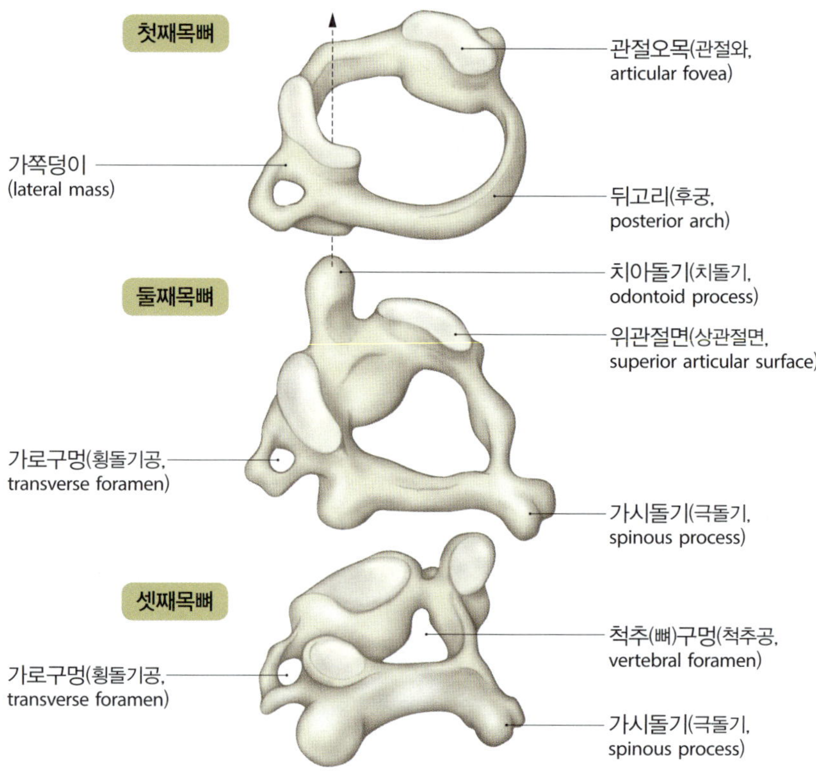

그림 7–19 목뼈

① 첫째목뼈(제1경추, first cervical vertebra)

고리뼈(환추, atlas)라고 불리며, 가시돌기가 없고 전체적으로 고리 모양을 나타낸다. 위관절돌기는 머리뼈바닥에 있는 뒤통수뼈관절융기(후두과, occipital condyle)라는 돌기와 관절을 이룬다. 고리뼈의 척추(뼈)몸통은 발생단계에서 분리되고 둘째목뼈와 융합해서 치아돌기(치돌기, odontoid process)와 관절을 형성한다(그림 7–44 참조). 머리 바로 아래에서 머리를 받치고 있는 모양이 그리스 신화의 거신에 비유되어 '아틀라스'라고도 불린다.

② 둘째목뼈(제2경추, second cervical vertebra)

중쇠뼈(축추, axis)라고도 불린다. 중쇠뼈에는 고리뼈와 머리뼈가 좌우로 회전할 수 있도록 중심축 역할을 하는 치아돌기가 고리뼈의 앞쪽 고리까지 뻗어 있다. 치아돌기는 고리뼈와의 사이에 정중고리중쇠관절(정중환축관절, median atlantoaxial joint)을 이루어 목의 회전축으로서 작용한다(그림 7-44 참조).

(2) 등뼈(흉추, thoracic vertebra)

가슴우리(흉곽)의 뒷부분을 형성하는 12개의 척추(뼈)로, 전체적으로 뒤굽이(후만)를 이루며 배열된다. 등뼈는 척추(뼈)몸통, 척추(뼈)고리, 4종류의 돌기(가시돌기, 가로돌기, 위관절돌기, 아래관절돌기)로 구성된다(그림 7-20). 척추(뼈)몸통은 아래쪽으로 갈수록 크고 그 형태도 원주형에 가까워진다.

등뼈의 가장 큰 특징은 갈비뼈와 연결되는 것인데, 척추(뼈)몸통의 뒤가쪽면과 가로돌기 끝에는 갈비뼈와의 관절면이 있다. 즉, 척추(뼈)몸통의 가쪽면 뒤에는 반원형 또는 원형의 얕은 함몰인 갈비오목(늑골와, costal fovea)이 있어서 이곳에서 갈비뼈머리(늑골두, head of rib)와 관절을 형성한다.

또 가로돌기 끝에도 원형의 관절면인 가로갈비오목(횡늑골와, costal facet of transverse process)이 있어 갈비뼈결절과 관절을 형성한다.

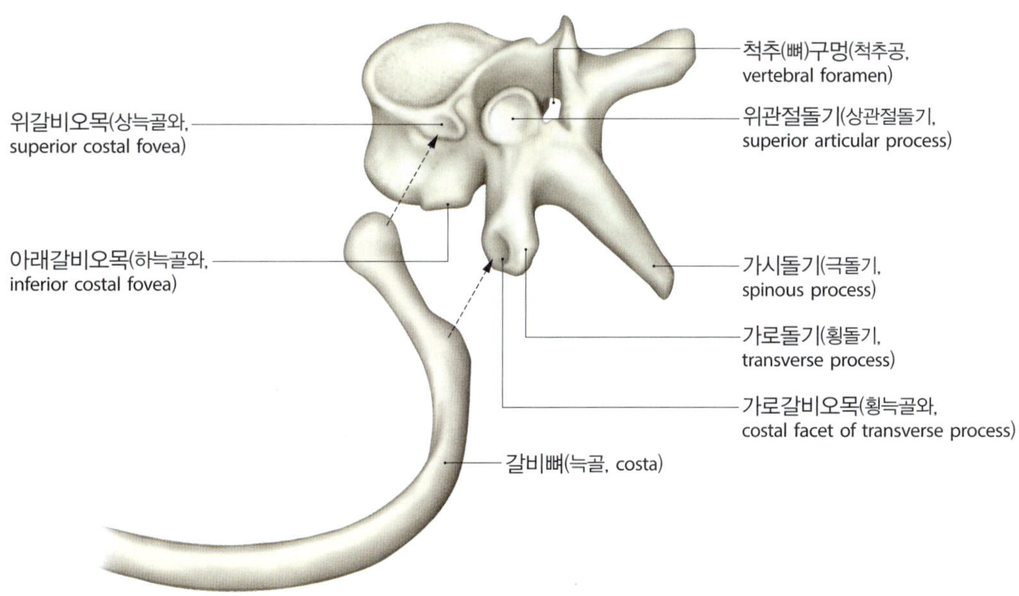

그림 7-20 등뼈

(3) 허리뼈(요추, lumbar vertebra)

등뼈 아래로 이어지는 5개의 척추(뼈)로, 직립보행에 적합하도록 앞굽이(전만)를 형성하며 엉치뼈(천골, sacrum)와의 연결부분은 특히 앞쪽으로 더 돌출되어 있다. 허리뼈는 체중을 지지하는 큰 척추(뼈)몸통을 가지며, 가시돌기와 가로돌기를 가진다(그림 7-21).

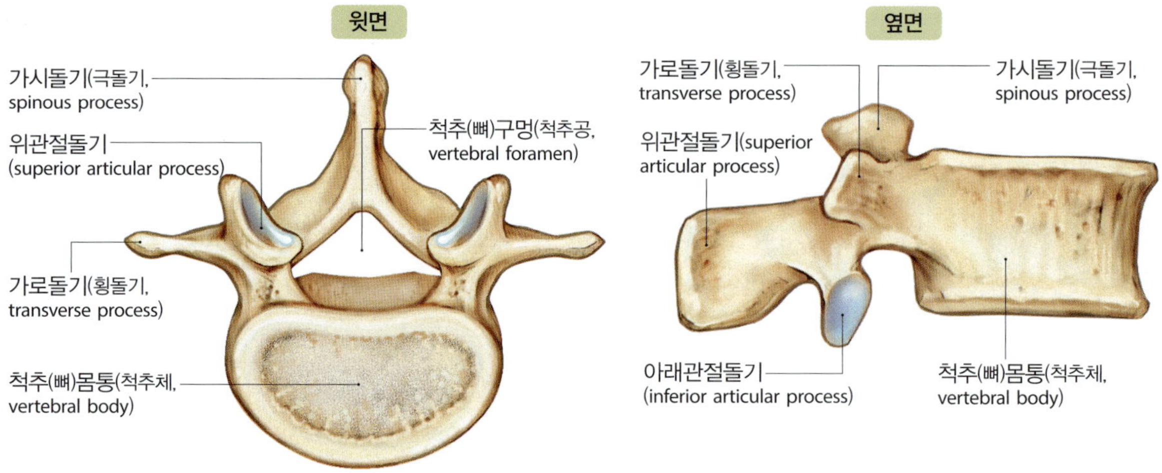

그림 7-21 **허리뼈**

(4) 엉치뼈(천골, sacrum)와 꼬리뼈(미골, coccyx)

엉치뼈는 좌우 볼기뼈(hip bone)와 아래쪽 꼬리뼈가 연결되어 **골반**(pelvis)을 형성하는 뼈이다. 유 · 소아기에는 4개의 엉치뼈가 연골(척추(사이)원반에 상당)에 의해 연결되지만, 성인기에 이르면 뼈형성(골화)을 하여 1개의 엉치뼈를 형성한다. 엉치뼈는 앞면이 오목한 역삼각형의 납작뼈로, 전체적으로 뒤로 살짝 구부러져 있다. 가쪽면 윗부분에는 구부러진 옥돌 모양의 귀모양면(이상면, auricular surface)이 있는데, 이곳에서 볼기뼈와 엉치엉덩관절(천장관절, sacroiliac joint)을 형성한다. 엉치엉덩관절은 가동성이 낮은 평면관절에 속하며, 주위가 여러 개의 인대로 보강되어 있다.

꼬리뼈는 3~5개의 꼬리뼈(미추)가 융합하여 생긴 뼈로, 형태상으로는 동물의 꼬리와 같지만 사람의 경우 거의 퇴화되어 흔적만 남아 있는 것에 불과하다. 그래도 가장 위쪽의 첫째꼬리뼈는 척추(뼈)의 형태가 약간 남아 있어 짧은 가로돌기나 위관절돌기[꼬리뼈뿔(coccygeal cornu)이라고도 함]가 확인된다. 다만, 첫째꼬리뼈도 엉치뼈 아래끝에서 융합되는 경우가 많다(꼬리뼈의 엉치뼈화)(그림 7-22).

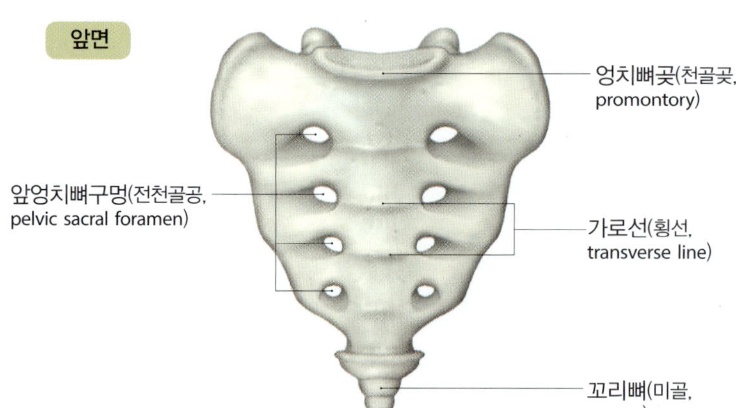

그림 7-22 **엉치뼈와 꼬리뼈**

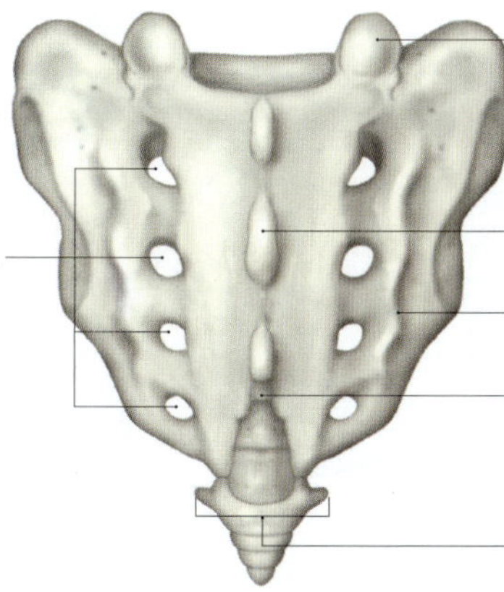

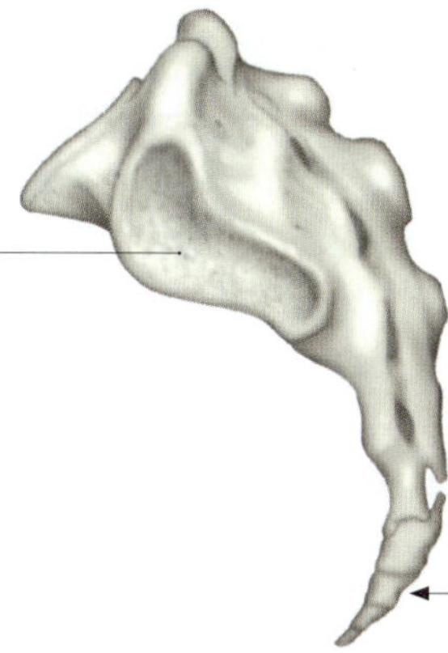

그림 7-22 **엉치뼈와 꼬리뼈 (계속)**

3. 가슴우리

가슴에는 내장이 들어가는 공간을 만들기 위해 12개의 등뼈(흉추, thoracic vertebra), 12쌍의 갈비뼈(늑골, rib, costa), 1개의 복장뼈(흉골, sternum)가 바구니 모양으로 뼈대를 형성하고 있으며, 이를 **가슴우리**(흉곽, thoracic cage)라고 한다(그림 7-23). 그 내부를 가슴안(흉강, thoraciccavity)이라고 하는데, 여기에는 심장, 허파, 기관 등의 내장이 들어 있으며, 남성은 원뿔 모양, 여성은 아랫부분이 약간 좁아진 맥주통 모양이다.

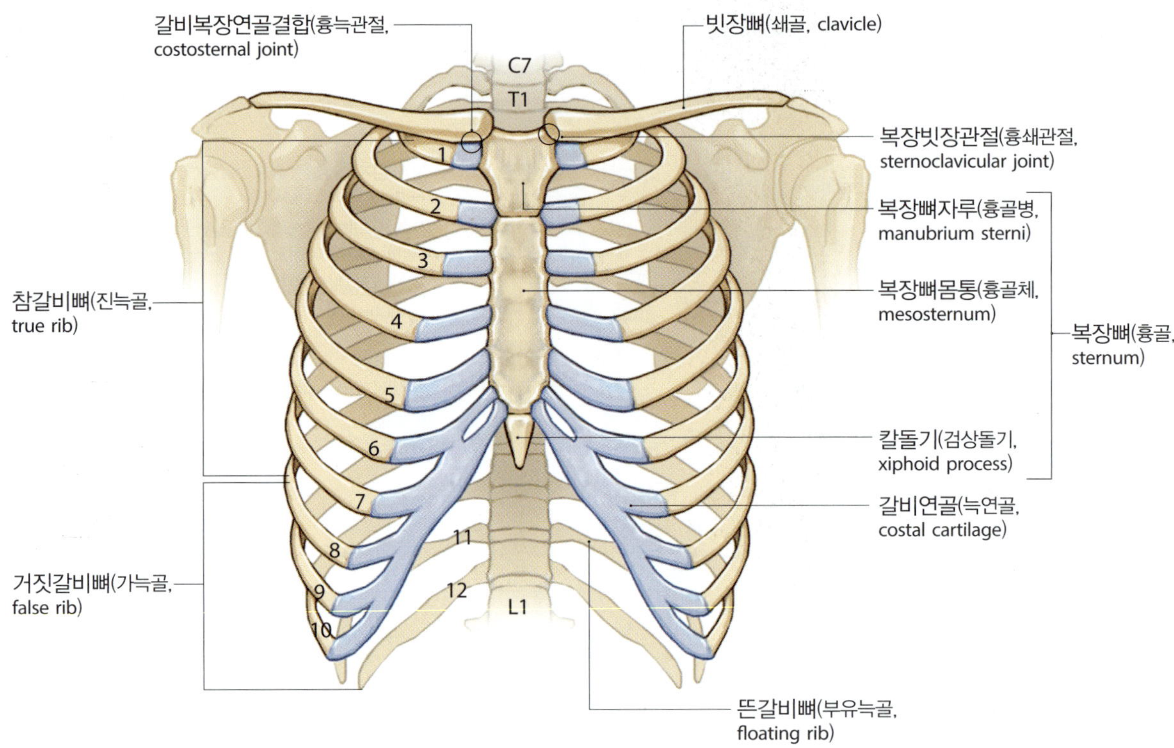

그림 7-23 가슴우리

1) 복장뼈(흉골, sternum)

복장뼈는 가슴우리 앞면의 정중앙에 있는 가늘고 긴 납작뼈로, 좌우의 빗장뼈(쇄골, clavicle), 첫째~일곱째갈비뼈와 관절을 형성한다. 복장뼈는 윗부분의 **복장뼈자루**(흉골병, manubrium sterni), **복장뼈몸통**(흉골체, mesosternum), **칼돌기**(검상돌기, xiphoid process)의 세 부분으로 구성되며, 복장뼈의 윗부분 양쪽에는 각각 빗장뼈가 연결된다(그림 7-23).

복장뼈자루는 윗부분이 넓고 아랫부분이 좁다. 복장뼈몸통은 긴 활 모양을 하고 가쪽모서리에 둘째~일곱째갈비뼈와 관절을 이루는 파인 부분이 있다. 칼돌기는 복장뼈몸통 아래끝에 있는 작은 뼛조각이다. 복장뼈자루와 복장뼈몸통의 결합부분은 약간 앞쪽으로 돌출되어 있어 이 사이에 각도가 생기는데 이것을 복장뼈각(흉골각, sternal angle)이라고 한다.

2) 갈비뼈(늑골, rib, costa)

갈비뼈는 좌우 12쌍이 있다. 위 7쌍은 **참갈비뼈**(진늑골, true rib)라고 하여 복장뼈에 직접 연결되어 있고, 아래 5쌍은 갈비활(늑골궁, costal arch)을 만들며 **거짓갈비뼈**(가늑골, false rib)라고 한다. 그중에서 여덟째~열째갈비뼈는 위쪽 갈비뼈에 부착하지만, 열한째갈비뼈와 열두째갈비뼈의 2쌍은 끝이 떨어져 있어 **뜬갈비뼈**(부유늑골, floating rib)라고 한다(그림 7-23).

또 갈비뼈는 경골부위인 갈비뼈(늑경골, costal bone)와 연골부위인 갈비연골(늑연골, costal cartilage)로 나뉘며, 갈비연골은 복장뼈와 가까운 부분으로 유리질연골(hyaline cartilage)이라고도 한다.

요점확인

1. 몸통뼈대와 팔다리뼈대의 차이점은 무엇인가?
2. 봉합, 숫구멍, 코곁굴이란 무엇인가?
3. 척추(뼈)의 세 가지 주요 부위는 무엇이고, 각 부위에는 몇 개의 뼈가 있는가?
4. 거짓갈비뼈는 참갈비뼈와 어떻게 다른가?
5. 인체의 척주굽이란 무엇인가?

7. 팔다리뼈대

1. 팔의 뼈

팔의 뼈대는 **팔이음뼈**(어깨이음구조, shoulder girdle)와 **팔뼈**(상지골, bone of upper limb)로 구성되며, 좌우 각각 32개의 총 64개 뼈로 이루어진다(표 7-4, 그림 7-9 참조).

표 7-4 팔뼈의 구성

구분			개수
팔이음뼈(어깨이음구조)	빗장뼈(쇄골, clavicle) 어깨뼈(견갑골, scapula)		2 2
팔뼈(상지골)	위팔의 뼈	위팔뼈(상완골, humerus)	2
	아래팔의 뼈	노뼈(요골, radius) 자뼈(척골, ulna)	2 2
	손의 뼈	손목뼈(수근골, carpal bone) 손허리뼈(중수골, metacarpal bone) 손가락뼈(수지골, phalanx)	16 10 28
		합계	64

1) 팔이음뼈(어깨이음구조, shoulder girdle)

팔이음뼈는 **빗장뼈**(쇄골, clavicle)와 **어깨뼈**(견갑골, scapula)로 구성되고, 팔뼈를 몸의 축인 몸통뼈대에 연결한다. 빗장뼈는 앞안쪽에서 복장뼈와 관절을 형성하고, 뒤가쪽으로는 어깨뼈와 관절을 형성한다. 어깨뼈는 근육에 의해 척추(뼈)와 위팔뼈에 연결되어 있어서 자유롭게 운동할 수 있다.

(1) 빗장뼈(쇄골, clavicle)

첫째갈비뼈 위쪽에 수평으로 위치하며 S자 모양으로 약간 구부러진 긴뼈로, 복장뼈와 어깨뼈를 연결한다. 앞쪽의 뭉툭한 복장끝(흉골단, sternal end)은 복장뼈자루(흉골병)와 관절을 형성하고, 뒤로 볼록하고 납작한 봉우리끝(견봉단, acromial end)은 어깨뼈의 어깨뼈봉우리(견봉)와 관절을 형성한다(그림 7-24).

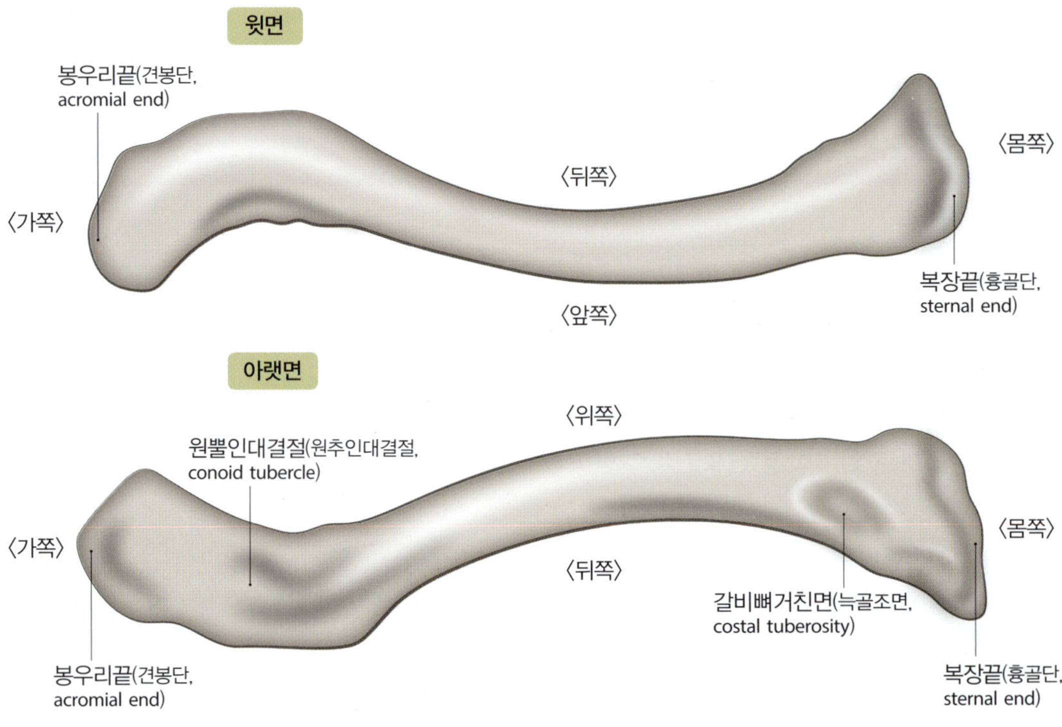

그림 7-24 빗장뼈(오른쪽)

(2) 어깨뼈(견갑골, scapula)

등 윗부분에 위치하며, 척주와 어깨 사이에 있는 삼각형 모양의 납작뼈이다. 어깨뼈는 빗장뼈 양쪽 끝부분의 2개 관절(복장빗장관절, 봉우리빗장관절)을 통해 몸통뼈대와 연결된다. 뼈대에 의한 지지는 불안정하지만, 얕은가슴부위와 깊은가슴부위의 근육에 의해 위치가 유지된다.

어깨뼈의 갈비면(늑골면)을 어깨뼈밑오목(견갑하와, subscapular fossa)이라고도 한다. 등면에는 어깨뼈

가시(견갑극, spine of scapula)가 있으며, 어깨뼈가시 위쪽으로 가시위오목(극상와, supraspinatus fossa), 아래쪽으로 가시아래오목(극하와, infraspinous fossa)이 있다. 어깨뼈가시 가쪽끝은 위아래로 납작해져 어깨뼈봉우리(견봉, acromion)가 되어 빗장뼈 봉우리끝과 관절을 형성한다(**그림 7-25**).

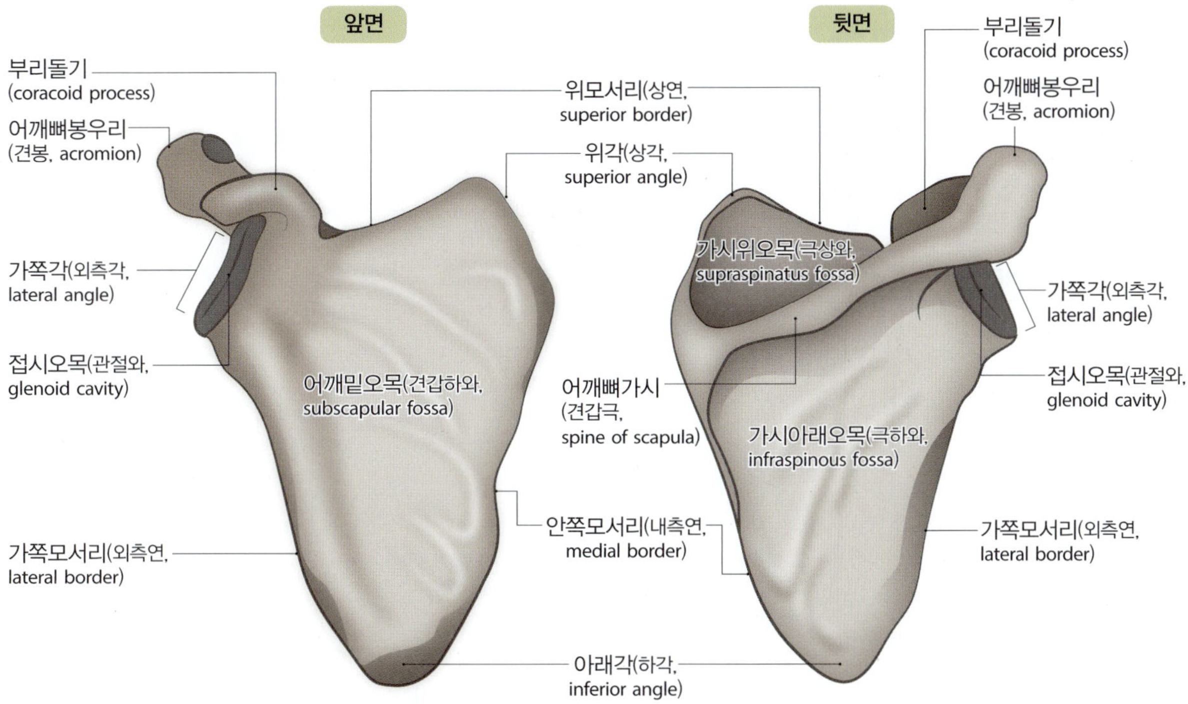

그림 7-25 어깨뼈

2) 팔뼈(상지골, bone of upper limb)

어깨관절부터 먼쪽(말초 쪽)까지의 부분을 **팔**(상지, upper limb)이라고 하고, 그 뼈대는 **위팔뼈**(상완골, humerus), **노뼈**(요골, radius), **자뼈**(척골, ulna), **손뼈**(bone of hand; 손목뼈, 손허리뼈, 손가락뼈)로 구성된다.

(1) 위팔뼈(상완골, humerus)

팔의 긴뼈로, 인체에서 두 번째로 길이가 길다. **몸쪽끝**, **몸통**, **먼쪽끝**으로 구성되며, 몸쪽끝은 어깨뼈와 관절을 형성하고 돌림근띠(회전근개, rotator cuff)라고 하는 근육에 의해 운동이 일어난다. 먼쪽끝은 팔꿈치관절(주관절, elbow joint)에서 아래팔의 두 뼈인 노뼈와 자뼈와 연결된다.

해부목 위가쪽에 있는 큰 돌출부분을 큰결절(대결절, greater tubercle), 아래안쪽에 있는 작은 돌출부분을 작은결절(소결절, lesser tubercle)이라고 하며, 두 결절 사이에는 위팔두갈래근(상완이두근)의 긴갈래가 지나가는 결절사이고랑(결절간고랑, intertubercular groove)이 있다. 위팔뼈몸통과 몸쪽끝이 연결되는 잘록한 부분인 **외과목**(surgical neck)은 일반적으로 골절이 잘 일어나는 부위이다. 몸통 중앙부분의 앞가쪽면에는 어깨세모근(삼각근)이 부착하는 세모근거친면(삼각근조면, deltoid tuberosity)이 있다(그림 7-26).

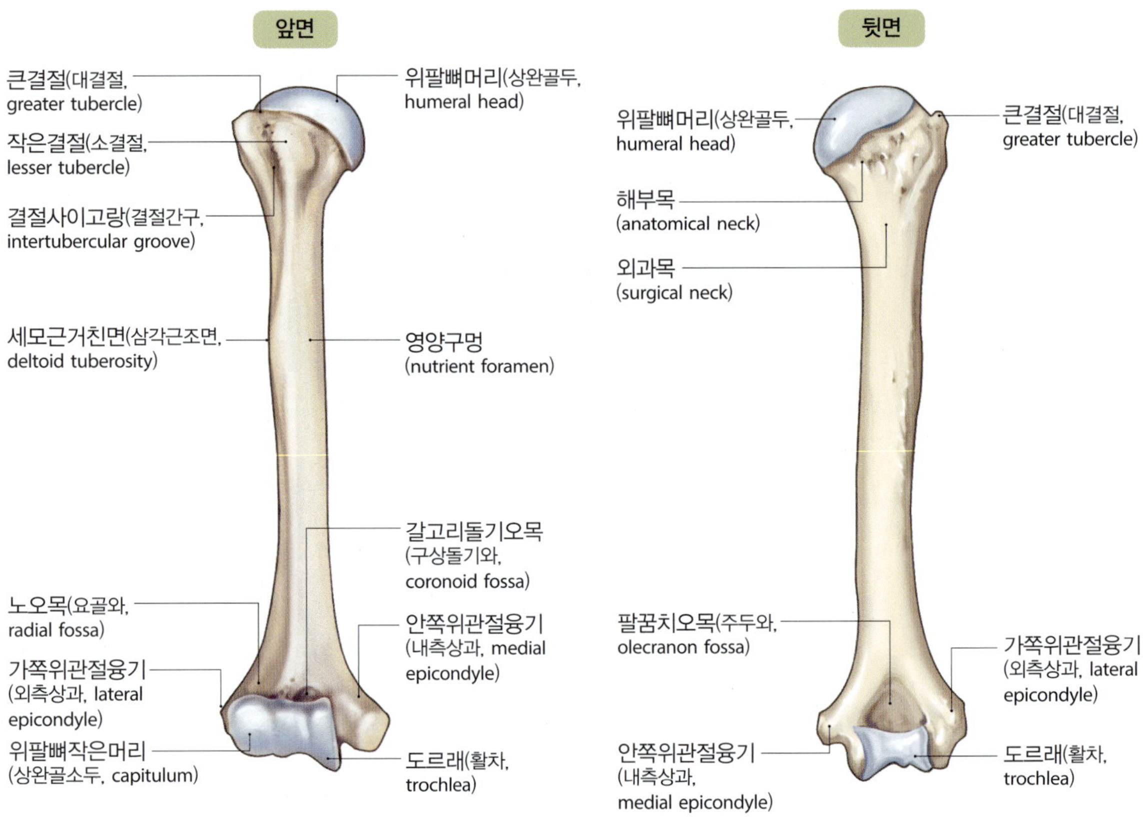

그림 7-26 위팔뼈

(2) 노뼈(요골, radius)와 자뼈(척골, ulna)

노뼈는 아래팔 가쪽에 위치하는 긴뼈로, 아래끝으로 갈수록 굵다. 위끝부위를 노뼈머리(요골두, head of radius), 그 주위를 관절둘레(articular circumference)라고 하며, 자뼈 가쪽면과 관절을 이룬다. 근육은 노뼈거친면(요골조면, radial tuberosity)과 붓돌기(경상돌기, styloid process)에 부착된다.

자뼈는 아래팔 안쪽에 있는 긴뼈로, 위끝이 굵고 아래끝이 가늘다. 위끝의 뒷부분은 팔꿈치머리(주두, olecranon)라는 위쪽을 향한 큰 돌기가 있고, 앞끝은 앞쪽으로 돌출된 갈고리돌기(coronoid process)가 있다. 팔꿈치머리와 갈고리돌기 사이에 큰 도르래파임(trochlear notch)이 만들어져 팔꿈치관절의 관절오목(관절와, articular fovea)이 형성된다. 이러한 구조는 팔을 곧게 뻗었을 때 과도하게 펴지는 것을 막고, 물체를 효율적으로 잡는 데 필요한 안정성을 제공한다(그림 7-27, 7-28).

해부학적 자세(anatomical position)에서 팔을 몸통 옆에 붙이고 손바닥을 앞으로 향하게 했을 때 노뼈는 아래팔의 가쪽(엄지손가락과 같은 쪽)에 위치하고 자뼈는 아래팔의 안쪽에 위치한다.

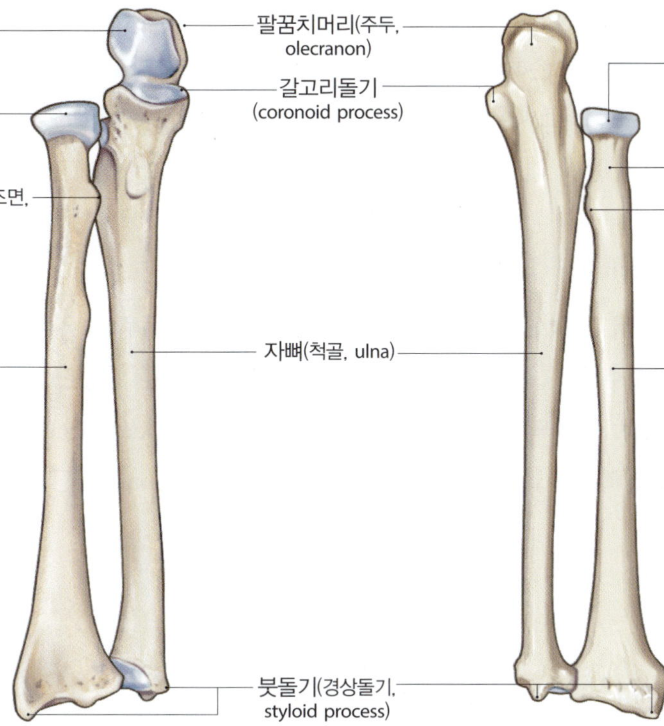

그림 7-27 노뼈와 자뼈

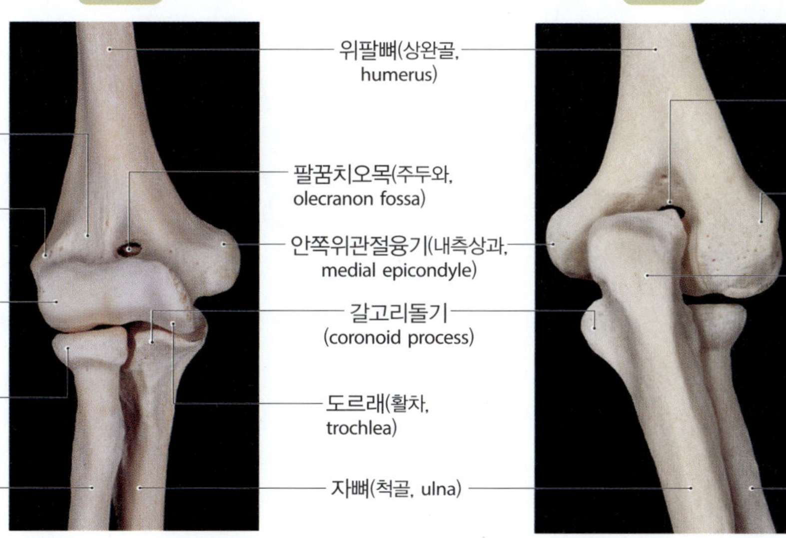

그림 7-28 팔꿈치의 뼈

07

(3) 손뼈(bone of hand)

손목과 손에는 그 크기에 비해 인체의 다른 부분보다 더 많은 뼈가 있다. 손목을 이루는 **손목뼈**(수근골, carpal bone), 손바닥을 형성하는 **손허리뼈**(중수골, metacarpal bone), 그리고 **손가락뼈**(수지골, phalanx)가 있다(그림 7-29). 이 구성은 구조적으로 매우 중요한데, 손과 손목에는 많은 작은 뼈가 있고 그 사이에서 움직일 수 있는 관절이 형성되기 때문에 인간의 손은 기동성이 뛰어나 도구를 쉽게 만들고 사용할 수 있다.

① 손목뼈(수근골, carpal bone)

손목에 있는 8개의 짧은뼈로, 4개씩 2열로 배열되어 평면관절을 이루며 움직임은 적다. 몸쪽줄은 가쪽에서 안쪽으로 **손배뼈**(주상골, scaphoid bone), **반달뼈**(월상골, lunate), **세모뼈**(삼각골, triquetrum), **콩알뼈**(두상골, pisiform bone)로 구성되고, 먼쪽줄은 **큰마름뼈**(대능형골, trapezium bone), **작은마름뼈**(소능형골, trapezoid bone), **알머리뼈**(유두골, capitate bone), **갈고리뼈**(hamate bone)로 구성된다.

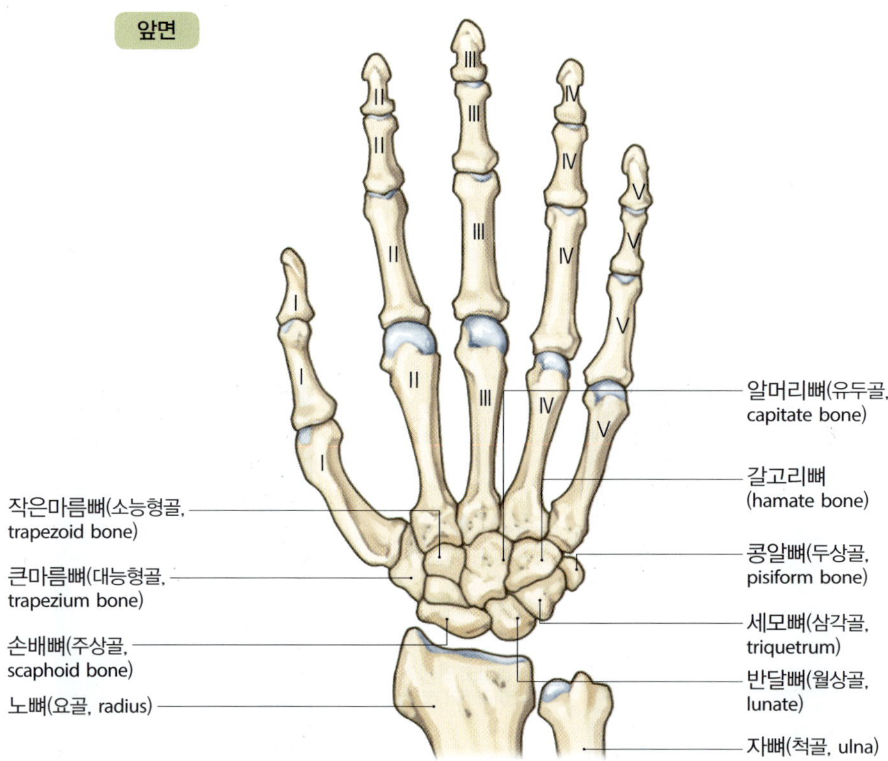

그림 7-29 손뼈

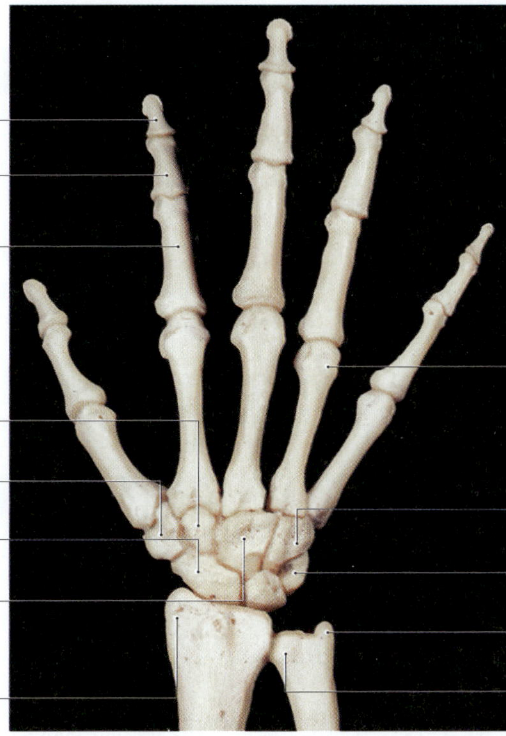

그림 7-29 손뼈 (계속)

② **손허리뼈(중수골, metacarpal bone)**

손바닥을 이루는 5개의 작은 긴뼈로, 손가락뼈와 관절을 형성한다.

③ **손가락뼈(수지골, phalanx)**

손가락의 뼈로, 엄지손가락은 **첫마디뼈**(기절골, proximal phalanx), **끝마디뼈**(말절골, distal phalanx)의 2개로 구성되고, 나머지 손가락은 첫마디뼈, **중간마디뼈**(중절골, middle phalanx), 끝마디뼈의 3개로 구성된다.

2. 다리의 뼈

다리의 뼈대는 **다리이음뼈**(골반이음구조, pelvic girdle)와 **다리뼈**(하지골, bone of lower limb)로 구성되며, 좌우 각각 31개의 총 62개 뼈로 이루어진다(표 7-5, 그림 7-9 참조).

표 7–5 다리뼈의 구성

구분			개수
다리이음뼈 (골반이음구조)	볼기뼈(hip bone)		2
다리뼈 (하지골)	넓적다리의 뼈	넓적다리뼈(대퇴골, femur)	2
	종아리의 뼈	무릎뼈(슬개골, patella) 정강뼈(경골, tibia) 종아리뼈(비골, fibula)	2 2 2
	발의 뼈	발목뼈(족근골, tarsal bone) 발허리뼈(중족골, metatarsal bone) 발가락뼈(족지골, phalanx)	14 10 28
		합계	62

1) 다리이음뼈(골반이음구조, pelvic girdle)

다리이음뼈는 다리를 몸통에 연결하는 뼈대로, 2개의 **볼기뼈**(hip bone)로 구성된다. 골반 양쪽에 하나씩 위치하며 척주의 엉치뼈(천골, sacrum) 아래쪽으로 부착되어 있다. 이 고리 모양의 뼈 배열은 몸통을 지지하는 강력한 기반을 제공하고 다리를 몸통뼈대에 연결한다.

(1) 볼기뼈(hip bone)

사춘기 무렵까지는 엉덩뼈, 두덩뼈, 궁둥뼈가 Y자형 연골로 연결된 상태이지만, 성인이 되면 연골이 뼈로 치환되면서 1개의 볼기뼈를 형성한다(그림 7–30). 3개의 뼈가 만나는 부분(Y자 연골의 중심부)은 가쪽면의 절구(비구, acetabulum)라는 오목 내에 있으며, 이 절구에서 넓적다리뼈머리와 엉덩관절을 형성한다.

① 엉덩뼈(장골, ilium)

볼기뼈 윗부분을 차지하는 뼈로, 부채처럼 펼쳐진 부분을 엉덩날개(장골익, iliac wing)라고 한다. 엉덩날개 속면은 얕게 패여 엉덩뼈오목(장골와, iliac fossa)을 이루며, 뒤모서리 안쪽에는 엉치뼈와 엉치엉덩관절을 형성하는 귀모양면(auricular surface)이 있다. 또 엉덩날개 앞모서리의 위끝에는 체표에서도 만져지는 앞위엉덩뼈가시(전상장골극, anterior superior iliac spine)라는 돌기가 있고, 두덩뼈 위모서리와의 사이에는 고샅인대(inguinal ligament)가 있다.

② 궁둥뼈(좌골, ischium)

볼기뼈 뒤쪽 아래를 차지하는 뼈이다. 윗부분은 절구, 아랫부분은 폐쇄구멍(폐쇄공, obturator foramen)

을 형성하고, 아래끝은 궁둥뼈결절(좌골결절, ischial tuberosity)이라는 돌출부분을 형성한다. 앉은 상태에서 체중을 지지하는 역할을 하며 넓적다리 뒷면에 있는 근육(hamstring muscle)의 이는곳이 된다.

③ 두덩뼈(치골, pubis)

볼기뼈의 앞쪽 아래를 차지하는 L자 모양 뼈이다. 궁둥뼈와 연결되어 폐쇄구멍을 형성하고 윗부분은 엉덩뼈, 궁둥뼈와 함께 절구의 일부를 이룬다.

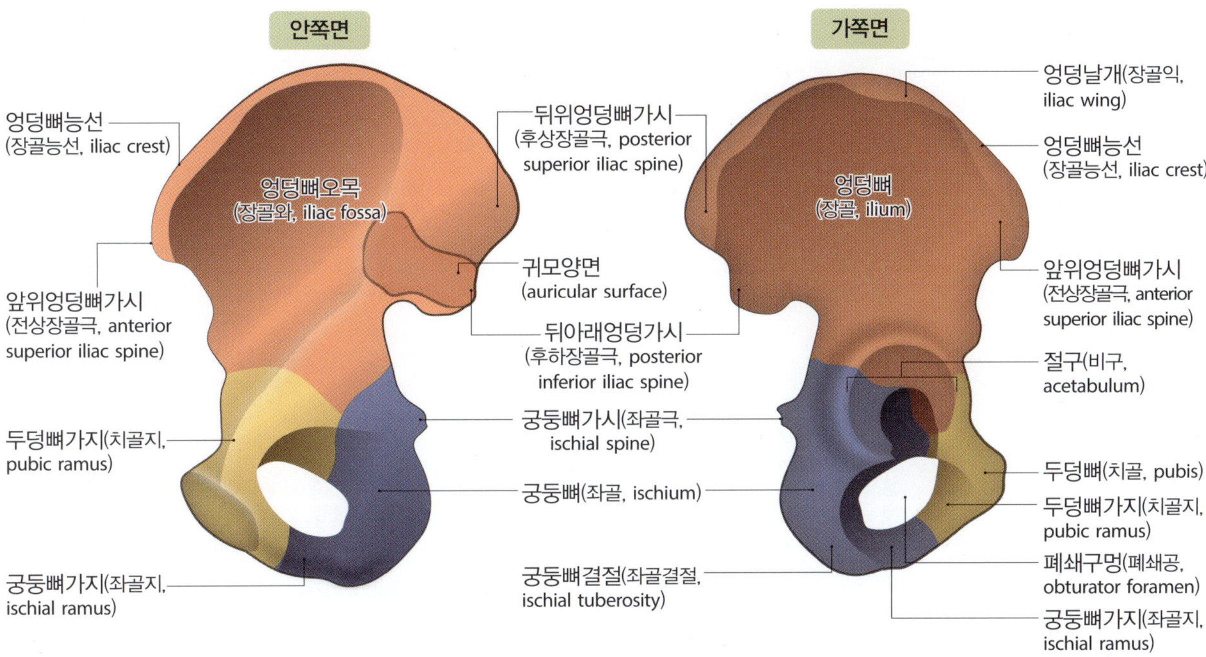

그림 7-30 **볼기뼈(오른쪽)**

(2) 골반(pelvis)

좌우 볼기뼈와 뒤 중앙에 위치하는 엉치뼈와 꼬리뼈가 관절을 형성하여 만들어내는 구조로, 배와 골반의 내장을 지지하고 보호함과 동시에 엉덩관절(고관절, hip joint)을 형성함으로써 다리를 연결하는 다리이음뼈로서도 작용한다.

골반 앞쪽은 두덩결합(치골결합, pubic symphysis), 뒤쪽은 두 곳의 엉치엉덩관절(천장관절, sacroiliac joint)로 연결된다. 또 골반은 엉치뼈 앞위모서리의 정중점인 엉치뼈곶(천골곶, promontory)에서 볼기뼈 속면을 지나 두덩결합 위모서리에 이르는 분계선(terminal line)에 의해 위쪽의 **큰골반**(greater pelvis)과 아래쪽의 **작은골반**(lesser pelvis)으로 나뉜다. 작은골반에 둘러싸인 공간은 **골반안**(골반강, pelvic cavity)이고, 분계선에 둘러싸인 입구는 골반입구(위골반문, pelvic inlet), 골반 아랫면의 입구는 골반출구(아래골반문, pelvic outlet)이다(그림 7-31, 7-32). 골반출구는 뼈대에서는 불규칙한 형태를 나타내지만, 생체에서는 항문이나 질 및 요도 등의 통로를 제외하고 근육이나 인대에 의해 덮여 있다.

골반은 남녀 차이가 현저하며, 그 형태를 통해 비교적 쉽게 남녀를 구분할 수 있다(그림 7-32). 여성의 골반은 높이가 낮고 속공간이 넓으며, 두덩결합 아래에 만들어지는 두덩밑각(subpubic angle)도 남성 약 60°, 여성 약 90°로 분명한 차이가 나타난다.

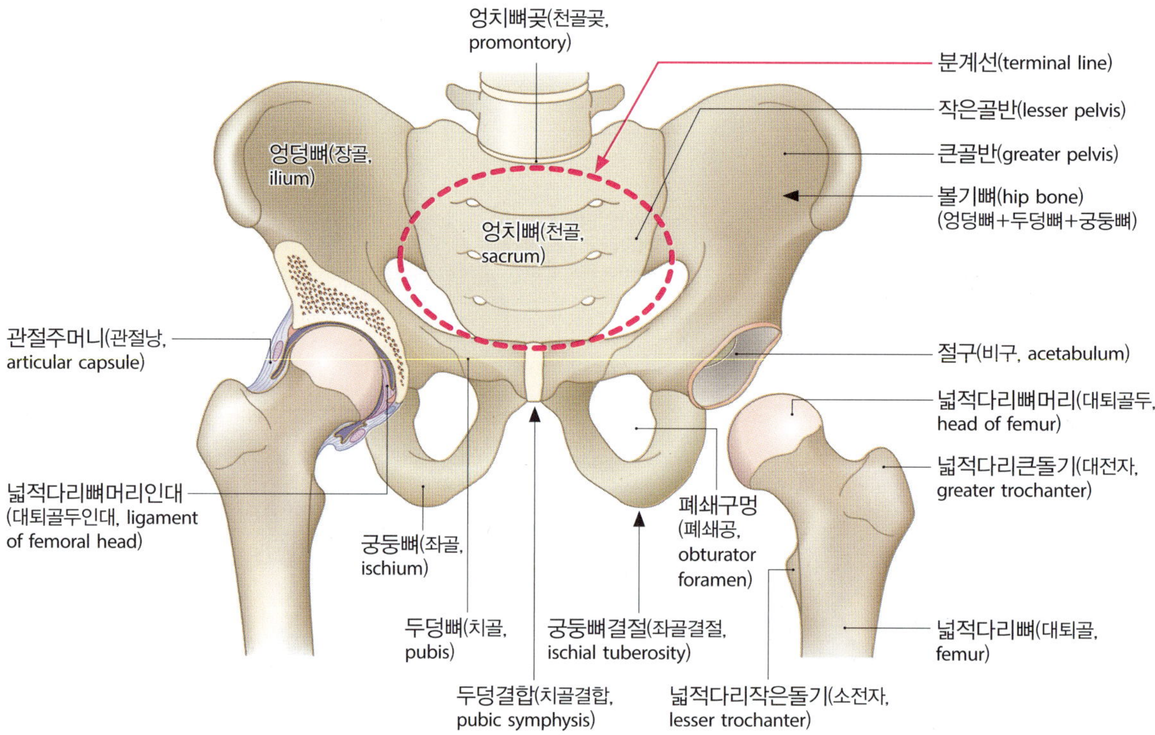

그림 7-31 골반

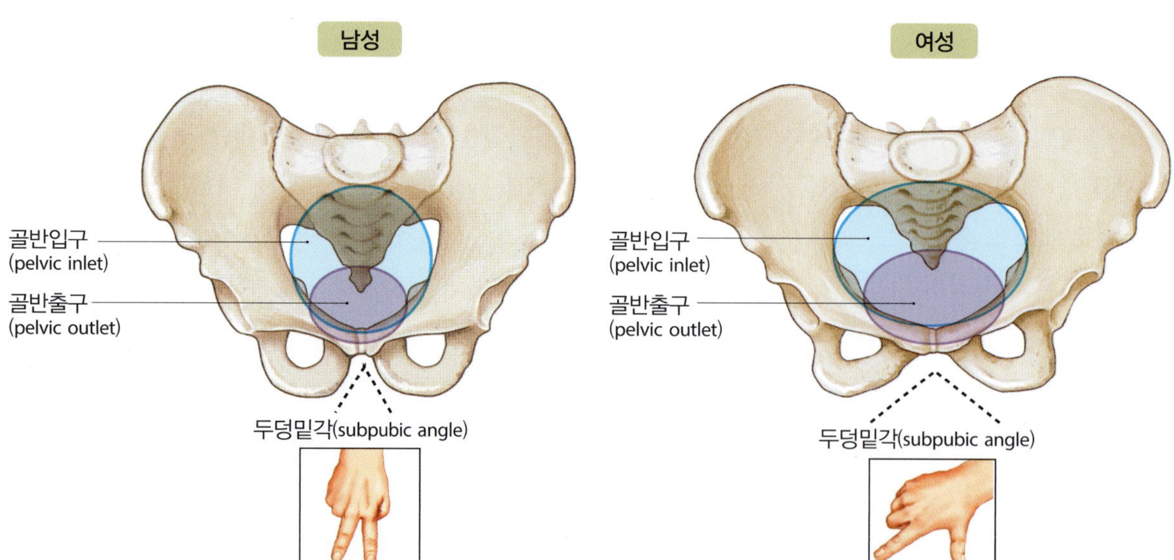

그림 7-32 남녀의 골반

2) 다리뼈(하지골, bone of lower limb)

넓적다리, 다리, 발로 이루어진 부분을 **다리**(하지, lower limb)라고 하고, 그 뼈대는 **넓적다리뼈**(대퇴골, femur), **정강뼈**(경골, tibia), **종아리뼈**(비골, fibula), **발뼈**(bone of foot; 발목뼈, 발허리뼈, 발가락뼈)로 구성된다.

(1) 넓적다리뼈(대퇴골, femur)

위팔뼈가 위팔의 유일한 뼈인 것처럼 넓적다리뼈도 넓적다리의 유일한 뼈로, 인체에서 가장 길이가 길고 튼튼하다. 넓적다리뼈는 **머리**, **몸통**, **먼쪽끝**으로 구성된다. 넓적다리뼈머리는 절구(비구, acetabulum)라고 하는 깊은 컵 모양의 소켓에서 볼기뼈와 만나 엉덩관절(고관절, hip joint)을 형성한다. 절구와 넓적다리뼈머리 사이의 관절은 위팔에서 어깨뼈와 위팔뼈머리 사이의 관절보다 더 안정적이다. 그 결과 엉덩관절의 탈구(dislocation)는 어깨관절의 탈구보다 적게 발생한다.

넓적다리뼈머리 아래쪽에는 다소 잘록해진 **넓적다리뼈목**(대퇴골경, neck of femur)을 형성하는데, 몸통과 약 125°의 각도를 이룬다. 넓적다리뼈목 가쪽에는 넓적다리큰돌기(대전자, greater trochanter), 뒤아래안쪽에는 넓적다리작은돌기(소전자, lesser trochanter)가 있으며, 엉덩관절의 운동에 작용하는 근육이 이곳에 부착하게 된다.

넓적다리뼈 아래끝에는 안쪽관절융기(medial condyle)와 가쪽관절융기(lateral condyle)라는 1쌍의 융기가 있으며, 수평한 정강뼈(경골, cnemis) 위에서 무릎관절을 형성한다. 이 때문에 무릎은 체중을 거의 수직으로 받아들이는 형태가 된다(그림 7-33, 7-34).

07

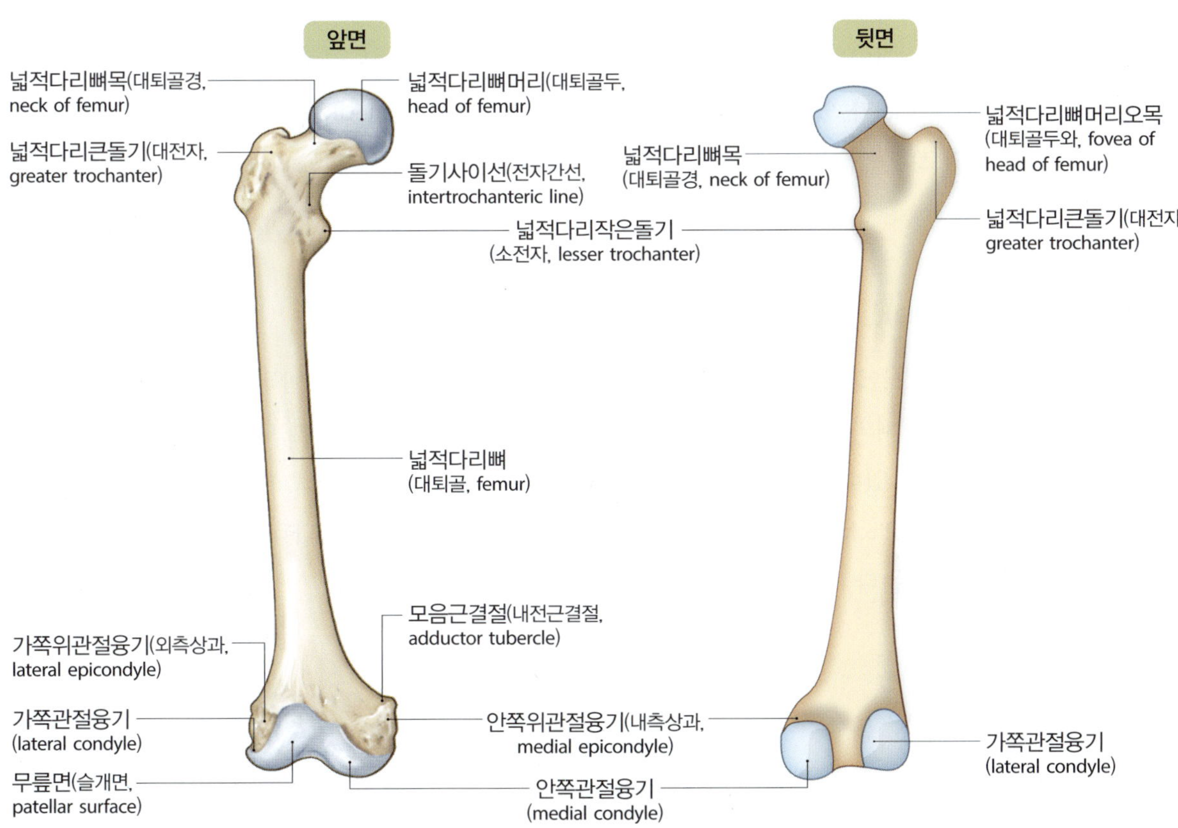

그림 7-33 넓적다리뼈

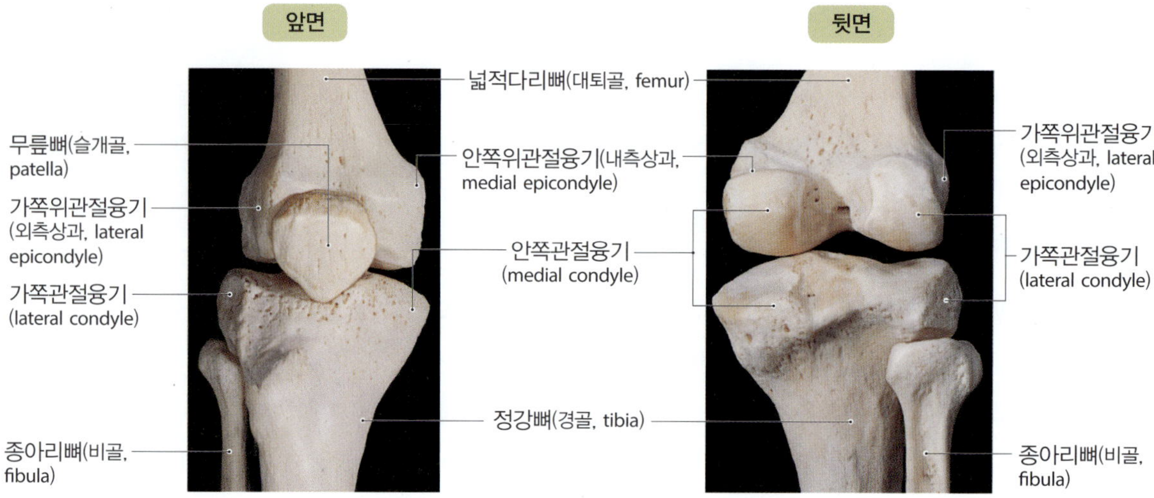

그림 7-34 무릎의 뼈

(2) 무릎뼈(슬개골, patella)

무릎 앞면에 있는 편평한 밤톨 모양의 납작뼈로, 무릎관절(슬관절, knee joint) 앞벽의 일부를 이루며 무릎을 보호한다(그림 7-34).

(3) 정강뼈(경골, tibia)

종아리 앞쪽에 있는 삼각기둥 모양의 뼈로, 종아리뼈의 중심을 이룬다. 체중을 지탱하는 안쪽에 있으며 넓적다리뼈 다음으로 길다. 위끝에는 넓적다리뼈 아래끝에 대응하는 안쪽관절융기(medial condyle)와 가쪽관절융기(lateral condyle)가 있고, 앞면에는 정강뼈거친면(경골조면, tibial tuberosity; 넓적다리네갈래근의 무릎힘줄이 부착)이 있으며, 아래끝은 약간 굵어지며 안쪽에 안쪽복사(내측과, medial malleolus)가 돌출해 있다(그림 7-35).

(4) 종아리뼈(비골, fibula)

종아리 가쪽에 있는 가늘고 긴뼈로 **머리**, **몸통**, **먼쪽끝**으로 구성된다. 종아리뼈머리(비골두, head of fibula)의 안쪽면에는 정강뼈와 관절을 형성하는 면이 있고, 가늘어지는 몸통과 머리 사이에는 종아리뼈목(비골경, neck of fibula)이 있다. 먼쪽끝의 아랫면은 목말뼈와 관절을 형성하고, 가쪽에는 아래로 돌출한 가쪽복사(외측과, lateral malleolus)가 있다. 종아리뼈는 정강뼈와는 달리 넓적다리뼈와 관절을 이루지 않으며 체중을 지탱하지 않는다. 대신 발목관절에 안정감을 더한다(그림 7-35).

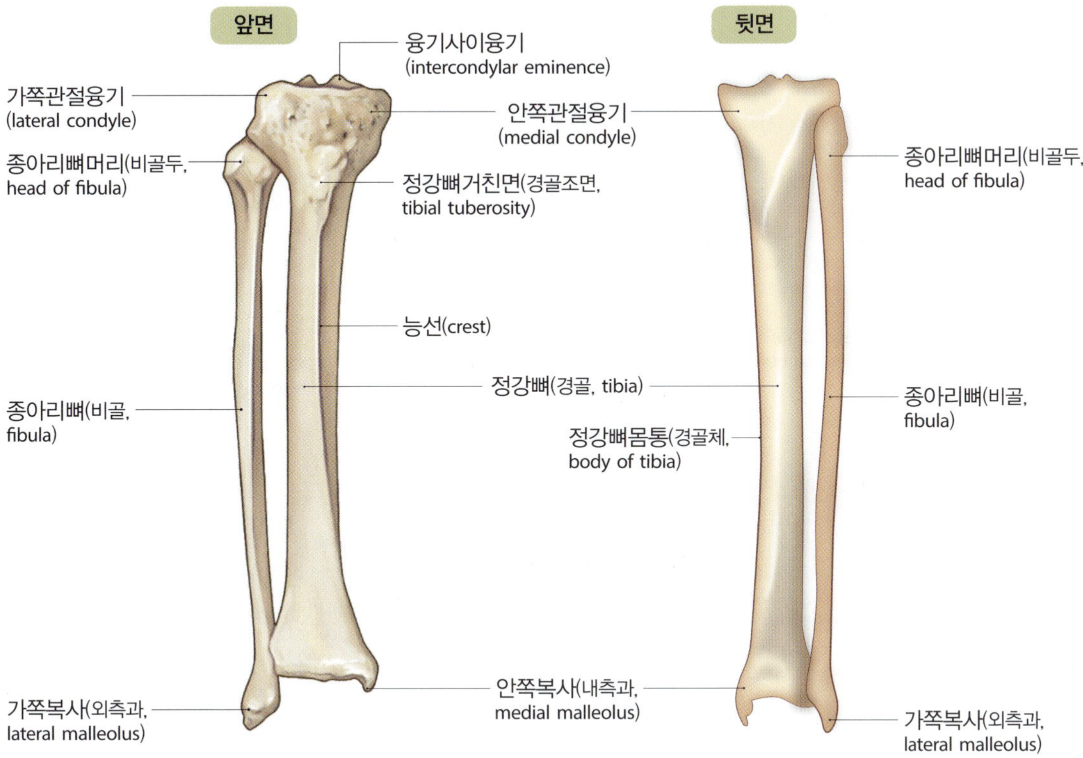

그림 7-35 **정강뼈와 종아리뼈**

(5) 발뼈(bone of foot)

발의 뼈대는 **발목뼈**(족근골, tarsal bone), **발허리뼈**(중족골, metatarsal bone), **발가락뼈**(족지골, phalanx)로 구성되는데, 체중을 지탱하고 인체 이동에 작용한다(그림 7-36).

발뼈는 가로세로의 아치 모양으로 연결되고, 이를 인대와 발바닥의 힘줄이 보강함으로써 탄력을 받게 된다. 발에서 관찰되는 이 아치 구조를 **발바닥활**(족저궁, plantar arch)이라고 하며, 세로발바닥활(종족 궁, longitudinal arch of foot)과 가로발바닥활(횡족궁, transverse arch of foot)이 있다. 발바닥활은 체중을 지탱하고 땅에 닿았을 때의 충격을 완화시키는 역할을 하며, 원활한 두발보행을 가능하게 하는 사람 특유의 구조이다. 이 아치 구조가 약하거나 없는 경우를 (편)평발(편평족, talipes planus)이라고 한다(그림 7-37).

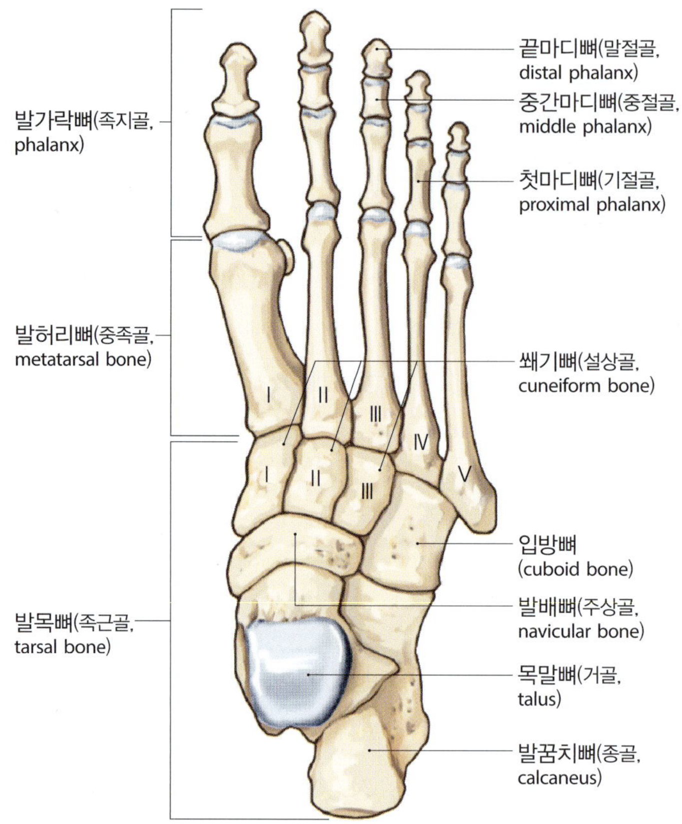

그림 7-36 발뼈(오른쪽 발등)

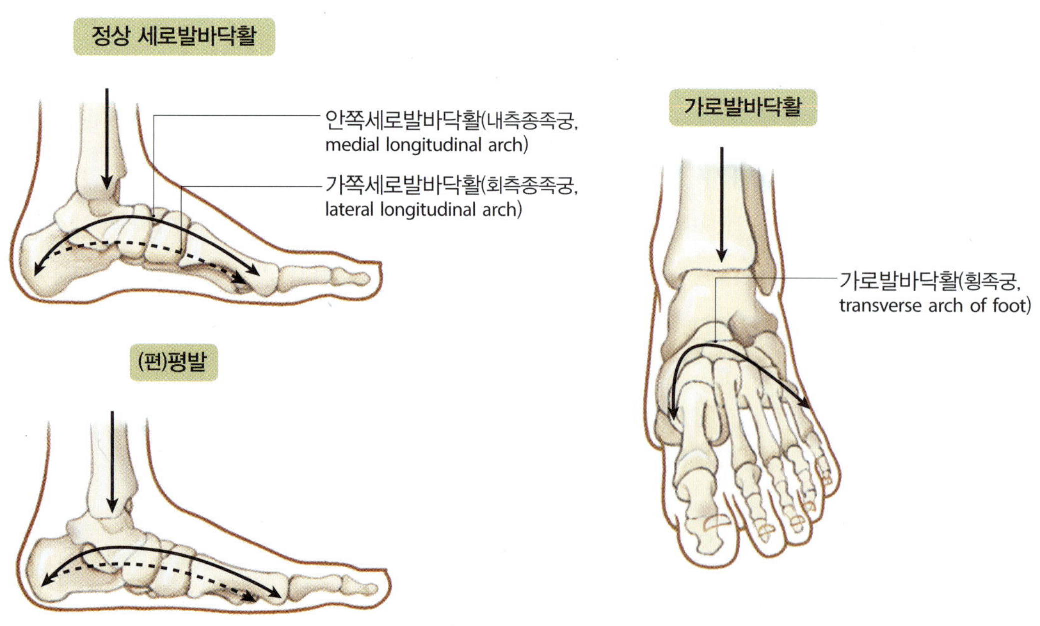

그림 7-37 발바닥활

① 발목뼈(족근골, tarsal bone)

발꿈치와 발의 뒷부분을 형성하는 뼈로, 해부학적인 발목에 해당한다. 발목뼈는 몸쪽줄에 3개, 먼쪽줄에 4개가 위치한다. 종아리에서 가해지는 하중의 대부분을 받는 몸쪽줄에는 안쪽에서 가쪽으로 **목말뼈**(거골, talus), **발꿈치뼈**(종골, calcaneus), **발배뼈**(주상골, navicular bone)가 있고, 먼쪽줄에는 **쐐기뼈**(설상골, cuneiform bone), **입방뼈**(cuboid bone)가 있다.

② 발허리뼈(중족골, metatarsal bone)

발등을 구성하는 5개의 긴뼈로, 발바닥에서는 아치의 전반부를 형성한다. 발목뼈와 발허리뼈는 발에 3개의 발바닥활을 형성하듯이 배열되어 있다.

③ 발가락뼈(족지골, phalanx)

발가락을 구성하는 뼈로, 엄지발가락은 **첫마디뼈**(기절골, proximal phalanx), **끝마디뼈**(말절골, distal phalanx)의 2개로 구성되고, 나머지 발가락은 첫마디뼈, **중간마디뼈**(중절골, middle phalanx), 끝마디뼈의 3개로 구성된다.

요점확인

1. 팔다리뼈대에는 몇 개의 뼈가 있는가?
2. 팔의 뼈 8개와 다리의 뼈 8개를 열거해보시오.
3. 손가락뼈와 발가락뼈는 무엇이며 서로 어떻게 다른가?
4. 손허리뼈란 무엇이며, 발허리뼈와 어떻게 다른가?
5. 여성 골반은 남성 골반과 어떻게 다른가?

임상응용

● 뼈 표지점(bony landmark)

의료인은 환자와 부상자를 치료할 때 외부에서 만져볼 수 있는 뼈로 부위를 식별하는 경우가 많다. 이처럼 피부를 통해 만져서 식별할 수 있는 뼈를 뼈 표지점이라고 하며, 다른 인체 구조를 파악하는 데 기준점 역할을 한다. 겉에서 만져볼 수 있는 뼈대의 뼈를 최대한 많이 알아두어 이를 기준점으로 삼는다면 만지거나 촉진할 수 없는 다른 뼈의 위치도 좀 더 쉽게 파악할 수 있다.

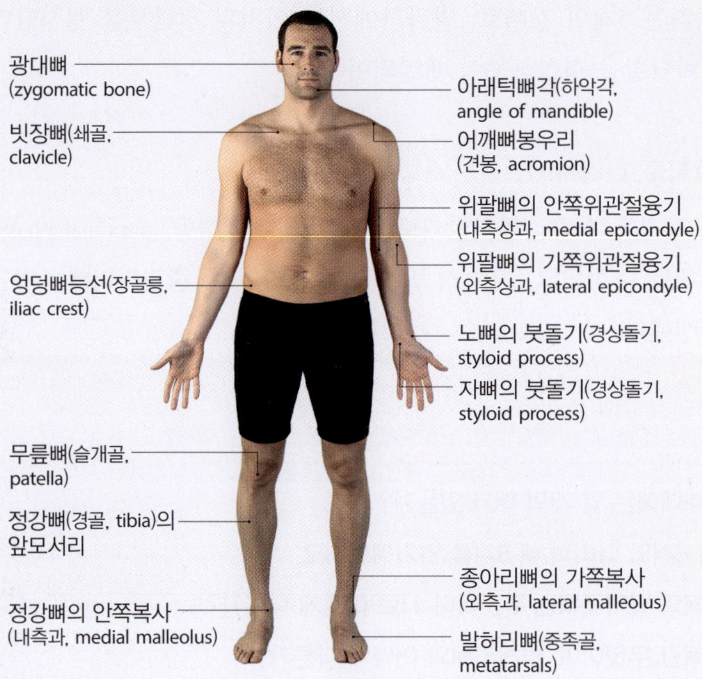

8. 관절

인체에 있는 206개의 뼈가 뼈대를 형성하려면 각각의 뼈가 연결될 필요가 있다. 2개의 뼈 또는 그 이상의 뼈가 서로 연결되는 곳을 **관절**(joint)이라고 한다.

인체의 뼈는 서로 관절을 형성하여 다음과 같은 주요 기능을 한다.

① 움직임을 제공한다. 관절 주변의 근육과 힘줄이 뼈 사이에서 연결됨으로써 움직임이 만들어진다.

② 안정성을 제공한다. 일부 관절은 움직임에 제한적이거나 움직일 수 없다. 이러한 관절은 매우 안정

적이며 머리뼈와 같이 내부 장기를 보호하는 구조에 중요하다.

③ 긴뼈의 길이성장에 관여한다. 뼈대가 발달하는 기간 동안 긴뼈의 뼈끝판(골단판)에서 길이성장이 이루어지며, 뼈끝판은 실제로 임시관절이라고 할 수 있다.

1. 뼈의 연결양식

뼈의 연결양식은 가능한 운동범위에 따라 가동성이 거의 없는 **못움직관절**(부동관절, synarthrosis), 약간의 운동성이 있는 **반움직관절**(반관절, amphiarthrosis), 비교적 자유롭게 움직일 수 있는 **움직관절**(가동관절, diarthrosis)로 구분할 수 있다. 못움직관절은 운동기관으로서의 의미는 없고, 인체 운동에 크게 관여하는 것은 움직관절이다. 인체의 움직임 범위나 방향과 각 관절의 형태는 밀접한 연관성이 있다. 예외적으로 목뿔뼈(설골, hyoid bone)처럼 다른 뼈에서 다소 떨어져 인대로 연결되는 것도 있다.

1) 못움직관절(부동관절, synarthrosis)

못움직관절은 의미 있는 움직임이 발생하지 않는 관절이다. 이 기능적 특성은 관절을 이루는 뼈 사이에 섬유성 결합조직이 채워져 있어 뼈를 단단히 고정시키기 때문에 나타난다. 못움직관절의 예로는 머리뼈에서 관찰되는 **봉합**(suture)과 입안에서 관찰되는 **못박이관절**(정식결합, gomphosis)이 있다(그림 7-38).

07

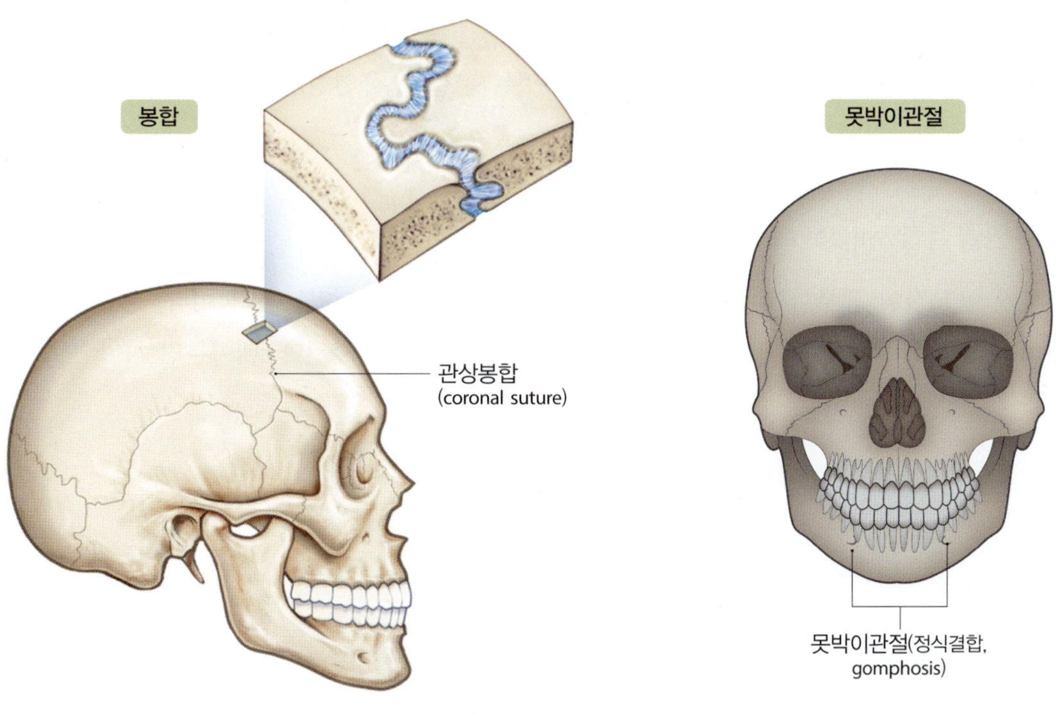

그림 7-38 못움직관절의 예

(1) 봉합(suture)

머리덮개뼈(두개관)에 있는 톱니 모양의 연결로, 뼈 사이는 치밀한 섬유성 결합조직으로 결합된다.

(2) 못박이관절(정식결합, gomphosis)

이뿌리(치근)와 위턱, 아래턱 사이에서 관찰되며, 이뿌리가 치주인대에 의해 이틀뼈(치조골, alveolar bone) 내에 고정되어 있어 못움직관절에 속한다.

2) 반움직관절(반관절, amphiarthrosis)

반움직관절은 약간의 움직임만 가능한 관절이다. 일반적으로 뼈를 단단하게 연결하는 연골로 이루어져 있지만, 약간의 유연성이 있는 경우가 많다. 반움직관절의 예로는 **인대결합**(syndesmosis), **유리질연골결합**(synchondrosis), **섬유연골결합**(symphysis) 등이 있다(**그림 7-39**).

(1) 인대결합(syndesmosis)

두 뼈가 뼈사이막(골간막, interosseous membrane)이나 인대(ligament)에 의해 고정되어 있는 관절로, 약간의 움직임이 있다. 앞과 뒤의 정강종아리인대에 의해 정강뼈와 종아리뼈가 결합되며, 척추(뼈)의 관절돌기 사이에서도 인대결합이 관찰된다.

(2) 유리질연골결합(synchondrosis)

두 뼈가 유리질연골(hyaline cartilage)로 결합되어 있는 관절로, 유연성이 크다. 가슴의 갈비연골과 성장기 아이의 뼈끝연골이 유리질연골결합에 속한다.

(3) 섬유연골결합(symphysis)

두 뼈가 아교질이 풍부한 섬유연골(fibrous cartilage)로 결합되어 있는 관절이다. 두덩결합(치골결합, symphysos pubis), 척추(사이)원반(추간판, intervertebral disk) 등에서 관찰된다. 태아분만 시나 척주가 움직일 때 두덩결합이나 척추(사이)원반에서 약간의 움직임이 일어난다.

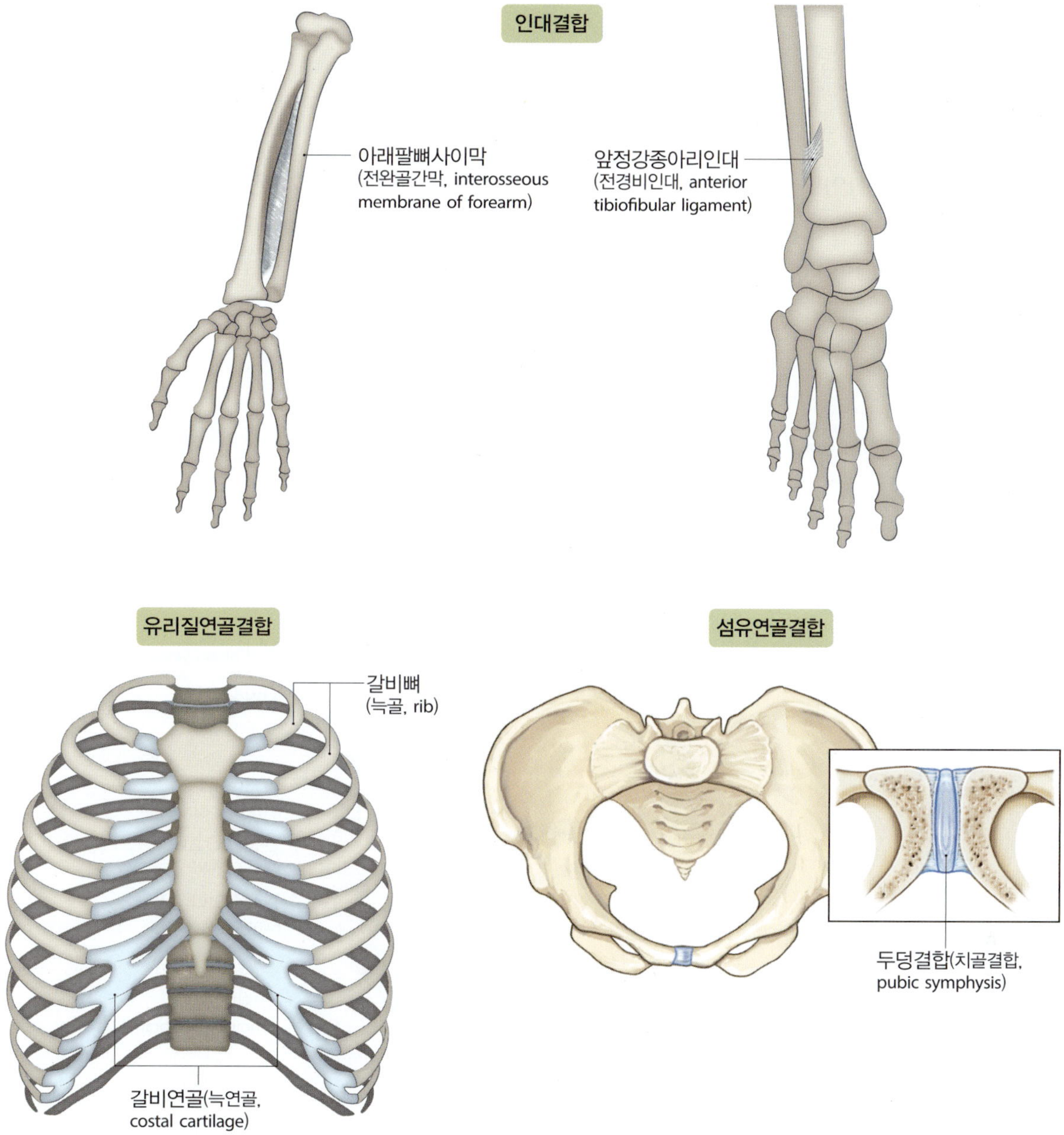

그림 7-39 반움직관절의 예

3) 움직관절(가동관절, diarthrosis)

움직관절은 움직임이 비교적 자유롭게 일어나는 관절로, 모든 유형의 **윤활관절**(synovial joint)이 여기에 속한다.

2. 윤활관절

1) 윤활관절의 구조

윤활관절은 두 뼈 사이에 관절안(관절강, joint cavity)이라는 좁은 틈새가 존재하고, 관절주머니(관절낭, joint capsule)에 의해 두 뼈가 싸여 있으며, 내부에는 소량의 (윤)활액(synovial fluid)이 채워져 있는 구조이다. 한 방향, 때로는 여러 방향으로 운동이 일어나기 때문에 관절의 불안정성을 주변 조직이 보강하고 있다(그림 7-40).

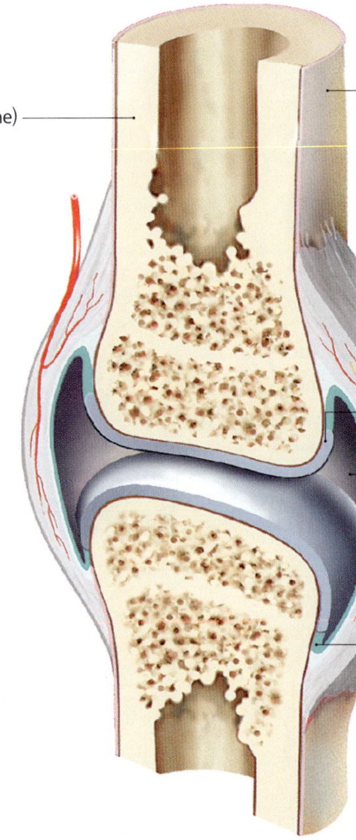

그림 7-40 **윤활관절의 구조**

(1) 관절연골(articular cartilage)

윤활관절에서 마주하는 두 뼈 사이의 관절면은 유리질연골로 구성된 **관절연골**로 덮여 있다. 이 관절연골이 압력이나 충격으로 인한 뼈의 마모나 마찰을 줄여준다. 관절연골은 혈관과 신경이 가장자리에만 존재하기 때문에 일단 손상이 발생하면 재생이 어려워 잘 치유되지 않는다.

(2) 관절주머니(관절낭, joint capsule)

섬유성 결합조직인 관절주머니가 두 뼈를 둘러싸면서 그 속에 좁은 틈새인 **관절안**(관절강, joint cavity)이 형성된다. 관절주머니의 속층은 (윤)활액을 생산하고 분비하는 **(윤)활막**(synovial membrane)으로, 모세혈관이 풍부하다. 바깥층은 강인한 섬유막으로 두 뼈의 뼈막에 부착하여 관절주머니와 뼈를 연결하는 역할을 한다.

(3) (윤)활액(synovial fluid)

(윤)활막에서 생성되는 맑고 점성이 있는 액체이다. 관절연골에 산소와 영양분을 제공하고, 관절안의 관절연골면을 매끄럽게 하여 마찰을 줄이고 움직임이 잘 일어나게 한다.

(4) 관절의 보강

관절에는 **인대**(ligament)라는 결합조직성 띠구조가 있는데, 관절의 보강에 작용한다. 인대의 대부분은 관절주머니 바깥쪽에 있지만, 엉덩관절의 넓적다리뼈머리인대나 무릎관절의 무릎십자인대처럼 관절안(관절강)을 지나가는 것도 있으며, 이를 통틀어서 **관절주머니속인대**(관절낭내인대, intracapsular ligament)라고 한다. 또한 턱관절, 복장빗장관절, 무릎관절 등의 일부 관절은 내부에 **관절원반**(articular disc)이나 **관절반달연골**(articular meniscus)이 있어 관절의 적합성을 높이는 기능을 한다(그림 7-41).

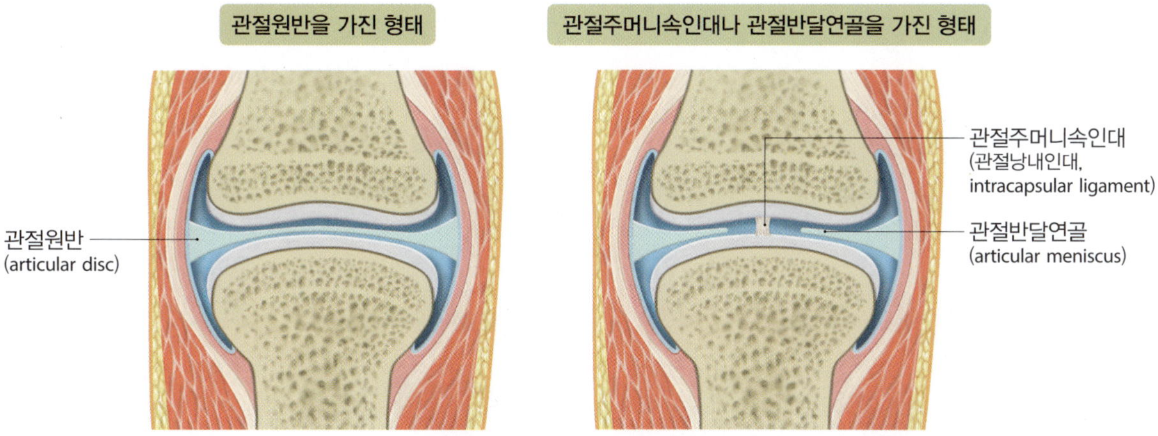

그림 7-41 관절의 보강

2) 윤활관절의 종류

윤활관절은 관절면의 모양과 운동범위에 따라 절구관절, 경첩관절, 중쇠관절, 안장관절, 평면관절, 타원관절 등 여러 유형으로 나눌 수 있다. 구조가 다르기 때문에 가능한 운동범위도 다르다(그림 7-42, 표 7-6).

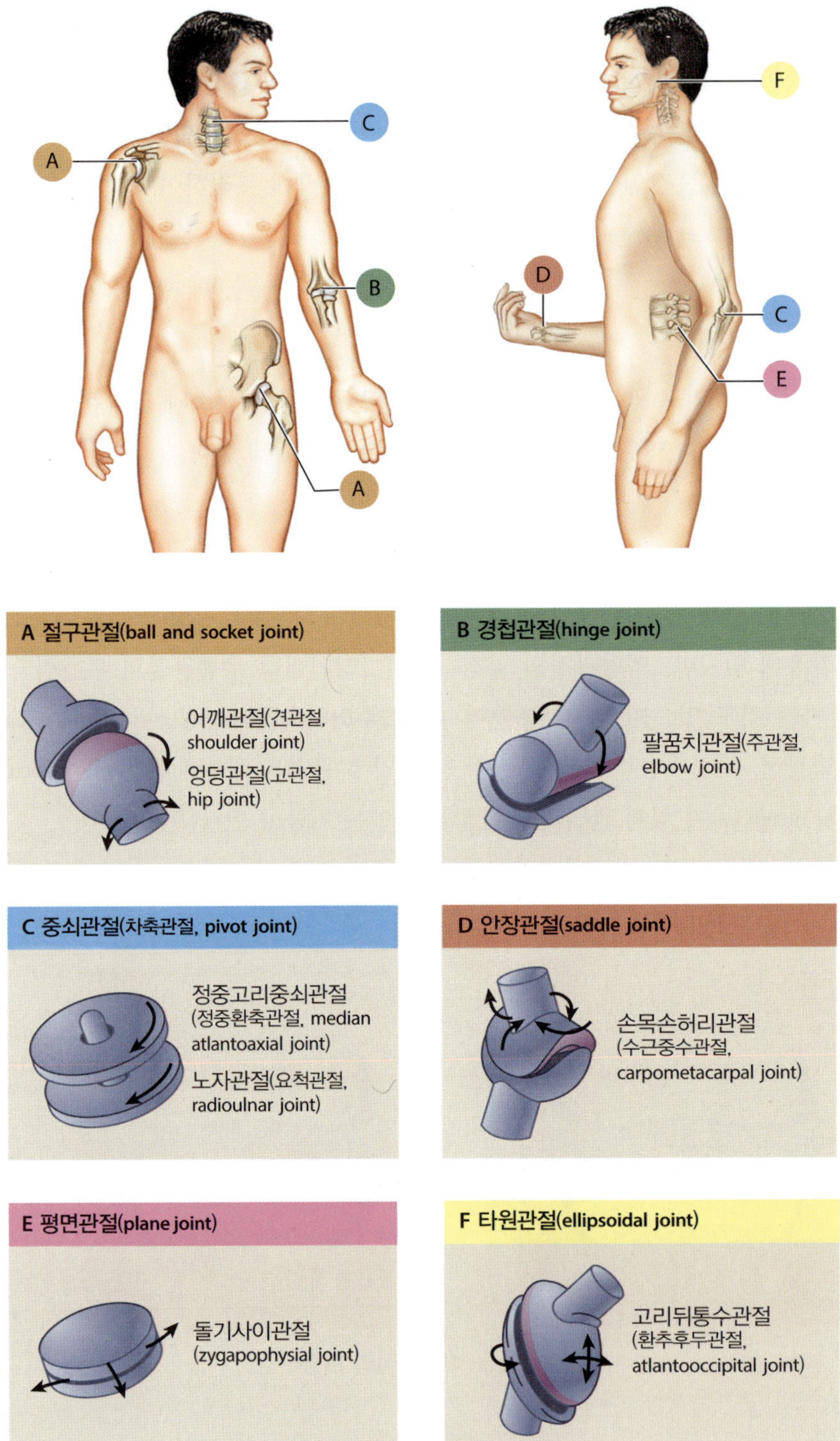

그림 7-42 윤활관절의 종류

표 7-6 관절운동의 종류

종류		움직임
굽힘(굴곡, flexion)	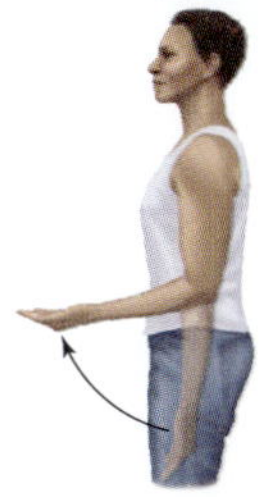	관절을 기점으로 뼈대를 구부리는 움직임으로, 뼈와 뼈의 각도를 줄인다.
폄(신전, extension)	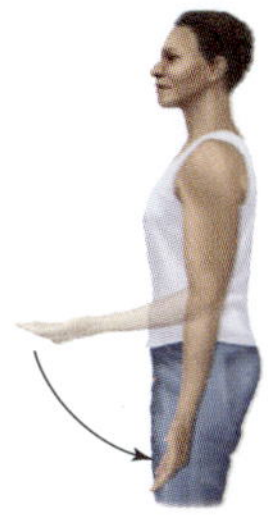	관절을 기점으로 뼈대를 펴는 움직임으로, 뼈와 뼈의 각도를 180도에 가깝게 한다.
벌림(외전, abduction)	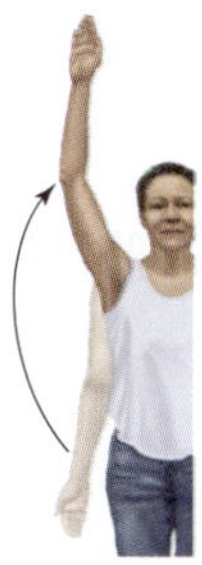	인체의 정중면으로부터 멀어지게 하는 움직임이다.
모음(내전, adduction)	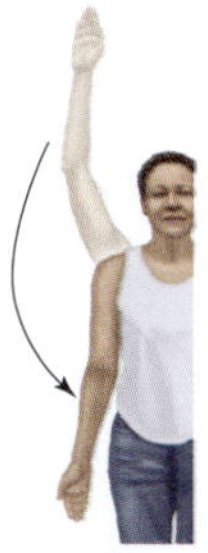	인체의 정중면을 향해 가까워지게 하는 움직임이다.
돌림(회전, rotation)	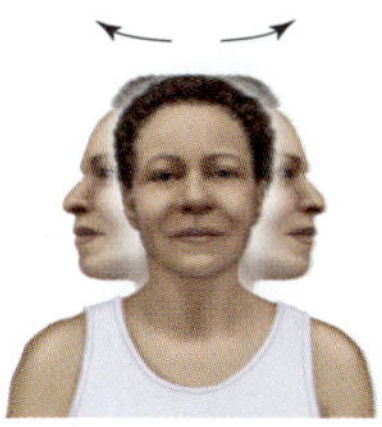	다른 뼈에 대해 하나의 뼈를 회전시키는 움직임이다.
휘돌림(circumduction)	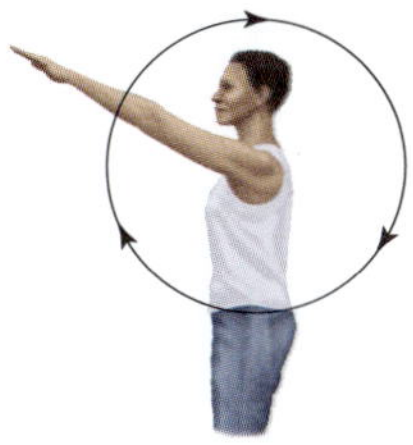	폄, 모음, 굽힘, 벌림이 반복적으로 나타나는 운동으로, 운동축이 둘 이상인 관절에서만 가능하다.

(1) 절구관절(ball and socket joint)

한 뼈의 공 모양 머리가 다른 뼈의 오목한 소켓에 들어맞는 형태이다. 절구관절에는 접시위팔관절(관절와상완관절, glenohumeral joint)과 엉덩관절(고관절, hip joint)이 있다. 가장 운동성이 높은 관절에 속하며 세 방향으로 움직이기 때문에 다축관절로 분류된다. 절구관절은 상대적으로 자유로운 움직임을 허용하지만, 다른 관절보다 안정성이 떨어지기 때문에 뼈, 인대 및 근육의 부상 위험이 있다. 엉덩관절은 관절오목이 깊은데, 이 경우 일반적인 절구관절보다 운동성은 떨어지지만 안정성은 뛰어나다.

(2) 경첩관절(hinge joint)

경첩 모양의 관절로 굽힘(굴곡, flexion)과 폄(신전, extension)의 두 방향으로만 움직임이 일어나는 일축관절이다. 경첩관절에는 팔꿈치관절(주관절, elbow joint), 무릎관절(슬관절, knee joint), 가락뼈사이관절(interphalangeal joint) 등이 있다.

(3) 중쇠관절(차축관절, pivot joint)

한 뼈의 작은 돌출부가 다른 뼈의 고리에서 회전운동을 일으키는 일축관절이다. 목의 회전운동에 작용하는 정중고리중쇠관절(정중환축관절, median atlantoaxial joint)이나 아래팔의 노자관절(요척관절, radioulnar joint) 등이 해당된다.

(4) 안장관절(saddle joint)

서로 마주보는 관절면이 안장과 같은 형태의 관절이다. 엄지손가락의 손목손허리관절(수근중수관절, carpometacarpal joint)이 대표적인 안장관절이며, 비교적 자유로운 운동이 가능한 이축관절이다. 만일 엄지손가락에 안장관절이 없다면 핀을 집거나 엄지와 검지 사이에 연필을 쥐는 간단한 동작을 할 수 없게 된다.

(5) 평면관절(plane joint)

서로 마주보는 관절면이 편평하거나 약간의 돌출과 오목면이 있어서 운동성이 가장 낮은 관절이다. 편평한 관절면에서는 약간 미끄러지는 정도의 운동만 일어난다. 척추(뼈)에서 위관절돌기와 아래관절돌기 사이에 있는 돌기사이관절(zygapophysial joint)이 대표적인 평면관절이다.

(6) 타원관절(ellipsoidal joint)

타원형의 돌출부가 타원형의 소켓에 들어맞는 형태의 관절이다. 고리뒤통수관절(환추후두관절, atlantooccipital joint)에서 볼 수 있듯이 굽힘과 폄, 옆으로 굽힘이 가능한 이축관절이며, 관절면이 타원형이기 때문에 회전운동은 할 수 없다.

3. 부위별 주요 관절

1) 머리의 관절

(1) 봉합(suture)

머리안을 덮는 돔 모양의 머리덮개뼈(두개관, calvaria)에서 관찰되는 섬유관절로, 접합면이 서로 섬유에 의해 강하게 연결되는 형태의 부동관절이다(그림 7-12, 7-38 참조).

머리덮개뼈의 대표적 봉합에는 이마뼈비늘(squama of frontal bone)과 좌우 마루뼈 사이의 **관상봉합**(coronal suture), 좌우 마루뼈 사이의 **시상봉합**(sagittal suture), 좌우 마루뼈와 뒤통수뼈비늘(squama of occipital bone) 사이의 **시옷봉합**(삼각봉합, lambdoid suture)을 들 수 있다. 한편, 봉합은 연령 증가와 함께 속판에서 유합되어 사라지기 때문에 봉합의 유합 정도가 연령 추정에도 이용된다.

(2) 턱관절(측두하악관절, temporomandibular joint)

아래턱뼈는 머리에서 관자뼈와의 사이에서 유일하게 관절을 형성한다. 턱관절은 아래턱의 턱뼈가지 관절돌기(condylar process)와 관자뼈의 턱관절오목(하악와, mandibular fossa)이 만나 형성하며 타원관절에 속한다. 관절안은 관절원반(articular disc)에 의해 위 · 아래관절안(상 · 하관절강, superior · inferior articular cavity)으로 나뉘며, 미끄럼 운동과 함께 아래턱의 내밈, 들임, 돌림 등 다양한 운동을 일으킨다(그림 7-43).

턱관절의 구조

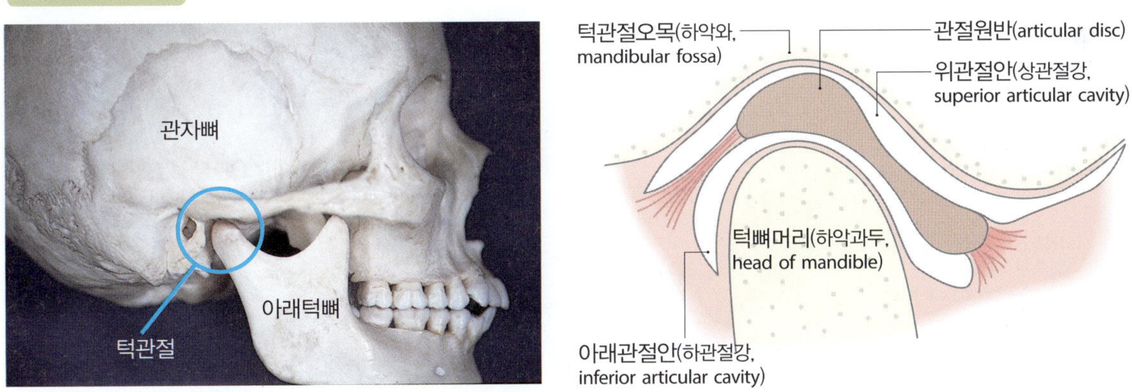

그림 7-43 턱관절

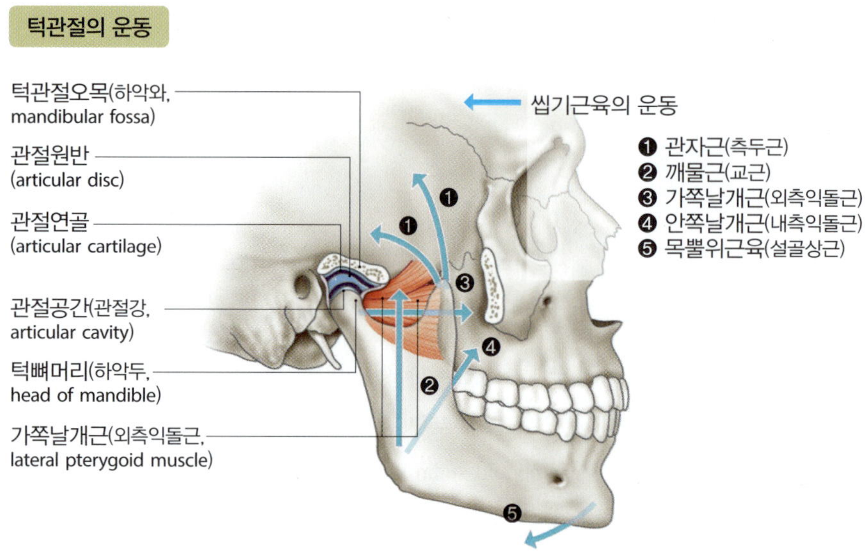

그림 7-43 **턱관절 (계속)**

2) 척주의 관절

(1) 고리뒤통수관절(환추후두관절, atlantooccipital joint)

첫째목뼈인 고리뼈(환추, atlas)의 위관절면과 뒤통수뼈의 뒤통수뼈관절융기(후두과, occipital condyle)가 형성 하는 타원관절이다(그림 7-44). 굽힘과 폄 작용으로 고개를 끄덕이는 운동을 할 수 있으며 약간의 가쪽굽힘도 가능하다.

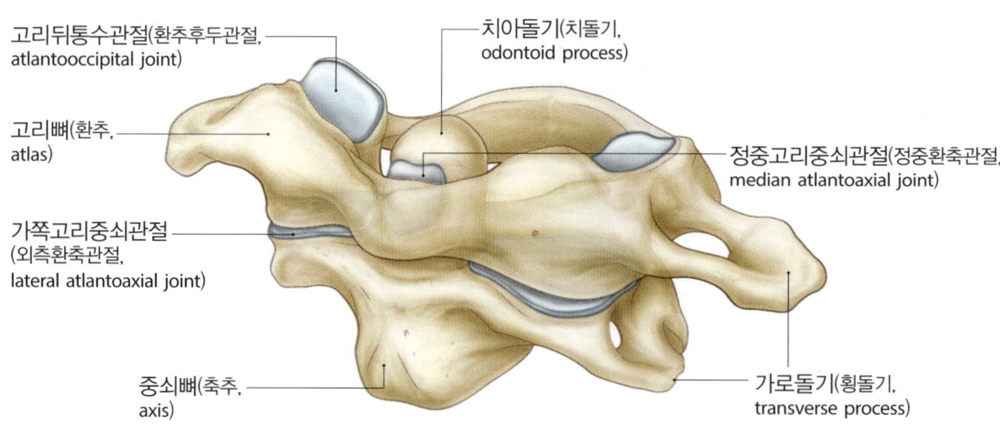

그림 7-44 **고리뒤통수관절과 고리중쇠관절**

(2) 고리중쇠관절(환축관절, atlantoaxial joint)

고리중쇠관절에는 **정중고리중쇠관절**(정중환축관절, median atlantoaxial joint)과 **가쪽고리중쇠관절**(외측환축관절, lateral atlantoaxial joint)이 있다. 정중고리중쇠관절은 고리뼈 앞고리(전궁, anterior arch)와 중쇠뼈 치아돌기 사이에 형성되는 중쇠관절로, 머리의 돌림이 일어난다. 가쪽고리중쇠관절은 고리뼈 아래관절돌기와 중쇠뼈 위관절돌기 사이에 형성되는 평면관절이다(그림 7-44).

(3) 척추(사이)원반(추간판, intervertebral disc)

위아래의 척추(뼈)는 척추(사이)원반과 1쌍의 돌기사이관절에 의해 연결되며, 이것이 이어져 척주가 형성된다. 이 가운데 위아래의 척추(뼈)몸통을 연결하는 **척추(사이)원반**은 중심에 있는 겔상의 **속질핵**(nucleus pulposus)과 이를 감싸는 **섬유테**(섬유륜, anulus fibrosus)로 된 연골성 구조인데(그림 7-45), 그 탄력성에 의해 상체에서 가해지는 하중을 흡수하는 쿠션 역할을 한다. 척추(사이)원반은 섬유연골결합에 속하는 반움직관절이며, 실제 척주운동에서는 중심축 역할을 한다.

척추(뼈)몸통과 척추(사이)원반은 척주의 전체 길이에 걸쳐 앞쪽과 뒤쪽에서 인대를 통해 보강된다. 앞세로인대(전종인대, anterior longitudinal ligament)는 척추(뼈)몸통 앞쪽을 폭넓게 덮고 있고, 머리뼈에서 엉치뼈까지 세로로 뻗어서 몸통에 강하게 부착해 있다. 뒤세로인대(후종인대, posterior longitudinal ligament)는 척추(뼈)구멍 앞쪽에 세로로 뻗어 있는 좁은 인대로 비스듬틀(경사대, clivus)에서 엉치뼈관까지 척추(사이)원반에 강하게 부착해 있다(그림 7-47 참조).

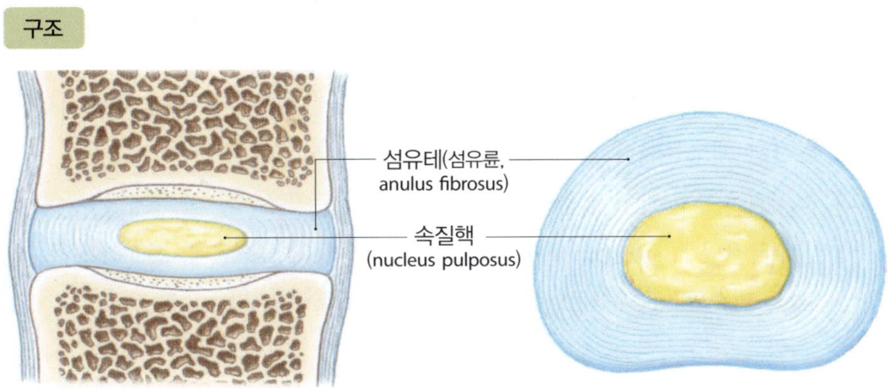

그림 7-45 척추(사이)원반

07

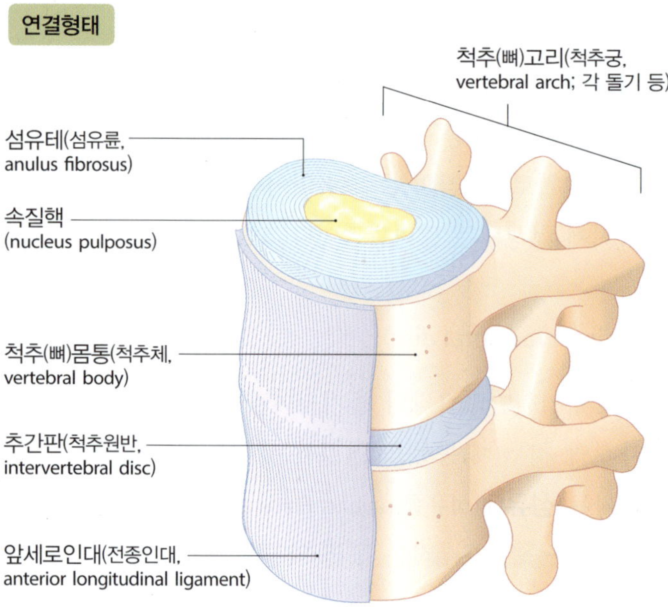

그림 7–45 척추(사이)원반 (계속)

(4) 돌기사이관절(zygapophysial joint)

'척주의 관절'이라고도 하며 상위 척추(뼈)의 아래관절돌기(하관절돌기, inferior articular process)와 하위 척추(뼈)의 위관절돌기(상관절돌기, superior articular process) 사이에 형성된다(그림 7–46). 형태로 볼 때 평면관절에 속하며, 목뼈 및 허리뼈에서는 비교적 높은 운동성을 나타내지만 등뼈에서는 운동성이 낮다. 돌기사이관절에는 풍부한 감각신경종말이 분포해 있으며, 일반적으로 같은 위치 또는 한 분절 위의 척수신경 뒤가지의 지배를 받는다. 예전에는 급성 허리통증의 원인으로 원반탈출(추간판탈출)을 의심하였으나 최근에는 그 원인의 대부분을 돌기사이관절의 통증으로 보고 있다.

척추(뼈)고리와 그곳에서 나오는 가시돌기는 인접해 있는 척추(뼈) 사이에서 황(색)인대(ligamentum flavum), 가시사이인대(극간인대, interspinous ligament), 가시끝인대(극상인대, supraspinous ligament), 가로사이인대(횡돌간인대, intertransversal ligament)의 4종류 인대에 의해 연결된다(그림 7–47).

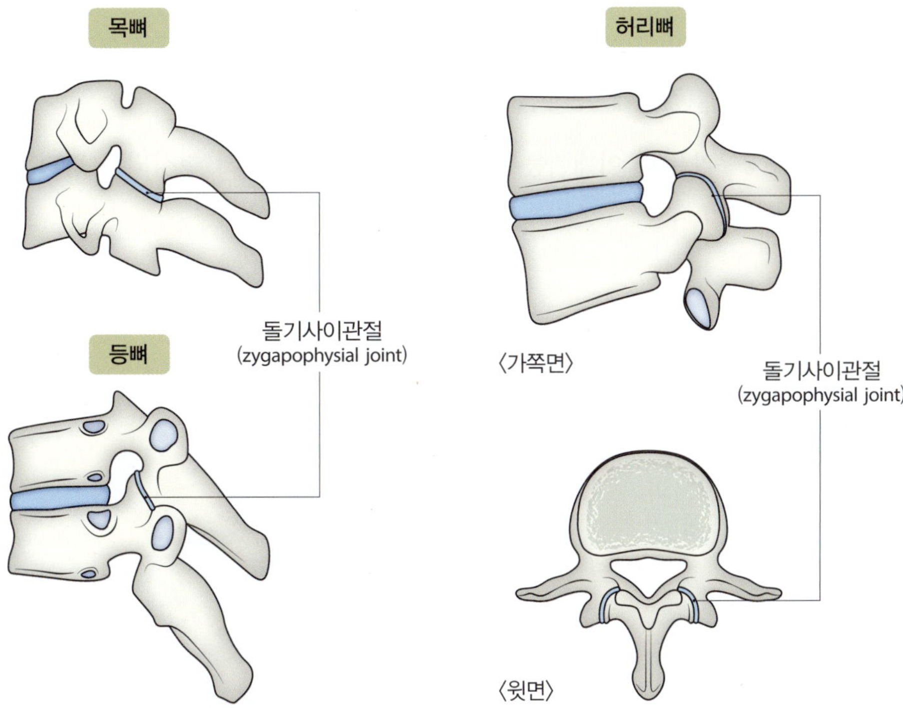

그림 7-46 돌기사이관절

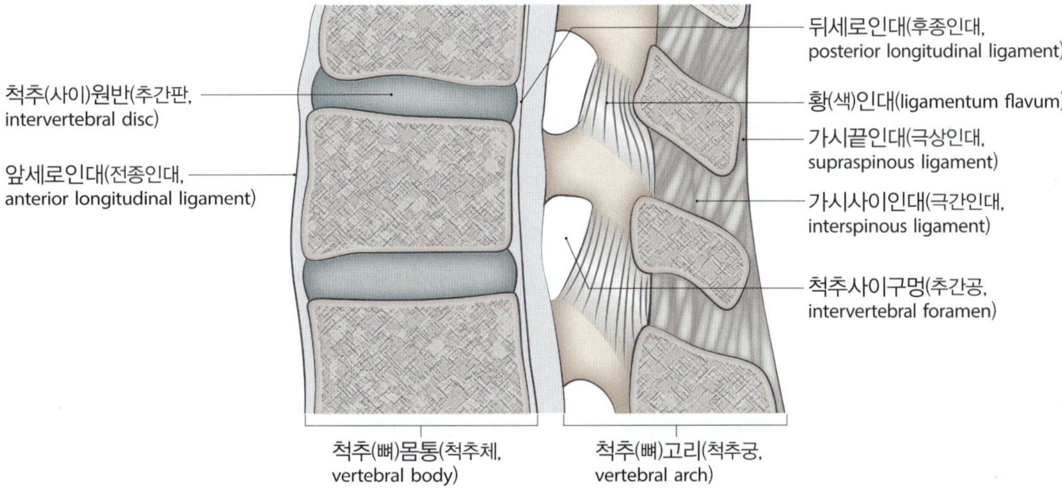

그림 7-47 척추(뼈) 사이의 인대

3) 팔의 관절

(1) 봉우리빗장관절(견봉쇄골관절, acromioclavicular joint)

빗장뼈 가쪽(봉우리끝)과 어깨뼈봉우리 안쪽모서리 사이에서 형성되는 평면관절로, 수평면의 돌림운동만 가능하다(그림 7-48).

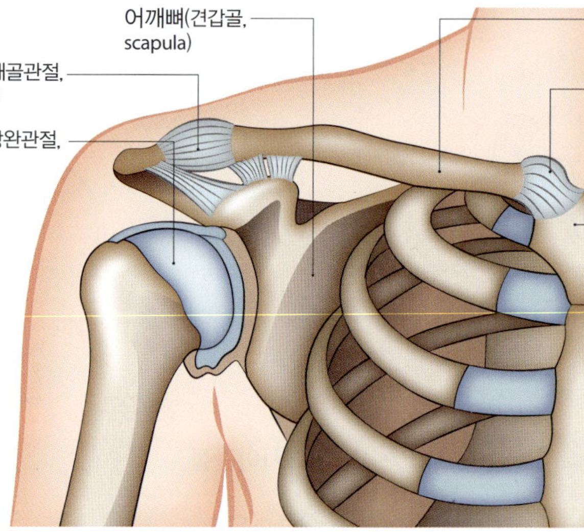

그림 7-48 봉우리빗장관절과 복장빗장관절

(2) 복장빗장관절(흉쇄관절, sternoclavicular joint)

복장뼈자루의 빗장파임(쇄골파임, clavicular notch)과 빗장뼈의 복장끝(흉골단, sternal end)이 형성하는 평면관절로, 몸통과 팔을 연결하는 유일한 관절이다. 이곳을 지점으로 하는 원뿔운동을 통해 어깨뼈의 위치를 바꾸는 역할을 한다. 이에 따라 어깨뼈 바깥쪽의 어깨관절(견관절)도 그 위치를 광범위하게 바꾸어 팔의 운동성을 높이는 데 기여한다(그림 7-48).

(3) 접시위팔관절(관절와상완관절, glenohumeral joint)

어깨뼈의 관절오목(관절와, articular fovea)과 위팔뼈머리(상완골두, humeral head) 사이에 형성되는 절구관절이다(그림 7-48). 인체에서 가장 운동범위가 크며, 굽힘(앞쪽 올림), 폄(뒤쪽 올림), 벌림(옆쪽 올림), 모음(겨드랑이 모으기), 바깥돌림(위팔을 앞에서 바깥쪽으로 회전), 안쪽돌림(위팔을 앞에서 안쪽으로 회전)을 조합하여 운동을 일으킨다.

접시위팔관절의 관절오목은 매우 얕아서 팔의 자유로운 운동성을 확보할 수 있는 반면, 그만큼 불안정하기 때문에 탈구(dislocation)를 일으키기 쉽다. 실제로 정형외과를 찾는 외상성 탈구 환자의 50% 이상이 접시위팔관절에서 일어난다고 한다.

(4) 팔꿈치관절(주관절, elbow joint)

위팔뼈와 아래팔뼈인 노뼈와 자뼈 사이에서 형성되는 관절로, **위팔자관절**(상완척관절, humeroulnar joint), **위팔노관절**(상완요골관절, humeroradial joint), **몸쪽노자관절**(상요척관절, proximal radioulnar joint)의 3개 관절면이 형성된다(그림 7-49).

위팔자관절은 위팔뼈 도르래(활차, trochlea)와 자뼈의 도르래파임(trochlear notch)이 형성하는 경첩관절로, 굽힘과 폄이 일어난다. 위팔노관절은 위팔뼈작은머리(상완골소두, capitulum)와 노뼈머리(요골두, head of radius) 윗면이 형성하는 평면관절이다. 몸쪽노자관절은 노뼈머리의 둘레관절면과 자뼈의 노파임이 형성하는 중쇠관절로, 돌림운동이 일어난다. 안쪽돌림은 아래팔의 엎침을, 가쪽돌림은 아래팔의 뒤침을 일으킨다.

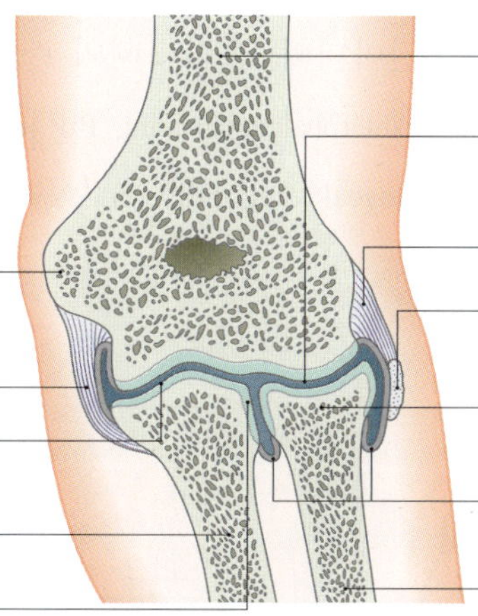

그림 7-49 팔꿈치관절

(5) 손목관절(요골수근관절, wrist joint)

아래팔에 있는 노뼈와 손목뼈[손배뼈(주상골, scaphoid bone), 반달뼈(월상골, lunate), 세모뼈(삼각골, triquetrum)] 사이에서 형성되는 관절로, 가로가 긴 형태를 하고 있어서 타원관절로 분류된다. 손바닥의 굽힘, 손등의 폄, 엄지손가락 쪽의 굽힘, 새끼손가락 쪽의 굽힘을 조합하여 운동을 일으킨다(그림 7-50).

(6) 손목손허리관절(수근중수관절, carpometacarpal joint, CM)

먼쪽줄 4개의 손목뼈와 5개의 손허리뼈바닥이 형성하는 평면관절로, 엄지손가락 이외에는 운동성이 떨어진다(그림 7-50).

엄지손가락의 손목손허리관절은 큰마름뼈(대능형골, trapezium bone)와 손허리뼈에 의해 형성되는 관절로, 마주보는 관절면이 말안장과 유사한 형태를 하고 있어서 안장관절로 분류된다. 엄지손가락의 손목손허리관절에서는 벌림(엄지손가락을 손바닥에서 떨어뜨림), 모음(엄지를 손바닥에 가까이 붙임), 굽힘(손바닥면 위에서 구부림), 폄(손바닥면 위에서 폄) 운동과 함께 회전(엄지를 손바닥쪽으로 비틈) 운동이 가능하며, 실제로 이들을 조합하여 운동을 일으킨다.

(7) 손허리손가락관절(중수수지관절, metacarpophalangeal joint, MCP)

손허리뼈와 첫마디뼈 사이가 형성하는 타원관절로, 굽힘과 폄 이외에 검지손가락에서 새끼손가락까지는 벌림(손을 벌림)이나 모음(손가락을 오므림)에도 관여한다. 손을 벌릴 때 엄지손가락은 펴진다(그림 7-50).

(8) 손가락뼈사이관절(interphalangeal joint)

손가락을 구성하는 뼈인 첫마디뼈, 중간마디뼈, 끝마디뼈의 관절 가운데 첫마디뼈와 중간마디뼈 사이의 관절을 **몸쪽손가락뼈사이관절**(proximal interphalangeal joint, PIP joint), 중간마디뼈와 끝마디뼈 사이의 관절을 **먼쪽손가락뼈사이관절**(distal interphalangeal joint, DIP joint)이라고 한다. 모두 주로 굽힘과 폄 동작에 작용한다(그림 7-50).

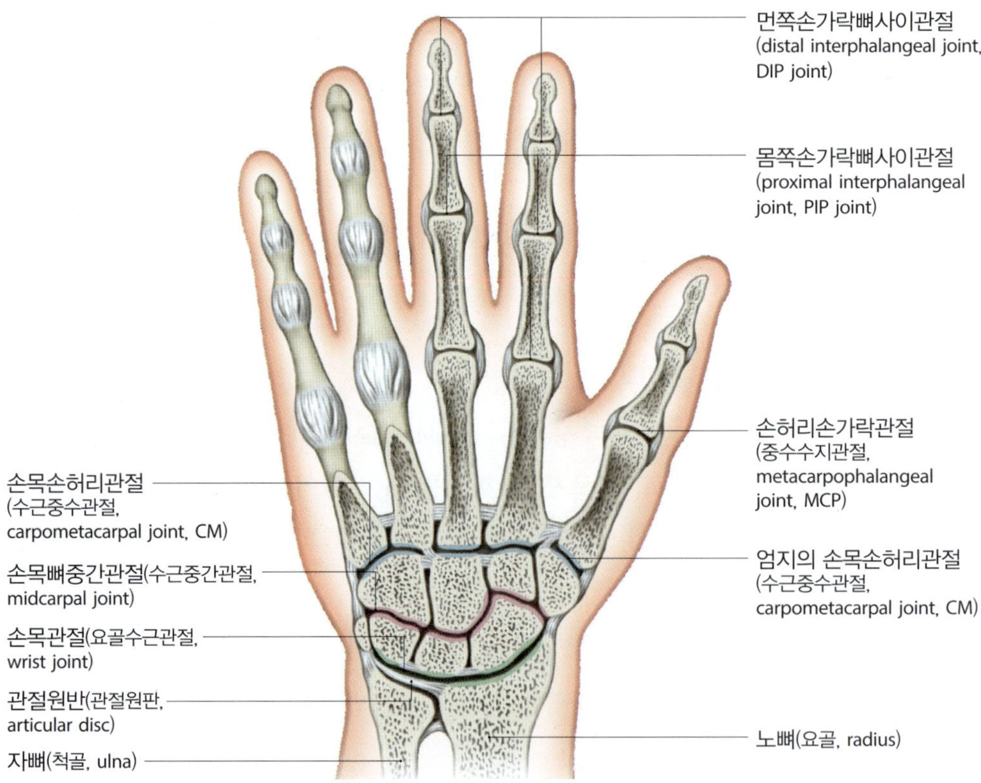

그림 7-50 손목과 손의 관절

4) 다리의 관절

(1) 엉덩관절(고관절, hip joint)

골반과 넓적다리뼈를 연결하는 **엉덩관절**은 그릇 모양의 절구(비구, acetabulum)와 공 모양의 넓적다리뼈머리(대퇴골두, head of femur)로 형성되며, 절구관절로 분류된다. 다리의 굽힘과 폄, 벌림, 휘돌림 운동이 일어난다.

엉덩관절 주위는 견고한 인대와 많은 근육에 의해 보호된다. 또한 관절안에는 넓적다리뼈머리인대(대퇴골두인대, ligament of femoral head)라는 관절속인대가 부착되어 있는데, 넓적다리뼈머리와 절구를 연결함으로써 탈구를 일으키지 않도록 보강한다(그림 7–51). 이처럼 엉덩관절은 안정성이 높기 때문에 접시위팔관절(관절와상완관절)처럼 탈구를 일으키는 일은 많지 않다. 그러나 일단 탈구가 일어나면 깊은 관절오목이 손상을 입게 되어 손으로 정복하기는 어렵다.

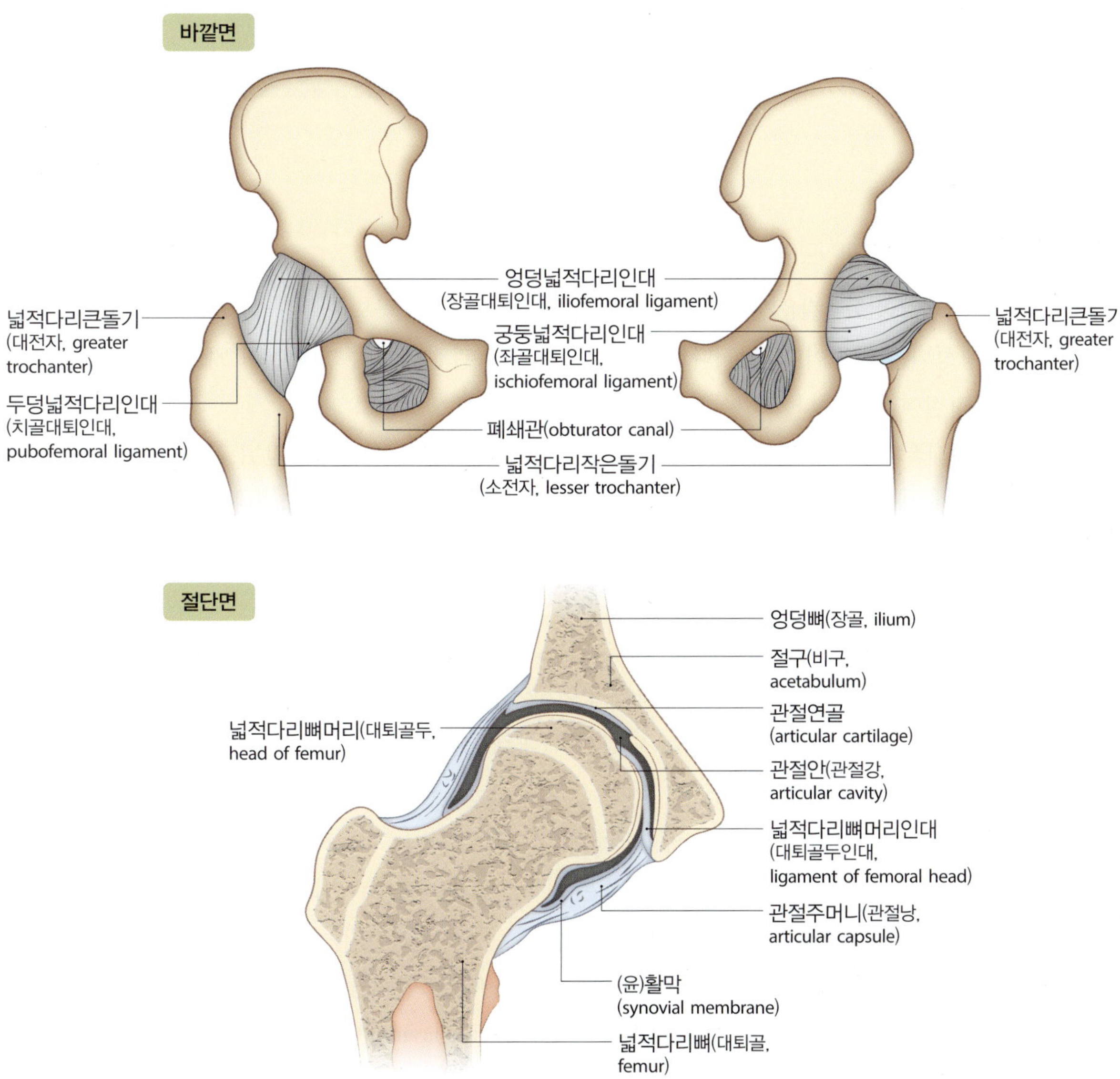

그림 7–51 엉덩관절

임상응용

● 전체엉덩관절치환(전체고관절치환, total hip replacement, THR)

전체엉덩관절치환(THR)은 노인에게 시행되는 가장 일반적인 정형외과수술이다. THR 시술에는 넓적다리뼈머리(대퇴골두)를 금속보철물로 교체하고 절구(비구)를 폴리에틸렌 컵으로 교체하는 과정이 포함된다. 보철물은 일반적으로 뼈의 자연적인 성장이 인공 재료와 맞물리도록 다공성 재료로 코팅된다. 조직과 보철물의 이러한 맞물림은 과거에 접착제를 사용하였을 때 종종 느슨해졌던 부품의 안정성을 보완한다. 1953년 처음 소개된 THR 기술은 노인들에게 매우 높은 성공률을 보이는 수준으로 발전하였다. THR 시술 후 회복함에 따라 보철물에 적용된 다공성 코팅 속으로 새로운 조직이 맞물리면서 보철물의 안정화를 포함하는 정상적인 치유와 회복이 가능하다. 일반적으로 THR 환자는 거의 즉각적인 통증 완화를 기대할 수 있으며 체중 부하나 보행 동작 개선을 포함하여 이전에 상실된 엉덩관절(고관절)의 기능 회복을 기대할 수 있다.

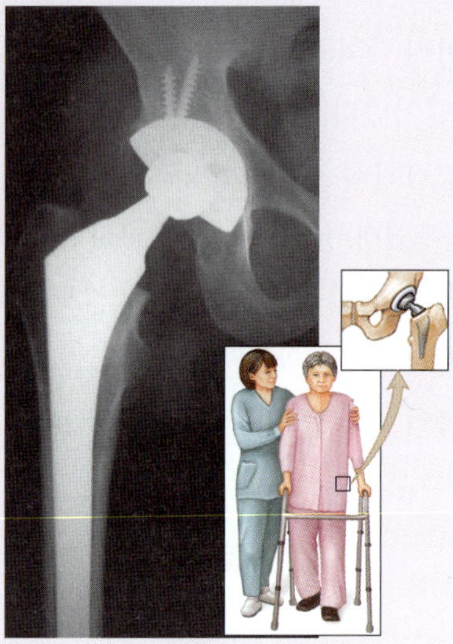

(2) 무릎관절(슬관절, knee joint)

넓적다리뼈 아래끝(안쪽관절융기, 가쪽관절융기)과 정강뼈 위끝(이곳도 안쪽관절융기와 가쪽관절융기라고 불림) 사이에 형성되는 관절이다. 넓적다리뼈는 무릎뼈와도 관절을 이루기 때문에 해부학적으로는 이를 포함하여 무릎관절이라고 한다.

넓적다리뼈 아래끝의 안쪽관절융기와 가쪽관절융기는 흔들의자의 다리처럼 앞뒤로 곡선을 이루는 관절면에 의해 정강뼈 윗면에 접한다. 정강뼈 윗면은 거의 수평을 이루기 때문에 넓적다리뼈 아래끝과의 적합성은 불충분하지만, 관절 내부에 관절반달연골(articular meniscus)이 있기 때문에 안정성을 높인다(그림 7-41 참조). 관절반달연골은 섬유연골성 판 모양의 구조로, C자형의 안쪽반달(내측반달연골, medial meniscus)과 O자형 가쪽반달(외측반달연골, lateral meniscus)이 있으며 정강뼈 윗면의 가장자리를 따라 위치한다. 관절반달연골은 혈관이 분포하지 않기 때문에 회복능력이 없어 손상되면 자연치유는 기대할 수 없다.

또한 무릎관절은 그 불안정성을 보강하는 다양한 인대가 있다. 그중에서도 관절안에는 X 모양으로 교차하는 무릎십자인대[앞십자인대(전십자인대, anterior cruciate ligament), 뒤십자인대(후십자인대, posterior cruciate ligament)]가 있다. 앞십자인대는 정강뼈가 앞쪽으로 어긋나지 않도록, 뒤십자인대는 뒤쪽으로 어긋나지 않도록 방지하는 역할을 한다. 한편, 무릎관절 양쪽은 안쪽곁인대(내측측부인대, medial collateral ligament)와 가쪽곁인대(외측측부인대, lateral collateral ligament)에 의해 보강된다. 이들 인대는 무릎이 펴졌을 때는 긴장하여 무릎을 고정시키지만, 무릎이 구부러져 있을 때는 느슨해진다. 또한 무릎관절 뒷면에는 관절이 과도하게 늘어나는 것을 방지하는 빗오금인대(경사슬와인대, oblique popliteal ligament)가 있다(그림 7-52).

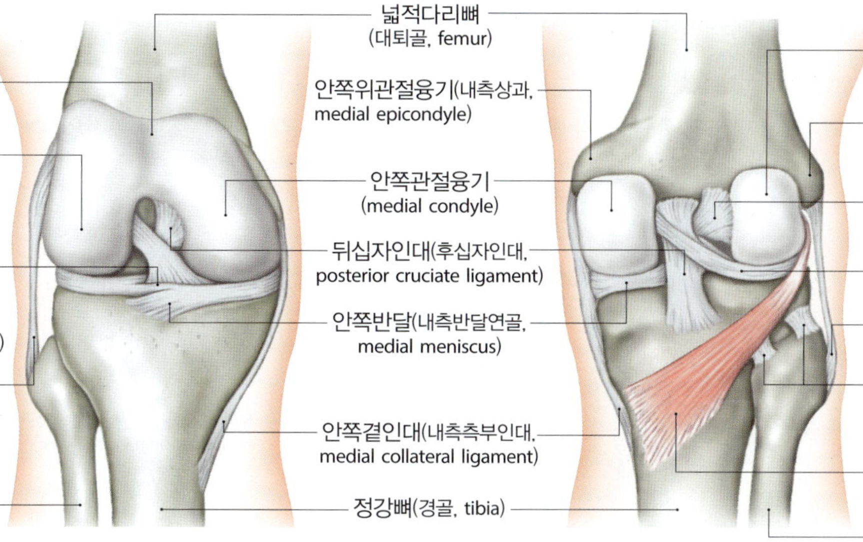

그림 7-52 **무릎관절(무릎뼈를 제거한 모습)**

건강과 웰빙

● **무릎관절(knee joint)**

무릎관절은 가장 크고 취약한 관절이다. 무릎은 운동 중 갑작스럽게 강한 힘을 받는 경우가 많기 때문에 무릎 부상은 매우 흔한 운동 부상이다. 때로는 체중을 지탱하는 동안 무릎이 비틀려 정강뼈에 있는 관절반달연골(articular meniscus)의 오목한 원반이 찢어진다. 정강뼈와 넓적다리뼈를 함께 연결하는 인대도 이러한 방식으로 손상될 수 있다. 관절안 외부에 있는 가쪽인대와 안쪽인대가 파열되거나 관절 내부에 있는 십자인대가 파열되기도 하며, 체중을 지탱하는 무릎이 다른 사람이나 움직이는 물체에 부딪혀도 부상이 발생할 수 있다.

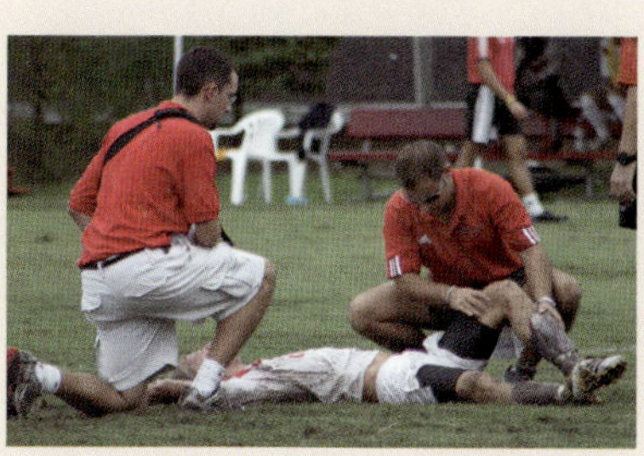

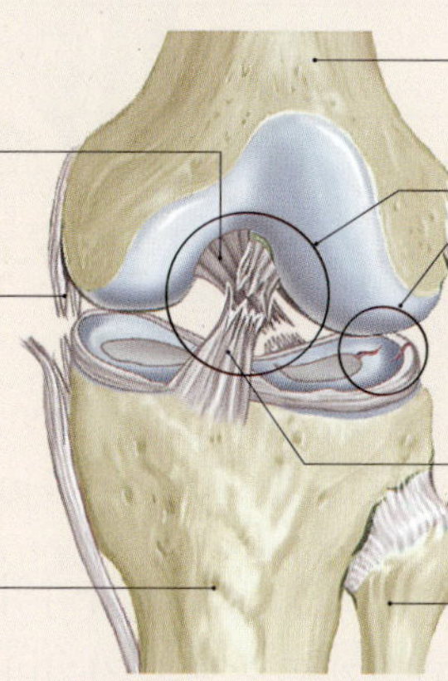

(3) 발목관절(거퇴관절, talocrural joint)

정강뼈와 종아리뼈, 목말뼈가 만나서 형성되는 경첩관절이다(그림 7-53). 발바닥쪽굽힘(plantar flexion)과 등쪽굽힘(dorsal flexion)을 합쳐서 약 55°의 가동 범위를 가진다. 등쪽굽힘 자세에서는 목말뼈가 정강뼈와 종아리뼈에 끼어 고정되지만, 발바닥쪽굽힘 자세에서는 느슨해지기 때문에 가쪽으로 움직일 수 있다.

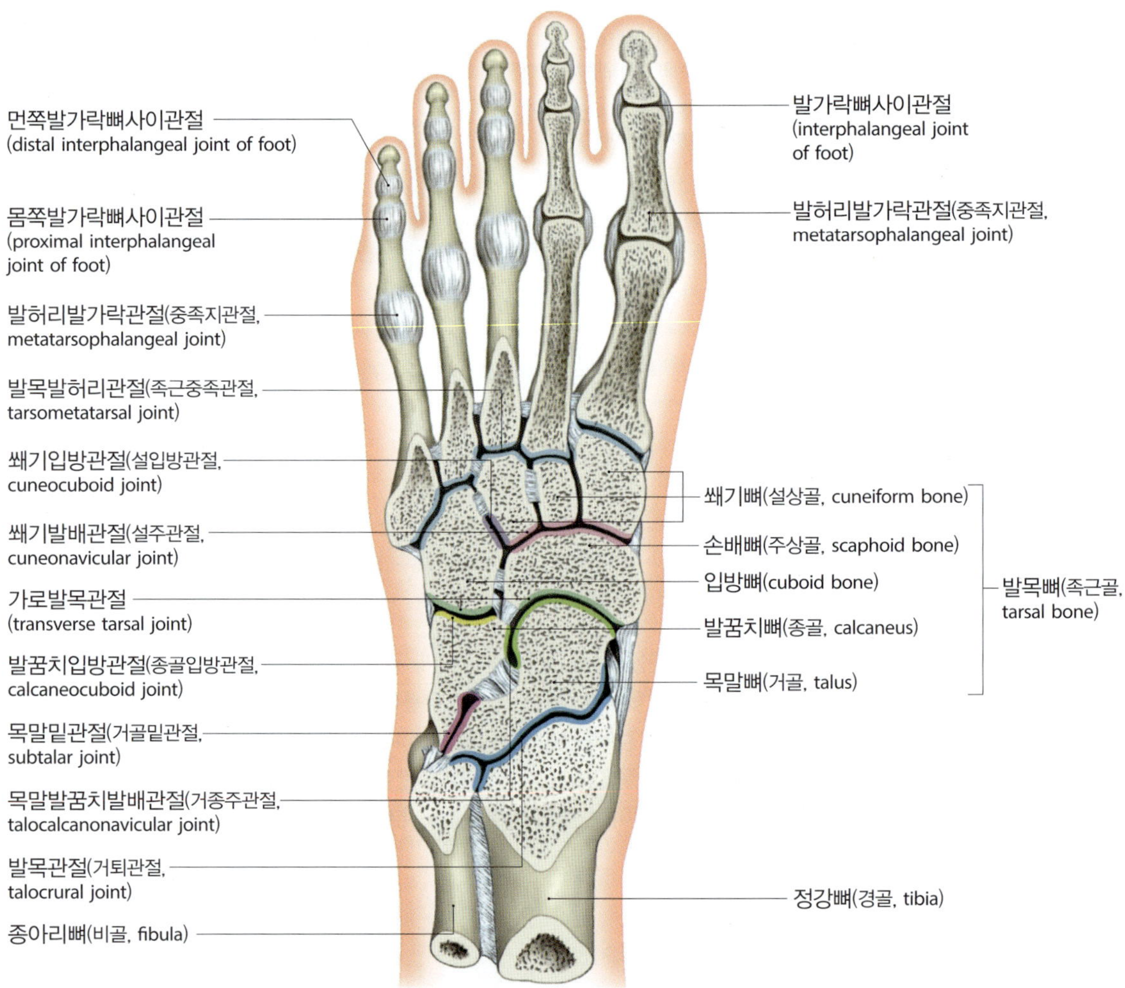

그림 7-53 발의 관절

(4) 발목뼈사이관절(족근골간관절, intertarsal joint)

발목의 운동에는 발목관절 외에 발목뼈 사이의 연결인 발목뼈사이관절이 관여한다. 이 관절은 인대로 보강되기 때문에 각각의 관절가동 영역은 작지만, 전체적으로 비틀림 운동 등에 작용하며 발바닥쪽굽힘 시에는 발의 안쪽휨(내반), 등쪽굽힘 시에는 가쪽휨(외반)을 일으킨다. 특히 맨발로 보행할 경우 현저하게 나타난다.

대표적인 발목뼈사이관절에는 **목말밑관절**(거골밑관절, subtalar joint), **목말발꿈치발배관절**(거종주관절, talocalcanonavicular joint), **발꿈치입방관절**(종골입방관절, calcaneocuboid joint)이 있다(그림 7-53).

① 목말밑관절(거골밑관절, subtalar joint)

발꿈치뼈 위에 목말뼈가 위치한 형태로 형성되는 관절이다. 안쪽과 바깥쪽이 모두 인대로 보강되고, 다시 두 뼈 사이를 뼈사이목말발꿈치인대(골간거종인대, interosseous talocalcaneal ligament)가 연결한다.

② 목말발꿈치발배관절(거종주관절, talocalcanonavicular joint)

목말뼈, 발꿈치뼈, 발배뼈 사이의 관절로, 발꿈치뼈와 발배뼈가 만드는 관절오목에 목말뼈머리가 관절머리가 되어 들어간다. 보강하는 바닥쪽발꿈치발배인대(척측종주인대, plantar calcaneonavicular ligament)가 느슨해지면 목말뼈머리가 아래로 처져 (편)평발이 된다.

③ 발꿈치입방관절(종골입방관절, calcaneocuboid joint)

발꿈치뼈와 입방뼈가 이루는 관절로, 윗면의 갈린인대(이분인대, bifurcate ligament)와 아랫면의 바닥쪽발꿈치입방인대(척측종입방인대, plantar calcaneocuboid ligament)로 보강된다. 바닥쪽발꿈치입방인대 표층에는 긴발바닥인대(장족저인대, long plantar ligament)가 있어 발바닥활의 유지에 작용한다. 또한 목말발꿈치발배관절과 발꿈치입방관절은 옆으로 나란히 협동해서 기능하기 때문에 이 관절을 합쳐서 **가로발목관절**(transverse tarsal joint)이라고도 한다.

(5) 발목발허리관절(족근중족관절, tarsometatarsal joint)

먼쪽발목뼈(원위족근골)와 발허리뼈바닥(중족골저) 사이에 있는 평면관절이다(그림 7-53).

(6) 발허리발가락관절(중족지관절, metatarsophalangeal joint, M-P joint)

발허리뼈머리와 발가락 첫마디뼈바닥 사이에 있는 타원관절이다(그림 7-53).

(7) 발가락뼈사이관절(interphalangeal joint of foot, I-P joint)

손가락의 관절과 거의 비슷한데, 몸쪽발가락뼈사이관절(proximal interphalangeal joint of foot)은 첫마디뼈와 중간마디뼈 사이의 관절이고, 먼쪽발가락뼈사이관절(distal interphalangeal joint of foot)은 중간마디와 끝마디뼈 사이에 있는 경첩관절이다(그림 7-53).

07

요점확인

1. 뼈대에서 3가지 유형의 관절은 무엇인가?
2. 3가지 관절 유형에서 각각의 움직임 정도는 어떤가?
3. 움직관절에서 어떤 막이 운동에 대한 윤활을 제공하는가?
4. 인대란 무엇인가?
5. 팔꿈치를 구부리고 편다는 것은 무엇을 의미하는가?

과학응용

● 뼈와 관절(bone and joint)

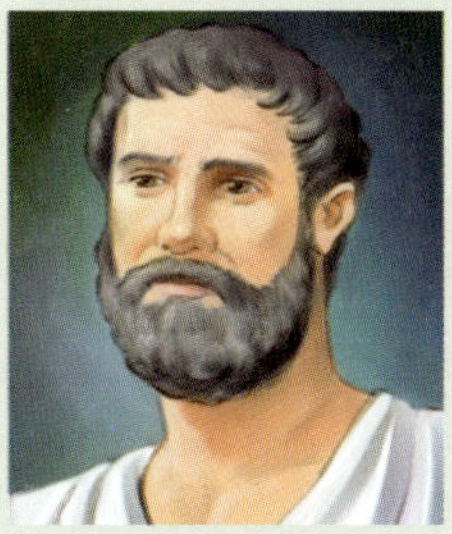
히포크라테스

기원전 400년, 의학의 창시자인 히포크라테스(Hippocrates, 기원전 460~377년)가 사람의 뼈와 관절장애 및 부상에 대한 치료법을 처음 설명한 이래로 뼈대를 치료하는 다양한 접근법이 제시되었다. 물리치료사와 작업치료사는 인체 운동을 통해 환자의 관절 회복을 돕고, 정형외과의는 수술을 통해 환자의 회복을 돕는다. 많은 뼈와 관절로 이루어진 뼈대는 인체의 틀에 해당하기 때문에 다양한 의료전문가가 뼈를 다룬다는 사실은 그리 놀랄만한 일이 아니다. 족부 전문의는 발과 발목의 뼈와 관절을 다루고, 운동 트레이너나 스포츠 의사는 여러 부위의 뼈를 다루며, 척추지압사는 종종 척추를 정렬시키는 작업을 한다. 방사선기사나 방사선 전문의는 종종 뼈와 관절의 의료영상을 제공하고, 이 영상의 의미를 분석하는 일을 한다.

OUTLINE SUMMARY

개념요약

● 뼈대계통의 기능

A. 인체를 지지하고 형태를 부여한다.

B. 내부 장기를 보호한다.

C. 움직일 수 있는 관절의 뼈가 근육에 의해 당겨질 때 움직임이 가능하도록 도와준다.

D. 필수물질을 저장한다(칼슘, 지방 등).

E. 적색골수에서 혈액세포를 형성한다(혈구형성).

● 뼈의 육안구조

A. 뼈의 유형 (그림 7-1 참조)

1. 긴뼈(long bone) : 넓적다리뼈, 위팔뼈, 빗장뼈, 정강뼈, 노뼈 등
2. 짧은뼈(short bone) : 손목뼈, 발목뼈 등
3. 납작뼈(flat bone) : 마루뼈, 복장뼈, 갈비뼈, 어깨뼈 등
4. 공기뼈(pneumatic bone) : 이미뼈, 위턱뼈, 벌집뼈, 나비뼈 등
5. 불규칙뼈(irregular bone) : 척추(뼈), 볼기뼈, 광대뼈 등
6. 종자뼈(sesamoid bone) : 무릎뼈 등

B. 긴뼈의 구조 (그림 7-2 참조)

1. 뼈몸통(골간, diaphysis, shaft) : 두 뼈끝 사이의 중앙부
2. 골수공간(medullary cavity) : 뼈몸통 중심부의 빈 공간
3. 뼈끝(골단, epiphysis) : 긴뼈의 양쪽 끝
4. 뼈막(골막, periosteum) : 관절면을 제외한 뼈 전체를 덮는 질긴 막

C. 납작뼈의 구조 (그림 7-2 참조)

1. 2층의 치밀뼈 사이에 낀 해면뼈를 가진 형태
2. 판사이층(diploe) : 납작뼈의 해면뼈

● 뼈의 미세구조

A. 뼈조직의 구조 (그림 7-3 참조)

1. 치밀뼈(치밀골, compact bone)
   a. 구조적 단위는 뼈단위(osteon) : 동심원층판에 둘러싸인 석회화된 바탕질(그림 7-4 참조)
   b. 뼈의 세포는 뼈세포라고 불리며 뼈소관이라는 작은 관으로 연결되어 있는 뼈세포방에서 발견됨
2. 해면뼈(해면골, spongy bone)
   a. 뼈잔기둥 이라는 뼈아교질에 의해 형성되는 그물구조 부분
   b. 골수로 채워져 있음
   c. 긴뼈의 중심부는 넓은 골수공간을 형성함

B. 연골조직의 구조 (그림 7-5 참조)

1. 세포 유형은 연골세포(chondrocyte)
2. 혈관이 없는 젤과 비슷한 성상의 바탕질

● 뼈의 발생

A. 뼈의 형성과 재형성 (그림 7-6 참조)

1. 초기의 뼈(출생 전)는 연골이나 섬유성 구조로 구성됨
2. 뼈모세포(골모세포, osteoblast)
   a. 칼슘 결정으로 아교질섬유를 둘러싸 새로운 뼈바탕질을 형성함
   b. 뼈모세포가 비활성화되면 골세포가 됨
3. 뼈파괴세포(파골세포, osteoclast) : 뼈를 용해시켜 칼슘 이온을 혈류로 방출시킴
4. 재형성(remodeling) : 뼈바탕질을 만들고 용해하여 결국 뼈를 성인의 모양으로 조각하는 복합적인 작용

B. 연골속뼈형성(연골내골화, endochondral ossification)

1. 연골이 점차 석회화된 뼈로 대체되는 과정(그림 7-7 참조)

C. 막속뼈형성(막내골화, intramembranous ossification)

1. 섬유막이 석회화되어 단단한 뼈판이 됨
2. 숫구멍(천문, fontanelle)은 부드럽고 아직 뼈형성이 이루어지지 않은 부위(그림 7-8 참조)

● 뼈대의 구성

A. 인체의 뼈대는 약 206개의 뼈들이 서로 결합하여 형성된다.

B. 뼈대는 몸통뼈대와 팔다리뼈대로 나뉜다(그림 7-9, 표 7-1 참조).

• 몸통뼈대

A. 머리뼈 (그림 7-10, 표 7-2 참조)

1. 뇌머리뼈(8개), 얼굴머리뼈(14개), 귓속뼈(6개), 목뿔뼈(1개)
2. 머리뼈에는 머리뼈안, 눈확, 코안, 코곁굴, 입안 등의 공간을 포함함(그림 7-14 참조)

B. 척주와 척추(뼈) (그림 7-16, 표 7-3 참조)

1. 척주굽이는 앞면이나 뒷면에서 보면 일자로 뻗어 있으나 옆면에서 보면 굽어 있는 곳임(그림 7-16 참조)
2. 24개의 척추(뼈) : 목뼈(7개), 등뼈(12개), 허리뼈(5개), 엉치뼈, 꼬리뼈
3. 척추(뼈)는 척추(뼈)몸통, 척추(뼈)구멍, 가시돌기, 가로돌기, 관절돌기 등이 있는 불규칙뼈(그림 7-18 참조)
4. 고리뼈(첫째목뼈)와 중쇠뼈(둘째목뼈) : 처음 두 목뼈는 독특한 회전 구조를 형성함(그림 7-19 참조)

C. 가슴우리

1. 갈비뼈(24개), 복장뼈(1개)(그림 7-23 참조)

• 팔다리뼈대

A. 팔뼈(64개) (표 7-4 참조)

1. 팔이음뼈(어깨이음구조, shoulder girdle) : 빗장뼈(2개), 어깨뼈(2개)(그림 7-24, 7-25 참조)
2. 팔뼈(상지골, bone of upper limb) : 위팔뼈(2개), 노뼈(2개), 자뼈(2개)(그림 7-26, 7-27 참조)
3. 손뼈(bone of hand) : 손목뼈(16개), 손허리뼈(10개), 손가락뼈(28개)(그림 7-29 참조)

B. 다리뼈(62개) (표 7-5 참조)

1. 다리이음뼈(골반이음구조, pelvic girdle) : 볼기뼈(2개) (그림 7-30 참조)
2. 다리뼈(하지골, bone of lower limb) : 넓적다리뼈(2개), 무릎뼈(2개), 정강뼈(2개), 종아리뼈(2개)(그림 7-33~35 참조)
3. 발뼈(bone of foot) : 발목뼈(14개), 발허리뼈(10개), 발가락뼈(28개)(그림 7-36 참조)
4. 발바닥활은 전체 뼈대를 역동적으로 지지함(그림 7-37 참조)

• 관절

A. 관절(articulation) : 2개 이상 뼈 사이의 연결

B. 뼈의 연결양식

1. 못움직관절(부동관절, synarthrosis)
   a. 관절을 이루는 뼈 사이에 섬유성 결합조직이 채워져 있음
   b. 가동성이 거의 없음
   c. 머리뼈의 봉합과 입안의 못박이관절(그림 7-38 참조)
2. 반움직관절(반관절, amphiarthrosis)
   a. 약간의 움직임만 가능
   b. 관절을 이루는 뼈 사이에 연골이 채워져 있음
   c. 인대결합, 유리질연골결합, 섬유연골결합(그림 7-39 참조)
3. 움직관절(가동관절, diarthrosis)
   a. 움직임이 비교적 자유로움
   b. 모든 유형의 윤활관절이 움직관절에 속함

C. 윤활관절

1. 구조 (그림 7-40 참조)
   a. 관절주머니와 인대는 인접한 뼈를 함께 고정하지만 관절에 서의 움직임이 일어나도록 함
   b. 관절연골(articular cartilage) : 다른 뼈와 관절을 형성하는 뼈의 끝을 덮음
   c. (윤)활막(synovial membrane) : 관절주머니를 둘러싸고 (윤)활액을 분비함
   d. 관절안(관절강, joint cavity) : 관절에서 뼈 사이의 공간
   e. 관절의 보강 : 결합조직성 띠 구조가 관절 보강에 작용, 관절원반이나 관절반달연골 등
2. 종류 (그림 7-42, 표 7-6 참조)
   a. 절구관절, 중쇠관절, 안장관절, 경첩관절, 평면관절, 타원관절 등
   b. 각 관절의 구조에 따라 다양한 움직임을 가능

D. 부위별 주요 관절

1. 머리의 관절 : 봉합, 턱관절(그림 7-43 참조)
2. 척주의 관절 : 고리뒤통수관절, 고리중쇠관절, 척추(사이)원반, 돌기사이관절(그림 7-44~47 참조)
3. 팔의 관절 : 봉우리빗장관절, 복장빗장관절, 접시위팔관절, 팔꿈치관절, 손목관절, 손목손허리관절, 손허리손가락관절, 손가락뼈사이관절(그림 7-48~50 참조)
4. 다리의 관절 : 엉덩관절, 무릎관절, 발목관절, 발목뼈사이관절, 발목발허리관절, 발허리발가락관절, 발가락뼈사이관절(그림 7-51~53 참조)

능동학습

종합질문

01. 뼈대계통의 5가지 기능을 간략하게 설명하시오.

02. 전형적인 긴뼈에서 발견되는 주요 구조를 열거하시오.

03. 뼈단위의 구조를 설명하시오.

04. 연골의 구조를 설명하시오.

05. 연골속뼈형성 과정을 간략하게 설명하고 뼈모세포와 뼈파괴세포의 기능을 설명하시오.

06. 뼈끝판의 중요성을 설명하시오.

07. 몸통뼈대에 포함되는 뼈와 팔다리뼈대에 포함되는 뼈를 열거하시오.

08. 위치에 따른 척주 부위의 이름을 열거하고 척추(뼈) 개수를 열거하시오.

09. 참갈비뼈, 거짓갈비뼈, 뜬갈비뼈를 구별하고 각 범주에 갈비뼈가 몇 개 있는지 열거하시오.

10. 못움직관절과 반움직관절을 설명하고 예를 들어보시오.

11. 움직관절의 4가지 유형을 설명하고 예를 들어보시오.

12. 관절주머니를 간략하게 설명하시오.

심층고찰

13. 환자가 골수이식을 받으면 어떠한 중요한 과정을 통해 회복되는가?

14. 뼈소관이 어떻게 연골보다 뼈가 더 효율적으로 치유되도록 하는지 설명하시오.

확인문제

01. 관절을 이루는 뼈끝부분의 얇은 연골층을 ________(이)라고 한다.

02. 골수가 위치한 긴뼈의 몸통 부분을 ________(이)라고 한다.

03. 해면뼈에서 바늘 모양의 구조를 ________(이)라고 한다.

04. 치밀뼈의 구조적 단위를 ________(이)라고 한다.

05. 뼈세포와 연골세포는 ________와/과 ________(이)라는 바탕질의 작은 공간에 들어 있다.

06. 뼈를 형성하는 세포를 ________(이)라고 한다.

07. 연골에서 뼈가 형성되는 과정을 ________(이)라고 한다.

08. 움직임 정도에 따른 뼈의 연결양식은 ________, ________, ________의 3가지로 나뉜다.

09. ________은/는 2개의 뼈를 함께 묶는 강한 결합조직으로 만들어진 끈이나 띠 모양의 구조이다.

10. 다음 중 뼈대계통의 기능이 아닌 것은?

① 무기질 저장 ② 혈액 형성 ③ 체온 조절 ④ 보호

11. 관절을 제외한 모든 곳의 긴뼈를 덮고 있는 강한 섬유막을 무엇이라 하는가?

① 뼈속막 ② 뼈막 ③ 뼈몸통 ④ 뼈끝

12. 다음의 뼈가 위치하는 부위를 보기에서 찾아 넣으시오.

a. 머리	b. 팔	c. 몸통	d. 다리

(1) 자뼈가 위치하는 부위는?

(2) 아래턱뼈가 위치하는 부위는?

(3) 위팔뼈가 위치하는 부위는?

(4) 발허리뼈가 위치하는 부위는?

(5) 정강뼈가 위치하는 부위는?

(6) 갈비뼈가 위치하는 부위는?

(7) 종아리뼈가 위치하는 부위는?

(8) 복장뼈가 위치하는 부위는?

(9) 어깨뼈가 위치하는 부위는?

(10) 넓적다리뼈가 위치하는 부위는?

(11) 손허리뼈가 위치하는 부위는?

(12) 이마뼈가 위치하는 부위는?

확인문제 정답

01 관절연골 / 02 골수공간 / 03 뼈잔기둥 / 04 뼈단위 / 05 뼈세포방, 연골세포방 / 06 뼈모세포 / 07 연골속뼈형성 / 08 못움직관절, 반움직관절, 움직관절 / 09 인대 / 10 ③ / 11 ② / 12 (1) b, (2) a, (3) b, (4) d, (5) d, (6) c, (7) d, (8) c, (9) b, (10) d, (11) b, (12) a

MEMO

근육계통

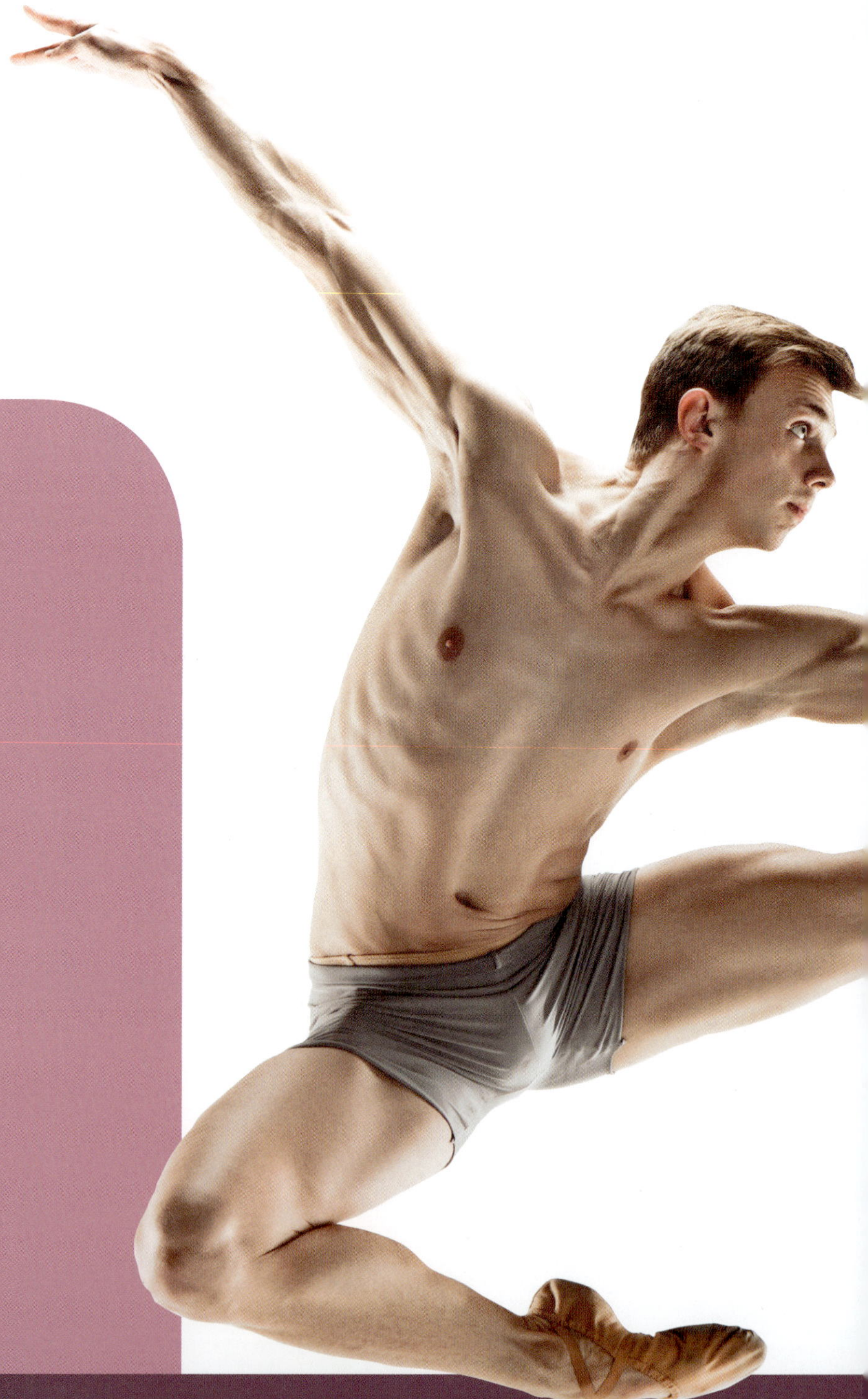

1. 근(육)조직
2. 뼈대근육의 구조
3. 뼈대근육의 기능
4. 뼈대근육의 수축기전
5. 뼈대근육의 구성
6. 몸통근육
7. 팔다리근육

CHAPTER 08

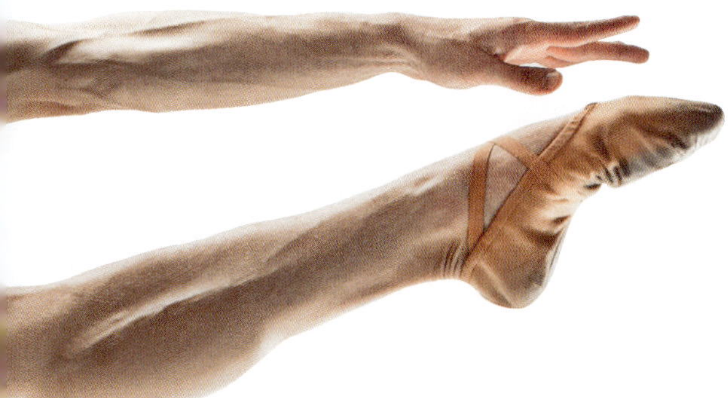

학습목표

1. 근(육)조직의 세 가지 유형을 열거하고 그 구조와 기능을 비교할 수 있다.
2. 근육원섬유마디와 운동단위를 포함한 뼈대근육의 미세구조와 기능을 설명할 수 있다.
3. 근육이 어떻게 자극되는지 설명하고 근육수축의 종류를 열거할 수 있다.
4. 뼈대근육에서 일어나는 움직임을 설명할 수 있다.
5. 인체를 구성하는 주요 근육을 열거하고 그 기능을 설명할 수 있다.

핵심용어

뼈대근육 / 심장근육 / 민무늬근육 / 맘대로근육 / 제대로근육 / 가로무늬근육 / 이는곳 / 닿는곳 / 근(육)섬유 / 근(육)원섬유 / 근(육)잔섬유 / 협동근 / 대항근 / 등장(력)수축 / 등척수축 / 몸통근육 / 팔다리근육 / 굽힘근 / 폄근

근육(muscle)은 수축력이 큰 근(육)세포들이 모여 있는 조직이다. 근육은 체중의 40~45%를 차지하며, 뼈와 연결되어 있거나 심장이나 장기의 벽을 형성한다. 수축과 이완을 통해 인체에서 일어나는 모든 움직임을 담당할 뿐만 아니라 호흡, 심장박동, 혈관과 림프관의 수축, 장기의 운동, 관절의 안정성, 체온 유지 등의 중요한 역할을 한다.

1. 근(육)조직

근(육)조직은 구조와 기능에 따라 가로무늬(횡문, cross striation)를 가진 **뼈대근육**(골격근, skeletal muscle), **심장근육**(심근, cardiac muscle)과 가로무늬가 없는 **민무늬근육**(평활근, smooth muscle)의 3종류로 나뉜다(그림 8-1). 더 구체적으로는 표 8-1과 같이 나눌 수 있다.

심장근육을 제외한 모든 내장근육은 민무늬근육에 속한다. 또한 뼈대근육은 운동신경의 지배를 받아 자신의 의지에 따라 움직일 수 있는 **맘대로근육**(수의근, voluntary muscle)인 데 비해, 심장근육과 민무늬근육은 자율신경계통의 지배를 받아 자신의 의지대로 움직일 수 없는 **제대로근육**(불수의근, involuntary muscle)이다.

1. 뼈대근육

뼈대근육(골격근, skeletal muscle)은 뼈에 부착해 있는 근(육)조직으로, 현미경으로 관찰하면 길이 5~12cm, 굵기 100μm에 달하는 원통 모양의 뼈대근육세포가 다발을 형성하고 있다. 그 형태 때문에 **근(육)섬유**(muscle fiber)라고 불리기도 하며, 근(육)섬유가 형성하는 수많은 가로무늬와 다수의 핵이 관찰되는 것이 특징이다(그림 8-1).

뼈대근육은 그 수축을 의도적으로 일으킬 수 있기 때문에 **맘대로근육**(수의근, voluntary muscle)이라고도 하고, 가로무늬가 있어서 **가로무늬근육**(횡문근, striated muscle)이라고도 한다.

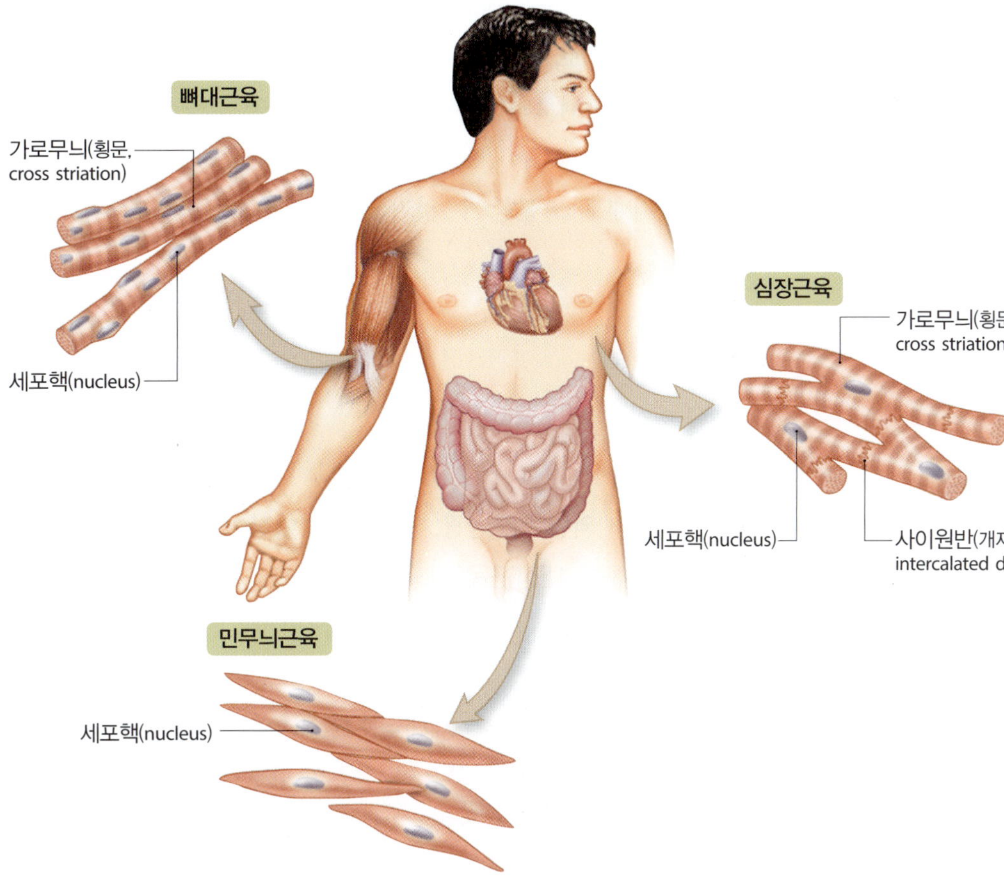

그림 8-1 근(육)조직

표 8-1 근육의 분류

형태에 따른 분류	부위에 따른 분류	운동성에 따른 분류
가로무늬근육(횡문근)	뼈대근육(골격근)	맘대로근육(수의근)
	심장근육(심근)	제대로근육(불수의근)
민무늬근육(평활근)	내장근육	
	혈관근육	
	동공근육	

2. 심장근육

심장근육(심근, cardiac muscle)은 심장벽을 구성하는 근(육)조직이다. 심장근육세포는 뼈대근육과 매우 유사한 형태로 가로무늬가 있으며, 분지하여 서로 얽혀 있다. 각각의 근(육)섬유는 세포막으로 둘러싸인 하나의 세포이며, 1개의 근(육)섬유 한쪽 끝이 다른 근(육)섬유 한쪽 끝과 접하는 곳에서 **사이원반**(개재원반, intercalated disc)에 의해 강하게 결합되어 전체적으로 그물 구조를 형성한다(그림 8-1). 이러한 심장근육섬유의 상호 연결된 구조적 특징은 조직이 하나의 단위로 수축하도록 돕고 혈액을 펌핑하는 심장근육의 효율성을 증가시킨다.

심장근육은 뼈대근육과 달리 수축을 의지대로 조절할 수 없기 때문에 **제대로근육**(불수의근, involuntary muscle)에 속한다.

3. 민무늬근육

민무늬근육(평활근, smooth muscle)은 심장을 제외한 위, 방광, 자궁 등의 내장이나 혈관 등을 구성하는 근(육)조직이다. 여러 내장 구조에 위치하기 때문에 **내장근육**(visceral muscle)이라고도 한다. 민무늬근육세포는 가늘고 긴 방추형으로 가로무늬는 없고 단핵이며, 현미경으로 관찰하면 매끄럽고 균일한 모양을 보인다(그림 8-1).

자신의 의지대로 수축할 수 없기 때문에 심장근육과 함께 **제대로근육**(불수의근, involuntary muscle)에 속한다. 민무늬근육의 활동을 의도적으로 제어할 수는 없지만 근육의 수축은 고도로 조절되기 때문에 소화관을 통해 물질을 단일 방향으로 효율적으로 통과시키거나 요관을 통해 방광으로 소변을 수송하는 등의 작용을 촉진시키기도 한다.

2. 뼈대근육의 구조

1. 뼈대근육의 기본적 형태

뼈대근육은 모양이 다양하나 가장 전형적인 형태는 **방추형**(fusiform)이다. 근육의 중앙부분은 근(육)조직이 많아 **힘살**(belly)이라고 부르고, 힘살의 양 끝은 **힘줄**(건, tendon)이라는 강한 결합조직으로 이행하여 뼈에 부착한다. 힘줄은 아교질섬유(collagen fiber)가 정연하게 배열된 강인한 결합조직으로, 내부로 상당히 파고 들어가 뼈의 바탕질인 아교질섬유와 연결됨으로써 힘줄을 뼈에 고정시킨다. 근육이 뼈에 부착된 양 끝 중 운동범위가 작은 몸쪽을 **이는곳**(origin)이라고 하고, 운동범위가 큰 먼쪽을 **닿는곳**(insertion)이라고 한다. 즉, 근육이 수축할 때 위치가 고정되는 부위가 이는곳이고, 움직이는 부위가 닿는곳이다(그림 8-2).

뼈대근육의 갈래가 여러 개인 경우에는 그 수에 따라 **두갈래근**(이두근, biceps; 위팔두갈래근 등), **세갈래근**(삼두근, triceps; 위팔세갈래근 등), **네갈래근**(사두근, quadriceps; 넓적다리네갈래근 등)이라고 한다. 그 밖에도 근(육)섬유의 배열상태와 힘줄에 붙는 방향에 따라 **방추근(육)**(fusiform muscle), **두갈래근**(이두근, biceps), **깃근육**(우상근, bipennate muscle), **배곧은근**(복직근, rectus abdominis muscle), **톱니근**(거근, serratus muscle) 등 다양한 형태의 근육이 있다(**그림 8-3**).

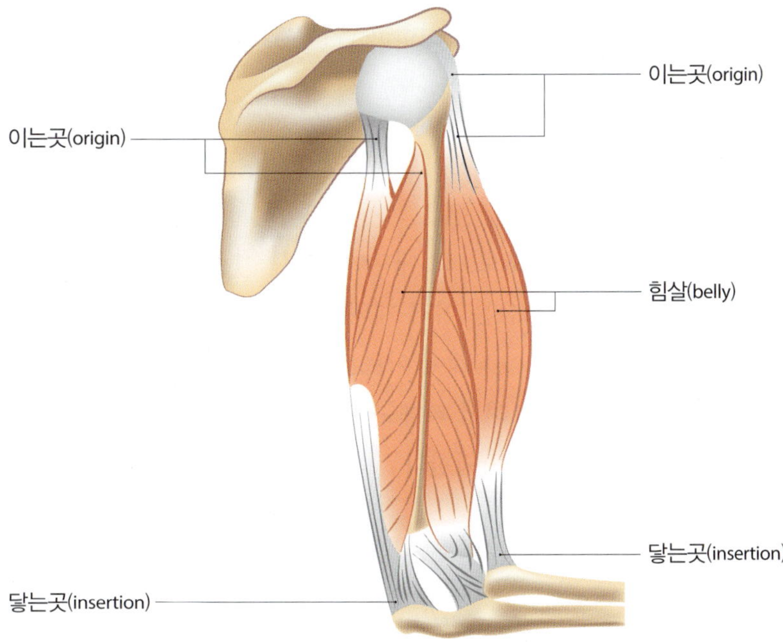

그림 8-2 근육의 각 부위 명칭

근육은 뼈대의 상대적으로 안정된 부분(이는곳)에서 시작하여 근육이 수축할 때 움직이는 뼈대 부분(닿는곳)에 부착한다.

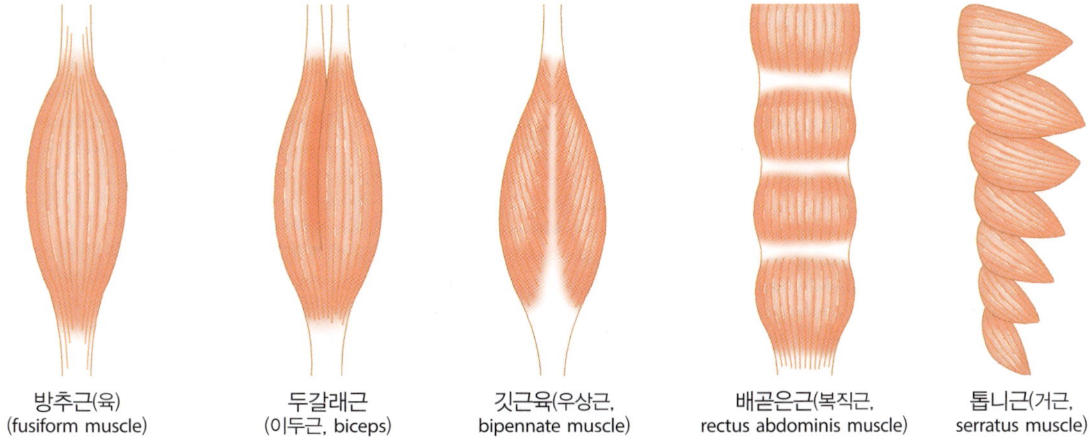

그림 8-3 다양한 형태의 근육

2. 뼈대근육의 미세구조

뼈대근육은 근육 주위를 결합조직성 **근막**(fascia)이 감싸고 있는데, 그 위치에 따라 뼈대근육섬유를 감싸는 **근육속막**(근육내막, endomysium), 근(육)섬유의 작은 다발을 감싸는 **근육다발막**(perimysium), 뼈대근육 전체를 감싸는 **근육바깥막**(근육외막, epimysium)으로 구분할 수 있다. 근막은 수축 시 근(육)섬유를 보호하고 근육의 수축을 힘줄에 전달함으로써 뼈를 움직여 운동을 일으킨다. 근육속막, 근육다발막, 근육바깥막은 서로 연결되어 양 끝에서는 **힘줄**(건, tendon)을 구성하고, 이 결합조직을 따라 신경과 혈관이 근육으로 들어간다(**그림 8-4**).

1) 근(육)섬유(muscle fiber)

근(육)섬유는 근육속막으로 덮인 다핵세포로, 그 내부에는 지름 1~2μm의 원주형 **근(육)원섬유**(myofibril)가 다수 존재한다(**그림 8-4, 8-5**). 근(육)섬유는 여러 개의 세포가 융합하여 생긴 융합체(합포체, syncytium) 형태를 취하며, 세포 가장자리에는 많게는 100개에 이르는 핵이 있다. 이처럼 근(육)섬유는 세포가 융합하여 생긴 것이기 때문에 분열할 수 없다. 그래서 뼈대근육이 손상되면 근육속막 바로 아래에 있는 위성세포(satellite cell)가 뼈대근육의 재생과 회복을 담당한다.

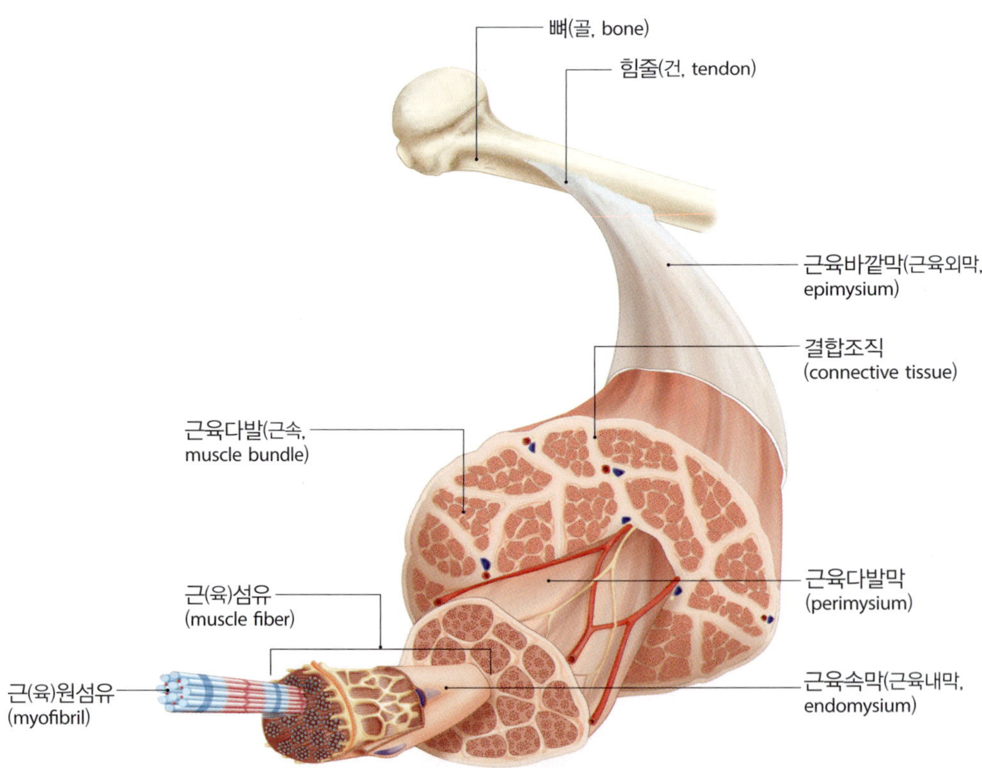

그림 8-4 뼈대근육의 구조

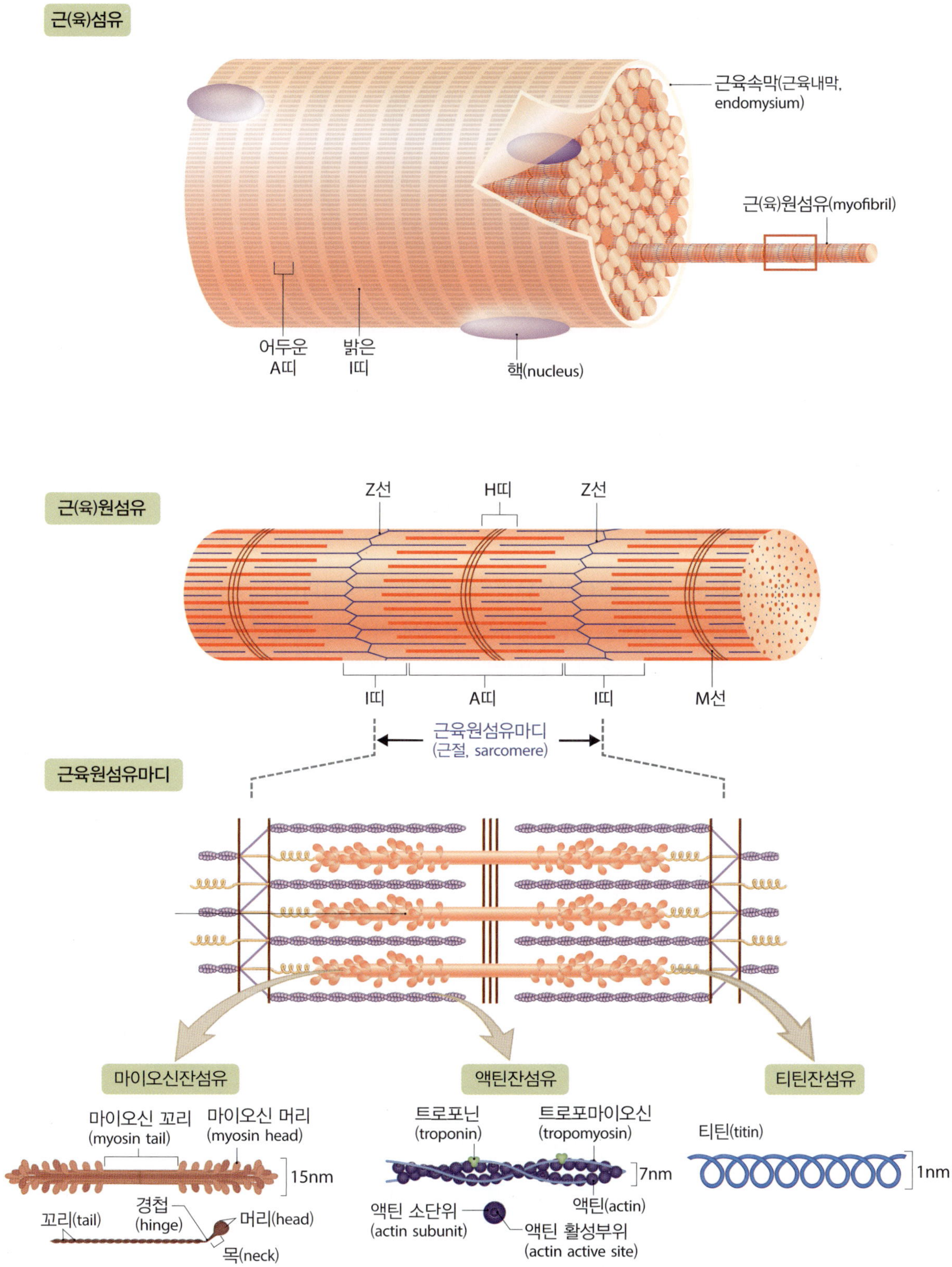

그림 8-5 뼈대근육의 미세구조

근(육)원섬유의 전자현미경상

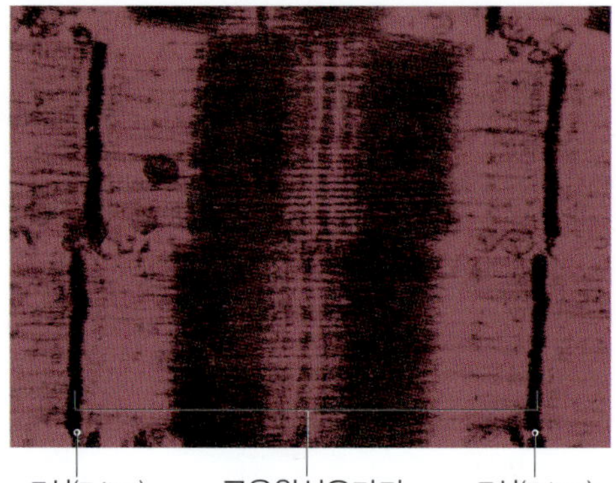

그림 8-5 뼈대근육의 미세구조 (계속)

2) 근(육)원섬유(myofibril)

근(육)섬유는 수백 개에 이르는 **근(육)원섬유**의 집합으로 구성된다(**그림 8-5**). 근(육)원섬유는 굵기 0.2~1μm의 섬유구조이지만, 그 길이는 근(육)섬유의 전체에 미쳐 양 끝에서 근(육)세포막에 부착해 있기 때문에 짧아지면 근(육)세포 전체에 수축이 일어난다.

근(육)원섬유 사이에는 사립체, 포도당의 공급원인 당원 과립 등이 들어 있다. 사립체에서 포도당이 분해되어 근육의 수축에 필요한 ATP가 공급된다. 근(육)섬유에는 1개당 수백 개에 이르는 사립체가 있는데, 인체를 구성하는 세포는 특히 사립체가 많다. 근(육)원섬유는 근(육)잔섬유의 다발로 형성된다.

3) 근(육)잔섬유(myofilament)

근(육)잔섬유는 단백질인 액틴(actin)과 마이오신(myosin)이 만드는 섬유구조로, 액틴을 주성분으로 하는 **액틴잔섬유**(actin filament)와 마이오신을 주성분으로 하는 **마이오신잔섬유**(myosin filament)가 있다.

근(육)잔섬유 가운데 액틴잔섬유는 지름 약 7nm, 길이 약 1μm로 액틴 이외에도 트로포마이오신(tropomyosin)이나 트로포닌(troponine)을 함유하는데, 그중에서 트로포닌이 근육수축에 큰 역할을 한다. 한편, 마이오신잔섬유는 지름 약 15nm, 길이 1.5μm로 공 모양의 머리를 가진 마이오신의 집합으로 이루어지며, 이 머리가 액틴잔섬유와의 결합부위로 작용한다. 여기에 티틴(titin)이라는 구조단백질이 만드는 **티틴잔섬유**(titin filament)가 마이오신과 Z선을 연결하여 구조적 안정성을 부여한다. 티틴은 스프링 같은 모양을 하고 있어 신장 시 풀렸다가 신장력이 사라지면 원래 형태로 다시 감긴다.

근(육)섬유는 근(육)잔섬유가 규칙적으로 배열되기 때문에 세로단면상에서는 밝은 영역(I띠)과 어두운 영역(A띠)이 일정 간격으로 나타나 **근육원섬유마디**(근절, sarcomere)라는 영역이 생긴다. 또 근(육)원섬유는 근(육)섬유의 장축과 나란히 주행하여 근육원섬유마디가 규칙적으로 배열되기 때문에 근(육)섬유 전체에 줄무늬(가로무늬)가 형성된다. 보통 1개의 근(육)원섬유에서 1만 개의 근육원섬유마디가 관찰되며, 가로무늬 근육의 구조적, 기능적 기본단위이다(그림 8-5).

4) 신경근육접합부(neuromuscular junction)

뼈대근육이 수축하여 뼈를 움직이려면 근육이 신경자극에 의해 먼저 자극을 받아야 한다. 뼈대근육의 근(육)섬유는 운동신경세포(motor neuron)에 의해 자극되며, 하나의 운동신경세포는 하나 이상의 근(육)섬유를 자극할 수 있으나 각 근(육)섬유는 오직 하나의 운동신경세포와만 통신한다. 이처럼 운동신경세포의 신경말단과 근(육)섬유가 접합하는 부위를 **신경근육접합부** 또는 **운동종말판**(motor endplate)이라고 한다(그림 8-6).

신경섬유를 전달해 온 전기적 자극에 의해 신경종말 부분에서는 아세틸콜린(acetylcholine)이 방출된다. 아세틸콜린은 신경자극을 근(육)섬유로 보내는 정보전달물질로 작용하며, 근(육)섬유막에 작용해서 작은 전기적 흥분(탈분극)을 일으킨다. 탈분극(depolarization)이 중복되어 흥분이 일정 수준을 넘으면 근(육)세포에 흥분(활동전위)이 확대되고, 이에 따라 근육수축이 일어나게 된다.

하나의 운동신경세포가 지배하는 근(육)섬유를 **운동단위**(motor unit)라고 한다(그림 8-7). 인체에는 크고 작은 운동단위가 있으며, 작은 운동단위에서는 하나의 운동신경세포가 몇 개의 근(육)섬유만 제어하고, 큰 운동단위에서는 하나의 운동신경세포가 수백~수천 개의 근(육)섬유를 제어한다. 작은 운동단위는 눈근육에 흔히 존재하며 정밀한 제어 기능을 제공하고, 큰 운동단위는 넓적다리에 흔히 존재하며 고강도 활동에서 활성화된다.

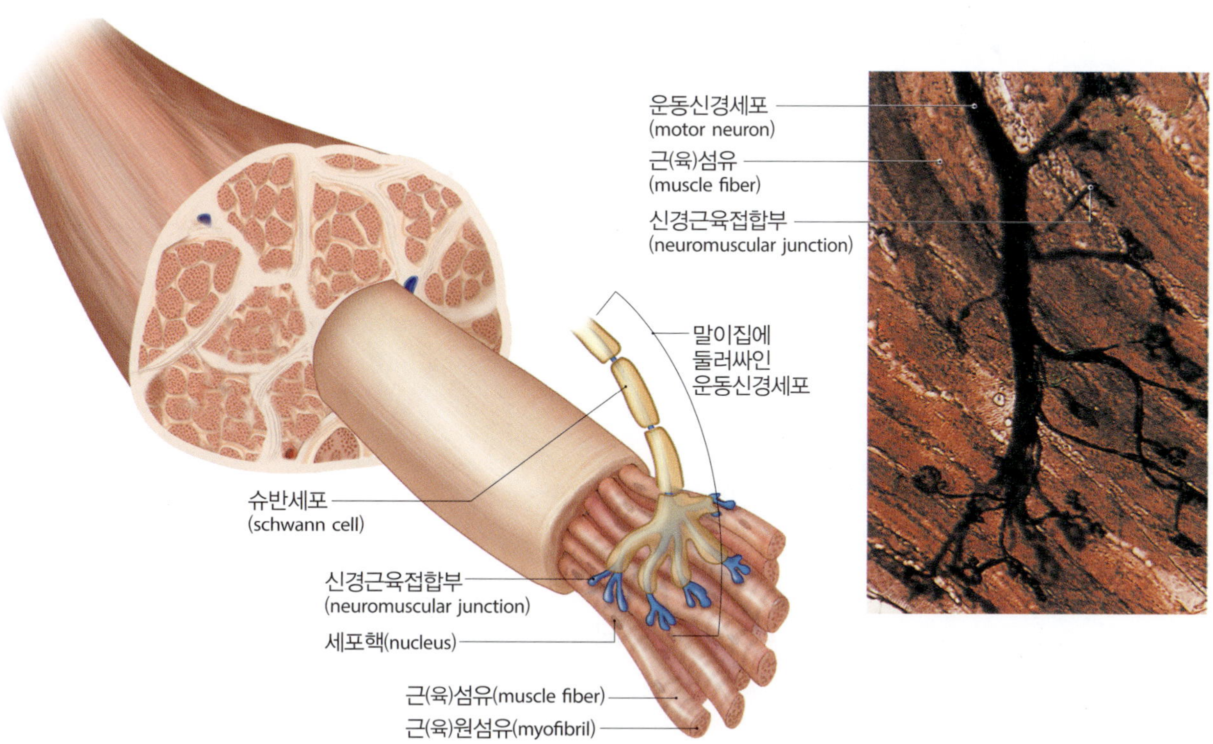

그림 8-6 신경근육접합부(운동종말판)

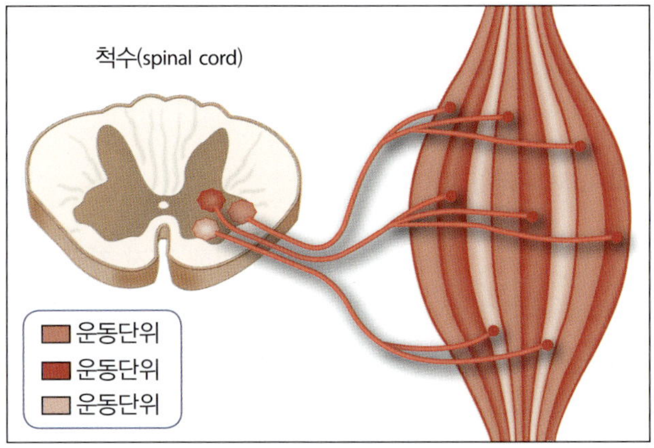

그림 8–7 운동단위

3. 뼈대근육의 보조장치

뼈대근육에는 기능을 원활하게 하기 위한 여러 가지 보조장치가 있다. 힘줄이 움직일 때 주위 결합조직 간의 마찰을 줄이고 부드럽게 움직일 수 있도록 하는 **힘줄집**(건초, tendon sheath), 힘줄을 걸어서 힘줄의 방향을 바꿈으로써 결과적으로 힘의 작용 방향을 바꾸는 **도르래**(활차, trochlea), 힘줄이 뼈와 강하게 접촉하여 움직이는 부분에 형성되는 **종자뼈**(종자골, sesamoid) 등이 있다. 또한 관절 주위에서 근육이나 힘줄이 뼈에 강하게 접착하는 부분에는 상호 마찰을 줄이기 위해 (윤)활액을 채운 주머니인 **윤활주머니**(윤활낭, bursa)가 만들어지기도 한다(그림 8–8).

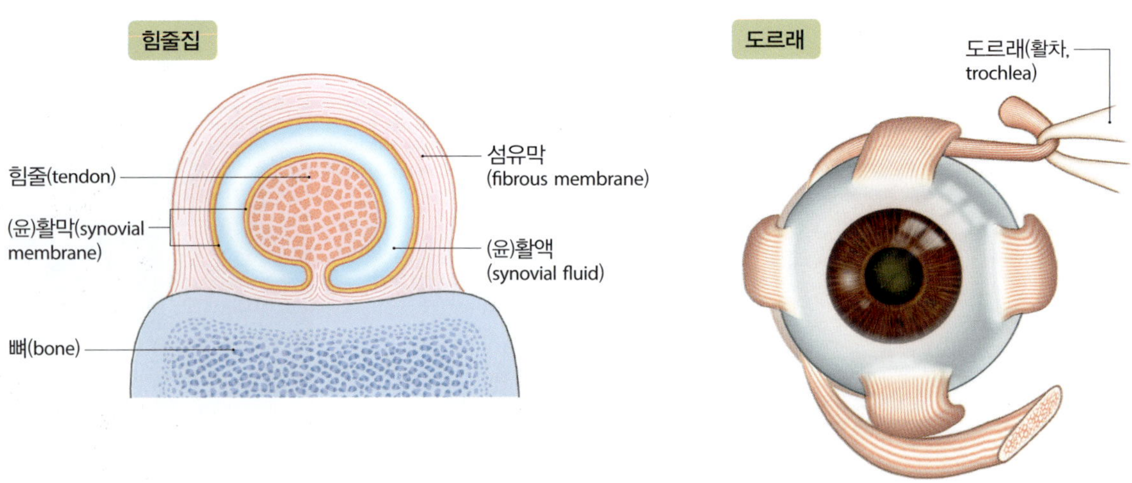

그림 8–8 뼈대근육의 보조장치

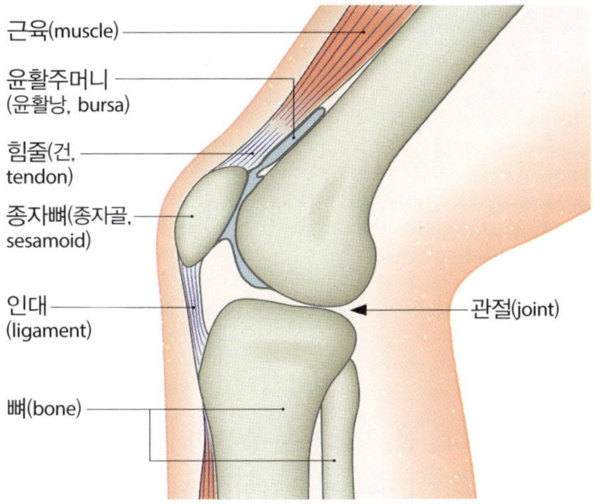

그림 8-8 뼈대근육의 보조장치 (계속)

요점확인

1. 근(육)조직의 세 가지 주요 유형은 무엇이고, 이들은 서로 어떻게 다른가?
2. 근육의 이는곳과 닿는곳은 무엇인가?
3. 뼈대근육의 기본 구조단위는 무엇인가?

과학응용

● 근육의 기능

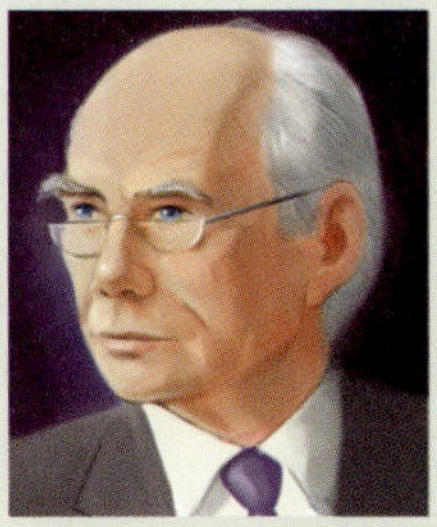

앤드로 헉슬리

영국의 생리학자인 앤드루 헉슬리(Andrew F. Huxley, 1917~2012)는 근(육)섬유의 수축기전을 설명하는 데 크게 기여하였다. 신경이 자극을 전달하는 방식에 대한 선구적인 발견을 하여 1963년 노벨 생리학 · 의학상을 공동 수상한 헉슬리는 이후 근(육)섬유에 관심을 돌렸다. 1950년대에 헉슬리는 근육의 수축에 대한 기전 설명과 함께 필라멘트 활주설(sliding filament theory)을 제안하였다. 오늘날 생리학자들은 근(육)섬유가 어떻게 작동하는지에 대해 계속해서 더 많은 것을 알아내고 있다.

이러한 발견은 다양한 직업에 적용되고 있다. 예를 들어 영양사는 근력과 지구력을 최대화하기 위해 무엇을 언제 먹어야 하는지에 대해 운동선수 등에게 조언할 때 이 정보를 사용한다. 운동선수 자신은 코치 및 운동 트레이너와 함께 근육에 대한 과학의 최신 개념을 적용하여 경기력을 향상시킨다. 의사, 간호사, 물리치료사, 작업치료사 등의 의료전문가는 중증근무력증이나 근이영양증과 같은 근육 문제가 있는 환자의 움직임과 삶의 질을 향상시키는 데 도움을 주기 위해서 이 정보를 활용한다. 인간공학, 체육교육, 피트니스, 댄스, 예술, 의용공학 등도 최적의 성능을 구현하기 위해 근육의 구조와 기능에 대한 최신 정보에 의존한다.

3. 뼈대근육의 기능

근육계통의 기능은 다양하다. 뼈대의 움직임을 일으켜서 팔다리뿐만 아니라 몸 전체를 움직일 수 있게 하고, 뼈대에 지속적인 긴장을 일으켜 안정적인 인체의 위치나 자세를 유지하게 하며, 열을 생산하여 체온의 항상성(homeostasis)을 유지한다.

(1) 운동(movement)

뼈대근육은 수축을 통해 인체의 움직임을 일으키는 중요한 기능을 한다.

근(육)섬유가 수축하면서 뼈대근육의 길이가 짧아지면 근육이 부착된 뼈끼리 서로 가까워진다. 근육의 힘살(belly)이 수축하여 짧아지면서 닿는곳의 뼈를 이는곳의 뼈 쪽으로 당기면 움직임이 일어나며, 닿는곳의 뼈가 이는곳의 뼈를 향해 이동하는 동안 이는곳의 뼈는 고정 상태를 유지한다(그림 8-9).

근육은 늘어나면서 긴장이 발생하기도 한다. 예를 들어 무거운 볼링공을 어깨 위치에서 아래로 내릴 때 팔의 근육이 늘어나면서 긴장이 발생하여 공을 부드럽게 내릴 수 있는데, 만일 긴장이 없다면 공이 급격히 떨어져 부상을 입을 수도 있다. 이처럼 근육이 늘어나는 동안 발생하는 긴장을 **편심수축**(eccentric contraction)이라고 한다.

또한 뼈대근육은 개별적으로 작용하기보다는 조화를 이루며 함께 작용하기 때문에 매우 매끄럽게 움직인다. 일부 근육이 수축하는 동안 다른 근육은 이완하여 반대의 움직임을 만들어낼 수 있다. 이때 수축하는 근육 중에서 특정 움직임을 생성하는 근육을 해당 움직임의 **주작용근**(prime mover)이라고 하고, 움직임 생성에 도움을 주는 근육을 **협동근**(synergist)이라고 한다. 주작용근과 협동근이 수축할 때 상반되는 작용을 하여 이완하는 근육을 **대항근**(길항근, antagonist)이라고 한다.

위팔두갈래근(상완이두근, biceps brachii), 위팔근(상완근, brachialis), 위팔세갈래근(상완삼두근, triceps brachii)은 팔꿈치관절에서 아래팔을 구부리고 펴는 데 관여하는 근육이다. 위팔두갈래근은 구부리는 동안 주작용근이 되고 위팔근은 협동근이 된다. 이때 위팔세갈래근은 이완되어 대항근이 된다. 반대로 아래팔을 펴는 동안 위팔세갈래근은 주작용근이 되고, 위팔두갈래근과 위팔근은 대항근이 된다. 이처럼 아래팔을 구부리고 펴는 동안 세 근육은 계속해서 조화롭게 함께 작용하여 움직임을 부드럽게 만든다.

(2) 자세(posture)

인체는 **근육긴장**(muscle tone)이나 **긴장수축**(tonic contraction)이라는 지속적인 근육수축을 통해 자세를 유지할 수 있다. 긴장수축 시에는 상대적으로 적은 양의 근(육)섬유가 한꺼번에 짧아지기 때문에 근육 전체가 짧아지거나 움직임이 발생하지는 않는다. 인체 부위를 움직이지는 않는 대신 근육을 제자리에 고정시키는 역할을 한다.

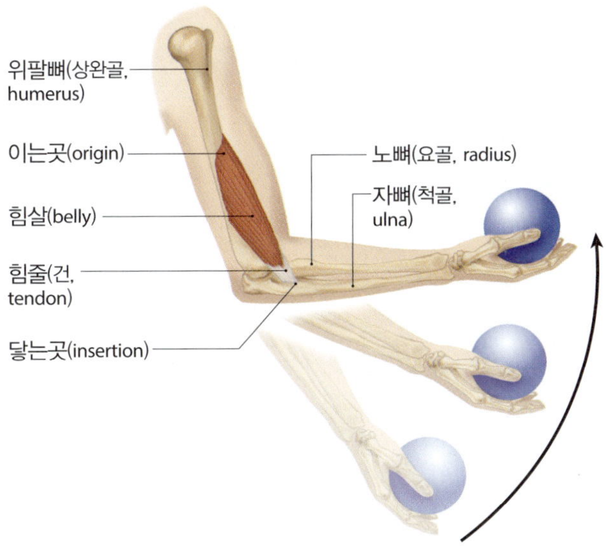

그림 8-9 근육의 운동 발생

(3) 열생산(heat production)

인체의 건강은 안정적인 체온 유지 능력에 달려 있다. 체온이 37°C를 훨씬 넘어 발열이 있다는 것은 질병의 징후이다. 체온이 과도하게 떨어지는 것도 마찬가지로 심각하다. 정상 체온 이하로 떨어지는 저체온증(hypothermia)은 세포의 활동과 정상적인 인체 기능에 큰 영향을 미친다. 근(육)섬유의 수축은 체온을 유지하는 데 필요한 대부분의 열을 생산한다.

근육의 수축을 일으키는 에너지는 ATP에서 얻는다. 근육을 수축하는 동안 ATP에서 방출된 에너지 중 일부는 근(육)섬유를 수축하는 데 사용된다. 그러나 에너지의 대부분은 ATP로 전달되는 동안 열로 손실되며, 이 열은 체온의 항상성(homeostasis)을 유지하는 데 도움을 준다. 때로 근육을 과도하게 사용하여 너무 많은 열이 발생하는 경우 땀을 흘리거나 옷을 벗어 체온을 설정 온도로 내린다.

(4) 피로(fatigue)

충분한 휴식 없이 근(육)섬유를 반복적으로 수축하면 근육수축 강도가 감소하여 **피로**가 발생한다. 반복적인 자극이 가해지면 수축력은 계속해서 감소하고 결국 근육은 수축 능력을 잃게 된다.

운동 중에는 근육수축에 필요한 소량의 저장 ATP가 빠르게 고갈된다. 더 많은 ATP를 형성하려고 산소와 영양분의 급격한 소비가 발생하며, 때로 이를 보충하는 근육의 혈액 공급 능력을 능가하게 된다. 산소 공급이 부족해지면 근(육)섬유는 산소가 필요하지 않은 상태로 전환되며 이 과정에서 젖산(lactic acid)이 생성되어 운동 중 근육에서 타는 듯한 느낌을 받게 된다.

산소부채(oxygen debt)란 장기간의 운동 중에 축적된 과도한 젖산을 제거하기 위해 세포에서 일어나야 하는 대사가 지속적으로 증가하는 것을 의미한다. 대사활동에 필요한 산소를 충당하기 위해서는 운동을 중단하고 빠른 호흡을 통해 산소 소비량을 늘릴 필요가 있다.

요점확인

1. 근육계통의 세 가지 주요 기능은 무엇인가?
2. 주작용근이 수축할 때 대항근은 무엇을 하는가?
3. 근육은 체온에 어떤 영향을 미치는가?
4. 산소부채란 무엇인가?

건강과 웰빙

● 느린근육섬유와 빠른근육섬유

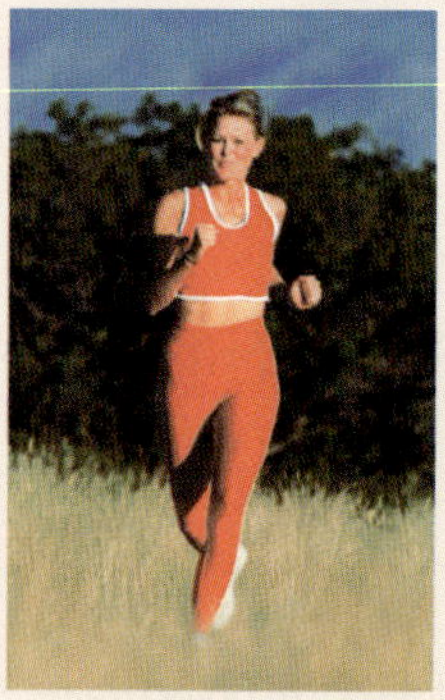

운동생리학자들은 인체의 뼈대근육에는 느린근육섬유(slow muscle fiber), 빠른근육섬유(fast muslce fiber), 중간근육섬유(intermediate muscle fiber)의 세 가지 종류가 있다고 한다. 각각은 특정 유형의 활동에 적합하며, 이는 다양한 운동에서 여러 근육이 어떻게 사용되는지를 파악할 수 있게 한다.

느린근육섬유는 산소를 저장하는 근색소(myoglobin; 혈색소와 유사한 빨간색 색소) 함량이 높기 때문에 '적색섬유'라고도 한다. 느린근육섬유는 쉽게 피로해지지 않기 때문에 장거리 달리기 등 지구력을 요하는 활동에 가장 적합하다. 자세를 유지하는 근육에 느린근육섬유의 비율이 높다.

빠른근육섬유는 근색소를 상대적으로 적게 함유하고 있기 때문에 '백색섬유'라고 하며, 빨리 피로해지더라도 빠르게 많은 양의 ATP를 생성할 수 있기 때문에 빠르고 강력한 수축에 가장 적합하다. 빠른근육섬유는 단거리 달리기나 역도 경기에 매우 적합하다. 손가락을 움직이는 근육에는 빠른근육섬유의 비율이 높아 컴퓨터 게임이나 악기를 연주할 때 큰 도움이 된다.

중간근육섬유는 느린근육섬유와 빠른근육섬유의 특성을 모두 가진다. 종아리근육과 같은 곳에서 발견되는데, 종아리근육은 자세 유지에 사용되고 점프, 걷기 등 짧고 강력한 수축에도 사용된다.

인체의 각 근육에는 느린근육섬유, 빠른근육섬유, 중간근육섬유로 이루어진 다양한 조합이 포함되어 있다.

4. 뼈대근육의 수축기전

1. 뼈대근육의 수축과 이완

뼈대근육이 신경자극을 받아 흥분하여 수축하고 이완하기까지의 과정은 다음과 같다(그림 8-10).

① 운동신경세포 말단에서 아세틸콜린이 분비되면 이곳에 접해 있던 근육이 자극을 받아 근(육)섬유 주

변에 있는 근육세포질그물에서 칼슘이온(Ca^{2+})이 세포질로 방출된다.

② 칼슘이온이 세포질로 방출되면 트로포닌 C에 칼슘이온이 결합하고 서로 떨어져 있던 마이오신잔섬유(굵은근육잔섬유)와 액틴잔섬유(가는근육잔섬유)가 서로 밀착하여 근육이 수축한다.

③ 반대로 전기적 신호가 사라지면 칼슘이온이 근육세포질그물 안으로 흡수되고 액틴잔섬유는 마이오신잔섬유에서 분리되어 본래 상태로 돌아가게 되어 근육이 이완한다.

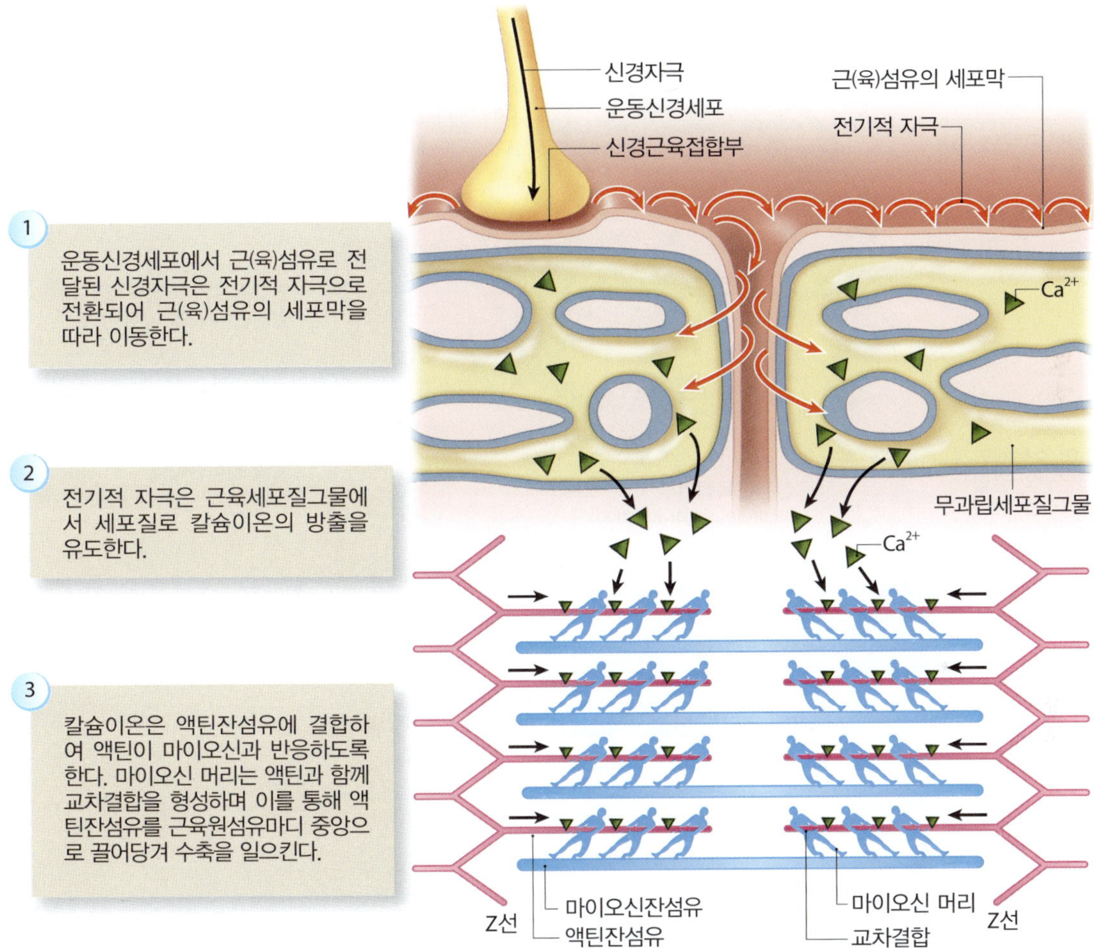

그림 8-10 근육수축기전

1) 활동전위의 발생

중추에서 내려진 뼈대근육의 수축 명령은 운동신경세포(motor neuron)를 통해 전기화학적으로 뼈대근육에 전달된다. 즉, 중추에서 보내진 정보(자극)는 활동전위에 의해 전기적 신호로서 신속하게 전달되며, 그 정보가 신경종말(nerve terminal)까지 오게 된다. 명령이 신경종말에 도달하면 연접소포(시냅스소포, synaptic vesicle)에 축적되어 있는 신경전달물질인 **아세틸콜린**(acetylcholine, ACh)이 방출된다.

방출된 아세틸콜린은 **연접틈새**(시냅스틈새, synaptic cleft)를 확산하여 이동하고 뼈대근육 위에 있는 아세틸콜린수용체와 결합한다. 아세틸콜린이 결합하면 이온통로가 열리고 소듐이온(Na^+)이 근(육)섬유 안으로 유입되어 **탈분극**(depolarization)이 발생한다. 그 결과 활동전위가 발생하여 근육 전체에 흥분이 전달된다(그림 8-11).

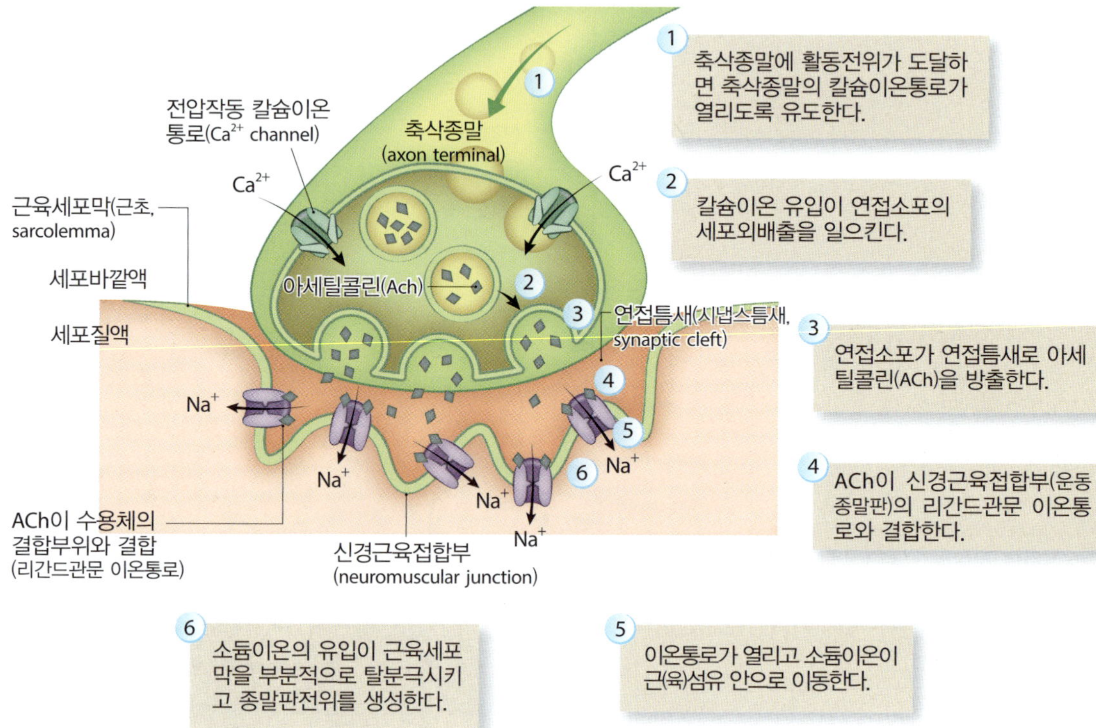

그림 8-11 신경근육접합부에서의 활동전위 발생

2) 칼슘이온의 방출

뼈대근육세포막의 아세틸콜린수용체와 아세틸콜린이 결합하여 유발된 탈분극은 **가로세관**(횡세관, transverse tubule)으로 전도되어 세동이(삼련구조, triad)에 도달한다. 가로세관은 흥분을 근육세포질그물에 전달하는 역할을 한다. 활동전위가 세동이에 이르면 가로세관에 있는 전위센서가 이를 감지하여 근육세포질그물의 막 내에 있는 칼슘통로(리아노딘수용체)를 열어 칼슘이온을 근육세포질그물에서 근(육)섬유의 세포질 안으로 방출한다(그림 8-12). 이 칼슘이온이 트로포닌과 결합하면 근육의 수축이 일어나게 된다.

이처럼 전기적 신호에 의해 뼈대근육에 흥분(활동전위 발생)이 일어나 수축을 일으키는 일련의 과정을 **흥분수축결합**(excitation contraction coupling, E-C coupling)이라고 한다.

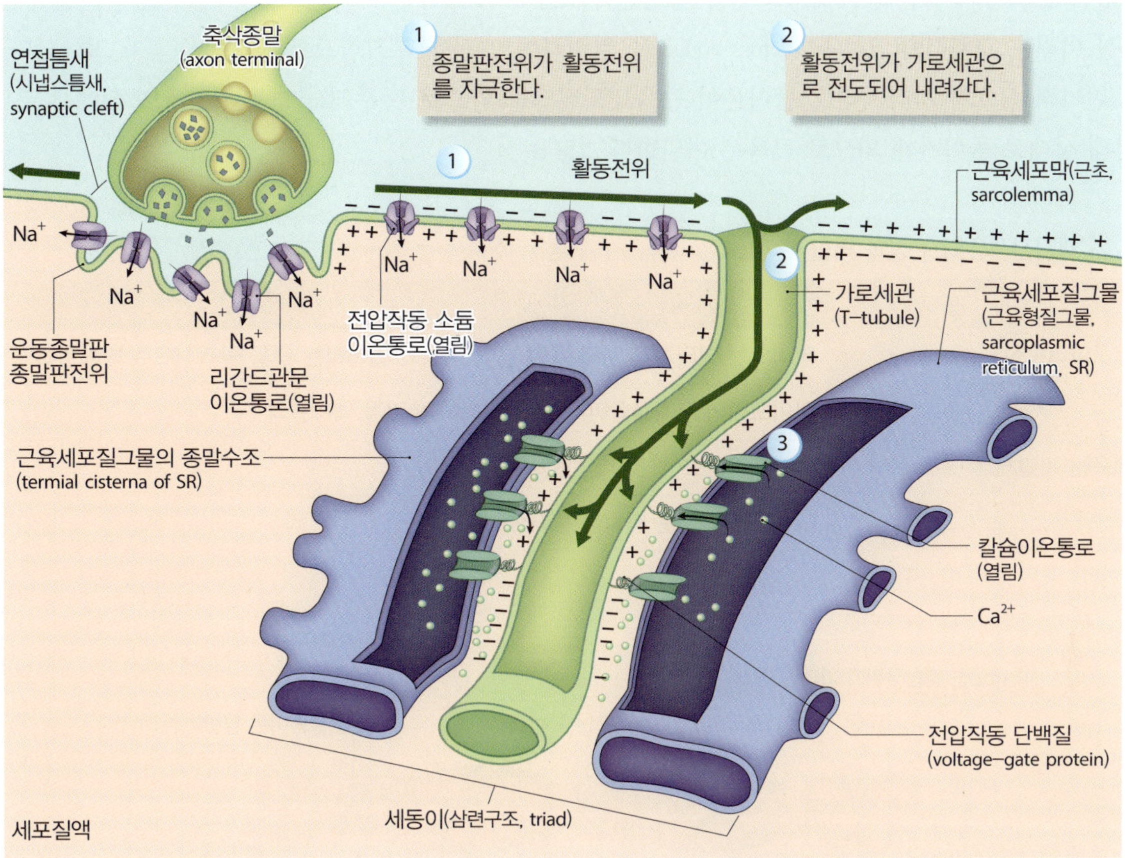

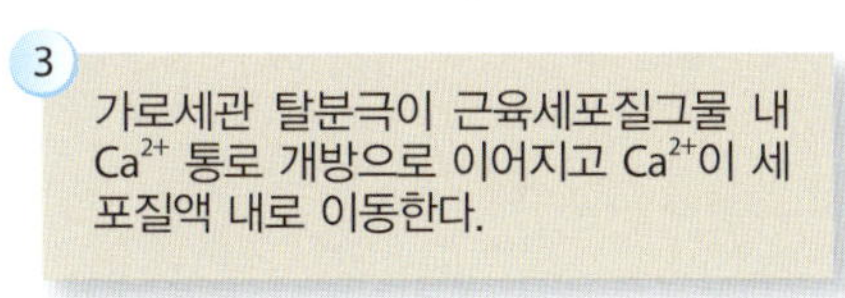

그림 8-12 근육세포질그물에서의 칼슘이온 방출

3) 액틴과 마이오신의 상호작용

액틴잔섬유(가는근육잔섬유, actin filament)에는 **트로포닌**(troponin)과 **트로포마이오신**(tropomyosin)이라는 수축을 억제하는 단백질이 존재한다. 트로포닌은 I, T, C라는 세 부분(서브유닛)이 복합체를 형성하고 있어 섬유단백질인 트로포마이오신과 협동해서 마이오신과 액틴의 접촉을 방해한다(표 8-2).

마이오신잔섬유(굵은근육잔섬유, myosin filament)는 1쌍의 무거운 사슬(마이오신 꼬리)과 2쌍의 가벼운 사슬(마이오신 머리)로 구성된다. 머리 부분에는 액틴 결합부위와 ATP 분해효소가 있어 마이오신을 액틴에 결합시키는 교차결합 역할을 한다.

한편, 근육세포질그물에 저장되어 있다가 칼슘이온(Ca^{2+})이 방출되면 칼슘이온이 트로포닌 C와 결합하여 트로포닌 복합체가 활성화되고 이로 인해 트로포마이오신이 이동한다. 그러면 액틴잔섬유의 마이오신

결합부위가 노출되어 근육수축의 조건을 형성한다(그림 8-13). 액틴의 마이오신 결합부위가 노출되면 마이오신 머리는 **교차결합**(연결다리, cross bridge)을 형성하여 액틴에 부착함으로써 근육수축이 일어난다. 반대로 전기적 신호가 사라지면 칼슘이온이 근육세포질그물 안으로 흡수되고 액틴은 마이오신에서 분리되어 본래 상태로 돌아가게 되므로 근육은 이완한다(그림 8-14).

표 8-2 액틴잔섬유의 구성과 역할

구성		역할
트로포마이오신		마이오신 머리가 액틴의 특정 부착 부위와 결합하는 것을 물리적으로 방해한다.
트로포닌 복합체	트로포닌 I	마이오신의 교차결합이 액틴에 부착하는 것을 억제한다.
	트로포닌 T	트로포마이오신과 결합하는 역할을 한다.
	트로포닌 C	Ca^{2+}과 결합하는 역할을 한다.

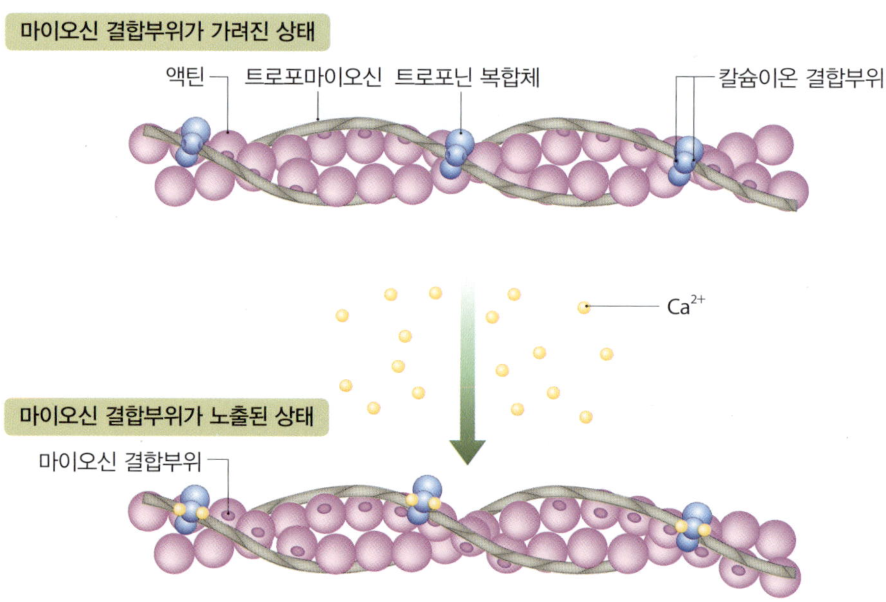

그림 8-13 칼슘이온의 역할

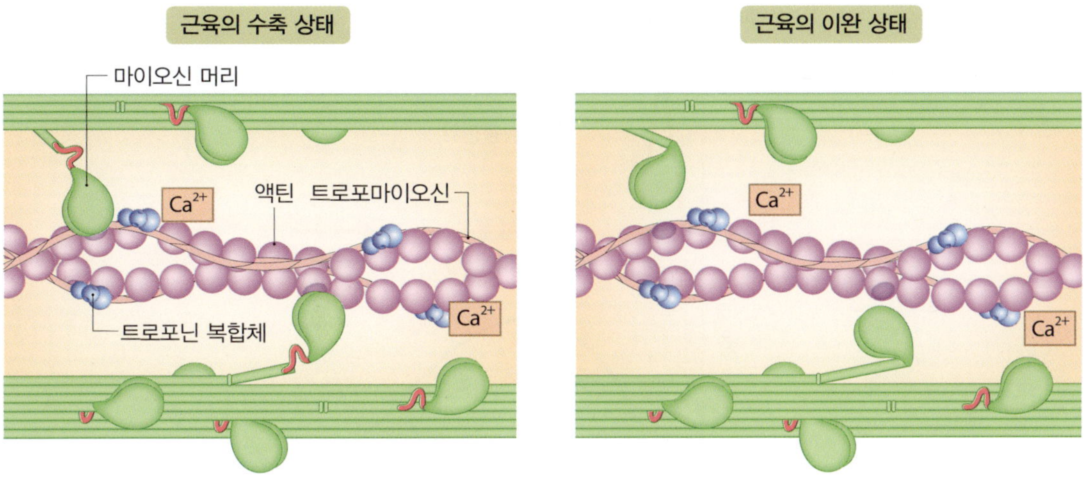

그림 8-14 뼈대근육의 수축과 이완

2. 근육수축의 종류

근육에서는 자세를 유지하는 데 필요한 근육의 **긴장수축**(tonic contraction) 외에도 다른 유형의 수축도 발생한다. 근육수축에는 **단일수축**(twitch contraction), **강직수축**(tetanic contraction), **등장(력)수축**(isotonic contraction), **등척수축**(isometric contraction)이 있다.

1) 단일수축(twitch contraction)

한 번의 자극으로 근육을 흥분시키면 단시간 수축을 일으키고 이어서 이완하는데, 이를 **단일수축**이라고 한다. 뼈대근육은 활동전위가 발생하면 수축이 유도되는데, 단일수축은 1회의 활동전위에 의해 발생하는 수축이다. 1회의 단일수축에 소요되는 시간은 약 0.1초이며, 근육수축에 동반하여 길이가 짧아지는 변화를 특히 **단축**이라고 한다.

또한 단일수축을 나타내는 곡선은 3단계로 나뉜다. 자극을 준 순간부터 근육이 수축을 시작할 때까지의 약 0.01초를 잠복기(latent period)라고 하며, 기계적 변동이 아닌 전기적 현상이어서 곡선에는 나타나지 않는다. 근육이 실제로 수축하는 약 0.04초 동안의 시기를 수축기(contraction period)라고 하며, 그 이후 원래대로 돌아올 때까지의 약 0.05초를 이완기(relaxation period)라고 한다(그림 8-15).

08

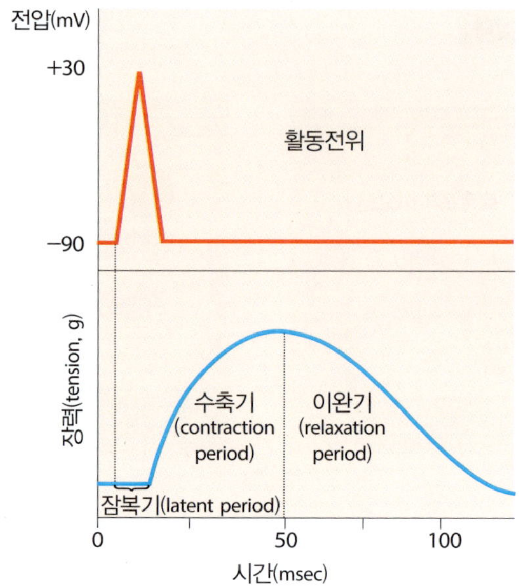

그림 8-15 단일수축곡선

2) 강직수축(tetanic contraction)

단일수축과 달리 **강직수축**은 더 지속적이고 안정적이다. 이는 근육에 연속적으로 충격을 가하는 일련의 자극에 의해 생성된다.

적당한 간격으로 전기적 신호를 2번 주어 활동전위를 2회 연속해서 발생시켰을 경우 전기적 신호의 간격이 충분히 떨어져 있으면 근육수축은 2회의 단일수축으로 관찰된다. 그러나 첫 수축이 완전히 끝나기 전에 두 번째 전기적 신호를 가하면 별도의 활동전위가 발생하며 수축이 중복되어 더욱 큰 최대점의 수축이 관찰되는데, 이것을 **가중**(summation)이라고 한다.

고빈도의 전기적 신호로 반복하면 수축이 가중되어 결국에는 각각의 개별적인 단일수축을 구별할 수 없게 되며, 장력이나 단축의 높이가 시간과 함께 증가하여 일정한 수치에서 최대가 되는 강축수축 상태가 된다. 또한 전기적 신호를 긴 시간간격으로 연속해서 가할 때 이완기에 해당하는 부분에서 다음의 수축이 나타나는 것을 **불완전강축**(incomplete tetanus)이라고 하고, 전기적 신호를 짧은 시간간격으로 연속해서 가할 때 이완현상 없이 수축상태만 발생하는 것을 **완전강축**(complete tetanus)이라고 한다. 강직수축은 가역성이 강한 수축현상이다(그림 8-16).

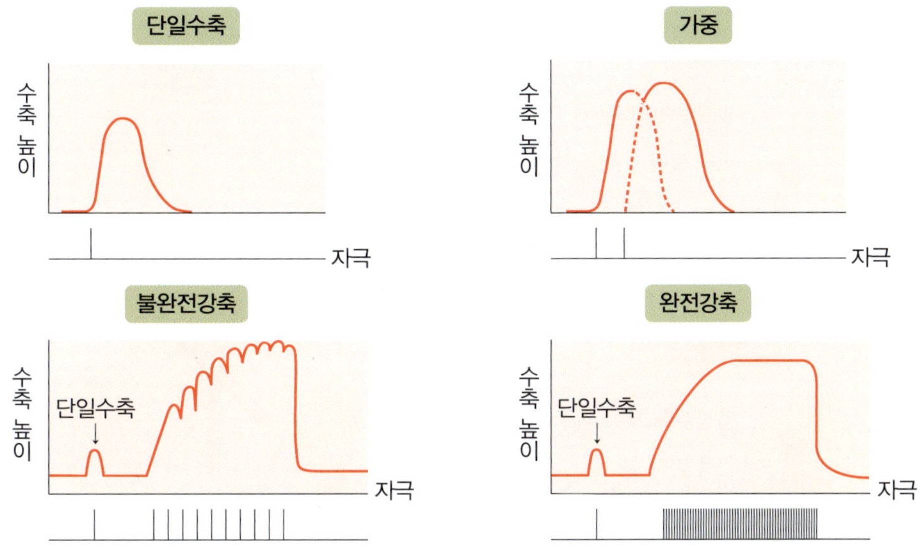

그림 8-16 근육의 수축곡선

3) 등장(력)수축(isotonic contraction)

관절의 움직임은 대부분의 경우 근육의 **등장(력)수축**을 통해 일어난다. 등장(력)수축은 근육에 주는 부하가 일정한 상태에서 근육 자체의 길이에 변화를 주어(닿는곳이 이는곳을 향해 이동) 근력을 발생시키는 것을 말한다(그림 8-17).

등장(력)수축에는 근육이 짧아지는 **동심수축**(concentric contraction)과 근육이 늘어나지만 여전히 수축이 일어나는 **편심수축**(eccentric contraction)이 있다. 예를 들어 책을 들어 올리려면 팔꿈치를 구부리는 위팔두갈래근의 동심수축이 필요하다. 책을 내려놓으려면 위팔두갈래근의 편심수축이 필요하다. 걷기, 달리기, 호흡, 물건 들어올리기, 비틀기 및 대부분의 인체 움직임은 등장(력)수축을 통해 일어난다.

4) 등척수축(isometric contraction)

뼈대근육의 수축이 항상 움직임을 만들어내는 것은 아니다. 때로는 근육의 길이를 변화시키지 않고 근육 내의 장력을 증가시키는 경우도 있다. 근육이 수축하는데 움직임이 없는 것을 **등척수축**이라고 하며, 근육 내부의 긴장은 증가한다(그림 8-17).

따라서 반복적인 등척수축은 근육을 어느 정도 크고 강하게 만든다. 벽이나 움직이지 않는 물체를 미는 운동은 등척수축의 예이다. 아무런 움직임이 일어나지 않고 근육도 짧아지지 않지만 내부 장력은 극적으로 증가한다.

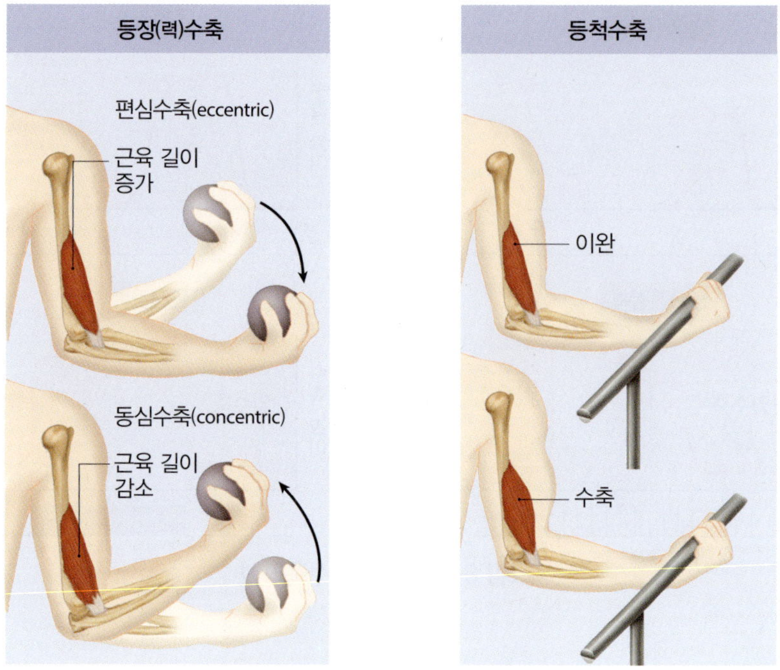

그림 8-17 등장(력)수축과 등척수축

등장(력)수축에서는 근육의 길이가 바뀌면서 움직임이 발생하지만, 등척수축에서는 근육이 하중에 대해 강하게 당겨지기만 할 뿐 길이가 짧아지지 않는다.

건강과 웰빙

● 불용위축(disuse atrophy)과 비대(hypertrophy)

규칙적이고 적절하게 운동을 하게 되면 근육긴장도 개선, 자세 개선, 심장 및 폐기능 개선, 피로 감소, 외모 및 감정 개선 등의 효과가 있다. 뼈대근육은 수행하는 작업량에 따라 변화가 일어나는 것이 정상이다. 오랫동안 활동하지 않으면 근육의 크기가 감소하는데, 이를 불용위축(disuse atrophy)이라고 한다. 반대로, 운동을 하면 비대(hypertrophy)라고 하는 근육의 크기 증가가 일어날 수 있다.

근육의 비대는 강한 저항에 맞서 근육을 수축시키는 근력운동을 통해 강화될 수 있다. 등척성 운동이나 역도는 근력을 강화시킬 수 있는 활동이다. 이러한 유형의 훈련을 통해 각 근(육)섬유의 근(육)잔섬유 수가 증가한다. 근(육)섬유의 수는 동일하더라도 근(육)잔섬유 수가 증가하면 근육의 질량이 크게 증가한다.

지구력을 강화시키는 유산소운동은 일반적으로 근육의 비대를 일으키지 않는다. 그 대신 유산소운동은 장기간에 걸쳐 적당한 운동을 지속할 수 있는 근육의 능력을 향상시킨다. 달리기, 자전거 타기, 등장성 운동과 같은 유산소운동은 근육의 크기는 크게 늘리지 않으면서 근육의 혈관 수를 증가시킨다. 혈류가 증가하면 운동 중 산소와 포도당이 근(육)섬유에 더 효율적으로 전달될 수 있다. 유산소운동은 또한 근(육)섬유의 사립체 수를 증가시켜 장기간 활동에 필요한 더 많은 ATP를 생산할 수 있게 한다.

3. 근육수축에 의한 뼈대근육의 움직임

관절에서 발생하는 특정 유형의 움직임은 해당 관절에 작용하는 근육의 이는곳과 닿는곳, 관계하는 뼈의 모양, 관절의 종류에 따라 달라진다(자세한 내용은 Chapter 07 뼈대계통을 참조). 어떤 관절에 작용하는 근육은 여러 방향으로 움직임을 일으키는 반면, 어떤 관절에 작용하는 근육은 제한된 움직임만 일으킨다.

1) 각운동(angular movement)

굽힘(굴곡, flexion)은 두 뼈 사이의 각도를 줄이는 운동이다. 굽힘은 굴곡 운동으로도 설명할 수 있는데, 팔꿈치의 경우 무릎을 구부리면 굽힘을 일으킨 것이다. **폄**(신전, extension)은 굽힘 동작의 반대로 두 뼈 사이의 각도를 늘이는 운동이다. 폄은 곧게 펴거나 길게 뻗는 동작이다.

벌림(외전, abduction)이란 팔을 바깥쪽으로 움직이는 것과 같이 인체의 정중선(midline)에서 멀어지는 운동이다. **모음**(내전, adduction)은 팔을 들어 올렸다가 몸 옆에 붙이는 것과 같이 인체의 정중선 쪽으로 움직이는 운동이다(그림 8-18, 8-19).

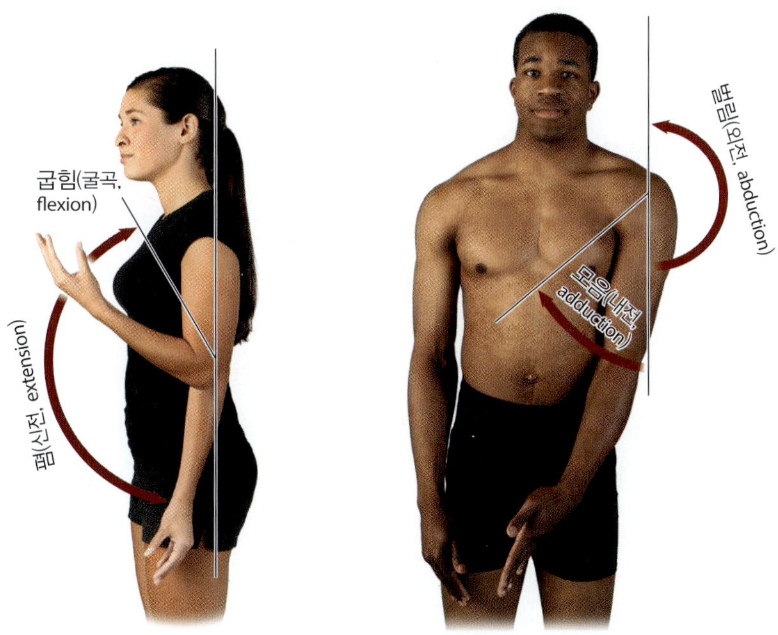

그림 8-18 인체의 각운동

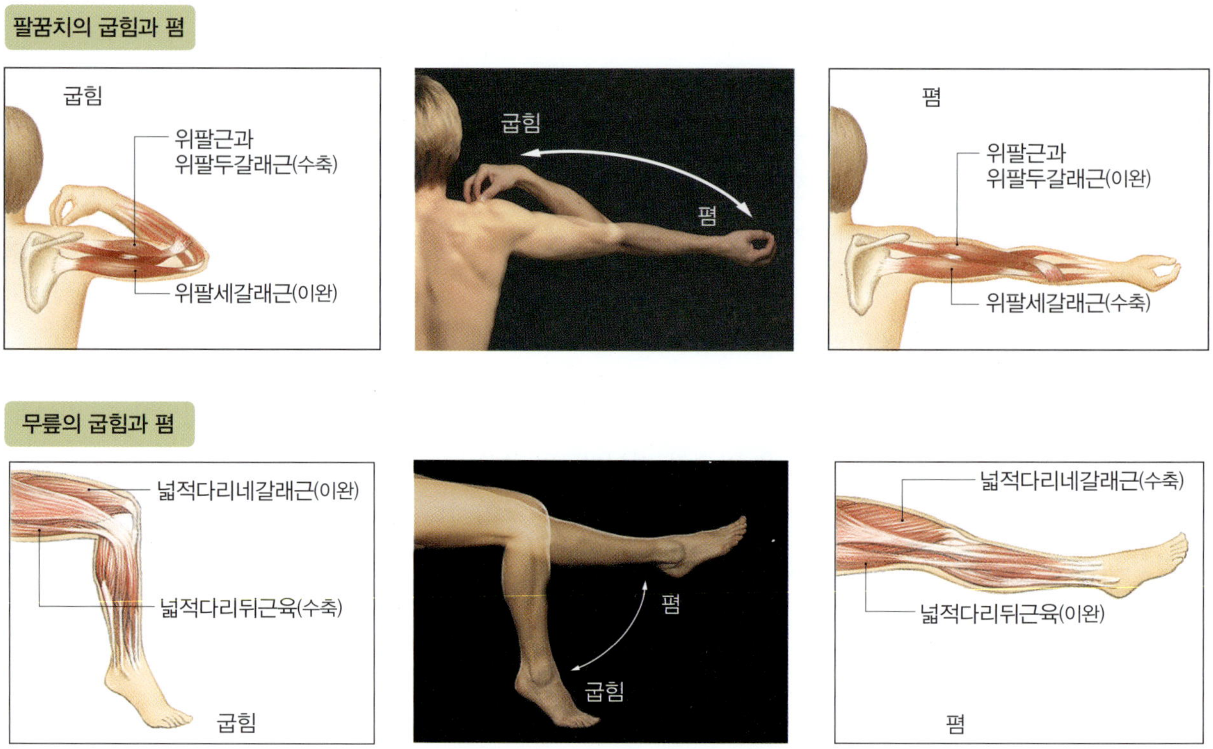

그림 8-19 팔꿈치와 무릎의 움직임

2) 원운동(circular movement)

돌림(회전, rotation)은 세로축을 중심으로 움직이는 운동이다. 머리뼈를 좌우로 움직여 머리와 목을 회전시킬 때 돌림이 일어난다. **휘돌림**(circumduction)은 인체 일부의 끝 부분으로 원을 그리듯이 움직이는 운동이다. 투수가 공을 던지기 위해 팔을 회전시킬 때 휘돌림이 일어난다.

뒤침(회외, supination)과 **엎침**(회내, pronation)은 아래팔의 회전으로 인해 발생하는 손의 위치를 나타낸다. 해부학적 자세(anatomical position)에서 설명하면 뒤침은 손바닥을 앞으로 향하게 한 상태이고, 뒤침은 반대로 손등을 앞으로 향하게 한 상태이다(그림 8-20).

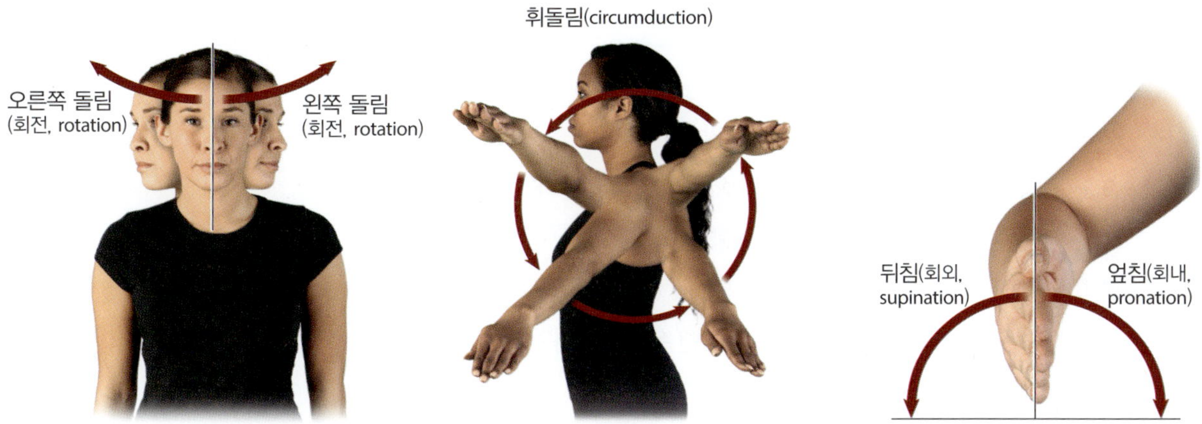

그림 8-20 인체의 원운동

3) 특수 동작(special movement)

발과 같은 인체 일부 부위는 일반적인 용어로 설명하기 어렵기 때문에 그 독특한 움직임을 설명하기 위해 특별한 용어가 사용되기도 한다.

등쪽굽힘(배측굴곡, dorsal flexion)과 **발바닥쪽굽힘**(plantar flexion)은 발목의 움직임을 나타내는 용어이다. 등쪽굽힘에서는 발가락이 위를 향하면서 발등 또는 발의 윗부분이 올라간다. 발바닥쪽굽힘에서는 발가락으로 서 있을 때처럼 발바닥이 아래쪽을 향한다.

안쪽들림(내번, inversion)과 **가쪽들림**(외번, eversion)도 발목의 움직임을 나타내는 용어이다. 안쪽들림은 발바닥이 인체의 정중선을 향하도록 발목을 회전시킨 상태이고, 가쪽들림은 발목을 반대 방향으로 회전시켜 발바닥이 인체의 정중선에서 반대쪽을 향하게 한 상태이다(그림 8-21).

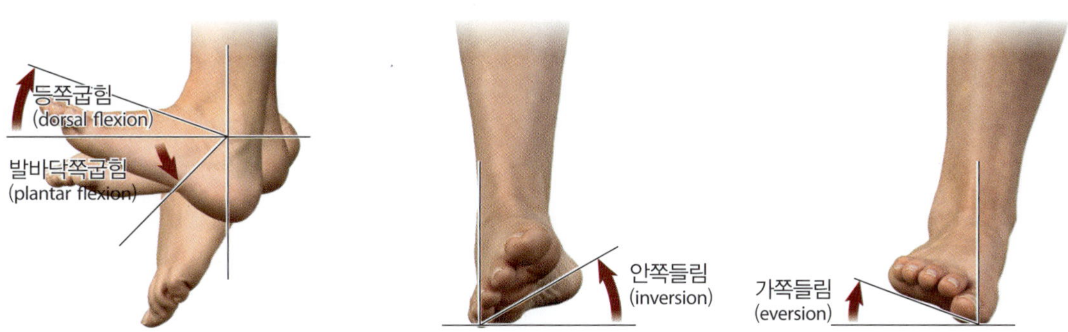

그림 8-21 인체의 특수한 동작

요점확인

1. 운동단위란 무엇인가?
2. 근육은 다양한 수준의 힘을 어떻게 발휘하는가?
3. 근육의 등장(력)수축과 등척수축의 차이점은 무엇인가?
4. 근력운동은 사람의 근육에 어떤 영향을 미치는가?
5. 아세틸콜린은 근육수축에서 어떤 역할을 하는가?
6. 무릎을 구부렸을 때 이것은 인체의 어떤 움직임인가?
7. 발의 발등쪽굽힘은 어떻게 일어나는가?

연구동향

● 근력 개선

뼈대근육의 근력을 높이는 가장 확실하고 효과적인 방법은 근력운동, 즉 강한 저항에 맞서 정기적으로 근육을 수축시키는 것이다. 사람이 달성할 수 있는 근력의 최대치는 주로 유전요인에 의해 결정된다. 그러나 근력을 향상시키기 위해 운동선수들이 수세기에 걸쳐 사용해온 화학적 강화제도 많이 있다.

20세기 초반 운동선수들 사이에서 비타민 보충제의 남용이 유행이었다. 적당한 양의 비타민 보충제를 섭취하면 근육 기능에 좋은 역할을 하지만 과도하게 사용하면 비타민과다증(hypervitaminosis)을 유발하여 심각한 결과를 초래할 수 있다. 운동선수가 자주 남용하는 또 다른 화학물질에는 합성대사스테로이드(anabolic steroid)가 있다. 이것은 남성호르몬인 테스토스테론(testosterone)의 합성 유도체인데, 자연적으로 생성된 테스토스테론과 마찬가지로 실제 근육 크기와 힘의 증가를 자극한다. 따라서 대회에서 우승을 원하는 코치와 운동선수에게는 매우 매력적인 물질이다. 그러나 이 호르몬을 장기간 사용하면 생명을 위협하는 호르몬 불균형 등의 심각한 결과를 초래할 수 있다. 이러한 이유로 합성대사스테로이드는 대부분의 스포츠 단체에서 금지 약물로 지정하고 있다.

현재 운동생리학자들은 근력이나 지구력을 향상시키는 것으로 보고된 크레아틴인산염(creatine phosphate), 다양한 보조효소 등 여러 가지 화학물질을 조사하고 있다. 이러한 물질을 사용하기 전에 전문가의 도움을 받고 해당 물질에 대한 최신 연구 결과를 주의 깊게 검토하는 것이 바람직하다.

5. 뼈대근육의 구성

뼈대계통을 몸통뼈대와 팔다리뼈대로 분류했듯이 근육계통도 **몸통근육**(axial muscle)과 **팔다리근육**(appendicular muscle)으로 크게 나눌 수 있다. 또한 각 근육들은 위치하는 부위에 따라 세분되는데, 일반적으로 위치가 가까운 근육은 유사한 작용을 하고 같은 신경의 지배를 받게 될 가능성이 크기 때문이다(표 8-3). 예를 들어 지배신경을 고려하면 가로막(횡격막, diaphragm)은 목근육에 속해야 하지만, 그 위치에 따라 분류하면 가슴근육에 속한다.

온몸의 주요 뼈대근육은 그림 8-22와 같다.

표 8-3 뼈대근육의 구성

몸통근육	배쪽근육	머리근육
		목근육
		가슴근육
		배근육
	등쪽근육	얕은등근육
		깊은등근육
팔다리근육	팔근육	팔이음뼈근육
		위팔근육
		아래팔근육
		손근육
	다리근육	다리이음뼈근육
		넓적다리근육
		종아리근육
		발근육

08

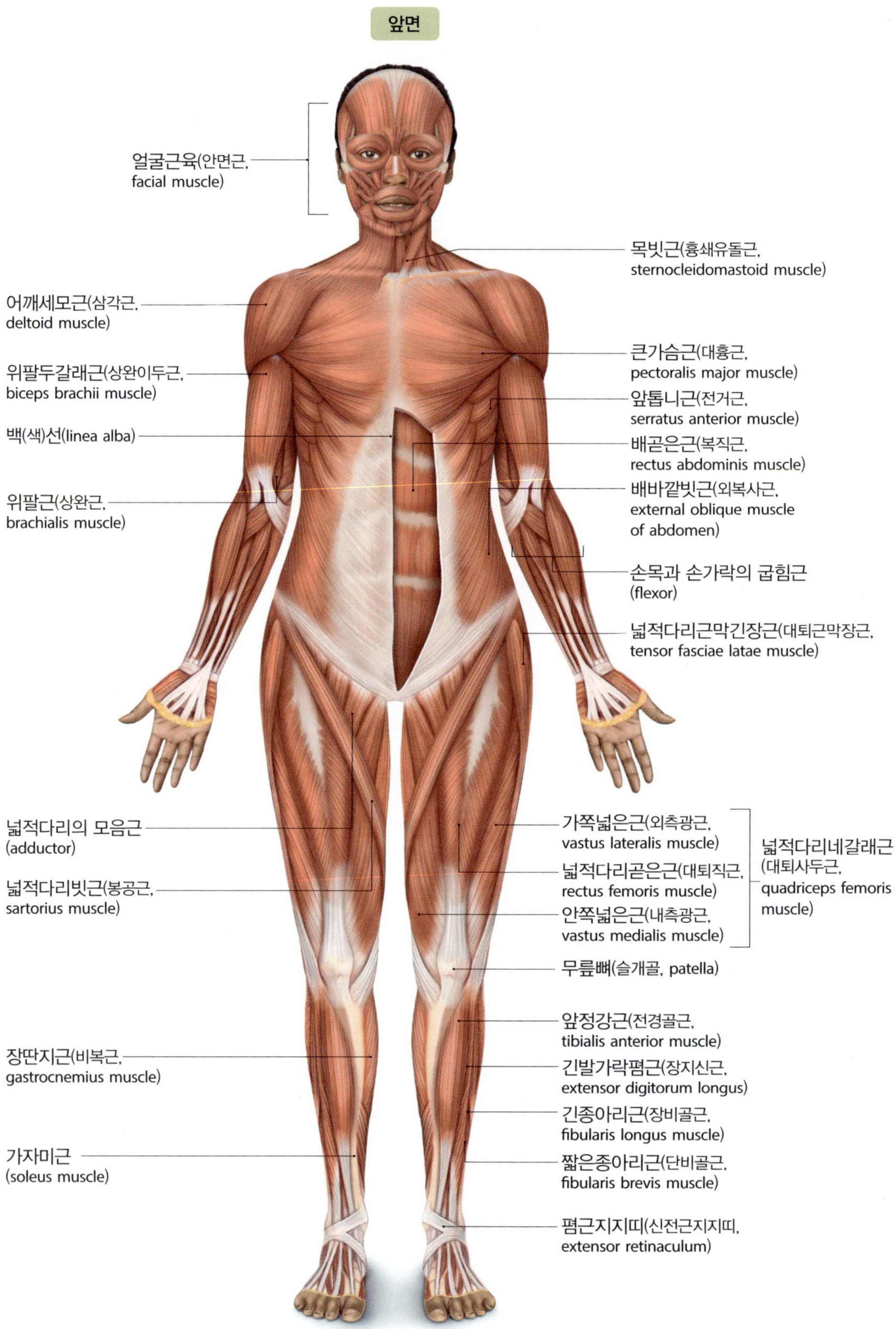

그림 8-22 온몸의 주요 뼈대근육

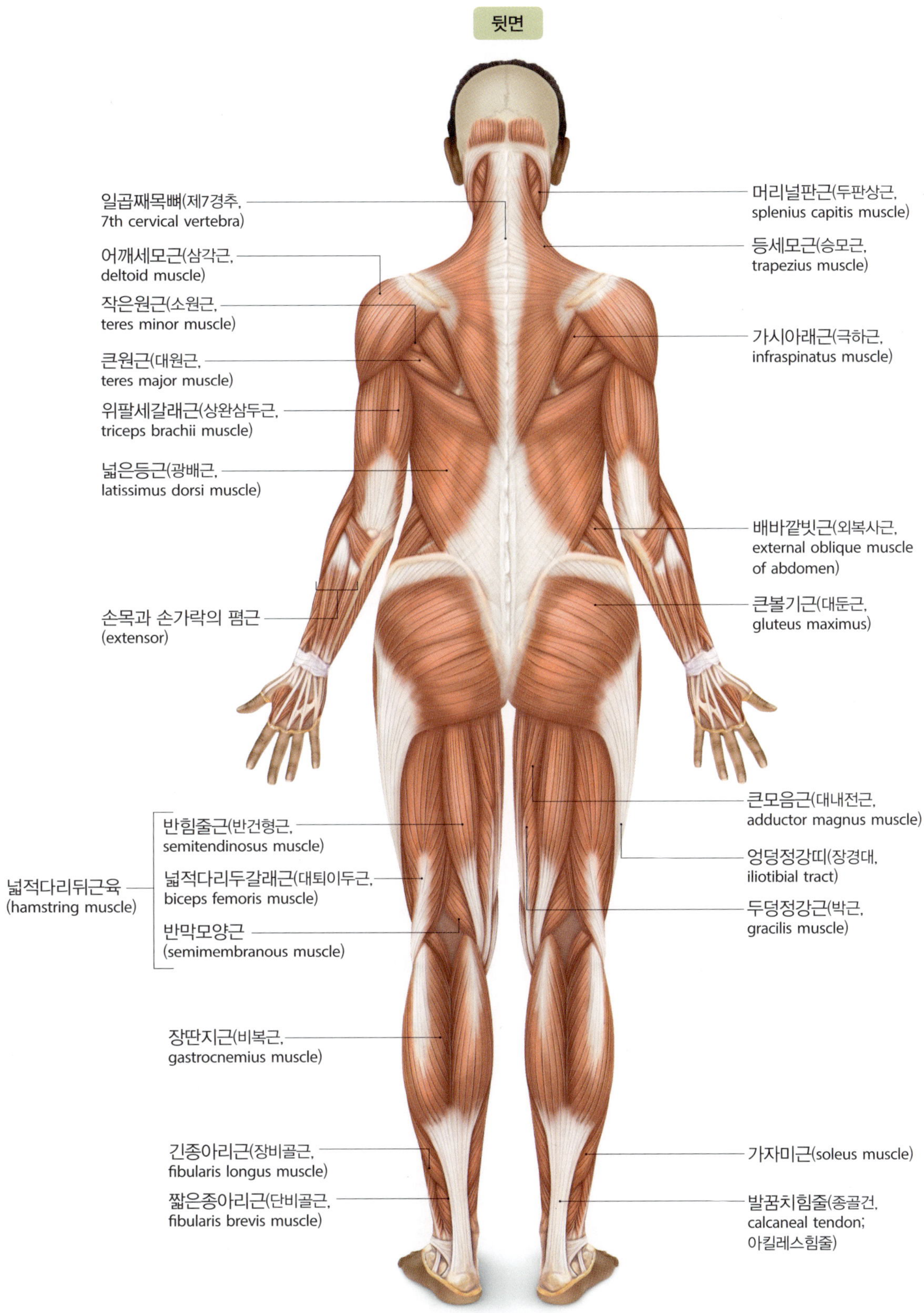

그림 8-22 온몸의 주요 뼈대근육 (계속)

6. 몸통근육

1. 머리근육

머리근육은 얕은층에 있는 **얼굴근육**과 깊은층에 있는 **씹기근육**(저작근)의 두 무리로 나뉘며 모두 내장근육이다.

1) 얼굴근육(facial muscle)

얼굴근육은 머리 피부와 피부밑에 위치하는 작은 근육으로 구성되며(그림 8-23, 표 8-4), 피부를 움직이기 때문에 뼈대근육과 구별하여 피부근육이라고도 한다. 20여 개의 얼굴근육은 얼굴 부위를 움직여 다양한 표정을 나타내기 때문에 **표정근육**(facial muscle)이라고도 하며, 얼굴신경(안면신경, facial nerve)의 지배를 받는다.

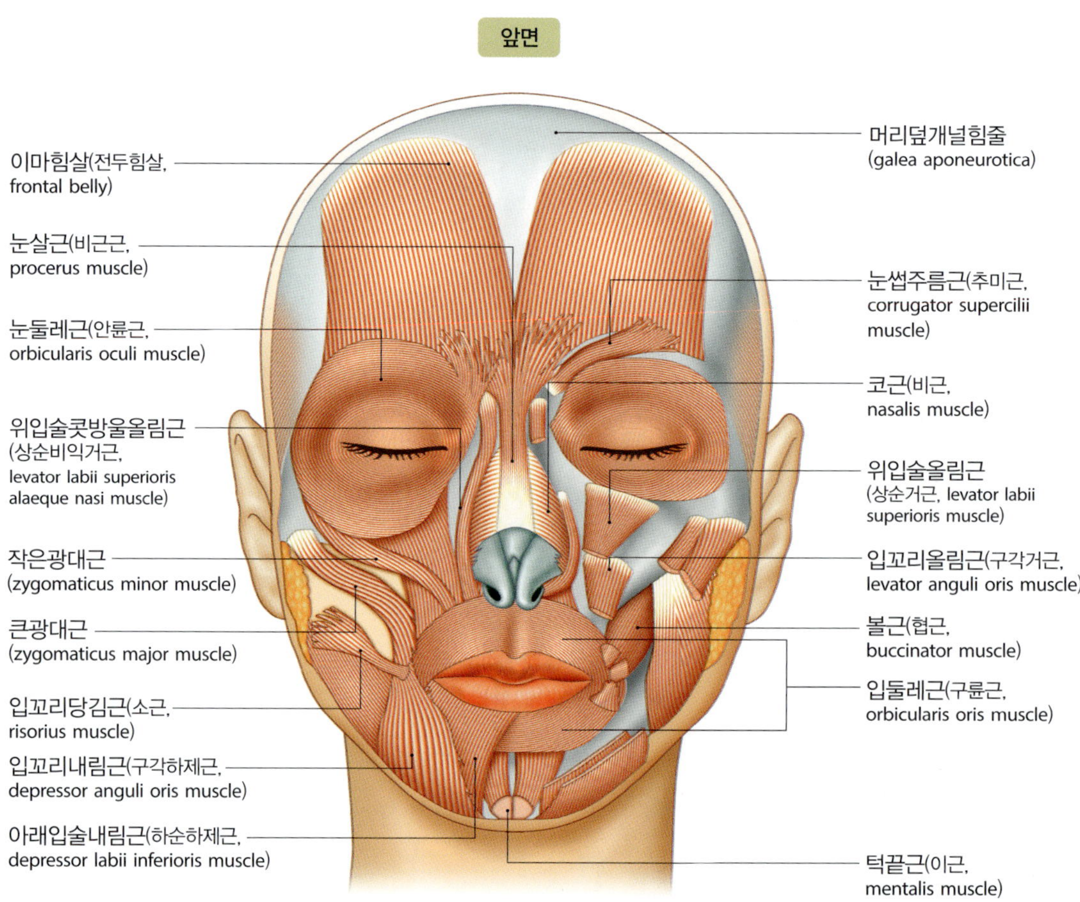

그림 8-23 얼굴근육

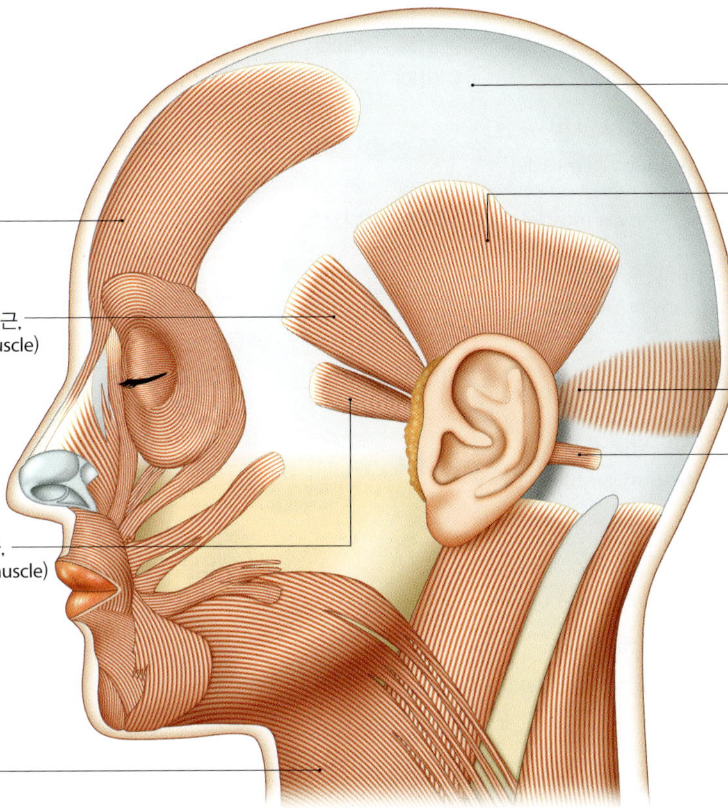

그림 8-23 **얼굴근육** (계속)

표 8-4 얼굴근육

분류	근육명	이는곳	닿는곳	작용
머리덮개뼈를 앞뒤로 덮는 근육	이마힘살 (전두힘살, frontal belly)	머리덮개널힘줄	눈썹 피부	이마의 가로주름 형성한다.
	뒤통수힘살 (후두힘살, occipital belly)	뒤통수뼈의 위목덜미선	머리덮개널힘줄	머리덮개널힘줄을 끌어당겨 이마의 주름을 없앤다.
귀 주위 근육	앞귓바퀴근(전이개근, anterior auricular muscle)	관자근막, 머리덮개힘줄	귀둘레 안쪽면	귓바퀴를 앞, 위, 뒤로 움직이는 근육으로 인간의 경우 기능이 많이 퇴화되어서 대부분은 움직일 수 없다.
	위귓바퀴근(상이개근, superior auricular muscle)	머리덮개널힘줄, 관자근막	귓바퀴 안쪽면	
	뒤귓바퀴근(후이개근, posterior auricular muscle)	꼭지돌기	귓바퀴 뒷면	

08

표 8-4 얼굴근육 (계속)

분류	근육명	이는곳	닿는곳	작용
눈 주위 근육	눈둘레근(안륜근, orbicularis oculi muscle)	눈물뼈, 위턱뼈, 이마뼈	눈 주변 조직	눈꺼풀을 조인다.
	눈썹주름근(추미근, corrugator supercilii muscle)	위쪽 눈확	눈썹 피부	미간의 세로 주름을 형성한다.
코 주위 근육	코근(비근, nasalis muscle)	위턱뼈 앞니오목	콧망울연골	콧구멍을 넓힌다.
입 주위 근육	입둘레근(구륜근, orbicularis oris muscle)	입술 피부	입 주변 피부와 근육	입술을 다물거나 앞으로 내밀게 한다.
	큰광대근 (zygomaticus major muscle)	광대활	입꼬리	입꼬리를 가쪽위 방향으로 당긴다.
	작은광대근 (zygomaticus major muscle)	광대뼈	위입술 가쪽부위	위입술을 가쪽위 방향으로 끌어당긴다.
	위입술콧방울올림근 (상순비익거근, levator labii superioris alaeque nasi muscle)	위턱뼈	위입술 안쪽부위	위입술을 위로 당긴다.
	입꼬리올림근(구각거근, levator anguli oris muscle)	위턱뼈	입꼬리	입꼬리를 위로 당긴다.
	볼근(협근, buccinator muscle)	위턱뼈와 아래턱뼈	입꼬리	뺨을 압박하여 입안의 압력을 높이고 공기를 내뿜게 한다.
	입꼬리당김근(소근, risorius muscle)	귀밑샘근막	입꼬리	입꼬리를 가쪽방향으로 당긴다.
	입꼬리내림근(구각하제근, depressor anguli oris muscle)	아래턱뼈	입꼬리	입꼬리를 아래로 끌어내린다.
	아래입술내림근(하순하제근, depressor labii inferioris muscle)	턱끝구멍	아래입술	아래입술을 끌어내린다.
	턱끝근(이근, mentalis muscle)	아래턱뼈	턱 피부	턱을 끌어내리고 턱의 피부에 주름을 형성한다.

(1) 머리덮개뼈를 앞뒤로 덮는 근육

뒤통수이마근(후두전두근, occipitofrontal muscle)의 이마힘살(전두힘살, frontal belly)과 뒤통수힘살(후두힘살, occipital belly)로 구성되며, 이 근육이 수축되면 눈썹이 올라가고 이마에 주름이 잡힌다.

(2) 귀 주위 근육

귀 주위에는 귓바퀴근(이개근, auricular muscle)이 위치한다. 귓바퀴를 앞, 위, 뒤로 움직이는 근육으로, 본래는 귓바퀴를 움직여서 바깥귓구멍(외이공)을 여닫는 역할을 하지만 사람에게서는 퇴화되었다.

(3) 눈 주위 근육

눈 주위에는 눈을 감는 눈둘레근(안륜근, orbicularis oculi muscle), 미간의 주름을 만드는 눈썹주름근(추미근, corrugator supercilii muscle), 코뿌리에 가로주름을 만드는 눈살근(비근근, procerus muscle) 등이 있다.

(4) 코 주위 근육

코근(비근, nasalis muscle)이라고도 한다. 콧방울(비익, ala nasi) 가까이에 있으며, 본래는 콧구멍을 여닫는 데 작용하지만 사람에게는 그 흔적만 남아 있다.

(5) 입 주위 근육

입 주위에는 입을 오므리는 입둘레근(구륜근, orbicularis oris muscle), 웃을 때 윗입술을 올리는 큰광대근(zygomaticus major muscle), 울 때 윗입술을 올리는 작은광대근(zygomaticus minor muscle)이나 위입술올림근(상순거근, levator labii superioris muscle), 입꼬리를 내리는 입꼬리내림근(구각하제근, depressor anguli oris muscle), 입을 가로로 당기는 볼근(협근, buccinator muscle) 등이 있다.

2) 씹기근육(저작근, masticatory muscle)

씹기근육은 아래턱을 끌어올리고 좌우로 움직여 음식을 씹는 데 관여하는 근육이다(그림 8-24, 표 8-5). **깨물근**(교근, masseter muscle), **관자근**(측두근, temporalis muscle), **가쪽날개근**(외측익돌근, lateral pterygoid muscle), **안쪽날개근**(내측익돌근, medial pterygoid muscle)으로 구성되며, 삼차신경 가지인 아래턱신경(하악신경, mandibular nerve; 삼차신경 제1지)의 지배를 받는다.

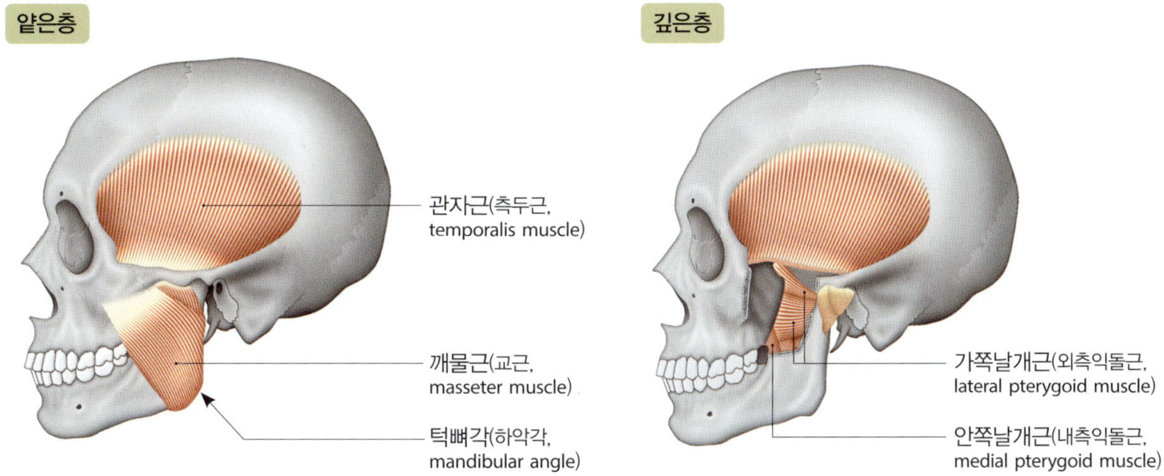

그림 8-24 씹기근육

표 8-5 씹기근육

근육명	이는곳	닿는곳	작용
깨물근(교근, masseter muscle)	광대활	아래턱뼈 바깥쪽	아래턱을 올리거나 안으로 들인다.
관자근(측두근, temporalis muscle)	관절오목(측두와)	아래턱뼈	아래턱을 위로 올린다.
가쪽날개근(외측익돌근, lateral pterygoid muscle)	나비뼈 가쪽날개판	턱관절주머니와 관절원반	아래턱을 내밀며 한쪽이 작용하면 옆으로 미끄러진다.
안쪽날개근(내측익돌근, medial pterygoid muscle)	나비뼈 가쪽날개판	턱뼈각 안쪽	아래턱을 내밀거나 올린다.

(1) 깨물근(교근, masseter muscle)

가장 표층에 있으며 아래턱뼈를 위쪽으로 당겨서 교합이나 이를 악물 때 작용한다. 광대활(zygomatic arch)에서 시작하여 턱뼈각(하악각, mandibular angle) 가쪽면에 부착한다.

(2) 관자근(측두근, temporalis muscle)

관자놀이에 위치하는 부채 모양의 근육이다. 아래턱뼈를 뒤쪽 위방향으로 끌어당김으로써 주로 교합에 작용한다. 관절오목(측두와, temporal fossa)에서 시작하여 광대활 깊은층을 지나 아래쪽을 향하다가 아래턱뼈 근육돌기(muscular process)에 부착한다.

(3) 가쪽날개근(외측익돌근, lateral pterygoid muscle)

볼의 깊은층에 위치하는 근육이다. 한쪽만 수축하면 아래턱이 반대쪽으로 이동하고 양쪽이 교대로 작용하면 아래턱이 좌우로 움직이는데, 이는 턱 연마운동의 기초가 된다. 양쪽이 동시에 수축하면 아래턱은 앞쪽으로 돌출된다. 위턱 뒤쪽에서 시작하여 턱관절주머니와 관절원반에 부착한다.

(4) 안쪽날개근(내측익돌근, medial pterygoid muscle)

가장 깊은층에 위치하는 씹기근육이다. 한쪽만 수축하면 아래턱을 반대쪽으로 움직여 가쪽날개근과 함께 연마운동에 관여하고, 양쪽이 모두 수축하면 아래턱을 앞쪽으로 끌어올리듯이 작용한다. 위턱 뒤쪽에서 시작하여 아래턱 깊은층에서 깨물근에 평행하게 주행하여 턱뼈각 안쪽면에 부착한다.

2. 목근육

목근육은 **피부밑목근육**, **옆목근육**, **앞목근육**, **뒤목근육**의 네 무리로 나뉜다(표 8-6). 목 앞면에는 씹기와 삼킴에 관여하는 근육[목뿔위근육(설골상근), 목뿔아래근육(설골하근) 등]과 목의 운동과 고정에 관여하는 근육[목빗근(흉쇄유돌근), 후두밑근(뒤통수밑근), 척주앞근육 등]이 있다. 또한 호흡운동을 보조하는 근육[목갈비근(사각근) 등]이 있어 가슴호흡(흉식호흡) 시 갈비뼈를 들어올린다. 다만, 목뼈(경추)의 가로돌기(횡돌기, transverse process) 뒷면에서 시작되는 근육은 등근육에 속한다.

표 8-6 목근육

분류	근육명		이는곳	닿는곳	작용
피부밑 목근육	넓은목근 (광경근, platysma muscle)		목과 가슴의 근막	아래턱뼈	목의 주름을 형성하고, 입꼬리와 아래입술을 아래로 움직인다.
옆목근육	목빗근(흉쇄유돌근, sternocleidomastoid muscle)		복장뼈, 빗장뼈	관자뼈 꼭지돌기	머리를 앞아래로 굽힌다. 한쪽만 작용하면 반대쪽으로 머리가 들어올려진다.
앞목근육	목뿔위근육 (설골상근, suprahyoid muscle)	두힘살근(이복근, digastric muscle)	아래턱뼈 꼭지돌기	목뿔뼈 작은뿔	목뿔뼈를 뒤위쪽으로 당기고 아래턱뼈를 밑으로 당긴다.
		붓목뿔근 (경상설골근, stylohyoid muscle)	붓돌기	목뿔뼈몸통	목뿔뼈를 뒤위쪽으로 들어올린다.
		턱목뿔근(악설골근, mylohyoid muscle)	턱목뿔근선	목뿔뼈몸통	목뿔뼈와 혀를 끌어올린다.
		턱끝목뿔근 (이설골근, geniohyoid muscle)	아래턱뼈	목뿔뼈몸통	목뿔뼈를 올리고 아래턱뼈를 밑으로 내린다.
	목뿔아래근육 (설골하근, infrahyoid muscle)	복장목뿔근 (흉골설골근, sternohyoid muscle)	복장뼈자루 및 복장빗장관절	목뿔뼈몸통	목뿔뼈와 혀를 밑으로 내린다.
		어깨목뿔근 (견갑설골근, omohyoid muscle)	어깨뼈	목뿔뼈몸통	목뿔뼈를 밑으로 당긴다.
		복장방패근 (흉갑상근, sternothyroid muscle)	복장뼈	방패연골의 빗금(사선)	방패연골과 후두를 밑으로 당긴다.
		방패목뿔근 (갑상설골근, thyrohyoid muscle)	방패연골	목뿔뼈 큰뿔	목뿔뼈를 아래로 당긴다. 그러나 목뿔뼈가 고정되면 방패연골을 위로 당긴다.

08

표 8-6 목근육 (계속)

분류	근육명		이는곳	닿는곳	작용
뒤목근육	척추앞근육(추전근, prevertebral muscle)	앞머리곧은근(전두직근, rectus capitis anterior muscle)	고리뼈	뒤통수뼈 큰구멍	머리를 굽힌다.
		가쪽머리곧은근(외측두직근, rectus capitis lateralis muscle)	고리뼈	뒤통수뼈 관절융기	머리를 가쪽으로 돌린다.
		머리긴근(두장근, longus capitis muscle)	목뼈	뒤통수뼈 바닥부분	머리를 굽힌다.
		목긴근(경장근, longus colli muscle)	목뼈	목뼈몸통	목을 굽히고 돌린다.
	목갈비근육(사각근, scalene muscle)	앞목갈비근(전사각근, scalenus anterior muscle)	목뼈 가로돌기	첫째갈비뼈 앞 목갈비근결절	이는곳 고정 시 첫째~둘째갈비뼈를 위로 올려 가슴안의 부피를 증가시킨다.
		중간목갈비근(중사각근, scalenus medius muscle)	목뼈 가로돌기	첫째갈비뼈 윗면	
		뒷목갈비근(후사각근, scalenus posterior muscle)	목뼈 가로돌기	둘째갈비뼈	닿는곳 고정 시 목을 굽힌다.

1) 피부밑목근육

넓은목근(광경근, platysma muscle)은 옆목부위의 피부 밑에 있는 얇은 근육으로, 얼굴근육과 같은 계통이며, 얼굴신경의 지배를 받는다(그림 8-23 참조).

2) 옆목근육

목빗근(흉쇄유돌근, sternocleidomastoid muscle)은 복장뼈 윗부분과 빗장뼈 안쪽부분에서 시작한 후 옆목부분 뒤쪽 위를 비스듬하게 지나서 관자뼈 꼭지돌기에 부착한다(그림 8-25).

3) 앞목근육

앞목근육은 앞목 부위에서 다른 뼈대와 떨어져 방패연골(갑상연골) 바로 위에 있는 목뿔뼈(설골)에 부착하는 근육으로, **목뿔위근육**(설골상근)과 **목뿔아래근육**(설골하근)의 두 무리로 나뉜다(그림 8-25).

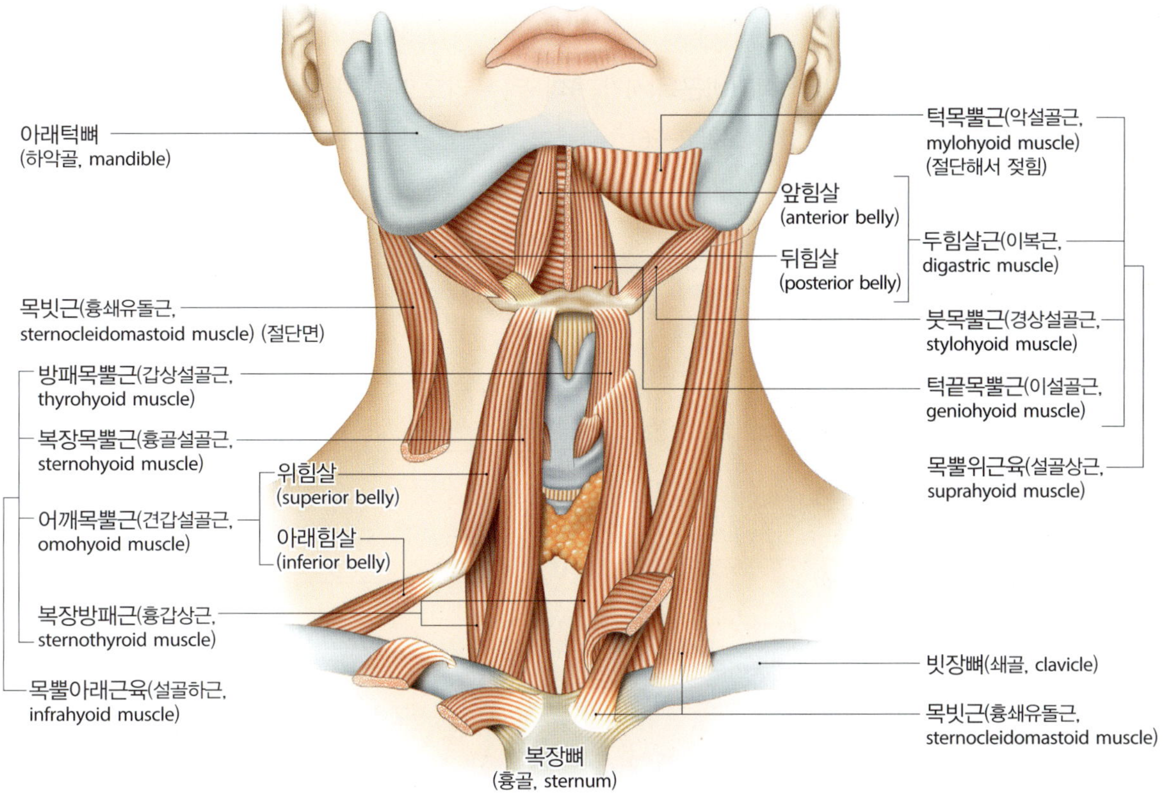

그림 8-25 **앞목근육(목뿔위근육과 목뿔아래근육)**

(1) 목뿔위근육(설골상근, suprahyoid muscle)

아래턱뼈와 목뿔뼈 사이에 있으며, 씹기와 삼킴 운동에 관여한다. 두힘살근[앞힘살(anterior belly); 아래턱신경 지배, 뒤힘살(posterior belly); 얼굴신경 지배], 붓목뿔근(경상설골근, stylohyoid muscle; 얼굴신경 지배), 턱목뿔근(악설골근, mylohyoid muscle; 아래턱신경 지배), 턱끝목뿔근(이설골근, geniohyoid muscle; 혀밑신경 지배)의 4종류로 구성된다.

(2) 목뿔아래근육(설골하근, infrahyoid muscle)

목뿔뼈 아래쪽에 있으며, 삼킴과 발성 시 목뿔뼈나 후두를 움직이는 근육들이다. 복장목뿔근(흉골설골근, sternohyoid muscle), 어깨목뿔근(견갑설골근, omohyoid muscle), 복장방패근(흉갑상근, sternothyroid muscle), 방패목뿔근(갑상설골근, thyrohyoid muscle)의 4종류로 구성되며, 모두 목신경얼기(첫째~셋째목신경이 만드는 고리)에서 유래한 신경의 지배를 받는다.

4) 뒤목근육

뒤목근육은 **척추앞근육**(추전근)과 **목갈비근육**(사각근)의 두 무리로 나뉜다. 목덜미의 근육이기는 하나 모두 척추(뼈) 가로돌기보다는 앞에 있다(그림 8-26).

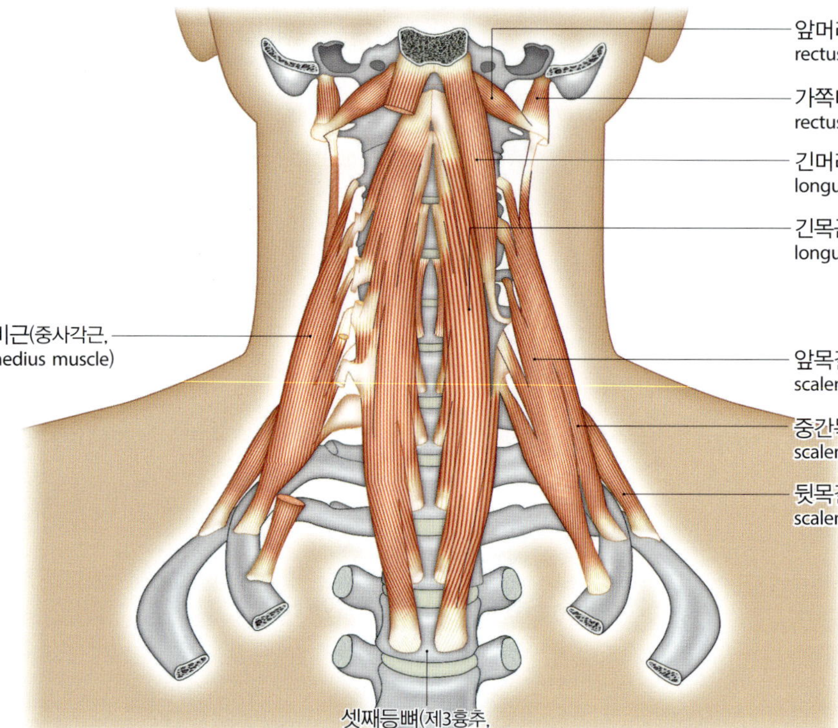

그림 8-26 뒤목근육(척추앞근육과 목갈비근육)

(1) 척추앞근육(추전근, prevertebral muscle)

목의 앞가쪽에 위치하는 근육으로, 목의 굽힘, 가쪽굽힘, 돌림에 작용한다. 앞머리곧은근(전두직근, rectus capitis anterior muscle), 가쪽머리곧은근(외측두직근, rectus capitis lateralis muscle), 긴머리근(두장근, longus capitis muscle), 긴목근(경장근, longus colli muscle)의 4종류로 구성되며, 목신경 앞가지가 지배한다.

(2) 목갈비근육(사각근, scalene muscle)

척추앞근육 가쪽에 위치하는 3쌍의 근육으로, 이는곳이 고정되면 첫째 · 둘째갈비뼈를 올려 들숨이 일어나게 하고, 닿는곳이 고정되면 목을 굽힌다. 앞목갈비근(전사각근, scalenus anterior muscle), 중간목갈비근(중사각근, scalenus medius muscle), 뒷목갈비근(후사각근, scalenus posterior muscle)이 있으며, 목신경의 지배를 받는다.

3. 가슴근육

가슴근육은 가슴의 앞면과 가쪽에 위치하는 근육으로, **얕은가슴근육**과 **깊은가슴근육**의 두 무리로 나뉜다(그림 8-27, 표 8-7). 얕은가슴근육은 가슴 표면에 있는 팔을 움직이는 근육이고, 깊은가슴근육은 호흡근육이다. 가슴근육은 모두 가슴우리에 이는곳과 닿는곳이 있으며, 대부분은 갈비사이신경(늑간신경)의 지배를 받는다.

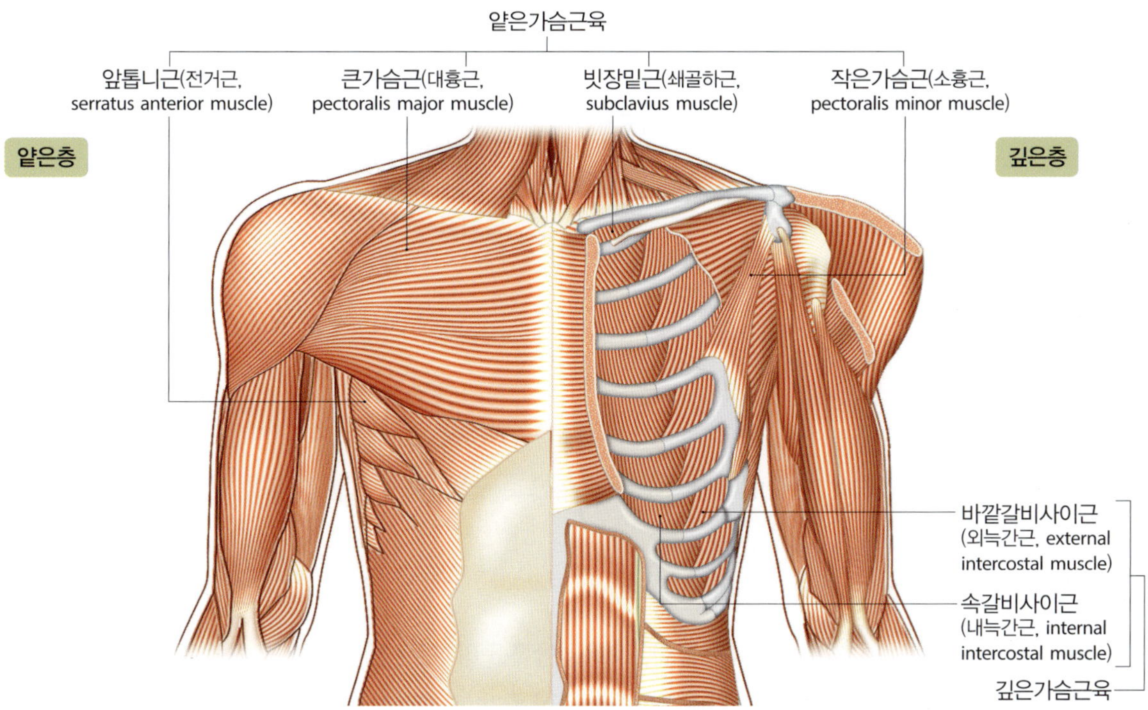

그림 8-27 가슴근육

표 8-7 가슴근육

분류	근육명	이는곳	닿는곳	작용
얕은 가슴근육	큰가슴근(대흉근, pectoralis major muscle)	빗장뼈 복장뼈 갈비뼈	위팔뼈 큰결절능선	위팔의 모음 및 안쪽돌림을 일으킨다. 위팔을 고정하면 복장뼈 및 갈비뼈를 올려 들숨을 돕는다.
	작은가슴근(소흉근, pectoralis minor muscle)	셋째~다섯째 갈비뼈	어깨뼈 부리돌기	어깨뼈를 앞으로 당기고 모은다. 빗장뼈를 고정하면 갈비뼈가 올라가 가슴안을 넓히고 들숨을 돕는다.
	빗장밑근(쇄골하근, subclavius muscle)	첫째갈비뼈 갈비연골	빗장뼈 빗장밑근 고랑	빗장뼈를 고정하거나 아래로 내린다.

08

표 8-7 가슴근육 (계속)

분류	근육명	이는곳	닿는곳	작용
얕은 가슴근육	앞톱니근(전거근, sematus anterior muscle)	첫째~여덟째갈비뼈	어깨뼈	어깨뼈를 앞으로 당기고 회전시킨다.
깊은 가슴근육	바깥갈비사이근(외늑간근, external intercostal muscle)	첫째~열한째갈비뼈 아래모서리	아래갈비뼈	갈비뼈를 들어올려 가슴안을 넓히고 들숨을 돕는다.
	속갈비사이근(내늑간근, internal intercostal muscle)	첫째~열한째갈비뼈 위모서리	위갈비뼈	갈비뼈를 아래로 당겨 가슴안을 좁히고 날숨을 돕는다.
	맨속갈비사이근(최내늑간근, innermost intercostal muscle)	인접 갈비뼈 사이	갈비뼈 위아래 모서리	속갈비사이근과 마찬가지로 날숨을 돕는다.
	갈비밑근(늑하근, subcostal muscle)	갈비뼈 위모서리	2~3개 위 갈비뼈 위모서리	갈비뼈를 아래로 당겨 날숨을 돕는다.
	가로막(횡격막, diaphragm)	첫째허리뼈, 열두째등뼈, 갈비뼈활, 칼돌기	중심널힘줄	가슴안을 넓히거나 좁힌다.

1) 얕은가슴근육

얕은가슴근육은 팔을 가슴우리에 연결시켜주는 근육으로 팔을 움직이는 작용을 한다.

(1) 큰가슴근(대흉근, pectoralis major muscle)

가슴에 위치하는 근육이지만 위팔의 굽힘, 모음, 안쪽돌림과 무엇인가를 끌어안을 때의 운동에 관여하며, 위팔이 고정되어 있을 경우 갈비뼈를 위로 들어올려 호흡을 돕는다. 빗장뼈, 복장뼈, 갈비뼈, 배곧은근집에서 시작하여 위팔뼈에 부착한다. 팔신경얼기에서 일어나는 안쪽 · 가쪽가슴근신경의 지배를 받는다.

(2) 작은가슴근(소흉근, pectoralis minor muscle)

어깨뼈를 앞쪽 아래로 잡아당겨 어깨를 고정하며, 깊은 호흡 시 갈비뼈를 들어올려 가슴우리를 넓히는 작용도 한다. 셋째~다섯째갈비뼈에서 시작하여 어깨뼈 부리돌기에 부착하며, 안쪽 · 가쪽가슴신경의 지배를 받는다.

(3) 빗장밑근(쇄골하근, subclavius muscle)

빗장뼈 가쪽을 아래로 잡아당겨 어깨를 고정시키는 작용을 한다. 첫째갈비뼈 갈비연골에서 시작하여 빗장뼈 아래면에 부착하며, 빗장밑신경의 지배를 받는다.

(4) 앞톱니근(전거근, serratus anterior muscle)

갈비뼈와 어깨뼈 안쪽모서리를 연결하는 근육으로, 어깨뼈를 앞으로 당기면서 회전하는 운동에 관여한다. 첫째~여덟째갈비뼈에서 시작하여 어깨뼈 안쪽모서리에 부착하며, 긴가슴신경의 지배를 받는다.

2) 깊은가슴근육

깊은가슴근육은 갈비사이공간(늑간, intercostal space)에 있는 근육으로, 갈비뼈를 움직여 호흡운동에 작용한다.

(1) 갈비사이근(늑간근, intercostal muscle)

위아래 갈비뼈 사이(갈비사이공간)에 있으며, 가슴우리를 메워 가슴을 형성하는 근육이다. 가쪽 표면에서부터 **바깥갈비사이근**(외늑간근), **속갈비사이근**(내늑간근), **맨속갈비사이근**(최내늑간근)의 3종류가 있으며(그림 8-28), 속갈비사이근과 맨속갈비사이근 사이에는 갈비뼈 아래모서리를 따라 지나가는 갈비사이 정맥 · 동맥 · 신경이 있다. 모두 갈비사이신경의 지배를 받는다.

① 바깥갈비사이근(외늑간근, external intercostal muscle)

가슴의 표층을 이루는 근육으로, 위쪽 뒤 방향에서 앞쪽 아래 방향으로 비스듬하게 내려와 한 칸 아래쪽의 갈비뼈에 부착한다. 이 근육이 수축하면 갈비뼈가 들려올라가고 가슴우리가 확장되어 들숨이 일어난다.

② 속갈비사이근(내늑간근, internal intercostal muscle)

바깥갈비사이근의 깊은층에 있으며, 아래쪽 뒤 방향에서 앞쪽 위 방향으로 올라가 한 칸 위쪽의 갈비뼈에 부착한다. 바깥갈비사이근에 대항하는 작용을 하며, 위쪽 갈비뼈를 내림으로써 날숨에 작용한다.

③ 맨속갈비사이근(최내늑간근, innermost intercostal muscle)

속갈비사이근 속면에 인접해서 같은 주행을 나타내는 근육이다. 속갈비사이근과 마찬가지로 날숨에 작용한다.

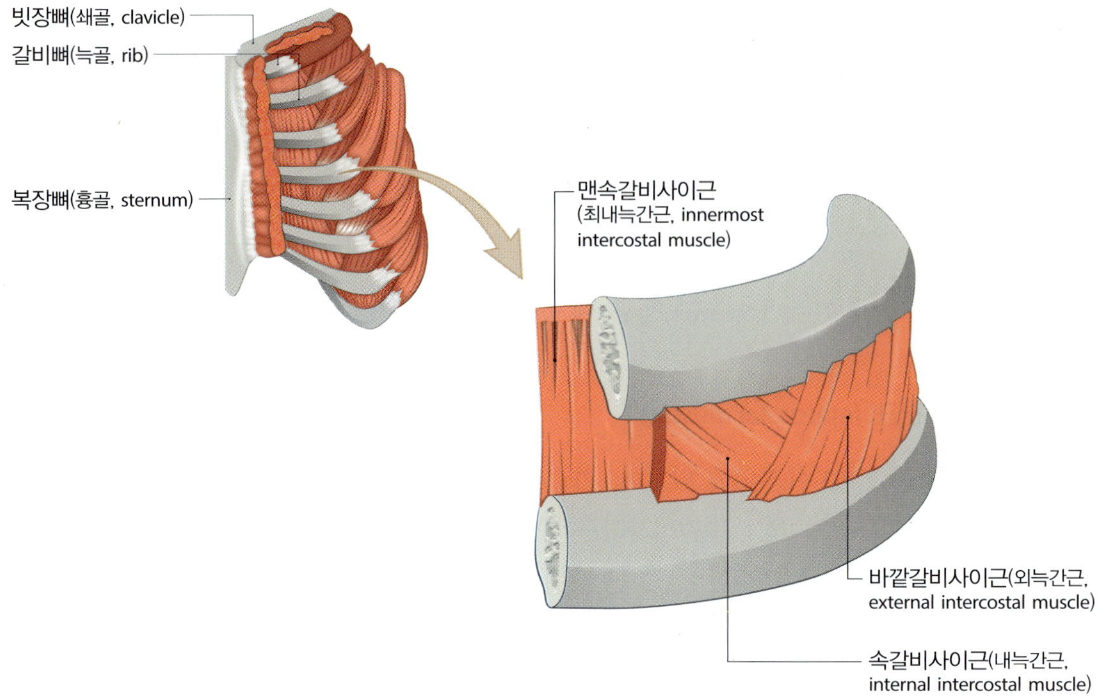

그림 8-28 갈비사이근

(2) 갈비밑근(늑하근, subcostal muscle)

가슴우리의 일부에만 있으며 보통 가슴우리 아랫부분에 잘 발달해 있다. 아래쪽 갈비뼈 위모서리에서 시작하여 둘째 · 셋째갈비뼈 위모서리에 부착한다. 갈비사이신경의 지배를 받으며 갈비뼈를 아래로 내리는 운동에 관여한다.

(3) 가로막(횡격막, diaphragm)

가슴안과 배안을 나누는 근육으로, 가슴안 쪽으로 둥글게 솟아 있다. 원형의 중앙 부위는 나뭇잎 3개를 붙여 놓은 모양의 힘줄로 이루어지며, 여기에 허리뼈, 복장뼈, 갈비뼈에서 시작한 근(육)섬유가 부착한다. 가로막신경의 지배를 받는다.

가로막은 이완된 상태에서는 위로 솟아 있지만, 숨을 들이마시면 가로막이 수축하여 아래쪽으로 내려가면서 편평해지고, 동시에 갈비뼈를 둘러싸는 근육이 수축되어 갈비뼈를 들어올린다. 이러한 방식으로 가슴 속의 공간이 깊고 넓어져 공기의 수용량이 늘어나게 된다.

가로막에는 가슴안에서 배안으로 통하는 3개의 중요한 구멍이 있는데, 대동맥과 가슴림프관(흉관)이 통과하는 **대동맥구멍**(aortic hiatus), 아래대정맥이 통과하는 **대정맥구멍**(caval foramen), 식도와 미주신경이 통과하는 **식도구멍**(esophageal hiatus)이다(그림 8-29).

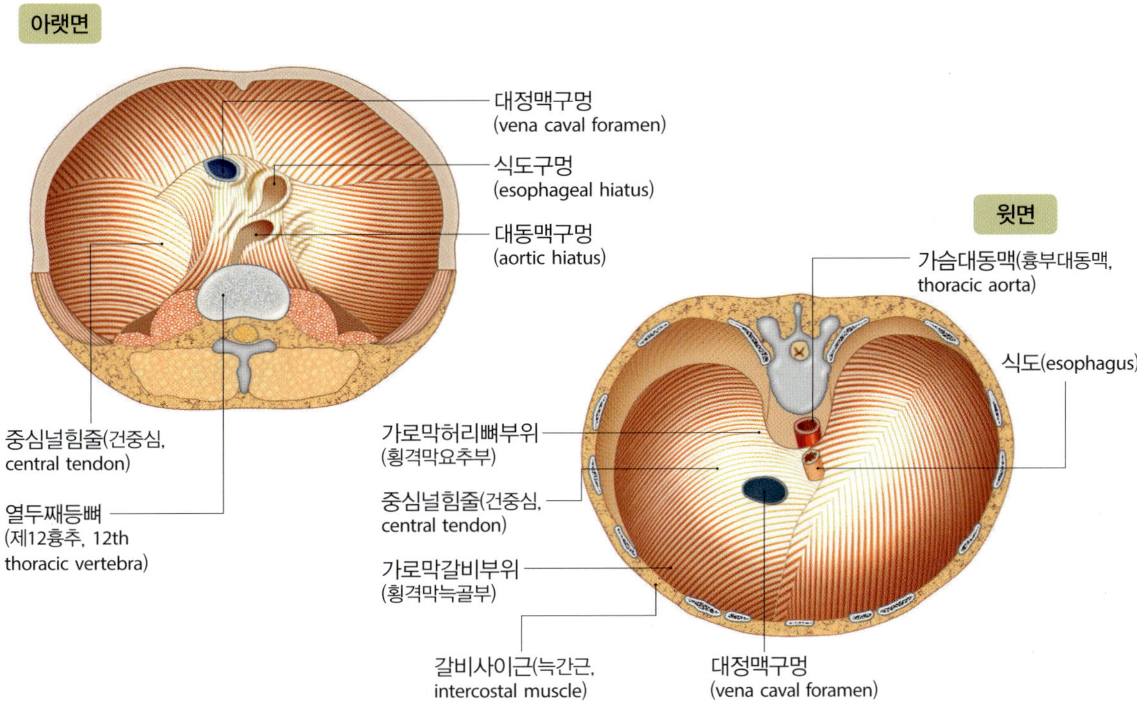

그림 8-29 가로막

4. 배근육

배근육은 가슴우리의 아래모서리와 골반 사이에 있는 몸통의 근육을 말하며, **앞배근육**, **옆구리근육**, **뒤배근육**의 세 무리로 나뉜다(**표 8-8**). 배벽을 형성하여 배의 장기를 보호하고 배안의 속압력을 조절하며, 호흡 및 배변을 돕고 척주의 운동에도 관여한다. 갈비사이신경(늑간신경)의 지배를 받는다.

표 8-8 배근육

분류	근육명	이는곳	닿는곳	작용
앞배근육	배곧은근(복직근, rectus abdominis muscle)	두덩뼈능선	다섯째~일곱째갈비연골, 칼돌기	배안을 압박해서 척주를 앞으로 굽힌다. 복벽을 당겨 복압을 높인다.
	배세모근(추체근, pyramidalis muscle)	두덩뼈, 두덩인대	백(색)선	백(색)선을 당겨 배의 내장을 압박한다.
옆구리근육	배바깥빗근(외복사근, external oblique muscle of abdomen)	다섯째~열두째 갈비뼈	백(색)선, 두덩뼈결절, 엉덩뼈능선	복압을 높인다. 한쪽이 작용하면 척주를 작용하는 쪽으로 회전시키고 모두 작용하면 척주를 앞으로 굽힌다.

표 8-8 배근육 (계속)

분류	근육명	이는곳	닿는곳	작용
옆구리 근육	배속빗근(내복사근, internal oblique muscle of abdomen)	엉덩뼈능선, 고샅인대, 허리널힘줄	열째~열두째갈비연골, 두덩뼈결절, 백(색)선	복압을 높인다. 한쪽이 작용하면 척주를 반대쪽으로 돌리고 모두 작용하면 척주를 앞으로 굽힌다.
	배가로근(복횡근, transversus abdominis muscle)	일곱째~열두째갈비연골, 엉덩뼈능선, 고샅인대	백(색)선, 두덩뼈, 두덩뼈결절	배 내장을 압박한다.
뒤배근육	큰허리근(대요근, psoas major muscle)	갈비뼈, 허리뼈	넓적다리작은돌기	엉덩관절을 굽힌다.
	엉덩허리근(장요근, iliopsoas muscle)	엉덩날개, 허리뼈	넓적다리작은돌기	엉덩관절을 굽힌다.
	허리네모근(요방형근, quadratus lumborum muscle)	엉덩뼈능선	갈비뼈, 허리뼈 가로돌기	허리뼈를 옆으로 굽힌다.

1) 앞배근육

앞배근육에는 **배곧은근**(복직근)과 **배세모근**(추체근)이 있다(그림 8-30).

(1) 배곧은근(복직근, rectus abdominis muscle)

앞배를 이루는 1쌍의 세로로 배열된 근육으로, 아래 끝이 다소 좁아지는 긴 사각형 형태이다. 이 근육이 발달하면 피부에서도 만져진다. 두덩결합과 두덩뼈능선에서 시작하여 앞배벽을 똑바로 올라가 다섯째~일곱째갈비연골 및 칼돌기에 부착하며, 배곧은근집(복직근초, rectus sheath)에 싸인다. 근육 중간에는 3~4개의 **나눔힘줄**(tendinous intersection)이 관찰되는데, 몸통을 앞으로 구부리게 하고 갈비뼈를 내리며(보조호흡, 날숨), 복압을 상승시키는 작용을 한다.

배곧은근의 앞쪽 아래에는 경우에 따라 **배세모근**(추체근, pyramidalis muscle)이 존재할 수 있다. 이 근육은 하위갈비사이신경과 갈비밑신경의 지배를 받는다.

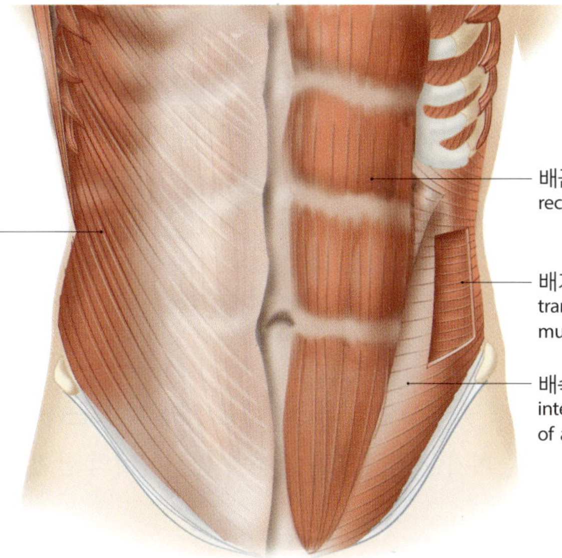

그림 8-30 **앞배근육과 옆구리근육**

2) 옆구리근육

옆구리근육에는 **배바깥빗근**(외복사근), **배속빗근**(내복사근), **배가로근**(복횡근)이 있으며(그림 8-30), 옆구리근육의 힘줄에는 백(색)선(linea alba), 배곧은근집(복직근초, rectus sheath), 고샅인대(inguinal ligament)가 있다.

(1) 배바깥빗근(외복사근, external oblique muscle of abdomen)

옆구리를 형성하는 근육 중 가장 바깥에 위치하며, 앞아래쪽으로는 고샅인대(inguinal ligament)를 형성한다. 고샅인대는 위앞엉덩뼈가시에서 두덩뼈결절에 부착하며, 배와 다리의 경계가 되는 구조물이다. 배바깥빗근은 다섯째~열두째갈비뼈 가쪽에서 시작하여 안쪽 아래로 비스듬하게 주행하여 백(색)선, 두덩뼈결절, 엉덩뼈능선에 부착한다. 아래쪽 갈비사이신경과 갈비밑신경의 지배를 받는다.

(2) 배속빗근(내복사근, internal oblique muscle of abdomen)

배바깥빗근의 깊은층에 위치하는 불규칙한 사각형 근육이다. 엉덩뼈능선, 고샅인대, 허리널힘줄에서 시작하여 안쪽 위방향을 향해 열째~열두째갈비연골, 두덩뼈결절, 백(색)선에 부착한다. 근(육)섬유는 대체로 위안쪽 방향으로 주행하며, 널힘줄은 배곧은근집의 일부를 이룬다.

배속빗근이 고샅인대 중간부분을 지날 때 일부 섬유가 남성에서는 고환올림근(고환거근, cremaster muscle)을 형성한다. 하위 갈비사이신경, 엉덩아랫배신경, 엉덩고샅신경의 지배를 받는다.

(3) 배가로근(복횡근, transversus abdominis muscle)

옆구리를 형성하는 근육 중 가장 안쪽에 위치한다. 일곱째~열두째갈비연골 안쪽면, 허리널힘줄, 엉덩뼈능선, 고샅인대의 가쪽 부분에서 시작하여 가로 또는 약간 위안쪽 방향으로 주행한다. 널힘줄은 배곧은근집의 깊은층을 형성하며, 백(색)선, 두덩뼈, 두덩뼈결절로 이어진다. 하위 갈비사이신경, 엉덩아랫배신경, 엉덩샅굴신경의 지배를 받는다.

3) 뒤배근육

뒤배근육은 배의 뒤벽을 이루는 근육으로 **큰허리근**(대요근), **허리네모근**(요방형근), **엉덩허리근**(장요근)이 있다(그림 8-31). 이들 근육은 허리를 펴거나 가쪽으로 굽히며 넓적다리의 굽힘에 작용한다. 허리신경얼기(요신경총)의 지배를 받는다.

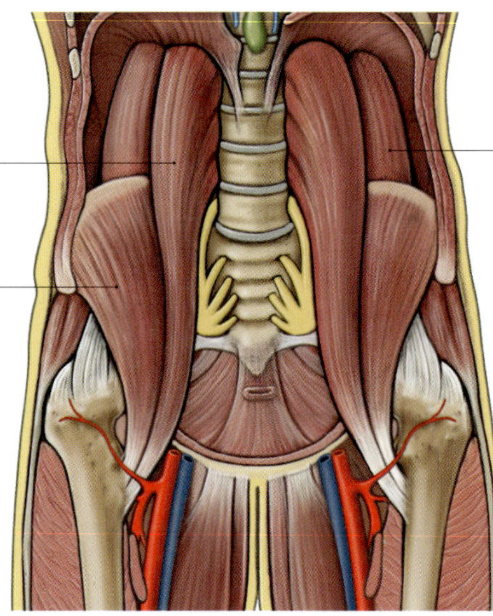

그림 8-31 뒤배근육

(1) 큰허리근(대요근, psoas major muscle)

긴 세모꼴의 근육으로, 열두째갈비뼈와 첫째~넷째허리뼈 가쪽면에서 시작하여, 엉덩뼈 안쪽에서 기시하는 엉덩근과 합쳐져 엉덩허리근(장요근)을 형성한다. 이 근육은 넓적다리작은돌기에 부착하며, 엉덩관절을 굽히는 데 관여한다. 허리신경얼기 가지의 지배를 받는다.

(2) 엉덩허리근(장요근, iliopsoas muscle)

엉덩관절을 구부리는 강력한 넓적다리의 굽힘근이다. 바로누운자세에서 다리를 고정시키면 허리를 넓적다리 쪽으로 들어올리고, 곧게선자세에서는 허리의 가쪽굽힘이나 몸통을 앞으로 굽히는 작용을 한다. 엉덩날개(장골익, iliac wing)에서 시작하는 엉덩근과 허리뼈에서 시작하는 큰볼기근(대둔근, gluteus maximus muscle)으로 구성되며, 넓적다리작은돌기(소전자, lesser trochanter)에 부착한다. 허리신경얼기의 지배를 받는다.

(3) 허리네모근(요방형근, quadratus lumborum muscle)

사각형의 근육으로, 엉덩뼈능선에서 시작하여 열두째갈비뼈와 첫째~넷째허리뼈 가로돌기에 부착한다. 허리를 펴거나 한쪽만 작용할 경우 몸통을 가쪽으로 굽히는 데 관여하며, 열두째갈비뼈를 고정하여 들숨을 보조하는 역할도 한다. 허리신경얼기 가지의 지배를 받는다.

5. 등근육

등근육은 척주 뒷면에 있는 여러 층의 근육을 일컬으며, 위치하는 부위에 따라 **얕은등근육**과 **깊은등근육**의 두 무리로 나뉜다(**표 8-9**). 뒤통수뼈에서 시작하여 가슴우리의 뒷면, 엉덩뼈(장골, ilium)와 엉치뼈(천골, sacrum)에 부착한다. 등의 근육은 머리와 목을 움직이고 척주를 펴는 작용을 하며, 한쪽면의 근육이 수축하면 몸을 옆으로 구부리거나 회전하는 작용을 한다.

표 8-9 등근육

분류	근육명	이는곳	닿는곳	작용
얕은등근육	등세모근(승모근, trapezius muscle)	바깥뒤통수뼈융기, 목덜미인대, 일곱째목뼈~일곱째등뼈 가시돌기	빗장뼈 가쪽 1/3, 어깨뼈가시, 어깨뼈봉우리	어깨뼈를 들어올린다.
	마름근(능형근, rhomboid muscle)	등뼈 가시돌기	어깨뼈 안쪽모서리	어깨뼈를 척주 쪽으로 끌어올린다.
	어깨올림근(견갑거근, levator scapulae muscle)	첫째~넷째목뼈 가로돌기	어깨뼈 안쪽모서리 위	어깨뼈를 위로 당긴다.
	넓은등근(광배근, latissimus dorsi muscle)	일곱째~열두째등뼈 가시돌기, 등허리근막, 엉덩뼈능선 뒤 1/3	위팔뼈 결절사이고랑	위팔뼈를 펴고 모으거나 회전시킨다.
깊은등근육	고유등근육 (intrinsic back muscle)			널판근, 척주세움근, 가로돌기가시근으로 이루어지며, 척주의 유지와 운동에 관여한다.

표 8-9 등근육 (계속)

분류	근육명	이는곳	닿는곳	작용
깊은등근육	위뒤톱니근(상후거근, serratus posterior superior muscle)	목덜미인대, 일곱째 목뼈~둘째등뼈 가시돌기	둘째~다섯째갈비뼈 위모서리	갈비뼈를 들어올려 들숨을 돕는다.
	아래뒤톱니근(하후거근, serratus posterior inferior muscle)	열한째등뼈~둘째허리뼈 가시돌기	아홉째~열두째갈비뼈 위모서리	갈비뼈를 내려 날숨을 돕는다.

1) 얕은등근육

얕은등근육은 등의 얕은층에 있는 근육으로, 몸통과 팔을 연결시키는 **등세모근**(승모근), **마름근**(능형근), **어깨올림근**(견갑거근), **넓은등근**(광배근)으로 구성된다. 척주와 그 부근에서 시작하여 넓은등근을 제외하고 어깨뼈에 부착한다(그림 8-32). 어깨뼈를 지지하며 팔의 운동을 돕는다.

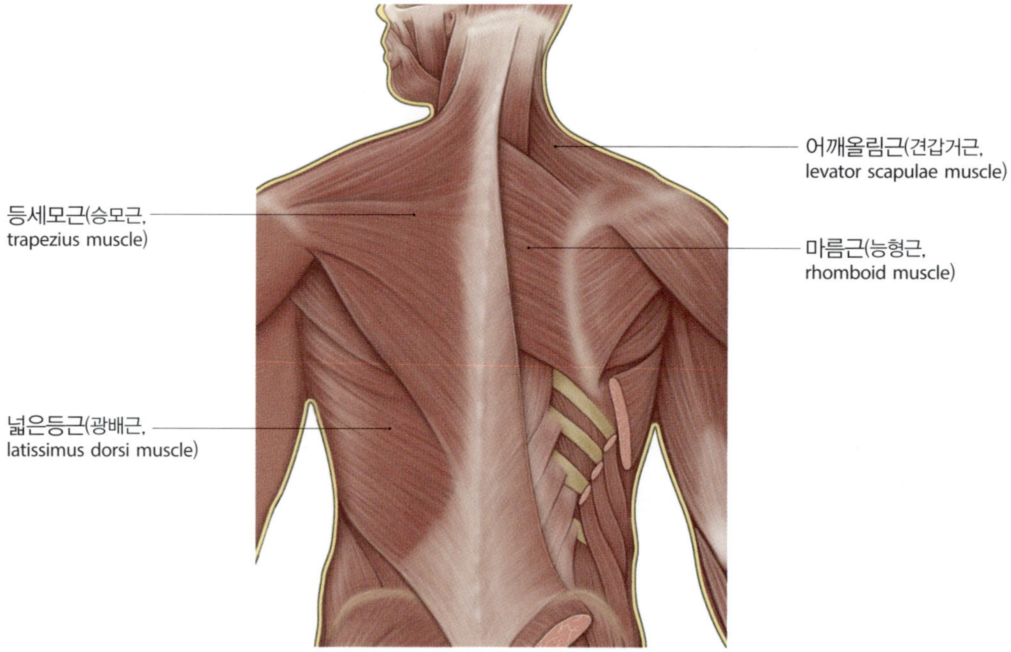

그림 8-32 얕은등근육

(1) 등세모근(승모근, trapezius muscle)

뒤통수뼈와 목뼈, 등뼈의 가시돌기에서 시작하여 빗장뼈와 어깨뼈에 부착하는 세모꼴의 근육이다. 좌우 어깨뼈를 안쪽으로 당겨 가슴을 펴게 하거나 어깨뼈를 들어 올려 어깨를 움츠리게 한다. 또 어깨뼈를 뒤안쪽으로 당겨 관절오목을 위가쪽으로 향하게 하여 위팔을 들어 올리는 데 도움을 준다. 더부신경과 목신경얼기의 지배를 받는다.

(2) 마름근(능형근, rhomboid muscle)

큰마름근(대능형근, rhomboid major muscle)과 **작은마름근**(소능형근, rhomboid minor muscle)이 있으며, 큰마름근은 둘째~다섯째등뼈 가시돌기에서 시작하여 어깨뼈 안쪽모서리 아래쪽에 부착한다. 작은마름근은 일곱째목뼈와 첫째등뼈 가시돌기에서 시작하여 어깨뼈 안쪽모서리 위쪽에 부착한다. 마름모꼴의 근육으로 어깨뼈를 몸통에 연결시키며, 어깨를 위안쪽으로 올리거나 몸쪽으로 모으는 작용을 한다. 두 근육 모두 등쪽 어깨신경의 지배를 받는다.

(3) 어깨올림근(견갑거근, levator scapulae muscle)

첫째~넷째목뼈 가로돌기에서 시작하여 어깨뼈 안쪽모서리 위에 부착하는 근육으로, 등세모근 안쪽에 위치한다. 어깨를 올리는 작용을 하며, 등쪽 어깨신경의 지배를 받는다.

(4) 넓은등근(광배근, latissimus dorsi muscle)

등과 허리부위에 있는 삼각형 근육으로 인체에서 가장 크다. 등허리근막(요배근막, lumbodorsal fascia), 일곱째~열두째등뼈 가시돌기, 엉덩뼈능선 등에서 시작하여 위팔뼈 결절사이고랑에 부착하며, 위팔의 폄, 모음, 안쪽돌림(팔을 등으로 돌리는 움직임)에 관여한다. 가슴등신경의 지배를 받으며, 유방암수술 등에서 손상을 입는 경우가 있다.

2) 깊은등근육

깊은등근육은 척주와 관련이 있는 **고유등근육**과 갈비뼈와 관련이 있는 **위뒤톱니근**(상후거근), **아래뒤톱니근**(하후거근)으로 나뉜다(그림 8-33). 고유등근육은 전체가 등허리근막(흉요근막, thoracolumbar fascia)으로 싸여 있으며, 척주 양측에 있고 모두 척수신경 뒤가지의 지배를 받는다.

한편, 위뒤톱니근은 갈비뼈를 들어올려 들숨을 돕고, 아래뒤톱니근은 아래 갈비뼈를 내려 날숨을 돕는다.

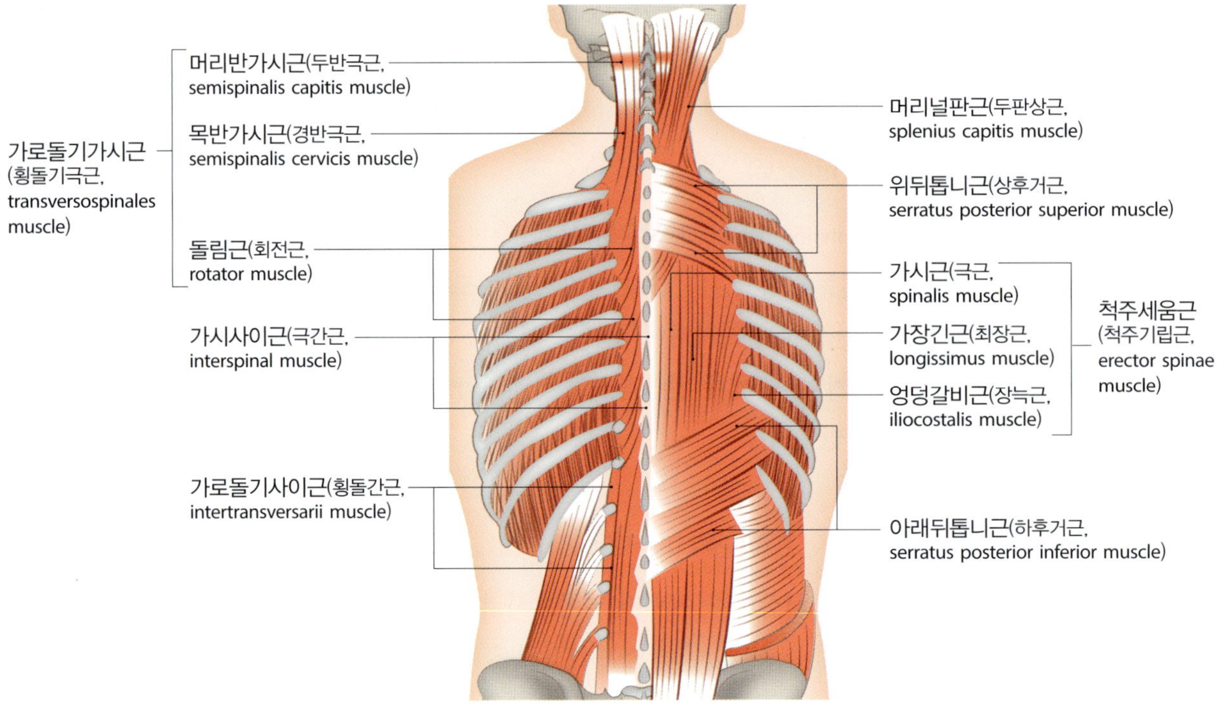

그림 8-33 깊은등근육

(1) 고유등근육(intrinsic back muscle)

척주의 유지와 운동에 관여하는 근육으로 널판근, 척주세움근, 가로돌기가시근으로 이루어진다.

① 널판근(판상근, splenius muscle)

등세모근을 제거했을 때 머리와 목부위에서 관찰되는 근육이다. 부위에 따라 **머리널판근**(두판상근, splenius capitis muscle)과 **목널판근**(경판상근, splenius cervicis muscle)으로 구분한다.

일곱째목뼈 및 셋째~여섯째등뼈의 가시돌기에서 시작하여, 머리널판근은 뒤통수뼈와 관자뼈의 꼭지돌기에, 목널판근은 위쪽 목뼈의 가로돌기에 부착한다. 널판근은 목신경 뒤가지의 지배를 받는다.

② 척주세움근(척주기립근, erector spinae muscle)

고유등근육의 중간층을 이루며, 척주 양측을 따라 골반에서 머리까지 길게 뻗어 있는 근육이다.

척주를 세우고 뒤로 젖히는 작용을 하며, 한쪽만 수축할 경우 척주를 같은 쪽으로 굽힌다. 이 근육은 안쪽부터 바깥쪽으로 **가시근**(극근, spinalis muscle), **가장긴근**(최장근, longissimus muscle), **엉덩갈비근**(장늑근, iliocostalis muscle)의 세 부분으로 구성되며, 각 척주 수준에서 척수신경 뒤가지의 지배를 받는다.

③ 가로돌기가시근(횡돌기극근, transversospinalis muscle)

척주를 구성하는 척추(뼈)의 가로돌기에서 시작하여 위쪽 척추(뼈)의 가시돌기에 부착하는 깊은 고유 등근육이다. 이 근육군은 **반가시근**(반극형근, semispinalis muscle), **여러갈래근**(다열근, multifidus muscle), **돌림근**(회전근, rotator muscle)으로 구성되며, 양쪽이 수축하면 척주를 뒤로 젖히고, 한쪽만 수축하면 척주를 반대쪽으로 회전시킨다.

(2) 위뒤톱니근(상후거근, serratus posterior superior muscle)

불규칙한 사각형의 근육으로, 등 위쪽에서 마름근 아래에 위치한다. 깊은목덜미인대와 일곱째목뼈~둘째등뼈 가시돌기에서 시작하여 둘째~다섯째갈비뼈 위모서리에 부착한다. 갈비뼈를 들어올려 들숨을 돕는 작용을 하며, 갈비사이신경의 지배를 받는다.

(3) 아래뒤톱니근(하후거근, serratus posterior inferior muscle)

불규칙한 사각형의 근육으로, 등뼈와 허리뼈의 접합부위에 위치하며 위뒤톱니근보다 폭이 넓고 간격이 넓다. 열한째등뼈~둘째허리뼈 가시돌기에서 시작하여 아홉째~열두째갈비뼈 위모서리에 부착한다. 갈비뼈를 내려 날숨을 돕는 작용을 하며, 갈비사이신경의 지배를 받는다.

요점확인

1. 씹기근육의 기능은 무엇인가?
2. 두 가지 주요 호흡근육은 무엇인가?
3. 배를 구성하는 세 무리의 근육에 포함되는 근육을 열거하시오.
4. 등을 구성하는 두 무리의 근육에 포함되는 근육을 열거하시오.

7. 팔다리근육

08

1. 팔근육

팔근육은 팔에 위치하며 팔의 운동을 담당하는 근육으로, 크게 **팔이음뼈근육**, **위팔근육**, **아래팔근육**, **손근육**의 네 무리로 나뉜다.

1) 팔이음뼈근육

팔이음뼈근육은 빗장뼈나 어깨뼈에서 시작하여 위팔뼈 윗부분에 부착한다. 어깨관절의 운동에 관여하는 근육으로, **어깨세모근**(삼각근), **가시위근**(극상근), **가시아래근**(극하근), **작은원근**(소원근), **큰원근**(대원근), **어깨밑근**(견갑하근)이 있다(그림 8-34, 표 8-10). 이 가운데 가시위근, 가시아래근, 작은원근, 어깨밑근의 네 근육은 어깨관절 주변을 단단히 둘러싸고 있어서 어깨관절을 안정시키는 역할을 하기 때문에 이들을 **돌림근띠**(회전근개, rotator cuff)라고도 한다.

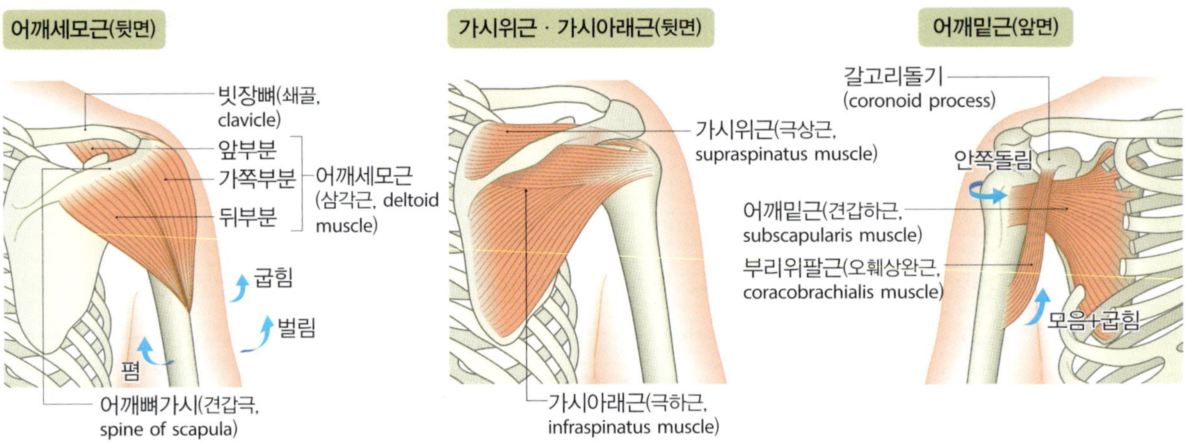

그림 8-34 팔이음뼈근육

표 8-10 팔이음뼈근육

근육명	이는곳	닿는곳	작용
어깨세모근(삼각근, deltoid muscle)	빗장뼈, 어깨뼈가시	위팔뼈	위팔을 벌린다.
가시위근(극상근, supraspinatus muscle)	가시위오목	위팔뼈 큰결절	위팔을 벌린다.
가시아래근(극하근, infraspinatus muscle)	가시아래오목	위팔뼈 큰결절	위팔을 모으고 가쪽으로 돌린다.
작은원근(소원근, teres minor muscle)	어깨뼈	위팔뼈 큰결절	위팔을 모으고 가쪽으로 돌린다.
큰원근(대원근, teres major muscle)	어깨뼈	위팔뼈 작은결절	위팔을 모으고 안쪽으로 돌린다.
어깨밑근(견갑하근, subscapularis muscle)	어깨뼈	위팔뼈 작은결절	위팔을 모으고 안쪽으로 돌린다.

(1) 어깨세모근(삼각근, deltoid muscle)

어깨관절을 덮는 어깨의 삼각형 근육이다. 빗장뼈 가쪽부위, 어깨뼈봉우리, 어깨뼈가시에서 시작하여 위팔뼈몸통 중앙의 가쪽부위에 있는 세모근거친면(삼각근조면, deltoid tuberosity)에 부착한다. 어깨관절에서 가장 강력한 위팔의 벌림근육이다. 앞, 뒤, 가쪽 부분이 각각 수축함으로써 위팔을 세 방향으로 들어올리는 작용을 한다(굽힘, 폄, 벌림). 작은원근과 함께 겨드랑신경의 지배를 받는다.

(2) 가시위근(극상근, supraspinatus muscle)

어깨뼈 가시위오목에서 시작하여 위팔뼈 큰결절에 부착하는 근육으로, 어깨세모근을 도와 위팔을 벌리는 작용을 한다(15°까지). 어깨위신경의 지배를 받는다.

(3) 가시아래근(극하근, infraspinatus muscle)

어깨뼈 가시아래오목에서 시작하여 위팔뼈 큰결절에 부착하는 근육으로, 위팔을 바깥쪽으로 돌림과 동시에 모으는 작용을 한다. 가시위근과 함께 어깨위신경의 지배를 받는다.

(4) 작은원근(소원근, teres minor muscle)

어깨뼈 가쪽면에 있는 큰원근 바로 위에서 시작하여 위팔뼈 큰결절에 부착하는 근육으로, 가시아래근과 마찬가지로 위팔을 모으고 가쪽으로 돌리는 작용을 한다. 가시아래근보다 모으는 힘이 강하다. 어깨세모근과 함께 겨드랑신경의 지배를 받는다.

(5) 큰원근(대원근, teres major muscle)

어깨뼈 아래각에서 시작하여 위팔뼈 작은결절에 부착하는 근육으로, 위팔을 모으고 안쪽으로 돌리는 작용을 한다. 어깨밑신경의 지배를 받는다.

(6) 어깨밑근(견갑하근, subscapularis muscle)

어깨뼈 갈비면에서 시작하여 위팔뼈 작은결절 및 작은결절능선에 부착하는 근육이다. 큰원근과 같은 작용을 하지만 모으는 힘이 약하다. 어깨밑신경의 지배를 받는다.

2) 위팔근육

위팔근육은 위팔의 앞면에 있는 **굽힘근**(굴근, flexor muscle) 무리와 뒷면에 있는 **폄근**(신근, extensor muscle) 무리로 나뉜다. 굽힘근은 기본적으로 팔의 관절을 구부리는 작용을 하고, 반대로 폄근은 팔의 관절을 펴는 작용을 한다(표 8-11).

표 8-11 위팔근육

분류	근육명	이는곳	닿는곳	작용
굽힘근	위팔두갈래근 (상완이두근, biceps brachii muscle)	● 긴갈래 : 어깨뼈 접시위결절(관절와위결절) ● 짧은갈래 : 부리돌기	노뼈거친면	아래팔을 굽힌다.

표 8-11 위팔근육 (계속)

분류	근육명	이는곳	닿는곳	작용
굽힘근	부리위팔근(오훼상완근, coracobrachialis muscle)	어깨뼈 부리돌기	위팔뼈몸통	위팔을 굽히고 모은다.
	위팔근(상완근, brachialis muscle)	위팔뼈	자뼈거친면	아래팔을 굽힌다.
폄근	위팔세갈래근(상완삼두근, triceps brachii muscle)	● 긴갈래 : 어깨뼈 접시아래결절(관절와아래결절) ● 안쪽갈래 : 위팔뼈몸통 ● 가쪽갈래 : 위팔뼈몸통	팔꿈치머리	아래팔을 펴고, 위팔을 모은다.
	팔꿈치근(주근, anconeus muscle)	위팔뼈	팔꿈치머리	아래팔을 편다.

(1) 위팔의 굽힘근

위팔의 앞면에 있는 근육 무리로, **위팔두갈래근**(상완이두근), **부리위팔근**(오훼상완근), **위팔근**(상완근)이 있으며, 근육피부신경(근피신경, musculocutaneous nerve)의 지배를 받는다(**그림 8-35**).

① 위팔두갈래근(상완이두근, biceps brachii muscle)

길고 짧은 2개의 갈래를 가지는 근육이다. 긴갈래(장두, long head)는 어깨뼈의 접시위결절(관절와위결절)에서, 짧은갈래(단두, short head)는 부리돌기에서 시작된다. 두 갈래가 합쳐져 방추형의 힘살을 형성한 후 팔꿈치부위 위쪽에서 힘줄이 되어 노뼈거친면에 부착한다. 힘줄 일부는 두갈래근널힘줄(bicipital aponeurosis)이 되어 아래팔 굽힘근의 근막(fascia)에 부착한다. 팔꿈치를 구부리고 또 아래팔을 뒤친다. 팔꿈치를 구부릴 때 생기는 알통이 이 근육이다.

② 부리위팔근(오훼상완근, coracobrachialis muscle)

어깨뼈 부리돌기에서 시작하여 위팔 안쪽 가장자리에 부착하는 근육으로, 위팔을 몸통으로 모으고 구부리는 작용을 한다. 근육피부신경의 지배를 받는다.

③ 위팔근(상완근, brachialis muscle)

위팔뼈 앞면, 안쪽 및 가쪽의 근육사이벽(근간중격, intermuscular septum)에서 시작하여 자뼈거친면에 부착한다. 팔꿈치관절을 구부리는 가장 강력한 근육이다.

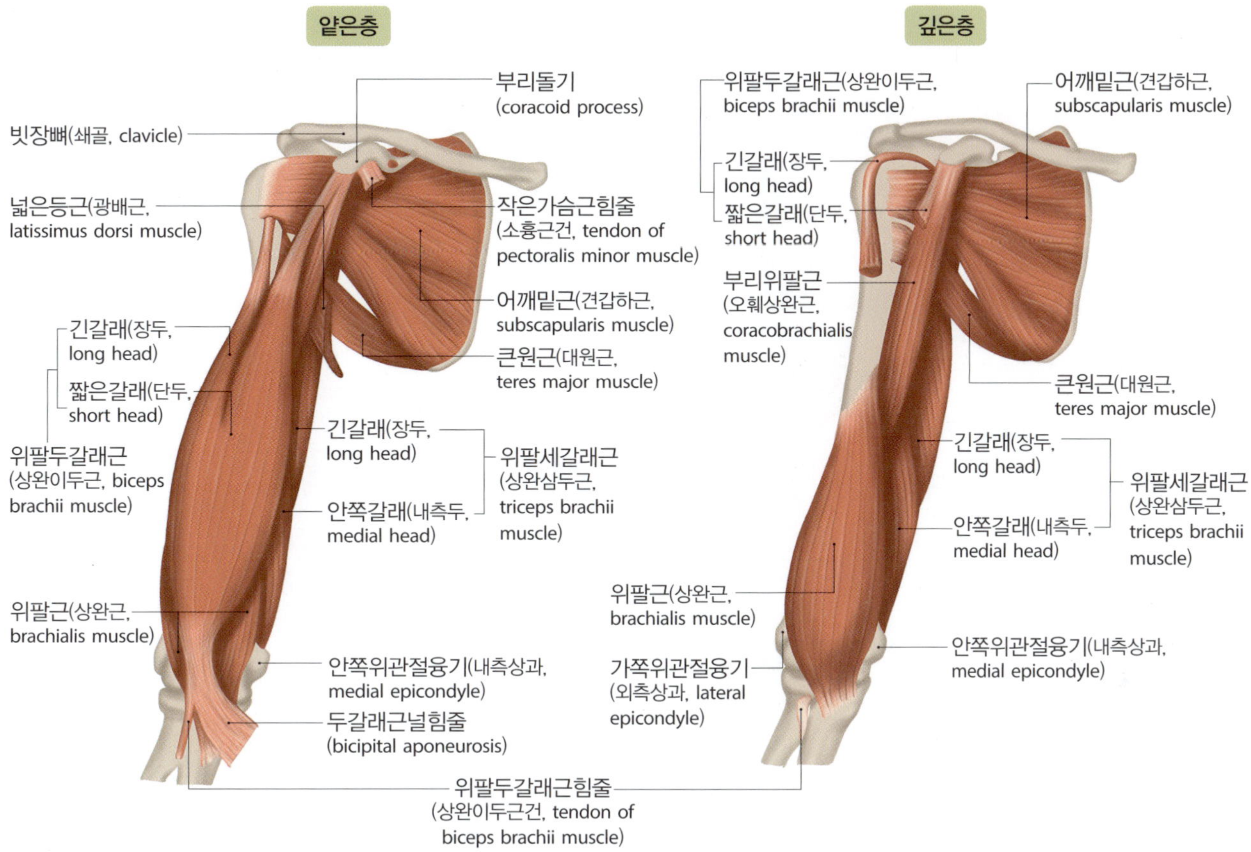

그림 8-35 위팔의 굽힘근(앞면)

(2) 위팔의 폄근

위팔의 뒷면에 있는 근육 무리로, **위팔세갈래근**(상완삼두근)과 **팔꿈치근**(주근)이 있다(그림 8-36).

① 위팔세갈래근(상완삼두근, triceps brachii muscle)

위팔 뒷면의 큰 근육으로 긴갈래, 안쪽갈래, 가쪽갈래의 세 갈래를 가진다. 긴갈래(장두, long head)는 어깨뼈 접시아래결절(관절와아래결절)에서, 안쪽갈래(내측두, medial head)는 위팔뼈 뒷면의 아래부위 안쪽에서, 가쪽갈래(외측두, lateral head)는 위팔뼈 뒷면의 가쪽 위에서 시작하여 세 갈래가 합쳐진 후 큰 힘살을 만들고 팔꿈치부위에서 힘줄이 되어 팔꿈치머리(주두, olecranon)에 부착한다.

위팔세갈래근은 팔꿈치를 펴는 운동을 하며, 위팔두갈래근과 위팔근에 대항한다. 위팔뼈의 노신경 고랑을 따라 위안쪽에서 아래가쪽으로 비스듬히 주행하는 노신경의 지배를 받는다.

② 팔꿈치근(주근, anconeus muscle)

위팔뼈 가쪽위관절융기와 가쪽곁인대에서 시작하여 팔꿈치머리 가쪽면에 부착하는 짧고 작은 근육으로, 위팔세갈래근의 기능을 돕고 팔꿈치관절을 편다.

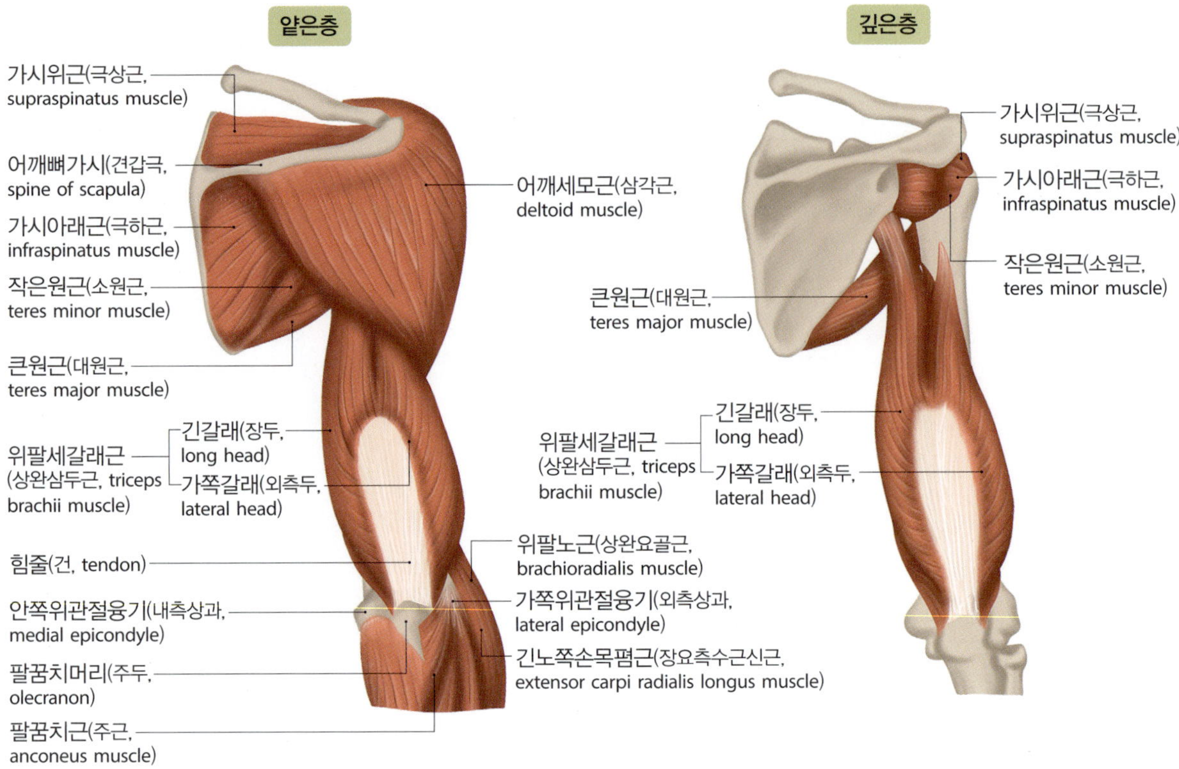

그림 8-36 **위팔의 폄근(뒷면)**

3) 아래팔근육

아래팔근육은 위팔뼈 또는 아래팔뼈에서 시작하여 대부분은 손뼈에 부착하며, 손목과 손가락을 움직인다. 위팔근육과 마찬가지로 앞면에 있는 **굽힘근** 무리와 뒷면에 있는 **폄근** 무리로 나뉜다(표 8-12).

표 8-12 **아래팔근육**

분류	근육명	이는곳	닿는곳	작용
굽힘근	원엎침근(원형회내근, pronator teres muscle)	위팔뼈, 자뼈	노뼈	아래팔을 엎친다.
	긴손바닥근(장수장근, palmaris longus muscle)	위팔뼈	손바닥널힘줄	손목을 굽힌다.
	노쪽손목굽힘근(요측수근굴근, flexor carpi radialis muscle)	위팔뼈	둘째~셋째손허리뼈바닥	손목을 굽히고 벌린다.
	자쪽손목굽힘근(척측수근굴근, flexor carpi ulnaris muscle)	위팔뼈, 자뼈	콩알뼈, 갈고리뼈, 다섯째손허리뼈 바닥	손목을 굽히고 모은다.
	얕은손가락굽힘근(표재지굴근, flexor digitorum superficialis muscle)	위팔뼈, 자뼈	둘째~다섯째손가락중간마디뼈바닥	둘째~다섯째손가락관절을 굽힌다.

표 8-12 아래팔근육 (계속)

분류	근육명	이는곳	닿는곳	작용
굽힘근	깊은손가락굽힘근(심수지굴근, flexor digitorum profundus muscle)	자뼈, 아래팔 뼈사이막	둘째~다섯째손가락끝마디뼈바닥	둘째~다섯째손가락관절을 굽힌다.
	긴엄지손가락굽힘근(장수무지굴근, flexor pollicis longus muscle)	자뼈, 아래팔 뼈사이막	엄지손가락 끝마디뼈바닥	엄지손가락을 굽힌다.
	네모엎침근(방형회내근, pronator quadratus muscle)	자뼈	노뼈	아래팔을 엎친다.
폄근	위팔노근(상완요골근, brachioradialis muscle)	위팔뼈	노뼈 붓돌기	아래팔을 굽히고 뒤친다.
	긴노쪽손목폄근(장요측수근신근, extensor carpi radialis longus muscle)	위팔뼈	둘째손허리뼈바닥	손목을 펴고 벌린다.
	짧은노쪽손목폄근(단요측수근신근, extensor carpi radialis brevis muscle)	위팔뼈	셋째손허리뼈바닥	손목을 펴고 벌린다.
	손가락폄근(지신근, extensor digitorum muscle)	위팔뼈	둘째~다섯째손가락중간마디뼈와 끝마디뼈	손목과 둘째~다섯째손가락을 편다.
	새끼폄근(소지신근, extensor digiti minimi muscle)	위팔뼈	다섯째손가락 첫마디뼈	제5손가락을 편다.
	자쪽손목폄근(척측수근신근, extensor carpi ulnaris muscle)	위팔뼈, 자뼈	다섯째손허리뼈바닥	손목을 펴고 모은다.
	뒤침근(회외근, supinator muscle)	위팔뼈, 자뼈	노뼈 윗부분	아래팔을 가쪽 방향으로 돌린다.
	긴엄지손가락벌림근(장수무지외전근, abductor pollicis longus muscle)	노뼈 및 자뼈몸통	첫째손허리뼈바닥	엄지손가락을 벌린다.
	긴엄지손가락폄근(장수무지신근, extensor pollicis longus muscle)	자뼈몸통, 뼈사이막	엄지손가락 끝마디뼈바닥	엄지손가락의 끝마디를 펴고 노쪽으로 벌린다.
	짧은엄지손가락폄근(단수무지신근, extensor pollicis brevis muscle)	자뼈몸통, 뼈사이막	엄지손가락 첫마디뼈	엄지손가락을 펴고 벌린다.
	집게폄근(시지신근, extensor indicis muscle)	자뼈몸통, 뼈사이막	검지손가락 손가락폄근힘줄	검지손가락을 편다.

(1) 아래팔의 굽힘근

아래팔의 앞면에 있는 근육 무리로, 6개의 굽힘근과 2개의 엎침근이 있다(그림 8-37). 이 가운데 얕은 손가락굽힘근(표재지굴근)은 손가락(중간마디)의 굽힘에 관여하는 근육으로, 철봉에 매달릴 때 그 힘을 발휘한다. 또 깊은손가락굽힘근(심수지굴근)은 집게손가락부터 새끼손가락의 끝마디를 구부리고, 긴엄지손가락굽힘근(장수무지굴근)은 엄지손가락의 끝마디를 구부린다.

자쪽손목굽힘근과 깊은손가락굽힘근의 안쪽절반은 자신경의 지배를 받고, 깊은손가락굽힘근 가쪽절반과 나머지 6개의 근육은 정중신경의 지배를 받는다.

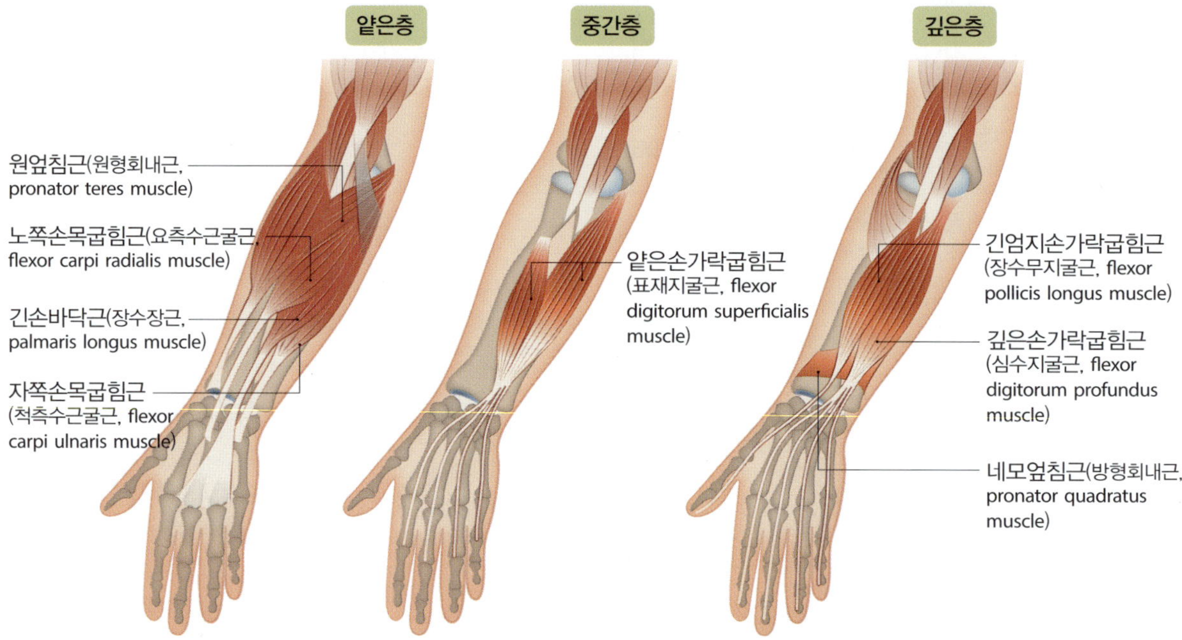

그림 8-37 아래팔의 굽힘근(앞면)

① 원엎침근(원형회내근, pronator teres muscle)

위팔뼈 안쪽위관절융기와 자뼈에서 시작하여 노뼈에 부착한다. 팔꿈치관절을 굽히고 아래팔을 엎치는 작용을 한다.

② 긴손바닥근(장수장근, palmaris longus muscle)

위팔뼈 안쪽위관절융기와 아래팔근막에서 시작하여 손바닥에서 손바닥널힘줄(수장건막, palmar aponeurosis)이 되며, 손목을 굽히고 손바닥을 펴는 작용을 한다. 손바닥널힘줄은 손목 앞면에서 가장 두드러지는 힘줄이다.

③ 노쪽손목굽힘근(요측수근굴근, flexor carpi radialis muscle)

위팔뼈 안쪽위관절융기와 위팔근막에서 시작하여 둘째손허리뼈바닥에 부착하며(일부는 셋째손허리뼈바닥에도 약간 부착), 손목을 굽히는 작용을 한다. 이 근육 가쪽에 맥을 짚을 수 있는 노동맥이 지나간다.

④ 자쪽손목굽힘근(척측수근굴근, flexor carpi ulnaris muscle)

위팔뼈 안쪽위관절융기 및 아래팔근막, 팔꿈치머리 뒷면에서 시작하여 콩알뼈(두상골, pisiform bone)에 부착한다. 손목을 굽히고 모으는 작용을 하며, 자신경의 지배를 받는다.

⑤ 얕은손가락굽힘근(표재지굴근, flexor digitorum superficialis muscle)

위팔뼈 안쪽위관절융기, 자뼈 갈고리돌기, 노뼈 앞면에서 시작하는 폭넓은 근육으로, 4개의 힘줄로 나뉘어 둘째~다섯째손가락의 중간마디뼈 손바닥면에 부착한다. 손목 및 손가락 중간마디까지 구부리는 작용을 한다.

⑥ 깊은손가락굽힘근(심수지굴근, flexor digitorum profundus muscle)

얕은손가락굽힘근의 깊은층에 위치한다. 자뼈 앞면과 안쪽면, 뼈사이막 등에서 시작하여 4개의 힘줄로 나뉜 후 둘째~다섯째손가락의 끝마디뼈바닥에 부착한다. 둘째~다섯째손가락의 끝마디를 구부리는 작용을 한다.

⑦ 긴엄지손가락굽힘근(장수무지굴근, flexor pollicis longus muscle)

노뼈 앞면에서 시작하여 엄지손가락의 끝마디뼈바닥에 부착한다. 엄지손가락의 첫마디와 끝마디를 구부리는 작용을 한다.

⑧ 네모엎침근(방형회내근, pronator quadratus muscle)

자뼈 아래부위 앞면에서 시작하여 노뼈 아래부위 앞면에 부착한다. 원엎침근과 협조하여 아래팔을 엎치는 작용을 한다.

(2) 아래팔의 폄근

아래팔의 뒷면에 있는 근육 무리로, 집게손가락부터 새끼손가락을 펴는 손가락폄근(지신근), 새끼손가락의 손허리손가락관절(MP관절)을 펴는 새끼폄근(소지신근), 엄지손가락의 MP관절을 펴는 짧은엄지손가락폄근(단수무지신근)과 엄지손가락의 손가락뼈사이관절을 펴는 긴엄지손가락폄근(장수무지신근) 등 11개의 근육이 있다(그림 8-38). 이 근육들은 모두 노신경의 지배를 받는다.

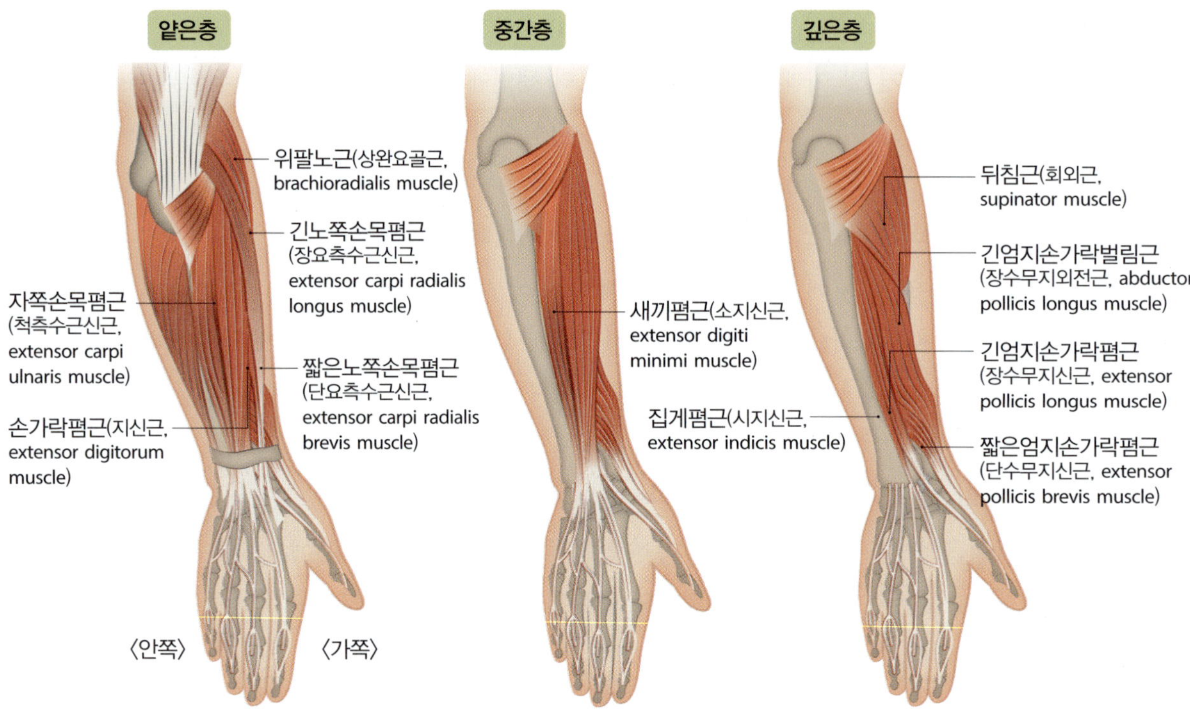

그림 8-38 아래팔의 폄근(뒷면)

① **위팔노근(상완요골근, brachioradialis muscle)**

위팔뼈 가쪽모서리 아래부위와 가쪽 근육사이벽에서 시작하여 노뼈 붓돌기에 부착한다. 이 근육은 폄근에 속하지만, 아래팔을 구부리고 회전시키는 작용을 한다.

② **긴노쪽손목폄근(장요측수근신근, extensor carpi radialis longus muscle)**

위팔뼈 가쪽모서리, 가쪽위관절융기에서 시작하여 둘째손허리뼈바닥에 부착한다. 손목을 펴고 동시에 벌리는 작용을 한다.

③ **짧은노쪽손목폄근(단요측수근신근, extensor carpi radialis brevis muscle)**

위팔뼈 가쪽위관절융기와 가쪽모서리에서 시작하여 셋째손허리뼈바닥에 부착한다. 긴노쪽손목폄근과 마찬가지로 손목을 펴고 동시에 벌리는 작용을 한다.

④ **손가락폄근(지신근, extensor digitorum muscle)**

위팔뼈 가쪽위관절융기와 아래팔근막에서 시작하여 4개의 힘줄로 나뉜 후 둘째~다섯째손가락의 널힘줄이 되어 끝마디뼈에 부착한다. 둘째~다섯째손가락을 펴고 동시에 벌리는 작용을 한다.

⑤ **새끼폄근(소지신근, extensor digiti minimi muscle)**

손가락폄근과 마찬가지로 위팔뼈 가쪽위관절융기와 아래팔근막에서 시작하여 새끼손가락의 널힘줄에 부착하며, 다섯째손가락을 펴는 작용을한다.

⑥ **자쪽손목폄근(척측수근신근, extensor carpi ulnaris muscle)**

위팔뼈 가쪽위관절융기, 가쪽곁인대, 아래팔근막, 자뼈의 뒷면에서 시작하여 다섯째손허리뼈바닥에 부착한다. 손목을 펴고 모으는 작용을 한다.

⑦ **뒤침근(회외근, supinator muscle)**

위팔뼈 가쪽위관절융기, 자뼈 뒤침근능선에서 시작하여 노뼈 윗부분의 가쪽면에 부착한다. 아래팔을 뒤치는 작용을 한다.

⑧ **긴엄지손가락벌림근(장수무지외전근, abductor pollicis longus muscle)**

자뼈, 노뼈 뒷면, 뼈사이막에서 시작하여 첫째손허리뼈바닥에 부착한다. 엄지를 벌리는 작용을 한다.

⑨ **긴엄지손가락폄근(장수무지신근, extensor pollicis longus muscle)**

자뼈 뒷면과 뼈사이막에서 시작하여 엄지손가락의 끝마디뼈바닥에 부착한다. 엄지손가락의 끝마디까지 펴고, 엄지손가락을 노쪽으로 약간 벌리는 작용을 한다.

⑩ **짧은엄지손가락폄근(단수무지신근, extensor pollicis brevis muscle)**

노뼈 뒷면과 뼈사이막에서 시작하여 엄지손가락의 첫마디뼈바닥에 부착한다. 엄지손가락의 첫마디를 펴고 벌리는 작용을 한다.

⑪ **집게폄근(시지신근, extensor indicis muscle)**

자뼈 뒷면과 뼈사이막에서 시작하여 검지손가락의 손가락널힘줄에 부착한다. 검지손가락을 펴는 작용을 한다.

4) 손근육

손의 근육은 모두 굽힘근 무리에 속하며 폄근은 아래팔에서 오는 힘줄뿐이다. 엄지 쪽에 있는 **엄지두덩근육**, 새끼손가락 쪽에 있는 **새끼두덩근육**, 손바닥 중앙에 있는 **손허리근육**의 세 무리로 나뉜다(그림 8-39, 표 8-13).

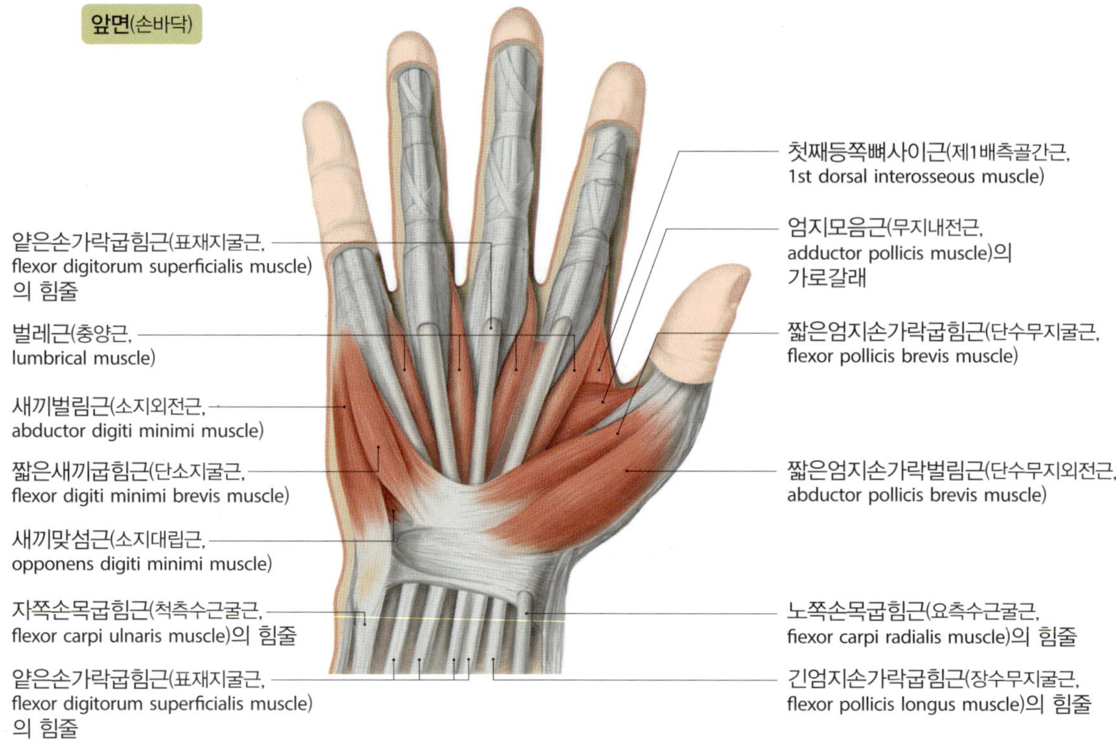
앞면(손바닥)
얕은손가락굽힘근(표재지굴근, flexor digitorum superficialis muscle)의 힘줄
벌레근(충양근, lumbrical muscle)
새끼벌림근(소지외전근, abductor digiti minimi muscle)
짧은새끼굽힘근(단소지굴근, flexor digiti minimi brevis muscle)
새끼맞섬근(소지대립근, opponens digiti minimi muscle)
자쪽손목굽힘근(척측수근굴근, flexor carpi ulnaris muscle)의 힘줄
얕은손가락굽힘근(표재지굴근, flexor digitorum superficialis muscle)의 힘줄
첫째등쪽뼈사이근(제1배측골간근, 1st dorsal interosseous muscle)
엄지모음근(무지내전근, adductor pollicis muscle)의 가로갈래
짧은엄지손가락굽힘근(단수무지굴근, flexor pollicis brevis muscle)
짧은엄지손가락벌림근(단수무지외전근, abductor pollicis brevis muscle)
노쪽손목굽힘근(요측수근굴근, flexor carpi radialis muscle)의 힘줄
긴엄지손가락굽힘근(장수무지굴근, flexor pollicis longus muscle)의 힘줄

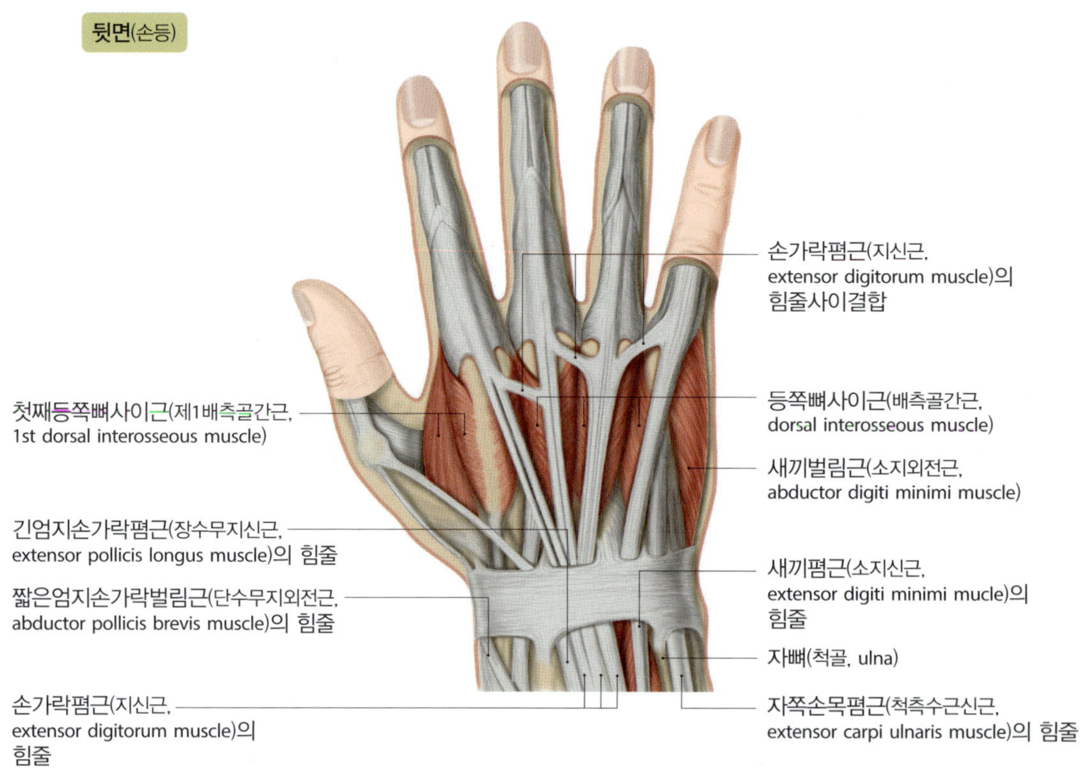
뒷면(손등)
손가락폄근(지신근, extensor digitorum muscle)의 힘줄사이결합
등쪽뼈사이근(배측골간근, dorsal interosseous muscle)
새끼벌림근(소지외전근, abductor digiti minimi muscle)
새끼폄근(소지신근, extensor digiti minimi mucle)의 힘줄
자뼈(척골, ulna)
자쪽손목폄근(척측수근신근, extensor carpi ulnaris muscle)의 힘줄
첫째등쪽뼈사이근(제1배측골간근, 1st dorsal interosseous muscle)
긴엄지손가락폄근(장수무지신근, extensor pollicis longus muscle)의 힘줄
짧은엄지손가락벌림근(단수무지외전근, abductor pollicis brevis muscle)의 힘줄
손가락폄근(지신근, extensor digitorum muscle)의 힘줄

그림 8-39 손근육

표 8-13 손근육

분류	근육명	이는곳	닿는곳	작용
엄지두덩 근육	엄지맞섬근(무지대립근, opponens pollicis muscle)	굽힘근지지띠, 큰마름뼈	첫째손허리뼈몸통	엄지손가락을 맞닿게 한다.
	엄지모음근(무지내전근, adductor pollicis muscle)	● 빗갈래 : 둘째~셋째손허리뼈바닥 ● 가로갈래 : 셋째손허리뼈	엄지손가락 첫마디뼈 바닥	엄지손가락을 모은나.
	짧은엄지손가락굽힘근(단수무지굴근, flexor pollicis brevis muscle)	큰마름뼈	엄지손가락 첫마디뼈 바닥	엄지손가락 첫마디뼈를 굽힌다.
	짧은엄지손가락벌림근(단수무지외전근, abductor pollicis brevis muscle)	손배뼈, 굽힘근지지띠	엄지손가락 첫마디뼈 바닥	엄지손가락을 벌린다.
새끼두덩 근육	새끼맞섬근(소지대립근, opponens digiti minimi muscle)	굽힘근지지띠, 갈고리뼈	다섯째손허리뼈몸통	새끼손가락을 맞닿게 한다.
	새끼벌림근(소지외전근, abductor digiti minimi muscle)	굽힘근지지띠, 콩알뼈	새끼손가락 첫마디뼈 바닥	새끼손가락을 벌린다.
	짧은새끼굽힘근(단소지굴근, flexor digiti minimi brevis muscle)	굽힘근지지띠, 갈고리뼈	새끼손가락 첫마디뼈 바닥	새끼손가락 첫마디뼈를 굽힌다.
손바닥 근육	벌레근(충양근, lumbrical muscle)	깊은손가락굽힘근 힘줄	둘째~다섯째손가락 폄근 널힘줄	둘째~다섯째손가락 첫마디뼈를 굽히고, 중간마디뼈와 끝마디뼈를 편다.
	등쪽뼈사이근(배측골간근, dorsal interosseous muscle)	첫째~다섯째손허리뼈 마주보는 면	첫마디뼈, 손가락폄근 널힘줄	손가락을 벌리고, 손허리손가락관절을 굽히며, 손가락뼈사이관절을 편다.
	손바닥쪽뼈사이근(장측골간근, palmar interosseus muscle)	둘째~다섯째손허리뼈몸통	첫마디뼈바닥 옆면, 손가락폄근널힘줄	손가락을 모으고, 손허리뼈손가락관절을 굽히며, 손가락뼈사이관절을 편다.

(1) 엄지두덩근육

엄지손가락 시작부분인 **엄지두덩**(무지구, thenar)을 형성하는 근육이다. **엄지맞섬근**(무지대립근, opponens pollicis muscle), **엄지모음근**(무지내전근, adductor pollicis muscle), **짧은엄지손가락굽힘근**(단수무지굴근, flexor pollicis brevis muscle), **짧은엄지손가락벌림근**(단수무지외전근, abductor pollicis brevis muscle)의 4종류로 구성되며, 엄지손가락의 손허리뼈에서 끝 쪽을 여러 방향으로 움직인다.

일반적으로 엄지손가락의 운동은 벌림(엄지를 손바닥에서 떨어뜨림), 모음(엄지를 손바닥에 가까이 함), 굽힘(손바닥면 위에서 구부림), 폄(손바닥면 위에서 뻗음) 및 돌림(엄지손가락을 손바닥 쪽으로 향함)을 조합한 운동이며 특히 '손가락 끝으로 사물을 집는 운동'에서는 엄지맞섬근이나 짧은엄지손가락벌림근(모두 정중신경의 지배를 받음)에 의한 엄지손가락의 돌림, 벌림, 굽힘이 일어난다. 따라서 정중신경이 손상되면 알약 등을 집을 수 없게 된다.

임상응용

근육손상(muscle injury)

과도한 운동이나 외상으로 인한 뼈대근육의 손상은 일반적으로 근육좌상(muscle strain)을 유발한다. 근육좌상은 근육통(myalgia)을 특징으로 하며 근(육)섬유가 과도하게 늘어나거나 찢어지는 현상을 수반한다. 관절 부위에 부상이 발생하여 인대가 손상된 경우를 삠(염좌, sprain)이라고 한다.

근육좌상으로 인해 발생하는 염증을 포함하여 모든 근육의 염증을 근(육)염(myositis)이라고 하며, 근(육)염과 함께 힘줄의 염증이 발생한 경우를 섬유근(육)염(fibromyositis)이라고 한다. 염증은 수시간이나 수일 내에 가라앉지만, 손상된 근(육)섬유가 스스로 복구되는 데는 수주일이 걸린다. 일부 손상된 근(육)세포는 섬유조직으로 대체되어 흉터(scar)를 형성할 수 있고, 단단한 칼슘이 흉터조직에 침착하기도 한다.

고통스러운 근육경련(cramp)은 비자발적으로 발생한다. 경미한 근(육)염이나 섬유근(육)염으로 인해 발생하기는 경우가 많지만, 자극이나 전해질 불균형으로 인한 증상일 수도 있다.

인체 특히 팔다리에 경미한 외상으로 인해 멍(bruise)이나 타박상(contusion)이 발생할 수 있다. 근육타박상은 국소 내부 출혈 및 염증을 동반한다. 뼈대근육에 심한 외상이 발생하면 으깸손상(압궤손상, crush injury)이 발생할 수 있다. 으깸손상은 영향을 받은 근(육)조직을 크게 손상시킬 뿐만 아니라 근(육)섬유 내용물이 혈류로 방출되어 생명을 위협하는 상태를 초래한다. 예를 들어 근육의 붉은 색소인 근색소(myoglobin)가 혈액에 축적되어 신부전을 일으킬 수 있다.

스트레스로 인한 근육긴장은 목과 등의 근육통과 경직을 유발할 수 있으며 스트레스성 두통의 원인이 되기도 한다. 통증클리닉에서는 스트레스로 인한 근육긴장을 치료하기 위해 마사지, 바이오피드백, 이완훈련 등의 다양한 방법이 활용된다.

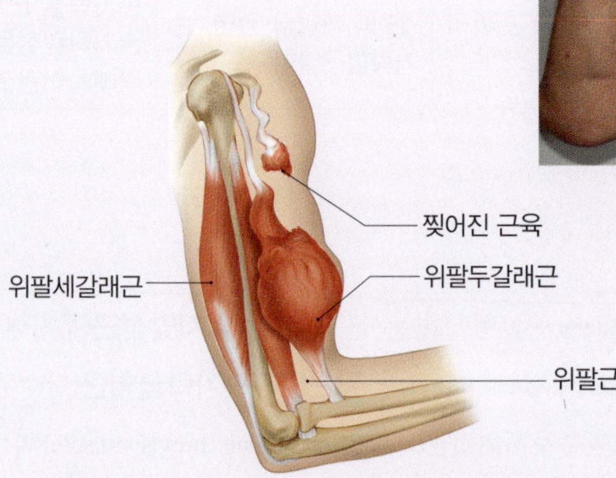

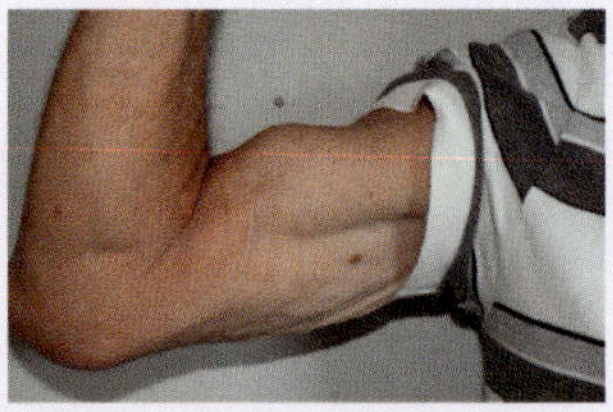

근육좌상

(2) 새끼두덩근육

새끼두덩(소지구, hypothenar)을 형성하고 새끼손가락의 운동에 관여하는 근육으로, **새끼맞섬근**(소지대립근, opponens digiti minimi muscle), **새끼벌림근**(소지외전근, abductor digiti minimi muscle), **짧은새끼굽힘근**(단소지굴근, flexor digiti minimi brevis muscle)으로 구성된다. 새끼맞섬근은 엄지손가락 끝에 새끼손가락 끝을 접촉시키는 동작(대립), 새끼벌림근은 새끼손가락을 반지손가락(약지)에서 멀리 벌리는 동작, 그리고 짧은새끼굽힘근은 새끼손가락 MP관절(손허리손가락관절)의 굽힘에 관여한다. 이 근육은 모두 자신경의 지배를 받는다.

(3) 손바닥근육

손바닥을 구성하는 근육으로, **벌레근**(충양근)과 **등쪽뼈사이근**(배측골간근), **손바닥쪽뼈사이근**(장측골간근)이 있다.

① 벌레근(충양근, lumbrical muscle)

손바닥과 손가락 사이의 MP관절을 구부리는 근육이다. MP관절 끝에서 깊은손가락굽힘근의 4개 힘줄이 시작되어 IP관절(손가락뼈사이관절) 바로 앞에서 집게손가락부터 새끼손가락까지의 손가락등널힘줄과 합쳐진다. 이때 엄지손가락 외의 4개 IP관절은 폄 동작에 관여하고, 두꺼운 책을 손으로 잡는(손가락을 편 채 MP관절을 구부림) 동작을 일으킨다. 벌레근의 엄지손가락 쪽은 정중신경, 새끼손가락 쪽은 자신경의 지배를 받는다.

② 등쪽뼈사이근(배측골간근, dorsal interosseous muscle)

가운데손가락을 중심으로 손가락을 벌리는(손바닥을 펼침) 작용을 하며, IP관절 끝부분 쪽에서 끝나기 때문에 손가락관절에 대해서는 폄 작용을 한다. 자신경의 지배를 받는다.

③ 손바닥쪽뼈사이근(장측골간근, palmar interosseus muscle)

손가락을 모으는(손바닥을 오므림) 작용을 한다. 등쪽뼈사이근과 마찬가지로 IP관절 끝부분 쪽에서 끝나기 때문에 손가락관절에 대해서는 폄 작용을 한다. 자신경의 지배를 받는다.

임상응용

● **손목굴증후군(수근관증후군, carpal tunnel syndrome)**

지지띠(retinaculum)는 근(육)섬유의 결합조직에 의해 형성되는 띠 모양 구조로, 주행하는 많은 힘줄 위에서 수직으로 배열되어 있어 관절을 구부리고 펼 때 이들 힘줄이 올라오는 것을 막는 역할을 한다. 지지띠는 일반적으로 굽힘근힘줄을 덮는 굽힘근지지띠(flexor retinaculum)와 폄근힘줄을 덮는 폄근지지띠(extensor retinaculum)로 분류된다.

이 가운데 손의 굽힘근지지띠(가로손목인대)와 그 아래의 터널인 손목굴(수근관, carpal canal)이 임상적으로 중요한데, 손목굴에는 굽힘근힘줄 외에 정중신경(median nerve)이 지나가기 때문에 염증 등으로 인해 손목굴이 협착되어 정중신경이 압박되면 감각장애나 마비를 일으킨다. 이를 손목굴증후군이라고 한다.

오래되고 심각한 손목굴증후군은 항염증제 주사로 완화될 수 있다. 때로는 손목굴을 둘러싸는 굽힘근지지띠를 외과적으로 절단하여 정중신경에 가해지는 압력을 완화함으로써 영구적인 치료를 시행하기도 한다.

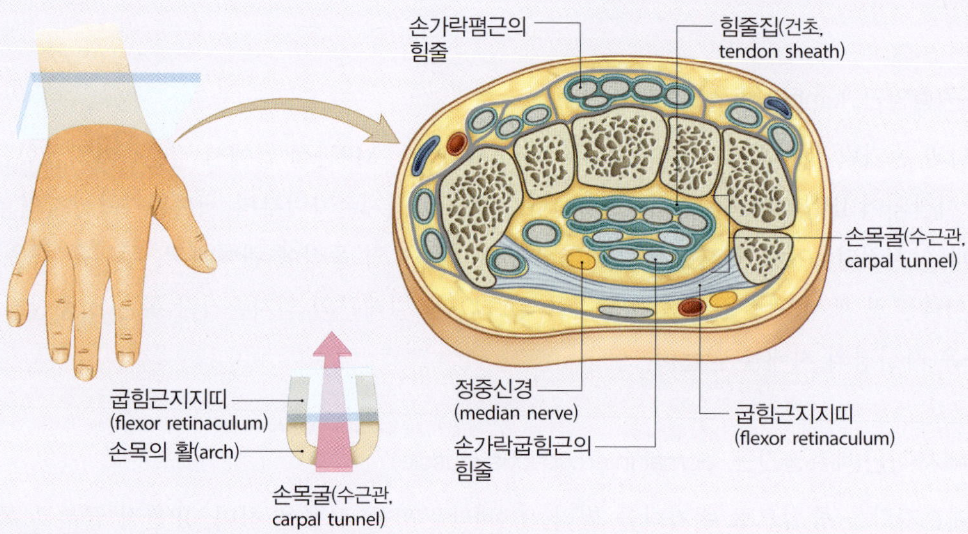

2. 다리근육

다리근육은 다리에 위치하며 다리의 운동을 담당하는 근육으로, 크게 **다리이음뼈근육**, **넓적다리근육**, **종아리근육**, **발근육**의 네 무리로 나뉜다.

1) 다리이음뼈근육

다리이음뼈근육은 다리이음뼈(골반이음구조)인 볼기뼈 주변 근육으로, 허리에서 엉덩이에 걸쳐 있으며 엉덩관절의 운동에 관여한다. 넓적다리 뒷면에 위치하는 **볼기근**(큰볼기근, 중간볼기근, 넓적다리근막긴장근 등)과 **돌림근**(궁둥구멍근, 위쌍동이근, 아래쌍동이근, 넓적다리네모근 등)이 포함된다.

엉덩관절(넓적다리)의 운동에서 보면 큰볼기근은 폄, 중간볼기근 및 넓적다리근막긴장근은 벌림, 회전근은 엉덩관절의 가쪽돌림에 관여하는 근육이다(그림 8-40, 표 8-14).

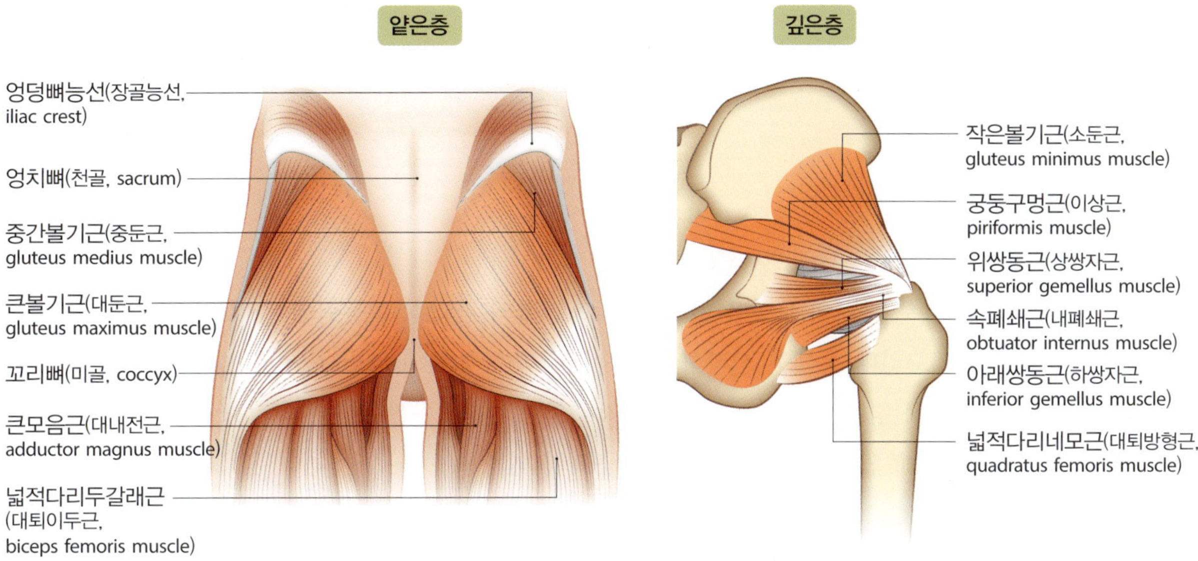

그림 8-40 볼기근육

표 8-14 볼기근육

분류	근육명	이는곳	닿는곳	작용
볼기근	큰볼기근(대둔근, gluteus maximus muscle)	엉덩뼈능선, 엉치뼈, 꼬리뼈	넓적다리뼈 거친면	엉덩관절을 편다.
	중간볼기근(중둔근, gluteus medius muscle)	엉덩뼈	넓적다리큰돌기	넓적다리를 벌린다.
	작은볼기근(소둔근, gluteus minimus muscle)	엉덩뼈	넓적다리큰돌기	넓적다리를 벌린다.
	넓적다리근막긴장근(대퇴근막장근, tensor fasciae latae muscle)	엉덩뼈 위앞엉덩가시	엉덩정강띠	넓적다리를 굽히고 벌린다.
회전근	궁둥구멍근(이상근, piriformis muscle)	엉치뼈, 큰궁둥파임	넓적다리큰돌기	넓적다리를 가쪽으로 돌리고 벌린다.
	위쌍동근(상쌍자근, superior gemellus muscle)	궁둥뼈	넓적다리뼈 돌기오목	넓적다리를 가쪽으로 돌린다.
	아래쌍동근(하쌍자근, inferior gemellus muscle)	궁둥뼈	넓적다리뼈 돌기오목	넓적다리를 가쪽으로 돌린다.
	속폐쇄근(내폐쇄근, obtuator internus muscle)	폐쇄구멍 주변, 폐쇄막	넓적다리뼈 돌기오목	넓적다리를 가쪽으로 돌린다.

08

표 8-14 **볼기근육** (계속)

분류	근육명	이는곳	닿는곳	작용
회전근	넓적다리네모근(대퇴방형근, quadratus femoris muscle)	궁둥뼈	넓적다리돌기사이능선	넓적다리를 가쪽으로 돌린다.
	바깥폐쇄근(외폐쇄근, obtuator externus muscle)	폐쇄구멍 둘레, 폐쇄막	넓적다리뼈	넓적다리를 가쪽으로 돌린다.

(1) 볼기근(둔근, gluteus muscle)

① 큰볼기근(대둔근, gluteus maximus muscle)

크고 두꺼운 근육으로 볼기의 모양을 만든다. 엉덩관절의 폄과 가쪽돌림에 관여하는 근육이다. 엉덩뼈능선과 엉치뼈, 꼬리뼈 등에서 시작하여 엉덩정강띠(장경대, iliotibial tract)와 넓적다리뼈 거친면에 부착한다. 아래볼기신경(엉치신경얼기 유래)의 지배를 받는다. 큰볼기근은 허리를 굽히는 큰허리근에 대항작용을 하여 곧게 선 자세를 유지하는 데 중요한 역할을 한다.

② 중간볼기근(중둔근, gluteus medius muscle)과 작은볼기근(소둔근, gluteus minimus muscle)

볼기의 위가쪽에 위치하는 부채꼴 모양의 근육으로, 엉덩관절을 벌리거나 보행 시 지면에 접촉하는 쪽 다리로 체중을 지탱하게 하는 역할을 한다. 중간볼기근은 엉덩뼈 바깥면의 앞엉덩뼈가시와 뒤엉덩뼈가시 사이에서 시작하여, 넓적다리큰돌기에 부착한다. 작은볼기근은 중간볼기근보다 깊은층에 위치하며, 엉덩뼈 바깥면의 앞엉덩뼈가시와 아래엉덩뼈가시 사이에서 시작하여, 넓적다리큰돌기의 앞면에 부착한다. 이 두 근육은 모두 위볼기신경(엉치신경얼기의 가지)의 지배를 받는다.

③ 넓적다리근막긴장근(대퇴근막장근, tensor fasciae latae muscle)

넓적다리 가쪽에 길게 형성된 근육으로, 엉덩관절을 벌리는 작용과 함께 선 자세에서 펴진 무릎을 고정하는 역할을 한다. 엉덩뼈의 위앞엉덩가시 및 그 아래쪽의 엉덩뼈능선 앞부분에서 시작하여, 엉덩정강띠를 거쳐 무릎 가쪽의 정강뼈 가쪽관절융기에 간접적으로 부착한다. 큰볼기근, 작은볼기근과 함께 위볼기신경(엉치신경얼기의 가지)의 지배를 받는다.

(2) 돌림근(회전근, rotator muscle)

큰볼기근의 깊은층에 위치하며, 엉덩관절의 가쪽돌림에 관여하는 근육이다. 엉치신경얼기 지배의 궁둥구멍근(이상근, piriformis muscle), 위쌍동근(상쌍자근, superior gemellus muscle), 아래쌍동근(하쌍자근, inferior gemellus muscle), 속폐쇄근(내폐쇄근, obturator internus muscle), 넓적다리네모근(대퇴방형근, quadratus femoris muscle)과 폐쇄신경 지배의 바깥폐쇄근(외폐쇄근, obturator externus muscle)이 있다.

2) 넓적다리근육

넓적다리근육은 무릎관절을 펴는 작용을 하는 **폄근**, 굽히는 작용을 하는 **굽힘근**, 엉덩관절을 모으는 작용을 하는 **모음근**의 세 무리로 나뉜다(표 8–15).

표 8–15 넓적다리근육

분류	근육명		이는곳	닿는곳	작용
폄근	넓적다리 네갈래근(대퇴사두근, quadriceps femoris muscle)	넓적다리곧은근(대퇴직근, rectus femoris muscle)	엉덩뼈	공통의 힘줄을 이루어 무릎뼈인대로 이행하고 정강뼈 거친면에 부착	넓적다리를 굽히고, 종아리를 편다. 엉덩관절을 굽힌다.
		가쪽넓은근(외측광근, vastus lateralis muscle)	넓적다리큰돌기		종아리를 편다.
		중간넓은근(중간광근, vastus intermedius muscle)	넓적다리뼈몸통		종아리를 편다.
		안쪽넓은근(내측광근, vastus medialis muscle)	넓적다리돌기 사이선		종아리를 편다.
	무릎관절근(슬관절근, articularis genu muscle)		넓적다리뼈	무릎관절주머니 앞부분	무릎관절주머니를 당긴다.
굽힘근	넓적다리두갈래근(대퇴이두근, biceps femoris muscle)		• 긴갈래 : 궁둥뼈 결절 • 짧은갈래 : 넓적다리뼈 거친선	종아리뼈머리	종아리를 굽히고 가쪽으로 돌린다. 넓적다리를 편다.
	반힘줄근(반건형근, semitendinosus muscle)		궁둥뼈결절	정강뼈거친면	넓적다리를 펴고 모은다. 종아리를 굽히고 안쪽으로 돌린다.
	반막근 (semimembranous muscle)		궁둥뼈결절	정강뼈 안쪽관절융기	넓적다리를 펴고 모은다. 종아리를 굽히고 안쪽으로 돌린다.
	넓적다리빗근(봉공근, sartorius muscle)		엉덩뼈	정강뼈	넓적다리를 굽히고, 종아리를 굽힌다.
모음근	두덩근(즐상근, pectineus muscle)		두덩뼈	넓적다리뼈	넓적다리를 굽힌다.
	짧은모음근(단내전근, adductor brevis muscle)		두덩뼈 아래가지	넓적다리뼈 거친선	넓적다리를 모으고 굽힌다.
	긴모음근(장내전근, adductor longus muscle)		두덩결합	넓적다리뼈 거친선	넓적다리를 모으고 굽히며, 안쪽으로 회전한다.
	큰모음근(대내전근, adductor magnus muscle)		두덩뼈, 궁둥뼈결절	넓적다리뼈 거친선, 모음근결절	상부 : 넓적다리를 모으고 굽힌다. 하부 : 넓적다리를 펴고 안쪽으로 회전한다.
	두덩정강근(박근, gracilis muscle)		두덩뼈몸통	정강뼈 안쪽면	넓적다리를 모으고 무릎을 굽힌다.

(1) 넓적다리의 폄근

넓적다리근육 가운데 무릎을 펴고, 엉덩관절을 굽히는 작용을 하는 근육이다(그림 8-41). 넓적다리 앞면에 위치하며, **넓적다리네갈래근**(대퇴사두근), **무릎관절근**(슬관절근)이 있다. 모두 넓적다리신경(허리신경얼기 유래)의 지배를 받는다.

① 넓적다리네갈래근(대퇴사두근, quadriceps femoris muscle)

넓적다리곧은근(대퇴직근, rectus femoris muscle), **가쪽넓은근**(외측광근, vastus lateralis), **중간넓은근**(중간광근, vastus intermedius), **안쪽넓은근**(내측광근, vastus medialis)으로 구성된다. 무릎관절을 펴는 데 관여하지만 넓적다리곧은근의 경우는 엉덩관절을 굽히는 데도 관여한다. 아래끝은 공통의 힘줄을 이루며 무릎뼈를 감싸면서 무릎뼈인대(슬개인대, patellar ligament)가 된 후 정강뼈거친면에 부착한다.

② 무릎관절근(슬관절근, articularis genu muscle)

넓적다리뼈의 아랫부분, 넓적다리 앞면에서 시작하여 무릎관절주머니(슬관절낭) 앞부분에 부착한다. 이 근육은 무릎을 펼 때 관절주머니를 위로 당겨 접히지 않도록 하여, 관절주머니가 관절 사이에 끼이는 것을 방지하는 작용을 한다.

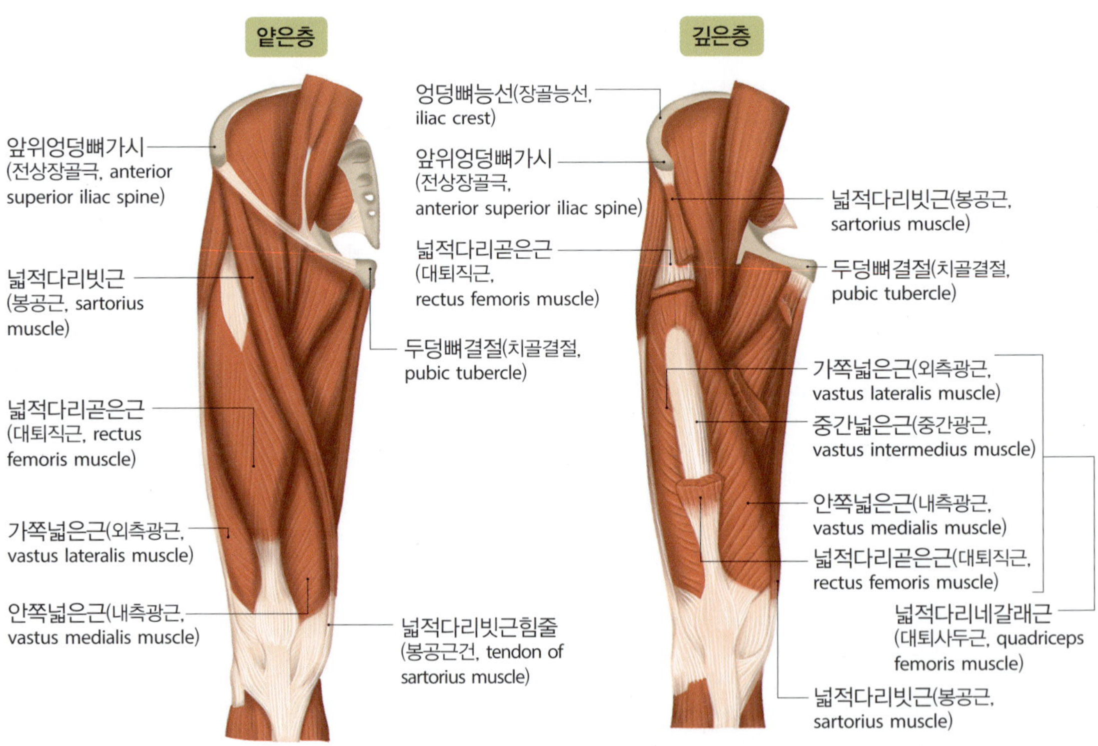

그림 8-41 넓적다리의 폄근(앞면)

(2) 넓적다리의 굽힘근

넓적다리근육 가운데 종아리를 굽히고 넓적다리를 펴는 작용을 하는 근육이다(그림 8-42). 넓적다리 뒤쪽에 위치하며, **넓적다리두갈래근**(대퇴이두근), **반힘줄근**(반건형근), **반막근**이 있다. 이들 근육은 궁둥신경의 지배를 받는다. **넓적다리빗근**(봉공근)도 굽힘근에 속하지만, 해부학적으로 넓적다리 앞쪽에 위치하며 넓적다리신경의 지배를 받는다.

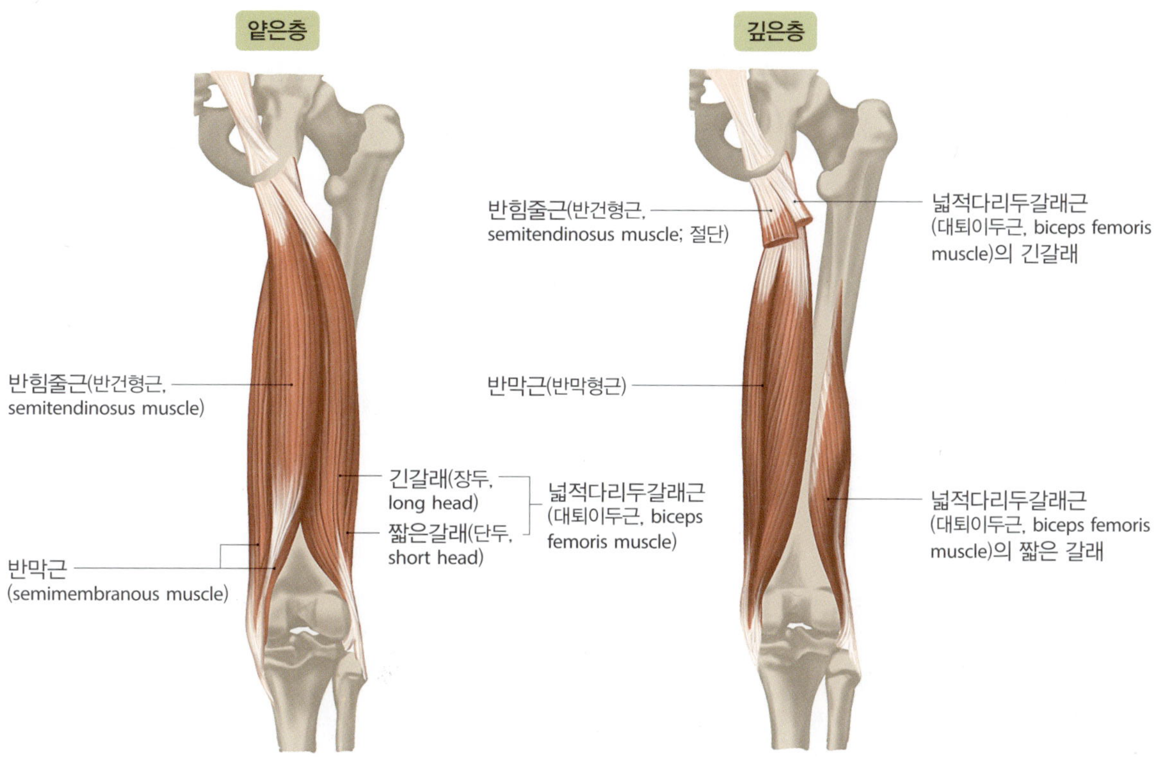

그림 8-42 넓적다리의 굽힘근(뒷면)

① 넓적다리두갈래근(대퇴이두근, biceps femoris muscle)

넓적다리 뒷면의 가쪽에서 아래로 주행하는 근육이다. 긴갈래는 궁둥뼈결절에서, 짧은갈래는 넓적다리뼈 거친선에서 시작하여 종아리뼈머리에 부착한다. 이 근육은 종아리를 굽히고, 넓적다리를 펴는 역할을 하며, 종아리를 가쪽 돌리는 기능도 수행한다. 궁둥신경의 지배를 받는다.

② 반힘줄근(반건형근, semitendinosus muscle)

궁둥뼈결절에서 시작하여 정강뼈거친면에 부착하며, 아래쪽에서는 가는 힘줄이 된다. 이 근육은 넓적다리를 펴고, 무릎을 굽히며, 무릎이 굽혀진 상태에서 종아리를 안쪽으로 돌리는 작용을 한다. 궁둥신경의 지배를 받는다.

③ 반막근(semimembranous muscle)

궁둥뼈결절에서 시작하여 정강뼈 안쪽관절융기에 부착한다. 이 근육은 무릎을 굽히고, 넓적다리를 펴며, 무릎이 굽혀진 상태에서 종아리를 안쪽으로 돌리는 역할을 한다. 궁둥신경의 지배를 받는다.

④ 넓적다리빗근(봉공근, sartorius muscle)

넓적다리의 앞쪽에 위치하는 길고 가느다란 근육으로(그림 8-41 참조), 엉덩뼈 앞엉덩가시에서 시작하여 정강뼈거친면에 부착한다. 이 근육은 무릎관절과 엉덩관절 모두에 작용하며, 넓적다리를 굽히고 벌리며, 가쪽으로 돌린다. 또한 종아리를 굽히고 안쪽으로 돌리는 복합적인 움직임을 돕는다. 따라서 앉은 자세에서 다리를 꼬는 움직임 등에 기여한다. 넓적다리신경의 지배를 받는다.

(3) 넓적다리의 모음근

넓적다리를 오므리는 작용을 하는 근육이다(그림 8-43).

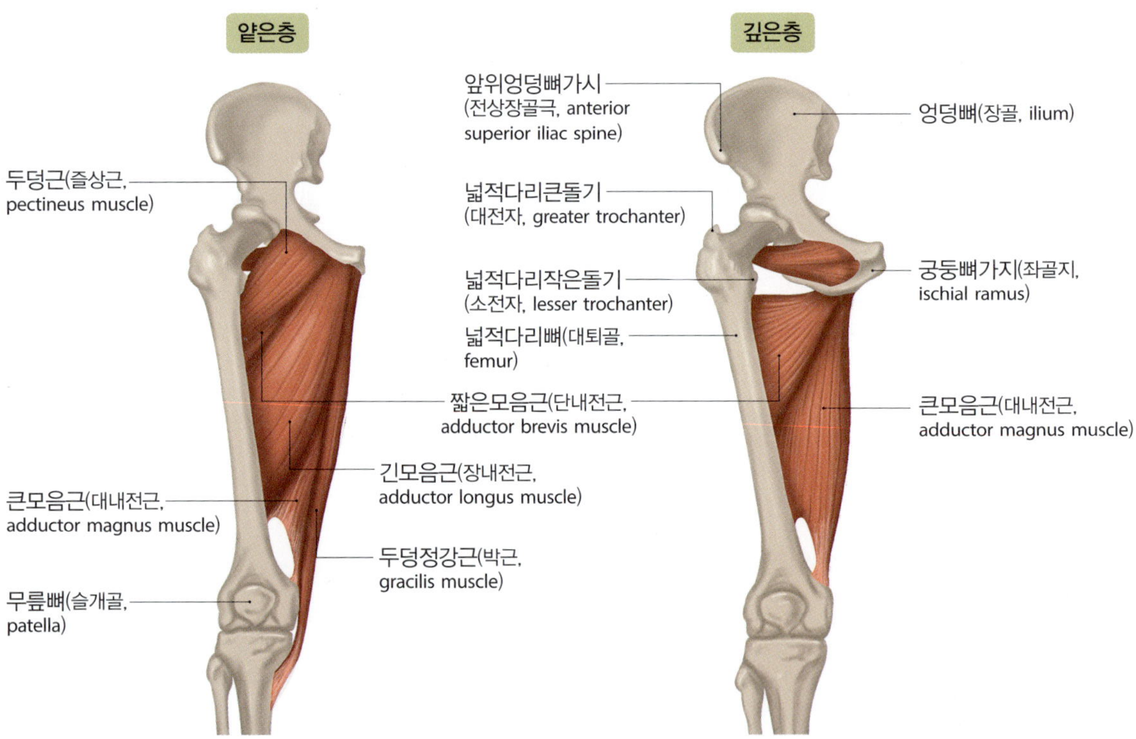

그림 8-43 넓적다리의 모음근

① **두덩근**(즐상근, pectineus muscle)

짧고 편평한 근육으로, 짧은모음근 위에 있으며 안쪽의 긴모음근과 인접해 있다. 두덩뼈에서 시작하여 넓적다리뼈에 부착한다. 이 근육은 넓적다리를 모으거나 굽히는 작용을 하며, 약간 바깥으로 돌리는 작용에도 기여한다. 넓적다리신경 또는 폐쇄신경의 지배를 받는다.

② **짧은모음근**(단내전근, adductor brevis muscle)

긴모음근과 두덩근에 가려져 있으며 바깥폐쇄근과 접촉해 있다. 두덩뼈 아래가지에서 시작하여 넓적다리뼈거친선에 부착한다. 이 근육은 넓적다리를 몸쪽으로 모으는 작용을 하며, 넓적다리를 약간 굽히고, 굽힌 상태에서 안쪽으로 돌리는 작용에도 관여한다. 폐쇄신경의 지배를 받는다.

③ **긴모음근**(장내전근, adductor longus muscle)

큰모음근의 중간면에 위치하며, 두덩결합 앞면에서 시작하여 넓적다리뼈거친선에 부착한다. 이 근육은 넓적다리를 몸쪽으로 모으는 작용을 주로 하며, 넓적다리를 약간 굽히는 작용과 굽힌 상태에서 안쪽으로 돌리는 작용에도 기여한다. 폐쇄신경의 지배를 받는다.

④ **큰모음근**(대내전근, adductor magnus muscle)

모음근 중에서 가장 크고 가장 깊은층에 있는 삼각형 모양의 근육으로, 두덩뼈 아래가지와 궁둥뼈결절에서 시작하여 넓적다리뼈 거친선과 모음근결절에 부착한다. 이 근육은 넓적다리를 강하게 모으는 작용을 하며, 일부 섬유는 넓적다리를 굽히고, 일부 섬유는 넓적다리를 펴는 작용을 한다. 폐쇄신경(모음부분)과 궁둥신경(폄부분)의 이중 지배를 받는다.

⑤ **두덩정강근**(박근, gracilis muscle)

안쪽넓적다리의 얕은 곳에 위치하는 길고 얇은 근육으로, 두덩뼈몸통과 아래가지에서 시작하여 정강뼈 안쪽면에 부착한다. 이 근육은 넓적다리를 몸쪽으로 모으는 작용을 하며, 무릎을 굽히고, 무릎을 굽힌 상태에서 종아리를 안쪽으로 돌리는 작용도 한다. 폐쇄신경의 지배를 받는다.

3) 종아리근육

종아리근육은 종아리 앞에 있는 **폄근**, 뒤에 있는 **굽힘근**, 가쪽에 있는 **가쪽근육**의 세 무리로 나뉜다(표 8-16).

표 8-16 종아리근육

분류	근육명		이는곳	닿는곳	작용
폄근	앞정강근(전경골근, tibialis anterior muscle)		정강뼈, 뼈사이막	안쪽쐐기뼈, 첫째발허리뼈바닥	발목관절의 등쪽굽힘 및 안쪽번짐에 관여한다.
	긴발가락폄근(장지신근, extensor digitorum longus muscle)		정강뼈, 종아리뼈, 뼈사이막	둘째~다섯째발가락 중간마디뼈 및 끝마디뼈	발 및 둘째~다섯째발가락을 편다.
	긴엄지발가락폄근(장족무지신근, extensor hallucis longus muscle)		종아리뼈, 뼈사이막	엄지발가락 끝마디뼈	엄지발가락을 펴고, 발목관절을 등쪽으로 굽힌다.
	셋째종아리근(제3비골근, peroneus tertius muscle)		종아리뼈, 뼈사이막	다섯째발허리뼈	발목관절의 등쪽굽힘 가쪽번짐 및 벌림에 관여한다.
굽힘근	종아리세갈래근(하퇴삼두근, triceps surae muscle)	장딴지근(비복근, gastrocnemius muscle)	넓적다리뼈	발꿈치뼈	발을 발바닥쪽으로 굽히고, 무릎관절을 굽힌다.
		가자미근(soleus muscle)	정강뼈, 종아리뼈		
	장딴지빗근(족척근, plantaris muscle)		넓적다리뼈	발꿈치뼈	발을 발바닥쪽으로 굽히고, 무릎관절을 굽힌다.
	뒤정강근(후경골근, tibialis posterior muscle)		정강뼈, 종아리뼈	발배뼈, 쐐기뼈, 입방뼈, 둘째~넷째발허리뼈	발의 발바닥굽힘 및 안쪽번짐에 관여한다.
	긴발가락굽힘근(장지굴근, flexor digitorum longus muscle)		정강뼈	둘째~다섯째발가락 끝마디뼈	둘째~다섯째발가락을 굽히고, 발을 발바닥쪽으로 굽힌다.
	긴엄지발가락굽힘근(장족무지굴근, flexor hallucis longus muscle)		종아리뼈, 뼈사이막	엄지발가락 끝마디뼈바닥	엄지발가락의 굽힘 및 안쪽번짐에 관여한다.
	오금근(슬와근, popliteus muscle)		넓적다리뼈	정강뼈	정강뼈의 안쪽돌림 및 넓적다리뼈의 가쪽돌림에 관여한다.
가쪽근육	긴종아리근(장비골근, peroneus longus muscle)		종아리뼈	첫째발허리뼈바닥, 안쪽쐐기뼈	발의 가쪽번짐 및 발바닥쪽 굽힘에 관여한다.
	짧은종아리근(단비골근, peroneus brevis muscle)		종아리뼈	다섯째발허리뼈바닥	발의 가쪽번짐 및 발바닥쪽 굽힘에 관여한다.

(1) 종아리의 폄근

종아리 앞쪽에 있는 근육으로, 발을 등쪽으로 굽히는 작용을 한다(그림 8-44). 근육의 긴 힘줄들은 발목을 지날 때 위폄근지지띠(상신전근지지띠, superior extensor retinaculum)와 아래폄근지지띠(하신전근지지띠, inferior extensor retinaculum)의 깊은 곳을 지나 발등으로 들어간다. 종아리의 폄근은 모두 온종아리신경(←궁둥신경)의 가지인 깊은종아리신경의 지배를 받는다.

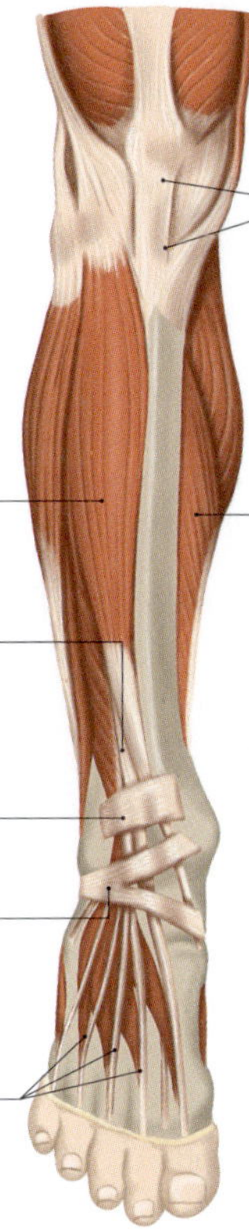

그림 8-44 종아리의 폄근(앞면)

① 앞정강근(전경골근, tibialis anterior muscle)

정강이 가쪽의 얕은층에 있는 방추형의 긴 근육이다. 정강뼈 가쪽관절융기와 정강뼈몸통 가쪽면, 그리고 뼈사이막에서 시작하여, 안쪽쐐기뼈와 첫째발허리뼈바닥에 부착한다. 이 근육은 발의 발등굽힘과 안쪽번짐에 작용한다.

② 긴발가락폄근(장지신근, extensor digitorum longus muscle)

앞정강근 가쪽에 있으며, 정강뼈 가쪽관절융기, 종아리뼈 앞면, 뼈사이막에서 시작하여 둘째~다섯째발가락 중간마디뼈 및 끝마디뼈에 부착한다. 주로 발허리발가락관절에 작용하여 둘째~다섯째발가락의 폄에 주로 관여하며, 발목관절에서 발의 발등굽힘에도 관여한다.

③ 긴엄지발가락폄근(장족무지신근, extensor hallucis longus muscle)

긴발가락폄근과 앞정강근의 깊은층에 위치한다. 종아리뼈 앞면 중간부, 뼈사이막에서 시작하여 엄지발가락 끝마디뼈에 부착한다. 이 근육은 엄지발가락의 폄과 발의 발등굽힘에 작용한다.

④ 셋째종아리근(제3비골근, peroneus tertius muscle)

작은 근육으로, 긴발가락폄근의 먼쪽 부분에서 분리되어 나오는 구조이다. 종아리뼈 앞면의 먼쪽 1/3, 뼈사이막에서 시작하여 다섯째발허리뼈바닥에 부착한다. 이 근육은 발의 발등굽힘과 가쪽번짐에 작용한다.

(2) 종아리의 굽힘근

정강뼈와 종아리뼈 뒤쪽에 위치하며, 발의 바닥쪽굽힘, 안쪽번짐, 발가락굽힘에 작용하는 근육이다(그림 8-45). 종아리의 굽힘근은 모두 정강신경의 지배를 받는다.

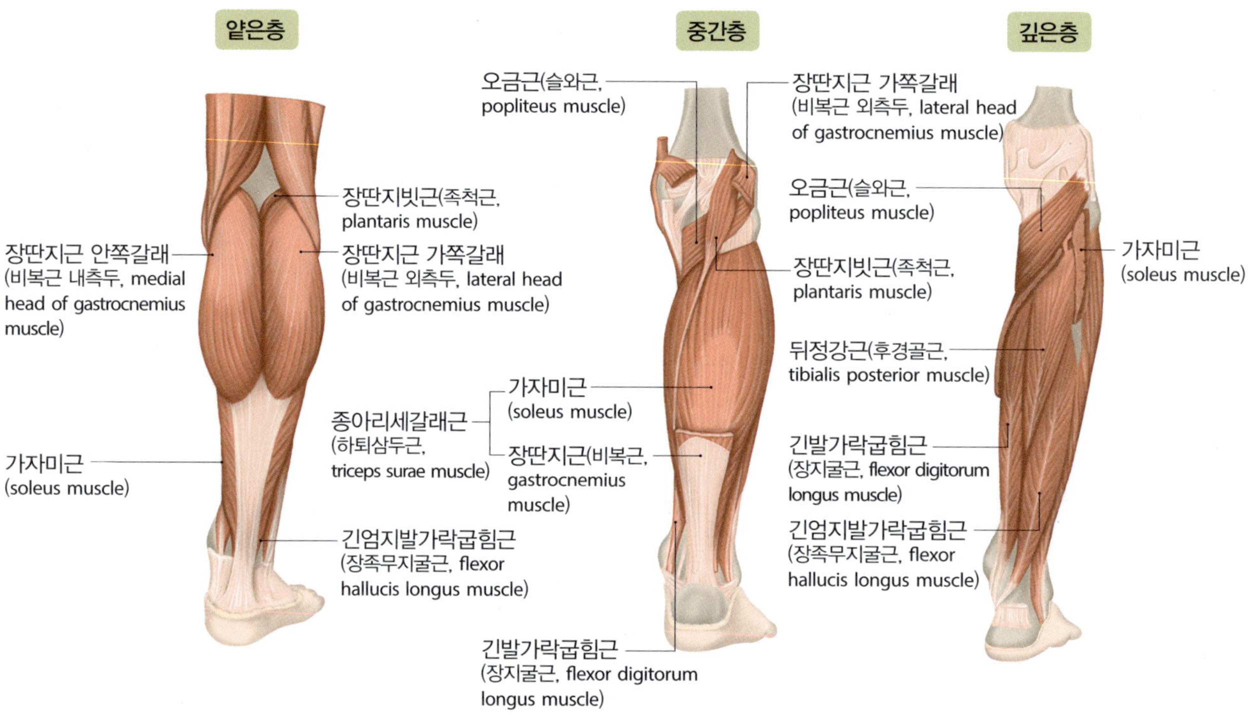

그림 8-45 종아리의 굽힘근(뒷면)

① 종아리세갈래근(하퇴삼두근, triceps surae muscle)

장딴지근의 두갈래(안쪽갈래, 가쪽갈래)와 가자미근을 하나의 근육으로 이르는 말로, 얕은층의 **장딴지근**(비복근, gastrocnemius muscle)과 깊은층의 **가자미근**(soleus muscle)이 뒤쪽 종아리를 형성한다. 장딴지근은 세갈래근 중 가장 크고 가장 얕은층에 위치하며, 다리 뒷면을 지배하는 매우 힘 있는 두갈래근으로 아킬레스힘줄을 향해 아래로 주행한다.

장딴지근과 가자미근은 장딴지빗근과 함께 발꿈치힘줄(아킬레스힘줄)에 모여서 합쳐진다. 발의 발바닥쪽굽힘에 강력한 힘으로 작용한다.

② **장딴지빗근**(족척근, plantaris muscle)

작고 약한 근육이지만 크기가 다양하며 사람에 따라 없는 경우도 있다. 넓적다리뼈 가쪽위관절융기에서 시작하여 장딴지근과 가자미근 사이를 비스듬히 내려가 장딴지근, 가자미근과 함께 발꿈치힘줄(아킬레스힘줄)에 모여서 합쳐진다. 발의 발바닥쪽굽힘과 무릎관절의 굽힘 작용에 관여한다.

③ **뒤정강근**(후경골근, tibialis posterior muscle)

종아리세갈래근으로 덮여 있는 깊은층의 두껍고 편평한 근육이다. 정강뼈 뒷면, 종아리뼈 뒷면, 뼈사이막에서 시작하여 발배뼈 거친면, 여러 쐐기뼈, 둘째~넷째발허리뼈에 부착한다. 뒤정강근의 힘줄은 발목 안쪽에서 굽힘근지지띠 아래로 지나가며, 발목의 안정성과 지지에 기여한다. 발의 발바닥쪽굽힘과 안쪽번짐에 작용한다.

④ **긴발가락굽힘근**(장지굴근, flexor digitorum longus muscle)

뒤정강근을 일부 덮는 길고 좁은 근육으로, 정강뼈 뒷면 중간부와 근막에서 시작하여 둘째~다섯째발가락 끝마디뼈에 부착한다. 발의 발바닥쪽굽힘과 둘째~다섯째발가락의 굽힘에 작용한다.

⑤ **긴엄지발가락굽힘근**(장족무지굴근, flexor hallucis longus muscle)

뒤정강근의 아래면 가쪽에 위치한다. 종아리뼈 뒷면 아래 2/3과 뼈사이막 일부에서 시작하여 엄지발가락 끝마디뼈바닥에 부착한다. 엄지발가락을 굽히는 작용이 있고, 발의 발바닥쪽굽힘과 안쪽번짐에 보조작용을 한다.

⑥ **오금근**(슬와근, popliteus muscle)

무릎관절 뒤쪽의 깊은층에 있는 작은 삼각형 모양의 근육으로, 넓적다리뼈 가쪽관절융기에서 시작하여 정강뼈 위쪽 뒷면에 부착한다. 완전히 펴진 무릎에서 굽힘을 시작할 때 넓적다리뼈를 가쪽으로 돌리거나 종아리를 안쪽으로 돌리며, 무릎의 굽힘에 약하게 관여하지만 주작용은 아니다. 또한 무릎 뒤쪽 관절막과 연결되어 관절 안정성 유지에 기여한다.

(3) 종아리의 가쪽근육

종아리 가쪽에 위치하며 발바닥을 바깥쪽을 향해 굽히는(외반) 작용을 하는 근육이다(그림 8-46). **긴종아리근**(장비골근)과 **짧은종아리근**(단비골근)이 있으며, 모두 얕은종아리신경의 지배를 받는다. 셋째종아리근도 발바닥을 바깥쪽을 향해 굽히는 데 관여하지만 폄근에 속한다. 이들 근육의 힘줄은 종아리근지지띠(fibular retinaculum) 깊은 곳을 지나 발로 들어간다.

08

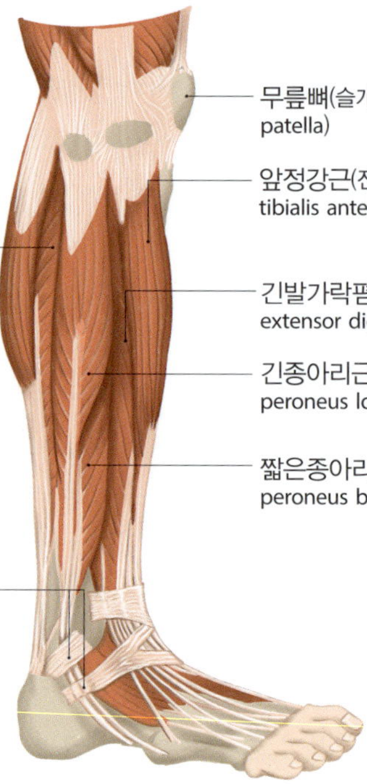

그림 8-46 종아리의 가쪽근육(옆면)

① **긴종아리근(장비골근, peroneus longus muscle)**

종아리의 얕은 가쪽에 있는 근육으로, 종아리뼈 가쪽 윗부분과 주변 근막에서 시작하여 발목으로 내려온 뒤 발바닥을 비스듬히 가로질러 첫째발허리뼈바닥 가쪽면과 안쪽쐐기뼈 가쪽면에 부착한다. 발의 발바닥쪽굽힘과 가쪽번짐, 걸을 때 발을 드는 데 중요한 작용을 한다.

② **짧은종아리근(단비골근, peroneus brevis muscle)**

긴종아리근의 깊은층에 있는 작은 근육으로, 긴종아리근과 함께 온윤활집(common synovial sheath)에 싸여 있다. 종아리뼈 가쪽면 아래 2/3에서 시작하여 다섯째발허리뼈바닥에 부착한다. 발의 발바닥쪽굽힘과 가쪽번짐에 작용한다.

4) 발근육

발근육은 **발등근육**과 **발바닥근육**으로 나뉘고, 발바닥근육은 다시 **엄지두덩근육**, **새끼두덩근육**, **발허리근육**으로 나뉜다(그림 8-47, 표 8-17). 발에 있는 근육은 손근육과 달리 발가락의 운동은 매우 제한적이나, 발바닥활(족저궁, plantar arch)을 유지하는 데 중요한 역할을 한다.

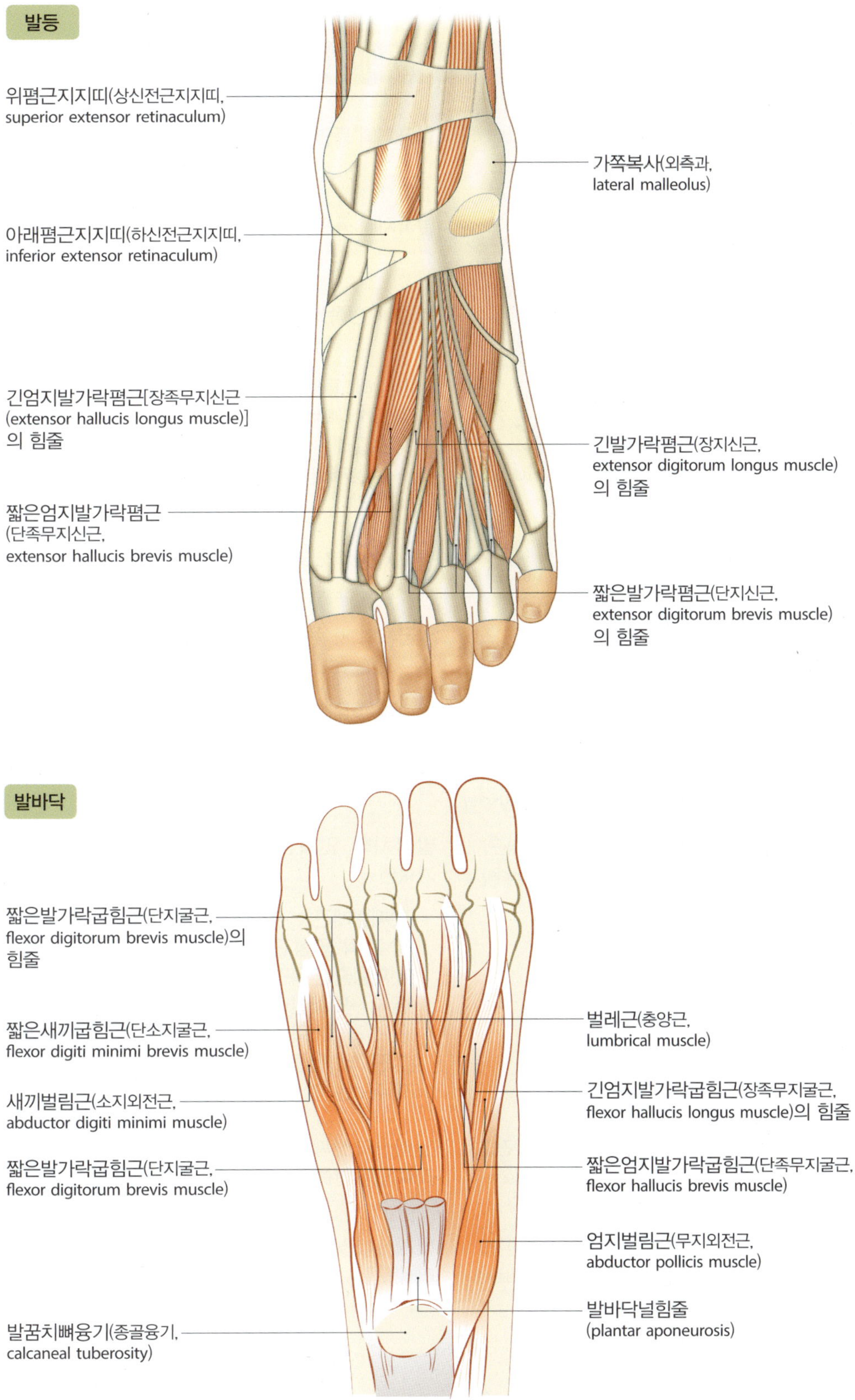
발등
위폄근지지띠(상신전근지지띠,
superior extensor retinaculum)
가쪽복사(외측과,
lateral malleolus)
아래폄근지지띠(하신전근지지띠,
inferior extensor retinaculum)
긴엄지발가락폄근[장족무지신근
(extensor hallucis longus muscle)]
의 힘줄
긴발가락폄근(장지신근,
extensor digitorum longus muscle)
의 힘줄
짧은엄지발가락폄근
(단족무지신근,
extensor hallucis brevis muscle)
짧은발가락폄근(단지신근,
extensor digitorum brevis muscle)
의 힘줄
발바닥
짧은발가락굽힘근(단지굴근,
flexor digitorum brevis muscle)의
힘줄
짧은새끼굽힘근(단소지굴근,
flexor digiti minimi brevis muscle)
벌레근(충양근,
lumbrical muscle)
새끼벌림근(소지외전근,
abductor digiti minimi muscle)
긴엄지발가락굽힘근(장족무지굴근,
flexor hallucis longus muscle)의 힘줄
짧은발가락굽힘근(단지굴근,
flexor digitorum brevis muscle)
짧은엄지발가락굽힘근(단족무지굴근,
flexor hallucis brevis muscle)
엄지벌림근(무지외전근,
abductor pollicis muscle)
발바닥널힘줄
(plantar aponeurosis)
발꿈치뼈융기(종골융기,
calcaneal tuberosity)

그림 8-47 발근육

표 8-17 **발근육**

분류		근육명	이는곳	닿는곳	작용
발등근육		짧은엄지발가락폄근(단족무지신근, extensor hallucis brevis muscle)	발꿈치뼈 등면	엄지발가락 첫마디뼈몸통 등면	엄지발가락을 편다.
		짧은발가락폄근(단지신근, extensor digitorum brevis muscle)	발꿈치뼈 등면	둘째~넷째발가락 첫마디뼈바닥	둘째~넷째발가락을 편다.
발바닥 근육	엄지두덩 근육	짧은엄지발가락굽힘근(단족무지굴근, flexor hallucis brevis muscle)	입방뼈, 안쪽쐐기뼈	엄지발가락 첫마디뼈바닥	엄지발가락을 굽힌다.
		엄지발가락모음근(족무지내전근, adductor hallucis muscle)	● 빗갈래 : 둘째~넷째발허리뼈바닥 ● 가로갈래 : 셋째~다섯째발허리뼈머리	엄지발가락 첫마디뼈바닥 가쪽	엄지발가락을 모은다.
		엄지발가락벌림근(족무지외전근, abductor hallucis muscle)	발꿈치뼈 안쪽융기	엄지발가락 첫마디뼈바닥, 안쪽 종자뼈	엄지발가락을 안쪽으로 벌린다.
	새끼두덩 근육	새끼벌림근(소지외전근, abductor digiti minimi muscle)	발꿈치뼈 가쪽융기	다섯째발가락 첫마디뼈바닥	새끼발가락을 벌리고 굽힌다.
		짧은새끼굽힘근(단소지굴근, flexor digiti minimi brevis muscle)	다섯째발허리뼈바닥	다섯째발가락 첫마디뼈바닥	새끼발가락 첫마디뼈를 굽힌다.
	발허리근육	짧은발가락굽힘근(단지굴근, flexor digitorum brevis muscle)	발꿈치뼈 안쪽융기	둘째~다섯째발가락 중간마디뼈바닥	둘째~다섯째발가락을 굽힌다.
		발바닥네모근(족저방형근, quadratus plantae muscle)	발꿈치뼈 안쪽면, 가쪽면	긴발가락굽힘근 힘줄	긴발가락굽힘근을 보조한다.
		벌레근(충양근, lumbrical muscle)	● 첫째벌레근 : 긴발가락굽힘근 첫째힘줄 안쪽면 ● 둘째~넷째벌레근 : 긴발가락굽힘근 네 힘줄의 마주보는 면	둘째~다섯째발가락 위의 폄근널힘줄	둘째~다섯째발가락 첫마디뼈를 굽히고, 중간마디뼈와 끝마디뼈를 편다.
		바닥쪽뼈사이근(저측골간근, plantar interosseus muscle)	셋째~다섯째발허리뼈몸통 안쪽면	셋째~다섯째발가락 첫마디뼈바닥	셋째~다섯째발가락을 모으고, 첫마디뼈를 굽힌다.
		등쪽뼈사이근(배측골간근, dorsal interosseous muscle)	첫째~다섯째발허리뼈몸통	둘째~다섯째발가락의 폄근널힘줄, 첫마디뼈바닥	둘째~넷째발가락을 벌리고, 첫마디뼈를 굽힌다.

(1) 발등근육

발등에는 **짧은엄지발가락폄근**(단족무지신근, extensor hallucis brevis muscle)과 **짧은발가락폄근**(단지신근, extensor digitorum brevis muscle)이 있다. 짧은엄지발가락폄근은 엄지발가락을 펴고, 짧은발가락폄근은 둘째~넷째발가락을 펴는 작용을 한다. 또한 발가락의 폄 작용을 보조하며, 발의 등쪽굽힘에도 일부 기여한다. 이들 근육은 깊은종아리신경의 지배를 받는다.

(2) 발바닥근육

발바닥에는 10개의 근육이 위치하며, 크게 **엄지두덩근육**, **새끼두덩근육**, **발허리근육**으로 나뉜다. 발바닥근육은 정강신경가지인 안쪽발바닥신경과 가쪽발바닥신경의 지배를 받는다.

① 엄지두덩근육

엄지두덩을 형성하는 근육으로, 보행 시 체중 지지 및 엄지발가락의 정교한 움직임에 중요한 역할을 한다. **짧은엄지발가락굽힘근**(단족무지굴근, flexor hallucis brevis muscle), **엄지발가락모음근**(족무지내전근, adductor hallucis muscle), **엄지발가락벌림근**(족무지외전근, abductor hallucis muscle)이 포함된다.

짧은엄지발가락굽힘근은 입방뼈와 가쪽쐐기뼈, 발바닥발꿈치입방인대에서 시작하여 엄지발가락 첫마디뼈바닥에 부착한다. 엄지발가락의 굽힘에 작용하며, 정강신경 가지인 안쪽발바닥신경의 지배를 받는다.

엄지발가락모음근은 두 갈래(빗갈래, 가로갈래)로 구성된다. 빗갈래는 둘째~넷째발허리뼈바닥에서, 가로갈래는 셋째~다섯째발허리뼈머리에서 시작하여 엄지발가락 첫마디뼈바닥 가쪽에 부착한다. 엄지발가락의 모음에 관여한다. 가쪽발바닥신경이 지배한다.

엄지발가락벌림근은 발꿈치뼈 안쪽융기와 발바닥근막에서 시작하여 엄지발가락 첫마디뼈바닥과 안쪽 종자뼈에 부착하며, 엄지발가락을 안쪽으로 벌리고, 발의 안쪽세로발바닥활을 지지하는 역할을 한다. 안쪽발바닥신경의 지배를 받는다.

② 새끼두덩근육

새끼두덩을 형성하는 근육으로, **새끼벌림근**(소지외전근, abductor digiti minimi muscle), **짧은새끼굽힘근**(단소지굴근, flexor digiti minimi brevis muscle)으로 구성된다.

새끼벌림근은 발꿈치뼈 가쪽융기와 발바닥근막에서 시작하여 다섯째발가락 첫마디뼈바닥과 일부 가쪽종자뼈에 부착하며, 새끼발가락을 가쪽으로 벌리고 발의 가쪽세로발바닥활을 지지한다. 가쪽발바닥신경의 지배를 받는다.

짧은새끼굽힘근은 다섯째발허리뼈바닥에서 시작하여 다섯째발가락 첫마디뼈바닥에 부착한다. 새끼발가락의 첫마디뼈를 굽히는 작용을 하며, 가쪽발바닥신경의 지배를 받는다.

③ 발허리근육

발바닥에는 얕은층부터 깊은층까지 다양한 근육층이 존재하며, 그중 발허리근육은 발가락의 정교한 움직임, 발바닥활 유지, 보행 안정성에 기여한다.

발허리근육에는 **짧은발가락굽힘근**(단지굴근, flexor digitorum brevis muscle), **발바닥네모근**(족저방형근, quadratus plantae muscle), **벌레근**(충양근, lumbrical muscle), **바닥쪽 · 등쪽뼈사이근**(저측 · 배측골간근, plantar · dorsal interosseous muscle)이 있으며, 특히 발바닥의 얕은층에는 발바닥널힘줄(plantar aponeurosis)이 위치하여 발바닥을 보호하고 세로발바닥활 유지 및 보행 시 충격 흡수의 역할을 한다.

짧은발가락굽힘근은 둘째~다섯째발가락 중간마디뼈의 굽힘에 작용하며, 안쪽발바닥신경의 지배를 받는다. 발바닥네모근은 긴발가락굽힘근 힘줄을 직선 방향으로 조절하여 발가락의 굽힘을 도우며, 가쪽발바닥신경의 지배를 받는다.

벌레근은 둘째~다섯째발가락 첫마디뼈를 굽히고, 동시에 중간마디뼈와 끝마디뼈를 펴는 작용을 한다. 첫째벌레근은 안쪽발바닥신경의 지배를 받고, 둘째~넷째벌레근은 가쪽발바닥신경의 지배를 받는다.

바닥쪽뼈사이근은 셋째~다섯째발가락을 둘째발가락 쪽으로 모으고 첫마디뼈를 굽히는 작용을 하며, 가쪽발바닥신경의 지배를 받는다. 등쪽뼈사이근은 둘째~넷째발가락을 둘째발가락 기준으로 양쪽으로 벌리고 첫마디뼈를 굽히는 작용을 하며, 가쪽발바닥신경의 지배를 받는다.

요점확인

1. 팔의 운동을 담당하는 네 무리의 근육은 무엇인가?
2. 위팔의 폄근과 굽힘근을 열거하시오.
3. 아래팔의 폄근과 굽힘근을 열거하시오.
4. 넓적다리의 폄근과 굽힘근을 열거하시오.
5. 종아리의 폄근과 굽힘근을 열거하시오.

OUTLINE SUMMARY

개념요약

• 근(육)조직

A. 근(육)조직의 종류 (그림 8-1 참조)

1. 뼈대근육(골격근, skeletal muscle)
   a. 가로무늬근육, 맘대로근육으로 분류됨
   b. 현미경으로 보면 가로무늬가 보임
   c. 뼈대근육의 수축은 자발적으로 조절 가능
2. 심장근육(심근, cardiac muscle)
   a. 가로무늬근육, 제대로근육으로 분류됨
   b. 심장벽을 구성
   c. 근육세포는 가로무늬가 있으며 분지하여 서로 얽혀 있음
   d. 사이원반에 의해 강하게 결합되어 그물 구조를 형성함
   e. 심장근육섬유의 상호 연결로 인해 심장이 하나의 단위로 효율적으로 수축할 수 있음
3. 민무늬근육(평활근, smooth muscle)
   a. 내장근육, 제대로근육으로 분류됨
   b. 현미경으로 보면 가로무늬가 없고 매끄러움
   c. 소화관, 혈관 등과 같은 속이 빈 구조물의 벽에서 관찰
   d. 수축은 자발적으로 제어할 수 없음

B. 기능 : 모든 근(육)섬유는 수축에 특화되어 있음

• 뼈대근육의 구조

A. 뼈대근육의 기본적 형태 (그림 8-2 참조)

1. 모양이 다양하나 가장 전형적인 형태는 방추형(fusiform)임
2. 힘살(belly) : 근(육)조직이 많은 근육의 중앙부분
3. 이는곳(origin) : 근육이 뼈에 부착된 양 끝 중 운동범위가 작은 몸쪽
4. 닿는곳(insertion) : 운동범위가 큰 먼쪽
5. 힘줄(건, tendon) : 힘살의 양 끝을 뼈에 부착시키는 강한 결합조직

B. 뼈대근육의 미세구조 (그림 8-4 참조)

1. 근육 주위를 결합조직성 근막이 감싸고 있음
   a. 근육속막(근육내막, endomysium) : 뼈대근육 섬유를 감쌈
   b. 근육다발막(perimysium) : 근(육)섬유의 작은 다발을 감쌈
   c. 근육바깥막(근육외막, epimysium) : 뼈대근육 전체를 감쌈
2. 근(육)섬유(muscle fiber) (그림 8-5 참조)
   a. 근육속막으로 덮인 다핵세포로, 그 내부에는 지름 1~2μm의 원주형 근(육)원섬유가 다수 존재함
   b. 여러 개의 세포가 융합하여 생긴 융합체 형태를 취함
   c. 뼈대근육이 손상되면 근육속막 바로 아래에 있는 위성세포가 뼈대근육의 재생과 회복을 담당함
3. 근(육)원섬유(myofibril) (그림 8-5 참조)
   a. 근(육)섬유를 구성하는 단위
   b. 근(육)원섬유 사이에는 사립체, 포도당의 공급원이 들어 있으며, 사립체에서 포도당이 분해되어 근육의 수축에 필요한 ATP가 공급됨
   c. 근(육)잔섬유의 다발로 형성됨
4. 근(육)잔섬유(myofilament)
   a. 액틴잔섬유(actin filament) : 액틴이 주성분
   b. 마이오신잔섬유(myosin filament) : 마이오신이 주성분
   c. 티틴잔섬유(titin filament) : 티틴이 주성분
   d. 근(육)잔섬유가 규칙적으로 배열되기 때문에 세로단면상에서는 밝은 영역(I띠)과 어두운 영역(A띠)이 일정 간격으로 나타나 근육원섬유마디라는 영역이 생김
5. 신경근육접합부(neuromuscular junction) (그림 8-6 참조)
   a. 운동신경세포의 신경말단과 근(육)섬유가 접합하는 부위
   b. 운동종말판이라고도 함

c. 신경섬유를 전달해 온 전기적 자극에 의해 신경종말부분에서 아세틸콜린이 방출되고 이 아세틸콜린은 신경자극을 근(육)섬유로 보내는 정보전달물질로 작용함

d. 운동단위(motor unit) : 운동신경세포가 지배하는 근(육)섬유(그림 8-7 참조)

C. 뼈대근육의 보조장치 (그림 8-8 참조)

1. 힘줄집(건초, tendon sheath) : 힘줄이 움직일 때 주위 결합조직 간의 마찰을 줄이고 부드럽게 움직일 수 있도록 함
2. 도르래(활차, trochlea) : 힘줄을 걸어서 힘줄의 방향을 바꿈으로써 힘의 작용 방향을 바꿈
3. 종자뼈(종자골, sesamoid) : 힘줄이 뼈와 강하게 접촉하여 움직이는 부분에 형성됨
4. 윤활주머니(윤활낭, bursa) : 근육이나 힘줄이 뼈에 강하게 접착하는 부분에 상호 마찰을 줄이기 위해 형성됨

• 뼈대근육의 기능

A. 운동

1. 근육이 수축하면서 뼈를 잡아당겨 움직임을 생성함
2. 여러 근육들이 함께 수축하여 단일 움직임을 생성함(그림 8-9 참조)
   a. 주작용근(prime mover) : 움직임을 생성하는 주요 근육
   b. 협동근(synergist) : 주작용근이 움직임을 생성하도록 도움
   c. 대항근(antagonist) : 주어진 움직임에서 상반되는 작용을 함

B. 자세

1. 긴장수축이라는 지속적인 근육수축을 통해 자세를 유지할 수 있음
2. 상대적으로 적은 양의 근(육)섬유가 한꺼번에 짧아지기 때문에 근육 전체가 짧아지거나 움직임이 발생하지는 않음

C. 열생산

1. 생존은 안정적인 체온을 유지하는 인체의 능력에 달려 있음
2. 근(육)섬유의 수축은 정상 체온을 유지하는 데 필요한 대부분의 열을 생성함

D. 피로

1. 근육수축 강도 감소
2. 충분한 휴식 없이 반복적인 근육자극으로 인해 발생
3. 적절한 산소가 없을 때 수축하면 젖산이 생성되어 근육통을 유발함
4. 산소부채(oxygen debt) : 장기간 운동하는 동안 축적될 수 있는 과도한 젖산을 대사적으로 연소하는 데 필요한 추가 산소

• 뼈대근육의 수축기전

A. 뼈대근육의 수축과 이완 (그림 8-10 참조)

1. 운동신경세포 말단에서 아세틸콜린이 분비됨
2. 이곳에 접해 있던 근육이 자극을 받아 근(육)섬유 주변에 있는 근육세포질그물에서 칼슘이온이 세포질로 방출됨
3. 칼슘이온이 세포질로 방출되면 트로포닌 C에 칼슘이온이 결합함
4. 서로 떨어져 있던 마이오신잔섬유와 액틴잔섬유가 서로 밀착하여 근육이 수축함
5. 반대로 전기적 신호가 사라지면 칼슘이온이 근육세포질그물 안으로 흡수됨
6. 액틴잔섬유는 마이오신잔섬유에서 분리되어 본래 상태로 돌아가게 되어 근육이 이완함

B. 근육수축의 종류

1. 단일수축(twitch contraction) : 한 번의 자극으로 근육을 흥분시키면 단시간 수축을 일으키고 이어서 이완하는 것(그림 8-15 참조)
2. 강직수축(tetanic contraction) : 빠르게 연속적으로 근육에 타격을 가하는 역치자극에 의해 발생하는 지속적인 근육수축(그림 8-16 참조)
3. 등장(력)수축(isotonic contractions) (그림 8-17 참조)
   a. 근육의 길이를 변화시켜 관절에서 움직임을 생성함
   b. 동심수축(concentric contraction) : 근육을 단축시켜 근육의 닿는곳이 이는곳을 향해 이동하게 함
   c. 편심수축(eccentric contraction) : 긴장 상태에서 근육을 늘려 근육이 이는곳에서 멀어지게 만듦
   d. 대부분의 인체 움직임(걷기, 달리기 등)은 등장(력)수축에 의해 일어남

4. 등척수축(isometric contractions) (그림 8-17 참조)
    a. 움직임을 생성하지 않고 근육 전체가 짧아지지는 않음
    b. 움직임이 없더라도 근육 내부의 긴장이 증가함

C. 근육수축에 의한 뼈대근육의 움직임

1. 각운동(angular movement) (그림 8-18, 8-19 참조)
    a. 굽힘(flexion) : 각도 감소
    b. 폄(extension) : 각도 증가
    c. 벌림(abduction) : 정중선에서 멀어짐
    d. 모음(adduction) : 정중선을 향해 이동
2. 원운동(circular movement) (그림 8-20 참조)
    a. 돌림(rotation) : 축을 중심으로 이동
    b. 휘돌림(circumduction) : 인체의 말단부를 원형으로 돌림
    c. 뒤침(supination)과 엎침(pronation) : 아래팔의 회전으로 인해 발생하는 손의 위치
3. 특수 동작 (그림 8-21 참조)
    a. 등쪽굽힘(배측굴곡, dorsal flexion)과 발바닥쪽굽힘(plantar flexion) : 발의 상하 발목 움직임
    b. 안쪽들림(내번, inversion)과 가쪽들림(외번, eversion) : 발을 양 옆으로 움직임

• 뼈대근육의 구성

A. 몸통근육과 팔다리근육으로 크게 나눌 수 있다(표 8-3, 그림 8-22 참조).

B. 각 근육들은 위치하는 부위에 따라 세분되며, 위치가 가까운 근육은 유사한 작용을 하고 같은 신경의 지배를 받게 될 가능성이 크다.

• 몸통근육

A. 머리근육

1. 얼굴근육(facial muscle)
    a. 머리 피부와 피부밑에 위치하는 작은 근육으로 구성(그림 8-23, 표 8-4 참조)
    b. 표정근육이라고도 함
    c. 머리덮개뼈를 앞뒤로 덮는 근육 : 이마힘살, 뒤통수힘살
    d. 귀 주위 근육 : 귓바퀴근
    e. 눈 주위 근육 : 눈둘레근, 눈썹주름근
    f. 코 주위 근육 : 코근
    g. 입 주위 근육 : 입둘레근, 큰광대근, 작은광대근, 위입술콧방울올림근, 입고리올림근, 볼근, 입꼬리당김근, 입꼬리내림근, 아래입술내림근, 턱끝근
2. 씹기근육(저작근, masticatory muscle)
    a. 아래턱을 끌어올리고 좌우로 움직여 음식을 씹는 데 관여하는 근육(그림 8-24, 표 8-5 참조)
    b. 깨물근, 관자근, 가쪽날개근, 안쪽날개근

B. 목근육

1. 피부밑목근육, 옆목근육, 앞목근육, 뒤목근육의 네 무리로 나뉨(표 8-6, 그림 8-25~26 참조)
2. 앞면에는 씹기와 삼킴에 관여하는 근육 : 목뿔위근육(설골상근), 목뿔아래근육(설골하근) 등
3. 목의 운동과 고정에 관여하는 근육 : 목빗근(흉쇄유돌근), 뒤통수밑근(후두하근), 척주앞근육 등
4. 호흡운동을 보조하는 근육 : 목갈비근(사각근) 등

C. 가슴근육

1. 가슴의 앞면과 가쪽에 위치하는 근육(그림 8-7~29, 표 8-7 참조).
    a. 얕은가슴근육 : 큰가슴근, 작은가슴근, 빗장밑근, 앞톱니근
    b. 깊은가슴근육 : 바깥갈비사이근, 속갈비사이근, 맨속갈비사이근, 갈비밑근, 가로막
2. 얕은가슴근육은 팔을 움직이는 근육이고, 깊은 가슴근육은 호흡근육임

D. 배근육

1. 가슴우리의 아래모서리와 골반 사이에 있는 몸통의 근육(표 8-8 참조)
    a. 앞배근육 : 배곧은근, 배세모근(그림 8-30 참조)
    b. 옆구리근육 : 배바깥빗근, 배속빗근, 배가로근(그림 8-30 참조)
    c. 뒤배근육 : 큰허리근, 허리네모근, 엉덩허리근(그림 8-31 참조)
2. 배벽을 형성하여 배의 장기를 보호하고 배안의 속압력을 조절하며, 호흡 및 배변을 돕고 척주의 운동에 관여함

E. 등근육

1. 척주 뒷면에 있는 여러 층의 근육(표 8-9 참조)
    a. 얕은등근육 : 등세모근, 마름근, 어깨올림근, 넓은등근(그림 8-32 참조)

08

b. 깊은등근육 : 고유등근육, 위뒤톱니근, 아래뒤톱니근(그림 8-33 참조)

2. 머리와 목을 움직이고 척주를 펴는 작용을 하며, 한쪽면의 근육이 수축하면 몸을 옆으로 구부리거나 회전하는 작용을 함

• 팔다리근육

A. 팔근육

1. 팔이음뼈근육
   a. 어깨관절의 운동에 관여하는 근육
   b. 어깨세모근, 가시위근, 가시아래근, 작은원근, 큰원근, 어깨밑근이 있음(그림 8-34, 표 8-10 참조)
2. 위팔근육 (표 8-11 참조)
   a. 굽힘근(앞면에 위치) : 위팔두갈래근, 부리위팔근, 위팔근(그림 8-35 참조)
   b. 폄근(뒷면에 위치) : 위팔세갈래근, 팔꿈치근(그림 8-36 참조)
3. 아래팔근육 (표 8-12 참조)
   a. 굽힘근(앞면에 위치) : 원엎침근, 긴손바닥근, 노쪽손목굽힘근, 자쪽손목굽힘근, 얕은손가락굽힘근, 깊은손가락굽힘근, 긴엄지손가락굽힘근, 네모엎침근(그림 8-37 참조)
   b. 폄근(뒷면에 위치) : 위팔노근, 긴노쪽손목폄근, 짧은노쪽손목폄근, 손가락폄근, 새끼폄근, 자쪽손목폄근, 뒤침근, 긴엄지손가락벌림근, 긴엄지손가락폄근, 짧은엄지손가락폄근, 집게폄근(그림 8-38 참조)
4. 손근육 (그림 8-39, 표 8-13 참조)
   a. 손의 근육은 모두 굽힘근 무리에 속하며 폄근은 아래팔에서 오는 힘줄뿐임
   b. 엄지 쪽에 있는 엄지두덩근육, 새끼손가락 쪽에 있는 새끼두덩근육, 손바닥 중앙에 있는 손허리근육의 세 무리로 나뉨

B. 다리근육

1. 다리이음뼈근육
   a. 허리에서 엉덩이에 걸쳐 있으며 엉덩관절의 운동에 관여
   b. 넓적다리 뒷면에 위치하는 볼기근(큰볼기근, 중간볼기근, 넓적다리근막긴장근 등)과 돌림근(궁둥구멍근, 위쌍동이근, 아래쌍동이근, 넓적다리네모근 등)이 포함(그림 8-40, 표 8-14 참조)
2. 넓적다리근육
   a. 무릎관절을 펴는 작용을 하는 폄근, 굽히는 작용을 하는 굽힘근, 엉덩관절을 모으는 작용을 하는 모음근의 세 무리로 나뉨(표 8-15 참조)
   b. 폄근(앞면에 위치) : 넓적다리네갈래근, 넓적다리빗근, 무릎관절근(그림 8-41 참조)
   c. 굽힘근(뒷면에 위치) : 넓적다리두갈래근, 반힘줄근, 반막근(그림 8-42 참조)
   d. 모음근 : 두덩근, 짧은모음근, 긴모음근, 큰모음근, 두덩정강근(그림 8-43 참조)
3. 종아리근육
   a. 종아리 앞에 있는 폄근, 뒤에 있는 굽힘근, 가쪽에 있는 가쪽근육의 세 무리로 나뉨(표 8-16 참조)
   b. 폄근(앞면에 위치) : 앞정강근, 긴발가락폄근, 긴엄지발가락폄근, 셋째종아리근(그림 8-44 참조)
   c. 굽힘근(뒷면에 위치) : 종아리세갈래근, 장딴지빗근, 뒤정강근, 긴발가락굽힘근, 긴엄지발가락굽힘근, 오금근(그림 8-45 참조)
   d. 가쪽근육(가쪽에 위치) : 긴종아리근, 짧은종아리근(그림 8-46 참조)
4. 발근육
   a. 발등근육과 발바닥근육으로 나뉘고, 발바닥근육은 다시 엄지두덩근육, 새끼두덩근육, 발허리근육으로 나뉨(그림 8-47, 표 8-17 참조)
   b. 발가락의 운동은 매우 제한적이나, 발바닥활을 유지하는 데 중요한 역할을 함

ACTIVE LEARNING

능동학습

• 종합질문

01. 뼈대근육의 구조를 간략하게 설명하시오.

02. 뼈대근육의 근육원섬유마디와 운동단위의 미세구조를 설명하시오.

03. 심장근육과 민무늬근육의 구조를 간략하게 설명하시오.

04. 힘줄, 윤활주머니, (윤)활막의 구조를 간략하게 설명하고 기능을 설명하시오.

05. 근육이 어떻게 자극되는지 설명하시오.

06. 단일수축과 강직수축을 설명하시오.

07. 등장(력)수축과 등척수축을 설명하시오.

08. 굽힘, 폄, 벌림, 모음, 돌림 등의 움직임을 설명하시오.

• 심층고찰

09. 이완된 근육원섬유마디를 그리고 액틴, 마이오신, Z선 등을 표시한 후 근육원섬유마디가 수축되는 과정을 설명하시오.

10. 근육의 움직임에서 주작용근, 협동근, 대항근의 상호작용을 설명하시오.

11. 근육이 '산소부채'를 발생시키는 원인이 되는 조건과 산소부채의 해결방법을 설명하시오.

• 확인문제

01. ________은/는 근육세포의 또 다른 이름이다.

02. 움직이는 뼈에 있는 근육의 부착점을 _______(이)라고 하고, 고정된 뼈에 있는 근육의 부착점을 _______(이)라고 한다.

03. ________은/는 가는근육잔섬유를 구성하는 단백질이고, ________은/는 굵은근육잔섬유를 구성하는 단백질이다.

04. ________은/는 뼈대근육 수축의 기본 단위이다.

05. 근육계통의 세 가지 기능은 _______, ________, ________이다.

06. ________은/는 근육수축에 에너지를 공급한다.

07. ________은/는 근육이 산소를 필요로 하지 않는 에너지 공급과정으로 전환해야 할 때 생성되는 부산물이다.

08. 모든 근(육)섬유를 지배하는 단일 운동신경세포를 _______(이)라고 한다.

09. ________은/는 관절에서 움직임을 생성하고 근육을 단축시키는 근육수축이다.

10. ________은/는 움직임을 생성하지 않고 근육이 짧아지지 않지만 근육긴장은 증가시키는 근육수축이다.

11. ________은/는 인체의 정중선에서 멀어지는 움직임을 설명하는 용어이고,. ________은/는 굽힘과 반대되는 움직임을 설명하는 용어이다.

12. 뼈대근육을 일컫는 다른 용어는?

① 내장근육 ② 심장근육
③ 맘대로근육 ④ 모두

13. 민무늬근육을 일컫는 다른 용어는?

① 내장근육 ② 가로무늬가 없는 근육
③ 제대로근육 ④ 모두

14. 다음의 근육이 위치하는 부위를 보기에서 찾아 넣으시오.

a. 머리와 목	b. 팔	c. 몸통	d. 다리

(1) 관자근 ________________ (2) 위팔두갈래근 ___________
(3) 넓적다리빗근 ___________ (4) 장딴지근 _______________
(5) 깨물근 ________________ (6) 앞톱니근 _______________
(7) 배바깥빗근 ____________ (8) 큰볼기근 _______________
(9) 목빗근 ________________ (10) 배곧은근 ______________
(11) 두덩근 _______________ (12) 위팔세갈래근 __________

확인문제 정답

01 근(육)섬유 / 02 닿는곳, 이는곳 / 03 액틴, 마이오신 / 04 근육원섬유마디 / 05 운동, 자세, 열생산 / 06 ATP / 07 젖산 / 08 운동단위 / 09 등장(력)수축 / 10 등척수축 / 11 벌림, 폄 / 12 ③ / 13 ④ / 14 (1) a, (2) b, (3) d, (4) d, (5) a, (6) c, (7) c, (8) d, (9) a, (10) c, (11) d, (12) b

MEMO

신경

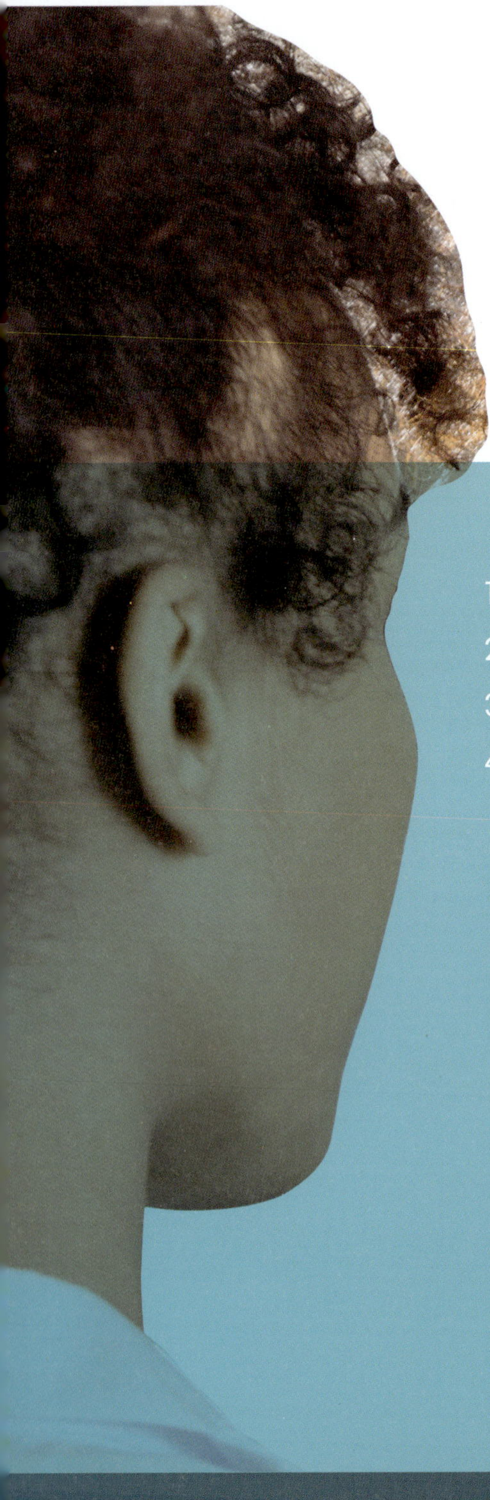

1. 신경계통의 구성
2. 신경조직
3. 신경세포의 흥분전도
4. 연접의 흥분전달

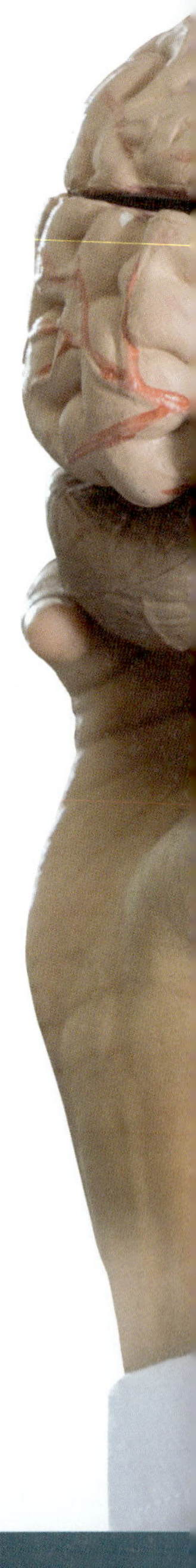

CHAPTER 09

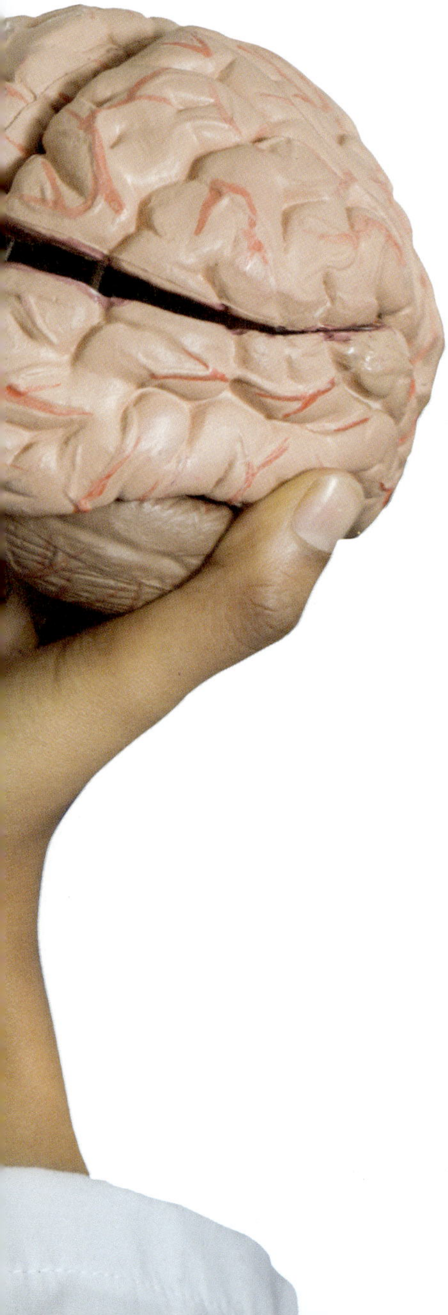

학습목표

1. 신경계통의 구성과 기능을 설명할 수 있다.
2. 신경계통의 주요 세포 유형을 구별하고 각각의 기능을 설명할 수 있다.
3. 신경자극이 신경섬유를 따라 연접을 가로질러 전달되는 기전을 설명할 수 있다.

핵심용어

중추신경계통 / 말초신경계통 / 몸신경계통 / 자율신경계통 / 신경조직 / 신경세포 / 신경(아)교세포 / 신경세포체 / 가지돌기 / 축삭 / 신경섬유 / 말이집 / 랑비에결절 / 안정막전위 / 활동전위 / 분극 / 탈분극 / 재분극 / 국소전류 / 도약전도 / 연접 / 신경전달물질

인체는 건강을 유지하기 위해 수많은 복잡한 일들을 계속해서 수행해야 한다. 수조 개의 세포 하나하나가 이 기능의 일부를 위한 활동을 하고, 이 세포들을 조절하는 것은 몸의 통신체계라고 할 수 있는 신경계통과 내분비계통이다. 두 계통은 몸의 일정 부분에서 다른 부분으로 정보를 전달한다는 점에서 비슷하지만, 각자 다른 방식으로 정보를 전달한다. 신경계통은 신경자극을 통해 매우 빠르게 정보를 전달하고, 내분비계통은 분비샘에서 혈액으로 화학물질인 호르몬을 분비함으로써 느리게 정보를 전달한 후 몸의 다른 부위로 순환한다.

신경자극과 호르몬은 몸의 구조물에 정보를 전달하여 건강한 생존에 필요한 활동을 증가시키거나 감소시킨다. 즉, 신경계통과 내분비계통은 몸을 통제하기도 하고 통합하기도 하여 인체의 항상성을 유지하게 한다.

1. 신경계통의 구성

신경계통(nervous system)은 내분비계통과 함께 인체를 구성하는 각 기관, 조직, 세포의 활동을 몸 전체로서 통합성을 가지고 기능할 수 있도록 조절하는 기관계통이다. 즉, 인체의 내부 환경이나 외부 환경에 관한 정보를 수용체(receptor)에서 받아들여 중추로 보내고, 중추는 수용체로부터 들어온 정보를 통합해서 근육이나 분비샘 등의 효과기(작동체, effector)에 그 기능을 조절하는 신호를 내보낸다.

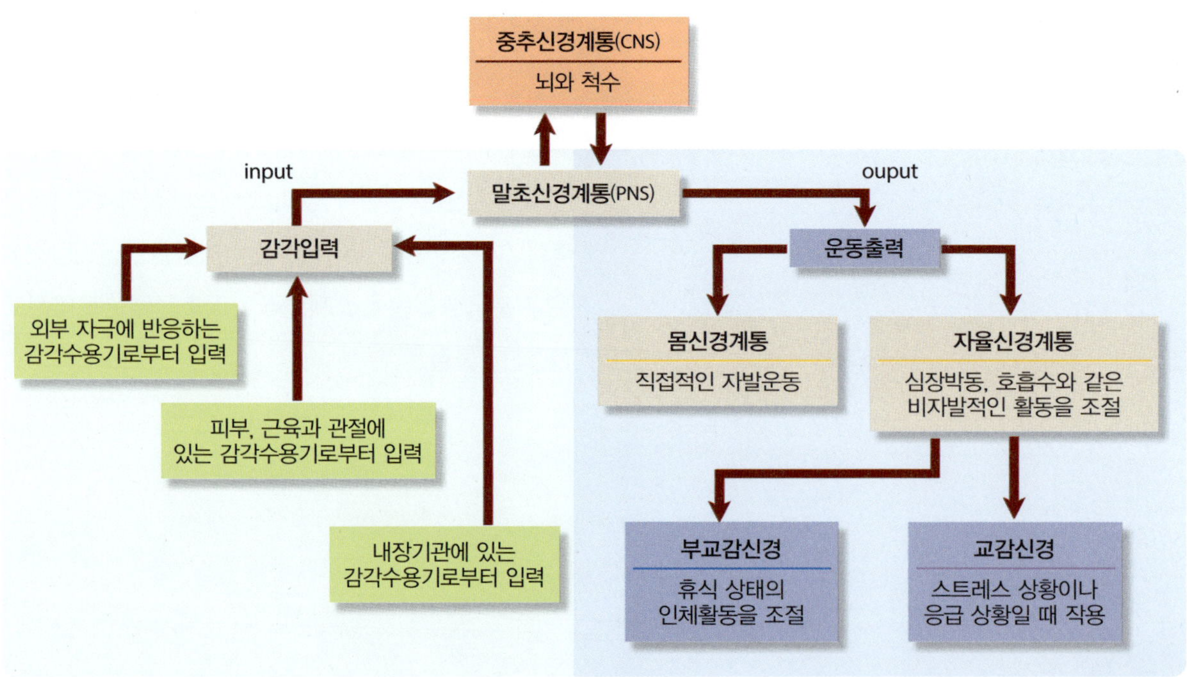

그림 9-1 신경계통의 구성

신경계통은 해부학적 역할에 따라 **중추신경계통**(central nervous system, CNS)과 **말초신경계통**(peripheral nervous system, PNS)으로 구분한다. 중추신경계통은 말초로부터 자극을 받아들여 이에 반응해서 흥분을 일으키는 중심부를 말하며, 뇌와 척수로 구성된다. 말초신경계통은 인체 각 부위와 중추신경계통 사이에서 정보를 주고받는 부분을 말하며, 뇌신경과 척수신경으로 구성된다.

말초신경계통은 다시 그 기능에 따라 **몸신경계통**(somatic nervous system, SNS)과 **자율신경계통**(autonomic nervous system, ANS)으로 나눌 수 있다. 몸신경계통은 주로 의식을 통해 작용하며, 감각신경이나 운동신경 등이 여기에 속한다. 자율신경계통은 의지와는 관계없이 자동으로 작용하며, 교감신경과 부교감신경이 여기에 속한다(그림 9–1).

2. 신경조직

신경계통은 **신경조직**(nervous tissue)으로 이루어지며, 신경조직은 전기화학적인 신경신호를 수용하고 전달할 수 있게 특수화된 **신경세포**(신경원, neuron)와 이 세포를 지지하고 영양을 공급하는 **신경(아)교세포**(neuroglial cell)로 구성된다.

신경조직을 구성하는 신경세포의 종류는 매우 다양하지만, 공통적으로 하나의 신경세포가 감지한 활동전위의 신호를 인접 신경세포로 전달하고 이러한 신경세포의 다발이 모여 신경(nerve)을 형성하게 된다.

1. 신경세포

1) 신경세포의 구조

신경세포는 큰 핵을 가진 **신경세포체**(nerve cell body)와 이 세포체에서 뻗은 여러 개의 비교적 짧은 **가지돌기**(수상돌기, dendrite), 세포체에서 뻗은 1개의 긴 **축삭**(axon)으로 구성된다(그림 9–2). 이 신경세포가 기본 단위가 되어 뇌와 신경계통을 형성한다.

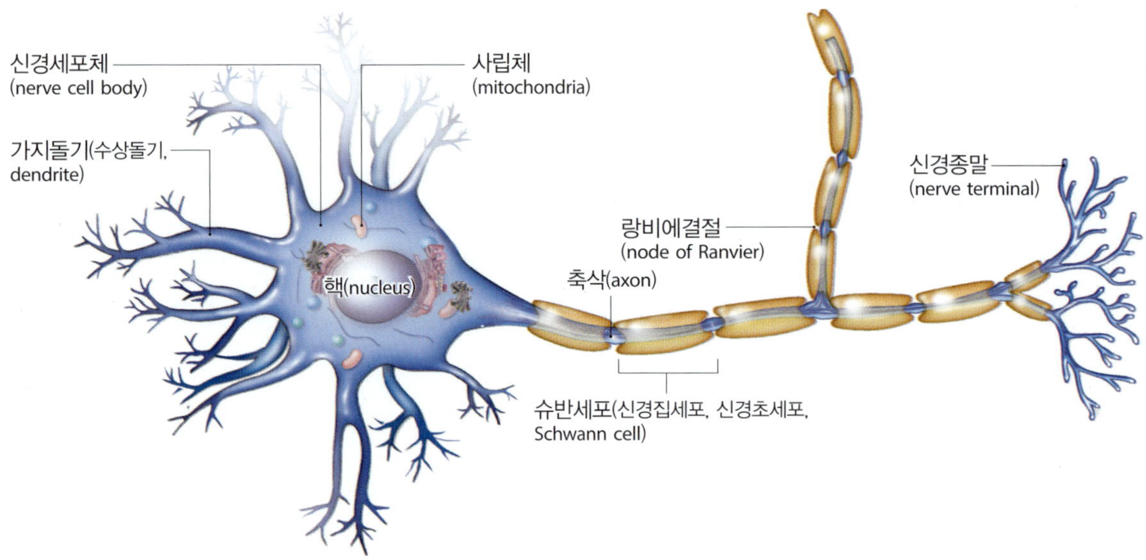

그림 9-2 신경세포의 구조

(1) 신경세포체(nerve cell body)

세포의 대사가 일어나는 중심부로, 가지돌기와 축삭을 제외한 핵과 세포질을 가리킨다. 중추신경계통에서는 **회색질**(gray substance)을 형성하고, 말초신경계통에서는 **신경절**(neuroganglion)을 형성한다. 세포질 속에는 사립체, 골지기관, 용해소체 등의 세포소기관이 있으며, 특히 세포질 곳곳에 있는 니슬소체(Nissl body)는 단백질 합성에 관여하기 때문에 신경세포의 영양 공급과 재생에 작용한다.

(2) 가지돌기(수상돌기, dendrite)

세포체에서 여러 갈래로 뻗어 나와 있는 짧은 돌기로, 외부 환경으로부터 들어오는 자극이나 다른 세포의 신경정보를 세포체 방향으로 전달하기 때문에 일종의 들신경(구심신경, afferent nerve)이라고 할 수 있다.

(3) 축삭(axon)

세포체에서 길게 뻗어 나와 있는 긴 돌기로, 신경세포의 흥분을 세포체 반대 방향에 있는 인접 세포로 전달하기 때문에 일종의 날신경(원심신경, efferent nerve)이라고 할 수 있다. 축삭은 실처럼 가늘고 길어서 **신경섬유**(nerve fiber)라고도 불린다.

축삭 외부는 대개 절연성을 지닌 **말이집**(수초, myelin sheath)으로 덮여 있는데, 신경섬유는 말이집의 유무에 따라 **말이집신경섬유**(유수신경섬유, myelinated nerve fiber)와 **민말이집신경섬유**(무수신경섬유, nonmyelinated nerve fiber)로 나뉜다. 말이집신경섬유라도 축삭 전체가 말이집에 덮여 있는 것은 아니며 일정한 간격으로 말이집이 존재하지 않는 부위가 있으며, 이 부위를 **랑비에결절**(node of Ranvier)이라고 한다.

축삭 끝의 혹처럼 불룩한 부분을 **신경종말**(nerve terminal)이라고 하며, 다음 신경세포와 연접(시냅스, synapse)을 형성하여 신호를 보내는 역할을 한다.

신경세포의 각 축삭은 **신경속막**(신경내막, endoneurium)이라는 결합조직에 싸여 있으며, 이를 다발(속, fascicle)이라고 한다. 각 다발은 얇은 신경다발막(perineurium)으로 둘러싸여 있고, **신경바깥막**(신경외막, epineurium)이라는 결합조직이 신경 전체를 감싸고 있다(그림 9–3).

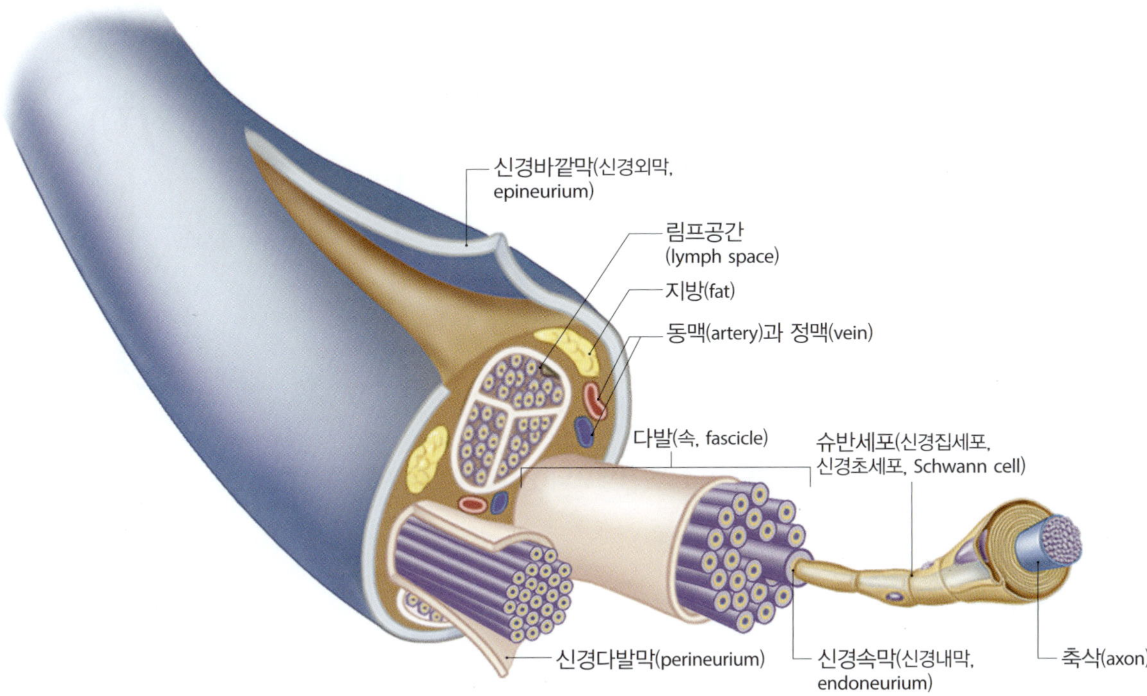

그림 9–3 신경섬유의 구조

2) 신경세포의 종류

(1) 형태에 따른 분류

신경세포는 돌기의 수에 따라 그 형태가 결정되며, 크게 **홑극신경세포**(단극신경세포, unipolar neuron), **양극신경세포**(bipolar neuron), **거짓홑극신경세포**(거짓단극신경세포, pseudounipolar neuron), **다극신경세포**(multipolar neuron)의 4종류로 나뉜다(그림 9–4).

홑극신경세포는 세포체에서 가지돌기와 축삭을 1개만 내는 신경세포로, 망막의 막대세포와 원뿔세포에서 관찰된다. 양극신경세포는 세포체 양쪽에서 가지돌기와 축삭을 1개씩 내는 신경세포로, 드물게 존재하며 청각신경이나 후각신경 등의 신경세포에서 관찰된다. 거짓홑극신경세포도 가지돌기와 축삭을 1

개씩 내지만 2개의 돌기는 뿌리부분에서 합쳐져 1개가 되며 척수신경이나 뇌신경의 몸감각신경세포에서 관찰된다. 다극신경세포는 1개의 축삭과 2개 이상의 가지돌기를 내는 신경세포로, 뼈대근육의 운동신경, 자율신경의 신경세포나 뇌세포에서 관찰된다. 다극신경세포가 뇌와 척수의 신경세포 중 가장 흔한 유형이며 중추신경계통의 주를 이룬다.

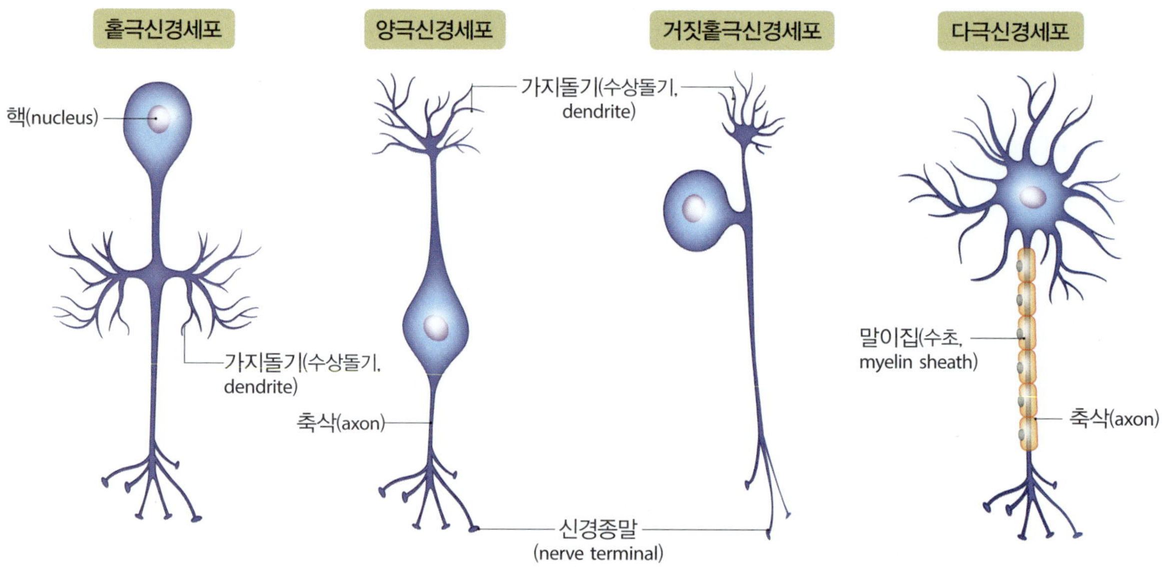

그림 9-4 신경세포의 형태에 따른 분류

(2) 기능에 따른 분류

신경세포는 자극을 전달하는 방향에 따라 크게 **들신경세포**(구심신경세포, afferent neuron), **날신경세포**(원심신경세포, efferent neuron), **사이신경세포**(개재신경세포, interneuron)의 3종류로 나뉜다(그림 9-5).

들신경세포는 **감각신경세포**(sensory neuron)라고도 하며, 몸의 모든 부분에서 상위 중추인 척수와 뇌로 자극을 전달한다. 날신경세포는 **운동신경세포**(motor neuron)라고도 하며, 뇌와 척수에서 멀어지는 반대 방향으로 자극을 전달한다. 다만, 몸의 모든 부위가 아닌 근육과 샘상피의 2종류 조직에만 전달한다. 사이신경세포는 들신경세포와 날신경세포 사이에 위치하며 자극을 전달한다. 이 신경세포는 종종 서로 연결되어 신경섬유의 복잡한 중심망을 형성하기도 한다.

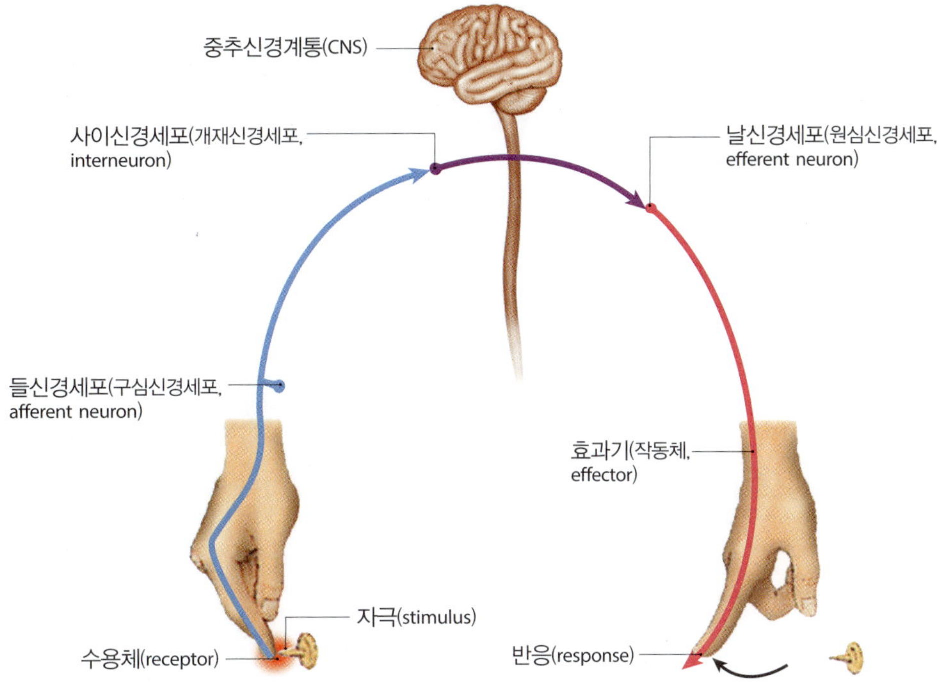

그림 9-5 신경세포의 기능에 따른 분류

2. 신경(아)교세포

신경(아)교세포(neuroglial cell)는 신경세포 사이에서 신경세포를 구조적으로 지지하는 역할을 하며, 신경세포와 혈액 사이에서 영양이나 대사산물 등의 물질교환에 관여한다. 신경(아)교세포는 신경세포와 달리 세포분열이 가능해 신경조직의 손상이나 질병이 생기는 경우에는 활발하게 세포분열이 일어난다.

신경(아)교세포에는 중추신경계통의 **별아교세포**(astrocyte), **미세(아)교세포**(소교세포, microglia), **뇌실막세포**(ependymal cell), **희소돌기아교세포**(oligodendrocyte)와 말초신경계통의 **슈반세포**(Schwann cell) 등이 있으며, 이들은 신경세포의 기능을 보조하여 신경계통이 원활하게 기능하도록 한다(그림 9-6).

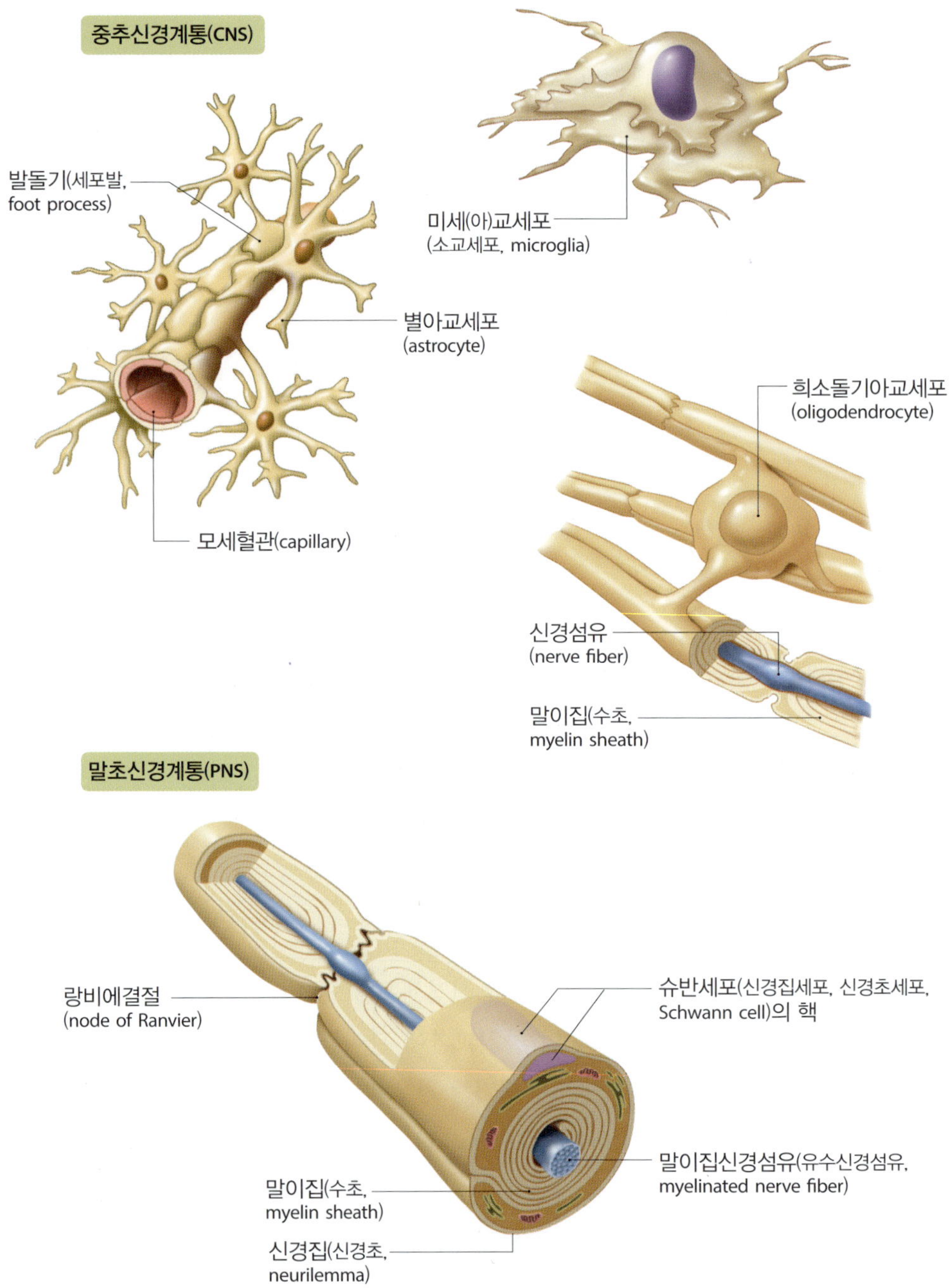

그림 9-6 신경(아)교세포의 종류

1) 중추신경계통의 신경(아)교세포

(1) 별아교세포(astrocyte)

별 모양으로 생긴 세포로 신경(아)교세포 중에서도 가장 크고 가장 돌기가 많다. 세포바깥공간의 화학적 조성을 조절하는 역할을 하는데, 포타슘의 농도 조절, 포도당 공급, 신경전달물질의 제거와 합성 등에 관여하여 신경세포가 원활한 기능을 수행하도록 돕는다. 또한 뇌혈관과 모세혈관의 벽을 둘러싸고 있어 혈액뇌장벽(blood brain barrier, BBB) 역할을 하며 혈액에서 뇌조직으로 유입되는 물질을 선택적으로 제한한다.

(2) 미세(아)교세포(소교세포, microglia)

중추신경계통의 면역세포로서 감염이나 손상 등에 활성화되어 중추신경계통에서 면역반응과 염증반응을 유발한다. 뇌세포 손상 시 손상부위를 제거하고 증식하여 파괴된 부위를 메우며, 이 부위는 차츰 딱딱한 조직으로 변한다. 다발경화증(multiple sclerosis)에서 척수 일부가 딱딱해지는 경화가 발생하는 이유는 염증반응으로 미세(아)교세포가 증가하기 때문이다.

(3) 뇌실막세포(ependymal cell)

뇌실과 척수의 속면을 덮고 있는 세포로, 뇌척수액(cerebrospinal fluid, CSF)의 생산과 재흡수에 관여하며, 표면의 섬모를 이용하여 뇌척수액을 순환시키는 역할을 한다.

(4) 희소돌기아교세포(oligodendrocyte)

중추신경계통에 있는 신경세포의 축삭을 둘러싸서 말이집(수초)을 형성하는데, 기능면에서 말초신경계통의 슈반세포와 같다. 이 말이집은 축삭을 절연시켜 활동전위의 전도속도를 증가시키는 역할을 한다.

2) 말초신경계통의 신경(아)교세포

(1) 슈반세포(Schwann cell)

말초신경계통에 있는 신경세포의 축삭을 둘러싸서 말이집을 형성한다(그림 9-7). 슈반세포에 의해 형성된 말이집은 축삭을 감싸는 절연체로 기능하며, 신경세포의 축삭둔덕에서 생성된 활동전위가 신경 말단까지 빠른 속도로 전달될 수 있도록 한다(도약전도).

슈반세포는 하나의 슈반세포가 하나의 축삭에 대해 말이집을 형성하는 반면, 희소돌기아교세포는 하나의 세포가 여러 가지를 뻗어 여러 개의 축삭에 대해 동시에 말이집을 형성하는 차이점이 있다.

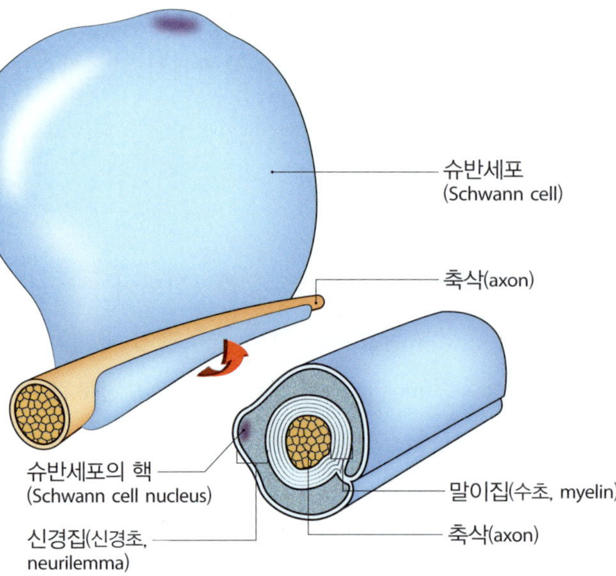

그림 9-7 슈반세포의 말이집 형성

임상응용

- **다발경화증(multiple sclerosis)**

신경(아)교세포 중 희소돌기아교세포는 중추신경계통에 있는 신경세포의 축삭에 말이집을 형성하는데, 이 세포에 문제가 있으면 말이집탈락질환(탈수초질환, demyelinating disorder)이 발생한다. 중추신경계통에서 생기는 말이집탈락질환 중에 다발경화증이 가장 대표적이다. 다발경화증에서는 다양한 정도의 희소돌기아교세포 손상 및 죽음을 동반하는 말이집 손상과 파괴가 특징이다. 그 결과 중추신경계통 백질의 말이집탈락(탈수초, demyelination)이 발생한다. 단단한 판 모양의 병터가 파괴된 말이집을 대체하며, 염증 세포가 손상 부위를 침범한다. 축삭 주위의 말이집이 소실되면 신경전도가 손상을 받아 쇠약, 조화운동불능(운동실조증, incoordination), 시각장애, 언어장애 등이 발생한다. 남녀노소 모두에게서 발생하지만, 특히 20~40세 여성에게 흔하다.

다발경화증의 원인은 밝혀지지 않았지만, 자가면역반응과 바이러스 감염이 주요하게 작용하는 것으로 추정된다. 비록 다발경화증에 대한 치료법은 아직 없지만, 조기 진단과 치료는 질병의 진행을 늦추거나 멈추게 한다.

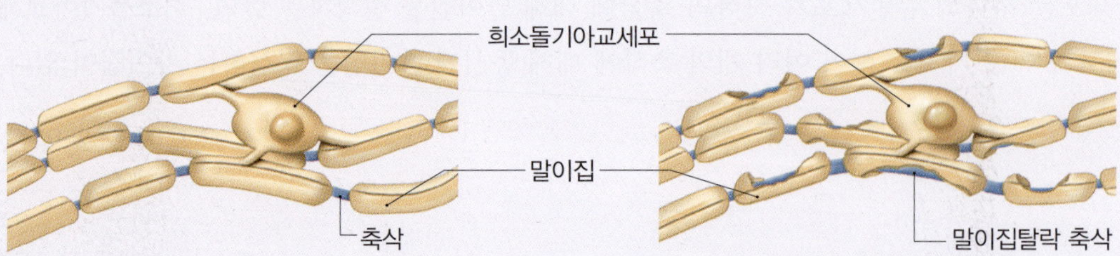

정상 말이집 다발경화증으로 부분 손상된 말이집

3. 신경세포의 변성과 재생

신경세포는 출생 후 분열 및 증식 능력을 상실하기 때문에 세포체가 손상되면 그 신경세포는 보충되는 일 없이 소실된다. 하지만 만약 세포체는 손상되지 않고 축삭만 손상된 경우라면 재생이 가능하다.

세포체에서 절단된 축삭은 생존에 반드시 필요한 물질을 공급받지 못하면 변성되어 기능을 잃게 되며, 이를 **왈러변성**(Wallerian degeneration)이라고 한다. 축삭이 변성되어 상실된 후 남은 슈반세포의 관 안을 중추 쪽 축삭이 뻗어 다시 원래의 표적장기에 접촉할 수 있는데, 이를 **재생**(regeneration)이라고 한다(그림 9-8). 축삭의 재생은 말초신경계통에서는 비교적 쉽게 일어나지만, 중추신경계통에서는 잘 일어나지 않는다. 이는 중추신경계통에는 슈반세포가 없기 때문이다.

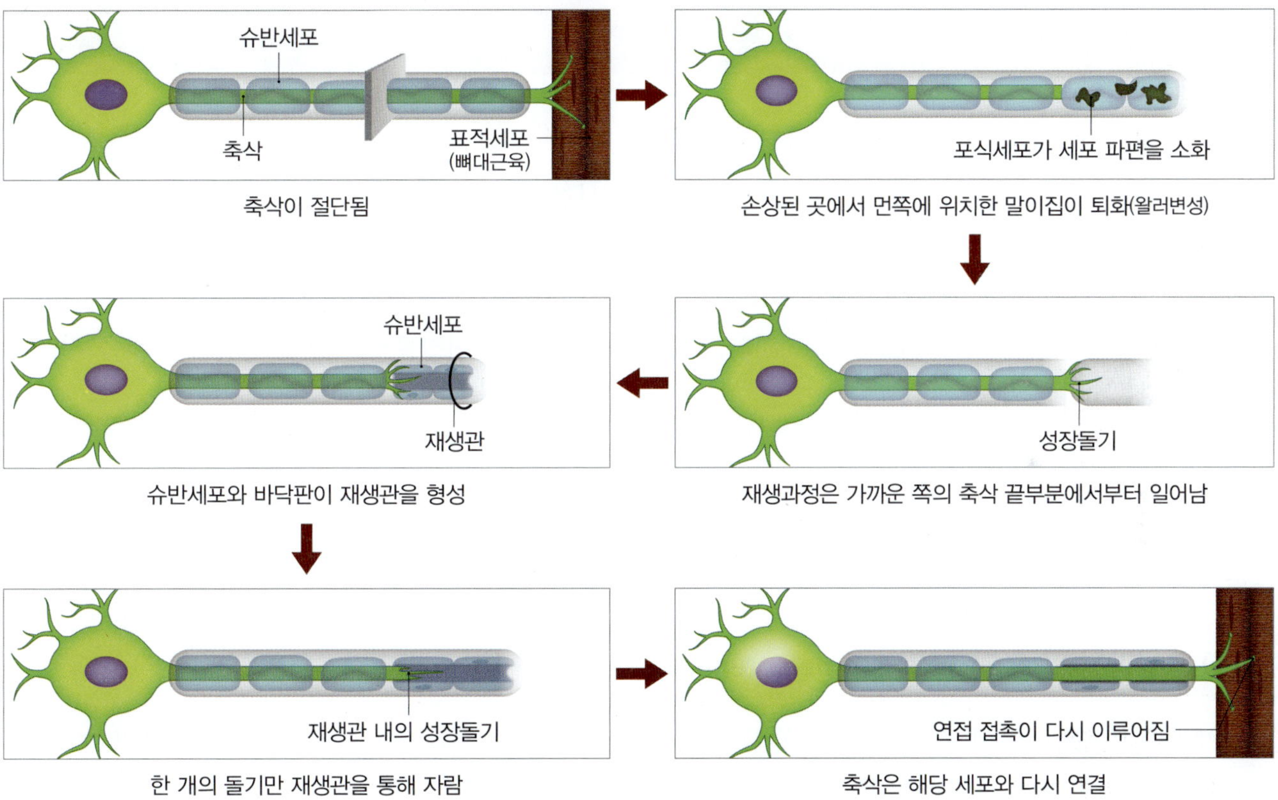

그림 9-8 말초신경계통에서 손상된 축삭의 재생과정

요점확인

1. 중추신경계통과 말초신경계통의 차이점은 무엇인가?
2. 신경세포의 주요 특징은 무엇인가?
3. 신경(아)교세포는 신경세포와 어떻게 다른가?
4. 중추신경계통과 말초신경계통에 있는 신경(아)교세포를 각각 열거하시오.
5. 자극의 전달방향에 따라 신경세포를 크게 세 가지 유형으로 분류하시오.

3. 신경세포의 흥분전도

신경계통의 정보전달은 전기화학적으로 이루어진다. 신경섬유 위에서는 빠른 전기현상(활동전위)에 의해, 신경세포와 신경세포 사이(연접틈새) 및 신경세포와 효과기 사이(신경근육접합부)에서는 특유의 화학물질인 신경전달물질에 의해 중추에서 말초 또는 말초에서 중추로 정보가 신속히 전달된다. 전기현상이 신경섬유로 전달되는 것을 **전도**(conduction)라고 하고, 화학물질이 연접틈새를 통해 전달되는 것을 **전달**(transmission)이라고 하여 구별한다.

1. 신경세포의 전기현상

1) 안정막전위(resting membrane potential)

세포막은 세포 안팎에 존재하는 용액의 물질에 따라 선택적으로 투과시키는 성질을 가진다(**선택투과성**). 이러한 성질에 따라 세포막을 경계로 세포 안팎에는 전위차(전압차)가 발생하는데, 이를 **막전위**(막전압, membrane potential)라고 한다.

안정 시의 세포 안은 세포막을 경계로 세포 바깥에 대해 약 −70∼−90mV의 전위차를 보인다. 이를 **안정막전위**라고 하며, 이 전위는 세포 안 이온농도의 불균형에 의해 발생한다. 보통 신경세포막은 −70mV, 근육세포막은 −80∼−90mV의 안정막전위를 나타낸다. 또한 세포 안팎에 전위차가 존재하는 상태를 **분극**(polarization)이라고 한다. 안정막전위의 발생에는 소듐이온(Na^+)과 포타슘이온(K^+)의 세포막 투과성 차이가 중요한 역할을 한다.

2) 활동전위(action potential)

세포가 흥분을 일으킬 때는 흥분하는 부분의 막전위가 −70mV에서 +30mV로 급격하게 변화했다가 신속하게 본래의 안정막전위로 돌아오는데, 이러한 일련의 막전위 변화를 **활동전위**라고 한다. 이 활동전위의 발생에 필요한 최소한의 자극을 **문턱값**(역치, threshold)이라고 하며, 막전위가 안정막전위에서 0이 되는 방향으로 변화하는 것을 **탈분극**(depolarization), 활동전위가 양인 전위부분을 **오버슈트**(overshoot)라고 한다(그림 9–9).

문턱값 이상의 자극을 가하면 세포막의 Na^+ 투과성이 갑자기 증가되어 10:1의 농도기울기에 의해 Na^+이 빠른 속도로 세포 안으로 들어온다(Na^+ 유입). 또 활동전위가 그 후 원래의 안정막전위(−70mV)로 되돌아오는 과정을 **재분극**(repolarization)이라고 한다. 탈분극으로 세포 안으로 들어온 Na^+은 세포막 투과성의 정상화로 유입이 차단되고, 대신 K^+에 대한 투과성이 현저히 증가하므로 많은 양의 K^+이 세포 안에서 세포 밖으로 확산된다(K^+ 유출). K^+은 Na^+펌프에 의해 다시 세포 밖으로 나가서 안정막전위로 돌아오게 된다(그림 9–10).

신경이 흥분하여 활동전위를 발생시키려면 신경에 자극이 가해져야 하는데, 이 자극이 유효하려면 다음의 3가지 조건이 갖추어져야 한다.

① 자극 강도가 문턱값 이상이어야 한다.
② 충분히 빠른 속도로 자극이 도달되어야만 자극의 역할을 할 수 있다.
③ 문턱값 이상의 자극이라고 하더라도 일정한 시간 이상 지속되어야 한다.

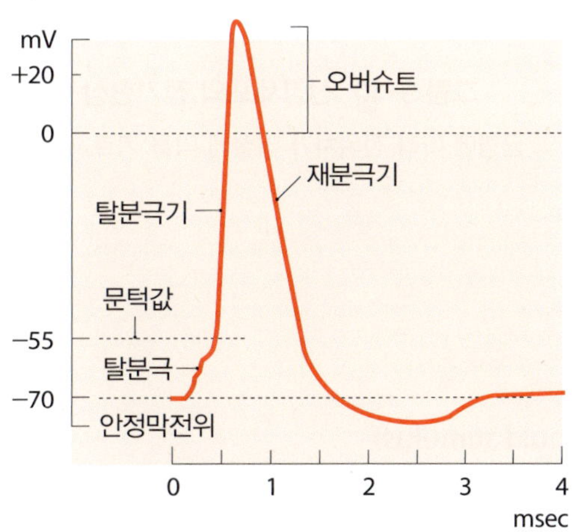

그림 9–9 신경세포의 활동전위

msec(millisecond) : 1/1,000초를 의미함

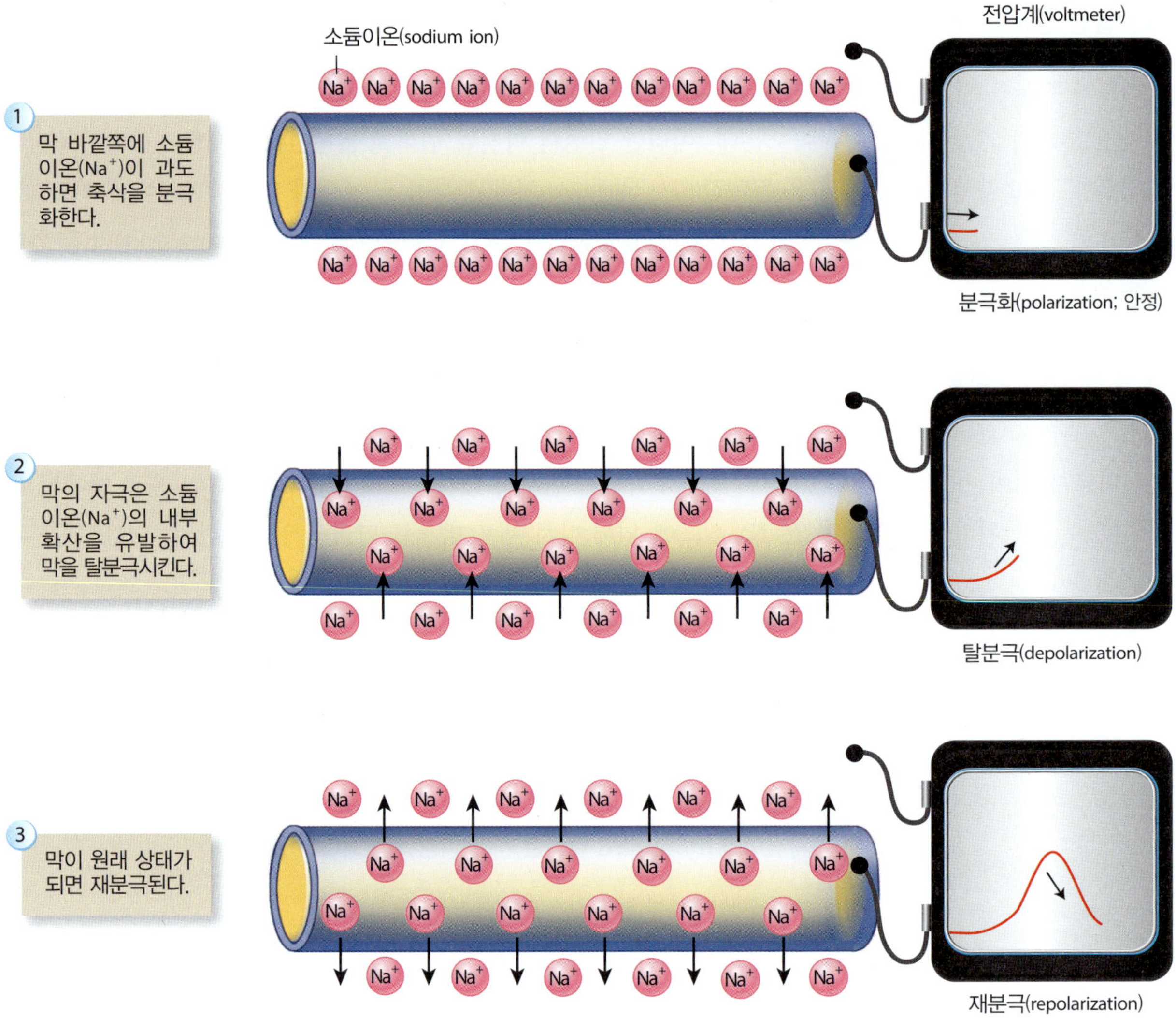

그림 9–10 신경세포의 전기현상

전압계는 소듐이온(Na^+)의 균형에 따라 전위차가 어떻게 막을 가로지르며 변화하는지를 보여준다.

2. 활동전위의 특징

(1) 문턱자극(역치자극, threshold stimulus)

신경이나 근육의 세포막이 흥분해서 활동전위를 발생시키려면 소듐이온(Na^+)의 세포 내 유입을 급격하게 유도하는 큰 탈분극이 필요하다. 이처럼 큰 탈분극이 일어났을 때의 막전위를 문턱전위(역치전위, threshold potential)라고 하며, 문턱전위까지 막전위를 탈분극시키는 힘의 자극을 **문턱자극**이라고 한다. 흥분을 일으킬 수 있는 자극 가운데 최소의 자극강도를 문턱값(역치)이라고 하며, 문턱값이 낮은 세포일수록 흥분성이 높다.

(2) 실무율(all or none law)

문턱자극보다 약한 자극(문턱값 이하 자극)으로는 아무리 탈분극을 일으켜도 자극을 제거하면 활동전위를 발생시키지 않고 막전위가 원래로 되돌아간다. 자극의 강도를 높여 탈분극의 크기가 문턱전위에 도달하면 활동전위가 발생하는데, 자극의 강도를 더 높여 문턱값 이상의 자극을 가한 경우에 발생하는 활동전위의 크기는 문턱전위로 자극한 경우와 동일하다. 이처럼 문턱값 이하의 자극에는 반응을 일으키지 않지만, 문턱값 이상의 자극에는 아무리 큰 자극이더라도 문턱자극일 때의 반응과 같은 크기의 반응밖에 일어나지 않으며 이를 **실무율**이라고 한다. 즉, 단일 신경섬유가 자극의 강도에 따라 최고의 흥분을 하거나(all) 아예 흥분을 하지 않는(none) 현상이다(그림 9-11).

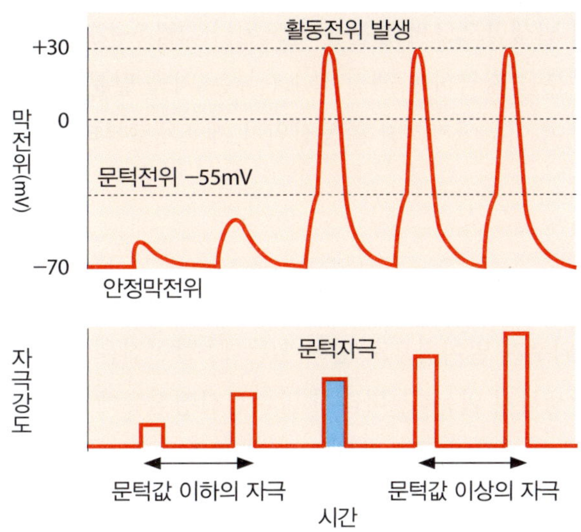

그림 9-11 실무율

(3) 불응기(refractory period)

신경세포나 근육세포에 문턱자극을 수 밀리세컨드(msec) 이내 간격으로 반복해서 가하면 맨 처음 자극에는 반응하여 활동전위가 일어나지만, 이후 일정 기간은 자극에 상응하는 활동전위의 발생이 관찰되지 않는다. 이 기간을 **불응기**라고 하며, 절대불응기와 상대불응기로 나뉜다.

① 절대불응기(absolute refractory period)

활동전위의 탈분극과 재분극 과정에서 새로운 자극에 대한 흥분성을 완전히 상실한 기간을 말한다.

② 상대불응기(relative refractory period)

절대불응기에 이어서 나타나며 흥분성이 아직 저하되어 있는 기간을 말한다. 즉, 문턱자극에는 활동전위가 발생하지 않지만, 문턱값 이상 자극을 가하면 활동전위가 발생한다. 이는 불활성 상태에 있던 Na^+ 통로가 재분극 과정에서 점차 회복하는 시기이다.

(4) 국소전류(local current)

자극이 가해져 신경세포가 흥분하면 그 흥분 부위의 세포 내부로 Na^+이 유입되어 탈분극이 일어난다. 이때 흥분 부위와 인접 부위 사이에는 **국소전류**가 막 내부에서 외부로 흐르게 된다. 인접 부위의 막전위가 문턱전위를 넘어서 탈분극되면 또다시 이곳에 새로운 전위가 발생한다. 이렇게 새로운 활동전위가 축삭 위를 잇달아 연속해서 발생함으로써 흥분은 전도된다(그림 9-12).

단일 신경섬유의 일정 부분을 자극하여 생긴 국소전류는 처음 탈분극된 지점을 중심으로 **양쪽**으로 흐르지만, 정상적인 정보전달이 이루어지려면 활동전위가 세포체로부터 신경말단을 향해 **단일방향**(정방향 전도)으로 진행되어야 한다.

(5) 도약전도(saltatory conduction)

말이집신경섬유는 축삭 외부가 말이집으로 덮여 있는데, 말이집은 전기적 절연성이 높아 말이집이 있는 부분에는 활동전위가 발생하지 않는다. 따라서 말이집신경섬유에서는 말이집이 끊겨 있는 부분인 랑비에결절에서만 활동전위가 발생하며 국소전류도 막 바깥쪽에서는 랑비에결절에서 인접 랑비에결절로 흐른다. 그 결과 활동전위는 결절에서 결절로 건너뛰듯이 전달되는데, 이러한 흥분전도방식을 **도약전도**라고 한다(그림 9-12). 같은 굵기의 민말이집신경섬유보다 흥분이 빨리 전도된다.

요점확인

1. 안정막전위와 활동전위의 차이점은 무엇인가?
2. 활동전위의 주요 특징은 무엇인가?
3. 국소전류와 도약전도 과정을 설명하시오.

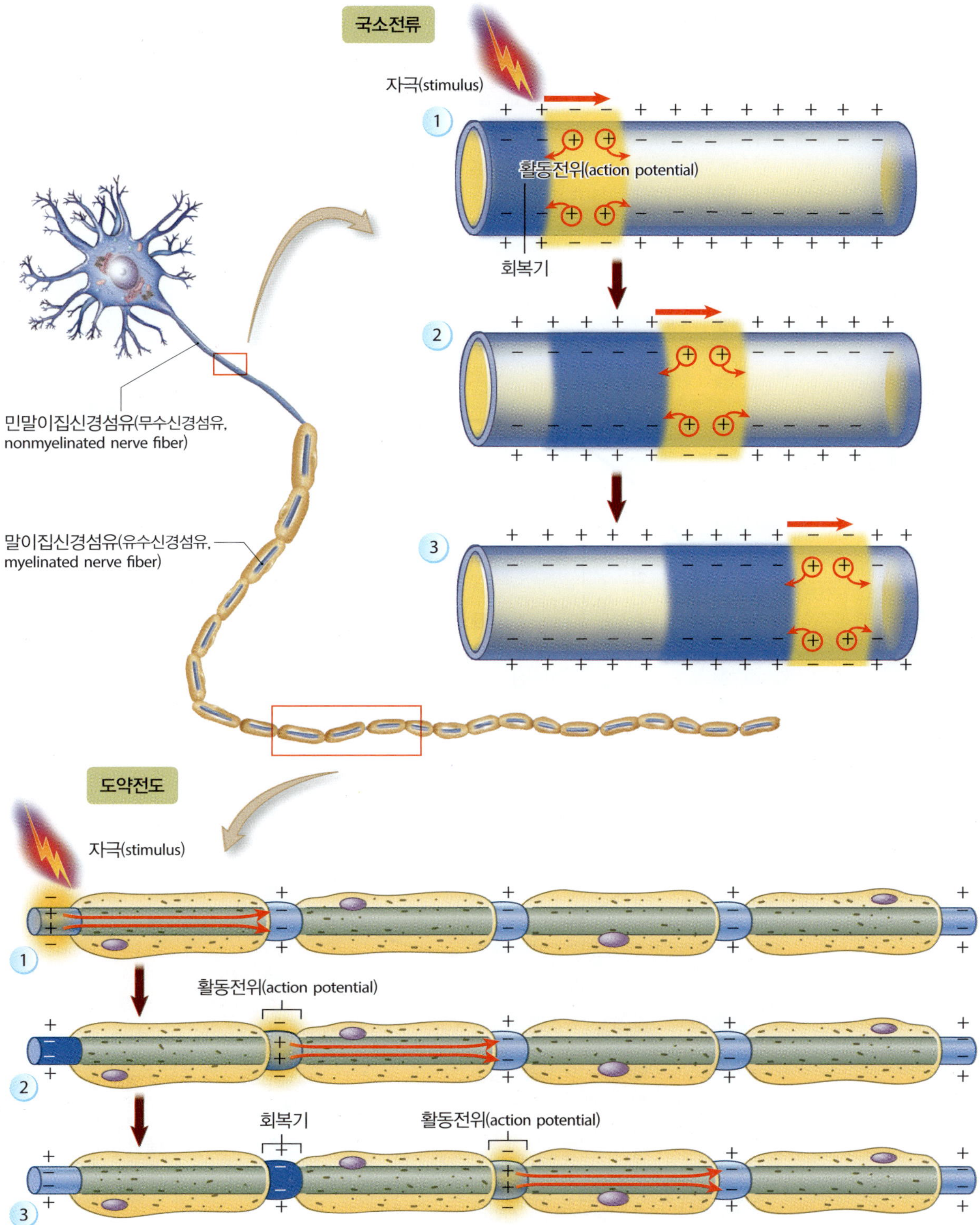

그림 9-12 신경세포의 흥분전도

3. 신경세포의 흥분전도과정

신경세포에서의 흥분전도는 세포 일부에서 발생한 활동전위가 다른 부위로 전파되는 과정이며, 다음과 같은 흐름으로 이루어진다(그림 9-13).

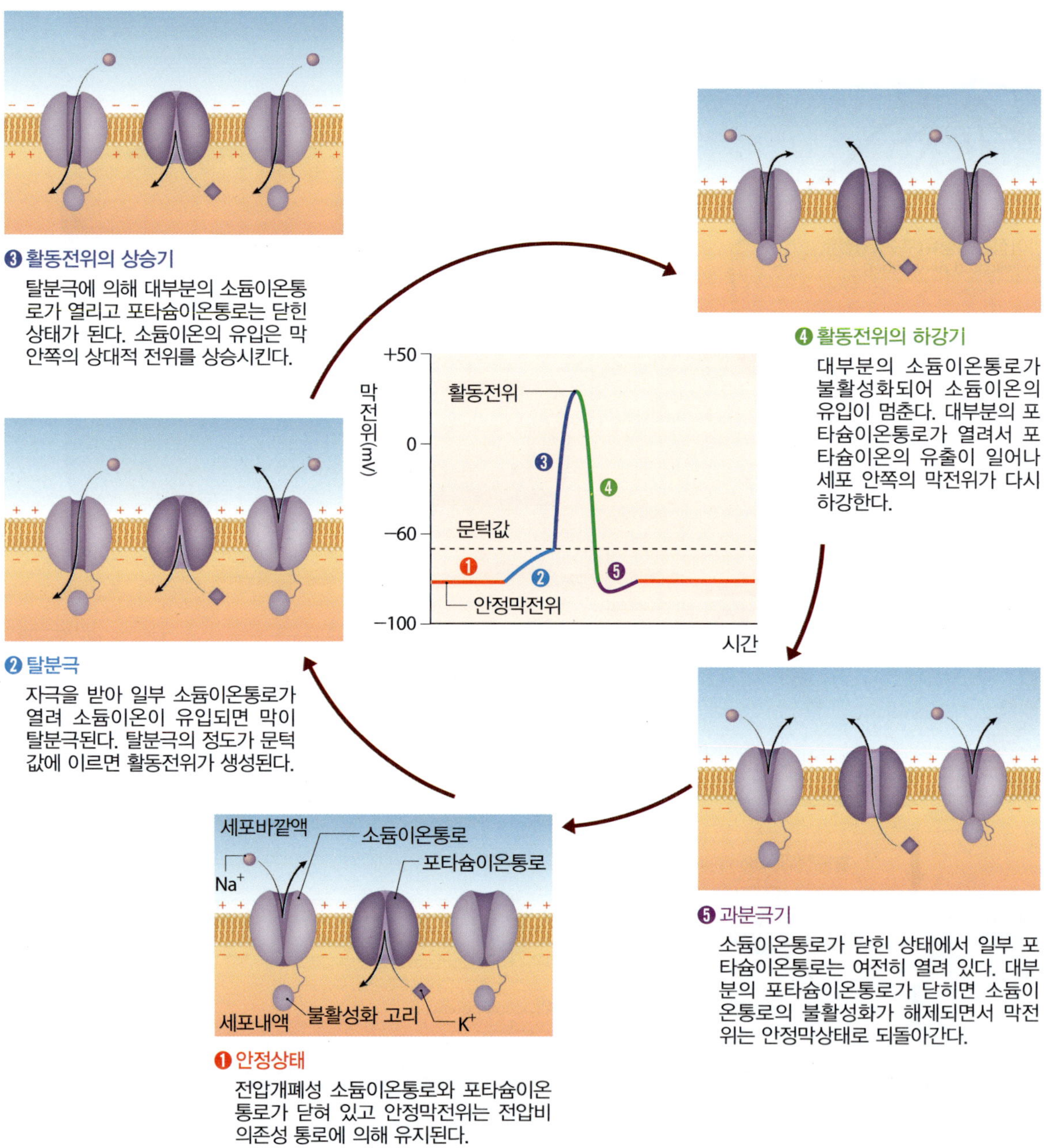

그림 9-13 신경세포의 흥분전도과정

① 안정 시의 세포는 세포 안이 음전하, 세포 밖이 양전하를 띤다(**분극**).

② 신경세포의 특정 부위에 자극이 가해지면 세포 안팎의 국소전류는 양(+)에서 음(−)으로 흐르며 탈분극이 일어난다. 탈분극이 문턱전위(−50mV 부근)에 도달하면 일부 Na^+ 통로가 열리고 Na^+이 세포 안으로 유입되기 시작한다.

③ 자극받은 부위의 Na^+ 통로가 일제히 열리면서 Na^+이 세포 안으로 급격히 유입되고 막전위가 +30~+40mV에 이르게 된다(**탈분극**).

④ 막전위가 최고점에 이르면 Na^+ 통로가 닫히면서 Na^+의 유입이 줄어들고 K^+ 통로가 열려 K^+이 세포 밖으로 확산된다.

⑤ 양이온이 세포 밖으로 유출되면 막전위가 하강하여 세포 안은 다시 안정막전위까지 되돌아온다(**재분극**).

⑥ 재분극 과정 중 K^+이 세포 외부로 이동하면서 세포막의 전위는 일시적으로 안정막전위보다 음전하를 띠게 된다(**과분극**).

⑦ 이후 Na^+−K^+펌프에 의해 이온이 재배치되어 흥분 이전의 분극상태로 되돌아온다.

4. 연접의 흥분전달

하나의 신경세포 내에서는 활동전위의 전도에 의해 정보전달이 이루어지지만, 신경세포와 신경세포 사이에서는 **연접**(시냅스)이라는 신경세포의 접합부에서 정보전달이 일어나며, 이를 **흥분전달**이라고 한다. 신경섬유를 지나 신경종말까지 도달한 활동전위는 다음 신경세포로 직접 전달되지 않고 활동전위에 의해 탈분극한 신경종말에서 방출되는 **화학전달물질**을 통해 액성으로 정보가 전달된다.

1. 연접

신경섬유의 종말부가 다른 신경세포, 근육세포 또는 샘세포와 접합하여 흥분전달에 관여하는 부위를 **연접**(시냅스, synapse)이라고 하며, 신경의 축삭을 따라 전해져 온 활동전위가 다음 세포로 전달된다(그림 9–14).

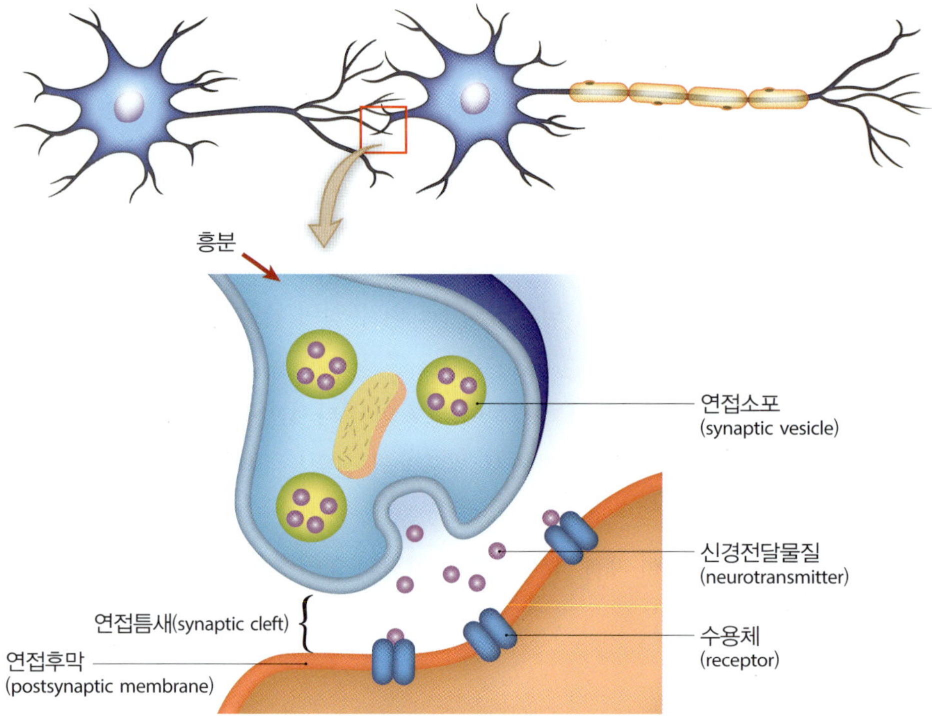

그림 9-14 연접(시냅스)

1) 연접의 분류

신경의 축삭을 따라 전해져 온 활동전위가 연접(시냅스)을 통해 다음 세포로 전달되는데, 이때 전기를 방출해서 흥분을 전달하는 **전기연접**(electrical synapse)과 화학물질을 방출해서 흥분을 전달하는 **화학연접**(chemical synapse)의 2종류가 있다. 대부분의 연접은 화학물질을 분비하여 흥분전달을 일으킨다(표 9-1, 그림 9-15).

표 9-1 전기연접과 화학연접의 비교

	전기연접	화학연접
연접 간격	3.5nm	30~50nm
세포질 연속성	연결	단절
구성	틈새이음	연접전막, 연접틈새, 연접후막
전달수단	이온전류	신경전달물질
연접지연	없음	짧게는 0.3ms, 보통 1~5ms 이상
전달방향	양방향	일방향

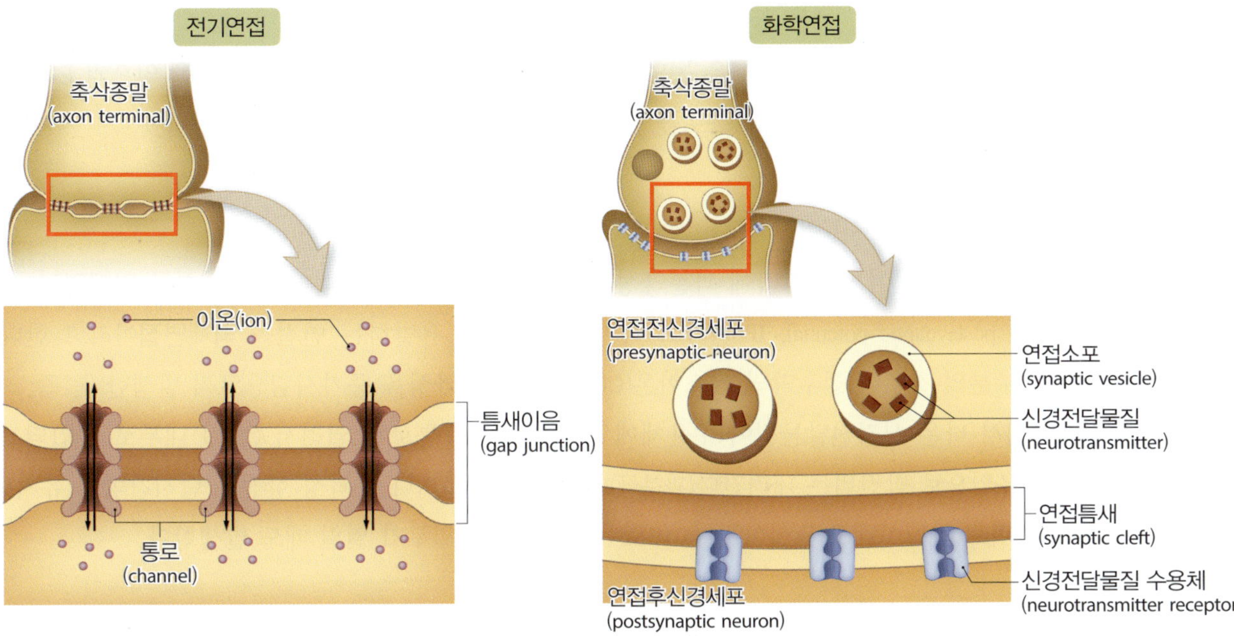

그림 9–15 **전기연접과 화학연접**

(1) 전기연접(electrical synapse)

세포와 세포가 **틈새이음**(gap junction)이라는 3.5nm 정도의 세포틈새를 가지고 접해 있다. 세포 사이의 연락로를 통해 한쪽 세포 내의 전위 변화가 전기긴장성으로 다른 쪽의 신경세포로 전달된다. 이것은 활동전위뿐만 아니라 과분극성 변화도 전달된다. 전기연접에서는 연접지연이 없고, 연접전섬유에서 연접후섬유로 양방향성으로 전달된다.

(2) 화학연접(chemical synapse)

신경조직의 보편적인 구조로, 세포 안을 전도해온 전기적 신호인 활동전위가 연접전종말에서 연접틈새로 신경전달물질을 방출시킨다. 이 신경전달물질이 특수화된 막단백질인 수용체에 작용할 때 신경전달물질의 성질에 따라 흥분 또는 억제 효과가 나타나게 된다. 따라서 화학연접은 **흥분연접**과 **억제연접**으로 나눌 수 있다.

① 흥분연접(excitatory synapse)

방출된 신경전달물질이 연접후막의 Na^+ 투과성을 촉진하는 물질이라면 연접후막은 탈분극 변화를 일으킨다. 이때 발생하는 막전위 변화를 **흥분연접후전위**(excitatory postsynaptic potential, EPSP)라고 하는데, 이 EPSP를 유발하는 연접을 **흥분연접**이라고 한다. 신경전달물질이 연접전종말에서 방출되면 연접후막의 수용체와 결합한다. 이 수용체(리간드 의존성 통로, ligand–gated channel)는 신경전달물질이 결합하면 통로가 열린다. 예를 들어 아세틸콜린은 니코틴수용체와 결합하면 Na^+이나 그 밖의 양이온에 대한 통로를 연다. 그러면 Na^+은 농도기울기에 따라 내부로 유입되고 탈분극을 일으켜 EPSP를 발생시킨다(그림 9-16). EPSP는 K^+ 통로를 닫도록 하는 물질에 의해 발생하기도 한다.

② 억제연접(inhibitory synapse)

방출된 신경전달물질이 연접후막에 과분극성 변화를 일으키는 경우의 막전위 변화를 **억제연접후전위**(inhibitory postsynaptic potential, IPSP)라고 하며, 이 IPSP를 유발하는 연접을 **억제연접**이라고 한다. IPSP는 대부분의 경우 연접후막의 염소이온(Cl^-)에 대한 투과성을 증가시킴으로써 발생한다. 즉, 연접전종말에서 나온 신경전달물질이 수용체에 도달하면 Cl^- 통로가 열려서 Cl^-이 내부로 유입되고, 음이온의 유입으로 막전위는 내려간다(과분극)(그림 9-16). 그러나 투과성 항진은 단시간밖에 유지되지 않으며 바로 안정상태로 되돌아간다. IPSP는 K^+ 통로의 일부가 열릴 때도 발생한다.

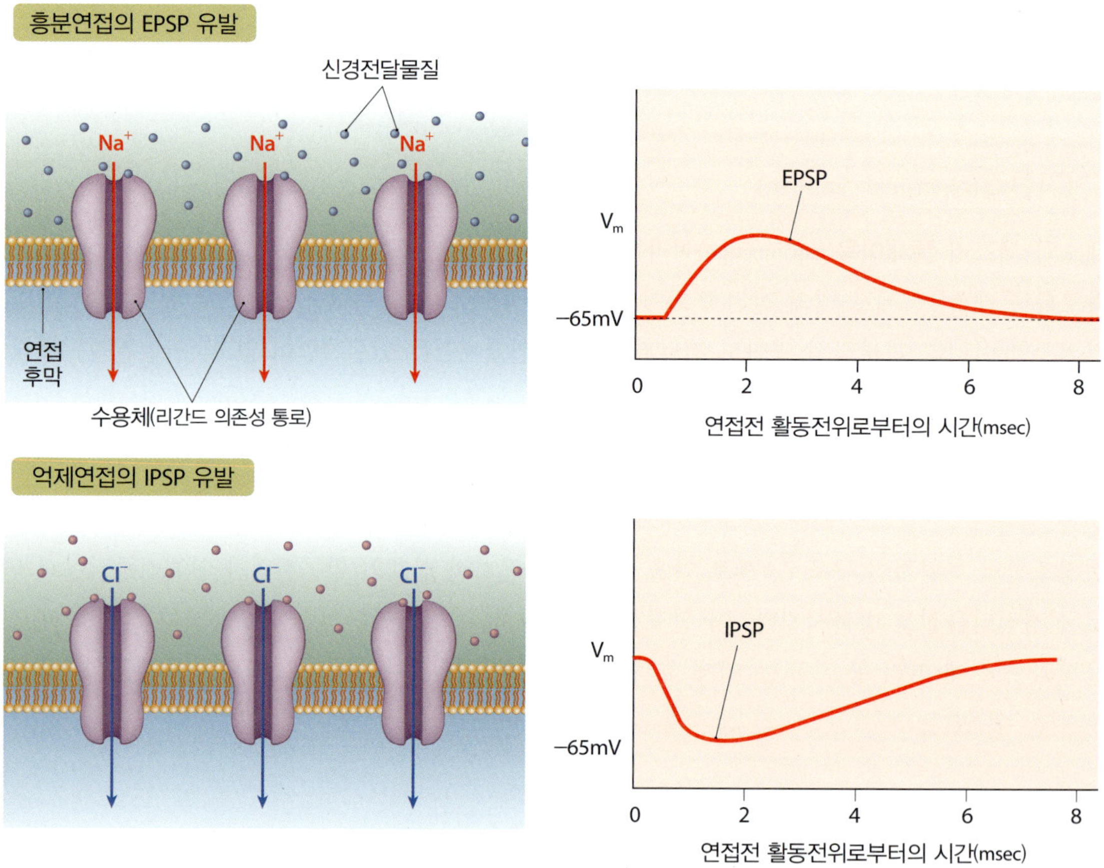

그림 9-16 흥분연접과 억제연접

2) 연접의 특징

(1) 일방향성(unidirection)

연접에서는 연접전신경세포에서 신경전달물질이 방출되면 연접후막 수용체와 결합하여 흥분전달이 이루어지기 때문에 흥분전도의 경우와는 달리 신호의 전달방향은 **일방향성**이다. 즉, 연접전신경세포의 흥분은 연접후신경세포로 전달되지만, 연접후신경세포의 흥분은 연접전신경세포로는 전달되지 않는다.

(2) 가중(summation)

연접후막에서 발생하는 EPSP는 활동전위와 달리 그 경과 중에 다음 EPSP가 발생하면 그 전위도 가산되어 더 큰 전위가 되는데, 이를 **가중**이라고 한다(그림 9-17).

가중이 일어나는 방식에는 2종류가 있다. 하나는 1개의 연접전신경세포에 짧은 간격으로 잇달아 흥분이 일어나 그 결과 연접후신경세포에 EPSP의 가중이 일어나는 경우이며, 이를 **시간가중**이라고 한다. 다른 하나는 여러 개의 연접전신경세포에서 거의 동시에 입력을 받아 연접후신경세포 위의 공간적으로 다른 부위에서 발생한 EPSP가 가중을 일으키는 경우이며, 이를 **공간가중**이라고 한다.

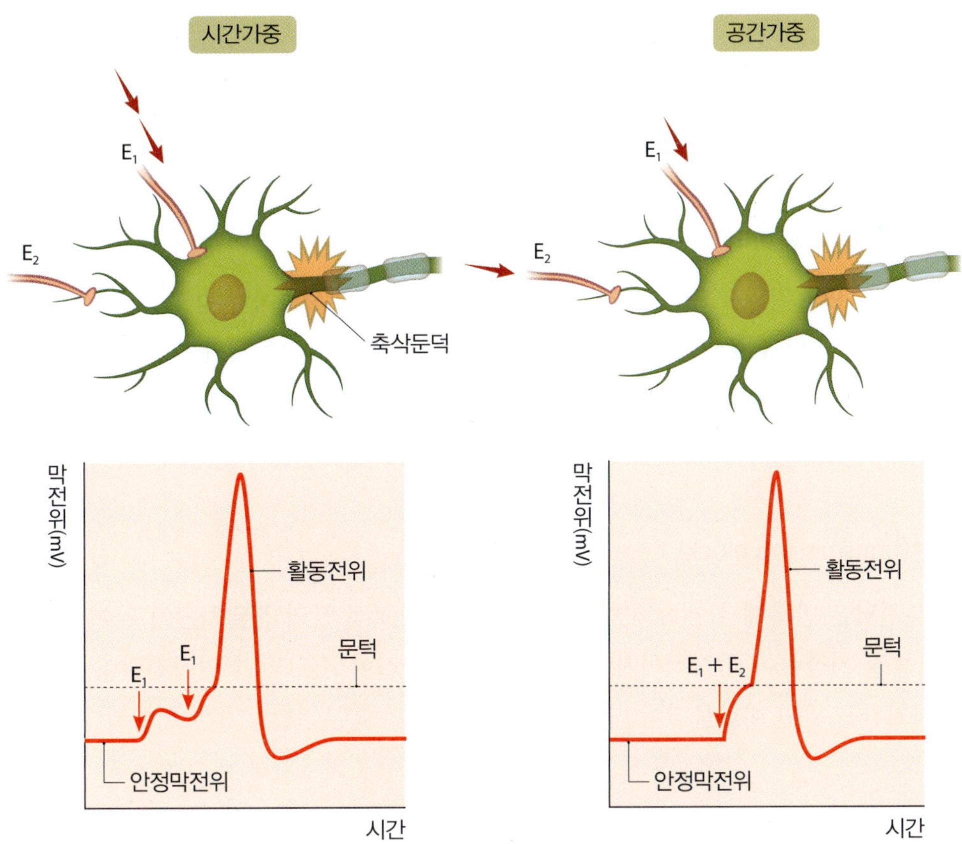

그림 9-17 시간가중과 공간가중

(3) 수렴(convergence)과 발산(divergence)

하나의 신경세포에 여러 신경세포의 신경종말이 연접을 이루고 있다면 그 연접후신경세포는 여러 개의 신경세포로부터 보내오는 신호를 통합하게 되는데, 이를 **수렴**이라고 한다.

반대로 하나의 신경세포 축삭이 분지하여 여러 개의 신경세포와 연접연결을 이루고 있다면 여러 세포에 동시에 정보를 보낼 수 있는데, 이를 **발산**이라고 한다. 신경계통은 이러한 연접을 기본으로 복잡한 신경회로그물을 형성한다(그림 9–18).

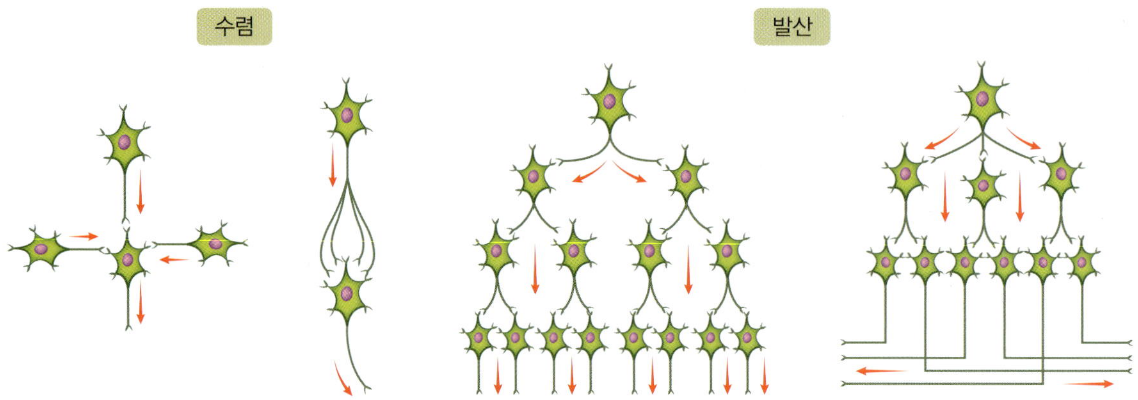

그림 9–18 **수렴과 발산**

(4) 연접지연(synaptic delay)

화학연접에서는 활동전위가 연접전신경세포의 신경종말에 도달한 후 연접후막에서 전위 변화가 일어날 때까지 0.5msec 이상의 시간이 걸리는데, 이러한 현상을 **연접지연**이라고 한다. 신경종말에서 탈분극이 일어나 연접소포에 함유된 신경전달물질이 방출되고 연접후막 수용체와 결합하여 막의 이온 투과성을 바꾸는 과정에서 시간이 걸리기 때문에 발생하며, 이 연접지연은 활동전위가 신경섬유를 전달하는 속도에 비해 상당히 길다.

(5) 전달차단(transmission block)

연접의 흥분전달은 반복해서 계속되면 쉽게 피로해져 비교적 빨리 **전달차단**이 일어난다. 이는 신경종말 내의 화학물질 저장량이 한정적이기 때문이며, 화학물질이 소모되면 연접전달이 일어나지 않게 된다. 잠시 휴지기간을 두면 화학물질이 다시 비축되어 연접의 흥분전달능력은 회복된다.

2. 신경전달물질

연접에서의 정보전달은 **신경전달물질**(neurotransmitter)을 통해 이루어진다. 신경전달물질에는 연접후신경세포의 흥분성을 높이거나 이와 반대로 오히려 흥분성을 억제하는 등 많은 종류가 있다(표 9-2). 이는 신경전달물질 자체가 흥분성이나 억제성의 성질을 띠는 것이 아니라 신경전달물질에 의해 열리는 이온통로의 특성과 이곳을 통해 이동하는 이온의 종류가 연접후신경세포의 흥분성과 억제성을 결정한다.

흥분성 신경전달물질에는 글루탐산(glutamate), 아스파르트산(aspartate), 도파민(dopamine), 노르에피네프린(norepinephrine), 에피네프린(epinephrine), 히스타민(histamine), 세로토닌(serotonin), 물질 P(substance P), 아세틸콜린(acetylcholine) 등이 있고, **억제성 신경전달물질**에는 감마아미노뷰티르산(γ-aminobutyric acid, GABA), 글리신(glycine) 등이 있다.

표 9-2 신경전달물질의 종류

성분	종류
아미노산 계열	감마아미노뷰티르산(γ-aminobutyric acid, GABA), 글루탐산(glutamate), 글리신(glycine) 등
아민 계열	아세틸콜린(acetylcholine), 도파민(dopamine), 에피네프린(epinephrine), 히스타민(histamine), 노르에피네프린(norepinephrine), 세로토닌(serotonin) 등
펩타이드 계열	콜레시스토키닌(cholecystokinin), 엔케팔린(enkephalin), 신경펩타이드 Y(neuropeptide Y), 소마토스테인(somatostain) 등
기체 계열	산화질소(NO), 일산화탄소(CO)

3. 연접의 흥분전달과정

연접에서의 흥분전달은 신경세포가 신경세포나 근육세포 또는 샘세포와 서로 소통하는 과정이며, 다음과 같은 흐름으로 이루어진다(그림 9-19).

① 연접전종말에는 연접소포가 있고, 이 내부에는 다량의 신경전달물질이 저장되어 있다. 축삭 안을 전도해온 활동전위가 연접전종말에 이르면 칼슘이온(Ca^{2+}) 통로가 열린다.

② 세포 안으로 유입된 Ca^{2+}의 작용으로 연접소포의 막은 연접전종말의 막과 밀착한다.

③ 연접소포에서 연접틈새를 향해 신경전달물질이 세포외배출(exocytosis) 과정으로 방출된다.

④ 연접후막 위에는 방출된 신경전달물질(리간드)과 특이적으로 반응하는 수용체(리간드 의존성 통로)가 있는데, 연접틈새로 방출된 신경전달물질이 이 수용체와 결합한다.

⑤ 신경전달물질이 수용체와 결합하면 리간드 의존성 통로가 열리고, Na^{+}은 세포 내부로 확산되어 연접후막에 흥분성 또는 억제성의 막전위 변화를 일으킨다.

⑥ 연접후막 수용체와 결합한 신경전달물질은 연접틈새에 있는 분해효소의 작용으로 신속하게 분해되어 그 기능을 상실한다. 분해된 신경전달물질은 연접전종말에 흡수되어 신경전달물질로서 재활용된다.

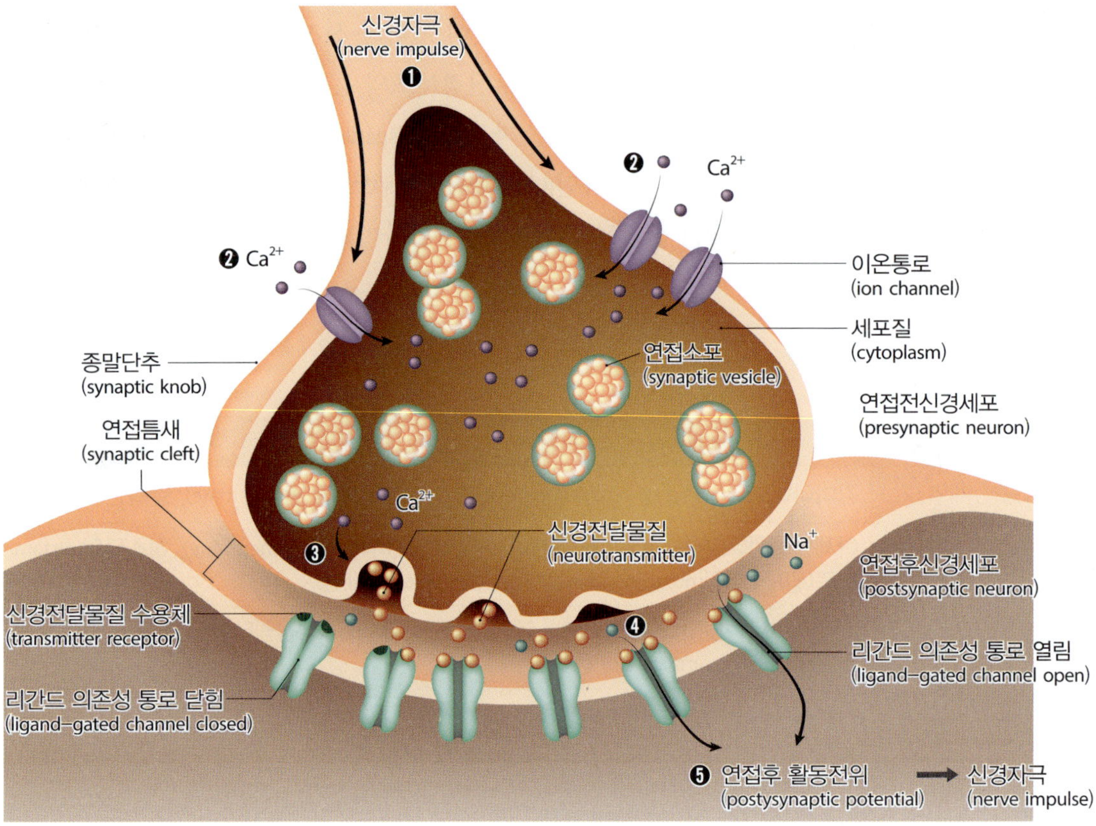

그림 9-19 연접의 흥분전달과정

요점확인

1. 말이집은 어떻게 신경자극의 전도속도를 높이는가?
2. 연접의 구조와 기능은 무엇인가?
3. 신경전달물질은 어떻게 연접을 가로질러 신호를 전달하는가?
4. 연접후신경세포란 무엇인가?

개념요약

• 신경계통의 구성 (그림 9-1 참조)

A. 중추신경계통(central nervous system, CNS) : 뇌와 척수

B. 말초신경계통(peripheral nervous system, PNS) : 뇌신경과 척수신경

1. 몸신경계통(somatic nervous system, SNS) : 감각신경과 운동신경
2. 자율신경계통(autonomic nervous system, ANS) : 교감신경과 부교감신경

• 신경조직

A. 신경세포(신경원, neuron)

1. 신경세포의 구조
   a. 신경세포체, 가지돌기, 축삭으로 구성(그림 9-2 참조)
      ① 가지돌기(수상돌기, dendrite) : 신경세포체에 대한 자극을 전도하는 비교적 짧은 돌기
      ② 축삭(axon) : 신경세포체로부터 자극을 멀리 전도하는 1개의 긴 돌기(그림 9-3 참조)
2. 신경세포의 종류
   a. 형태에 따른 분류 (그림 9-4 참조)
      ① 홑극신경세포(단극신경세포, unipolar neuron) : 세포체에서 가지돌기와 축삭을 1개만 내는 세포
      ② 양극신경세포(bipolar neuron) : 세포체 양쪽에서 가지돌기와 축삭을 1개씩 내는 세포
      ③ 거짓홑극신경세포(거짓단극신경세포, pseudo unipolar neuron) : 가지돌기와 축삭을 1개씩 내지만 2개의 돌기는 뿌리 부분에 합쳐져 하나가 되는 세포
      ④ 다극신경세포(multipolar neuron) : 1개의 축삭과 2개 이상의 가지돌기를 내는 세포
   b. 기능에 따른 분류 (그림 9-5 참조)
      ① 들신경세포(구심신경세포, afferent neuron) : 척수와 뇌에 자극전도
      ② 날신경세포(원심신경세포, efferent neuron) : 뇌와 척수에서 근육과 샘으로 자극전도
      ③ 사이신경세포(개재신경세포, interneuron) : 감각신경세포에서 운동신경세포 또는 사이신경세포그물 사이에서 자극전도

B. 신경(아)교세포(neuroglia)

1. 신경조직의 세포들을 구조적, 기능적으로 결합함
2. 중추신경계통의 신경(아)교세포 (그림 9-6 참조)
   a. 별아교세포(astrocyte) : 작은 혈관을 신경세포에 고정시키는 별 모양 세포
   b. 미세(아)교세포(소교세포, microglia) : 염증이 있는 뇌조직에서 이동하며 포식하는 작은 세포
   c. 뇌실막세포(ependymal cell) : 뇌실과 척수의 속면을 덮고 있는 세포
   d. 희소돌기아교세포(oligodendrocyte) : 중추신경계통에 있는 신경세포의 축삭에 말이집을 형성하는 세포
3. 말초신경계통의 신경(아)교세포 (그림 9-6 참조)
   a. 슈반세포(Schwann cell) : 말초신경계통에 있는 신경세포의 축삭을 둘러싸서 말이집을 형성하는 세포
      ① 말이집(수초, myelin sheath) : 신경(아)교세포에 의해 형성된 백색 지방질로, 일부 축삭을 둘러쌈(그림 9-7 참조)
      ② 랑비에결절(node of Ranvier) : 말이집 사이의 틈

C. 신경세포의 변성과 재생

1. 왈러변성(Wallerian degeneration) : 세포체에서 절단된 축삭은 생존에 반드시 필요한 물질을 공급받지 못하면 변성되어 기능을 잃게 됨
2. 재생(regeneration) : 축삭이 변성되어 상실된 후 남은 슈반세포의 관 안을 중추쪽 축삭이 뻗어 다시 원래의 표적장기에 접촉하는 것(그림 9-8 참조)

• 신경세포의 흥분전도

A. 신경세포의 전기현상

1. 안정막전위(resting membrane potential)
   a. 세포막은 용액의 물질에 따라 선택적으로 투과시키는 성질을 가짐(선택투과성)
   b. 막전위(막전압, membrane potential) : 세포막을

경계로 세포 안팎에는 발생하는 전위차

c. 안정 시의 세포 안은 세포막을 경계로 세포 바깥에 대해 약 −70∼−90mV의 전위차를 나타냄

d. 분극(polarization) : 세포 안팎에 전위차가 존재하는 상태

2. 활동전위(action potential) (그림 9–9, 9–10 참조)

a. 세포가 흥분을 일으켜 흥분 부분의 막전위가 −70mV에서 +30mV로 급격하게 변화했다가 신속하게 본래의 안정막전위로 돌아오는 일련의 막전위 변화

b. 문턱값(역치, threshold) : 활동전위의 발생에 필요한 최소한의 자극

c. 탈분극(depolarization) : 막전위가 안정막전위에서 0이 되는 방향으로 변화하는 과정

d. 재분극(repolarization) : 활동전위가 그 후 원래의 안정막전위로 되돌아오는 과정

e. 신경이 흥분하여 활동전위를 발생시키기 위한 3가지 조건

① 자극 강도가 문턱값 이상이어야 함

② 충분히 빠른 속도로 자극이 도달되어야만 자극의 역할을 할 수 있음

③ 문턱값 이상의 자극이라고 하더라도 일정한 시간 이상 지속되어야 함

B. 활동전위의 특징

1. 문턱자극(역치자극, threshold stimulus)

a. 문턱전위까지 막전위를 탈분극시키는 힘의 자극

b. 문턱값이 낮은 세포일수록 흥분성이 높음

2. 실무율(all or none law) (그림 9–11 참조)

a. 문턱값 이상의 자극에는 아무리 큰 자극이더라도 문턱자극일 때의 반응과 같은 크기의 반응밖에 일어나지 않음

b. 단일 신경섬유가 자극의 강도에 따라 최고의 흥분을 하거나(all) 아예 흥분을 하지 않는(none) 현상

3. 불응기(refractory period)

a. 문턱자극을 수msec 이내 간격으로 반복해서 가하면 맨 처음 자극에는 반응하여 활동전위가 일어나지만, 이후 일정 기간 자극에 상응한 활동전위의 발생이 관찰되지 않는 기간

b. 절대불응기와 상대불응기가 있음

4. 국소전류(local current) (그림 9–12 참조)

a. 탈분극이 일어나면 흥분 부위와 인접 부위 사이에는 국소전류가 막 내부에서 외부로 흐르게 됨

b. 새로운 활동전위가 축삭 위를 잇달아 연속해서 발생함으로써 흥분이 전도됨

5. 도약전도(saltatory conduction) (그림 9–12 참조)

a. 말이집신경섬유에서 말이집이 끊겨 있는 랑비에결절에서만 활동전위가 발생함

b. 활동전위가 결절에서 결절로 건너뛰듯이 전달

c. 같은 굵기의 민말이집신경섬유보다 흥분이 빨리 전도됨

C. 신경세포의 흥분전도과정 (그림 9–13 참조)

1. 신경세포의 특정 부위에 자극이 가해지면 세포 안팎의 국소전류는 양(+)에서 음(–)으로 흐르며 탈분극이 일어남

2. 탈분극이 문턱전위(–50mV 부근)에 도달하면 일부 Na^+ 통로가 열리고 Na^+이 세포 안으로 유입되기 시작함

3. 자극받은 부위의 Na^+ 통로가 일제히 열리면서 Na^+이 세포 안으로 급격히 유입되고 막전위가 +30∼+40mV에 이름(탈분극)

4. 막전위가 최고점에 이르면 Na^+ 통로가 닫히면서 Na^+의 유입이 줄어들고 K^+ 통로가 열려 K^+이 세포 밖으로 확산됨

5. 양이온이 세포 밖으로 유출되면 막전위가 하강하여 세포 안은 다시 안정막전위까지 되돌아옴(재분극)

6. 재분극 과정 중 K^+이 세포 외부로 이동하면서 세포막의 전위는 일시적으로 안정막전위보다 음전하를 띠게 됨(과분극)

7. 이후 Na^+–K^+펌프에 의해 이온이 재배치되어 흥분 이전의 분극상태로 되돌아옴

• 연접의 흥분전달

A. 연접

1. 신경섬유의 종말부가 다른 신경세포, 근육세포 또는 샘세포와 접합하여 흥분전달에 관여하는 부위(그림 9–14 참조)

2. 연접의 분류 (그림 9–15, 표 4–1 참조)

a. 전기연접(electrical synapse) : 세포와 세포가 틈새이음이라는 세포틈새를 가지고 접해 있으며, 전기를 방출해서 흥분을 전달함

b. 화학연접(chemical synapse) : 화학물질을 방출해서 흥분을 전달, 신경조직의 보편적인

구조(그림 9-16 참조)
① 흥분연접(excitatory synapse) : 흥분연접후전위(EPSP)를 유발하는 연접
② 억제연접(inhibitory synapse) : 억제연접후전위(IPSP)를 유발하는 연접

3. 연접의 특징
 a. 연접전신경세포에서 방출된 신경전달물질이 연접후막 수용체와 결합하여 흥분전달이 이루어지기 때문에 신호의 전달방향은 일방향성임
 b. 활동전위와 달리 EPSP는 잇달아 흥분이 일어나면 전위도 가산되어 가중됨(그림 9-17 참조)
 c. 수렴과 발산을 통해 복잡한 신경회로그물을 형성함(그림 9-18 참조)
 d. 화학연접에서는 활동전위가 연접전신경세포의 신경종말에 도달한 후 연접후막에서 전위변화가 일어날 때까지 0.5msec 이상의 시간이 걸리는 연접지연 현상이 있음
 e. 연접의 흥분전달은 반복해서 계속되면 쉽게 피로해져 비교적 빨리 전달차단이 일어남

B. 신경전달물질

1. 연접후막의 특정 수용체와 결합하여 이온통로를 열어 자극전도를 유발하는 화학물질임(표 9-2 참조)
2. 신경전달물질에 의해 열리는 이온통로의 특성과 이곳을 이동하는 이온의 종류가 연접후신경세포의 흥분성과 억제성을 결정함
 a. 흥분성 신경전달물질 : 글루탐산, 아스파르트산, 도파민, 노르에피네프린, 에피네프린, 히스타민, 세로토닌, 물질 P, 아세틸콜린 등
 b. 억제성 신경전달물질 : 감마아미노뷰티르산(GABA), 글리신 등

C. 연접의 흥분전달과정 (그림 9-19 참조)

1. 축삭 안을 전도해온 활동전위가 연접전종말에 이르면 칼슘이온(Ca^{2+}) 통로가 열림
2. 세포 안으로 유입된 Ca^{2+}의 작용으로 연접소포의 막은 연접전종말의 막과 밀착함
3. 연접소포에서 연접틈새를 향해 신경전달물질이 세포외배출 과정으로 방출됨
4. 연접후막 위의 특정 수용체와 연접틈새로 방출된 신경전달물질이 결합함
5. 리간드 의존성 통로가 열리고 Na^{+}이 세포 내부로 확산되어 연접후막에 흥분성 또는 억제성의 막전위 변화를 일으킴

ACTIVE LEARNING

능동학습

종합질문

01. 신경세포를 그려서 세 가지 구성요소를 표시하고, 가지돌기와 축삭의 기능을 설명하시오.

02. 자극이 전달되는 방향에 따라 세 종류의 신경세포를 분류하고, 각 신경세포를 설명하시오.

03. 중추신경계통에 있는 신경(아)교세포의 이름과 기능을 열거하시오.

04. 말초신경계통에 있는 신경(아)교세포의 이름과 기능을 열거하시오.

05. 말이집과 랑비에결절을 설명하시오.

06. 신경속막, 신경다발막, 신경바깥막을 설명하시오.

07. 국소전류와 도약전도는 어떻게 발생하는지 설명하시오.

08. 연접에서 일어나는 흥분전달과정을 순서대로 열거하고 신경전달물질의 역할을 설명하시오.

심층고찰

09. 신경세포의 재생과정을 설명하시오.

10. 신경이 활동전위를 발생시키기 위해 갖추어야 하는 3가지 조건을 열거하시오.

11. 활동전위가 갖는 실무율 현상과 연접의 가중 현상을 설명하시오.

확인문제

01. ________은/는 몸의 바깥쪽 부분까지 뻗어 있는 신경을 포함하는 신경계통의 명칭이다.

02. ________은/는 뇌와 척수를 포함하는 신경계통의 명칭이다.

03. 신경바깥막 속에 함께 다발을 이룬 말초 축삭의 집단을 ________(이)라고 한다.

04. 신경계통에서 발견되는 두 종류의 세포들은 ________와/과 ________(이)다.

05. 안정기의 신경세포 바깥은 약간 ________전하를 띠는 반면, 내부는 약간 ________전하를 띤다.

06. 신경자극이 있는 동안에 ________이온은 신경세포 내부로 들어오는 이온이다.

07. 한 신경세포에서 다른 신경세포로 자극이 지나가는 곳이 ________(이)다.

08. ________의 예로 아세틸콜린과 도파민이 있는데, 신경세포가 소통할 때 사용하는 화학물질이다.

09. 다음에서 설명하는 용어를 보기에서 찾아 넣으시오.

a. 가지돌기	b. 축삭	c. 말이집
d. 슈반세포	e. 별아교세포	f. 미세(아)교세포
g. 희소돌기아교세포		

(1) 중추신경계통에 있는 신경세포 축삭에 말이집을 만드는 세포는?

(2) 혈액뇌장벽을 형성하는 데 도움이 되는 신경(아)교세포는?

(3) 신경자극을 세포체에서 멀리 전달하는 단일 돌기는?

(4) 말초신경계통에 있는 신경세포 축삭에 말이집을 만드는 세포는?

(5) 축삭을 둘러싸는 흰색 지방물질로 절연성을 띠는 것은?

(6) 중추신경계통에서 미생물을 처리하는 청소부 역할의 세포는?

(7) 세포체를 향해 자극을 전달하는 신경세포의 다소 짧은 돌기는?

확인문제 정답

01 말초신경계통 / 02 중추신경계통 / 03 신경 / 04 신경세포, 신경(아)교세포 / 05 양, 음 / 06 소듐(Na^+) / 07 연접 / 08 신경전달물질 / 09 (1) g, (2) e, (3) b, (4) d, (5) c, (6) f, (7) a

중추신경계통

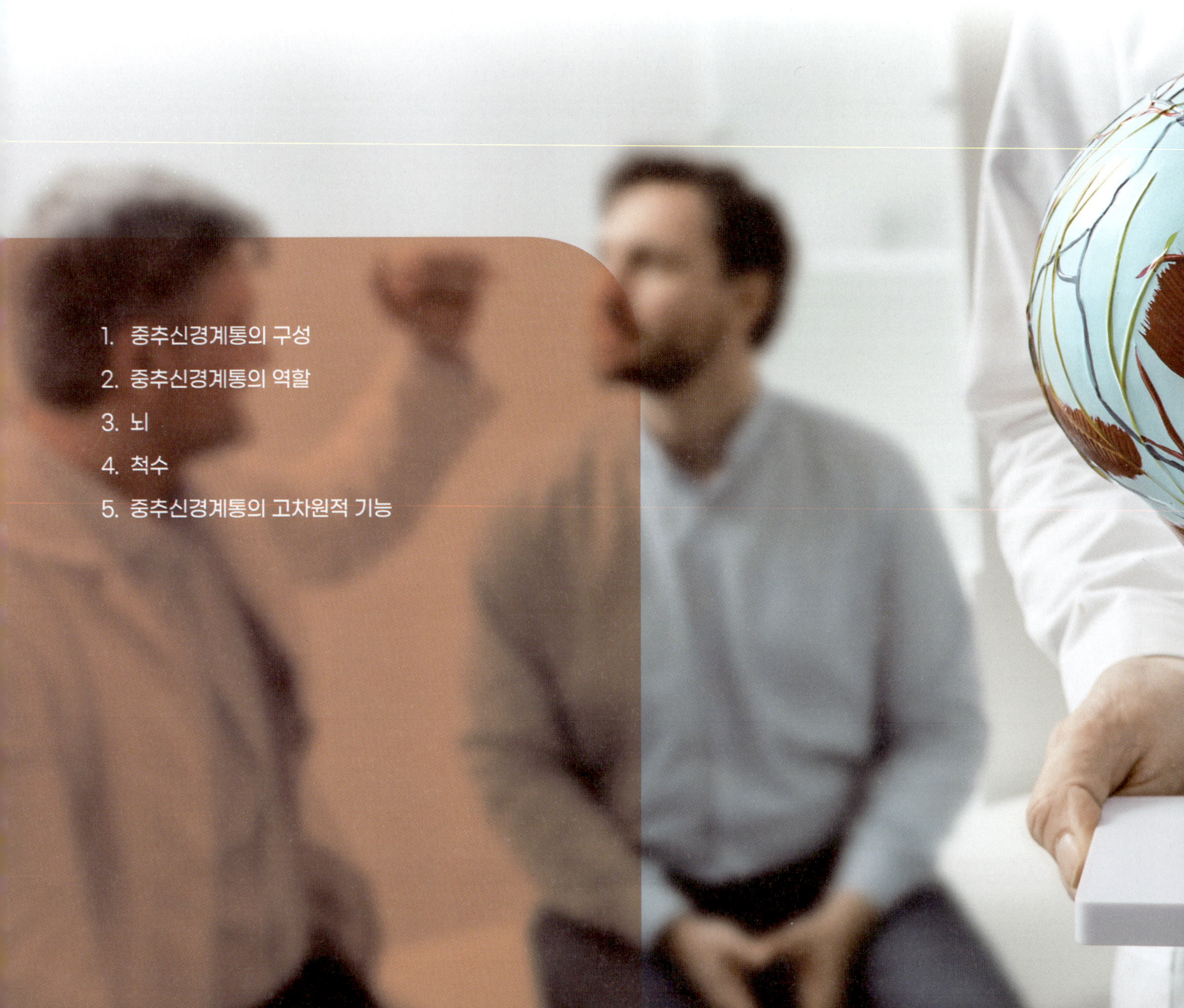

1. 중추신경계통의 구성
2. 중추신경계통의 역할
3. 뇌
4. 척수
5. 중추신경계통의 고차원적 기능

CHAPTER 10

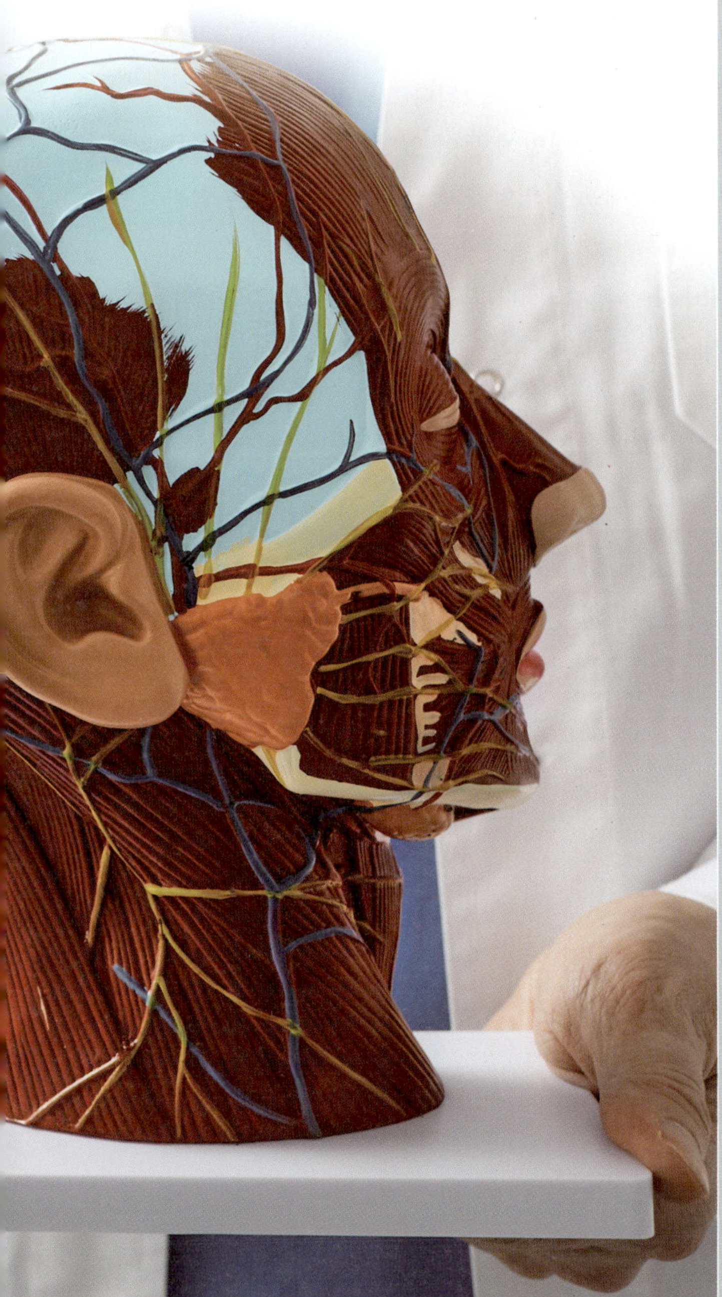

학습목표

1. 중추신경계통의 역할을 열거할 수 있다.
2. 뇌와 척수의 해부학적 구성요소를 구별하고 각각의 기능을 설명할 수 있다.
3. 반사활의 해부학적 구성요소를 구별하고 그 기능을 설명할 수 있다.
4. 중추신경계통의 고차원적인 기능에 대해 설명할 수 있다.

핵심용어

뇌 / 대뇌 / 사이뇌 / 뇌줄기 / 숨뇌 / 다리뇌 / 중(간)뇌 / 소뇌 / 척수 / 날신경 / 들신경 / 대뇌반구 / 대뇌겉질 / 이마엽 / 마루엽 / 뒤통수엽 / 관자엽 / 바닥핵 / 뇌실 / 둘레계통 / 시상 / 시상하부 / 솔방울샘 / 수막 / 뇌척수액 / 전도로 / 반사 인체는 외부로부터 끊임없이 정보를 받아들여 행동을 결정하고 몸 내부의 정보를 파악하여 인체 기능의 평형을 유지한다. 이때 정보의 '입력계통'이 감각기관이고, '출력계통'이 운동기관과 분비기관이다. 이 입력과 출력 사이에서 정보처리기관으로서 작용하는 계통이 바로 중추신경계통이다.

1. 중추신경계통의 구성

중추신경계통(central nervous system, CNS)은 **뇌**(brain)와 **척수**(spinal cord)로 구성된다(그림 10-1). 두부처럼 부드러운 기관인 뇌는 단단한 머리뼈 안에 들어 있고, 척수는 척주의 뼈 안에 들어 있다. 중추신경과 이들 뼈 사이에는 뇌척수액(CSF)이 들어 있으며, 중추신경계통의 신경세포에 영양을 공급하기 위해 많은 혈관과 신경(아)교세포가 존재한다.

중추신경계통은 형태학적으로는 **상위뇌**(대뇌겉질), **하위뇌**[사이뇌, 숨뇌, 다리뇌, 중(간)뇌, 소뇌, 바닥핵], **척수**로 분류할 수 있고, 기능적으로는 **대뇌**, **사이뇌**, **뇌줄기**[숨뇌, 다리뇌, 중(간)뇌], **소뇌**, **척수**로 분류할 수 있다(표 10-1).

표 10-1 중추신경계통의 분류

<table>
<tr><th></th><th colspan="3">형태학적 분류</th><th colspan="2">기능적 분류</th></tr>
<tr><td rowspan="5">중추신경계통</td><td rowspan="4">뇌</td><td>상위뇌</td><td>대뇌겉질</td><td rowspan="4">뇌</td><td>대뇌</td></tr>
<tr><td rowspan="3">하위뇌</td><td>사이뇌, 숨뇌, 다리뇌, 중(간)뇌</td><td>사이뇌</td></tr>
<tr><td>소뇌</td><td>뇌줄기[숨뇌, 다리뇌, 중(간)뇌]</td></tr>
<tr><td>바닥핵</td><td>소뇌</td></tr>
<tr><td colspan="3">척수</td><td colspan="2">척수</td></tr>
</table>

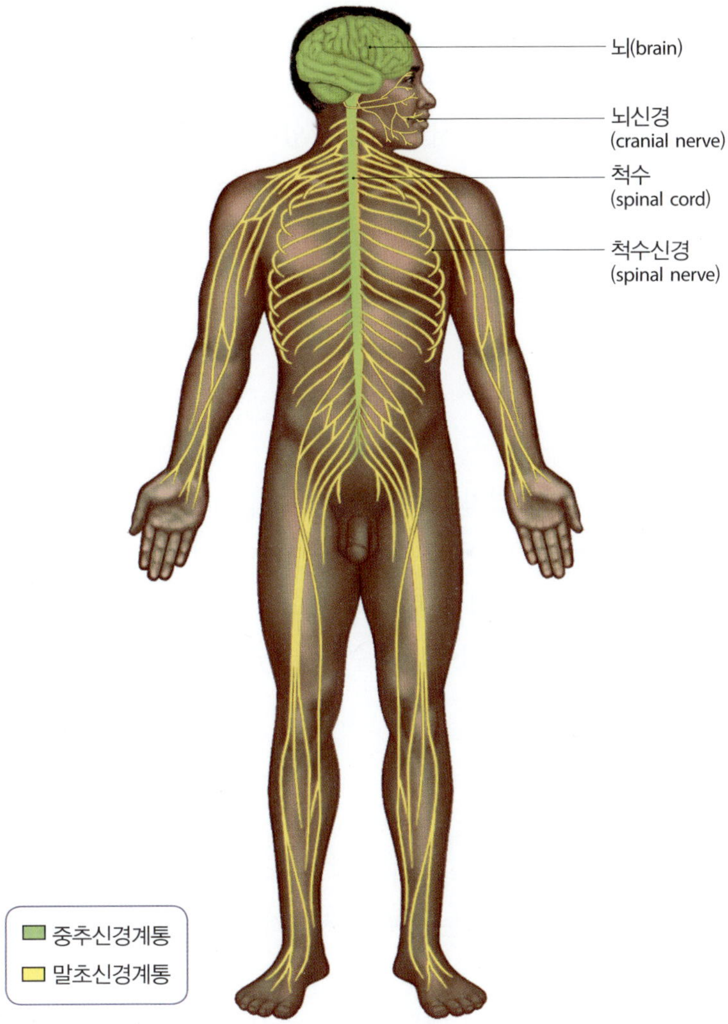

그림 10-1 신경계통의 구성

2. 중추신경계통의 역할

중추신경계통은 **날신경**(원심신경, efferent nerve)이 시작되고 **들신경**(구심신경, afferent nerve)이 도달하여 날신경과 들신경이 기능적으로 결합하는 부분이다. 이곳에서는 의지와는 관계없이 일어나는 단순한 반사기전이나 의식 단계로 올라가 과거의 경험과 대조한 결과 통합되어 출력되는 기전이 일어난다. 또 외부에서 입력되는 정보에 직접 의존하지 않는 사고, 의사, 감정, 학습, 기억, 언어, 창조 등의 고차원적인 기능, 의식이나 수면 등도 중추신경계통의 중요한 기능이다. 즉, 중추신경은 말초신경을 조절하여 인체 각 부위의 기능을 신경성으로 통합 및 조정하는 **중추부**이다.

(1) 감각계통의 통합

인체 안팎의 환경 변화를 말초신경인 감각신경을 통해 척수나 뇌줄기(뇌간)에서 상위 중추신경계통으로 전달하는 **오름길**(상행로, ascending tract)로서의 기능이 있다. 척수와 뇌줄기로 들어온 정보는 대뇌겉질의 감각영역에 투사되어 감각을 일으키는데, 이 정보가 대뇌겉질 연합영역에도 전달되어 과거의 경험이나 다른 감각정보와 대조하여 정확한 인식이 이루어진다. 감각정보가 이마엽(전두엽)의 연합영역(이마앞영역)에서 처리되어 사고, 동기 등이 유발되며 또 시상하부, 대뇌둘레계통에도 보내져 다양한 정서반응을 일으킨다.

(2) 운동계통의 통합

맘대로운동(목적을 가진 운동)은 대뇌겉질의 **몸운동영역**에서 시작된다. 의사, 감각 자극, 내적 욕구 등이 동기가 되어 대뇌겉질 연합영역에서 어떤 운동을 행할지 결정된다. 이어서 대뇌바닥핵이나 소뇌로 전달되어 실제로 어떤 순서로 근육을 움직일지, 어느 정도의 힘으로 근육을 움직일지 등의 운동 프로그램이 작성된다. 그 후 대뇌겉질 몸운동영역에서 척수(팔다리근육)나 뇌줄기(씹기근육, 인두근육 등)의 운동신경으로 보내져 운동이 이루어진다.

(3) 반사기능

생체가 받은 자극이 중추에서 통합되어 의사와는 관계없이 일어나는 반응을 **반사**(reflex)라고 한다. 인체에 들어오는 입력의 종류에 따라 내려지는 출력이 전형적으로 결정되어 있기 때문에 인체에 매우 유리한 반응이라고 할 수 있다.

반사는 중추에서의 반응시간이 단축되기 때문에 입력 즉시 출력이 이루어진다. 중추신경계통 내에서 신경세포가 반사를 위한 네트워크를 형성하는 장소를 **반사중추**(reflex center)라고 하며, 척수와 뇌줄기에 있다.

(4) 자율기능의 통합

순환, 호흡, 내분비, 체온, 생식, 배뇨, 소화 등 생명 유지에 관여하는 기능은 몸신경의 감각기능이나 운동기능과 달리 무의식 하에서 조절되기 때문에 이들 기능을 **자율기능**이라고 한다. 자율기능을 조절하는 신경을 자율신경이라고 하며, 교감신경계통과 부교감신경계통이 있다. 자율신경의 기능은 대부분 척수와 뇌줄기에서 통합된다. 척수와 뇌줄기는 또한 시상하부, 대뇌둘레계통, 대뇌겉질 연합영역 등의 고위 중추에서 단계적으로 조절된다.

(5) 정서반응의 발현

동물에게는 섭식행동, 음수행동, 성행동, 집단행동 등의 본능행동이 있는데, 이는 개체나 종족 보존에 반드시 필요하며 기본적인 생명활동이다. 이러한 본능행동은 식욕, 구갈, 성욕, 집단욕 등의 본능적 욕구에서 야기된다. 욕구가 채워지면 쾌감이 되고, 채워지지 않으면 불쾌감, 욕구불만, 분노가 되어 공격적 행동으로서 나타나기도 한다. 이러한 감정에 동반하는 행동은 분노, 공포, 즐거움, 불쾌, 기쁨, 슬픔, 사랑, 증오, 놀람 등의 정서로서 나타나는데, 이를 **정서반응**(affective reaction)이라고 한다.

정서반응에 동반하여 혈압, 심박수, 호르몬, 땀남(발한), 침분비 등의 자율신경, 내분비, 운동기능의 반응이 일어난다. 이처럼 정서반응과 자율신경기능은 밀접한 관계가 있다. 정서반응은 대뇌둘레계통, 시상하부, 시상과 대뇌겉질 감각영역, 대뇌겉질 연합영역이 밀접한 정서회로를 구성한다.

(6) 고차원적 기능

대뇌겉질은 감각신경계통을 통해 입력된 정보를 통합하여 운동계통으로 출력할 뿐만 아니라 입력한 감각정보를 바탕으로 의사, 감정, 학습, 기억, 언어, 인식, 창조 등의 고차원적인 기능을 수행한다. 대뇌의 활동수준과 관계가 있는 의식이나 수면 등도 고차원적 기능에 포함된다.

3. 뇌

뇌(brain)는 신경계통 가운데 가장 복잡한 기관으로, 머리뼈안(두개강, cranial cavity)에 위치한다. 성인의 경우 무게가 약 1,300g 내외이며, 여자에 비해 남자의 뇌가 조금 무겁다.

뇌는 **대뇌**(cerebrum), **사이뇌**(간뇌, diencephalon), **중(간)뇌**(midbrain), **다리뇌**(교뇌, pons), **숨뇌**(연수, medulla oblongata), **소뇌**(cerebellum)로 구성된다(그림 10-2). 중(간)뇌, 다리뇌, 숨뇌를 합해서 **뇌줄기**(뇌간, brain stem)라고 하며, 뇌줄기에는 많은 뇌신경의 핵이 있어 생명 유지에 중요한 기능을 한다.

또한 뇌는 머리뼈안의 **뇌척수액**(cerebrospinal fluid, CSF)에 떠 있는데, 이 뇌척수액은 외부의 충격을 완화하는 역할을 한다.

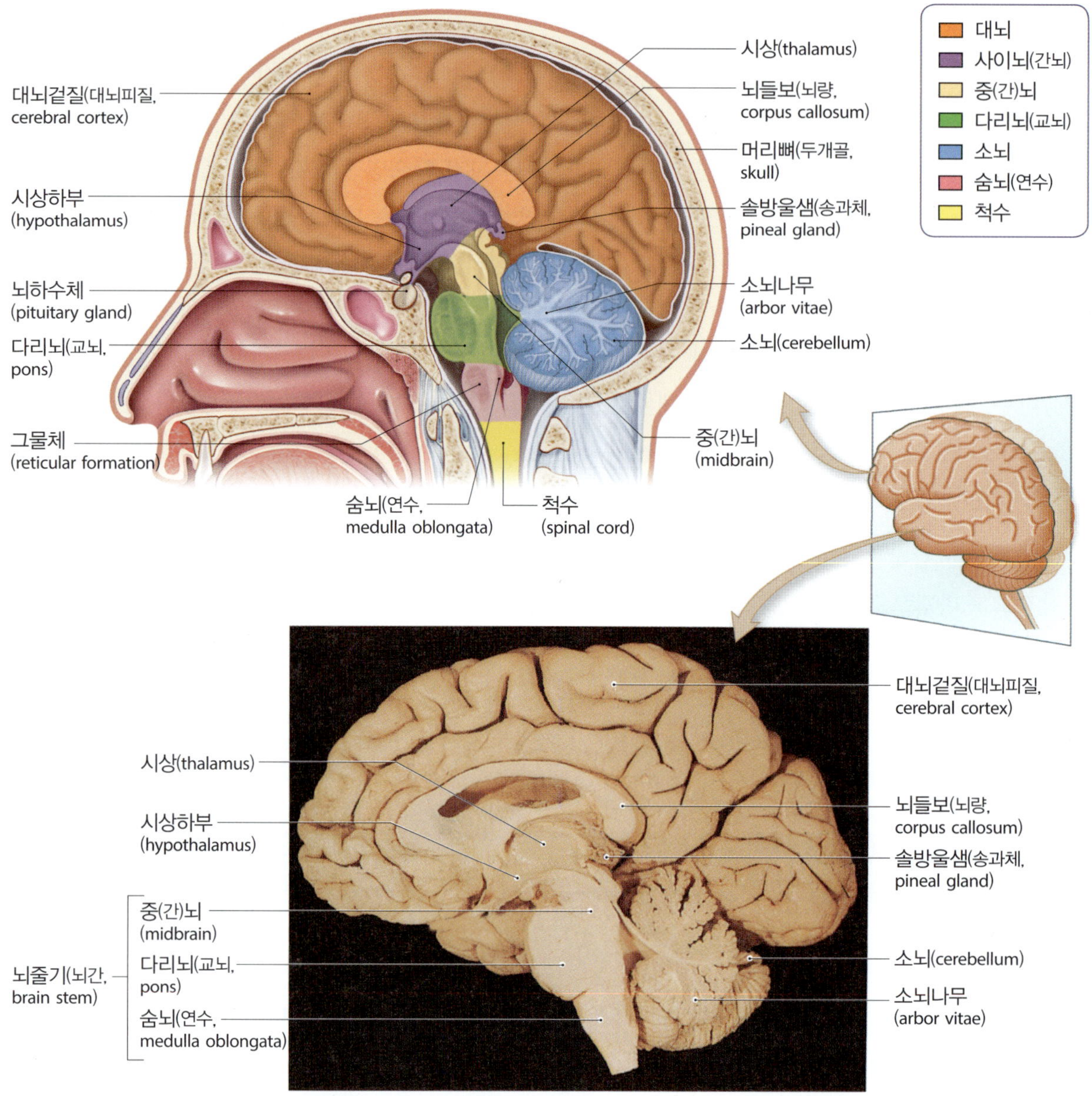

그림 10-2 뇌의 구성

1. 대뇌

대뇌(cerebrum)는 뇌의 가장 위쪽에 있으며, 특히 잘 발달하여 뇌 무게의 80% 가까이를 차지한다. 전체적으로 타원형이며 **반구사이틈새**(interhemispheric fissure)에 의해 좌우의 **대뇌반구**(cerebral hemisphere)로 나뉘고, 안쪽면에서 뇌들보(뇌량, corpus callosum)로 연결되어 있다.

대뇌의 표층은 **대뇌겉질**(대뇌피질, cerebral cortex)이라는 회색질(gray matter)로 이루어지고, 심부는 **대뇌속질**(대뇌수질, cerebral medullary center)이라는 백질(white matter)로 이루어진다. 그 심부에 위치한 대뇌핵은 회색질로 이루어진다.

1) 대뇌의 표면

바깥쪽에서 보이는 대뇌의 표층인 대뇌겉질은 많은 고랑(sulcus)과 뇌이랑(gyrus)이 있어 복잡하게 주름진 형태를 하고 있다. 특히 깊고 명확한 고랑에는 중심고랑(central sulcus), 가쪽고랑(lateral sulcus), 마루뒤통수고랑(두정후두고랑, parietooccipital sulcus) 등이 있어 각각 **이마엽**(전두엽, frontal lobe), **마루엽**(두정엽, parietal lobe), **뒤통수엽**(후두엽, parietal lobe), **관자엽**(측두엽, temporal lobe)을 구분한다(그림 10-3).

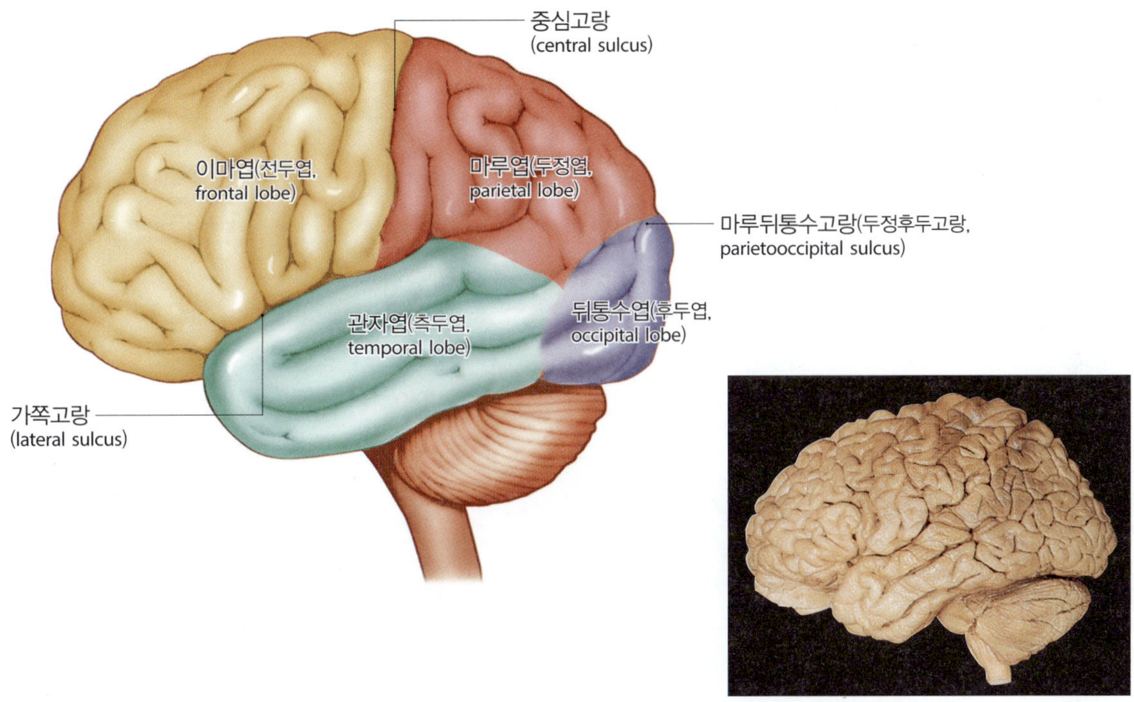

그림 10-3 대뇌고랑과 뇌엽

(1) 이마엽(전두엽, frontal lobe)

중심고랑의 앞부위로, 반대쪽의 인체 각 부위를 움직이는 운동중추가 있다. 또 이마엽의 가쪽 아래(대부분은 왼반구)에는 언어를 말하거나 쓰는 중추인 운동성 언어중추인 **브로카영역**(Broca area)이 위치한다(그림 10-4). 이러한 언어중추가 위치하는 쪽의 대뇌반구를 우위반구라고 한다.

(2) 관자엽(측두엽, temporal lobe)

가쪽고랑 아래쪽과 뒤통수앞파임(후두전파임, preoccipital notch)을 잇는 경계의 앞부위로, 청각이나 후각과 관련된 영역이다. 위관자이랑(상측두이랑, superior temporal gyrus; 대부분은 왼쪽)에는 언어인식에 관여하는 감각성 언어중추인 **베르니케영역**(Wernicke area)이 위치한다(그림 10-4). 또 관자엽에는 시각로의 일부가 통과하기 때문에 이곳이 손상되면 사분맹(quadrantanopia)을 일으킨다.

(3) 마루엽(두정엽, parietal lobe)

중심고랑과 마루뒤통수고랑 사이 부위이다. 반대쪽의 인체 각 부위에서 오는 감각(온각, 통각, 촉각, 압각, 심부감각) 등을 감지하는 중추(몸감각영역)가 있기 때문에 이곳이 손상되면 다양한 감각이상이 일어난다(그림 10-4).

(4) 뒤통수엽(후두엽, occipital lobe)

마루뒤통수고랑과 뒤통수앞파임을 잇는 뒤부위로, 주로 시각정보 감지와 인식에 관여하는 영역이다(그림 10-4). 또한 관자엽, 마루엽, 뒤통수엽에 걸쳐 각종 감각정보를 통합하는 **연합영역**(association area)이 있어 눈에 보이는 사물의 명칭이나 위치를 이해하는 데 관여한다.

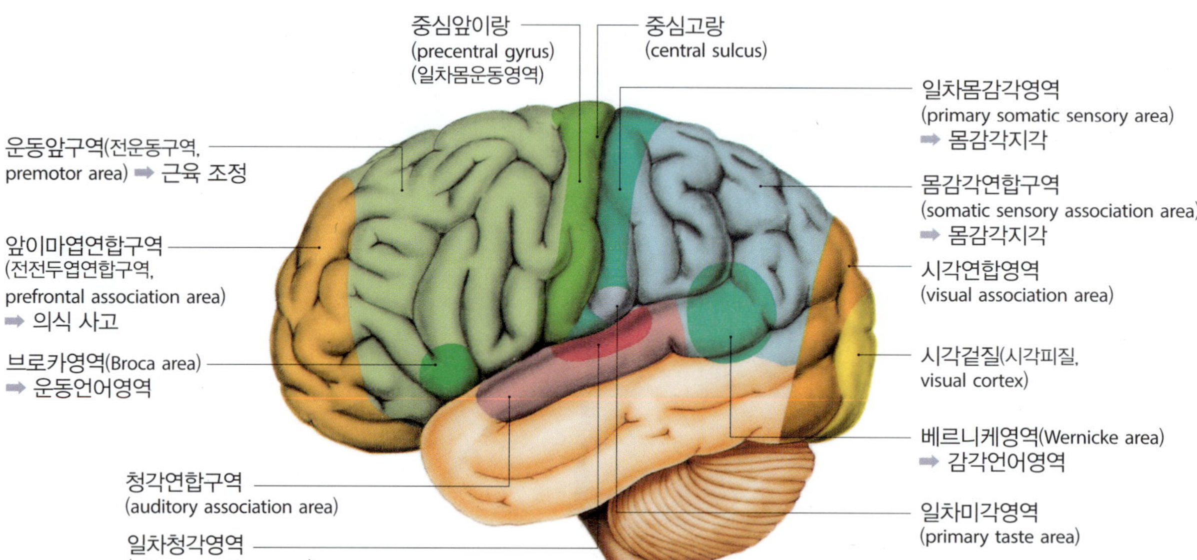

그림 10-4 대뇌의 기능적 영역

2) 대뇌의 내부

대뇌겉질 안쪽에는 백질인 대뇌속질이 위치한다. 신경섬유가 모여 있는 부분으로 하얗게 보여서 백질이라고 하며, 내부에 신경세포 집단인 **바닥핵**(기저핵, basal ganglia)을 포함하고 있다. 백질에는 신경섬유가 여러 방향으로 주행하는데, **투사섬유**(projection fiber), **맞교차섬유**(commissural fiber), **연합섬유**(association fiber)가 있다.

바닥핵은 **꼬리핵**(미상핵, caudate nucleus), **조가비핵**(피각, putamen), **창백핵**(담창구, globus pallidus), **담장**(claustrum)으로 구성된다. 꼬리핵과 조가비핵은 발생학적으로나 기능적으로 같은 역할을 하기 때문에 이 둘을 **줄무늬체**(선조체, corpus striatum)라고 하고, 조가비핵과 창백핵은 발생학적으로는 다르지만 그 형태 때문에 이 둘을 합쳐서 **렌즈핵**(lenticular nucleus)이라고도 한다(그림 10-5).

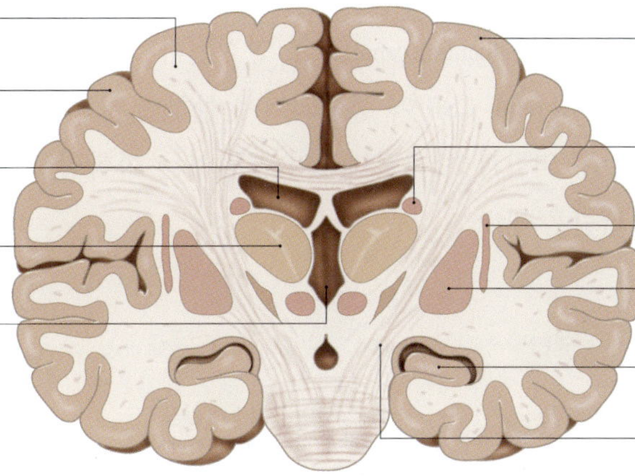

그림 10-5 대뇌의 내부

연구동향

- **파킨슨병**(Parkinson disease, PD)

파킨슨병은 대뇌바닥핵의 도파민(dopamine)을 분비하는 신경세포에 이상이 발생하는 만성퇴행성장애로, 주로 운동기능에 장애를 나타낸다. 대개 50세 이후에 증상이 시작되고, 환자의 30% 정도에서 치매증상이 동반된다. 바닥핵에서 도파민의 생산이 현저하게 감소됨으로써 아세틸콜린의 흥분활동을 적절하게 조절하지 못해 자발적 동작의 시작과 조절이 어려워진다.

특징적인 증상으로 안정 시 손떨림(resting tremor), 근육경직(rigidity), 운동불능(akinesia)이 나타나고, 그 외에도 종종걸음, 가속보행, 눈 깜빡임이 없는 가면 같은 얼굴 등이 나타난다.

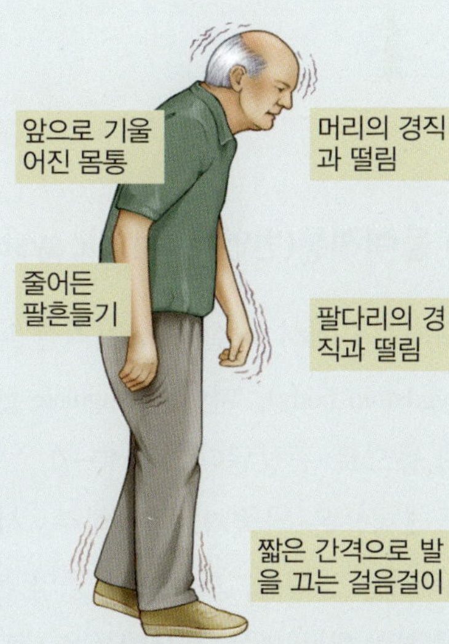

도파민은 혈액뇌장벽(blood brain barrier, BBB)을 통과할 수 없기 때문에 혈액에 도파민을 주입하거나 도파민 알약을 복용하는 것은 효과적인 치료법이 아니다. 현재 사용 중인 가장 대표적인 파킨슨병 약물은 도파민의 전구물질인 레보도파(levodopa)인데, 레보도파는 위창자에서 흡수되어 뇌로 이동한 뒤 도파민으로 변환되어 파킨슨병 환자의 뇌에서 부족한 도파민을 보충하게 된다. 그러나 레보도파 치료 시작 후 3~5년 정도 지나면 이상운동증이나 운동동요현상 등의 부작용이 발생하기 시작하고 어떤 환자들은 약물 조절만으로 일상생활이 어려운 단계에 접어들기도 한다. 이러한 환자들에게는 정상 도파민 분비 신경세포를 파킨슨병 환자의 뇌에 이식하거나 바닥핵에 전기자극을 주어 더 많은 도파민을 생산하도록 하는 수술적 치료를 시행하기도 한다.

3) 대뇌의 공간

대뇌에는 **가쪽뇌실**(측뇌실, lateral ventricle), **셋째뇌실**(제3뇌실, third ventricle), **중(간)뇌수도관**(mesencephalic aqueduct), **넷째뇌실**(제4뇌실, fourth ventricle)이라는 공간이 있다. 가쪽뇌실은 좌우 대뇌반구에 위치하고 셋째뇌실은 사이뇌에 위치하며, 중(간)뇌수도관은 중(간)뇌에 위치하고 넷째뇌실은 다리뇌와 숨뇌의 뒷면에 위치하는데, 모든 부분은 이어져 있다. 특히 셋째뇌실과 가쪽뇌실은 뇌실사이구멍(뇌실간공, interventricular foramen)으로 연결되고, 넷째뇌실은 중심관(central canal)으로 연결된다(그림 10-6).

뇌실 안에서는 뇌척수액(cerebrospinal fluid, CSF)이 생산되어 순환하면서 뇌실을 채우고 있다. 뇌척수액은 뇌를 외부 충격으로부터 보호해주는 역할과 사이질액과의 끊임없는 화학적 교류를 통하여 영양분 공급, 화학전령 및 노폐물을 수송하는 역할을 한다.

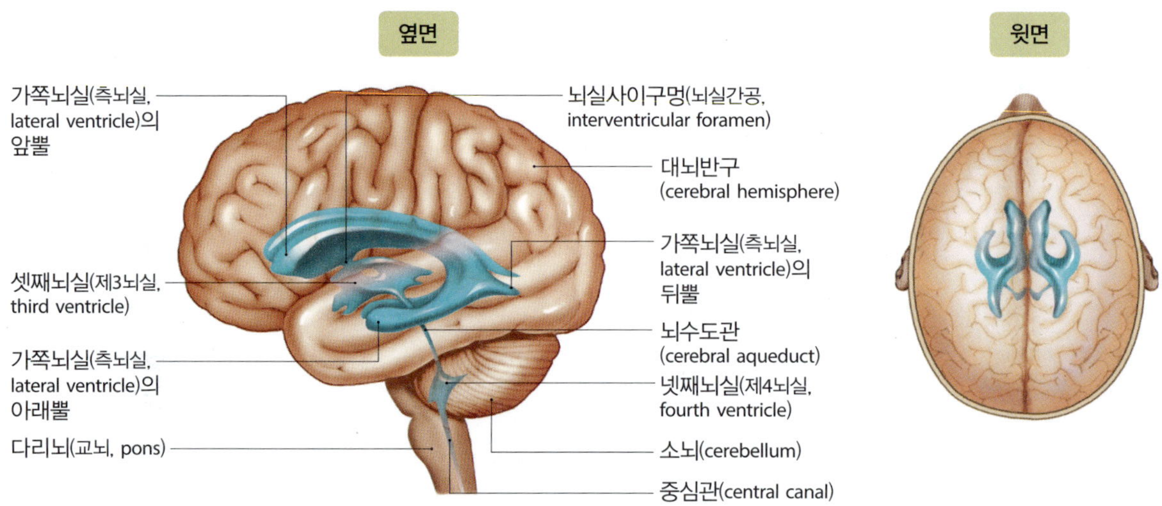

그림 10-6 대뇌의 공간

4) 둘레계통(변연계, limbic system)

대뇌겉질에서 뇌실 가장자리를 따라 위치하는 부분을 **둘레계통**이라고 한다. 해마(hippocampus), 편도체(amygdaloid body), 띠이랑(cingulate gyrus), 시상앞핵(시상전핵, anterior thalamic nucleus), 둘레엽(변연엽, limbic lobe) 등으로 구성된다(그림 10-7).

둘레계통은 뇌줄기, 시상하부, 시상, 대뇌겉질의 감각영역과 연합영역이 모두 연결되어 있다. 섭취 및 음수행동, 성행동, 희로애락 등의 본능적 · 원시적 정서, 후각, 내장감각 등에 관여하며 생명 유지에 기본적인 본능행동 또는 정서행동을 담당한다.

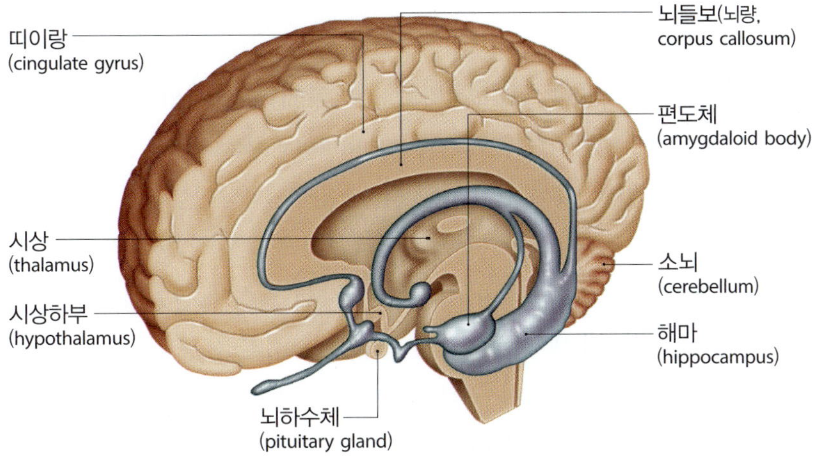

그림 10-7 대뇌의 둘레계통

2. 사이뇌

사이뇌(간뇌, diencephalon)는 대뇌와 중(간)뇌 사이에 있는 부위로, 좌우 대뇌반구에 끼인 형태이다. **시상**, **시상하부**, **솔방울샘**으로 구성되며, 그 안쪽에 셋째뇌실(제3뇌실, third ventricle)이 있다(**그림 10-2** 참조, **그림 10-8**).

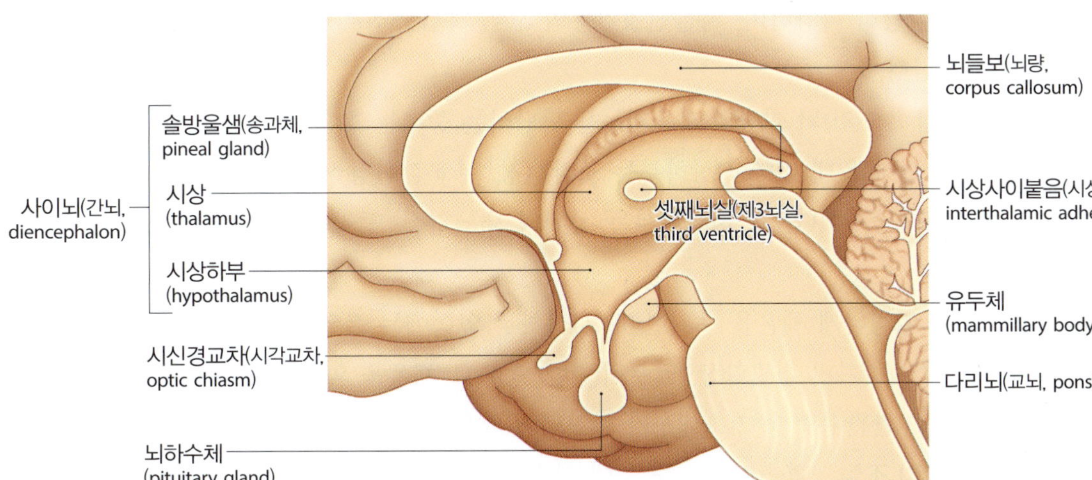

그림 10-8 사이뇌

1) 시상(thalamus)

시상은 거의 대부분이 회색질로 구성된 달걀 모양의 구조물이다. 좌우에 2개가 있으며, 그 사이에 셋째 뇌실이 있다. 2개의 시상은 시상사이붙음(시상간유착, interthalamic adhesion)에 의해 연결되어 있다.

시상에는 많은 신경핵 무리가 있어 피부, 근육, 힘줄, 내장에서 오는 몸감각, 심부감각, 특수감각 등 모든 감각계통의 섬유가 들어오며, 신경세포를 바꾸어 대뇌겉질로 전달하는 중계핵으로서 기능한다. 또 소뇌나 대뇌바닥핵에서 대뇌겉질로 신호를 보내어 운동이나 자세 조절에 관여하는 등 다양한 역할을 한다.

① **모든 감각정보의 중계소** : 대뇌에 냄새를 제외한 전달되는 감각을 통합하여 통증, 온도 변화, 촉각 등의 감각을 강화하거나 감소시킨다. 심한 통각이나 기분 좋은 자극으로서 느끼게 된다.

② **운동이나 자세 조절** : 그물체, 대뇌바닥핵에서 신경섬유를 받아 대뇌겉질의 운동영역으로 신경섬유를 보냄으로써 걷는 상태를 유지하고 위치감각을 느끼게 한다. 이곳이 손상되면 경직이나 떨림 등의 긴장이상이 유발된다.

③ **자율적인 반응에 관여** : 피부감각, 심부감각, 미각 등의 감각정보를 받아 자율적인 반응에 관여한다.

④ **감정의 해부학적 통로** : 대뇌겉질과 광범위하게 연결되어 감정의 해부학적 통로로서 작용한다.

2) 시상하부(hypothalamus)

시상하부는 시상 아래쪽에 위치하며, 셋째뇌실의 바닥을 이룬다. 시상하부 아래쪽에는 뇌하수체(pituitary gland), 시신경교차(시각교차, optic chiasm), 유두체(mammillary body)가 있다.

시상하부의 기능은 상당히 다양하며, 자율신경기능의 고위 통합중추로서 또 뇌하수체호르몬의 분비기능 조절기전에도 관여한다.

① **자율신경기능 조절** : 중(간)뇌 이하의 자율기능을 담당하는 중추는 호흡, 심장기능, 혈관운동 등 각각의 자율기능을 조절하는 데 비해 시상하부는 교감신경, 부교감신경 및 내분비기능을 전체적으로 통합하는 고위의 통합중추이다. 또 시상하부는 상위의 대뇌겉질, 둘레계통, 편도체 등에서의 조절을 받는다.

② **체온 조절** : 항상 일정하게 체온을 유지한다. 시상하부 앞쪽에는 온열중추가 있고 뒤쪽에는 한랭중추가 있어 체온이 올라가면 혈관확장, 땀분비(발한) 등으로 체온을 외부로 발산시키고, 체온이 떨어지면 털세움, 떨림, 혈관수축 등 기초대사가 항진되어 열을 생산한다.

③ **수분대사(체액삼투압) 조절** : 혈중 Na^+ 농도 등이 상승하여 체액삼투압이 상승하면 가쪽시상하부에 있는 삼투압 수용 신경세포가 흥분해서 음수행동을 유발한다. 동시에 뇌실곁핵과 시신경교차위핵의 항이뇨호르몬(ADH) 분비 신경세포가 흥분하여 뇌하수체뒤엽에 있는 신경말단에서 혈관으로 ADH를 분비하고 콩팥의 집합관에 작용해서 물의 재흡수를 촉진함으로써 소변량을 저하시킨다. 이에 따라 체액삼투압의 저하가 일어난다.

④ **섭식 조절** : 시상하부에는 공복중추(hunger center)와 포만중추(satiety center)가 있으며, 이 두 가지 중추의 균형으로 식욕이 조절된다.

⑤ **정서행동** : 정서행동이란 희로애락이나 방어 · 도피행동으로, 섭식 및 음수행동, 성행동, 방어반응과 같은 본능행동의 동기부여가 된다. 대뇌겉질 및 둘레계통과 관련해서 시상하부가 정서 발현에 관여한다.

⑥ **뇌하수체의 내분비기능 조절** : 뇌하수체앞엽에 대해서는 체액성으로, 뒤엽에 대해서는 신경분비성으로 뇌하수체호르몬의 분비를 조절한다.

⑦ **하루주기리듬 조절** : 시신경교차위핵에는 약 하루 단위의 생체리듬(하루주기리듬)을 구성하는 신경세포가 있다. 하루주기리듬(circadian rhythm)은 말초 장기나 각각의 세포에서도 관찰되며, 시신경교차위핵의 리듬에 의해 조절된다. 시신경교차위핵의 리듬은 교감신경계통을 통해 솔방울샘에 전달되어 멜라토닌 합성의 하루주기리듬(야간에 상승)에 반영된다.

⑧ **내장반응 유도** : 숨뇌와 연결되어 상이한 감정 상태에 대하여 내장반응을 일으킨다.

3) 솔방울샘(송과체, pineal gland)

솔방울샘은 사이뇌에서 가장 등쪽 및 뒤쪽에 위치한 작은 덩어리로, 짧은 자루로 연결되어 있다. 솔방울샘에서는 **멜라토닌**(melatonin)이라는 성기능 억제와 생체리듬에 관여하는 호르몬을 분비한다.

10

3. 뇌줄기

뇌줄기(뇌간, brain stem)는 대뇌와 척수 사이에 줄기처럼 연결된 부분으로, **중(간)뇌**, **다리뇌**, **숨뇌**로 구성된다(그림 10-9). 넓은 의미에서 사이뇌(시상과 시상하부)를 포함시키기도 한다.

뇌줄기는 생명 유지에 중요한 기능을 수행하는데, 그 특징을 요약하면 다음과 같다.

① 뇌신경의 신경핵이 존재한다.
② 척수에서 시상으로 상행하는 감각성 오름길(상행로)이 지나간다.
③ 상위 중추에서 척수로 하행하는 운동성 내림길(하행로)이 지나간다.
④ 자율기능과 운동기능의 중추이다.
⑤ 의식과 각성에 중요한 신경회로가 있다.

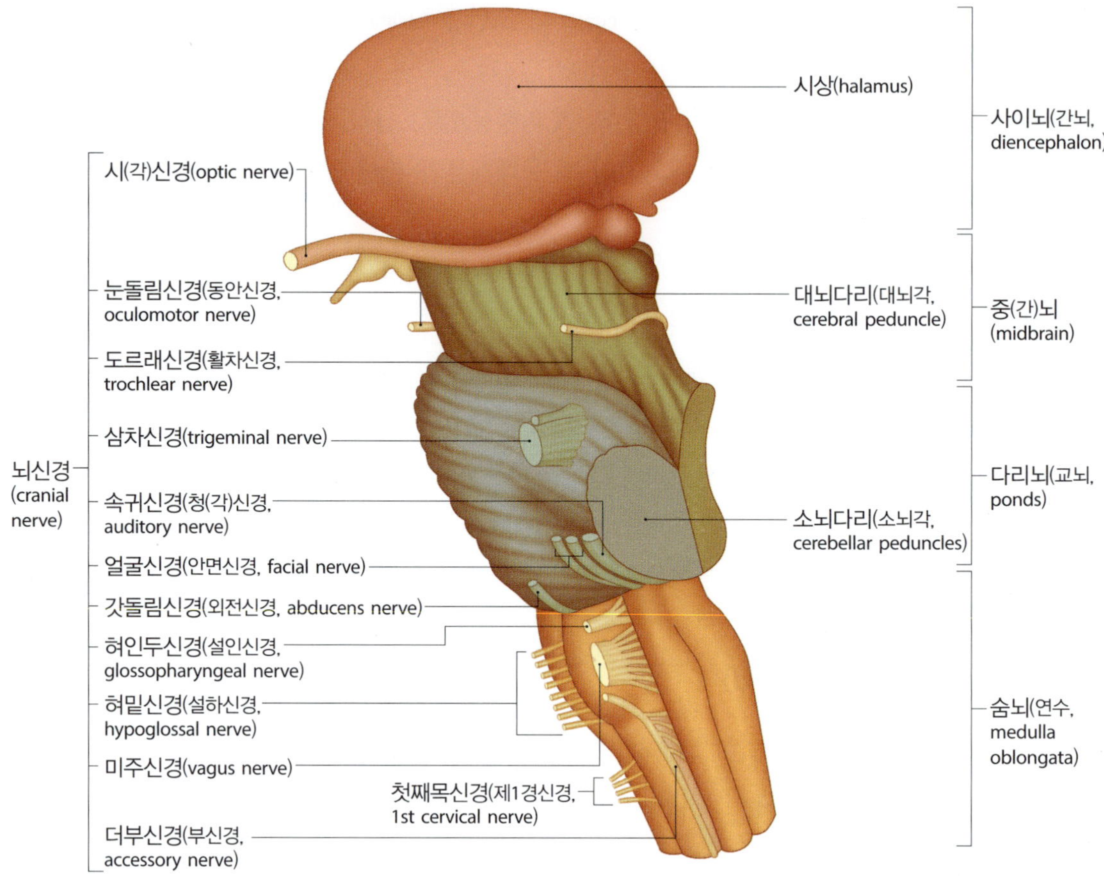

그림 10-9 뇌줄기

1) 중(간)뇌(midbrain)

중간뇌는 사이뇌와 다리뇌 사이에 있으며, **대뇌다리**(대뇌각, cerebral peduncle), **뒤판**(피개, tegmentum), **덮개**(tectum)로 구분된다. 대뇌다리는 1쌍의 백질 기둥으로, 좌우 대뇌반구에서 나와 다리뇌바닥으로 간다. 대뇌다리의 안쪽을 따라 눈돌림신경(동안신경, oculomotor nerve)이 나온다. 뒤판에는 피라미드바깥길계의 운동에 관여하는 적핵과 흑(색)질, 눈돌림신경핵, 도르래신경핵(활차신경핵) 등이 있다. 덮개는 위둔덕(상구, superior colliculus)과 아래둔덕(하구, inferior colliculus)으로 이루어지며, 위둔덕은 빛반사, 아래둔덕은 청각의 중계핵이다.

중(간)뇌에는 자세반사(static reflex)의 중추가 있어 자세와 평형을 유지한다. 또한 동공반사(pupillary reflex)의 중추가 있어 시각 자극에 대하여 반사적으로 안구운동을 일으킨다.

2) 다리뇌(교뇌, pons)

다리뇌는 중(간)뇌와 숨뇌 사이, 소뇌의 배쪽에 위치한 좌우 양측은 중간소뇌다리(중소뇌각, middle cerebellar peduncle)가 되어 소뇌로 이어진다. **다리뇌 바닥부분**과 **다리뇌 등쪽부분**으로 구분된다. 다리뇌 바닥부분에는 다리뇌핵(교뇌핵, pontine nucleus)과 피라미드로(추체로, pyramidal tract)가 있으며, 다리뇌 등쪽부분에는 삼차신경, 갓돌림신경(외전신경), 얼굴신경(안면신경), 속귀신경(전정와우신경)의 핵이 있다. 다리뇌는 소뇌와 대뇌 사이의 정보전달을 중계하는 작용을 한다.

3) 숨뇌(연수, medulla oblongata)

숨뇌는 뇌의 끝부분에서 척수의 위끝부분으로 이어지며, 위쪽이 굵은 원추형을 나타낸다. 정중앙면에 앞정중틈새(anterior median fissure)가 있고 그 양쪽에 불룩한 부분인 피라미드(추체, pyramid)가 있으며, 내부를 세로로 주행하는 피라미드로가 있다. 뒷면 윗부분에는 넷째뇌실바닥을 이루는 마름오목(능형와, rhomboid fossa)이 있다. 뇌신경핵으로는 혀인두신경(설인신경핵), 미주신경핵, 더부신경핵(부신경핵), 혀밑신경핵(설하신경핵)이 있다.

또 중(간)뇌에서 다리뇌, 숨뇌를 거쳐 사이뇌 일부까지 넓은 범위에 걸쳐 신경섬유가 그물 모양을 이루고 그 사이에 신경세포가 흩어져 있는 구조가 있다. 이를 각각 중(간)뇌그물체, 다리뇌그물체, 숨뇌그물체라고 하며, 이를 통틀어 **뇌줄기그물체**라고 한다. 특히, 숨뇌그물체는 순환이나 호흡운동을 조절하고 생명유지에 중요한 기능을 하여 생명중추라고도 불리는 자율신경중추가 있다.

뇌줄기그물체의 기능은 복잡하며, 상행성으로 투사되어 상위 중추를 흥분시키고 의식수준을 제어한다(**오름그물활성계통**, scending reticular activating system, ARAS)(그림 10-10).

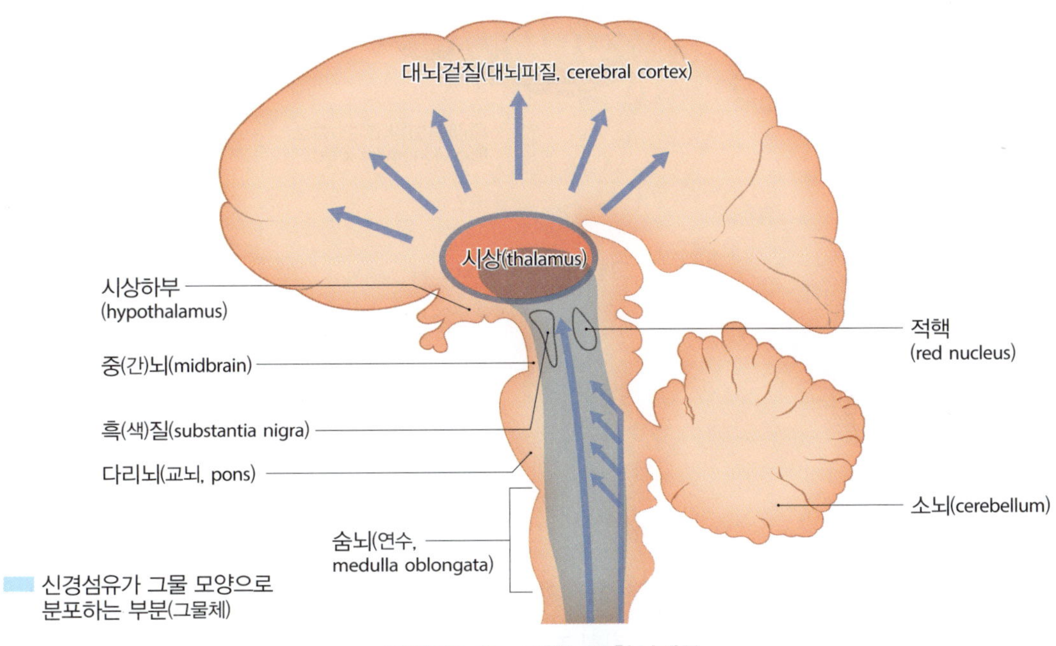

그림 10-10 오름그물활성계통

4. 소뇌

소뇌(cerebellum)는 다리뇌, 숨뇌와 함께 뒤머리뼈오목(후두개와)에 위치하며, 넷째뇌실에 의해 뇌줄기와 분리되어 있다. 좌우 1쌍의 **소뇌반구**(cerebellar hemisphere)와 그것을 연결하는 **소뇌벌레**(소뇌충부, cerebellar vermis)로 구성된다. 소뇌 표면에는 거의 평행하게 지나가는 폭이 좁은 소뇌이랑과 소뇌고랑이 있으며, 내부구조는 표층의 **소뇌겉질**(소뇌피질, cerebellar cortex; 회색질), 그 아래층의 **소뇌속질**(소뇌수질,cerebellar medulla; 백질), 더 깊은층의 **소뇌핵**(cerebellar nuclei ; 회색질)으로 구분된다(그림 10–11).

소뇌반구의 앞엽(전엽, anterior lobe)은 근(육)방추와 골지힘줄기관의 이완수용기에서 정보를 받아 근육긴장도를 조절한다. 뒤엽(후엽, posterior lobe)은 소뇌반구의 대부분을 이루며 자발운동을 조절한다. 타래결절엽(편엽소절엽, flocculonodular lobe)은 안뜰계통에서 정보를 받아 자세와 균형을 유지하는 데 관여한다. 따라서 소뇌가 장애를 받으면 운동장애나 자세 · 평형장애가 나타난다.

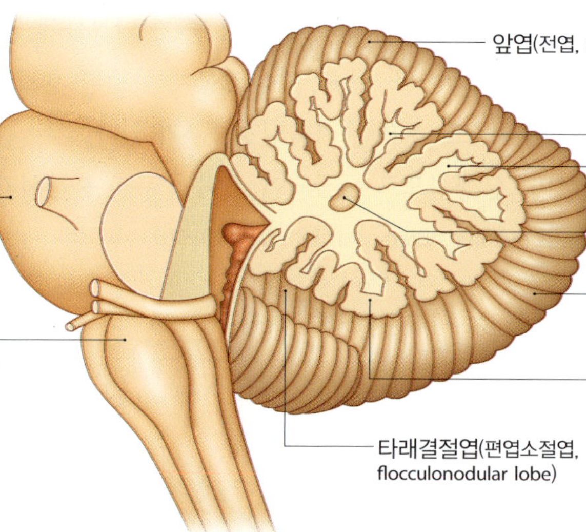

그림 10–11 **소뇌**

5. 뇌의 보호구조물

1) 수막(meninx)

신경조직은 뼈처럼 튼튼한 조직이 아니어서 약간의 압력에도 신경세포는 손상을 입기 때문에 신경조직으로 구성되는 뇌와 척수는 **수막**이라는 질긴 결합조직의 막에 둘러싸여 보호를 받는다. 수막은 바깥쪽에서부터 **경막**(dura mater), **거미막**(지주막, arachnoid), **연막**(pia mater)의 3층으로 구성된다(그림 10–12, 10–13).

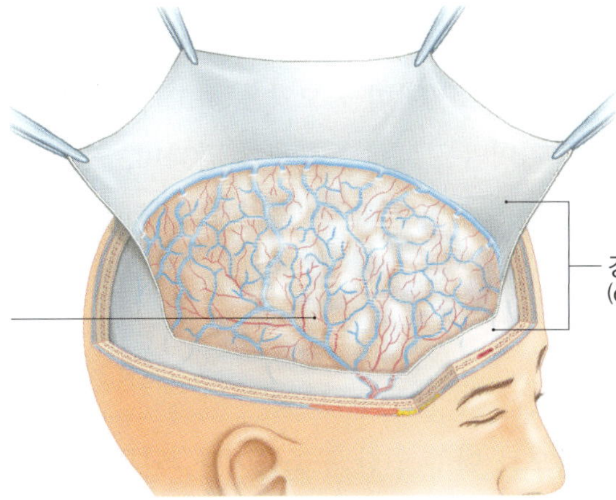

그림 10-12 뇌를 감싸는 막구조

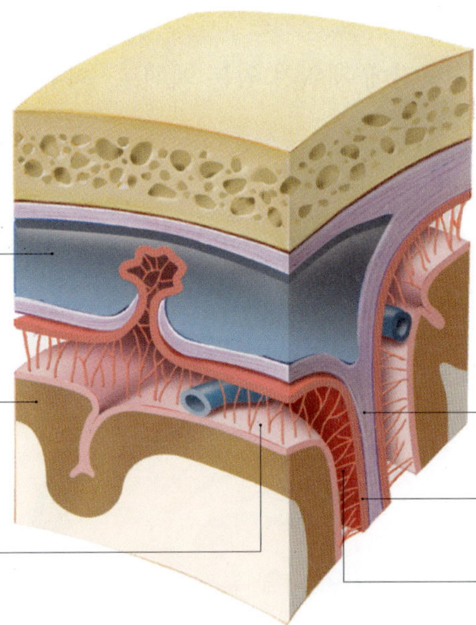

그림 10-13 수막

(1) 경막(dura mater)

머리뼈와 척추관과 가장 가깝게 위치한 두껍고 질긴 막으로, 치밀결합조직으로 이루어져 있다. 경막은 뼈에 가까운 층과 뇌에 가까운 층의 두 막이 겹쳐진 형태이다. 이 두 층 사이에는 동맥이 있어 연막을 통해 뇌와 척수에 혈류를 공급하는 모세혈관이 경막에 위치한 동맥에서 분지된다. 경막은 거미막을 감싸는 커다란 주머니이며, 경막의 두 층 사이에 뇌의 정맥혈을 모아 심장으로 보내는 정맥굴(정맥동, venous sinus)이 있다.

(2) 거미막(지주막, arachnoid mater)

혈관이 없는 얇은 결합조직의 막으로, 거미줄 모양을 하고 있어 붙여진 이름이다. 거미막은 뇌와 척수에 쿠션과 같은 역할을 한다. 거미막은 뇌를 느슨하게 감싸며, 거미막으로부터 수많은 미세한 잔섬유인 거미막잔기둥(arachnoid trabecula)이 뻗어 **거미막밑공간**(subarachnoid space)을 성기게 채우고 연막과 연결된다. 거미막밑공간을 뇌척수액이 채우고 있다.

(3) 연막(pia mater)

뇌, 척수와 바로 접하는 뇌막으로 아주 연한 구조물이다. 뇌를 느슨하게 감싸는 거미막에 비하여 연막은 뇌의 표면 모양을 따라 촘촘하게 감싸고 있어 뇌이랑과 고랑의 모양을 그대로 반영한다. 뇌와 척수 실질에 혈류를 공급하는 모세혈관이 연막을 뚫고 들어간다.

2) 뇌척수액(cerebrospinal fluid, CSF)

뇌척수액은 뇌실, 중심관, 거미막밑공간에 채워져 있는 액체로, 외부의 충격을 최소화하여 뇌와 척수를 보호하는 역할을 한다.

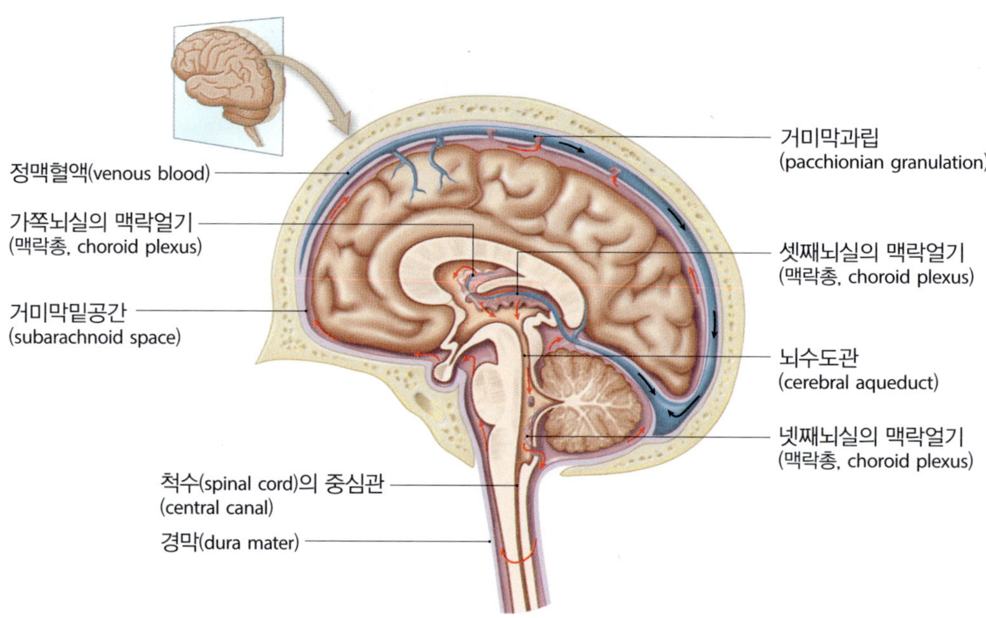

그림 10-14 뇌척수액의 흐름

각 뇌실의 맥락얼기에서 혈액이 여과되어 생성된 뇌척수액은 가쪽뇌실, 뇌실사이구멍, 셋째뇌실, 뇌수도관, 넷째뇌실로 이동한 후 넷째뇌실의 구멍을 통해 거미막밑공간으로 나온 다음 최종적으로 거미막과립을 경유해 정맥굴의 혈액으로 흡수된다.

뇌척수액은 뇌실 안에 있는 특수한 조직인 **맥락얼기**(맥락총, choroid plexus)에서 주로 생산되며, 뇌척수 전체를 채운다. 뇌척수액은 넷째뇌실 2개의 가쪽고랑에서 뇌 밖으로 흘러 나와 거미막밑공간을 채우고 또 정중고랑에서 척수의 중심관으로도 흘러 들어간다. 거미막밑공간으로 나온 뇌척수액은 거미막과립(pacchionian granulation)을 지나 정맥 안으로 흘러 들어간다(그림 10-14).

정상 뇌척수액은 맑고 투명하며, 면역글로불린(IgG, IgA, IgM)이나 당(50~80mg/dL) 외에 약간의 림프구(0~5개/mm^3)를 함유한다. 이러한 뇌척수액의 조성은 혈액뇌장벽에 의해 거의 일정하게 유지되며, 뇌는 화학적 스트레스로부터 보호된다. 따라서 뇌척수액이 혼탁해지거나 착색이 있다는 것은 비정상적인 상태이며, 출혈, 황달, 뇌척수액 단백질의 증가 시에는 뇌척수액이 황색(황색변색증, xanthochromia)을 띠는 독특한 소견을 나타낸다.

또 뇌척수액압은 70~180mmHg(옆누운자세)가 정상이지만, 뇌척수막염이나 머리뼈안(두개강) 내의 점거성 병터(종양, 혈종 등)가 있으면 200mmHg 이상으로 증가한다. 뇌에 점거성 병터가 있을 때 부주의하게 허리천자를 시행하면 뇌탈출증(뇌류, encephalocele)을 일으킬 위험이 높다.

요점확인

1. 뇌의 4가지 주요 부분은 무엇이고, 각 부분의 기능은 무엇인가?
2. 뇌줄기를 구성하는 부위들은 무엇이고, 각 부위별 기능은 무엇인가?
3. 시상하부가 신경계통과 내분비계통의 연결고리라고 하는 이유는 무엇인가?
4. 뇌의 어느 부위에서 생각과 기억이 발생하는가?

임상응용

● 허리천자(요추천자, lumbar puncture)

뇌와 척수를 감싸고 있는 경막과 뇌 사이의 거미막밑공간에 있는 뇌척수액을 뽑거나 그곳에 약물을 투여하기 위하여 시행하는 검사법이자 처치법이다. 보통 셋째~넷째허리뼈의 가시돌기 사이로 바늘을 삽입한다. 허리뼈의 가시돌기 중에서도 셋째허리뼈와 넷째허리뼈는 특히 수평에 가깝고, 대부분의 예에서 척수 끝이 거의 둘째허리뼈 위치에서 끝나기 때문이다. 그러나 영유아나 노인은 셋째허리뼈보다 아래로 척수가 내려와 있는 경우도 있으므로 주의가 필요하다.

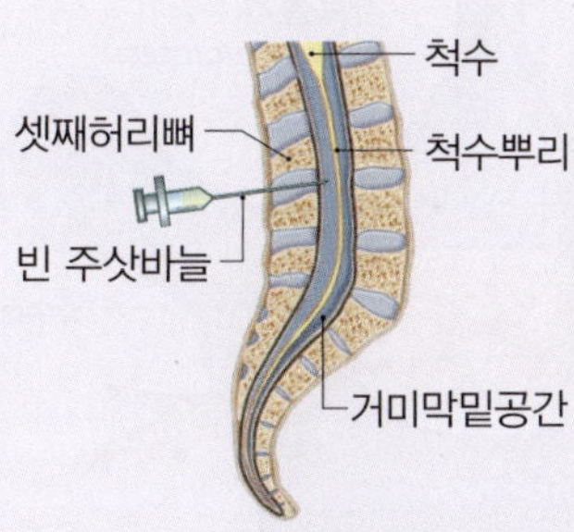

허리천자

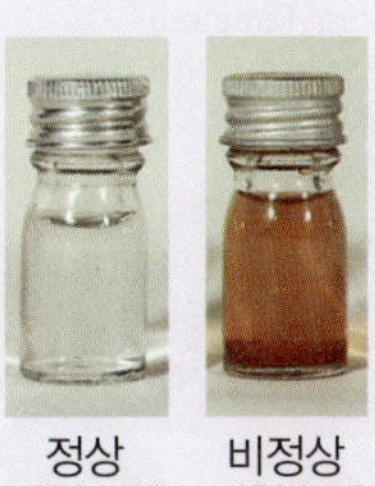
정상 뇌척수액　비정상 뇌척수액

성인 환자를 옆으로 눕히고 무릎과 가슴을 모아 등을 활 모양으로 만들면 바늘이 들어갈 수 있을 정도로 충분히 척추(뼈)가 벌어진다. 허리천자에서 채취된 정상적인 검체는 맑고 투명하지만, 뇌척수액이 혼탁해지거나 착색이 있으면 비정상적인 상태임을 나타낸다.

4. 척수

척수(spinal cord)는 뇌와 함께 중추신경계통을 구성하는 일부이며, 뇌와 말초신경 사이에서 정보를 전달하는 통로 역할을 한다.

1. 척수의 위치와 형태

척수는 길이 40~45cm의 가늘고 긴 끈 모양의 신경세포 집합으로, 척주관(spinal canal) 안에 들어 있다(그림 10-15). 위쪽 끝은 고리뼈(첫째목뼈) 위에서 숨뇌로 연결되고, 아래쪽으로 갈수록 점차 가늘어져 첫째~둘째허리뼈 높이에서 끝나며, 그 아래에서는 더 가늘어져서 척수원뿔(conus medullaris)이 된다. 첫째~둘째허리뼈 높이 아래에서는 척수가 존재하지 않으며 단지 매우 가는 종말끈(종사, filum terminale)이 관찰된다.

척수는 척추(뼈)에 대응해서 **목분절**(8개), **가슴분절**(12개), **허리분절**(5개), **엉치분절**(5개), **꼬리분절**(1개)로 나뉜다. 척수신경 또한 여기에 대응해서 첫째~여덟째목신경(C1~C8), 첫째~열두째가슴신경(T1~T12), 첫째~다섯째허리신경(L1~L5), 첫째~다섯째엉치신경(S1~S5), 꼬리신경(C0)으로 구분된다(그림 10-16). 또 팔이나 다리로 신경세포를 내는 목분절과 허리분절의 척수는 다른 척수에 비해 더 발달해서 굵어져 목팽대(경수팽대, cervical enlargement)와 허리팽대(요수팽대, lumbar enlargement)를 형성하며, 각각 팔과 다리를 지배한다.

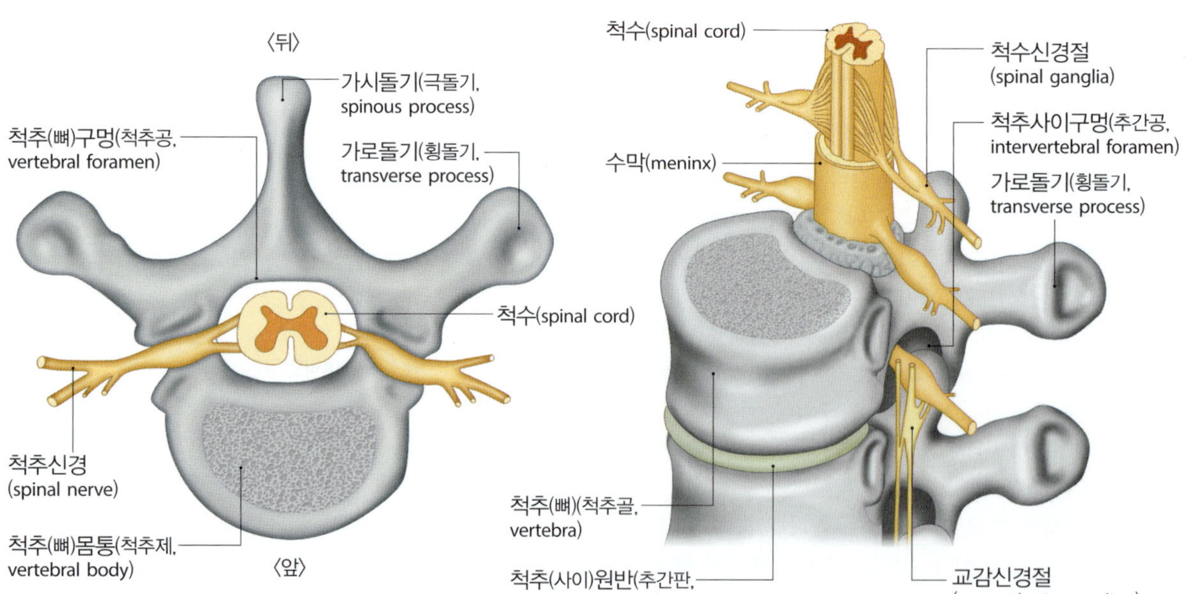

그림 10-15 척수의 위치

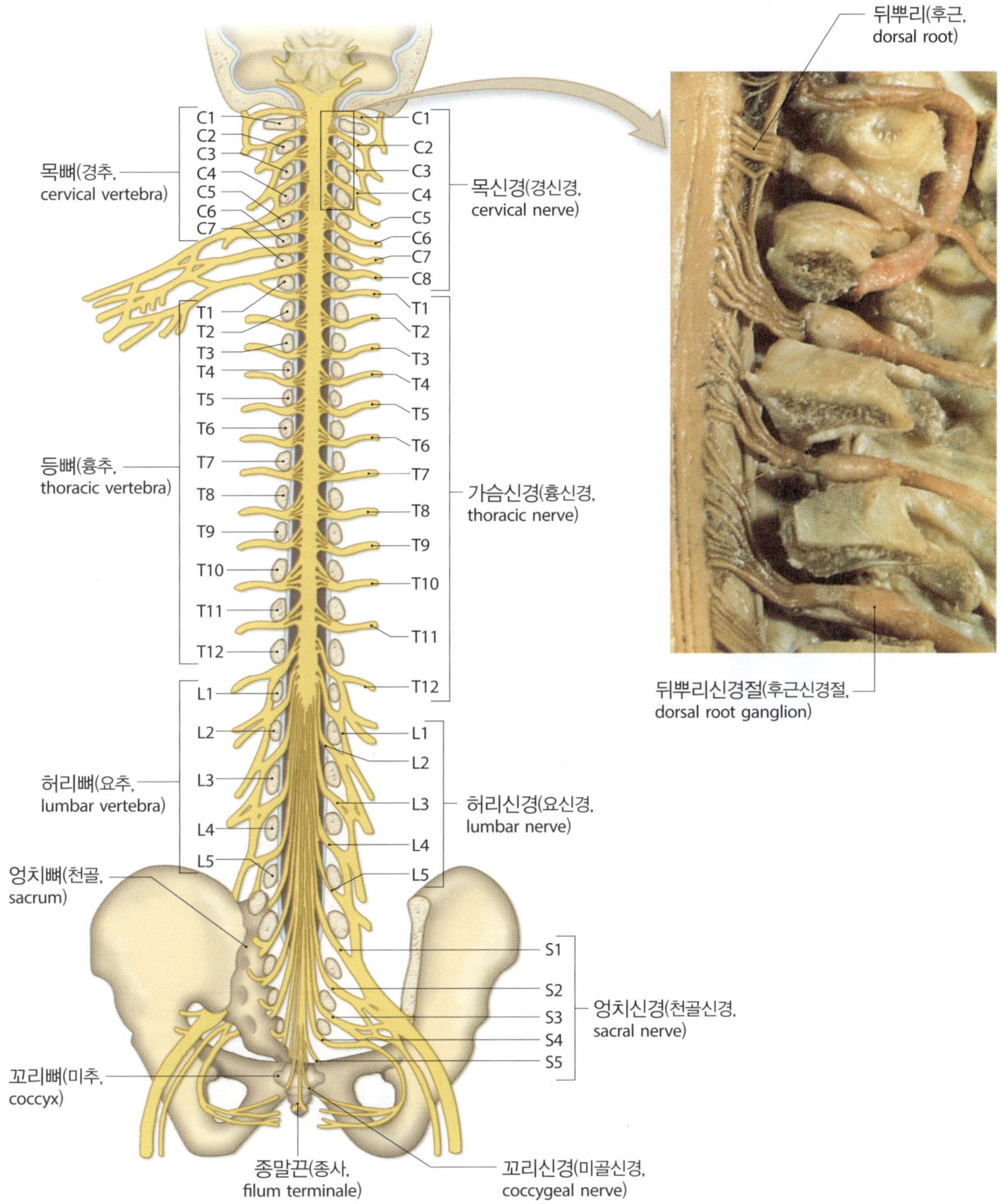

그림 10-16 척수와 척수신경

2. 척수의 내부구조

척수의 가로단면을 보면 척수는 앞뒤로 약간 납작한 타원형이며, 앞면의 **앞정중틈새**(anterior median fissure)와 뒷면의 **뒤정중고랑**(posterior median sulcus)에 의해 양쪽으로 나뉘고 중앙에는 작은 **중심관**(central canal)이 있다.

내부에는 H자형의 회색질이 위치하고, 그 주위를 백질이 둘러싼다. H자형의 회색질돌기는 **앞뿔**(anterior horn)과 **뒤뿔**(dorsal horn)을 이루고, 가슴분절과 허리분절에서는 자율신경핵으로 구성된 **가쪽뿔**(lateral horn)이 있다. 앞뿔에는 운동신경세포가 위치하고, 뒤뿔에는 감각신경세포가 위치한다. 백질은 신경섬유다발로 이루어진 **앞섬유단**(anterior funiculus), **가쪽섬유단**(lateral funiculus), **뒤섬유단**(posterior funiculus)으로 구성된다(그림 10-17). 섬유단은 뇌와 연결되며, 뇌를 향해 뻗은 경우를 오름길, 말초로 내려가는 경우를 내림길이라고 한다.

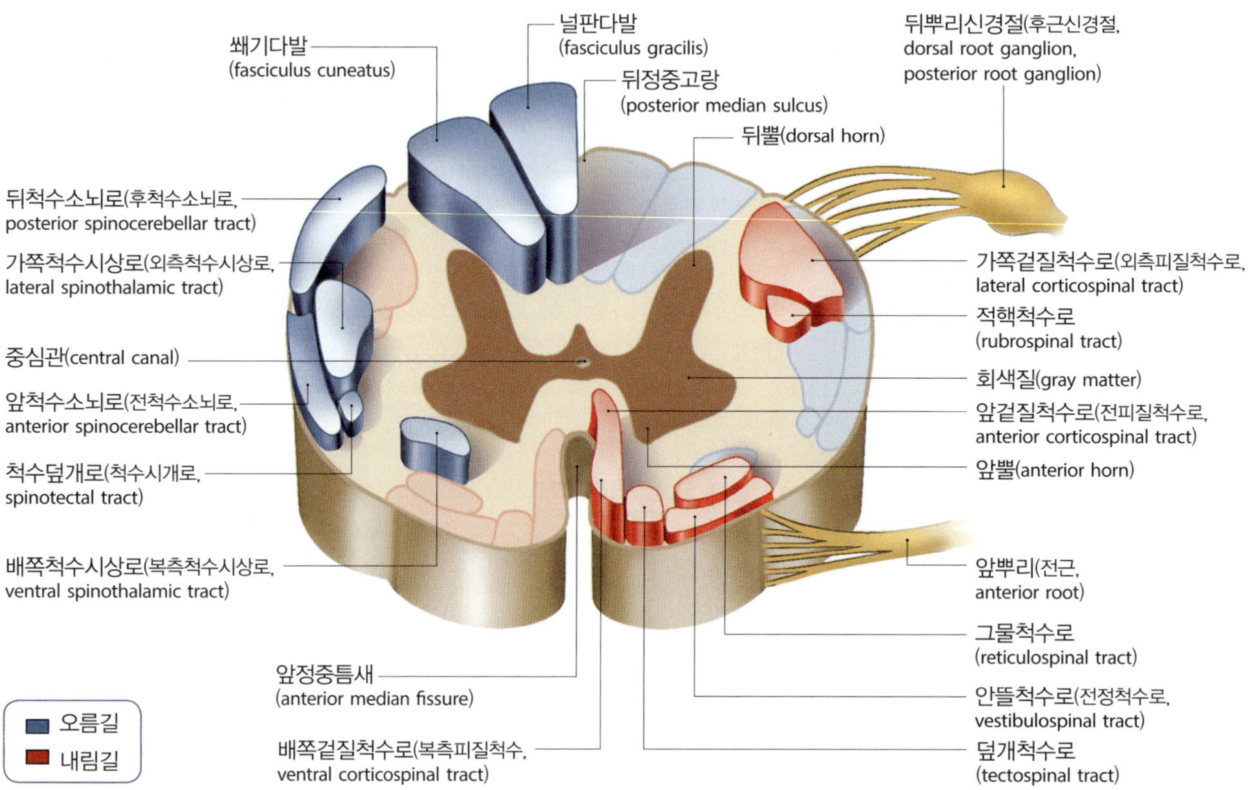

그림 10-17 척수의 내부구조

3. 척수의 기능

척수에는 2가지 주요 기능이 있다. 하나는 감각신경을 통해 입력된 신경흥분을 사이뇌, 대뇌겉질로 전달하고(감각의 오름길) 대뇌겉질에서 보낸 신경흥분을 말초신경인 운동신경으로 전달하는(운동 제어의 내림길) **전도로**(pathway) 기능이고, 다른 하나는 척수를 반사중추로 하는 **반사**(reflex) 기능이다.

1) 전도로(pathway)

(1) 오름길(상행로, ascending tract)

감각전도로라고도 하며, 피부 및 점막의 감각(몸감각), 심부감각, 평형각, 미각, 시각, 청각, 후각 등의 다양한 감각을 말초에서 대뇌겉질로 전달하는 신경로이다. 감각에 따라 앞섬유단(anterior funiculus), 가쪽섬유단(lateral funiculus), 뒤섬유단(posterior funiculus)을 지나가는 오름길(상행로)이 있다(그림 10-18, 표 10-2).

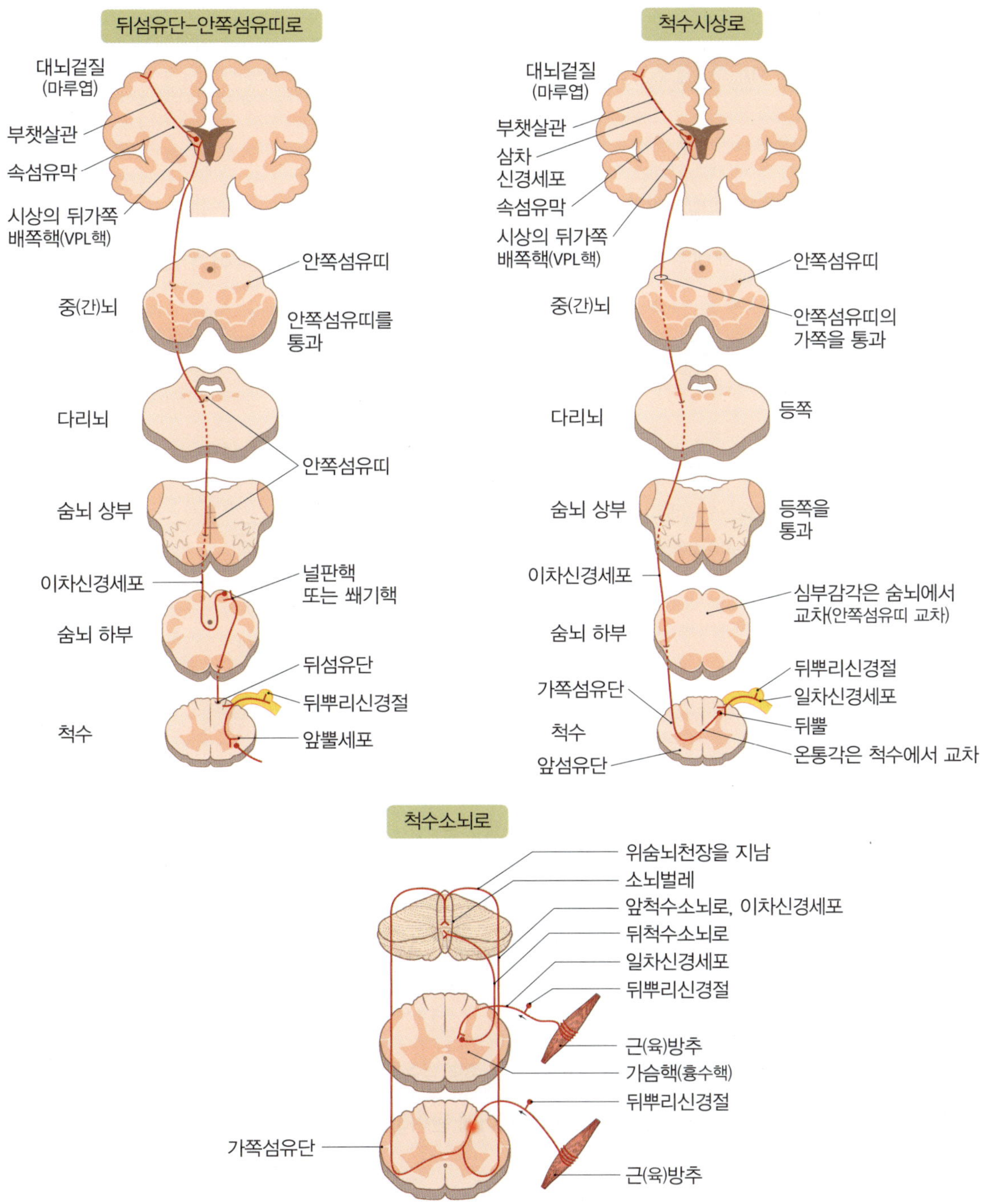

그림 10-18 감각에 관여하는 오름길

표 10-2 주요 오름길

종류	기능
뒤섬유단-안쪽섬유띠로 (posterior funiculus-medial lemniscal tract)	심부감각과 촉각, 압각을 전달한다. 척수로 들어온 감각신경세포의 축삭이 그대로 같은 쪽 뒤섬유단을 올라가 숨뇌 뒤섬유단핵(후삭핵)에서 신경세포를 바꾸어 반대쪽으로 교차하며, 시상에서 신경세포를 바꾸어 대뇌겉질의 감각 영역으로 투사된다.
척수시상로 (spinothalamic tract)	피부의 온도각과 통각, 일부 촉각을 전달한다. 말초에서 입력된 감각이 척수 뒤뿔(후각)에 있는 감각신경을 흥분시킨다. 그 감각신경은 척수 내에서 교차하여 가쪽섬유단과 앞섬유단을 올라가 시상에 있는 신경세포로 전달된다.
척수소뇌로 (spinocerebellar tract)	운동 시의 자세유지 조절에 관여하는 근육이나 힘줄에서의 감각정보를 전달한다. 가쪽섬유단을 지나 소뇌로 들어간다.

(2) 내림길(하행로, descending tract)

운동전도로라고도 하며, 뼈대근육의 운동성 및 긴장성 지배를 하는 신경로이다(그림 10-19, 표 10-3).

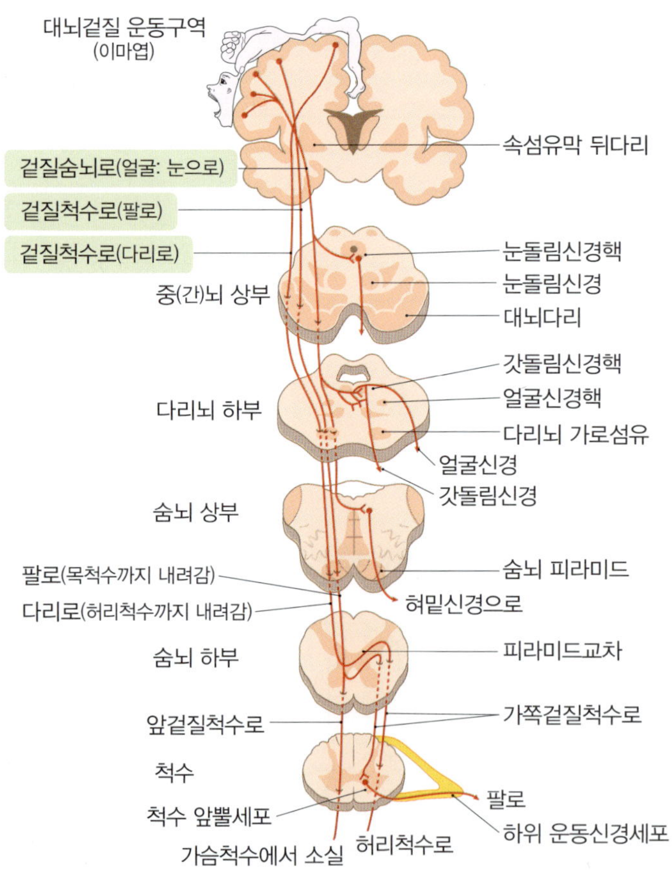

그림 10-19 운동 제어에 관여하는 내림길

표 10-3 주요 내림길

종류	기능
겉질척수로(피질척수로, corticospinal tract)	맘대로운동에 관여한다. 대뇌겉질의 운동영역에서 시작되어 척수의 가쪽섬유단과 앞섬유단을 지나 앞뿔신경세포(운동신경세포)를 흥분시켜 손발의 근육수축을 일으킨다. 겉질척수로를 지나는 신경 대부분이 숨뇌의 피라미드(추체, pyramid)에서 좌우로 교차하기 때문에 피라미드로(추체로, pyramidal tract)라고도 불린다.
겉질숨뇌로(피질숨뇌로, corticobulbar tract)	척수의 전도로는 아니다. 뇌신경의 운동신경 대부분(눈돌림신경, 도르래신경, 삼차신경, 갓돌림신경, 얼굴신경, 혀인두신경, 미주신경, 혀밑신경)의 신경핵은 뇌줄기에 있으며, 대뇌겉질에서 이들 운동신경세포까지의 경로가 겉질숨뇌로이다. 피라미드를 지나지 않지만, 기능은 겉질척수로와 같기 때문에 피라미드로의 일종으로 보며 대뇌에서 나오는 신호를 전달하여 입 · 얼굴영역의 운동기능에 관여한다.

2) 반사(reflex)

중추신경계통의 활동 중에서 가장 단순하고 기본적인 기능인 **반사**는 대뇌겉질의 작용과 관계없이 어떤 자극에 대해 인체가 무의식적으로 반응하는 것을 말한다. 반사운동은 환경 변화에 신속하게 대응하여 위험으로부터 몸을 보호하고 기타 인체 활동에 유익한 반응을 가능하게 한다. 반사는 자극에 의한 흥분이 감각신경을 통해 대뇌겉질에 도달되기 전에 척수의 반사중추에서 정보가 처리되어 운동신경으로 바로 전해져서 나타난다.

특정한 반사에 관여하는 신경의 경로를 **반사활**(반사궁, reflex arc)이라고 하는데, ①수용체를 출발한 흥분이 ②들신경(감각신경)을 거쳐 ③반사중추에 도달한 다음 되돌아서 ④날신경(운동신경)을 거쳐 ⑤효과기에 이르는 모든 과정을 말한다(그림 10-20, 표 10-4).

특히 척수를 반사중추로 하는 반사를 **척수반사**(spinal reflex)라고 한다. 효과기의 차이에 따라 운동반사와 자율신경반사로 분류되며, 정확하게는 **수용체**의 차이에 따라 ①몸-운동반사(굽힘반사, 무릎반사 등), ②내장-자율신경반사(승압반사 등), ③몸-자율신경반사(한랭반사 등), ④내장-운동반사(근성방어 등)의 4종류로 나눌 수 있다.

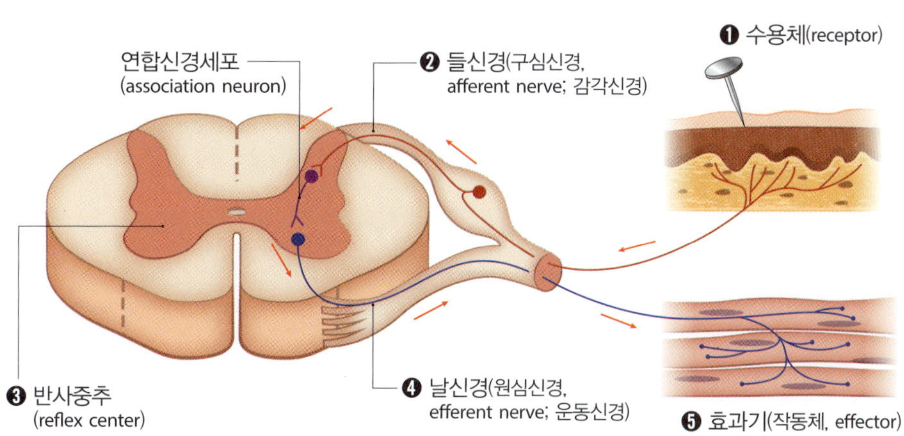

그림 10-20 반사활

표 10-4 반사활동의 5가지 요소

요소	특징
수용체(receptor)	• 인체 내외의 환경 변화에 의한 자극을 받아들여 감각흥분이 시작되는 곳 • 몸수용체(somatic receptor)와 내장수용체(visceral receptor)가 있음
들신경(구심신경, afferent nerve; 감각신경)	• 수용체에서 발생한 흥분을 척수 뒤뿌리를 통해 뒤뿔로 들어가 반사중추에 전달
반사중추(reflex center)	• 감각신경과 운동신경이 연결되는 곳으로, 척수와 뇌줄기의 회색질 내에 위치 • 어떤 자극이 뇌까지 전달되지 않고 반사중추에서 바로 정보를 통합 처리하여 흥분파를 근육이나 샘세포에 전달함으로써 신속하게 반응 • 인체에 가해지는 자극의 종류, 크기 및 빈도에 따라 또는 인체의 조건에 따라 일어나는 반사활동의 크기나 내용이 다름
날신경(원심신경, efferent nerve; 운동신경)	• 척수 앞뿔에 있음 • 반사중추에서 통합되어 처리된 흥분을 효과기인 근육 및 샘세포에 전달
효과기(작동체, effector)	• 운동신경의 지배를 받으며 근육의 수축 혹은 샘분비가 일어남

(1) 굽힘근반사(굴근반사, flexor reflex)

팔다리의 피부나 근육, 관절 등에 열이나 통각자극 등의 침해성 자극이 가해지면 무의식적으로 같은 쪽 발이나 손을 움츠리는 반사가 일어난다. 자극이 가해진 다리의 굽힘근 수축과 폄근 이완이 동시에 일어남으로써 야기되며, 이를 **굽힘근반사**라고 한다(그림 10-21). 침해성 자극에 대한 도피반응으로서 매우 중요한 반사반응이다.

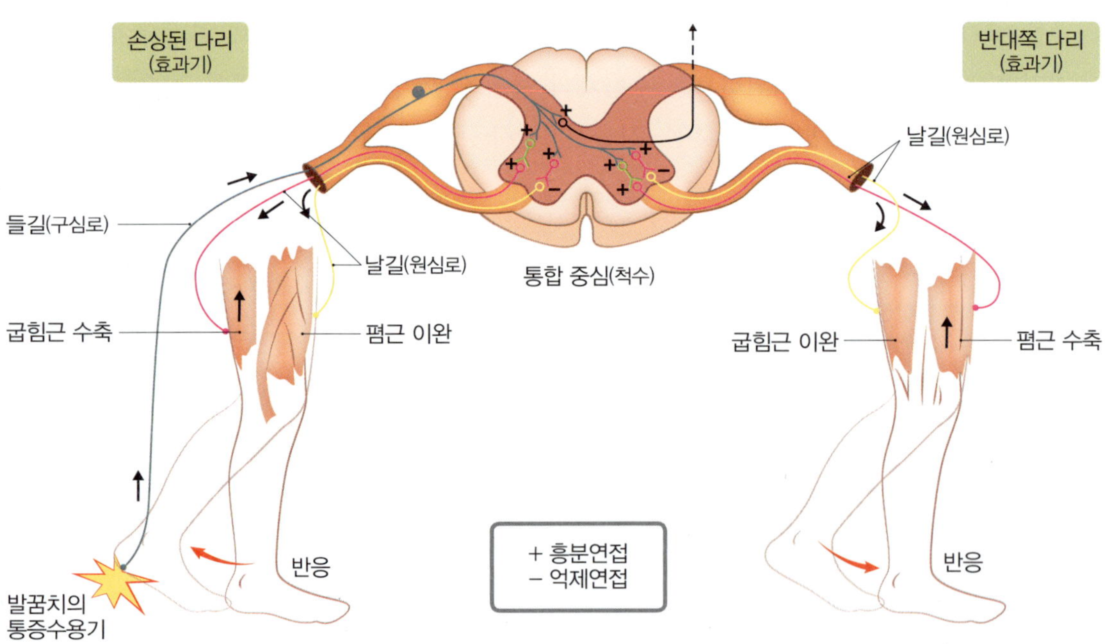

그림 10-21 굽힘근반사와 교차폄반사

(2) 교차폄반사(교차신전반사, crossed extension reflex)

굽힘근반사를 일으키는 강한 자극이 가해지면 자극을 받은 다리의 굽힘과 함께 반대쪽 다리가 펴지게 되는데, 이를 **교차폄반사**라고 한다(그림 10-21). 교차폄반사는 굽힘근반사와 항상 동시에 일어나며, 특히 다리에서는 굽힘근반사가 일어난 경우의 자세유지에 도움이 된다.

(3) 늘임반사(stretch reflex)

뼈대근육은 수동적으로 당겨지면 장력을 발생시켜 그 자극에 대항하게 되는데, 이때 일어나는 반응을 **늘임반사**라고 한다. 늘임반사는 모든 뼈대근육에 갖추어져 있으며, 같은 이름의 근육이 반사성으로 수축한다. 이렇게 자극받은 근육과 같은 근육에서 반사가 일어나는 것을 고유반사(자기수용반사)라고 한다.

임상진단에서 활용되는 늘임반사에는 **무릎반사**(patellar reflex)나 **아킬레스힘줄반사**(Achilles tendon reflex)가 있다. 타건기를 사용해서 무릎힘줄이나 아킬레스힘줄을 두드리면 다리가 펴지거나 발이 발바닥쪽으로 굽는 반응이 나타난다(그림 10-22).

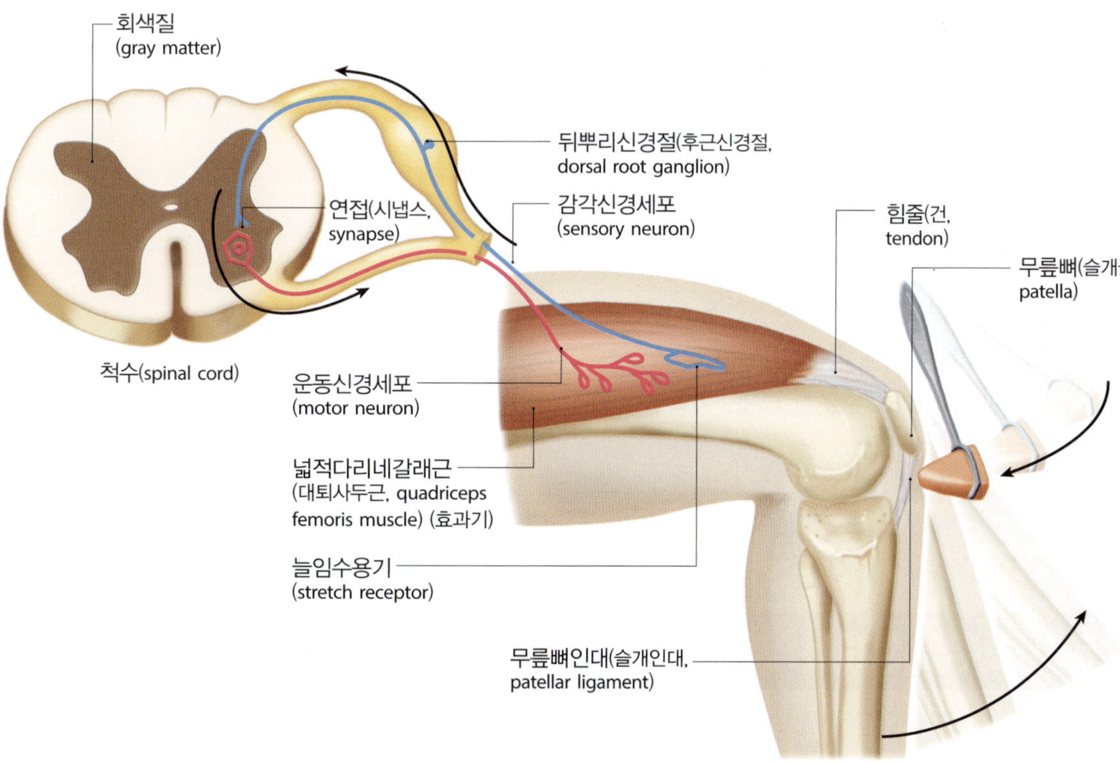

그림 10-22 무릎반사

(4) 내장-자율신경반사

심장이나 위 등 내장의 국소적 정보는 자율신경의 들길(구심로)을 통해 중추(척수나 뇌줄기)로 보내진다. 중추에서 처리된 후 반사성으로 자율신경 날길(원심로)을 통해 효과기로 보내져 효과기의 기능이 조절된다.

척수를 반사중추로 하는 반사에는 **방광반사**(bladder reflex)가 있고, 뇌줄기를 반사중추로 하는 반사에는 **승압반사**(pressor reflex)가 있다. 방광반사는 방광 안의 압력이 높아지면서 방광벽이 수축하고 요도조임근이 이완되는 반응이고, 승압반사는 숨뇌의 심장중추 흥분으로 교감신경이 작용하여 심장박동수와 심(장)박출량이 증가하여 혈압이 상승하는 반응이다.

(5) 몸-자율신경반사

피부, 점막, 근육, 힘줄, 관절에서 일어나는 감각을 몸감각이라고 하는데, 시각, 청각, 후각, 미각, 평형감각 등의 특수감각도 넓은 뜻에서는 몸감각에 포함시키기도 한다. 척수를 반사중추로 하는 반사에는 한랭자극에 의한 **체온조절반사**가 있다. 손을 얼음물에 담그면 얼음물에 담그지 않은 손의 피부혈관이 교감신경의 흥분에 의해 수축하는 반응인데, 이는 체열발산을 막는 체온 조절에 중요한 역할을 한다. 또 피부가 침해성 자극을 받으면 자율신경에 의해 반사성으로 심장박동수나 혈압의 상승, 땀남(발한)이 관찰된다.

요점확인

1. 척수의 위치와 형태를 설명하시오.
2. 척수의 2가지 주요 기능은 무엇인가?
3. 반사활동의 5가지 요소는 무엇인가?

5. 중추신경계통의 고차원적 기능

1. 뇌파

심장이나 뼈대근육과 마찬가지로 뇌의 전기활동도 기록할 수 있다. 머리덮개(두피) 위나 뇌 표면에 전극을 붙이고 뇌의 전기활동을 기록한 것을 **뇌파도**(electroencephalogram, EEG)라고 한다.

뇌파는 뇌의 활동상태를 나타내는 것으로, 의식수준이 높을 때는 뇌파의 주파수는 높고 진폭은 작다(저진폭 속파). 한편, 꾸벅꾸벅 졸거나 수면이 깊어지는 등 의식수준이 저하하면 주파수는 낮고 진폭은 커진다(고진폭 서파). 뇌파도는 뇌종양이나 뇌전증 등 비정상적인 파형을 나타내는 뇌질환을 진단할 때나 뇌사 판정에 활용된다.

뇌파는 주파수에 따라 다음과 같이 분류된다(그림 10-23).

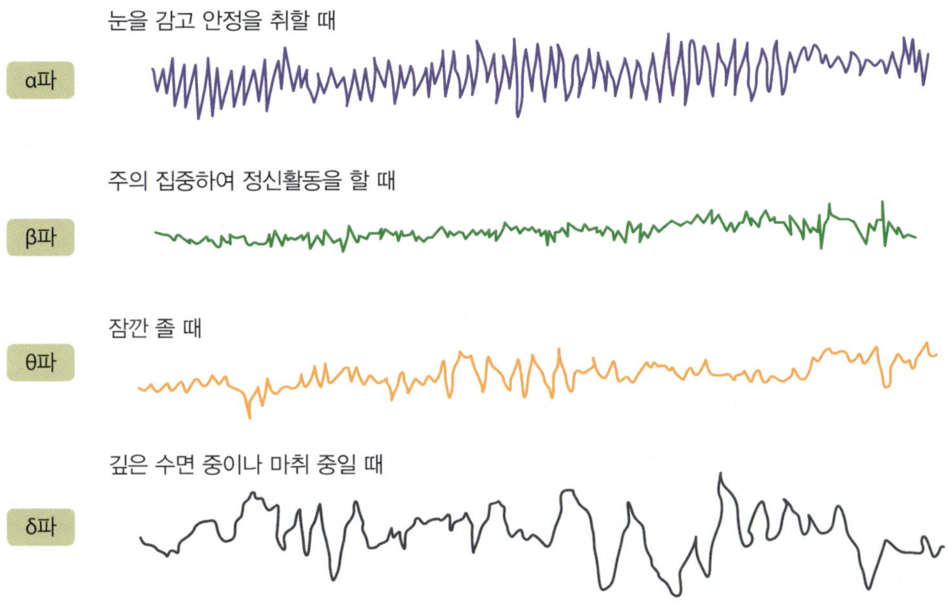

그림 10-23 뇌파의 종류

(1) α 파(alpha wave)

정상 성인이 눈을 감고 안정을 취할 때 관찰되는 파로, 마루엽과 뒤통수엽에서 방사된다. 주파수 8~13Hz, 진폭 30~60μV 정도의 비교적 규칙적인 파형을 나타낸다.

(2) β 파(beta wave)

주의력을 집중해서 정신활동을 할 때 관찰되는 파로, 이마엽에서 가장 강력하다. 주파수 14~30Hz, 진폭 30μV 이하의 불규칙한 파형을 나타내며, β파를 많이 포함하는 뇌파를 각성형 파형이라고 한다.

(3) θ 파(theta wave)

졸고 있는 듯한 얕은 수면 중에 관찰되는 파로, 성인의 경우 렘수면이나 수면 초기에 나타나고, 소아의 경우 각성 시에도 나타난다. 주파수 4~7Hz, 진폭 10~50μV 정도의 파형을 나타낸다.

(4) δ 파(delta wave)

깊은 수면 중이나 마취 시 나타나는 파로, 주파수 0.5~4Hz, 진폭 20~200μV 정도의 파형을 나타낸다. 유아에게서 현저하게 나타나며 뇌종양, 뇌전증 등의 중증 뇌장애 시 나타난다.

2. 수면

뇌줄기그물체의 기능이 억제되어 수면이 일어나면 근육긴장이나 반사활동이 저하되고 심장박동수나 혈압이 저하하기 때문에 신체의 활동수준이 저하 상태가 된다. 이때는 완만한 뇌파인 θ파나 δ파가 나타난다.

수면 중임에도 불구하고 각성과 유사한 파형을 나타내는 시간이 정기적으로 나타나는데, 이 시기에는 안구가 급속도로 움직이고 얼굴이나 손발의 근육에 단속적이고 작은 수축이 관찰되기 때문에 **렘수면**(급속눈운동수면, rapid eye movement sleep, REM sleep)이라고 한다. 렘수면 이외의 수면을 **비렘수면**(비급속눈운동수면, nonrapid eye movement sleep, NREM sleep)이라고 한다(표 10-5, 그림 10-24).

표 10-5 수면뇌파와 신체의 변화

수면단계	의식 변화	뇌파 변화	안구운동	근전도	맥박수	호흡수
각성					↑	↑
비렘수면	1단계				↖	↖
	2단계				↖	↖
	3단계				↖	↖
	4단계				↓	↓
렘수면	꿈이 있는 수면				↖	↑

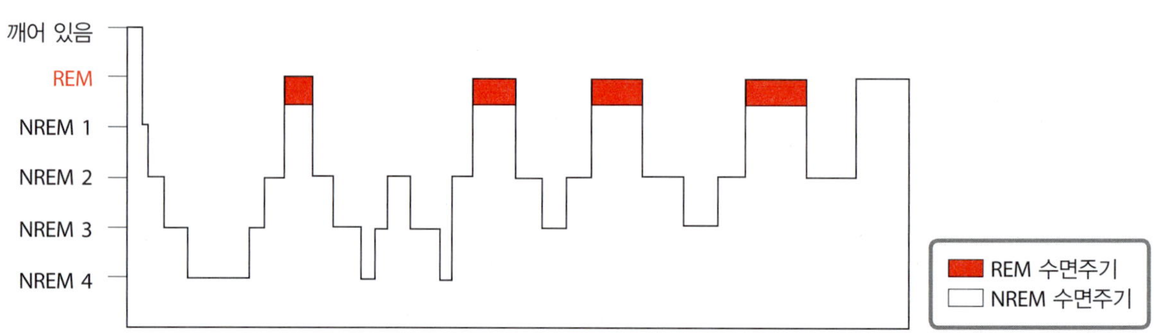

그림 10-24 렘수면과 비렘수면의 주기

(1) 렘수면(급속눈운동수면, rapid eye movement sleep, REM sleep)

깊은 수면이나 얕은 수면으로 분류하기 힘든 특징을 조합해 놓은 상태라는 의미에서 **역설수면**(paradoxical sleep)이라고도 한다. 약 20분간 지속되며, 매 90분마다 반복(성인에서 약 90~120분 주기)되어 하룻밤에 4~5회 일어난다. 전체 수면의 약 20%를 차지하는데, 영아는 성인보다 이 기간이 길게 나타난다(신생아의 경우 50% 가까이 차지). 교감신경과 부교감신경의 조절이 흐트러져 있어서 꿈을 꾸게 된다.

(2) 비렘수면(비급속눈운동수면, nonrapid eye movement sleep, NREM sleep)

렘수면을 제외한 모든 수면단계를 말하며, 4단계로 나뉜다(**표 10-6**). 전체 수면의 75~80%를 비렘수면이 차지하며, 뇌파의 빈도와 활력징후는 감소하고 안구운동은 나타나지 않는다.

10

표 10-6 비렘수면의 단계

단계	특징
1단계	• 가장 가벼운 수준의 수면을 포함하며 몇 분간 지속 • 활력징후와 대사의 점진적 하강으로 시작되는 생리적 활동의 감소 • 소음과 같은 감각자극에 의해 쉽게 각성 • 깰 경우 백일몽을 경험한 듯한 기분을 느낌 • 전체 수면의 약 5%
2단계	• 숙면 단계로 10~20분간 지속 • 상대적으로 각성이 쉬움 • 이완이 진행되어 신체 기능이 지속적으로 느려짐 • 전체 수면의 약 50~55%
3단계	• 깊은 수면의 초기 단계를 포함하며 15~30분간 지속 • 각성하기 힘들고 거의 움직임이 없음 • 근육이 완전히 이완되고 활력징후는 감소하나 규칙적 • 전체 수면의 약 10%
4단계	• 가장 깊은 수면 단계로 대략 15~30분간 지속 • 각성이 매우 힘듦 • 세포회복과 조직재생에 도움이 되며, 활력징후가 각성상태에 비해 상당히 감소 • 몽유병이나 야뇨증 발생 가능 • 전체 수면의 약 10%

3. 학습과 기억

1) 학습(learning)

생체는 새로운 상황에 직면하면 그 이전 경험에 비추어 상황에 맞는 행동을 취한다. 이처럼 과거의 경험에 기초하여 행동이나 반응이 비교적 오랫동안 변화하는 것을 **학습**이라고 한다. 학습은 특히 중추신경계통에 의해 후천적으로 형성되는 기능이며, **비연합학습**(nonassociative learning)과 **연합학습**(associative learning)으로 나눌 수 있다.

비연합학습은 개체가 한 종류의 외부자극에 노출되었을 때 그 자극에 대한 행동을 변화시키는 것을 말하며, 습관화(habituation)나 민감화(감작, sensitization) 등이 여기에 해당한다. 연합학습은 어떤 자극이나 행동을 다른 자극과 조합하여 기억하는 것을 말하며, 고전조건화(classical conditioning)라고도 한다. 고전조건화의 예로 '파블로프의 개'가 있는데, 벨 소리를 들려준 뒤 개에게 사료 주기를 반복하면 벨 소리를 듣기만 해도 개는 사료를 떠올려 침을 흘리는 행동을 한다고 한다. 연합학습에는 그 밖에 보수나 벌에 의해 새로운 행동이 강화되는 조작조건화(operant conditioning)가 있다.

2) 기억(memory)

기억이란 과거의 자극이 의식적 · 무의식적으로 상기되도록 정보로서 받아들여 이를 뇌에 보관하는 것을 말한다. 기억에는 **단기기억**(short-term memory; 감각성 기억과 1차 기억)과 **장기기억**(long-term memory; 2차 기억과 3차 기억)이 있다. 기억에 관여하는 뇌 부위는 해마와 해마 주위의 대뇌겉질, 유두체, 시상의 일부 핵이다.

단기기억의 경우 정보는 감각성 기억으로서 뇌 안에 들어오지만, 뇌에서 보관되는 것은 1초 이내이며 서서히 희미해지거나 사라진다. 1차 기억은 새로운 정보가 들어오면 사라지지만, 반복적으로 사용하거나 연습을 통 해 2차 기억으로 전송된다. 전화번호를 금방 암기하는 것 등이 여기에 해당한다.

장기기억에는 몇 분에서 몇 년간 보관되는 2차 기억과 사라지지 않는 3차 기억이 있다. 2차 기억의 정보는 이전부터의 학습내용이나 추가되는 학습내용에 의해 사라진다. 유아기의 경험을 기억하는 것 등이 여기에 해당한다.

요점확인

1. 뇌파는 무엇이고 뇌파의 종류에는 무엇이 있는가?
2. 렘수면과 비렘수면의 차이는 무엇인가?
3. 4단계 비렘수면에서 나타나는 특징은 무엇인가?

OUTLINE SUMMARY

개념요약

● 중추신경계통의 구성

A. 뇌(brain)와 척수(spinal cord)로 구성된다(그림 10-1 참조).

B. 중추신경계통의 분류 (표 10-1 참조)

1. 형태학적 분류
   a. 상위뇌 : 대뇌겉질
   b. 하위뇌 : 사이뇌, 숨뇌, 다리뇌, 중(간)뇌, 소뇌, 바닥핵
   c. 척수
2. 기능적 분류
   a. 대뇌
   b. 사이뇌
   c. 뇌줄기 : 숨뇌, 다리뇌, 중(간)뇌
   d. 소뇌
   e. 척수

● 중추신경의 역할

1. 감각계통의 통합
2. 운동계통의 통합
3. 반사기능
4. 자율기능의 통합
5. 정사반응의 발현
6. 고차원적 기능

● 뇌 (그림 10-2 참조)

A. 대뇌

1. 뇌에서 가장 큰 부분
2. 대뇌의 표면
   a. 많은 고랑과 뇌이랑이 있어 복잡하게 주름진 형태
   b. 대뇌겉질이라는 회색질로 이루어짐
   c. 이마엽, 마루엽, 뒤통수엽, 관자엽으로 구분됨(그림 10-3, 10-4 참조)
3. 대뇌의 내부 (그림 10-5 참조)
   a. 대뇌속질이라는 백질로 이루어짐
   b. 신경세포 집단인 바닥핵(꼬리핵, 조가비핵, 창백핵, 담장으로 구성)을 포함함
4. 대뇌의 공간 (그림 10-6 참조)
   a. 가쪽뇌실, 셋째뇌실, 중(간)뇌수도관, 넷째뇌실이라는 공간이 있음
   b. 모든 뇌실은 이어져 있으며 내부에서는 뇌척수액이 생산되어 순환함
5. 둘레계통 (그림 10-7 참조)
   a. 대뇌겉질에서 뇌실 가장자리를 따라 위치하는 부분
   b. 해마, 편도체, 띠이랑, 시상앞핵, 둘레엽 등으로 구성됨
   c. 정서, 후각, 내장감각 등에 관여하며 생명유지에 기본적인 본능행동 또는 정서행동을 담당함

B. 사이뇌 (그림 10-8 참조)

1. 시상(thalamus)
   a. 회색질로 구성된 달걀 모양의 구조물
   b. 모든 감각정보의 중계소, 운동이나 자세 조절, 자율적인 반응에 관여, 감정의 해부학적 통로
2. 시상하부(hypothalamus)
   a. 시상 아래쪽에 위치하며 셋째뇌실의 바닥을 이룸
   b. 자율신경기능 조절, 체온 조절, 수분대사(체액삼투압) 조절, 섭식 조절, 정서행동, 뇌하수체의 내분비기능 조절, 하루주기리듬 조절, 내장반응 유도
3. 솔방울샘(송과체, pineal gland)
   a. 사이뇌에서 가장 등쪽 및 뒤쪽에 위치한 작은 덩어리
   b. 멜라토닌이라는 성기능 억제와 생체리듬에 관여하는 호르몬을 분비함

C. 뇌줄기 (그림 10-9 참조)

1. 대뇌와 척수 사이에 줄기처럼 연결된 부분으로 중(간)뇌, 다리뇌, 숨뇌로 구성됨
2. 뇌줄기의 특징
   a. 뇌신경의 신경핵이 존재
   b. 척수에서 시상으로 상행하는 감각성 오름길

이 지나감

c. 상위 중추에서 척수로 하행하는 운동성 내림길이 지나감

d. 자율기능과 운동기능의 중추

e. 의식과 각성에 중요한 신경회로가 있음

3. 중(간)뇌(midbrain)

a. 사이뇌와 다리뇌 사이에 위치

b. 대뇌다리, 뒤판, 덮개로 구분됨

c. 자세반사의 중추가 있어 자세와 평형을 유지함

d. 동공반사의 중추가 있어 시각자극에 대하여 반사적으로 안구운동을 일으킴

4. 다리뇌(교뇌, pons)

a. 다리뇌 바닥부분과 다리뇌 등쪽부분으로 구분

b. 소뇌와 대뇌 사이의 정보전달을 중계하는 작용을 함

5. 숨뇌(연수, medulla oblongata)

a. 뇌의 끝에서 척수의 위끝으로 이어지는 부분에 위치함

b. 혀인두신경(설인신경핵), 미주신경핵, 더부신경핵(부신경핵), 혀밑신경핵(설하신경핵)이 위치함

c. 순환이나 호흡운동을 조절하고 생명 유지에 중요한 기능을 하여 생명중추라고도 불리는 자율신경중추가 있음

6. 뇌줄기그물체 : 중(간)뇌에서 다리뇌, 숨뇌를 거쳐 사이뇌 일부까지 넓은 범위에 걸쳐 신경섬유가 그물 모양을 이루고 그 사이에 신경세포가 흩어져 있는 구조(그림 10–10 참조)

D. 소뇌

1. 소뇌의 구조 (그림 10–11 참조)

a. 다리뇌, 숨뇌와 함께 뒤머리뼈오목(후두개와)에 위치함

b. 좌우 1쌍의 소뇌반구와 그것을 연결하는 소뇌벌레로 구성됨

c. 내부는 표층의 소뇌겉질(회색질), 아래층의 소뇌속질(백질), 더 깊은층의 소뇌핵(회색질)으로 구분됨

2. 소뇌의 기능

a. 근(육)방추와 골지힘줄기관의 이완수용기에서 정보를 받아 근육긴장도를 조절함

b. 자발운동을 조절함

c. 안뜰계통에서 정보를 받아 자세와 균형을 유지함

E. 뇌의 보호구조물

1. 수막(meninx) (그림 10–12, 10–13 참조)

a. 뇌와 척수를 둘러싸는 질긴 결합조직의 막

b. 경막, 거미막, 연막으로 구성됨

2. 뇌척수액(cerebrospinal fluid, CSF)

a. 뇌실, 중심관, 거미막밑공간에 채워져 있는 액체

b. 외부의 충격을 최소화하여 뇌와 척수를 보호하는 역할을 함

c. 뇌실 안에 있는 특수한 조직인 맥락얼기에서 주로 생산됨(그림 10–14 참조)

d. 맑고 투명하며 면역글로불린(IgG, IgA, IgM)이나 당 외에 약간의 림프구를 함유함

e. 뇌척수액의 조성은 혈액뇌장벽에 의해 거의 일정하게 유지되며, 뇌는 화학적 스트레스로부터 보호됨

● 척수

A. 척수의 위치와 형태 (그림 10–15, 10–16 참조)

1. 가늘고 긴 끈 모양의 신경세포 집합으로 척주관 안에 들어 있음

2. 척추(뼈)에 대응해서 목분절(8개), 가슴분절(12개), 허리분절(5개), 엉치분절(5개), 꼬리분절(1개)로 나뉨

B. 척수의 내부구조 (그림 10–17 참조)

1. 앞면의 앞정중틈새와 뒷면의 뒤정중고랑에 의해 양쪽으로 나뉘며 중앙에는 작은 중심관이 있음

2. H자형의 회색질이 위치하고 그 주위를 백질이 둘러쌈

a. 회색질 : 앞뿔, 뒤뿔, 가쪽뿔(가슴분절과 허리분절)로 구성됨

b. 백질 : 앞섬유단, 가쪽섬유단, 뒤섬유단으로 구성됨

C. 척수의 기능

1. 전도로(pathway)

a. 오름길(상행로, ascending tract) (그림 10–18, 표 10–2 참조)

① 감각전도로라고도 함

② 피부 및 점막의 감각(몸감각), 심부감각, 평형각, 미각, 시각, 청각, 후각 등의 다양한 감각을 말초에서 대뇌겉질로 전달하는 신경로

③ 뒤섬유단-안쪽섬유띠경로, 척수시상로, 척수소뇌로가 있음

b. 내림길(하행로, descending tract) (그림 10-19, 표 10-3 참조)

① 운동전도로라고도 함

② 뼈대근육의 운동성 및 긴장성 지배를 하는 신경로

③ 피질척수로가 있음

2. 반사(reflex)

a. 대뇌겉질의 작용과 관계없이 어떤 자극에 대해 인체가 무의식적으로 반응하는 것

b. 반사활(반사궁, reflex arc) (그림 10-20, 표 10-4 참조)

① 특정한 반사에 관여하는 신경의 경로

② 수용체를 출발한 흥분이 들신경(감각신경)을 거쳐 반사중추에 도달한 다음 되돌아서 날신경(운동신경)을 거쳐 효과기에 이름

c. 척수반사(spinal reflex) (그림 10-21, 10-22 참조)

① 척수를 반사중추로 하는 반사

② 수용체의 차이에 따라 몸-운동반사(굽힘반사, 무릎반사 등), 내장-자율신경반사(승압반사 등), 몸-자율신경반사(한랭반사 등), 내장-운동반사(근성방어 등)의 4종류가 있음

• 중추신경계통의 고차원적 기능

A. 뇌파 (그림 10-23 참조)

1. 뇌의 활동상태를 나타내는 것
2. 뇌파도로 뇌의 전기활동을 기록할 수 있음
3. 꾸벅꾸벅 졸거나 수면이 깊어지는 등 의식수준이 저하하면 주파수는 낮고 진폭은 커짐
4. 주파수에 따라 α파, β파, θ파, δ파로 분류됨

B. 수면 (표 10-5, 그림 10-24 참조)

1. 뇌줄기그물체의 기능이 억제되어 수면이 일어나면 근육긴장이나 반사활동이 저하되고 심장박동수나 혈압이 저하하여 인체의 활동수준이 저하상태가 됨
2. 완만한 뇌파인 θ파나 δ파가 나타남
3. 렘수면(급속눈운동수면, REM sleep) : 안구가 급속도로 움직이고 얼굴이나 손발의 근육에 단속적이고 작은 수축이 관찰
4. 비렘수면(비급속눈운동수면, NREM sleep) : 렘수면 이외의 수면으로, 4단계로 나뉨(표 10-6 참조)

C. 학습과 기억

1. 학습(learning)

a. 거의 경험에 기초하여 행동이나 반응이 비교적 오랫동안 변화하는 것

b. 중추신경계통에 의해 후천적으로 형성됨

c. 비연합학습과 연합학습으로 나뉨

① 비연합학습 : 개체가 한 종류의 외부자극에 노출되었을 때 그 자극에 대한 행동을 변화시키는 것, 습관화나 민감화 등이 해당됨

② 연합학습 : 어떤 자극이나 행동을 다른 자극과 조합하여 기억하는 것, 고전조건화라고 함

2. 기억(memory)

a. 과거의 자극이 의식적 · 무의식적으로 상기되도록 정보로서 받아들여 이를 뇌에 보관하는 것

b. 단기기억(감각성 기억과 1차 기억)과 장기기억(2차 기억과 3차 기억)이 있음

c. 기억에 관여하는 뇌 부위는 해마와 해마 주위의 대뇌겉질, 유두체, 시상의 일부 핵임

10

ACTIVE LEARNING

능동학습

• 종합질문

01. 대뇌의 일반적인 기능과 뒤통수엽, 관자엽의 특정 기능을 열거하시오.

02. 둘레계통의 구성을 열거하고 그 기능을 설명하시오.

03. 시상의 위치와 기능을 설명하시오.

04. 시상하부의 위치와 기능을 설명하시오.

05. 뇌줄기(중(간)뇌, 다리뇌, 숨뇌)의 위치와 기능을 설명하시오.

06. 소뇌의 구조와 기능을 설명하시오.

07. 수막을 구성하는 3층의 이름을 열거하고 설명하시오.

08. 뇌척수액의 기능과 어디서 만들어지는지를 설명하시오.

09. 척수의 위치와 형태를 설명하시오.

10. 척수의 기능을 설명하시오.

• 심층고찰

11. 이마엽, 마루엽, 뒤통수엽, 관자엽의 기능적 영역을 비교하시오.

12. 척수신경로인 오름길과 내림길의 역할을 비교하시오.

• 확인문제

01. 대뇌는 ________에 의해 좌우의 대뇌반구로 나뉜다.

02. 대뇌의 표면은 ________와/과 ________에 의해 많은 주름이 형성되어 있다.

03. ________은/는 다리뇌와 척수 사이에 위치하며 자율신경의 반사조절에 관여한다.

04. ________에는 체온조절중추가 있다.

05. ________은/는 시상과 시상하부로 구분된다.

06. 수막은 ________, ________, ________의 3층으로 구성된다.

07. 뇌실 안을 채우고 있는 ________은/는 외부의 충격을 완화시키는 역할을 한다.

08. 뇌척수액이 생성되는 곳은 ________이다.

09. 전도로에는 감각신경으로 입력된 신경흥분을 대뇌겉질로 전달하는 ________와/과 대뇌겉질에서 보낸 신경흥분을 운동신경으로 전달하는 ________이/가 있다.

10. ________은/는 대뇌겉질의 작용과 관계없이 어떤 자극에 대해 인체가 무의식적으로 반응하는 것을 말한다.

11. 다음에서 설명하는 뇌의 부위를 보기에서 찾아 넣으시오.

a. 대뇌	b. 시상	c. 시상하부	d. 중(간)뇌
e. 다리뇌	f. 숨뇌	g. 소뇌	h. 척수

(1) 뇌와 말초 사이의 전도경로가 되는 뇌줄기의 일부로 호흡에 영향을 주는 곳은?
(2) 다양한 신체 부위에서 대뇌겉질로 감각을 중계하고 감정과 경각심 및 각성에 관여하는 곳은?
(3) 뇌와 신호를 주고받고 몸의 나머지 부분으로 신호를 전달하며 반사를 중개하는 곳은?
(4) 뇌줄기의 일부로 심장, 호흡, 혈관운동중추를 포함하는 곳은?
(5) 감각지각, 의지에 따른 운동, 의식 및 기억이 중개되는 곳은?
(6) 체온, 수분평형, 생체주기, 식욕 및 성적 자극을 조절하는 곳은?
(7) 근육협동, 평형유지, 자세를 조절하는 곳은?
(8) 뇌줄기의 일부로 시각 및 청각 자극을 중개하는 곳은?

10

확인문제 정답

01 반구사이틈새 / 02 고랑, 뇌이랑 / 03 숨뇌 / 04 시상하부 / 05 사이뇌 / 06 경막, 거미막, 연막 / 07 뇌척수액 / 08 맥락얼기 / 09 오름길, 내림길 / 10 반사 / 11 (1) e, (2) b, (3) h, (4) f, (5) a, (6) c, (7) g, (8) d

말초신경계통

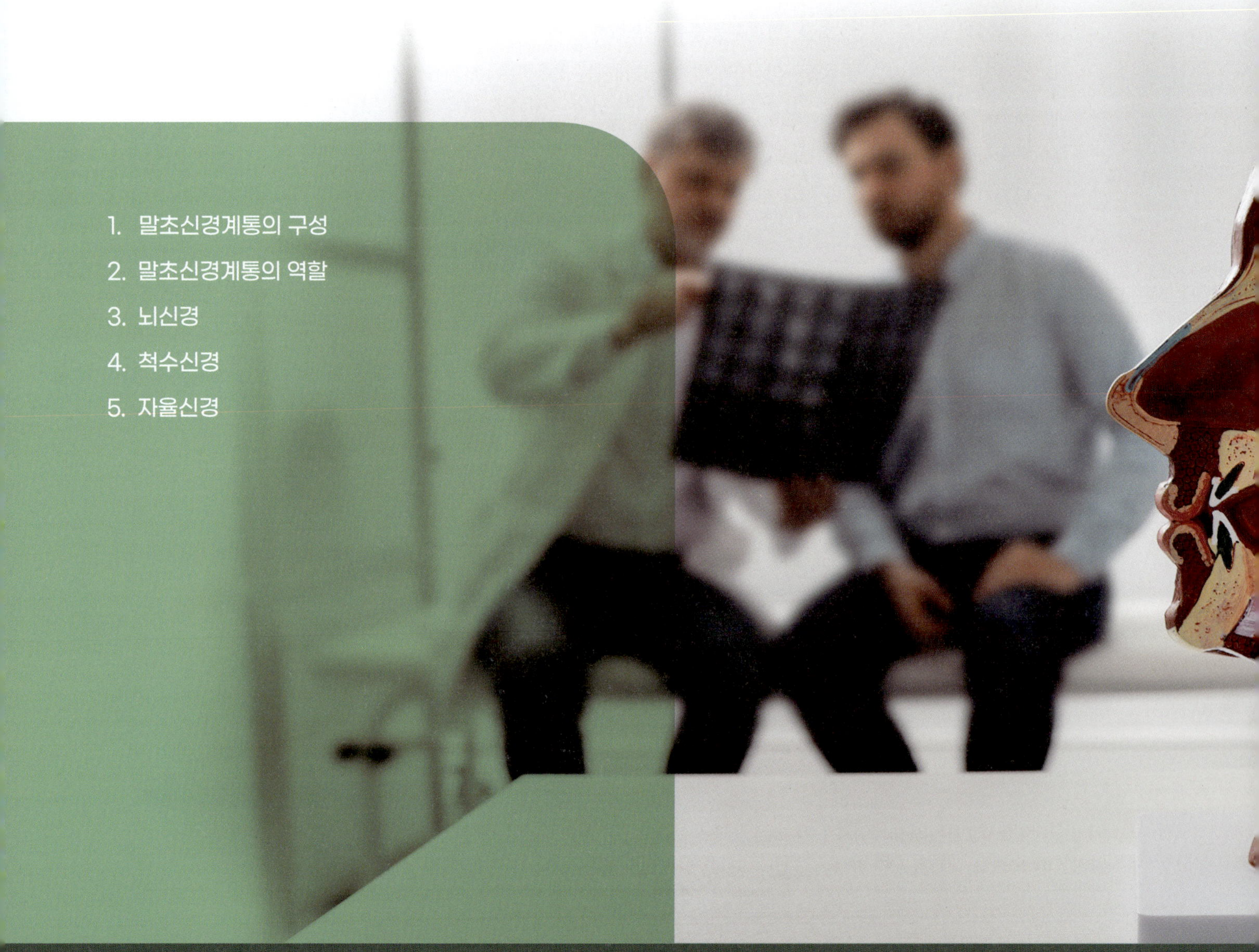

CHAPTER 11

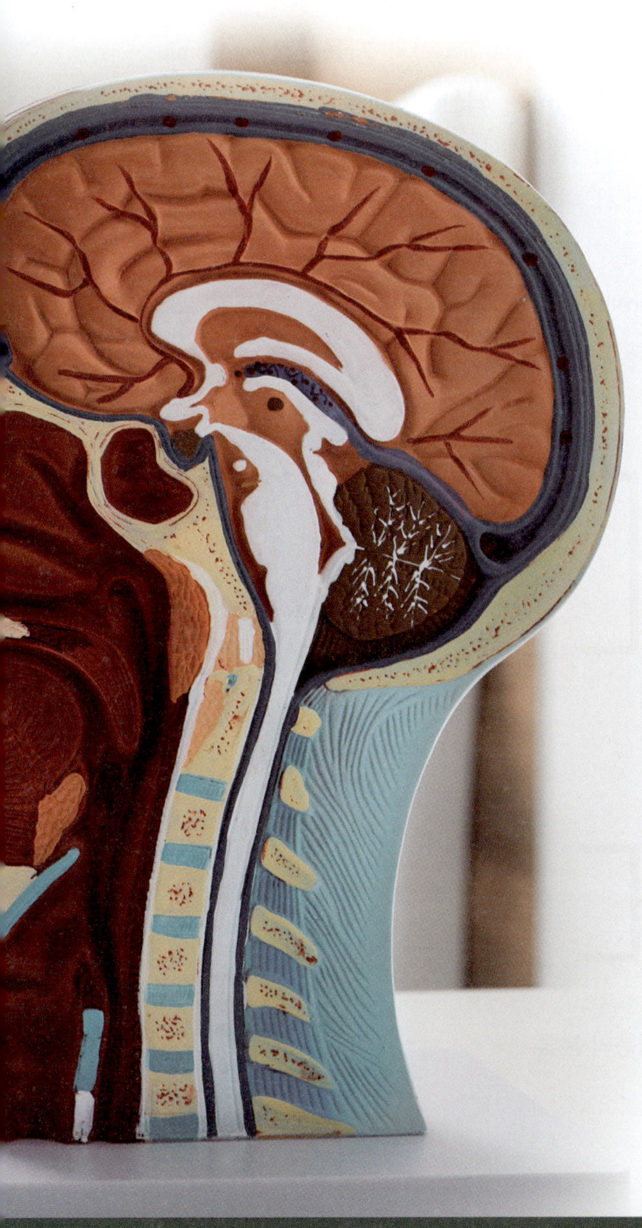

학습목표

1. 말초신경계통을 분류하고 그 기능을 설명할 수 있다.
2. 뇌신경과 척수신경을 비교하여 설명할 수 있다.
3. 자율신경계통의 해부학적, 기능적 특성을 설명할 수 있다.
4. 자율신경반사의 종류를 구분할 수 있다.

핵심용어

몸신경 / 자율신경 / 뇌신경 / 척수신경 / 감각신경 / 운동신경 / 교감신경 / 부교감신경 / 피부분절 / 척수신경얼기 / 이중지배 / 대항지배 / 신경전달물질 / 수용체 / 자율신경반사 말초신경계통은 뇌와 척수로부터 나온 신경들이 온몸에 가지처럼 뻗어 있는 신경계통을 말한다. 몸으로부터 감각, 근육 자극, 무의식적으로 일어나는 반사에 필요한 모든 정보를 중추로 전달하고, 중추의 운동 자극을 몸으로 전달하는 통로 역할을 한다. 말초신경계통에 발생한 손상이나 질병은 인체의 여러 기능에 큰 영향을 미칠 수 있다.

1. 말초신경계통의 구성

말초신경계통(peripheral nervous system, PNS)은 기능에 따라 **몸신경**(somatic nerve)과 **자율신경**(autonomic nerve)으로 분류한다(그림 11-1). 몸신경은 다시 해부학적으로 뇌로 출입하는 **뇌신경**(cranial nerve)과 척수로 출입하는 **척수신경**(spinal nerve)으로 분류하고, 기능적으로 피부 등의 말초에서 보내온 정보를 중추에 전달하는 **감각신경**(sensory nerve; 들신경)과 이 정보에 대응하는 중추에서 내려진 명령을 말초(뼈대근육)에 전달하는 **운동신경**(motor nerve; 날신경)으로 분류한다. 몸신경은 의지를 가지고 행하는 운동이나 감각을 인식한다. 자율신경은 **교감신경**(sympathetic nerve)과 **부교감신경**(parasympathetic nerve)으로 나뉘며, 순환, 호흡, 소화, 대사, 분비, 체온 유지, 배설, 생식 등의 자율기능을 담당한다.

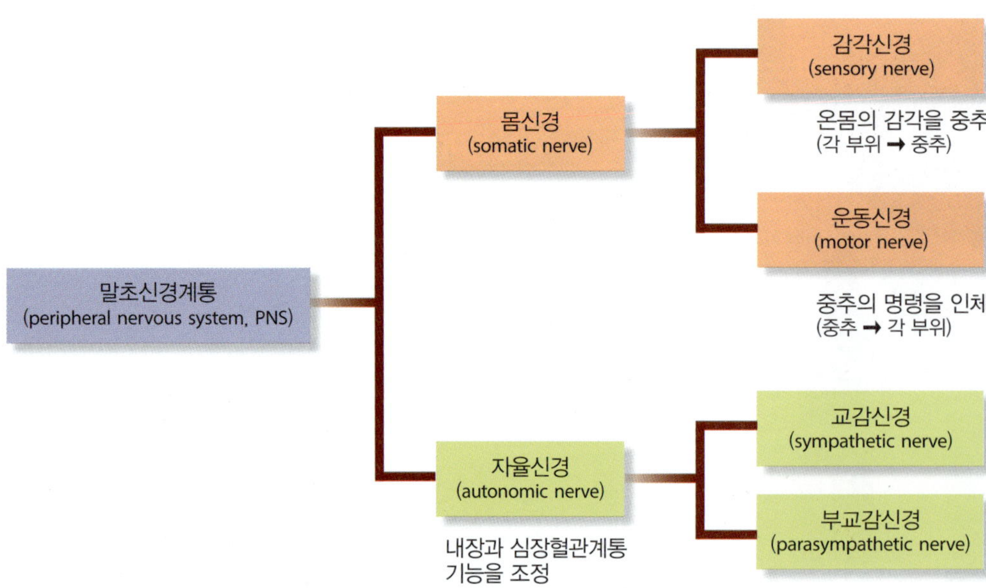

그림 11-1 기능에 따른 말초신경계통의 분류

2. 말초신경계통의 역할

(1) 정보 전달

말초신경계통은 중추신경계통(뇌와 척수)과 인체의 나머지 부분을 연결하여 감각정보를 중추로 전달하고 중추의 명령을 말초로 전달한다. 이를 통해 외부 환경에서의 자극을 감지하고 적절한 반응을 가능하게 한다.

(2) 감각 기능

몸신경계통의 감각신경은 피부, 근육, 관절로부터 감각정보를 수집하여 뇌로 전달하고, 인체는 통증, 온도, 압력, 위치감각을 인식하여 환경에 적절히 대응할 수 있게 한다.

(3) 운동 조절

몸신경계통의 운동신경은 중추의 명령을 근육에 전달하여 운동을 조절한다. 의식적인 움직임뿐만 아니라 반사작용을 포함한 다양한 운동을 가능하게 한다.

(4) 자율기능 조절

자율신경계통은 무의식적인 생리기능을 조절한다. 교감신경과 부교감신경은 서로 상반되는 작용을 통해 인체의 균형을 유지하는데, 예를 들어 교감신경은 스트레스 상황에서 심장박동수를 증가시키고, 부교감신경은 휴식 시 심장박동수를 감소시킨다.

(5) 생명 유지

자율신경계통은 심장박동, 호흡, 소화와 같은 생명 유지에 필수 기능을 조절한다. 이는 의식적인 노력 없이도 자동으로 조절되며, 생존에 반드시 필요한 기능이다.

(6) 회복과 재생

말초신경계통은 중추신경계통보다 손상에 대한 회복 능력이 더 뛰어나다. 말초신경이 손상되면 시간 경과에 따라 자연적으로 회복될 수 있는 경우가 많으며, 이는 말초신경계통이 인체의 다양한 부위에서 중요한 역할을 지속할 수 있게 한다.

11

(7) 인체와의 상호작용

말초신경계통은 인체의 내부 환경과 외부 환경 간 상호작용을 통해 환경에 적응하고 생존할 수 있게 한다.

3. 뇌신경

뇌신경(cranial nerve)은 뇌바닥과 뇌줄기에서 시작하여 머리뼈안(두개강) 구멍이나 틈새를 지나가는 12쌍의 말초신경(신경섬유다발)으로, 기능면에서 **감각신경**, **운동신경**, **혼합신경**으로 나눌 수 있다. 뇌에서 나오는 순서대로 위에서부터 번호를 붙이며 각각 명칭이 있다(그림 11-2, 표 11-1).

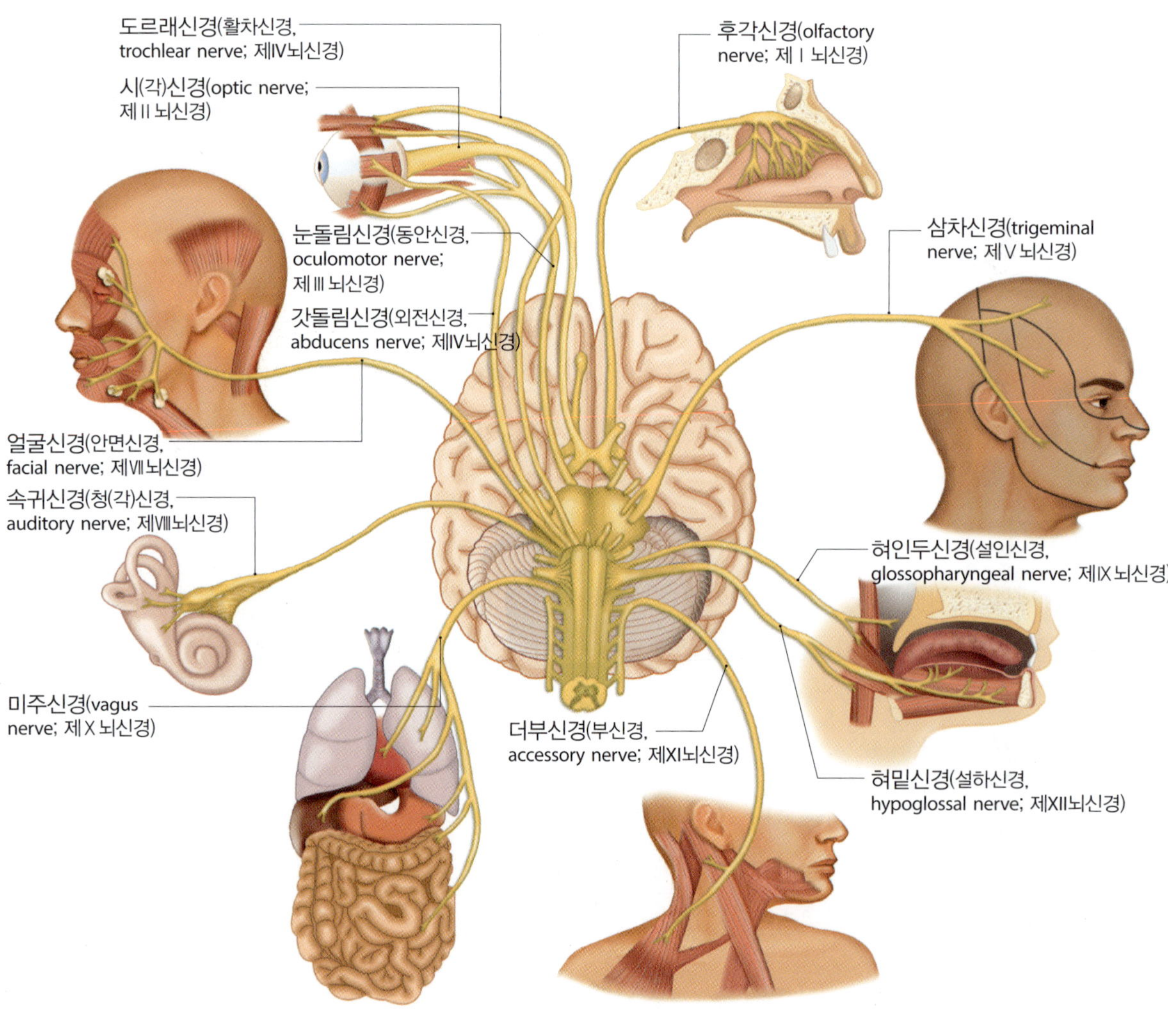

그림 11-2 뇌신경의 위치

표 11-1 뇌신경의 종류

번호	명칭	분포와 기능	신경의 종류
I	후각신경 (olfactory nerve)	냄새 정보를 대뇌반구 아래쪽에 있는 후각망울로 전달한다.	감각신경
II	시(각)신경 (optic nerve)	망막에 비친 상이나 밝기, 색채 정보를 가쪽무릎체(외측슬상체)로 전달한다.	감각신경
III	눈돌림신경(동안신경, oculomotor nerve)	안구운동에 관계되는 근육을 지배한다. 동공이나 섬모체근 수축을 지배하는 부교감신경을 포함하므로 기능적으로는 혼합신경이다.	운동신경
IV	도르래신경(활차신경, trochlear nerve)	안구운동에 관계되는 뼈대근육 중 위빗근(상사근)을 지배한다.	운동신경
V	삼차신경 (trigeminal nerve)	뇌신경 중 가장 굵다. 얼굴의 감각정보를 뇌에 전달하며 또 씹기 근육을 지배한다.	혼합신경
VI	갓돌림신경(외전신경, abducens nerve)	안구를 가쪽으로 향하게 하는 가쪽곧은근(외측직근)을 지배한다.	운동신경
VII	얼굴신경(안면신경, facial nerve)	얼굴의 표정근육을 지배하는 운동신경과 혀의 미각이나 눈물샘, 턱밑샘, 혀밑샘의 분비를 조절하는 부교감신경을 포함한다.	혼합신경
VIII	속귀신경(청(각)신경, auditory nerve)	청각이나 평형감각 정보를 중추에 보낸다. 안뜰신경과 달팽이신경으로 이루어진다.	감각신경
IX	혀인두신경(설인신경, glossopharyngeal nerve)	혀의 미각을 전달하는 감각신경과 삼키기에 관계하는 인두근육을 지배하는 운동신경과 혀인두신경, 귀밑샘 분비를 조절하는 부교감신경을 포함한다.	혼합신경
X	미주신경 (vagus nerve)	뇌신경 중에서 가장 지배영역이 넓다. 바깥귀길, 인두, 후두의 감각정보를 전달하고 운동을 지배한다. 또 목, 가슴, 배의 장기에 분포하는 부교감신경을 포함한다.	혼합신경
XI	더부신경(부신경, accessory nerve)	목에 있는 목빗근(흉쇄유돌근)을 지배한다.	운동신경
XII	혀밑신경(설하신경, hypoglossal nerve)	혀의 운동을 지배한다.	운동신경

1. 감각신경

1) 후각신경(olfactory nerve; 제I뇌신경)

후각신경은 후각정보를 전달하는 뇌신경이다. 후각신경세포의 축삭으로 구성된 20개의 섬유다발이 벌집뼈 체판구멍을 지나 후각망울(olfactory bulb)로 들어가 이곳에서 신경세포를 바꾸고 뇌를 향한다.

2) 시(각)신경(optic nerve; 제II뇌신경)

시(각)신경은 망막에서 나오는 시각정보를 전달하는 신경이다. 망막 신경절세포의 축삭다발이 시신경 유두(시신경원반, optic disc)로 모여 시신경관을 지나 머리뼈안(두개강)으로 들어간다. 시신경교차(시각교차, optic chiasm)에서 절반이 교차된 후 시각로(optic tract)를 지나 시상(가쪽무릎체)으로 들어간다. 이곳에서 신경세포는 뒤통수엽(시각영역)을 향한다.

3) 속귀신경(청(각)신경, auditory nerve; 제VIII뇌신경)

속귀신경은 청각을 전달하는 **달팽이신경**(cochlear nerve)과 평형감각을 전달하는 **안뜰신경**(전정신경, vestibular nerve)으로 구성된다. 달팽이신경은 속귀의 코르티기관(나선기관, organ of Corti)에서 보내오는 청각 정보를 전달하고, 안뜰신경은 안뜰 반고리관(평형반, 팽대능선)에서 보내오는 평형각 정보를 전달한다. 속귀길에서 합류한 후 얼굴신경(안면신경, facial nerve) 바깥쪽에서 다리뇌로 들어간다.

2. 운동신경

1) 눈돌림신경(동안신경, oculomotor nerve; 제III뇌신경)

눈돌림신경은 안구를 움직이는 눈바깥근육(외안근)을 지배한다. 중(간)뇌 앞에서 나와 위눈확틈새(상안와열, superior orbital fissure)를 지나 눈확으로 들어간 후 위곧은근(상직근), 아래곧은근(하직근), 안쪽곧은근(내측직근), 아래빗근(하사근)과 눈꺼풀올림근(안검거근; 위눈꺼풀을 벌림)에 분포한다. 또한 동공수축을 지배하는 섬유도 포함하고 있어 빛반사(light reflex)에도 관여한다.

2) 도르래신경(활차신경, trochlear nerve; 제IV뇌신경)

도르래신경은 위빗근(상사근)을 지배하는 뇌신경으로, 뇌신경 중에서 가장 작다. 중(간)뇌 등쪽에서 나온 후 해면정맥굴(해면정맥동, cavernous sinus)을 지나 눈확으로 들어간다.

3) 갓돌림신경(외전신경, abducens nerve; 제VI뇌신경)

갓돌림신경은 다리뇌(교뇌)와 숨뇌(연수)의 경계에서 나와 속목동맥 가쪽을 지난 후 위눈확틈새를 경유해 눈확으로 들어가 가쪽곧은근(외측직근)을 지배한다. 안구운동에 관여하는 뇌신경 중에서 경로가 길어서 손상받기 쉬운 신경이다.

4) 더부신경(부신경, accessory nerve; 제XI뇌신경)

더부신경은 미주신경의 운동섬유가 독립한 것으로, 숨뇌(연수)에서 나오는 숨뇌뿌리와 척수에서 나오는 척수뿌리로 구성된다. 숨뇌뿌리는 미주신경과 함께 입천장근육과 인두근육을 지배하고, 척수뿌리는 등세모근(승모근)과 목빗근(흉쇄유돌근)을 지배한다.

5) 혀밑신경(설하신경, hypoglossal nerve; 제XII뇌신경)

혀밑신경은 숨뇌 피라미드(추체)와 올리브 사이에서 나온 후 혀밑신경관(설하신경관, hypoglossal canal)을 통과해 머리뼈안(두개강)에서 나와 혀의 운동을 지배한다.

3. 혼합신경

1) 삼차신경(trigeminal nerve; 제V뇌신경)

삼차신경은 얼굴의 감각을 담당하는 신경이다. 뇌신경 가운데 가장 굵으며, 다리뇌 바깥쪽에서 나와 삼차신경절 (semilunar ganglion)을 형성한 후 세 갈래로 나뉜다. 눈이나 이마부분의 감각을 전달하는 **눈신경**(안신경, ophthalmic nerve; V1), 볼이나 위턱을 지배하는 **위턱신경**(상악신경, maxillary nerve; V2), 아래턱에 분포하는 **아래턱신경**(하악신경, mandibular nerve; V3)으로 나뉘어 얼굴의 이마부위와 뺨, 턱부위 각각 1/3씩 나누어 감각을 지배한다. 아래턱신경에는 씹기근육(깨물근, 관자근, 안쪽날개근, 가쪽날개근)을 지배하는 운동섬유도 포함된다(그림 11-3).

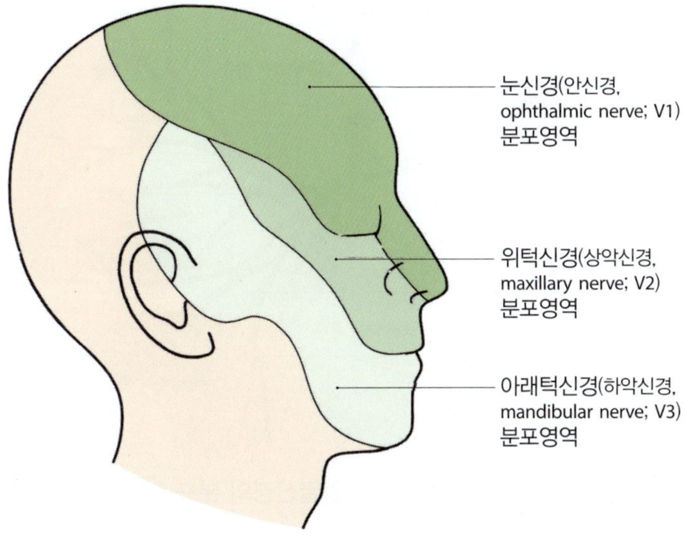

그림 11-3 삼차신경의 감각 지배

2) 얼굴신경(안면신경, facial nerve; 제VII뇌신경)

얼굴신경은 얼굴의 표정근육을 지배하는 운동신경과 혀의 미각이나 눈물샘, 턱밑샘, 혀밑샘의 분비를 조절하는 부교감신경을 포함하는 혼합신경으로, 다리뇌의 얼굴신경핵에서 시작되어 다리뇌와 숨뇌의 피라미드 사이에서 나온다. 다리뇌 아래모서리를 나와 속귀길에서 관자뼈로 들어간 후 얼굴신경관을 통과해서 나온다. 그 후에는 귀밑샘(이하샘) 내에서 신경얼기를 만들고 분지하여 얼굴근육에 분포한다. 운동섬유는 붓꼭지구멍(경유돌공)에서 나와 얼굴의 표정근육을 지배하고, 미각섬유는 혀의 앞쪽 2/3 점막에 분포하며, 부교감성 분비섬유는 턱밑샘, 혀밑샘 및 눈물샘에 분포한다(그림 11-4).

3) 혀인두신경(설인신경, glossopharyngeal nerve; 제IX뇌신경)

혀인두신경은 숨뇌에서 시작되는 혼합신경으로, 감각, 운동, 미각의 신경섬유를 포함한다. 목정맥구멍(경정맥공)을 지나 혀뿌리부위와 인두, 가운데귀에 분포하며, 혀 뒤쪽 1/3의 미각과 감각, 인두점막의 감각을 담당한다. 운동신경섬유는 인두의 근육과 물렁입천장(연구개)의 근육을 지배한다. 부교감성 분비섬유가 귀밑샘에 분포한다. 그 밖에도 목동맥소체(경동맥소체, carotid body)에서 감지한 혈액의 산소분압을 전달하는 기능을 한다.

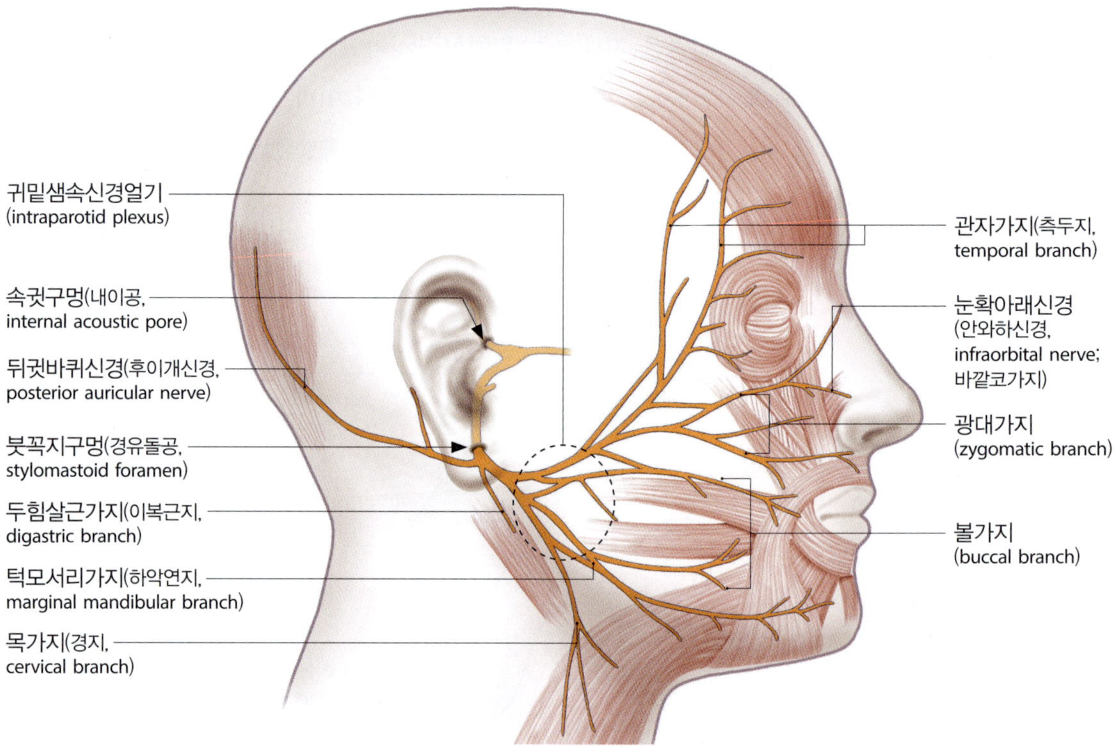

그림 11-4 얼굴신경의 분포

4) 미주신경(vagus nerve; 제X뇌신경)

미주신경은 내장에 널리 분포하는 부교감신경성 뇌신경이다. 성대에 분포하여 발성에 관여하는 되돌이후두신경(반회신경, recurrent laryngeal nerve) 외에 심장, 기관, 기관지, 식도 등의 가슴 장기나 배 장기에도 분포한다. 또 바깥귀길이나 귓바퀴에도 감각섬유가 분포하기 때문에 귀지 청소 등으로 자극을 받으면 재채기(미주신경반사)가 나오기도 한다.

요점확인

1. 말초신경계통에는 몇 개의 뇌신경이 위치하는가?
2. 뇌신경을 기능면에서 분류하면 무엇이 있는가?

4. 척수신경

척수로 출입하는 말초신경을 **척수신경**(spinal nerve)이라고 하며, 감각섬유와 운동섬유가 섞인 혼합신경이다.

1. 척수신경의 구조와 기능

1) 척수신경의 구조

척수신경은 **앞뿌리**(전근, anterior root)와 **뒤뿌리**(후근, dorsal root)를 통해 척수 앞가쪽과 뒤가쪽에서 출입하는데, 앞뿌리는 척수에서 나가는 운동신경섬유의 다발이고, 뒤뿌리는 척수로 들어오는 감각신경섬유의 다발이다. 뒤뿌리가 부풀어서 **척수신경절**(spinal ganglion)을 형성한 후 앞뿌리와 합쳐서 척추사이구멍(추간공)을 나와 **앞가지**(전지, anterior ramus)와 **뒤가지**(후지, posterior ramus)로 나뉜다(그림 11–5).

일반적으로 대부분의 몸통과 팔다리를 지배하는 앞가지는 굵고, 뒤통수에서 등부분의 정중영역에 분포하는 뒤가지는 가늘다. 이것은 사람의 경우 뒤가지의 지배영역이 작기 때문이다. 척수신경의 앞가지와 뒤가지는 운동성, 감각성, 교감성, 부교감성 신경섬유가 혼재하는 혼합섬유이다. 이들 가지에서 근육에 분포하는 신경을 근육가지(근지, muscular branch; 운동가지)라고 하고 운동섬유가 주체이다. 피부에 분포하며 감각섬유로 이루어진 신경을 피부가지(피지, cutaneous branch; 감각가지)라고 한다. 가슴신경 이외의 척수신경 앞가지는 위아래가 서로 연결되어 **척수신경얼기**(척수신경총, plexus of spinal nerve)를 형성하며, 이곳에서 다른 척수신경섬유와의 교환이 이루어진다.

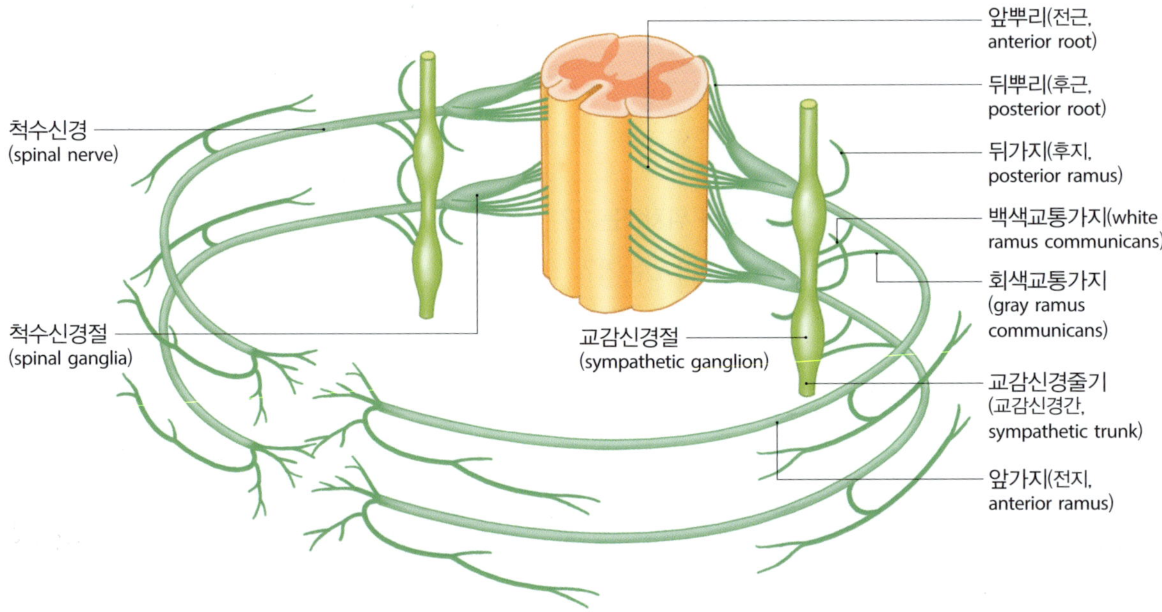

그림 11-5 척수신경의 구조

2) 척수신경의 기능

척수신경은 척수와 뇌신경이 분포하지 않는 몸 부분에 자극을 전도한다. 척수신경은 감각섬유와 운동섬유가 모두 포함되어 있어 감각과 운동이 가능하도록 기능한다. 따라서 척수신경의 전도를 방해하는 질병이나 부상은 해당 신경이 공급하는 부위의 감각상실과 운동상실을 일으킨다.

2. 척수신경의 분포

척수신경은 척수의 목분절에서 8쌍의 **목신경**(경신경, cervical nerve), 가슴분절에서 12쌍의 **가슴신경**(흉신경, thoracic nerve), 허리분절에서 5쌍의 **허리신경**(요신경, lumbar nerve), 엉치분절에서 5쌍의 **엉치신경**(천골신경, sacral nerve), 꼬리분절에서 1쌍의 **꼬리신경**(미골신경, coccygeal nerve)이 각각 나온다(그림 10-16 참조, 표 11-2).

각각의 척수신경은 분포하는 곳에서도 일정한 순서에 따라 배열되는데, 특히 피부에서는 위치별로 띠 모양의 분포를 나타낸다. 이것을 **피부분절**(dermatomere)이라고 하며, 목에서 항문을 향해 순서대로 배열된다(그림 11-6).

표 11-2 척수신경의 분류

명칭	표시	분포
목신경(경신경, cervical nerve; 8쌍)	C1~C8	목이나 어깨의 피부와 근육을 지배하는 목신경얼기와 팔신경얼기로 나뉜다.
가슴신경(흉신경, thoracic nerve; 12쌍)	T1~T12	갈비사이신경을 형성하여 가슴벽과 배벽에 분포한다.
허리신경(요신경, lumbar nerve; 5쌍)	L1~L5	허리신경얼기를 형성하여 아랫배, 엉덩이, 넓적다리 전체에 분포한다.
엉치신경(천골신경, sacral nerve; 5쌍)	S1~S5	엉치신경얼기를 형성하며 가장 굵은 것은 궁둥신경이다.
꼬리신경(미골신경, coccygeal nerve; 1쌍)	C0	항문과 외음에 분포한다.

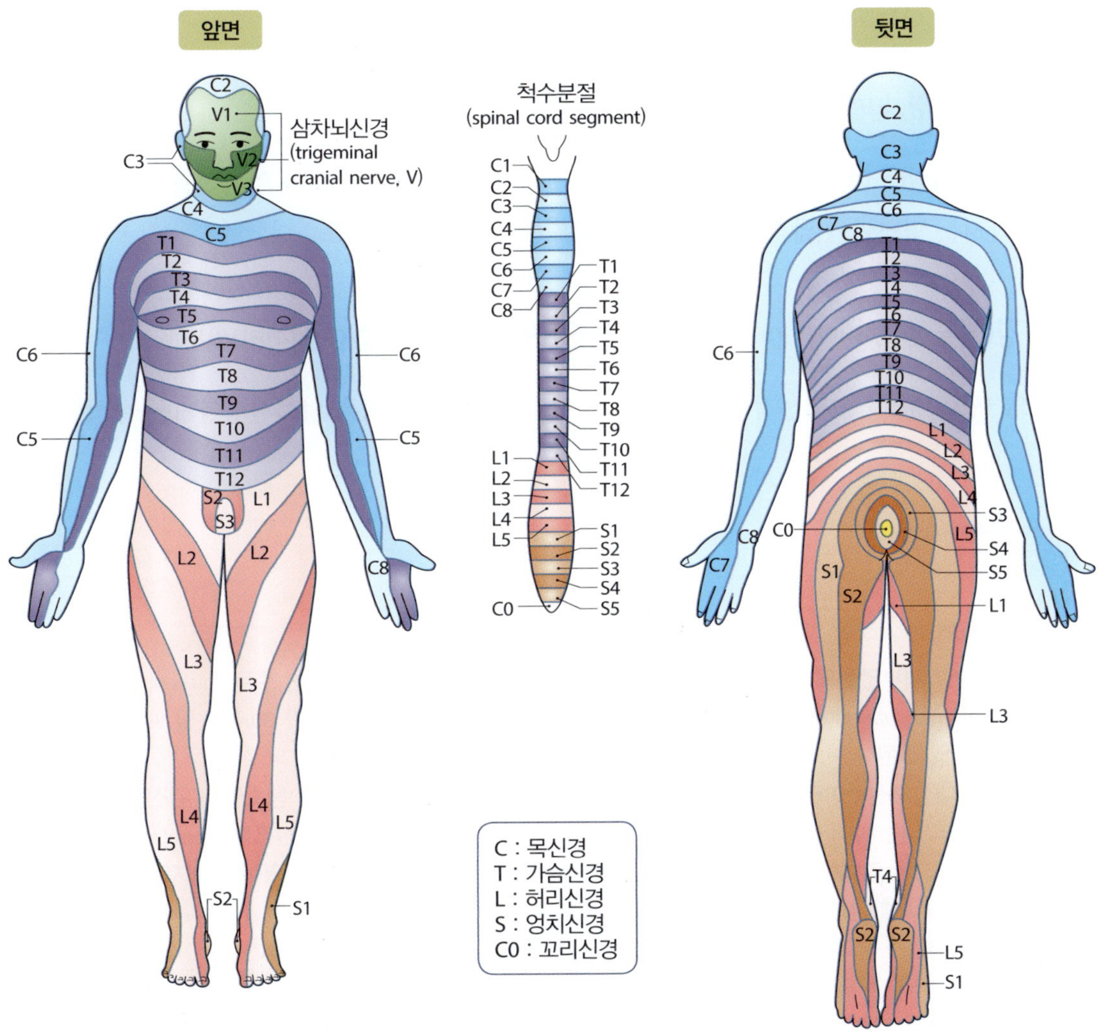

그림 11-6 척수신경의 피부분절

1) 목신경(경신경, cervical nerve)

목신경은 8쌍이 있으며 첫째목신경을 뒤통수밑신경(후두하신경, suboccipital nerve)이라고 한다. 여덟째목신경은 일곱째목뼈 아래에서 나온다. 첫째~넷째목신경의 앞가지는 목신경얼기(경신경총, cervical plexus)를 형성하고, 다섯째목신경~첫째가슴신경의 앞가지는 팔신경얼기(상완신경총, brachial plexus)를 형성한다.

2) 가슴신경(흉신경, thoracic nerve)

가슴신경은 12쌍이 있으며 앞가지는 갈비사이신경(늑간신경, intercostal nerve)이라고 하지만 열두째가슴신경은 갈비밑신경(늑골밑신경, subcostal nerve)이라고 한다. 앞가지는 가슴벽과 배벽을 구성하는 근육과 피부에 분포하고, 뒤가지는 피부와 깊은등근육에 분포한다.

3) 허리신경(요신경, lumbar nerve)

허리신경은 5쌍이 있으며 앞가지는 허리신경얼기(요신경총, lumbar plexus)와 엉치신경얼기(sacral plexus)를 형성하고, 뒤가지는 엉덩이와 넓적다리의 피부와 넓적다리 굽힘근에 분포한다.

4) 엉치신경(천골신경, sacral nerve)과 꼬리신경(미골신경, coccygeal nerve)

엉치신경은 5쌍이 있고, 꼬리신경은 1쌍이 있다. 엉치신경의 앞가지는 엉치신경얼기를 형성한다.

임상응용

- **대상포진(herpes zoster, shingles)**

대상포진은 단일 피부분절의 피부에 영향을 미치는 독특한 바이러스 감염병이다. 수두(chickenpox)를 일으키는 수두대상포진바이러스(varicella zoster virus, VZV)에 의해 발병하며, 인구의 약 15%가 80세가 될 때까지 적어도 한 번은 대상포진을 앓게 된다.

소아기에 수두대상포진바이러스에 감염되면 수두를 앓고 난 후에도 바이러스가 몸속에서 완전히 사라지지 않는다. 체내에 남아 있는 바이러스는 피부신경을 따라 이동하여 뒤뿌리신경절(후근신경절, dorsal root ganglion)에 잠복해 있는데, 이 경우 체내에 바이러스가 있어도 증상이 없다. 그러나 인체의 면역력이 약해지면 신경절에 잠복해 있던 바이러스가 재활성화되어 감각신경을 따라 피부의 단일 피부분절로 이동하게 된다. 그 결과 심한 통증과 감각이상이 동반되며 붉은 반점이 신경을 따라 나타난 후 여러 개의 물집이 무리를 지어 생긴다. 이 물집이 결국 터지면서 가피가 되어 회복된다. 심하면 광범위한 염증, 출혈성 물집, 이차적 세균감염으로 영구적인 흉터가 발생할 수 있다. 대부분은 물집이 터지기 전 4~5일간 통증, 화끈거림, 가려움이 선행된다. 증상이 좋아지더라도 바이러스는 잠복상태로 몸속에 계속 존재하기 때문에 바이러스가 재활성화되면 다시 대상포진이 재발할 수 있다.

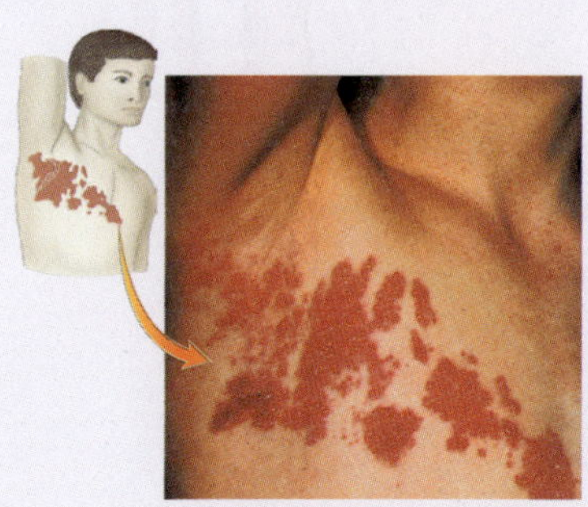

대상포진 예방백신이 개발되어 사용되고 있으며, 60세 이상의 성인에서 1회 접종이 추천된다.

3. 척수신경얼기

가슴신경을 제외한 나머지 척수신경의 앞가지는 위아래가 서로 연결되어 **척수신경얼기**(척수신경총, plexus of spinal nerve)를 형성한다. 척수신경얼기는 위치에 따라 **목신경얼기**(경신경총, cervical plexus), **팔신경얼기**(완신경총, brachial plexus), **허리신경얼기**(요신경총, lumbar plexus), **엉치신경얼기**(천골신경총, sacral plexus)라고 불리며, 이곳에서 말초 쪽으로 새로운 신경을 보낸다.

1) 목신경얼기(경신경총, cervical plexus)

목신경얼기는 첫째~넷째목신경(C1~C4)의 앞가지로 구성된다. 주로 목부분의 피부나 근육에 분포하는데, 가로막신경(phrenic nerve; C3~C5)은 가슴안(흉강)을 내려가 가로막(횡격막)을 지배한다(그림 11-7).

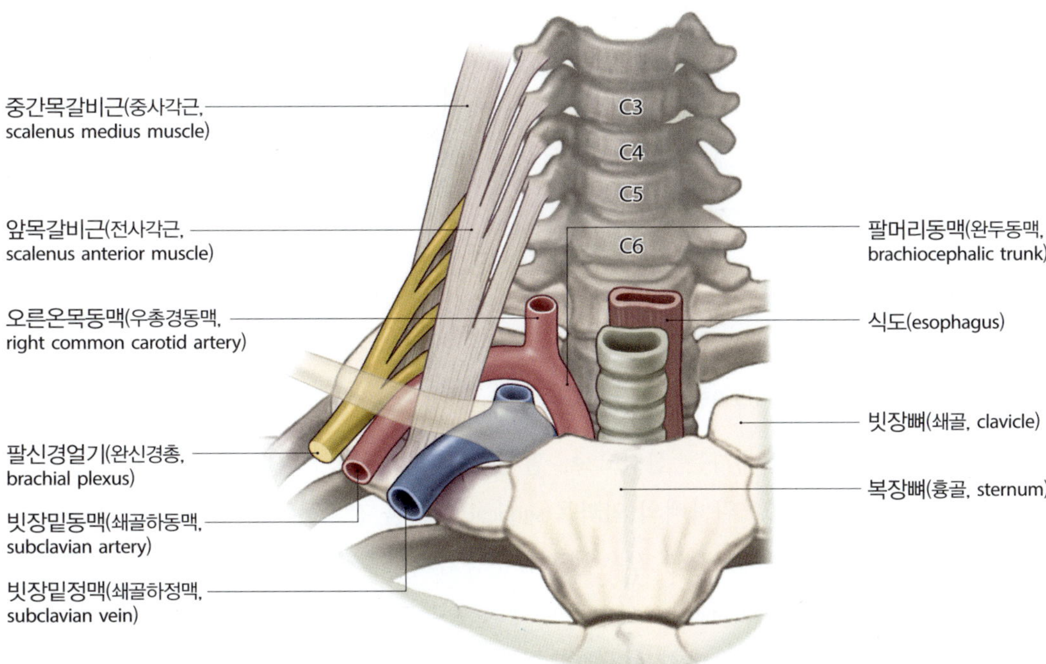

그림 11-7 목신경얼기

2) 팔신경얼기(완신경총, brachial plexus)

팔신경얼기는 다섯째~여덟째목신경(C5~C8)과 첫째가슴신경(T1)의 앞가지로 구성된다. 이곳에서 어깨세모근(삼각근)을 지배하는 **겨드랑신경**(액와신경, axillary nerve), 위팔두갈래근(위팔이두근)을 지배하는 **근육피부신경**(근피신경, musculocutaneous nerve), 아래팔에서 손까지의 굽힘근(굴근)에 분포하는 **정중신경**(median nerve)과 **자신경**(척골신경, ulnar nerve), 그리고 팔의 폄근(신근)을 지배하는 **노신경**(요골신경, radial nerve) 등이 나온다(그림 11-8).

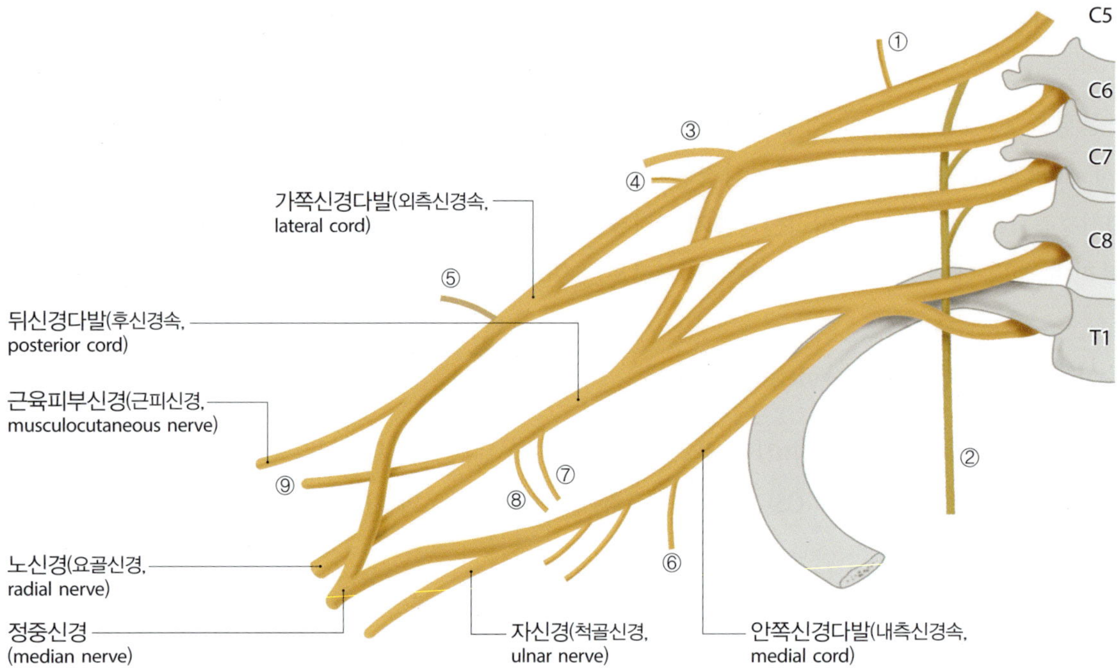

그림 11-8 팔신경얼기

(1) 겨드랑신경(액와신경, axillary nerve; C5, C6)

어깨세모근과 작은원근을 지배하는 신경으로, 팔신경얼기의 뒤쪽신경다발에서 이어지는 가지이다. 겨드랑동맥 뒤쪽에서 분지된 후, 위팔뼈의 외과목(surgical neck)을 감싸는 사각공간을 통과하여 어깨부위로 나아간다. 이 과정에서 어깨세모근과 작은원근에 운동가지들을 보내며, 종말가지인 가쪽위팔피부신경(외측상완피신경, lateral brachial cutaneous nerve)은 어깨와 위팔 가쪽 위부분의 피부감각을 담당한다.

겨드랑신경은 어깨관절의 벌림과 바깥돌림에 중요한 역할을 하며, 특히 어깨세모근의 기능 유지에 필수적이다. 따라서 위팔뼈 외과목골절이나 어깨탈구 시 손상되기 쉬운 신경이다.

(2) 근육피부신경(근피신경, musculocutaneous nerve; C5, C6)

위팔의 굽힘근인 부리위팔근, 위팔두갈래근, 위팔근을 지배하는 신경이다. 팔신경얼기의 가쪽신경다발에서 이어지는 가지이며, 겨드랑이에서 부리위팔근을 관통한 후 위팔두갈래근과 위팔근 사이를 지나면서 이들 근육에 가지를 낸다. 종말부분은 위팔두갈래근의 가쪽모서리에서 피부 밑에 나타나는데, 가쪽아래팔피부신경(외측전완피신경, lateral antebrachial cutaneous nerve)이 되어 아래팔 가쪽에서 손목부분의 피부에 걸쳐 분포한다(그림 11-9).

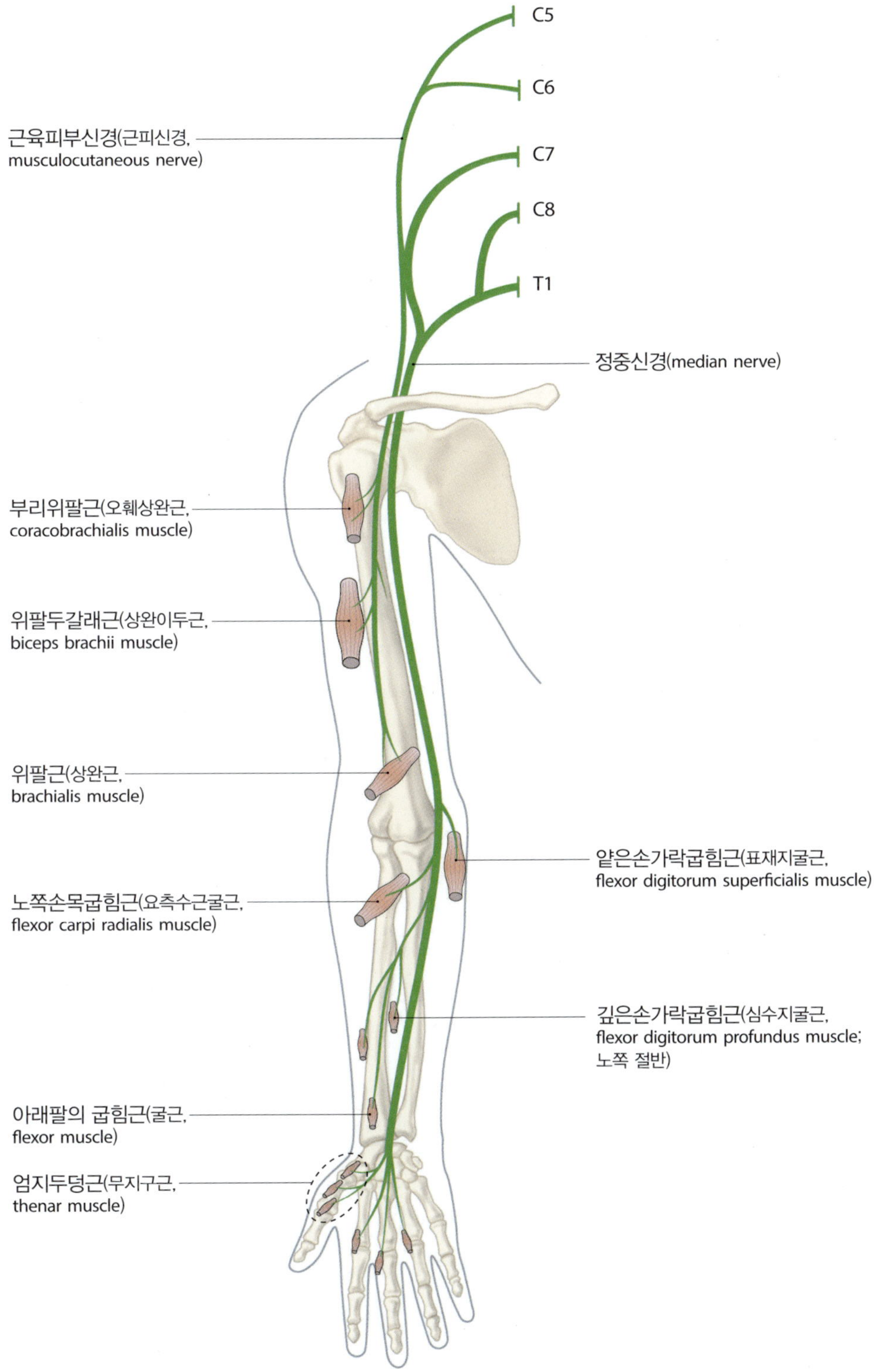

그림 11-9 근육피부신경과 정중신경

11

(3) 정중신경(median nerve; C7~T1)

아래팔이나 엄지의 굽힘근을 지배하는 신경이다. 아래팔에서는 손목을 구부리는 데 작용하는 얕은손가락굽힘근, 노쪽손목굽힘근, 긴손바닥근, 깊은손가락굽힘근 일부와 아래팔을 엎치는 작용을 하는 원엎침근이나 네모엎침근을 지배한다. 또 손에서는 엄지모음근 등을 제외한 엄지두덩근과 첫째 · 둘째벌레근에 가지를 보낸다.

보통 위팔두갈래근의 안쪽모서리를 따라 위팔동맥 등과 함께 내려가 팔꿈치 부분에서는 원엎침근의 심층을 지나 아래팔에 나타나는데, 얕은손가락굽힘근 아래층에서 손목굴(수근관, carpal canal)을 통과하여 손바닥의 엄지 쪽에 이른다(그림 11–9).

(4) 자신경(척골신경, ulnar nerve; C8, T1)

엄지두덩근 이외의 손가락 굽힘근을 지배하는 신경으로, 안쪽신경다발에서 이어지는 가지이다. 팔신경얼기를 나온 후에는 위팔동맥이나 정중신경과 함께 내려가 위팔뼈 안쪽위관절융기(내측상과)의 등면(자신경고랑)을 통과한 후 아래팔로 들어간다.

아래팔에서는 그 손바닥 쪽을 자동맥과 나란히 주행하면서 손목에서는 콩알뼈(두상골) 가쪽에 있는 자신경관을 통과해 손바닥에 이른다. 그 과정에서 아래팔에서는 자쪽손목굽힘근이나 깊은손가락굽힘근(자쪽 절반)에 가지를 보내고, 손바닥에서는 새끼두덩근이나 뼈사이근(골간근) 및 셋째 · 넷째벌레근을 지배한다(그림 11–10).

(5) 노신경(요골신경, radial nerve; C5~T1)

팔의 모든 폄근을 지배하는 신경이다. 겨드랑동맥 뒤쪽에서 깊은위팔동맥과 함께 위팔 등쪽으로 돌아가 위팔뼈 뒷면(노신경고랑)에 접하도록 비스듬하게 주행한 후 위팔근과 위팔노근 사이에서 팔(꿈치)오금(주관절와, cubital fossa)에 걸쳐 있다.

아래팔에서는 피부 밑을 향하는 얕은가지(주로 감각지)와 깊은가지(주로 운동지)로 나뉘는데, 깊은가지는 손뒤침근을 관통한 후 손목 등쪽에 이른다. 이 과정에서 위팔에서는 위팔세갈래근이나 팔꿈치근에 가지를 보내고, 아래팔에서는 깊은가지에서 나뉜 가지가 모든 폄근(자쪽손목폄근, 긴노쪽손목폄근, 짧은노쪽손목폄근, 손가락폄근) 및 손뒤침근에 분포한다(그림 11–10).

노신경은 팔의 폄근을 모두 지배하기 때문에 굽힘근 지배를 분담하는 근육피부신경, 정중신경, 자신경을 합친 것과 굵기가 비슷하다. 따라서 노신경은 가장 압박받기 쉬운 신경이기도 하다.

3) 허리신경얼기(요신경총, lumbar plexus)

허리신경얼기는 첫째~넷째허리신경(L1~L4)의 앞가지로 구성되며, 아랫배에서 넓적다리까지의 피부와 근육을 지배한다. 대표적인 신경으로서 넓적다리폄근(넓적다리네갈래근 등)을 지배하는 **넓적다리신경**(대퇴신경, femoral nerve), 모음근 무리를 지배하는 **폐쇄신경**(obturator nerve) 등이 있다(그림 11–11).

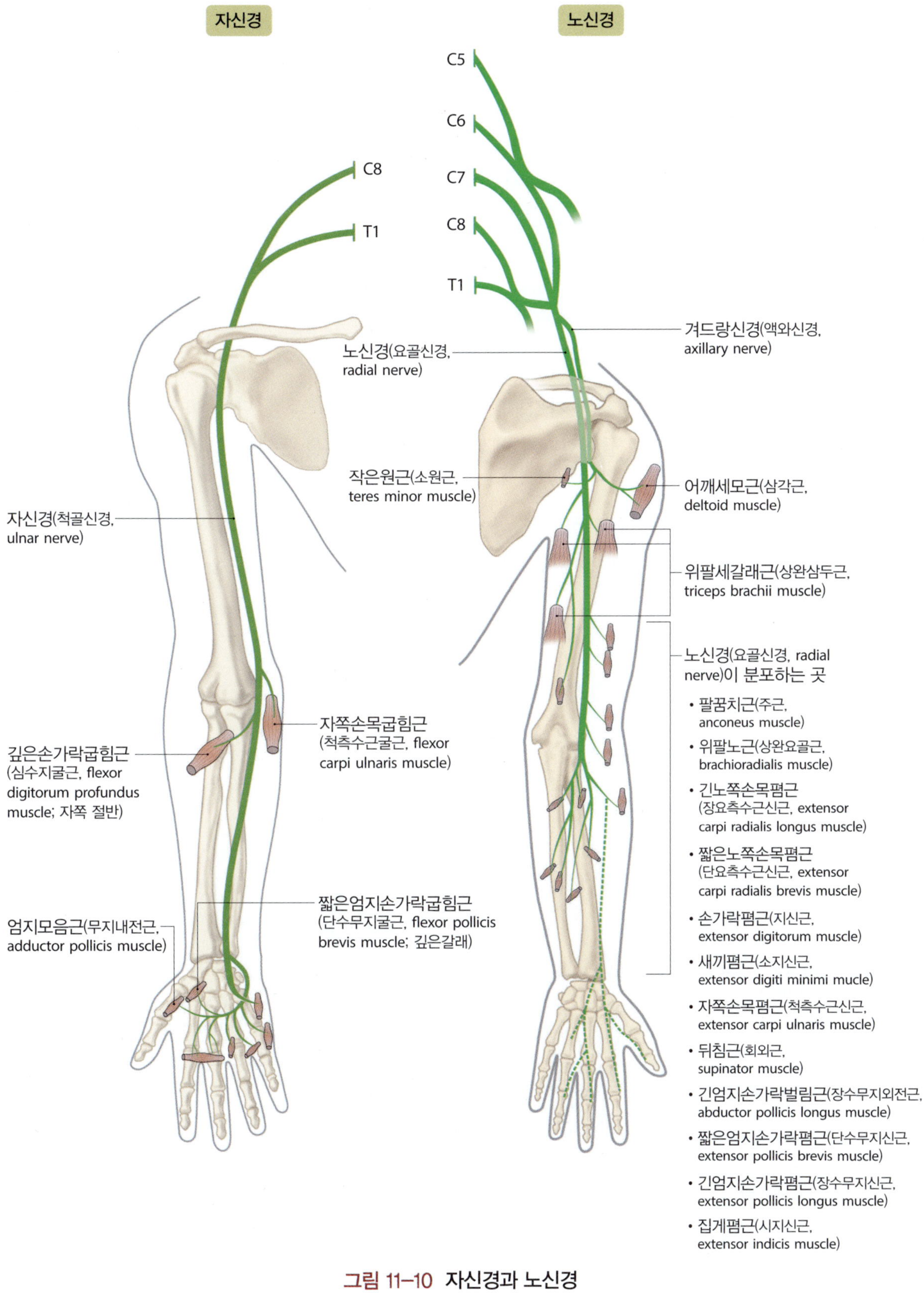

그림 11-10 자신경과 노신경

(1) 넓적다리신경(대퇴신경, femoral nerve; L2~L4)

넓적다리의 폄근(넓적다리네갈래근, 넓적다리빗근, 두덩근)을 지배하는 허리신경얼기 중 가장 큰 가지이다. 큰허리근과 엉덩근 사이에서 배안으로 나타나며, 고샅부위에서는 엉덩허리근 안쪽을 내려간 후 넓적다리 앞쪽의 피부나 근육에 분포한다.

피부가지(피지, cutaneous branch)에는 두렁신경(복재신경, saphenous nerve)이 있는데, 모음근굴(내전근관, adductor canal) 중간에서 피부 밑으로 나타난 후 큰두렁정맥을 따라 내려가 종아리에서 발등 안쪽면에 걸쳐 분포한다.

(2) 폐쇄신경(obturator nerve; L2~L4)

모음근을 지배하는 허리신경얼기의 가지로, 넓적다리신경 다음으로 굵다. 큰허리근 안쪽에서 온엉덩동맥 뒤쪽을 내려와 골반안으로 들어갔다가 폐쇄관(obturator canal)을 통과해 넓적다리 안쪽으로 나온 후 앞가지와 뒤가지로 나뉜다.

앞가지는 긴모음근, 짧은모음근, 두덩정강근에 가지를 보낸 후 피부가지가 되어 넓적다리 안쪽에 분포하고, 뒤가지는 바깥폐쇄근을 관통해서 같은 근육에 가지를 보낸 후 큰모음근 및 작은모음근에 분포한다.

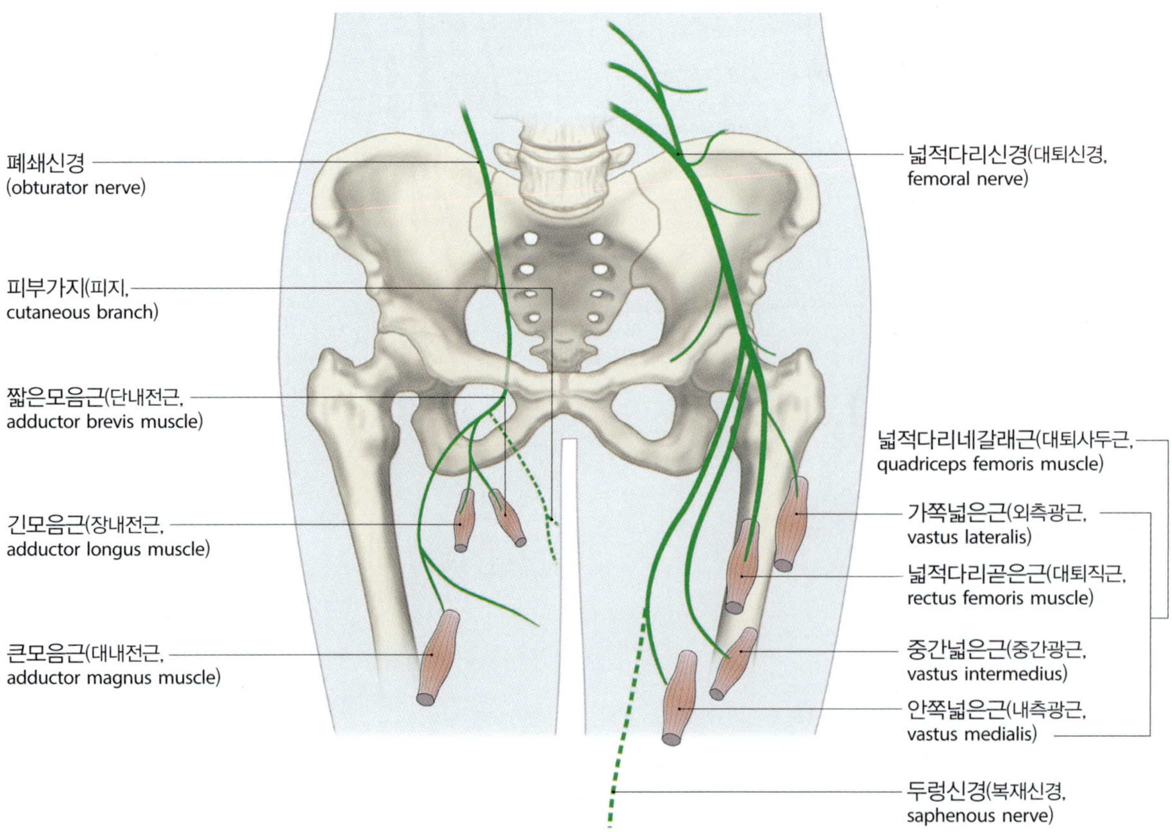

그림 11-11 허리신경얼기

4) 엉치신경얼기(천골신경총, sacral plexus)

엉치신경얼기는 넷째허리신경에서 넷째엉치신경(L4~S4)의 앞가지로 구성된다. 이곳에서 나오는 **궁둥신경**(좌골신경, sciatic nerve)은 넓적다리굽힘근(반힘줄근, 반막근, 넓적다리두갈래근)이나 넓적다리 뒷면에 가지를 보낸 후 온종아리신경과 정강신경으로 나뉘어 종아리부터 발의 피부나 근육에 걸쳐 분포한다.

둘째~넷째엉치신경(S2~S4)의 앞가지로 구성된 **음부신경**(pudendal nerve)은 바깥항문조임근(외항문조임근)이나 바깥음부의 피부에 분포한다(그림 11-12).

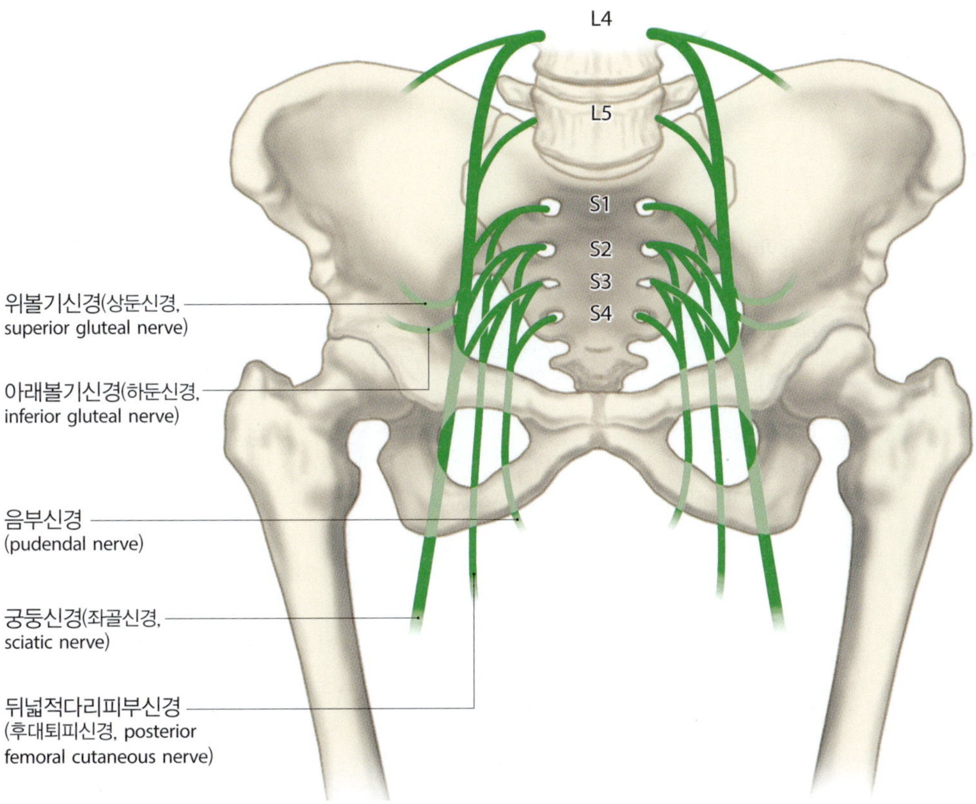

그림 11-12 엉치신경얼기

(1) 궁둥신경(좌골신경, sciatic nerve; L4~S3)

엉치신경얼기에서 유래하는 인체에서 가장 큰 말초신경이다. 궁둥구멍근 아래 구멍을 지나 골반 뒷면에서 나타나는데, 넓적다리굽힘근에 가지를 내면서 내려간 후 다리오금 부근에서 **온종아리신경**(총비골신경, common peroneal nerve)과 **정강신경**(경골신경, tibial nerve)으로 나뉜다(그림 11-13).

11

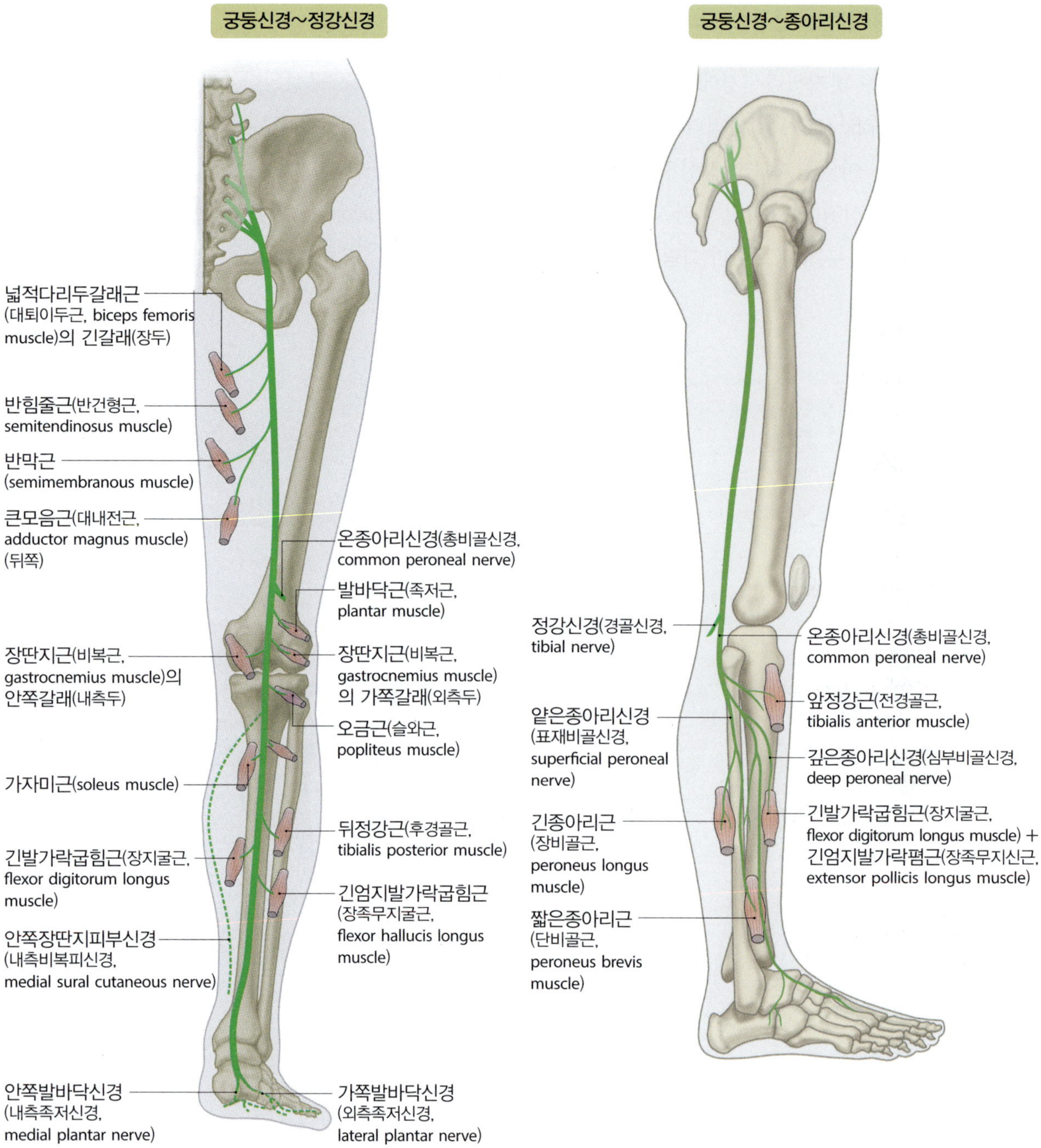

그림 11-13 궁둥신경과 그 가지

① 온종아리신경(총비골신경, common peroneal nerve)

가쪽장딴지피부신경(외측비복피신경, lateral sural cutaneous nerve; 종아리 뒷면 가쪽 피부에 분포)을 나온 후 긴종아리근 깊은층에서 얕은종아리신경(표재비골신경, superficial peroneal nerve)과 깊은종아리신경

(심부비골신경, deep peroneal nerve)으로 나뉘어 종아리 앞면에서 가쪽면 및 발등의 근육이나 피부를 지배한다.

② 정강신경(경골신경, tibial nerve)

뒤정강근의 얕은층을 뒤정강동맥과 함께 내려간 후 안쪽복사 뒤쪽 아랫부분(발목굴)을 통과해 발바닥에 이르러, 안쪽 · 가쪽발바닥신경(내측 · 외측족저신경, medial · lateral plantar nerve)이 되어 발바닥의 근육이나 피부에 분포한다.

(2) 위볼기신경(상둔신경, superior gluteal nerve; L4~S1)

궁둥구멍근 위구멍을 지나 엉덩관절을 벌리는 데 관여하는 중간볼기근, 작은볼기근, 넓적다리근막긴장근 등에 분포한다.

(3) 아래볼기신경(하둔신경, inferior gluteal nerve; L5~S2)

궁둥구멍근 아래 구멍에서 나와 큰볼기근에 분포한다. 큰볼기근은 엉덩관절의 강력한 폄근이기 때문에 아래볼기신경이 마비되면 일어서는 동작에 장애가 나타난다.

(4) 뒤넓적다리피부신경(후대퇴피신경, posterior femoral cutaneous nerve; S1~S3)

넓적다리 뒷면에 분포하는 피부신경이다. 장애를 받으면 엉덩이에서 넓적다리 뒷면에 걸쳐 저림 등이 발생한다.

(5) 음부신경(pudendal nerve; S2~S4)

엉치신경얼기에서 유래하는 신경으로, 둘째~넷째엉치신경(S2~S4)의 앞가지로 구성된다. 궁둥구멍근 아래구멍을 지나 바깥음부에 분포하며, 바깥항문조임근, 바깥요도조임근 등의 운동과 샅부위 및 바깥음부 피부의 감각을 담당한다.

요점확인

1. 말초신경계통에서 척수신경은 몇 개인가?
2. 피부분절이란 무엇인가?
3. 척수신경얼기란 무엇인가?

11

5. 자율신경

자율신경(autonomic nerve)은 내장, 혈관, 샘 등의 의지와 상관없이 조절되는 기관에 분포하며 생명 유지에 필요한 다양한 작용을 무의식적이고 반사적으로 조절한다. 즉, 뇌척수신경은 동물성 기능과 관련이 있는 반면, 자율신경은 의지와 무관한 소화, 호흡, 생식, 순환, 분비 등의 식물성 기능을 자주적으로 조절한다(표 11–3).

자율신경은 **교감신경**(sympathetic nerve)과 **부교감신경**(parasympathetic nerve)으로 나뉜다. 두 신경은 동일 기관에 평행하게 분포하지만 그 작용은 거의 정반대이다(그림 11–14).

자율신경의 최고중추는 시상하부(hypothalamus)에 있으며, 이곳에서 뇌신경이나 척수신경을 통해 내장 기능이 조절된다.

표 11–3 뇌척수신경과 자율신경의 차이

특징	뇌척수신경	자율신경
효과기	뼈대근육	민무늬근육, 샘, 심장근육
신경절의 존재	없음	신경절후신경섬유의 세포체가 척추곁신경절, 척추앞신경절, 종말신경절에 존재
중추신경에서 효과기까지의 신경 개수	1개	2개
신경근육접합부의 형태	특수화된 운동종말판	특별한 연접후막 없음
신경자극이 근육에 미치는 효과	흥분성	흥분성 또는 억제성
신경섬유의 형태	빠른 전도, 굵음, 말이집신경섬유	느린 전도, 신경절전신경섬유는 약한 말이집 형성, 신경절후신경섬유는 민말이집신경섬유로 매우 얇음

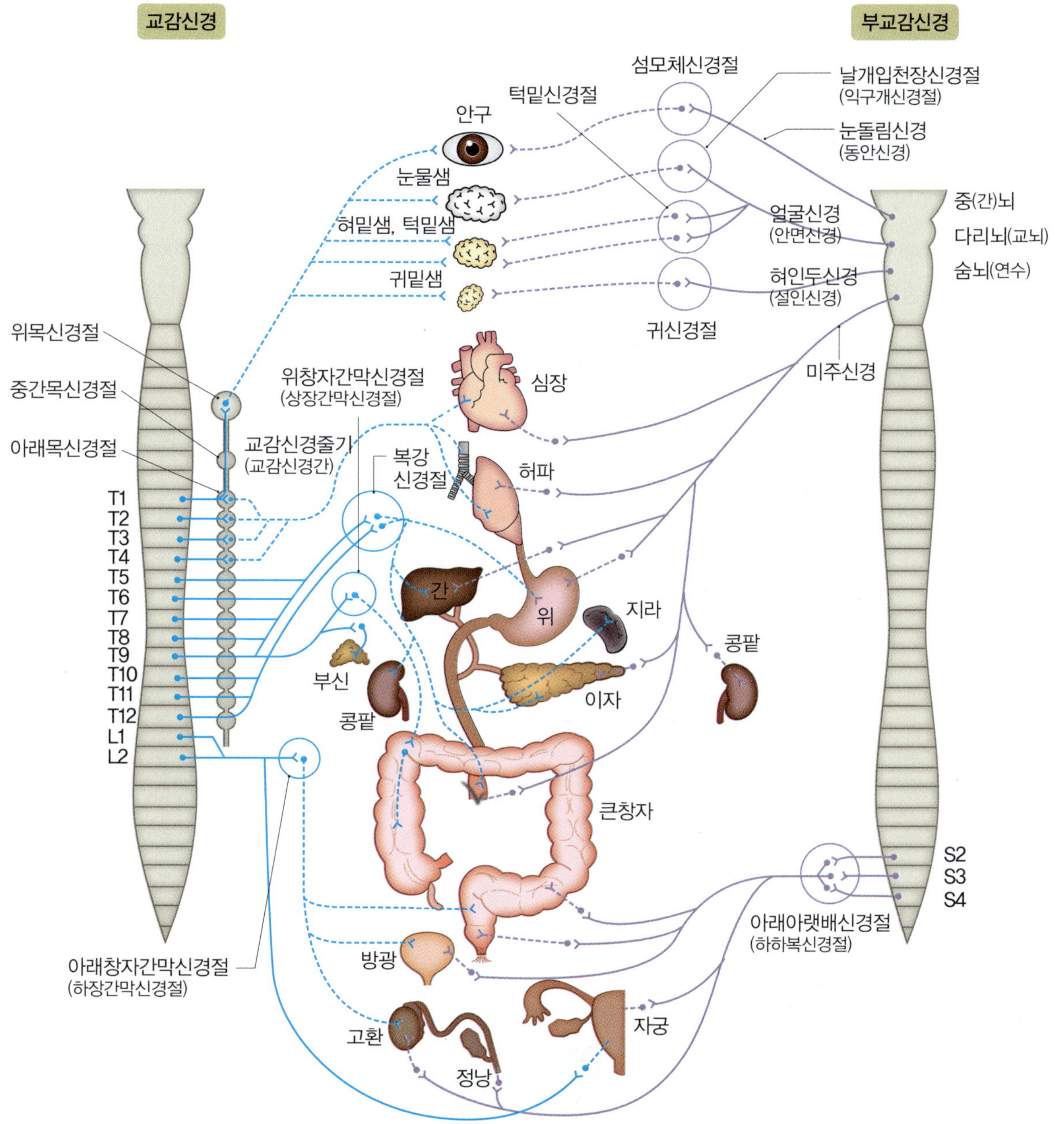

- 위목신경절(superior cervical ganglion)
- 중간목신경절(middle cervical ganglion)
- 아래목신경절(inferior cervical ganglion)
- 아래창자간막신경절(하장간막신경절, inferior mesenteric ganglion)
- 위창자간막신경절(상장간막신경절, superior mesenteric ganglion)
- 복강신경절(celiac ganglion)
- 턱밑신경절(submandibular ganglion)
- 섬모체신경절(ciliary ganglion)
- 날개입천장신경절(익구개신경절, pterygopalatine ganglion)
- 귀신경절(otic ganglion)
- 아래아랫배신경절(하하복신경절, inferior hypogastric ganglion)

그림 11-14 교감신경과 부교감신경의 분포

1. 교감신경

교감신경(sympathetic nerve)의 주체는 척주 양쪽을 세로로 주행하는 **교감신경줄기**(교감신경간, sympathetic trunk)이며, 그 안에 교감신경절이 끼여 있어 전체적으로 보면 염주와 같은 모양을 하고 있다. 교감신경줄기는 좌우 20여 쌍의 **교감신경줄기신경절**(ganglia of sympathetic trunk)과 여기에 연결되는 **신경절사이가지**(interganglionic branch)로 이루어진다(그림 11–15). 교감신경줄기신경절은 교통가지(ramus communicans)에 의해 척수신경과 연결되며 말초를 향해 신경절후섬유를 내고, 이것은 신경얼기를 형성하면서 주로 동맥(동맥 주위를 그물 모양으로 얽히며)과 함께 피부(털세움근 · 땀샘 등), 혈관벽의 민무늬근육, 내장의 민무늬근육, 각종 샘 등에 분포한다(그림 11–14 참조, 표 11–4).

일반적으로 교감신경은 투쟁–도피반응(fight–or–flight response)을 관장하는데, 스트레스 등의 응급상황에 대응하여 혈관 민무늬근육의 수축, 심장근육의 활동 항진, 내장 민무늬근육의 이완 작용을 일으킨다. 인체 활동 시 교감신경의 활동이 활발해지면 혈압 상승, 심장기능 항진, 소화관운동 억제가 일어난다.

교감신경의 신경경로는 척수신경에 합류하여 주행하는 유형과 척수신경에 합류하지 않고 독립해서 주행하는 유형이 있다.

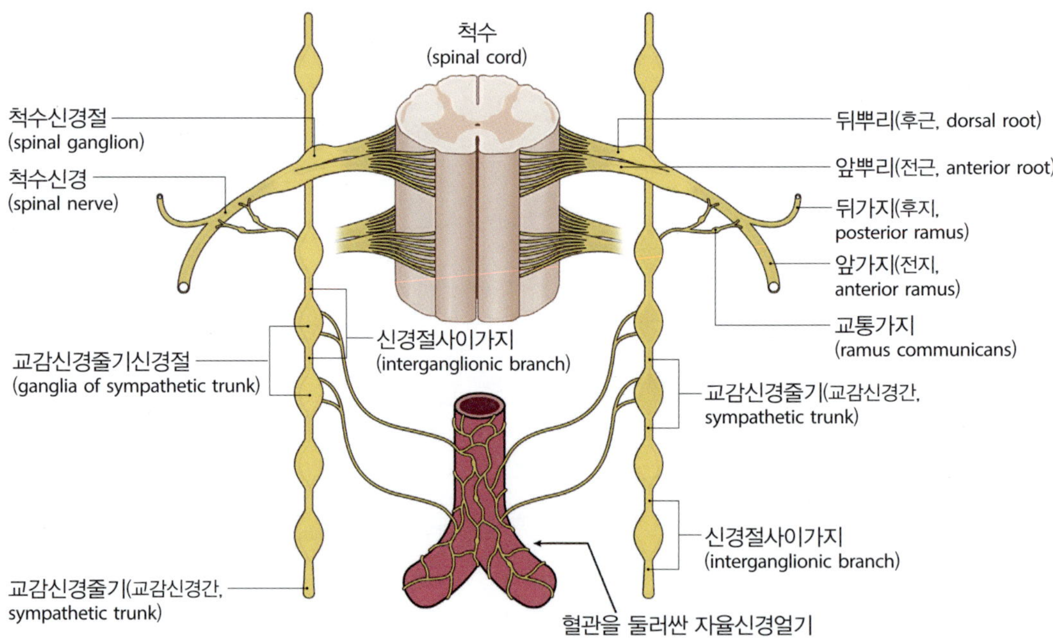

그림 11–15 교감신경줄기와 교감신경줄기신경

표 11-4 교감신경의 분포 위치

분포 위치	신경절전신경섬유의 시작	신경절후신경섬유의 시작
눈	C8, T1	목신경절
머리와 목	T1~T4	목신경절
심장과 허파	T1~T5	상부 가슴신경절
팔	T2~T9	아래목신경절 및 상부 가슴신경절
윗배 내장	T4~T9	복강신경절 및 위창자간막신경절
부신	T10~T11	해당 없음
비뇨기와 생식기	T12~L2	복강신경절 및 아래창자간막신경절
다리	T9~L2	허리신경절 및 상부 엉치신경절

1) 척수신경에 합류하여 주행하는 유형

피부(머리, 얼굴 제외)의 혈관, 땀샘, 털세움근 등을 지배한다. 교감신경의 피부분포는 감각신경의 분포, 즉 피부분절과 일치한다. 가슴척수(T1)와 허리척수(L2)의 중간회색질(중간질, intermediate substance)에서 나와 앞뿌리, 백색교통가지를 경유하여 교감신경줄기에서 신경세포를 바꾼 뒤 회색교통가지를 경유하여 척수신경에 합류한다(**그림 11-16** ①).

2) 척수신경에 합류하지 않고 독립해서 주행하는 유형

(1) 교감신경줄기에서 신경세포를 바꾸는 것

① 가슴척수 T1~T4(주로 T1 ~T2)에서 나와 위목신경절(상경신경절, superior cervical ganglion)에서 신경세포를 바꾸고 속·바깥목동맥(내·외경동맥)을 따라 상행하여 뇌나 입안·얼굴·머리의 피부, 눈·침샘·눈물샘 등의 혈관, 분비샘 등을 지배한다(**그림 11-16** ②).

② 가슴척수 T1~T4(주로 T3 ~T4)에서 나와 별신경절(목가슴신경절, stellate ganglion)에서 신경세포를 바꾸고 심장, 기관지, 허파, 식도 등의 혈관 등을 지배한다(**그림 11-16** ③).

(2) 척추앞신경절에서 신경세포를 바꾸는 것

가슴척수, 허리척수에서 나와 교감신경줄기에서 신경세포를 바꾸지 않고 지나가 배안 내에 있는 척추앞신경절(prevertebral ganglion; 복강신경절, 위·아래창자간막신경절 등)에서 신경세포를 바꾼 후 간, 지라, 이자, 콩팥 등의 배 내장이나 방광, 잘록창자, 자궁 등의 골반 내장 및 그 혈관을 지배한다(**그림 11-16** ④).

(3) 신경세포를 바꾸지 않는 것(신경절후신경세포가 없는 것)

가슴척수 T5~T12를 나와 교감신경줄기를 지나 직접 신경절전신경섬유가 부신속질(부신수질, adrenal medulla)을 지배한다. 부신속질 자체가 교감신경의 신경절후신경세포가 특수하게 변성한 것으로 신경절전신경섬유만으로 구성된다(그림 11-16 ⑤).

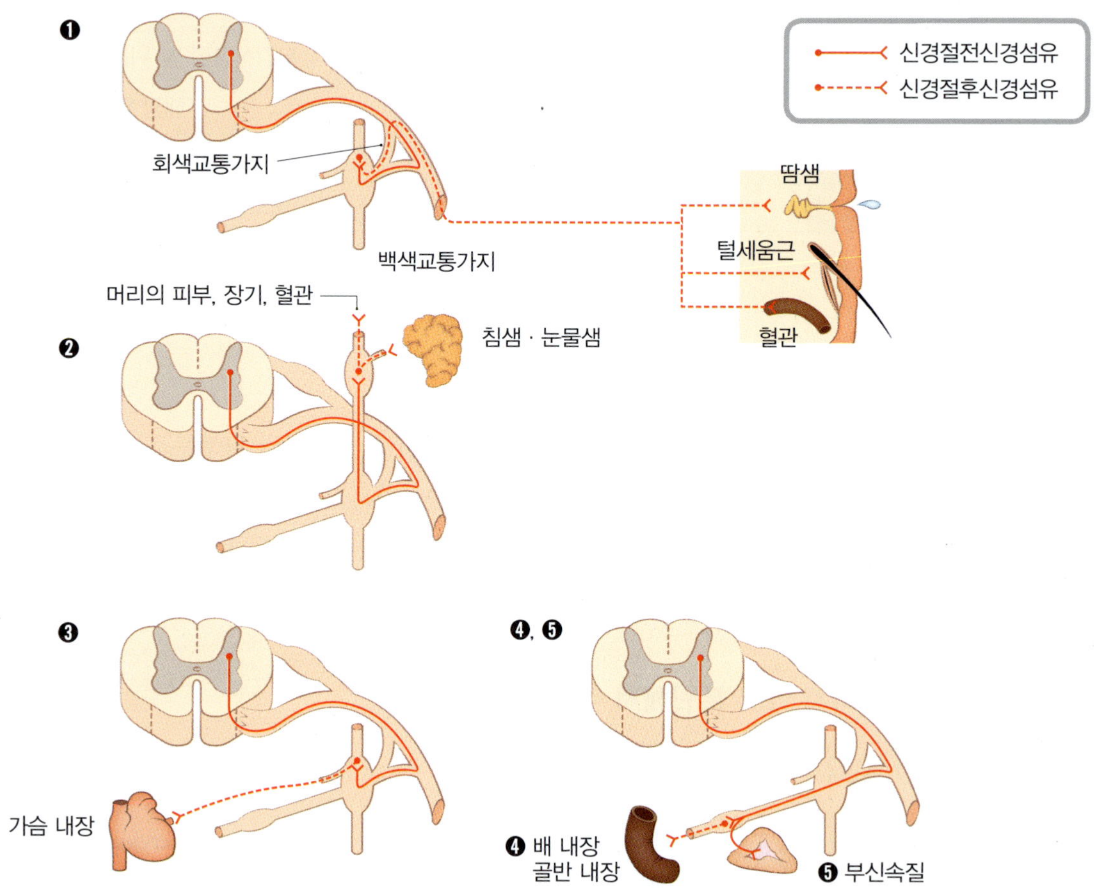

그림 11-16 교감신경의 신경경로

2. 부교감신경

부교감신경(parasympathetic nerve)의 하위중추는 뇌줄기[중(간)뇌, 다리뇌, 숨뇌]와 둘째~넷째엉치척수(S2~S4)에 있으며, 이곳에서 말초를 향하는 신경절전섬유가 나온다. 부교감신경은 4개의 뇌신경(눈돌림신경, 얼굴신경, 혀인두신경, 미주신경)에 포함되어 주행하며, 지배하는 기관 가까운 곳에서 신경절후신경세포로 갈아타 신경절후섬유가 되어 그들 기관에 분포한다(그림 11-14 참조).

부교감신경섬유의 75%가 숨뇌의 미주신경을 통해 가슴안과 배안 내 장기에 분포하므로 미주신경이 지배하는 심장, 허파, 식도, 위, 작은창자, 큰창자, 간, 이자 등의 부교감신경작용을 미주신경작용이라고 한다. 대부분의 부교감신경섬유는 교감신경처럼 척수신경을 따라 이동하지 않아서 피부 효과기(혈관, 땀샘, 털세움근)와 뼈대근육 내의 혈관에는 부교감신경이 분포하지 않는다. 또한 대부분 신경절전신경섬유는 길고 신경절후신경섬유는 짧은데, 신경절전신경섬유가 길어서 신경절이 표적장기의 내부나 인접 부위에 위치한다(표 11-5).

일반적으로 부교감신경은 휴식이나 수면 중에 활발하며, 내장 민무늬근육의 수축, 심장의 활동 억제, 샘분비 항진 등의 작용을 일으킨다. 따라서 부교감신경의 활동이 활발해지면 소화관운동 촉진과 심장기능 억제 등이 일어난다.

부교감신경의 신경경로는 신경절전신경섬유가 뇌줄기에서 나오는 유형과 엉치척수에서 나오는 유형이 있다.

표 11-5 부교감신경의 분포 위치

신경	신경절전신경섬유의 시작	종말신경절의 위치	효과기
눈돌림신경(III)	중(간)뇌	섬모체신경절	눈의 섬모체근, 동공조임근
얼굴신경(VII)	다리뇌	날개입천장신경절 및 턱밑신경절	눈물샘, 입천장, 코안점막의 분비샘과 혈관
혀인두신경(IX)	숨뇌	귀신경절	귀밑샘
미주신경(X)	숨뇌	장기 내부 또는 근처의 종말신경절	심장, 허파, 기관자, 위창자, 간, 이자
골반신경	S_2~S_4	장기 근처의 종말신경절	내림(잘록)창자, 곧창자, 방광, 요관 하부, 바깥생식기관

1) 신경절전신경섬유가 뇌줄기에서 나오는 유형 (그림 11-14 참조)

(1) 눈돌림신경과 함께 주행하는 부교감신경

중(간)뇌의 눈돌림신경핵에서 나오는 부교감신경으로, 섬모체신경절(ciliary ganglion)에서 신경세포를 바꾸어 섬모체근과 동공조임근을 지배한다.

(2) 얼굴신경과 함께 주행하는 부교감신경

숨뇌의 위침분비핵(상타액핵)에서 시작되며 얼굴신경–고실끈신경–혀신경을 거쳐 턱밑신경절(악하 신경절, submandibular ganglion)에서 신경세포를 바꾸어 턱밑샘과 혀밑샘의 샘세포와 혈관을 지배한다. 또한 얼굴신경–큰바위신경을 거쳐 날개입천장신경절(익구개신경절, pterygopalatine ganglion)에서 신경세포를 바꾸어 눈물샘, 입천장, 코안점막의 분비샘과 혈관을 지배한다.

11

(3) 혀인두신경과 함께 주행하는 부교감신경

숨뇌의 아래침분비핵(하타액핵)에서 시작되며, 혀인두신경–고실신경–작은바위신경을 거쳐 귀신경절(이신경절, otic ganglion)에서 신경세포를 바꾸어 귀밑샘의 샘세포와 혈관을 지배한다.

(4) 미주신경과 함께 주행하는 부교감신경

숨뇌의 미주신경등쪽핵(미주신경배측핵)에서 시작하여 미주신경을 통해 배 내장(간, 위, 창자, 이자 등)을 지배하는 것과 숨뇌의 의문핵(의핵)에서 시작하여 미주신경을 통해 가슴 내장(심장, 허파, 기관지 등)을 지배하는 두 유형이 있다. 신경세포의 교대는 각각의 지배 기관 부근(장기 안에 포함) 신경절에서 이루어진다.

2) 신경절전신경섬유가 엉치척수에서 나오는 유형 (그림 11-14 참조)

엉치척수 S2~S4에 신경절전신경섬유의 세포체가 존재한다. 신경절전신경섬유는 앞뿌리를 나와 골반신경이 되며, 지배 기관 부근의 신경절에서 신경절후신경섬유와 연접을 형성한다. 지배 기관은 내림(잘록)창자, 곧창자, 방광, 요관 하부, 바깥생식기관이다.

3. 자율신경조절의 특징

(1) 이중지배(double innervation)

내장기관의 대부분은 교감신경과 부교감신경 두 신경의 지배를 받는다. 이러한 두 신경계통에 의한 신경지배를 **이중지배**라고 하며, 한 기관에 교감신경과 부교감신경 두 계통의 섬유가 분포되어 있어서 나타나는 현상이다.

예외적으로 한쪽의 지배만 받는 기관도 있다. 땀샘, 털세움근, 대부분의 혈관, 지라, 부신속질 등은 교감신경의 지배만 받으며, 동공조임근, 소화샘(침샘 이외)의 대부분은 부교감신경의 지배만 받는다. 교감신경은 소화샘의 분비세포에 대해 직접적인 신경지배를 하지 않는다. 교감신경에 의한 분비 억제는 교감신경의 혈관수축작용에 의한 간접적인 것이다.

(2) 대항지배(antagonistic innervation)

동일 효과기에 대한 교감신경과 부교감신경의 작용은 상반되는데, 이를 **대항지배**라고 한다. 한쪽이 촉진적으로 작용하면, 다른 쪽은 억제적으로 작용한다(**표 11-6**). 다만, 침샘에서는 두 신경의 작용에 질적인 차이는 관찰되지 않으며, 모두 분비 촉진적으로 작용한다.

(3) 지속성(긴장성) 지배(tonic innervation)

자율신경은 지배 기관에 끊임없이 흥분을 보내며 항상 자발적으로 활동한다. 특히 혈관의 민무늬근육에서 현저하게 나타나는데, 이를 **지속성(긴장성) 지배**라고 한다. 이 경우 신경지배를 차단하면 지속성 지배가 소실되기 때문에 그 신경의 작용과 반대 효과가 나타난다. 교감신경 절단 후 일어나는 혈관 확장 등이 그 전형적인 예이다.

표 11–6 교감신경과 부교감신경의 각 장기에 대한 지배 효과

	장기	교감신경	부교감신경
근육계통	**심장**	촉진(β)	억제(m)
	혈관계통		
	피부	수축(α)	–
	배 내장, 골반 내장	수축(α)	–
	심장	수축(α), 확장(β?)	수축(m?), 확장(m?)
	침샘	수축(α)	촉진(m?)
	바깥생식기관	수축(α)	확장(m?)
	뼈대근육	수축(α), 확장(β)	–
	지라	수축(α)	–
	눈		
	동공	확대(확대근 수축)(α)	축소(조임근 수축)(m)
	눈꺼풀판근	수축(α)	이완(m)
	섬모체근	이완(β)	수축(m)
	기관지	이완(β)	수축(m)
	소화관	억제(β)(α)	촉진(m)
	쓸개	이완(β)	수축(m)
	방광	이완(β)	수축(m)
	각종 조임근	수축(α)	이완(m)
	털세움근	수축(α)	–
	생식기		
	(♂) 부고환, 정관, 정낭	수축(α)	–
	(♀) 자궁, 자궁관	수축(α) (임신, 기타 조건에서 변동)	–
샘계통	**눈물샘**	–	분비 촉진(m)
	침샘	분비 촉진(점성, 소량)(α)	분비 촉진(장액성, 대량)(m)
	위샘	?	분비 촉진(m)
	이자	?	분비 촉진(m)
	땀샘	분비 촉진	–
	부신속질	분비 촉진	–

( ) 안은 신경전달물질에 대한 수용체의 종류를 나타낸다.
α : α–에피네프린수용체 β : β–에피네프린수용체 m : 무스카린수용체 n : 니코틴수용체

11

4. 자율신경계통의 신경전달물질과 수용체

자율신경의 정보가 각 지배 기관에 전달되어 다양한 효과를 나타내는 것은 신경흥분이 신경말단에 도달하면 그곳에서 어떤 종류의 화학물질이 방출되어 지배 기관에 작용하기 때문이다. 이 화학물질을 **신경전달물질**(neurotransmitter)이라고 하며, 방출된 신경전달물질은 니코틴, 무스카린, 에피네프린 등의 각 수용체(receptor)와 결합하여 흥분을 전달한다(그림 11–17).

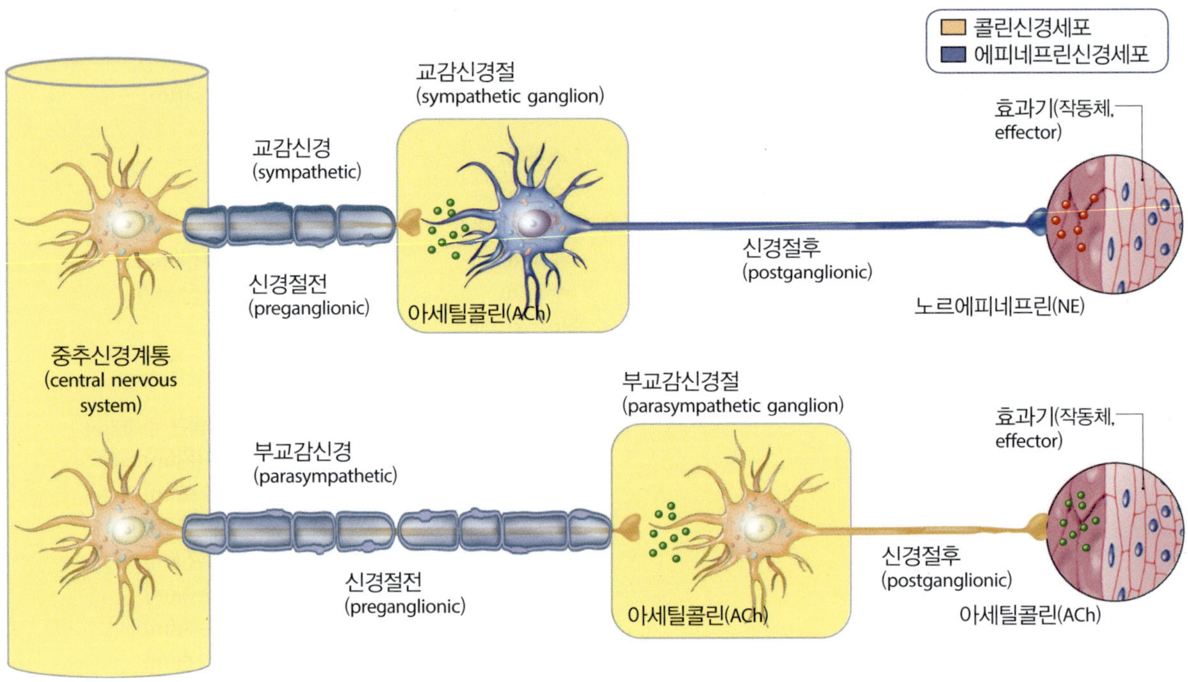

그림 11–17 자율신경계통 신경전달물질의 작용

1) 신경전달물질(neurotransmitter)

일반적으로 교감신경의 신경절전신경섬유와 신경절후신경섬유의 신경말단에서 방출되는 신경전달물질은 각각 **아세틸콜린**(acetylcholine, ACh)과 **노르에피네프린**(norepinephrine, NE; 노르아드레날린)이다. 일부 예외적으로 땀샘을 지배하는 교감신경의 신경절후신경섬유에서는 아세틸콜린이 방출된다. 또 부신속질을 지배하는 교감신경(신경절전신경섬유)은 아세틸콜린을 분비하여 부신속질에서 에피네프린과 노르에피네프린의 분비를 촉진한다.

부교감신경의 신경절전신경섬유와 신경절후신경섬유의 신경말단에서 방출되는 신경전달물질은 모두 **아세틸콜린**(ACh)이다.

(1) 콜린성 전달물질

아세틸콜린을 합성하여 방출하는 신경세포를 **콜린신경세포**(cholinergic neuron)라고 한다. 아세틸콜린은 콜린과 아세틸 CoA에서 아세틸콜린전환효소(choline acetyltransferase)에 의해 합성된다.

합성된 아세틸콜린은 신경종말 부위의 연접소포에 저장되었다가 흥분 시 신경종말에서 방출되어 신경절후신경섬유나 효과기의 세포막 수용체를 활성화한다. 방출된 아세틸콜린은 효과기 세포막이나 신경종말 주변에 있는 아세틸콜린에스터분해효소(acetylcholinesterase, AChE)에 의해 콜린과 아세트산으로 분해된다. 분해된 콜린의 일부는 신경종말로 재흡수되어 아세틸콜린 합성에 재이용되며, 나머지 콜린은 아세트산과 함께 혈액으로 들어가 분해된다(그림 11–18).

(2) 에피네프린성 전달물질

노르에피네프린을 합성하여 방출하는 신경세포를 **에피네프린신경세포**라고 한다. 노르에피네프린은 타이로신(tyrosine)에서 합성되며, 부신속질에서 노르에피네프린 대부분이 에피네프린(epinephrine)으로 전환된다.

합성된 노르에피네프린은 신경종말 부위의 연접소포에 저장되었다가 흥분 시 신경종말에서 방출되어 효과기의 세포막 수용체를 활성화한다. 방출된 노르에피네프린은 대부분 신경종말로 재흡수되어 다시 전달물질로서 사용된다. 나머지는 방출 후 혈액으로 들어가 모노아민산화효소(monoamine oxidase, MAO)나 카테콜–O–메틸기전달효소(catechol–O–methyltransferase, COMT)에 의해 비활성화된다(그림 11–18).

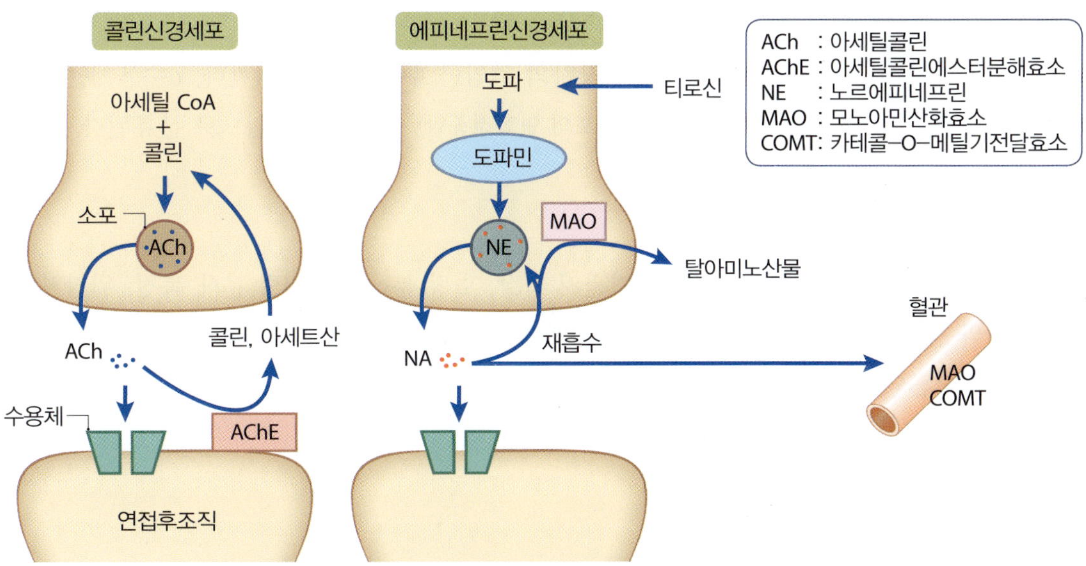

그림 11–18 자율신경계통의 신경전달물질 합성과 분해

2) 수용체(receptor) (표 11-7)

(1) 콜린수용체(cholinergic receptor)

콜린수용체에는 니코틴수용체와 무스카린수용체가 있다. 각각 니코틴이나 무스카린에 의해 유사 작용을 나타낸다.

① 니코틴수용체(nicotinic receptor)

자율신경 신경절후신경섬유의 세포체, 교감신경과 부신속질 접합부에는 니코틴수용체가 존재한다.

② 무스카린수용체(muscarinic receptor)

부교감신경 신경절후신경섬유의 지배 기관에는 무스카린수용체가 존재하며, 무스카린에 자극을 받고 아트로핀(atropine)에 억제된다. 무스카린수용체는 M_1~M_5의 서브타입으로 분류된다.

(2) 아드레날린수용체(adrenergic receptor)

에피네프린류에 대한 수용체에는 α형과 β형의 2종류가 있다. 주로 노르에피네프린(노르아드레날린)은 α수용체에 작용하고, 에피네프린(아드레날린)은 α수용체와 β수용체에 작용하는데, β수용체에 대한 작용이 강하다.

① α수용체(alpha-receptor)

온몸의 피부, 내장 혈관의 수축이나 위창자의 조임근 수축 등에 관여한다. α수용체는 α_1수용체(혈관 민무늬근육)와 α_2수용체(에피네프린신경세포의 연접전종말) 등의 서브타입으로 분류된다.

② β수용체(beta-receptor)

심장박동수 증가, 심장수축력 증가, 기관지 확장, 혈당 분해(간), 지방 분해 촉진, 위창자의 민무늬근육 이완 등에 관여한다. β수용체는 β_1수용체(심장), β_2수용체(기관지), β_3수용체(지방세포) 등의 서브타입으로 분류된다.

표 11-7 자율신경계통의 주요 수용체와 정보전달

수용체		수용체 서브타입	세포 내 정보전달계통	주요 기능
콜린 수용체	니코틴 수용체	N_M	이온통로 내장형 (주로 Na^+ 유입 → 탈분극)	신경근육접합부에 국한하여 존재하며 뼈대근육을 수축
		N_N		자율신경절, 중추신경절에 국한하여 존재하며 흥분전도를 촉진
	무스카린 수용체	M_1	PI 대사회로 항진(세포 내 Ca^{2+} 농도 상승)	중추나 신경절의 탈분극
		M_2	아데닐산고리화효소 활성 억제 (cAMP 합성억제, 세포 내 Ca^{2+} 농도 저하)	심장박동수 감소, 전도속도 감소, 심장근육 수축력 저하
		M_3	PI 대사회로 항진(세포 내 Ca^{2+} 농도 상승)	기관지 수축, 위창자 수축, 외분비 촉진, 혈관 이완(내피세포 내에서 NO 합성 촉진에 따름)
아드레날린 수용체	α수용체	α_1	PI 대사회로 항진*(세포 내 Ca^{2+} 농도 상승)	혈관 수축, 동공확대
		α_2	아데닐산고리화효소 활성 억제 (cAMP 합성억제, 세포 내 Ca^{2+} 농도 저하)	노르에피네프린 방출 억제
	β수용체	β_1	아데닐산고리화효소 활성화 (cAMP 합성 촉진)	심장기능 항진(수축력 확대, 심장박동수 증가)
		β_2		기관지 이완, 혈관 이완, 위창자 이완, 당원 분해 촉진
		β_3		지방 분해 촉진, 혈관 이완

* PI : 이노시톨인지질(inositol phospholipid)

5. 자율신경반사

사람을 포함한 동물의 행동이나 반응은 크게 2가지로 나뉜다. 하나는 자신의 의지로 일어나는 근육 반응(대뇌겉질, 몸운동신경, 뼈대근육이 관여)이고, 다른 하나는 자신의 의지와는 관계없이 외부 자극에 의해 일어나는 자율신경과 몸운동신경(예 : 무릎반사 등의 늘임반사)을 통한 반사반응이다. 즉, **자율신경반사**(autonomic reflex)는 말초의 들신경자극(구심자극, afferent impulse)을 통해 **반사성**으로 이루어지며, 이들 들신경자극이 자율신경반사의 중요한 인자가 된다. 자율신경반사는 들신경자극이 내장 들신경(구심신경, afferent nerve)에 의해 일어나는지, 몸(체성) 들신경에 의해 일어나는지에 따라 다음과 같이 나뉜다.

(1) 내장-자율신경반사

내장 들신경을 들길(구심로)로 하고 자율신경을 날길(원심로)로 하는 반사이다. 순환계통에서 관찰되는 승압수용체반사, 감압수용체반사, 화학수용체반사나 소화관에서 일어나는 위창자운동, 소화액의 분비 반응이 전형적인 예이다.

(2) 몸-자율신경반사

몸감각(피부, 점막, 근육, 힘줄, 관절 등에서의 감각)이나 특수감각(시각, 미각, 후각, 청각, 평형감각)에서 오는 자극을 들길로 하여 일어나는 자율신경반사이다. 전형적인 예로는 한랭자극에 의해 피부혈관이 수축반응을 하는 체온조절반사, 미각자극에 의한 침분비반사, 유해자극에 의한 혈압상승반사 등이 있다(그림 11-19).

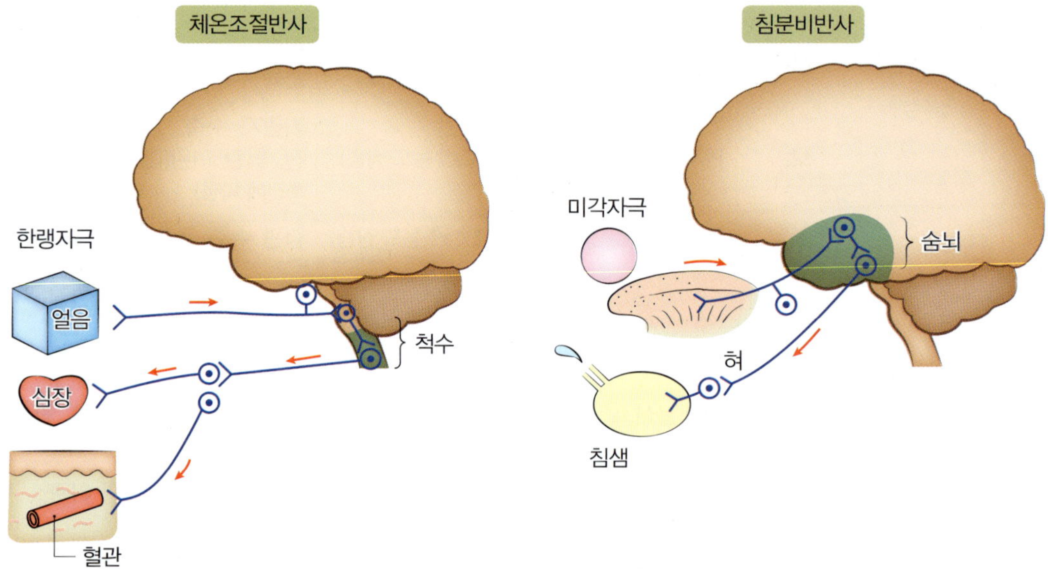

그림 11-19 몸-자율신경반사의 예

요점확인

1. 자율신경에 의해 조절되는 조직에는 무엇이 있는가?
2. 자율신경의 두 가지 주요 계통은 무엇인가?
3. 자율신경에서 어떤 계통이 투쟁-도피반응을 일으키는가?
4. 자율신경경로에서 사용되는 두 가지 신경전달물질은 무엇인가?

과학응용

● 신경과학(neuroscience)

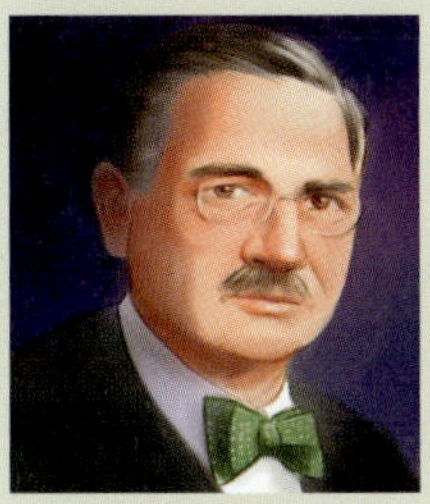

오토 뢰비

오스트리아의 과학자 오토 뢰비(Otto Loewi, 1873~1961)는 그의 연구를 과학이 아닌 인문학에서 시작하였다. 뢰비는 대학에서 의학을 공부하기 시작할 때 철학 강의에 참석하기 위해 과학 수업을 빼먹곤 하였다. 그러나 뢰비가 인간생물학에 관심을 돌린 후 그의 진가를 발휘하였다. 1921년 신경세포가 다른 세포들과 어떻게 소통하는지를 알기 위한 실험 설계를 할 때 자신의 꿈에서 그 해답을 얻었다. 뢰비는 자신의 실험실로 달려가 아세틸콜린을 처음 발견한 유명한 실험을 수행하였다. 신경세포의 신호를 전달하는 것이 신경전달물질임을 보여준 업적으로 뢰비는 1936년 노벨상을 공동 수상하였다. 뢰비는 그 후로도 꿈이 우리에게 어떻게 무의식적인 사고를 이해하도록 돕는지에 대한 연구에 상당한 시간을 보냈다.

많은 전문가가 우리의 삶을 향상시키는 데 필요한 정보를 제공하기 위해 오토 뢰비와 같은 신경과학자에게 의존한다. 예를 들어 신경과 의사, 정신과 의사 등의 의료 전문가들은 이 정보를 신경계통 장애를 치료하는 데 활용한다. 약리학자들은 이 정보를 신경계통에 영향을 미치는 약물치료법을 개발하는 데 활용하고, 약사들과 약학기술자들은 이 치료법들을 제공한다. 심리학자와 상담사 등의 정신건강 전문가들은 인간의 감정과 행동을 더 잘 이해하기 위해 신경과학에서 파생된 개념을 활용한다. 사업과 마케팅을 전문으로 하는 사람들조차도 신경과학적 발견을 일부 사용하는데, 소비자들이 특정 제품을 사도록 유도하는 방법이나 군중의 행동을 예측하는 방법을 학습한다. 해부학과 생리학 교사도 효과적인 학습을 위해 신경과학적 발견을 활용하여 새로운 과학 개념을 수업에 적용한다.

OUTLINE SUMMARY

개념요약

• 말초신경계통의 구성 (그림 11–1 참조)

A. 몸신경(somatic nerve)

1. 해부학적 분류
   a. 뇌신경(cranial nerve) : 뇌로 출입
   b. 척수신경(spinal nerve) : 척수로 출입
2. 기능적 분류
   a. 감각신경(sensory nerve; 들신경) : 말초의 정보를 중추로 전달
   b. 운동신경(motor nerve; 날신경) : 중추의 명령을 말초(뼈대근육)로 전달

B. 자율신경(autonomic nerve)

1. 교감신경(sympathetic nerve)과 부교감신경(parasympathetic nerve)으로 분류
2. 순환, 호흡, 소화, 대사, 분비, 체온 유지, 배설, 생식 등의 자율기능을 담당

• 말초신경의 역할

1. 정보 전달
2. 감각 기능
3. 운동 조절
4. 자율기능 조절
5. 생명 유지
6. 회복과 재생
7. 인체와의 상호작용

• 뇌신경

A. 뇌바닥과 뇌줄기에서 시작하여 머리뼈안 구멍이나 틈새를 지나가는 12쌍의 말초신경(신경섬유다발)이다.

B. 뇌에서 나오는 순서대로 위에서부터 번호를 붙이며 각각 명칭이 있다(그림 11–2, 표 11–1 참조).

C. 감각신경

1. 후각신경(olfactory nerve) : 제1뇌신경, 후각정보를 전달함
2. 시(각)신경(optic nerve) : 제II뇌신경, 시각정보를 전달함
3. 속귀신경(청(각)신경, auditory nerve) : 제VIII뇌신경, 청각을 전달하는 달팽이신경과 평형감각을 전달하는 안뜰신경으로 구성됨

D. 운동신경

1. 눈돌림신경(동안신경, oculomotor nerve) : 제III뇌신경, 안구를 움직이는 눈바깥근육을 지배함
2. 도르래신경(활차신경, trochlear nerve) : 제IV뇌신경, 위빗근을 지배함
3. 갓돌림신경(외전신경, abducens nerve) : 제VI뇌신경, 가쪽곧은근육을 지배함
4. 더부신경(부신경, accessory nerve) : 제XI뇌신경, 입천장근육과 인두근육, 등세모근과 목빗근을 지배함
5. 혀밑신경(설하신경, hypoglossal nerve) : 제XII뇌신경, 혀의 운동을 지배함

E. 혼합신경

1. 삼차신경(trigeminal nerve) : 제V뇌신경, 얼굴의 감각을 담당하고 씹기근육을 지배함(그림 11–3 참조)
2. 얼굴신경(안면신경, facial nerve) : 제VII뇌신경, 표정근육을 지배하고 혀의 미각이나 눈물샘, 턱밑샘, 혀밑샘의 분비를 조절함(그림 11–4 참조)
3. 혀인두신경(설인신경, glossopharyngeal nerve) : 제IX뇌신경, 인두근육과 물렁입천장(연구개)의 근육을 지배하고, 귀밑샘의 분비를 조절하며, 혈액의 산소분압을 전달함
4. 미주신경(vagus nerve) : 제X뇌신경, 발성에 관여하고 가슴 장기나 배 장기에 분포함

• 척수신경

A. 척수신경의 구조와 기능

1. 감각신경의 다발과 운동신경의 다발이 척수를 출입함(그림 11–5 참조)
2. 감각과 자발적인 움직임에 필요한 자극을 전도

B. 척수신경의 분포

1. 척수의 목분절에서 8쌍의 목신경, 가슴분절에서 12쌍의 가슴신경, 허리분절에서 5쌍의 허리신경, 엉치분절에서 5쌍의 엉치신경, 꼬리분절에서 1쌍의 꼬리신경이 나옴
2. 피부분절(dermatomere) : 단일 뇌신경 또는 척수신경이 분포하는 피부 표면(그림 11-6 참조)

C. 척수신경얼기

1. 목신경얼기(경신경총, cervical plexus) (그림 11-7 참조)
   a. 첫째~넷째목신경(C1~C4)의 앞가지로 구성됨
   b. 목부분의 피부나 근육에 분포함
   c. 가로막신경은 가슴안을 내려가 가로막을 지배함
2. 팔신경얼기(완신경총, brachial plexus) (그림 11-8 참조)
   a. 다섯째~여덟째목신경(C5~C8)과 첫째가슴신경(T1)의 앞가지로 구성됨
   b. 겨드랑신경, 근육피부신경, 정중신경, 자신경, 노신경 등이 나옴(그림 11-9, 11-10 참조)
3. 허리신경얼기(요신경총, lumbar plexus) (그림 11-11 참조)
   a. 첫째~넷째허리신경(L1~L4)의 앞가지로 구성됨
   b. 아랫배에서 넓적다리까지의 피부와 근육을 지배함
   c. 넓적다리신경, 폐쇄신경 등이 있음
4. 엉치신경얼기(천골신경총, sacral plexus) (그림 11-12 참조)
   a. 넷째허리신경에서 넷째엉치신경(L4~S4)의 앞가지로 구성됨
   b. 궁둥신경(좌골신경, sciatic nerve) : 온종아리신경이나 정강신경으로 나뉘어 종아리부터 발의 피부나 근육에 걸쳐 분포함(그림 11-13 참조)
   c. 음부신경(pudendal nerve) : 바깥항문조임근이나 바깥음부의 피부에 분포함
   d. 그 밖에도 위볼기신경, 아래볼기신경, 뒤넓적다리피부신경 등이 있음

• 자율신경

A. 내장, 혈관, 샘 등의 의지와 상관없이 조절되는 기관에 분포하며 생명 유지에 필요한 다양한 작용을 무의식적이고 반사적으로 조절한다(표 11-3 참조).

B. 교감신경과 부교감신경으로 나뉘며, 두 신경은 동일 기관에 평행하게 분포하지만 그 작용은 거의 정반대이다(그림 11-14 참조).

C. 교감신경

1. 척주 양쪽을 세로로 주행하는 교감신경줄기 안에 교감신경절이 끼여 있어 염주와 같은 모양임(그림 11-15 참조)
2. 교감신경줄기신경절은 교통가지에 의해 척수신경과 연결
3. 주로 동맥과 함께 피부, 혈관벽의 민무늬근육, 내장의 민무늬근육, 각종 샘 등에 분포함(표 11-4 참조)
4. 투쟁-도피반응을 관장 : 스트레스 등의 응급상황에 대응하여 혈관 민무늬근육이 수축, 심장근육의 활동 항진, 내장 민무늬근육의 이완 작용을 일으킴

D. 부교감신경

1. 하위중추는 뇌줄기[중(간)뇌, 다리뇌, 숨뇌]와 둘째~넷째엉치척수(S2~S4)에 있음
2. 4개의 뇌신경(눈돌림신경, 얼굴신경, 혀인두신경, 미주신경)에 포함되어 주행함
3. 신경절전신경섬유가 길어서 신경절이 표적장기의 내부나 인접 부위에 위치함(표 11-5 참조)
4. 수면 중에 활발하며 내장 민무늬근육의 수축, 심장의 활동 억제, 샘분비 항진 등의 작용을 일으킴

E. 자율신경조절의 특징

1. 이중지배 : 내장기관의 대부분은 교감신경과 부교감신경 두 신경의 지배를 받음
2. 대항지배 : 동일 효과기에 대한 교감신경과 부교감신경의 작용은 상반됨(표 11-6 참조)
3. 지속성(긴장성) 지배 : 지배 기관에 끊임없이 흥분을 보내며 항상 자발적으로 활동함

F. 자율신경계통의 신경전달물질과 수용체 (그림 11-17 참조)

1. 신경전달물질(neurotransmitter)
   a. 교감신경의 신경절전과 신경절후 신경섬유에서 방출되는 신경전달물질은 각각 아세틸콜린(ACh)과 노르에피네프린(NE; 노르아드레날린)임
   b. 부교감신경의 신경절전과 신경절후 신경섬유에서 방출되는 신경전달물질은 모두 아세

틸콜린(ACh)임

c. 콜린신경세포 : 아세틸콜린을 합성하여 방출하는 신경세포

d. 에피네프린신경세포 : 노르에피네프린을 합성하여 방출하는 신경세포(그림 11-18 참조)

2. 수용체(receptor) (표 11-7 참조)

a. 콜린수용체(cholinergic receptor) : 니코틴수용체와 무스카린수용체가 있으며, 각각 니코틴이나 무스카린에 의해 유사 작용을 나타냄

b. 아드레날린수용체(adrenergic receptor) : α형과 β형의 2종류가 있으며, 노르에피네프린은 주로 α수용체에 작용하고, 에피네프린은 α수용체와 β수용체에 작용함

G. 자율신경반사

1. 자신의 의지와는 관계없이 외부 자극에 의해 일어나는 자율신경과 몸운동신경(예 : 무릎반사 등의 늘임반사)을 통한 반사반응임

2. 내장 들신경에 의해 일어나는지, 몸 들신경에 의해 일어나는지에 따라 내장-자율신경반사와 몸-자율신경반사가 있음

a. 내장-자율신경반사

① 내장 들신경을 들길로 함

② 승압수용체반사, 감압수용체반사, 화학수용체반사, 위창자운동, 소화액의 분비반응 등

b. 몸-자율신경반사

① 몸감각이나 특수감각에서 오는 자극을 들길로 함

② 체온조절반사, 침분비반사, 혈압상승반사 등(그림 11-19 참조)

ACTIVE LEARNING

능동학습

• 종합질문

01. 말초신경계통을 기능에 따라 분류하시오.

02. 몸신경을 해부학적, 기능적으로 분류하시오.

03. 말초신경계통의 역할을 설명하시오.

04. 뇌신경을 기능면에서 구분하고 그 기능을 설명하시오.

05. 뇌줄기와 사이뇌에서 나오는 뇌신경의 수를 말하고, 특정 뇌신경의 기능에 내한 몇 가지 예를 드시오.

06. 척수신경의 구조와 기능을 설명하시오.

07. 척수신경의 수를 말하고, 이름이 어떻게 붙여졌는지를 설명하시오.

08. 척수신경얼기의 간략하게 구성을 열거하시오.

09. 교감신경의 구조와 기능을 설명하고, 교감신경의 신경경로를 구분하시오.

10. 부교감신경의 구조와 기능을 설명하고, 부교감신경의 신경경로를 구분하시오.

11. 자율신경조절의 특징을 간략하게 설명하시오.

12. 자율신경계통의 신경전달물질에는 무엇이 있는지 열거하고 그 기능을 설명하시오.

• 심층고찰

13. 뇌신경 중 주로 운동기능을 다루는 신경은 무엇이고 주로 감각기능을 다루는 것은 무엇인가?

14. 아세틸콜린에스터분해효소(아세틸콜린을 비활성화시키는 효소)의 기능을 억제하는 종류의 약물이 있다. 이 약물의 섭취가 내장 효과기에 주는 부작용을 설명하시오.

15. A 씨는 언제나처럼 아침에 토스트와 주스, 커피를 먹었다. 점심 무렵이 되자 점심식사에 대한 식욕이 없고 약간 긴장한 상태로 구역질이 나기도 한다. 신경계통에 대한 지식을 바탕으로 A 씨의 증상에 대해 유추할 수 있는 원인을 구체적으로 제시하시오.

• 확인문제

01. 말초신경계통은 기능에 따라 ________와/과 ________으로 분류된다.

02. 뇌에서 나오는 ________쌍의 신경과 척수에서 나오는 ________쌍의 신경이 있다.

03. 안구의 움직임에 관여하는 뇌신경은 ________, ________, ________이다.

04. 뇌신경 중 후각신경, 시(각)신경, 속귀신경은 기능면에서 ________신경에 속한다.

05. ________은/는 하나의 척수신경이 분포하는 피부 표면이다.

06. 척수신경얼기는 위치에 따라 ________신경얼기, ________신경얼기, ________신경얼기, ________신경얼기라고 불리며, 말초 쪽으로 새로운 신경을 보낸다.

07. 허리신경에서 나오는 대표적인 신경에는 넓적다리폄근을 지배하는 ________신경과 모음근 무리를 지배하는 ________신경이 있다.

08. ________은/는 스트레스가 없는 동안 효과기를 조절하는 자율신경의 한 부분이다.

09. ________은/는 투쟁–도피반응을 조절하는 자율신경의 한 부분이다.

10. 내장기관의 대부분은 교감신경과 부교감신경 두 신경의 지배를 받는다. 이러한 두 신경계통에 의한 신경지배를 ________(이)라고 하며, 한 기관에 교감신경과 부교감신경 두 계통의 섬유가 분포되어 일어나는 현상이다.

11. ________의 예로는 아세틸콜린과 도파민 등이 있으며, 신경세포가 소통할 때 사용하는 화학물질이다.

12. 교감신경의 신경절전신경섬유는 신경전달물질 ________을/를 방출하고, 신경절후신경섬유는 ________을/를 방출한다.

13. 부교감신경의 신경절전신경섬유는 신경전달물질 ________을/를 방출하고, 신경절후신경섬유는 ________을/를 방출한다.

확인문제 정답

01 몸신경, 자율신경 / 02 12, 31 / 03 도르래신경, 눈돌림신경, 갓돌림신경 / 04 감각 / 05 피부분절 / 06 목, 팔, 허리, 엉치 / 07 넓적다리, 폐쇄 / 08 부교감신경 / 09 교감신경 / 10 이중지배 / 11 신경전달물질 / 12 아세틸콜린, 노르에피네프린 / 13 아세틸콜린, 아세틸콜린

MEMO

감각

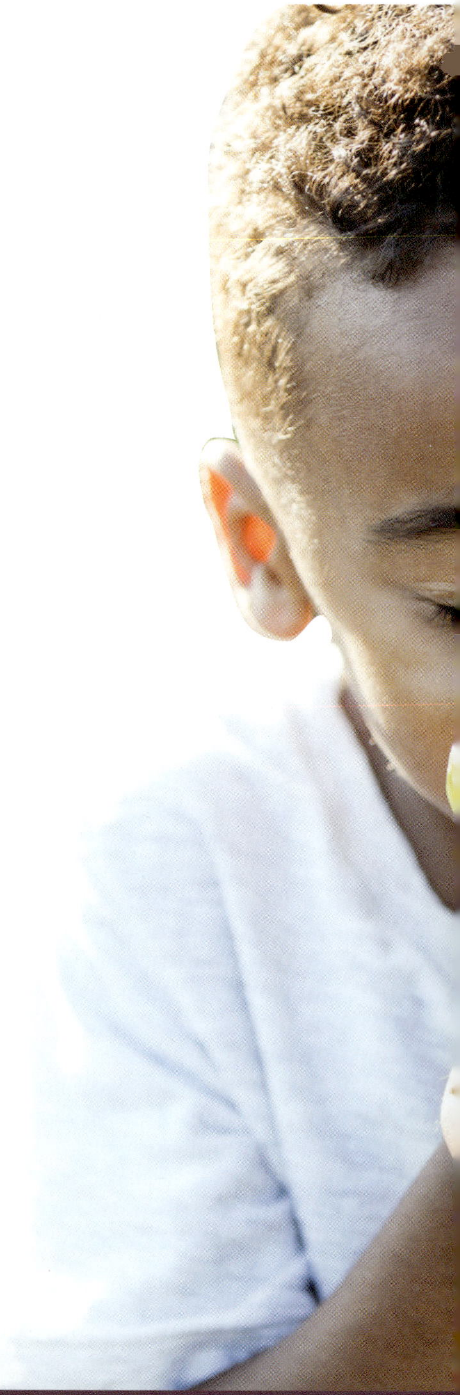

CHAPTER 12

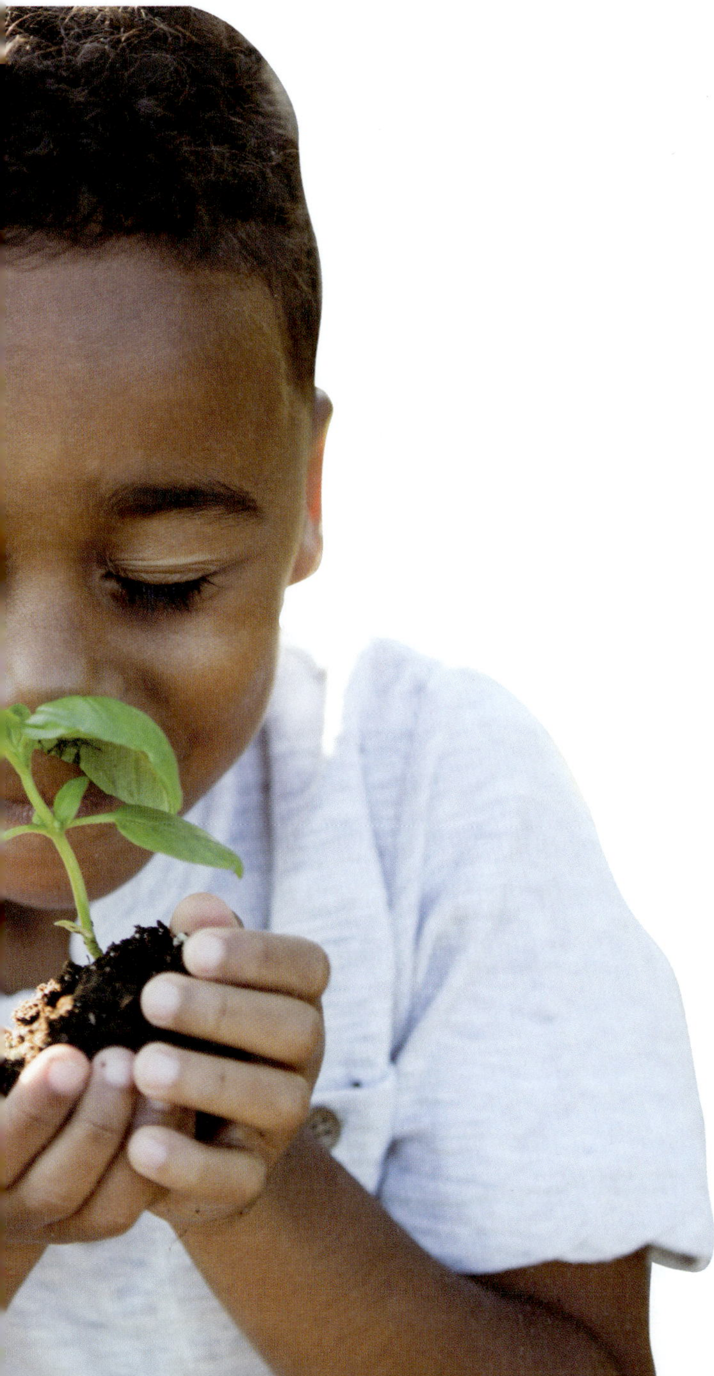

학습목표

1. 감각기관을 일반감각과 특수감각으로 분류하고 기본적 차이점을 설명할 수 있다.
2. 자극이 감각으로 어떻게 변환되는지를 이해할 수 있다.
3. 일반감각의 정의와 기능을 설명할 수 있다.
4. 눈의 구조와 시각 감지 기전을 설명할 수 있다.
5. 귀의 구조와 청각 및 평형감각 감지 기전을 설명할 수 있다.
6. 혀의 구조와 맛에 대한 감각 기능을 설명할 수 있다.
7. 코안의 구조와 냄새에 대한 감각 기능을 설명할 수 있다.
8. 감각이 어떻게 통합되는지를 이해할 수 있다.

학습목표

일반감각 / 피부감각 / 심부감각 / 내장감각 / 특수감각 / 시각 / 안구 / 눈물기관 / 청각 / 바깥귀 / 가운데귀 / 속귀 / 평형감각 / 후각 / 후각섬모 / 순응 / 미각 / 맛봉오리

흔히 감각기관이라고 하면 눈, 코, 귀, 혀의 맛봉오리 등을 떠올리게 되는데, 실제로 인체에는 피부, 내부 기관, 근육 등 몸 전체에 걸쳐 수백만 개의 감각기관이 존재한다. 이 감각기관들은 촉각, 압력, 온도각, 통각과 같은 자극에 반응하는 수많은 감각수용기를 구성하며, 이는 감각신경세포의 가지돌기 끝에 위치한다.

외부 환경과 내부 환경의 변화를 감지하는 인체의 능력은 항상성을 유지하고 생존을 위해 필요하다. 인체가 변화나 위험을 감지하는 경우에만 항상성에 중요한 보호 반사를 일으킬 수 있는데, 외부의 위험은 시각이나 청각으로 감지될 수 있다. 만약 근육이 과도하게 늘어나거나 체온 상승(열)을 감지하거나 궤양으로 인한 통증 등을 감지하면 다른 감각수용기에서 몸의 문제를 파악하고 항상성을 유지하기 위한 적절한 행동을 취하게 된다.

1. 감각의 분류

감각을 일으키는 자극에는 다양한 것이 있으며, 각각의 자극을 감지하는 수용체(receptor)는 특정 자극만 수용한다. 즉, 감각의 종류는 수용체의 종류에 따라 결정된다.

일반적으로 감각은 수용체의 존재 부위에 따라 **일반감각**(general sense)과 **특수감각**(special sense)으로 분류한다.

1. 일반감각

일반감각(general sense)은 피부, 근육, 힘줄, 관절, 다른 내부 기관에 널리 분포하는 미세수용체에 의해 감지되는 감각으로, 통각, 온도각, 촉각, 압각, 위치감각 등이 있다. 또한 의식에 이르지는 않지만 체내의 상태, 예를 들어 체내의 혈액 pH, 산소 농도, 이산화탄소 농도를 정보로서 파악하는 내장감각도 있다.

2. 특수감각

특수감각(special sense)은 자극을 받아들이는 수용체가 눈이나 귀처럼 특징적으로 분화하여 인체의 특정 부위에 존재하는 감각을 말한다. 특수감각에는 시각, 청각, 평형감각, 미각, 후각이 있으며, 특수감각의 수용체는 모두 머리에 집중해 있고 정보는 뇌신경을 통해 중추로 보내진다.

2. 감각의 일반적 특성

감각기관은 크기, 유형, 위치에 상관없이 공통적으로 몇 가지 중요한 특징을 가진다.

1) 자극(stimulus)과 문턱값(역치, limen)

감각이 발생하려면 외부에너지인 자극이 필요한데, 각 수용체에 고유의 정보를 제공하는 자극을 **적합자극**(adequate stimulus)이라고 한다. 예를 들어 시각은 빛, 청각은 소리, 후각은 냄새물질, 미각은 맛물질, 평형감각은 중력과 가속도, 온도각은 온도, 압각은 압력, 촉각은 촉감이 적합자극이 된다. 이와 반대로 해당 수용체에 어울리지 않는 자극을 부적합자극이라고 하는데, 눈으로는 소리를 볼 수 없고 귀로는 빛(색)을 들을 수 없듯이 소리나 냄새는 눈에 부적합자극이 된다.

또한 아무리 적합자극이라도 그 자극이 상당히 약한(작은) 경우에는 아무런 감각이 발생하지 않는다. 감각이 발생하려면 일정한 수준 이상의 강한 자극이 필요한데, 감각이 발생하는 데 필요한 최소한의 자극 강도를 **문턱값**이라고 한다.

2) 감각수용기(sensory receptor)

눈이나 귀처럼 특정 감각에 대한 적합자극을 수용하도록 분화한 기관을 **감각기관**(sensory organ)이라고 한다. 감각기관에는 적합자극이 되는 물리적 또는 화학적 자극을 수용해서 전기신호로 변환하는 **수용체**(receptor)가 존재한다. 예를 들어 시각이라면 수용체는 시각세포이고, 청각이라면 털세포 등의 청각세포이다.

한편, 일반감각은 대부분 감각신경세포의 신경종말이 직접 또는 결합조직이나 상피세포 등 다른 부속기관에 둘러싸인 상태로 기계적 자극이나 화학적 자극을 받아들이며, 이 경우는 감각신경종말이 감각기관이면서 수용체이기도 하다. 인체 안팎의 환경에 적응하여 활동하기 위해서는 변화하는 환경 정보인 자극의 종류가 여러 종류이기 때문에 다수의 다른 수용체가 필요하다.

감각수용기는 수용기세포의 피막 유무에 따라 구조적으로 구분할 수 있다(표 12-1). 즉, 자유신경종말과 같이 피막에 싸여 있지 않고 노출되어 있는 것과 망울소체, 층판소체, 촉각소체 등 피막에 싸여 있는 것이 있다. 또한 수용기세포는 자극을 활성화하는 자극의 유형이나 방식에 따라 기능적으로 구분할 수도 있다(표 12-2). 빛수용기(photoreceptor)는 빛의 강도나 색 변화에 민감하여 시각에 관여하고, 화학수용기(chemoreceptor)는 특정 화학물질의 존재에 민감하여 미각이나 후각에 관여하며, 통각수용기(pain receptor, nociceptor)는 몸의 손상에 민감하게 반응한다. 온도수용기(thermoreceptor)는 온도 변화에 민감하게 반응하며, 기계적수용기(mechanoreceptor)는 위치나 형태를 변화시키는 기계적자극에 민감하여 평형각에 관여한다.

표 12-1 감각수용기의 구조적 분류

유형		위치	감각
노출된 신경종말	자유신경종말	피부와 점막(상피층)	통각, 감별촉각, 간지럼 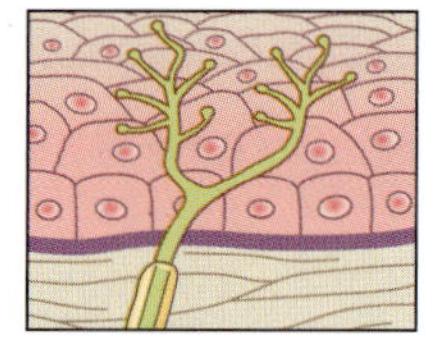
피막화 신경종말	망울소체(크라우제소체)	피부(진피층), 피부밑조직, 입술과 눈꺼풀의 점막, 바깥생식기관	냉각, 촉각 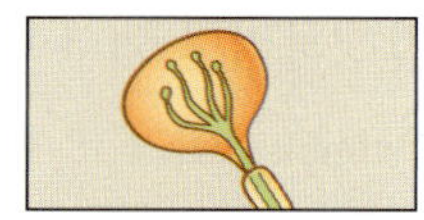
	층판소체(파치니소체)	피부밑, 점막밑, 장막밑조직, 관절 주위, 남녀의 젖샘(유선) 및 바깥 생식기관	압각, 고주파 진동 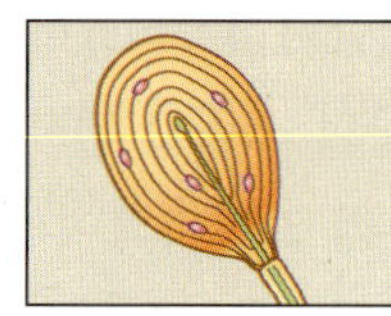
	촉각소체(마이스너소체)	피부(진피의 유두), 손가락 끝과 입술(다수 존재)	미세촉각, 저주파 진동 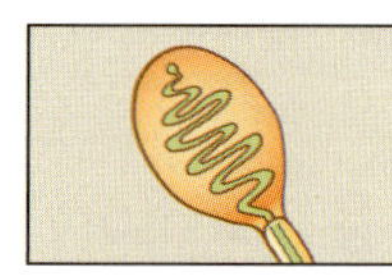
	루피니소체	손가락의 피부(진피층) 및 피부밑 조직	온각, 촉각, 압각 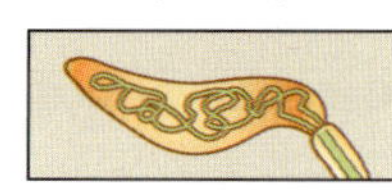
	골지힘줄기관	힘줄과 근육접합부 근처	고유감각(근육긴장 감각) 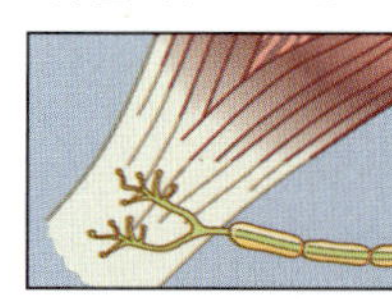
	근(육)방추	뼈대근육	고유감각(근육길이 감각) 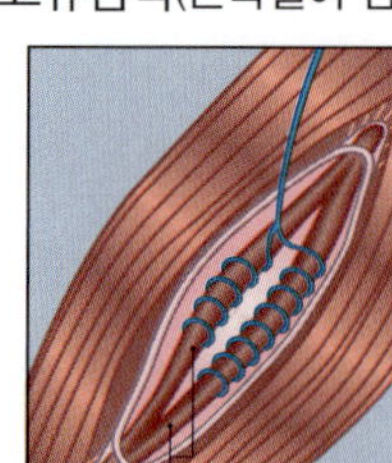

표 12-2 감각수용기의 기능적 분류

유형	위치	감각수용기	감각
빛수용기	눈	막대세포와 원뿔세포	시각
화학수용기	코	후각세포	후각
	맛봉오리	미각세포	미각
통각수용기	피부	자유신경종말	통각
온도수용기	피부	망울소체와 루피니소체	냉각 · 온각
기계적수용기	귀	나선기관(코르티기관)	청각
		팽대능선	동적평형
		평형반	정적평형

3) 수용체전위(receptor potential)

감각수용기가 각각 적합자극을 받아들이면 수용세포에 **수용체전위**가 발생한다. 수용체전위는 자극이 강하면 커지는 단계적 전위이다. 수용체전위의 크기에 의존해서 신경전달물질의 방출량도 단계적으로 변화한다. 신경전달물질은 연접후막의 감각신경섬유 종말에 수용되어 연접후전위(postsynaptic potential)가 발생하고, 그 전위가 문턱값을 넘으면 자극이 발생한다. 연접후전위도 신경전달물질의 분비량에 비례해서 단계적으로 커진다. 수용체전위의 크기나 지속시간에 따라서 자극의 방전 빈도가 증감하기 때문에 감각자극의 강도는 감각신경에서 전도 시에는 자극의 빈도로서 표현된다.

자극의 강도에 대해 단계적으로 커지는 수용체전위가 문턱값을 넘었을 때 **실무율**(all-or-none law)에 따라 발생하는 자극의 성질은 다음과 같다.

① 감각은 불연속적인 신경자극에 의해 전달된다.
② 감각의 강도는 신경자극의 방전 빈도에 따라 증감한다.
③ 신경자극의 진폭은 자극의 강도가 바뀌어도 일정하다.

4) 감각순응(sensory adaptation)

일정한 자극을 수용체에 지속적으로 가하면 신경섬유의 자극 방전 빈도는 점차 감소하는데, 이 현상을 **감각순응**이라고 한다. 수용체로 들어오는 자극의 순응 정도에 따라 빨리 순응하는 수용체와 늦게 순응하는 수용체가 있는데, 코털이나 층판소체처럼 빨리 순응하는 수용체는 자극의 강도와 급격한 변화에 반응하고 그 활동전위는 단시간에 사라지는 성질이 있다. 그러나 촉각원반이나 루피니소체처럼 늦게 순응하는 수용체는 어떤 특정 상태의 정보를 지속적으로 전달한다.

5) 대뇌겉질의 감각영역

수용체에서 받아들인 감각정보는 감각경로를 통해 대뇌겉질에 도달하여 인지된다. 대뇌겉질에는 **기능위치**(localization of function)가 있다. 대뇌겉질의 몸감각영역에서는 인체 각 영역으로부터 들어오는 몸감각정보가 몸감각영역의 정해진 영역으로 입력된다. 즉, 인체 각 영역의 위치관계가 몸감각영역 내에서 재현되며 이를 뇌지도로서 나타낼 수 있다(그림 12-1).

뇌 안에서 재현되는 인체부분의 상대적 넓이를 그 영역에 입력하는 인체부위(얼굴이나 손 등)의 그림으로서 표현한 것이 뇌지도이다. 재현부위는 실제 인체영역의 크기와는 비례하지 않으며, 자극에 대해 정밀도가 높은 부분이 넓게 과장된 특징이 있다. 예를 들어 손발, 얼굴 등 수용체의 밀도가 높은 부위에서는 넓게 표현되고, 몸통 등은 실제보다 겉질영역에 좁게 표현되어 있다. 이는 해당 부위에서 정보를 받아들이는 신경세포 수의 차이를 반영하며 중추에서 처리되는 정보의 양과 관계한다. 겉질영역이 넓은 인체영역은 그만큼 감각이 예민하다는 것을 뜻한다.

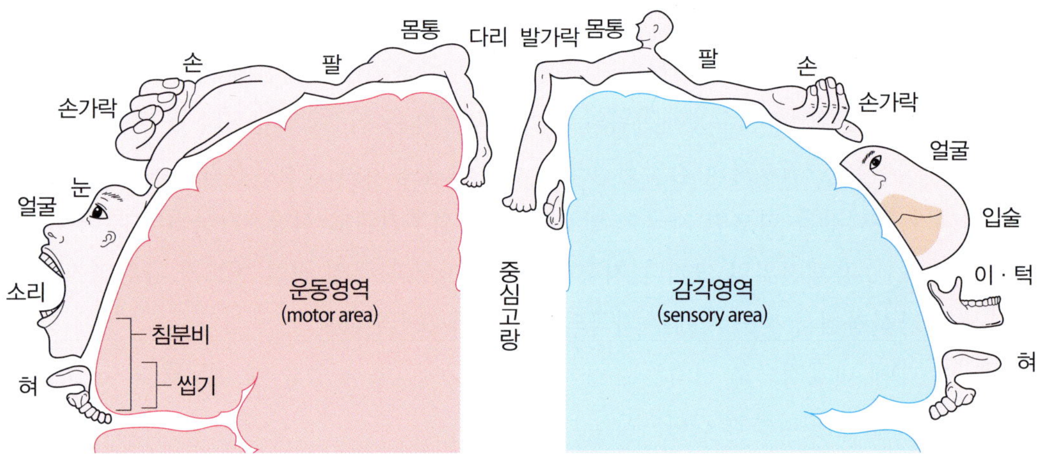

그림 12-1 기능위치의 뇌지도

요점확인

1. 적합자극과 문턱값이란 무엇인가?
2. 감각수용기의 구조적 분류와 기능적 분류는 무엇인가?
3. 감각순응이란 무엇인가?

3. 일반감각

일반감각은 피부나 근육 등 온몸에 분포하는 감각수용기에서 받아들이는 감각으로, 피부 표면의 감각인 **피부감각**(cutaneous sensation; 표재감각), 인체 내부의 감각인 **심부감각**(deep sensation), 내장에 분포하는 신경에 의해 전달되는 감각인 **내장감각**(visceral sensation)으로 나눌 수 있다.

1. 피부감각

1) 감각수용기(sensory receptor)

피부에는 기계적수용기, 온도수용기, 화학수용기, 통증수용기 등 다양한 수용체가 있으며, 각각 촉각, 압각, 진동감각, 온도감각, 통각 등의 감각을 받아들인다(그림 12-2).

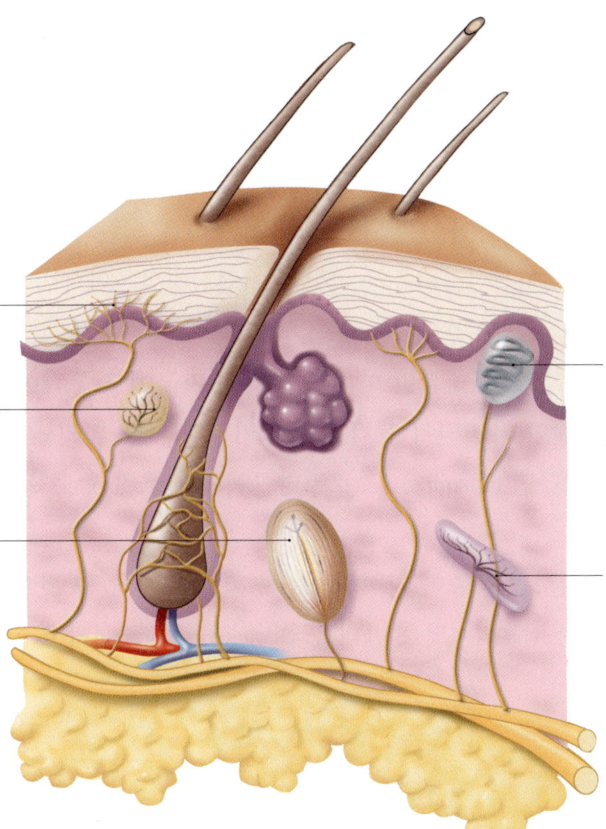

그림 12-2 피부의 다양한 감각수용기

(1) 촉각(tactile sense), 압각(baresthesia), 진동감각(pallesthesia)

피부에 살짝 닿으면 **촉각**이 발생하고, 세게 누르면 **압각**으로 바뀐다. 10~20Hz 이상 반복되면 **진동감각**이 발생하고, 가볍게 움직이는 자극에 간지러움을 느낀다. 이들이 조합되어 대상의 크기, 무게, 단단함, 표면의 성질 등을 알 수 있다.

기계적수용기로서 **자유신경종말**(free nerve ending) 외에 **마이스너소체**(Meissner corpuscle)나 **파치니소체**(Pacini corpuscle), **메르켈원반**(Merkel disk) 등이 있다. 마이스너소체는 손발가락의 촉각융기(tactile elevation)나 입술, 눈꺼풀 가장자리, 바깥음부의 피부에서 많이 관찰된다(표 12-1 참조).

(2) 온도감각(thermesthesia)

온도감각에는 **온각**과 **냉각**이 있다. 온도수용기는 온도 상승에 반응하고, 냉각수용기는 온도 하강에 반응한다. 온도수용기에는 **자유신경종말** 외에 **루피니소체**(Ruffini corpuscle), **크라우제소체**(Krause corpuscle)가 있다(표 12-1 참조). 온도를 높이면 온도수용기에서 방전이 증가하여 45~47℃에서 최고가 된다.

피부온도가 30℃ 이하에서는 온도수용기에서의 자극은 확인되지 않는다. 43~45℃에서는 온도수용기의 활동과 함께 냉각수용기나 통각수용기의 활동도 나타난다. 이때 뜨겁다고 하는 감각이 생기는 것으로 판단된다.

(3) 통각(nociception)

자극이 조직장애를 일으킬 정도로 심해졌을 때만 반응하는 수용체를 **통각수용기**(nociceptor), 그 자극을 **통각**이라고 한다. 통증이 대표적인 예이다.

혈류의 차단으로 촉각과 압각이 소실되었을 때도 통각은 남는다(예를 들어 정좌 시의 발저림). 반대로 국소마취에서는 우선 민말이집신경섬유와 가는 말이집신경섬유의 전도가 차단되어 통각만 없어지고 촉각과 압각이 없어지는 것은 그 이후이다.

강한 기계적 자극이나 온도 자극뿐만 아니라 화학적 자극에도 통각이 발생한다. 염증이나 화상 시에는 어떤 종류의 화학물질이 유리되어 통각을 일으키는데, 브라디키닌(bradykinin) 유사 폴리펩타이드나 세로토닌(serotonin), 히스타민(histamine), 프로스타글랜딘(prostaglandin) 등이 있으며 이들을 내인성 통각 유발 물질이라고 한다.

통증이 있는 부분을 찌르면 통증이 가벼워짐을 경험한 적이 있을 것이다. 지속적으로 아픈 부분을 기계적으로 자극해서 통각을 줄이는 것을 반대자극(counterirritation)이라고 한다.

2) 감각수용기의 분포

(1) 감각점(sense spot)

피부감각이 예민한 부위는 피부 및 피부에 접하는 점막 위에 점 모양으로 분포해 있다. 이를 **감각점**이라고 하며 통점, 촉압점, 냉점, 온점으로 구별된다. 감각점 아래에는 그에 대응하는 수용체로서 소체나 신경종말이 있다.

감각점의 밀도는 피부 위에 일정하게 흩어져 있는 것이 아니라 몸 부위에 따라 다르며, 촉압점은 코나 손가락 끝 등에서 상당히 빼곡(1cm^{2}당 100 이상)한 데 비해 넓적다리 등에서는 적다(1cm^{2}당 10 정도)(표 12-3). 분포 밀도가 높을수록 감각의 예민함이 증가하고, 밀도가 낮을수록 자극을 강하게 하지 않으면 감각이 생기는 비율이 낮아진다.

표 12-3 감각점

		통점	냉점	온점	압점
전신의 감각점 수		200~400만	25만	3만	50만
각 부위의 감각점 수 (감각점/cm^2)	이마	184	5.5~8	0.6	50
	코	50~100	8~13	1	100
	입안	27~150	4.6	3.6	7~35
	손등	100~200	6~23	0~3	25
	넓적다리	170~190	4~5	0.4	11~13

(2) 두점식별문턱값(two point threshold)

피부의 두 점에 가해진 자극을 두 점으로 느끼는 최소거리를 **두점식별문턱값**이라고 한다. 혀끝과 손가락에서 가장 작은 1~3mm이고, 등과 넓적다리에서는 54~68mm이다(표 12-4).

촉각과 압각의 식별력은 두점식별문턱값으로 조사한다.

표 12-4 두점식별문턱값(mm)

혀끝	손가락끝	입술	코끝	가슴	등	넓적다리	발바닥
1	1	4.5	6.8	45	54	68	16

3) 피부감각의 중추와 신경경로

(1) 식별촉각의 전도로

식별촉각, 진동감각, 의식적 근육관절감각은 마이스너소체, 파치니소체, 근(육)방추 등에서 받아들인다. 이들 감각은 **뒤섬유단–안쪽섬유띠로**(posterior funiculus–medial lemniscus tract)를 따라 대뇌겉질까지 전달된다(그림 12–3).

식별촉각을 받아들인 뒤뿌리신경절 속 일차신경세포는 뒤뿌리에서 척수로 들어가 신경섬유다발인 뒤섬유단을 만들어 숨뇌 등쪽기둥핵인 널판핵(gracile nucleus) 및 쐐기핵(cuneate nucleus)에 있는 이차신경세포와 연접을 형성한다. 이차신경세포에서 나온 축삭은 안쪽섬유띠를 형성해서 반대쪽으로 교차한 후 뇌줄기를 따라 올라가서 시상에 있는 삼차신경세포와 연접을 형성한다. 시상에서 나온 축삭은 대뇌겉질 마루엽에 있는 일차몸감각겉질에 도달한다.

한편, 팔의 식별촉각과 다리의 식별촉각은 조금 다른 경로를 취한다. 즉, 다리의 식별촉각이 척수 뒤섬유단의 안쪽부분(널판다발, gracile fasciculus)을 통과하는 데 반해, 팔의 식별촉각은 뒤섬유단의 가쪽부분(쐐기다발, cuneate fasciculus)을 통과해 등쪽기둥핵에 도달한다.

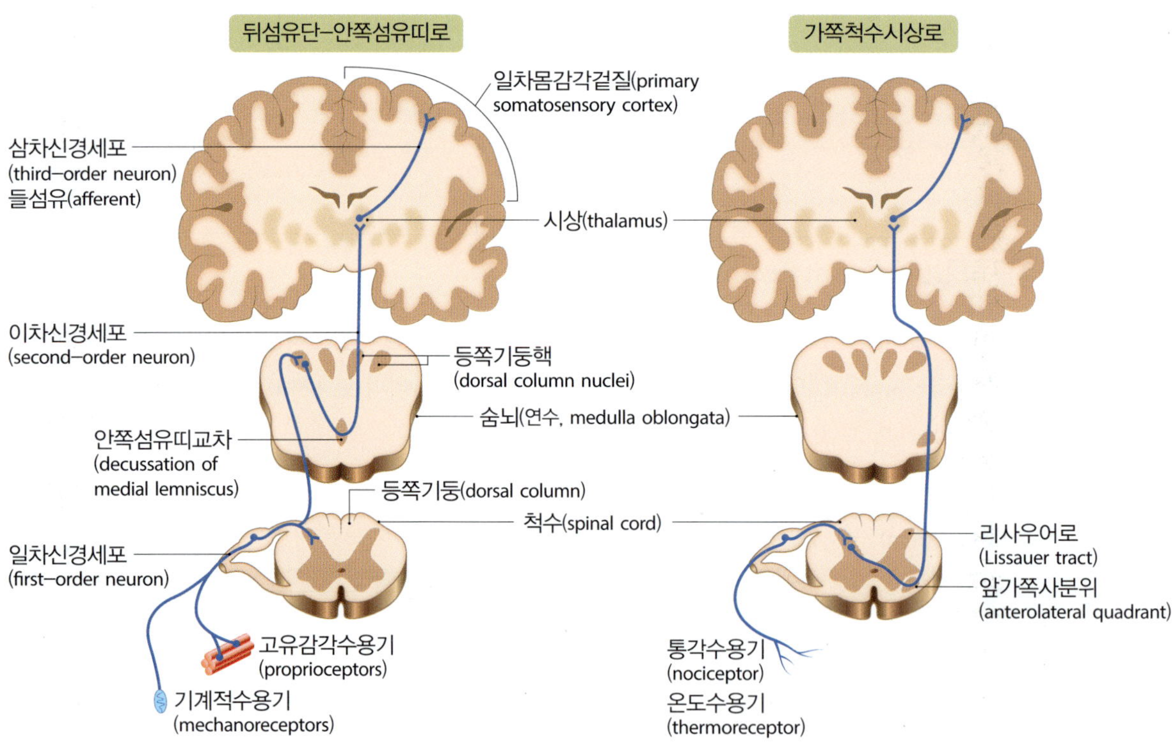

그림 12–3 **피부감각 전도로**

(2) 온도감각과 통각의 전도로

온도감각과 통증을 느끼는 감각수용기는 자유신경종말이며, 이들 감각은 **가쪽척수시상로**(외측척수시상로, lateral spinothalamic tract)를 따라 대뇌겉질로 전달된다(그림 12-3).

온도감각과 통증을 받아들인 뒤뿌리신경절 속 일차신경세포는 뒤뿌리를 통해 척수 뒤뿔의 아교질에 있는 이차신경세포와 연접을 형성한다. 이 신경세포에서 나온 축삭은 반대쪽 척수로 교차해서 가쪽섬유단에 있는 가쪽척수시상로를 따라 올라가서 시상에 있는 삼차신경세포와 연접을 형성한다. 시상에서 나온 축삭은 대뇌겉질 마루엽에 있는 일차몸감각겉질에 도달한다.

2. 심부감각

심부감각에는 팔다리의 위치나 움직임에 대한 감각인 **운동감각**과 **심부통증**이 있다.

1) 운동감각(kinesthetic sense)

운동감각은 관절이나 근육, 힘줄에 있는 고유감각기(proprioceptor)의 작용에 따른 것으로, 스스로 운동에 의해 생기는 감각이어서 **고유감각**이라고도 한다. 운동이나 자세의 반사조절에 도움이 되며, 이들 감각이 의식에 이르는 경우는 거의 없다.

고유감각기에는 근육에 존재하는 **근(육)방추**와 힘줄에 존재하는 **골지힘줄기관**이 있다(그림 12-4).

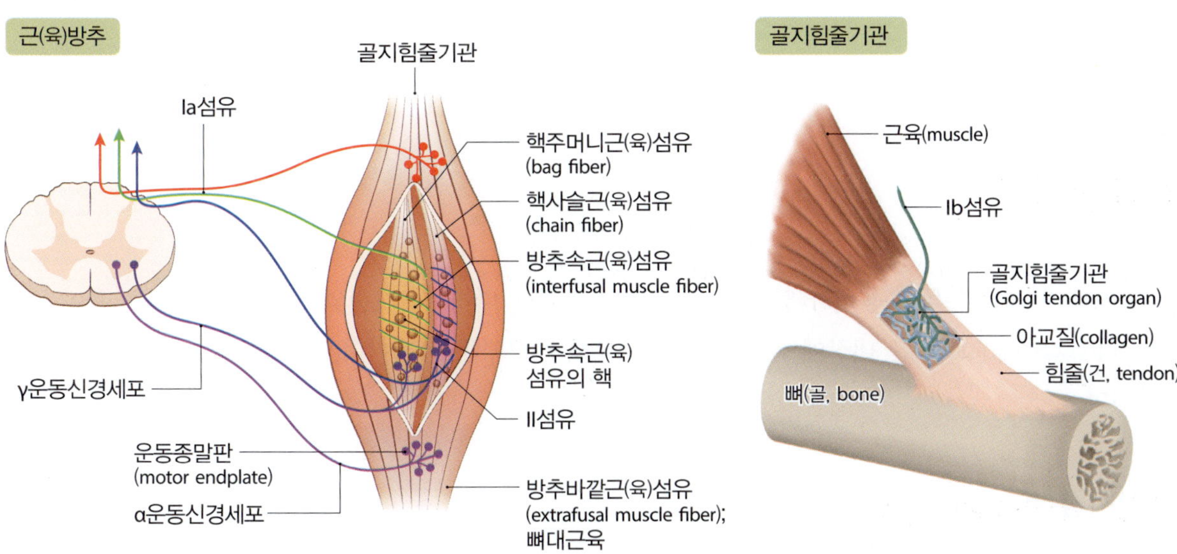

그림 12-4 고유감각기

(1) 근(육)방추(muscle spindle)

뼈대근육의 길이와 속도 변화를 감지하여 중추신경계통으로 전달하는 소기관으로, **방추속근(육)섬유**(interfusal muscle fiber)라고도 한다. 그 주변을 이른바 뼈대근육인 방추바깥근(육)섬유(extrafusal muscle fiber)가 둘러싸고 있으며 긴 것은 30cm나 되지만, 근(육)방추는 1cm 정도이다.

근(육)방추는 길이가 비교적 긴 **핵주머니근(육)섬유**(bag fiber)와 이보다 짧은 **핵사슬근(육)섬유**(chain fiber)로 구성되며, 운동신경섬유와 감각신경섬유가 분포한다. 운동신경섬유에는 γ운동신경세포(gamma motor neuron)가, 감각신경섬유에는 Ia, II섬유의 2종류가 있다. 근(육)방추에는 근육의 길이가 갑자기 늘어나면 이를 감지하여 뼈대근육을 반사적으로 수축시키는 **근육늘임반사**(muscle stretch reflex)의 기능이 있다.

(2) 골지힘줄기관(Golgi tendon organ, GTO)

근육의 장력을 감지하는 수용체로, 근육 양쪽 끝 즉, 근육과 힘줄의 접합부위인 근육힘줄접합부(myotendinal junction)에 위치한 방추바깥근(육)섬유(extrafusal muscle fiber)에 분포한다. 근(육)방추와 달리 운동신경섬유는 없고 감각신경섬유인 Ib섬유가 분포하며 억제성으로 작동한다. 즉, 근육의 장력이 증가하면 해당 근육에 반사를 유발시켜 순간적으로 근육을 이완시킨다. 이를 통하여 근육이나 힘줄의 파열을 방지하기 위한 기전으로서 작용한다.

2) 심부통증(deep pain)

심부통증에는 근육, 힘줄, 관절, 뼈막에서 유래하는 이른바 심부의 통증과 주로 혈관에 원인이 있는 머리 안팎의 통각, 즉 두통 등이 있다. 근육뼈대계통에서 오는 심부통증은 둔하고 퍼지는 경향이 있기 때문에 국소성의 불쾌한 통증으로 느껴진다.

3. 내장감각

내장에도 여러 종류의 수용체가 있어 내부 환경의 변화에 따라 각 기관의 반사적 조절에 도움이 된다. **내장감각**(visceral sensation)은 내장에 분포한 신경을 통해 전달되는 감각이며, **장기감각**과 **내장통증**의 2가지로 나뉜다.

1) 장기감각(organ sensation)

장기감각은 혈압이나 혈당치, 혈액의 삼투압이나 pH, PO_2, PCO_2의 감지 등 생명활동이나 항상성 유지에 필요한 자율기능의 조절에 관여한다. 이들 정보의 대부분은 대뇌겉질까지 전달되지 않고 척수나 뇌줄기에서 날신경과 정보를 주고받으며 자율신경계통의 반사를 일으키기 때문에 인체는 보통 지각하지 못한다. 장기감각의 정보가 대뇌겉질이나 시상하부, 편도체 등으로 도달하면 공복감, 구갈감, 성감, 구역, 요의, 변의 등의 감각이 생긴다.

2) 내장통증(visceral pain)

내장은 기계적 자극이나 열 자극 등을 가해도 일반적으로 통증으로서 인식하지 않는다. 그러나 소화관과 같은 속이 빈 장기의 경우 민무늬근육이 급격하게 수축하거나 늘어나면 강한 통증을 일으키는데, 이는 민무늬근육의 강축과 순환장애 및 그로 인해 생산되는 통각 유발 물질 때문에 발생한다. 또 내장에는 몸감각에 비해 밀도는 낮지만, 통각수용기(자유신경종말)가 분포해 있으며 내장에서 발생한 통증정보를 전달한다.

내장통증은 흔히 통증부위가 명확하지 않으며 불쾌감을 일으켜 구역이나 자율신경증상을 동반하지만, 때로 이환부위와 떨어진 피부의 통증으로서 느껴지기도 한다. 이처럼 통증원과 같은 척수분절의 신경지배를 받는 피부 위에 통증으로서 나타나는 것을 **연관통**(방사통, referred pain)이라고 한다. 연관통의 대표적인 예로 협심증이나 심근경색증의 통증이 왼쪽 어깨나 왼쪽 위팔에 나타나는 것을 들 수 있다(그림 12–5).

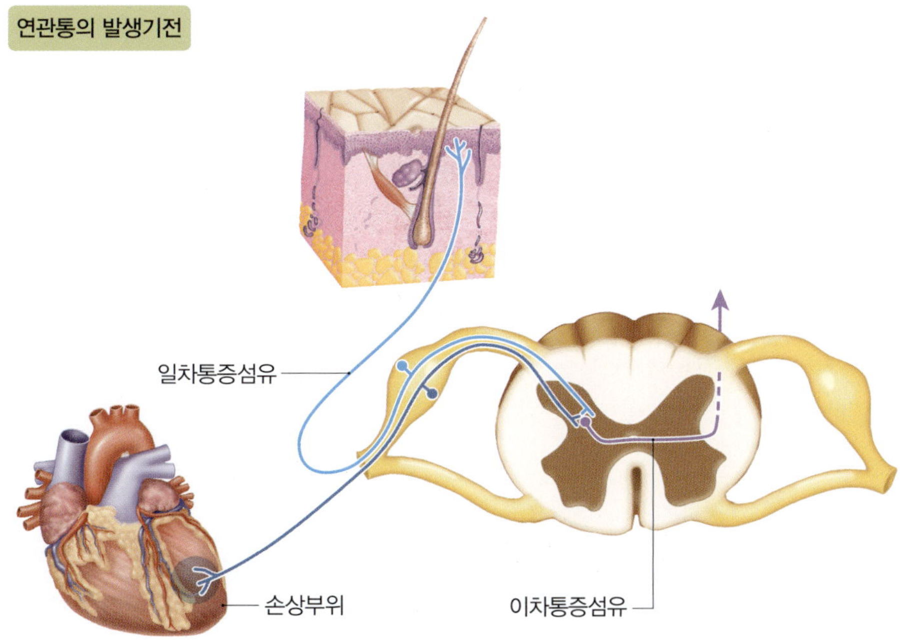

그림 12–5 연관통

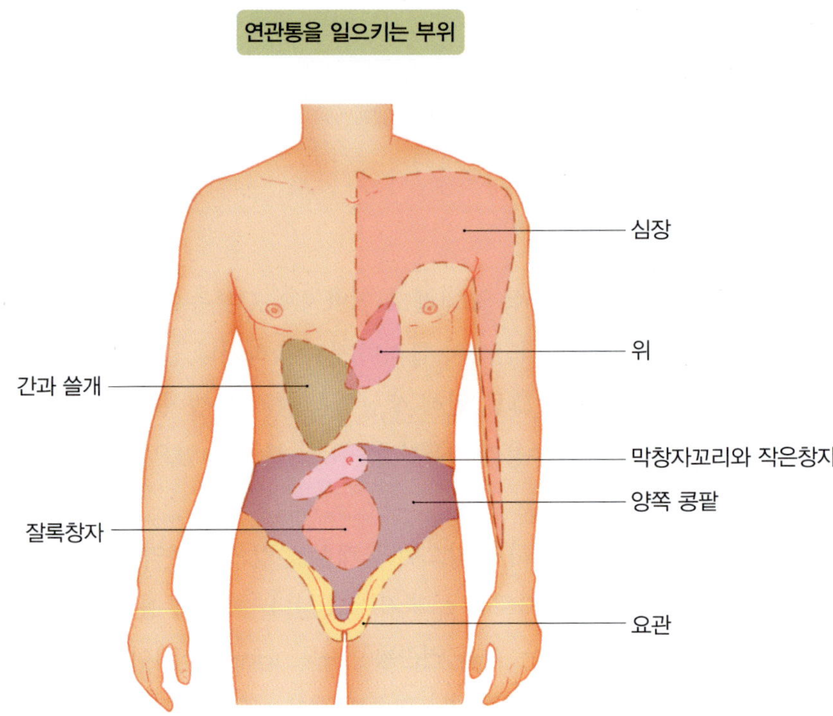

그림 12-5 **연관통 (계속)**

요점확인

1. 감각의 유형을 분류할 수 있는 다른 방법은 무엇인가?
2. 감각이 실제로 감지되는 곳은 어디인가?
3. 두점식별문턱값이란 무엇인가?
4. 고유감각기의 기능은 무엇인가?

4. 특수감각

1. 시각

시각(visual sense)은 빛 자극에 의해 일어나는 감각이다. 눈에 보이는 빛의 파장은 동물에 따라 다른데 사람의 경우 400~700nm 범위(보라~빨강)의 가시광선이며, 그보다 긴 적외선이나 짧은 자외선은 특수한 장치를 이용하지 않으면 보이지 않는다. 시각을 통해 사물의 형태나 색, 존재하는 위치, 운동상태 등의 정보를 얻을 수 있다. 또 안구운동, 홍채, 수정체(섬모체에 의한 원근조절), 자세의 제어 등에 관여하지만, 의식단계에는 이르지 않는 시각정보도 있다.

1) 시각기관의 구조

시각기관(visual organ)은 빛을 감지하는 **안구**와 안구를 둘러싸고 이를 보호 및 조절하는 **부속기관**(눈물기관, 눈꺼풀, 안구근육 등)으로 이루어진다.

(1) 안구(eyeball)

빛수용기에서 빛 자극에 반응하여 그 자극을 중추신경계통으로 전달하도록 특수하게 분화된 구조물이다. 지름 약 2.4cm, 무게 7~8g의 공 모양이며, 눈확(안와, orbit) 속에 들어 있다. 눈확의 지방조직과 근막으로 둘러싸여 있어 외부의 충격으로부터 보호를 받는다.

안구벽은 바깥쪽에서부터 **섬유층**(공막, 각막), **혈관층**(맥락막, 섬모체, 홍채), **속층**(망막)의 3층으로 구성된다(그림 12-6, 12-7).

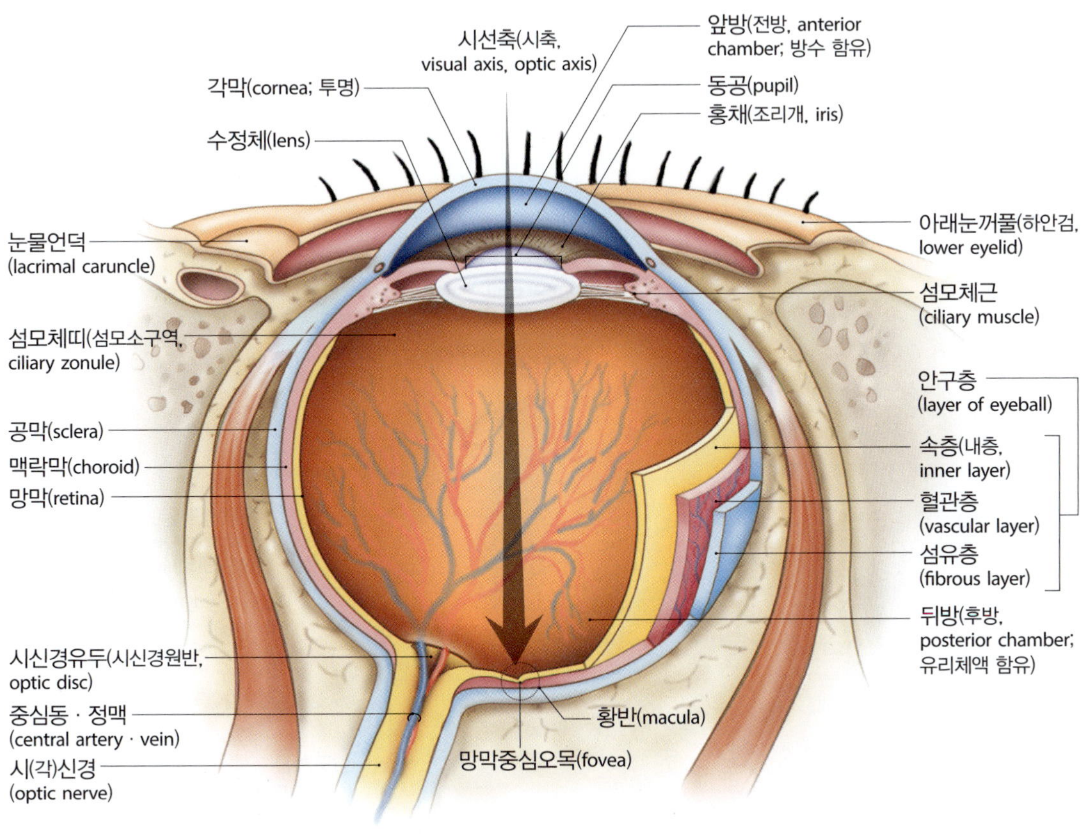

그림 12-6 안구의 구조

섬유층은 치밀결합조직으로 이루어진 안구의 가장 바깥층으로, 안구를 싸서 보호하고 안구근육이나 수정체 조절 근육을 지지한다. 혈관층은 안구벽의 중간층을 형성하는 혈관이 풍부한 층으로, **포도막**(uvea)이라고도 한다. 그 대부분은 맥락막이며 앞쪽에 섬모체와 홍채가 있다. 속층은 발생상으로 뇌가 직접적으로 돌출된 부위이다. 섬모체와 홍채 속면을 덮는 부분은 2층의 색소상피(pigment epithelium)로 빛을 느끼지 않는다. 뒤쪽은 망막색소상피층과 망막뇌층의 2층으로 이루어지고, 빛의 자극을 느끼는 가장 중요한 장소로서 망막시각부분이라고 한다. 망막시각부분을 보통 간단히 망막이라고 한다.

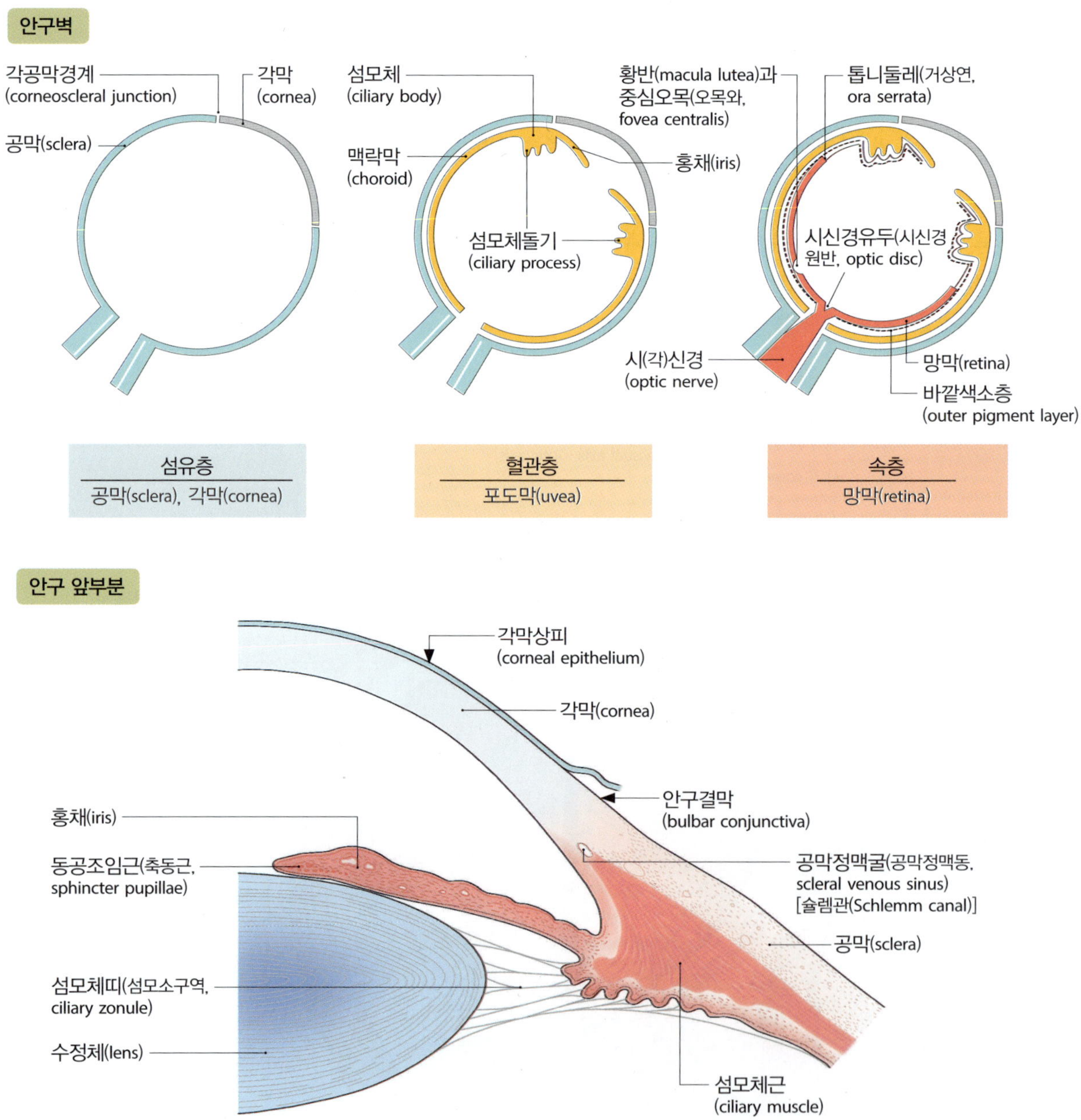

그림 12-7 안구벽의 구성과 안구 앞부분

① 공막(sclera)

안구 뒤쪽 5/6를 싸고 있는 두꺼운 치밀결합조직층의 흰자위 부분으로, 눈의 형태를 유지한다. 두께는 0.4~1.0mm 정도이며, 바깥에 6개의 눈바깥근육이 부착해 있다(그림 12-12 참조). 공막은 안구 앞쪽에서 각막(cornea)과 만나는데, 이 부위를 각공막경계(corneoscleral junction) 또는 각막가장자리(corneal limbus)라고 한다. 이 경계부위를 고리 모양으로 공막정맥굴[공막정맥동, scleral venous sinus; 슐렘관]이 지나가며, 방수(aqueous humor)가 이곳으로 유입된다.

② 각막(cornea)

안구 앞쪽 1/6을 구성하는 섬유층의 일부분으로, 두께는 0.8~1.0mm 정도이다. 각막은 투명하고 혈관이 없으며 감각신경이 풍부하게 분포한다. 각막은 자외선을 흡수해서 망막을 보호하고, 수정체 이상 시 굴절률 높은 오목렌즈로서 초점 조절에 작용한다. 각막은 빛의 굴절에 중요한 역할을 하기 때문에 각막의 표면이 균일하지 못하면 난시(astigmatism)가 발생한다.

③ 맥락막(choroid)

공막의 안쪽에 위치한 혈관층으로, 안구 뒤쪽 2/3를 차지하는 두께 100~200μm의 막이다. 혈관, 신경 및 색소가 풍부하며, 이곳에는 멜라닌세포(melanocyte)가 있어서 검은 멜라닌색소를 만들고 많은 혈관이 망막에 영양을 공급한다. 색소세포가 많아 암갈색으로 보이며, 동공을 제외한 다른 부위에서 빛이 들어오는 것을 차단하는 역할을 한다.

④ 섬모체(ciliary body)

맥락막과 망막의 앞쪽 끝인 톱니둘레(거상연, ora serrata)에서부터 각공막경계 뒷부분까지 뻗어 있는 고리 모양의 부분으로, 안구의 혈관층에서 가장 두껍다. 섬모체돌기(ciliary process)에서 방수를 만들며, 여기에는 섬모체띠(섬모소구역, ciliary zonule)가 붙어 있다. 섬모체띠는 수정체에 붙어서 수정체의 두께를 조절하여 원근 조절에 관여한다.

⑤ 홍채(iris)

각막과 수정체 사이에 위치해서 안구방을 앞방(전방, anterior chamber)과 뒤방(후방, posterior chamber)으로 나누고 가장자리는 섬모체에 붙어 있는 원형의 얇은 막이다. 홍채 가운데에 있는 구멍을 **동공**(pupil)이라고 하며, 이곳을 통해 앞방과 뒤방이 연결된다. 홍채에는 많은 멜라닌세포가 있어 빛의 투과를 차단한다. 홍채의 동공쪽 가장자리에는 **동공조임근**(축동근, sphincter pupillae muscle)이 있고, 홍채상피의 앞쪽에는 **동공확대근**(산동근, dilator pupillae muscle)이 있다. 이 근육을 통해 동공이 커지고 작아지게 된다. 즉, 홍채는 망막에서 감지되는 빛의 양에 따라 동공을 축소하거나 확대하여 입사 광선의 반사적 조절에 작용하는데, 망막에 강한 빛이 비치지 않도록 보호하는 역할을 한다(그림 12-8).

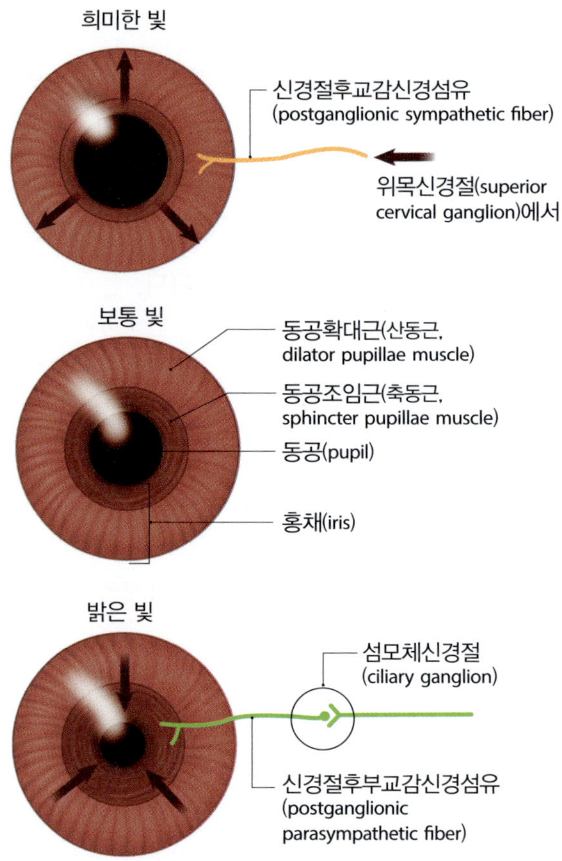

그림 12-8 동공의 조절

자율신경이 동공확대근을 자극하여 동공을 확대시키고 동공조임근을 자극하여 동공을 수축시킨다.

⑥ 망막(retina)

안구속층의 대부분을 차지한다. 망막 속면은 투명한 유리체(vitreous body)에 접해 있기 때문에 각막, 동공, 유리체를 통해 검안경으로도 관찰할 수 있다(그림 12-9).

망막에는 명암을 감지하는 **막대세포**(간상세포, rod cell)와 색을 감지하는 **원뿔세포**(cone cell)의 빛수용기세포(photoreceptor cell)가 있다.

망막의 중심 가까이에 **황반**(macula)이라고 하는 노란 부위가 있다. 황반은 중심오목(central fovea)이라는 작은 오목을 둘러싸는데, 이곳에는 매우 많은 원뿔세포가 있어서 시력을 유지하는 데 중요한 역할을 한다. 중심오목을 둘러싼 황반부위는 짧은 빛의 파장으로부터 중심오목의 원뿔세포를 보호한다. 황반에서부터 주변으로 멀리 떨어진 부위에는 막대세포가 많이 분포한다. 또한 빛에 민감한 세포인 신경절세포가 있는데, 막대세포처럼 빛의 다양한 파장(색)에 민감하지만 시각적인 상을 형성하는 데 이용되지는 않는다. 대신 신경절세포의 정보는 인체가 낮인지 밤인지를 결정하는 데 도움을 준다.

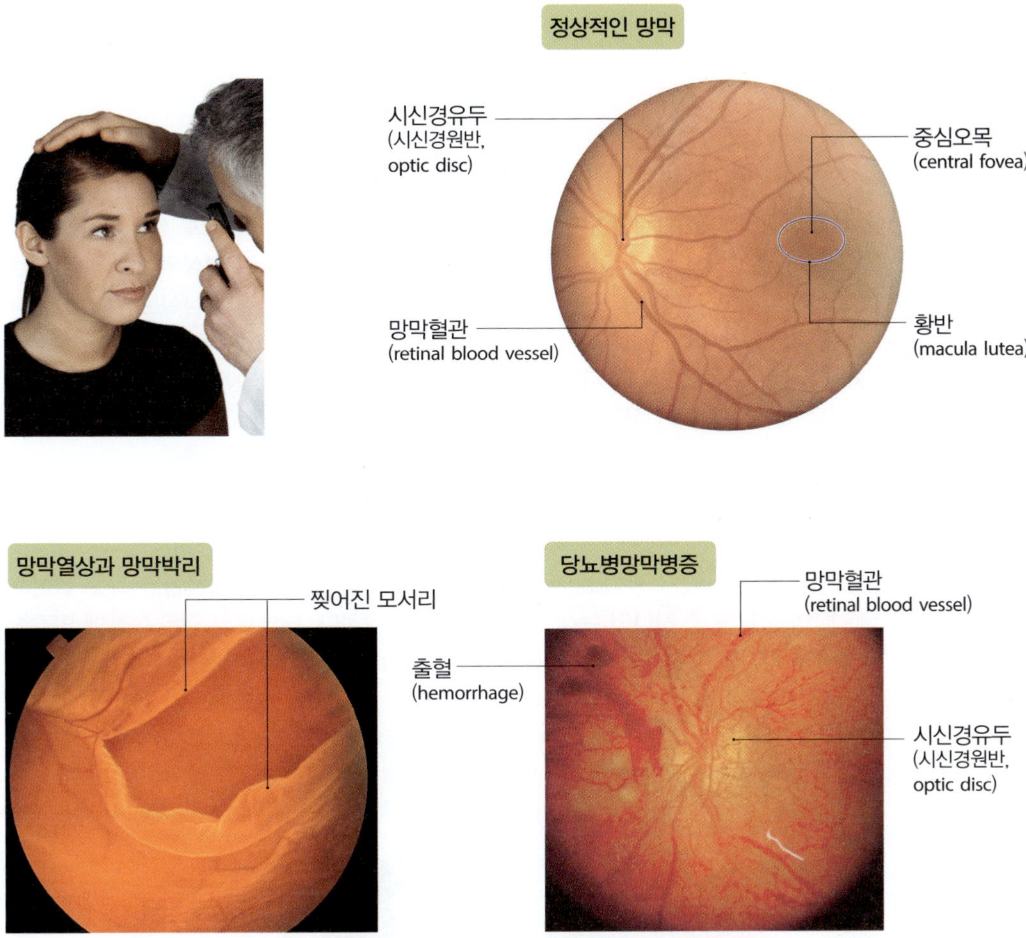

그림 12-9 검안경으로 관찰한 망막

⑦ 수정체(lens)

탄력성이 있는 볼록렌즈 모양의 구조물로, 유리체 앞과 동공 뒤에 위치한다. 수정체 가장자리에는 섬모체띠(섬모소구역, ciliary zonule)가 붙어 있다. 이 섬모체띠는 섬모체근(ciliary muscle)의 수축과 이완에 따라 띠의 긴장(tension)이 달라지고, 결과적으로 수정체의 두께가 변화해서 눈의 초점거리를 변화시킨다(그림 12-6 참조). 즉, 멀리 있는 물체를 볼 때는 섬모체근이 이완되어 수정체는 약간만 휜 형태가 된다. 가까이 있는 물체를 볼 때는 섬모체근이 수축되어 맥락막을 수정체 쪽으로 끌어당겨 수정체가 더욱 더 불룩하게 휜 형태가 된다.

임상응용

● **황반변성**(macular degeneration)

65세 이상 노인에게 심각한 영향을 미치는 시각장애 중에 나이관련황반변성(노년기황반변성, age-related macular degeneration, AMD)이 있다. 나이관련황반변성은 건성(비삼출성)과 습성(삼출성)으로 분류되며, 일반적으로 건성에서 시작해서 습성으로 진행된다. 건성 나이관련황반변성은 망막의 황반영역이 변성되어 시간이 지남에 따라 중심시야가 점차 상실되며 미세한 사항들을 구분하는 능력이 감소한다. 완전한 시각상실은 거의 발생하지 않고 다양한 정도의 주변시력이 남지만, 바로 앞 시야가 손실되기 때문에 운전할 수 없거나 일상활동이 심각하게 제한된다. 습성 나이관련황반변성은 드물게 발생하지만(20~25%) 더 심각한 유형이다. 황반 밑에서 비정상적인 혈관이 자라는데, 이 혈관은 매우 약하고 터지기 쉬워 황반 위의 망막을 손상시키고 중심시야의 급격한 손상이 발생할 수 있다.

● **색맹**(color blindness)

색맹은 대개 유전질환으로 원뿔세포에서 광색소(photopigment)라고 하는 3가지 화학물질을 잘못 생성하여 발생한다. 각각의 광색소는 빛의 삼원색 중 하나인 녹색, 청색, 적색에 민감하다. 대부분의 경우 녹색에 민감한 광색소가 없거나 결핍되고 적색에 민감한 광색소가 비정상이다(청색에 민감한 광색소의 결핍은 매우 드묾). 색맹인 사람은 색깔을 정상적으로 구분하지 못한다.

아래의 그림은 색맹을 구분하는 데 자주 사용된다. A 그림의 경우 적녹색맹인 사람은 74를 볼 수 없다. B 그림의 경우 적색 민감 광색소가 결핍된 사람은 2만, 녹색 민감 광색소가 결핍된 사람은 4만 볼 수 있다.

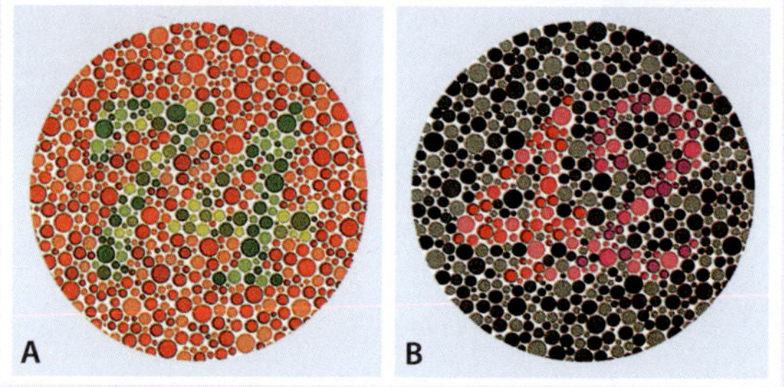

⑧ 유리체(vitreous body)

안구에서 수정체와 망막 사이의 공간인 유리체방(vitreous chamber)을 채우는 젤(gel) 상태의 물질이다. 입사 광선이 망막 위에 올바르게 상을 맺을 수 있도록 안구 지름을 일정하게 유지하는 역할을 한다.

⑨ **방수**(aqueous humor)

앞방(전방, anterior chamber)과 뒤방(후방, posterior chamber)으로 나뉜 안구방을 채우는 투명한 약알칼리성 액체이다. 방수는 섬모체돌기에서 생성되어 뒤방에서 동공을 거쳐 앞방으로 이동하고, 앞방 가쪽 구석의 공막정맥굴(공막정맥동, scleral venous sinus)로 유입된다. 방수가 다량으로 고이면 안압이 높아져 녹내장(glaucoma)을 일으킨다.

임상응용

● **초점조절 문제**

망막에 선명한 상으로 초점을 맞추는 것은 좋은 시력에 필수이다. 정상적인 눈에서는 빛이 눈으로 들어와 망막에 상하 반전된 선명한 상으로 초점이 맞춰진다. 뇌는 의식 지각에서 상하 반전된 상을 쉽게 바로 잡는데, 초점이 맞춰지지 않으면 상을 바로잡을 수 없다. 안구가 길어지면 상은 망막 위에 초점을 맞추기보다 망막 앞에 맞춘다. 망막에는 단지 흐릿한 상으로만 맺힌다. 이 상태를 근시(myopia)라고 하며, 콘택트렌즈, 안경, 굴절교정수술로 교정할 수 있다. 안구가 정상보다 짧으면 상은 망막 뒤에 초점을 맞추어 흐릿한 상을 만든다. 이 상태를 원시(hyperopia)라고 하며, 렌즈나 굴절교정수술로 교정할 수 있다. 난시(astigmatism)는 시각이 흐려지는 비정상적인 눈의 상태이다. 이는 각막 또는 수정체의 불규칙한 곡률 때문에 발생한다.

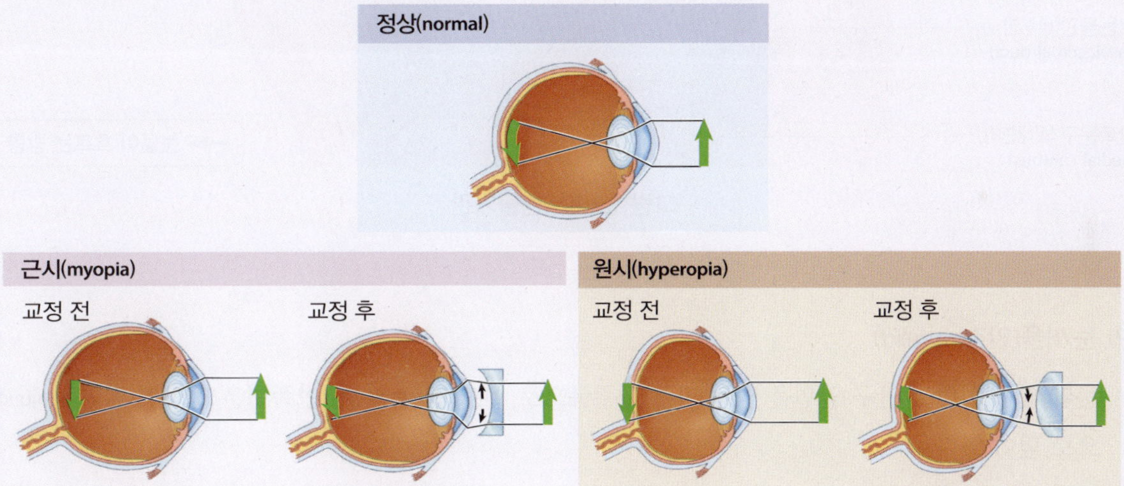

(2) 부속기관

① **눈물기관**(lacrimal apparatus)

눈물을 생성하여 안구 표면의 보습과 보호에 작용하는 기관으로, **눈물샘**(lacrimal gland), **눈물소관**(누소관, lacrimal canaliculus), **눈물주머니**(누낭, lacrimal sac), **코눈물관**(비루관, nasolacrimal duct)으로 구성된다(그림 12-10).

눈물샘은 안구 위가쪽에 위치하는 샘으로, 위눈꺼풀의 결막구석(결막원개)으로 열리는 10~12개의 (도)관을 통해 눈물을 내보낸다. 눈물샘에서 분비된 눈물은 안구 앞면을 촉촉하게 한 후 안쪽눈구석(내안각, medial canthus)에 이르고 눈물점(누점, lacrimal point), 눈물소관, 눈물주머니, 코눈물관을 거쳐 코안(아래콧길)에 이른다. 이 경로를 **눈물길**이라고 한다. 대부분의 눈물은 배출되지만 보통은 코안에 도달하기 전에 증발한다.

눈물은 약알칼리성의 무색투명한 수성액으로 하루에 1mL 정도 생산된다. 눈물에는 용해소체나 IgA(면역글로불린 A)가 함유되어 있어 세정 및 살균작용을 하여 미생물의 감염을 막는 역할을 한다.

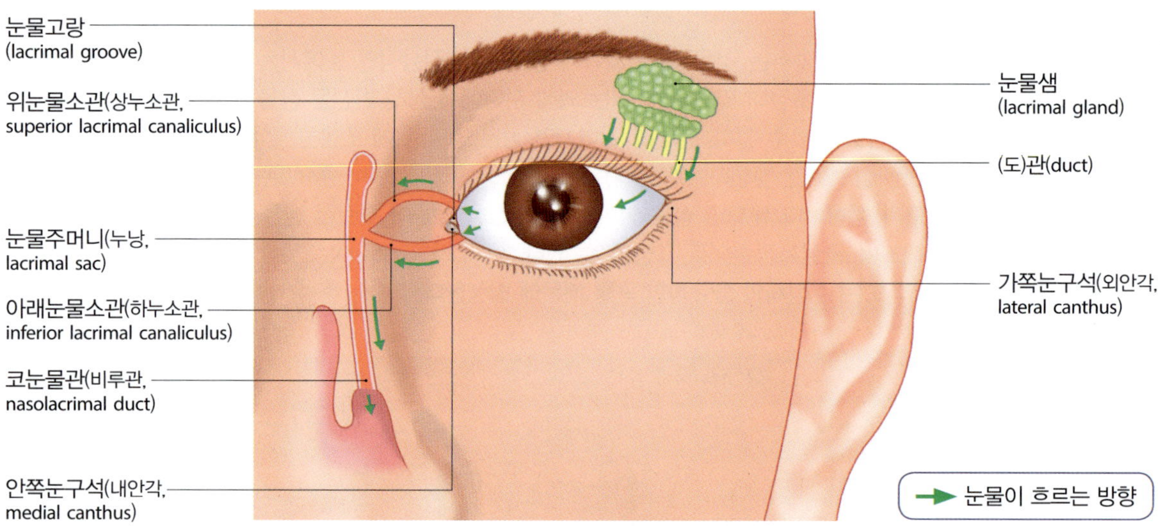

그림 12-10 눈물기관

② **눈꺼풀(안검, eyelid)**

눈확 입구를 닫고 안구 앞면을 덮는 피부의 주름으로, 바깥면은 피부, 안쪽면은 점막인 결막(conjunctiva)으로 덮여 있다.

눈꺼풀은 눈꺼풀틈새(안검열, lid fissure)를 사이에 두고 위눈꺼풀(상안검, upper eyelid)과 아래눈꺼풀(하안검, lower eyelid)로 구분된다. 눈꺼풀틈새의 코쪽 끝을 안쪽눈구석(내안각, medial canthus), 귀쪽 끝을 가쪽눈구석(외안각, lateral canthus)이라고 하며, 각각 눈머리와 눈꼬리에 해당한다. 바깥면과 안쪽면 사이에 눈꺼풀판(tarsal plate)이 있으며, 이곳에 눈꺼풀판샘(tarsal gland; 마이봄샘)이라는 기름샘이 있다(그림 12-11). 이곳에서의 분비물은 결막 표면에 막을 형성하여 눈물이 증발되는 것을 막는다. 눈꺼풀 가장자리에는 50~100개의 속눈썹과 눈꺼풀샘, 기름샘이 있다.

눈꺼풀은 먼지나 외부 자극으로부터 안구를 보호하는 덮개로 작용하며, 눈 깜빡임에 의해 눈물을 안구 표면으로 퍼지게 해서 각막이나 결막의 건조를 방지한다.

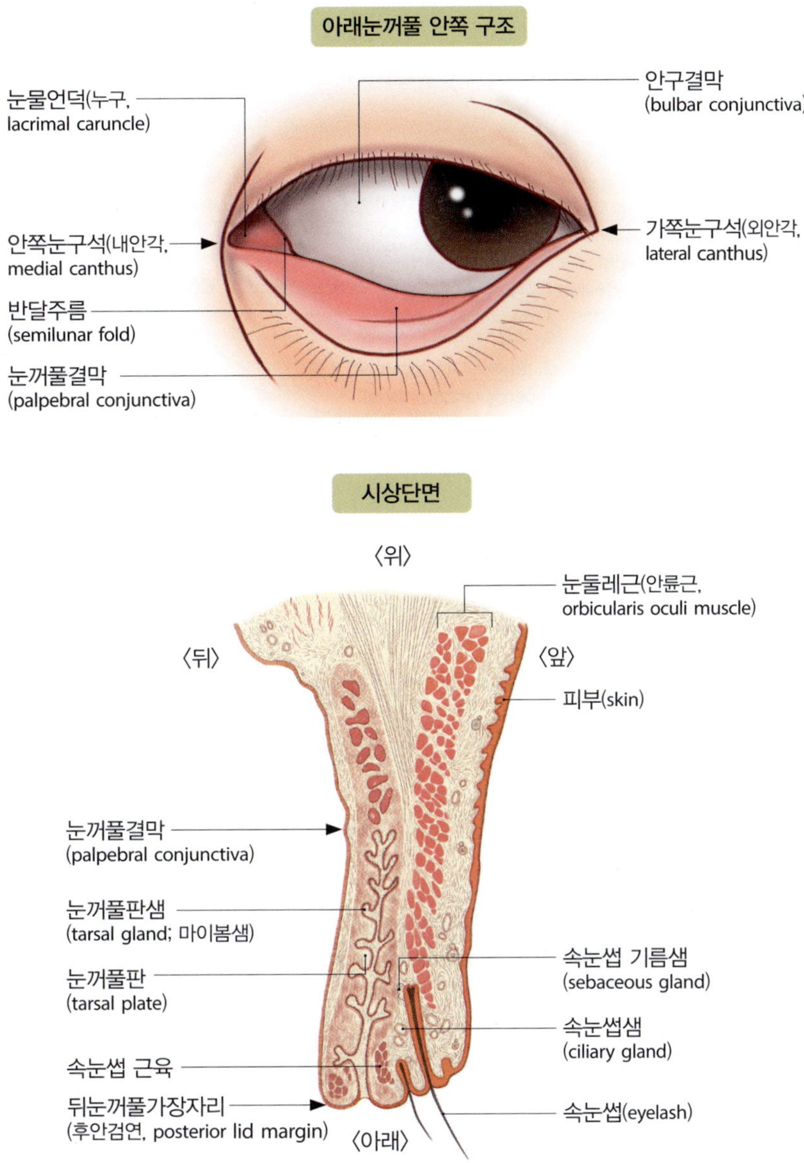

그림 12-11 **눈꺼풀**

③ 안구근육(안근, ocular muscle)

안구를 움직이며 눈확 안의 지방조직에 묻혀 있는 근육이다. 위곧은근(상직근, superior rectus muscle), 아래곧은근(하직근, inferior rectus muscle), 안쪽곧은근(내측직근, medial rectus muscle), 가쪽곧은근(외측직근, lateral rectus muscle)의 4가지 곧은근과 위빗근(상사근, superior oblique muscle), 아래빗근(하사근, inferior oblique muscle)의 2가지 빗근으로 이루어지며, **눈바깥근육**(외안근, extraocular muscle)이라고도 한다(그림 12-12, 표 12-5).

이들 근육은 서로 협조하여 두 눈의 운동에 관여하며, 각 근육이 따로따로 수축하는 것은 아니다. 또한 가쪽곧은근(갓돌림신경)과 위빗근(도르래신경)을 제외하고 다른 안구근육은 모두 눈돌림신경의 지배를 받는다.

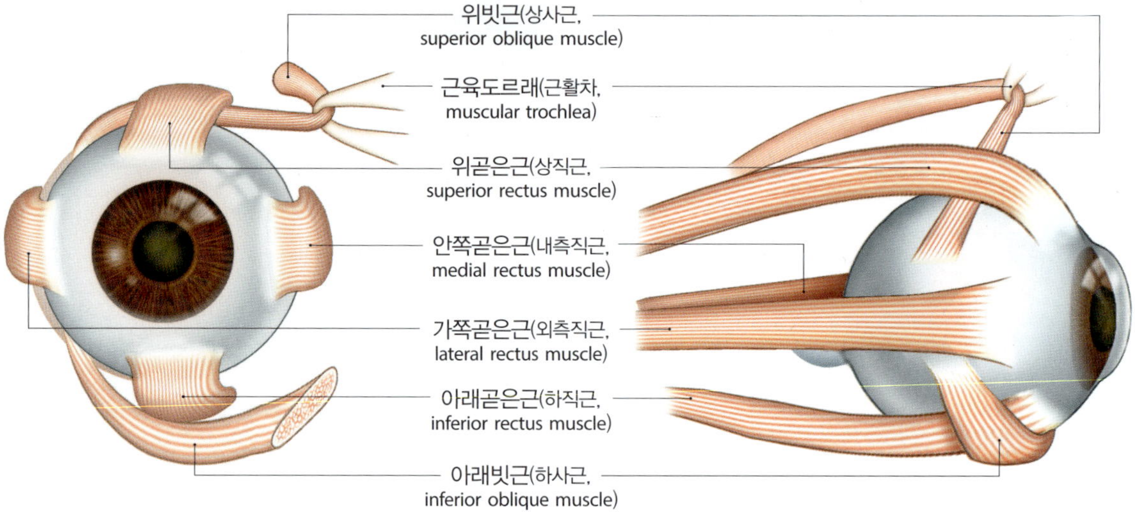

그림 12-12 안구근육

표 12-5 안구근육의 종류

종류	이는곳	닿는곳	작용
위곧은근(상직근, superior rectus muscle)	시신경관 주위의 온힘줄고리	각막 가장자리의 공막 위부분	안구를 위쪽으로 향하게 한다. 안구가 가쪽으로 돌아간 상태에서 강하게 작용한다.
아래곧은근(하직근, inferior rectus muscle)	시신경관 주위의 온힘줄고리	각막 가장자리의 공막 아래부분	안구를 아래쪽으로 향하게 한다. 위곧은근과 마찬가지로 안구가 가쪽으로 돌아간 상태에서 강하게 작용한다.
안쪽곧은근(내측직근, medial rectus muscle)	시신경관 주위의 온힘줄고리	각막 가장자리의 공막 안쪽부분	안구를 안쪽(코 쪽)으로 향하게 한다(모음).
가쪽곧은근(외측직근, lateral rectus muscle)	시신경관 주위의 온힘줄고리	각막 가장자리의 공막 가쪽부분	안구를 바깥쪽(귀 쪽)으로 향하게 한다(벌림).
위빗근(상사근, superior oblique muscle)	시신경관 위모서리	위곧은근육과 가쪽곧은근육 닿는곳 사이의 공막	안구를 안쪽으로 모은 상태(안쪽곧은근이 작용한 상태)에서 안구를 아래쪽으로 향하게 하고, 안구를 가쪽으로 벌린 상태에서 안쪽돌림(내회전)을 일으킨다.
아래빗근(하사근, inferior oblique muscle)	코눈물관 가쪽 눈확 아래부분	아래곧은근육과 가쪽곧은근육 닿는곳 사이의 공막	안구를 안쪽으로 모은 상태에서 안구를 위쪽으로 향하게 하고, 안구를 가쪽으로 벌린 상태에서 가쪽돌림(외회전)을 일으킨다.

2) 시각수용기

빛을 받아들이는 시각수용기는 **망막**(retina)에 있으며, 명암에 반응하는 **막대세포**(간상세포, rod cell)와 색 정보에 관여하는 **원뿔세포**(cone cell)의 2종류가 있다. 망막에 도달한 빛은 속경계층 쪽에서 망막의 각 층을 통해 가장 바깥층에 있는 막대세포와 원뿔세포에 도달하여 감지되고 그 흥분은 반대로 바깥층에서 속층으로, 즉 막대세포와 원뿔세포에서 양극신경세포, 나아가 신경절세포로 전달된다(그림 12-13, 표 12-6).

막대세포는 시각물질로서 **로돕신**(시홍, rhodopsin)이라는 단백질을 함유한다. 로돕신은 비타민 A 유사 물질인 레티날(retinal)과 옵신(opsin)이라는 지단백질이 결합한 물질로, 빛을 받으면 레티날의 구조가 변화하여 해리되고 복잡한 신호전달의 결과 신경세포에 흥분이 전달된다. 빛이 없는 곳에서 레티날과 옵신은 재결합한다.

원뿔세포는 시각물질로서 청색, 녹색, 적색의 빛에 감수성이 있는 3종류의 **옵신** 중 하나를 가지며, 각각의 정보가 뇌에서 통합되어 색으로서 인식된다. 사람은 380nm(보라)~750nm(빨강)의 빛을 인식하는데, 생물 중에는 자외선이나 적외선을 볼 수 있는 경우도 있다.

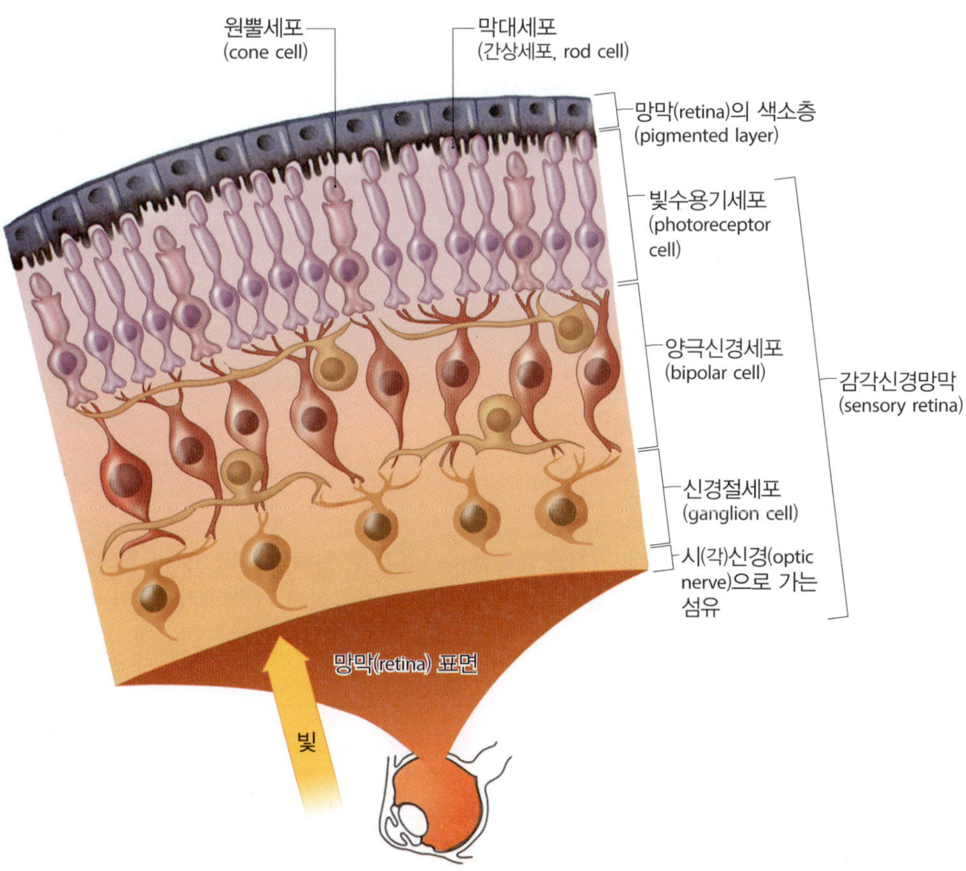

그림 12-13 망막의 세포

막대세포와 원뿔세포의 빛수용기세포는 빛의 변화를 감지하고 정보를 양극신경세포에 전달한다.
양극신경세포는 그 정보를 신경절세포에 전도한 후 시각신경을 통해 뇌로 전달된다.

12

표 12-6 막대세포와 원뿔세포의 비교

시각세포	수	위치	기능	기능이상
막대세포(간상세포, rod cell)	약 1억 2,000만 개	망막 주변부	빛 감지	야맹증
원뿔세포(cone cell)	약 600만 개	망막 중심부	색 인식	색각이상

3) 시각의 중추와 신경경로

신경신호는 망막을 벗어나 안구 뒤쪽의 시(각)신경(제II뇌신경)을 통해 결국 눈을 빠져나간다. 시(각)신경 섬유가 나가는 망막 부위는 막대세포나 원뿔세포가 없다. 그 결과 시신경유두(시각신경원반, optic disc)로 알려진 **맹점**(blind spot)이 발생한다.

시(각)신경은 **시신경교차**(시각교차, optic chiasm)를 거쳐 **시각로**(시삭, optic tract)가 되며, 시상의 **가쪽무릎체**(외측슬상체, lateral geniculate body)에 투사된다. 좌우 망막에서 모두 코 쪽(안쪽)에서 나온 시(각)신경섬유는 시신경교차에서 교차하여 반대쪽 시각로로 들어가고, 귀 쪽(바깥쪽)으로부터 나온 시(각)신경섬유는 교차하지 않고 같은 쪽의 시각로가 되어 가쪽무릎체로 입력된다. 즉, 좌우의 어느 망막이든 망막의 왼쪽 절반에서 나온 섬유는 왼쪽 뇌, 망막 오른쪽 절반에서 나온 섬유는 오른쪽 뇌로 입력된다.

안구로 입력된 빛은 동공에서 좌우 반사하기 때문에 어느 망막이든 오른쪽에는 시야의 왼쪽이, 왼쪽에는 시야의 오른쪽이 투영된다. 시신경교차에서는 시(각)신경섬유의 절반이 교차하기 때문에 이를 **반교차**라고 한다. 반교차라는 투사경로 때문에 시(각)신경에 장애가 발생하면 그 위치에 따라 정해진 시야에 결손을 일으킨다(그림 12-14).

임상응용

- **맹점 찾기**

아래의 두 물체를 보면 시야에서 맹점의 위치를 증명할 수 있다. 두 물체에서 약 35cm 떨어진 곳에서 왼쪽 눈을 가린 후 오른쪽 눈으로 정사각형을 계속 응시하면서 천천히 얼굴을 상에 가까이 가져간다. 어느 순간 상이 맹점에 맞춰지면서 시야에서 원이 사라지게 된다.

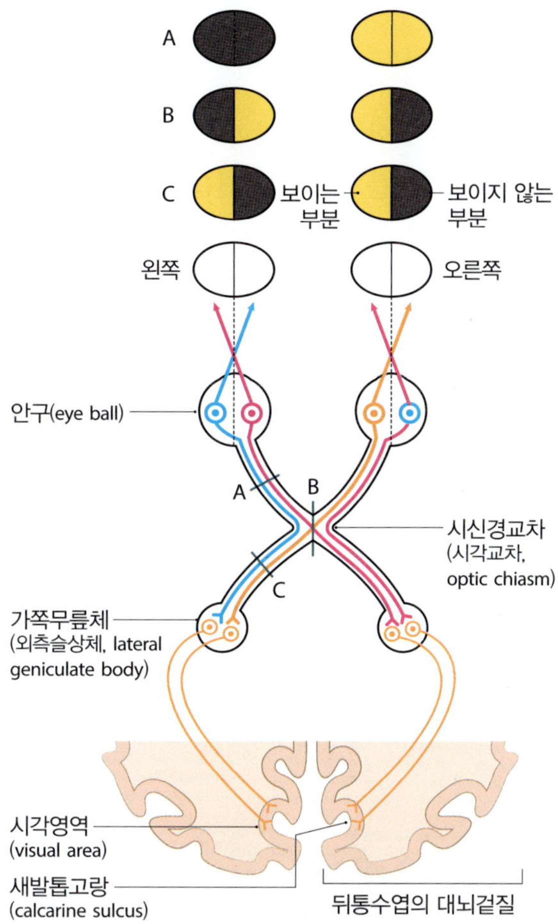

그림 12-14 시각 전도로와 시야결손

요점확인

1. 안구를 이루는 세 층은 무엇인가?
2. 맥락막에 있는 멜라닌의 기능은 무엇인가?
3. 어떤 근육이 동공의 크기를 변화시키는가?
4. 어떤 근육이 가까운 물체에 수정체의 초점을 맞추게 하는가?
5. 막대세포와 원뿔세포는 시각에 어떻게 작용하는가?

2. 청각

청각(hearing sense)은 소리 자극에 의해 일어나는 감각이다. 소리를 수용하는 기관은 귀이며, 수용체인 털세포를 가진 코르티기관과 그곳까지 소리를 전달하는 전음계통에 의해 외부의 소리에너지를 속귀신경의 활동전위로 변환한다. 이 정보는 대뇌겉질의 청각중추에 전달되어 소리로서 감지된다.

1) 평형청각기관의 구조

귀(ear)는 청각과 평형감각의 두 기능을 수행하는 **평형청각기관**(vestibulocochlear organ)이며, 위치에 따라 **바깥귀**, **가운데귀**, **속귀**의 세 부분으로 구분된다(그림 12–15, 표 12–7).

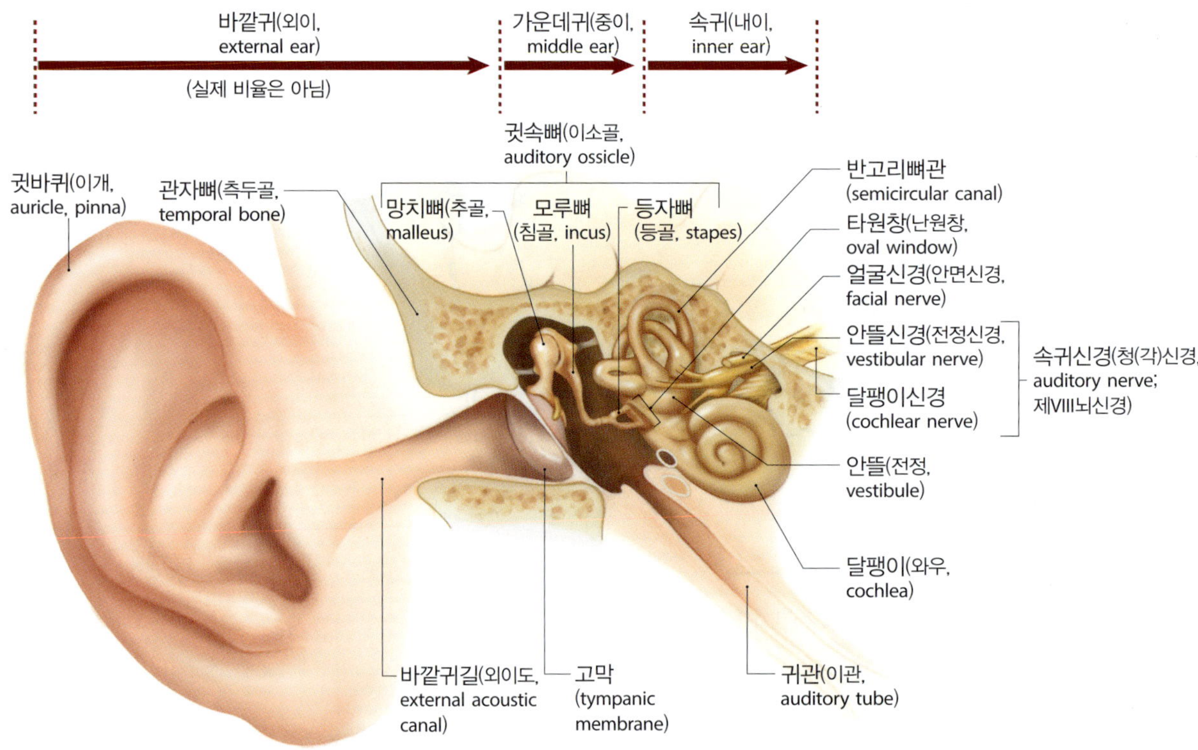

그림 12–15 귀의 구조

표 12–7 귀의 구분과 기능

구분	구성	기능
바깥귀(외이, external ear)	귓바퀴, 바깥귀길	소리의 전달
가운데귀(중이, middle ear)	고막, 고실, 귀관	소리의 전달
속귀(내이, inner ear)	안뜰, 반고리뼈관, 달팽이	소리의 감지

(1) 바깥귀(외이, external ear)

귓바퀴와 **바깥귀길**의 두 부분으로 구성되며, 귓바퀴는 소리를 모으고 바깥귀길은 음파를 가운데귀로 전달한다.

① 귓바퀴(이개, auricle, pinna)

바깥귀길의 구멍을 둘러싸고 있는 머리 가쪽면의 부속기관이다. 탄력연골인 귓바퀴연골(auricular cartilage)이 뼈대를 형성하며 얇은 피부로 덮여 있다.

② 바깥귀길(외이도, external acoustic canal)

길이 약 2.5cm의 구부러진 관으로, 관자뼈까지 뻗어 고막에서 끝난다. 바깥귀길을 통해 이동하는 음파(sound wave)는 고막을 두드려 진동시킨다.

일반적으로 바깥귀길은 연골성 바깥귀길(바깥 1/3)과 골성 바깥귀길(안 2/3)로 구성되며, 연골성 바깥귀길에서는 귀지샘(ceruminous gland)과 귀털이 관찰된다. 귀지샘에서는 귀지(cerumen, earwax)를 생성한다. 귀지는 바깥귀길의 피부가 건조해지는 것을 막는 데 도움을 주지만, 과도한 귀지는 통과하는 음파를 흡수하거나 차단해 청각을 손상시킬 수 있다. 이경(otoscope)을 사용하면 바깥귀길과 고막을 관찰할 수 있다(그림 12-16).

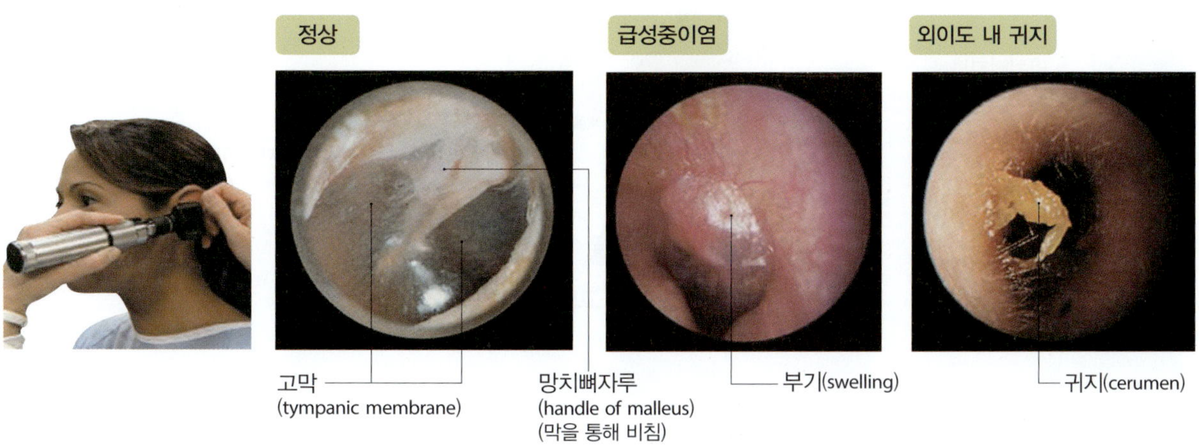

그림 12-16 **바깥귀길과 고막**

(2) 가운데귀(중이, middle ear)

관자뼈에서 아주 작고 얇은 상피로 덮인 속이 빈 공간이다. 이곳은 공기로 가득 차 있으며 **고막**, **고실**, **귀관**으로 구성된다. 바깥귀에서 전달된 음파를 고막에서 받아들이고 귓속뼈를 통해 속귀에 압력(음압)으로 전달한다.

① **고막(tympanic membrane, eardrum)**

바깥귀실 막다른 곳에 가운데귀와의 경계에 있는 섬유성 막으로, 지름 약 1cm, 두께 약 0.1mm이며 바깥귀길에 대해 약 45° 기울어서 위치한다(그림 12-15 참조). 고막 바깥면은 피부, 고막 안쪽면은 고실점막으로 이루어지며 감각신경이 풍부하다.

② **고실(tympanic cavity)**

고막과 속귀 사이에 위치한 공간으로, 내부에는 귓속뼈인 **망치뼈**(추골, malleus), **모루뼈**(침골, incus), **등자뼈**(등골, stapes)가 순서대로 관찰된다. 망치뼈자루(handle of malleus)는 고막 안쪽에 부착하고, 망치뼈머리(head malleus)는 모루뼈에 부착한다. 모루뼈는 등자뼈에 부착하고, 등자뼈는 작은 구멍인 타원창(난원창, oval window)을 덮는 막을 누른다(그림 12-15 참조, 그림 12-17).

음파가 고막을 진동시키면 그 음파가 가운데귀를 통과할 때 귓속뼈로 전달되며 증폭된다. 타원창에 대한 등자뼈의 운동은 속귀에서 액체의 운동을 일으킨다.

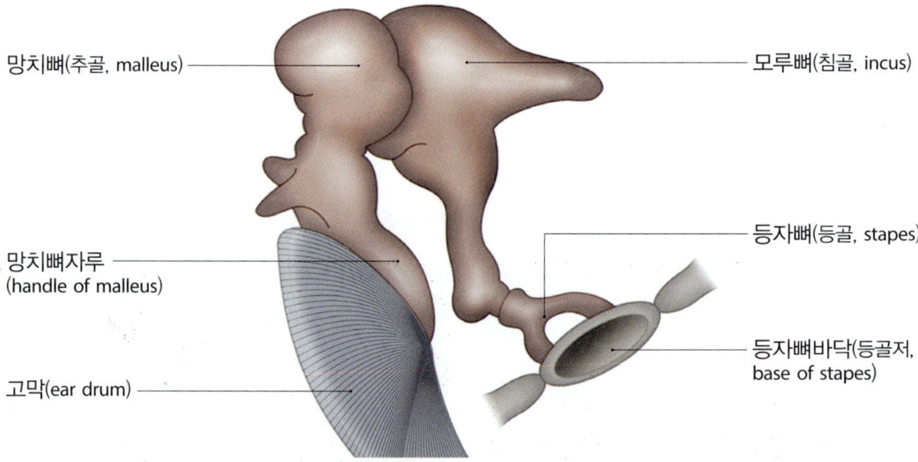

그림 12-17 고막과 귓속뼈

③ **귀관(이관, auditory tube, eustachian tube)**

목구멍과 가운데귀를 연결하는 약 33mm의 관으로, 공기의 통로가 되며 고실 내의 압력을 조절한다(그림 12-15 참조). 정상인 경우 귀관을 통해 압력차가 해소되지만, 인두에 염증이 있어 귀관이 닫혀버리면 통기에 장애가 생겨 귀통증의 원인이 된다. 또한 목앓이(인두통, sore throat)가 가운데귀로 확산되어 중이염(otitis media)이 발생할 수 있다.

(3) 속귀(내이, inner ear)

관자뼈의 바위연골(추체연골, petrosal cartilage) 안에 위치하는 평형청각기관의 주요 부위이다. 형태와 구조가 매우 복잡하여 **미로**(labyrinth)라고 하며, 바깥구조물인 **뼈미로**(bony labyrinth; 안뜰, 반고리뼈관, 달팽이)와 속구조물인 **막미로**(membranous labyrinth; 반고리관, 타원주머니, 둥근주머니, 달팽이관)로 구성된다(그림 12-18).

뼈미로와 막미로 사이에는 바깥림프(외림프, perilymph), 막미로 안에는 속림프(내림프, endolymph)라는 액체로 채워져 있다.

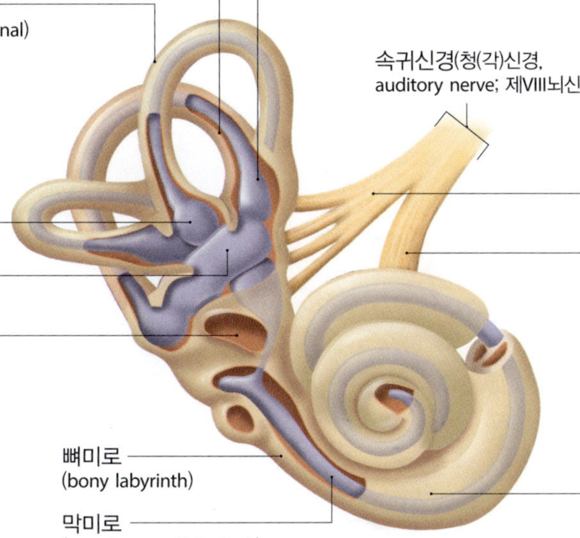

그림 12-18 내이

뼈미로는 속귀 전체의 단단한 외벽으로 안뜰, 반고리뼈관, 달팽이를 포함한다. 뼈미로 안에 막미로(보라색)가 위치하며, 막미로는 바깥림프로 둘러싸여 있고 내부가 속림프로 채워져 있다.

① 안뜰(전정, vestibule)

뼈미로의 중심부분으로 반고리뼈관과 달팽이 사이의 타원창(난원창, oval window)에 인접해 있다. 안뜰에는 타원주머니(타원낭, utricle)와 둥근주머니(구형낭, saccule)가 있어 머리가 직선으로 기울어질 때 이를 감지한다.

② 반고리뼈관(semicircular canal)

지름 약 1.5mm인 3개의 반고리뼈관(가쪽반고리뼈관, 앞반고리뼈관, 뒤반고리뼈관)은 안뜰 뒤에 위치하며, 서로 입체적으로 직각을 이루고 있다. 반고리뼈관의 확장된 끝을 **팽대**(ampulla)라고 하며, 각각

12

안뜰과 연결되어 있다. 반고리뼈관 내부에 있는 반고리관도 서로 직각으로 배치되어 어떤 평면에서도 머리의 회전운동을 감시할 수 있다.

③ 달팽이(와우, cochlea)

길이 3cm 정도의 관이 약 2.5회 회전하여 달팽이 모양을 형성하고 있다. 달팽이는 중심의 달팽이관(cochlear duct; 막미로)을 사이에 끼고 위쪽의 안뜰계단(전정계단, scala vestibuli)과 아래쪽의 고실계단(scala tympani)으로 나뉜다(그림 12-19).

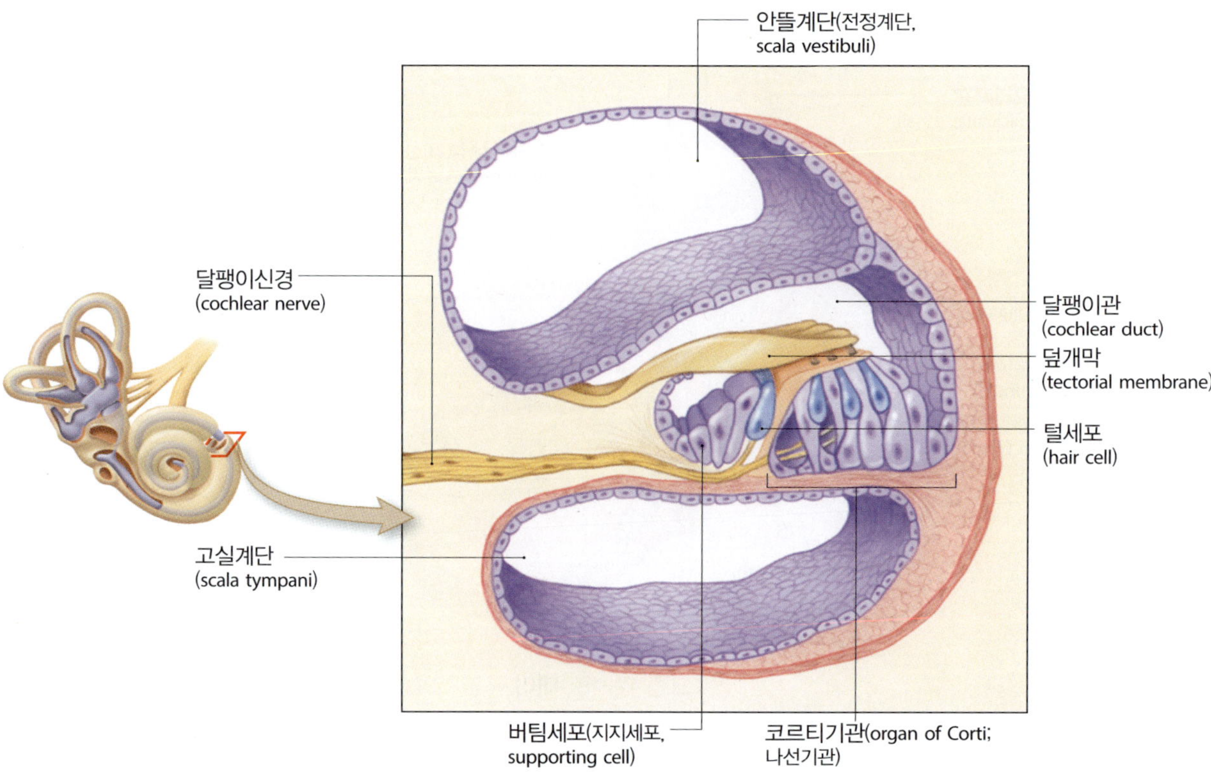

그림 12-19 달팽이

달팽이의 단면으로, 코르티기관(나선기관)의 털세포는 소리를 감지하고 달팽이신경을 통해 그 정보를 보낸다. 안뜰신경과 달팽이신경이 합쳐져 속귀신경(제Ⅷ뇌신경)을 형성한다.

④ 반고리관(semicircular duct)

앞, 뒤, 가쪽의 3개가 있으며, 주로 몸의 회전을 감지한다. 반고리관의 시작부분은 둥글게 부풀어서 막팽대(membraneous ampulla)라고 하며, 이곳에도 몸의 회전과 평형을 감지하는 수용체인 **팽대능선**(ampullary crest)이 있다. 팽내능선의 표면은 털세포와 버팀세포로 이루어진 감각상피로 덮여 있으며, 털세포는 반고리관을 채운 속림프의 흐름을 감지하여 이를 안뜰신경으로 보낸다(그림 12-20).

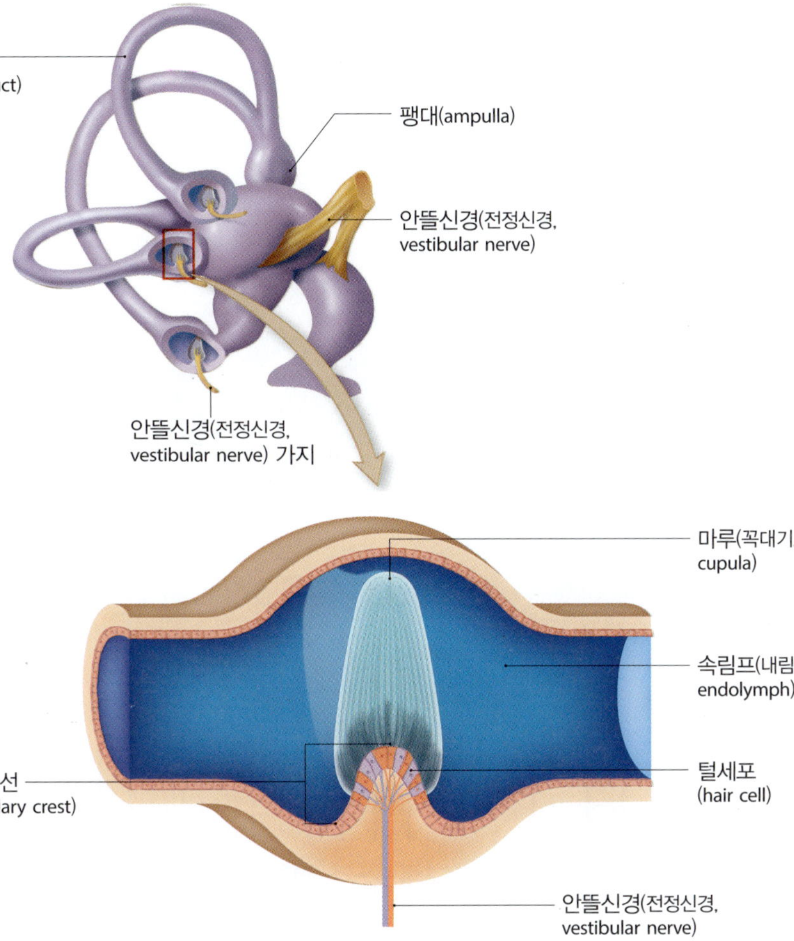

그림 12-20 반고리관과 팽대능선

⑤ **타원주머니(타원낭, utricle)와 둥근주머니(구형낭, saccule)**

안뜰 속에 있는 2개의 막주머니로, 각각 **타원주머니평형반**(난형낭반, macula utriculi)과 **둥근주머니평형반**(구형낭반, macula sacculi)이 있다. 평형반의 점막상피는 감각세포인 털세포와 버팀세포로 이루어지며, 털세포는 안뜰신경섬유와 연접해 있다. 평형반 표면은 평형모래(평형사, statolith)를 가진 젤라틴 성질의 평형모래막(평형사막, statoconial membrane)으로 덮여 있다. 이 막 속에 묻혀 있는 털세포의 감각털이 평형모래의 움직임을 감지해서 몸의 위치와 평형감각을 받아들인다(그림 12-21).

12

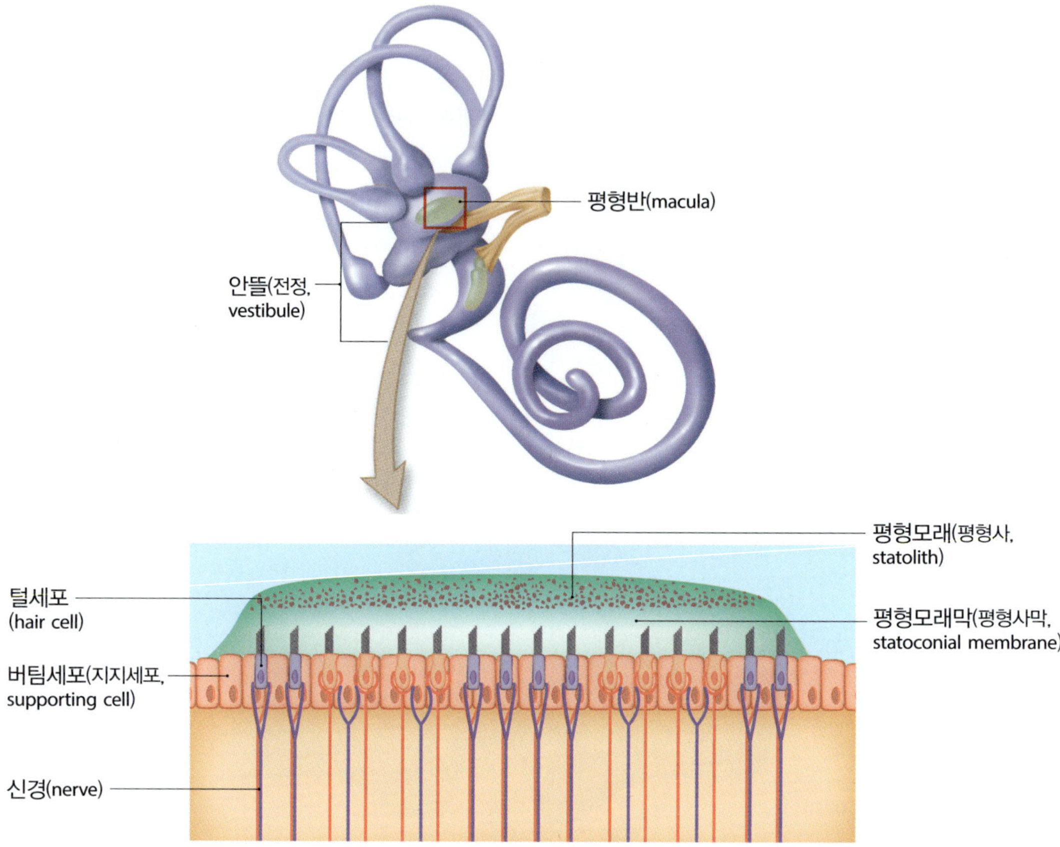

그림 12-21 평형반

⑥ 달팽이관(cochlear duct)

달팽이 속에 들어 있는 나선주머니로 양쪽 끝이 막혀 있다. 달팽이의 안뜰계단(전정계단, scala vestibuli)과 고실계단(scala tympani) 사이에 위치하며, 속림프로 채워져 있다. 달팽이관 아래벽에는 **코르티기관**(organ of Corti; 나선기관)이 있으며, 이곳에 감각세포인 털세포가 배열되어 있다. 털세포 표면에는 덮개막(tectorial membrane)이 있다(그림 12-19 참조).

털세포는 달팽이관으로 전달된 소리를 속림프의 파동으로 감지하여 이것을 달팽이신경으로 전달한다.

2) 청각수용기

소리를 받아들이는 청각수용기는 달팽이 안 코르티기관(나선기관)에 있는 **털세포**(hair cell)이다(그림 12-19 참조). 털세포에는 속털세포와 바깥털세포가 있으며, 약 15,000~16,000개가 빼곡히 배열되어 있다. 달팽이관으로 소리가 전달되면 소리에 의해 내부의 덮개막이 진동하는데, 이것을 속림프의 파동으로서 감지하여 달팽이신경(cochlear nerve)으로 전달한다.

3) 소리의 감지

공기의 진동으로 귀에 도달한 소리는 바깥귀길에서 공명하여 고막을 진동시킨다. 고막의 진동은 귓속뼈의 움직임으로 형태를 바꾼 후 지렛대의 원리를 이용하여 등자뼈에서 안뜰창으로 전달된다. 등자뼈의 움직임은 이곳에서 속귀(달팽이)의 림프에 음압의 파동을 일으키고 그 파동이 달팽이관 바닥판을 통해 코르티기관(나선기관)의 털세포를 자극함으로써 소리가 받아들여진다.

달팽이관 안의 털세포는 그 장소에 따라 반응하는 소리의 높이(진동수)가 다른데, 달팽이관이 시작되는 바닥부분[타원창(oval window) 가까운 부분]은 고음(high frequency sound)을 감지하고, 달팽이 꼭대기부분[계단끝통로(달팽이구멍, helicotrema) 가까운 부분]은 저음(low frequency sound)을 감지한다. 털세포가 받아들인 소리는 달팽이신경[청(각)신경]을 통해 전기신호로 중추로 보내지는데, 청각영역(관자엽의 가로관자이랑)에 도달하면 소리로서 감지된다(그림 12-22).

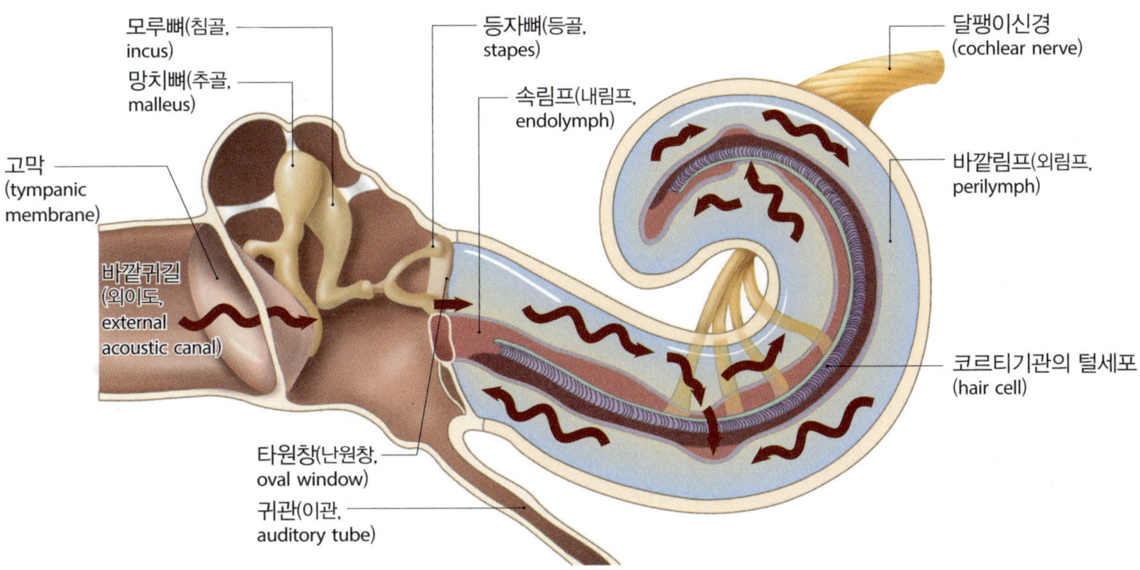

그림 12-22 소리를 감지하는 기전

4) 청각의 중추와 신경경로

코르티기관의 털세포에서 발생한 청각정보는 청각의 일차신경세포인 달팽이신경(cochlear nerve)으로 전달되어 다리뇌, 숨뇌의 달팽이핵(cochlear nucleus)에서 이차신경세포로 전달된다. 이차신경세포는 같은 쪽 및 반대쪽 위올리브핵(상올리브핵, superior olivary nucleus)으로 투사되며, 위올리브핵에서의 삼차신경세포는 가쪽섬유띠(외측섬유대, lateral lemniscus)를 형성하여 중(간)뇌의 아래둔덕(inferior colliculus)에 이른다. 아래둔덕으로 들어온 정보는 시상의 안쪽무릎체(내측슬상체, medial geniculate body)를 지나 대뇌겉질의 청각영역에 도달하여 소리로서 인식된다(그림 12-23).

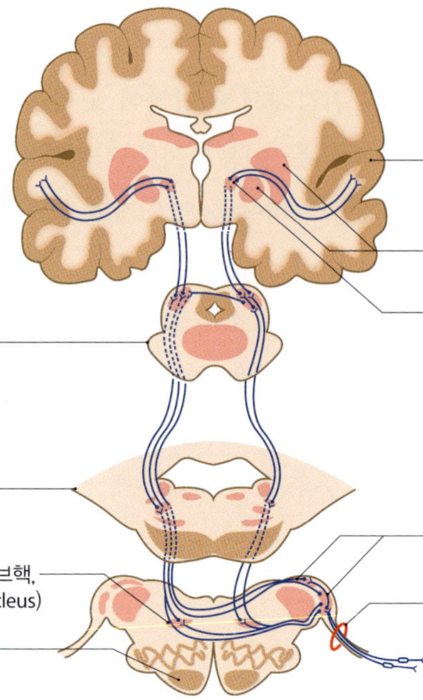

그림 12-23 청각 전도로

3. 평형감각

평형감각(static sense)은 온몸 또는 인체 일부의 위치, 기울기, 운동방향, 속도에 관한 감각으로, 속귀의 안뜰기관에서 받아들인다. 안뜰기관은 3개의 반고리관과 안뜰로 구성되며, 반고리관에는 감각세포인 털세포가 있어 회전에 의해 생기는 림프의 흐름에 자극을 받는다. 안뜰에도 마찬가지로 털세포가 있고 그 위에 평형모래(평형사, statolith)가 있어 몸이 기울면 평형모래가 움직여서 털세포를 자극하고 그 평형감각이 뇌로 전달된다.

1) 정적평형의 감지

속귀 중간의 안뜰에 있는 둥근주머니평형반(구형낭반, macula sacculi)과 타원주머니평형반(난형낭반, macula utriculi)이 머리 기울기나 직선운동의 변화를 감지하며, 이를 **정적평형**이라고 한다. 평형반이 기울면 평형모래막(이석막)이 가로방향으로 어긋나서 털세포를 자극하는데, 둥근주머니평형반과 타원주머니평형반은 서로 수직방향으로 배치되어 있어서 다양한 방향의 머리 기울기나 직선운동의 변화가 감지된다(**그림 12-24**).

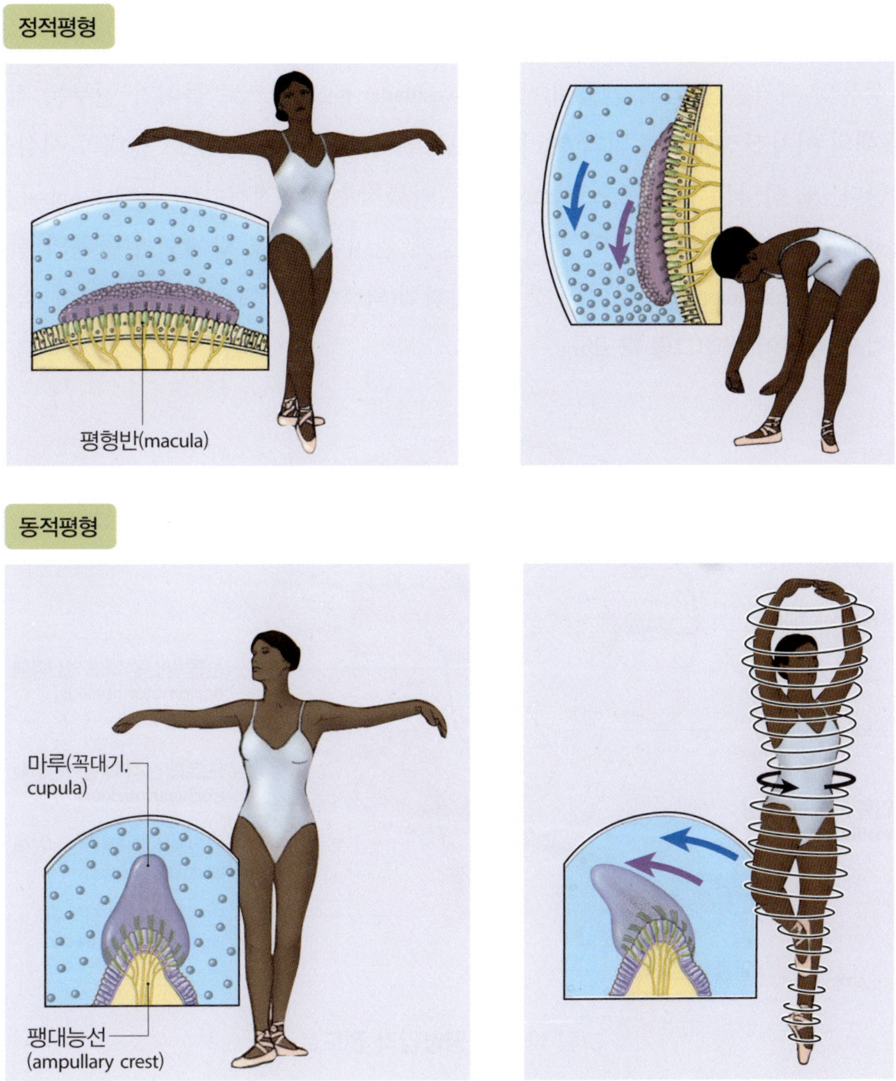

그림 12-24 평형을 감지하는 기전

2) 동적평형의 감지

속귀 뒤쪽에 있는 3개의 반고리관 중 가쪽반고리관은 수평면에 있고, 앞반고리관과 뒤반고리관은 수직면에 있어서 서로 교차하듯이 배치되어 있다. 머리 운동의 속도나 방향이 변할 때 신경자극을 발생하며, 이 운동감각을 **동적평형**이라고 한다. 움직임의 관성에 의해 반고리관 안의 속림프가 반대방향으로 흐르면 이 속림프의 흐름은 마루(꼭대기)를 움직여서 털세포를 자극한다. 이러한 기전으로 다양한 방향의 회전운동 변화가 털세포에 의해 감지된다(그림 12-24).

3) 평형감각의 중추와 신경경로

평형감각 들섬유의 자극은 숨뇌의 안뜰핵(전정핵, vestibular nucleus)으로 들어가 일부는 직접 소뇌겉질에 도달한다. 안뜰핵의 이차신경세포는 뇌의 여러 부위로 투사되며, 하나는 주로 반대쪽 시상을 경유하여 대뇌겉질로 도달한다. 또 하나는 같은 쪽으로 소뇌 또는 안뜰척수로(전정척수로, vestibulospinal tract)를 지나 척수의 운동신경세포에도 합류하여 자세의 제어반사 등에 관여한다. 그 밖에도 안뜰핵의 신경세포는 눈돌림신경핵(동안신경핵, oculomotor nucleus)이나 갓돌림신경핵(외전신경핵, abducens nucleus)에 직접 결합해서 안구운동을 반사적으로 제어한다(그림 12-25).

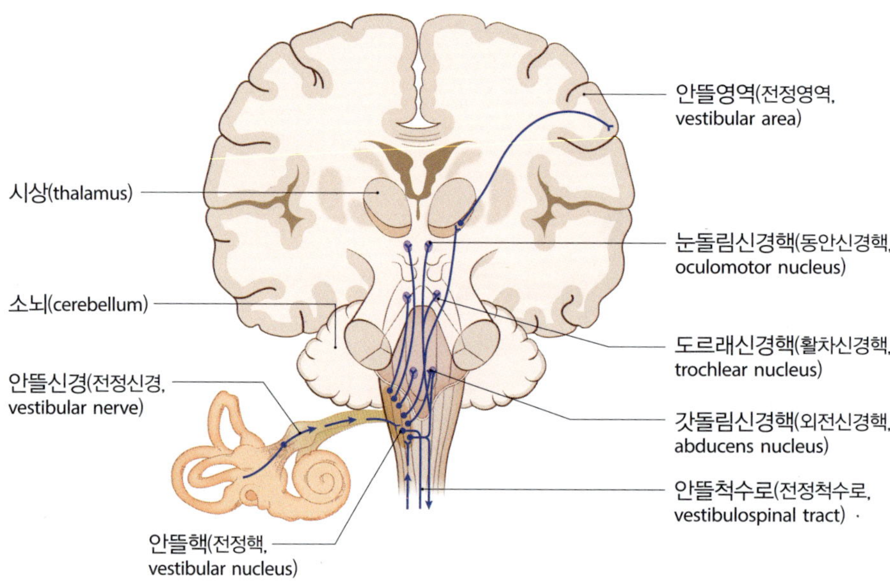

그림 12-25 **평형감각 전도로**

요점확인

1. 귀는 어떤 감각을 감지하는가?
2. 귀의 3가지 주요 부분을 설명하시오.
3. 음파가 바깥귀길을 지나면서 귀의 어떤 구조물을 진동시키는가?
4. 청각수용기세포는 어디에 위치하는가?
5. 평형감각수용기세포는 어디에 위치하는가?
6. 정적평형과 동적평형의 차이는 무엇인가?

건강과 웰빙

- **외이도염**(otitis externa)

여름철에는 수영과 물놀이로 인해 외이도염이 많이 발생한다. 외이도염을 일컫는 용어에 '수영자의 귀(swimmer's ear)'가 있는 것만 봐도 수영으로 인한 외이도염 발생이 상당히 많음을 알 수 있다. 외이도염은 세균이나 곰팡이가 원인일 수 있고, 대개 물에 장기간 노출되는 것과 관련 있다. 외이도염에 걸리면 귀 전체가 만지면 아프고 붉어지며 붓는다. 외이도염의 치료에는 항생제와 진통제가 처방된다.

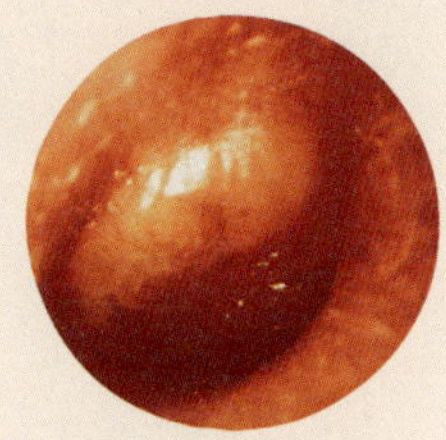

4. 후각

후각(olfaction)은 냄새라는 화학물질이 자극이 된다. 사람은 40만 종 이상의 냄새를 구분할 수 있다. 냄새는 코점막 상부에 있는 우표 1장 크기의 후각상피에서 감지되며, 그 정보는 직접 뇌로 보내진다. 어떤 냄새를 잠시 맡고 있으면 곧 그 냄새를 느끼지 못하게 되는 것을 후각의 **순응**(adaptation)이라고 하며, 유독가스가 조금씩 누출되는 경우 등에는 위험하다. 그러나 이러한 때에도 종류가 다른 냄새는 충분히 느낄 수 있으며, 이를 선택순응(selective adaptation)이라고 한다. 인체는 평소 여러 가지 냄새에 순응하고 있다. 미각과 마찬가지로 후각에도 개인 차이가 있다.

1) 후각기관의 구조

후각기관(olfactory organ)은 코안 상부를 덮는 코점막의 후각부위에 있다(그림 12-26). 후각점막은 후각(수용)세포(olfactory receptor cell)와 버팀세포(지지세포, supporting cell)로 구성되는 **후각상피**(olfactory epithelium)로 덮여 있다. 후각(수용)세포는 위쪽 끝부분에 **후각섬모**(olfactory cilia)라고 하는 몇 개의 작은 돌기를 가지는데, 이 후각섬모가 냄새를 받아들이는 후각수용기이다. 후각섬모는 후각점막 바로 아래에 있는 보우만샘에서 분비되는 점액에 담겨 있다. 점액에는 냄새물질과 결합하는 단백질이 존재하며 점액에 녹은 냄새물질을 농축한다. 농축된 냄새물질이 후각수용기와 결합하게 된다.

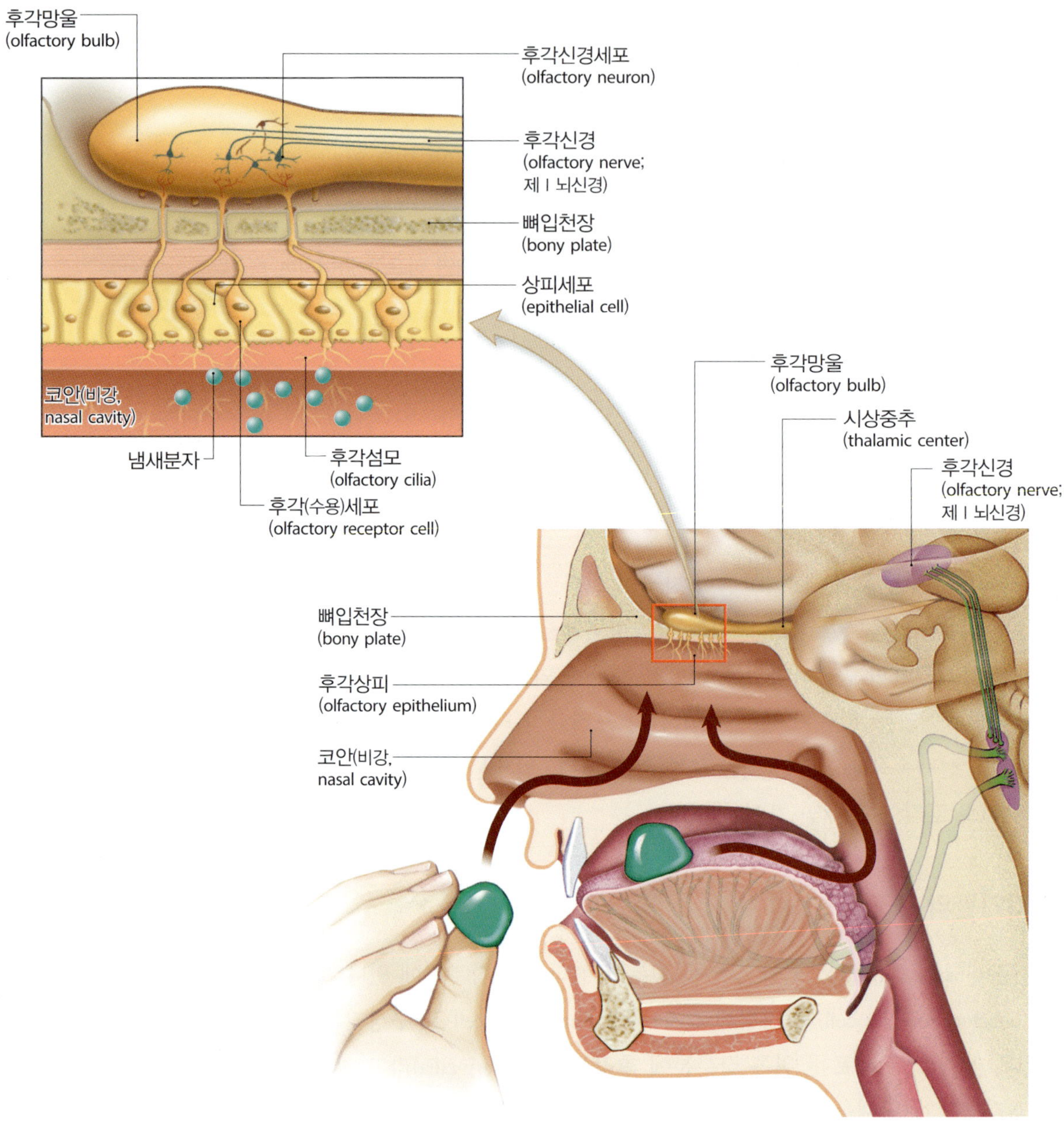

그림 12-26 코안의 후각점막

기체의 냄새분자가 후각상피의 후각(수용)세포를 자극하면 그 감각정보는 후각망울과 후각신경(제 I 뇌신경)의 축삭을 따라 뇌의 감각 처리 중추로 전도된다.

2) 후각의 중추와 신경경로

후각정보를 중추로 전달하는 신경로는 후각상피 안에 있는 후각(수용)세포에서 시작한다. 후각(수용)세포의 중추돌기(central process)가 후각신경(제I뇌신경)을 형성하고, 이 후각신경이 다발을 이루어 코안 천정부분의 벌집뼈를 관통하여 머리뼈안으로 들어간 후 바로 위에 있는 일차후각중추인 후각망울(olfactory bulb)의 승모세포(mitral cell)와 연접한다. 승모세포의 축삭은 시상을 경유하지 않고 직접 이차후각중추인 조롱박겉질(조롱박피질, pyriform cortex)과 해마(hippocampus)로 투사되며, 대뇌겉질의 후각영역인 눈확이마겉질(안와전두피질, orbitofrontal cortex)에 도달하게 된다.

후각신경이 지나는 경로와 이 자극을 해석하는 영역은 기억과 감정에 중요한 뇌의 둘레계통과 밀접한 관련이 있다. 이러한 이유로 특정 냄새나 체취에 대한 기억을 오랫동안 생생하게 간직할 수 있다. 예를 들어 어린 시절 할머니가 음식을 만들어줄 때 나던 기분 좋은 냄새는 평생 지속되는 어린 시절의 기억으로 남는다.

5. 미각

미각(gustatory sense)은 물에 녹은 화학물질이 자극이 되는 감각으로, 단맛, 짠맛, 신맛, 쓴맛, 감칠맛의 다섯 종류가 있다. 과거에는 혀에 각각의 맛에 대한 민감한 부위가 정해져 있다고 보았지만, 현재는 부정적인 견해가 많다. 그러나 혀에는 맛봉오리가 많이 존재하는 영역이 있어 어떠한 맛에 대해서든 감수성이 높다고 할 수 있다.

1) 미각기관의 구조

미각기관(gustatory organ)은 감각상피로 이루어진 **맛봉오리**(taste bud)이다. 맛봉오리는 주로 혀에 분포하며, 입안이나 물렁입천장에도 일부 존재한다. 혀에서도 특히 성곽유두(circumvallate papilla)에 많고, 버섯유두(fungiform papilla)와 잎새유두(foliate papilla)에도 일부 존재하지만, 실모양유두(filiform papilla)에는 없다. 성곽유두는 대략 10~15개 정도가 혀 뒤쪽에서 역V자 모양을 이루며, 많은 맛봉오리를 가진다.

맛봉오리는 미각세포(gustatory cell)와 버팀세포(지지세포, supporting cell)로 구성된 타원형의 구조물로, 혀점막의 중층편평상피 속에 묻혀 있다. 미각세포는 한 종류의 미각자극에만 반응하는 것이 아니라 여러 종류에 반응하는데, 그 조합에 따라 미각의 식별이 이루어진다. 미각세포 끝에는 손가락 모양의 돌기인 미각털(미각모, gustatory hair)이 있으며, 표면의 맛구멍으로 노출된다. 맛물질은 맛구멍 안의 미각털에서 감지되며, 그 정보는 미각세포와 연접을 형성하고 있는 미각신경세포(일차신경세포)로 보내진다(그림 12-27).

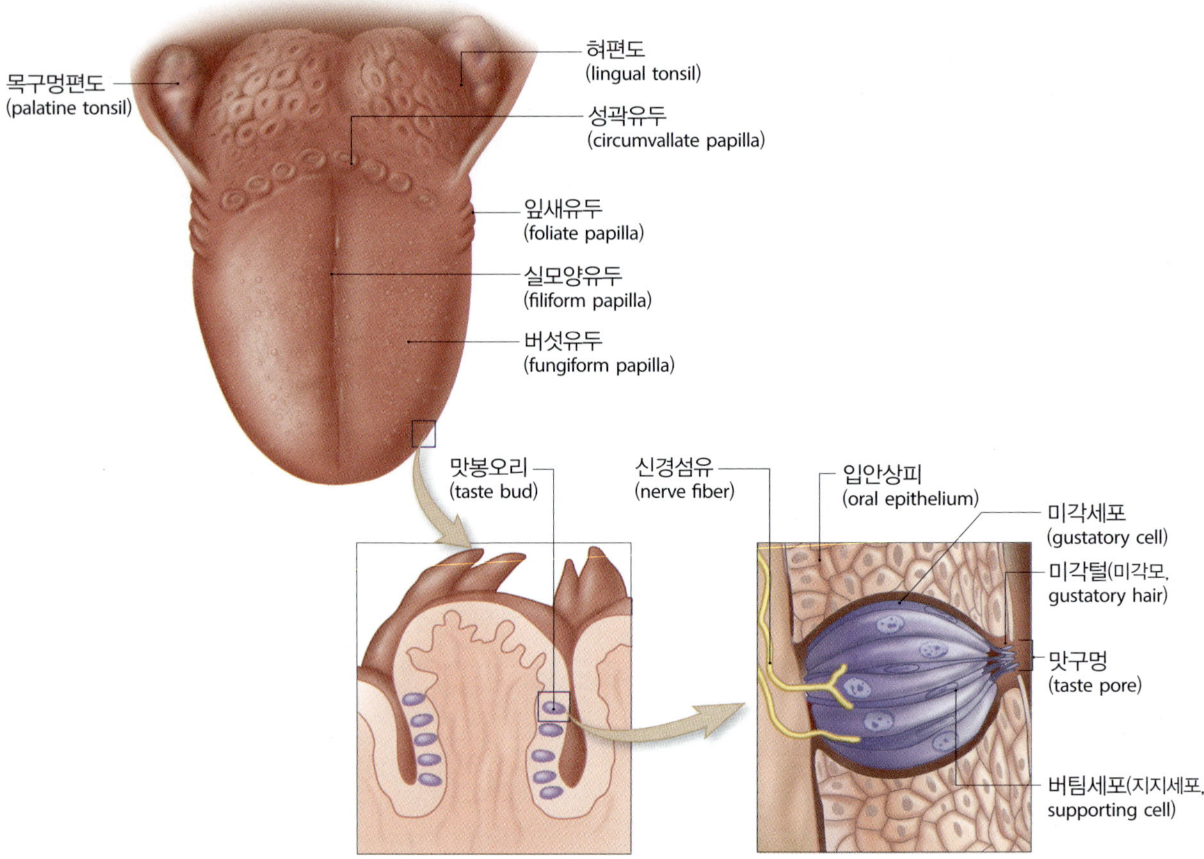

그림 12-27 혀의 맛봉오리

2) 미각의 중추와 신경경로

미각정보를 중추로 전달하는 전도로는 미각세포가 받은 미각정보를 숨뇌의 고립핵(solitary nucleus)으로 보내는 경로를 형성하지만, 그 주행 방향은 맛봉오리의 존재부위에 따라 다르다. 즉, 혀 앞쪽 2/3의 맛봉오리에서 나온 미각신경섬유는 얼굴신경을 통해 숨뇌로 보내지고, 혀 뒤쪽 1/3이나 인두에서 나온 미각신경섬유는 혀인두신경을 통해, 그리고 후두(덮)개 부근에서 나온 신경세포는 미주신경(위후두신경)을 통해 숨뇌 고립핵으로 들어가 연접을 형성한다.

숨뇌 고립핵에서 나온 축삭은 시상으로 가서 연접을 형성한다. 다시 시상에서 나온 축삭은 마루덮개(두정덮개, parietal operculum) 부근(브로드만영역 43)에 있는 대뇌겉질의 미각중추(gustatory center)로 보내진다(그림 12-28).

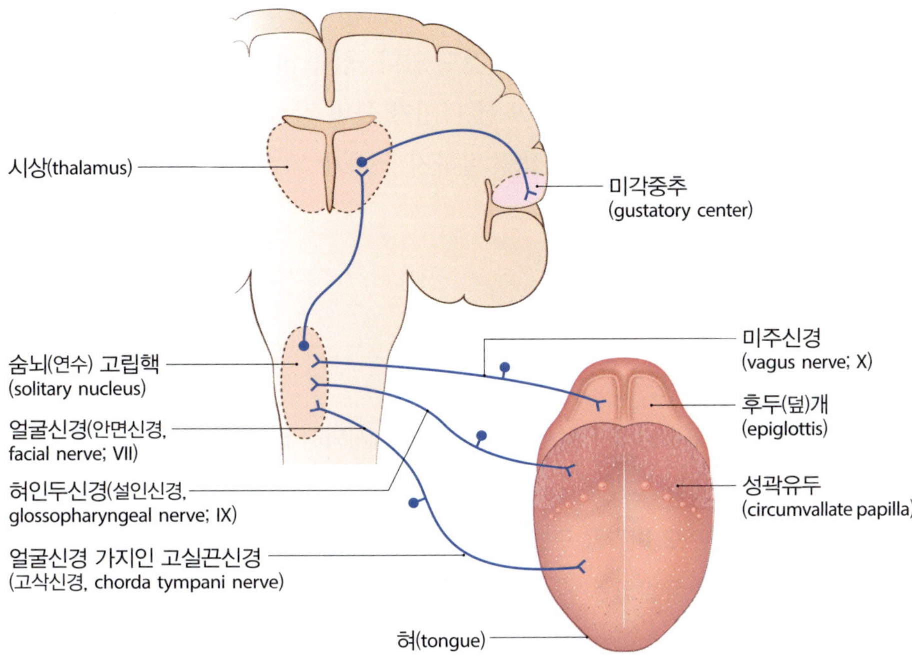

그림 12-28 **미각 전도로**

5. 감각의 통합

감각은 몸 전체에 단순히 흩어져 있는 개별적인 수용체가 아니라 뇌에서 지각되는 의식 현상이다. 어떤 감각신호는 뇌에 도달하지 못하거나 어떤 감각신호는 뇌에서 증폭되거나 약해진다. 들어오는 모든 신호는 다른 감각신호, 나아가 기억과 통합하여 지각을 형성하는데, 이때 이 지각이야말로 감각이라고 할 수 있다.

예를 들어 맛감각인 미각은 미각세포뿐만 아니라 후각수용기, 촉각수용기, 통각수용기 등에 감지된 자극을 종합적으로 조합한 결과 느끼게 되는 감각이다. 즉, 인식하는 무수히 많은 맛은 단순한 맛뿐만 아니라 냄새, 촉각, 온도, 통각 등에 기초하여 합쳐진 감각이다. 이러한 이유로 코막힘이 심하면 입안에 있는 음식 냄새가 후각수용기를 자극하는 것을 방해하여 미각을 현저히 무디게 한다. 같은 음식이라도 바삭한지, 따뜻한지, 차가운지 등에 따라서도 다른 맛을 내는 것처럼 느껴진다. 매운 음식의 경우는 통각이나 온도수용기를 자극하여 매운맛을 만든다. 냄새감각인 후각은 다른 감각보다 더 강력한 기억의 유발 요인이 되기도 한다. 하지만 모든 감각은 이미 학습된 기억과 비교하게 되며, 이 과정에서 그 순간 느낀 것을 정확하게 해석할 수 있게 해준다.

인체는 종종 시각이나 고유감각을 평형감각과 결합시켜 변화하는 상황에서도 자세의 균형을 유지한다. 일부 감각정보는 무의식적으로 처리되고 지각되는 것도 있다. 혈중 pH나 혈중 산소포화도는 의식할 수 없지만, 뇌는 그 변화를 끊임없이 감시하고 있다. 또한 나이가 들면 감각도 노화하기 시작하는데, 귀의 기계적수용기는 덜 민감해지고, 수정체는 초점 조절을 잘하지 못하게 되며, 미각과 후각 기능도 서서히 저하한다.

요점확인

1. 후각(수용)세포는 어디에 있는가?
2. 처음에는 매우 강하게 나던 냄새가 잠시 후에는 전혀 감지되지 않는 이유는 무엇인가?
3. 미각세포는 어디에 있는가?
4. 사람이 지각할 수 있는 주요 미각을 구별하시오.
5. 왜 후각은 기억과 감정을 유발하는가?
6. 어떤 기관이 모든 감각을 경험하는가?

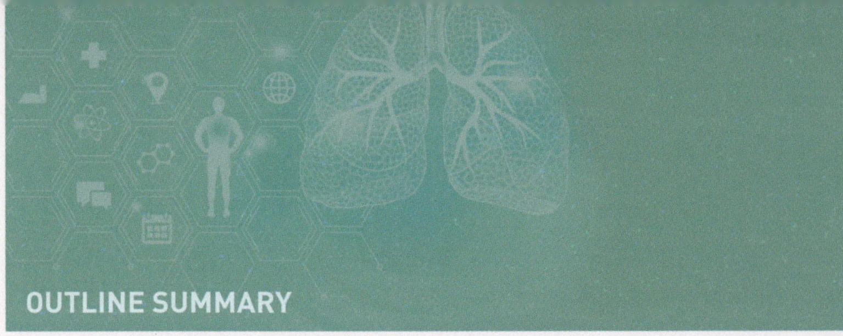

OUTLINE SUMMARY

개념요약

감각의 분류

A. 일반감각(general sense)

1. 피부, 근육, 힘줄, 관절 등에 널리 분포하는 미세 수용체에 의해 감지되는 감각으로, 통각, 온도각, 촉각, 압각, 위치감각 등이 있음
2. 의식에 이르지는 않지만 체내의 상태를 정보로서 파악하는 내장감각도 있음

B. 특수감각(special sense)

1. 눈이나 귀처럼 특징적으로 분화하여 인체의 특정 부위에 존재하는 감각
2. 시각, 청각, 평형감각, 미각, 후각이 있음

감각의 일반적 특성

A. 자극과 문턱값

1. 적합자극(adequate stimulus) : 감각이 발생하려면 자극이 필요하며 각 수용체에 고유의 정보를 제공하는 자극
2. 문턱값(역치, limen) : 감각이 발생하는 데 필요한 최소한의 자극 강도

B. 감각수용기 (표 12-1, 12-2 참조)

1. 피막 유무에 따른 분류
   a. 비피막화 : 자유신경종말
   b. 피막화 : 망울소체(크라우제소체), 층판소체(파치니소체), 촉각소체(마이스너소체), 루피니소체, 골지힘줄기관, 근(육)방추
2. 자극의 유형에 따른 분류
   a. 빛수용기(빛)
   b. 화학수용기(화학물질)
   c. 통각수용기(손상)
   d. 온도수용기(온도 변화)
   e. 기계적수용기(움직임 또는 모양 변화)

C. 수용체전위(receptor potential)

1. 감각수용기가 각각 적합자극을 받아들이면 수용기세포에 발생하는 단계적 전위
2. 수용체전위가 문턱값을 넘었을 때 실무율(all-or-none law)에 따른 자극의 성질이 생김
   a. 감각은 불연속적인 신경자극에 의해 전달됨
   b. 감각의 강도는 신경자극의 방전 빈도에 따라 증감함
   c. 신경자극의 진폭은 자극의 강도가 바뀌어도 일정함

D. 감각순응(sensory adaptation)

1. 일정한 자극을 수용체에 지속적으로 가하면 신경섬유의 자극 방전 빈도는 점차 감소하는 현상
2. 수용체로 들어오는 자극의 순응 정도에 따라 빨리 순응하는 수용체와 늦게 순응하는 수용체가 있음
   a. 층판소체 : 자극의 강도와 급격한 변화에 반응하고 활동전위는 단시간에 사라짐
   b. 촉각원반, 루피니소체 : 늦게 순응하여 특정 상태의 정보를 지속적으로 전달됨

E. 대뇌겉질의 감각영역

1. 수용체에서 받아들인 감각정보는 감각경로를 통해 대뇌겉질에 도달하여 인지됨
2. 인체 각 영역으로부터 들어오는 몸감각정보가 대뇌겉질의 정해진 영역으로 입력됨(그림 12-1 참조)

일반감각

A. 피부나 근육 등 온몸에 분포하는 단일 감각수용기에서 받아들이는 감각이다.

B. 피부감각 (그림 12-2 참조)

1. 감각수용기
   a. 촉각, 압각, 진동감각 : 자유신경종말, 마이스너소체, 파치니소체, 메르켈원반 등
   b. 온도감각 : 자유신경종말, 루피니소체, 크라우제소체 등
   c. 통각 : 통각수용기
2. 감각수용기의 분포
   a. 감각점(sense spot) : 피부감각이 예민한 부위는 피부 및 피부에 접하는 점막 위에 점 모

양으로 분포

b. 두점식별문턱값(two point threshold) : 피부의 두 점에 가해진 자극을 두 점으로 느끼는 최소거리

3. 피부감각의 중추와 신경경로 (그림 12-3 참조)

a. 식별촉각 : 뒤섬유단-안쪽섬유띠로를 따라 대뇌겉질로 전달됨

b. 온도감각, 통각 : 가쪽척수시상로를 따라 대뇌겉질로 전달됨

C. 심부감각

1. 운동감각(kinesthetic sense)

a. 관절이나 근육, 힘줄에 있는 고유감각기인 근(육)방추와 골지힘줄기관의 작용에 따른 것(그림 12-4 참조)

b. 운동이나 자세의 반사조절에 도움 되며 감각이 의식에 이르는 경우는 거의 없음

c. 근(육)방추(muscle spindle) : 뼈대근육의 길이와 속도 변화를 감지하여 중추신경계통으로 전달하는 소기관

d. 골지힘줄기관(Golgi tendon organ, GTO) : 근육의 장력을 감지하는 수용체

2. 심부통증(deep pain) : 근육, 힘줄, 관절, 뼈막에서 유래하는 통증과 혈관에 원인이 있는 두통 등이 있음

D. 내장감각

1. 내장에 분포한 신경을 통해 전달되는 감각

2. 장기감각과 내장통증의 2가지로 나뉨(그림 12-5 참조)

• 특수감각

A. 시각

1. 시각기관의 구조

a. 안구

① 안구의 벽은 바깥쪽에서부터 섬유층(공막, 각막), 혈관층(맥락막, 섬모체, 홍채), 속층(망막)의 3층으로 구성됨(그림 12-6, 12-7 참조)

② 공막(sclera) : 눈의 흰자위

③ 각막(cornea) : 홍채 위의 투명한 부분

④ 맥락막(choroid) : 색소가 있고 멜라닌이 풍부한 층이 빛의 산란을 방지함

⑤ 섬모체(ciliary body) : 혈관층에서 가장 두꺼우며 섬모체띠가 부착하여 수정체의 두께를 조절하여 원근 조절에 관여함

⑥ 홍채(iris) : 눈의 색깔을 띤 부분, 동공은 홍채의 중앙에 있는 구멍, 민무늬근육의 수축으로 동공이 확장되거나 수축됨(그림 12-8 참조)

⑦ 망막(retina) : 안구속층의 대부분을 차지, 막대세포와 원뿔세포의 빛수용기를 포함함(그림 12-9 참조)

⑧ 수정체(lens) : 동공 뒤에 있는 투명한 구조물로, 빛을 망막으로 집중 또는 굴절함

⑨ 유리체(vitreous body) : 수정체와 망막 사이를 채우는 젤 상태의 물질

⑩ 방수(aqueous humor) : 안구방을 채우는 약 알칼리성 액체

b. 부속기관

① 눈물기관(lacrimal apparatus) : 눈물을 생성하여 안구 표면의 보습과 보호에 작용하는 기관(그림 12-10 참조)

② 눈꺼풀(안검, eyelid) : 안구를 보호하는 덮개로 작용함(그림 12-11 참조)

③ 안구근육(안근, ocular muscle) : 안구를 움직이며 눈확 안의 지방조직에 묻혀 있는 근육(그림 12-12, 표 12-5 참조)

2. 시각수용기

a. 망막에 위치함(표 12-6, 그림 12-13 참조)

b. 막대세포(간상세포, rod cell) : 명암에 반응함

c. 원뿔세포(cone cell) : 색 정보에 관여함

d. 자극은 망막의 막대세포와 원뿔세포에서 양극신경세포층과 신경절세포층을 통해 이동함

3. 시각의 중추와 신경경로 (그림 12-14 참조)

a. 시(각)신경은 시신경교차를 거쳐 시각로가 되며 시상의 가쪽무릎체에 투사함

b. 신경자극은 시각신경을 통해 눈을 빠져나가며 출구 지점은 수용체가 없어서 맹점이라고 함

c. 시각의 해석은 대뇌 뒤통수엽의 시각겉질에서 발생함

B. 청각

1. 평형청각기관의 구조 (그림 12-15, 표 12-7 참조)

a. 바깥귀

① 귓바퀴(이개, auricle, pinna)

② 바깥귀길(외이도, external acoustic canal) : 길이 2.5cm의 구부러진 관으로, 귀지샘이 있으며 고막에서 끝남(그림 12-16 참조)

b. 가운데귀

① 고막(tympanic membrane) : 바깥귀길과 가운데귀의 경계에 있는 섬유성 막

② 고실(tympanic cavity) : 내부에 귓속뼈(망치

뼈, 모루뼈, 등자뼈)를 가짐(그림 12-17 참조)
③ 귀관(이관, auditory tube) : 목구멍과 가운데귀를 연결하는 관으로 고실 내의 압력을 조절함

c. 속귀 (그림 12-18 참조)
① 바깥림프로 가득 찬 뼈미로
② 안뜰, 반고리뼈관, 달팽이로 세분(그림 12-19 참조)
③ 속림프로 가득 찬 막미로(그림 12-20, 12-21 참조)

2. 청각수용기
a. 달팽이 안 코르티기관(나선기관)에 있는 털세포(그림 12-19 참조)
b. 달팽이관으로 소리가 전달되면 내부 덮개막이 진동하며 이를 속림프의 파동으로서 감지하여 달팽이신경으로 전달함

3. 소리의 감지 (그림 12-22 참조)
a. 청각은 압력파인 음파의 강도(음량)와 주파수(음조)의 변화를 감지함
b. 음파는 귓바퀴를 통해 바깥귀길로 유입되어 고막을 진동시킴
c. 고막의 진동은 귓속뼈에 의해 증폭되어 타원창으로 전달됨
d. 타원창의 진동은 바깥림프의 진동을 유발하고, 이것은 차례로 속림프를 진동시킴
e. 코르티기관의 털세포는 음파에 의한 운동에 따라 움직이는 속림프에 의해 털세포가 구부러지면 반응함

4. 청각의 중추와 신경경로 (그림 12-23 참조)
a. 청각정보는 청각의 일차신경세포인 달팽이신경으로 전달되어 다리뇌, 숨뇌의 달팽이핵에서 이차신경세포로 전달됨
b. 이차신경세포는 같은 쪽 및 반대쪽 위올리브핵으로 투사됨
c. 삼차신경세포는 가쪽섬유띠를 형성하여 중(간)뇌의 아래둔덕에 이름
d. 시상의 안쪽무릎체를 지나 대뇌겉질의 청각영역에 도달하여 소리로서 인식됨

C. 평형감각

1. 온몸 또는 인체 일부의 위치, 기울기, 운동방향, 속도에 관한 감각
2. 정적평형의 감지 (그림 12-24 참조)
a. 안뜰의 평형반에 있는 털세포가 머리의 기울기나 직선운동의 변화를 감지함
b. 머리를 기울이면 중력이 각 평형반의 무거운 젤을 당겨 감각섬모를 구부려서 신경 신호를 생성함
3. 동적평형의 감지 (그림 12-24 참조)
a. 머리 운동의 속도나 방향이 변할 때 관성에 의해 반고리관 안의 속림프가 반대방향으로 흐름
b. 속림프의 흐름이 마루(꼭대기)를 움직여서 털세포를 자극함
4. 평형감각의 중추와 신경경로 (그림 12-25 참조)
a. 평형감각 들섬유의 자극은 숨뇌의 안뜰핵으로 들어가 일부는 직접 소뇌겉질에 도달함
b. 같은 쪽으로 소뇌 또는 안뜰척수로를 지나 척수의 운동신경세포에도 합류하여 자세의 제어반사 등에 관여함

D. 후각

1. 후각기관의 구조
a. 코안 상부를 덮는 코점막의 후각부위에 위치함(그림 12-26 참조)
b. 후각점막은 후각(수용)세포와 버팀세포로 구성되는 후각상피로 덮여 있음
c. 후각섬모(olfactory cilia) : 후각(수용)세포 위쪽 끝부분에 위치하며 냄새를 받아들이는 후각수용기임
2. 후각의 중추와 신경경로
a. 기체의 냄새분자가 후각상피의 후각(수용)세포를 자극하면 그 감각정보는 후각망울과 후각신경(제I뇌신경)의 축삭을 따라 뇌의 감각 처리 중추로 전도됨
b. 후각신경이 지나는 경로와 이 자극을 해석하는 영역은 기억과 감정에 중요한 뇌의 둘레계통과 밀접한 관련이 있어서 특정 냄새나 체취에 대한 기억을 오랫동안 생생하게 간직할 수 있음

E. 미각

1. 물에 녹은 화학물질이 자극이 되는 감각으로 단맛, 짠맛, 신맛, 쓴맛, 감칠맛의 다섯 종류가 있음
2. 미각기관의 구조 (그림 12-27 참조)
a. 감각상피로 이루어진 맛봉오리가 미각수용기임
b. 맛봉오리(미뢰, taste bud) : 미각세포와 버팀세포로 구성된 타원형의 구조물
3. 미각의 중추와 신경경로 (그림 12-28 참조)

a. 미각세포가 받은 미각정보를 숨뇌의 고립핵으로 보내는 경로를 형성함
b. 그 주행 방향은 맛봉오리의 존재부위에 따라 다름

• 감각의 통합

A. 모든 감각은 개별적인 수용체가 아닌 뇌에서 처리되고 최종적으로 지각된다.

B. 인체로 들어오는 감각정보는 다른 감각신호, 나아가 기억과 통합하여 지각을 형성한다.

1. 맛감각
   a. 미각과 후각의 결합
   b. 촉각, 통증, 온도와 같은 다른 감각에 의해 영향을 받을 수 있음
   c. 코막힘은 후각수용기의 자극을 방해하여 맛감각을 무디게 함
2. 자세와 평형 : 시각이나 고유감각을 평형감각과 결합시켜 변화하는 상황에서 자세의 균형을 유지함
3. 일부 감각정보는 잠재의식적으로 처리됨
4. 감각은 나이가 들수록 기능이 저하됨

ACTIVE LEARNING

능동학습

• 종합질문

01. 피부나 피부밑조직에서 볼 수 있는 일반감각의 이름을 쓰고, 각각이 반응하는 자극의 종류를 열거하시오.

02. 고유감각기의 두 유형을 구분하고 각각의 위치와 기능을 설명하시오.

03. 홍채가 동공의 크기를 어떻게 변화시키는지 설명하시오.

04. 섬모체는 어떻게 사물의 초점을 조절하는지 설명하시오.

05. 망막에 있는 두 유형의 빛수용기세포를 열거하고 이 둘의 차이점을 설명하시오.

06. 중심오목과 맹점의 차이를 설명하시오.

07. 바깥귀의 구조를 간단히 설명하시오.

08. 음파가 어떻게 청각자극으로 변환되는지 설명하시오.

09. 속귀의 구조가 어떻게 균형이나 평형의 유지를 돕는지 설명하시오.

10. 미각세포의 위치와 이 세포들이 반응하는 맛의 이름을 쓰시오.

11. 후각이 어떻게 자극되는지 설명하시오.

• 심층고찰

12. 코가 막히는 심한 감기에 걸렸을 때 입맛을 잃는 이유를 설명하시오.

13. 새로 페인트를 칠한 방에 오래 있으면 차츰 냄새 맡는 능력이 떨어지는 이유를 설명하시오.

14. 눈의 어디서 빛을 받아들이고 어디서 감지하는지 시각경로를 구체적으로 설명하시오.

15. 병원 냄새나 추석의 송편 냄새가 왜 감성반응을 쉽게 일으키는지 그 이유를 설명하시오.

• 확인문제

01. 시각의 수용체는 빛수용기, 미각과 후각의 수용체는 ________, 청각과 평형감각의 수용체는 ________(으)로 분류할 수 있다.

02. 청각을 감지하는 수용체는 ________에 있다.

03. 평형감각을 감지하는 수용체는 ________에 있다.

04. 후각을 감지하는 수용체는 ________에 있다.

05. 맛봉오리의 자극으로 인해 발생하는 미각에는 ________, ________, ________, ________, ________의 다섯 종류가 있다.

06. 다음에서 설명하는 눈의 구조물을 보기에서 찾아 넣으시오.

a. 공막	b. 각막	c. 홍채	d. 동공
e. 수정체	f. 맥락막	g. 유리체	h. 방수

(1) 빛이 들어오는 홍채의 구멍은?

(2) 유리체방을 채우는 젤 상태의 물질은?

(3) 안구의 단단하고 흰 바깥층은?

(4) 섬모체근이 눈의 초점을 맞추기 위해 당기는 것은?

(5) 들어오는 빛의 산란을 막아주는 짙은 색소의 안구 중간층은?

(6) 안구 바깥층의 투명한 부분은?

(7) 안구 중간층의 색깔이 있는 앞부분은?

(8) 안구방을 채우는 투명한 약알칼리성 액체는?

07. 다음에서 설명하는 귀의 구조물을 보기에서 찾아 넣으시오.

a. 귓속뼈	b. 귀관	c. 달팽이	d. 코르티기관

(1) 목구멍과 가운데귀를 연결하는 관은?

(2) 속귀에 있는 달팽이 모양의 구조물은?

(3) 달팽이관 내에 있으며 감각세포인 털세포가 분포하는 곳은?

(4) 망치뼈, 모루뼈, 등자뼈로 구성되는 뼈는?

확인문제 정답

01 화학수용기, 기계적수용기 / 02 코르티기관(나선기관) / 03 안뜰 / 04 후각상피 / 05 단맛, 짠맛, 신맛, 쓴맛, 감칠맛 / 06 (1) d, (2) g, (3) a, (4) e, (5) f, (6) b, (7) c, (8) h / 07 (1) b, (2) c, (3) d, (4) a

MEMO

내분비계통

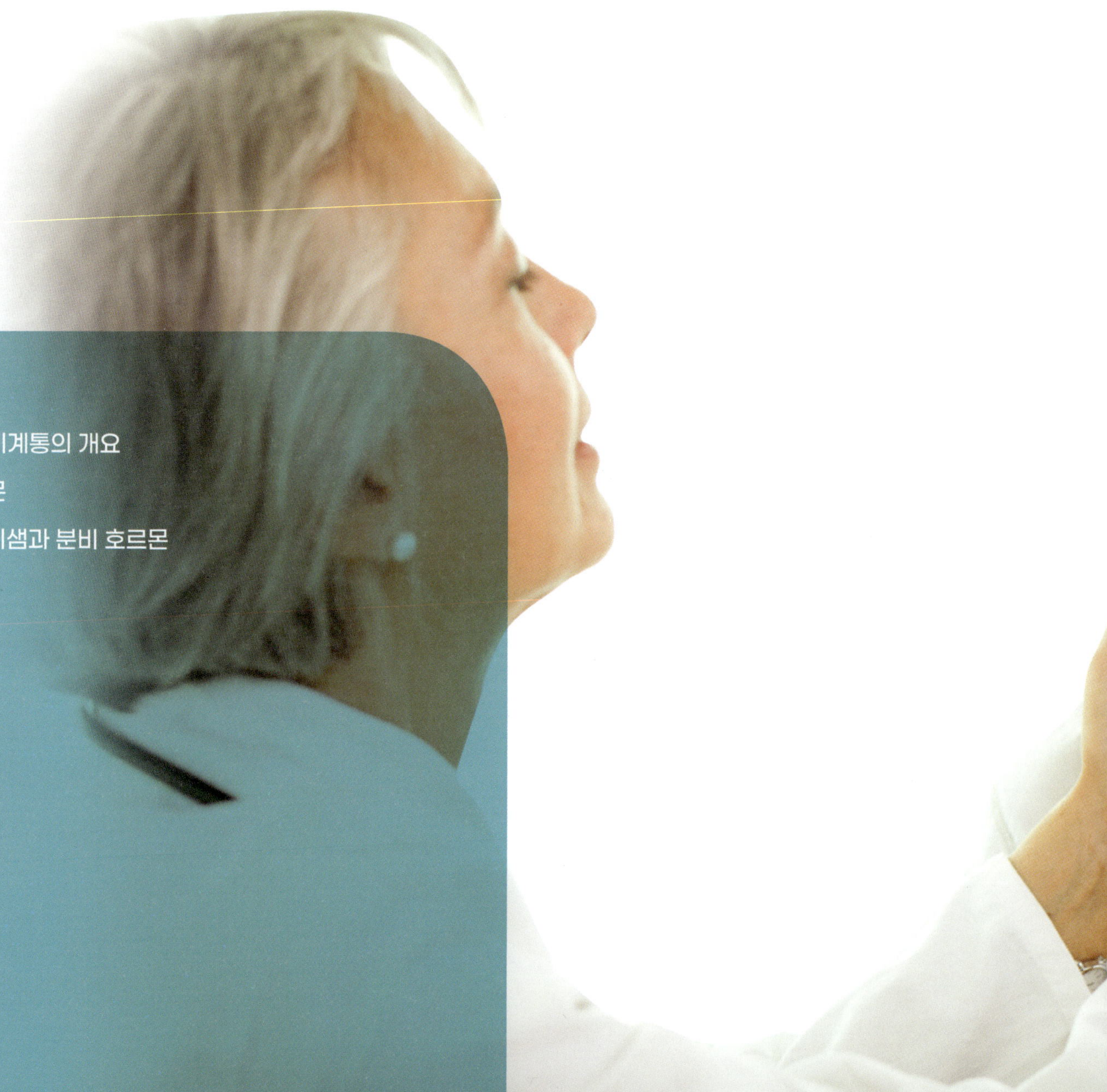

1. 내분비계통의 개요
2. 호르몬
3. 내분비샘과 분비 호르몬

CHAPTER 13

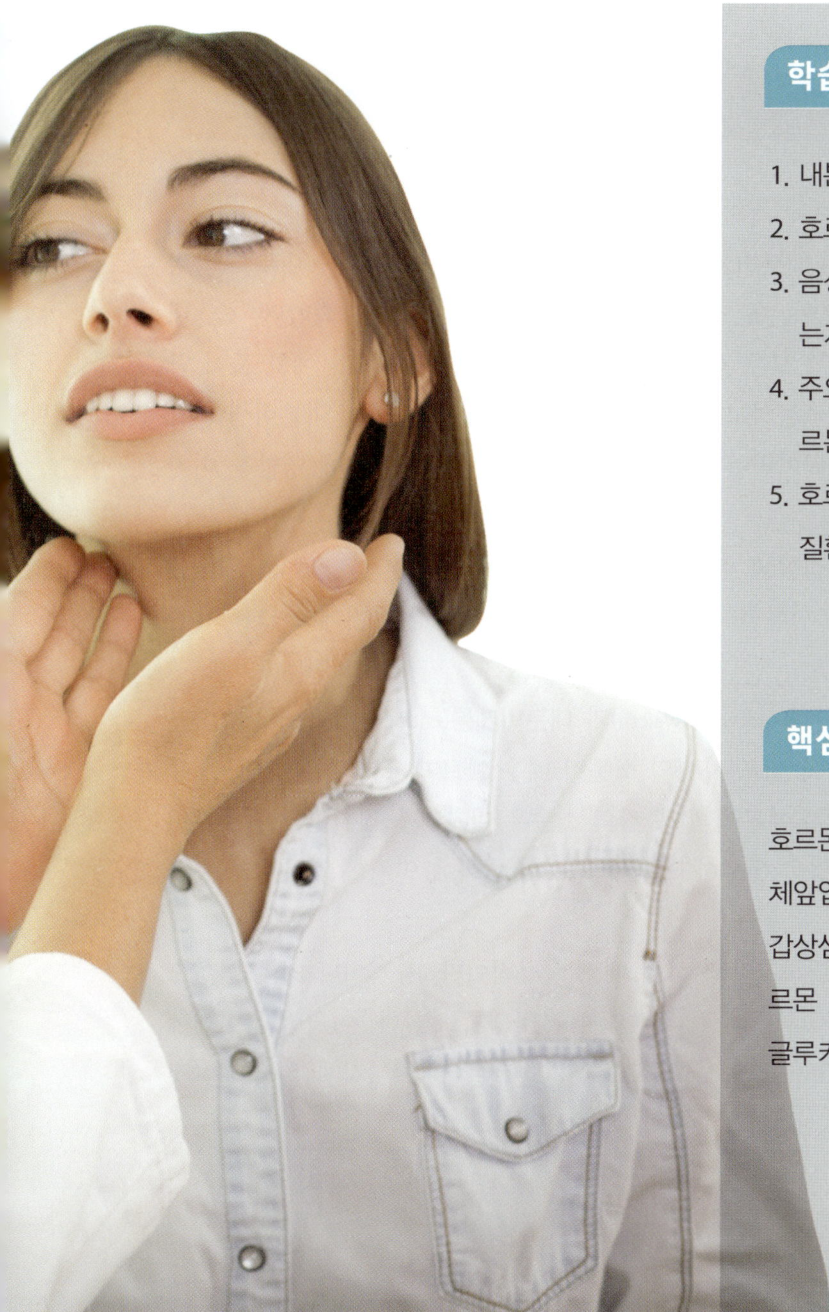

학습목표

1. 내분비샘과 외분비샘을 구분하고 차이를 설명할 수 있다.
2. 호르몬의 작용기전을 설명할 수 있다.
3. 음성되먹임과 양성되먹임이 호르몬 분비를 어떻게 조절하는지 설명할 수 있다.
4. 주요 내분비샘의 종류와 각 분비샘에서 생성되는 주요 호르몬을 열거할 수 있다.
5. 호르몬의 분비저하 또는 과다분비로 인해 발생할 수 있는 질환을 설명할 수 있다.

핵심용어

호르몬 / 표적세포 / 수용체 / 시상하부 / 뇌하수체 / 뇌하수체앞엽호르몬 / 뇌하수체뒤엽호르몬 / 솔방울샘 / 멜라토닌 / 갑상샘 / 갑상샘호르몬 / 칼시토닌 / 부갑상샘 / 부갑상샘호르몬 / 부신 / 부신겉질호르몬 / 부신속질호르몬 / 이자섬 / 글루카곤 / 인슐린 / 생식샘 / 가슴샘

사춘기를 겪으면서 인체에 일어나는 급격한 변화를 누구나 겪어본 적이 있다. 이러한 변화는 내분비계통이 인체의 정상적인 발달과 건강에 얼마나 중요한지를 보여주는 증거이다.

내분비계통(endocrine system)은 신경계통과 마찬가지로 소통과 조절을 담당하는 기관계통으로, 혈액으로 분비되어 순환하는 화학물질인 호르몬이 주요 역할을 한다. 호르몬은 대사, 성장과 발달, 생식, 그 밖의 인체 활동을 조절하는 주요 조절인자이다. 호르몬은 대사질환, 당뇨병, 불임 등 비정상적인 상황을 유도하기도 하지만, 체액과 전해질, 산과 염기, 에너지 균형 등 항상성을 유지하는 데 매우 중요한 역할을 한다.

1. 내분비계통의 개요

인체에는 생산한 물질을 몸 바깥으로 방출하는 **외분비샘**(exocrine gland)과 생산한 물질이 몸 내부의 특정 장기에 작용하는 **내분비샘**(endocrine gland)이 있으며, 이 가운데 내분비샘만 내분비계통에 속한다. 즉, 내분비계통의 모든 기관은 샘에 속하지만, 그렇다고 모든 샘이 내분비계통의 기관은 아니다. 예를 들어 땀샘은 물 같은 분비물을 생성하여 피부 표면으로 배출하고, 침샘은 입안으로 침을 분비하는 외분비샘이다. 반면, 내분비샘은 (도)관이 없으며 **호르몬**(hormone)이라는 물질을 혈관으로 분비하여 장기에 영향을 미친다(그림 13-1).

내분비샘에는 **시상하부**, **뇌하수체**, **솔방울샘**, **갑상샘**, **부갑상샘**, **부신**, **이자**, **생식샘**(고환, 난소), **가슴샘** 등이 있으며, 각 내분비샘에서 분비된 호르몬은 혈류를 통해 온몸으로 보내져 특정 장기에서 그 작용을 발휘한다(그림 13-2).

인체의 항상성을 조절하는 기관계통에는 **신경계통**(nervous system)과 **내분비계통**(endocrine system)이 있다. 신경계통의 경우 전기신호와 화학신호를 이용하여 세포 사이의 소통이 매우 빠르게 일어나는 반면, 내분비계통은 호르몬이라는 액성 전달물질을 이용하기 때문에 세포 간의 소통은 비교적 느리지만 지속시간이 길다. 이러한 인체의 기능 조절을 통해 내부 환경을 유지하고 외부 환경의 변화에 인체를 적응시키는 작용을 한다(표 13-1).

한편, 내분비샘에서 발생하는 질병은 매우 다양하고 복잡하며 때로는 극적이다. 종양이나 기타 이상으로 인해 분비샘에서 호르몬이 너무 많이 분비되거나 반대로 너무 적게 분비되기도 한다. 이처럼 분비샘에서 호르몬이 너무 많이 분비되는 것을 **과다분비**(hypersecretion)라고 하고, 호르몬이 너무 적게 분비되는 것을 **분비저하**(hyposecretion)라고 한다.

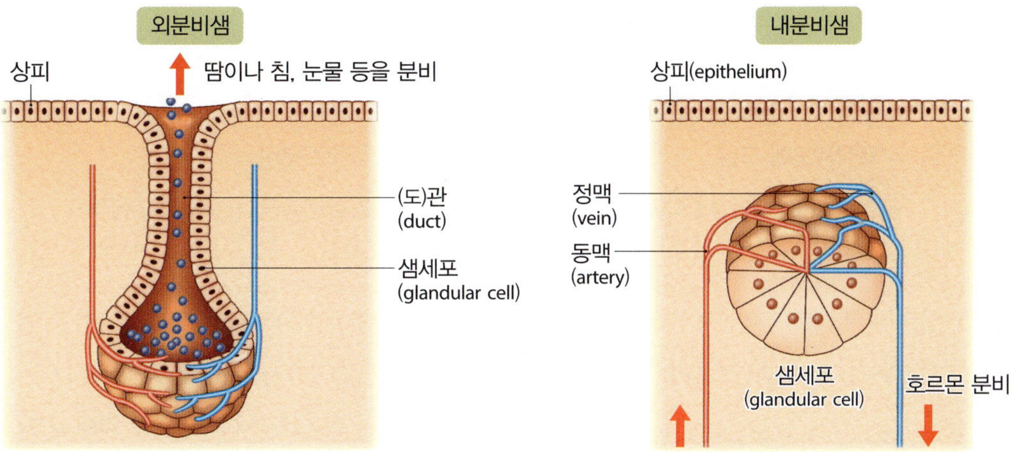

그림 13-1 외분비샘과 내분비샘

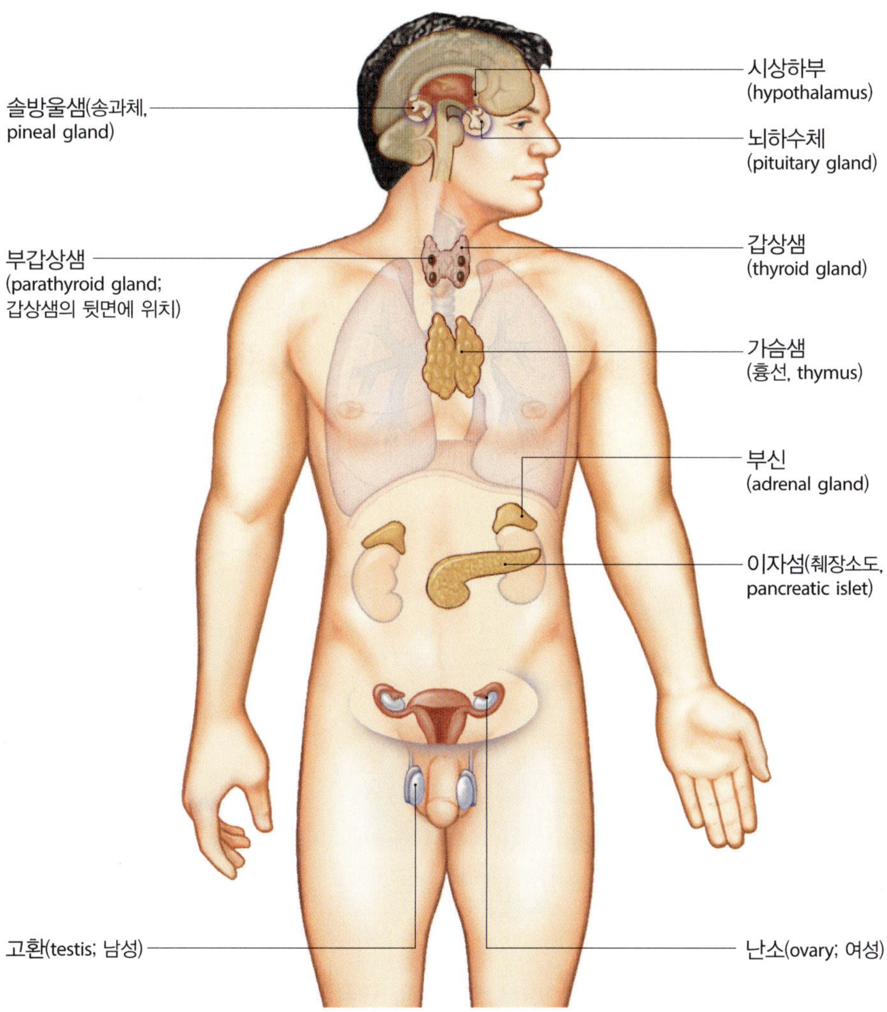

그림 13-2 주요 내분비샘의 위치

표 13-1 내분비계통과 신경계통의 비교

	내분비계통	신경계통
기전	혈액 속으로 분비된 호르몬이 혈액을 통해 전신의 표적세포에 도달	자극신호에 의해 신경세포가 신경전달물질을 연접틈새로 분비
대상	해당 호르몬에 대한 수용체가 있는 체내의 모든 세포	다른 신경세포, 근(육)세포, 샘세포
작용범위	광범위	국소적
반응시간	비교적 느림(수초, 수분, 수 시간)	신속(수 밀리초 또는 수초)
반응지속시간	지속(자극이 사라져도 지속)	짧음(자극이 사라지면 반응이 끝남)
효과	표적세포의 대사활동 변화를 유도	다른 신경세포의 자극 또는 억제, 근육의 수축 또는 이완, 샘분비의 변화

2. 호르몬

호르몬(hormone)은 특정 내분비샘에서 생산되는 **생리활성**을 가진 물질로, 혈액으로 분비된다. 혈액으로 분비된 호르몬은 혈액을 따라 **표적세포**(target cell)로 운반되어 그 세포의 기능을 조절한다. 이러한 표적세포는 각각의 호르몬과 결합하는 특정 **수용체**(receptor)를 가지며, 인체 어느 곳에나 존재하기 때문에 하나의 호르몬이 동시에 여러 조직과 기관의 대사활동을 변화시킬 수 있다(그림 13-3).

호르몬의 작용은 호르몬의 생산, 분비, 혈중농도, 표적세포에서의 수용 등에 의해 조절된다.

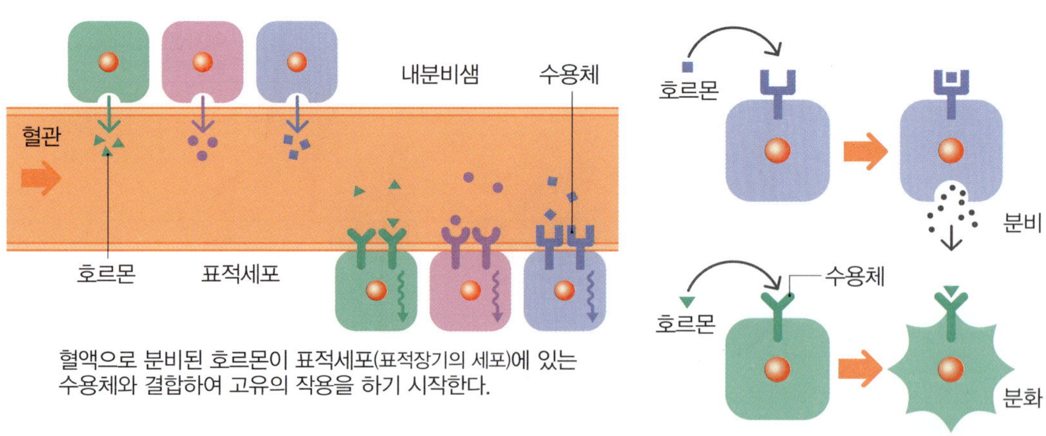

그림 13-3 호르몬과 표적장기

1. 호르몬의 분류와 기능

1) 호르몬의 분류

호르몬은 화학적 구조에 따라 펩타이드호르몬, 스테로이드호르몬, 아민 · 아미노산호르몬의 3종류로 분류된다. 또한 기능에 따라 분류하면 **표 13-2**와 같다.

(1) 펩타이드호르몬(peptide hormone)

여러 개부터 수백 개의 아미노산이 **펩타이드결합**(peptide bond)으로 연결된 호르몬이다. **수용성**이며, 수용체는 세포막에 있기 때문에 세포막을 통과하지 못한다. 시상하부호르몬, 뇌하수체호르몬, 인슐린이나 부갑상샘호르몬 등 많은 호르몬이 여기에 속한다.

(2) 스테로이드호르몬(steroid hormone)

콜레스테롤(cholesterol)을 원료로 합성되는 호르몬이다. **지용성**이며, 세포막을 통과할 수 있어서 수용체는 핵이나 세포질에 있다. 부신겉질호르몬, 성호르몬, 활성형 비타민 D_3가 여기에 속한다.

(3) 아민·아미노산호르몬(amine·amino acid hormone)

아미노산(amino acid)에서 합성되는 호르몬으로, **아민호르몬**과 **아미노산호르몬**이 있다.

아민호르몬에는 에피네프린(epinephrine), 노르에피네프린(norepinephrine), 도파민(dopamine) 등의 카테콜아민(catecholamine)이 있다. 카테콜아민은 **수용성**을 띠며, 펩타이드호르몬과 마찬가지로 세포막에 있는 수용체와 결합한다. 아미노산호르몬에는 갑상샘호르몬(thyroid hormone; T_3, T_4)이 있다. 아미노산은 본래 수용성이지만 갑상샘호르몬은 벤젠고리를 2개 가진 화합물이어서 **지용성**을 띤다. 따라서 스테로이드호르몬과 마찬가지로 세포막을 통과하며, 수용체는 핵에 있다.

표 13-2 기능에 따른 호르몬의 종류

기능	종류
당대사 조절	인슐린, 글루카곤, 에피네프린, 당질부신겉질호르몬
체액량 조절	항이뇨호르몬(ADH), 알도스테론
칼슘대사 조절	부갑상샘호르몬, 칼시토닌
소화기능 조절	가스트린, 세크레틴, 콜레시스토키닌, 위산억제폴리펩타이드

2) 호르몬의 기능

생체를 구성하는 많은 기관은 각각 독자적인 기능을 가지고 서로 긴밀한 연대를 유지하며 활동한다. 호르몬 또한 인체 안팎의 다양한 변화에 적응하도록 서로 협조하여 생체의 항상성을 유지하는데, 다음과 같은 특징이 있다.

① 종에 대한 특이성이 없다.
② 표적장기가 있다.
③ 미량으로 큰 효과를 나타낸다.
④ 항체를 형성하지 않는다.
⑤ 결핍증과 과다증이 있다.
⑥ 내분비샘에서 분비되어 효과가 지속적이다.

(1) 대사조절

탄수화물대사, 지질대사, 단백질대사, 전해질대사 등 대사의 항상성 유지는 인체의 기능 유지에 매우 중요한데, 이러한 대사의 조절은 호르몬에 의해 균형 있게 이루어진다.

(2) 스트레스 적응

갑작스럽게 외부로부터 가해지는 스트레스에 적응하기 위해 인체는 생체반응을 일으키며, 이때 분비가 촉진되는 호르몬으로서 부신겉질호르몬이 대표적이다.

(3) 개체의 발달과 성장

태생기부터 성숙한 개체로 성장할 때까지 호르몬은 중요한 역할을 한다.

(4) 종의 유지와 번식

생식기능에 깊이 관여하며 종의 유지와 번식에 중요한 역할을 한다.

(5) 섭식과 음수행동

섭식이나 음수행동에도 뇌 내에서 호르몬이 작용한다.

2. 호르몬의 작용기전

호르몬 생산 세포에서 생산된 호르몬은 자극에 의해 분비된다. 분비된 호르몬은 **표적세포**에서 **생리작용**을 발휘하는데, 표적이 되는 세포에는 호르몬에 특이적인 결합단백질 수용체가 존재한다. 수용체에 호르몬이 결합하는 것이 생리작용을 일으키는 최초의 단계이며, 수용체와 결합한 후에는 세포 내에서 신호의 활성화가 일어나 생리작용으로 이어진다.

호르몬은 종류에 따라 작용기전이 다양하며, 크게 효소 유도에 직접 작용하는 경우와 이차전령을 통해 작용하는 경우의 2가지로 나눌 수 있다.

1) 효소 유도에 직접 작용

스테로이드호르몬과 아미노산호르몬과 같은 **지용성 호르몬**은 혈장에 녹지 않기 때문에 수송단백질에 의해 운반되며, 세포막을 쉽게 통과할 수 있어서 세포막수용체의 도움 없이 표적세포의 세포질로 들어갈 수 있다. 표적세포 안으로 들어간 호르몬은 세포 내의 수용체와 결합하여 유전자발현을 통해 새로운 단백질을 합성하여 생리작용을 나타낸다.

이때 스테로이드호르몬은 세포질에 위치한 수용체와 결합하여 핵 안으로 들어가는 반면, 아미노산호르몬은 핵 안에 있는 수용체와 결합한다. 이 **호르몬-수용체 복합체**(hormone-receptor complex)는 핵 안에서 특정 과정을 통해 mRNA를 합성하고, 합성된 mRNA는 핵막 구멍을 통해 세포질로 나와 효소나 수송단백질과 같은 특정 단백질을 합성한다. 새롭게 합성된 단백질에 의해 표적세포에서 해당 호르몬 작용이 나타난다(그림 13-4).

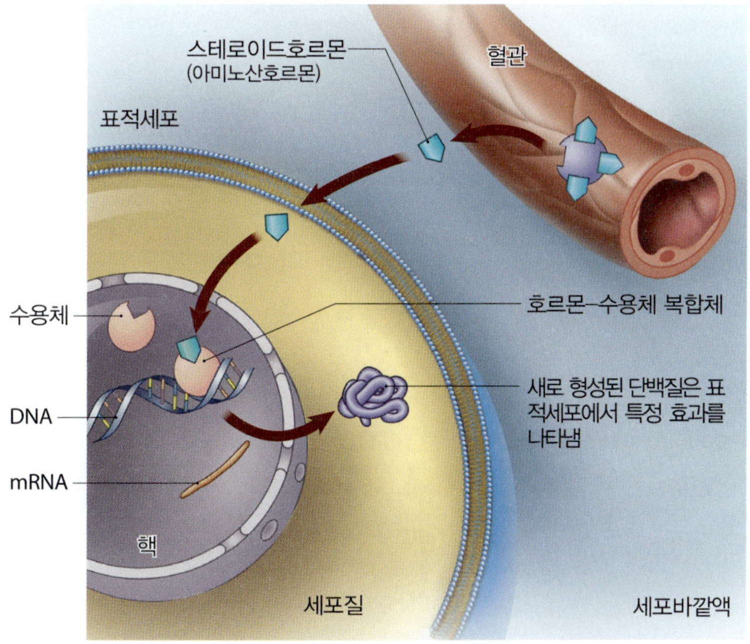

그림 13-4 지용성 호르몬의 작용기전

2) 이차전령을 통한 작용

펩타이드호르몬이나 아민호르몬과 같은 **수용성 호르몬**은 혈장에 용해되어 순환하지만, 세포막을 통과하여 세포 안으로 들어가지 못하기 때문에 세포막 위에 존재하는 특정 수용체와 결합하여 세포 안으로 신호를 전달한다. 세포막수용체와 결합한 호르몬은 세포 내 **이차전령**(second messenger)인 **cAMP**와 **칼슘이온**(Ca^{2+}) 등의 농도를 증가시켜 기존 단백질의 인산화를 통한 활성화로 세포반응을 일으킨다. 즉, 호르몬–세포막수용체의 결합은 세포막단백질인 아데닐산고리화효소(adenyl cyclase)를 활성화시켜 이차전령인 세포 내 cAMP 농도를 증가시킴으로써 호르몬 작용을 매개하는 일련의 반응을 유발하거나, 인지질분해효소(phospholipase)를 활성화시켜 세포 내의 Ca^{2+} 농도를 증가시킴으로써 작용을 나타내기도 한다. 세포 내의 증가된 이차전령은 다양한 단백질인산화효소(protein kinase)를 활성화시켜 이미 존재하는 단백질의 기능을 조절하여 효과를 나타낸다(**그림 13–5**).

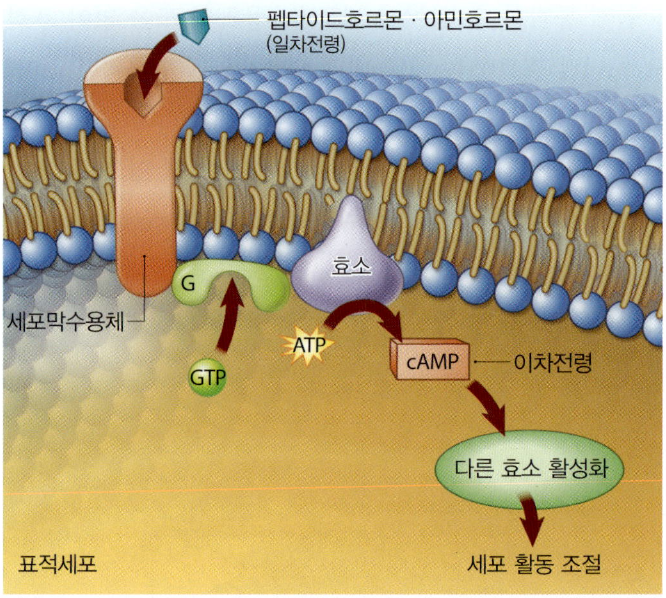

그림 13–5 수용성 호르몬의 작용기전

연구동향

● **이차전령시스템(second messenger system)**

펩타이드호르몬이나 아민호르몬 등의 비스테로이드호르몬이 표적세포에 작용하는 기전은 얼 서덜랜드(Earl Sutherland)의 선구적인 연구로 시작되었으며, 이차전령이라는 가설을 수립하여 획기적인 발견을 한 공로로 1971년 노벨상을 받았다. 이와 관련하여 오늘날까지도 새로운 발견이 계속되고 있다.

연구동향

● **이차전령시스템(second messenger system) (계속)**

이후 수용체에서 고리 AMP를 형성하는 효소로 신호를 전달하는 데 있어 G단백질의 중요한 역할이 밝혀졌다. 최근에는 이차전령시스템에서 산화질소(NO)의 역할이 밝혀졌다. 이러한 발견이 모두 노벨상 수상으로 이어진 것으로 보아 과학계에서는 이 발견을 얼마나 중요하게 여기는지 알 수 있다. 그 이유는 호르몬이 어떻게 작용하는지 자세히 알 수 있다면 내분비계통에 영향을 미치는 것들이 어떻게, 왜 잘못되고 장애를 일으키는지 명확하게 파악할 수 있기 때문이다. 어쩌면 이전에는 호르몬 기전과 관련이 있는지조차 몰랐던 질환에 대한 새로운 지식을 얻을 수도 있다.

질병의 기전이 밝혀지게 되면 과학자들은 이 문제를 선별할 수 있는 검사를 개발하고 손상된 기전을 수정하며 질병을 치료하는 약물을 개발할 수 있다.

3. 호르몬의 분비조절

내분비의 중추는 **시상하부**(hypothalamus)에 있다. 시상하부에서 분비되는 방출호르몬은 뇌하수체앞엽에 작용하여 뇌하수체앞엽호르몬(자극호르몬)을 분비하고, 이 자극호르몬은 각 내분비샘에 작용하여 각각의 호르몬을 분비한다. 이렇게 분비된 호르몬은 각각의 표적장기에 작용하여 생리작용을 발휘한다.

호르몬의 혈중농도가 잘 유지될 때는 호르몬 자체의 작용으로 분비가 조절된다. 그러나 어떤 호르몬이 과도해지면 그 호르몬이 시상하부 또는 뇌하수체앞엽에 작용하여 분비호르몬이나 자극호르몬의 분비가 억제된다. 이처럼 분비 억제에 작용하는 경우를 **음성되먹임**(negative feedback)이라고 한다. 반면, 호르몬 자신이 호르몬 분비를 촉진하는 경우도 있는데, 이를 **양성되먹임**(positive feedback)이라고 한다.

1) 음성되먹임(negative feedback)

호르몬의 혈중농도 조절은 주로 음성되먹임에 의해 좌우된다. 음성되먹임의 원리를 인슐린(insulin)이라는 호르몬을 예로 설명하면 이자(췌장)의 내분비세포에서 분비되는 인슐린은 혈당 수치(혈중 포도당 농도)를 낮춘다. 보통 혈당은 식후 소화관에서 당분이 흡수된 후 올라간다. 혈당이 높아지면 이자에서 인슐린 분비가 촉진되고, 인슐린은 혈액에서 세포로 당이 이동하는 것을 도와 혈당 수치가 정상 수치로 다시 떨어뜨린다. 반대로 혈당 수치가 낮아지면 이자의 내분비세포는 인슐린의 생산과 분비를 늦춘다. 이러한 반응은 혈당 변화를 역전시키기 때문에 음성되먹임이라고 한다(그림 13-6).

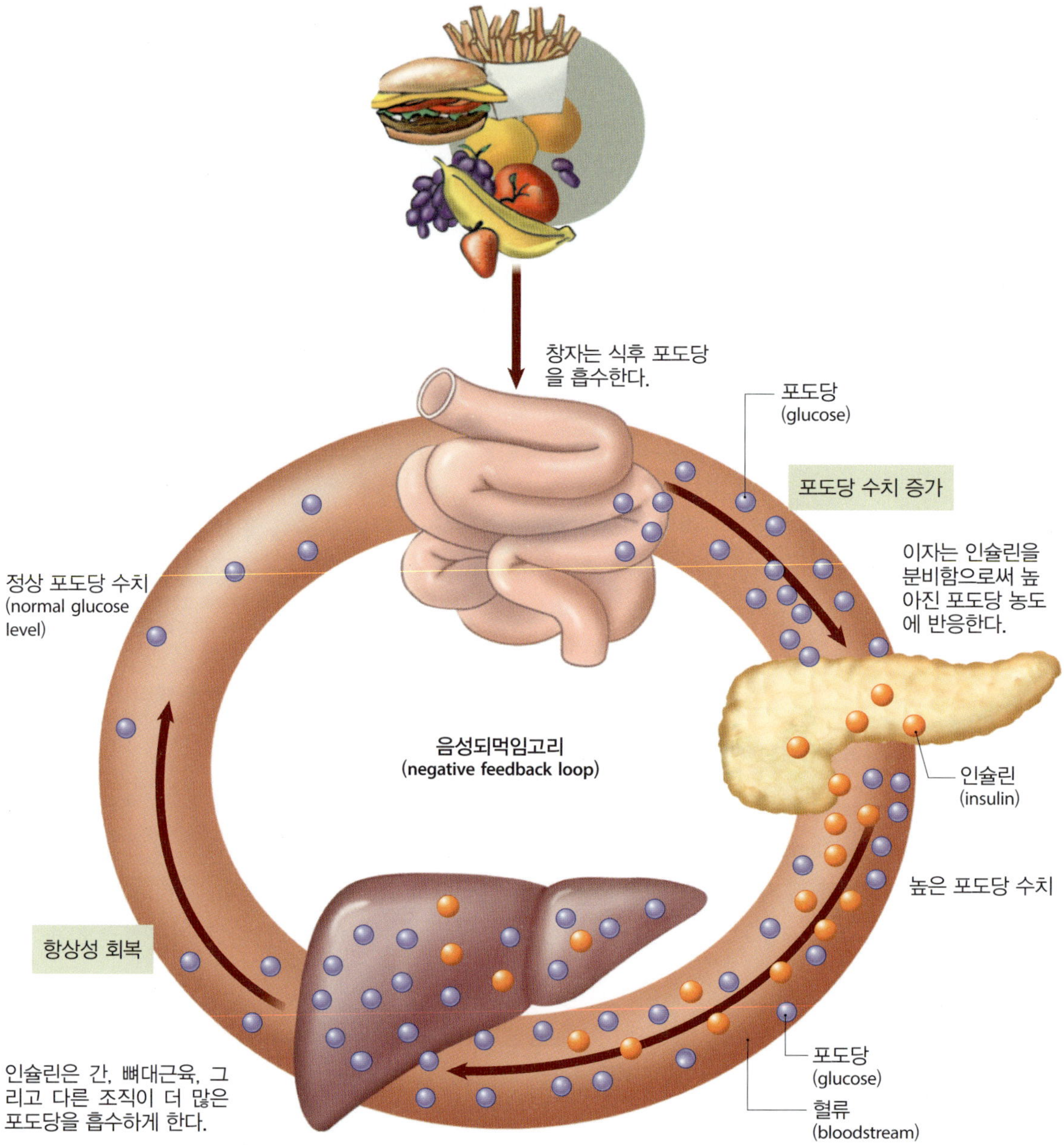

그림 13-6 음성되먹임

호르몬의 분비는 대부분 음성되먹임에 의해 조절된다. 혈당 수치가 증가하면 인슐린 분비가 촉진되며, 인슐린은 세포의 포도당 흡수를 촉진하기 때문에 혈당 수치가 낮아져 정상으로 회복된다.

2) 양성되먹임(positive feedback)

내분비 조절에서는 일반적으로 음성되먹임이 작용하지만, 예외적으로 양성되먹임이 작용하여 변화를 증폭시키는 경우도 있다. 예를 들어 **지혈**(hemostasis), **분만**(delivery), **수유**(lactation) 등이 있다.

혈관이 손상이 되어 지혈이 필요한 상황에서 혈액 내에서 하나의 응고인자가 다른 인자를 활성화시키는 양성되먹임이 나타난다. 또한 태아가 자궁목(자궁경부)을 통해 나오기 시작할 때 태아의 머리가 자궁목을 밀어 올리면 자궁에서 느끼는 강한 자극이 뇌로 전달되어 옥시토신(oxytocin)을 분비하게 한다. 옥시토신은 혈류를 통해 자궁으로 운반되어 더욱 강한 자궁수축을 일으키며 태아가 산모의 자궁목을 통해 몸 밖으로 나오도록 유도한다. 모유 수유의 예에서 아기가 젖을 빨아서 발생하는 자극은 호르몬 분비를 촉진하여 유방에서 더 많은 모유를 분비하도록 한다.

3) 호르몬의 단계적 조절

내분비계통은 다양한 단계의 항상성 조절을 보여준다. 특정 호르몬의 분비를 조절하는 것은 해당 단계의 조절을 의미하지만, 이는 표적세포의 특정 기능을 차례로 조절하여 결과적으로 인체 전체의 기능을 변화시킨다.

일반적으로 항상성 유지에는 이처럼 단계적인 제어가 관여한다. 즉, 되먹임기전은 다른 내분비샘을 표적으로 하는 방출호르몬의 분비를 유도하고, 방출호르몬은 표적세포를 조절하는 다른 호르몬의 분비를 차례로 유도하며, 이 호르몬은 표적세포의 기능을 변화시킨다. 모든 제어 단계가 되먹임기전을 통해 반응하며, 이러한 작용은 인체 기능의 항상성을 유지하기 위한 효율성과 정밀성을 제공한다.

요점확인

1. 내분비계통에서 사용하는 화학전령은 무엇인가?
2. 호르몬의 종류와 기능은 무엇인가?
3. 이차전령이란 무엇인가?
4. 음성되먹임은 혈중 호르몬 수치에 어떤 영향을 미치는가?

임상응용

● 오타코이드(autacoid)

오타코이드는 조직호르몬이라고도 하는데, '자신을 조절하는 물질'이라는 의미를 가진다. 그리스어 *auto*(−self)와 *akos*(medical agent)의 합성어에서 유래되었다. 인체 내의 생리활성물질 중 호르몬과 신경전달물질과의 중간적인 성질을 가진 물질이다.

생체 내에서 생산되며 미량으로도 강력한 생리활성을 나타낸다는 점에서 호르몬과 매우 유사하지만, 호르몬은 특정 장기인 내분비샘에서만 생산되고 혈액을 통해 온몸으로 운반되어 생리활성을 나타내는 반면, 오타코이드는 많은 조직에서 생산되어 그 부위에서 생리활성을 나타내고 또 그 부위에서 생리활성을 잃는다. 이러한 오타코이드는 생체 내에서 화학수용체, 매개체, 조절체의 역할을 담당한다.

임상응용

● 오타코이드(autacoid) (계속)

대표적인 오타코이드에는 히스타민(histamine), 프로스타글랜딘(prostaglandin), 안지오텐신(angiotensin), 세로토닌(serotonin) 등이 있다.

	신경전달물질	호르몬	오타코이드
작용 기전	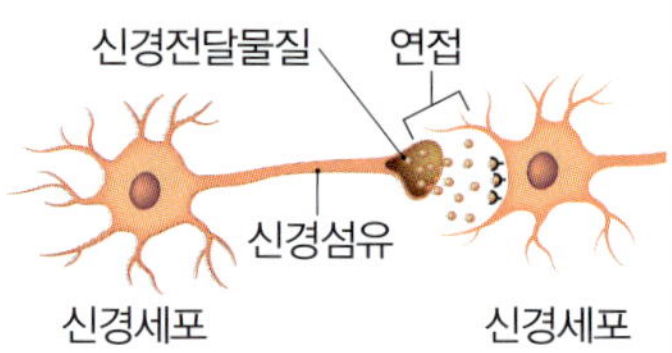	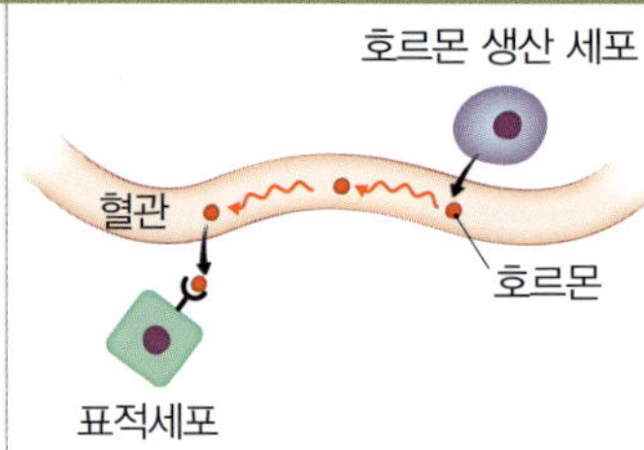	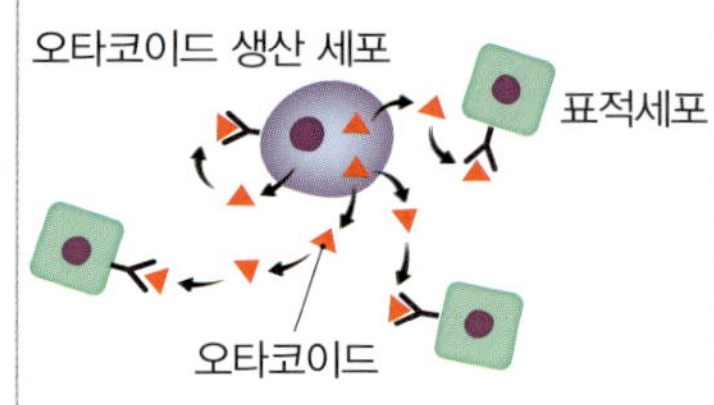
작용 거리	짧음	길	중간(세포 주위)
작용 속도	빠름	느림	중간

3. 내분비샘과 분비 호르몬

1. 시상하부

시상하부(hypothalamus)는 시상(thalamus) 아래쪽에 위치하여 셋째뇌실의 바닥을 이룬다. 시상하부에는 신경세포와 내분비세포의 형태와 기능을 모두 갖춘 신경분비세포(neurosecretory cell)가 있으며, 이것이 신경계통(중추신경계통)과 내분비계통(뇌하수체)을 형태적, 기능적으로 연결한다. 따라서 시상하부는 내분비의 조절뿐만 아니라 자율신경 및 체온 조절, 음식과 수분 섭취 조절, 감정과 행동 조절, 하루주기리듬 조절 등에도 관여한다.

특히 시상하부와 뇌하수체앞엽은 **뇌하수체문맥계**(hypophyseal portal system)라는 특수한 혈관계통으로 연결되며, 세포체에서 합성된 호르몬이 축삭을 통해 혈관 안으로 방출되어 뇌하수체앞엽으로 유입되면 뇌하수체앞엽호르몬의 분비를 촉진하거나 억제한다(표 13-3).

표 13-3 시상하부에서 분비되는 호르몬과 생리작용

종류		표적장기	생리작용
방출 호르몬	갑상샘자극호르몬방출호르몬 (thyrotropin-releasing hormone, TRH)	뇌하수체앞엽	TSH의 분비 자극
	부신겉질자극호르몬방출호르몬 (corticotropin-releasing hormone, CRH)	뇌하수체앞엽	ACTH의 분비 자극
	생식샘자극호르몬방출호르몬 (gonadotropin-releasing hormone, GnRH)	뇌하수체앞엽	FSH 및 LH의 분비 자극
	성장호르몬방출호르몬 (growth hormone-releasing hormone, GHRH)	뇌하수체앞엽	GH의 분비 자극
	프로락틴방출호르몬 (prolactin-releasing hormone, PRH)	뇌하수체앞엽	PRL의 분비 자극
억제 호르몬	프로락틴억제호르몬 (prolactin release-inhibiting hormone, dopamine)	뇌하수체앞엽	PRL의 분비 억제
	성장호르몬억제호르몬 (growth hormone-inhibiting hormone, somatostatin)	뇌하수체앞엽	GH의 분비 억제

2. 뇌하수체

1) 뇌하수체의 구조

뇌하수체(pituitary gland)는 뇌바닥에 매달린 지름 약 1cm, 무게 약 0.6g으로 작지만 강력한 기관이다. 머리의 나비뼈 상단에 있는 2개의 뼈돌기로 형성된 안장(터키안장, sella turcica)에 위치한다.

매우 작은 크기임에도 앞엽과 뒤엽으로 구성되며, 앞엽을 **샘뇌하수체**(adenohypophysis), 뒤엽을 **신경뇌하수체**(neurohypophysis)라고 한다. 샘뇌하수체는 내분비샘의 상피 구조를 가지는 반면, 신경뇌하수체는 신경조직의 세포 구조를 가진다. 따라서 샘하수체에서 분비되는 호르몬은 신경뇌하수체에서 분비되는 호르몬과는 매우 다른 기능을 수행한다.

뇌하수체는 여러 종류의 호르몬을 분비하여 갑상샘, 부신 등 다른 내분비샘의 호르몬 생산을 조절하며(그림 13-7, 표 13-4), 뇌하수체 자체는 시상하부에서 분비되는 호르몬의 조절을 받는다.

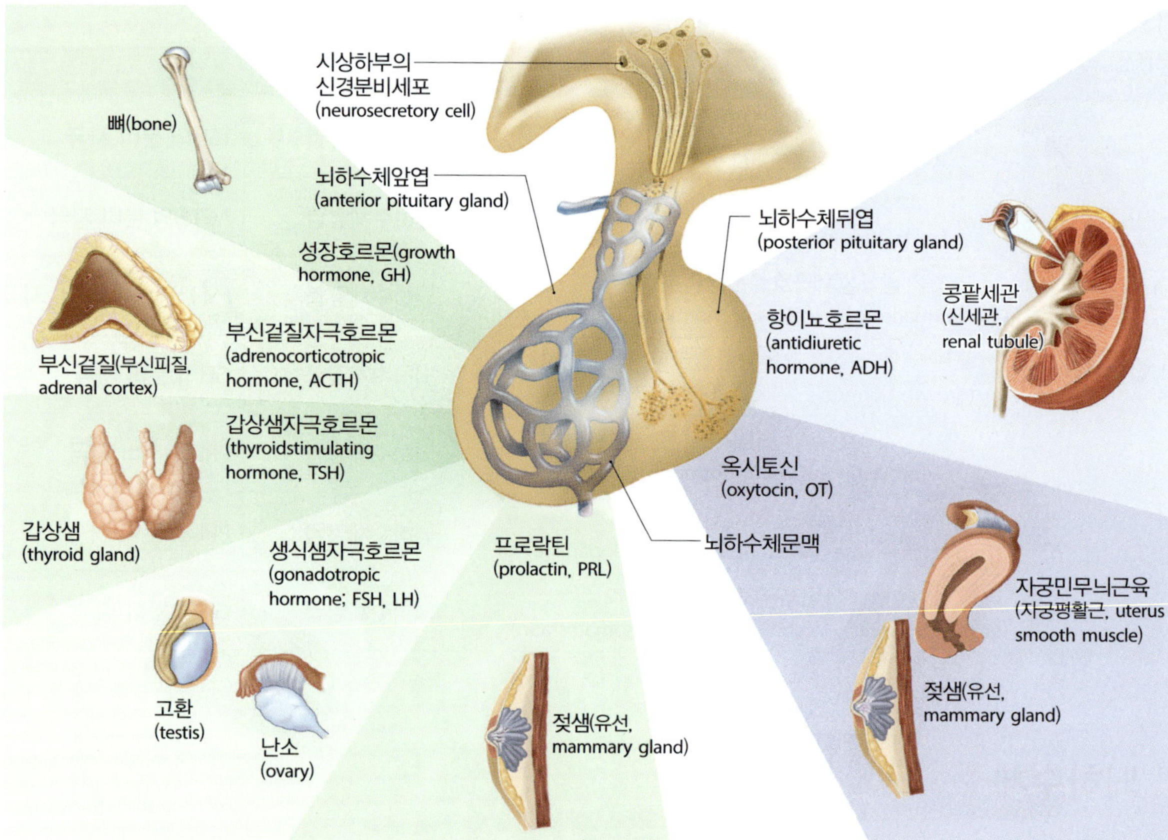

그림 13-7 뇌하수체호르몬과 표적장기

표 13-4 뇌하수체에서 분비되는 호르몬과 생리작용

내분비샘	종류		표적장기	생리작용
뇌하수체 앞엽	성장호르몬(growth hormone, GH)		전신	성장촉진
	생식샘자극호르몬 (gonadotropic hormone)	난포자극호르몬 (follicle-stimulating hormone, FSH)	난소, 고환	난소 : 난포의 발육을 자극 고환 : 정자형성 촉진
		황체형성호르몬 (luteinizing hormone, LH)	난소, 고환	난소 : 배란 유도(LH 대량분비), 황체형성 고환 : 남성호르몬의 분비자극
	갑상샘자극호르몬(thyroid-stimulating hormone, TSH)		갑상샘	갑상샘호르몬의 분비자극
	부신겉질자극호르몬 (adrenocorticotropic hormone, ACTH)		부신겉질	부신겉질호르몬의 분비자극
	프로락틴(젖분비호르몬, prolactin, PRL)		젖샘	젖(유즙) 분비
뇌하수체 뒤엽	항이뇨호르몬 [antidiuretic hormone, ADH; = 바소프레신(vasopressin)]		콩팥	먼쪽곱슬세관, 집합관의 수분 삼투성 항진 → 소변량 감소(ADH의 기능저하 : 요붕증)
	옥시토신(oxytocin)		자궁, 젖샘	● 자궁민무늬근육의 수축작용 ● 젖분비작용

2) 뇌하수체앞엽호르몬

(1) 갑상샘자극호르몬(thyroid-stimulating hormone, TSH)

갑상샘에 작용하여 갑상샘호르몬의 분비를 촉진하는 호르몬이다. 이 호르몬의 분비는 시상하부에서 분비되는 갑상샘자극호르몬방출호르몬(TRH)에 의해 조절된다.

혈중 갑상샘호르몬 농도가 높아지면 갑상샘호르몬은 시상하부와 뇌하수체에 작용하여 TRH와 TSH의 분비를 억제하며, 반대로 갑상샘호르몬 농도가 낮으면 TRH와 TSH의 분비가 증가하는 음성되먹임기전에 따라 조절된다.

(2) 부신겉질자극호르몬(adrenocorticotropic hormone, ACTH)

부신겉질을 자극하여 당질부신겉질호르몬(glucocorticoid)의 분비를 촉진한다. 부신겉질호르몬의 분비는 시상하부에서 신경분비세포가 부신겉질자극호르몬방출호르몬(CRH)을 분비하여 뇌하수체앞엽을 자극함으로써 일어난다.

ACTH는 주로 인체가 스트레스를 받는 상황에서 교감신경에 의해 분비가 촉진되며 스트레스에 대한 저항성을 높여준다.

(3) 난포자극호르몬(follicle-stimulating hormone, FSH)

난소의 일차난포가 성장을 시작하고 성숙할 때까지 즉, 배란 시점까지 계속 발달하도록 자극한다. 또한 난포세포가 에스트로젠을 분비하도록 자극한다. 남성의 경우 FSH는 고환이 성장하여 정자를 형성하도록 정세관을 자극한다.

(4) 황체형성호르몬(luteinizing hormone, LH)

난포와 난자를 성숙기까지 성장하도록 자극하고, 난포세포가 에스트로젠을 분비하도록 자극하며, 배란(성숙난포가 파열되어 성숙한 난자를 배출하는 것)을 일으킨다. 이러한 기능 때문에 배란호르몬이라고도 한다. 또한 파열된 난포에서 황체 형성을 자극한다.

남성의 경우 LH는 고환의 사이질세포를 자극하여 남성호르몬인 테스토스테론을 분비시킨다.

(5) 성장호르몬(growth hormone, GH)

성장호르몬은 소화된 단백질(아미노산)이 혈액에서 세포로 이동하는 속도를 높여 세포의 아미노산 합성대사를 촉진함으로써 조직단백질을 만든다. 이러한 합성 작용은 정상적인 성장을 촉진한다.

또한 지방과 탄수화물 대사에도 영향을 미치는데, 지방 분해대사는 빠르게 하고 포도당 분해대사는 느리게 한다. 즉, 혈액에서 세포로 들어가는 포도당이 줄어들어 혈중 포도당의 양이 증가한다. 따라서 GH와 인슐린은 혈당에 상반된 영향을 미쳐 GH는 혈당을 높이고 인슐린은 혈당을 낮춘다(그림 13-8).

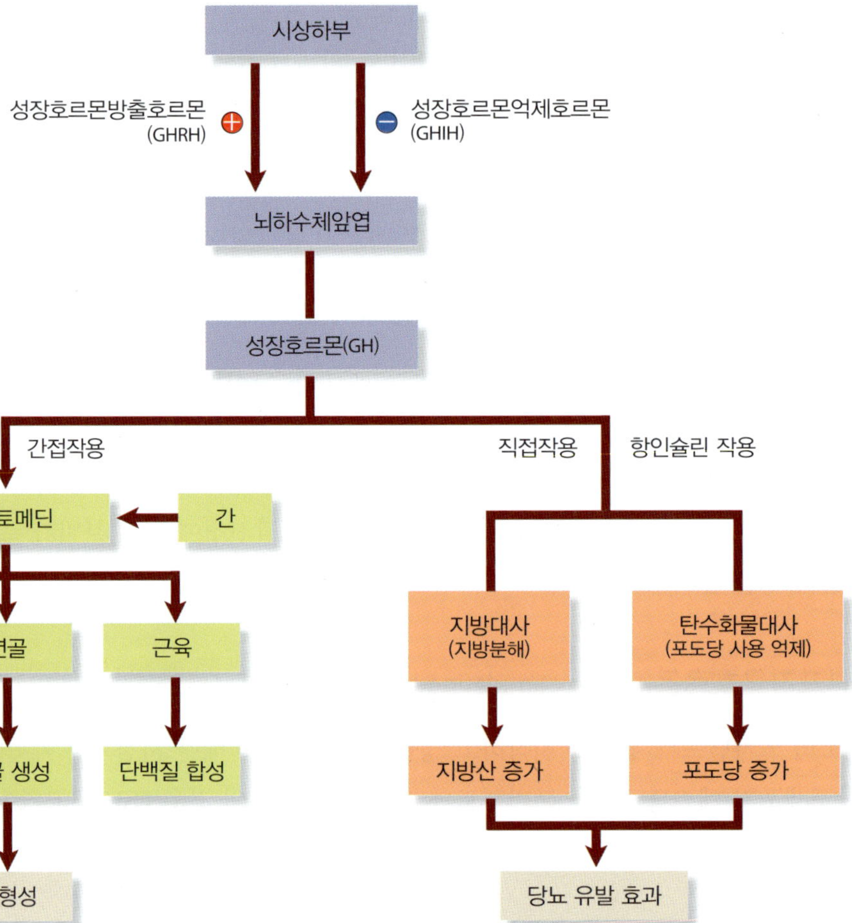

그림 13-8 성장호르몬의 기능

(6) 프로락틴(젖분비호르몬, prolactin, PRL)

젖샘(유선) 발달에 영향을 미치며, 젖(유즙)의 생성 및 분비를 촉진한다. PRL은 임신 초기에 분비량이 증가하여 젖샘 발달을 촉진시키고, 임신 후기에 더욱 증가한다. 또한 에스트로겐(estrogen)과 황체호르몬(프로제스테론, progesterone)이 젖 생성에 관여하는데, 임신 중에는 모유가 나오지 않고 출산 이후 모유가 나오는 것은 이러한 호르몬의 영향을 받기 때문이다.

임신 중에는 이들 호르몬이 젖의 분비를 억제하지만, 출산 후 이 호르몬의 분비가 현저히 저하되면 젖이 분비된다. PRL의 분비는 옥시토신(oxytocin)에 의해 촉진되고, 아기의 젖을 빠는 흡인자극에 의해 분비가 더욱 증가하게 된다.

임상응용

● 성장호르몬의 분비이상

생후 초기에 성장호르몬(GH)이 과다 분비되면 거인증(gigantism)이 발생한다. 반대로 GH의 분비 저하는 비정상적으로 작은 키를 특징으로 하는 왜소증(dwarfism)을 유발한다. 정상적인 성장기 이후에 뇌하수체앞엽이 너무 많은 GH를 분비하면 말단비대증(acromegaly)이 발생한다. 이 질환의 특징은 손, 발, 턱, 얼굴의 뼈가 비대해지는 것인데, 뼈와 연부조직의 과잉 성장으로 인해 말단비대증의 전형적인 얼굴 모습을 나타낸다.

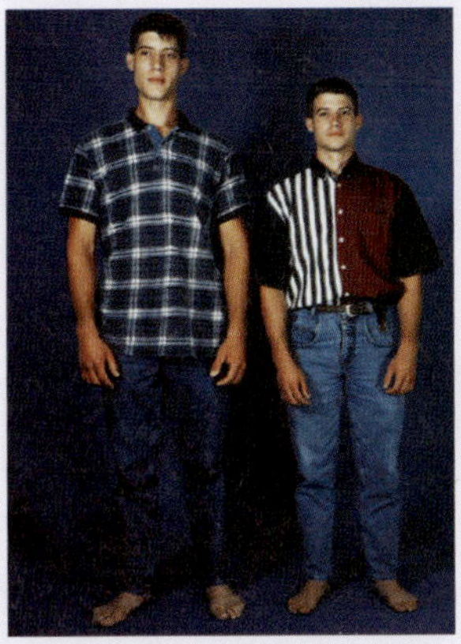

일란성 쌍둥이(22세 남성) 중 왼쪽이 거인증

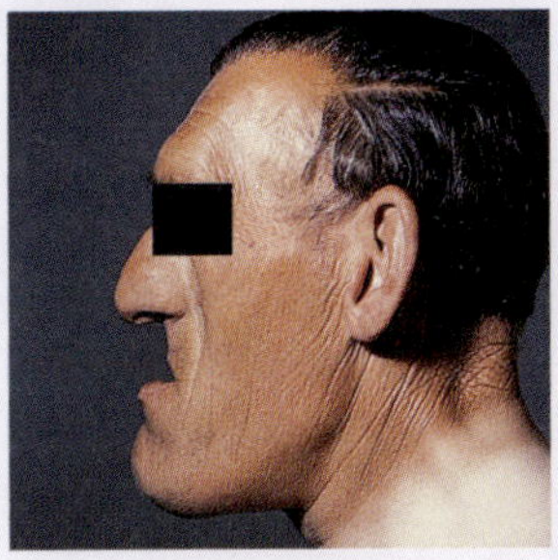

말단비대증의 전형적인 얼굴 모습

3) 뇌하수체뒤엽호르몬

(1) 항이뇨호르몬(antidiuretic hormone, ADH)

바소프레신(vasopressin)이라고도 하며, 인체의 체액균형을 조절하는 주요 호르몬이다. ADH는 콩팥세관에서 수분의 재흡수를 촉진시키는 작용을 한다. 콩팥세관에서 혈액으로 이동하는 수분이 많아지면 콩팥세관에 남아 있는 수분이 줄어들어 체외로 배출되는 소변이 줄어든다. 즉, ADH는 소변양을 감소시켜 탈수증을 예방하는 작용을 한다. 또한 혈압이 저하되거나 혈액 삼투압이 상승하면 바소프레신 분비가 증가하여 말초혈관을 수축함으로써 혈압을 유지시키는 작용을 한다. 바소프레신 분비는 시상하부의 혈중 삼투압 농도에 의해 조절된다.

뇌하수체뒤엽의 손상으로 바소프레신 분비가 감소되면 콩팥세관에서의 수분 재흡수가 감소하여 소변량이 증가하거나 심하면 요붕증(diabetes insipidus)을 일으킬 수 있다. 요붕증은 옅은 소변이 다량으로 나오는 질환으로, 하루 소변량이 8~10L에 이르는 경우도 있다.

(2) 옥시토신(oxytocin, OT)

출산 전후 여성의 몸에서 높은 수준으로 분비되며, 임신 말기의 자궁수축이나 진통 및 분만 후의 젖 분비에 작용한다. 이 호르몬은 양성되먹임으로 조절된다. 즉, 출산 시 태아가 모체의 자궁목을 자극하면 그 자극이 뇌하수체뒤엽으로 전달되어 옥시토신의 분비량을 늘리고, 이는 자궁수축을 더욱 유도하여 분만을 촉진시키는 작용을 한다(그림 13-9).

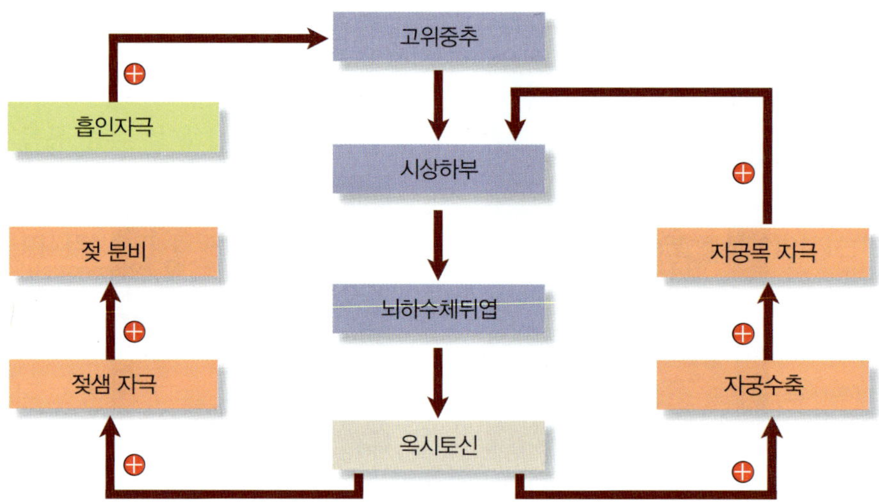

그림 13-9 옥시토신의 기능

3. 솔방울샘

솔방울샘(송과체, pineal gland)은 사이뇌의 뒤쪽에 있는 시상상부에 위치하는 작은 분비샘이다(그림 13-2 참조). 무게는 160mg이고 솔방울 모양을 하고 있으며, 소아에서는 쉽게 찾을 수 있지만 나이가 들어감에 따라 섬유화되어 칼슘 침전물로 둘러싸이게 된다.

솔방울샘에서 분비되는 **멜라토닌**(melatonin)은 중요한 역할을 한다.

(1) 멜라토닌(melatonin)

세로토닌(serotonin) 유도체로, 난소에 영향을 미치는 자극호르몬을 억제하며 여성의 사춘기 시작과 월경주기를 조절하는 데 관여한다.

솔방울샘은 빛의 조도 변화에 관한 정보를 사용하여 멜라토닌 분비량을 조절하는데, 멜라토닌 수치는 밤에는 증가하고 낮에는 감소한다. 이러한 주기적인 변화는 생체시계와 수면주기를 위한 중요한 기전이다. 멜라토닌의 합성량이 너무 많거나 오랜 시간 생체 내에 작용하면 우울증이 발생하고, 반대로 합성량이 적으면 불면증을 유발하는 것으로 알려져 있다.

요점확인

1. 시상하부는 뇌하수체를 어떻게 제어하는가?
2. 뇌하수체의 앞엽과 뒤엽은 어떻게 다른가?
3. 뇌하수체에서 생성되는 호르몬에는 무엇이 있는가?
4. 솔방울샘에서 생성되는 호르몬은 무엇인가?

4. 갑상샘

1) 갑상샘의 구조

갑상샘(thyroid gland)은 목의 후두 바로 아래에 위치하는 나비 모양의 기관이다(그림 13-2 참조, 그림 13-10). 무게는 15~20g이며, 혈관이 풍부하고 인체에서 가장 큰 내분비샘이다.

갑상샘조직은 갑상샘소포(thyroid follicle)라고 하는 여러 개의 방으로 구성된다. 소포는 내부에 콜로이드 물질로 채워져 있고, 소포 주위를 그물 모양의 모세혈관이 주행한다. 소포 내부의 콜로이드가 갑상샘호르몬의 저장 매체 역할을 한다. 소포벽은 단층의 상피세포이며, 이 세포에서 갑상샘호르몬이 생성된다. 또한 소포 주위의 사이질에는 소포곁세포(parafollicular cell; C세포)가 있는데, 이곳에서 뼈형성을 촉진하는 칼시토닌을 생산하고 분비한다(그림 13-11, 표 13-5).

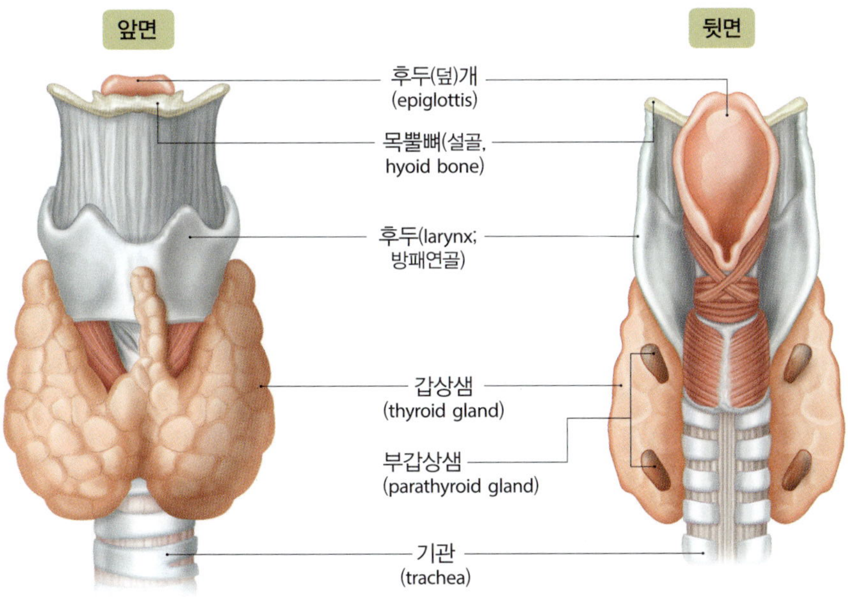

그림 13-10 갑상샘과 부갑상샘

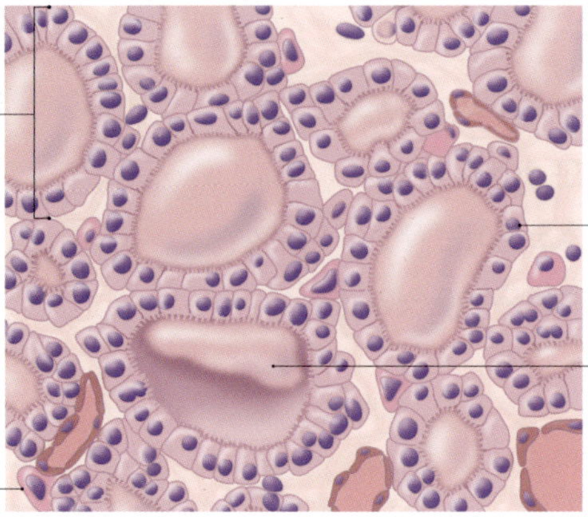

그림 13-11 갑상샘조직

갑상샘호르몬은 갑상샘소포벽에 있는 소포세포에서 생성된다. 각 소포는 미세한 부유 입자가 함유된 액체인 콜로이드로 채워져 있다. 콜로이드는 갑상샘호르몬의 저장 매체 역할을 한다. 소포 주위에 있는 소포곁세포(C 세포)는 칼시토닌을 분비한다.

표 13-5 갑상샘에서 분비되는 호르몬과 생리작용

내분비샘	종류	표적장기	생리작용
갑상샘 소포세포	트라이아이오도타이로닌(triiodothyronine, T_3)	전신	에너지대사, 산소소비, 성장 및 발육 촉진
	타이록신(thyroxin, T_4)		
갑상샘 소포곁세포	칼시토닌(calcitonin)	뼈, 콩팥, 부갑상샘	혈중 칼슘이온 농도 저하

2) 갑상샘호르몬(thyroid hormone)

갑상샘호르몬은 갑상샘 소포세포(follicular cell)에서 분비되는 호르몬으로, 아이오딘을 3개 가진 **트라이아이오도타이로닌**(triiodothyronine, T_3)과 아이오딘을 4개 가진 **타이록신**(thyroxine, T_4)이 있다. 두 갑상샘호르몬 중 T_4가 더 풍부하지만, T_3가 더 강력하며 생리학자들은 T_3주요 갑상샘호르몬으로 간주한다.

대부분의 내분비샘은 호르몬을 저장하지 않고 생성되는 대로 혈액으로 직접 분비한다. 그러나 갑상샘은 소포 내의 콜로이드에 떠있는 분자 형태로 갑상샘호르몬을 저장한다는 점에서 다른 내분비샘과 다르다. 콜로이드 물질은 갑상샘소포에 저장되어 있다가 갑상샘호르몬이 필요할 때 콜로이드로부터 방출되어 혈액으로 분비된다.

T_3는 체온이나 심장박동수, 성장 등 체내의 모든 과정에 관여한다. 혈중에서는 대부분 단백질과 결합하고, 나머지는 유리형(FT_3)으로 존재하며, 이것이 갑상샘 기능의 지표가 된다. T_4는 전신 세포의 효소활성을 높이고 체내의 물질대사를 항진시켜 기초대사량을 높이며, 체온을 상승시키고 맥박수를 빠르게 한다. 소화관에서 당의 흡수속도를 상승시키기 때문에 혈당을 상승시키는 작용을 하며, 동시에 조직에서의 산소소비를 증가시켜 열생산을 촉진하는 역할을 한다(표 13-6).

표 13-6 갑상샘호르몬의 기능

기능	설명
열생산, 산소소비 증가	거의 모든 조직에서 이 생리작용을 하지만, 그 예외 기관으로서 성인의 뇌, 고환, 자궁, 림프절, 지라(비장), 뇌하수체앞엽이 있다. 그리고 산소소비의 증가는 기초대사율을 상승시킨다.
단백질대사	갑상샘호르몬의 기본적인 생리작용으로 세포의 핵 내 수용체와 결합해서 세포기능을 조절한다. 단백질의 합성과 분해를 증가시키는데, 이는 인체의 성장과 발달에 필수이다.
탄수화물대사	탄수화물의 흡수를 촉진시킨다.
지질대사	지질의 합성과 분해도 촉진하는데, 보통은 분해를 더 강력하게 촉진하여 혈중 유리지방산 증가, 글리세롤 증가, 콜레스테롤 감소를 일으킨다.
심장혈관계통 작용	조직의 β-아드레날린수용체 수를 증가시켜 에피네프린에 의한 수축력 증강과 심장박동수 증가작용을 강화한다.

임상응용

● 갑상샘호르몬의 분비이상

갑상샘항진증(hyperthyroidism)은 혈액 중에 갑상샘호르몬(T_3, T_4)이 증가하여 발생하는 질환으로, 갑상샘의 기능이 항진되어 대사율을 급격히 증가시킨다. 영양분이 세포에서 과도한 속도로 대사되며, 이 질환을 앓는 사람은 체중이 감소하고 짜증이 나며, 식욕이 증가하고, 안구 뒤쪽 조직의 부종으로 인해 안구가 돌출되는 경우가 많다.

갑상샘저하증(hypothyroidism)은 혈액 중에 갑상샘호르몬(T_3, T_4)이 부족하여 발생하는 질환이다. 아이오딘 섭취가 부족하면 갑상샘이 통증 없이 커지는 단순갑상샘종(simple goiter)이 발생할 수 있다. 단순갑상샘종에서는 갑상샘호르몬 합성에 필요한 식단에서 아이오딘 부족을 보상하기 위해 갑상샘이 커진다. 성장기의 갑상샘호르몬 분비저하는 크레틴병(cretinism)을 유발한다. 이 질환은 낮은 대사율, 발달 지연, 지적 장애 가능성을 특징으로 한다. 다행히 건강검진을 통해 크레틴병이 발생하기 전에 치료할 수 있다. 성인이 되어 갑상샘호르몬 분비가 부족하면 점액부종(myxedema)이 발생한다. 점액부종의 특징인 낮은 대사율은 정신적 · 육체적 활력 저하, 체중 증가, 모발 손실, 조직 부종으로 이어진다.

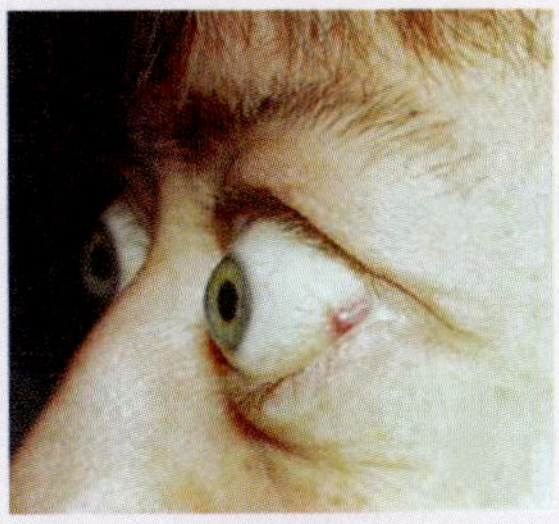

갑상샘항진증

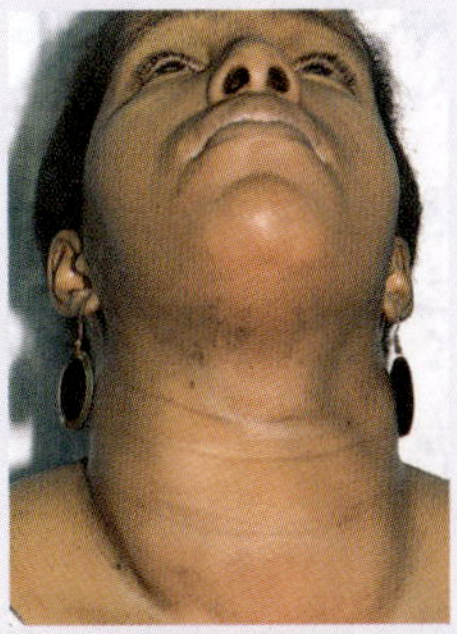

단순갑상샘종

3) 칼시토닌(calcitonin, CT)

칼시토닌은 갑상샘소포 주위에 있는 소포곁세포(C세포)에서 분비되는 호르몬이다. 뼈에 작용하여 뼈의 분해를 억제함으로써 혈중 칼슘이온(Ca^{2+}) 농도를 낮춘다. 뼈의 재흡수가 줄어들면 뼈에서 혈액으로 이동하는 Ca^{2+}의 양이 줄고, 결과적으로 혈중 Ca^{2+} 농도가 감소한다. 혈중 Ca^{2+} 농도가 조금만 증가해도 칼시토닌 분비가 빠르게 증가하여 혈중 Ca^{2+} 농도는 정상 수준으로 감소한다. 따라서 칼시토닌은 혈중 Ca^{2+}의 항상성을 유지하는 데 도움이 된다.

칼시토닌은 부갑상샘에서 분비되는 부갑상샘호르몬(PTH)에 대항적으로 작용하여 혈중 Ca^{2+} 농도를 저하시키고 칼슘이 뼈에 침착하도록 한다(그림 13-12).

5. 부갑상샘

1) 부갑상샘의 구조

부갑상샘(parathyroid gland)은 갑상샘의 뒤쪽 표면에 붙어 있는 쌀알 크기의 다갈색 기관으로, 보통은 위아래 2쌍인 총 4개가 있다(그림 13-10 참조). 각각의 부갑상샘은 갑상샘과 분리되어 얇은 피막으로 덮여 있다. 부갑상샘세포의 세포막에는 칼슘수용체라는 혈장 속 Ca^{2+} 농도를 감지하는 단백질이 존재하는데, 혈장 속 Ca^{2+} 농도가 저하되면 칼슘수용체가 이를 감지해서 부갑상샘호르몬(PTH)을 분비한다.

2) 부갑상샘호르몬(parathyroid hormone, PTH)

부갑상샘호르몬은 혈중 Ca^{2+} 농도를 증가시키는 작용을 하는데, 이는 갑상샘의 칼시토닌과 반대되는 효과이다(그림 13-12).

PTH는 뼈조직에서 무기질을 용해하는 뼈파괴세포를 자극하여 뼈의 분해를 증가시키는데, 이 과정에서 뼈에 저장된 Ca^{2+}이 방출된다. 이렇게 방출된 Ca^{2+}은 뼈에서 혈액으로 이동하여 혈액의 Ca^{2+} 농도를 증가시킨다. 또한 PTH는 음식에서 칼슘의 흡수를 촉진하고 소변으로 칼슘이 손실 되는 것을 줄인다.

인체의 세포는 혈중 Ca^{2+} 양의 변화에 매우 민감하며, Ca^{2+}이 너무 많거나 적으면 세포가 정상적으로 기능할 수 없다. 예를 들어 혈중 Ca^{2+}이 너무 많으면 뇌세포와 심장세포가 정상적으로 기능하지 못하고 정신적으로 불안해지며 심장이 멈출 수 있다. 그러나 혈중 Ca^{2+}이 너무 적으면 신경세포가 과도하게 활동하게 되고, 때로는 근육에 너무 많은 자극을 주어 근육경련이 일어나게 된다. 또한 부갑상샘호르몬이 과도하게 분비되면 뼈에서 칼슘이 과다하게 방출되어 골다공증(osteoporosis)이 발생하기도 한다.

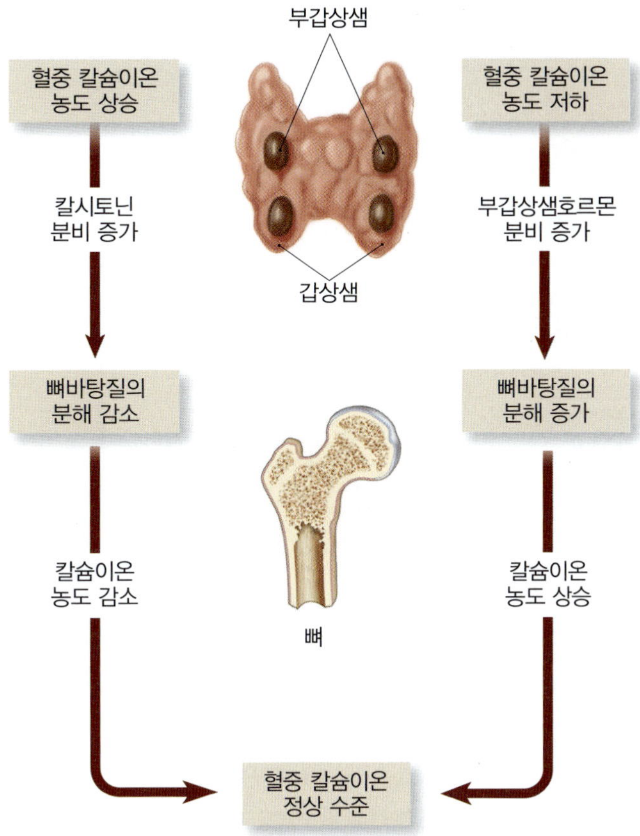

그림 13-12 혈중 칼슘이온 농도의 조절기전
칼시토닌과 부갑상샘호르몬은 혈중 칼슘이온 농도에 대한 대항작용을 한다.

6. 부신

1) 부신의 구조

부신(adrenal gland)은 좌우 콩팥 위에 위치하는 1쌍의 내분비샘으로, 무게는 7~8g이고 황백색을 띠며 거의 삼각형 모양이다. 겉으로 보기에 부신은 하나의 기관으로 보이지만 실제로는 **겉질**(피질, cortex)과 **속질**(수질, medulla)의 2개로 구성된다.

겉질은 부신의 바깥쪽 부분이며 샘조직으로 이루어지고, 속질은 부신의 안쪽 부분으로 뇌하수체뒤엽과 마찬가지로 신경분비조직으로 이루어진다. 따라서 각 부분은 서로 다른 호르몬을 분비한다(그림 13-13, 표 13-7).

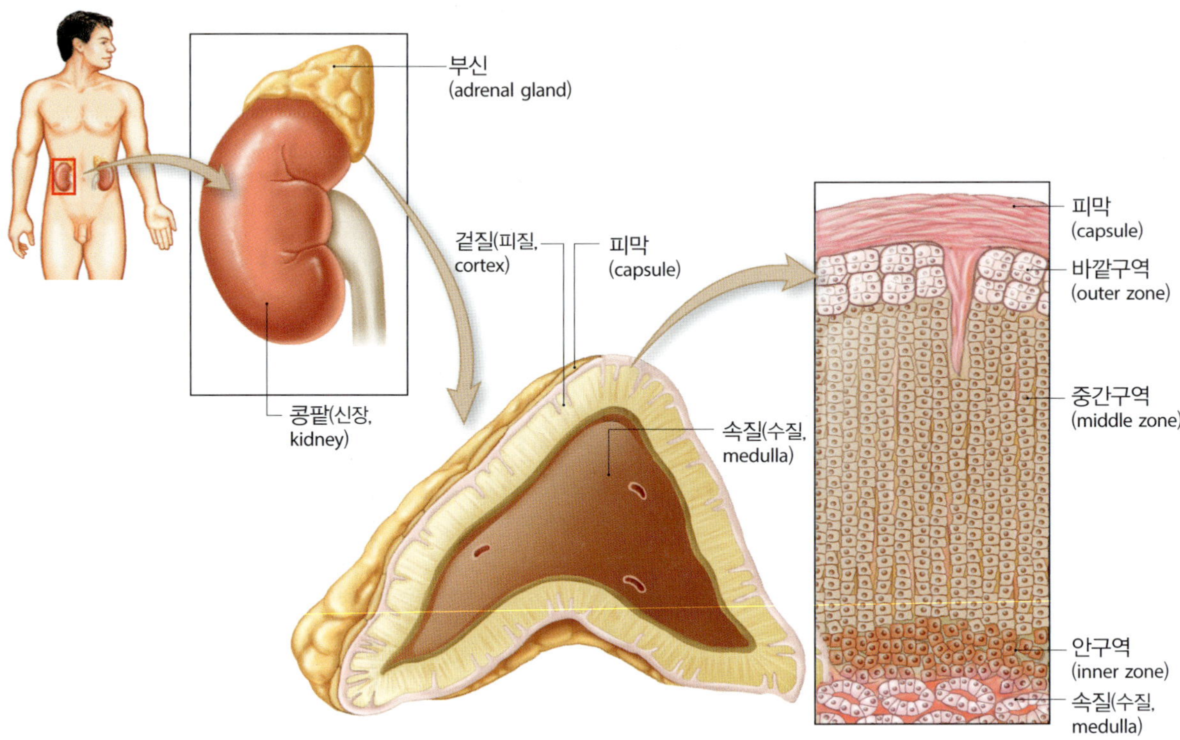

그림 13-13 부신

부신겉질을 이루는 3개의 세포층에서는 각각 다른 호르몬을 분비한다. 바깥구역 세포는 무기질부신겉질호르몬(알도스테론)을, 중간구역 세포는 당질부신겉질호르몬(코티솔)을, 안구역 세포는 성호르몬(안드로젠)을 분비한다.

표 13-7 부신에서 분비되는 호르몬과 생리작용

내분비샘		종류	표적장기	생리작용
부신겉질	바깥구역	무기질부신겉질호르몬(미네랄코티코이드, mineralocorticoid)	콩팥	콩팥에서의 Na^+ 재흡수와 K^+ 배설을 촉진
	중간구역	당질부신겉질호르몬(글루코코티코이드, glucocorticoid)	전신	당신생, 항염증작용
	안구역	성호르몬(sex hormone)	전신	남성의 이차성징 발현
부신속질		노르에피네프린(norepinephrine), 에피네프린(epinephrine)	뼈대근육, 심장근육, 혈관, 지방세포 등	심장활동 촉진, 혈압 상승, 당원 분해 및 혈당 상승, 지방 분해 촉진

2) 부신겉질호르몬

(1) 무기질부신겉질호르몬(미네랄코티코이드, mineralocorticoid)

부신겉질의 바깥구역에서 분비되는 스테로이드호르몬으로, 전해질대사를 조절하며 **알도스테론**

(aldosterone)이 대표적인 물질이다.

알도스테론은 콩팥세관에 작용하여 혈중 소듐이온을 증가시키고 혈중 포타슘이온을 감소시킨다. 또한 콩팥세관이 소듐을 혈액으로 재흡수하는 속도를 높여 소변으로 손실되는 소듐의 양이 줄이는 동시에 콩팥세관의 포타슘 분비를 증가시켜 소변으로 더 많은 양의 무기질이 손실되도록 한다. 이러한 알도스테론의 효과는 콩팥의 수분 재흡수 속도를 높인다. 알도스테론은 항이뇨호르몬과 함께 작용하여 인체의 수분 함량을 항상성 균형에 맞추는 데 도움을 준다.

알도스테론은 콩팥에서 생성된 레닌(renin)이 작용하여 만들어진 안지오텐신에 의해 분비가 항진된다(그림 13-14).

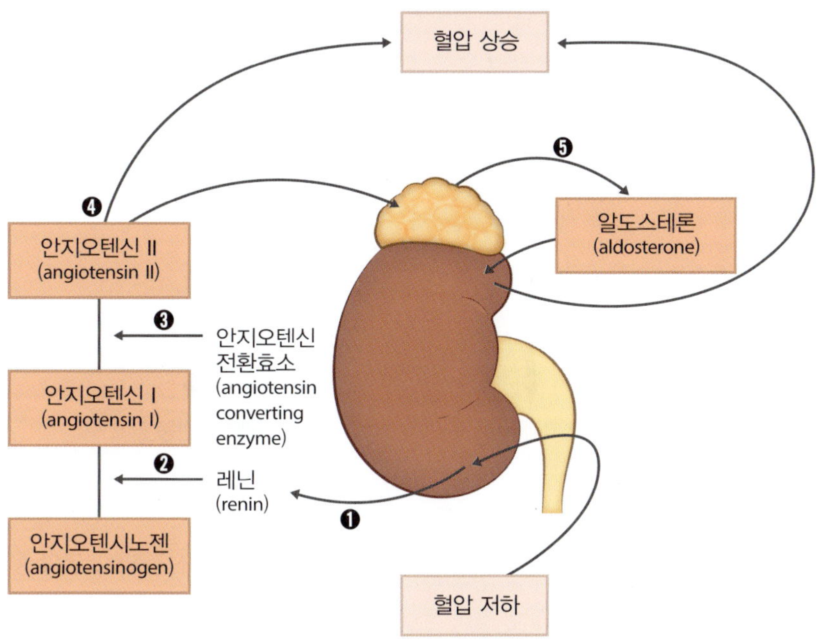

그림 13-14 알도스테론의 기능

(2) 당질부신겉질호르몬(글루코코티코이드, glucocorticoid)

부신겉질의 중간구역에서 분비되는 호르몬으로, 정상적인 혈당 농도를 유지하는 데 도움을 주며 **코티솔**(cortisol)이 대표적인 물질이다. 당질부신겉질호르몬은 간세포에서 아미노산이나 글리세롤을 포도당으로 전환하는 과정인 당신생(gluconeogenesis)을 촉진시킨다. 이 호르몬은 특히 기아상태나 장시간 운동 중에 분비가 많이 증가하여 인체가 비상상황 시 혈당을 높여 에너지를 제공해주는 역할을 한다. 그 밖에도 항염증작용, 항알레르기작용, 이뇨작용 등에 관여한다(그림 13-15). 그러나 인체가 장기간 과도한 당질부신겉질호르몬의 자극을 받으면 쿠싱증후군(Cushing syndrome)이 나타날 수 있다.

당질부신겉질호르몬은 음성되먹임으로 조절된다. 즉, 혈중 당질부신겉질호르몬의 농도를 시상하부가 인지하여 부신겉질자극호르몬방출호르몬(CRH)이 분비되고 뇌하수체앞엽에 작용해서 부신겉질자극호르몬(ACTH)의 분비를 촉진하며 다시 부신겉질에 작용해서 혈중으로 당질부신겉질호르몬을 분비하게 된다. 반대로 혈중 농도가 높으면 분비가 억제된다.

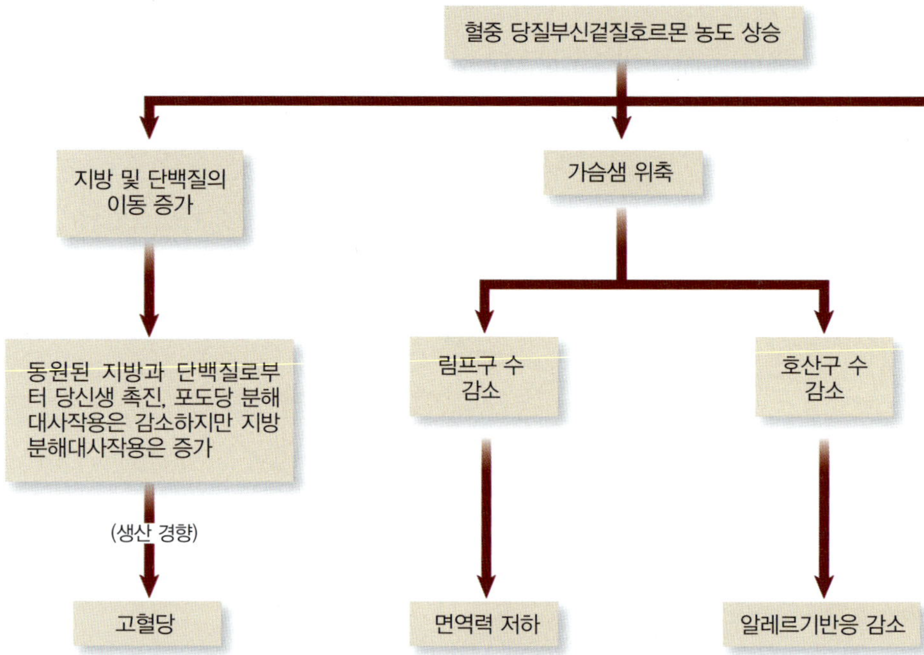

그림 13-15 스트레스반응

스트레스는 혈중 당질부신겉질호르몬의 분비 증가를 유발할 수 있다. 당질부신겉질호르몬의 증가로 일어나는 인체의 스트레스반응은 다양하다.

(3) 성호르몬(sex hormone)

부신겉질의 안구역에서 분비되는 호르몬으로, 테스토스테론과 유사한 **안드로젠**(androgen)이 대표적인 물질이다. 이 호르몬은 남성과 여성 모두에서 소량씩 분비되며, 생식기관의 발달 초기에 그 역할을 한다. 여성에게서 분비되는 안드로젠은 여성의 성욕을 자극하지만, 남성의 경우 고환에서 테스토스테론이 많이 분비되기 때문에 부신의 안드로젠은 생리적으로 역할이 미미하다.

3) 부신속질호르몬

부신속질호르몬은 부신속질의 주요 세포인 크롬친화세포(pheochromocyte)에서 분비되며, **노르에피네프린**(norepinephrine)과 **에피네프린**(epinephrine)이 있다. 부신속질에는 교감신경에서 다량의 신경섬유가 들어와 있어 교감신경 자극과 유사한 작용을 나타낸다. 노르에피네프린과 에피네프린은 표적장기가 심장혈관계통, 호흡계통, 근육 및 지방조직 등 인체의 대부분에 작용한다. 이들 호르몬은 화학구조는 다르지만 인체에 작용하는 기능은 비슷하며, 신체적, 정신적 스트레스를 받을 때 분비되므로 '스트레스호르몬'이라고 한다. 즉, 노르에피네프린과 에피네프린은 인체의 비상상황에 대응하기 위해 분비되는 호르몬이다.

(1) 노르에피네프린(norepinephrine)

피부와 내장의 세동맥 수축, 위창자의 활동 억제, 동공 확대, 심장박동수 증가 등의 효과를 나타내며, 특히 말초혈관에 작용하여 말초혈관을 수축시킴으로써 혈압을 상승시키는 작용을 한다. 혈압이 강하할 때 노르에피네프린이 분비되는데, 이 호르몬은 강력한 혈관수축작용을 하기 때문에 임상에서 혈압 상승과 쇼크 방지를 위해 사용한다. 혈압상승작용이 강력해서 과잉 분비되면 고혈압, 두통, 땀남(발한), 고혈압 외에 두근거림, 기립저혈압 등의 증상이 나타날 수 있다.

(2) 에피네프린(epinephrine)

노르에피네프린과 거의 동일하게 작용하며, 여기에 혈중 포도당 상승 및 기관지 확장작용도 있다. 지방조직에서 중성지방의 분해를 가속화하여 유리지방산의 동원을 돕고, 이자의 인슐린 분비를 억제하며, 간에서 포도당의 방출을 늘여 혈당을 증가시킴으로써 대사작용을 항진하는 역할을 한다. 이로 인해 저혈당 시에는 에피네프린만 분비된다. 또한 에피네프린은 특히 심장의 경우 노르에피네프린보다 약 20배 정도 강력하게 작용하여 심장박동수 증가 및 심장활동을 증가시킨다.

요점확인

1. 갑상샘과 부갑상샘은 어디에 위치하는가?
2. 칼시토닌과 부갑상샘호르몬은 어떤 중요한 이온의 혈중 농도를 조절하는가?
3. 부신에서 생성되는 호르몬은 무엇인가?
4. 뇌하수체는 부신의 기능에 어떻게 영향을 미치는가?

임상응용

● 부신호르몬의 분비이상

부상이나 질병 또는 부신의 기능장애는 여러 호르몬의 과다 분비나 분비 저하를 초래할 수 있다. 부신겉질의 중간구역에 위치한 종양은 종종 비정상적으로 많은 양의 당질부신겉질호르몬을 생성하여 다양한 증상을 유발하는데, 이를 쿠싱증후군(Cushing syndrome)이라고 한다. 쿠싱증후군은 남성보다 여성에게서 더 많이 발병한다. 가장 두드러진 특징은 달덩이 얼굴과 물소혹(buffalo hump)인데, 이는 체지방의 재분배로 인해 발생한다. 또한 혈당 수치가 높고 잦은 감염을 겪는다. 당질부신겉질호르몬을 생산하는 종양을 수술로 제거하면 6개월 이내에 증상이 극적으로 개선될 수 있다.

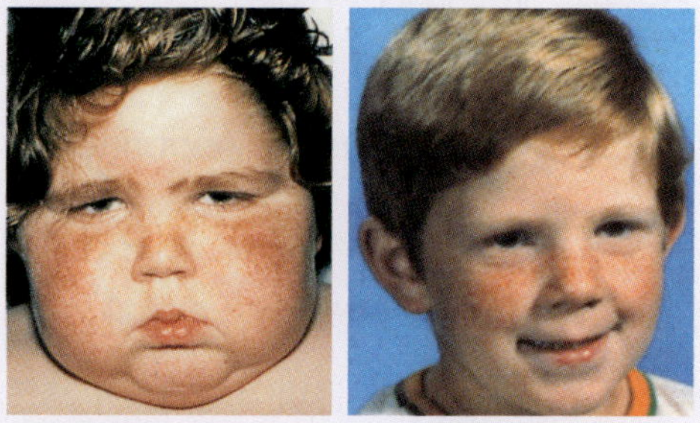

쿠싱증후군 진단 당시　　치료 4개월 후

부신겉질호르몬의 결핍이나 분비 저하는 애디슨병(Addison disease)을 유발한다. 이 질환으로 인한 부신겉질호르몬 수치의 감소는 근육 약화, 혈당 감소, 메스꺼움, 식욕부진, 체중 감소 및 피부색소 침착을 유발할 수 있다.

7. 이자

1) 이자의 구조

이자(췌장, pancreas)는 위(stomach)의 등쪽 아래에서 뒤배벽에 접하여 위치하는 무게 200g 정도의 실질장기로, 소화액인 이자액을 분비하는 외분비부분과 **이자섬**(췌장소도, pancreatic islet; **랑게르한스섬**)이라고 하는 내분비부분으로 구성된다.

이자섬은 이자 내분비세포의 집합체로 외분비부분 세포 사이에 섬처럼 흩어져 있는 작은 세포 덩어리이다(그림 13-16). 1개의 지름은 0.1mm 정도 되는데 이자 전체에 100만 개가 있으며, 이자 체적의 약 2%를 차지한다.

이자섬의 주요 구성세포는 글루카곤(glucagon)을 분비하는 **A(α)세포**, 인슐린(insulin)을 분비하는 **B(β)세포**가 있으며, 그 비율은 A세포 15~20%, B세포 75~80% 정도이다(표 13-8). 즉, 이자섬에는 인슐린을 분비하는 B세포가 가장 많아 혈당 수치를 낮추는 중요한 구조임을 알 수 있다.

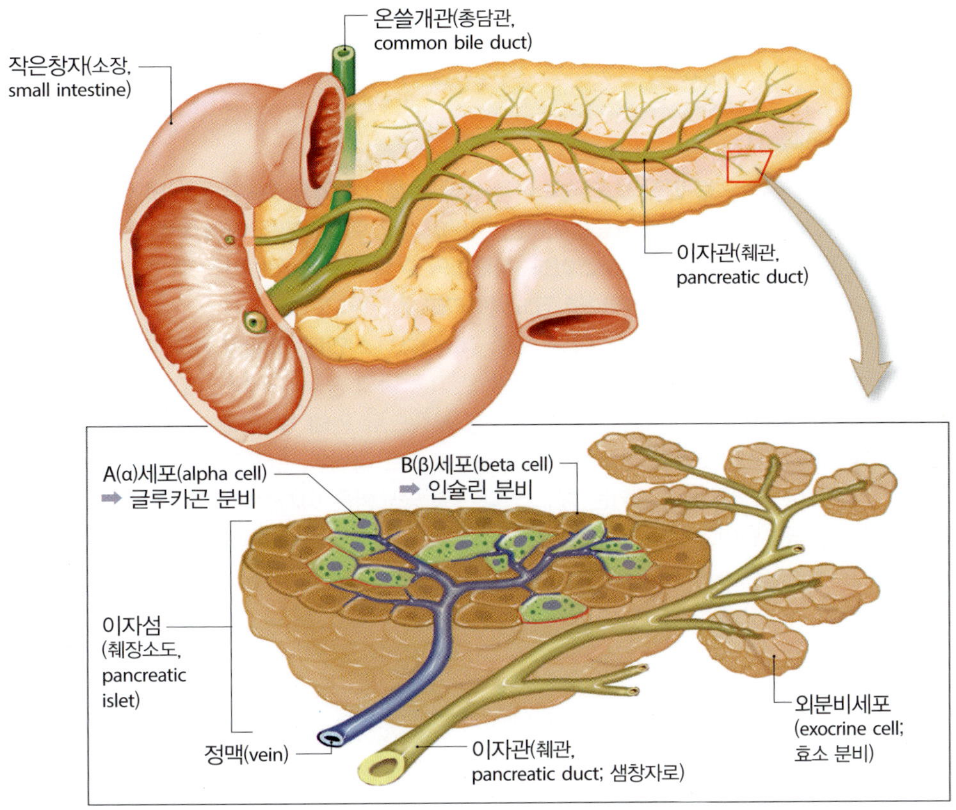

그림 13-16 이자와 이자섬

표 13-8 이자섬에서 분비되는 호르몬과 생리작용

내분비샘		종류	표적장기	생리작용
이자섬	A(α)세포	글루카곤(glucagon)	간, 지방세포	당원 분해 촉진, 혈당치 상승
	B(β)세포	인슐린(insulin)	간, 근육, 지방세포	당원 합성 촉진, 지방조직의 당흡수 촉진

2) 이자호르몬

(1) 글루카곤(glucagon)

이자섬의 **A(α)세포**에서 분비되는 호르몬이다. 주로 간에 작용하여 당신생(glyconeogenesis)을 통해 간의 당원을 포도당으로 만들고, 혈액으로 방출하여 혈당 수치를 높이는 작용을 한다. 또한 지방조직에도 작용하여 중성지방을 분해하며, 지방산을 혈액으로 방출시키는 역할을 한다.

임상응용

● 당뇨병(diabetes mellitus)

당뇨병은 인슐린의 작용 부족으로 인한 포도당의 이용 장애와 혈당치(혈중 포도당 농도)의 상승을 일으키는 질환이다. 당이 소변 중으로 배설되기 때문에 당뇨병이라는 이름이 붙었으나 콩팥장애에 의한 요당의 출현은 포함하지 않는다. 검사에서 공복혈당 수치 126mg/dL 이상, 식후혈당 수치 200mg/dL 이상 중 하나를 충족시키는 경우를 당뇨병형이라고 하며, 여기에 증상이 나타나면 당뇨병이라고 진단한다.

당뇨병 자체의 전형적인 증상은 다식, 다음, 다뇨, 체중 감소(3다, 1소)인데, 고혈당 등의 대사이상이 계속되면 온몸에 동맥경화증 등을 일으키기 때문에 시력장애, 저린감, 현기증 등의 증상이 나타난다.

당뇨병은 당대사나 지질대사에 관여하는 인슐린의 작용 부족으로 인해 발생하는 질환으로, 보통 1형 당뇨병(diabetes mellitus type I)과 2형 당뇨병(diabetes mellitus type II)으로 나뉘며, 한국인은 대부분 2형 당뇨병이다. 또한 임신이나 다른 질환으로 고혈당을 일으키는 예도 있다. 1형 당뇨병은 이자섬의 B(β)세포가 파괴됨으로써 인슐린이 결핍되어 발생하는 당뇨병이고, 2형 당뇨병은 유전소인에 비만이나 운동부족 등의 환경인자가 더해져 발생하는 당뇨병이다. 유전소인으로 B(β)세포의 인슐린 분비기능이 저하되어 있거나 또는 인슐린은 분비되지만 혈당 저하 효과가 낮은(인슐린 저항성) 것 등을 들 수 있다.

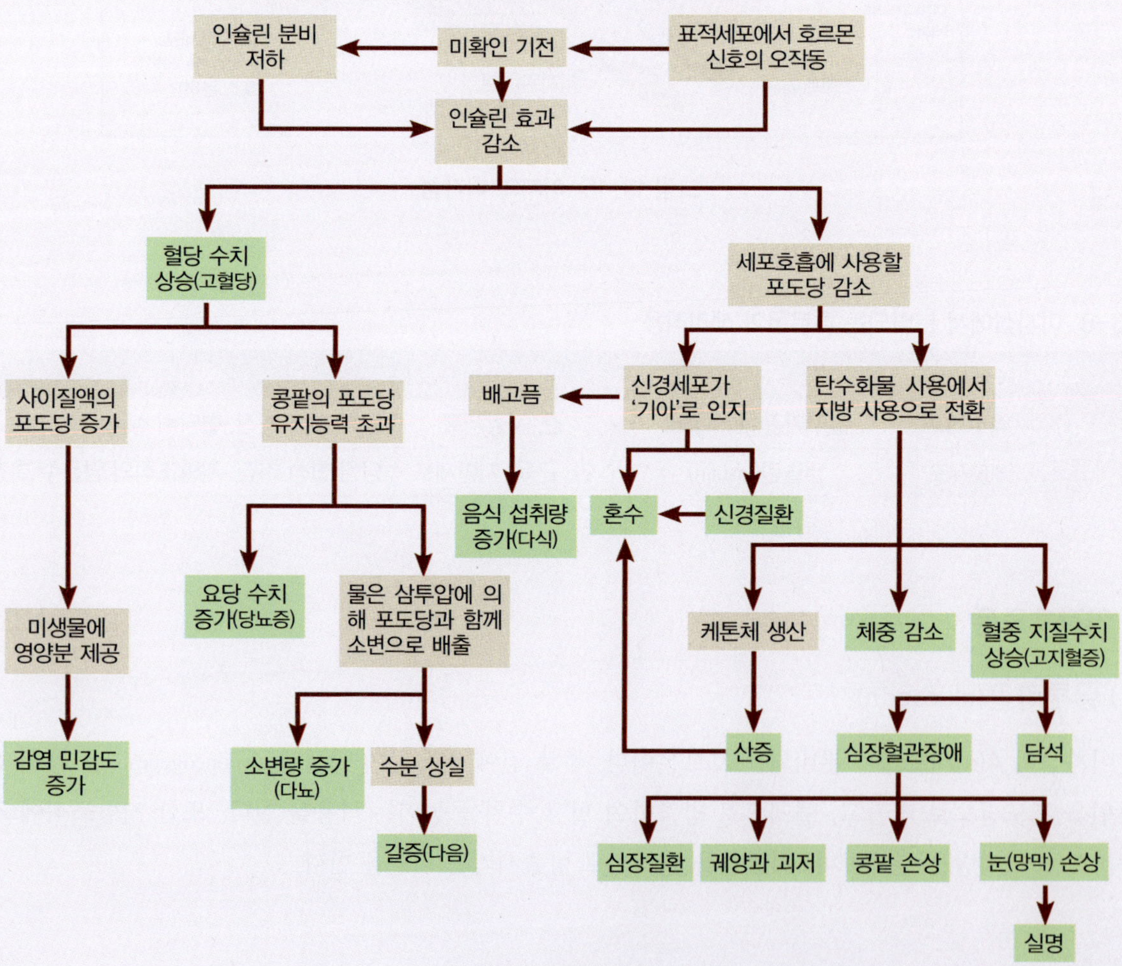

당뇨병의 징후와 증상

(2) 인슐린(insulin)

이자섬의 **B(β)세포**에서 분비되며, 혈당 수치를 저하시키는 유일한 호르몬이다. 인슐린은 포도당의 흡수 촉진(뼈대근육, 심장근육, 지방조직 등)과 당원의 합성 촉진(간), 포타슘의 흡수 촉진(간, 뼈대근육) 등 다양한 장기에 작용하여 성장과 기능을 촉진한다.

인슐린의 분비는 혈당 농도에 의해 조절되며, 고혈당에서는 분비가 촉진된다. 인슐린의 분비가 부족하게 되면 당뇨병(diabetes mellitus)이 발생한다.

8. 생식샘

생식샘(gonad)은 생식과 관련된 기관으로, 여성에서는 난소, 남성에서는 고환을 말한다(그림 13-2 참조). 난소와 고환은 각각 난자와 정자를 생산하여 성숙시키고 호르몬을 분비하여 생식을 준비한다(표 13-9).

표 13-9 생식샘에서 분비되는 호르몬과 생리작용

내분비샘	종류	표적장기	생리작용
난소	에스트로젠(estrogen)	생식기관	난포 발육, 이차성징 촉진, 자궁점막 증식
	황체호르몬(프로제스테론, progesterone)	생식기관	기초체온 상승
고환	테스토스테론(testosterone)	생식기관	근육의 발달과 뼈의 성장, 체모 증가 등 이차성징 발현 촉진

1) 난소(ovary)

난소는 난자를 생산하고 호르몬을 분비하는 생식샘으로, 난포(ovarian follicle)와 황체(corpus luteum)라는 두 종류의 샘 구조가 있다. 이곳에서 **에스트로젠**과 **황체호르몬**이 분비된다.

(1) 에스트로젠(estrogen)

에스트라다이올(estradiol), **에스트론**(estrone), **에스트리올**(estriol)이 있으며, 주로 성숙난포에서 분비되어 여성의 이차성징에 관여한다. 난포기 후기에는 난포자극호르몬(FSH)이나 황체형성호르몬(LH)의 일과성 증가를 일으켜 배란을 유발시킴과 동시에 자궁목관점액의 점성 저하 등에 작용하여 정자가 통과하기 쉬운 환경을 만든다.

에스트로젠은 황체호르몬과 함께 자궁속막의 착상 준비에 관여하는데, 착상이 성립되지 않으면 속막을 박리시켜 월경을 일으킨다. 임신 중에는 태반에서도 에스트로젠이 분비되는데 임신 유지, 분만 시의 자궁 수축, 젖샘 발육 등에 관여한다.

(2) 황체호르몬(프로제스테론, progesterone)

임신호르몬이라고도 하며, 수정된 난자가 자궁에 착상하여 발육할 수 있도록 하여 임신 상태를 유지하는 기능을 한다. 즉, 두꺼워진 자궁속막의 증식을 억제하고 자궁샘의 분비 촉진이나 자궁근육의 긴장 저하에 작용해서 유산을 방지하며, 시상하부의 황체형성호르몬방출호르몬(LH-RH) 분비를 억제하여 임신 중 배란을 방지한다. 또한 시상하부의 체온중추를 자극하여 기초체온을 상승시키는 작용도 한다. 배란 후에 기초체온이 상승하는 것은 황체호르몬의 작용 때문이다. 그 밖에도 젖샘세포의 발육을 촉진하고, 출산 이후 프로락틴의 분비를 촉진하여 젖분비를 도와주는 역할을 한다.

2) 고환(testis)

고환은 정자를 형성하는 생식샘이면서 **테스토스테론**이라는 남성호르몬을 분비하는 내분비샘이기도 하다. 고환의 기능은 뇌하수체에서 분비되는 생식샘자극호르몬[난포자극호르몬(FSH), 황체형성호르몬(LH)]에 의해 사춘기에 활발해지며, 사춘기 이전에는 고환의 활동이 거의 없다. FSH는 정자형성을 촉진하고, LH는 테스토스테론 생성을 촉진한다.

(1) 테스토스테론(testosterone)

고환의 라이디히세포(Leydig cell)라고도 불리는 사이질세포에서 분비되며 정자형성, 이차성징(바깥생식기관 발육, 남자다운 체형, 발모, 목소리 변화 등)의 발현 촉진, 합성대사작용(뼈대나 근육 성장)을 한다.

9. 가슴샘

가슴샘(흉선, thymus)은 세로칸(종격, mediastinum)에 위치하며(그림 13-2 참조), 사춘기 이후에는 점차 퇴화되어 성인이 되면 대부분 지방으로 변성되지만 가슴샘조직이 완전히 없어지지는 않는다. 가슴샘은 부신과 마찬가지로 **겉질**(피질, cortex)과 **속질**(수질, medulla)로 나뉜다. 두 부분 모두 주로 림프구(백혈구)로 이루어지며, 인체의 면역세포가 이곳에서 발달한다.

가슴샘에서 분비되는 **타이모신**(thymosin)은 실제로 여러 호르몬으로 구성된 그룹으로, 체내 면역에 작용하는 주요 세포인 T세포의 발달과 기능을 조절한다. 가슴샘은 무게가 약 20g에 불과하지만, 감염과 암에 대한 인체 방어에 중요한 역할을 한다.

10. 기타 호르몬 분비기관

인체에는 내분비샘은 아니지만 호르몬을 분비하는 기관이나 조직이 있으며, 콩팥, 심장, 소화관, 태반, 지방조직, 종양조직 등이 여기에 속한다. 콩팥은 적혈구형성호르몬, 레닌, 활성형 비타민 D_3를 분비하고, 심장은 심방나트륨배설펩타이드(ANP)를 분비하며, 소화관은 가스트린, 세크레틴, 콜레시스토키닌(CCK) 등을 분비한다. 또 태반은 사람융모생식샘자극호르몬(hCG)을 분비하고, 지방조직은 렙틴(leptin)을 분비하며, 폐암 등의 종양조직은 부신겉질자극호르몬(ACTH)을 분비한다(표 13-10).

표 13-10 기타 기관 및 조직에서 분비되는 호르몬과 생리작용

기관 · 조직	호르몬	생리작용
콩팥	적혈구형성호르몬 (erythropoietin)	적혈구 생산 촉진
	레닌(renin)	안지오텐시노젠 활성화
	활성형 비타민 D_3	작은창자의 칼슘이온(Ca^{2+}) 흡수 촉진
심장	심방나트륨배설펩타이드 (atrial natriuretic peptide, ANP)	콩팥의 소듐이온(Na^+) 재흡수 억제에 의한 이뇨
소화관	가스트린(gastrin)	위산 분비 촉진
	세크레틴(secretin)	이자액 분비 촉진
	콜레시스토키닌 (cholecystokinin, CCK)	쓸개 수축 및 이자효소 분비 촉진
태반	사람융모생식샘자극호르몬 (human chorionic gonadotropin, hCG)	자궁 수축 억제
지방조직	렙틴(leptin)	포만중추 자극(식욕억제), 혈당 저하
종양조직	부신겉질자극호르몬 (adrenocorticotropic hormone, ACTH)	코티솔 분비 자극

1) 콩팥의 호르몬

(1) 적혈구형성호르몬(erythropoietin)

체내에 산소가 부족하거나 콩팥의 혈류량이 감소되면 콩팥의 토리곁세포(사구체옆세포)에서 분비되는 펩타이드호르몬으로, 골수에 작용하여 적혈구의 생성을 촉진하고 세포를 세포자멸사(apoptosis)로부터 보호한다. 또 간에서 생성되는 체내 철분 조절 호르몬인 헵시딘(hepcidin)의 흡수를 억제하여 철이온 흡수를 증가시키는 기능이 있어 혈관 수축에 의한 고혈압과 관련이 있다(그림 13-17).

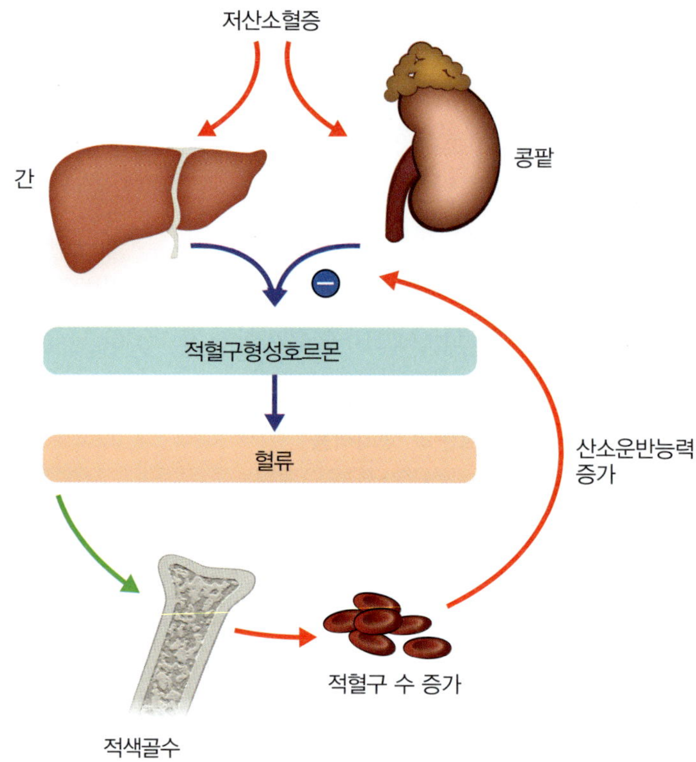

그림 13-17 **적혈구형성호르몬의 기능**

(2) 레닌(renin)

콩팥의 토리곁세포에서 분비되어 혈압조절에 관여하는 안지오텐신(angiotensin)을 활성화하는 단백질 분해효소이다. 콩팥의 토리곁세포가 콩팥의 혈류량 변화를 감지해서 혈류량이 감소하면 레닌의 분비를 촉진하고 증가하면 억제한다. 콩팥혈류량에 따라 레닌의 분비량이 결정되므로, 콩팥혈류량이 감소하면 신(장)혈관성고혈압(renovascular hypertension)을 일으키는 원인이 된다.

(3) 활성형 비타민 D_3

피부에 축적되어 있는 전구비타민 D_3는 자외선의 작용으로 비타민 D_3(콜레칼시페롤, cholecalciferol)로 변화한다. 이 비타민 D_3가 간과 콩팥에서 수산화되어 **활성형 비타민** D_3(**칼시트라이올**, calcitriol)가 되면 비로소 생리작용을 발휘한다. 활성형 비타민 D_3는 부갑상샘호르몬, 칼시토닌과 함께 생체 내 칼슘대사를 조절하는 중요한 호르몬이다. 콩팥에서 칼슘과 인의 흡수를 촉진하고, 콩팥세관에서 칼슘과 인의 재흡수를 촉진하여 뼈의 생성을 촉진한다.

2) 심장의 호르몬

(1) 심방나트륨배설펩타이드(atrial natriuretic peptide, ANP)

심방에서 분비되는 펩타이드호르몬으로, 혈중 소듐이온(Na^+) 농도를 낮추고 동맥압을 줄여 체액과 순환계통의 항상성 조절에 기여한다. ANP는 레닌-안지오텐신계통과 대항작용을 하는데, 레닌의 분비를 억제하여 토리(사구체)의 여과를 촉진하고 콩팥의 Na^+을 배출시켜 순환혈액량을 감소시킨다.

3) 소화관의 호르몬

(1) 가스트린(gastrin)

위 안으로 음식물이 들어오면 날문(유문) 부위의 pH가 알칼리로 기운다. 가스트린은 이것이 분비 자극이 되어 위 날문샘(pyloric gland)의 G세포에서 분비되며, 펩타이드, 아미노산, 알코올 등에 의해 분비가 촉진된다(그림 18-28 참조). 주로 위산 분비를 촉진하며 펩시노젠 분비 촉진, 위운동 촉진, 아래식도조임근 수축, 위점막 성장 촉진, 날문조임근 이완 등의 작용을 한다.

(2) 세크레틴(secretin)

위에서 샘창자로 운반된 산성(pH 3 이하)의 죽상액이 분비 자극이 되어 샘창자의 S세포에서 분비된다(그림 18-30 참조). 이자액의 대량분비 촉진과 위산분비 억제, 아래식도조임근 수축 억제, 위 · 샘창자운동 억제, 날문조임근 수축 등의 작용을 한다.

(3) 콜레시스토키닌(cholecystokinin, CCK)

아미노산 중 하나인 트립토판(tryptophan)이나 펩톤(peptone)이 분비자극이 되어 작은창자 상부의 I세포에서 분비된다(그림 18-30 참조). 이자의 소화효소 분비를 촉진하고 쓸개를 수축시키며 오디조임근을 이완시켜 쓸개즙을 샘창자 안으로 배출한다.

4) 지방조직의 호르몬

(1) 렙틴(leptin)

지방조직에서 분비되는 렙틴은 아미노산 186개로 이루어진 단백질로, 식욕 억제, 에너지 소비(열생산), 혈당저하 등의 작용을 한다. 지방세포가 비대해지면 렙틴이 분비되어 시상하부에 있는 섭식중추(feeding center)에 작용하여 식욕을 억제함과 동시에 갈색지방조직(brown fat tissue, BAT)에 작용하여 에너지대사의 증가를 촉진한다. 또 지방조직에 혈당을 흡수하여 지방 합성을 촉진시킨 결과 혈당을 저하시키는 인슐린 유사작용도 나타낸다.

비만한 사람은 시상하부의 렙틴수용체에 이상이 있거나 렙틴 자체에 이상이 있어 렙틴이 증가해도 섭취 억제가 되지 않아(렙틴 저항성) 비만해진다고 보고 있다.

요점확인

1. 이자섬에서 분비되는 주요 호르몬은 무엇인가?
2. 인슐린이 혈당 농도에 미치는 영향은 무엇인가?
3. 남성과 여성의 생식샘에서 생산되는 호르몬에는 어떤 것이 있는가?
4. 내분비샘이 아닌 기타 기관이나 조직에서 생산되는 호르몬에는 무엇이 있는가?

과학응용

● 내분비학(endocrinology)

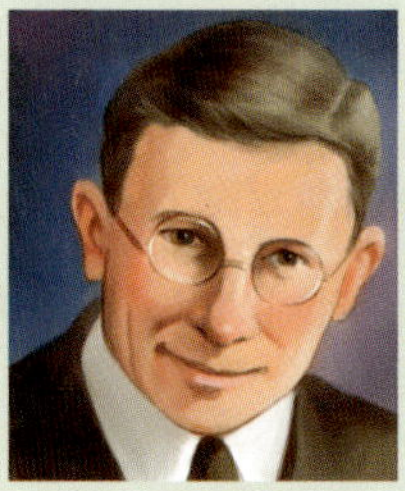
프레더릭 밴팅

캐나다의 외과의사 프레더릭 밴팅(Frederick Banting, 1891~1941)과 그의 조수 찰스 베스트(Charles Best, 1899~1978)는 내분비학 분야에서 논쟁의 여지가 없는 영웅이다. 20세기 초까지만 해도 1형 당뇨병을 앓는 어린이는 포도당 부족으로 세포가 말 그대로 굶어 죽으면서 서서히 끔찍한 죽음을 맞이하였다. 개의 이자에서 인슐린을 제거하자는 밴팅의 아이디어에 착안한 두 사람은 이 중요한 호르몬을 최초로 분리하는 데 성공하였다. 화학자 제임스 콜립(James Collip)은 인슐린을 충분히 정제하였고, 1921년 동료인 스코틀랜드의 생리학자 존 매클라우드(John Macleod)가 당뇨병을 앓고 있던 14세 소년에게 인슐린을 투여하였다. 이 치료법은 소년의 고통을 덜어주었을 뿐만 아니라 건강하게 오래 살 수 있게 해 주었다.

밴팅과 매클랑드가 1923년 노벨상을 수상한 이 획기적인 발견은 내분비장애를 이해하고 치료하는 데 있어 급속한 발전을 가져온 한 세기의 시작이었다.

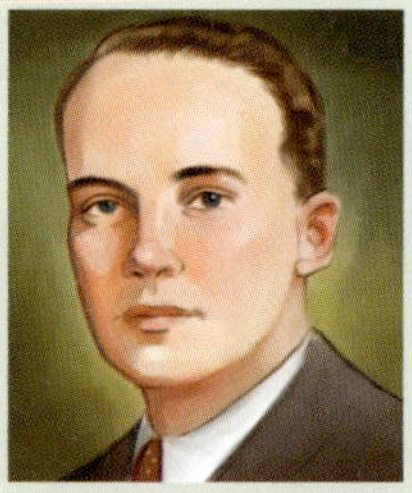
찰스 베스트

호르몬은 종류도 많고 인체의 다양한 기능에 영향을 미치기 때문에 의사에서부터 간호사, 영양사에 이르기까지 거의 모든 의료 전문가는 호르몬의 기능을 파악하고 있어야 한다. 호르몬과 호르몬 작용에 영향을 미치는 화학물질은 치료에 자주 사용되므로 약리학자나 약사도 내분비학에 대한 지식이 풍부해야 한다.

일부 과학자들은 임신 초기의 검사키트 개발, 배란 검사키트 개발, 건강한 사람의 임신 조절을 위한 합성호르몬 사용 등 예상치 못한 다양한 방법으로 내분비학의 원리를 적용해왔다.

OUTLINE SUMMARY

개념요약

• 내분비계통의 개요

A. 외분비샘은 (도)관으로 연결된 분비샘으로 내분비계통에 포함되지 않는다.

B. 내분비샘은 화학물질(호르몬)을 혈액으로 분비하는 (도)관이 없는 분비샘이다(그림 13-1, 표 13-1 참조).

1. 내분비샘은 신체에 광범위하게 분포해 있음(그림 13-2 참조)
2. 내분비샘에서 발생하는 질병은 호르몬이 비정상적으로 분비된 결과임
   a. 과다분비(hypersecretion) : 호르몬의 과잉 분비
   b. 분비저하(hyposecretion) : 호르몬의 과소 분비

• 호르몬

A. 호르몬은 특정 내분비샘에서 생산되는 생리활성을 가진 물질로 혈액으로 분비된다.

B. 호르몬에 반응하는 세포를 표적세포라고 하며, 표적세포가 있는 장기를 표적장기라고 한다(그림 13-3 참조).

C. 호르몬의 분류 (표 13-2 참조)

1. 펩타이드호르몬(peptide hormone)
   a. 여러 개부터 수백 개의 아미노산이 펩타이드결합으로 연결된 호르몬
   b. 수용성이며 수용체는 세포막에 있기 때문에 세포막을 통과하지 못함
   c. 시상하부호르몬, 뇌하수체호르몬, 인슐린이나 부갑상샘호르몬 등
2. 스테로이드호르몬(steroid hormone)
   a. 콜레스테롤을 원료로 합성되는 호르몬
   b. 지용성이며 세포막을 통과할 수 있어서 수용체는 핵이나 세포질에 있음
   c. 부신겉질호르몬, 성호르몬, 활성형 비타민 D_3 등
3. 아민 · 아미노산호르몬(amine · amino acid hormone)
   a. 아미노산에서 합성되는 호르몬
   b. 아민호르몬(수용성) : 에피네프린, 노르에피네프린, 도파민 등의 카테콜아민
   c. 아미노산호르몬(지용성) : 갑상샘호르몬(T_3, T_4)

D. 호르몬의 기능 : 대사조절, 스트레스 적응, 개체의 발달과 성장, 종의 유지와 번식, 섭식과 음수행동

E. 호르몬의 작용기전

1. 효소 유도에 직접 작용 (그림 13-4 참조)
   a. 스테로이드호르몬과 아미노산호르몬과 같은 지용성 호르몬
   b. 세포막을 쉽게 통과할 수 있어서 세포막수용체의 도움 없이 표적세포의 세포질로 들어감
   c. 세포 내 수용체와 결합하여 호르몬-수용체 복합체를 형성하여 유전자발현을 통해 새로운 단백질을 합성하여 생리작용
2. 이차전령을 통한 작용 (그림 13-5 참조)
   a. 펩타이드호르몬과 아민호르몬과 같은 수용성 호르몬
   b. 세포막을 통과하지 못하기 때문에 세포막수용체와 결합하여 세포 안으로 신호를 전달함
   c. 세포막수용체와 결합한 호르몬은 세포 내 이차전령인 cAMP와 칼슘이온(Ca^{2+}) 등의 농도를 증가시켜 반응을 일으킴

F. 호르몬의 분비조절

1. 호르몬의 분비는 항상성 되먹임에 의해 조절됨
2. 음성되먹임(negative feedback) : 생리적인 체계에서 변화의 방향을 역전시키는 기전(그림 13-6 참조)
3. 양성되먹임(positive feedback) : 생리적 변화를 증폭시키는 기전, 지혈, 분만, 수유 등에 작용함
4. 호르몬의 단계적 조절 : 내분비계통은 더 나은 효율성과 정밀성을 위해 여러 수준의 단계적 조절이 동시에 작동함

• 뇌분비샘과 분비 호르몬

A. 시상하부(hypothalamus)

1. 신경세포와 내분비세포의 형태와 기능을 모두 갖춘 신경분비세포가 있음

2. 신경계통(중추신경계통)과 내분비계통(뇌하수체)을 형태적, 기능적으로 연결함
3. 내분비의 조절뿐만 아니라 자율신경 및 체온조절, 음식과 수분 섭취 조절, 감정과 행동 조절, 하루주기리듬 조절 등에도 관여함
4. 방출호르몬 : 뇌하수체앞엽호르몬의 분비 자극
5. 억제호르몬 : 뇌하수체앞엽호르몬의 분비 억제

B. 뇌하수체(pituitary gland)

1. 뇌하수체의 구조 (그림 13-7 참조)
   a. 머리뼈 내 나비뼈의 함몰 부위인 안장에 위치
   b. 뇌하수체앞엽 : 샘뇌하수체로 불리며 샘상피로 이루어짐
   c. 뇌하수체뒤엽 : 신경뇌하수체로 불리며 신경조직으로 이루어짐
2. 뇌하수체앞엽호르몬 (표 13-4 참조)
   a. 갑상샘자극호르몬(TSH) : 갑상샘의 성장을 자극하고 갑상샘호르몬을 분비하도록 자극함
   b. 부신겉질자극호르몬(ACTH) : 부신겉질의 성장을 자극하고 당질부신겉질호르몬(주로 코티솔)을 분비하도록 유도함
   c. 난포자극호르몬(FSH)
      ① 난소에서 매달 난포의 성장을 시작하게 하고, 하나 이상의 난포가 성숙 및 배란 단계로 발달하도록 자극함
      ② 난포를 발달시켜 에스트로젠 분비를 자극함
      ③ 남성의 정자 생산을 자극함
   d. 황체형성호르몬(LH)
      ① FSH와 함께 작용하여 에스트로젠 분비 및 난포를 성장시켜 성숙하게 함
      ② 배란을 유도함
      ③ 파열된 난포의 황체화를 유도함
      ④ 황체에 의한 황체호르몬 분비를 자극함
      ⑤ 고환의 사이질세포가 남성의 테스토스테론을 분비하도록 유도함
   e. 성장호르몬(GH) (그림 13-8 참조)
      ① 단백질 합성대사를 가속화하여 성장을 자극함
      ② 지방 분해대사를 가속하고 포도당 분해대사를 늦춤
      ③ 포도당 분해대사를 늦춤으로써 혈당을 정상 수준보다 높게 증가시키는 경향이 있음(고혈당)
   f. 프로락틴(젖분비호르몬, PRL) : 임신 중 젖샘 발달과 출산 후 모유 분비를 자극함
3. 뇌하수체뒤엽호르몬 (표 13-4 참조)
   a. 항이뇨호르몬(ADH) : 콩팥세관에서 소변으로부터 혈액으로 수분 재흡수를 가속화하여 소변 분비를 감소시킴
   b. 옥시토신(OT)(그림 13-9 참조)
      ① 임신한 자궁이 수축하도록 자극하여 분만을 시작하게 함
      ② 유방의 샘세포가 젖샘관을 통해 모유를 방출하게 하여 사회적 유대를 강화함

C. 솔방울샘(송과체, pineal gland)

1. 시상하부에 위치하는 작은 분비샘(그림 13-2 참조)
2. 멜라토닌(melatonin) : 난소 활동을 억제하고, 생체시계와 수면주기를 조절함

D. 갑상샘(thyroid gland)

1. 목의 후두 바로 아래에 위치하는 나비 모양의 기관(그림 13-10 참조)
2. 콜로이드 물질로 채워진 갑상샘소포로 구성됨(그림 13-11 참조)
3. 분비 호르몬 (표 13-5 참조)
   a. 갑상샘호르몬(thyroid hormone) (표 13-6 참조)
      ① 타이록신(T_4)과 트라이아이오도타이로닌(T_3)이 있으며 소포세포에서 생성되고 소포의 콜로이드에 저장됨
      ② 분해대사와 에너지 생산을 촉진함(신체의 대사율 증가)
   b. 칼시토닌(CT)
      ① 소포벽 외부의 C세포에서 생성됨
      ② 칼슘을 혈액으로 방출하는 뼈의 분해를 억제하여 혈중 칼슘이온 농도를 감소시킴(그림 13-12 참조)

E. 부갑상샘(parathyroid gland)

1. 갑상샘의 뒤쪽 표면에 붙어 있는 쌀알 크기의 다갈색 기관(그림 13-10 참조)
2. 부갑상샘호르몬(PTH)
   a. 칼슘을 혈액으로 방출하여 뼈의 분해를 증가시켜 혈중 칼슘이온 농도를 증가시킴
   b. 음식물로부터 칼슘 흡수를 촉진하고 소변으로 칼슘 손실을 감소시킴
   c. PTH와 CT는 대항 효과가 있어 건강에 필요한 안정적인 혈중 칼슘이온 농도를 유지하는데 도움 됨(그림 13-12 참조)

F. 부신(adrenal gland)

1. 콩팥 위에 위치하며, 바깥쪽은 샘조직이고 안쪽은 신경분비조직임(그림 13-13 참조)

2. 3개의 세포층(구역)
   a. 바깥구역 : 무기질부신겉질호르몬 분비
   b. 중간구역 : 당질부신겉질호르몬 분비
   c. 안구역 : 성호르몬 분비
3. 부신겉질호르몬 (표 13-7 참조)
   a. 무기질부신겉질호르몬
      ① 알도스테론이 대표적임(그림 13-14 참조)
      ② 콩팥세관의 소듐 재흡수와 포타슘 배설을 촉진하여 혈중 소듐이온을 증가시키고 혈중 포타슘이온을 감소시킴
   b. 당질부신겉질호르몬
      ① 코티솔(코티손)이 대표적임
      ② 당신생을 증가시켜 정상적인 혈당 농도를 유지하도록 돕고, 지방조직세포에 저장된 지질이 분해되어 생성되는 지방산이 포도당으로 전환되는 도움
      ③ 항염증작용, 항알레르기작용, 이뇨작용 등에 관여함
      ④ 당질부신겉질호르몬의 혈중 농도가 높아지만 차례로 다른 많은 스트레스반응을 일으킴(그림 13-15 참조)
   c. 성호르몬
      ① 안드로젠이 대표적임
      ② 안드로젠은 남녀 모두에서 생성되며 생식발달에 중요한 역할을 함
4. 부신속질호르몬 (표 13-7 참조)
   a. 노르에피네프린과 에피네프린이 대표적임
   b. 교감신경 자극 효과를 강화하고 연장하여 인체가 스트레스에 저항하도록 도움
   c. 에피네프린 분비 증가는 스트레스에 대한 첫 번째 내분비 반응임

G. 이자(췌장, pancreas)
1. 위의 등쪽 아래에서 뒤배벽에 접하여 위치함
2. 소화액인 이자액을 분비하는 외분비부분과 이자섬(랑게르한스섬)이라고 하는 내분비부분으로 구성됨(그림 13-16 참조)
3. 분비 호르몬 (표 13-8 참조)
   a. 글루카곤(glucagon)
      ① A(α)세포에서 분비됨
      ② 당원 분해를 촉진하여 혈당 수치를 높임
   b. 인슐린(insulin)
      ① B(β)세포에서 분비됨
      ② 혈액에서 세포로 포도당 이동을 가속화함으로써 혈당 감소, 세포의 포도당 대사 증가

H. 생식샘(gonad)
1. 생식과 관련된 기관으로 여성에서는 난소, 남성에서는 고환을 말함(그림 13-2 참조)
2. 분비 호르몬 (표 13-9 참조)
   a. 에스트로젠(estrogen)
      ① 성숙난포에서 분비되어 여성의 이차성징에 관여함
      ② 배란 유발
      ③ 자궁목관점액의 점성 저하 등에 작용하여 정자가 통과하기 쉬운 환경을 형성함
   b. 황체호르몬(프로제스테론, progesterone)
      ① 임신 상태를 유지하는 기능
      ② 상하부의 체온중추를 자극하여 기초체온을 상승시키는 작용
      ③ 출산 이후 프로락틴의 분비를 촉진하여 젖분비를 도움
   c. 테스토스테론(testosterone)
      ① 고환의 사이질세포에서 분비됨
      ② 정자형성, 남성의 이차성징 발현 촉진, 합성대사작용(뼈대나 근육 성장)

I. 가슴샘(흉선, thymus)
1. 세로칸에 위치함(그림 13-2 참조)
2. 타이모신(thymosin) : 체내 면역계통 관리자인 T세포의 발달과 기능에 중요한 역할을 함

J. 기타 호르몬 분비기관 (표 13-10 참조)
1. 콩팥 : 적혈구형성호르몬, 레닌, 활성형 비타민 D_3 분비(그림 13-17 참조)
2. 심장 : 심방나트륨배설펩타이드(ANP) 분비
3. 소화관 : 가스트린, 세크레틴, 콜레시스토키닌(CCK) 분비
4. 태반 : 사람융모생식샘자극호르몬(hCG) 분비
5. 지방조직 : 렙틴(leptin) 분비
6. 폐암 등의 종양조직 : 부신겉질자극호르몬(ACTH) 분비

능동학습

종합질문

01. 내분비샘과 외분비샘을 구별하시오.

02. 주요 내분비샘을 열거하고 각각에서 생성되는 주요 호르몬을 설명하시오.

03. 호르몬, 표적세포, 분비과다, 분비저하라는 용어를 설명하시오.

04. 호르몬 분비 조절을 위한 음성되먹임과 양성되먹임을 설명하고 그 예를 제시히시오.

05. 내분비계통에서 시상하부의 기능을 설명하시오.

06. 뇌하수체앞엽에서 분비되는 4가지 자극호르몬의 이름과 그 기능을 간략히 설명하시오.

07. 성장호르몬의 기능을 설명하시오.

08. 부신겉질자극호르몬의 기능을 설명하시오.

09. 프로락틴과 옥시토신의 기능에 대하여 설명하시오.

10. T_3와 T_4의 차이점을 설명하시오.

11. 알도스테론의 기능을 설명하시오.

12. 당질부신겉질호르몬의 기능을 설명하시오.

13. 각 호르몬의 분비저하와 과다분비로 인해 발생할 수 있는 질병을 열거하시오.

심층고찰

14. 펩타이드호르몬이나 아민호르몬 등의 수용성 호르몬은 이차전령시스템이 필요하지만 스테로이드호르몬이나 아미노산호르몬 등의 지용성 호르몬에는 필요하지 않은 이유를 설명하시오.

15. 갑상샘을 제거하면 신체에 어떤 영향을 미치는지를 설명하시오.

16. 의사가 환자의 타이록신 수치는 매우 낮지만 갑상샘자극호르몬(TSH) 수치는 높다는 것을 발견하였다면 환자의 문제는 갑상샘에 있는가? 아니면 뇌하수체에 있는가?

확인문제

01. ________샘은 표면이나 공간으로 (도)관을 통해 분비물을 분비한다.

02. ________샘은 (도)관이 없고 ________(이)라는 생성물을 세포 사이 공간으로 분비하여 혈액으로 확산시킨다.

03. 반응을 유발하는 호르몬 수용체를 가진 세포 또는 기관을 ________(이)라고 한다.

04. 조직호르몬은 ________의 다른 이름이다.

05. 뇌하수체의 ________은/는 신경조직으로 이루어지고, 뇌하수체의 ________은/는 샘조직으로 이루어진다.

06. 옥시토신은 ________에서 방출되지만, ________에서 만들어진다.

07. 뇌하수체앞엽에서 분비되며 임신 중 젖샘 발달을 자극하고 모유 생산에 필요한 호르몬은?

① 에스트로젠 ② 옥시토신 ③ 프로락틴 ④ 황체호르몬

08. 뇌하수체뒤엽에서 분비되며 임신한 자궁의 수축을 촉진하는 호르몬은?

① 에스트로젠 ② 옥시토신 ③ 프로락틴 ④ 황체호르몬

09. 항이뇨호르몬에 대한 설명으로 옳은 것은?

① 뇌하수체뒤엽에서 만들어진다. ② 콩팥에서 수분 재흡수를 촉진한다.
③ 고농도에서는 요붕증을 유발한다. ④ 위의 것 모두

10. 다음에서 설명하는 내용을 보기에서 찾아 넣으시오.

a. 부갑상샘호르몬	b. 무기질부신겉질호르몬	c. 당질부신겉질호르몬
d. 에피네프린	e. 글루카곤	f. 인슐린

(1) 부신속질에서 분비되며 교감신경의 효과를 연장하는 호르몬은?
(2) 이자섬에서 만들어지며 혈당 수치를 낮추는 호르몬은?
(3) 칼시토닌의 반대 효과가 있는 호르몬은?
(4) 이자섬의 A(α)세포에서 분비되는 호르몬은?
(5) 부신겉질의 바깥구역에서 분비되는 호르몬은?
(6) 부신겉질의 중간구역에서 분비되는 호르몬은?

확인문제 정답

01 외분비 / 02 내분비, 호르몬 / 03 표적장기 / 04 오타코이드 / 05 뒤엽(신경뇌하수체), 앞엽(샘뇌하수체) / 06 뇌하수체 뒤엽, 시상하부 / 07 ③ / 08 ② / 09 ② / 10. (1) d, (2) f, (3) a, (4) e, (5) b, (6) c

찾아보기

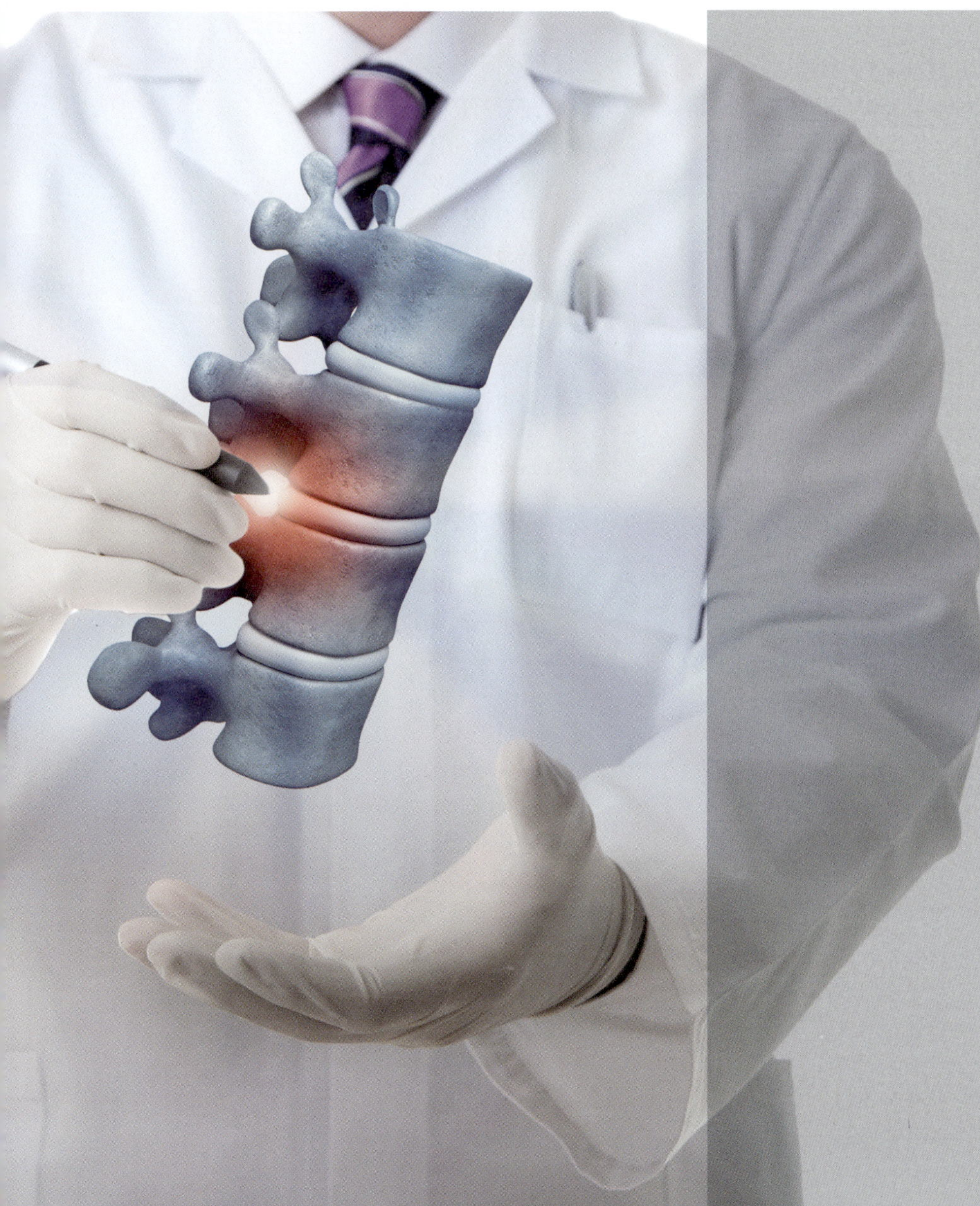

- 한글
- 영문

한글

ㄹ

ㅁ

ㅂ

ㅅ

ㅇ

ㅈ

● 영문

D

E

F

G

H

T

U

V

W

X

Y

Z

역자진

대표역자

- 김이석 가톨릭대학교 의과대학 해부학교실
- 오창석 을지대학교 바이오융합학부
- 조익현 경희대학교 의과대학 융합한의과대
- 김명주 단국대학교 의과대학 해부학교실

편집위원

- 권상민 영남이공대학교
- 김동희 부산대학교
- 김소영 대동대학교
- 박심훈 전주비전대학교
- 박정숙 남부대학교
- 박지은 마산대학교
- 이영미 선린대학교
- 이영희 동남보건대학교
- 정경화 대구과학대학교
- 정광석 부산보건대학교
- 정은숙 춘해보건대학교
- 최영아 경북보건대학교
- 최하림 남부대학교
- 현수진 대구과학대학교
- 홍은영 마산대학교

공동역자

- 공정현 경남거창도립대학교
- 공혜연 신성대학교
- 권민지 경일대학교
- 김경자 거제대학교
- 김성해 동명대학교
- 김소라 제주관광대학교
- 류다정 경민대학교
- 박 경 목포가톨릭대학교
- 박종민 부산대학교
- 석조운 이화여자대학교
- 석현진 영남이공대학교
- 선모경 창원문성대학교
- 선춘자 목포가톨릭대학교
- 손민서 동명대학교
- 양은정 서일대학교
- 윤지아 동서대학교
- 이선주 충북보건대학교
- 이은희 전주비전대학교
- 이재홍 가톨릭상지대학교
- 이춘지 대구과학대학교
- 조민정 경북과학대학교
- 형희경 예수대학교

인체 구조와 기능 1
(해부생리학)

Structure & Function of the Body 16ed

2024년 8월 15일 초판 발행
2026년 2월 20일 2쇄 발행

저 자 Kevin T. Patton, Gary A. Thibodeau
역 자 김이석 외
발 행 인 배영환 외
발 행 처 도서출판 의학교육
등록번호 제 2013-114 호
주 소 서울시 영등포구 영중로 138-1(영등포동 8가 80-2) 드림프라자 B 901호
Tel. 02) 2637-4806, 4863 Fax. 02) 2637-4807
홈페이지 www.medipub.co.kr
E-mail okpress1208@naver.com

정 가 45,000 원
I S B N 979-11-6127-224-5 94510
979-11-6127-223-8 94510(세트)

EDITION 16

인체 구조와 기능 2

해부생리학

Structure & Function of the Body

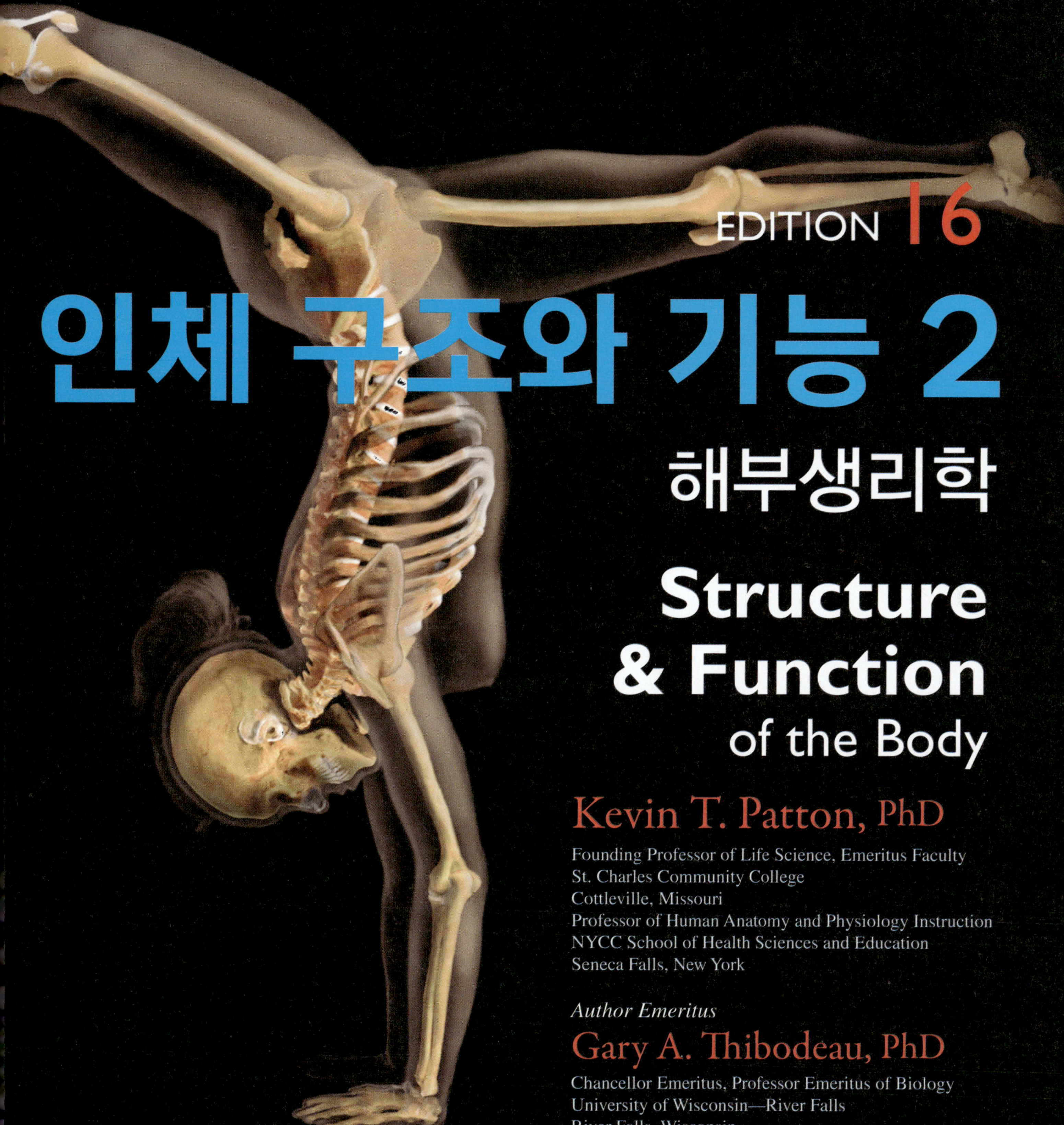

Kevin T. Patton, PhD

Founding Professor of Life Science, Emeritus Faculty
St. Charles Community College
Cottleville, Missouri
Professor of Human Anatomy and Physiology Instruction
NYCC School of Health Sciences and Education
Seneca Falls, New York

Author Emeritus

Gary A. Thibodeau, PhD

Chancellor Emeritus, Professor Emeritus of Biology
University of Wisconsin—River Falls
River Falls, Wisconsin

김이석 외 공역

ELSEVIER

MEP 의학교육

Structure & Function of the Body 16ed / ELSEVIER

by Kevin T. Patton, Gary A. Thibodeau

This Korean edition of Structure & Function of the Body, sixteenth edition, by Kevin T. Patton PhD and Gary A. Thibodeau PhD. is published by arrangement with Elsevier Inc..

목차

Chapter 14 혈액

Chapter 15 심장혈관계통

Chapter 16 림프계통과 면역

Chapter 17 호흡계통

Chapter 18 소화계통

Chapter 19 영양과 대사

Chapter 20 비뇨계통

Chapter 21 체액·전해질평형

Chapter 22 산염기평형

Chapter 23 생식계통

Chapter 24 성장, 발달과 노화

찾아보기

1권 목차

혈액

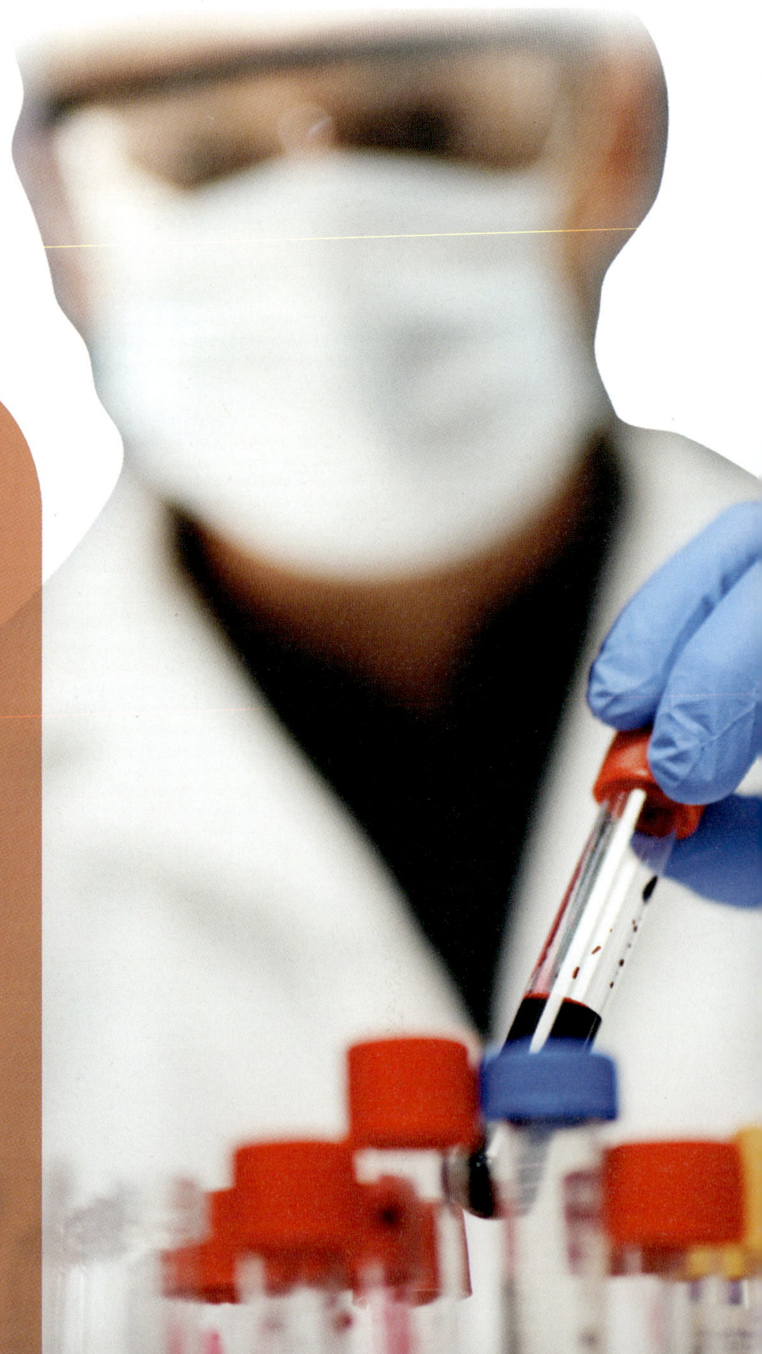

CHAPTER 14

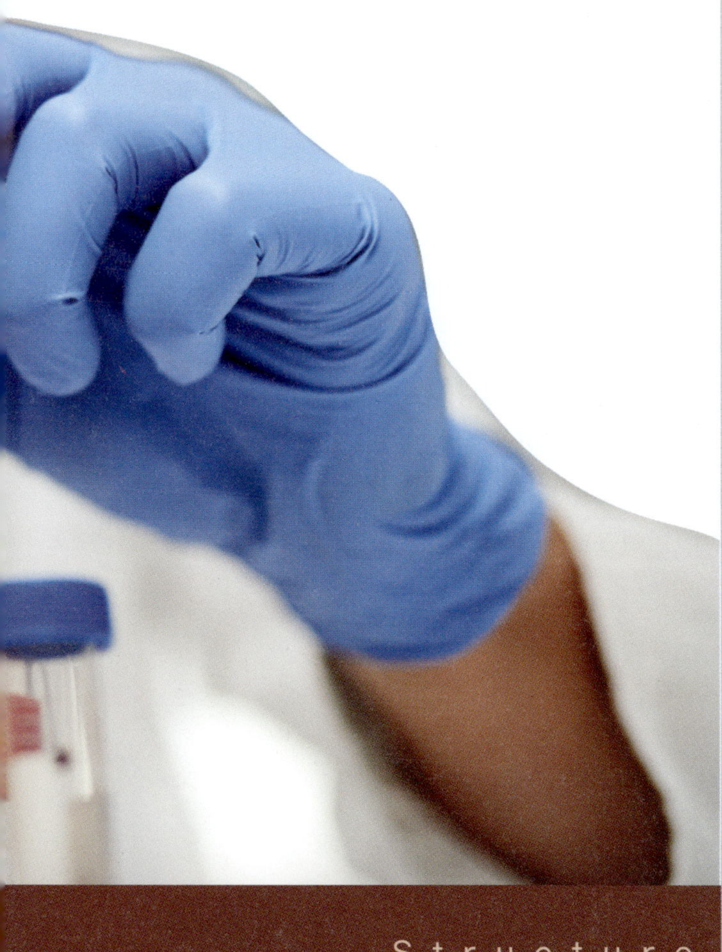

학습목표

1. 혈액의 주요 기능을 설명할 수 있다.
2. 혈장의 특성을 설명할 수 있다.
3. 혈액의 구성요소를 열거하고 주요 기능을 설명할 수 있다.
4. 적혈구의 구조와 기능을 설명할 수 있다.
5. 백혈구의 구조와 기능을 설명할 수 있다.
6. 혈액응고기전을 설명할 수 있다.
7. ABO 및 Rh 혈액형에 대해 설명할 수 있다.

핵심용어

혈장 / 혈청 / 적혈구 / 백혈구 / 혈소판 / 혈구형성(조혈) / 혈색소 / 전체혈구계산 / 적혈구용적률 / 적혈구침강속도 / 빈혈 / 혈액응고 / 지혈 / 혈전 / 색전 / 혈액형

현재 살고 있는 도시나 마을에 교통수단이 중단되면 어떻게 될까? 청소부, 경찰관, 소방관 등이 업무를 중단하면 어떻게 될까? 식량이 부족해지고 쓰레기가 쌓이며 아무도 개인의 신변과 재산을 보호해주지 않아서 아마도 상당히 비참한 결과가 초래될 것이다. 마찬가지로 인체의 '개인'이라고 볼 수도 있는 세포에 대한 운반과 보호가 부족해지면 몸 전체의 항상성이 위협을 받는다. 인체에 이러한 중요한 서비스를 제공하는 시스템이 **심장혈관계통**(cardiovascular system)과 **림프계통**(lymphatic system)이다.

심장혈관계통과 림프계통의 주요 운반 체액은 혈액과 림프이며, 그중에서도 혈액은 물질(O_2, CO_2, 영양소, 대사산물)이나 열의 운반뿐만 아니라 외부 침입자로부터 인체를 보호하는 등 많은 기능을 한다.

1. 혈액의 조성과 기능

1. 혈액의 조성

혈액(blood)은 여러 종류의 화학물질이 용해되어 있고 수백만 개의 세포가 떠다니는 특수결합조직이다. 체중의 약 7~9%를 차지하며, 선홍색 또는 암적색의 약간 점성이 있는 액체이다. 혈액의 비중은 1.05~1.06, pH는 7.35~7.45로 약알칼리성이다. 혈액의 pH가 중성 쪽으로 기울면 몸이 매우 아프게 되며, 이른바 산증(acidosis) 상태가 된다. 그러나 이때도 혈액은 산성(pH 7 이하)이 되지는 않고 정상보다 알칼리성이 다소 낮아질 뿐이다.

채취한 혈액에 응고방지제(헤파린이나 소듐시트레이트 등)를 첨가한 후 원심분리를 하면 적색의 고형성분은 가라앉고 담황색의 점성이 있는 액체성분인 상층액을 분리할 수 있다. 이 상층액을 **혈장**(plasma)이라고 하며, 정상 성인의 경우 혈액의 약 55%를 차지한다. 고형성분에는 적혈구, 백혈구, 혈소판이 있으며, 대부분이 적혈구이고 하얗고 얇은 상층(백혈구연층)에 백혈구와 혈소판이 들어 있다(그림 14-1).

또한 채취하여 아무것도 첨가하지 않은 혈액을 막대로 저으면 막대에 하얀 젤라틴과 같은 고형물이 들러붙는다. 이것을 **섬유소**(fibrin)라고 하며, 혈액응고에 중요한 단백질로 이루어져 있다. 혈장에서 섬유소원(fibrinogen)을 제거한 부분을 **혈청**(serum)이라고 하며, 알부민, 면역글로불린 등의 중요한 성분이 함유되어 있다.

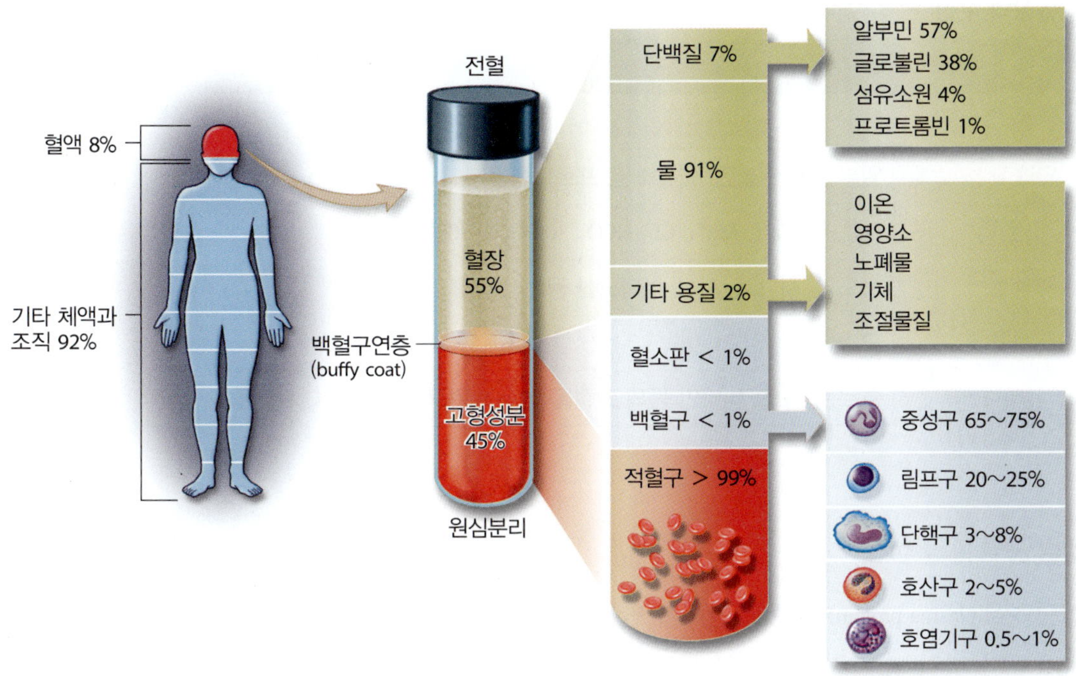

그림 14-1 혈액의 조성

정상 성인의 혈액 성분에 대한 대략적인 수치이며, 이는 연령, 성별, 영양 상태에 따라 달라질 수 있다.

1) 혈장(plasma)

혈장은 혈액에서 고형성분(혈액세포)을 제거한 부분으로, 혈액 전체의 55%를 차지한다. 약 91%는 물이며 알부민(albumin), 글로불린(globulin), 섬유소원(fibrinogen) 등의 단백질이 7%, 당질이 0.1%, 아미노산, 지질 등의 영양소, 무기이온이 0.9%이다. 그 밖에 요소, 요산, 크레아티닌 등의 노폐물을 함유한다(표 14-1).

혈장의 중요한 기능 중 하나는 **완충작용**(buffer action)이다. 완충작용이란 혈액의 **산염기평형**(acid base equilibrium)을 유지하려는 작용을 말하며, 이 기전에 의해 사람의 정상 혈액은 pH 7.4 전후로 유지된다(자세한 내용은 chapter 22 산염기평형을 참조). 또한 혈장교질삼투압을 유지하는 중요한 기능을 하고, 혈액응고에 필요한 섬유소원과 프로트롬빈을 운반하며, 그 밖에도 영양소, 노폐물, 호르몬 등을 운반하고 체온 조절에도 관여한다.

표 14-1 혈장의 구성

성분	구성
물	
단백질	알부민, 글로불린, 섬유소원, 프로트롬빈
이온	Na^+, K^+, Ca^{2+}, Mg^{2+}, Cl^-, HCO_3^-, HPO_4^{2-}, SO_4^{2-}
영양소	포도당, 지방, 인지질, 아미노산 등
노폐물	요소, 요산, 암모니아
기타	호르몬, 효소, 비타민 등의 조절물질, 용해된 기체, 그 외 대사산물

(1) 혈장단백질의 성분

혈장단백질(plasma protein)은 주로 간에서 만들어지며, 전기영동법(electrophoresis method; 단백질 사이즈에 따른 분류법)에 따라 몇 가지 그룹으로 분리할 수 있다(**표 14-2**).

표 14-2 혈장단백질의 주요 성분

	알부민	글로불린		섬유소원
비율	60%	36%		4%
생성 장소	간	α, β	γ	간
		간	림프조직	
기능	혈액의 점도와 교질삼투압 유지	지질과 지용성 비타민 운반	항체 및 면역글로불린의 구성 성분	생체방어 및 혈전형성, 혈소판 보조

① 알부민(albumin)

간에서 생산되며 전체 혈장단백질의 약 57%를 차지한다. 세포의 아미노산 공급원으로서 작용하는 외에, 그 양이 많아서 혈장교질삼투압의 80%를 담당한다. 혈장교질삼투압(약 25mmHg)은 물을 사이질액에서 혈장으로 끌어들여 적정한 혈액수분량을 유지시켜 준다.

혈중의 호르몬, 비타민, 지방산, 철, 빌리루빈 등 다양한 물질이 알부민이나 글로불린에 결합되어 운반된다.

② 글로불린(globulin)

림프구에서 생산되며 혈장단백질의 약 38%를 차지한다. α, β, γ의 3종류가 있으며, α 및 β-글로불린에는 다양한 물질을 운반하는 단백질이 함유되어 있고, γ-**글로불린**은 항체의 대부분을 함유하기 때문에 특히 생체방어에 중요한 역할을 하여 **면역글로불린**(immunoglobulin, Ig)이라고도 불린다. 면역글로불린에는 IgG, IgA, IgM, IgD, IgE의 5종류가 있다(표 16-5 참조).

③ 섬유소원(fibrinogen)

간에서 생산되며 혈장에서 얻을 수 있다. 섬유소원은 섬유소(fibrin)가 되어 **핏덩이**(혈전, blood clot)를 형성한다. 혈장에서 섬유소원을 제거하면 혈청이 된다.

2) 혈청(serum)

혈청은 혈장에서 섬유소원과 같은 응고인자를 제거한 액체성분으로, 혈청에서는 응고작용이 일어나지 않는다. 전혈을 튜브 바닥에서 응고시킨 후 액체의 혈청을 따라내어 얻기 때문에 혈청에는 여전히 항체가 함유되어 있어 특정 항체를 환자 치료에 사용할 수 있다.

3) 고형성분

혈액의 고형성분에는 **적혈구**(eythrocyte), **백혈구**(leukocyte), **혈소판**(platelet)이 있다. 이 중에서 가장 무겁고 많은 것이 적혈구이며, 그 상층에 백혈구와 혈소판이 모여 하얗고 얇은 **백혈구연층**(buffy coat)을 형성한다(그림 14-1 참조, 표 14-3).

체내에 수많은 혈액세포(혈구)와 세포조각이 있다. 예를 들어 1mm^{3}의 혈액에 5,000,000개의 적혈구, 7,500개의 백혈구, 300,000개의 혈소판이 있으면 정상 수치로 간주할 수 있다. 적혈구, 백혈구, 혈소판은 계속 파괴되기 때문에 인체는 1초당 수백만 개의 적혈구를 생성하는 속도로 새로운 적혈구를 계속해서 만들어내야 한다.

표 14-3 혈액의 고형성분

종류			기능
적혈구(eythrocyte)		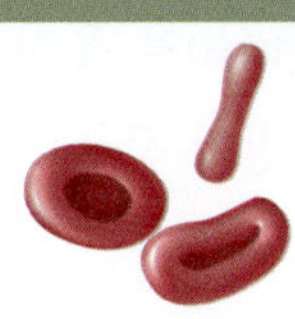	산소 및 이산화탄소 운반
백혈구 (leukocyte)	중성구(neutrophil)	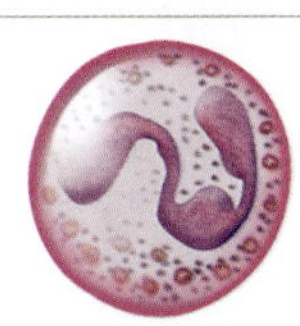	면역방어(포식작용)

표 14-3 혈액의 고형성분 (계속)

종류			기능
백혈구(leukocyte)	호산구(eosinophil)	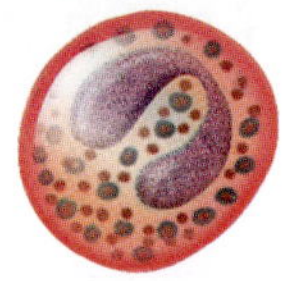	기생충에 대한 방어
	호염기구(basophil)	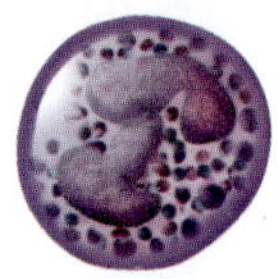	염증반응
	B림프구 (B lymphocyte; B세포)	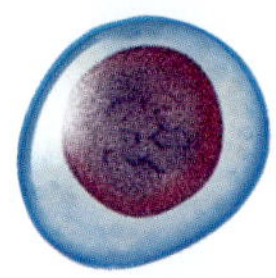	항체 생산
	T림프구 (T lymphocyte; T세포)	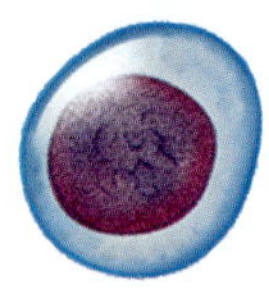	세포면역, 바이러스에 감염된 세포와 암세포 파괴
	단핵구(monocyte)	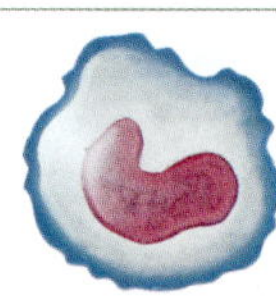	면역방어(포식작용)
혈소판(platelet)		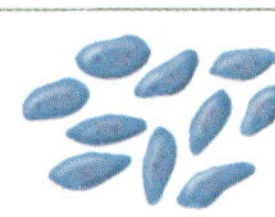	혈액응고

2. 혈액의 일반적인 기능

혈액은 인체 안을 순환하면서 체내의 항상성(homeostasis)을 유지하고 다양한 물질과 에너지를 운반한다. 또한 전해질 및 수분 조절, 체온 조절, 혈액응고, 생체방어 등 생명 유지를 위한 다양한 작용을 한다.

(1) 운반작용

혈액은 산소와 이산화탄소 등을 허파와 조직세포 사이로 운반하고, 창자벽에서 흡수된 영양소를 간이나 온몸의 각 조직으로 운반하며, 내분비샘에서 분비된 호르몬을 표적장기까지 운반한다. 또한 요소, 크레아티닌, 요산이나 노폐물, 여분의 수분을 배설하기 위해 콩팥으로 운반하는 등의 운반작용을 한다.

(2) 조절작용

혈액의 산염기평형 완충작용을 통해 체액의 pH를 일정 수치로 유지하고, 온몸을 순환하여 체온을 균일하게 하며, 체표의 혈관에서 열을 발산하는 등의 체온조절작용을 한다.

(3) 보호작용

혈액 속의 면역체나 백혈구 등에 의해 세균, 독소 등을 처리하여 감염이나 그 밖의 장애로부터 인체를 보호하고(면역, 식균작용), 혈액 속에 함유된 응고인자가 출혈 시 혈액을 응고시켜 지혈작용을 한다.

3. 혈구형성

혈액에 있는 혈액세포(적혈구, 백혈구, 혈소판)는 수명이 짧아서 수일에서 수개월이면 새로운 세포로 바뀐다. 이처럼 새로운 혈액세포가 생성되는 과정을 **혈구형성**(조혈, hematopoiesis)이라고 하며, 혈구형성이 이루어지는 부위(기관)를 혈구형성조직(기관)이라고 한다. 혈구형성조직에는 두 종류의 결합조직인 골수조직과 림프조직이 있다.

혈구가 생성되는 장소는 출생 전후에 따라 그 부위가 달라 태아기 5개월 전에는 간, 지라, 난황주머니 등에서 이루어지지만, 뼈가 형성되는 태아기 5개월 이후부터는 **골수**(bone marrow)에서 이루어진다(그림 14-2).

유아기에는 모든 뼈에 혈구형성이 일어나는 골수가 존재하지만, 성인이 되면 대개 긴뼈나 골반뼈, 복장뼈, 척추(뼈) 등의 납작뼈 내부에만 존재한다. 혈액세포를 왕성하게 생성하는 골수는 적색을 띠기 때문에 **적색골수**(red marrow)라고 하고, 혈액세포를 생성하지 않는 골수는 그곳에 지방 침착이 일어나 황색으로 변색되기 때문에 **황색골수**(yellow marrow)라고 한다. 성인의 경우 몇몇 뼈를 제외하고 거의 전부 적색골수가 황색골수로 대치되어 있다.

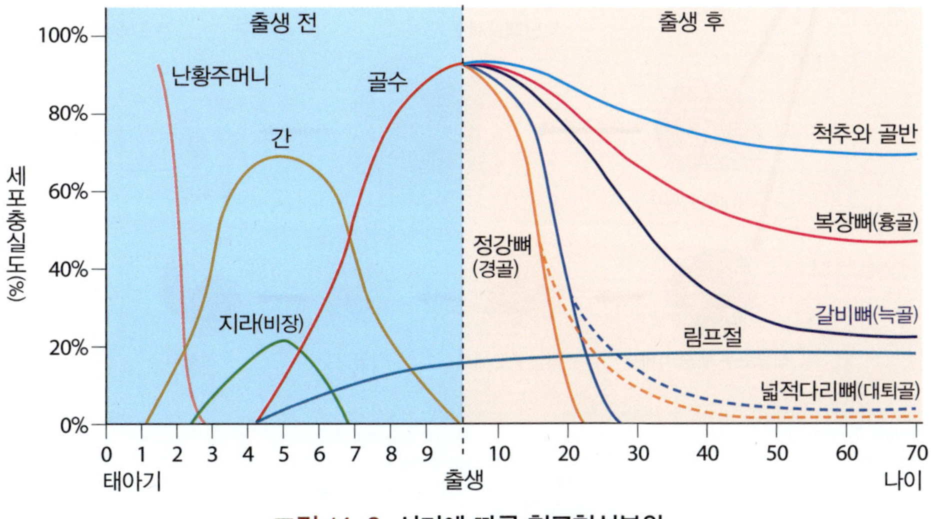

그림 14-2 시기에 따른 혈구형성부위

혈액세포는 골수의 혈구형성세포(조혈모세포)에서 분화하여 성숙한 후 순환 혈액으로 보내진다. 다만, 림프구의 일부는 미성숙 상태로 골수를 떠나 가슴샘이나 지라 등의 림프조직으로 들어가 분화하여 성숙한다. 따라서 골수의 혈구형성과는 별도로 다루어지는 경우도 많다. 혈구형성세포에서는 적혈구계, 과립구계, 거대핵세포계 등의 줄기세포가 생성되고, 각 계통별로 분화 및 증식하여 성숙한 혈액세포가 된다(그림 14-3).

세 종류의 혈액세포는 같은 혈구형성세포에서 만들어지지만, 혈액세포가 만들어질 때 관여하는 호르몬은 각각 다르다. 적혈구 생성에는 콩팥에서 생산되는 적혈구형성호르몬(erythropoietin)이 관여한다.

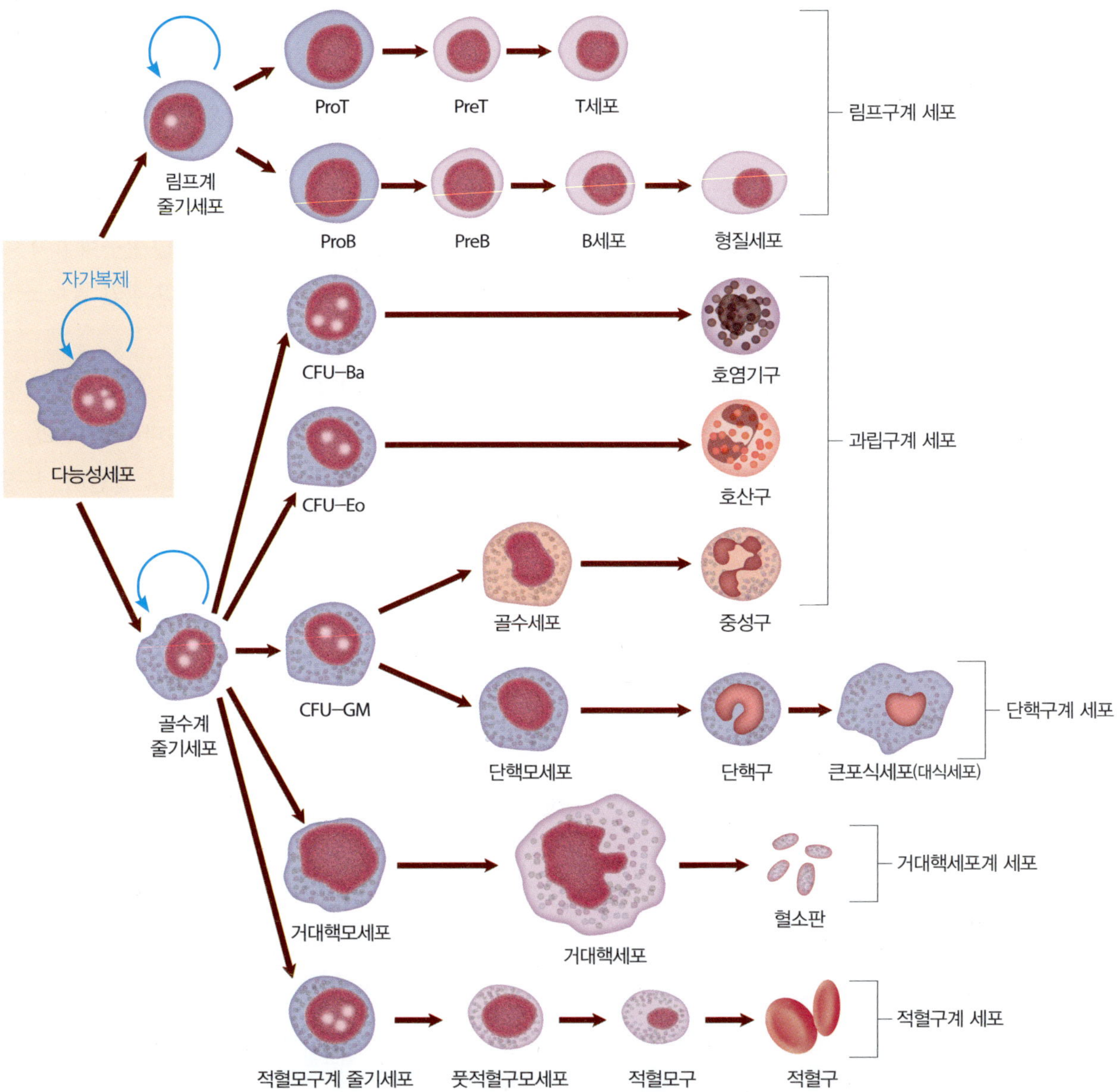

- ProT : progenitor T-cell, T선조세포
- ProB : progenitor B-cell, B선조세포
- PreT : precursor T-cell, T전구세포
- PreB : precursor T-cell, B전구세포
- CFU-Ba : colony-forming unit-basophil, 호염기구집락형성세포
- CFU-Eo : colony-forming unit-eosinophil, 호산구집락형성세포
- CFU-GM : colony-forming unit-granulocyte · macrophage, 과립구 · 큰포식세포 집락형성세포

그림 14-3 혈액세포의 생성 과정

요점확인

1. 혈액의 고형성분에는 무엇이 있는가?
2. 혈장과 혈청의 차이는 무엇인가?
3. 인체에서 혈구형성을 담당하는 두 종류의 결합조직은 무엇인가?

임상응용

- **골수이식(bone marrow transplantation)**

골수는 독성 화학물질이나 고선량 X선, 화학요법으로 인해 손상될 수 있다. 또한 백혈병과 같은 질병에 의해 파괴될 수도 있다. 원인과 관계없이 골수가 심하게 손상되면 골수이식을 하여 생명을 구한다. 골수이식에서는 진정제나 마취를 한 상태에서 바늘을 사용하여 적합한 기증자의 엉덩뼈나 볼기뼈에서 적색골수를 추출한다. 그 다음 기증된 골수를 가공하여 수혜자에게 정맥으로 주입한다. 골수이식에서는 치료 대상자 본인이나 적합한 기증자의 제대혈에서 채취한 줄기세포를 주입할 수도 있다. 수혜자의 면역체계가 새로운 조직이나 줄기세포를 거부하지 않으면 골수에서 건강한 조직의 새로운 군집이 형성될 수 있다. 그 결과 파괴되거나 손상된 골수조직이 대체되어 정상적으로 기능하는 혈액세포를 다시 생산하기 시작한다.

2. 적혈구

1. 적혈구의 형태와 성분

1) 적혈구의 형태

적혈구는 양면의 가운데가 오목하게 들어가 있어 가운데는 얇고 가장자리는 두꺼운 원반 모양을 한 세포이다(그림 14-4). 이러한 형태는 넓은 표면적을 제공하여 기체(산소와 이산화탄소) 교환에 매우 효과적일 뿐만 아니라 적혈구가 혈류를 통해 흐를 때 회전하는 것을 방지하는 데도 도움이 된다. 또한 변형성이 높아 적혈구보다 지름이 작은 혈관도 통과할 수 있으며, 좁은 혈관을 통과함으로써 모세혈관에서의 순환을 높이는 기능을 한다.

또한 적혈구는 핵을 갖지 않기 때문에 분열할 수 없어 수명이 다하면 지라나 간에서 파괴되는데, 하루에 2,000억 개의 적혈구가 생산되고 같은 수의 적혈구가 파괴된다. 적혈구의 수명은 약 120일로, 항상 새로운 적혈구를 보충해야 해서 골수에서는 쉬지 않고 혈구형성세포의 분열이 반복된다.

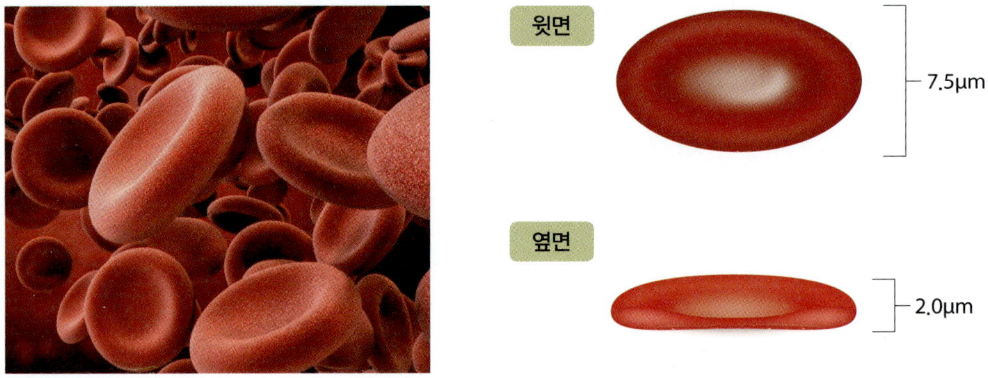

그림 14-4 적혈구의 형태

2) 적혈구의 성분

적혈구는 혈액 1mm³당 성인 남성에서 약 500만 개(410만~530만 개), 성인 여성에서 약 450만 개(380만~480만 개)가 존재한다. 남성호르몬(안드로젠)은 적혈구의 생성을 촉진하고, 여성호르몬(에스트로젠)은 반대로 적혈구의 생성을 억제하기 때문에 남성이 여성보다 적혈구가 많다.

적혈구의 주요 성분은 **혈색소**(헤모글로빈, hemoglobin, Hb)라는 단백질이 약 30%를 차지하며, 그 밖에 약 70%의 물과 산소, 염류 등이 함유되어 있다.

(1) 혈색소(헤모글로빈, hemoglobin, Hb)

철(iron)을 함유한 **헴단백질**(hemoprotein)로 붉은색을 띠는데, **글로빈**(globin)이라는 단백질에 **헴**(heme; 철 원자 포함)이라는 색소가 결합한 것이다. 성인의 혈색소는 α사슬과 β사슬 2종류의 글로빈 사슬이 2개씩 집합한 사량체이며, 각 글로빈 사슬마다 헴이 1개씩 붙는다. 헴 중심에 철이온(Fe^{2+})이 있고 철이온에 산소(O_2) 1분자가 결합한다. 즉, 1개의 혈색소에는 헴이 4개 있으므로 산소를 4분자까지 결합할 수 있다(그림 14-5).

$$1Hb + 4O_2 \rightleftarrows Hb(O_2)_4$$

반면, 이산화탄소(CO_2)는 철이온이 아닌 글로빈의 아미노기 말단에 결합하여 카바미노혈색소(carbaminohemoglobin, $HbCO_2$)를 형성한다. 이 분자는 세포의 대사산물로서 생성된 이산화탄소의 약 20%를 허파로 운반하여 외부 환경으로 배출된다. CO_2의 약 10%는 혈장에 녹아 있는 혈액으로 운반된다. 혈액으로 운반된 CO_2의 대부분(70%)은 적혈구에서 중탄산염으로 전환되어 허파로 이동하여 배출된다.

혈색소는 혈액 100mL당 성인 남성에서 약 16g(14~18g), 성인 여성에서 약 14g(12~16g) 함유되어 있으며 단백질로서는 혈액 중에서 가장 많다.

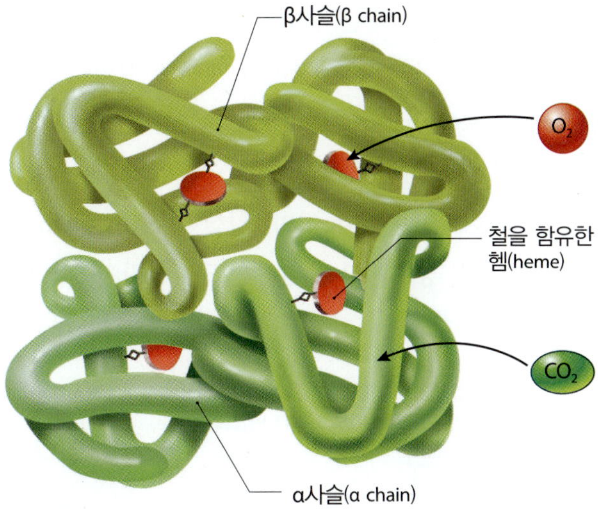

그림 14-5 혈색소의 구조

2. 적혈구의 기능

적혈구는 산소와 결합하여 온몸의 조직이나 허파로 산소를 공급하고, 조직에서 발생한 노폐물(이산화탄소)을 다시 허파로 운반하여 날숨 형태로 배출한다. 특히, 산소운반의 중심은 혈색소이며, 단순확산과 비교하여 70배나 되는 **산소운반능력**을 가진다.

그 뿐만 아니라 탄산탈수효소(carbonic anhydrase)를 함유하여 이산화탄소(CO_2)와 물(H_2O)의 가역적 반응을 수천 배로 증감시키는데, 혈액 내 수분은 중탄산이온(HCO_3^-) 형태로 변환시켜 조직에서 허파로 대량 운반한다. 또한 산염기평형의 완충 역할을 한다.

3. 적혈구검사

전체혈구계산(complete blood count, CBC)은 여러 혈액 성분의 수와 특성을 측정하는 검사로, 신체검진에서 일반적으로 시행되는 기본 혈액검사 항목이다. 단위 혈액 부피당 순환하는 적혈구 수를 측정하는 것은 CBC의 중요한 부분이다. CBC 결과에 '정상'으로 표시되는 수치는 검사실이나 참고문헌마다 조금씩 다를 수 있으며, 일반적으로 남성이 여성보다 높은 수치를 보인다. 연령 차이, 수분 섭취 정도, 거주 지역의 고도, 기타 변수에 따라 평균 혈구 수치 범위에서 정상 편차가 발생하는 경우가 많다.

적혈구용적률(hematocrit, Hct)은 전체 혈액량 중에 적혈구가 차지하는 부피를 백분율로 표시한 것으로, 빈혈 진단에 이용하는 지표이다(그림 14-6). 혈액을 원심분리하여 전체 부피 중에 가라앉은 적혈구가 차지하는 부피를 측정하여 구하며, 성인 남성은 45~52%이고, 성인 여성은 37~47%이다. 심한 설사, 발한 등으로 수분 소실이 많아지면 수치가 증가하고, 수분 섭취가 대량으로 증가하면 수치가 감소한다. 고산지대와 같은 산소가 부족한 환경에서는 적혈구 생성이 증가하기 때문에 적혈구용적률도 증가한다.

적혈구침강속도(혈침속도, erythrocyte sedimentation rate, ESR)는 체내에 존재하는 염증 정도를 간접적으로 측정하는 방법으로, 항응고제를 첨가한 시험관에 혈액을 떨어뜨려 실제 적혈구가 침강하는 속도를 측정한다. 정상치는 남성 0~15mm/hr, 여성 0~20mm/hr이며, 임신 중에는 35mm/hr까지 증가한다. 결핵, 패혈증, 암과 같은 병적 상태 시에는 혈구가 잘 뭉쳐지므로 침강속도가 빨라져 65~100mm/hr까지 상승한다.

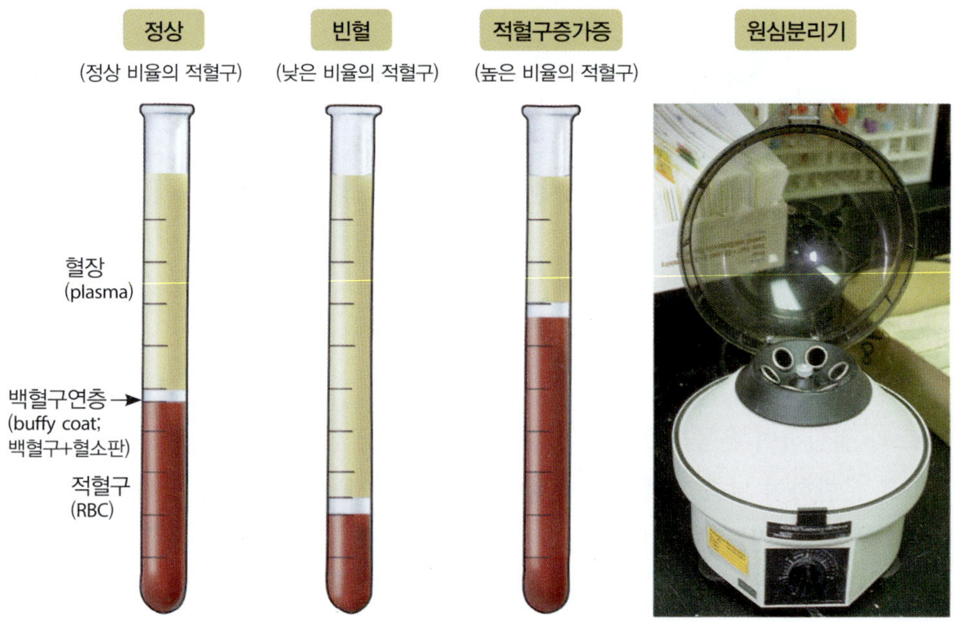

그림 14-6 적혈구용적률 검사

4. 적혈구의 생성과 파괴

적혈구는 다른 혈액세포와 마찬가지로 골수의 **혈구형성세포**에서 분화된다(그림 14-3 참조). 적혈구 생성에 특히 필요한 것은 철과 비타민 B_{12}, 엽산, 적혈구형성호르몬 등이다.

철은 혈색소의 소재로 반드시 필요하며, 부족하면 혈색소가 만들어지지 않아 철결핍빈혈을 일으킨다. 위절제술이나 심한 위궤양 등의 원인으로 **비타민 B12**가 부족해지면 DNA 합성이 진행되지 않아 핵분열이 억제된다. 그 결과 적혈모구는 거대적혈모구가 되어 악성빈혈을 일으킨다. **적혈구형성호르몬**(erythropoietin)은 체내로 산소 공급이 부족할 때 콩팥에서 방출되는 폴리펩타이드로, 골수에서 적혈구계 선조세포의 분화와 증식을 촉진하여 적혈구를 증가시키는 작용을 한다.

골수에서 생성된 적혈구가 성숙하여 순환 혈액에서 기능하다가 수명이 다하면(약 120일) 하루 1% 정도의 적혈구가 지라에서 파괴된다. 적혈구가 노화하면 변형 능력이 저하되어 지라나 간의 그물 구조를 통과할 수 없게 되고, 이들 조직에 붙들려 큰포식세포(대식세포)에 의해 처리된다.

혈색소는 헴과 글로빈으로 분리되고, 헴은 다시 **철**(iron)과 **빌리루빈**(bilirubin)으로 분리된다. 철은 혈장단백질인 철결합글로불린(transferrin)과 결합해서 골수로 보내지고 헴의 합성에 재이용되거나 간에 저장된다. 유리된 빌리루빈은 간으로 운반되었다가 쓸개즙으로 배설되고 장에서 화학적 변화를 일으켜 스터코빌린(stercobilin)이 된 후 대변으로 배설된다(그림 14-7). 대변이 황갈색인 이유는 이 스터코빌린이 띠는 색상 때문이다.

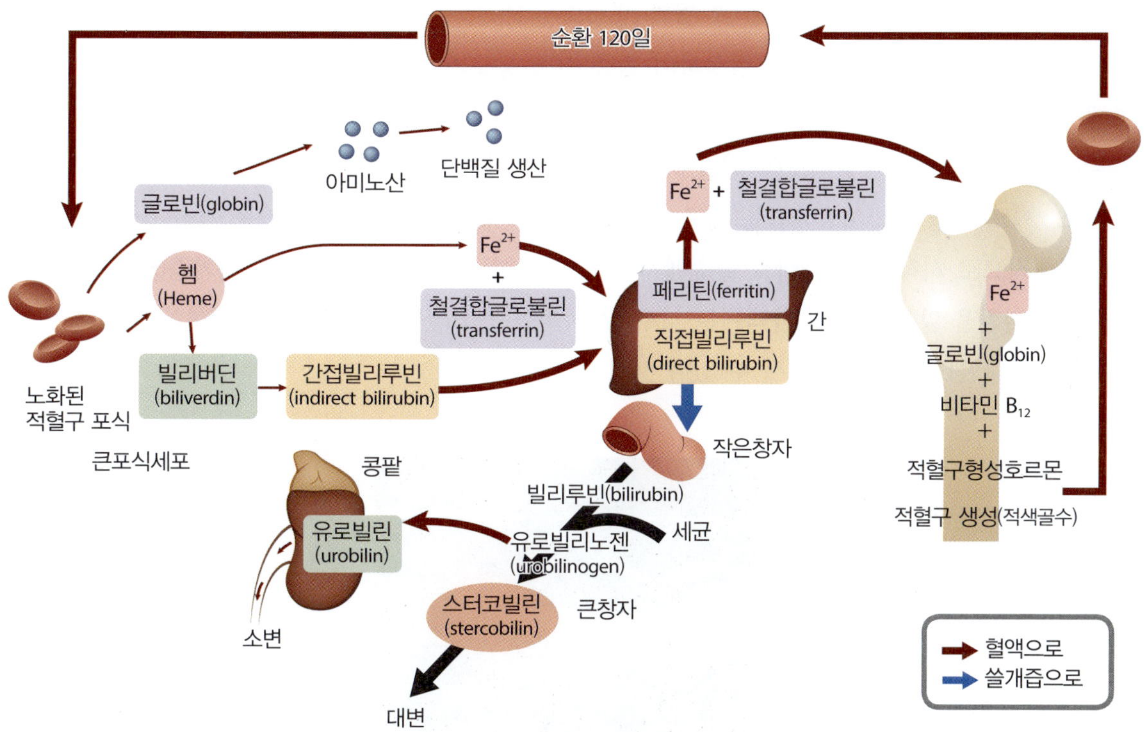

그림 14-7 적혈구의 생성과 파괴

5. 빈혈

빈혈(anemia)은 혈액이 인체 세포에 충분한 산소를 운반하지 못하여 발생하는 여러 가지 질병 상태를 가리키는 용어이다. 빈혈은 적혈구 수가 충분하지 않거나 또는 적혈구 수는 충분하더라도 정상 혈색소가 결핍되어 발생할 수 있다.

출혈후빈혈(hemorrhagic anemia)은 사고나 출혈궤양 등으로 인한 출혈 때문에 적혈구 수가 감소하여 발생한다. **재생불량빈혈**(aplastic anemia)은 골수에서 혈액을 형성하는 요소가 파괴되어 적혈구 수가 감소하는 것이 특징이다. 원인은 특정 독성 화학물질, 고용량 X선, 특정 약물이나 화학요법제의 노출과 관련이 있다.

악성빈혈(pernicious anemia)은 음식에서 비타민 B_{12}를 흡수하는 물질인 **내인(인)자**(intrinsic factor)가 위에서 생산되지 않아 발생하는 적혈구 결핍 상태이다. 적혈구 생성에는 적절한 혈중 비타민 농도가 요구되기 때문에 식단에 비타민이 포함되어 있더라도 내인(인)자가 없으면 적혈구 수가 감소한다. 따라서 악성빈혈을 치료하기 위해서는 정상적인 적혈구 생성을 유지하도록 비타민 B_{12}를 장기간 주사해야 한다. 철분은 혈색소의 중요한 구성 요소이다. 식단에 철분이 충분하지 않으면 인체는 혈색소를 충분히 생산할 수 없다. 그 결과 **철결핍빈혈**(iron deficiency anemia)이 발생한다. **낫적혈구빈혈**(sickle cell anemia)은 혈색소 S(HbS)라고 불리는 비정상적 혈색소가 제한적으로 형성되는 유전질환이다. 유전적 결함은 혈색소의 β사슬 중 하나에 아미노산 치환을 일으키고(그림 14-5 참조) 그 결과 생성되는 HbS는 정상 혈색소보다 안정성이 떨어지고 용해도가 낮다. 비정상 혈색소는 결정을 형성하여 혈중 산소 농도가 낮을 때 적혈구가 약해져 낫(초승달) 모양을 띠게 된다(그림 14-8).

모든 유형의 빈혈에서는 혈색소와 적혈구 수치가 정상 이하로 떨어지면 혈색소 감소, 세포로 운반되는 산소 감소, 세포의 영양소 사용 저하, 세포에서 생성되는 에너지 감소, 세포 기능 저하 등 건강에 유해한 반응이 연쇄적으로 시작된다. 반대로 골수에서 과도한 적혈구가 생성되면 **적혈구증가증**(polycythemia) 상태가 된다. 이 질환을 앓는 사람의 혈액에는 너무 많은 적혈구가 있어(그림 14-6 참조) 혈액이 제대로 흐르지 못해 뇌졸중이나 심장마비를 일으킬 수 있다.

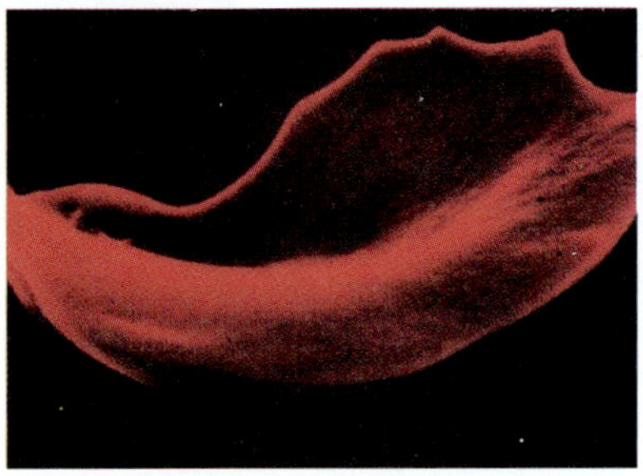

그림 14-8 낫적혈구

요점확인

1. 적혈구는 인체 대부분의 다른 세포와 어떻게 다른가?
2. 혈액세포의 어떤 단백질이 산소를 운반하는가?
3. 빈혈의 정의는 무엇인가?
4. 빈혈의 2가지 유형을 들고 각 유형의 주요 특징을 설명하시오.

건강과 웰빙

- **혈액도핑(blood doping)**

많은 운동선수들이 혈액도핑으로 경기력을 향상시킨 것으로 알려졌다. 혈액도핑이란 중요한 경기 몇 주 전에 선수의 혈액을 채취하여 적혈구를 분리하여 냉동 보관했다가 경기 직전에 적혈구를 해동하여 선수에게 다시 주입하는 방법이다. 이론적으로는 적혈구용적률(Hct)이 증가하여 혈액의 산소운반능력이 향상되기 때문에 경기력이 향상될 수 있다. 하지만 실제로 그 효과는 미미하다. 수혈 외에도 운동능력을 향상시키기 위해 적혈구 수치를 높이는 호르몬 등을 주사하는 행위는 스포츠의학 분야의 권위자들과 전세계 운동 단체에 비난을 받아 왔다. 자연적으로 발생하는 호르몬인 적혈구형성호르몬(erythropoietin, EPO)이나 에포에틴 알파(epoetin α)와 같은 유사한 생물학적 효과를 가진 합성약물을 이용한 도핑은 대단히 충격적인 의학적 결과를 나타낼 수 있다.

혈액도핑은 운동경기에서 불공정하고 현명하지 못한 관행으로 간주된다. 약간의 성적 향상에 비해 건강에 심각한 위험을 초래할 수 있을 뿐만 아니라 부정행위로 인한 개인적, 직업적 위험도 생긴다. 프로 사이클링 대회나 올림픽에서 널리 보도된 혈액도핑 스캔들은 그러한 부정행위가 얼마나 치명적인 영향을 미치는지를 증명한다.

혈액도핑의 대안으로 고강도 훈련이 있다. 보통 강도를 낮추어 적당히 높은 고도에서 훈련하는 선수는 해당 고도의 대기 중 낮은 O_2에 대한 음성되먹임으로 자연스럽게 적혈구용적률이 약간 더 높아진다. 이러한 유형의 훈련은 높은 적혈구용적률과 관련된 위험이 따르므로 신중하게 관리해야 한다.

3. 백혈구

1. 백혈구의 형태

백혈구(leukocyte)는 혈액을 원심분리했을 때 혈소판과 함께 흰색의 백혈구연층(buffy coat)을 이루는 세포이다. 생체 내에서는 다양한 형태를 취하지만, 고정 표본에서는 원형과 유사한 형태의 유핵세포로서 확인된다. 크기는 8~12μm 정도이며, 적혈구보다 크다. 적혈구와 달리 아메바처럼 형태를 바꾸며 이동한다.

2. 백혈구의 종류와 기능

백혈구는 세포질의 과립 유무에 따라 **과립(백혈)구**(granulocyte; 중성구, 호산구, 호염기구)와 **무과립(백혈)구**(agranular leukocyte; 림프구, 단핵구)로 크게 나뉜다. 과립(백혈)구는 핵이 불규칙하게 생긴 반면, 무과립(백혈)구는 동그랗게 생긴 하나의 핵이 있어 단핵세포(단핵구, mononuclear cell)라고도 한다(그림 14-9).

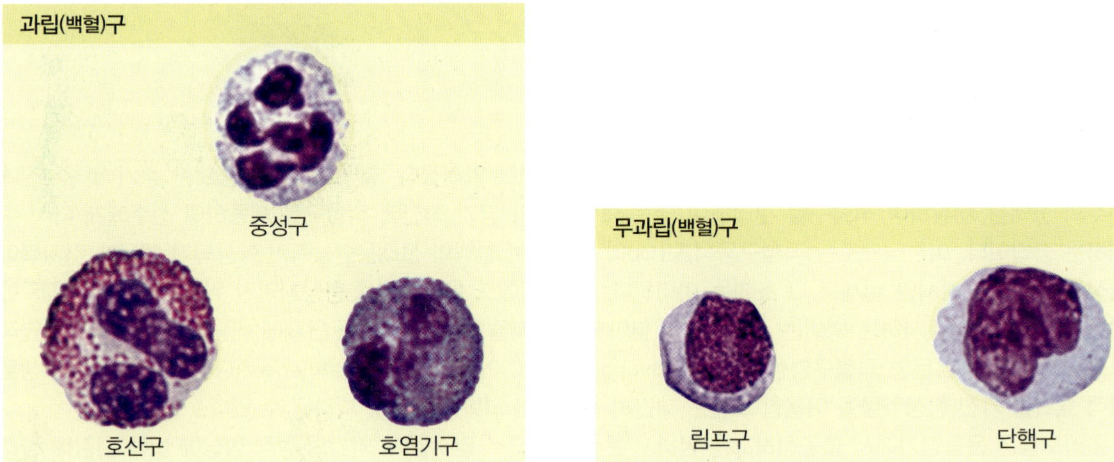

그림 14-9 백혈구의 현미경 사진

1) 과립(백혈)구(granulocyte)

(1) 중성구(neutrophil)

다분엽 핵을 가진 지름 약 10μm의 공 모양 세포로, 색소에 잘 염색되지 않는 소형 과립을 포함한다. 포식세포(phagocyte)라고 하는 활성 백혈구 중 가장 많으며(약 60%), 감염이 일어나면 혈류를 타고 국소에 이르러 조직 중으로 나와 세균을 포식한다(그림 14-10). 포식한 세균은 과립 내의 용균효소(lysozyme) 등에 소화된다. 중성구의 수명은 골수에 있을 경우 약 1주일이며, 말초혈액에 있을 때는 몇 시간밖에 되지 않는다.

(2) 호산구(eosinophil)

중성구보다 약간 크며(지름 10~12μm), 백혈구의 3%를 차지한다. 대부분 이분엽 핵으로 세포질에는 산성 색소에 염색되는 대형 과립(지름 0.7μm)이 있다. 과립에는 산성의 인산분해효소(phosphatase)나 과산화효소(peroxidase)와 같은 효소가 있으며 용균효소에 해당한다. 점막에 많이 분포하여 기생충의 감염방어에 작용하는 외에 천식 등의 알레르기질환에 의해 증가한다.

(3) 호염기구(basophil)

중성구와 거의 같은 크기로 U자형이나 S자형의 핵을 가진다. 세포질에는 염기성으로 염색되는 대형 과립(지름 약 0.6μm)이 있다. 그 비율은 1%로 백혈구 중에서 가장 적지만, 과립에는 히스타민(histamine)이 함유되어 있어 비만세포(mast cell)와 함께 즉시형(I형) 알레르기에 관여한다. 또한 헤파린(heparin)이라는 강력한 항응고제(anticoagulant)를 생성하여 혈액이 혈관을 통과할 때 혈액이 응고되는 것을 방지하는 데 도움을 준다. 말초혈액에서의 수명은 4일 정도이다.

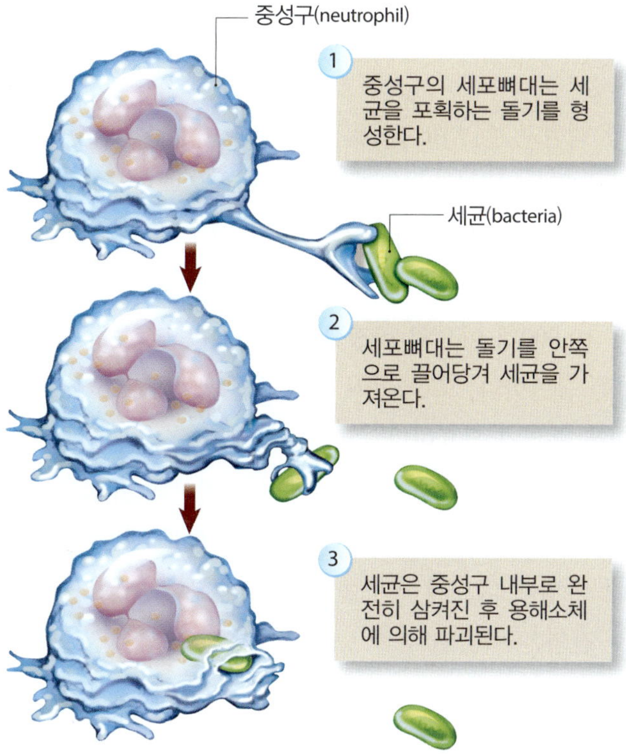

그림 14-10 중성구의 포식작용

2) 무과립(백혈)구(agranular leukocyte)

(1) 림프구(lymphocyte)

백혈구 중에서는 중성구 다음으로 많고(약 25%), 유소아에서는 40~60%를 차지한다. 림프구는 면역계통의 중심을 이루는 세포로 감염으로부터 인체를 보호하지만, 포식작용과는 다른 과정으로 감염을 막는다.

림프구는 **B세포**(= B림프구)와 **T세포**(= T림프구)로 구분된다. B세포는 인체의 여러 림프기관에서 발달한다. 말초혈액 림프구의 1/4을 차지하며, 항원에 접촉되면 형질세포로 분화해서 항체를 생산한다. 나머지 3/4이 T세포이며, 가슴샘에서 성숙한다. T세포는 항체를 생산하지 않고 항원을 직접 공격하거나(세포독성T세포) B세포에 의한 항체 생산을 촉진(도움T세포)하거나 억제(억제T세포)한다. 수명은 B세포가 수개월, T세포가 수년에 이른다.

(2) 단핵구(monocyte)

백혈구 중에서 가장 크고 말발굽 모양의 핵을 가진다. 단핵구는 조직 중으로 나와 **큰포식세포**(대식세포, macrophage)가 되며, 세균이나 바이러스 감염 세포, 종양세포 등을 포식하고 그 정보를 림프구에 전달하는 항원제시세포(antigen-presenting cell)로서도 작용한다.

3. 백혈구검사

일반적으로 전혈 1mm³당 백혈구 수(WBC count)는 5,000~10,000개 사이이다. **백혈구감소(증)**(leukopenia)는 백혈구 수가 5,000개 미만의 비정상적인 경우를 말하며, 백혈구감소(증)가 자주 발생하지는 않는다. 그러나 혈액을 형성하는 조직과 세포의 기능장애, 후천면역결핍증후군(acquired immune deficiency syndrome, AIDS) 등의 면역계통에 영향을 미치는 일부 질환은 백혈구 수치를 낮출 수 있다. **백혈구증가(증)**(leukocytosis)는 백혈구 수가 10,000개 이상의 비정상적인 경우를 말하며, 백혈구감소(증)보다 훨씬 흔하게 일어나고 대부분 세균감염을 동반한다. 또한 여러 형태의 혈액암에서도 나타나므로 혈액검사에서 백혈구 수가 비정상적으로 높은 경우 주의가 필요하다.

백혈구 감별계산(differential WBC count)은 혈액 샘플에서 백혈구의 유형을 구분하여 수치를 확인하는 방법으로, 모든 유형의 백혈구 총수를 구하는 것보다 더 많은 정보를 제공한다.

특정 질병은 백혈구의 각 유형에 다르게 영향을 미치기 때문에 백혈구 감별계산은 유용한 진단도구이다. 예를 들어 일부 기생충 감염은 백혈구 수를 증가시키지 않지만 호산구 비율은 증가시키는 경우가 많다. 이는 호산구가 기생충 방어에 특화되어 있기 때문이다.

4. 백혈구의 생성과 파괴

태아의 탯줄혈액(제대혈, cord blood)에는 백혈구뿐만 아니라 모든 혈액세포로 분화할 수 있는 세포가 있다. 골수에도 동일한 세포가 존재하는데, 이를 **다능성세포**(pluripotential cell)라고 한다. 골수의 다능성세포는 우선 골수계 줄기세포와 림프계 줄기세포로 분화된다(그림 14-3 참조). 림프구 이외의 백혈구는 적혈구나 거대핵세포와 함께 골수계 줄기세포에서 분화하며 골수 내에서 분화 및 증식한다. 림프구는 림프계 줄기세포가 가슴샘(흉선) 또는 골수에서 분화 및 성숙하며 이들 장소나 림프절, 지라에서 증식한다.

백혈구의 수명은 종류에 따라 다르지만 과립(백혈)구의 수명은 1~2주일이며, 간과 지라의 큰포식세포에 의해 처리된다. 무과립(백혈)구의 수명은 조금 더 길어 림프구의 경우 100~200일 정도이다.

5. 백혈구장애

백혈병(leukemia)은 어떠한 원인으로 혈액의 줄기세포에 DNA 변이가 일어나 그 계열의 비정상 백혈구(백혈병세포, leukemic cell)가 종양성으로 증식하는 병태를 말한다. 정상적인 혈액세포의 생성이 억제되기 때문에 혈액 중에는 다수의 백혈병세포가 출현하여 골수를 비롯한 온몸의 장기에 침윤증식을 일으킨다.

정상 혈액세포는 혈구형성 장소를 잃게 되어 빈혈, 출혈경향, 감염성 증가 등이 나타나는 이외에 백혈병 세포의 증식에 에너지가 소비되기 때문에 피로감 증가 등의 증상도 나타난다.

백혈병은 골수, 혈액에 암세포가 과다 증식하는 **급성골수성백혈병**(acute myelocytic leukemia, AML)과 골수, 혈액에 미성숙한 림프구가 증식하여 발생하는 **급성림프구백혈병**(acute lymphocytic leukemia, ALL)으로 크게 나뉜다.

4. 혈소판과 혈액응고

1. 혈소판

혈소판(platelet)은 지름 2~4μm의 핵이 없는 세포로, 불규칙한 원판 조각 모양이며 혈액세포 중에 가장 작다. 골수에 있는 거대핵세포(megakaryocyte)의 세포질 조각들이 떨어져서 형성된 것으로, 혈액 $1mm^3$당 약 30만 개(13만~40만 개)가 존재하며 평균적으로 여성이 남성보다 많다. 혈소판의 수명은 평균 5~10일 정도이고 간, 허파, 지라에서 파괴된다.

혈소판의 주요 기능은 **혈액응고**와 **지혈작용**이다. 혈소판은 세포질 내에 과립이 있어 ADP(이인산아데노신, adenosine diphosphate)나 트롬복세인 A_2(thromboxane A_2), 세로토닌(serotonin), 에피네프린(epinephrine), 히스타민(histamine), 기타 혈소판인자(platelet factor), 칼슘이온(Ca^{2+}), 포타슘이온(K^+), 효소를 함유하며, 혈액응고인자가 있어 혈액응고에 일차적으로 작용한다. 손상된 혈관벽의 아교질섬유(collagen fiber)에 혈소판이 부착하면서 지혈작용이 시작되며, 혈소판에서 유리된 세로토닌 등에 의해 혈소판끼리 응집되어 출혈을 막게 된다.

한편, 피부 모세혈관에서 발생한 출혈이 자연적으로 멈출 때까지의 시간을 **지혈시간**이라고 하는데, 정상에서 약 1~3분이다. 혈소판에 이상이 있거나 감소되면 지혈시간이 연장된다.

2. 혈액응고

부상을 입어 출혈이 일어나면 인체는 혈액의 외부 유출을 막아 생명을 보호하는 능동적인 작용이 일어나는데, 이 과정을 **지혈**(hemostasis)이라고 한다. 지혈과정은 다음과 같이 3단계로 진행된다.

① 우선 작은 혈관이 파열되면 혈관은 수축된다.
② 손상 부위를 흐르는 혈류가 느려지면서 파열된 혈관벽으로 노출된 아교질섬유 등에 혈소판이 부착 및 응집해서 신속하게 혈소판마개가 형성된다.
③ 이것만으로는 혈류에 씻겨 내려가 불안정하므로 계속해서 혈액응고계통이 활성화되어 섬유소가 생성됨으로써 안정적인 섬유소혈전이 형성된다.

1) 혈관수축(vasoconstriction)

부상이 발생하면 혈관벽 주변의 민무늬근육이 반사적으로 수축하여 혈관 지름을 수축시키는데, 이 과정을 **혈관수축**이라고 한다. 혈관수축으로 인한 압력은 혈관벽의 틈새를 일시적으로 막고 다른 조치가 취해질 때까지 국소 혈류를 감소시킨다. 응급구조사가 상처 외부에서 압력을 가하면 이 효과는 더욱 강화된다.

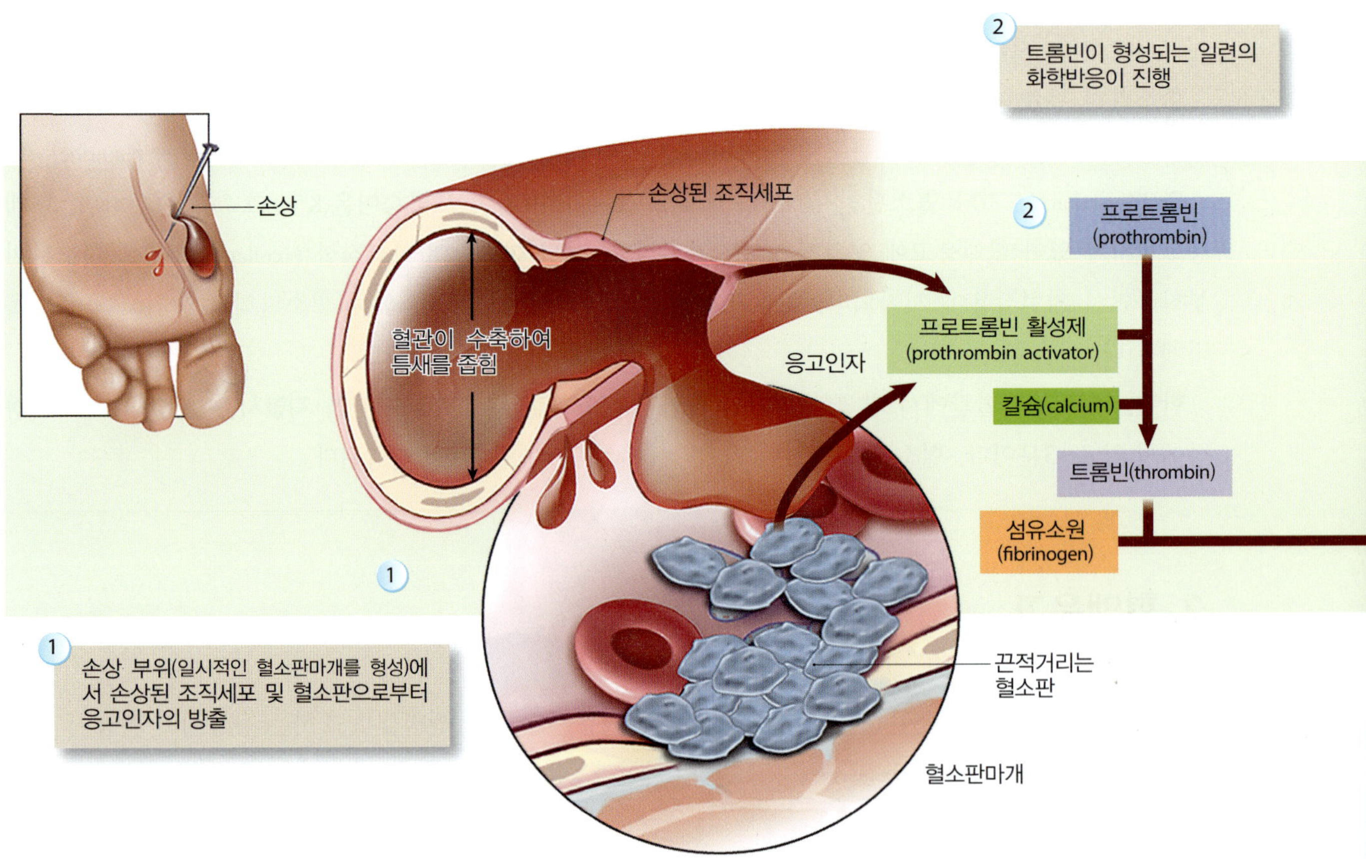

2) 혈소판마개 형성

혈관이 수축되면 손상된 조직세포는 다양한 응고인자를 혈장으로 방출한다. 이러한 인자들은 혈장에 이미 존재하는 다른 인자들과 빠르게 반응하여 **프로트롬빈 활성제**(prothrombin activator)를 형성한다.

일반적으로 혈관 내벽은 매우 매끄럽지만 부상을 입으면 아교질섬유가 노출되어 거친 부분이 생긴다. 그러면 혈소판이 이 부위로 모여들고 끈적끈적해져서 혈관 손상 부위 근처에 빠르게 축적되면서 부드럽고 일시적인 **혈소판마개**(platelet plug)를 형성한다. 혈소판이 축적되면 혈소판은 추가적인 응고인자를 방출하여 더 많은 프로트롬빈 활성제(일종의 양성되먹임)를 형성한다.

3) 안정적인 섬유소혈전 형성

혈중 칼슘이온의 양이 정상이면 프로트롬빈 활성제는 정상 혈장단백질인 **프로트롬빈**(prothrombin)을 **트롬빈**(thrombin)으로 전환하여 다음 단계의 응고를 유도한다. 마지막 단계에서 트롬빈은 혈장단백질인 **섬유소원**(fibrinogen)과 반응하여 **섬유소**(fibrin)라는 섬유성 젤로 바뀌며 **섬유소혈전**(fibrin thrombus)을 형성한다. 현미경으로 보면 섬유소는 가느다란 실이 엉켜 있는 것처럼 보이며 그 그물에 적혈구가 걸려 있다(그림 14-11).

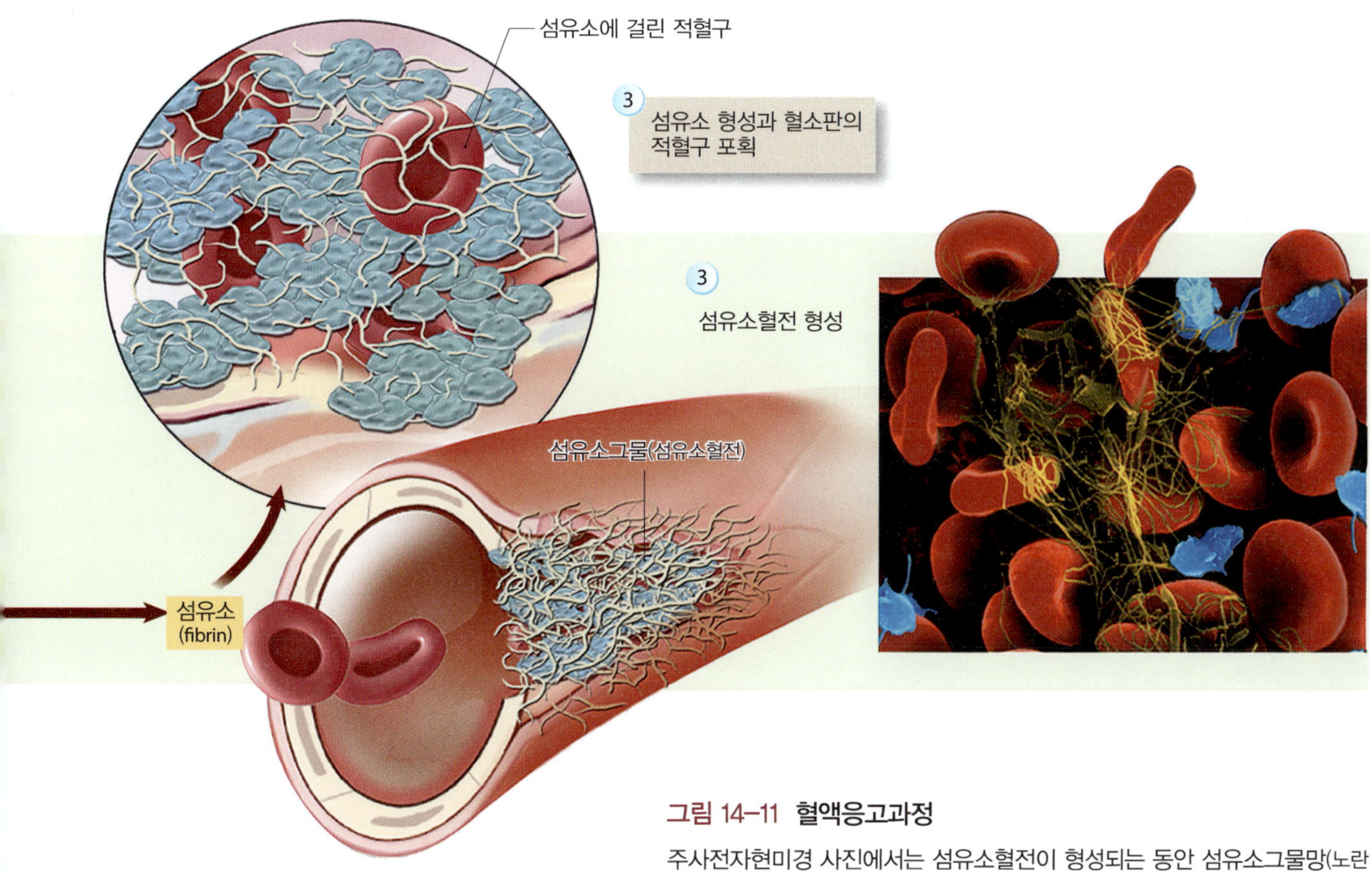

그림 14-11 혈액응고과정

주사전자현미경 사진에서는 섬유소혈전이 형성되는 동안 섬유소그물망(노란색)에 포획된 적혈구와 백혈구를 보여준다. 혈소판은 파란색 구조물이다.

혈액의 응고속도를 높여 출혈을 멈추는 방법에는 여러 가지가 있다. 예를 들어 출혈 부위에 거즈를 대는 것만으로도 출혈을 멈출 수 있다. 거즈가 약간 거칠면 더 많은 혈소판이 서로 달라붙어 더 많은 응고인자를 방출하게 되어 혈액응고를 빠르게 진행시킬 수 있다. 또한 수술 전 환자의 혈액이 출혈을 예방할 수 있을 만큼 빨리 응고되도록 하기 위해 비타민 K를 처방하기도 한다. 비타민 K는 간세포를 자극하여 프로트롬빈의 합성을 증가시킨다. 혈액 내 프로트롬빈이 많을수록 응고과정에서 트롬빈이 더 빨리 생성되어 섬유소혈전 형성이 빨라진다.

3. 비정상적인 혈전

혈액이 뭉친 덩어리가 때로 심장, 뇌, 허파, 다른 기관의 손상되지 않은 혈관에서 형성되기도 하는데, 이는 기관에 혈액 공급을 차단하여 급사의 원인이 될 수 있다. 혈액이 뭉친 덩어리가 형성된 자리에 남아 있는 것을 **혈전**(thrombus)이라고 하며, 이 상태를 **혈전증**(thrombosis)이라고 한다.

혈전 일부가 떨어져 나와 혈류를 통해 순환하는 경우 떨어져 나온 부분을 **색전**(embolus)이라고 하며, 이 상태를 **색전증**(embolism)이라고 한다. 예를 들어 폐색전증(pulmonary embolism)은 혈전 조각이 허파에 박히는 것으로 매우 치명적 상황을 만든다.

현재 이러한 비정상적인 혈전을 용해하는 데는 여러 가지 약물이 사용된다. 사슬알균인산화효소(streptokinase)나 재조합 조직플라스미노젠활성제(tissue plasminogen activator, t-PA)는 혈전으로 인한 뇌졸중, 심장마비, 기타 혈전 유발, 색전으로 인한 응급상황의 치료를 포함하여 다양한 질환에 자주 사용되는 약물이다.

요점확인

1. 백혈구의 일반적인 기능은 무엇인가?
2. 혈액응고에서 섬유소의 역할은 무엇인가?
3. 혈소판의 구조와 기능은 무엇인가?
4. 혈전과 색전의 차이점은 무엇인가?

임상응용

● 항응고요법(anticoagulant therapy)

항응고제인 와파린(warfarin)은 프로트롬빈 및 기타 비타민 K 의존성 응고인자의 합성을 억제하는 작용을 한다. 이를 통해 혈액응고능력을 감소시킴으로써 심장마비 후 반복되는 혈전증이나 심장판막교체술 후 혈전 형성을 예방하는 효과가 있다.

헤파린(heparin)은 과도한 혈액응고를 예방하는 데 사용된다. 프로트롬빈이 트롬빈으로 전환되는 것을 억제하여 혈전 형성을 방지하는데, 가장 널리 사용되는 항응고제가 저용량(81mg) 아스피린이다. 쉽게 구할 수 있는 이 약물은 작은 혈소판마개의 형성과 뇌의 작은 혈관을 막아 뇌졸중을 유발할 수 있는 색전의 형성을 억제한다.

항응고제의 복용량을 조절하기 위해 프로트롬빈시간(prothrombin time, PT)이라는 검사가 종종 시행된다. 이 검사에서는 환자의 혈장이 담긴 시험관과 정상 대조 용액이 담긴 시험관에 트롬보플라스틴(혈액응고인자)과 칼슘을 동시에 넣고 두 시험관에서 혈전이 형성되는 데 필요한 시간을 측정한다. 기준치(11~12.5초)를 초과하는 환자의 프로트롬빈시간은 투여된 약물에 의해 유발된 항응고 효과의 수준을 나타낸다. PT 검사의 결과는 임상 검사실마다 다를 수 있다. 서로 다른 기술이나 사용되는 시약의 감도 차이로 인해 발생하는데, 이러한 변수와 기타 변수의 영향을 최소화하고 항응고검사 결과를 표준화하기 위해 INR(international normalized ratio)이라는 시스템이 개발되었다. INR 0.8~1.2를 정상으로 간주한다.

항응고제 치료를 조절할 때 INR을 1.5~3 사이로 유지하면 고위험군의 원치 않는 혈액응고를 예방하는 데 도움이 된다. 의사는 INR의 변화를 모니터링함으로써 적절한 수준의 항응고 효과를 유지하는 데 필요한 항응고제의 용량을 조정할 수 있다.

5. 혈액형

혈액응고가 일어나지 않도록 처리한 두 사람의 혈액을 혼합하면 적혈구가 응집하는 경우(적혈구응집반응)와 응집하지 않는 경우가 있다. 응집하는 것은 적혈구의 막에 **응집원**(agglutinogen; 항원에 상당), 혈장에 **응집소**(agglutinin; 항체에 상당)가 있기 때문이며, 응집은 항원항체반응의 결과이다. 면역의 경우는 어떤 병원체 등(항원)에 감염되어야 비로소 항체가 생산되기 시작하지만(따라서 첫 감염에서는 항원항체반응이 일어나지 않음), 혈액의 경우는 이미 혈장에 항체를 갖고 있으므로 즉시 항원항체반응(응집반응)이 일어난다.

혈액형은 **ABO 체계**와 **Rh 체계**가 임상적으로 중요하다.

1. ABO 체계

ABO 체계는 응집원의 종류에 따라 **A형, B형, AB형, O형**의 4가지로 분류된다. 적혈구막의 응집원(A, B)과 혈장(혈청)의 응집소인 항체가 반응하여 일어나는 적혈구의 응집 여부에 따라 혈액형을 구분한다(그림 14-12).

적혈구막에 존재하는 당단백질 항원에 따라 응집원 A가 존재하는 A형, 응집원 B가 존재하는 B형, 응집원 A와 B가 모두 존재하는 AB형, 응집원이 존재하지 않는 O형으로 나뉜다.

또한 사람의 혈장(혈청)에는 응집원 A 또는 B 중에서 자신에게 없는 응집원에 대응하는 응집소가 존재한다. A형 혈액을 B형인 사람에게 수혈하면 A형 적혈구는 B형 혈청 중의 항A응집소에 의해 응집되며, B형 혈액을 A형인 사람에게 수혈하면 B형 적혈구는 A형 혈청 중의 항B응집소에 의해 응집된다. 생체 내에서는 응집물에 혈장 중의 용혈소와 보체가 반응하여 용혈(적혈구 파괴)이 일어난다. O형 혈액은 적혈구응집반응이 일어나지 않는 경우로 적혈구의 막에 응집원 A, B가 모두 없으며, 혈청에는 응집소 항A, 항B를 모두 가진다. AB형 혈액은 적혈구막에는 응집원 A, B가 모두 있지만 혈청에는 응집소 항A, 항B가 모두 없다.

수혈자 혈액		헌혈자 혈액과의 반응			
응집원 (적혈구막)	응집소 (혈장)	헌혈자 O형	헌혈자 A형	헌혈자 B형	헌혈자 AB형
없음 (O형)	항A 항B	응집 없음	응집	응집	응집
A (A형)	항B	응집 없음	응집 없음	응집	응집
B (B형)	항A	응집 없음	응집	응집 없음	응집
A와 B (AB형)	(없음)	응집 없음	응집 없음	응집 없음	응집 없음

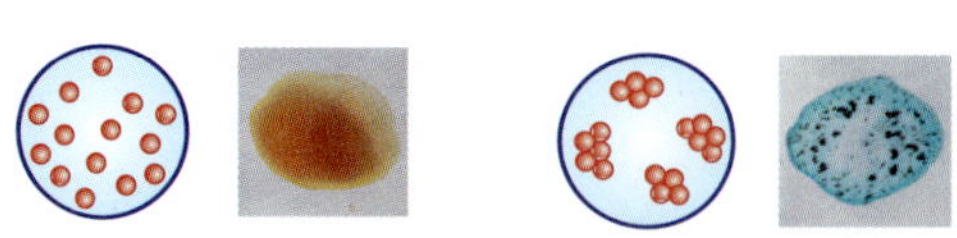

그림 14-12 ABO 체계의 혈액형 분류

2. Rh 체계

1940년 카를 란트슈타이너(Karl Landsteiner)는 사람과 붉은털원숭이의 적혈구에 공통으로 존재하는 항원을 **Rh항원**(적혈구의 특이한 단백질 성질)이라고 하였다. Rh항원은 40종류 이상이 알려져 있지만, 일반적으로는 이 가운데 항원성이 가장 강한 **D항원**이 확인되는 혈액형을 **Rh(+)**(우성), 확인되지 않는 것을 **Rh(−)**(열성)라고 한다.

Rh(−)인 사람이 Rh(+)의 혈액을 수혈받으면 **항Rh항체**가 생산된다. 또 Rh(−)인 모친이 Rh(+)인 태아를 임신하여 태반손상 등으로 인해 태아의 혈액이 모체로 들어간 경우에도 항Rh항체가 생산된다. 이때 첫 번째 수혈이나 임신에서는 생산되는 항체가 소량이지만, 두 번째 수혈이나 임신에서는 림프구가 항원을 기억하고 있기 때문에 다량의 항Rh항체가 신속하게 생산되어 수혈받은 혈액이나 태아의 적혈구를 응집시킬 위험이 있어 태아적혈모구증(erythroblastosis fetalis)이 발생하거나 유산, 사산의 가능성이 높아진다(그림 14-13).

이러한 상태에서 태어난 신생아에게 기존에는 교환수혈을 시행했지만, 최근에는 면역글로불린요법을 이용하여 Rh 부적합에 의한 유산은 줄어들고 있다. 면역글로불린요법이란 Rh(−)인 모친이 Rh(+)인 태아를 분만한 후 72시간 이내에 Rh(+) 항체인 Rh 사람면역글로불린을 투여 받음으로써 항체가 생산되지 않게 하는 것이다. 즉, 모체에는 항체가 없는 상태이므로 다음 번 Rh(+)인 태아를 임신해도 처음 임신 때와 같은 조건이 된다.

3. 수혈

수혈(transfusion)은 외상이나 수술로 인해 혈액이 부족해진 사람에게 건강한 사람의 혈액을 주입하는 치료법으로, 혈액을 주는 사람(헌혈자)의 응집원과 받는 사람(수혈자)의 응집소 사이에서 응집반응이 일어나지 않아야 한다. 만일 응집반응이 일어난다면 수혈을 받을 수가 없다.

ABO 체계 혈액형에서 AB형인 사람은 응집소를 갖고 있지 않기 때문에 다른 형의 혈액을 받을 수 있다. O형인 사람은 응집원을 갖고 있지 않기 때문에 다른 형의 사람에게 혈액을 줄 수 있다. 이 경우 소량의 수혈이라면 헌혈자 쪽의 응집소는 옅어져서 수혈자의 적혈구를 응집시키지 못한다. 이러한 개념에서 AB형인 사람을 **만능수혈자**(universal recipient), O형인 사람을 **만능헌혈자**(universal donor)라고 한다. 그러나 O형 수혈이나 동형 수혈이라도 ABO 체계 이외의 인자로 인해 응집반응이 일어나는 경우가 있다. 따라서 수혈 시에는 우선 헌혈자의 혈액형이 수혈자의 혈액형과 같은지 확인하고, 같은 혈액형이더라도 ABO 체계 이외의 인자에 의해 응집하는 경우가 있으므로 반드시 **교차적합검사**(cross-matching test)를 시행해야 한다.

수혈은 반드시 같은 혈액형끼리 이루어지는 것이 원칙이다. 수혈량이 실혈량보다 많아야 하고, 수혈 속도는 위급한 상황인 경우 1분에 50~100mL 정도, 일반적인 상황인 경우 1시간에 100~200mL 정도이어야 한다. 또한 질환이나 증상에 따라서는 혈액의 전성분이 필요하지 않다. 그래서 채혈한 혈액을 성분에 따라 나누어 어떤 환자에게는 적혈구만, 어떤 환자에게는 혈소판만 수혈하는 경우가 많은데, 이러한 수혈을 **성분수혈**(component transfusion)이라고 한다. 일반적으로 수술이나 외상 등의 출혈에는 적혈구만 수혈해도 충분하다고 한다.

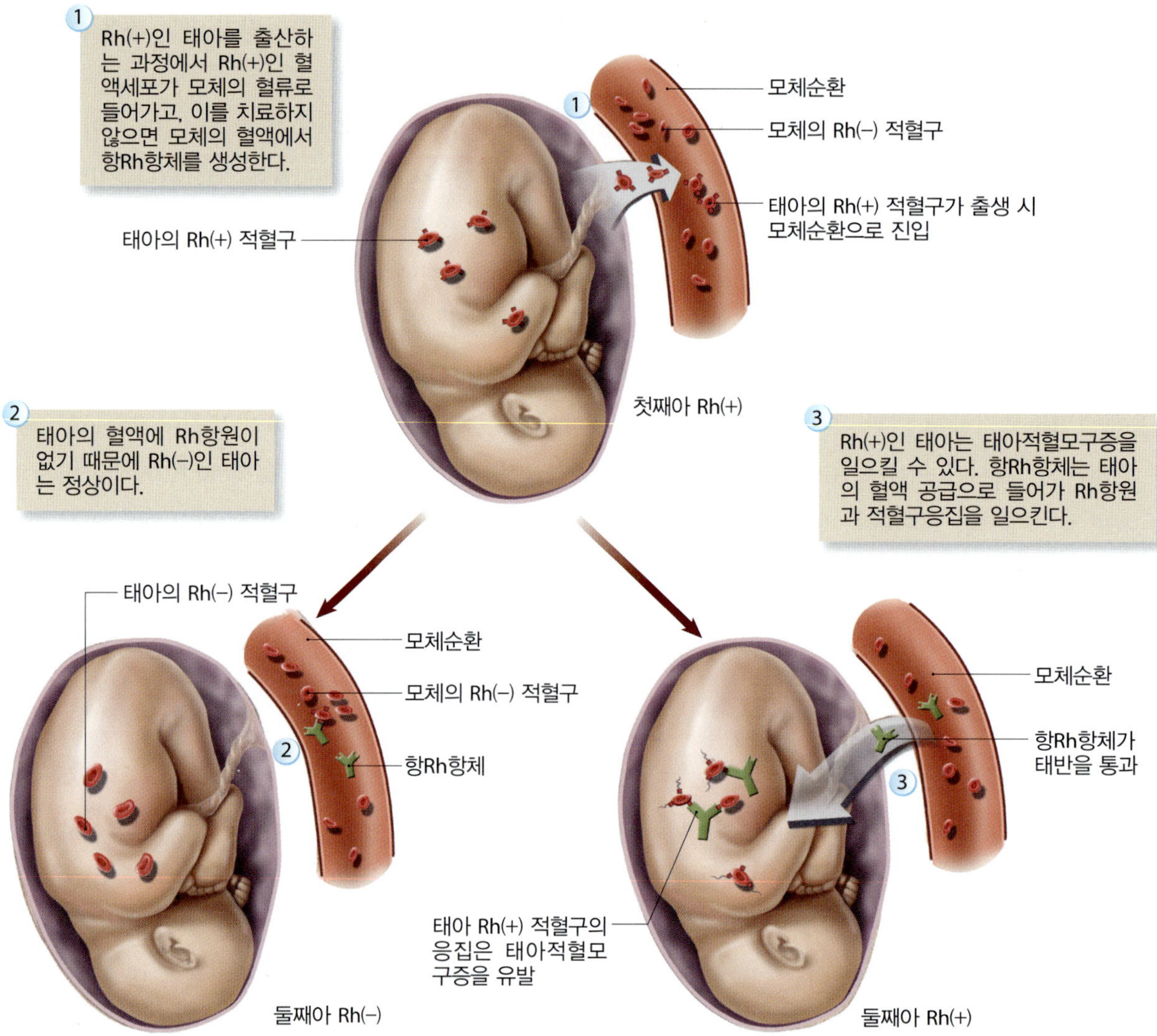

그림 14-13 태아적혈모구증

요점확인

1. 혈액형 검사에서 항원이란 무엇인가?
2. 혈액이 Rh(−)라는 것은 무엇을 의미하는가?
3. 만능수혈자 혈액이란 무엇이며, 이 명칭이 사용되는 이유는 무엇인가?

과학응용

● 혈액학(hematology)

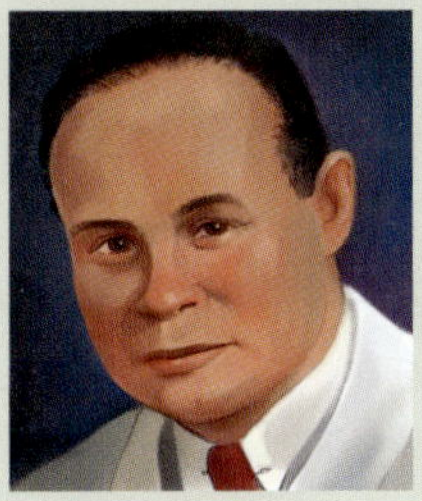
찰스 드류

아프리카계 미국인 의사인 찰스 드류(Charles R. Drew, 1904~1950)는 혈액 연구의 선구자였다. 제2차 세계대전 중 혈액은행에 대한 아이디어를 내고 부상당한 병사들에게 수혈할 혈액을 보관할 방법을 연구하였다. 그리고 1941년 뉴욕에 최초의 혈액은행을 설립하였다. 이 혈액은행은 미국 적십자사가 설립한 혈액은행 네트워크의 모델이 되었다.

많은 혈액학자들이 드류의 발자취를 이어받아 혈액학의 실무를 개선하고 완성해 나가고 있다. 많은 전문가들이 이 연구의 혜택을 받고 있다. 정맥채혈 전문가는 검사나 보관을 위해 혈액을 채취하고, 임상실험실 기술자는 혈액 샘플을 분석하며, 다양한 의료전문가들이 혈액 분석과 수혈을 통해 환자를 돕는다. 물론 군대 의료진은 전투 중 부상당한 부상자와 테러 피해자에게 즉각적인 지원을 제공하기 위해 여전히 혈액은행 기술에 의존하고 있다.

OUTLINE SUMMARY

개념요약

• 혈액의 조성과 기능

A. 혈액의 조성 (그림 14-1 참조)

1. 수백만 개의 세포가 떠다니는 특수결합조직으로 체중의 약 7~9%를 차지함
2. 비중 1.05~1.06, pH 7.35~7.45의 약알칼리성 액체
3. 혈장(plasma)
   a. 혈액에서 고형성분(혈액세포)을 제거한 부분, 혈액 전체의 55%를 차지함(표 14-1 참조)
   b. 91%는 물이며 알부민, 글로불린, 섬유소원 등의 단백질이 7%, 당질이 0.1%, 아미노산, 지질 등의 영양소, 무기이온이 0.9%임(표 14-2 참조)
   c. 완충작용, 혈장교질삼투압 유지, 혈액응고에 필요한 섬유소원과 프로트롬빈 운반, 영양소, 노폐물, 호르몬 등을 운반하고 체온조절에도 관여함
4. 혈청(serum) : 혈장에서 섬유소원과 같은 응고인자를 제거한 액체성분
5. 고형성분 (표 14-3 참조)
   a. 적혈구, 백혈구, 혈소판이 있음
   b. 가장 무겁고 많은 것이 적혈구이며, 그 상층에 백혈구와 혈소판이 모여 하얗고 얇은 백혈구연층을 형성함

B. 혈액의 일반적인 기능

1. 운반작용
   a. 산소와 이산화탄소 등을 허파와 조직세포 사이로 운반함
   b. 창자벽에서 흡수된 영양소를 간이나 온몸의 각 부위 조직으로 운반함
   c. 내분비샘에서 분비된 호르몬을 표적장기까지 운반함
   d. 요소, 크레아티닌, 요산이나 노폐물, 여분의 수분을 배설하기 위해 콩팥으로 운반함
2. 조절작용
   a. 혈액의 산염기평형 완충작용을 통해 체액의 pH를 일정 수치로 유지함
   b. 온몸을 순환하여 체온을 균일하게 하며 체표의 혈관에서 열을 발산함
3. 보호작용
   a. 세균, 독소 등을 처리하여 감염이나 장애로부터 인체를 보호함
   b. 출혈 시 혈액 자체가 응고하여 지혈작용을 함

C. 혈구형성

1. 새로운 혈액세포가 생성되는 과정임
2. 골수조직(적색골수) : 모든 혈액세포의 기원(림프구는 다른 곳에서 발달이 끝남)으로 뼈 내에서 발견됨 (그림 14-2 참조)
3. 림프조직 : 림프구는 림프절, 가슴샘 및 지라에서 발달함
4. 혈구형성세포에서는 적혈구계, 과립구계, 거대핵세포계 등의 줄기세포가 생성되고, 각 계통별로 분화 및 증식하여 성숙한 혈액세포가 됨(그림 14-3 참조)

• 적혈구

A. 적혈구의 형태와 성분

1. 적혈구의 형태 (그림 14-4 참조)
   a. 가운데는 얇고 가장자리는 두꺼운 원반 모양의 세포
   b. 기체(산소와 이산화탄소) 교환에 매우 효과적일 뿐만 아니라 적혈구가 혈류를 흐를 때 회전하는 것을 방지함
   c. 핵과 세포소기관이 없음
   d. 수명은 약 120일
2. 적혈구의 성분
   a. 혈액 $1mm^3$당 성인 남성에서 약 500만 개(410만~530만 개), 성인 여성에서 약 450만 개(380만~480만 개)가 존재함
   b. 주요 성분은 혈색소(헤모글로빈, hemoglobin, Hb)
      ① 4개의 사슬로 구성된 단백질로 각 사슬의 중앙에 산소를 끌어당기는 헴이 있음(그림 14-5 참조)
      ② 호흡기체(O_2 및 CO_2)를 운반함
      ③ 결합 형태 : 산소혈색소($Hb + O_2$), 카바미

노혈색소(Hb + CO_2)

④ 산염기균형의 항상성에 중요한 역할을 함

B. 적혈구의 기능

1. 산소와 결합하여 온몸의 조직이나 허파로 산소를 공급함
2. 조직에서 발생한 노폐물(이산화탄소)을 다시 허파로 운반하여 날숨 형태로 배출함
3. 산염기평형의 완충 역할

C. 적혈구검사

1. 전체혈구계산(complete blood count, CBC)
   a. 여러 혈액 성분의 수와 특성을 측정하는 검사
   b. 정상치 : 남성 약 500만 개(410만~530만 개), 여성 약 450만 개(380만~480만 개)
2. 적혈구용적률(hematocrit, Hct)
   a. 전체 혈액량 중에 적혈구가 차지하는 부피를 백분율로 표시한 것
   b. 빈혈 진단에 이용하는 지표임(그림 14-6 참조)
   c. 정상치 : 남성 45~52%, 여성 37~47%
3. 적혈구침강속도(혈침속도, erythrocyte sedimentation rate, ESR)
   a. 체내에 존재하는 염증 정도를 간접적으로 측정하는 방법
   b. 정상치 : 남성 0~15mm/hr, 여성 0~20mm/hr

D. 적혈구의 생성과 파괴

1. 골수의 혈구형성세포에서 분화됨(그림 14-3 참조)
2. 적혈구 생성에 특히 필요한 것은 철과 비타민 B_{12}, 엽산, 적혈구형성호르몬 등임
3. 순환 혈액에서 기능하다가 수명이 다하면(약 120일) 하루 1% 정도의 적혈구가 지라에서 파괴됨
4. 혈색소는 헴과 글로빈으로 분리되고, 헴은 다시 철과 빌리루빈으로 분리됨
5. 철은 헴의 합성에 재이용되거나 간에 저장되고, 빌리루빈은 간으로 운반되었다가 창자에서 스터코빌린이 된 후 대변으로 배설됨(그림 14-7 참조)

E. 빈혈

1. 부적절한 적혈구 수 또는 정상 혈색소의 결핍으로 인해 혈액이 조직에 적절한 산소를 운반하지 못하는 상태임
2. 빈혈의 종류
   a. 출혈후빈혈(hemorrhagic anemia) : 출혈(혈액 손실)로 인한 적혈구 수의 감소
   b. 재생불량빈혈(aplastic anemia) : 골수에서 혈액을 형성하는 요소의 파괴로 인한 재생 적혈구 수의 감소
   c. 악성빈혈(pernicious anemia) : 위장의 내인(인자) 결핍이 적혈구 생산에 필요한 비타민 B_{12}의 가용성을 감소
   d. 낫적혈구빈혈(sickle cell anemia) : 혈관을 막는 적혈구 덩어리를 형성하거나 산소의 운반능력을 낮추는 비정상적인 혈색소를 생산하는 유전질환(그림 14-8 참조)
3. 적혈구증가증(polycythemia) : 비정상적으로 높은 적혈구 수, 빈혈과 반대되는 증상

● 백혈구

A. 백혈구의 형태

1. 생체 내에서는 다양한 형태를 취하지만, 고정 표본에서는 원형과 유사한 형태의 유핵세포
2. 크기는 8~12μm 정도이며 적혈구보다 큼
3. 적혈구와 달리 아메바처럼 형태를 바꾸며 이동함

B. 백혈구의 종류와 기능

1. 세포질의 과립 유무에 따라 분류함(그림 14-9 참조)
2. 과립(백혈)구(granulocyte) : 염색된 과립을 가짐
   a. 중성구(neutrophil)
      ① 다분엽 핵을 가진 지름 약 10μm의 공 모양 세포
      ② 감염이 일어나면 혈류를 타고 국소에 이르러 조직 중으로 나와 세균을 포식함(그림 14-10 참조)
      ③ 수명은 골수에 있을 경우 약 1주일, 말초혈액에 있을 경우 몇 시간
   b. 호산구(eosinophil)
      ① 중성구보다 약간 크며(지름 10~12μm) 백혈구의 3%를 차지함
      ② 이분엽 핵으로 세포질에는 산성 색소에 염색되는 대형 과립(지름 0.7μm)이 있음
      ③ 기생충의 감염방어에 작용하는 외에 천식 등의 알레르기질환에 의해 증가함
   c. 호염기구(basophil)
      ① 중성구와 거의 같은 크기로 U자형이나 S자형의 핵을 가짐
      ② 염기성으로 염색되는 대형 과립(지름 약 0.6μm)이 있음
      ③ 과립에는 히스타민이 함유되어 있어 비만세포와 함께 즉시형(I형) 알레르기에 관여함
      ④ 수명은 4일 정도

14

3. 무과립(백혈)구(agranular leukocyte) : 염색된 과립이 없음
   a. 림프구(lymphocyte)
      ① 백혈구 중에서는 중성구 다음으로 많음(약 25%)
      ② B세포(= B림프구) : 항원에 접촉되면 형질세포로 분화해서 항체를 생산함
      ③ T세포(= T림프구) : 항체를 생산하지 않고 항원을 직접 공격함
      ④ 수명은 B세포가 수개월, T세포가 수년에 이름
   b. 단핵구(monocyte)
      ① 백혈구 중에서 가장 크고 말발굽 모양의 핵을 가짐
      ② 세균이나 바이러스 감염 세포, 종양세포 등을 포식하고 그 정보를 림프구에 전달하는 항원제시세포로서 작용함

C. 백혈구검사
1. 백혈구 수(WBC count) : 혈중 정상 범위는 5,000~10,000개/mm^3
2. 백혈구감소(leukopenia) : 비정상적으로 낮은 백혈구 수(혈중 5,000개/mm^3 미만)
   a. 드물게 발생
   b. 혈액을 형성하는 조직의 기능장애 또는 AIDS와 같은 면역계통에 영향을 미치는 질병으로 인해 발생할 수 있음
3. 백혈구증가(leukocytosis) : 비정상적으로 높은 백혈구 수(혈중 10,000/mm^3 이상)
   a. 세균감염에서 흔하게 일어남
   b. 혈액암(백혈병)의 전형적인 징후
4. 백혈구 감별계산(differential WBC count) : 혈액 샘플에서 백혈구 종류의 비율을 측정

D. 백혈구의 생성과 파괴
1. 골수의 다능성세포는 우선 골수계 줄기세포와 림프계 줄기세포로 분화됨
2. 과립(백혈)구의 수명은 1~2주일, 무과립(백혈)구의 수명은 림프구의 경우 100~200일 정도임

E. 백혈구장애
1. 백혈병(leukemia) : 혈액종양
   a. 백혈구 수 증가
   b. 세포가 제대로 기능하지 않음

• 혈소판과 혈액응고

A. 혈소판
1. 섬유소혈전을 유발하는 화학물질로 채워진 작은 세포 조각
2. 혈액응고에 필수적인 역할을 함

B. 혈액응고 (그림 14-11 참조)
1. 혈관수축은 혈관벽의 틈새를 막고 국소 혈류를 감소시키는 데 도움이 됨
2. 혈관의 손상은 혈장의 인자와 반응하여 프로트롬빈 활성제를 형성하는 응고인자를 방출함
3. 동시에 혈소판은 파손 부위에 부착되어 혈소판 마개를 형성하고 프로트롬빈 활성제 형성을 촉진하는 추가 응고인자를 방출함
4. 프로트롬빈 활성제와 칼슘은 프로트롬빈을 트롬빈으로 전환함
5. 트롬빈은 섬유소원과 반응하여 섬유소를 형성함
6. 섬유소는 그물을 형성하여 적혈구(및 기타 고형성분)를 포획하여 섬유소혈전을 형성함

C. 비정상적인 혈전
1. 혈전(thrombus) : 정지 상태의 응고된 혈액
2. 색전(embolus) : 순환하는 혈전

• 혈액형

A. ABO 체계 (그림 14-12 참조)
1. 응집원(agglutinogen) : 면역계통을 활성화할 수 있는 물질인 항원에 상당함
2. 응집소(agglutinin) : 항원에 의한 자극에 반응하여 체내에서 만들어지는 물질인 항체에 상당함
3. ABO 혈액형 종류
   a. A형 : 적혈구막에 응집원 A 존재, 혈장 내 항B응집소 존재
   b. B형 : 적혈구막에 응집원 B 존재, 혈장 내 항A응집소 존재
   c. AB형 : 적혈구막에 응집원 A, B 존재, 혈장 내 응집소 없음
   d. O형 : 적혈구막에 응집원 없음, 혈장 내 항A, 항B응집소 존재

B. Rh 체계

1. Rh(+) 혈액 : 적혈구에 Rh인자 항원 존재
2. Rh(–) 혈액
   a. 적혈구에 Rh인자 항원이 존재하지 않음
   b. 혈장에 자연적으로 존재하는 항Rh항체 없음
   c. Rh(+) 적혈구가 체내에 유입된 경우 Rh(–)인 사람의 혈장에 항Rh항체가 나타남
   d. Rh(–)인 사람은 Rh항원에 노출된 후 항Rh항체를 생성할 수 있음
3. 태아적혈모구증(erythroblastosis fetalis) : Rh(–)인 모친이 두 번째 Rh(+) 태아를 임신했을 때 발생할 수 있으며, 산모의 Rh항체가 태아의 Rh(+) 세포와 반응하여 발생함(그림 14-13 참조)

C. 수혈

1. 외상이나 수술로 인해 혈액이 부족해진 사람에게 건강한 사람의 혈액을 주입하는 치료법
2. 혈액을 주는 사람(헌혈자)의 응집원과 받는 사람(수혈자)의 응집소 사이에서 응집반응이 일어나지 않아야 함
3. 만능수혈자와 만능헌혈자
   a. O형 : 만능헌혈자
   b. AB형 : 만능수혈자

ACTIVE LEARNING

능동학습

• 종합질문

01. 혈액의 주요 기능을 설명하시오.

02. 혈장에서 발견되는 물질을 열거하고 그 기능을 설명하시오.

03. 혈청과 혈장의 차이점을 설명하시오.

04. 혈액세포를 형성하는 두 종류의 결합조직은 무엇이며, 각각 어디에서 발견되고 무엇을 형성하는가?

05. 적혈구의 구조를 설명하고, 적혈구의 독특한 모양이 가지는 장점을 설명하시오.

06. 빈혈의 발생원인 2가지를 제시하고, 빈혈의 2가지 종류를 설명하시오.

07. 중성구, 단핵구, 림프구의 기능을 설명하시오.

08. 혈전이 형성되는 과정을 설명하시오.

09. 혈전과 색전의 차이를 설명하시오.

10. A형 혈액과 B형 혈액이 어떻게 다른지 설명하시오.

11. Rh(+)와 Rh(−)의 차이를 설명하시오.

12. 태아적혈모구증의 원인을 설명하시오.

• 심층고찰

13. 헤파린이 어떻게 혈전형성을 억제하는지 설명하시오.

14. 혈전형성 과정과 혈액응집 과정을 구별하시오.

15. Rh(−)인 산모에게서 태어난 첫 번째 Rh(+) 아기가 영향을 받지 않는 이유는 무엇인가?

16. 응고를 형성하는 시간적 순서에 따라 다음을 배열하시오.

혈소판마개, 섬유소, 혈관수축, 프로트롬빈 활성제, 트롬빈, 프로트롬빈, 섬유소원, 섬유소혈전 형성

• 확인문제

01. 혈액의 액체성분을 ________(이)라고 한다.

02. 3가지 중요한 혈장단백질에는 ________, ________, ________이/가 있다.

03. 응고인자가 없는 혈장을 ________(이)라고 한다.

04. 혈액에서 형성되는 3가지 고형성분에는 ________, ________, ________이/가 있다.

05. 혈액세포를 만드는 두 유형의 결합조직은 ________와/과 ________이다.

06. 산소를 운반하는 적혈구의 붉은 색소를 ________(이)라고 한다.

07. ________은/는 적혈구가 충분한 양의 산소를 운반하지 못하여 발생하는 여러 가지 질병 상태를 말한다.

08. 만약 인체가 과잉의 적혈구를 생산하는 경우 이 상태를 ________(이)라고 한다.

09. 백혈구 중 ________은/는 가장 많은 수를 차지하며 포식작용을 하고, ________은/는 미생물과 싸우는 항체를 생산한다.

10. 혈액 내 프로트롬빈 활성제와 무기질 ________은/는 섬유소혈전 형성 시 프로트롬빈을 트롬빈으로 전환한다.

11. 트롬빈은 비활성 혈장단백질인 ________을/를 ________(이)라는 섬유성 젤로 변환한다.

12. 비타민 ________은/는 간을 자극하여 프로트롬빈 합성을 증가시킨다.

13. ________은/는 형성된 장소에 남아 있는 불필요한 혈전을 말하며, 혈전의 일부가 떨어져 나와 혈류를 순환하는 경우 이를 ________(이)라고 한다.

14. AB형 혈액을 가진 사람은 적혈구에 응집원 ________이/가 있고 혈장 내에 응집소 ________이/가 있다.

15. B형 혈액을 가진 사람은 적혈구에 응집원 ________이/가 있고, 혈장 내에 응집소 ________이/가 있다.

16. Rh(−)인 산모가 Rh(+)인 태아에 대한 항체를 생성하면 ________(이)라는 질환이 발생할 수 있다.

확인문제 정답

01 혈장 / 02 알부민, 글로불린, 섬유소원 / 03 혈청 / 04 적혈구, 백혈구, 혈소판 / 05 골수조직, 림프조직 / 06 혈색소 / 07 빈혈 / 08 적혈구증가증 / 09 중성구, B세포 / 10 칼슘 / 11 섬유소원, 섬유소 / 12 K / 13 혈전, 색전 / 14 A와 B, 없음 / 15 B, 항A / 16 태아적혈모구증

심장혈관계통

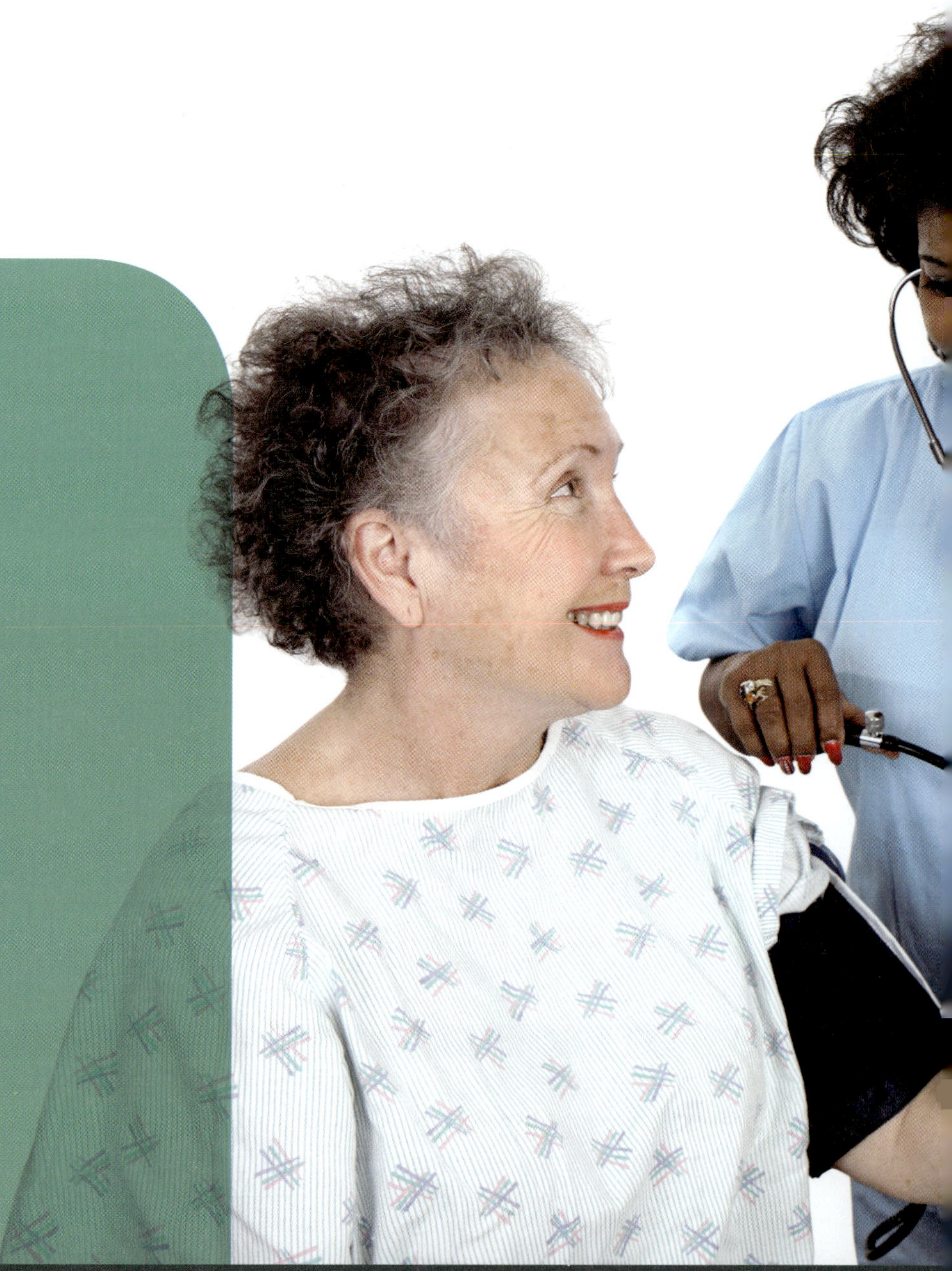

CHAPTER 15

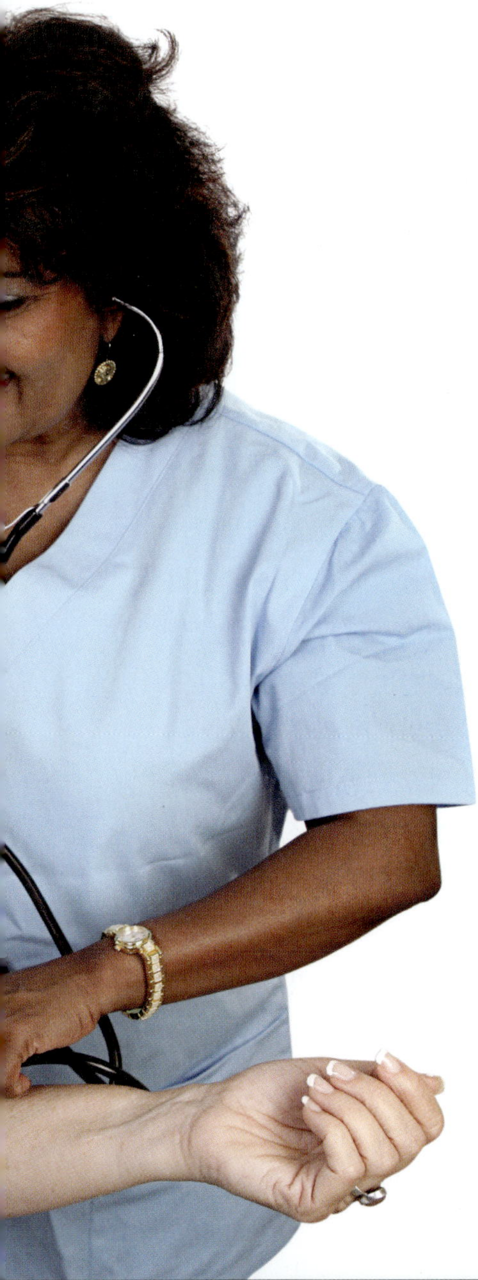

학습목표

1. 심장의 위치와 크기를 설명하고 심장의 공간, 판막을 구분할 수 있다.
2. 심장을 통한 혈액 경로를 추적하고 오른쪽과 왼쪽에 있는 심장 공간의 기능을 비교할 수 있다.
3. 심장전도계통의 해부학적 구성요소를 열거하고 정상적인 심장전도의 특징을 설명할 수 있다.
4. 혈관의 구조와 기능을 설명할 수 있다.
5. 혈압의 생성 및 조절과 관련된 주요 요인을 식별하고 요인 간 관계를 설명할 수 있다.
6. 혈액순환의 종류를 열거하고 각 순환경로를 추적할 수 있다.

핵심용어

심방 / 심실 / 방실판막 / 반달판막 / 심장속막 / 심장근육층 / 심장바깥막 / 심장동맥 / 심장정맥굴 / 심장전도계통 / 심장주기 / 수축기 / 확장기 / 심음 / 심전도 / 동맥 / 정맥 / 모세혈관 / 혈압 / 맥박 / 온몸순환 / 허파순환 / 문맥순환 / 태아순환

인체의 각 세포는 산소, 물, 영양분을 지속적으로 보충하는 체액으로 둘러싸여 있어야 하고, 세포에서 배출하는 노폐물이 세포바깥액을 통해 지속적으로 제거되는 시스템이 필요하다. 이를 담당하는 것이 **심장혈관계통**(심혈관계, cardiovascular system)이다. 순환하는 혈액은 인체의 여러 부분에서 특정 물질을 다른 부위로 전달할 수 있기 때문에 인체 내부 환경의 항상성을 유지하는 방식으로 물질을 운반한다. 따라서 혈액순환은 인체의 항상성 균형에 매우 중요하다.

심장혈관계통은 폐쇄된 순환경로를 형성하는 혈관과 이 혈관 안을 혈액이 계속 흐르도록 펌프작용을 하는 심장이 중심이 된다. 심장에서 나온 혈액은 압력이 높은 쪽에서 낮은 쪽으로 혈관 안(동맥, 모세혈관, 정맥의 순)을 흐르며, 모세혈관에서는 혈액과 세포 주위의 체액 사이에서 많은 물질의 이동이나 교환이 이루어진다.

1. 심장

심장(heart)은 무게 약 300g인 주먹 크기 정도의 기관으로, 수축해서 심장 내의 혈액을 동맥으로 밀어내고, 이완해서 정맥으로부터 혈액을 받아들이는 펌프의 역할을 한다. 펌프작용은 심장벽을 구성하는 심장근육(심근, myocardium)에 의해 이루어지며, 그 운동은 일정한 리듬에 따라 자동으로 수축과 이완을 반복한다.

1. 심장의 위치와 형태

심장은 세로칸(종격, mediastinum) 아래쪽의 허파 사이에 위치한다. 기관(trachea) 중앙에서 가상의 선을 그려보면 심장의 약 2/3는 왼쪽에, 1/3은 오른쪽에 있는데, 가슴안(흉강) 중앙에서 약간 왼쪽으로 치우쳐 있음을 알 수 있다. 또한 앞쪽의 복장뼈와 뒤쪽의 등뼈 사이 가슴안에 위치하기 때문에 심정지 시 복장뼈몸통 아래쪽에 양손을 대고 심장을 압박함으로써 혈류를 유지하는 심폐소생술(CPR)이 시행되기도 한다.

심장은 종종 삼각형 기관으로 묘사되는데, 그 모양과 크기는 주먹과 비슷하다. 심장 아래쪽 가장자리를 **심장끝**(심첨, apex of heart)이라고 하며, 가로막(횡격막, diaphragm) 위에 놓여 왼쪽을 가리키고 있다. 심장끝은 왼쪽 다섯째갈비사이 빗장중간선(쇄골중간선, midclavicular line) 부근에서 앞가슴벽에 접하기 때문에 마른 사람의 경우 이곳에서 심장끝박동(심첨박동, apical impulse)을 느낄 수 있다.

한편, 심장 위쪽의 뒷면을 **심장바닥**(심장저부, base of heart)이라고 하며 왼심방 뒷면에 해당하지만, 임상에서는 셋째갈비사이에서 위쪽 부분을 심장바닥이라고 하며 대혈관이 심장으로 출입하는 영역을 의미한다. 심장 뒤쪽, 특히 왼심방 뒷면에는 식도가 지나간다. 따라서 식도조영과 가슴 X선 촬영을 동시에 시행하여 식도의 편위를 통해 심장의 형상 변화를 확인하기도 한다(그림 15-1).

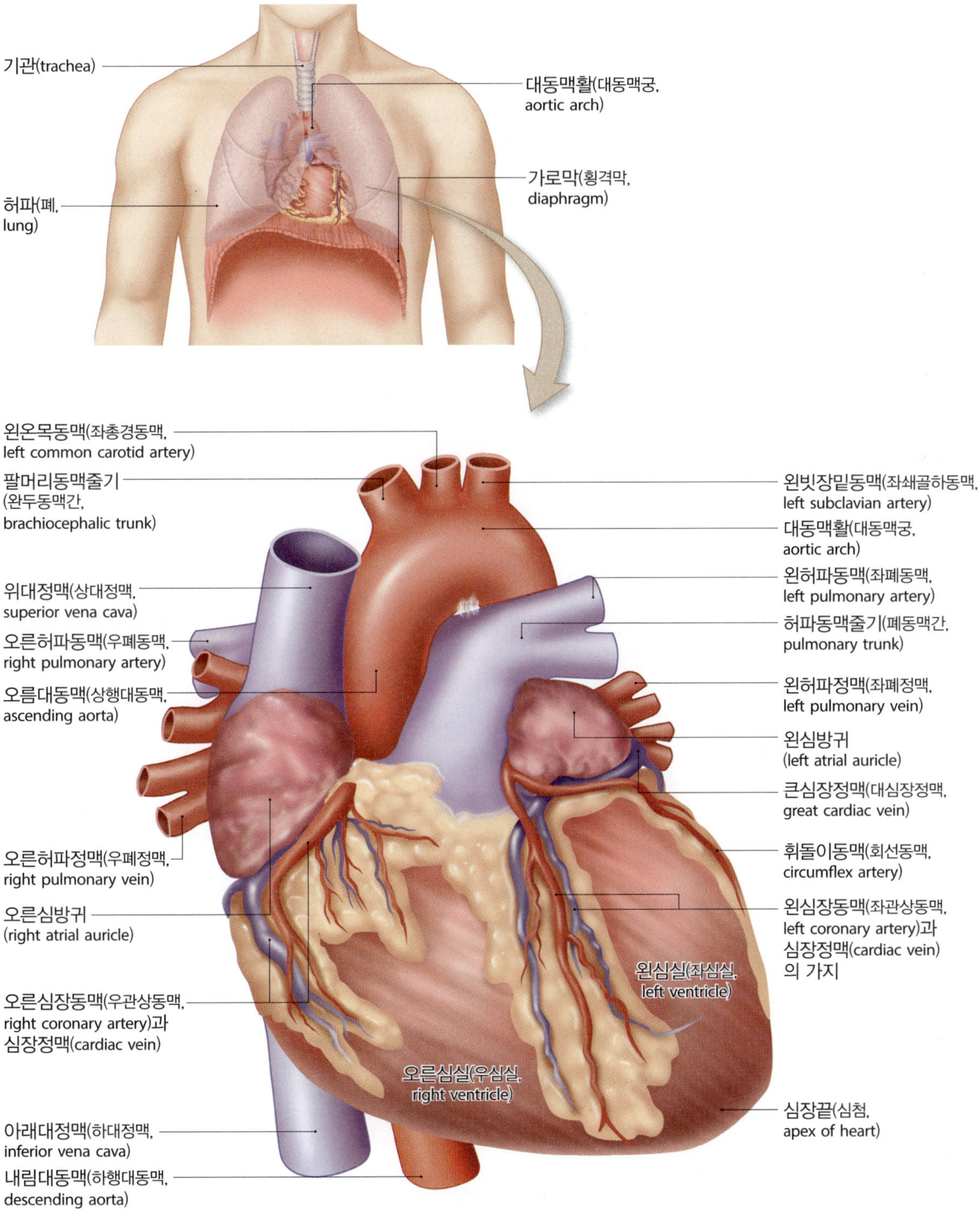

그림 15-1 심장의 위치와 형태

2. 심장의 구성

심장은 속이 비어 있고, **심실사이벽**(심실중격, interventricular septum)에 의해 왼쪽과 오른쪽으로 나뉘어 있다. 이것이 다시 2개의 방실판막(atrioventricular valve)에 의해 4개의 공간으로 나뉘는데, 위쪽의 2개 공간을 **심방**(atrium), 아래쪽의 2개 공간을 **심실**(ventricle)이라고 한다. 심방은 심실보다 작고 벽은 더 얇다. 두 심방 모두 심방귀(atrial auricle)라고 하는 귀 모양의 확장된 공간을 가진다(그림 15-2).

심방과 심실을 연결하는 방실구멍이나 대동맥 또는 허파동맥 시작부위에는 **판막**(valve)이 있다. 이들 판막은 심장속막으로 이루어진 주름으로, 심장근육섬유는 없지만 혈류에 대응하여 열리고 닫힘으로써 혈액의 역류를 방지한다. 일반적으로 판막은 그 형태나 구조에 따라 **방실판막**(atrioventricular valve)과 **반달판막**(semilunar valve)으로 나뉜다.

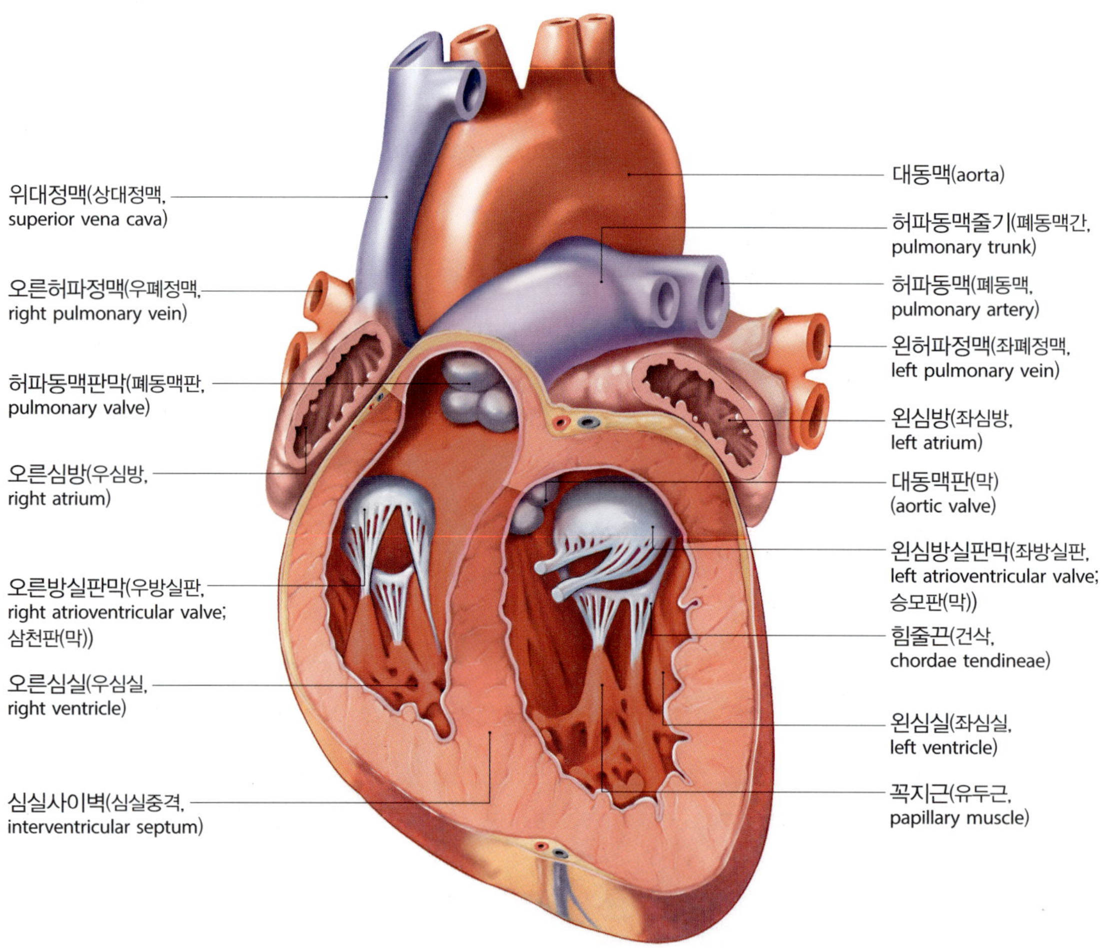

그림 15-2 심장의 구성

1) 오른심방(우심방, right atrium)

심장의 오른쪽에 위치한 **오른심방**은 가슴 X선 정면상에서 심장음영의 오른쪽 아래를 차지하는 부분으로, 앞모서리에 오른심방귀(right atrial auricle)라는 융기가 있다(그림 15-1 참조). 오른심방귀는 태생기에 본래 오른심방이었으며, 속면은 빗살근(즐상근, pectinate muscle) 때문에 울퉁불퉁하다.

오른심방에는 위대정맥과 아래대정맥이 열리며, 그 밖에 아래대정맥구멍(하대정맥구멍, orifice of inferior vena cava) 바로 옆에는 심장정맥굴(관상정맥동, coronary sinus)이 열린다. 그리고 오른심방에 인접한 심방사이벽(심방중격, interatrial septum)에서 아래대정맥으로부터 오는 혈류가 만나는 부분에는 타원오목(난원와, oval fossa; 태생기의 타원구멍 흔적)이 있다. 오른심방 왼쪽 아래에는 오른심실로 이어지는 오른방실구멍(right atrioventricular orifice)이 있으며, 여기에는 삼첨판(막)(tricuspid valve)이 있다.

2) 오른심실(우심실, right ventricle)

심장 앞면에 위치한 **오른심실**은 가슴 X선 정면상에서 심장음영 안에 가려 있다. 오른쪽 위의 오른방실구멍을 통해 오른심방과 연결되고, 그 바로 앞쪽의 허파동맥구멍(orifice of pulmonary trunk)을 통해 허파동맥과 연결된다. 속면에는 풍부한 근육성 융기(근육기둥)와 꼭지근(유두근, papillary muscle)이 있는데, 이 꼭지근은 끝에서 뻗어나온 끈 모양의 힘줄끈(건삭, chordae tendineae)에 의해 삼첨판(막)의 첨판(cusp)과 연결된다.

3) 왼심방(좌심방, left atrium)

심장 뒤쪽 위에 위치한 **왼심방**은 심장바닥을 이룬다. 좌우 허파에서 2개씩 허파정맥을 받으며 앞모서리에는 왼심방귀(left atrial auricle)가 있다(그림 15-1 참조). 속공간은 아래쪽에서 왼방실구멍(left atrioventricular orifice; 승모판(막))을 통해 왼심실과 연결된다.

4) 왼심실(좌심실, left ventricle)

심장 왼쪽에 위치한 **왼심실**은 가슴 X선 정면상에서 심장음영의 왼쪽 아랫부분을 차지한다. 위쪽의 왼방실구멍을 통해 왼심방과 연결되고, 그 오른쪽 앞부분에 있는 대동맥구멍을 통해 대동맥과 연결된다. 속면은 오른심실과 마찬가지로 근육기둥과 꼭지근(유두근) 때문에 울퉁불퉁한 모습이다.

5) 심실사이벽(심실중격, interventricular septum)

심실사이벽은 좌우 심실을 경계로 하는 벽으로, 근육부분(muscular part)과 막부분(membranous part)으로 구성된다. 대부분은 근육부분이지만, 그 상단부에서 심방사이벽의 하반부에 걸쳐서 막부분이 있다.

15

6) 방실판막(atrioventricular valve)

방실판막은 방실구멍에 위치하는 판막으로, **왼방실판막**(좌방실판, left atrioventricular valve)과 **오른방실판막**(우방실판, right atrioventricular valve)이 있다. 왼방실판막을 **승모판(막)**(mitral valve), 오른방실판막을 **삼첨판(막)**(tricuspid valve)이라고도 한다. 승모판(막)의 경우 가톨릭 주교의 모자와 비슷하다고 하여 이러한 이름이 붙었으며, 앞뒤 2개의 첨판으로 구성된다.

판막 끝은 심실 쪽에 있고 그곳에서 끈 모양의 힘줄끈이 나와 심실벽의 꼭지근과 연결된다. 심실이 수축하기 시작하면 판막은 심실 내의 압력에 의해 심방 쪽으로 밀려 올라가 방실구멍이 닫히게 되고, 이와 동시에 꼭지근이 수축하여 힘줄끈을 긴장시킴으로써 판막이 심방 안으로 뒤집히는 것을 막는다(그림 15-3).

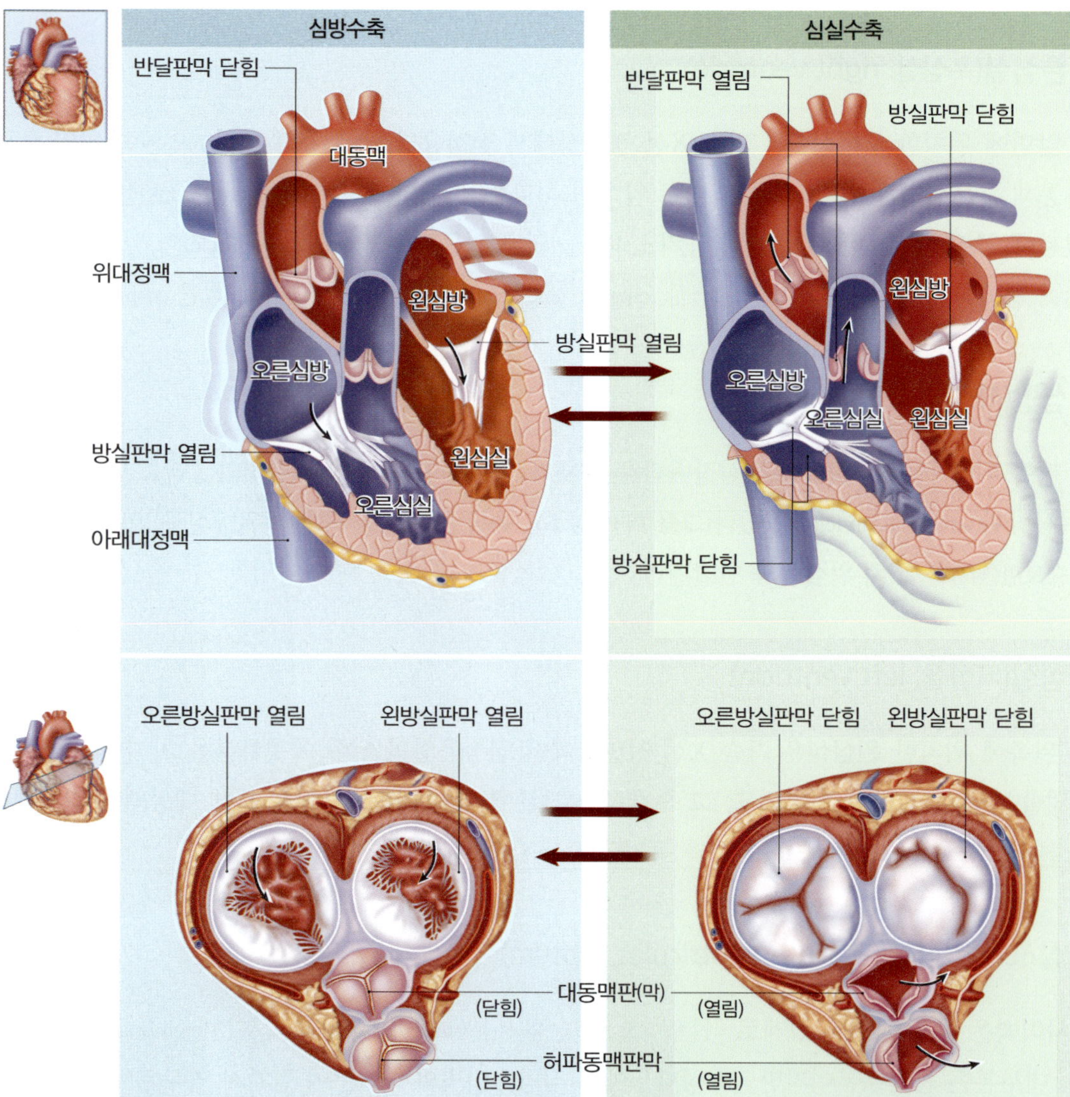

그림 15-3 심장판막의 움직임

심방이 수축하면 혈액은 방실판막을 통해 심실로 들어가는데, 이때 반달판막은 닫히고 방실판막이 열린 상태가 된다. 심실이 수축하면 혈액은 반달판막을 통해 동맥으로 밀려나가며, 이때 방실판막은 닫히고 반달판막이 열린 상태가 된다.

7) 반달판막(semilunar valve)

반달판막은 각 심실과 대동맥 사이에 위치하는 판막으로, **허파동맥판막**(폐동맥판, pulmonary valve)과 **대동맥판(막)**(aortic valve)이 있다. 그 생긴 모양이 반달처럼 보인다고 해서 반달판막이라고 한다. 2개의 반달판막은 동시에 열리고 닫힌다.

반달판막은 동맥 쪽이 오목한 주머니 모양이며, 힘줄끈이나 꼭지근과는 연결되어 있지 않다. 심실수축 시에는 반달판막이 저항 없이 열려서 혈액이 동맥으로 박출되지만, 심실확장 시에는 역류하려는 혈액이 주머니를 누름으로써 판막이 닫혀 심실로 역류되는 것을 막는다. 허파동맥판막은 오른심실과 허파동맥 사이에 위치해서 허파동맥으로 간 혈액이 역류하는 것을 방지하고, 대동맥판(막)은 왼심실과 대동맥 사이에 위치하여 대동맥의 혈액이 왼심실로 역류하는 것을 방지한다. 이들 반달판막은 3장의 첨판(cusp)으로 구성된다(그림 15-3).

3. 심장의 내부구조

심장은 태생기의 혈관이 발달하여 형성된 기관으로, 그 벽도 혈관벽과 마찬가지로 **심장속막**(심내막, endocardium), **심장근육층**(심근층, myocardium), **심장바깥막**(심외막, epicardium)의 3층으로 구성된다(그림 15-4).

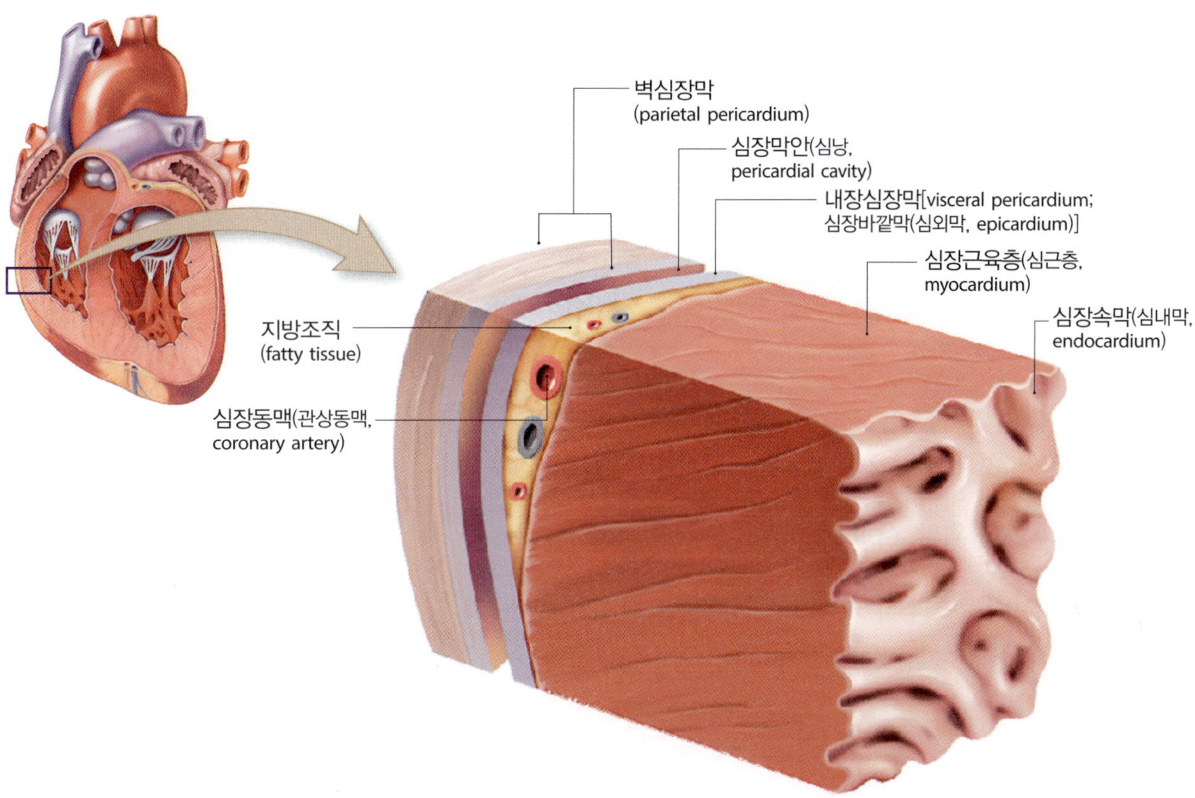

그림 15-4 심장벽

1) 심장속막(심내막, endocardium)

심장속막은 심장의 속면을 덮는 막으로, 혈관 속막에서 이어진다. 조직학적으로는 단층편평상피의 내피세포와 소량의 결합조직으로 구성된다.

심장속막에 발생한 염증을 심내막염(endocarditis)이라고 한다. 심장속막에 염증이 생기면 심장속막이 거칠어지고 표면을 통과하는 적혈구가 마모될 수 있다. 거친 표면 위로 흐르는 혈액은 응고되기 쉬우며, 혈전(thrombus)이 형성될 수 있다. 또한 심내막염이나 혈관벽 손상으로 생긴 거친 반점은 종종 혈소판의 응고인자 방출을 유발하여 치명적인 혈전이 형성된다.

2) 심장근육층(심근층, myocardium)

심장근육층은 심장근육조직으로 구성된 심장벽의 주체를 이루는 층으로, 심실벽 특히 왼심실에서 두껍게 발달한다. 좌우 심실벽을 비교하면 왼심실의 벽은 오른심실보다 3배나 두꺼운데, 이것은 혈액을 허파로 내보내는 오른심실보다 온몸으로 내보내는 왼심실의 운동량이 많음을 나타낸다(그림 15-5).

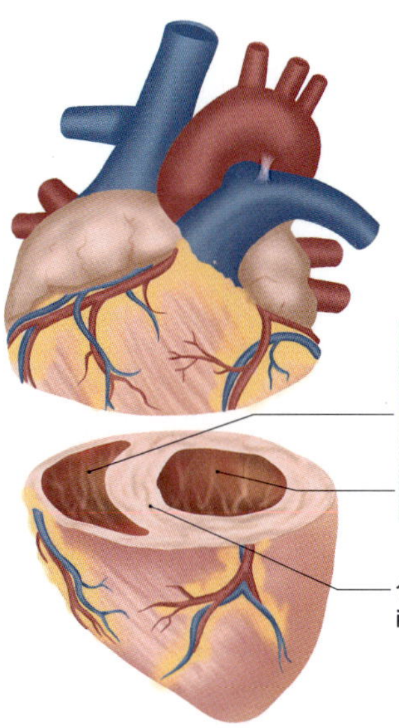

	벽	방
오른심실(우심실)	얇음	초승달 모양
왼심실(좌심실)	두꺼움	원형

그림 15-5 **심장근육층**

3) 심장바깥막(심외막, epicardium)

심장바깥막은 심장벽의 가장 바깥층을 이루는 막 구조이다. 표면의 장막과 깊은층의 지방조직으로 구성되며, 지방조직 안에 혈관(심장동맥 등)과 신경이 지나간다.

심장은 심장막(pericardium)으로 둘러싸여 심장과의 사이에 **심장막안**(심낭, pericardial cavity)이라는 공간을 만든다(그림 15-6). 심장막안의 속면은 장막(장막심장막, serous pericardium)으로 보강되며, 심장에 밀착되는 부분이 심장바깥막 표면의 장막에 해당한다. 또한 심장막안에는 소량의 장액이 들어 있어 심장수축 시의 마찰을 감소해 주는데, 이곳에 액체가 고이거나 출혈이 일어나면 심장수축이 억제된다. 이를 심장눌림증(심장압전, cardiac tamponade)이라고 하며, 급격한 출혈의 경우 200mL 정도에도 심정지에 이른다.

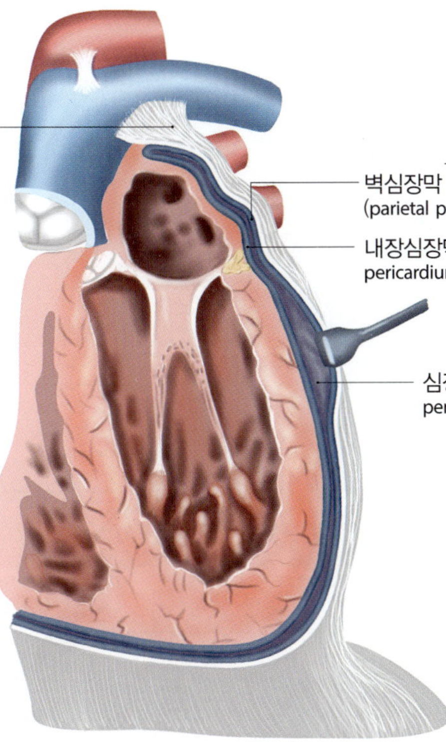

그림 15-6 심장과 심장막안

4. 심장의 혈관

심장의 혈관은 심장바깥막 밑에 위치하며, 지방조직에 묻혀 있다.

1) 심장의 동맥

순환계통의 펌프로 작용하는 심장은 두꺼운 심장근육으로 이루어지며, 여기에 영양을 제공하기 위한 특별한 혈관으로부터 산소와 영양분을 공급받는다. 이 혈관을 **심장동맥**(관상동맥, coronary artery)이라고 하며, 심(장)박출량의 5~10%에 상당하는 혈류를 심장으로 공급한다. 또한 심장동맥은 대동맥굴(대동맥동, aortic sinus)에서 나오는 대동맥의 첫 가지이고, 심장은 산소가 풍부한 동맥혈액을 맨 처음 공급받는 장기이다.

심장동맥은 좌우에 1쌍이 있는데, 이 가운데 **왼심장동맥**(좌관상동맥, left coronary artery, LCA)은 내림앞가지인 앞심실사이동맥(전실간동맥, anterior interventricular artery)과 휘돌이동맥(회선동맥, circumflex artery)으로 나뉘어 왼심실과 심실사이벽 앞부분에 분포하고, **오른심장동맥**(우관상동맥, right coronary artery, RCA)은 오른심실이나 심실사이벽 뒤부분, 굴심방결절(동(심)방결절, sinoatrial node) 등에 영양을 제공한다(그림 15-7).

심장동맥에는 가지 사이의 연결(문합)이 없기 때문에 끝동맥(end artery)이라고 한다. 이곳이 막히면 그 가지가 분포하는 영역은 혈류 부족에 의한 허혈괴사를 일으킨다(심근경색증).

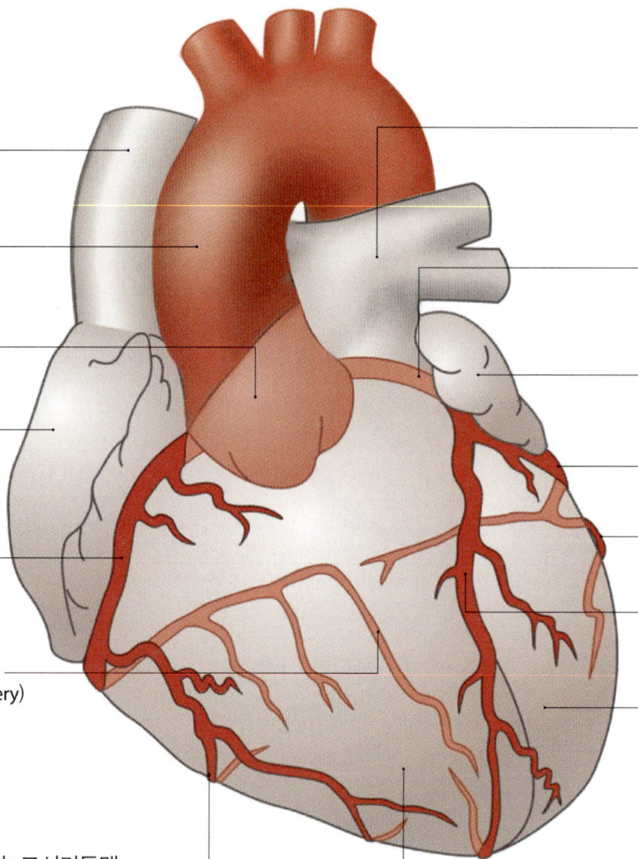

그림 15-7 심장동맥의 분포

2) 심장의 정맥

심장을 관류한 후 혈액을 다시 심장으로 되돌리는 정맥은 대부분 **심장정맥굴**(관상정맥동, coronary sinus)을 경유하여 오른심방으로 들어간다. 심장정맥굴은 심장 뒷면의 방실사이고랑(관상고랑, coronary sulcus; 왼심방과 오른심방 사이)을 지나가는 굵은 정맥으로, 큰심장정맥(대심장정맥, great cardiac vein)이나 중간심장정맥(middle cardiac vein) 등에서 오는 혈류를 받아 오른심방의 아래대정맥구멍 안쪽으로 열린다. 일부의 가는 정맥은 심장정맥굴을 지나지 않고 직접 오른심방으로 흘러 들어간다(그림 15-8).

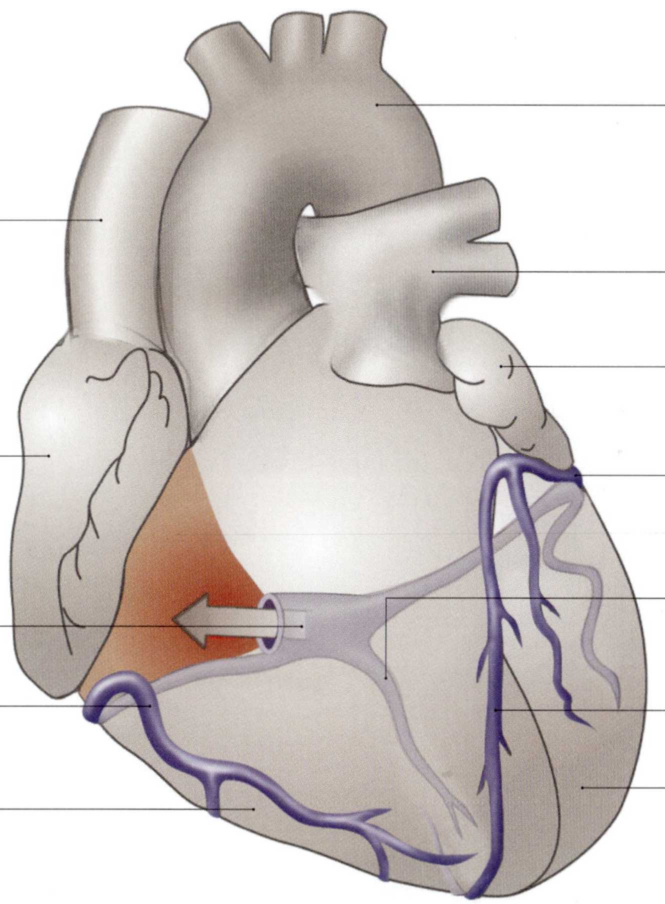

그림 15-8 **심장정맥의 분포**

임상응용

● 심장동맥우회술(coronary bypass)

심장동맥우회술은 좁아진 심장동맥(관상동맥)을 대체할 수 있는 혈관을 연결하여 심장에 혈류를 공급하는 우회로를 만들어주는 수술로, 심장동맥 혈류가 심각하게 제한된 사람에게 흔하게 시행되는 치료법이다. 인체의 다른 부위에 있는 동맥이나 정맥을 채취하여 협착으로 인해 혈류량이 부족해진 심장동맥 부위로 혈관을 우회시켜 연결함으로써 심장동맥의 부분적인 막힘을 해소한다.

수술은 심장박동을 잠시 멈추고 인공심폐기를 연결한 뒤 막힌 심장동맥 주변으로 우회 혈관을 연결하게 되는데, 우회 혈관으로는 속가슴동맥(내흉동맥, internal thoracic artery), 노동맥(요골동맥, radial artery), 두렁정맥(복재정맥, saphenous vein)을 이용한다.

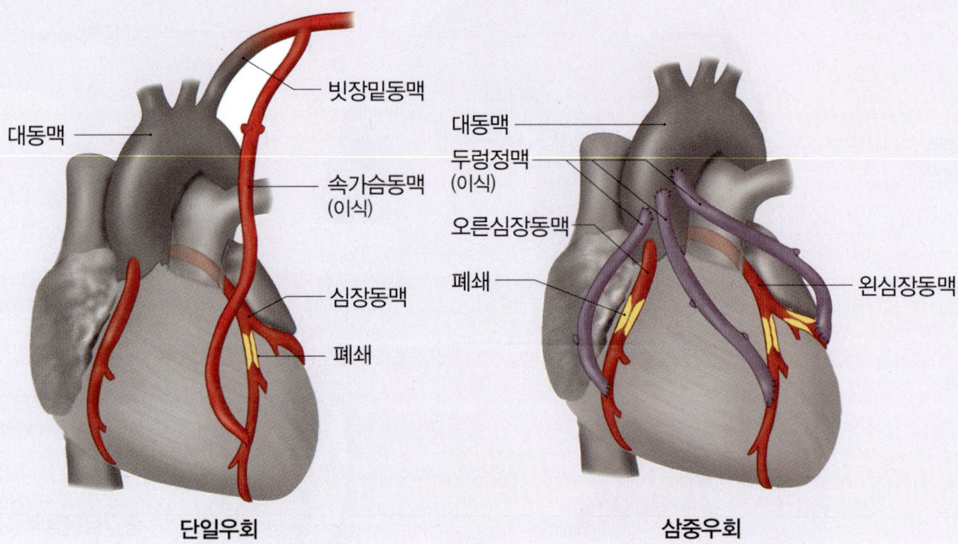

요점확인

1. 심장의 심방과 심실의 기능은 무엇인가?
2. 심장에 있는 판막의 종류에는 무엇이 있는가?
3. 심장의 내벽을 무엇이라고 하는가?
4. 심장의 귀는 무엇인가?

5. 심장의 기능적 특성

(1) 자동능(automaticity)

심장은 자발적으로 흥분하고 율동적으로 수축을 일으킨다. 이처럼 심장이 스스로 흥분하는 능력을 **자동능**이라고 한다. 이 자동능은 **특수심장근육**에 특히 잘 발달해 있다. 또한 자동능은 신경지배를 받지 않아 신경이 절단되어도 자동적으로 흥분해서 박동을 계속한다.

(2) 실무율(all or none law)

심장근육을 전기로 자극할 때 문턱값(역치) 이상이면 자극의 세기와 관계없이 근육수축의 크기는 항상 최대로 일정하며, 이를 **실무율**이라고 한다. 뼈대근육과 달리 심장근육은 세포집단으로서 항상 실무율에 따르는데, 이는 심장근육은 하나하나의 세포가 나뉘고 서로 틈새이음(gap junction)을 통해 **기능적 융합체**를 형성하기 때문이다.

(3) 불응기(refractory period)

심장근육은 뼈대근육과 달리 강직수축을 일으키지 않는다. 이는 심장근육은 불응기가 긴 특성에 기인한다. 신경세포나 근(육)세포에 문턱자극을 수 밀리세컨드(msec) 이내의 간격으로 반복해서 가하면 맨 처음 자극에는 반응하여 활동전위가 일어나지만, 이후 일정 기간의 자극에는 상응하는 활동전위의 발생이 관찰되지 않는다. 이 기간을 **불응기**라고 한다.

뼈대근육의 불응기는 수msec 정도인 데 비해 심장근육은 절대불응기가 200~250msec, 상대불응기가 50msec이다. 따라서 심장근육은 빈번하게 자극을 가해도 뼈대근육에서 관찰되는 수축의 가중이나 강직수축은 일어나지 않는다.

(4) 흥분성(excitability)과 전도성(conductivity)

심장은 흥분성과 전도성을 가진다. **흥분성**은 어떠한 자극에 대하여 반응할 수 있는 특성으로 활동전위를 형성할 수 있는 능력을 말하고, **전도성**은 세포막을 따라 전기적 충격을 전달하는 심장근육세포의 능력을 말한다.

(5) 수축성(contractility)

굴심방결절에서 발생한 흥분이 심장의 심장전도계통을 따라 심장근육 전체로 파급되면 심방과 심실은 각각 하나의 근(육)섬유처럼 동시에 수축하게 된다. 심장근육의 수축력은 일정한 범위 내에서는 심장근육섬유의 길이에 비례하는데, 이를 **스탈링의 심장법칙**(Starling law of heart)이라고 한다.

15

6. 심장의 주기적 활동

1) 심장근육의 수축기전

심장근육은 뼈대근육과는 형태가 다른 가로무늬근육으로, 그물 모양으로 연결된 심장근육섬유(심장근육세포)로 이루어진다. 심장근육섬유 사이의 연결면을 **사이원반**(개재원반, intercalated disc)이라고 하며, 접착영역이나 부착반점 등의 세포 사이 결합장치가 풍부하여 심장근육 사이를 강력하게 결합한다. 사이원반에는 이온이나 신호물질의 이동이 가능한 **틈새이음**(gap junction)이라는 결합장치가 있어서 심장근육세포 사이의 흥분전달에 작용한다.

심장근육섬유에 포함된 근(육)원섬유는 규칙적으로 배열되는 액틴잔섬유(가는근육잔섬유, actin filament)와 마이오신잔섬유(굵은근육잔섬유, myosin filament)로 구성되며, 이들 근(육)잔섬유가 미끄러짐으로써 근(육)섬유의 수축이 일어난다. 이 수축을 일으키는 것은 신경이나 심장전도계통을 통해 보내오는 전기자극이다. 즉, 전기자극이 심장근육에 도달하면 심장근육의 세포막에 탈분극(depolarization)이 일어나 세포막에서 이어지는 가로세관을 따라 전달된다. 가로세관 양 끝에는 근육세포질그물(근육형질그물, sarcoplasmic reticulum)의 종말수조가 있으며, 탈분극 자극에 의해 근육세포질그물에 함유된 칼슘이온(Ca^{2+})이 방출된다. 방출된 칼슘이온은 근(육)잔섬유의 미끄럼기전에 작용함으로써 수축이 일어난다(그림 8-12 참조).

2) 심장전도계통(conducting system)

심장에는 심장근육 외에도 자율적인 흥분과 수축을 하며 그 흥분을 일반 심장근육에 전달함으로써 심장수축을 일으키는 **특수심장근육**이 있다. 이 특수심장근육은 심장속막 아래를 지나가는 연결계통을 형성하는데, 이를 **심장전도계통**이라고 한다.

(1) 심장전도계통의 구성

심장전도계통은 **굴심방결절**(동(심)방결절, sinoatrial node, SA node), **방실결절**(atrioventricular node, AV node), **방실다발**(atrioventricular bundle), **푸르키네섬유**(조롱박섬유, Purkinje fiber)의 4가지 구조로 구성된다(그림 15-9).

① 굴심방결절(동(심)방결절, sinoatrial node, SA node)

위대정맥과 오른심방이 만나는 부분에 위치하며, 심장박동 리듬의 기원이 되기 때문에 **박동조율기**(pacemaker)라고도 불린다. 심장박동은 굴심방결절의 흥분으로 시작되며, 1분에 약 70회의 리듬으로 흥분한다.

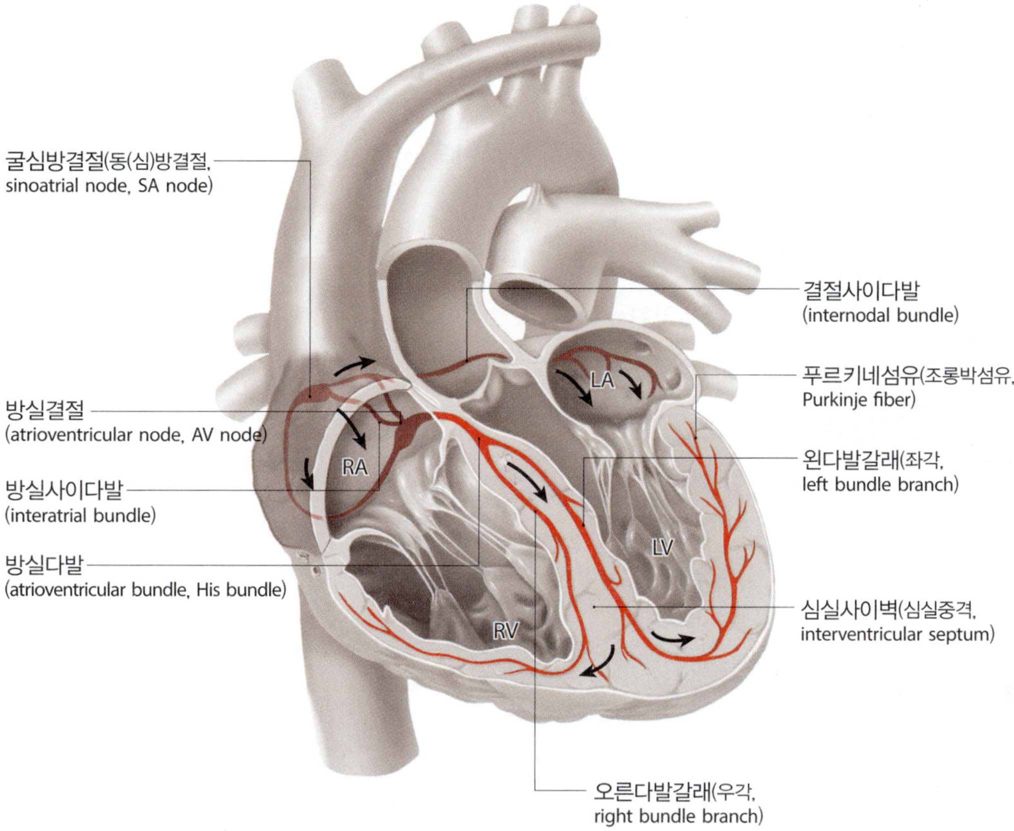

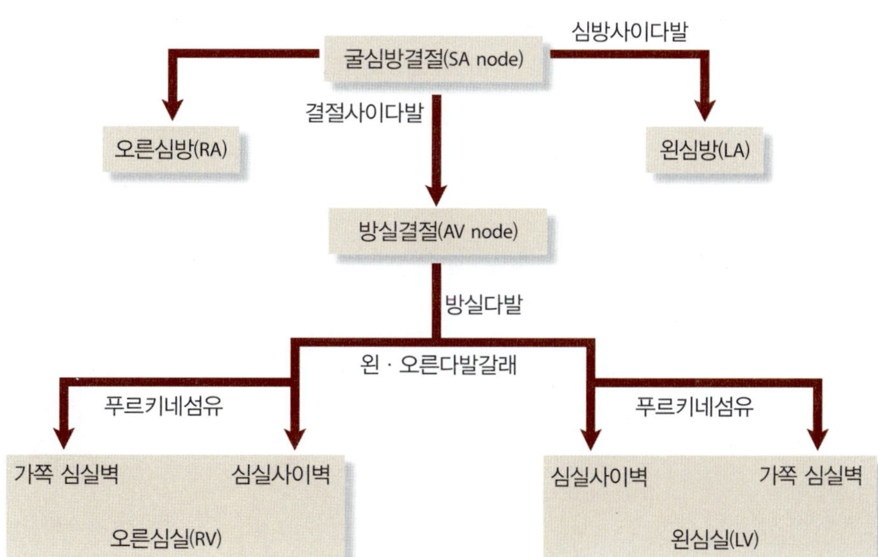

그림 15-9 심장전도계통

② **방실결절**(atrioventricular node, AV node)

오른심방의 심실사이벽에 위치하며, 오른심방으로부터 전도되어 온 흥분을 방실다발로 전달한다. 방실결절 자체도 자율적으로 흥분하는 성질이 있지만, 그 리듬은 매분 40회 정도여서 보통은 굴심방결절의 리듬에 가려져 있다. 방실결절은 심실로 퍼지는 심장전도계통의 시작부분을 이룬다.

③ **방실다발**(atrioventricular bundle)

심방과 심실 사이를 연락하는 유일한 자극전도로이다. 심실사이벽을 타고 앞아래쪽으로 내려와 **오른다발갈래**(우각, left bundle branch)와 **왼다발갈래**(좌각, right bundle branch)로 나뉘어 각각 오른심실과 왼심실로 향한다.

④ **푸르키네섬유(조롱박섬유, Purkinje fiber)**

좌우 심실의 수축을 일으키기 위해 심실벽에 위치한 섬유로, 심실벽 전체에 고루 퍼져 있다.

(2) 심장전도계통의 전도속도

심장전도계통에서 자극이 전도되는 속도는 방실결절이 0.01~0.05m/초로 가장 늦고, 푸르키네섬유가 2~4m/초로 가장 빠르다(그림 15-10).

활동전위가 굴심방결절에서 0(zero)으로 시작해서 심방으로 전달되어 방실결절, 방실다발, 푸르키네섬유, 심실까지 전달되는 총시간은 0.22초(220msec)이다. 방실결절을 통과하는 전도속도는 총전도속도의 1/2인데, 이는 방실결절의 전도속도가 가장 느리기 때문이다. 굴심방결절에서 시작된 심장의 활동전위가 심방을 먼저 탈분극시킨 후 방실결절에서 잠시 쉬어간 후(방실지연이라 함) 심실을 탈분극시키므로 심방과 심실이 동시에 수축하지 않게 된다.

전도속도	
심방	1m/초
방실결절 (AV node)	0.01~0.05m/초
푸르키네섬유	2~4m/초

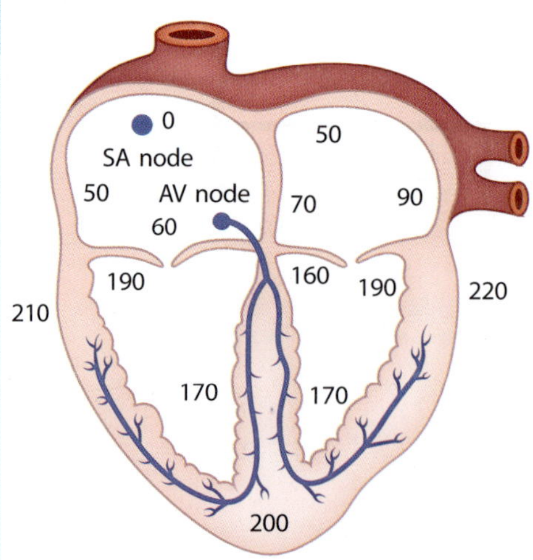

그림 15-10 심장전도계통의 전도속도

심장 위의 숫자는 0으로 시작된 굴심방결절의 활동전위가 진행되는 시간을 0.001초(msec)로 표시한 것이다.

(3) 심장의 활동전위

심장근육세포의 안정막전위(resting membrane potential)는 −90mV이며, 심장근육이 자극되면 활동전위를 발생시킨다. 세포 내의 활동전위 파형을 곡선으로 나타낸 것을 **활동전위곡선**이라고 하며, Phase 0~4로 구분한다(그림 15-11, 표 15-1).

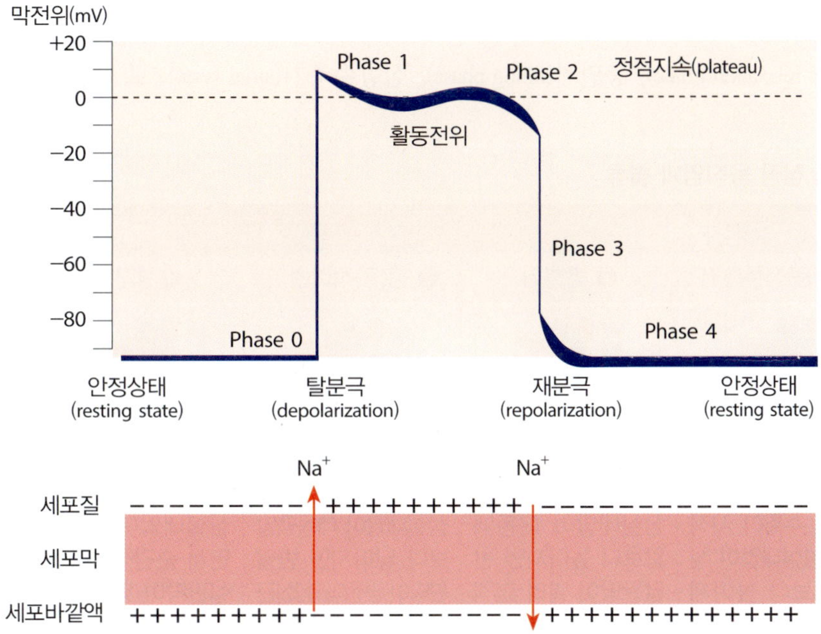

그림 15-11 활동전위곡선

표 15-1 심장의 활동전위

구분	변화
Phase 0(빠른탈분극기)	심방, 심실, 푸르키네섬유의 활동전위는 매우 빠른 탈분극으로 시작된다(가시파, upstroke). 심장근육세포막이 자극을 받아 어느 정도 탈분극되면 소듐이온(Na^+)에 대한 막의 투과도가 일시적으로 증가하여 0mV를 지나서 가시전압을 형성한다.
Phase 1(초기재분극기)	심실, 심방, 푸르키네섬유가 재분극을 일으키는 단계로, 가시파가 일어난 직후 나타난다. 막의 탈분극이 진행되면 높아진 Na^+의 투과도가 낮아진다. 포타슘이온(K^+)의 투과도가 높아져 세포바깥으로 유출되며 재분극 상태가 나타난다.
Phase 2(정점지속기)	수백 msec(1/1,000초) 동안 전압이 길게 이어져 막전위가 일정하게 유지되는 기간으로, 심장근육세포 활동전위의 특성을 나타내는 시기이다. 칼슘이온(Ca^{2+}) 통로가 느리게 활성화되고, Ca^{2+}의 세포 내 유입량과 K^+의 세포 바깥 유출량이 평형을 이룬다.
Phase 3(재분극기)	막전위가 안정막전위까지 급속히 재분극되는 시기이다. 정점지속기 후 Ca^{2+}의 세포 내 유입이 차단되고 K^+의 세포바깥유출이 증가한다.
Phase 4(안정막전위기)	막전위가 재분극되어 약 −90mV로 되돌아가는 시기이다. 심장근육세포의 활동전위는 신경이나 뼈대근육섬유에 비해 100배 이상 길게 나타나는데, 이는 활동전위가 끝날 때까지는 새로운 활동전위를 형성할 수 없어 불응기가 길어짐을 의미하며, 뼈대근육과 달리 가중이나 강직수축이 일어날 수 없어 결과적으로 심장근육은 펌프로서 기능할 수 있게 된다.

3) 심장주기(cardiac cycle)

심장은 주기적으로 수축과 이완을 반복하는데, 이 수축과 이완이 1회 경과하는 것을 **심장주기**라고 한다. 심장의 수축은 오른심방의 굴심방결절에서 시작된다. 이어서 좌우 심방이 거의 동시에 수축하고 그 다음에 좌우 심실이 수축한다. 안정 시 심장박동수가 분당 75회일 경우 심장주기는 0.8초가 된다.

심장주기는 왼심실내압의 변화와 판막의 개폐를 기준으로 크게 **수축기**(systole)와 **확장기**(diastole)로 나뉜다. 수축기는 다시 등(용)적수축기(isovolumic contraction phase), 박출기(ejection phase)로 나뉘고, 확장기는 등(용)적이완기(isovolumic relaxation phase), 충만기(filling phase), 심방수축기(atrial systole)로 나뉜다(표 15-2, 그림 15-12).

표 15-2 각 주기의 심장 움직임과 혈류

심실 주기	수축기		확장기		
	❶ 등(용)적수축기	❷ 박출기	❸ 등(용)적이완기	❹ 충만기	❺ 심방수축기
심장의 움직임과 혈류	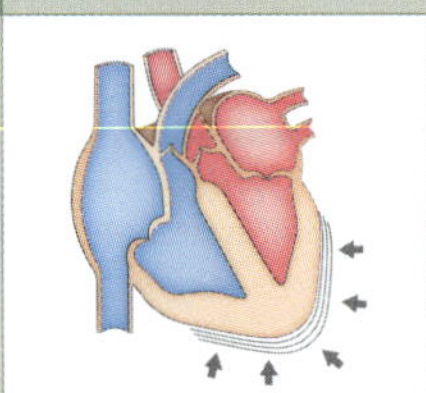	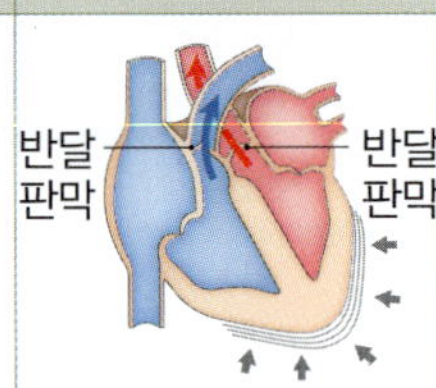	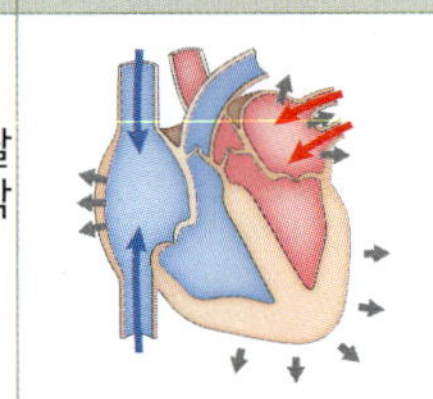	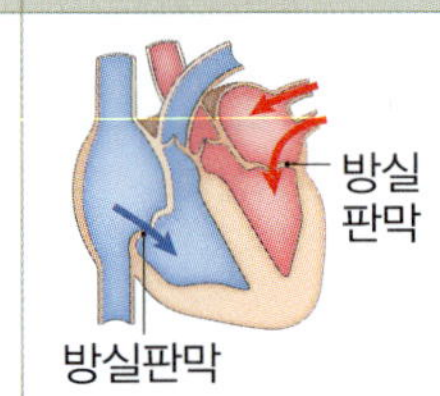	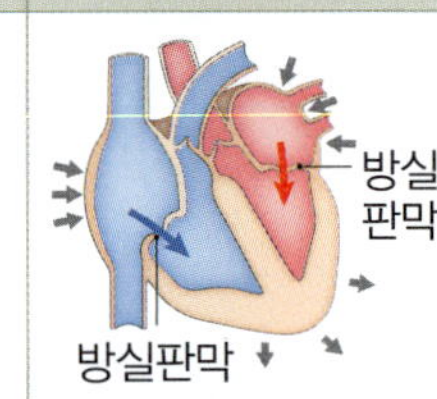
	심실의 수축이 시작된다. 심실내압이 심방내압보다 높아지면 방실판막이 닫힌다. 반달판막도 닫혀 있다.	심실내압이 대동맥압보다 높아지면 반달판막이 열려 혈액이 심실에서 동맥으로 보내진다. 방실판막은 닫혀 있다.	심실내압이 대동맥압보다 낮아지면 반달판막이 닫힌다. 심실근육이 이완하여 내압이 저하한다. 혈액은 심방으로 들어온다.	심실내압이 감소하면서 순간적으로 방실판막이 열리고 심방으로부터 심실로 혈액이 흘러 들어 심실 용적이 커진다.	심방이 수축한다. 좌우의 방실판막이 열리고 심방에 모여 있던 혈액이 심실로 흘러 들어간다. 반달판막은 닫혀 있다.

(1) 수축기(systole)

심실수축이 시작되어 대동맥판(막)이 닫힐 때까지를 **수축기**라고 한다. 심실에 혈액이 가득 차고 심실로 탈분극파가 전달되어 빠르고 강하게 수축하게 된다. 심실수축이 시작되면 심실내압이 상승하여 방실판막이 닫히고, 심실내압이 대동맥압보다 높아지면 대동맥판(막)이 열린다. 그동안(약 0.05초) 심실의 용적은 변하지 않으며(**등(용)적수축기**), 계속해서 대동맥판(막)이 열리면 혈액이 박출된다(**박출기**).

(2) 확장기(diastole)

대동맥판(막)이 닫힌 후 심실수축이 시작될 때까지를 **확장기**라고 한다. 심실의 재분극파가 전달되면서 심실이 이완되는 시기이다. 처음 0.1초 정도는 동맥판막과 방실판막이 모두 닫혀 있으며 심실용적도 변하지 않는다(**등(용)적이완기**). 심실내압이 심방내압보다 낮아지면 방실판막이 열리고 혈액은 심방에서 심실로 유입된다(**충만기**). 확장기 후반에 심방이 수축하며 심방의 혈액을 조금이라도 더 심실로 보내려고 한다(**심방수축기**). 심실혈액 유입량의 10~40% 정도가 심방수축기에 일어나며, 심방의 수축은 심방의 탈분극이 진행되면서 이루어진다.

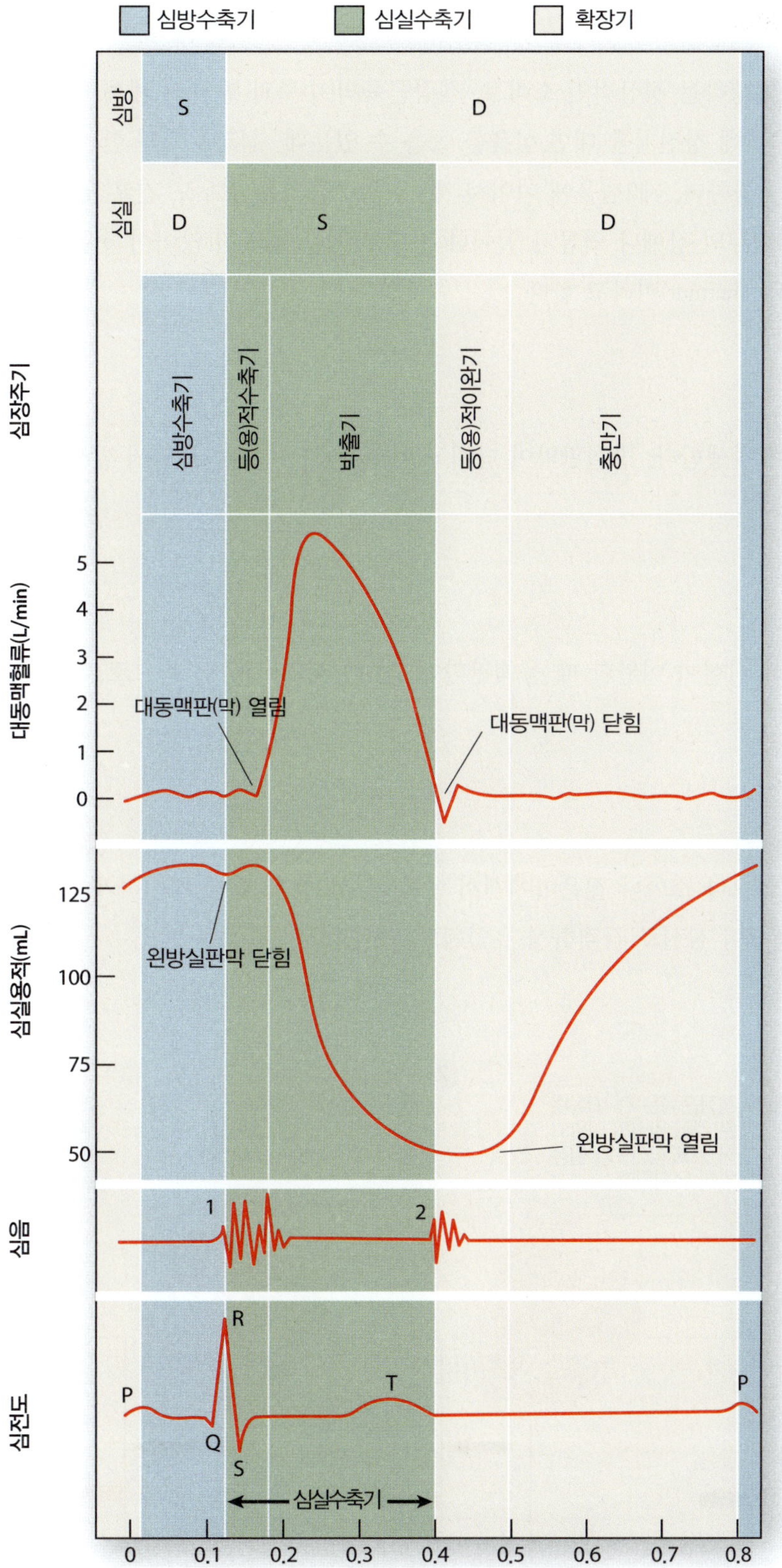

그림 15-12 심장주기에 동반한 여러 변화

4) 심음(cardiac sound)

심음은 심장에서 발생하는 정상적인 소리로, 심장근육의 수축과 판막의 폐쇄 및 혈액의 흐름 등에 의해 발생한다. 앞쪽 가슴벽에 청진기를 대면 심음을 들을 수 있는데, 심장주기의 한 주기마다 **제1심음**과 **제2심음**의 2가지 소리가 발생하며, 제2심음에 이어서 제3심음이 들리는 경우도 간혹 있다(그림 15–12).

병적 상태에서는 혈류의 장애나 역류가 일어나 정상 시에는 들리지 않아야 하는 소리가 들리게 되는데, 이를 **심(장)잡음**(cardiac murmur)이라고 한다.

(1) 제1심음

심실수축 초기에 발생한다. 방실판막이 닫히고 심실근육이 수축함으로써 발생하는 음으로, 비교적 길고 낮으며 둔탁하다.

(2) 제2심음

수축기가 끝나고 심실이 이완할 때 동맥판막이 닫히면서 발생하는 음으로, 약간 높은 주파수의 짧고 지속성 있다.

(3) 제3심음

보통은 들리지 않으나 소아나 젊은이에게서 운동 후 제2심음 뒤에 희미하게 들리기도 한다. 저주파수의 작은 음으로 혈액이 심실로 급격하게 유입됨으로써 발생한다.

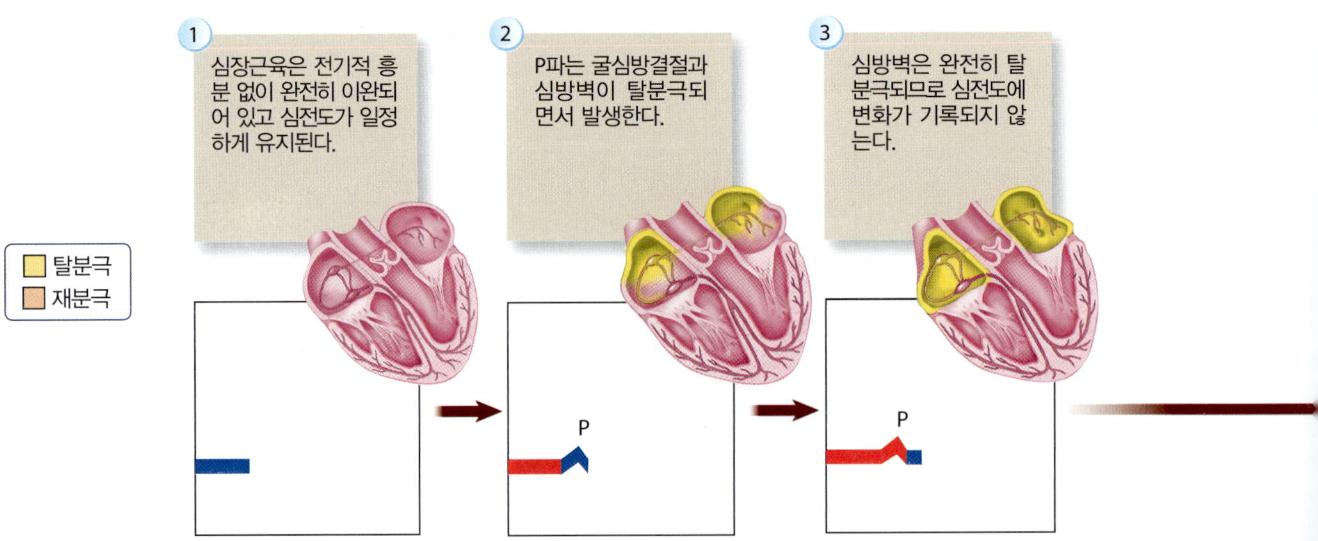

5) 심전도(electrocardiogram, ECG, EKG)

심장수축의 바탕이 되는 심장근육의 전기적 흥분은 인체 표면으로 퍼지는 작은 전류를 생성한다. 전극을 체표에 부착함으로써 이러한 전기신호를 기록할 수 있는데, 이를 **심전도**라고 한다. 일반적으로 심전도는 손발에 부착한 전극을 통해 기록하는 양극유도(I, II, III, aVR, aVL, aVF)와 가슴의 전극을 통해 기록하는 가슴유도(V1~V6)의 12유도를 사용한다.

심전도의 주요 파형은 **P파**(P wave), **QRS복합파**(QRS complex), **T파**(T wave)의 3가지이다. P파는 심방의 흥분을 나타내고, QRS복합파는 심실의 흥분을 나타내며, T파는 심실흥분의 회복을 나타낸다(그림 15-12, 15-13). 인접한 R간격으로는 심장박동수를, QRS의 폭으로는 심실흥분의 전달 모습을 측정할 수 있으며, QT간격으로는 심실수축 시간을 측정할 수 있다.

뿐만 아니라 파형이나 리듬의 변화를 통해 경색이나 심부전, 부정맥, 전해질(K나 Ca 등) 이상도 진단할 수 있다. 특히 경색 등의 허혈심장질환에서는 ST부분에 특징적인 변화가 나타나므로 어느 유도로 출현했는지를 파악함으로써 병터 부위를 추정할 수도 있다.

요점확인

1. 심장의 자연적인 박동조율기는 어떤 구조인가?
2. 심장의 수축기와 이완기란 무엇인가?
3. 심전도에는 어떤 정보가 나타나는가?

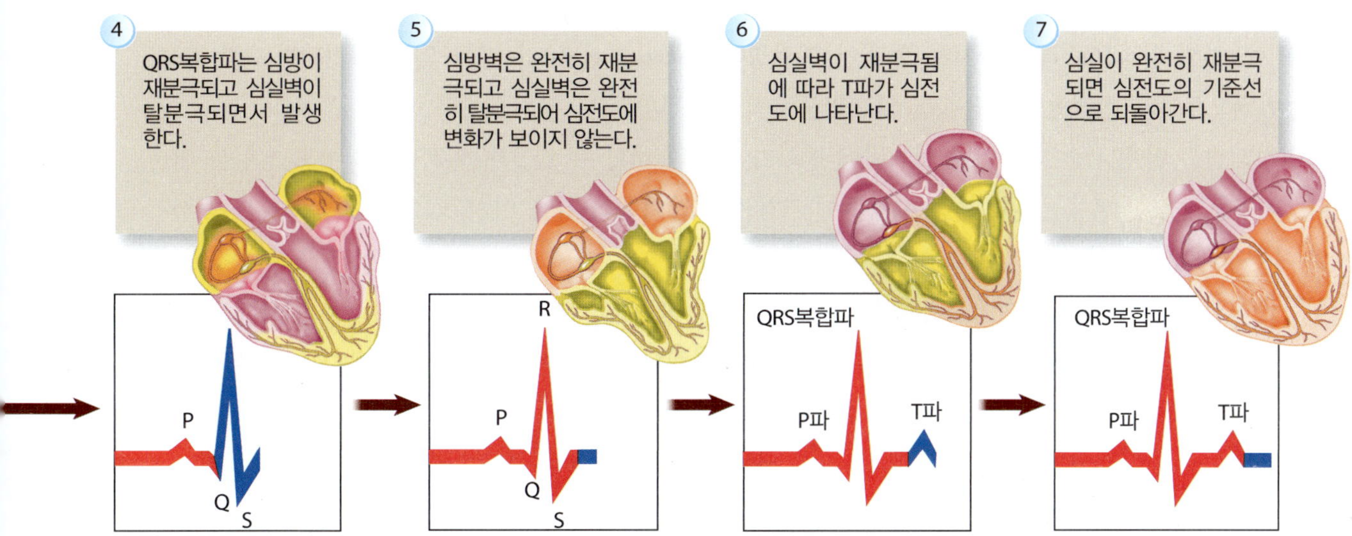

그림 15-13 심전도

7. 심장박동수와 심(장)박출량

1) 심장박동수(heart rate)

심장박동수란 1분 동안 심장이 뛰는 횟수를 말하며, 정상 성인의 안정 시 평균 심장박동수는 약 70회이다. 성인 남성이 62~72회인 데 비해 여성은 70~80회로 약간 많다. 노인은 심장박동수가 적고, 소아는 많다. 태아와 신생아는 130~145회, 영유아는 110~130회, 소아는 80~90회이다.

자율신경은 심장박동을 변경하여 심장박동수를 높이거나 낮출 수 있다. 교감신경성인 심장신경(cardiac nerve)의 신경세포는 신경전달물질인 노르에피네프린(norepinephrine)을 방출하여 굴심방결절의 평소 속도를 높여 심장박동수를 증가시킨다. 반대로 미주신경(제X뇌신경)의 신경세포가 굴심방결절의 속도를 줄이기 위해 아세틸콜린(acetylcholine)을 방출하면 심장박동수가 감소한다.

심장에 대한 교감신경성 신호와 부교감신경성 신호의 대항적 영향 간 균형은 다양한 요인에 의해 바뀔 수 있다. 예를 들어 운동 중 혈중 CO_2 수치가 상승하면 심장박동수가 반사적으로 상승하는데, 이는 혈액 기체의 항상성을 회복하려는 인체의 작용이다. 또 혈압이 갑자기 떨어지면 심장에서 정상적인 혈류를 회복하기 위해 심장박동수를 반사적으로 증가시킨다.

항상성 유지를 위협하는 스트레스는 뼈대근육에 작용하여 심장박동수의 갑작스러운 증가를 유발할 수 있다. 다양한 부정맥(dysrhythmia)은 심장의 정상적인 리듬을 방해하여 심장박동수에 영향을 미칠 수 있다.

2) 심(장)박출량(cardiac output)

(1) 일회박출량(stroke volume)

심실이 1번 수축해서 대동맥과 허파동맥으로 박출하는 혈액량을 말한다. 심실에서 박출되는 혈액량은 정맥에 의해 심장으로 되돌아가는 혈액인 복귀정맥혈(venous return)의 양에 의해 결정된다(**그림 15-14**). 일반적으로 복귀정맥혈이 많을수록 일회박출량이 많아진다.

복귀정맥혈은 탈수나 출혈로 인해 혈액량에 변화가 있으면 변할 수 있으며 일회박출량에도 영향을 미친다. 호흡을 포함한 뼈대근육의 운동은 정맥에 가해지는 압력에 영향을 미치고, 이는 정맥혈류를 증가시켜 복귀정맥율을 증가시킨다.

심장근육의 수축 강도도 일회박출량을 결정하는 데 도움이 된다. 이온의 불균형은 근(육)섬유의 기능에 영향을 미쳐 수축을 억제함으로써 일회박출량을 감소시킨다. 판막장애, 심장동맥폐색, 심근경색증은 모두 일회박출량을 감소시켜 결과적으로 심장박출량을 감소시킨다.

(2) 심(장)박출량(cardiac output)

왼심실 또는 오른심실에서 1분당 박출되는 총혈액량을 말한다(**그림 15-14**). 안정 시 성인 남성에서는 평균 약 5,000mL이고, 여성에서는 남성보다 5~10% 정도 적게 박출된다. 운동 시에는 교감신경에 의한 심장기능의 활성화로 증가한다.

심(장)박출량은 심장박동수와 일회박출량에 의해 결정된다. 심(장)박출량이 감소하면 피로가 발생하고, 비정상적으로 감소하면 사망에 이를 수도 있다.

심(장)박출량 = 일회박출량 × 심장박동수

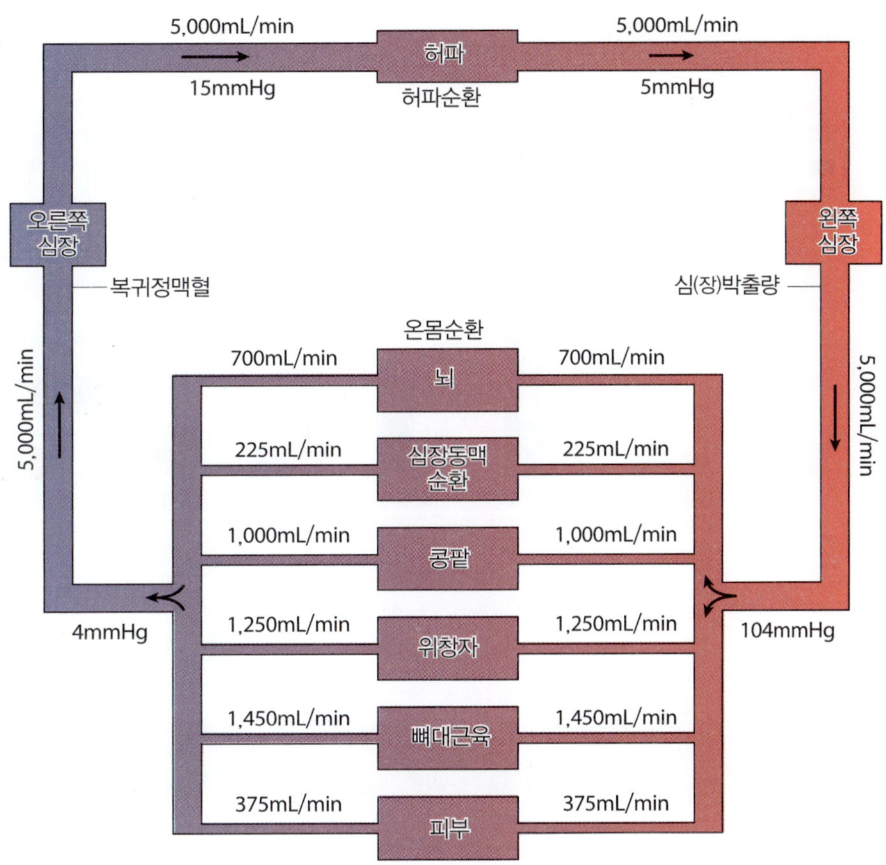

그림 15-14 심(장)박출량

안정 시 심(장)박출량인 5,000mL이 인체의 다양한 계통과 기관에 분포되어 있음을 나타낸다.

요점확인

1. 심(장)박출량에 영향을 미치는 2가지 주요 요인은 무엇인가?
2. 사람의 심장박동수가 증가하면 심(장)박출량에 어떤 일이 일어나는가?
3. 과다출혈이 일어나면 심(장)박출량에 어떤 영향을 미치는가?

15

건강과 웰빙

● 운동 중의 혈류 변화

운동 중에는 전반적인 혈류의 속도가 증가할 뿐만 아니라 인체의 다른 기관을 통한 상대적인 혈류량도 변한다. 운동하는 동안 혈액은 콩팥과 소화기관에서 뼈대근육, 심장근육, 피부로 향한다. 혈액의 경로 변경은 일부 조직의 세동맥에서 근육을 수축시키고(혈류를 감소) 다른 조직의 세동맥을 이완시킴으로써(혈류를 증가) 이루어진다.

이러한 변화를 통해 항상성을 유지할 수 있는 이유는 근육이 운동에 필요한 에너지를 생산하기 위해 포도당과 산소 등의 물질을 사용함에 따라 근육의 포도당과 산소 수치가 급격히 떨어지기 때문이다. 혈류가 증가하면 포도당과 산소가 정상 수준으로 더 빨리 회복된다. 활동적인 근육에서 따뜻해진 혈액은 피부로 흘러 들어가 냉각된다. 이것은 체온이 너무 높아지는 것을 방지한다.

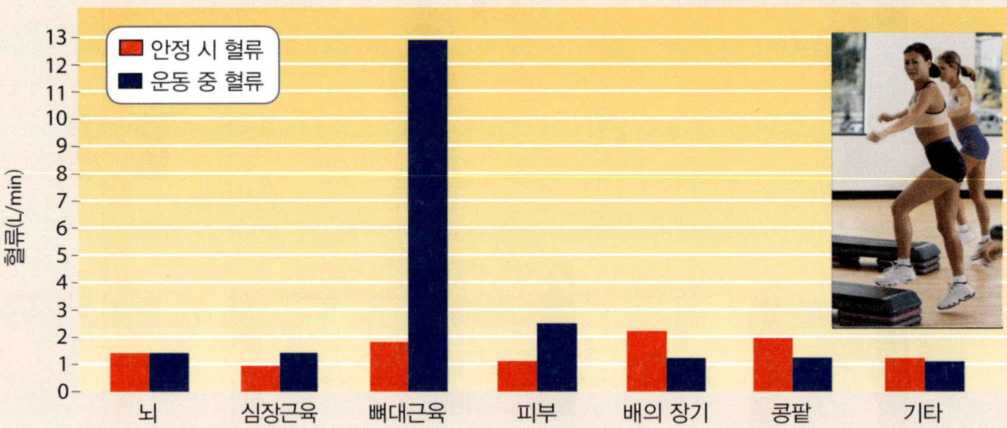

2. 혈관

혈액이 다양한 기능을 수행하려면 일정한 통로를 통해 인체의 모든 기관과 조직 안을 순환해야 한다. 이때 혈액이 온몸을 흐르게 하는 통로가 **혈관**(blood vessel)이다.

1. 혈관벽의 구조

동맥이나 정맥은 심장에서 멀어질수록 지름이 가늘어지고 벽의 두께도 얇아진다. 또한 같은 부위의 동맥과 정맥을 비교해보면 동맥벽이 정맥벽보다 훨씬 두껍다. 이처럼 동맥과 정맥은 그 안을 흐르는 혈액의 압력이 달라서 혈관벽을 구성하는 조직에도 차이가 있지만, 기본적으로 **바깥막**(외막, adventitia), **중(간)막**(tunica media), **속막**(내막, tunica intima)의 3층 구조로 이루어져 있다(그림 15-15).

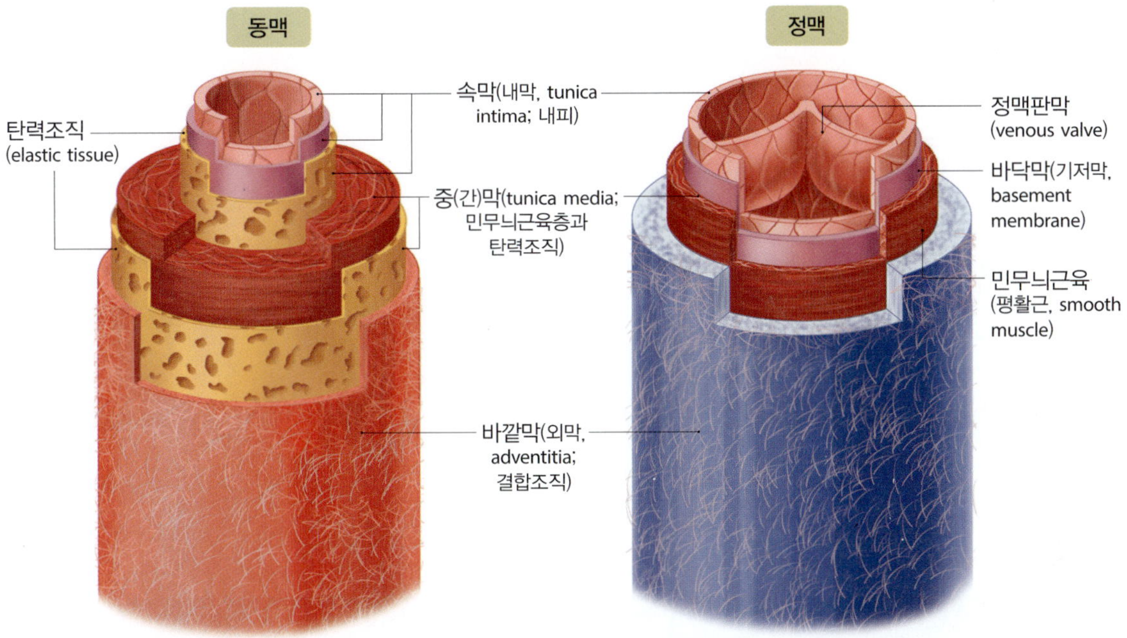

그림 15-15 혈관벽의 구조
근육층은 동맥보다 정맥에서 훨씬 얇고 정맥에는 판막이 있다.

1) 바깥막(외막, adventitia)

바깥막은 동맥이나 정맥을 둘러싸고 있는 결합조직의 가장 바깥층을 말한다. 바깥막은 주변 조직의 세포바깥바탕질(세포외바탕질, extracellular matrix)과 연결되어 혈관을 제자리에 고정하는 역할을 한다.

2) 중(간)막(tunica media)

중(간)막은 동심원으로 배열된 민무늬근육(평활근, smooth muscle)과 탄력성이 있는 탄력섬유(elastic fiber)로 구성된다. 중(간)막은 정맥보다 동맥에서 훨씬 더 두꺼운데, 이는 심실수축기에 발생하는 큰 압력을 견디기 위함이며, 동맥에서 혈압을 유지하고 혈액 분포를 조절하는 중요한 역할을 한다. 중(간)막은 민무늬근육이기 때문에 자율신경의 지배를 받는다.

특히 세동맥벽을 둘러싸고 있는 민무늬근육세포는 모세혈관층으로 흐르는 혈액의 양을 조절하기 위해 수축하거나 이완할 수 있다.

3) 속막(내막, tunica intima)

속막은 내피세포로 이루어진 내피(endothelium), 그 밑의 바닥막(기저막, basement membrane), 소량의 결합조직으로 구성된다. 때로 탄력 있는 섬유조직의 얇은 층을 포함하기도 한다.

2. 혈관의 종류와 기능

혈관은 심장에서 박출되는 혈액을 말초로 내보내는 **동맥**(artery), 말초에서 심장으로 혈액을 되돌리는 **정맥**(vein), 동맥과 정맥 사이에 있어 동맥혈 속의 산소와 영양소를 각 조직에 공급하는 **모세혈관**(capillary)의 3종류로 나눌 수 있다(표 15-3).

혈관의 면적비율은 동맥 : 모세혈관 : 정맥에서 약 1 : 700 : 2이고, 온몸의 혈액량 분포는 동맥 20%, 모세혈관 5%, 정맥 75%이다.

표 15-3 혈관의 종류와 특징

혈관	대동맥	세동맥	모세혈관	세정맥	대정맥
	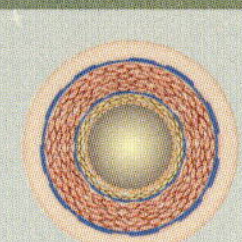	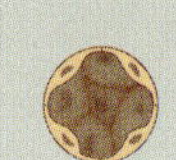	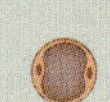	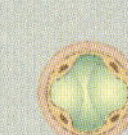	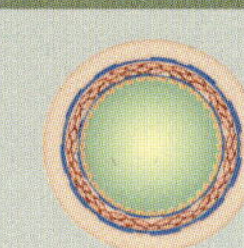
속지름	25mm	30μm	8μm	20μm	30mm
벽두께	2mm	20μm	1μm	1μm	1.5mm
내피	++	++	+	+	+
탄력조직	+++	+			++
민무늬근육	++	+++			++
섬유조직	+++	+		+	++
기능	탄력혈관 (박동적인 혈류를 연속적인 혈류로 변경)	저항혈관 (혈관저항을 바꾸어 혈류량 조절)	교환혈관 (물질교환, 기체교환)		용량혈관 (순환혈액의 저장작용)

1) 동맥(artery)

동맥은 혈관 안을 흐르는 혈액은 압력이 강하기 때문에 그에 대응하기 위해 혈관벽이 두껍다(그림 15-15). 인체에서 가장 큰 동맥인 **대동맥**(aorta)에는 중(간)막에 탄력성이 있는 탄력섬유가 층을 이루며 존재하여 **탄력동맥**(elastic artery)이라고 불린다. 심장에서는 거의 0인 확장기혈압이 동맥에서 일정 수준으로 유지되는 것도 바로 이 탄력성 때문이다. 이에 비해 팔, 다리, 내장 등에 분포하는 대동맥 가지인 **동맥**(artery)은 중(간)막에 탄력섬유가 거의 없고 대부분 민무늬근육이기 때문에 **근육동맥**(muscular artery)이라고 불린다. 이러한 유형의 동맥은 민무늬근육이 말초혈류의 조절에 관여하기 때문에 분배동맥이라고도 한다. **세동맥**(ateriole)은 동맥이 차츰 가늘어져 미세혈관이 되기 직전의 동맥으로, 교감신경의 지배를 받으며 혈압에 가장 많은 영향을 미치는 부위이며 **저항혈관**이라고도 불린다.

동맥과 세동맥은 심장에서 인체의 모든 부분에 있는 모세혈관으로 혈액을 분배한다. 또한 세동맥은 수축하거나 확장함으로써 동맥혈압을 정상수준으로 유지하는데, 이는 혈액순환에 중요한 역할을 한다.

2) 정맥(vein)

정맥은 높은 압력을 받는 일이 없어서 동맥에 비해 속막이나 중(간)막이 얇고 근육이나 탄력섬유가 적기 때문에 탄력성이 부족하다(그림 15-15). 따라서 정맥은 혈액을 보내는 힘이 약해 심장으로 되돌아가려면 가슴안이나 심장의 음압(흡인력), 정맥 주위 근육수축(근육펌프) 등의 보조가 필요하다. 팔다리의 정맥에는 **판막**(valve)이 있어 역류를 방지하는데, 특히 다리에서는 중력에 의한 역류를 방지한다. 판막은 근육수축을 이용하는 근육펌프의 판막으로서 작용하여 정맥혈이 심장에 되돌아오는 것을 돕는다(그림 15-16).

정맥은 온몸의 혈액을 저장하므로(75%) **용량혈관**(capacitance vessel)이라고도 불리며, 문맥(portal vein)은 소화관(위, 창자) 및 지라에서의 혈액을 모아 간으로 운반하는 정맥이다.

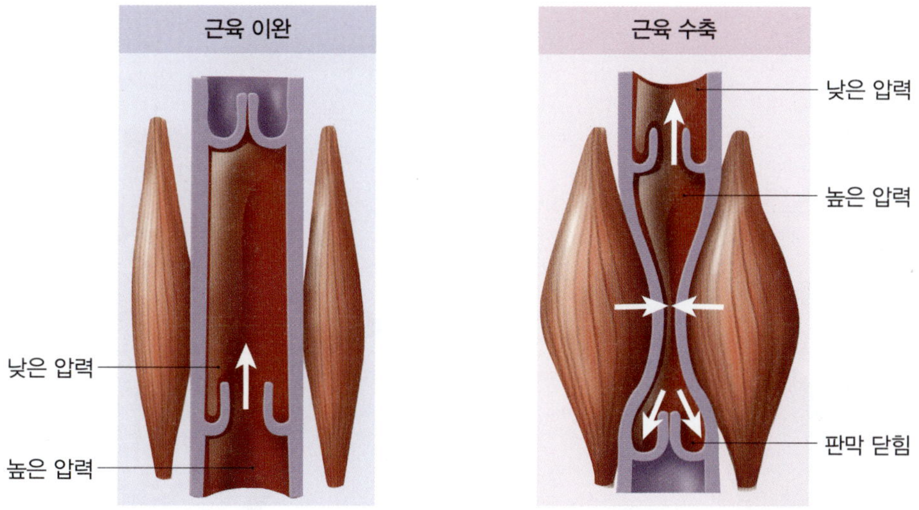

그림 15-16 정맥판막

3) 모세혈관(capillary)

모세혈관은 세동맥과 세정맥을 연결하는 지름 5~10μm의 가는 혈관이다. 그물 모양으로 연결되어 있어서 전체적인 용량이 크고 혈류도 느려 물질교환에 적합하다. 세포 곳곳에 산소와 영양소를 공급하고 대사산물을 회수할 수 있도록 조직 깊은 곳까지 그물 모양으로 분포해 있다. 다른 혈관벽과 달리 1층의 **내피세포**(endothelial cell), **혈관주위세포**(pericyte), **모세혈관전조임근**(precapillary sphincter)으로 구성된다(그림 15-17).

특히 물질교환이 활발한 영역(콩팥 등)에서는 내피세포에 다수의 작은 구멍이 있어(창(문)모세혈관) 물질이 통과하기 쉬운 구조이다. 그리고 간 등에는 크게 확장된 모세혈관이 있는데, 이를 굴모세혈관(sinusoidal capillary)이라고 한다(표 15-4).

모세혈관은 **교환혈관**으로서 심장혈관계통의 중심적인 기능을 수행한다. 예를 들어 포도당과 산소는 모세혈관의 혈액에서 사이질액으로 이동한 후 세포로 이동하고, 이산화탄소와 다른 물질은 반대방향인 세포에서 모세혈관으로 이동한다. 이때 두 가지 반대되는 힘인 **삼투압**과 **여과**가 모세혈관의 교환에 영향을 미친다.

모세혈관의 교환에 작용하는 힘은 위치에 따라 달라진다(그림 15-18). 모세혈관의 동맥 끝에서는 바깥쪽으로 향하는 힘이 지배적이어서 혈액에서 조직으로 체액을 이동시키려는 경향이 있다. 모세혈관의 정맥 끝에서는 안쪽으로 향하는 힘이 더 커서 체액을 조직에서 혈액으로 이동시키려는 경향이 있다. 혈액으로 이동하지 않은 과도한 조직액은 림프계통에 의해 수집되어 결국 정맥혈로 되돌아간다.

삼투압(예 : 혈장 알부민 수치) 또는 여과를 유도하는 정수압(예 : 혈압)에 영향을 미치는 요인은 모세혈관의 교환을 방해하여 조직의 탈수(dehydration)나 과다수분공급(overhydration)을 초래할 수 있다(자세한 내용은 Chapter 21 체액 · 전해질평형을 참조).

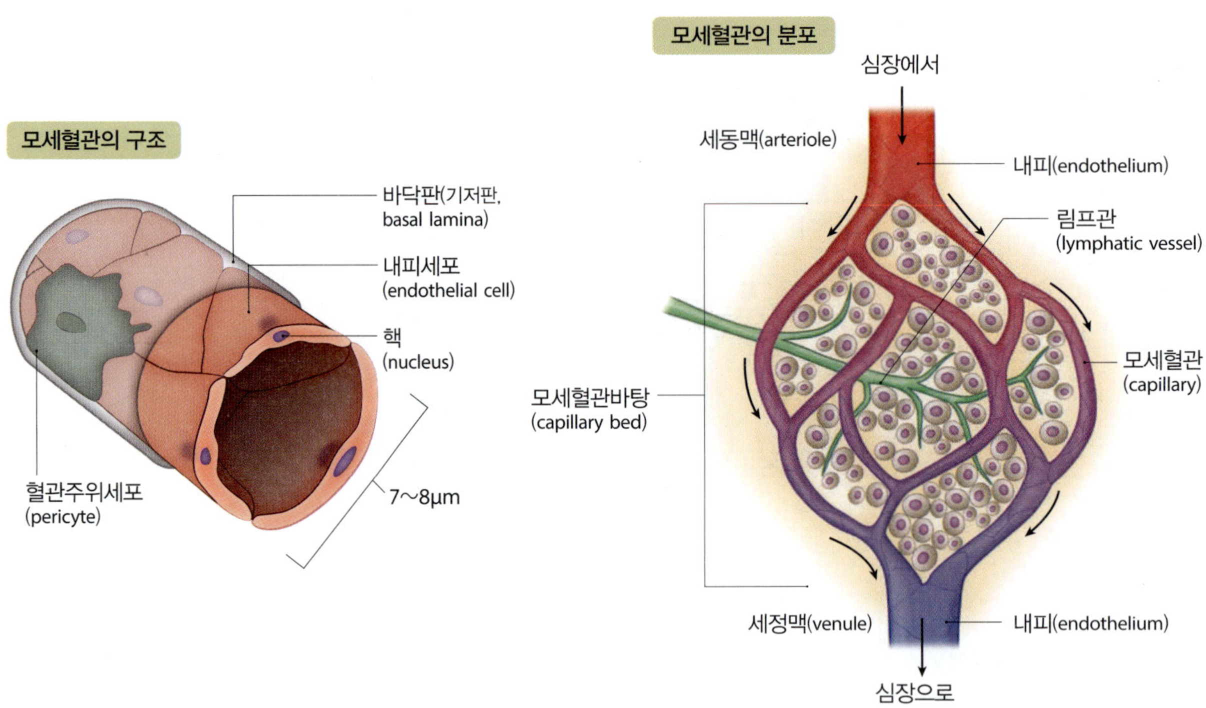

그림 15-17 모세혈관

표 15-4 모세혈관의 유형

유형	연속모세혈관 (continuous capillary)	창(문)모세혈관 (fenestrated capillary)	굴모세혈관 (sinusoidal capillary)
구조	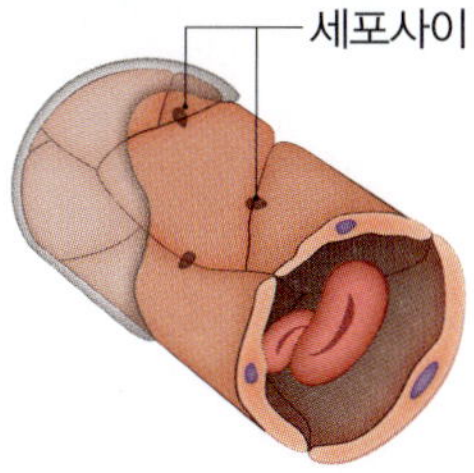	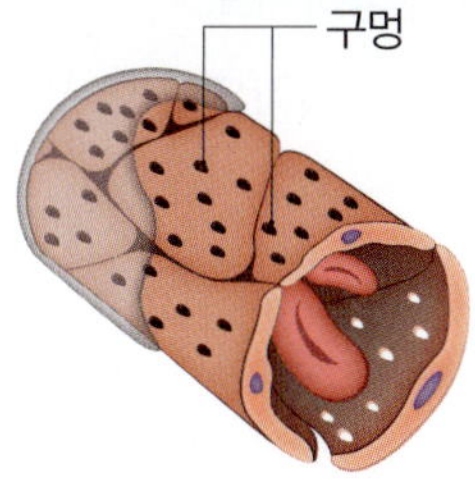	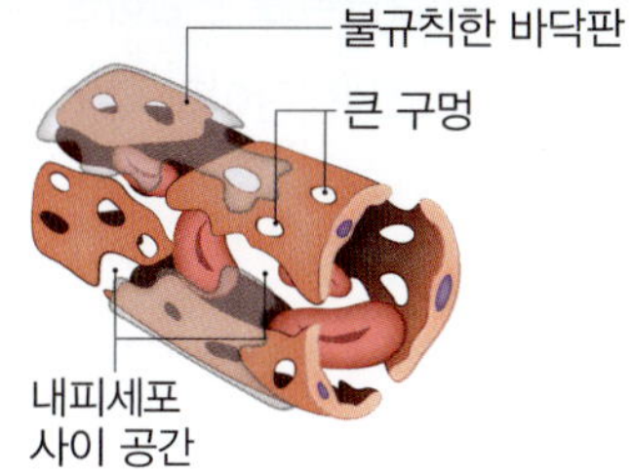
위치	근육, 피부 및 대부분의 신경조직과 결합조직	내분비기관과 작은창자, 콩팥	간, 지라, 림프기관, 골수
기능	최소한의 물질교환을 허용	많은 양의 체액과 입자가 큰 물질이 모세혈관벽을 통과하도록 허용	세포와 같은 큰 물질이 모세혈관벽을 통과하도록 허용

1. 모세혈관의 동맥 끝에서 혈압 바깥쪽으로 향하는 힘(혈액의 정수압)이 안쪽으로 향하는 힘(삼투압)보다 커서 유체가 혈관 밖으로 이동한다.

2. 모세혈관의 정맥 끝에서 안쪽으로 향하는 삼투압이 외부로 향하는 정수압보다 커서 유체가 혈관 안으로 들어온다.

3. 동맥 끝에서 모세혈관을 빠져나가는 유체의 약 90%는 정맥 끝을 나가기 전 혈액에 의해 회수된다. 나머지 10%는 결국 림프관을 통해 정맥혈로 회수된다.

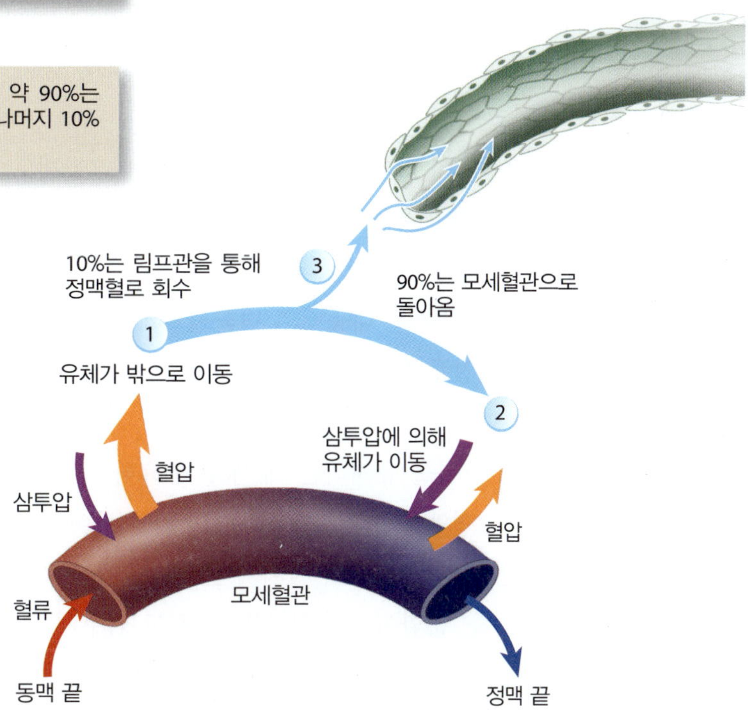

그림 15-18 모세혈관의 교환에 작용하는 힘

요점확인

1. 인체의 혈관을 크게 두 종류로 나누고 두 혈관의 차이점을 설명하시오.
2. 혈관벽을 구성하는 3가지 층을 설명하시오.
3. 모세혈관이란 무엇이고 인체에서의 역할은 무엇인가?

3. 혈류역학

혈류역학(hemodynamics)이란 혈액의 흐름에 영향을 미치는 요소를 연구하는 학문으로, 인체의 순환경로에서 혈액의 지속적인 흐름을 주도하는 것은 혈압이다.

1. 혈압의 정의

혈압(blood pressure)이란 심장에서 박출된 혈액이 혈관벽에 가하는 압력을 말한다. 압력 단위는 mmHg로 나타내는데, 압력이 낮은 정맥에서는 cmH_2O가 이용된다($1mmHg=1.36cmH_2O$). 혈압에는 동맥압(arterial pressure), 정맥압(venous pressure), 모세혈관압(capillary pressure) 등이 있으나 일반적으로 혈압이라고 하면 동맥압을 의미한다.

혈압의 세기는 동맥에서 가장 높고 정맥에서 가장 낮다. 실제로 혈관을 혈압에 따라 순서대로 나열하고 그래프를 그리면 대동맥압이 위쪽에 있고 대정맥압이 아래쪽에 있다(그림 15-19). 이를 **혈압기울기**(혈압차이, blood pressure gradient)라고 한다.

온몸순환에 대한 혈압기울기는 대동맥의 평균혈압과 오른심방으로 합류하는 대정맥 끝의 혈압 사이 차이이다. 대동맥의 평균혈압은 100mmHg이고, 정맥 끝의 압력은 0이므로 일반적인 정상 수치에서 혈압기울기는 100mmHg이다.

혈압기울기는 혈액의 흐름을 유지하는 데 매우 중요하다. 혈압기울기가 있으면 혈액이 순환하고, 반대로 혈압기울기가 없으면 혈액이 순환하지 않는다. 예를 들어 동맥압이 동맥의 평균압력과 같아질 정도로 낮아진다고 가정해보면 동맥과 세동맥 사이에 혈압기울기가 없어지고 동맥에서 세동맥으로 혈액을 이동시키는 힘이 사라진다. 즉, 순환이 멈추고 생명 자체도 멈추게 된다. 따라서 동맥압이 급격히 저하되는 경우가 발생하면 수술 중이든 다른 어떤 상황이든 이 치명적인 추세를 역전시키기 위해 응급조치를 신속히 취해야 한다.

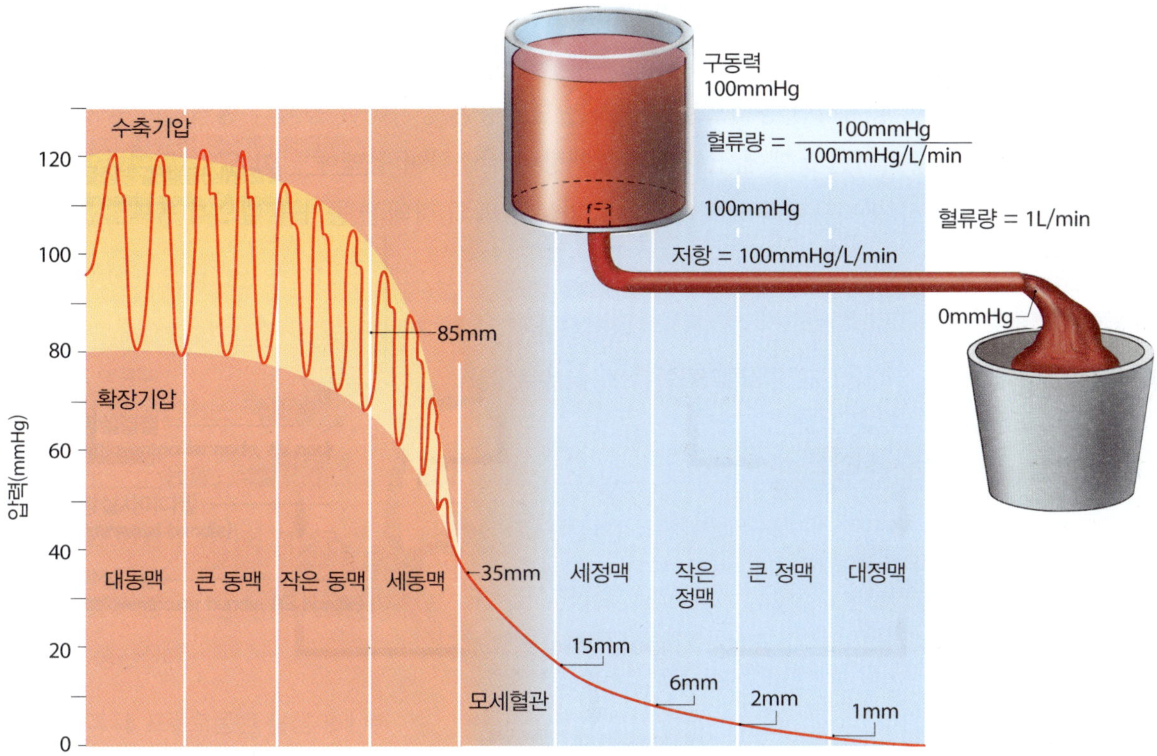

그림 15-19 혈압기울기
혈액은 혈압이 가장 높은 동맥에서 다소 낮은 동맥, 더 낮은 모세혈관으로 흐른다.

2. 혈압에 영향을 미치는 요인

혈압은 다양한 요인에 따라 수시로 변하는데, 혈액량, 심장의 수축강도, 심장박동수, 혈액의 점도, 혈관 저항 등이 관여한다.

1) 혈액량(blood volume)

혈압에 영향을 미치는 직접적인 원인은 혈관에 있는 혈액량이다. 예를 들어 동맥에 있는 혈액량이 많으면 많을수록 혈액이 동맥벽에 더 많은 압력을 가해 동맥압이 높아진다. 반대로 동맥에 혈액량이 적으면 적을수록 혈압이 낮아지는 경향이 있다(그림 15-20).

출혈(hemorrhage)은 혈액량과 혈압의 관계를 잘 설명해주는데, 출혈이 일어나 체내에서 혈액이 손실되면 혈압이 저하된다. 다른 예로 이뇨제(diuretics; 소변 배출량을 증가시켜 수분 손실을 촉진하는 약물)는 고혈압 치료에 흔히 사용되는데, 체내에서 수분이 손실되면 혈액량이 감소하여 혈압이 낮아지는 원리이다.

동맥에 있는 혈액량은 심장이 동맥으로 펌프질하는 혈액량과 동맥에서 배출되는 혈액량에 따라 결정된다. 세동맥의 지름은 동맥에서 세동맥으로 배출되는 혈액량을 결정하는 데 중요한 역할을 한다.

동맥압은 동맥의 혈액량에 정비례한다. 심(장)박출량과 말초저항은 동맥의 혈액량에 정비례하지만 심(장)박출량은 동맥으로 들어가는 혈액에 영향을 미치고, 말초저항은 반대로 동맥에서 나오는 혈액에 영향을 미친다. 심(장)박출량이 증가하면 동맥으로 들어가는 혈액량이 증가하여 동맥의 혈액량이 증가하는 경향이 있다. 말초저항이 증가하면 동맥에서 나오는 혈액량이 감소하여 동맥에 남아 있는 혈액량이 증가하는 경향이 있다. 따라서 심(장)박출량과 말초저항의 증가는 동맥의 혈액량 증가를 일으켜 동맥압을 증가시킨다.

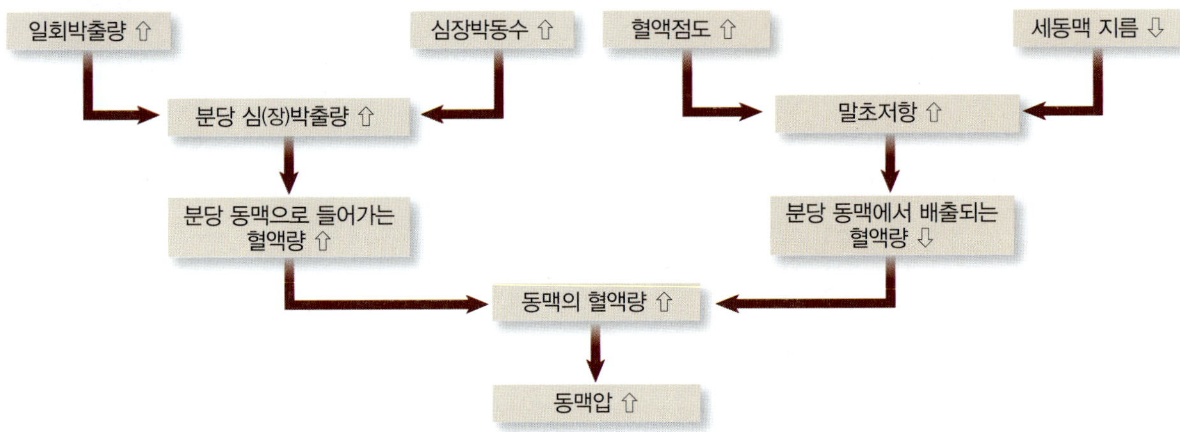

그림 15-20 **동맥의 혈액량과 혈압의 관계**

2) 심장의 수축강도(strength of heart contraction)

심장박동의 강도와 속도는 심(장)박출량과 혈압에 영향을 미친다. 왼심실이 수축할 때마다 일정량의 혈액을 대동맥과 다른 동맥으로 내보낸다. 수축이 강하면 대동맥과 동맥으로 더 많은 혈액을 박출하고, 반대로 수축이 약하면 박출하는 혈액이 적다.

왼심실이 1번 수축할 때 70mL의 혈액이 대동맥으로 흘러 들어가고, 심장은 분당 70회 박동한다고 가정하면 심(장)박출량은 4,900mL(70mL×70회)가 된다. 거의 5L의 혈액이 분당 대동맥과 동맥으로 들어간다.

만일 심장박동이 약해져 왼심실이 수축할 때 70mL가 아닌 50mL의 혈액만 대동맥으로 박출된다고 가정해보자. 심장이 여전히 분당 70회 수축한다면 대동맥으로 공급되는 혈액량은 훨씬 줄어 분당 3,500mL(50mL×70회)가 된다. 심(장)박출량의 감소는 동맥의 혈액량을 감소시켜 결과적으로 동맥압을 감소시킨다.

3) 심장박동수(heart rate)

심장박동은 동맥압에도 영향을 미칠 수 있다. 심장이 더 빨리 뛰면 더 많은 혈액이 대동맥으로 들어가기 때문에 동맥의 혈액량과 혈압이 증가할 것으로 추측할 수 있다. 이는 심장박동수가 증가할 때 심(장)박출량이 급격히 감소하지 않는 경우에만 해당한다. 하지만 심장이 매우 빨리 뛸 때는 왼심실의 수축이 너무 빨리 일어나서 혈액을 채울 시간이 거의 없기 때문에 대동맥으로 평소보다 훨씬 적은 양의 혈액을 박출한다. 예를 들어 심장박동수가 분당 70회에서 100회로 빨라지고 동시에 심(장)박출량이 70mL에서 40mL로 감소했다고 가정해보자. 분당 심(장)박출량은 4,900mL(70mL×70회)에서 4,000mL(40mL×100회)으로 변경된다. 이러한 조건에서는 동맥의 혈액량이 감소하므로 심장박동수가 증가하더라도 혈압은 감소하게 된다.

따라서 심장박동의 속도가 증가하면 혈압이 증가하고 속도가 감소하면 혈압이 감소한다고 볼 수 있지만, 심장박동수의 변화가 실제로 혈압에도 비슷한 변화를 일으키는지의 여부는 심(장)박출량의 변화와 그 정도에 달려 있다.

4) 혈액점도(blood viscosity)

혈압에 영향을 미치는 또 다른 요인에는 혈액점도, 즉 혈액의 농도가 있다. 혈액점도가 정상보다 낮으면 혈압이 낮아진다. 예를 들어 출혈이 있는 사람은 사이질액에서 체액이 혈액으로 이동한다. 이는 혈액을 묽게 하여 점도를 감소시키며 혈압이 떨어진다. 출혈 후에는 식염수를 주입하는 것보다 전혈이나 혈장 수혈이 선호되는데, 식염수는 점성이 있는 액체가 아니므로 혈압을 정상 수준으로 유지할 수 없기 때문이다.

적혈구증가증(polycythemia)에서는 적혈구 수가 비정상적으로 증가하여 혈액의 점도가 증가한다. 이로 인해 혈압도 증가한다. 적혈구증가증은 공기 중 산소 수치가 감소하거나 인체가 높은 고도에서 일할 때와 같이 혈액으로 산소를 끌어들이는 능력을 높이려고 할 때 발생할 수 있다.

5) 혈관저항(vascular resistance)

혈압기울기와 혈류에 영향을 미치는 요인은 혈관저항도 변화시킨다. 혈관저항은 혈관에 혈액이 흐를 때 흐름의 반대방향으로 작용하는 힘을 말하며, 혈관에 의해 나타나는 일종의 마찰력이다. 저항의 크기는 혈관의 길이, 지름, 혈액점도와 관계가 있는데, 혈관의 길이가 길수록 저항이 커진다(길이와 저항은 비례). 혈류량은 반대로 혈관의 길이에 반비례한다. 따라서 혈관의 길이가 2배가 되면 저항도 2배가 되어 혈액의 흐름은 1/2이 되고, 길이가 4배가 되면 혈액의 흐름은 1/4이 된다. 혈관의 지름과 혈류량의 관계는 다소 복잡한데, 혈류량은 혈관 반지름의 4제곱에 비례하고, 저항은 혈관 반지름의 4제곱에 반비례한다(그림 15-21).

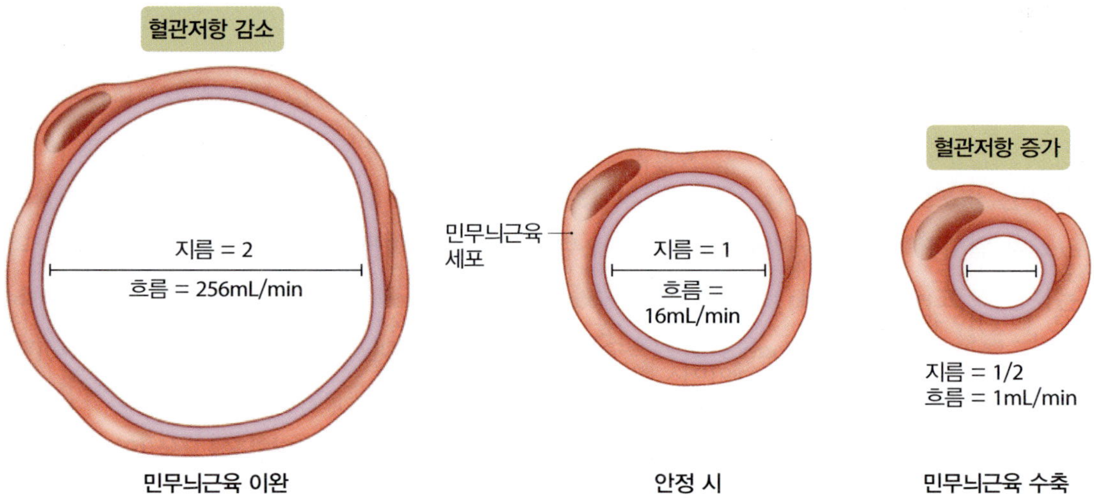

그림 15-21 혈관저항

3. 혈압의 변동

누구든 혈압이 항상 동일하게 유지되지는 않는다. 건강한 사람이라도 혈압의 변동은 있다. 예를 들어 격렬한 운동을 할 때는 혈압이 올라간다. 혈압이 상승하지만 지극히 정상적인 상황일 뿐만 아니라 오히려 혈압 상승이 좋은 목적에 기여한다.

혈압의 정상치는 연령과 성별에 따른 차이를 고려해야 하는데, 일반 성인의 수축기혈압(최고혈압)은 120+(Y−20)÷2, 확장기혈압(최저혈압)은 70~85mmHg가 표준치이다(Y는 연령). 또 혈압은 다양한 생리적 요인으로 변하는데, 예를 들어 혈액량과 혈액점도, 측정 시 자세, 시각, 기온, 운동, 식사, 정신적인 동요, 발열, 혈관저항, 혈관의 지름 등에 따라 달라진다. 혈압은 하루변이(일중변동, diurnal variation)를 나타낸다.

1) 고혈압(hypertension)

수축기혈압이 140mmHg 이상 또는 확장기혈압이 90mmHg 이상인 경우를 말한다(표 15-5).

고혈압의 원인은 다양한데 특정 원인이 밝혀지지 않은 본태고혈압(essential hypertension)이 가장 많고, 그 다음으로 콩팥질환에 따른 콩팥고혈압(신(장)성고혈압, renal hypertension)이 많다.

표 15-5 고혈압의 분류

본태고혈압	이차고혈압
고혈압의 90%를 차지, 원인 불명	1. 콩팥고혈압(급성 · 만성콩팥염 등) 2. 내분비성 고혈압(갈색세포종, 일차알도스테론증, 쿠싱증후군 등) 3. 심혈관성 고혈압(혈관폐색 등) 4. 신경성 고혈압(중추성 및 말초성)

2) 저혈압(hypotension)

수축기혈압이 100mmHg 이하인 경우를 말한다. 특별한 증상이 없으면 걱정할 필요가 없지만 손발 차가움, 피로감 증가, 현기증, 어깨결림 등의 증상이 나타나기도 한다. 규칙적인 생활, 충분한 영양섭취, 운동 등이 권장된다.

병적인 요인에는 자율신경계통의 불안정, 내분비계통 질환, 소화·호흡계통의 기능저하 등이 있으며, 출혈, 외상쇼크, 마취, 급성신부전, 혈압강하제 사용 시에는 급성저혈압이 나타난다.

4. 중심정맥압

정맥압은 대정맥에서 매우 낮고 혈액이 대정맥을 떠나 오른심방으로 들어갈 때는 거의 0으로 저하한다(그림 15-19 참조). 오른심방 내의 정맥압을 **중심정맥압**(central venous pressure)이라고 하며, 혈류를 심장으로 다시 유도하는 데 필요한 압력기울기의 하한을 나타낸다.

중심정맥압은 큰 말초정맥에 존재하는 압력에 영향을 미치기 때문에 중요하다. 심장이 강하게 뛰면 혈액이 심실로 효율적으로 들어오고 나가기 때문에 중심정맥압이 낮아진다. 하지만 심장이 약해지면 중심정맥압이 증가하여 오른심방으로 가는 혈류가 느려진다. 그 결과 심부전 환자는 의자에 앉아 쉴 때 혈액이 정맥그물에서 역류하여 종종 바깥목정맥이 부풀게 된다.

정맥혈이 오른심방으로 다시 이동하도록 돕는 기전에는 다음의 5가지가 있다.

① 심장혈관계통 전체에 혈액을 박출하기 위해 심장이 지속적으로 박동한다.
② 정맥으로 혈액을 밀어내기 위해 동맥에 적절한 혈압이 생성된다.
③ 정맥판막은 심장을 향해 한 방향의 혈류를 유지한다.
④ 정맥을 압박하는 뼈대근육의 수축이 일종의 박출작용을 일으킨다.
⑤ 호흡 중 가슴안의 압력 변화는 가슴의 정맥에서 일종의 박동작용을 생성한다.

15

4. 맥박

인체 표면과 가까운 동맥에서는 심장의 수축기와 일치하여 주기적인 **맥박**(pulse)이 만져지는 경우가 있다. 맥박은 동맥이 팽창했다가 다시 반동하는 것을 체표로 느끼는 것인데, 팽창과 반동의 이동파는 심장주기 동안에 발생하는 동맥압의 변화로 인해 발생한다. 왼심실이 수축할 때 혈액을 박출하면 동맥벽이 확장되고, 대동맥판(막)이 닫혀 혈액 박출이 잠시 멈추면 탄력성이 있는 동맥벽이 반동하게 된다.

맥박은 보통 검지, 중지, 약지 3개의 손가락 끝을 인체 표면 근처의 맥박점에 대어 측정하며, 맥박수, 속도, 팽창, 주기성 등을 본다(그림 15-22).

맥박수의 정상치는 성인에서 1분간 60~80, 초 · 중학생에서 70~90, 영아에서 120, 신생아에서 130 전후이다. 자세를 바꾸면 맥박도 바뀌며 누운 자세에서 65인 사람이 선 자세에서 80이 되는 경우가 있다. 그밖에 운동, 식사, 목욕이나 통증 등은 맥박수를 상승시킨다.

성인에서 1분간 100 이상인 경우를 **빠른맥**(빈맥, tachycardia), 60 이하를 **느린맥**(서맥, bradysphygmia)이라고 한다. 발열 시 맥박이 빨라지는 것을 종종 경험하게 되는데, 40℃까지는 1℃ 상승할 때마다 약 20의 비율로 증가한다. 갑상샘항진증(thyrotoxicosis)에서는 지속성의 빠른맥이 관찰된다. 또 대량의 출혈로 쇼크상태가 될 때는 교감신경이 흥분해서 평소 2배 이상의 빠른맥이 되기도 한다. 느린맥은 운동선수에게서 생리적으로도 관찰되는데, 1회 심(장)박출량이 많은 운동성 느린맥이다. 이는 안정 시 매분 박출량을 일정하게 유지하기 위해서라고 판단된다. 임상에서는 머리속압력이 항진되거나 디기탈리스(digitalis)를 사용할 때 관찰된다. 또한 맥박이 불규칙해지는 것을 부정맥(arrhythmia)이라고 한다.

임상응용

● 혈압측정

혈압은 부위에 따라 달라진다. 혈압이 가장 높은 곳은 왼심실의 출구이며, 왼심실에서 멀어질수록 점점 낮아진다. 일반적으로 혈압은 위팔동맥(상완동맥, brachial artery) 부위에서 측정한다.

수은압력계와 연결된 혈압측정띠를 위팔에 감고 펌프로 혈압측정띠에 공기를 보낸다. 실제 혈압보다 높아지도록 공기를 흘려보낸 후 위팔동맥 위에 댄 청진기를 통해 혈액이 흐르는 소리를 주의 깊게 들으면서 압력을 서서히 낮춘다. 그러면 혈압측정띠의 압력이 혈압보다 낮아진 순간에 혈액은 흐르기 시작하여 박동음(코로트코프음, Korotkoff sound)이 들리는데, 이 순간의 압력이 수축기혈압이다. 계속해서 공기를 빼면 박동음이 갑자기 들리지 않게 되는데, 이 순간의 압력이 확장기혈압이다. 혈압측정띠는 심장 높이로 할 필요가 있다.

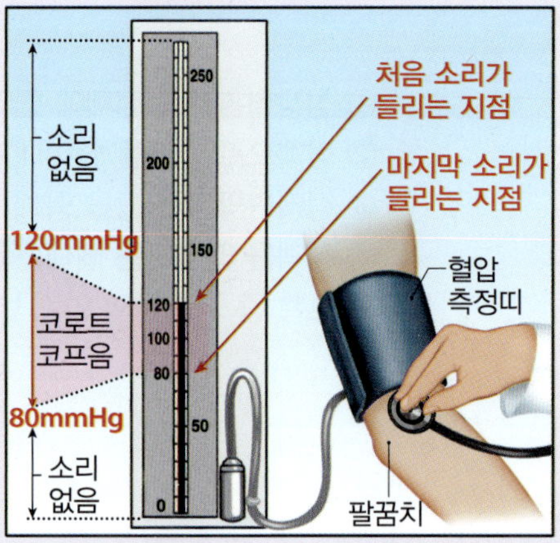

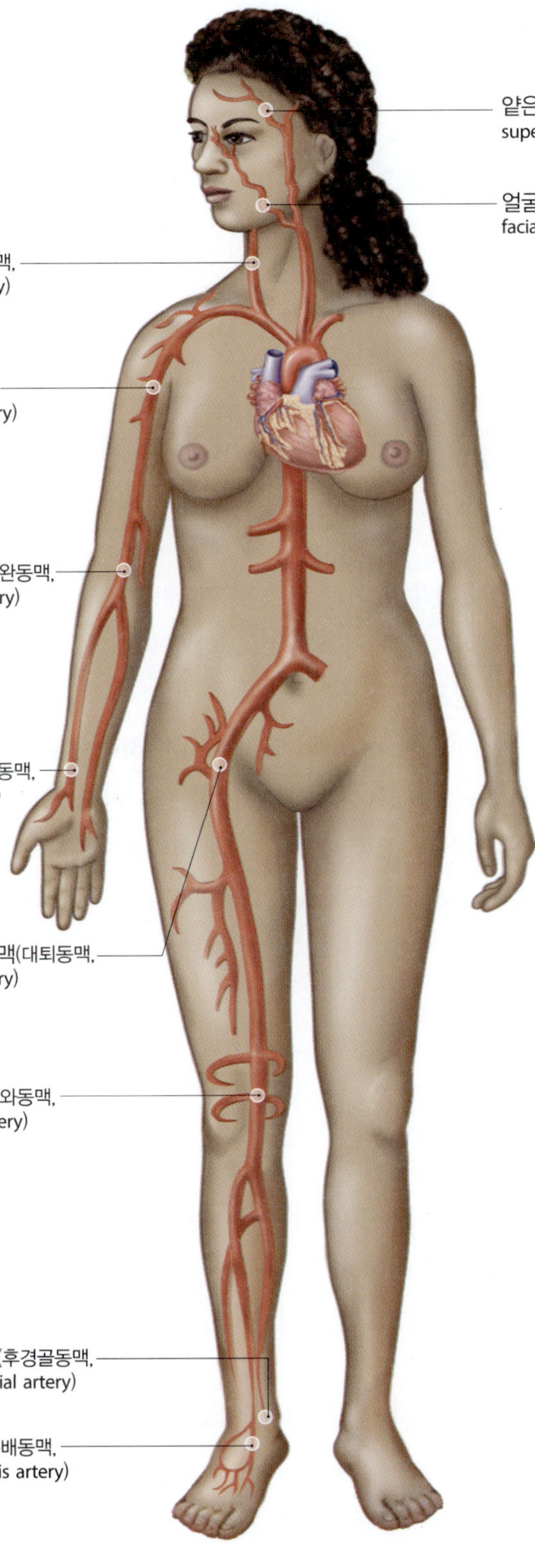

그림 15-22 인체의 맥박점

맥박점은 연결된 동맥의 이름을 따서 명명된다. 응급구조사가 출혈이 있을 때 응급처치로서 맥박점을 압박하여 출혈을 늦추는 경우도 있다.

요점확인

1. 혈압에 영향을 미치는 4가지 요인을 설명하시오.
2. 사람의 혈압은 항상 동일하게 유지되는가?
3. 맥박을 느낄 수 있는 인체 부위는 어디인가?

5. 순환경로

혈액순환(blood circulation)이란 혈액이 폐쇄된 회로 또는 원형 패턴으로 배열된 혈관을 흐르는 것을 뜻하고, 순환경로(route of circulation)란 혈액이 심장에서 허파로 갔다가 다시 돌아오거나 또는 심장에서 특정 장기로 갔다가 다시 돌아오는 특정 원형 경로의 집합을 말한다.

체내의 혈액순환은 크게 **온몸순환**(전신순환, systemic circulation)과 **허파순환**(폐순환, pulmonary circulation)으로 나뉜다. 허파순환이 심장을 기점으로 허파를 통과하는 순환인 데 비해, 허파 이외의 온몸 각 조직을 순환하는 것이 온몸순환이다. 한 번의 심장수축으로 온몸순환과 허파순환이 동시에 일어난다. 그 밖에도 **문맥순환**(portal circulation), **심장동맥순환**(coronary circulation), **뇌순환**(brain circulation), **태아순환**(fetal circulation) 등의 특수한 순환경로가 있다.

1. 온몸순환과 허파순환

온몸순환(전신순환, systemic circulation)은 허파를 제외한 인체의 모든 동·정맥을 포함하는 순환으로, 왼심실에서 시작되어 대동맥, 동맥, 세동맥을 지나 온몸 조직의 모세혈관에 이르러 산소와 영양분을 조직세포에 공급하고, 조직세포에서 생긴 노폐물을 받아 다시 세정맥, 정맥, 대정맥을 지나 오른심방에 이르는 경로를 말한다. 온몸순환의 주요 목적은 온몸의 조직에 산소, 영양소 등을 공급하는 것이다.

허파순환(폐순환, pulmonary circulation)은 오른심실에서 나온 혈액이 허파동맥을 통해 좌우의 허파로 가서 허파꽈리(폐포) 내에서 산소와 이산화탄소를 교환한 후 허파정맥을 통해 왼심방에 이르는 경로를 말한다. 허파순환의 목적은 온몸순환에 의해 전신을 순환하고 심장으로 되돌아온 정맥혈을 허파로 보내 이산화탄소를 배출하고 산소를 보충하여 다시 동맥혈로 만드는 것이다.

순환시간은 약 4초이며, 허파동맥에는 산소가 결핍된 혈액이 흐르고 허파정맥에는 산소가 풍부한 혈액이 흐른다(그림 15-23).

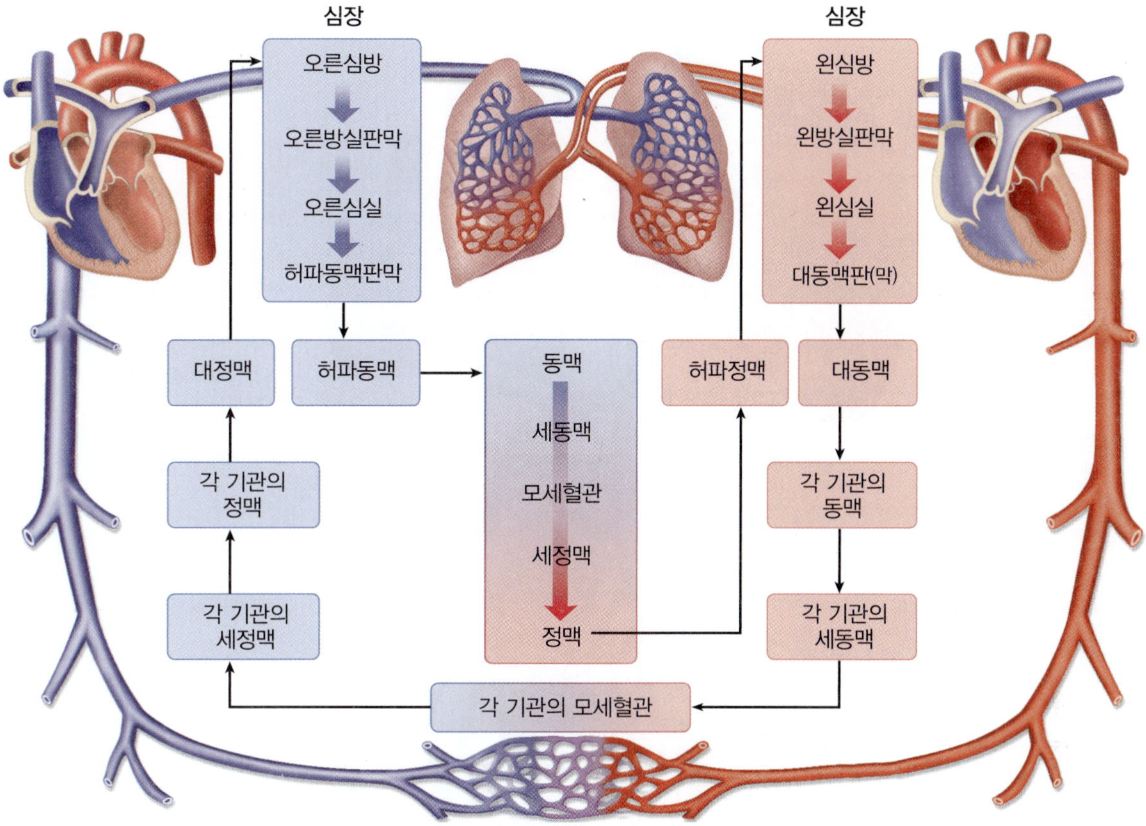

그림 15-23 **온몸순환과 허파순환**

15

2. 문맥순환

특수한 순환으로서 소화계통의 **문맥순환**(portal circulation)이 있다. 간문맥(portal vein)은 위, 창자, 지라(비장), 이자(췌장) 및 쓸개(담낭)의 모세혈관으로부터 정맥혈을 받아 간으로 운반하는 중요한 정맥이다. 왼·오른위정맥(좌·우위정맥), 지라정맥, 위창자간막정맥(상장간막정맥), 아래창자간막정맥(하장간막정맥)에서 간문맥으로 혈액이 이동한다. 간문맥에 모인 혈액은 간에 저장되었다가 간정맥으로 이동하여 아래대정맥으로 들어간다(그림 15-24).

정맥혈이 심장으로 돌아가기 전 간의 모세혈관층을 우회하는 이유는 몇 가지 중요한 목적을 달성하기 위해서이다. 예를 들어 식사를 하면 문맥의 혈액에는 정상보다 높은 농도의 포도당이 포함되어 있다. 높은 포도당 수치는 이자섬(췌장소도)에서 인슐린의 분비를 유발한다. 간세포는 인슐린의 영향을 받아 과잉의 포도당을 제거하고 당원(glycogen)으로 저장한다. 따라서 간에서 나오는 혈액은 간으로 들어가는 혈액보다 혈당 농도가 낮다. 간세포는 또한 혈액에 존재할 수 있는 다양한 독성물질을 제거하고 해독한다. 문맥순환은 음식으로 흡수된 새로운 독성물질을 간으로 직접 전달함으로써 간이 해독할 수 있게 한다.

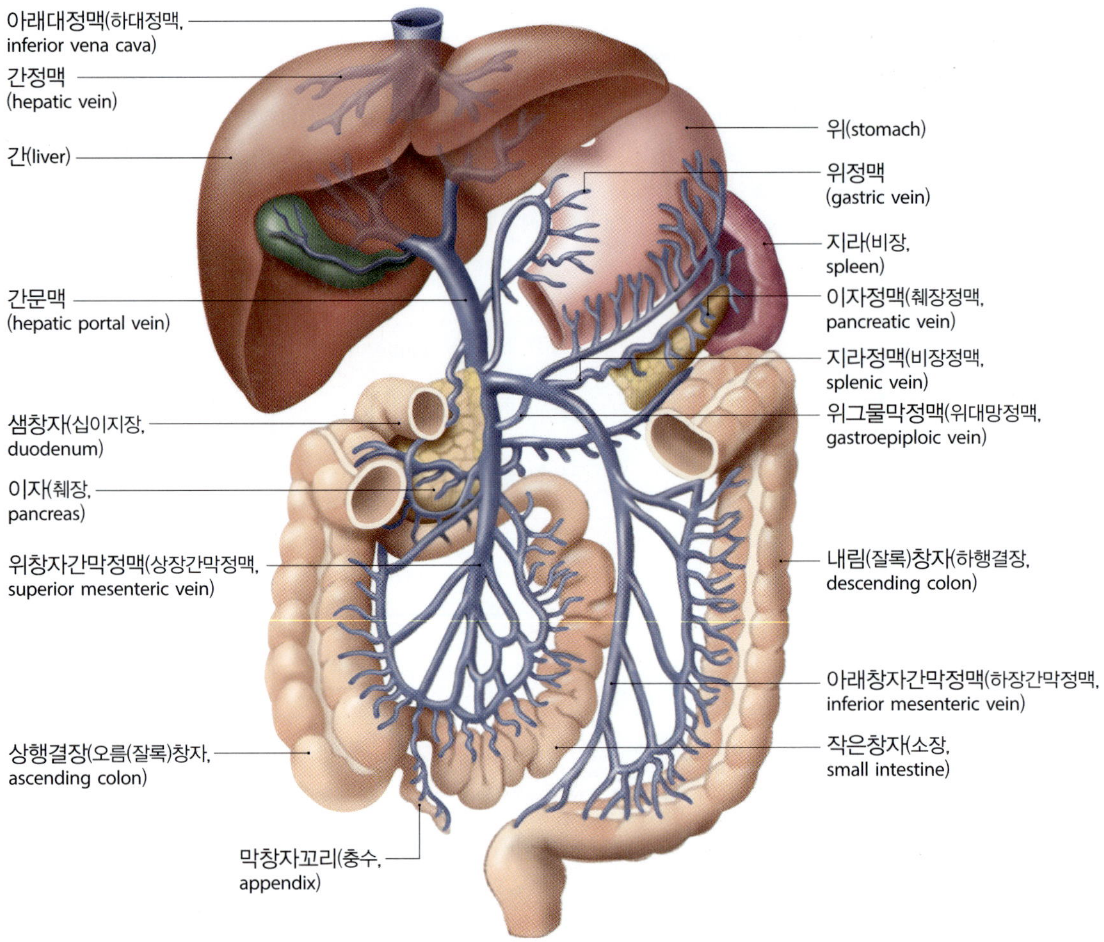

그림 15-24 문맥순환

문맥순환은 배 내장의 모세혈관에서 혈액을 모아 문맥을 통해 간으로 전달하는 경로이다. 혈액은 간정맥을 통해 간을 떠나 아래대정맥으로 전달된다.

3. 심장동맥순환

심장동맥순환(coronary circulation)은 심장 자체의 조직을 관류하는 순환을 말하는데, 좌우 1쌍의 심장동맥(관상동맥, coronary artery)이 대동맥판(막) 가까이에서 주행을 시작하여 심장근육 전체에 혈액을 공급한다(그림 15-7 참조).

심장동맥의 혈류가 감소해서 심장근육이 저산소증에 빠지면 협심증(angina pectoris)이 발생하며, 이것이 지속되면 심장근육에 비가역적인 변화가 일어나 심근경색증(myocardial infarction)이 발생한다.

4. 태아순환

온몸순환과 허파순환은 출생 후 완전히 분리된다. 태아는 허파가 기능하지 않기 때문에 허파순환이 필요 없으며 그 대신 태반(placenta)을 통해 순환이 일어난다. 이처럼 태반을 통해 태아에게서 일어나는 순환을 **태아순환**(fetal circulation)이라고 한다(그림 15-25).

태아는 필요한 영양분과 산소를 모체를 통해 얻기 때문에 태아와 모체의 물질교환 장소인 태반과의 연결로가 필요하다. 또 가능한 한 혈액순환로를 짧게 해야 하는 단축순환로가 중심이 되고 있어서 생후의 혈액순환계통과는 매우 다른 구조물이 필요하다. 대표적인 구조물에 **태반**(placenta), **배꼽정맥**(umbilical vein), **배꼽동맥**(umbilical artery), **정맥관**(ductus venosus), **타원구멍**(타원공, foramen ovale), **동맥관**(ductus arteriosus) 등이 있다.

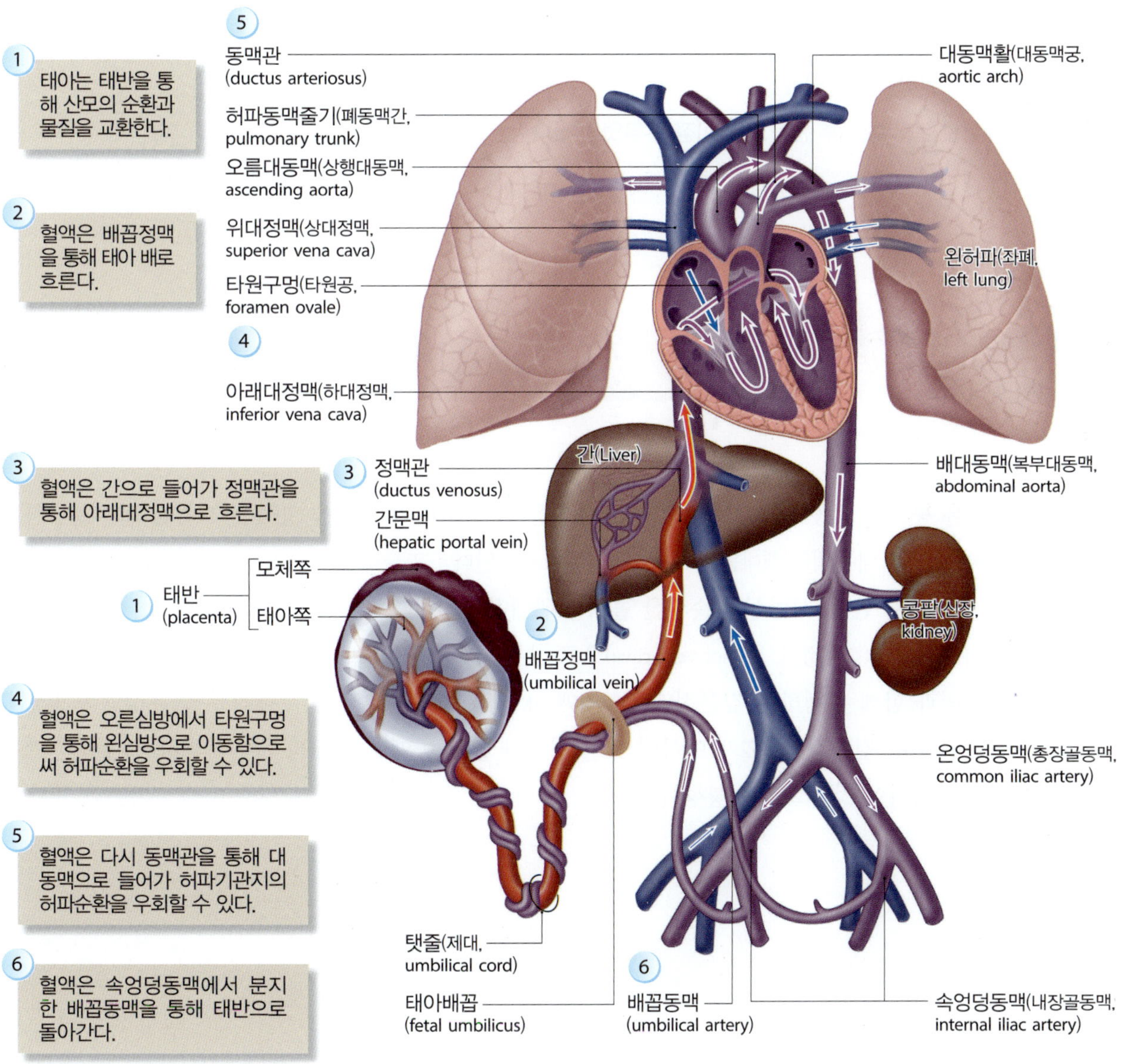

그림 15-25 태아순환

15

5. 뇌순환

뇌의 산소소비량은 많아서 온몸 산소소비량의 약 15%를 차지한다. 뇌는 산소 부족에 매우 민감해서 혈류가 정지되면 10초 이내에 의식을 잃게 된다. 대뇌겉질은 뇌줄기에 있는 호흡이나 순환 등의 식물성 기능 중추보다 훨씬 산소 부족에 민감하여 일시적인 혈류정지에서 회복된 후에도 식물성 기능은 되돌아와도 정신기능에는 결함이 남는 경우가 있다.

뇌의 모세혈관은 산소, 이산화탄소, 물 등은 쉽게 통과하지만, 다른 물질은 통과하기 어려운 성질이 있는데, 이를 혈액뇌장벽(blood brain barrier, BBB)이라고 한다. 뇌신경세포는 각종 이온농도에 매우 민감하며 혈액뇌장벽이 뇌의 환경을 일정하게 유지해준다.

요점확인

1. 온몸순환과 허파순환의 차이점은 무엇인가?
2. 문맥순환이란 무엇인가?
3. 태아순환과 출생 후 순환의 차이점은 무엇인가?

6. 부위별 주요 혈관

심장에서 나온 동맥은 대동맥활(대동맥궁, aortic arch)을 만들고 머리와 팔을 향하는 가지를 낸 다음, 몸통과 다리를 향하는 내림대동맥(하행대동맥, descending aorta)이 된다. 그곳에서 계속해서 반복하여 나뉘면서 온몸에 혈액을 공급한다. 한편, 상반신을 순환한 혈액은 위대정맥(상대정맥, superior vena cava)으로, 하반신을 순환한 혈액은 아래대정맥(하대정맥, inferior vena cava)으로 합류하여 심장에 모인다(그림 15-26).

정맥에는 동맥과 함께 주행하는 깊은정맥(심부정맥, deep vein)과 피부밑을 주행하는 얕은정맥(표재정맥, superficial vein)이 있다. 깊은정맥은 2개 이상이 있는 경우가 많고 동맥을 둘러싸듯이 주행하며, 얕은정맥은 분지와 합류를 반복하여 정맥그물을 형성한다.

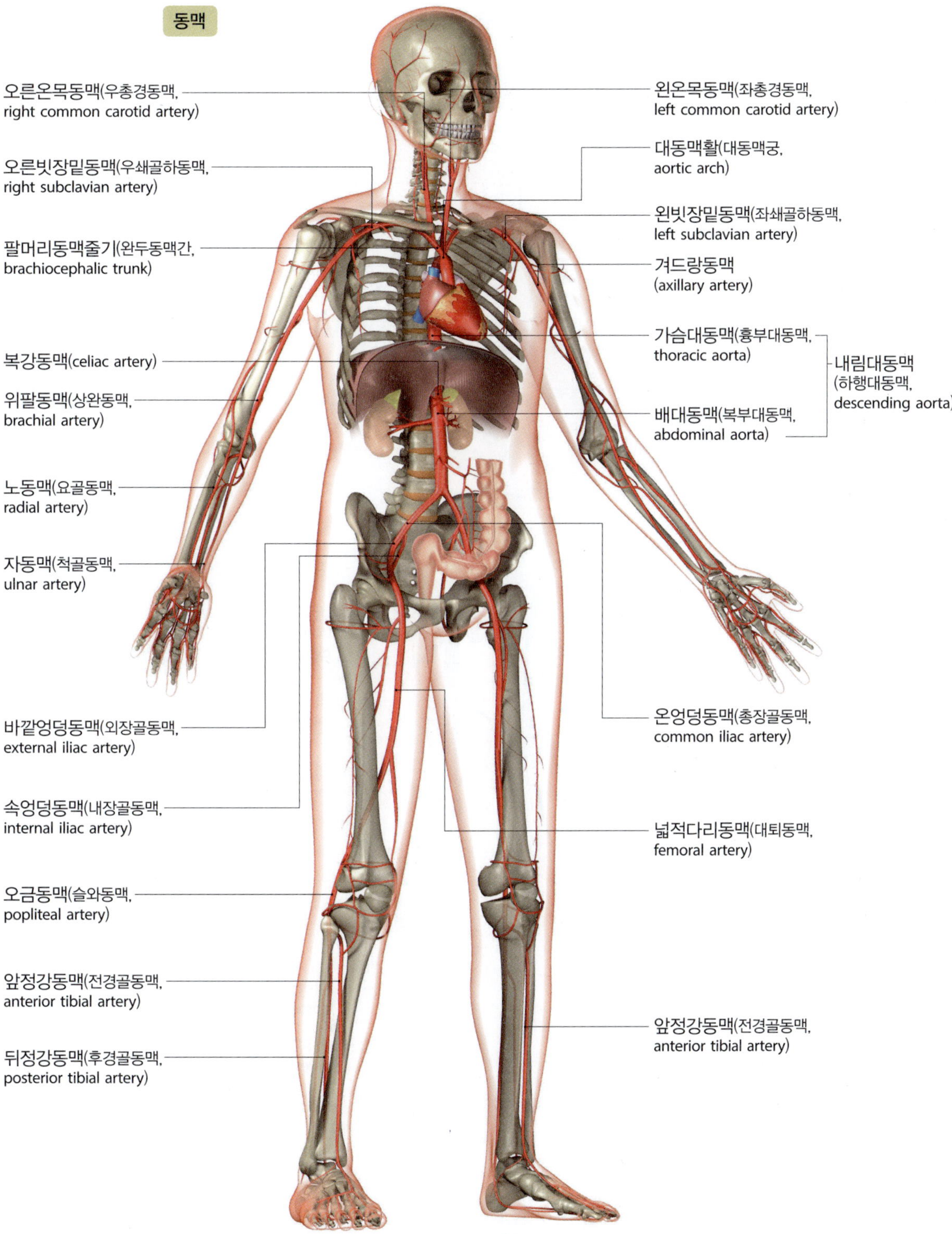

그림 15-26 온몸의 주요 혈관

15

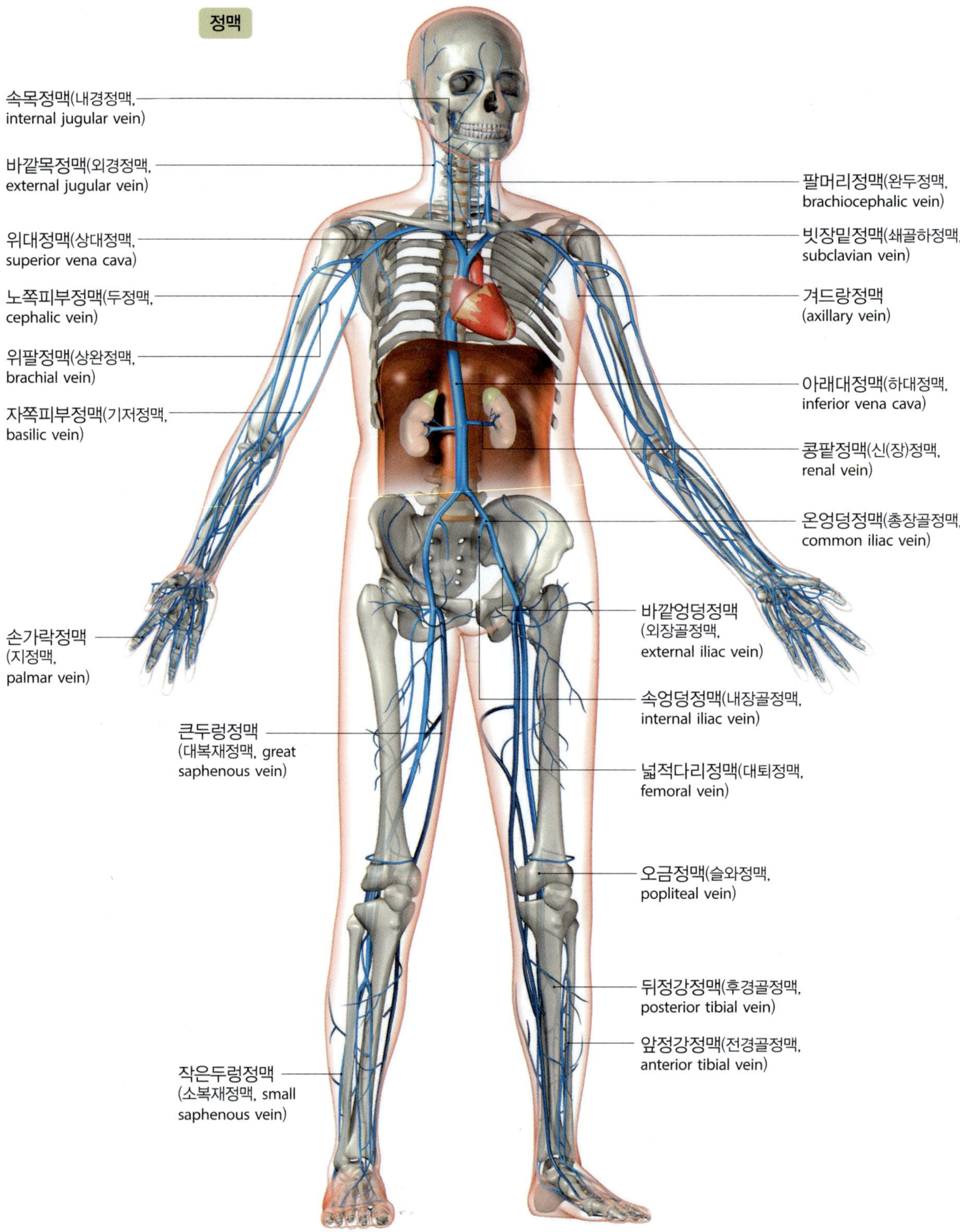

그림 15-26 온몸의 주요 혈관 (계속)

1. 동맥

1) 머리와 목

머리와 목은 **온목동맥**의 가지와 빗장밑동맥에서 나온 가지인 **척추동맥**이 혈액을 공급한다(**그림 15-27**).

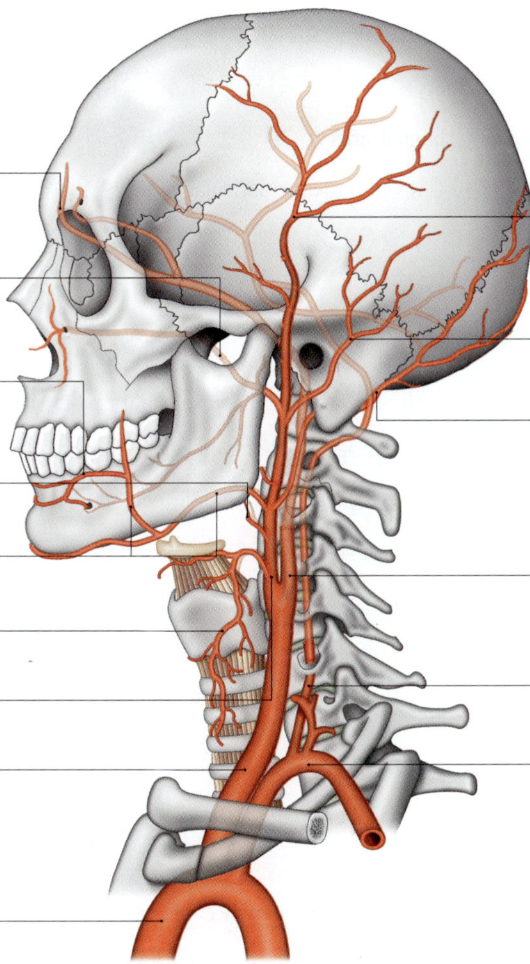

그림 15-27 머리와 목의 주요 동맥

(1) 온목동맥(총경동맥, common carotid artery)

대동맥활(대동맥궁, aortic arch; 오른쪽은 팔머리동맥줄기)에서 분지하여 방패연골(갑상연골) 윗모서리 높이에서 머리와 목 표면으로 혈류를 보내는 **바깥목동맥**(외경동맥, external carotid artery)과 머리(뇌)에 분포하는 **속목동맥**(내경동맥, internal carotid artery)으로 나뉜다.

온목동맥은 목부위에서 가장 굵지만, 대부분 목빗근(흉쇄유돌근)으로 덮여 있기 때문에 맥박은 아래턱각(하악각) 바로 아래에서 느껴지는 정도에 불과하다. 온목동맥의 맥박이 느껴지는 이 영역은 목빗근(흉쇄유돌근), 어깨목뿔근(견갑설골근), 두힘살근(이복근)으로 둘러싸여 있어서 목동맥삼각(경동맥삼각, carotid triangle)이라고 한다.

① 바깥목동맥(외경동맥, external carotid artery)

얼굴의 각 부위와 머리의 피부밑, 머리뼈안의 경막에 분포한다. 바깥목동맥은 목에서 위갑상샘동맥(상갑상샘동맥, superior thyroid artery)이나 오름인두동맥(상행인두동맥, ascending pharyngeal artery)으로 나뉜 후 머리에서 혀동맥(설동맥, lingual artery), 얼굴동맥(안면동맥, facial artery), 뒤통수동맥(후두동맥, occipital artery), 뒤귓바퀴동맥(후이개동맥, posterior auricular artery), 위턱동맥(상악동맥, maxillary artery)을 거쳐, 마지막에는 관자놀이를 올라가 얕은관자동맥(표재측두동맥, superficial temporal artery)에서 끝난다.

② 속목동맥(내경동맥, internal carotid artery)

주로 뇌에 혈액을 공급한다. 따라서 속목동맥은 목부분에서는 분지하지 않고 목동맥관(경동맥관, carotid canal)을 통과해 머리뼈안(두개강)으로 들어간 다음 가지를 낸다. 대표적인 가지는 **앞대뇌동맥**(전대뇌동맥, anterior cerebral artery)과 **중(간)대뇌동맥**(middle cerebral artery)으로, 주로 대뇌반구(전두엽, 두정엽, 측두엽)나 그 깊은 부위(사이뇌, 대뇌바닥핵, 속섬유막 등)에 분포한다. 안구에 영양을 공급하는 눈동맥도 속목동맥의 가지이다.

(2) 척추동맥(vertebral artery)

머리뼈안(두개강)에는 속목동맥과 함께 빗장밑동맥(쇄골하동맥, subclavian artery)의 가지인 척추동맥도 혈액을 공급한다. 척추동맥은 여섯째~첫째목뼈(고리뼈)의 가로구멍(횡돌공)을 지나 올라간 후 큰구멍(대공)을 통해 머리뼈안으로 들어간다. 머리뼈안으로 들어간 척추동맥은 좌우가 합쳐져 **뇌바닥동맥**(뇌기저동맥, basilar artery)이 되며, 이곳에서 뇌의 뒤쪽 아래방향으로 가지를 낸다. 즉, 척추동맥은 속목동맥의 혈류가 도달하기 어려운 뇌줄기(중(간)뇌, 다리뇌, 숨뇌)나 소뇌 및 뒤통수엽 등에 혈류를 보낸다.

특히 뇌바닥동맥과 좌우의 속목동맥은 대뇌 아랫면에서 고리 모양의 연결(문합)을 형성하는데, 이것을 **대뇌동맥고리**(cerebral arterial circle)라고 한다(그림 15-28). 대뇌동맥고리는 간혹 형성이 불완전(협착이나 폐쇄)한 경우가 있어 가까이에 비정상적인 혈관그물을 동반하는 모야모야병(Moyamoya disease)을 일으킨다.

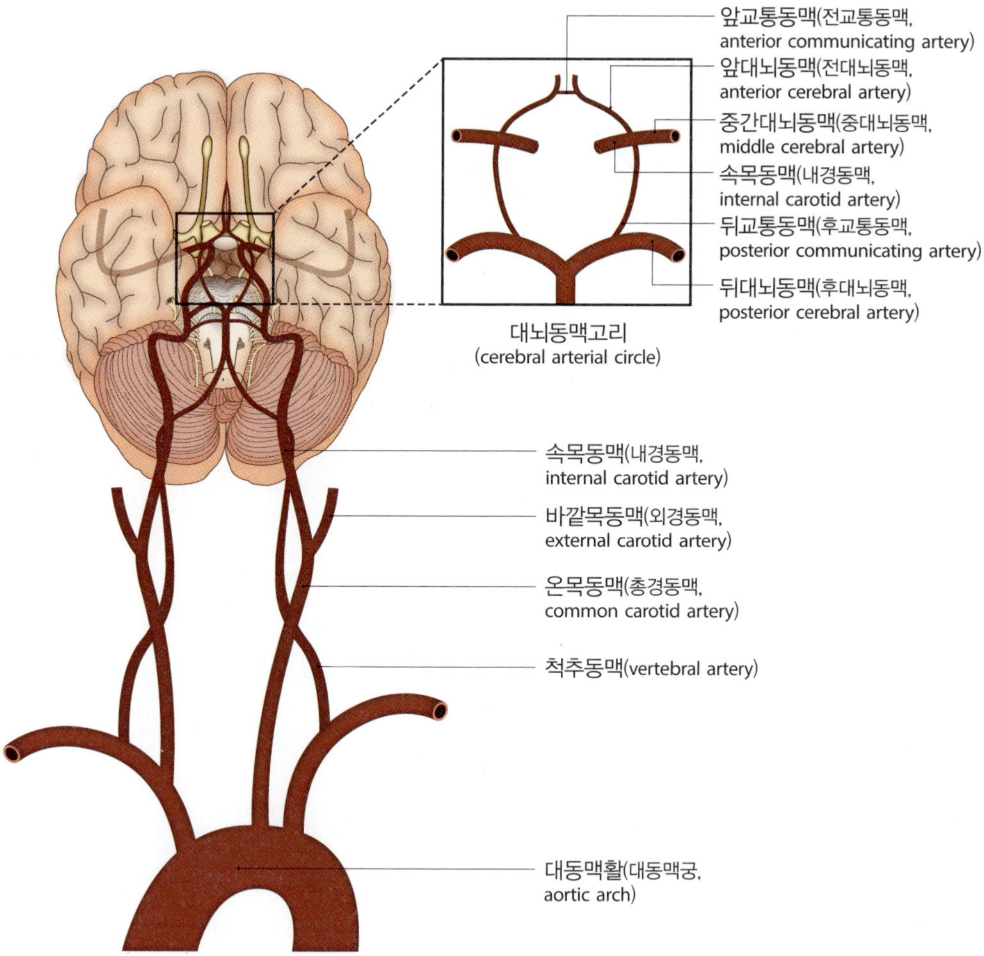

그림 15-28 **대뇌동맥고리**

2) 가슴

가슴과 가슴안 장기에 분포하는 동맥은 **가슴대동맥**(thoracic aorta)의 가지이다. 가슴대동맥은 넷째등뼈 높이에서 척주 왼쪽을 따라 내려가 열두째등뼈 위치에 있는 가로막의 대동맥구멍에 이르는 큰 혈관이다.

가슴대동맥에서는 가슴벽에 분포하는 **벽가지**와 가슴안 장기에 분포하여 영양을 공급하는 **내장가지**가 분지된다. 벽가지에는 9쌍의 뒤갈비사이동맥(후늑간동맥, posterior intercostal artery), 1쌍의 갈비밑동맥(늑골하동맥, subcostal artery), 위가로막동맥(상횡격막동맥, superior phrenic artery)이 있고, 내장가지에는 심장막가지(pericardial branch)와 4~5개의 식도동맥(esophageal artery), 2~3개의 기관지동맥(bronchial artery)이 있다(그림 15-29).

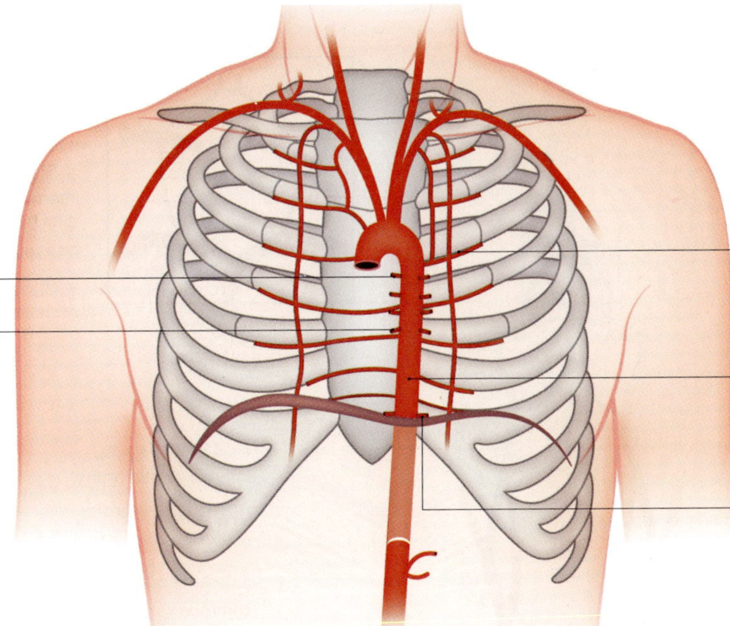

그림 15-29 가슴의 주요 동맥

3) 배

배벽이나 배 장기에 분포하는 동맥은 대부분 **배대동맥**(복부대동맥, abdominal aorta)의 가지이다. 배대동맥은 가슴대동맥(thoracic aorta)과 함께 내림대동맥(하행대동맥, descending aorta)이라고 불리며, 심장에서 나오는 대동맥의 가장 마지막 부분을 이룬다.

배대동맥은 길이 15cm 정도로, 가로막의 대동맥구멍을 관통한 곳(열두째등뼈 위치)에서 시작하여 넷째허리뼈 위치에서 좌우의 온엉덩동맥(총장골동맥, common iliac artery)으로 분지되어 끝난다(그림 15-26 참조).

배대동맥에서는 가로막이나 배벽에 분포하는 **벽가지**와 배 장기에 영양을 공급하는 **내장가지**가 분지된다. 벽가지에는 아래가로막동맥(하횡격막동맥, inferior phrenic artery)과 허리동맥(요동맥, lumbar artery)이 있으며, 모두 좌우 양쪽에 쌍을 이룬다. 이 가운데 아래가로막동맥은 배대동맥의 위끝 가까이에서 분지되어 가로막과 부신에 분포한다. 또 허리동맥은 첫째~넷째허리뼈 높이에서 분지되는 4쌍의 가지로, 주로 등이나 배벽에 분포한다.

내장가지에는 복강동맥(celiac artery), 위창자간막동맥(상장간막동맥, superior mesenteric artery), 아래창자간막동맥(하장간막동맥, inferior mesenteric artery), 콩팥동맥(신(장)동맥, renal artery) 및 생식샘동맥[gonadal artery; 남성에서는 고환동맥(testicular artery), 여성에서는 난소동맥(ovarian artery)] 등이 있다. 이 가운데 배의 소화기관에 분포하는 동맥에는 복강동맥, 위창자간막동맥, 아래창자간막동맥의 3종류이다(그림 15-30). 또한 같은 내장가지라도 복강동맥 등과는 다르게 콩팥동맥이나 생식샘동맥은 쌍을 이루어 배대동맥에서 분지된다.

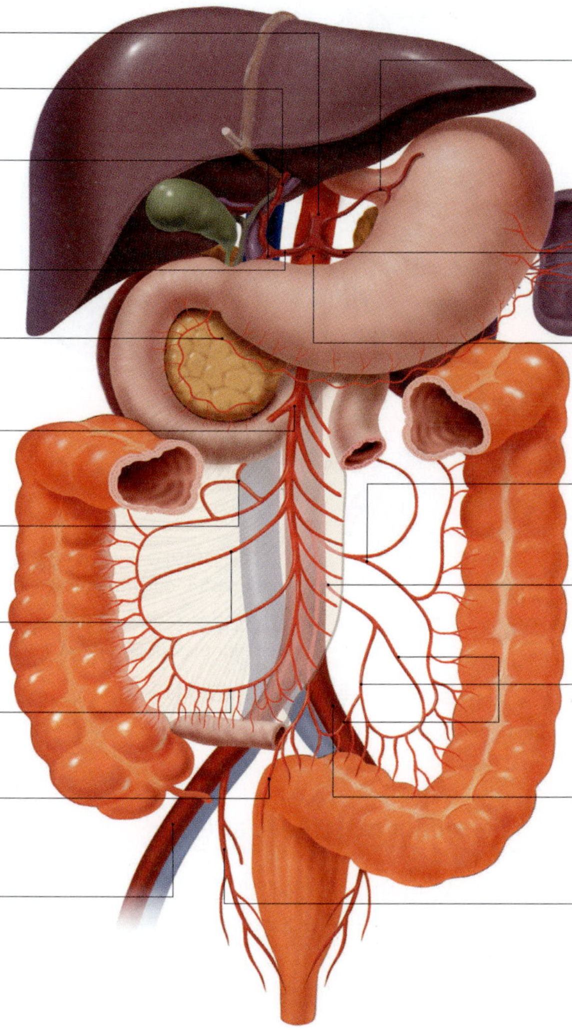

그림 15-30 **배의 주요 동맥**

(1) 복강동맥(celiac artery)

위와 그 주변 장기(위~샘창자, 간, 이자, 지라 등)에 분포하는 배대동맥의 가지는 열두째등뼈 위치에서 분지된 후 바로 왼위동맥(좌위동맥, left gastric artery), 지라동맥(비장동맥, splenic artery), 온간동맥(총간동맥, common hepatic artery)의 세 가지로 나뉜다. 왼위동맥은 위의 작은굽이를 따라 주행하여 위의 상반부에서 식도에 혈류를 보낸다. 지라동맥은 이름처럼 지라에 분포하며, 이와 동시에 위의 큰굽이 쪽에 가지를 내어 위, 이자, 큰그물막(대망, greater omentum; 위에서 늘어뜨려진 배막 구조) 등에 영양을 공급한다. 온간동맥은 간이나 쓸개에 분포하면서 위, 샘창자와 이자(머리부분)에도 가지를 낸다(위샘창자동맥)(그림 15-31).

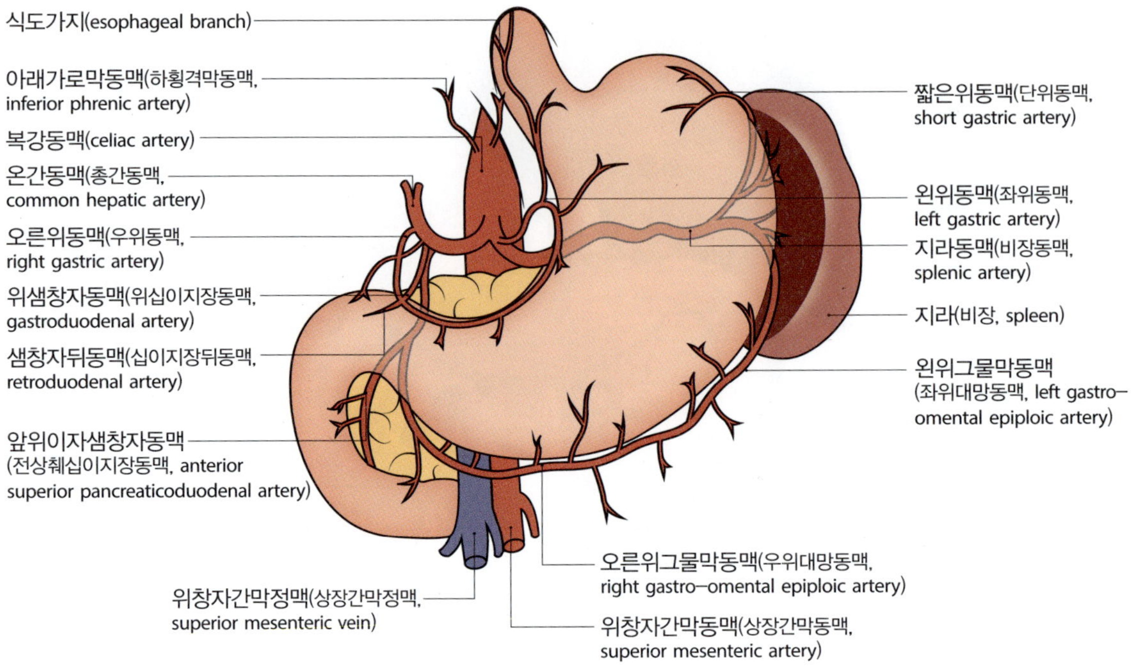

그림 15–31 **복강동맥과 그 가지**

(2) 위창자간막동맥(상장간막동맥, superior mesenteric artery)

주로 작은창자 대부분(샘창자의 하반부, 빈창자, 돌창자)과 큰창자 오른쪽(막창자, 오름(잘록)창자, 가로(잘록)창자 일부)에 영양을 공급하는 배대동맥의 가지이다.

보통 첫째허리뼈 높이에서 배대동맥으로부터 분지되는데, 창자간막 내에서 분지하며 각 소화관에 분포한다. 샘창자나 이자에 분포하는 위이자샘창자동맥(상췌십이지장동맥, superior pancreaticoduodenal artery)을 비롯하여 빈창자동맥(공장동맥, jejunal artery), 돌창자동맥(회장동맥, ileal artery), 돌잘록창자동맥(회결장동맥, ileocolic artery), 오른잘록창자동맥(우결장동맥, right colic artery), 중간잘록창자동맥(중결장동맥, middle colic artery) 등의 가지가 있다(그림 15–32).

(3) 아래창자간막동맥(하장간막동맥, inferior mesenteric artery)

셋째허리뼈 위치에서 분지되는 가지로, 큰창자 왼쪽(가로(잘록)창자의 일부, 내림(잘록)창자, 구불(잘록)창자, 곧창자 윗부분)에 분포한다. 보통 아래창자간막동맥의 가지는 뒤배벽을 따라 주행하다가 왼잘록창자동맥(좌결장동맥, left colic artery), 구불잘록창자동맥(구불결장동맥, sigmoid artery), 위곧창자동맥(상직장동맥, superior rectal artery) 등으로 나뉜다(그림 15–33).

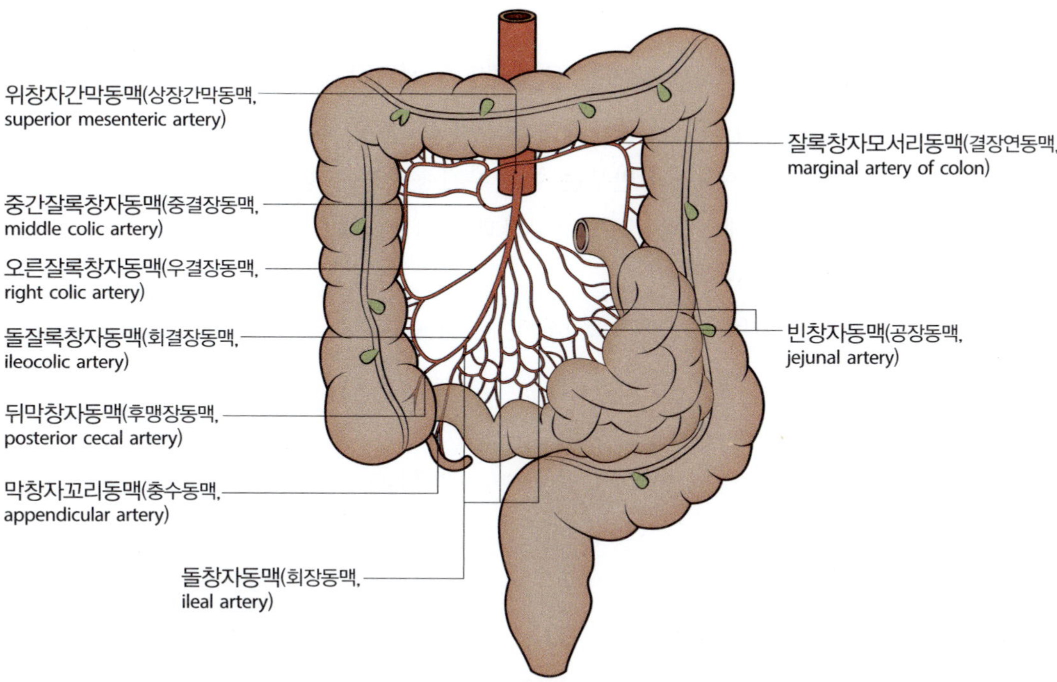

그림 15-32 위창자간막동맥과 그 가지

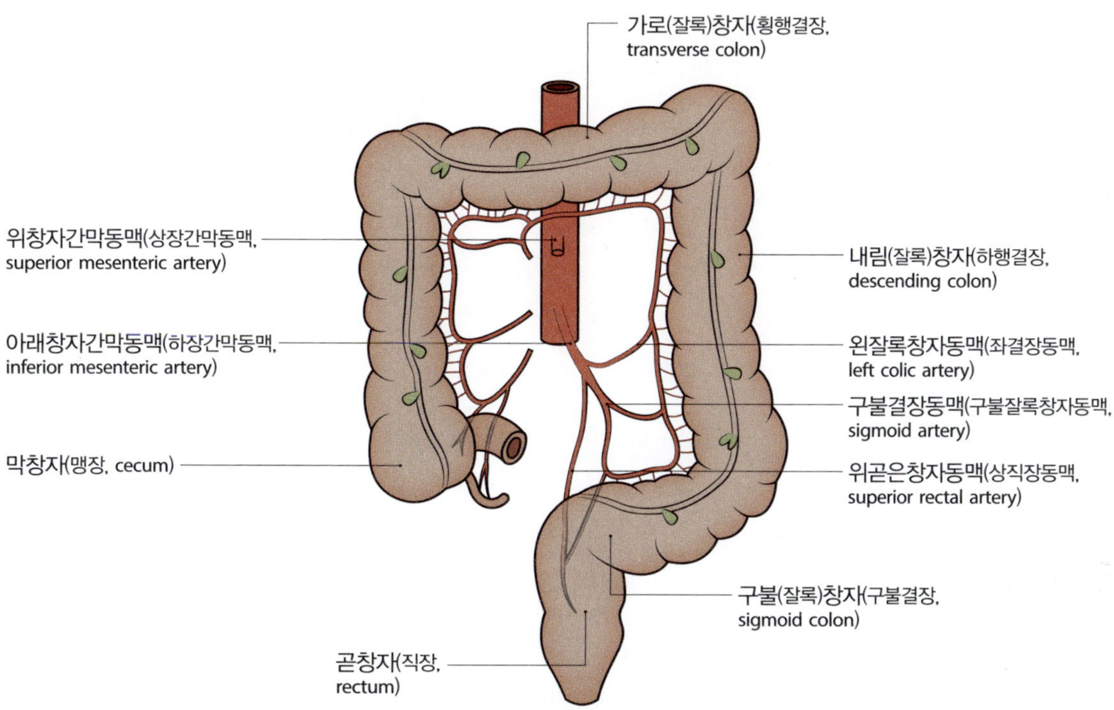

그림 15-33 아래창자간막동맥과 그 가지

15

(4) 이자 주변 동맥

동맥의 분포에 따라 영역을 구분하면 이자는 ①지라동맥 계통이 분포하는 영역, ②온간동맥 계통이 분포하는 영역, ③위창자간막동맥 계통이 분포하는 영역의 세 영역으로 나눌 수 있다.

이자머리부분(샘창자에 접하는 부분)의 상반부는 주로 온간동맥(← 복강동맥)에서, 하반부는 위창자간막동맥에서 영양을 공급받는다. 이에 비해 이자몸통부분과 이자꼬리부분은 주로 지라동맥(← 복강동맥) 가지에서 영양을 공급받는다(그림 15-34).

간혹 이자 뒷면을 중심으로 뒤이자동맥(후췌장동맥, dorsal pancreatic artery)과 아래이자동맥(하췌장동맥, inferior pancreatic artery)이 발달해 있는 경우가 있다.

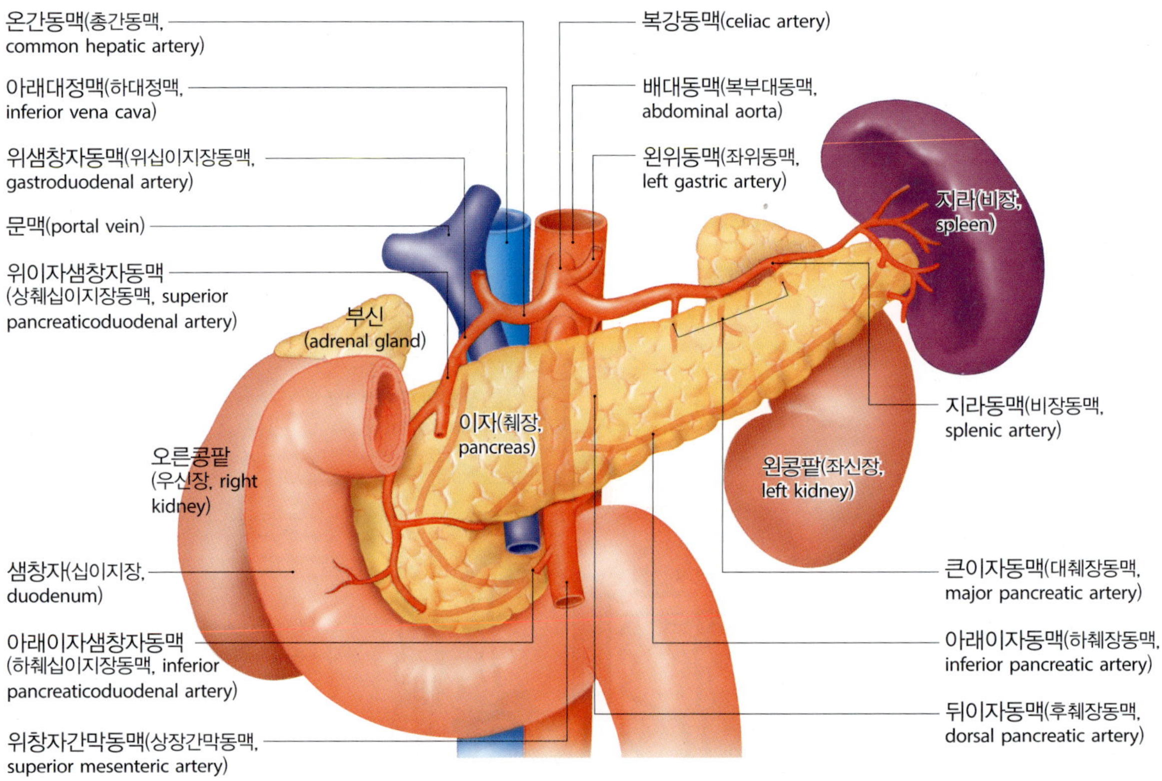

그림 15-34 이자 주변의 주요 동맥

4) 골반과 볼기

넷째허리뼈 높이에서 배대동맥으로부터 분지된 **온엉덩동맥**(총장골동맥, common iliac artery)은 엉덩관절 앞면에서 속엉덩동맥(내장골동맥, internal iliac artery)과 바깥엉덩동맥(외장골동맥, external iliac artery)으로 나뉜다(그림 15-26 참조).

속엉덩동맥은 엉치엉덩관절 앞에서 작은골반으로 들어가 골반벽, 바깥음부와 볼기부위, 골반안의 여러 장기에 분포하는 가지를 내는데, 배꼽동맥(umbilical artery), 폐쇄동맥(obturator artery), 방광동맥(vesical artery), 중간곧창자동맥(중직장동맥, middle rectal artery), 속음부동맥(internal pudendal artery), 볼기동맥(둔동맥, gluteal artery), 가쪽엉치동맥(외측천골동맥, lateral sacral artery) 등이 있다. 바깥엉덩동맥은 별다른 가지를 내지 않고 넓적다리로 내려가 넓적다리동맥(대퇴동맥, femoral artery)이 된다.

5) 팔

팔의 동맥은 **빗장밑동맥**(쇄골하동맥, subclavian artery)에서 시작되어 **겨드랑동맥**(axillary artery)에 이어서 **위팔동맥**(상완동맥, brachial artery)에 이른 후 팔(꿈치)오금(주관절와, cubital fossa)에서 **노동맥**(요골동맥, radial artery)과 **자동맥**(척골동맥, ulnar artery)으로 나뉜다. 노동맥과 자동맥이 아래팔로 내려가서 손에 이르면 각각 깊은 · 얕은손바닥동맥활(심부 · 표재수장궁, deep · superficial palmar arch)을 형성하고 서로 연결됨과 동시에 손가락으로 향하는 가지를 낸다(그림 15-35).

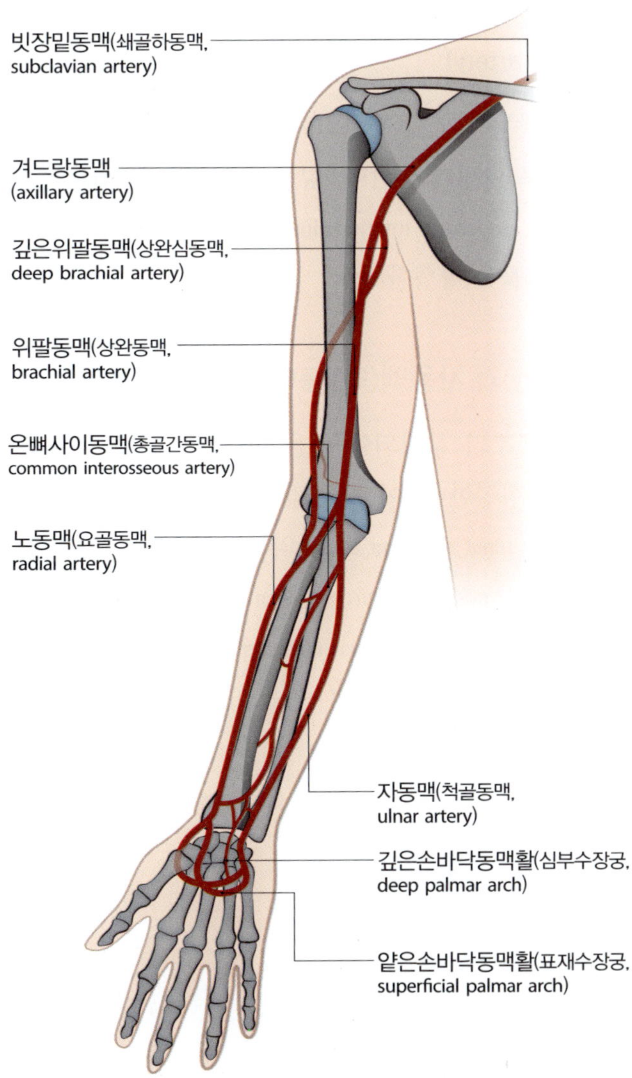

그림 15-35 팔의 주요 동맥

(1) 빗장밑동맥(쇄골하동맥, subclavian artery)

대동맥활(대동맥궁, aortic arch; 오른쪽은 팔머리동맥줄기)에서 분지된 곳에서 시작하여 첫째갈비뼈 가쪽모서리에서 겨드랑동맥(axillary artery)이 된다. 이 사이 빗장밑동맥은 척추동맥(vertebral artery) 외에 속가슴동맥(내흉동맥, internal thoracic artery; → 앞가슴벽), 갑상목동맥줄기(갑상경동맥줄기, thyrocervical trunk; → 목), 목갈비동맥줄기(costocervical trunk; → 목과 가슴) 등의 가지를 낸다.

(2) 겨드랑동맥(axillary artery)

첫째갈비뼈 가쪽모서리에서 큰가슴근(대흉근) 아래모서리까지를 말한다. 이 경로에서 어깨와 가슴벽을 향하는 위가슴동맥(상흉동맥, superior thoracic artery), 가슴봉우리동맥(흉견봉동맥, thoracoacromial artery), 가쪽가슴동맥(외측흉동맥, lateral thoracic artery), 겨드랑이나 어깨뼈 하부에 분포하는 어깨밑동맥(견갑하동맥, subscapular artery), 어깨 부근에 분포하는 앞 · 뒤위팔휘돌이동맥(전 · 후상완회선동맥, anterior · posterior circumflex humeral artery)의 가지를 낸다.

(3) 위팔동맥(상완동맥, brachial artery)

겨드랑동맥에서 이어지며 위팔두갈래근(위팔이두근)의 안쪽모서리를 따라 내려가는 동맥으로, 팔(꿈치)오금에서 노동맥과 자동맥으로 나뉘어 끝난다. 깊은위팔동맥(상완심동맥, deep brachial artery)과 위 · 아래자쪽곁동맥(상 · 하척측측부동맥, superior · inferior ulnar collateral artery)의 가지를 내는데, 모두 팔(꿈치)오금부분에서 팔꿈치관절의 동맥그물을 형성한다.

(4) 노동맥(요골동맥, radial artery)과 자동맥(척골동맥, ulnar artery)

팔(꿈치)오금에서 위팔동맥으로부터 분지되어 손을 향하며, 깊은 · 얕은손바닥동맥활(심부 · 표재수장궁, deep · superficial palmar arch)을 형성한다. 이 사이 팔꿈치관절의 동맥그물을 형성하는 노쪽 · 자쪽되돌이동맥(요측 · 척측회귀동맥, radial · ulnar recurrent artery)의 가지를 내며, 아래팔의 뼈몸통을 향하는 앞 · 뒤뼈사이동맥(전 · 후골간동맥, anterior · posterior interosseous artery) 등의 가지를 낸다. 또한 깊은 · 얕은손바닥동맥활에서는 등쪽손허리동맥(배측중수동맥, dorsal metacarpal artery; → 등쪽손가락동맥)과 바닥쪽손허리동맥(장측중수동맥, palmar metacarpal artery; → 바닥쪽손가락동맥)이 분지된다.

6) 다리

다리에 혈류를 보내는 동맥은 **넓적다리동맥**(대퇴동맥, femoral artery)에서 유래한다. 넓적다리동맥은 고샅인대(inguinal ligament) 높이에서 바깥엉덩동맥(외장골동맥, external iliac artery)으로부터 이어지며, (다리)오금에서 **오금동맥**(슬와동맥, popliteal artery)이 된 후 **앞 · 뒤정강동맥**(전 · 후경골동맥, anterior · posterior tibial artery) 및 **종아리동맥**(비골동맥, fibular artery)으로 나뉘어 종아리를 내려간다. 이 가운데 앞정강동맥은 주로 발등에 분포하고, 뒤정강동맥은 발바닥에 분포한다(그림 15-36).

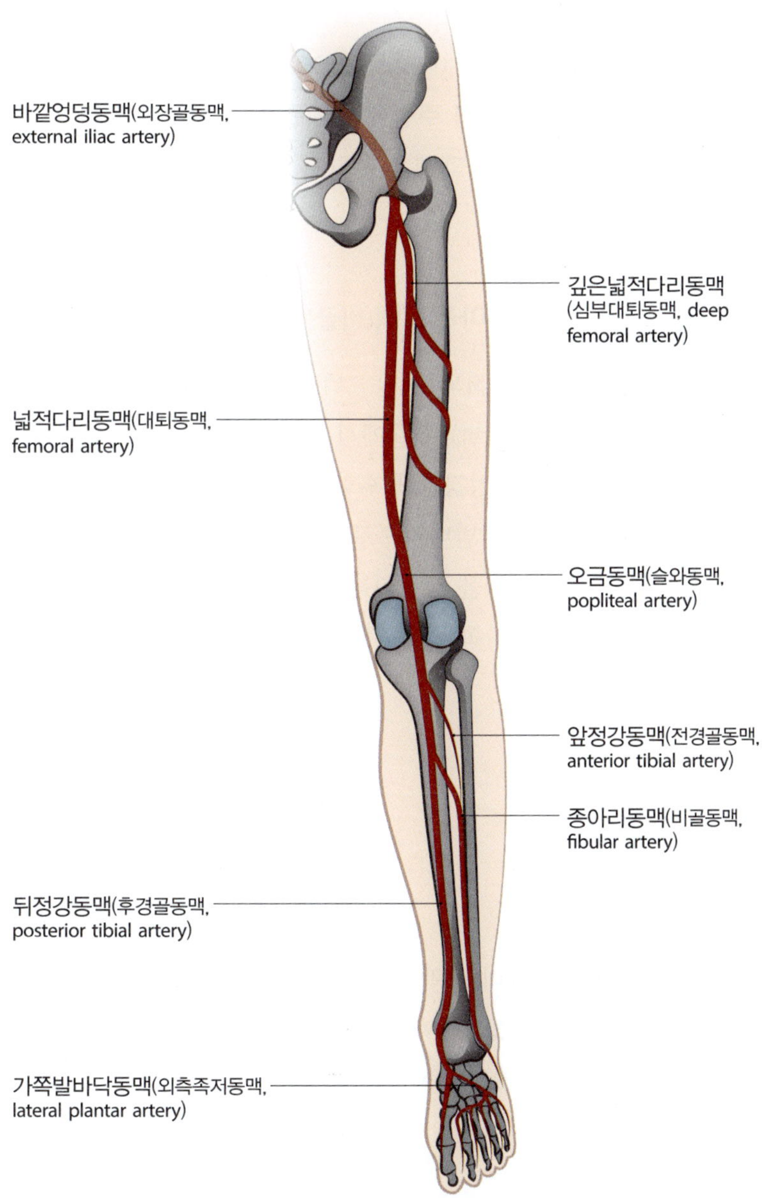

그림 15-36 다리의 주요 동맥(뒷면)

(1) 넓적다리동맥(대퇴동맥, femoral artery)

고샅인대 부분에서 바깥엉덩동맥으로부터 이어지는 동맥으로, 큰모음근이나 안쪽넓은근으로 둘러싸인 틈새인 모음근굴(내전근관, adductor canal)을 내려간 후 모음근힘줄 틈새(큰모음근의 널힘줄에 보이는 구멍)를 통과해 (다리)오금으로 나온 곳에서 오금동맥이 된다.

이 경로에서 여러 개의 가지를 내는데, 그중 가장 큰 것이 깊은넓적다리동맥(심부대퇴동맥, deep femoral artery)이며 엉덩관절이나 넓적다리의 근육 무리에 영양을 제공하는 주요 동맥이다.

(2) 오금동맥(슬와동맥, popliteal artery)

넓적다리동맥이 모음근힘줄 틈새를 통과해 (다리)오금으로 나온 곳에서 시작되며 앞 · 뒤정강동맥으로 분지되는 곳까지를 말한다. 그 사이 무릎관절 주변에 가지를 내어 무릎관절의 동맥그물을 형성한다. 또한 종아리에서 발까지 혈액의 흐름은 오금동맥에 의존하기 때문에 오금동맥이 손상을 입게 되면 종아리나 발에 혈액의 흐름이 방해를 받는다.

(3) 정강동맥(경골동맥, tibial artery)과 종아리동맥(비골동맥, fibular artery)

종아리에서 발까지는 오금동맥에서 분지되는 앞 · 뒤정강동맥이 분포한다. 앞정강동맥(전경골동맥, anterior tibial artery)은 종아리 뼈사이막(골간막) 위끝에서 종아리 앞면으로 나와 내려가다 발등동맥(족배동맥, dorsalis pedis artery)으로 이어진다. 뒤정강동맥(후경골동맥, posterior tibial artery)은 가자미근의 깊은층을 내려가 안쪽복사 뒤쪽(발목굴)을 통과해 발바닥으로 나온 후 안쪽 · 가쪽발바닥동맥(내 · 외측족저동맥, medial · lateral plantar artery)이 되어 발바닥활을 형성한다.

종아리동맥은 뒤정강동맥에서 나뉘어 가쪽복사나 발바닥 가쪽 부분에 분포한다.

2. 정맥

1) 머리와 목

머리와 목의 정맥은 팔다리의 정맥과 달리 동맥과 같이 주행하지 않고 혈관 내에 판막이 없는 것이 큰 특징이다. 뇌에서 흐르는 혈액 대부분은 경막정맥굴로 흘러 들어가서 최종적으로는 속목정맥으로 모이고, 일부가 바깥목정맥을 거쳐 빗장밑정맥으로 들어간다(그림 15-37).

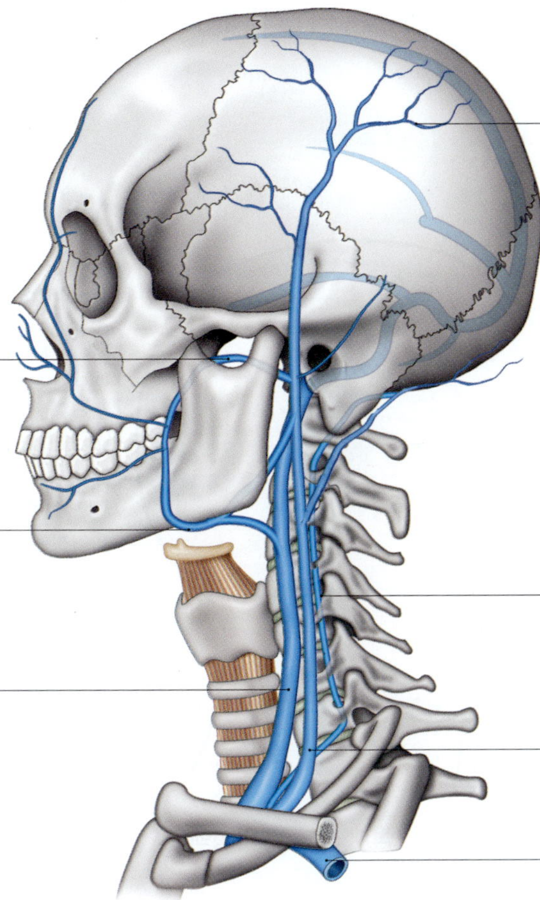

그림 15-37 머리와 목의 주요 정맥

(1) 속목정맥(내경정맥, internal jugular vein)

뇌에서 나오는 혈액이 모여 목정맥구멍을 통해 머리뼈안을 나와서 속목동맥, 이어서 온목동맥(총경동맥, common carotid artery)을 따라 목의 깊은층을 내려간다. 얼굴의 정맥혈이 모이는 얼굴정맥(안면정맥, facial vein), 아래턱뒤정맥(하악후정맥, retromandibular vein)도 속목정맥으로 들어가며, 머리덮개(두피)에서 오는 정맥이 모여 가쪽목 피부를 내려가는 바깥목정맥(외경정맥, external jugular vein)은 속목정맥 아래끝 부근으로 들어간다.

(2) 경막정맥굴(경막정맥동, dural venous sinus)

2층으로 이루어진 경막(dura mater) 사이가 벌어져 생긴 정맥굴로, 머리뼈안에서 정맥 역할을 한다. 경막정맥, 이끌정맥(도출정맥, emissary vein) 외의 머리뼈안에서 오는 정맥이 모인다. 위시상정맥굴(상시상정맥동, superior sagittal sinus), 아래시상정맥굴(하시상정맥동, inferior sagittal sinus), 곧은정맥굴(직정맥동, straight sinus), 해면정맥굴(해면정맥동, cavernous sinus), 가로정맥굴(횡정맥동, transverse sinus) 등이 있는데,

모두 머리뼈바닥 내면 뒷부분을 통과하는 좌우의 구불정맥굴(구불정맥동, sigmoid sinus)을 지나 속목정맥으로 들어간다(그림 15-38).

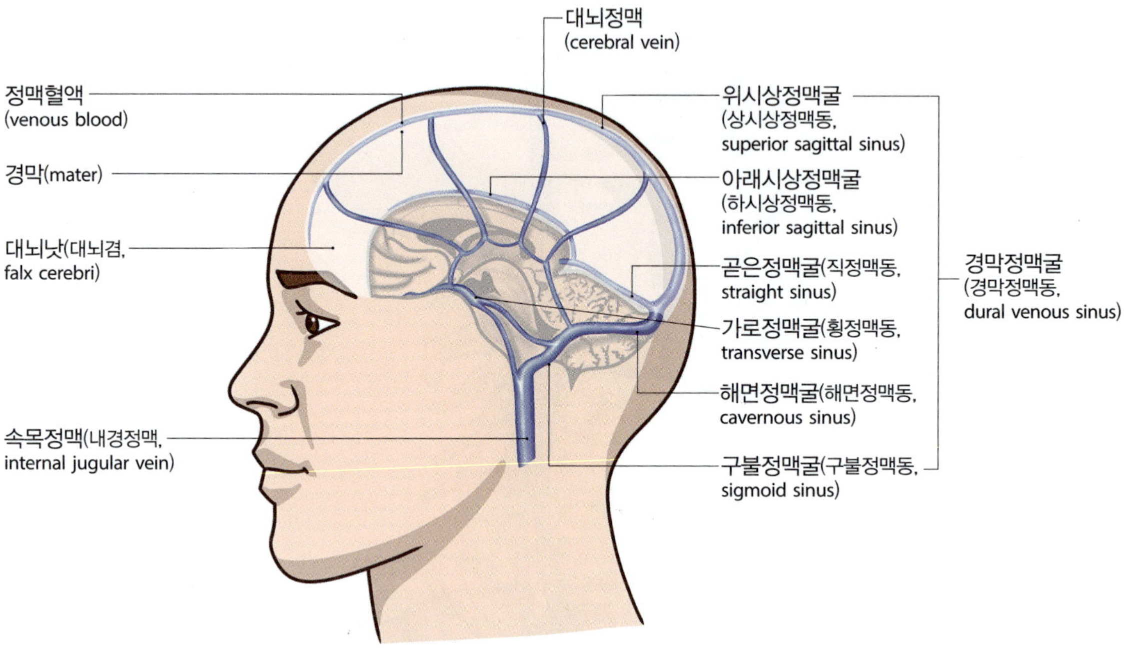

그림 15-38 경막정맥굴

2) 가슴

앞가슴은 주로 **속가슴정맥**(내흉정맥, internal thoracic vein)에 의해 팔머리정맥(완두정맥, brachiocephalic vein)으로 흐르지만, 뒤가슴벽은 전체적으로 **홀정맥계통**(기정맥계통, azygos venous system)이라는 다른 계통으로 흐른다.

홀정맥계통은 아래대정맥과 위대정맥을 연결하는 곁순환로이며, 오른쪽에 있는 **홀정맥**(기정맥, azygos vein), 왼쪽에 있는 **반홀정맥**(반기정맥, hemiazygos vein)으로 구성된다. 반홀정맥 중에서 특히 왼쪽 여덟째등뼈 이상의 것을 **덧반홀정맥**(부반기정맥, accessory hemiazygos vein)이라고 한다. 홀정맥은 오름허리정맥(상행요정맥, ascending lumbar vein)과 갈비밑정맥(늑골하정맥, subcostal vein)이 합쳐져서 형성되며, 가로막을 지나 위대정맥으로 합쳐진다. 반홀정맥도 마찬가지로 오름허리정맥과 갈비밑정맥이 합쳐져서 형성되지만, 가로막을 지나 가슴안으로 들어간 후 홀정맥과 합쳐진다(그림 15-39).

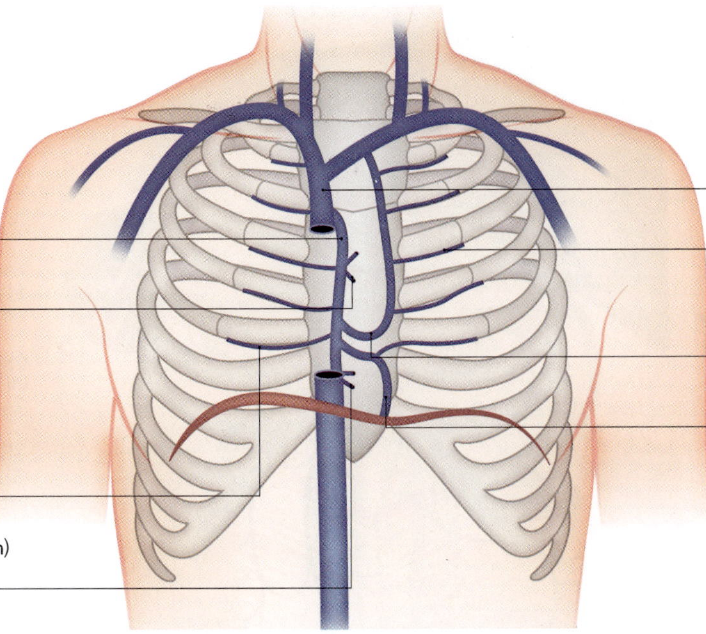

그림 15-39 **가슴의 주요 정맥(뒤가슴벽)**

3) 배

배를 흐르는 정맥계통에는 간을 통과하지 않고 **아래대정맥**(하대정맥, inferior vena cava)으로 직접 흘러 들어가는 경로와 간을 통과한 후 심장으로 돌아가는 경로(**문맥계통**)의 두 가지가 있다. 아래대정맥으로 직접 흘러 들어가는 것은 배에서는 콩팥이나 배벽에서 나온 정맥이지만, 이외에 골반 장기나 다리의 정맥혈액도 아래대정맥으로 모인다.

한편, 대부분의 배 장기, 특히 소화계통에서 나오는 혈액은 간에 모이고 간에서 대사된 후 아래대정맥을 거쳐 심장으로 되돌아간다(그림 15-40).

(1) 문맥계통

배 내장에서 나온 혈액은 문맥(portal vein)을 통해 간으로 보내진다. 문맥은 지라정맥(비장정맥, splenic vein), 위창자간막정맥(상장간막정맥, superior mesenteric vein), 아래창자간막정맥(하장간막정맥, inferior mesenteric vein)이 이자 등쪽에서 합류하여 형성된 정맥을 말하는데, 외에도 위와 배벽의 정맥과도 연결되어 있다(그림 15-41).

15

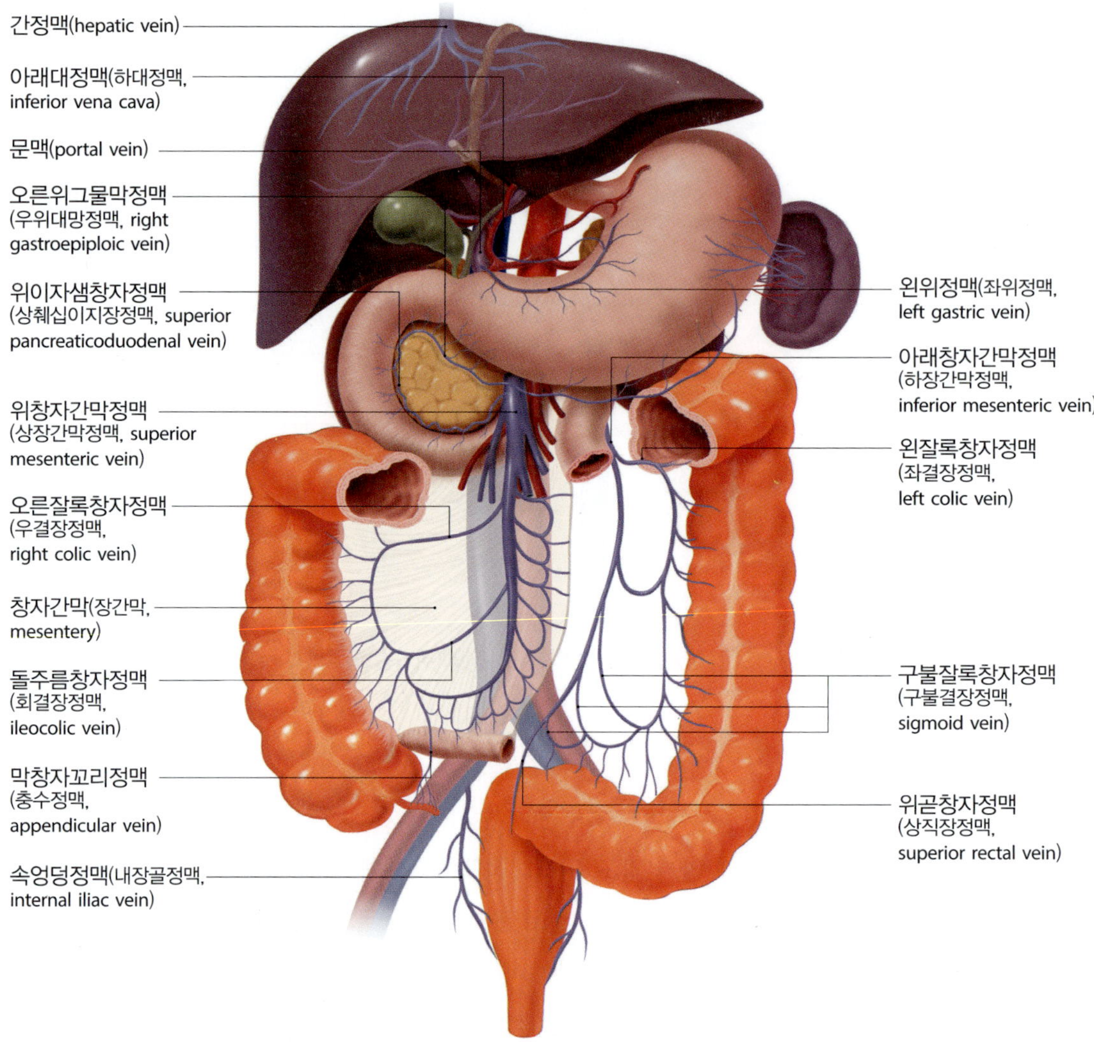

그림 15-40 배의 주요 정맥

① 지라정맥(비장정맥, splenic vein)

지라에서 나온 혈류는 지라정맥에서 문맥을 지나 간으로 보내진다. 이것은 지라에서 노후 적혈구로부터 포획한 혈색소를 간으로 운반하여 이곳에서 재이용하기 위해서이다.

이처럼 지라정맥은 지라에서 나온 혈액을 간으로 보내는 중요한 경로이지만, 간경화증(liver cirrhosis) 등으로 문맥압이 항진되면 역류가 일어나기 때문에 지라가 울혈을 일으켜 비대해지는 경우도 많다. 또한 지라정맥은 이자몸통부분의 위모서리를 옆으로 주행해서 문맥으로 향하는 동안 위[짧은위정맥(short gastric vein), 위그물막정맥(위대망정맥, gastroepiploic vein)]나 이자(이자정맥)로부터도 혈액을 받는다.

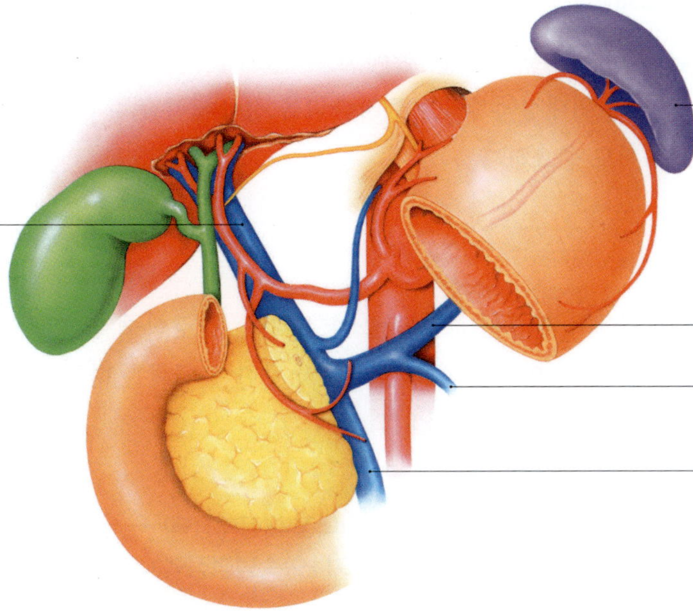

그림 15-41 문맥

② 위창자간막정맥(상장간막정맥, superior mesenteric vein)

작은창자 및 큰창자의 오른쪽에 분포한다. 위창자간막정맥은 창자간막 내에서 빈창자정맥(공장정맥, jejunal vein), 돌창자정맥(회장정맥, ileal vein), 돌주름창자정맥(회결장정맥, ileocolic vein), 오른잘록창자정맥(우결장정맥, right colic vein), 중간잘록창자정맥(중결장정맥, middle colic vein) 등이 모여서 형성되며, 다시 이자샘창자정맥(췌십이지장정맥, pancreaticoduodenal vein)과 오른위그물막정맥(우위대망정맥, right gastroepiploic vein)을 받은 후 지라정맥과 합쳐져 문맥을 형성한다.

배의 소화관에서 흡수된 영양분은 주로 위창자간막정맥에 흡수되고 문맥을 통해 간으로 보내진다. 따라서 복용하는 약물도 대부분은 작은창자에서 흡수되어 위창자간막정맥에 의해 간으로 보내져 처리된다.

③ 아래창자간막정맥(하장간막정맥, inferior mesenteric vein)

큰창자 왼쪽부터 곧창자 상부까지의 혈액을 모아 문맥으로 흘러 들어간다. 이 영역은 작은창자에 비해 영양분 등의 흡수는 적지만 수분 흡수가 이루어지며, 특히 곧창자는 점막 아래의 정맥얼기를 통해 아미노산 등을 흡수한다. 또한 아래창자간막정맥은 곧창자 상부에서 발생한 암의 혈행전이 경로이기도 한데, 대부분은 문맥을 경유해서 간전이를 일으킨다.

15

④ 왼위정맥(좌위정맥, left gastric vein)

하부 식도와 위에서 오는 혈류는 왼위정맥을 통해 문맥으로 흘러 들어간다. 다른 정맥에 비해 혈류는 적지만, 식도정맥얼기에서 위대정맥까지는 뒤가슴벽을 경유해서 연결되기 때문에 문맥과 위대정맥을 연결하는 우회경로로서도 중요하다.

(2) 문맥계통의 우회경로

문맥계통을 구성하는 각 정맥에서 혈류는 보통 간을 향하지만, 간경화증 등으로 문맥의 혈류가 억제되면 정맥으로 역류하는 경우가 있다. 역류는 간을 통과하지 못한 문맥혈을 다른 경로(우회로)를 통해 심장으로 되돌리는 것을 말하며, 다음의 경로가 있다.

- 왼위정맥 → 식도정맥얼기 → 홀정맥(기정맥) → 위대정맥(상대정맥)
- 아래창자간막정맥(하장간막정맥) → 곧창자정맥얼기 → 속엉덩정맥(내장골정맥) → 아래대정맥(하대정맥)
- 배꼽곁정맥 → 배벽과 가슴벽의 정맥 → 빗장밑정맥(쇄골하정맥) → 위대정맥(상대정맥)

그러나 역류가 과도해지면 각 정맥의 분포영역에 울혈이 생기고 아래창자간막정맥 계통에서는 곧창자정맥류(치질), 지라정맥 계통에서는 지라비대, 왼위정맥 계통에서는 식도정맥류 등이 발생한다.

4) 팔

팔을 순환한 혈액을 심장으로 되돌리는 정맥의 경로는 크게 피부밑을 주행하는 **피부정맥**(표재 정맥)과 동맥을 따라 주행하는 **동반정맥**(심재 정맥)으로 나뉜다(그림 15-42).

(1) 피부정맥(cutaneous vein)

말초의 정맥그물에서 시작하여 피부밑을 올라가는 표재 정맥을 피부정맥이라고 한다. 손의 정맥그물에 시작되는 노쪽피부정맥(두정맥, cephalic vein)과 자쪽피부정맥(기저정맥, basilic vein)은 아래팔중간정맥(전완정중피정맥, median antebrachial vein)이나 중간팔오금정맥(정중주와정맥, median cubital vein) 등과 함께 팔(꿈치)오금에서 연결된다. 연결 형태는 개인차가 커서 M자형, N자형, H자형을 나타내는 외에 노쪽피부정맥과 자쪽피부정맥 사이에 연결이 관찰되지 않는 예도 있다. 이 부위에서는 비교적 얕은 곳을 정중신경(median nerve)이나 위팔동맥, 기타 피부신경이 지나가기 때문에 정맥주사나 채혈 시 주의가 필요하다.

위팔에 들어가면 노쪽피부정맥은 위팔두갈래근의 가쪽모서리(체표에서는 가쪽두갈래근고랑이라고 불림)를 따라 올라가, 어깨세모근과 큰가슴근의 경계(어깨세모근가슴근고랑)를 통과해 빗장뼈 아래에서 겨드랑정맥(axillary vein)에 합류한다.

한편, 자쪽피부정맥은 위팔뼈 안쪽위관절융기 앞을 통과해 위팔로 들어가며, 위팔두갈래근 안쪽모서리(체표에서는 안쪽두갈래근고랑이라고 불림)를 따라 주행한 다음 위팔의 아래 1/3 부근에서 근막을 관통해 심부의 위팔정맥에 합류한다. 위팔정맥은 같은 이름의 동맥을 사이에 끼우고 두 줄기가 주행하는데, 큰 가슴근 아래모서리(겨드랑이 아래끝) 높이에서 하나로 합쳐져 겨드랑정맥이 된다.

(2) 동반정맥(accompanying vein)

심부의 동맥을 따라 주행하는(흐름은 역방향) 정맥을 동반정맥이라고 하며, 동맥과 같은 이름으로 불린다. 일반적으로 동맥 1개를 사이에 끼우듯이 2개의 동반정맥이 관찰되는데, 겨드랑정맥(axillary vein)부터 심장 쪽에 걸쳐서는 1개의 정맥이 된다.

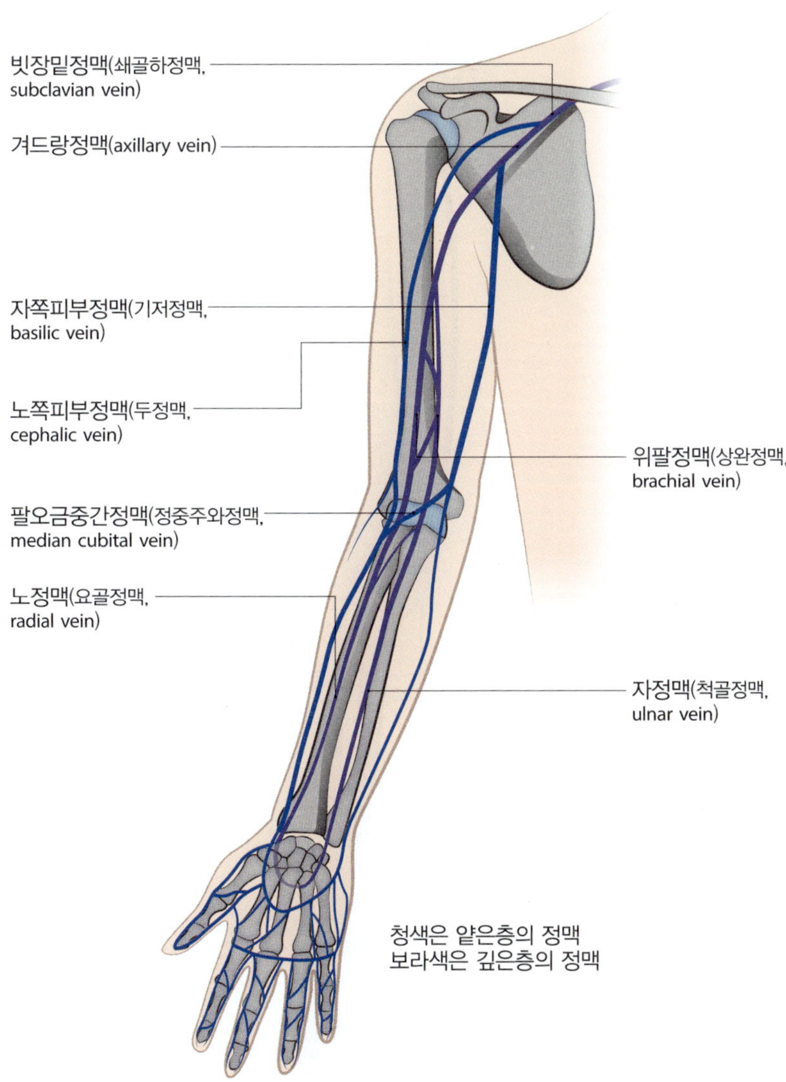

그림 15-42 팔의 주요 정맥

5) 다리

팔의 정맥처럼 다리에도 **피부정맥**(표재 정맥)과 **동반정맥**(심재 정맥)이 있다.

피부정맥에는 큰두렁정맥(대복재정맥, great saphenous vein)과 작은두렁정맥(소복재정맥, lesser saphenous vein)이 있어 피부밑의 정맥혈액을 모은다. 한편, 동반정맥은 같은 이름의 동맥을 따라 주행하며 바깥엉덩정맥(외장골정맥, external iliac vein)에서 온엉덩정맥(총장골정맥, common iliac vein)을 지나 아래대정맥(하대정맥, inferior vena cava)으로 흘러 들어간다(그림 15-43).

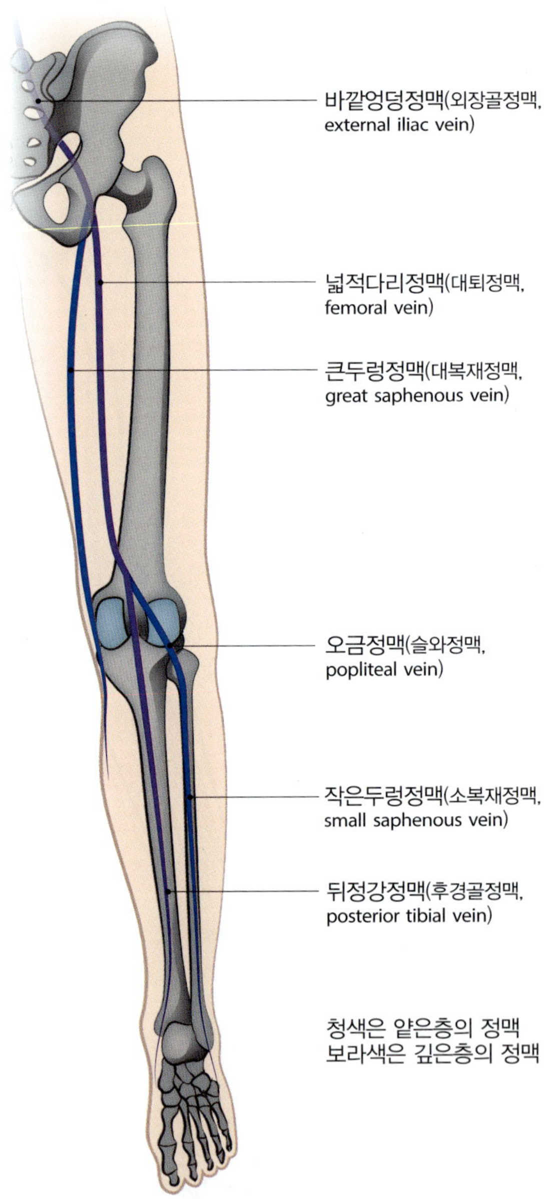

그림 15-43 다리의 주요 정맥(뒷면)

(1) 큰두렁정맥(대복재정맥, great saphenous vein)

발 표층부의 정맥혈액을 넓적다리정맥으로 돌려보내는 가장 굵은 피부정맥이다. 종아리 안쪽에서 넓적다리 안쪽을 올라가서 두렁구멍(복재열공, saphenous hiatus; 넓적다리근막의 위안쪽에 보이는 구멍)을 지나 넓적다리정맥으로 들어간다. 종아리에서는 두렁신경(복재신경, saphenous nerve; 종아리 안쪽에서 발등 안쪽에 분포하는 피부신경)과 함께 주행한다.

특히 큰두렁정맥은 심장의 심장동맥우회술에 대용 혈관으로 사용되는데, 이때 판막이 방해가 되지 않도록 역방향으로 한다.

(2) 작은두렁정맥(소복재정맥, lesser saphenous vein)

발 표층부의 정맥혈액을 오금정맥으로 보내는 피부정맥이다. 종아리 윗부분에서는 장딴지 정중앙을 장딴지신경(비복신경, sural nerve; 종아리 뒷면 등에 분포하는 피부신경)과 함께 올라간다.

요점확인

1. 심장에서 나온 동맥은 대동맥활을 형성한 후 어떻게 흐르는가?
2. 상반신과 하반신을 흐른 혈액은 어떤 경로로 심장으로 모이는가?
3. 인체 각 부위별 주요 혈관에는 무엇이 있는가?

과학응용

● **심장학(cardiology)**

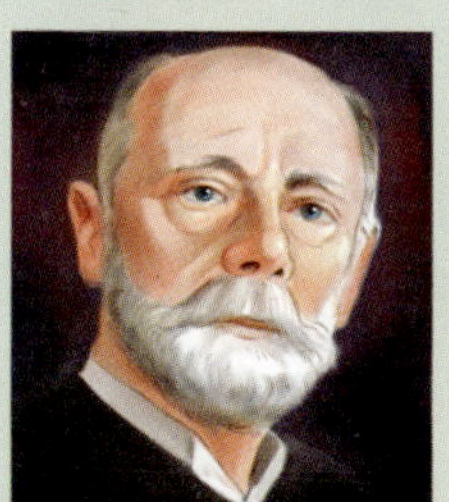
빌렘 에인트호벤

심장을 연구하고 치료하는 심장학은 네덜란드의 생리학자 빌렘 에인트호벤(Willem Einthoven, 1860~1927)과 그가 1903년에 발명한 현대식 심전도에 의해 많은 발전이 있었다. 에인트호벤의 첫 번째 업적은 19세기의 조잡한 기계보다 훨씬 더 높은 감도로 심전도(ECG)를 기록할 수 있는 기계를 발명한 것이다.

그 후 에인트호벤은 영국 의사 토머스 루이스(Thomas Lewis)의 도움으로 P, Q, R, S 및 T 파동을 시연하고 명명하였으며, 이러한 파동이 심장의 전기적 활동을 정확하게 기록한다는 사실을 증명하였다(그림 15-13 참조). 1905년에 그는 환자의 심전도 데이터를 전화로 실험실로 전송하여 기록하고 분석할 수 있는 방법을 발명하기도 하였는데, 이 기술은 현재 원격측정(telemetry)이라고 한다.

심전도 기록에 대한 에인트호벤의 상세한 연구는 심장학의 관행을 완전히 바꾸어 놓았다. 나아가 에인트호벤의 발명품은 신경자극 연구에 적용되어 신경과학의 획기적인 발견으로 이어졌다.

오늘날 심장전문의들은 심장질환을 진단하기 위해 최신 버전의 에인트호벤 기계를 사용한다. 물론 생체의학공학자들이 계속해서 심전도 장비를 개선하고 심장기능을 모니터링하는 새로운 기계를 발명하고 있다. 실제로 엔지니어와 디자이너는 심장전문의와 협력하여 인공심장판막, 인공심장박동기, 심지어 인공심장을 개발하였다.

OUTLINE SUMMARY

개념요약

• 심장

A. 심장의 위치와 형태

1. 세로칸 아래쪽의 허파 사이에 위치함
2. 심장의 약 2/3는 왼쪽에, 1/3은 오른쪽에 있는데 가슴안 중앙에서 약간 왼쪽으로 치우쳐 있음
3. 심장 아래쪽 가장자리를 심장끝, 심장 위쪽의 뒷면을 심장바닥이라고 함(그림 15-1 참조)

B. 심장의 구성

1. 심실사이벽에 의해 왼쪽과 오른쪽으로 나뉘고, 다시 방실판막에 의해 4개의 공간으로 나뉨(그림 15-2 참조)
   a. 2개의 위쪽 공간을 심방이라고 함(왼심방과 오른심방)
   b. 2개의 아래쪽 공간을 심실이라고 함(왼심실과 오른심실)
   c. 판막은 심장을 통해 혈액이 계속 흐르도록 하고 역류를 방지함
   b. 심장에는 2개의 방실판막과 2개의 반달판막이 있음(그림 15-3 참조)
      ① 오른방실판막 : 삼첨판(막)이라고 함, 오른심방이 심실로 들어가는 입구, 3개의 첨판이 있음
      ② 왼방실판막 : 승모판(막)이라고 함, 왼심방이 심실로 들어가는 입구, 2개의 첨판이 있음
      ③ 허파동맥판막 : 허파동맥 초입
      ④ 대동맥판(막) : 대동맥 시작 부분

C. 심장의 내부구조

1. 심장의 벽은 심장근육조직으로 구성되며, 심장근육이라고 함(그림 15-4 참조)
2. 심장속막(심내막, endocardium)
   a. 심장의 속면을 덮는 막
   b. 심장속막에 발생한 염증 심내막염이라고 함
   c. 염증이 있는 심장속막은 거칠어져서 혈전을 유발할 수 있음
3. 심장근육층(심근층, myocardium)
   a. 심장벽의 주체를 이루는 층
   b. 심실벽 특히 왼심실에서 두껍게 발달함(그림 15-5 참조)
4. 심장바깥막(심외막, epicardium)
   a. 심장벽의 가장 바깥층을 이루는 막 구조
   b. 심장막은 2층 사이에 윤활공간이 있는 섬유성 주머니(그림 15-6 참조)
      ① 안쪽층을 심장바깥막이라고 함
      ② 바깥층을 벽심장막이라고 함

D. 심장의 혈관

1. 심장의 심장근육에 산소와 영양분을 공급하는 혈액은 심장동맥(관상동맥)을 통해 흐름(심장동맥순환)(그림 15-7 참조)
2. 심장동맥의 혈류 차단을 심근경색(심정지)이라고 함
3. 심장을 관류한 후 혈액을 다시 심장으로 되돌리는 정맥은 대부분 심장정맥굴을 경유하여 오른심방으로 들어감(그림 15-8 참조)
4. 심장동맥우회술(cornoary bypass) : 심장동맥의 막힘을 우회하기 위해 인체의 다른 부위의 정맥을 사용하는 시술

E. 심장의 기능적 특성

1. 자동능 : 심장은 자발적으로 흥분하고 율동적으로 수축을 일으킴
2. 실무율 : 심장근육을 전기로 자극할 때 문턱값(역치) 이상이면 자극의 세기와 관계없이 근육수축의 크기는 항상 최대로 일정함
3. 불응기 : 심장근육은 뼈대근육과 달리 강축을 일으키지 않음
4. 흥분성과 전도성
5. 수축성 : 굴심방결절에서 발생한 흥분이 심장의 심장전도계통을 따라 심장근육 전체로 파급되면 심방과 심실은 각각 하나의 근(육)섬유처럼 동시에 수축함

F. 심장의 주기적 활동

1. 심장근육의 수축기전
   a. 사이원반은 한 영역의 모든 심장근육섬유를 전기적으로 연결하여 자극(작용 전위)을 받아 거의 동시에 수축함

b. 틈새이음이라는 결합장치가 있어서 심장근육세포 사이의 흥분전달에 작용함

2. 심장전도계통 (그림 15-9 참조)
   a. 특수심장근육은 심장속막 아래를 지나가는 심장전도계통을 형성함
   b. 심장의 수축을 초래하는 전기충격을 생성하고 전달함
      ① 굴심방결절 : 박동조율기라고도 함, 위대정맥 입구 근처의 오른심방벽에 위치함
      ② 방실결절 : 오른심방의 심실사이벽에 위치함
      ③ 방실다발 : 심방과 심실 사이를 연락하는 전도로, 심실사이벽에 위치함
      ④ 푸르키네섬유 : 심실벽 전체에 고루 퍼져 있음
3. 심장주기(cardiac cycle)
   a. 심장의 수축과 이완이 1회 경과하는 것(표 15-2, 그림 15-12 참조)
   b. 심장의 수축을 수축기라고 함
   c. 심장의 이완을 확장기라고 함
4. 심음(cardiac sound)
   a. 심장근육의 수축과 판막의 폐쇄 및 혈액의 흐름 등에 의해 심장에서 발생하는 정상적인 소리
   b. 제1심음 : 심실수축 중 방실판막의 진동과 폐쇄로 인해 발생함
   c. 제2심음 : 심실이 이완되는 동안 반달판막이 닫혀서 발생함
5. 심전도(electrocardiogram, ECG, EKG)
   a. 심장전도계통을 통해 이동하는 작은 전기자극은 인체의 표면에서 감지되어 심전도 기계에 의해 가시적인 기록으로 변환될 수 있음
   b. 전기신호의 가시적인 기록을 심전도라고 함
   c. 정상 심전도에는 3가지 파동이 있음(그림 15-12, 15-13 참조)
      ① P파 : 심방의 탈분극과 연관
      ② QRS복합체 : 심실의 탈분극과 연관
      ③ T파 : 심실의 재분극과 연관

G. 심장박동수와 심(장)박출량

1. 심장박동수(heart rate)
   a. 1분 동안 심장이 뛰는 횟수
   b. 정상 성인의 안정 시 평균 심장박동수는 약 70회임
2. 심(장)박출량(cardiac output)
   a. 왼심실 또는 오른심실에서 1분당 박출되는 총혈액량을 말함
   b. 안정 시 성인 남성에서는 평균 약 5,000mL이고 여성에서는 남성보다 5~10% 정도 적게 박출됨
   c. 심(장)박출량 = 심장박동수 × 일회박출량
      ① 일회박출량 : 심실이 1번 수축해서 대동맥과 허파동맥으로 박출하는 혈액량
   d. 따라서 심장박동수나 일회박출량에 영향을 미치는 모든 요인은 심(장)박출량에도 영향을 미칠 수 있음

• 혈관

A. 혈관벽의 구조 (그림 15-15 참조)

1. 바깥막(외막, adventitia)
   a. 동맥이나 정맥을 둘러싸고 있는 결합조직의 가장 바깥층
   b. 주변 조직의 세포바깥바탕질과 연결되어 혈관을 제자리에 고정하는 역할을 함
2. 중(간)막(tunica media)
   a. 동심원으로 배열된 민무늬근육과 탄력성이 있는 탄력섬유로 구성됨
   b. 동맥에서 혈압을 유지하고 혈액 분포를 조절하는 중요한 역할을 함
3. 속막(내막, tunica intima)
   a. 내피세포로 이루어진 내피, 그 밑의 바닥막, 소량의 결합조직으로 구성됨

B. 혈관의 종류와 기능 (표 15-3 참조)

1. 동맥(artery)
   a. 혈관 안을 흐르는 혈액의 압력이 강하기 때문에 그에 대응하기 위해 혈관벽이 두꺼움
   b. 혈액을 심장에서 인체 모든 부분의 모세혈관으로 분배함
   c. 세동맥은 수축하거나 확장함으로써 동맥혈압을 정상수준으로 유지하는데 혈액순환에 중요한 역할임
2. 정맥(vein)
   a. 높은 압력을 받는 일이 없어서 동맥에 비해 속막이나 중(간)막이 얇고 근육이나 탄력섬유가 적기 때문에 탄력성이 부족함
   b. 혈액을 보내는 힘이 약해 심장으로 되돌아가려면 가슴안이나 심장의 음압(흡인력), 정맥주위 근육수축(근육펌프) 등의 보조가 필요함
   c. 다리의 정맥에는 판막이 있어 역류를 방지함(그림 15-16 참조)
   d. 온몸의 혈액을 저장하므로 용량혈관이라고도 불림

3. 모세혈관(capillary) (그림 15-17, 표 15-4 참조)
   a. 세동맥과 세정맥을 연결하는 지름 5~10μm의 가는 혈관
   b. 그물 모양으로 연결되어 있어서 전체적인 용량이 크고 혈류도 느려 물질교환에 적합함
   c. 영양분, 노폐물, 체액을 교환하는 교환혈관 역할을 함
      ① 삼투압과 여과는 모세혈관 교환을 유도하는 주요 원동력임(그림 15-18 참조)
      ② 바깥쪽으로 향하는 힘은 모세혈관의 동맥 끝에서 더 커서 혈액에서 조직으로 체액을 이동시킴
      ③ 안쪽으로 향하는 힘은 모세혈관의 정맥 끝에서 더 커서 체액을 조직에서 혈액으로 이동시킴
   d. 혈액으로 되돌아가지 않는 과잉 조직액은 림프계통에 의해 수집됨

• 혈류역학

A. 혈압
1. 심장에서 박출된 혈액이 혈관벽에 가하는 압력
2. 동맥에서 가장 높고 정맥에서 가장 낮음(그림 15-19 참조)
3. 혈압기울기는 혈액을 순환시키며, 액체는 압력이 높은 곳에서 낮은 곳으로만 흐를 수 있음

B. 혈압에 영향을 미치는 요인
1. 혈액량
   a. 혈약의 양이 많을수록 혈관벽에 더 많은 압력이 가해짐(그림 15-20 참조)
   b. 이뇨제(diuretics) : 수분 손실을 촉진하여 총 혈액량 손실을 촉진하는 약물
2. 심장의 수축강도
   a. 심(장)박출량에 영향을 미침
   b. 더 강한 심장박동은 압력을 증가시키고, 박동이 약할수록 압력은 줄어듦
3. 심장박동수 : 증가된 박동속도는 압력을 증가시키고, 속도의 감소는 압력을 감소시킴
4. 혈액점도 : 점도가 정상보다 낮으면 압력이 감소하고, 점도가 정상보다 높으면 압력이 증가함
5. 혈관저항 : 혈관근육의 수축과 이완을 포함한 많은 요인의 영향을 받음(그림 15-21 참조)

C. 혈압의 변동
1. 혈압은 정상 범위 내에서 다양함
2. 일반 성인의 수축기혈압(최고혈압)은 120+(Y-20)÷2, 확장기혈압(최저혈압)은 70~85mmHg가 표준치임
   a. 고혈압(hypertension) : 수축기혈압이 140mmHg 이상 또는 확장기혈압이 90mmHg 이상인 경우(표 15-5 참조)
   b. 저혈압(hypotension) : 수축기혈압이 100mmHg 이하인 경우

D. 중심정맥압
1. 오른심방 내 정맥 혈압으로, 혈류를 유도하는 압력기울기의 하한
2. 정맥혈이 오른심방으로 다시 이동하도록 돕는 5가지 기전
   a. 강하게 뛰는 심장
   b. 적절한 동맥압
   c. 정맥의 판막
   d. 뼈대근육이 수축할 때 박출작용
   e. 호흡 중 가슴안의 압력 변화

• 맥박

A. 혈관벽의 교대 확장과 반동이다.

B. 9개의 주요 맥박점은 동맥의 이름을 따서 명명되었다(그림 15-22 참조).

• 순환경로

A. 온몸순환과 허파순환
1. 온몸순환(전신순환, systemic circulation)
   a. 허파를 제외한 인체의 모든 동·정맥을 포함하는 순환
   b. 왼심실에서 시작하여 대동맥, 작은 동맥, 세동맥, 모세혈관, 정맥, 대정맥을 거쳐 오른심방에 이름
2. 허파순환(폐순환, pulmonary circulation)
   a. 오른심실에서 나온 혈액이 허파동맥을 통해 좌우의 허파로 가서 허파꽈리 내에서 산소와 이산화탄소를 교환한 후 허파정맥을 통해 왼심방에 이르는 경로
   b. 경로는 오른심실에서 시작하여 허파동맥, 허파, 허파정맥을 거쳐 왼심방에 이름

B. 문맥순환(portal circulation) (그림 15-24 참조)
1. 간을 통한 독특한 혈액 경로
2. 정맥(간문맥)은 두 모세혈관층 사이에 존재함
3. 혈당 수치의 항상성을 도움

C. 심장동맥순환(coronary circulation)

1. 심장 자체의 조직을 관류하는 순환
2. 좌우 1쌍의 심장동맥이 대동맥판(막) 가까이에서 주행을 시작하여 심장근육 전체에 혈액을 공급함

D. 태아순환 (그림 15-25 참조)

1. 출생 전 순환을 말함
2. 태아가 산모의 혈액에서 산소와 영양분을 효율적으로 확보하기 위해 필요
3. 독특한 구조물에는 태반, 배꼽동 · 정맥, 정맥관, 동맥관, 타원구멍이 있음

E. 뇌순환

1. 뇌는 온몸 산소소비량의 약 15%를 차지함
2. 산소 부족에 매우 민감해서 혈류가 정지되면 10초 이내에 의식을 잃음

• 부위별 주요 혈관

A. 동맥의 흐름

1. 오름대동맥(상행대동맥, ascending aorta)
2. 대동맥활(대동맥궁, aortic arch)
   a. 팔머리동맥줄기(완두동맥간, brachiocephalic trunk)
   b. 왼온목동맥(좌총경동맥, common carotid artery)
      ① 바깥목동맥(외경동맥, external carotid artery)
      ② 속목동맥(내경동맥, internal carotid artery)
   c. 왼빗장밑동맥(좌쇄골하동맥, subclavian artery)
   d. 팔의 동맥
      ① 빗장밑동맥(쇄골하동맥, subclavian artery)
      ② 겨드랑동맥(액와동맥, axillary artery)
      ③ 위팔동맥(상완동맥, brachial artery)
      ④ 노동맥(요골동맥, radial artery)
      ⑤ 자동맥(척골동맥, ulnar artery)
3. 내림대동맥(하행대동맥, descending aorta)
   a. 가슴대동맥(흉부대동맥, thoracic aorta)
   b. 배대동맥(복부대동맥, abdominal aorta)
      ① 복강동맥(celiac artery; 열두째등뼈 높이)
      ② 위창자간막동맥(상장간막동맥, superior mesenteric artery)
      ③ 아래창자간막동맥(하장간막동맥, inferior mesenteric artery)
      ④ 콩팥동맥(신(장)동맥, renal artery)
      ⑤ 고환동맥(testicular artery) 또는 난소동맥(ovarian artery)
4. 온엉덩동맥(총장골동맥, common iliac artery)
   a. 속엉덩동맥(내장골동맥, internal iliac artery)
   b. 바깥엉덩동맥(외장골동맥, external iliac artery)
      ① 넓적다리동맥(대퇴동맥, femoral artery)
      ② 오금동맥(슬와동맥, popliteal artery)
      ③ 앞 · 뒤정강동맥(전 · 후경골동맥, anterior · posterior tibial artery)
      ④ 종아리동맥(비골동맥, fibular artery)

B. 정맥의 흐름

1. 위대정맥(상대정맥, superior vena cava)
   a. 속목정맥(내경정맥, internal jugular vein)
   b. 경막정맥굴(경막정맥동, dural venous sinus)
   c. 팔의 정맥
      ① 빗장밑정맥(쇄골하정맥, subclavian vein)
      ② 겨드랑정맥(axillary vein)
      ③ 위팔정맥(상완정맥, brachial vein)
      ④ 노쪽피부정맥(두정맥, cephalic vein)
      ⑤ 자쪽피부정맥(기저정맥, basilic vein)
      ⑥ 중간팔오금정맥(정중주와정맥, median cubital vein)
      ⑦ 노정맥(요골정맥, radial vein)
      ⑧ 자정맥(척골정맥, ulnar vein)
   d. 홀정맥(기정맥, azygos vein)
      ① 오름허리정맥(상행요정맥, ascending lumbar vein)
      ② 갈비사이정맥(늑간정맥, intercostal vein)
      ③ 반홀정맥(반기정맥, hemiazygos vein)
2. 아래대정맥(하대정맥, inferior vena cava)
   a. 온엉덩정맥(총장골정맥, common iliac vein)
   b. 문맥(portal vein)
      ① 지라정맥(비장정맥, splenic vein)
      ② 위창자간막정맥(상장간막정맥, superior mesenteric vein)
      ③ 아래창자간막정맥(하장간막정맥, inferior mesenteric vein)
   c. 다리의 정맥
      ① 큰두렁정맥(대복재정맥, great saphenous vein)
      ② 작은두렁정맥(소복재정맥, lesser saphenous vein)
3. 심장정맥굴(관상정맥동, coronary sinus)

15

능동학습

ACTIVE LEARNING

• 종합질문

01. 심장의 정의와 심장의 위치를 설명하시오.

02. 심장근육과 심장속막을 설명하시오.

03. 심장막의 두 층을 설명하고, 심장막액의 기능을 설명하시오.

04. 수축기와 이완기를 정의하시오.

05. 4개 심장판막의 이름과 위치를 말하시오.

06. 일회박출량과 심(장)박출량을 구별하시오.

07. 심장전도계통과 관련된 구조의 이름을 열거하고 경로를 설명하시오.

08. 인체에 있는 주요 혈관의 유형을 분류하고 설명하시오.

09. 동맥과 정맥을 구성하는 3개의 조직층을 말하시오.

10. 혈압에 영향을 미치는 4가지 요인을 열거하고 간략하게 설명하시오.

11. 정맥혈이 오른심방으로 이동하도록 하는 5가지 기전을 열거하시오.

12. 맥박을 느낄 수 있는 인체의 4부위를 말하시오.

13. 온몸순환과 허파순환을 설명하시오.

• 심층고찰

14. 심전도가 나타내는 그래프가 심장에서 일어나는 일과 어떤 관련이 있는지 설명하시오.

15. 문맥순환이 온몸순환과 어떻게 다르며, 이 유형의 순환을 통해 얻을 수 있는 장점은 무엇인가?

16. 정상적인 출생 후 순환과 태아순환의 차이점을 설명하고, 태아의 환경에 따라 이러한 차이가 어떻게 태아순환을 더 효율적으로 만드는지 설명하시오.

17. 대동맥과 오른심방 사이에 압력 차이가 존재해야 하는 이유를 설명하시오.

• 확인문제

01. 심장의 심실은 ________에 의해 좌우로 분리되어 있다.

02. 심실의 내부를 감싸고 있는 얇은 조직층을 ________(이)라고 한다.

03. 심장의 수축을 ________(이)라고 하고, 심장의 이완을 ________(이)라고 한다.

04. 오른심방과 오른심실 사이에 위치한 심장판막을 ________(이)라고 한다.

05. 심장이 박동하는 동안 심실에서 분출되는 혈액량을 나타내는 용어는 ________이다.

06. ________은/는 심장의 박동조율기이며 심방의 수축을 일으키고, ________은/는 방실섬유의 확장이며 심실의 수축을 유발한다.

07. 심실이 탈분극될 때 발생하는 파형을 ________(이)라고 하고, 심방이 탈분극될 때 발생하는 파형을 ________(이)라고 한다.

08. ________은/는 혈액을 심장으로 다시 운반하는 혈관이고, ________은/는 심장에서 혈액을 운반하는 혈관이다.

09. ________은/는 혈액과 조직 사이에서 물질이 교환되는 미세한 혈관이다.

10. 동맥의 가장 안쪽층을 ________(이)라고 하고, 가장 바깥층을 ________(이)라고 한다.

11. 온몸순환은 몸 전체에 혈액을 이동시키는 것이고, ________은/는 심장에서 허파로, 다시 심장으로 혈액을 이동시키는 것이다.

12. 대부분의 혈액이 허파를 우회할 수 있도록 하는 태아의 2가지 구조물은 ________와/과 ________이다.

13. 심장의 수축강도와 혈액량은 혈압에 영향을 미치는 2가지 요소이다. 그 밖에 혈압에 영향을 미치는 요인에는 ________와/과 ________이가 있다.

14. 심장에서 혈액이 흐르는 순서대로 번호를 매기시오(1~10).

(1) ________ 왼심방
(2) ________ 오른방실판막(삼첨판(막))
(3) ________ 오른심실
(4) ________ 허파정맥
(5) ________ 대동맥판(막)
(6) ________ 왼방실판막(승모판(막))
(7) ________ 왼심실
(8) ________ 허파동맥
(9) ________ 오른심방
(10) ________ 허파동맥판

확인문제 정답

01 심실사이벽(심실중격) / 02 심장속막(심내막) / 03 수축기, 확장기 / 04 오른방실판막(삼첨판(막)) / 05 일회박출량 / 06 굴심방결절, 푸르키네섬유 / 07 QRS복합파, P파 / 08 정맥, 동맥 / 09 모세혈관 / 10 속막, 바깥막 / 11 허파순환 / 12 타원구멍, 동맥관 / 13 혈액점도, 심장박동수 / 14 (1) 7, (2) 2, (3) 3, (4) 6, (5) 10, (6) 8, (7) 9, (8) 5, (9) 1, (10) 4

15

림프계통과 면역

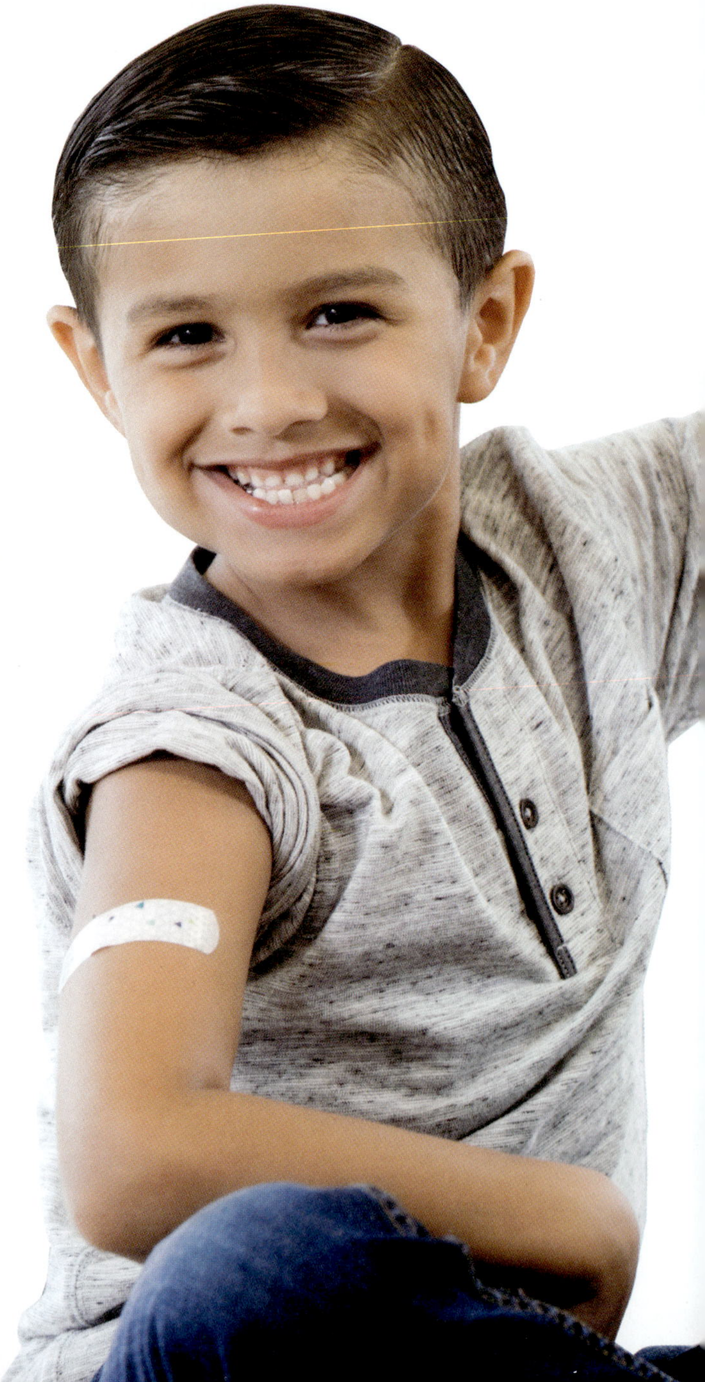

CHAPTER 16

학습목표

1. 림프계통의 구성과 기능을 설명할 수 있다.
2. 인체 각 부위의 림프 흐름을 설명할 수 있다.
3. 면역을 정의하고 면역의 종류를 설명할 수 있다.
4. 면역을 담당하는 주요 세포와 각각의 역할을 설명할 수 있다.
5. 체액면역과 세포면역을 비교하여 설명할 수 있다.

핵심용어

림프 / 림프관 / 림프모세관 / 집합림프관 / 림프줄기 / 가슴림프관 / 오른림프관 / 림프절 / 가슴샘 / 지라 / 편도 / 선천면역 / 후천면역 / 항체 / 포식세포 / 보체 / 사이토카인 인체에는 체중의 약 60%에 상당하는 양의 물이 들어 있다. 이 가운데 약 60%는 세포 내에 있고 약 8%는 혈관 내의 혈액에 있으며, 나머지 약 32%는 세포 사이에 있어서 사이질액(interstitial fluid; 조직액)이라고 불린다. 사이질액은 동맥 쪽 모세혈관에서 수분과 전해질 등이 유입되고, 정맥 쪽 모세혈관에서 다시 혈관 안으로 흡수되어 혈액과의 사이에서 순환한다. 그러나 이 모세혈관에서 흡수되는 양은 충분하지 않아 다른 하나의 순환계통인 **림프계통**(lymphatic system)에 의해 회수된다.

림프관을 흐르는 림프는 보통 조직에서 만들어진 대사산물이나 온몸을 순환하는 면역세포(림프구)를 운반하지만, 때로는 침입한 병원체가 들어가기도 한다. 이 때문에 림프관 중간에는 여러 개의 림프절이 있어 침입한 병원체가 혈액순환으로 들어가지 않게 작용한다. 이처럼 림프계통은 혈액에서 유출된 액체를 되돌리는 작용 이외에도 창자에서 흡수한 지방성분의 운반통로작용, 단백질 회수작용, 림프절을 비롯한 림프기관의 림프구 생산에 의한 **면역작용**을 한다.

1. 림프계통

1. 림프계통의 구성

림프계통은 액체 성분인 림프를 운반하는 **림프관**, 림프관 사이에 분포하는 **림프절**, 림프조직의 집단인 **가슴샘**, **지라**, **편도**로 구성된다(표 16-1, 그림 16-1).

표 16-1 림프계통의 구성

구성	구조	특징 및 역할
액체(fluid)	림프(lymph)	림프관을 흐르는 액체로, 혈장과 비슷하다.
세포(cell)	림프구(lymphocyte)	특이방어 기능을 수행한다.
관(vessel)	림프관(lymphatic vessel)	말초에서 시작해서 정맥에 연결된다.
조직(tissue)	림프소절(lymphoid nodule), 점막관련림프조직(MALT), 편도(tonsil)	성긴결합조직과 림프구로 구성된다.
기관(organ)	림프절(lymph node), 가슴샘(흉선, thymus), 지라(비장, spleen)	섬유성 결합조직으로 둘러싸인 림프조직 덩어리이다.

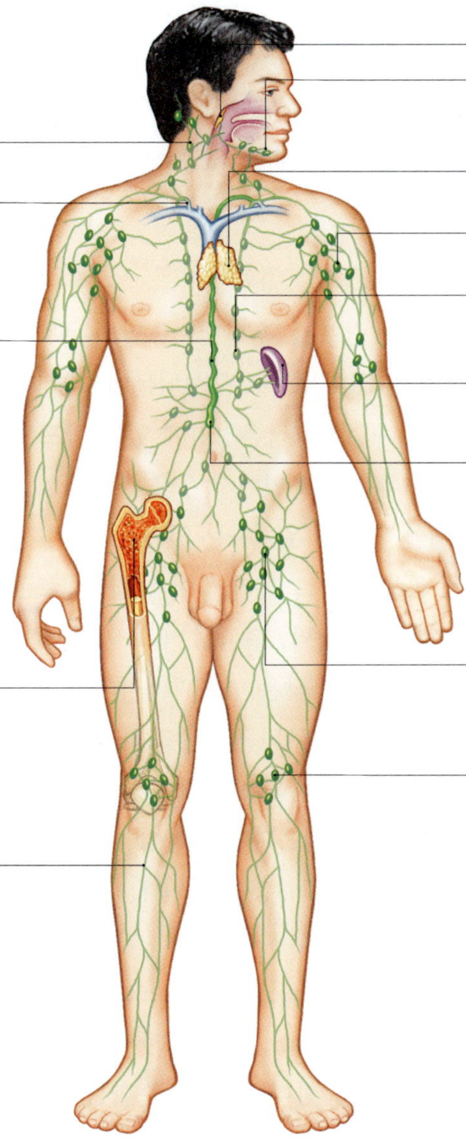

그림 16-1 온몸의 림프계통

1) 림프(lymph)

심장의 박동작용에 의해 생성된 정수압 때문에 혈액의 혈장(plasma)은 모세혈관에서 조직세포 사이의 미세한 공간으로 걸러지는데, 이 액체를 사이질액(interstitial fluid) 또는 조직액이라고 한다. 사이질액의 대부분은 모세혈관과 세정맥으로 흡수되지만, 약 15% 정도는 림프모세관으로 흡수되며, 이 림프모세관으로 흡수된 사이질액을 **림프**라고 한다.

림프의 주요 세포성분은 **림프구**(lymphocyte)이며, **적색골수**(red bone marrow)와 **가슴샘**(흉선, thymus)에서 생산된다. 림프구에는 면역에 관여하는 T세포(T cell), B세포(B cell), 자연살해세포(NK세포, natural killer cell)

등이 있다. 림프구는 림프절을 경유하는 림프 안에서 수가 증가한다. 즉, 림프구는 림프절에서 림프로 방출된다. 또 림프절은 침입한 이물(질)이나 세균을 포획하고 림프절 내의 세포가 이를 포식하여 면역반응을 작동시킨다. 순환하는 림프구의 대부분은 T세포이며 가슴샘에서 분화된 세포이다. B세포는 형질세포(plasma cell)로 분화하여 항체를 생산한다. 자연살해세포는 바이러스에 감염된 세포나 암세포를 공격한다.

2) 림프관(lymphatic vessel)

림프관은 말초조직에서 정맥계통으로 림프를 운반한다. 막힌 주머니 형태로 시작되는 **림프모세관**(lymphatic capillary)은 모세혈관처럼 1층의 내피세포로 구성되는데, 바닥막이 결여된 경우가 많아 조직액, 세균 등이 림프모세관으로 유입될 수 있다. 특히 작은창자에 있는 림프모세관을 암죽관(lacteal duct)이라고 한다. 암죽관 속의 림프는 지방을 많이 함유하고 있어서 우윳빛을 띠며, 이곳의 림프를 암죽(유미, chyme)이라고 한다. 음식으로부터 얻은 지질을 혈류로 운반하는 역할을 한다.

림프모세관은 더 큰 림프관을 통해 몸통 쪽으로 흘러 들어가 **집합림프관**(collecting lymphatic vessel)으로 옮겨간다. 집합림프관의 관벽에는 내피세포, 바닥막, 수축성 세포가 존재한다.

림프관에는 다수의 **판막**(valve)이 있어 압력이 낮은 림프관에서의 림프 역류를 억제하며, 판막과 판막 사이가 한 단위가 되어 관벽의 박동, 정맥벽의 민무늬근육 수축과 주변 근육의 움직임이 액체 수송을 돕는다. 판막의 존재는 원형의 경로를 형성하여 혈관을 반복해서 흐르는 혈액과는 달리, 림프관에서 림프의 움직임을 한 방향으로만 진행하게 한다. 또한 림프관은 판막이 존재하기 때문에 염주 모양의 형태를 나타낸다. 굵은 림프관의 관벽은 정맥과 매우 비슷한 3층 구조인데, 각 층은 정맥보다 얇다. 림프관은 정맥과 달리 도중에 많은 림프절이 존재한다(그림 16-2).

또한 여러 개의 림프관이 모여 **림프줄기**(lymphatic trunk)를 형성하는데, 좌우 하반신과 왼쪽 상반신의 림프가 집합하는 림프줄기를 **가슴림프관**(흉관, thoracic duct), 오른쪽 상반신의 림프가 집합하는 림프줄기를 **오른림프관**(우림프관, right lymphatic duct)이라고 한다. 림프의 순환은 림프모세관에서 시작해서 집합림프관을 거쳐 좌우 2개의 굵은 림프줄기인 가슴림프관과 오른림프관이 된 후 최종적으로 정맥으로 합류한다(그림 16-3).

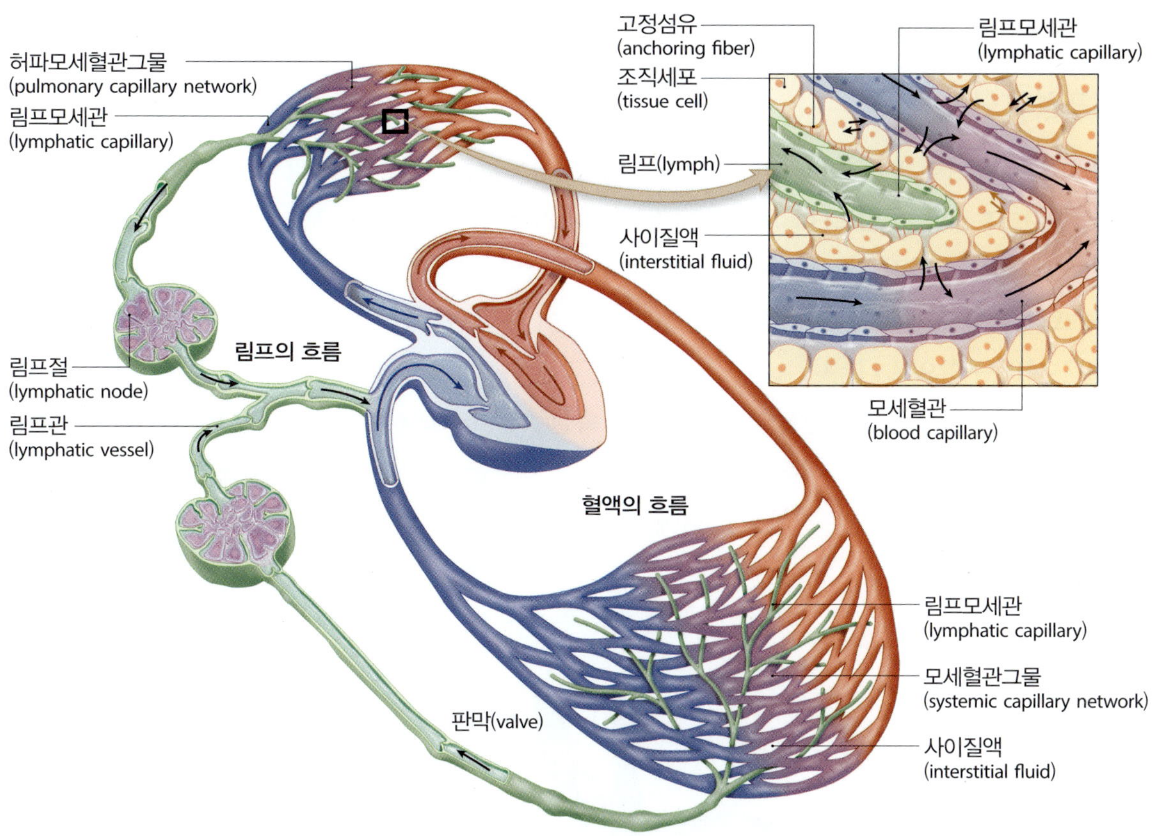

그림 16-2 림프관의 구성

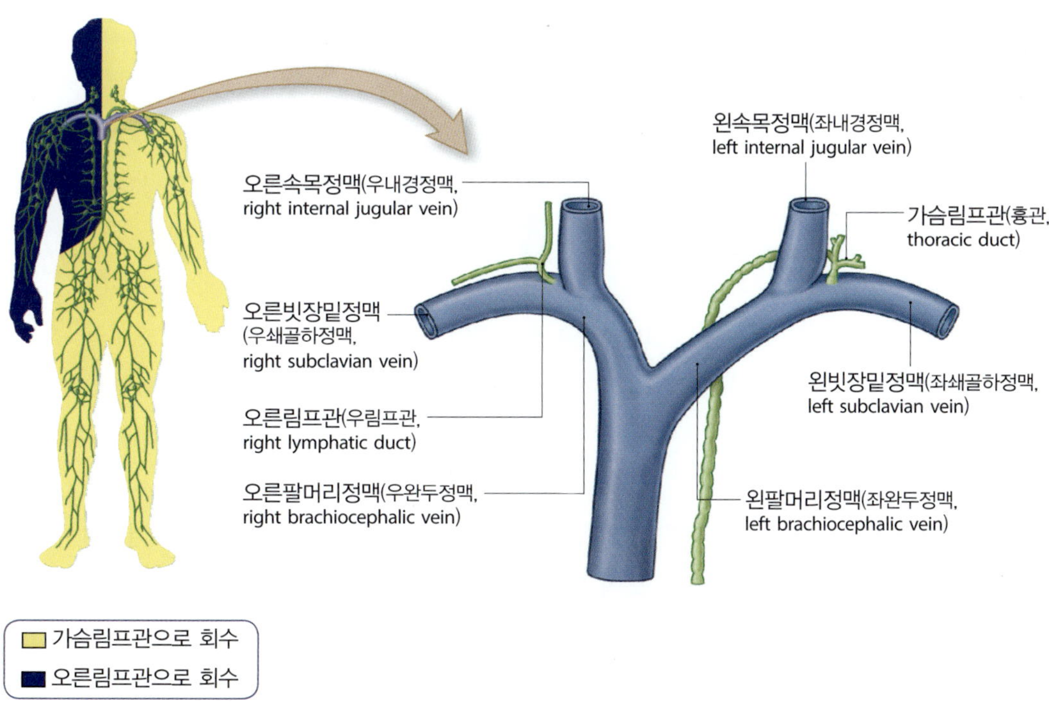

그림 16-3 가슴림프관과 오른림프관의 분포영역

3) 림프절(lymph node)

(1) 림프절의 구조

림프절은 섬유피막으로 둘러싸인 지름 1~25mm 정도의 작은 콩알 모양 기관으로, 림프의 필터로서 기능한다. 수많은 **들림프관**(afferent lymphatic vessel)이 림프절로 림프를 운반한다. **날림프관**(efferent lymphatic vessel)은 일반적으로 2~3개이며, 림프절의 나선형 부분인 문(hilum)에서 시작된다. 림프절의 피막은 림프절을 감싸고 속으로 돌출된 결합조직인데, 이 돌출부를 잔기둥(trabecula)이라고 한다. 잔기둥은 림프절을 여러 구획으로 나눈다.

림프절에서 피막의 심부는 **겉질**(피질, cortex)과 **속질**(수질, medulla)로 나뉜다. 겉질은 여러 개의 **림프소절**(lymphatic nodule) 중 일부로 이루어지고, 림프소절은 **림프굴**(림프동, lymph sinus)에 의해 구분된다. 내피세포로 덮인 림프굴은 피막과 잔기둥 사이에 형성된 좁은 통로이며, 이곳을 림프구 등의 면역세포가 흐른다(그림 16-4).

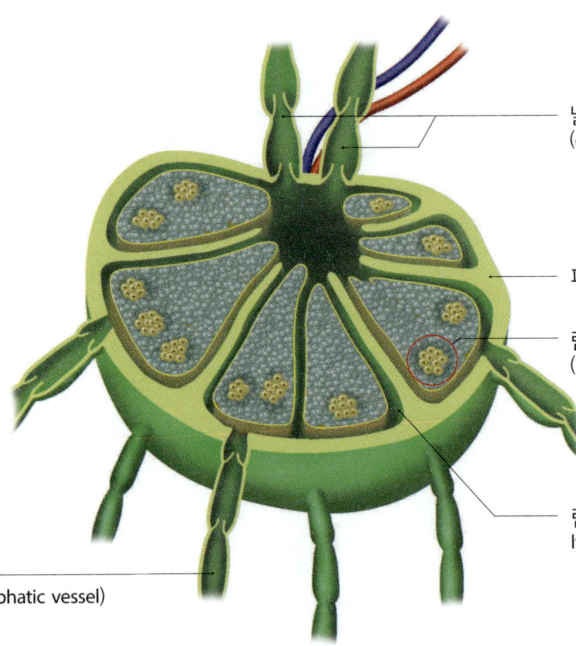

그림 16-4 림프절의 구조

(2) 림프절의 기능

림프절은 온몸의 림프관에 부속되어 있으며, 특히 목이나 팔다리가 시작되는 곳(겨드랑이, 샅고랑) 및 외부와 연결된 기관이나 소화관 주변에 모여 있다. 림프와 함께 흘러온 병원체나 이물(질)에 대해 면역반응을 일으키는 장소이며, 병원체를 포식 및 제거하거나 항체를 생산하여 온몸에 보내는 역할을 한다. 감염이 일어났을 때 림프절이 붓는 이유는 병원체에 대한 면역반응이 림프절에서 일어나기 때문이다(그림 16-5).

또한 림프절은 림프구가 대기하는 장소이기도 하다. 골수에서 생성된 림프구는 림프절, 지라, 편도 등에 저장되어 있다가 감염이 일어나면 림프나 혈액순환을 타고 온몸으로 이동하여 조직 중으로 나와 면역반응에 작용한다.

임상에서 림프절의 위치와 기능에 대한 지식은 매우 중요하다. 예를 들어 유방(breast)은 림프를 배출하고 여과하는 독특하고도 광범위한 네트워크를 가진다(**그림 16-11** 참조). 이 네트워크는 유방에서 모유를 생산할 때 축적될 수 있는 과도한 체액을 효율적으로 배출하는 작용을 하지만, 감염이나 암세포의 확산 경로가 될 수도 있다. 특히 림프관을 통해 암세포가 전이되는 경우가 있어 외과수술 시에는 장기 주변의 림프절도 함께 제거한다. 림프절을 제거하면 림프의 흐름이 억제되기 때문에 외과수술 후에는 종종 말초 부위에 부종이 일어난다.

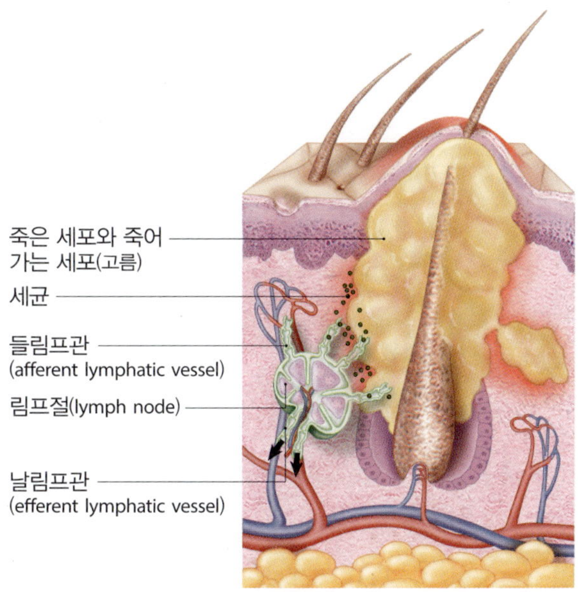

그림 16-5 림프절의 기능

피부의 털집에 감염이 일어난 모습이다. 들림프관을 통해 림프절로 들어온 세균은 걸러진다.

4) 가슴샘(흉선, thymus)

가슴샘은 복장뼈 뒤쪽과 심장막 사이의 공간인 앞세로칸(전종격, anterior mediastinum)에 위치한 기관이다(**그림 16-1** 참조). 가슴샘의 겉은 결합조직으로 된 피막(capsule)으로 싸이고, 속은 피막에서 연속된 사이벽(중격, septum)에 의해 작은 소엽(lobule)으로 나뉜다. 가슴샘의 내부구조는 주변부의 **겉질**(피질, cortex)과 중심부의 **속질**(수질, medulla)로 구성된다(**그림 16-6**).

겉질은 림프구가 밀집되어 있고, 속질에는 림프구가 적다. 가슴샘 속질에는 상피그물세포가 퇴화 변성된 가슴샘소체(thymic corpuscle)가 있는데, 상피그물세포가 동심원상으로 배열된 모양이다. 가슴샘은 출생 후부터 사춘기까지 무게 약 35~40g 정도로 점차 커지다가 그 이후에는 나이가 들면서 서서히 퇴화하여 대부분 지방조직으로 바뀐다.

가슴샘에는 세포면역(cell immunity)에 관여하는 T세포(T cell)가 모여 있다. T세포는 골수에서 만들어진 미성숙한 세포가 혈류를 따라 가슴샘에 와서 기능적으로 성숙해진 세포이다. 겉질에서 림프계 줄기세포의 분열과 T세포의 성숙을 촉진시키는 호르몬인 타이모신(thymosin)을 분비한다.

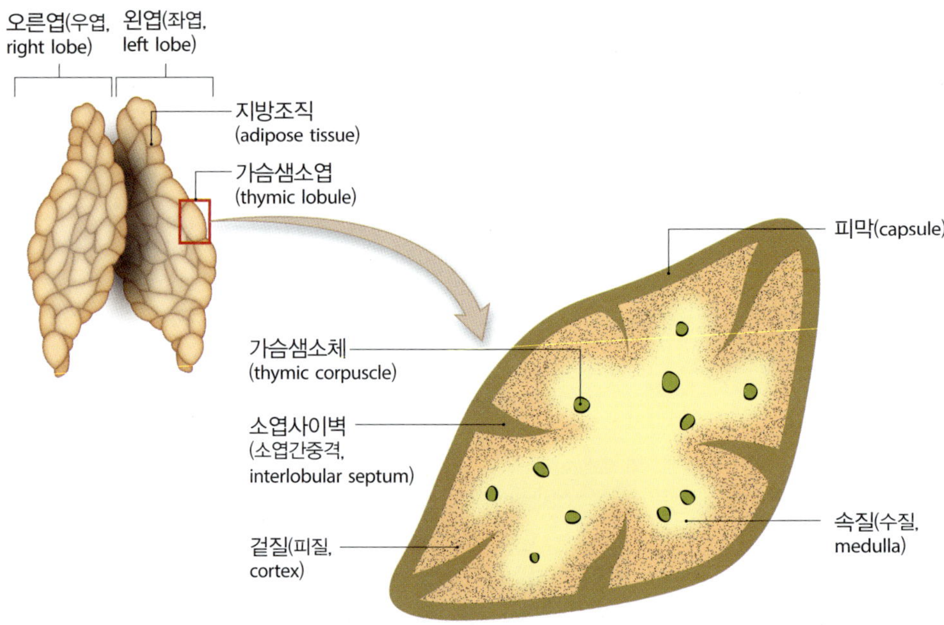

그림 16-6 가슴샘의 구조

5) 지라(비장, spleen)

지라는 인체에서 가장 큰 림프기관으로, 배안의 왼쪽 위에 위치한다(그림 16-1 참조). 지라는 매우 큰 정맥그물을 가지며, 500mL 이상의 혈액을 저장할 수 있다. 따라서 필요할 때 심장혈관계통으로 돌아갈 수 있는 혈액의 저장소 역할을 한다.

지라의 바깥둘레는 두꺼운 결합조직의 피막으로 둘러싸이며, 피막이 실질 안으로 들어가 지라잔기둥(비장소주, trabecula of spleen)이 된다. 지라잔기둥 사이에는 그물조직으로 혈액을 채우는 **지라속질**(비장수질, splenic pulp)이 있다. 지라속질에는 적혈구가 가득 차서 붉게 보이는 적색속질(red pulp)과 지라림프소절로 이루어진 백색속질(white pulp)이 있다. 적색속질에는 모세혈관이 확장된 **지라굴**(비장동, splenic sinus)이 그물 모양으로 연결되어 지라잔기둥 내의 정맥과 연결된다(그림 16-7).

적색속질 안에서 노후된 적혈구가 파괴되고, 지라를 통과하는 사이에 혈액 중의 세균이나 이물(질)은 포식되며, 지라림프소절에서 림프구를 생산하여 보충한다. 이처럼 지라는 림프절이나 림프관과 마찬가지로 림프계통 기관으로서 면역기능을 담당한다.

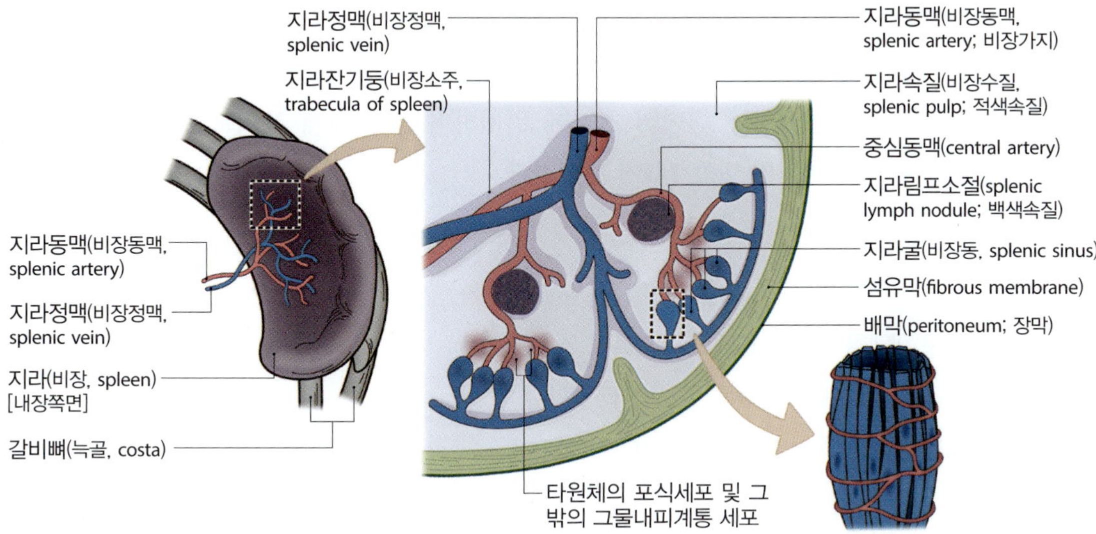

그림 16-7 지라의 구조

6) 편도(tonsil)

편도는 입안과 인두의 경계에 있는 림프조직 덩어리로, 코나 입을 통해 들어오는 독소나 병원체로부터 보호하는 역할을 한다. 편도는 첫 번째 방어선 역할을 하기 때문에 만성감염에 취약하다. 매우 드문 경우이지만 항생제로 만성감염을 치료하지 못하거나 부기(swelling)로 인해 호흡이 곤란할 때는 수술로 편도를 제거하기도 한다.

편도는 위치에 따라 **목구멍편도**(구개편도, palatine tonsil), **인두편도**(pharyngeal tonsil), **혀편도**(lingual tonsil)로 나뉜다(그림 16-8).

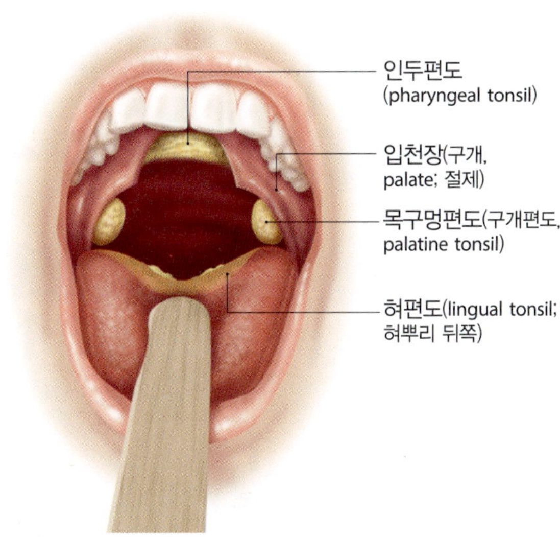

그림 16-8 편도의 위치

목구멍편도는 1쌍의 타원형 림프기관으로 목젖 양옆의 입천장혀활(구개설궁, palatoglossal arch)과 입천장인두활(입천장인두궁, palatopharyngeal arch) 사이에 위치한다. 편도절제술(tonsillectomy)은 목구멍편도를 제거하는 수술이다. 인두편도는 코인두 뒤벽의 천장에 위치하며, 지나치게 부어오른 경우를 아데노이드(adenoid)라고 한다. 혀편도는 혀등의 뒤쪽 1/3에 위치한다.

요점확인

1. 림프계통은 체액을 어떻게 혈액으로 되돌려 놓는가?
2. 인체에서 림프절의 주요 역할은 무엇인가?
3. 가슴샘이 면역에 중요한 이유는 무엇인가?

2. 림프순환

림프순환은 림프모세관에서 시작해서 집합림프관을 거쳐 좌우 2개의 굵은 림프줄기인 가슴림프관과 오른림프관이 된 후 최종적으로는 정맥으로 합류한다. 다리, 배, 왼쪽 상반신의 림프순환은 모두 몸의 왼쪽에 있는 가슴림프관으로 합류하고, 왼빗장밑정맥과 속목정맥의 합류점인 왼쪽 정맥각(venous angle)에서 정맥으로 이어진다. 반면, 오른쪽 상반신의 림프순환은 오른림프관으로 들어가고, 오른빗장밑정맥과 속목정맥의 합류점인 오른쪽 정맥각에서 정맥으로 이어진다(그림 16-9).

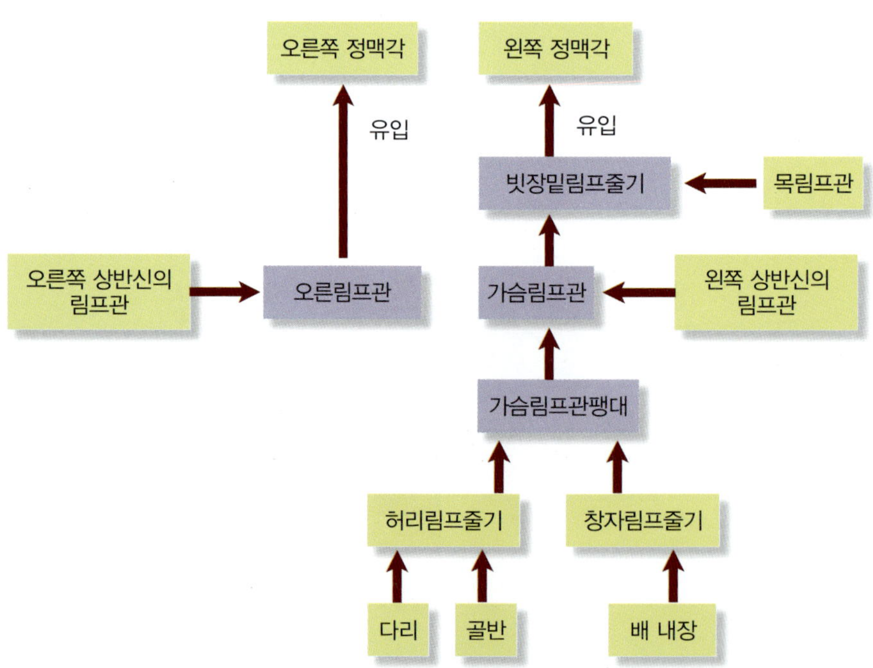

그림 16-9 림프순환의 경로

1) 림프줄기

(1) 가슴림프관(흉관, thoracic duct)

하반신 대부분의 림프와 왼쪽 상반신의 림프를 받아들이는 인체에서 가장 큰 림프줄기(lymphatic trunk)로, 몸의 약 3/4에서 림프가 회수된다(그림 16-3 참조). 첫째~둘째허리뼈 앞, 배대동맥 뒤에서 다리 및 골반 내장에서 나오는 림프를 모은 좌우의 **허리림프줄기**(lumbar trunk)와 배 내장에서 나오는 림프를 모은 1개의 **창자림프줄기**(장림프줄기, intestinal trunk)가 합류하여 시작된다.

합류부위는 다소 굵고 창자림프줄기에서 유입되는 지방방울 때문에 백탁한 림프를 포함하는데, 이것을 **가슴림프관팽대**(흉관팽대, cisterna chyli)라고 한다. 가슴림프관팽대에 이어지는 가슴림프관은 배대동맥의 오른쪽 뒤를 올라가서 대동맥과 함께 가로막을 빠져나와 가슴안으로 들어가고, 가슴대동맥 뒤를 넷째등뼈 높이까지 올라가서 식도 뒤의 왼쪽으로 더 올라가 목으로 들어간 후 왼쪽 정맥각(venous angle)으로 들어간다. 정맥각으로 들어가는 부근에서 왼쪽 목림프줄기(left jugular trunk)와 빗장밑림프줄기(left subclavian trunk)를 받는다.

허리림프관줄기에 모인 다리의 림프관은 도중에 오금림프절, 고샅림프절을 경유한다. 다리, 볼기부위, 아래배벽, 음부 등에서 나오는 얕은 림프관은 얕은고샅림프절(superficial inguinal node)로 들어간다.

(2) 오른림프관(우림프관, right lymphatic duct)

왼쪽의 가슴림프관에 해당하는 오른림프관은 오른쪽 정맥각(venous angle)으로 들어가는데, 오른쪽 상반신, 즉 머리 · 목부위, 오른쪽 팔, 가슴부위의 림프가 집합하기 때문에 가슴림프관과는 비교도 되지 않을 정도로 규모가 작다(그림 16-3 참조).

① 기관지세로칸림프줄기(bronchomediastinal trunk)

뒤가슴벽에서 척주의 좌우를 올라가는 림프줄기로, 가슴벽 및 가슴안 내의 림프 대부분이 모인다. 대부분은 오른림프관으로 들어가지만, 왼쪽은 정맥각(venous angle) 부근에서 가슴림프관으로 합류하는 경우도 있다. 오른쪽은 정맥각 부근에서 오른림프관을 거쳐 정맥으로 유입된다.

② 빗장밑림프줄기(subclavian trunk)

팔 및 가쪽가슴부위의 림프를 모으는 줄기이다. 팔의 림프관은 팔(꿈치)오금에 있는 팔오금림프절(cubital lymph node)을 거친 후 겨드랑림프절(axillary lymph node)에 연결된다. 또한 가쪽가슴벽의 림프관도 겨드랑림프절로 모이고, 이것들이 합쳐져서 빗장밑림프줄기가 된다. 빗장밑림프줄기의 왼쪽은 정맥각 부근에서 가슴림프관으로 합류하고, 오른쪽은 오른림프관로 흘러 들어간다.

③ 목림프줄기(jugular trunk)

머리, 얼굴, 목의 림프를 모으는 줄기이다. 머리부위에 귓바퀴뒤림프절(retroauricular lymph node), 목부위에 얕은목림프절(표재경부림프절, superficial cervical lymph node), 깊은목림프절(심경부림프절, deep cervical lymph node) 등이 있다. 목림프줄기의 왼쪽은 정맥각에 가까운 가슴림프관으로 유입되고, 오른쪽은 오른림프관으로 흘러 들어간다.

2) 부위별 주요 림프절

(1) 머리와 목

머리와 목부위의 림프절은 얼굴이나 머리, 목에서 이어지는 림프관에 부속해 있으며 **얕은목림프절**과 **깊은목림프절**로 나뉜다(그림 16-10). 두 림프절에서 나오는 림프는 합류하며 마지막에는 목림프줄기에서 합류한 후 여기에서 정맥으로 흘러 들어간다. 즉, 머리와 목에 발생한 염증이나 종양은 목림프절로 파급되며 이곳에 부기(종창) 등의 반응을 일으킨다. 따라서 목림프절은 임상에서 매우 중요한 정보원이 된다.

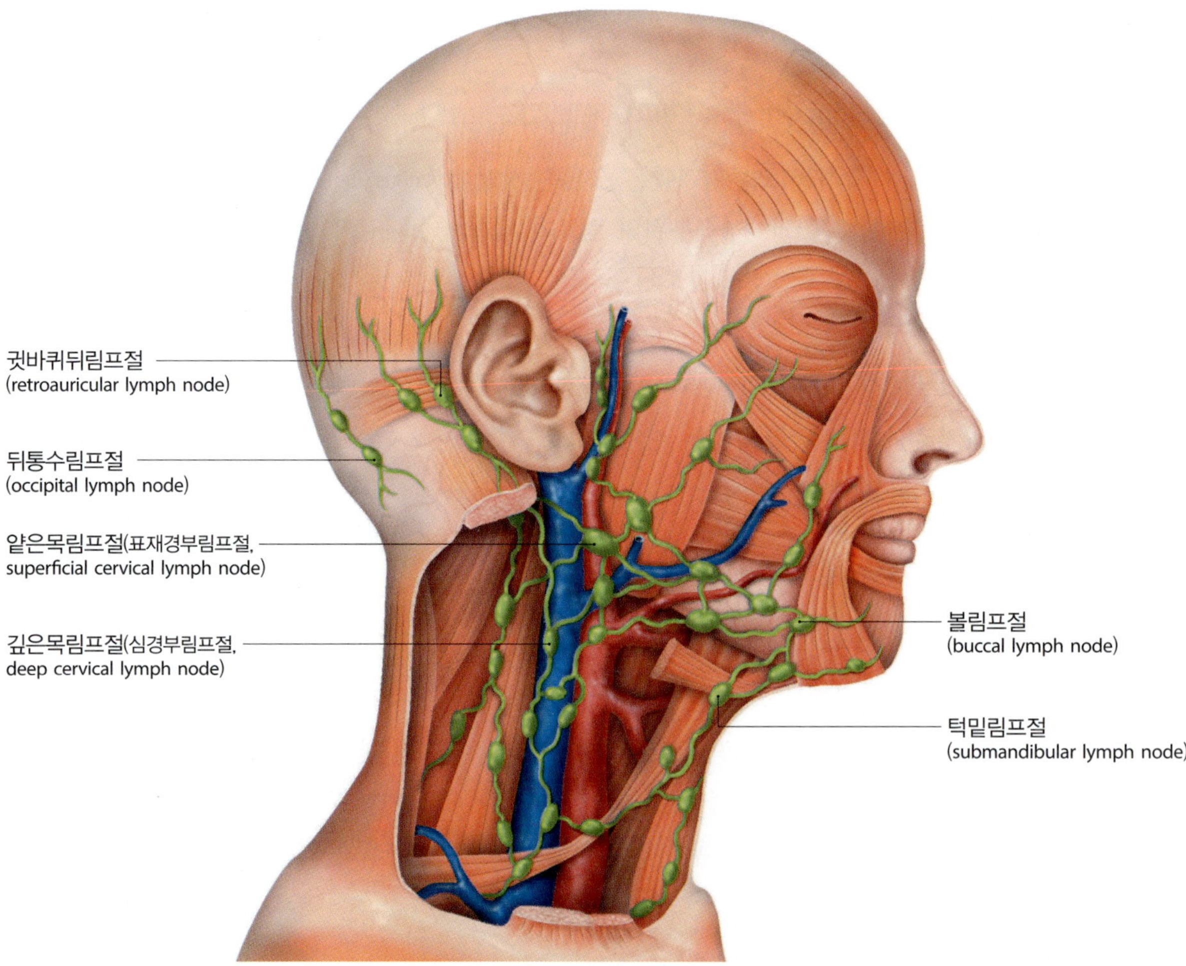

그림 16-10 머리와 목의 주요 림프절

① **얕은목림프절(표재경부림프절, superficial cervical lymph node)**

목빗근(흉쇄유돌근) 바깥층에서 바깥목정맥(외경정맥)을 따라 관찰되는 림프절 무리를 말한다. 가쪽 목부분에서 오는 림프와 함께 뒤통수림프절(occipital lymph node), 귓바퀴뒤림프절(retroauricular lymph node), 귓바퀴앞림프절(preauricular lymph node) 등에서도 림프를 받는다. 얕은목림프절에서 나오는 림프는 깊은목림프절 아래로 흘러 들어간다.

② **깊은목림프절(심경부림프절, deep cervical lymph node)**

목빗근(흉쇄유돌근)의 속층에 있으며 속목정맥(내경정맥) 주위에 위치하는 림프절 무리를 말한다. 깊은목림프절은 머리와 목의 대부분 영역에서 림프를 모으는 외에 후두나 기관 주위에서도 림프를 받아 목림프줄기를 통과해서 정맥으로 흘러 들어간다. 그 밖에 얼굴이나 입안의 림프절을 모으는 턱밑림프절(submandibular lymph node)이나 코안, 코곁굴, 가운데귀의 림프를 모으는 인두뒤림프절(후인두림프절, retropharyngeal lymph node)도 깊은목림프절과 연결된다.

(2) 팔

팔부위의 겨드랑이를 중심으로 관찰되는 림프절 무리를 **겨드랑림프절**(axillary lymph node)이라고 한다(그림 16–11).

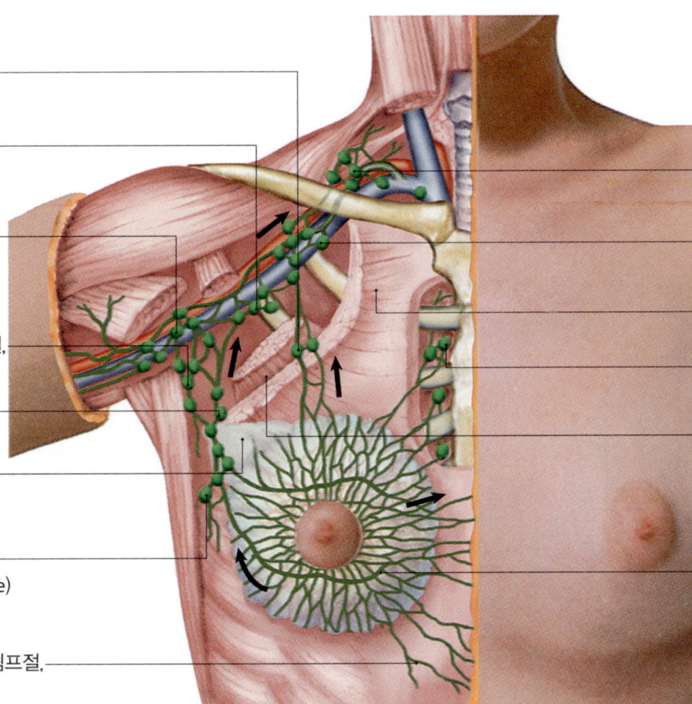

그림 16–11 팔의 주요 림프절

16

팔이나 가슴벽의 림프는 대부분 겨드랑림프절을 경유하여 정맥으로 흘러 들어가기 때문에 유방암 수술 등에서 겨드랑림프절이 제거되면 팔의 림프 흐름이 억제되어 팔에 현저한 부종(림프의 울 체)이 발생한다.

① 위림프절(상림프절, superior lymph node)

겨드랑이의 가장 윗부분에 위치하는 림프절 무리이다. 빗장밑동·정맥을 따라 위치하며, 다른 겨드랑림프절에서 오는 림프도 이곳으로 흘러 들어간다.

② 중심림프절(central lymph node)

겨드랑이의 중심에 있으며 가장 잘 만져지는 림프절이다. 겨드랑동맥에 근접하여 다른 겨드랑림프절과 연결되기 때문에 각종 병태에서 붓는다.

③ 가슴근림프절(흉근림프절, pectoral lymph node)

큰가슴근 속층에 위치하는 림프절 무리이다. 가슴벽이나 유방에서 오는 림프를 받아 중심림프절이나 위림프절로 보낸다. 특히 가슴근 사이에 있는 림프절은 유방암 전이부위로서 중요하다.

④ 가쪽림프절(외측림프절, lateral lymph node)

겨드랑동·정맥의 말초 쪽을 따라 위치하는 림프절 무리로, 팔의 대부분에서 오는 림프를 받아 주로 중심림프절로 보낸다.

⑤ 어깨밑림프절(견갑하림프절, subscapular lymph node)

어깨밑동·정맥을 따라 위치하며 가슴벽 뒷부분에서 오는 림프가 흘러 들어온다. 이곳에서 나온 림프는 중심림프절이나 위림프절로 보내진다.

(3) 다리

다리의 고샅부위에서 관찰되는 림프절 무리를 **고샅림프절**(inguinal node)이라고 한다(그림 16-12). 다리의 피부나 바깥음부 및 골반부 표층(항문, 질 하부 등) 등에서 오는 림프를 모으는 얕은고샅림프절과 주로 다리 심부에서 오는 림프가 흘러 들어오는 깊은고샅림프절로 나뉜다. 이처럼 고샅림프절은 주로 다리 위로 향하는 림프관의 중계점으로 다리에 세균감염이 발생했을 때는 이곳이 방호벽이 된다.

① 얕은고샅림프절(superficial inguinal lymph node)

고샅인대 아래에서 두렁구멍(복재열공, saphenous hiatus)까지의 영역으로, 넓적다리근막(대퇴근막) 위에 존재하는 표재성 림프절 무리를 말한다. 전체적으로 10개 정도 있으며, 고샅인대 아래를 따라 배열되는 상위 무리와 큰두렁정맥의 상부 부근에 위치하는 하위 무리로 구별된다. 상위 무리는 아랫배, 샅, 바깥음부, 엉덩이, 항문 하부, 질 하부 등에서 림프를 받아 주로 하위 무리로 보낸다.

한편, 하위 무리는 넓적다리~발의 안쪽 피부를 중심으로 림프를 모은다. 날림프관은 두렁구멍을 통과하여 깊은고샅림프절로 흘러 들어간다.

② 깊은고샅림프절(deep inguinal lymph node)

고샅림프절 가운데 넓적다리정맥 안쪽을 따라 배열되는 3~5개의 림프관 무리를 말한다. 다리의 깊은 곳이나 오금림프절에서 오는 림프와 함께 얕은고샅림프절 및 바깥음부(귀두 등)에서 오는 림프를 받는다.

날림프관은 넓적다리동·정맥과 함께 골반 안으로 들어가 온엉덩림프절(총장골림프절)에서 허리림프줄기를 통과한 후 가슴림프관팽대(흉관팽대, cisterna chyli)로 흘러 들어간다.

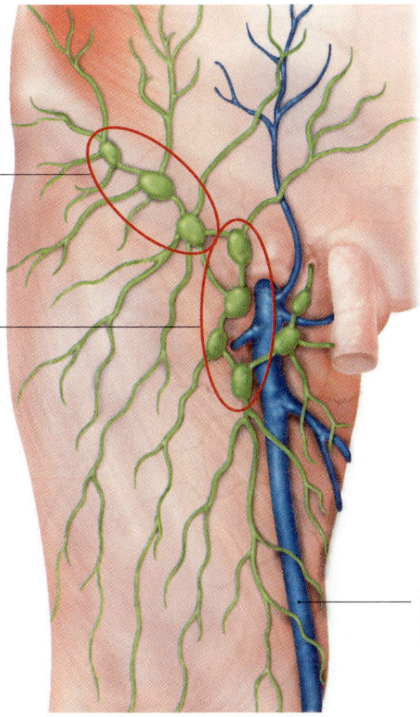

그림 16-12 다리의 주요 림프절

요점확인

1. 림프순환은 어떤 경로를 형성하여 흐르는가?
2. 주요 림프줄기에는 무엇이 있는가?

2. 면역

인체의 방어기전은 몸에 침입한 병원체, 몸에 이식된 조직이나 장기, 암세포로부터 보호하는 역할을 한다. 몸의 전반적인 방어기전을 담당하는 기관계통을 **면역계통**(immune system)이라고 한다. 면역계통은 건강에 대한 다양한 위협에 저항하거나 이로부터 벗어날 수 있게 한다.

림프계통의 림프절, 편도, 가슴샘, 지라와 같은 장기도 면역에 관여한다. 하지만 면역계통은 단순히 함께 작동하는 장기의 집합이 아니며, 인체의 여러 부위에 있는 많은 장기와 자유롭게 이동하는 수십억 개의 세포나 분자가 상호 작용하는 네트워크이다.

1. 면역의 분류

면역(immunity)이란 이물(질)(바이러스, 세균, 기생충 등의 병원체나 자신의 것이 아닌 단백질 등)의 침입으로부터 인체를 지키는 방어기전이며, 감염과 질병에 대항하는 능력을 말한다.

면역은 인체의 방어기전 중에서 가장 중심이 되며, 자기 몸의 구성성분(자기)인지 아닌지(비자기)를 인식해서 비자기 성분이 침입한 경우 이를 특이적으로 제거하고 기억함으로써 인체를 방어하는 **면역반응**(immune reaction)을 일으킨다. 이러한 면역반응의 특징을 요약하면 ①자기와 비자기의 구별능력, ②특이성, ③면역학적 기억이라고 할 수 있다.

1) 선천면역(고유면역, innate immunity)

선천면역은 태어날 때부터 생체가 가지고 있는 면역기전으로, 내부 환경을 위협하는 자극성 물질이나 비정상적인 물질을 공격하는 기전에 의해 유지된다. 특정 종류의 세포나 화학물질로부터 보호하기보다는 일반적인 보호를 제공하기 때문에 **비특이적 면역**(nonspecific immunity)이라고도 한다. 이 비특이적 면역은 특이적 면역보다 더 빠르게 일어나기 때문에 인체에 위협이 발생할 때 제일 처음 작동한다. 선천면역의 많은 기전은 특이적 면역을 유발하는데, 이는 반응속도는 느리지만 위협을 제거하기 위한 추가적이고 복잡한 전략을 갖추고 있다(표 16-2).

체내에는 다양한 종류의 선천면역기전이 있다(표 16-3). 예를 들어 피부와 점막은 세균이나 독소, 유해한 화학물질 등 많은 물질이 체내로 들어오는 것을 방지하거나 늦추는 비특이적인 기계적 장벽이다. 눈물이나 점액도 비특이적 면역에 기여하는데, 눈물은 눈에서 이물(질)을 씻어내고 점액은 인체의 여러 부위를 통해 들어갈 수 있는 이물(질)을 가둔다. 백혈구에 의한 세균의 포식작용도 비특이적 면역의 한 형태이다. 또한 혈장에 있는 보체(complement)는 비정상 세포에 구멍을 뚫어 다른 면역기전을 조절하는 화학반응을 유발할 수 있다.

표 16-2 선천면역과 후천면역

	선천면역	후천면역
명칭	비특이적 면역, 유전면역	특이적 면역
특이성	다양한 비자기 또는 비정상 세포와 입자를 인식	특정 세포와 입자의 특정 항원만 인식
반응속도	신속(최대 몇 시간)	느림(몇 시간~며칠)
기억	없음	있음
화학물질	보체 단백질, 인터페론, 기타	항체, 각종 신호전달물질
세포	포식세포(중성구, 큰포식세포, 가지돌기세포)	림프구(B세포, T세포)

표 16-3 다양한 종류의 선천면역기전

종류		작용
기계적 및 화학적 장벽	피부와 점막	내부 환경과 외부 환경을 분리하는 연속적인 벽을 형성하여 병원체의 침입을 막는다.
	분비물	피부기름, 점액, 산, 효소 등의 분비물은 병원체의 활동을 화학적으로 억제한다.
염증		염증반응은 병원체를 가두고 많은 수의 면역세포가 빠르게 도착하도록 자극한다.
발열		열은 면역반응을 강화하고 병원체의 활동을 억제할 수 있다.
포식작용	중성구	과립(백혈)구의 하나로 염증 부위에 가장 먼저 도착하여 병원체를 포식한다.
	큰포식세포	많은 병원체를 섭취할 수 있는 거대한 포식세포가 되도록 증식하는 단핵구이다.
보체		외부 세포의 용해(파열)를 유발하는 일련의 화학반응을 생성하는 혈장단백질(비활성 효소)이다. 보체의 연쇄반응은 선천면역이나 후천면역에 의해 유발될 수 있다.
인터페론		바이러스에 감염된 후 세포에 의해 생성되는 단백질로, 바이러스 감염의 확산이나 추가 감염을 억제한다.

16

(1) 염증반응(inflammatory response)

인체가 병원체에 감염되어 조직 손상을 일으키면 다양한 면역세포에서 화학매개물질의 방출을 유발한다. 세포가 보내는 이러한 신호분자를 **사이토카인**(cytokine)이라고 하는데, 일부 사이토카인은 화학쏠림성(화학주성, chemotaxis) 과정에서 백혈구를 해당 부위로 끌어들인다. 이 과정에서 열, 발적, 통증, 부종 등 **염증**(inflammation)의 특징적인 징후를 일으키며, 이 염증의 징후는 해당 부위의 혈류 증가(열과 발적을 초래)와 혈관투과성 증가(부종과 통증 초래)로 인해 발생한다. 이러한 일련의 변화는 포식세포인 백혈구와 유익한 단백질이 영향을 받는 조직으로 들어가는 데 도움을 준다(그림 16-13).

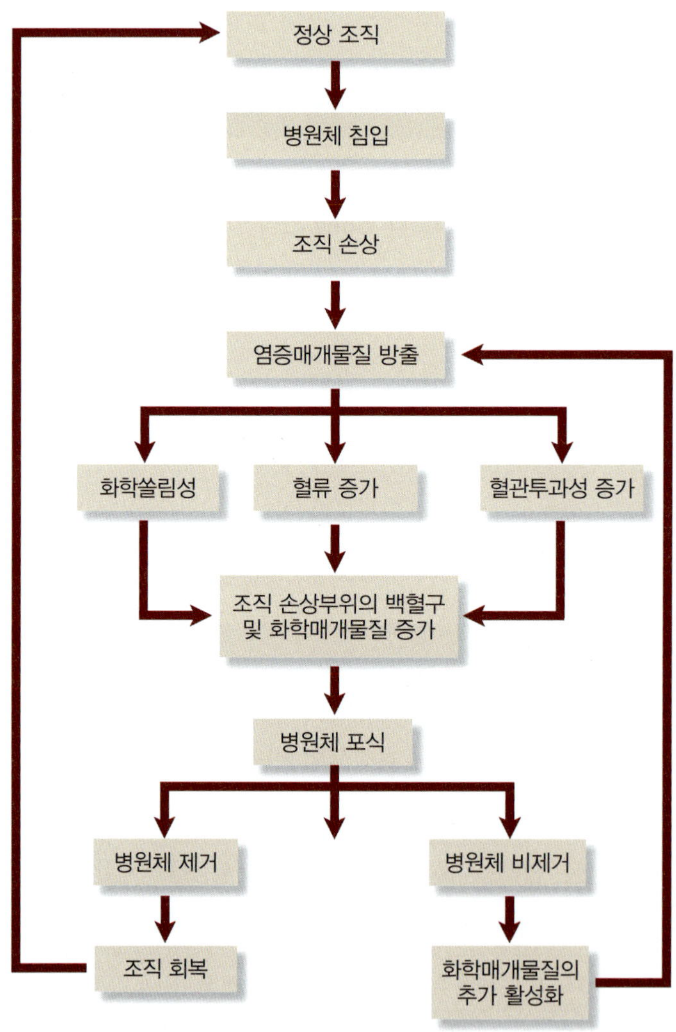

그림 16-13 **염증반응**

2) 후천면역(획득면역, acquired immunity)

후천면역은 후천적으로 획득한 면역기전으로, 선천면역으로 제거되지 않은 병원체 등의 이물(질)을 제거하기 위해 작용하기 때문에 **특이적 면역**(specific immunity)이라고도 한다.

후천면역에는 **면역기억**(immune memory)이라는 기능이 있어 동일한 특정 병원체가 다시 공격해오더라도 효과적으로 방어할 수 있다. 즉, 특정 병원체에 인체가 처음 공격을 받으면 인체는 이 위협적인 병원체를 파괴하기 위해 싸우면서 질병 증상이 발생할 수 있다. 그러나 동일한 병원체에 두 번째로 노출되면 병원체가 빨리 파괴되기 때문에 심각한 증상이 나타나지 않는다. 이러한 면역력을 특이적이라고 하는데, 이는 질병을 일으키는 특정 병원체에 대해서만 작용하며 다른 병원체에는 작용하지 않기 때문이다.

후천면역은 선천면역에 비해 반응속도가 느리다. 그러나 후천면역은 동일한 항원에 반복적으로 노출될 때, 더 강력하고 빠른 반응을 생성하는 면역기억을 갖추고 있다(표 16-2 참조).

후천면역은 인체가 이물(질)에 어떻게 노출되는지에 따라 **자연면역**(natural immunity)과 **인공면역**(artificial immunity)으로 분류할 수 있다(표 16-4). 자연적 노출은 고의적이지 않으며 일상생활에서 발생한다. 인공적 노출은 잠재적으로 유해한 물질에 인체를 의도적으로 노출시키는 것을 말하며, 예방접종(immunization)을 예로 들 수 있다. 자연면역과 인공면역은 더 나아가 **능동면역**(active immunity)과 **수동면역**(passive immunity)으로 나눌 수 있다. 능동면역은 개인의 면역계통이 면역반응을 일으키는 물질에 반응할 때 발생하고, 수동면역은 다른 개체나 동물에서 발생한 질병에 대한 면역이 이전에 면역이 없었던 개체로 이전될 때 발생한다. 예를 들어 모유에 들어 있는 항체는 젖먹이 아기에게 수동면역을 부여한다. 능동면역은 수동면역보다 훨씬 오래 지속되며, 수동면역은 일시적이지만 즉각적인 보호작용을 한다.

표 16-4 후천면역의 분류

분류		예
자연면역	능동면역	홍역에 걸린 어린이는 후속 감염에 대한 면역을 획득한다.
	수동면역	태아는 태반을 통해 산모로부터 보호를 받으며, 영아는 모유를 통해 보호를 받는다.
인공면역	능동면역	소아마비 예방접종과 같은 원인 물질을 주입하면 면역계통이 활성화되어 면역이 생긴다.
	수동면역	보호물질(다른 사람의 면역계통에 의해 생성된 항체)을 주사한다.

요점확인

1. 선천면역과 후천면역의 차이는 무엇인가?
2. 인체의 염증반응 시 어떤 변화가 일어나는가?

건강과 웰빙

● 운동이 면역력에 미치는 영향

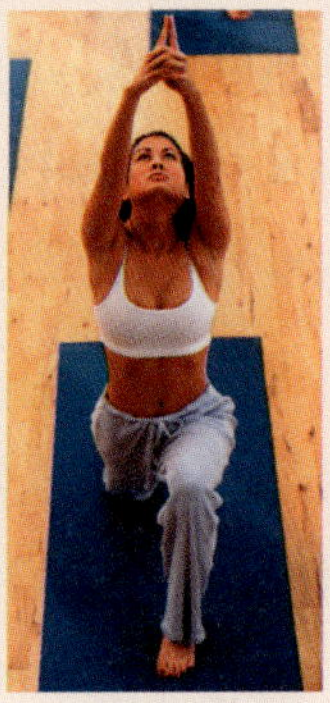

운동 생리학자들은 적당한 운동이 백혈구, 특히 과립(백혈)구와 림프구의 수를 증가시킨다는 사실을 발견하였다. 운동 후에는 순환하는 면역세포의 수가 증가할 뿐만 아니라 감작된 T 세포의 활동도 증가한다.

격렬한 운동은 면역기능을 억제할 수 있다고 하는 연구 보고도 있지만, 그럼에도 수술과 같은 외상 직후에는 걷기와 같은 적당한 운동이 면역력을 강화하는 효과가 있기 때문에 권장된다.

과학응용

● 백신(vaccine)

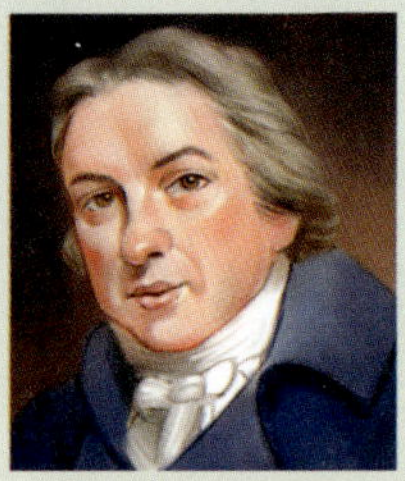

에드워드 제너

영국의 외과의사 에드워드 제너(Edward Jenner, 1749~1823)는 1789년 어린 아들과 다른 두 사람에게 끔찍한 바이러스성 질병인 천연두(smallpox)의 예방접종을 함으로써 세상을 영원히 바꾸어 놓았다. 그는 가벼운 질병인 돼지두창(swinepox)에 걸린 환자의 물집에서 채취한 물질을 사용하여 천연두에 대한 면역을 유도하였는데, 이것이 세계 최초의 예방접종이었다. 그 후 1796년 그는 우두 물집에서 만든 물질로 천연두를 예방하는 것이 훨씬 더 효과적이라는 것을 알게 되었다. 이전에 전 세계적으로 수백만 명의 목숨을 앗아갔던 천연두는 제너의 선구적인 노력 덕분에 20세기에 인류 사회에서 종식되었다.

최근 천연두의 예방접종에 대한 관심이 다시 부각된 것은 천연두가 생물무기로 사용될 수 있다는 위협 때문이다. 면역학자들은 이러한 무기로부터 인류를 보호하기 위해 이 중요한 백신의 개선에 노력하고 있다. 또한 에볼라, 말라리아, SARS, HIV, 결핵 등의 다른 감염병과 심장질환이나 암과 같은 질병에 대한 백신을 계속 개발하고 있다. 엄격한 연구에서 백신이 일반적으로 안전하고 효과적이라는 사실이 밝혀져 많은 의료 전문가는 환자의 면역계통을 강화하거나 면역계통 자체의 장애를 치료하기 위해 백신을 사용한다.

2. 면역에 관여하는 인자

1) 항체(antibody)

항체는 체내에 존재하는 단백질의 한 종류이다. 항체의 특징은 항체 표면에 독특한 모양의 **결합부위**가 있고, **항원**(antigen)이라는 특정 분자와 결합할 수 있는 능력이 있다는 점이다.

항원이란 외부에서 침입한 병원체나 체내의 암세포, 이식된 조직 등의 비자기 물질을 말한다. 모든 항원에는 표면에 작은 영역이 있어 항체와 결합할 수 있는 형태를 갖추고 있는데, 마치 열쇠가 특정 자물쇠에 맞는 것처럼 특정 항체의 결합부위와 결합한다.

항체는 혈청단백질 속의 γ-글로불린 분획에 있으며, **면역글로불린**(immunoglobulin, Ig)이라고도 불린다. 면역글로불린은 IgG, IgM, IgA, IgE, IgD의 5가지로 분류된다(표 16-5).

일반적으로 항체는 **체액면역**(humoral immunity)이나 **항체매개면역**(antibody-mediated immunity)을 생성한다(그림 16-14). 우선 항체가 특정 항원과 결합해서 항원항체복합체(antigen antibody complex)를 형성하면 항원항체복합체는 항원이나 항원이 존재하는 세포를 무해하게 만들기 위해 하나 이상의 방식으로 작용한다. 예를 들어 항원이 인체 세포에 유독한 물질인 독소(toxin)라면 독소가 항원항체복합체의 일부가 되어 중화되거나 무독성이 된다. 항원이 위협적인 세포의 표면에 있는 분자라면 항체가 항원과 결합할 때 생성된 항원항체복합체가 이 세포를 응집시킬 수 있다. 그러면 큰포식세포나 다른 포식세포가 한꺼번에 많은 양을 섭취하고 소화하여 빠르게 파괴할 수 있다.

항체에는 **포식작용**(phagocytosis)**의 촉진**과 강화라는 또 다른 중요한 기능이 있다. 특정 항체의 분획은 포식세포가 삼킬 물질에 부착되도록 촉진한다. 그 결과 포식세포와 물질 사이의 접촉이 강화되어 더 쉽게 섭취할 수 있는데, 이 과정은 면역계통 포식세포의 효율성에 기여한다. 또한 항체는 **보체**(complement)**의 연쇄반응**에 작용한다. 종종 항원이나 외부 세포 표면의 항원이 항체와 결합하면 항체의 모양이 약간 변하지만, 이전에 숨겨져 있던 두 영역이 노출될 정도만 변한다. 이를 **보체결합부위**(complement binding site)라고 하며, 위협적인 세포 표면의 항원에 부착된 항체의 보체결합부위가 노출되면 보체가 세포를 죽이는 일련의 과정을 시작할 수 있다.

표 16-5 면역글로불린의 종류와 기능

분류	구조	비율(%)	기능
IgG	단량체	80	혈액 중에 많이 분포한다. 분자량이 작아서 모체에서 태반을 통해 태아에게 면역을 전달할 수 있다.
IgM	오량체	5	분자량이 가장 크고 혈액 중에 존재하며 항원이 침입했을 때에는 초기에 생산된다.
IgA	단량체(혈청형) 이량체(분비형)	14	침, 눈물, 기도나 소화관에서 분비되는 점액, 모유 등에 많이 분포한다.
IgE	단량체	1 이하	호염기구나 비만세포와 결합하여 알레르기반응을 일으킨다.
IgD	단량체	1	가장 수가 적으며 주로 림프구 표면에 존재한다. 정확한 기능에 대해서는 잘 알려지지 않았다.

16

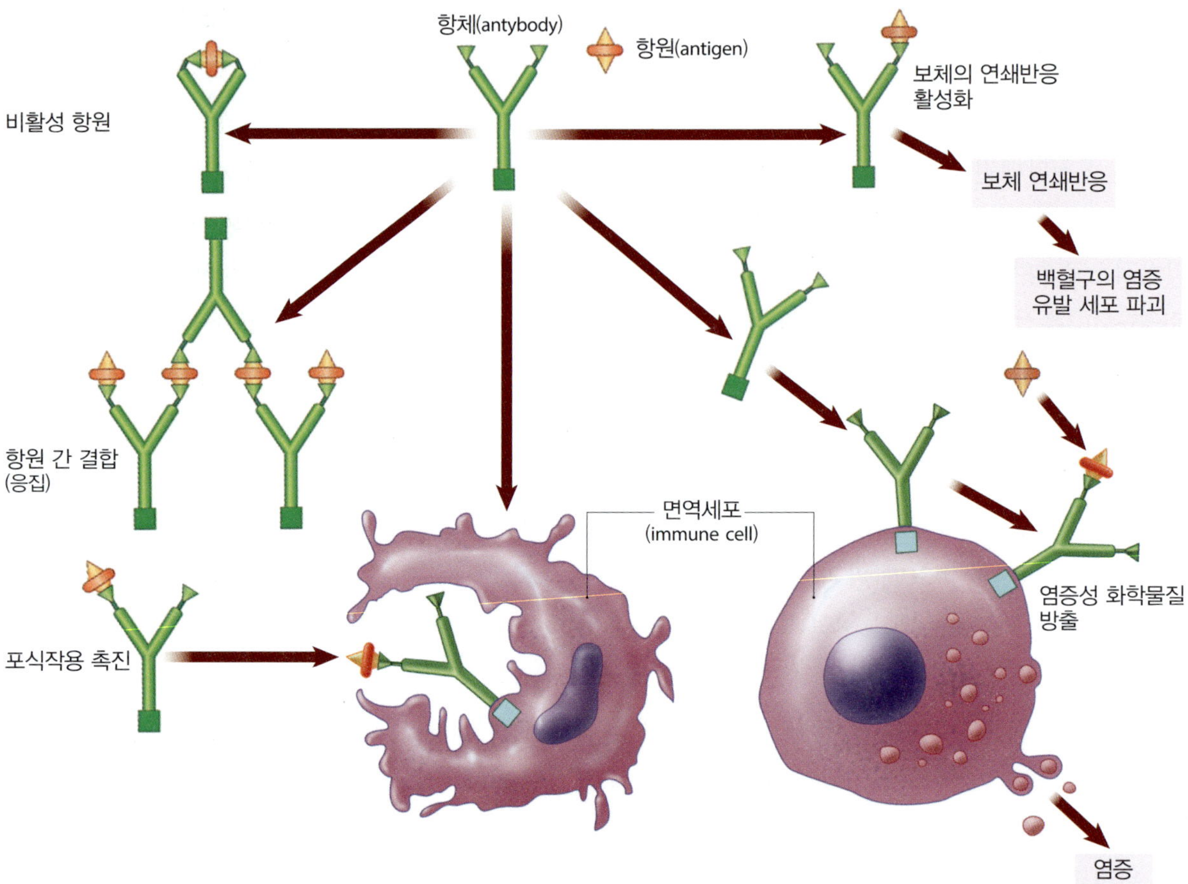

그림 16-14 **항체의 기능**

항체는 특정 항원과 결합하여 항원항체복합체를 형성함으로써 체액면역을 생성한다.
항원항체복합체는 위협적인 세포를 비활성화하거나 죽이는 다양한 변화를 일으킨다.

임상응용

● 알레르기(allergy)

알레르기는 비교적 무해한 환경에서 항원에 대한 면역계통의 과민증을 설명할 때 사용되는 용어이다. 많은 사람이 알레르기에 대한 유전소인을 가진다. 즉시형 알레르기반응에는 히스타민(histamine), 키닌(kinin), 기타 염증물질의 방출을 유도하는 항원항체반응(antigen-antibody reaction)이 포함된다. 이러한 반응은 일반적으로 콧물, 결막염, 두드러기와 같은 증상을 유발한다. 경우에 따라서는 기도수축, 혈관이완, 불규칙한 심장박동을 유발하여 급성중증과민반응쇼크(anaphylactic shock)라는 생명을 위협하는 상태로 이어질 수 있다. 반면, 지연성 알레르기반응은 세포매개면역과 관련이 있다. 예를 들어 접촉피부염의 경우 T세포는 최초 노출 후 몇 시간이나 며칠 후 국소에서 피부염증을 유발한다.

2) 면역세포(immunocyte)

면역에 관여하는 주요 세포에는 **포식세포**(중성구, 단핵구, 큰포식세포, 가지돌기세포)와 **림프구**가 있다.

(1) 포식세포(phagocyte)

면역계통의 중요한 부분으로 외부 세포나 입자를 섭취하고 소화하는(포식작용) 역할을 하는 골수 유래의 세포이다. 특정 이물(질)과 결합하는 항체는 **큰포식세포**(대식세포, macrophage)가 효과적으로 기능하도록 돕는다. 큰포식세포는 이물(질)이나 병원체, 세포조각 등의 존재를 경고하는 깃발 역할을 하고, 포식세포가 더 효과적으로 삼킬 수 있도록 한다(그림 16-15).

포식세포 중에서 **중성구**(neutrophil)와 **단핵구**(monocyte)가 특히 중요하다. 중성구와 단핵구는 감염에 대한 반응으로 혈액에서 조직으로 이동한다. 중성구는 인체에서 가장 풍부한 면역세포인데, 포식세포로서 일시적으로만 필요하기 때문에 조직에서 수명이 짧다. 일부 감염부위에서 확인되는 고름은 대부분 죽은 중성구의 흔적이다. 단핵구가 조직으로 들어가면 큰포식세포로 발달한 후 조직을 돌아다니며 병원체를 발견하면 삼켜버린다.

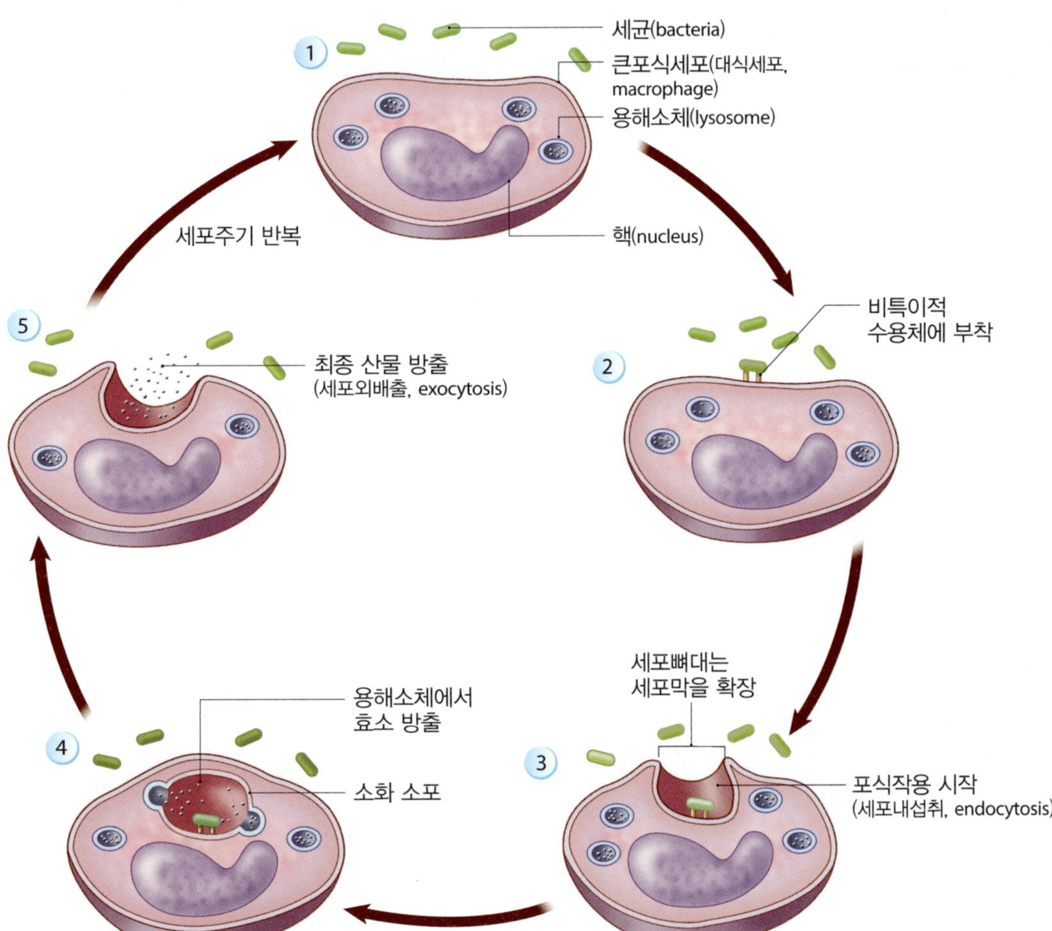

그림 16-15 포식작용

가지돌기세포(수지돌기세포, dendritic cell)는 골수에서 생성되어 혈류로 방출된다(그림 16-16). 일부는 혈액 속에 남아 있지만, 대부분은 외부 환경과 접촉하는 조직인 피부, 호흡기 내벽, 소화기 내벽 등으로 이동한다. 이러한 창자벽에 상주하는 가지돌기세포는 위협적인 입자와 세포로부터 인체를 보호한다.

큰포식세포와 가지돌기세포는 포식작용 외에도 **항원제시세포**(antigen-presenting cell, APC)로서의 역할을 한다. 세포나 입자를 섭취하고 항원을 제거한 후 그중 일부를 세포 표면에 제시한다. 표시된 항원을 다른 면역세포가 알아차리고 추가적인 특이적 면역을 유발할 수 있다.

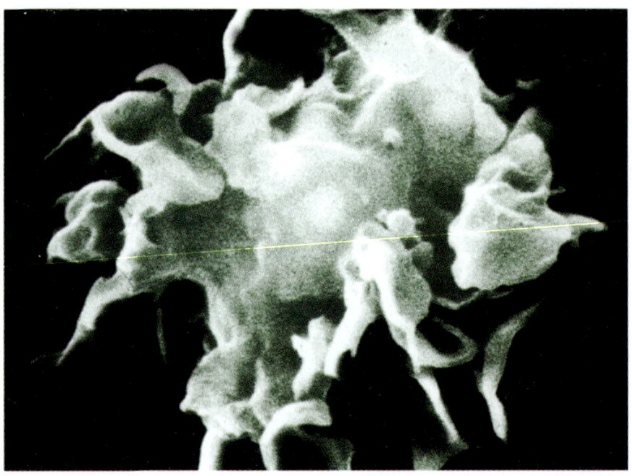

그림 16-16 가지돌기세포

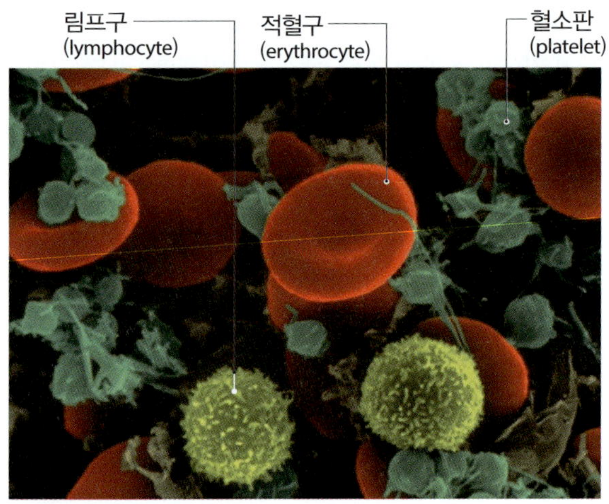

그림 16-17 림프구

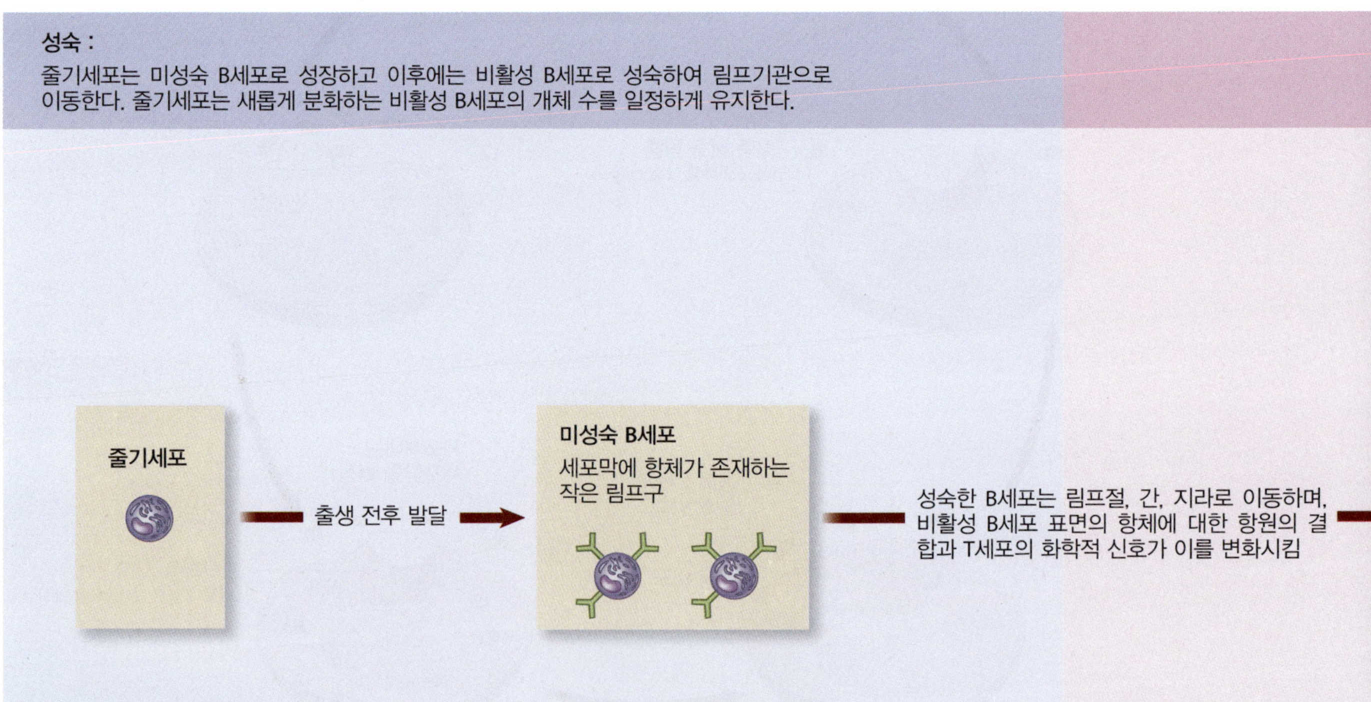

그림 16-18 B세포의 발달

골수의 줄기세포에서 발생하며 두 단계의 발달과정을 거친다.

(2) 림프구(lymphocyte)

중성구 다음으로 많은 면역세포로(**그림 16-17**), 항체 생성과 후천면역을 담당한다. 림프구는 엄청난 수가 온몸의 조직을 경계하며 체액을 순환한다. 끊임없이 몸 안을 순찰하면서 바이러스에 감염된 세포와 암세포를 위협할 뿐만 아니라 침입한 적의 세포를 찾아낸다. 발달 중이거나 예비 림프구는 인체에 흩어져 있는 림프절이나 림프조직, 특히 가슴샘, 지라, 간을 조밀하게 채운다.

림프구에는 3가지 주요 유형이 있다. 선천면역에 관여하는 **자연살해세포**, 후천면역의 매개체인 **B세포**(B림프구)와 **T세포**(T림프구)이다.

① 자연살해세포(natural killer cell)

다양한 종류의 종양세포나 바이러스에 감염된 세포를 죽일 수 있는 세포이다. 광범위한 작용을 하고 특정 항원에 사전 노출이 필요하지 않기 때문에 비특이적 선천면역기전에 포함된다.

자연살해세포는 서로 다른 2가지 인식수용체(recognition receptor)를 이용하여 비정상 세포를 인식한다. 하나는 사멸 활성화(kill activating) 수용체로 작용하며, 세포에서 발견되는 몇 가지 일반적인 표면 분자 중 하나와 결합한다. 따라서 잠재적으로 인체의 모든 세포를 죽일 수 있다. 다른 하나는 사멸 억제(kill inhibiting) 수용체이다. 만약 정상적이고 건강한 세포의 자기(self) 항원과 결합하면 사멸작용은 억제되기 때문에 정상적인 자기 항원이 없는 비정상 세포만 죽인다.

자연살해세포는 다양한 방법으로 세포를 사멸하는데, 대부분은 표적세포에서 화학적으로 프로그램된 세포사멸을 유발한다(세포자멸사).

활성 :
비활성 B세포는 특정 항원과 접촉하면 활성 B세포로 발전하는데, 활성 B세포는 빠르고 반복적으로 분열하여 형질세포와 기억세포의 클론을 형성한다. 형질세포는 그 과정을 시작한 특정 항원과 결합할 수 있는 항체를 분비한다.

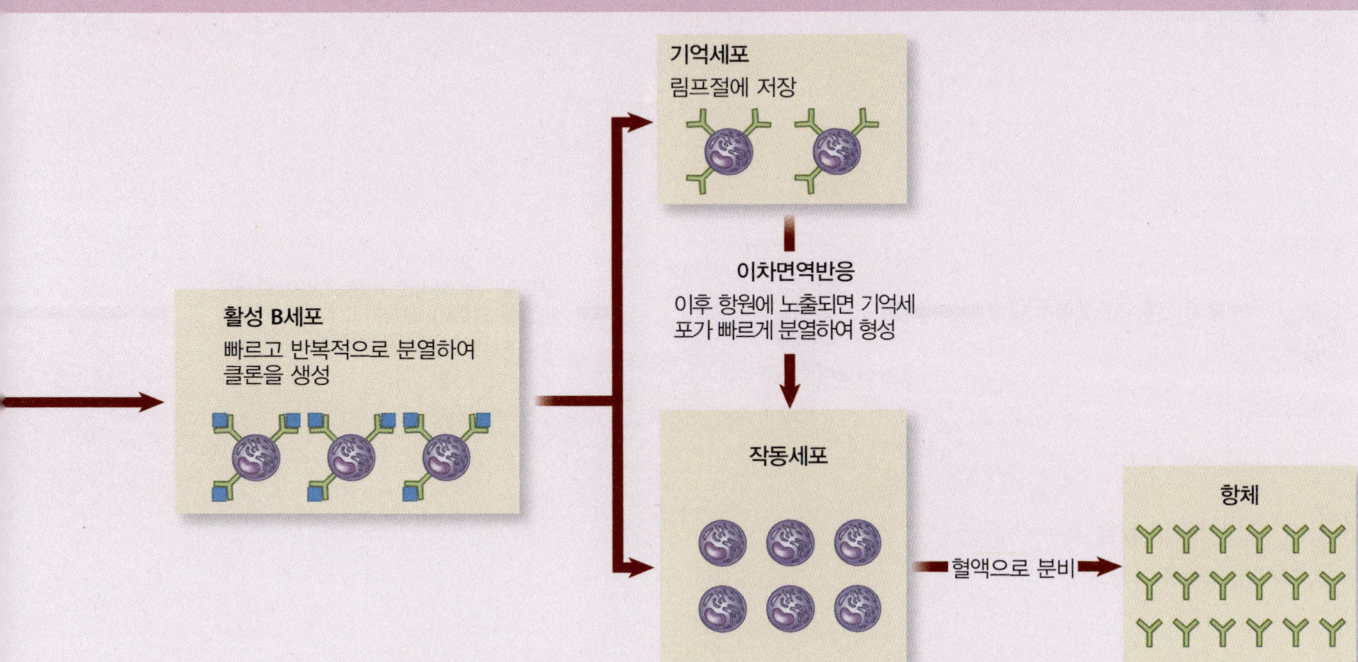

② B세포(B cell)

조직을 순환하는 모든 림프구는 골수의 줄기세포에서 발생하며, 2가지 발달단계를 거친다. 첫 번째 단계인 줄기세포가 미성숙 B세포로 전환되는 과정은 출생 전에는 간과 골수에서, 성인의 경우에는 골수에서만 일어난다. 미성숙 B세포는 특정 종류의 항체를 가진 수많은 분자를 합성하여 세포막에 발현시킨 작은 림프구이다(그림 16-18). 미성숙 B세포는 성숙한 후 조직을 떠나 혈액 속으로 들어간 후 주로 림프절로 운반된다. 성숙한 비활성 B세포는 각각 다른 유형의 항체를 가진다.

두 번째 단계는 성숙한 비활성 B세포를 활성화된 B세포로 변화시키는 과정이다. 모든 B세포가 이 변화를 겪는 것은 아니며, 비활성 B세포가 B세포 표면항체에 맞는 모양을 가진 특정 항원과 접촉하는 경우에만 활성화된다. 그리고 B세포의 활성화는 다른 면역세포(T세포의 일종)로부터 화학적 신호(**사이토카인**)를 필요로 한다. 활성화된 B세포는 빠르고 반복적으로 분열하여 동일한 유형의 항체를 가진 세포 클론(clone)으로 발달한다. 클론이란 1개의 세포에서 유래한 수많은 세포의 집단을 말한다.

B세포의 각 클론은 **형질세포**(plasma cell; 작동세포)와 **기억세포**(memory cell) 두 종류의 세포로 구성된다. 형질세포는 엄청난 수의 항체를 혈액 속으로 분비하는데, 각 형질세포는 살아있는 며칠 동안 초당 2,000개의 항체를 분비한다고 한다. 기억세포는 림프절을 형성하게 한 동일한 항원과 접촉할 때까지 림프절에 예비 상태로 남아 있다가 항원과 접촉하면 매우 빠르게 분열하여 형질세포의 클론과 더 많은 기억세포를 생성한다.

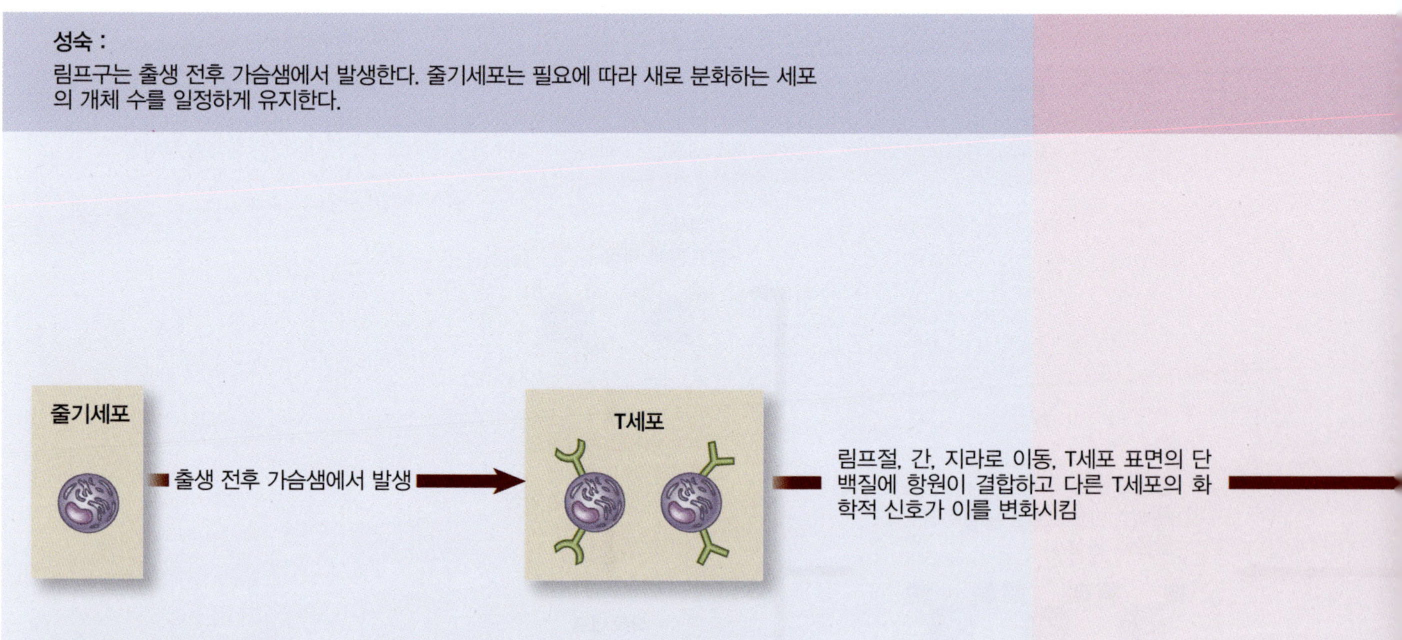

그림 16-19 T세포의 발달

두 단계의 발달과정을 거친다.

B세포는 **체액면역**(humoral immunity)에 간접적으로 기능하는데, 체액을 순환하는 동안 특정 항원과 결합하는 항체의 작용으로 비자기를 제거하게 된다.

③ T세포(T cell)

가슴샘에서 첫 번째 발달단계를 거친 림프구이다. 골수에서 생성된 줄기세포가 가슴샘에 정착한 후 출생 직전과 직후에 T세포로 발달한다. 새로 형성된 T세포는 가슴샘에서 혈액으로 흘러 들어가 주로 림프절로 이동하여 림프절에 저장된다. T세포의 세포막에는 특정 종류의 항원에만 적합하도록 형성된 단백질이 내장되어 있다. T세포의 두 번째 발달단계는 T세포가 특정 항원과 접촉할 때 일어난다. 이때 항원은 T세포 표면의 단백질과 결합하여 T세포를 활성 T세포로 변화시킨다(그림 16-19).

B세포와 마찬가지로 T세포도 활성화되기 위해 다른 T세포로부터 화학적 신호(**사이토카인**)를 받아야 한다. 활성화된 T세포는 동일한 세포의 클론을 생산하며, 모두 동일한 항원과 반응할 수 있다. B세포와 마찬가지로 T세포도 기억세포와 함께 형질세포(작동세포)의 클론을 형성한다. 작동T세포는 즉시 면역반응에 관여하는 반면, 기억T세포는 그렇지 않다. 나중에 더 많은 작동T세포가 필요해지면 기억T세포는 작동T세포를 포함하는 추가 클론을 생산하기 위해 빠르게 분열한다.

활성화된 T세포에는 여러 종류가 있으며 **세포매개면역**(cell-mediated immunity)을 일으킨다(표 16-6, 그림 16-20).

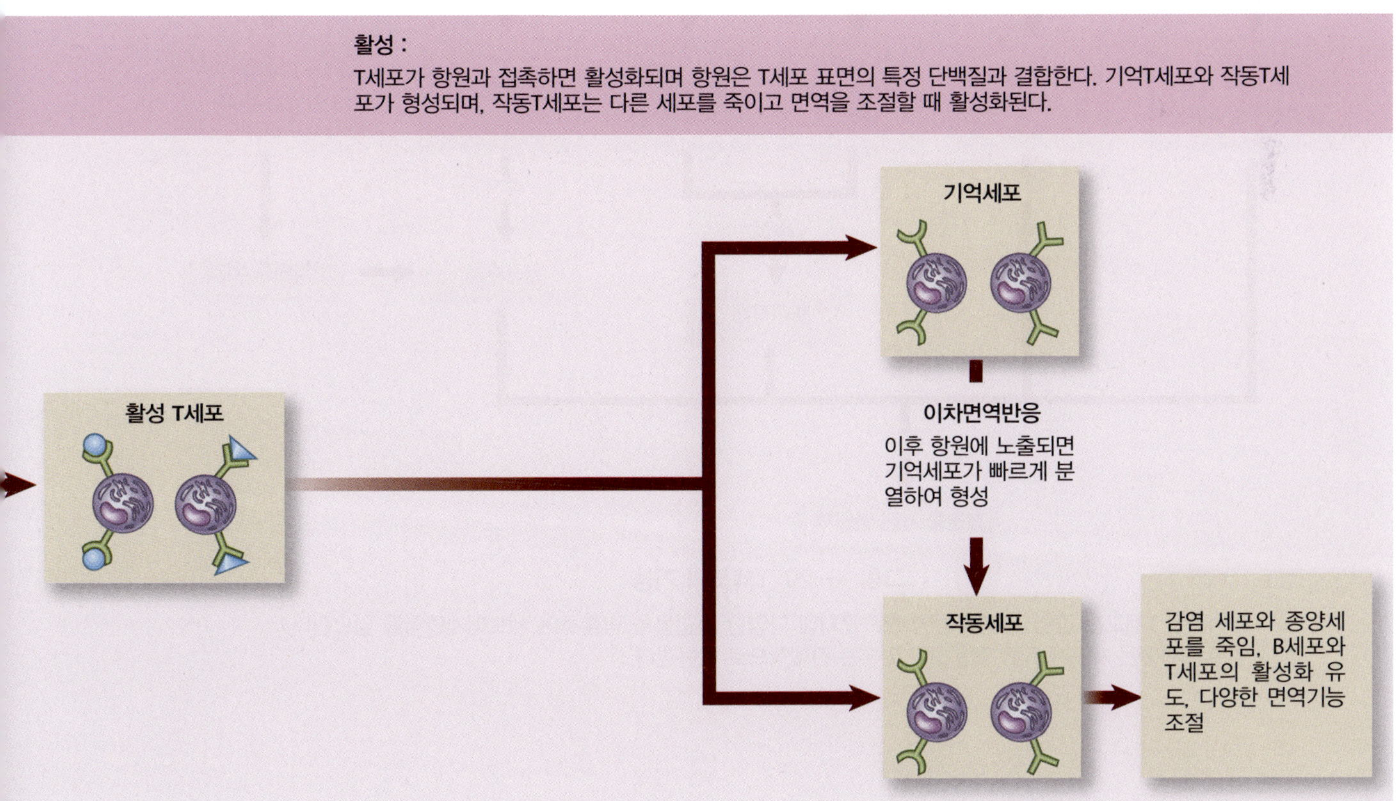

표 16-6 활성 T세포의 종류

종류	작용
세포독성T세포 (cytotoxic T cell)	감염 세포나 종양세포 등 비정상적인 세포 표면의 항원과 결합하면 이 세포에 대한 특이적이고 치명적인 물질을 방출하여 직접 죽인다.
도움T세포 (helper T cell)	비정상적인 세포 주위로 방출되는 화학적 신호를 통해 간접적으로 치사적인 영향을 미친다. 큰포식세포를 세포 근처로 끌어들이는 물질도 포함된다. 또한 B세포의 활성화를 촉진하는 사이토카인을 방출한다.
조절T세포 (regulatory T cell)	항원이 파괴된 후 면역반응을 차단하여 부적절한 면역반응을 예방한다.

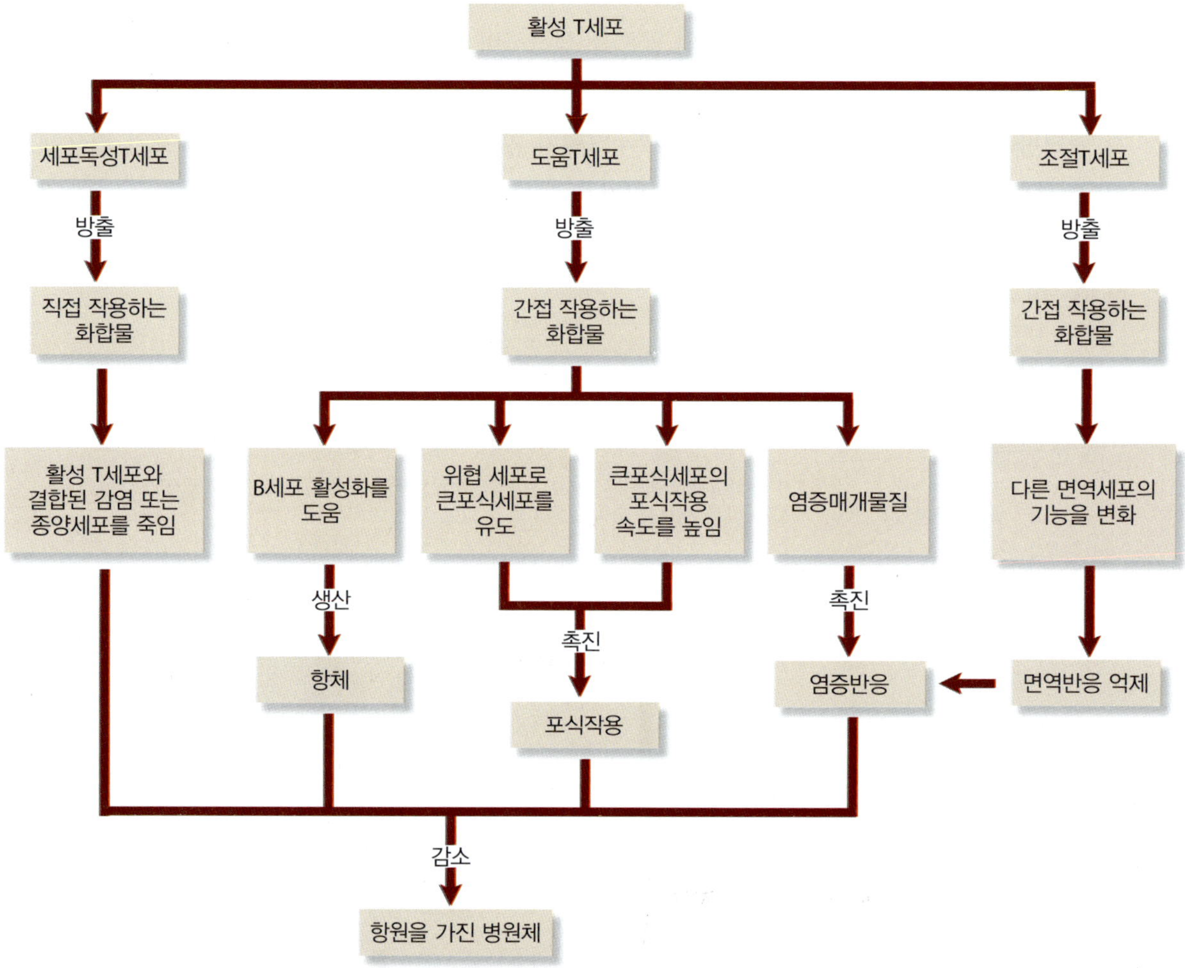

그림 16-20 T세포의 기능

활성화된 T세포는 감염 세포나 종양세포 근처에 다양한 화합물을 방출하여 세포매개면역을 일으킨다. 일부 화합물은 세포에 직접 작용하고 일부는 간접적으로 작용한다.

3) 보체(complement)

보체는 항체의 작용을 보조하는 혈청단백질이다. 보체는 항체가 항원에 부착할 때 항체의 보체결합부위가 노출되거나 다른 여러 인자가 작용하면 활성화된다. 그 결과 외부 세포를 표적으로 삼아 파괴하는 고도로 전문화된 단백질이 형성된다.

빠르고 연속적으로 일어나는 보체의 반응을 **연쇄반응**(complement cascade)이라고 한다. 이 과정에서 중간에 구멍이 뚫린 도넛 모양의 단백질 고리가 형성되어 외부 세포에 구멍이 뚫리게 된다. 처음에는 작은 구멍으로 인해 소듐이온이 세포 안으로 빠르게 확산되고 이때 물도 삼투압 과정으로 소듐이온을 따라 이동한다. 세포는 내부 삼투압이 증가하여 결국 터지게 된다(그림 16-21).

보체는 면역세포를 감염 부위로 끌어들이고 면역세포를 활성화하며, 외부 세포를 파괴하도록 표시하고 혈관 투과성을 증가시키는 등 면역계통에서 다양한 역할을 한다. 염증반응을 일으키는 중요한 역할도 한다.

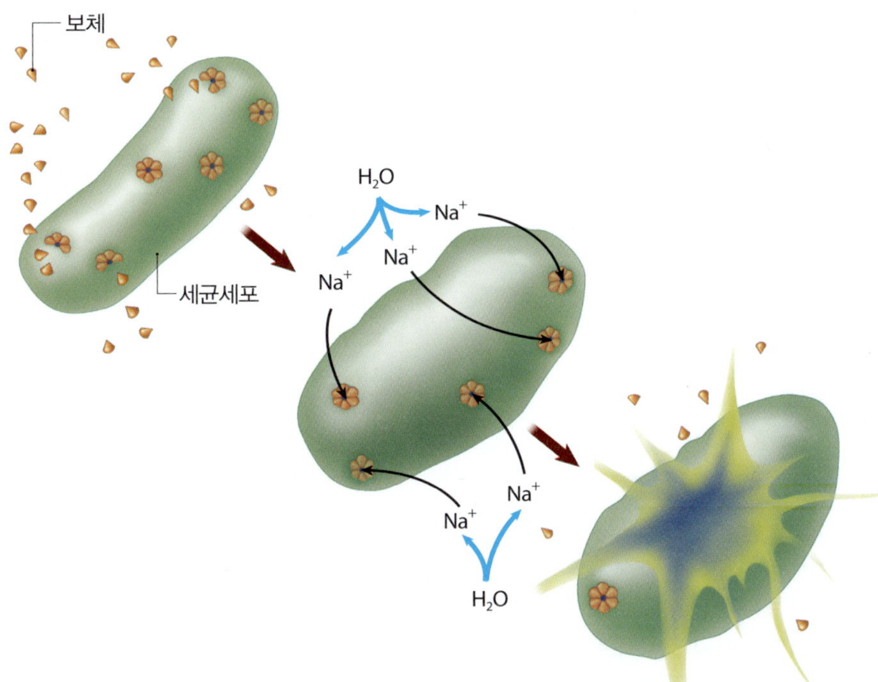

그림 16-21 보체

항체에 의해 활성화된 보체는 세균세포의 세포막에 도넛 모양의 복합체를 형성한다. 이 복합체의 구멍은 소듐이온(Na^+)과 물(H_2O)이 세균세포 내부로 확산되도록 한다. 물이 충분히 들어가면 부풀어 오른 세균세포는 결국 터지게 된다.

4) 사이토카인(cytokine)

사이토카인은 포식세포에서 방출되는 화학물질로, 비특이적인 선천면역에 직접 작용하거나 선천면역이나 후천면역을 유발 또는 조절할 수 있다. 사이토카인은 면역반응 중 세포 간 정보전달분자로서 작용하여 국소나 전신의 면역계통을 조절한다.

사이토카인 중에서도 특히 면역세포의 체내 이동과 국소 조절을 담당하는 것이 **케모카인**(chemokine)이다. 바이러스 감염을 방어하는 **인터페론**(interferon), 주로 백혈구의 상호작용에 관여하는 **인터루킨**(interleukin), 혈구형성세포나 백혈구 전구세포의 증식과 분화에 관여하는 **집락자극인자**(colony stimulating factor, CSF), **종양괴사인자**(tumor necrosis factor, TNF), **형질전환증식인자**(transforming growth factor, TGF) 등도 사이토카인으로 분류된다.

요점확인

1. 항체란 무엇이고 인체에서 어떻게 기능하는가?
2. 포식세포란 무엇이고 인체에서 어떻게 기능하는가?
3. 면역에서 B세포와 T세포의 역할은 무엇인가?
4. 기억세포란 무엇인가?
5. 보체란 무엇이고 인체에서 어떻게 기능하는가?

임상응용

● 인터페론(interferon)

인터페론은 바이러스 감염에 대한 선천면역을 형성하는 데 매우 중요한 역할을 하는 사이토카인의 일종이다. 바이러스에 감염된 후 몇 시간 이내에 인체 세포에서 생성되며, 바이러스가 세포에서 세포로 이동할 때 바이러스의 증식능력을 방해하여 다른 세포를 보호한다.

과거에는 연구를 위한 소량의 인터페론을 얻기 위해 엄청난 양의 혈액을 처리해야 했다. 현재 널리 사용되는 합성 인터페론은 유전자 조작기술의 결과 세균으로부터 임상적으로 사용하기에 충분한 양을 제조할 수 있다. 합성 인터페론은 수두, 홍역, C형간염을 포함한 많은 바이러스 관련 질병의 중증도를 감소시킨다. 인터페론은 또한 항암제로서의 가능성을 보여주는데, 유방암, 피부암, 및 기타 암을 치료하는 데 효과적인 것으로 나타났다.

연구동향

● 점막면역(mucosal immunity)

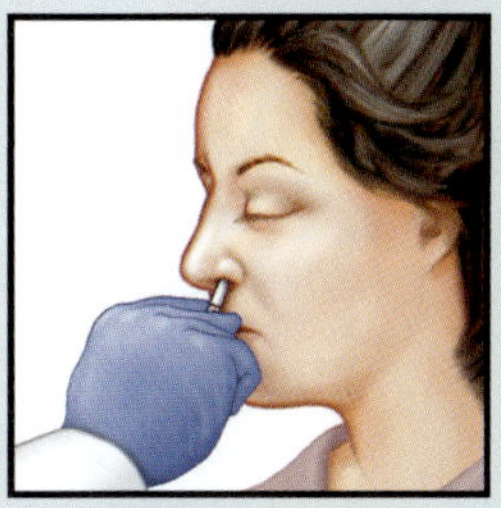

점막면역은 인체의 내부 면역계통과 구별되는 방어기전이다. 인체의 소화관, 비뇨·생식기, 호흡기, 외분비관, 결막, 가운데귀 등의 점막 내에서 확인되는 선천면역(비특이적 면역) 기전과 후천면역(특이적 면역) 기전이 모두 포함된다. 점막면역을 구성하는 면역세포는 주로 점막관련림프조직(mucosa-associated lymphoid tissue, MALT)이나 그 부근에 위치한다.

점막면역의 주요 기능은 병원체가 인체의 점막 표면에 서식하는 것을 방지하고, 인체 외부에서 항원이 우발적으로 흡수되는 것을 방지하며, 이러한 외부 항원에 대한 전신 면역계통의 부적절하거나 강렬한 반응을 차단하는 것이다.

임상응용

● 사람면역결핍바이러스 감염(human immunodeficiency virus infection)

사람면역결핍바이러스(HIV)에 의한 감염은 전 세계적인 건강문제이다. HIV 감염은 세계적으로 대유행 상태(pandemic)에 있다. 레트로바이러스(retrovirus)인 HIV는 감염된 세포 내에 역전사(reverse transcription)를 거쳐 자체 DNA를 형성하는 RNA를 가진다. 바이러스 DNA는 종종 세포 DNA의 일부가 되는데, 바이러스 DNA가 활성화되면 자체 RNA와 단백질 합성을 지시하여 세포로부터 원료를 가져다 쓰게 된다. 특정 T세포에서 이러한 상황이 생기면 세포가 파괴되고 면역력이 손상된다. T세포가 죽으면서 HIV 감염을 퍼뜨릴 수 있는 새로운 레트로바이러스를 방출한다.

HIV는 여러 유형의 세포에 침입할 수 있지만, $CD4^+$ T세포라는 특정 유형의 T세포에 가장 큰 영향을 미친다. $CD4^+$ 세포는 도움T세포를 생성한다. 이들이 정상적인 기능을 수행하지 못하면 병원체나 암세포가 정상보다 훨씬 더 쉽게 성장하고 확산될 수 있다. 폐포자충증(pneumocystosis; 원생동물 감염) 및 카포시육종(Kaposi sarcoma; 피부암의 일종)과 같은 특이한 질병을 합병하기도 한다.

HIV 감염은 때로 후천면역결핍증후군(acquired immunodeficiency syndrome, AIDS)이라는 일련의 증상으로 진행된다. HIV에 감염된 후 치료 받지 않은 사람은 몇 달 또는 몇 년 동안 AIDS의 징후를 보이지 않을 수 있는데, 면역계통이 오랫동안 감염을 막을 수 있기 때문이다. 치료받지 않으면 AIDS 환자는 결국 감염이나 암으로 사망하게 된다.

AIDS의 발병을 예방하기 위한 몇 가지 방법이 있다. 많은 기관은 HIV 레트로바이러스와의 접촉을 피하는 방법을 사람들에게 교육함으로써 AIDS 발병률을 줄이려고 노력하고 있다. HIV는 체액의 직접적인 접촉을 통해 전파되므로 그러한 접촉을 막으면 HIV 감염을 줄일 수 있다. 성관계, 오염된 수혈, 오염된 바늘을 사용한 정맥주사는 HIV가 전파되는 일반적인 경로이다. HIV는 출산 전후에도 감염될 수 있는데 즉, 출생 중 산모에게서 아기에게로 전염된다. 많은 연구자들이 HIV 백신을 연구하고 있다. 일반적인 감기를 유발하는 바이러스와 마찬가지로 HIV는 백신 개발이 매우 어려울 정도로 빠르게 변한다. HIV 감염의 진행을 억제하는 또 다른 방법은 아지도티미딘(azidothymidine, AZT)과 리토나비르(ritonavir) 등의 약물을 사용하는 것인데, 이 약물은 HIV가 감염된 세포 내에서 바이러스의 번식하는 능력을 차단한다. 여러 가지 항바이러스제를 함께 사용하는 칵테일요법은 환자의 혈액 속에 있는 바이러스입자의 수를 크게 줄여 HIV 감염의 영향을 줄여준다. HIV 감염의 진행을 막는 다양한 조합의 100가지 이상 되는 화합물이 있다.

OUTLINE SUMMARY

개념요약

• 림프계통

A. 림프계통의 구성 (그림 16-1, 표 16-1 참조)

1. 림프(lymph)
   a. 모세혈관 교환에 의해 남겨진 과도한 체액으로 조직 공간으로 배출되어 림프모세관에 흡수됨
   b. 주요 세포성분은 림프구이며, 적색골수와 가슴샘에서 생산됨
2. 림프관(lymphatic vessel)
   a. 림프의 단방향 이동만 허용
   b. 림프모세관(lymphatic capillary) : 막힌 주머니 형태로 시작되며 1층의 내피세포로 구성됨. 바닥막이 결여된 경우가 많아 조직액, 세균 등이 림프모세관으로 유입될 수 있음
   c. 집합림프관(collecting lymphatic vessel) : 관벽에는 내피세포, 바닥막, 수축성 세포가 존재함
   d. 다수의 판막(valve)이 있어 압력이 낮은 림프관에서의 림프 역류를 억제함(그림 16-2 참조)
   e. 림프줄기(lymphatic trunk) : 여러 개의 림프관이 모여 형성함(그림 16-3 참조)
      ① 가슴림프관(흉관, thoracic duct) : 좌우의 하반신과 왼쪽 상반신의 림프가 집합하는 림프줄기
      ② 오른림프관(우림프관, right lymphatic duct) : 오른쪽 상반신의 림프가 집합하는 림프줄기
3. 림프절(lymph node)
   a. 섬유피막으로 둘러싸인 지름 1~25mm 정도의 작은 콩알 모양 기관(그림 16-4 참조)
   b. 림프를 여과함
   c. 림프구 및 관련 세포의 덩어리는 면역기능과 면역세포의 발달을 제공함
   d. 림프는 여러 들림프관을 통해 림프절로 들어가고 단일의 날림프관을 통해 림프절에서 배출됨(그림 16-5 참조)
4. 가슴샘(흉선, thymus)
   a. 앞세로칸에 위치한 림프기관
   b. 겉은 피막으로 싸이고, 속은 피막에서 연속된 사이벽에 의해 작은 소엽으로 나뉨(그림 16-6 참조)
   c. 출생 후부터 사춘기까지 무게 약 35~40g 정도로 점차 커지다가 나이가 들면서 서서히 퇴화하여 대부분 지방조직으로 바뀜
   d. 면역에 중요하고 중심적인 역할을 함(T세포 발달)
   e. T세포 발달에 영향을 미치는 타이모신이라는 호르몬을 분비함
5. 지라(비장, spleen)
   a. 인체에서 가장 큰 림프기관
   b. 배안의 왼쪽 위에 위치함(그림 16-1 참조)
   c. 바깥둘레는 두꺼운 피막으로 둘러싸이고 피막이 실질 안으로 들어가 지라잔기둥이 되며, 내부에는 적색속질과 백색속질이 있음(그림 16-7 참조)
   d. 세균이나 오래된 적혈구의 포식작용을 포함하여 단핵구 저장소, 혈액 저장소 역할을 함
6. 편도(tonsil)
   a. 입인과 인두의 경계에 있는 림프조직 덩어리
   b. 코나 입을 통해 들어오는 독소나 병원체로부터 보호하는 역할을 함
   c. 위치에 따라 목구멍편도, 인두편도(아데노이드), 혀편도로 나뉨(그림 16-8 참조)

B. 림프순환

1. 림프줄기
   a. 가슴림프관(흉관, thoracic duct)
      ① 하반신 대부분의 림프와 왼쪽 상반신의 림프를 받아들이는 인체에서 가장 큰 림프줄기
      ② 몸의 약 3/4에서 림프가 회수됨(그림 16-3 참조)
      ③ 허리림프줄기, 창자림프줄기가 합류하여 시작됨
      ④ 가슴림프관팽대(흉관팽대, cisterna chyli) : 창자림프줄기에서 유입되는 지방방울 때문에 백탁한 림프를 포함하는 합류부위
   b. 오른림프관(우림프관, right lymphatic duct)
      ① 머리 · 목부위, 오른쪽 팔, 가슴부위의 림프가 집합하기 때문에 규모가 작음(그림 16-3 참조)
      ② 기관지세로칸림프줄기, 빗장밑림프줄기, 목림프줄기가 합류함
2. 부위별 주요 림프절
   a. 머리와 목 : 얕은목림프절과 깊은목림프절로 나뉨(그림 16-10 참조)
   b. 팔 : 위림프절, 중심림프절, 가슴근림프절, 가쪽

림프절, 어깨밑림프절 등이 있음(그림 16-11 참조)

c. 다리 : 얕은고샅림프절, 깊은고샅림프절 등이 있음(그림 16-12 참조)

• 면역

A. 면역의 분류

1. 선천면역(고유면역, innate immunity) (표 16-2 참조)
   a. 태어날 때부터 생체가 가지고 있는 면역기전
   b. 비특이적 면역이라고도 함
   c. 많은 유형의 선천면역이 체내에서 발생함(표 16-3 참조)
      ① 비특이적 면역은 신속한 첫 번째 반응임, 종종 더 느린 특정 반응을 유발함
      ② 사이토카인이라는 다양한 신호 전달 화학물질을 포함함
      ③ 피부와 점막 : 세균과 기타 유해 물질에 대한 기계적 장벽
      ④ 눈물과 점액 : 이물(질)을 씻어내고 세균을 가두어 죽임
      ⑤ 염증반응 : 면역세포를 손상 부위로 끌어당기고 국소 혈류를 증가시키며 혈관투과성을 증가시킴, 손상 또는 감염부위로 백혈구의 이동을 촉진함(그림 16-13 참조)
      ⑥ 발열 : 체온상승의 전신 영향, 면역 효율을 높이거나 감염원을 억제함
      ⑦ 보체 : 다양한 면역반응을 유발할 수 있는 혈장단백질, 특정 면역기전에 관여
2. 후천면역(획득면역, acquired immunity) (표 16-2 참조)
   a. 유해물질이나 세균을 인식, 반응 및 기억하는 능력 때문에 적응력이 뛰어남
   b. 노출된 특정 항원에 반응하기 때문에 특이적 면역이라고도 함
   c. 후천면역의 종류 (표 16-4 참조)
      ① 자연면역 : 원인 물질에 대한 노출은 고의적이지 않음, 능동면역(활동성 질병은 면역을 생성)과 수동면역(면역은 태반을 통해 어머니에게서 태아에게, 모유를 통해 어머니에게서 아기에게 전달)이 있음
      ② 인공면역 : 원인 물질에 대한 노출은 고의적임, 능동면역(백신접종)과 수동면역(다른 사람의 면역계통에 의해 생성된 항체를 주사)이 있음

B. 면역에 관여하는 인자

1. 항체(antibody)
   a. 특정 결합부위를 가진 단백질
   b. 결합부위는 특정 항원(외부 단백질)에 항체를 부착하여 항원항체복합체를 형성함
   c. 체액면역이나 항체매개면역을 생성함(그림 16-14 참조)
   d. 항원항체복합체의 역할
      ① 독소 중화
      ② 유해한 세포 응집
      ③ 포식작용 촉진
2. 면역세포(immunocyte)
   a. 포식세포
      ① 포식작용을 통해 외부 세포나 기타 유해물질을 섭취하고 파괴함(그림 16-15 참조)
      ② 중성구(neutrophil) : 수명이 짧지만 가장 풍부한 포식세포임
      ③ 단핵구(monocyte) : 큰포식세포로 발달하여 조직으로 이동함
      ④ 가지돌기세포(수지돌기세포, dendritic cell) : 종종 외부 표면이나 그 근처에서 발견됨(그림 16-16 참조)
      ⑤ 큰포식세포와 가지돌기세포는 섭취된 항원을 외부 표면에 표시하여 특정 면역세포를 유발함으로써 항원제시세포로 작용함
   b. 림프구
      ① 중성구 다음으로 많은 면역세포로, 자연살해세포, B세포, T세포가 있음(그림 16-17 참조)
      ② 자연살해세포(natural killer cell) : 모든 세포에 부착할 수 있으나 정상 자가 항원이 없는 세포만 죽임, 일반적으로 세포사멸을 유발함
      ③ B세포(B림프구) : 골수의 줄기세포에서 발생하며, 2가지 발달단계를 거침(그림 16-18 참조), 체액면역에 간접적으로 기능함
      ④ T세포(T림프구) : 골수에서 줄기세포가 가슴샘으로 이동하여 2가지 발달단계를 거침(그림 16-19 참조), 세포매개면역을 일으킴(표 16-6, 그림 16-20 참조)
3. 보체(complement)
   a. 항체에 대한 중요한 작용 기전
   b. 세포막에 생성된 결함을 통해 물의 유입을 허용하여 세포용해를 일으킴(그림 16-21 참조)
   c. 면역세포를 감염 부위로 끌어들이고 면역세포를 활성화하며, 외부 세포를 파괴하도록 표시하고 혈관 투과성을 증가시키며, 염증반응을 일으키는 역할을 함
4. 사이토카인(cytokine)
   a. 세포 간에 소통하며 면역반응을 조정하는 분자
   b. 케모카인, 인터페론, 인터루킨, 집락자극인자, 종양괴사인자, 형질전환증식인자 등은 사이토카인의 한 예

ACTIVE LEARNING

능동학습

● 종합질문

01. 림프를 정의하고 그 기능을 설명하시오.

02. 림프절의 구조와 기능에 대해 설명하시오.

03. 가슴샘의 위치를 설명하고 그 기능을 열거하시오.

04. 세 가지 유형의 편도를 열거하고 위치를 설명하시오.

05. 선천면역의 종류를 설명하시오.

06. 후천면역의 4가지 유형을 열거하고 각각을 구별하시오.

07. 항체와 항원의 차이를 설명하시오.

08. 면역계통에서 보체의 역할을 설명하시오.

09. 면역계통에서 큰포식세포의 역할을 설명하시오.

10. B세포와 T세포의 발달과 기능을 설명하시오.

11. 체액면역과 세포매개면역을 구별하시오.

● 심층고찰

12. 림프모세관과 모세혈관의 구조적 차이점이 기능과 어떻게 관련되는지 설명하시오.

13. 암의 전이 가능성에서 림프절의 역할을 설명하시오.

14. 편도를 수술로 제거하지 말아야 하는 몇 가지 이유를 설명하시오.

● 확인문제

01. 림프계통은 ________을/를 운반하는 네트워크로 순환계통에 속한다.

02. 림프의 주요 세포성분은 ________이며, 적색골수와 가슴샘에서 생산된다.

03. ________은/는 모세혈관처럼 1층의 내피세포로 구성되며 바닥막이 결여된 경우가 많아 조직액, 세균 등이 유입되기도 한다.

04. 림프관에는 다수의 ________이/가 있어 압력이 낮은 림프관에서의 림프 역류를 억제한다.

05. ________은/는 림프와 함께 흘러온 병원체나 이물(질)에 대해 면역반응을 일으키는 장소이며, 병원체를 포식 및 제거하거나 항체를 생산하여 온몸에 보내는 역할을 한다.

06. 림프절로 들어가는 수많은 림프관을 ________(이)라고 하고, 림프절을 떠나는 단일 림프관을 ________(이)라고 한다.

07. 가슴샘은 세포면역에 관여하는 ________이/가 성숙하는 부위이며, 호르몬인 ________을/를 분비한다.

08. 몸의 약 3/4에서 림프가 ________(으)로 회수되고, 오른쪽 팔과 머리에서 림프가 ________(으)로 회수된다.

09. ________은/는 외부 세포의 세포질에 구멍을 뚫어 세포를 죽이는데, 이는 소듐이온과 물의 균형을 방해한다.

10. 소아마비 예방접종을 받은 후 생기는 면역은 ________면역이다.

11. 산모의 면역계통에 의해 태아나 신생아에게 주어지는 면역은 ________면역이다.

12. 다른 개인의 면역계통에 의해 만들어진 항체를 주입하여 생기는 면역은 ________면역이다.

13. 사람이 질병을 앓은 후 생기는 면역은 ________면역이다.

14. B세포와 T세포 중 다음에서 설명하는 세포의 기능을 B와 T로 써넣으시오.

(1) ________ 항체를 생산한다.
(2) ________ 일부는 형질세포로 발달한다.
(3) ________ 세포매개면역에 관여하는 주요 세포이다.
(4) ________ 체액면역에 관여하는 주요 세포이다.
(5) ________ 가슴샘에서 발달한다.
(6) ________ 항원 부위로 이동하여 세포성 독소를 방출한다.
(7) ________ 활성화되면 클론으로 빠르게 나뉜다.
(8) ________ 큰포식세포를 끌어당기는 물질을 방출한다.
(9) ________ 일부는 기억세포로 발전한다.

확인문제 정답

01 림프 / 02 림프구 / 03 림프모세관 / 04 판막 / 05 림프절 / 06 들림프관, 날림프관 / 07 T세포(T림프구), 타이모신 / 08 가슴림프관, 오른림프관 / 09 보체의 연쇄반응 / 10 인공능동 / 11 자연수동 / 12 인공수동 / 13 자연능동 / 14 (1) B, (2) B, (3) T, (4) B, (5) T, (6) T, (7) B, (8) T, (9) B 또는 T

호흡계통

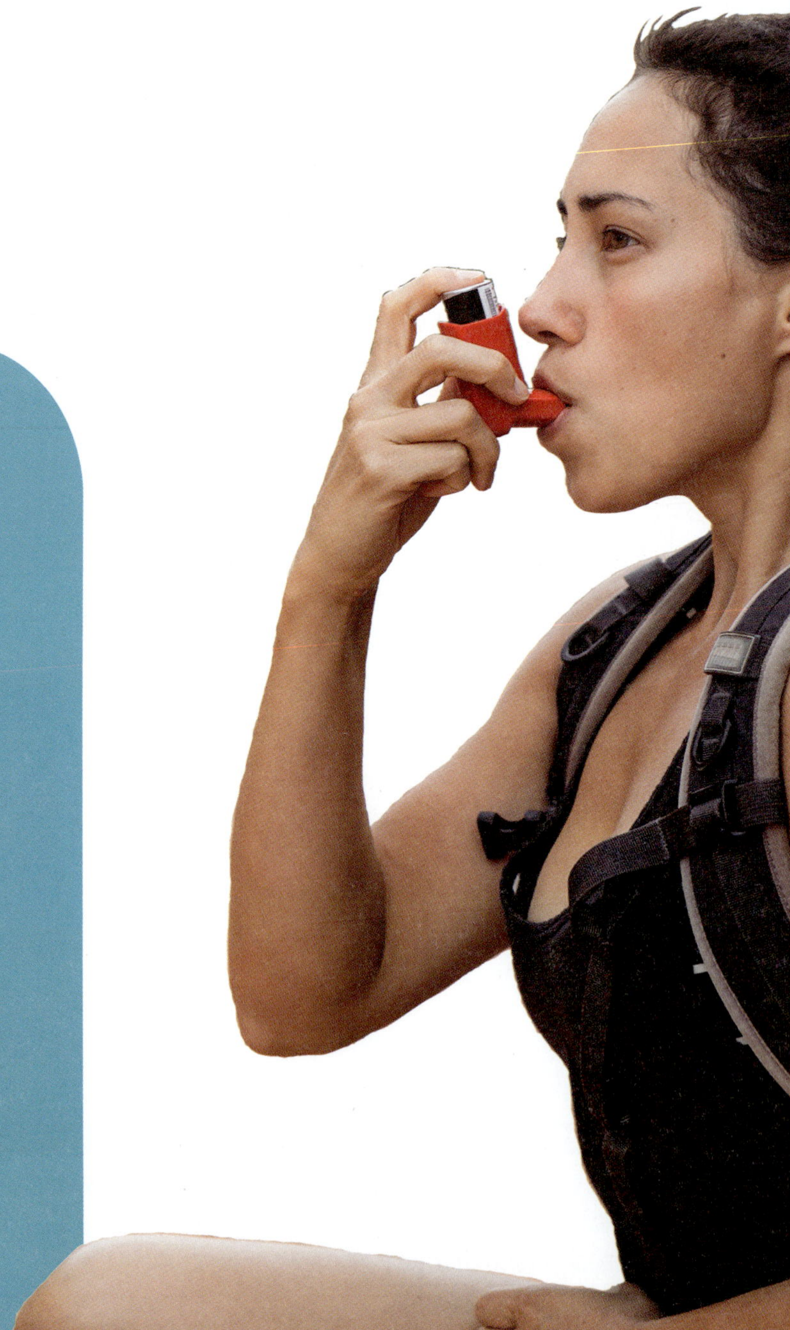

CHAPTER 17

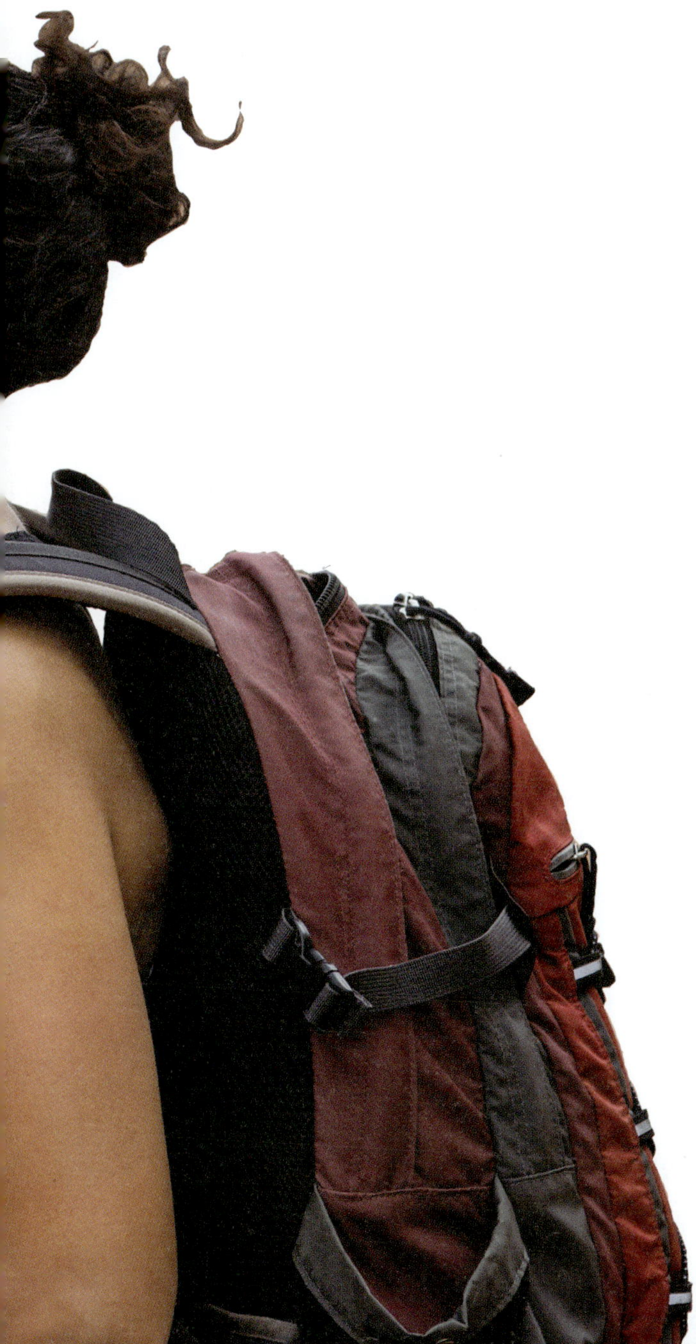

학습목표

1. 호흡계통의 주요 기능을 설명할 수 있다.
2. 호흡계통의 주요 기관을 열거하고 각각의 기능을 설명할 수 있다.
3. 호흡을 통해 일어나는 기체교환의 원리를 설명할 수 있다
4. 호흡을 조절하는 기전을 설명할 수 있다.

핵심용어

상기도 / 하기도 / 호흡점막 / 코안 / 코곁굴(부비동) / 인두 / 후두 / 기관 / 기관지 / 세기관지 / 허파(폐) / 허파꽈리(폐포) / 표면활성물질 / 가슴막 / 세로칸 / 호흡 / 들숨 / 날숨 / 허파용적 / 허파용량 / 호흡반사 / 산소해리곡선

인체는 섭취한 탄수화물, 지방, 단백질 등의 영양소를 산화시켜 생성되는 에너지를 이용하여 생명활동을 유지하는데, 이 영양소의 산화과정에는 산소(O_2)가 필요하며 세포에서 에너지를 만들어내는 과정에서 이산화탄소(CO_2)가 발생한다. 즉, 외부로부터 산소를 받아들여 세포로 운반하고 세포에서 생성된 이산화탄소를 몸 밖으로 배출하는 과정이 **호흡**(respiration)이다.

호흡은 **바깥호흡**(외호흡, external respiration)과 **속호흡**(내호흡, internal respiration)으로 구분할 수 있다. 바깥호흡은 기도를 따라 들어온 공기와 허파꽈리의 혈관 사이에서 일어나는 기체교환 과정으로 허파에서 이루어지기 때문에 **허파호흡**(폐호흡,pulmonary respiration)이라고도 한다. 속호흡은 모세혈관과 조직세포 사이에서 일어나는 기체교환 과정으로 세포 내에서 일어나기 때문에 **세포호흡**(cell respiration)이라고도 한다.

1. 호흡계통의 구성과 기능

1. 호흡계통의 구성

호흡계통(respiratory system)은 외부로부터 산소를 받아들여 세포로 운반하고 세포에서 생성된 이산화탄소를 몸 밖으로 배출하는 호흡에 관여하는 기관계통으로, 코(비, nose), 인두(pharynx), 후두(larynx), 기관(trachea), 기관지(bronchus), 허파(폐, lung)로 이루어진다(그림 17-1).

1) 기도(respiratory tract)

공기의 흐름 경로인 **기도**는 위치에 따라 **상기도**(upper respiratory tract; 코안-인두-후두)와 **하기도**(lower respiratory tract; 기관-기관지-허파)로 구분하고, 기능에 따라 공기의 통로 역할을 하는 **전도영역**(conducting zone; 코안-인두후두-기관-종말세기관지)과 기체교환이 일어나는 **호흡영역**(respiratory zone; 호흡세기관지-꽈리관-허파꽈리)으로 구분한다.

2) 호흡점막(respiratory mucosa)

호흡점막은 호흡기 내 공기분배관을 감싸는 특수한 막으로, 거짓중층섬모원주상피(pseudostratified ciliated columnar epithelium)로 덮여 있다. 조직 표면에 섬모(cilium)가 있으며, 내부에는 점액(mucus)을 생산하고 분비하는 술잔세포(goblet cell)가 있다. 점막의 위치에 따라 매우 묽은 것에서부터 끈적이는 것에 이르기까지 다양한 조성의 점액을 분비한다(그림 17-2).

호흡기 대부분은 거짓중층섬모원주상피로 덮여 있으나 예외도 있다. 예를 들어 콧구멍(nostril) 안쪽, 후두의 성대(주름)(vocal fold) 부위, 인두를 감싸는 부위는 중층편평상피(stratified squamous epithelium)로 덮여 있고, 허파꽈리는 매우 얇은 단층편평상피(simple squamous epithelium)로 덮여 있다.

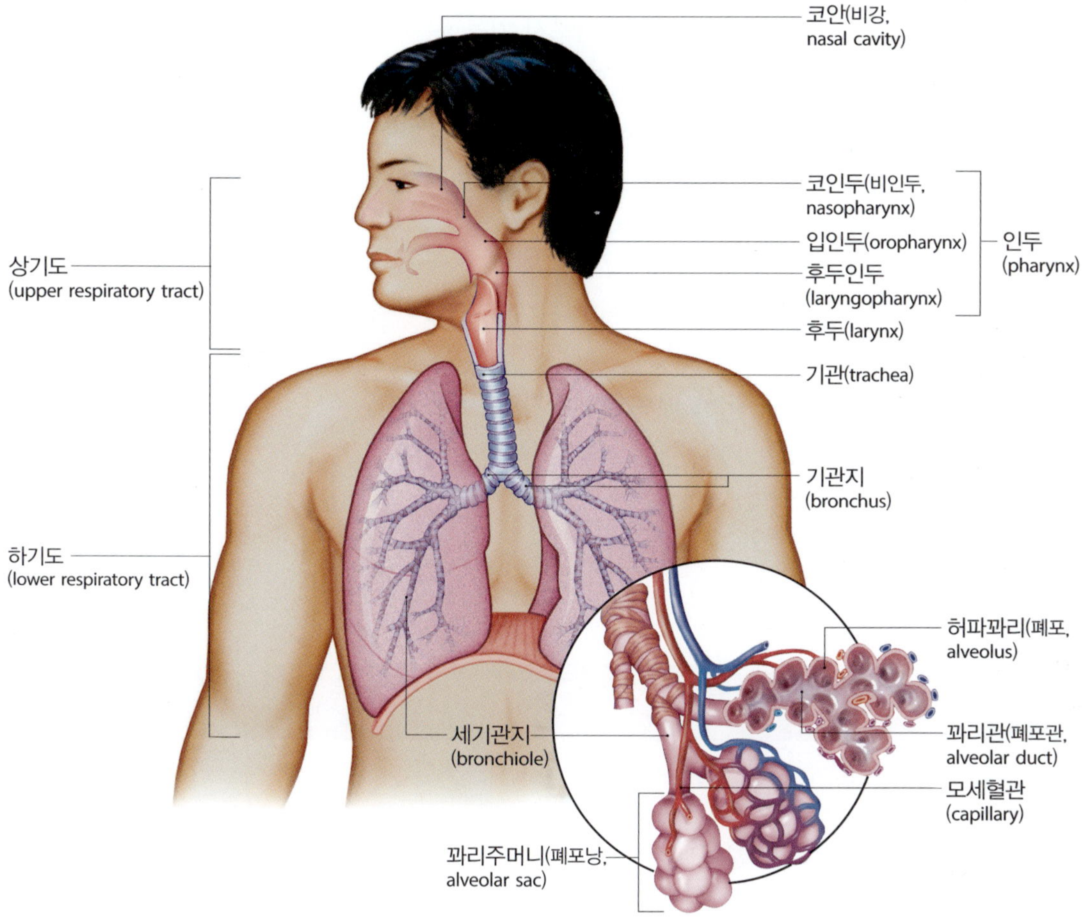

그림 17-1 호흡계통의 구성

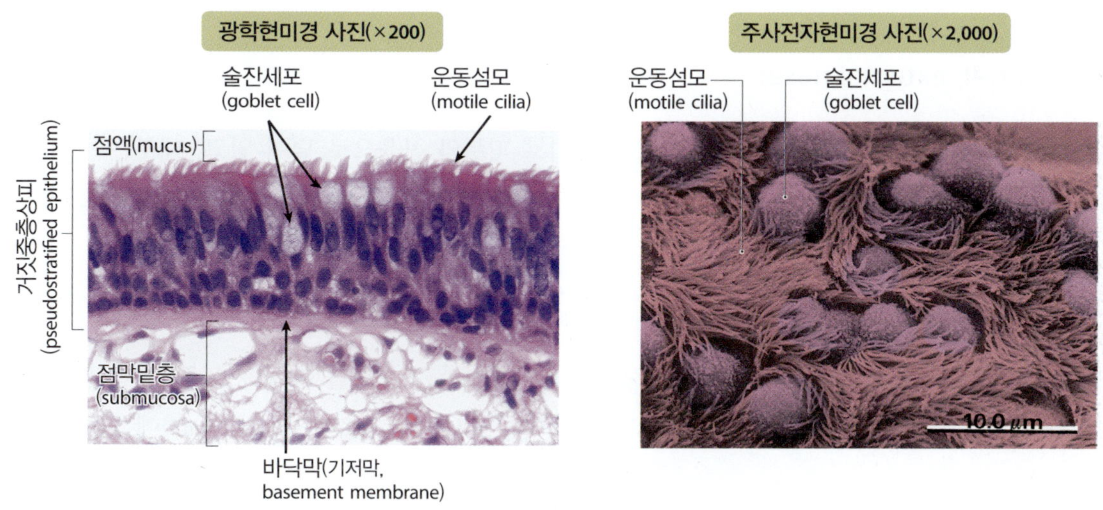

그림 17-2 호흡점막(거짓중층섬모원주상피)

2. 호흡계통의 기능

호흡계통은 대사에 필요한 산소를 외부로부터 받아들이고 대사의 결과 생긴 여분의 이산화탄소를 외부로 방출하는 기능을 한다. 기체교환 이외에도 필터로서 기능하는데, 순환하는 혈액은 심장에 이상이 없는 한 반드시 허파혈관을 지나므로 허파는 혈액 중의 세균 또는 종양 절편이나 혈전을 걸러내는 중요한 역할도 한다. 공기의 출입과 발성에 관여하는 기도는 단순한 통로가 아니라 흡입한 공기에 온도와 습기를 부여하며, 점액이나 기도점막세포의 섬모운동으로 공기 중의 먼지나 세균을 제거한다.

요점확인

1. 호흡계통의 주요 기능은 무엇인가?
2. 상기도에 포함되는 기관과 하기도에 포함되는 기관은 무엇인가?
3. 호흡점막의 기능은 무엇인가?

2. 상기도

1. 코

코(비, nose)는 호흡계통의 첫 부분으로 **바깥코**(외비, external nose), **코안**(비강, nasal cavity), **코곁굴**(부비동, paranasal sinus)로 구분된다.

1) 바깥코(외비, external nose)

바깥코는 얼굴 중앙에 돌출된 피라미드 모양의 융기로 피부와 근육으로 덮여 있고, 내부는 점막과 뼈대, 연골로 구성된다. 코끝 피부에는 기름샘이 발달해 있고 코끝 아래쪽에는 1쌍의 콧구멍(nostril)이 열린다.

2) 코안(비강, nasal cavity)

코안은 콧구멍에 의해 외부와 연결되는 빈 공간으로, 공기는 콧구멍을 통해 기도로 들어간다. 그런 다음 호흡점막으로 덮힌 오른쪽과 왼쪽 코안으로 들어간다. **코사이벽**(코중격, nasal septum)에 의해 좌우의 공간이 나뉘며, 코점막 상부에는 후각을 담당하는 신경말단인 후각수용기가 위치한다. 코안 양 쪽에는 **코선반**(비갑개, nasal concha)이라는 선반 모양의 3개 구조물이 돌출해 있다(그림 17-3).

점막으로 덮인 코선반은 공기가 코안을 통과할 때 표면적을 크게 증가시키고 공기가 선반 위로 이동함에 따라 공기는 따뜻해지고 가습이 된다. 또한 코안은 코곁굴과 연결되고 코눈물관(비루관, nasolacrimal duct)이 열린다. 코안뜰에는 콧털이 나 있어 공기 중의 먼지를 차단하는 역할을 한다.

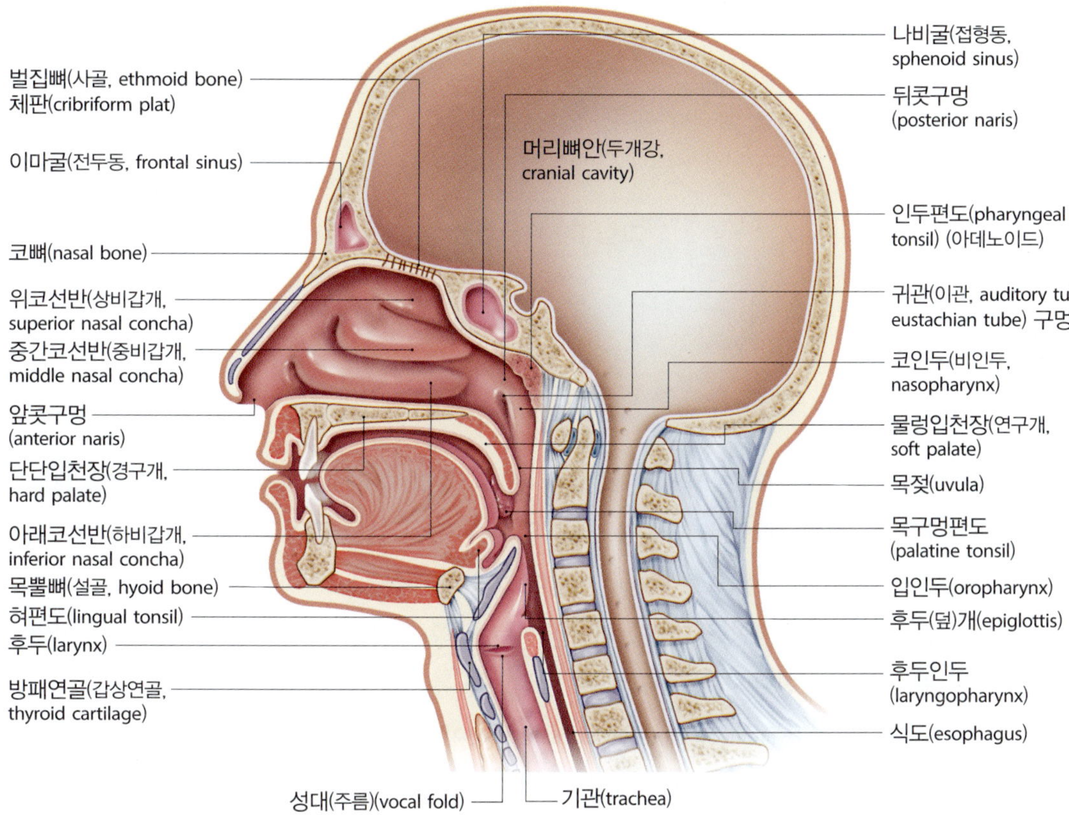

그림 17-3 코안, 인두, 후두(시상단면)

3) 코곁굴(부비동, paranasal sinus)

코곁굴은 코안을 둘러싸는 머리뼈안의 빈 공간으로, **이마굴**(전두동, frontal sinus), **위턱굴**(상악동, maxillary sinus), **나비굴**(접형동, sphenoid sinus), **벌집굴**(ethmoid sinus)의 4개가 있다(그림 17-4).

머리뼈를 가볍게 하고 소리의 발성을 공명시키는 공명공간의 역할을 한다. 코곁굴을 감싸는 점막과 코안을 감싸는 점막이 연속되어 있기 때문에 코점막의 염증으로 발생하는 감기로부터 부비동염(sinusitis)이 파급되기도 한다.

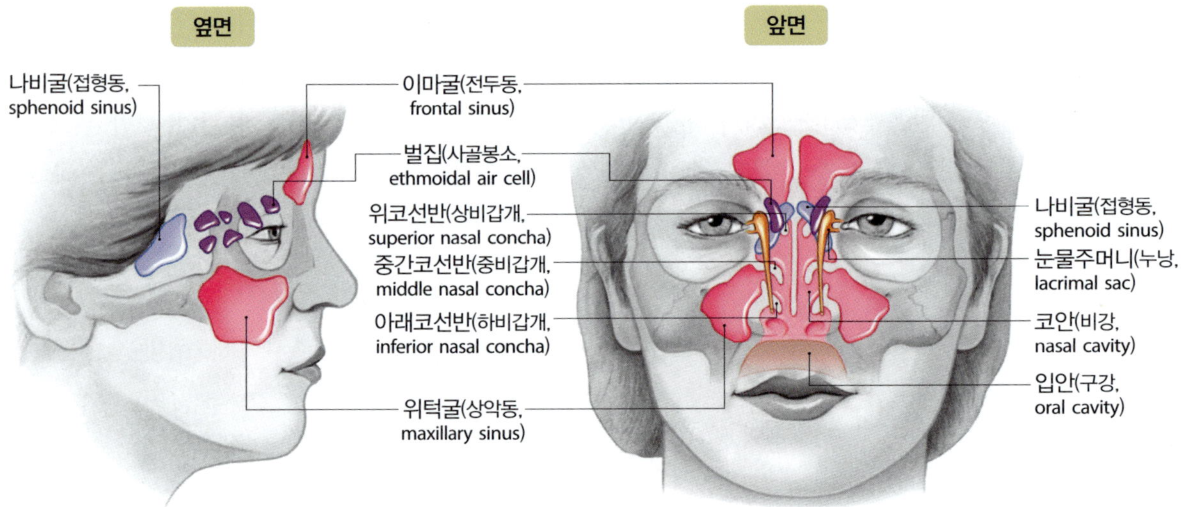

그림 17-4 **코곁굴**

2. 인두

인두(pharynx)는 흔히 목구멍(throat)이라고 부르는 부위이다. 길이 약 12.5cm의 근육성 관으로, 맨 위에서부터 코안 뒤쪽에 있는 **코인두**(비인두, nasopharynx), 입안 뒤쪽에 있는 **입인두**(oropharynx), 후두 뒤쪽에 있는 **후두인두**(laryngopharynx)의 세 부분으로 나눌 수 있다(그림 17-3 참조).

인두는 공기와 음식물의 통로 역할을 겸하는데, 공기는 양쪽 코안이나 입안에서 인두로 들어와 후두를 거쳐 나가고, 씹은 음식물은 입안에서 인두로 들어가 식도를 통해 나간다.

코인두 가쪽벽에는 귀관(이관, auditory tube, eustachian tube)이 있어 가운데귀(중이, middle ear)와 코인두를 연결한다. 따라서 상기도 감염이 가운데귀로 파급되어 중이염(otitis media)이 발생하기도 한다.

인두점막에는 편도(tonsil)라고 하는 림프조직 덩어리가 묻혀 있다(그림 16-8 참조). **혀편도**(lingual tonsil)와 **목구멍편도**(palatine tonsil)는 입인두에 위치하고, 아데노이드(adenoid)라고도 불리는 **인두편도**(pharyngeal tonsil)는 코인두에 위치한다. 이들 편도는 외부 환경과 중요한 경계인 인두에 림프조직의 고리를 형성하여 면역을 담당하는데, 평소에는 감염으로부터 인체를 보호하지만, 이곳에 감염이 일어나면 염증이 생겨 편도염(tonsillitis)을 일으킨다.

3. 후두

후두(larynx)는 후두인두와 기관 사이에 위치하는 길이 약 4cm의 관으로, 상기도의 일부를 구성하면서 발성기관으로도 작용한다. 후두 내부는 9개의 연골이 뼈대를 이루는데, 이들 연골 중 가장 큰 방패연골(갑상연골, thyroid cartilage)을 흔히 아담사과(Adam apple; 후두융기)라고 한다(그림 17-5).

2개의 얇은 근육인 성대(vocal cord)가 후두 안을 가로질러 뻗어 있다. 후두연골에 부착한 근육들이 이 성대를 잡아당겨 긴장시키거나 이완시킬 수 있다. 긴장할 때는 목소리가 높아지고, 이완될 때는 목소리가 낮아진다. 말할 때 모양이 변하는 성대 사이 공간이 성(대)문(glottis)이다.

후두(덮)개(epiglottis)는 후두 입구를 덮고 있는데, 음식물을 삼키는 동안 후두를 닫아 음식물과 액체가 기관으로 들어가는 것을 막는다.

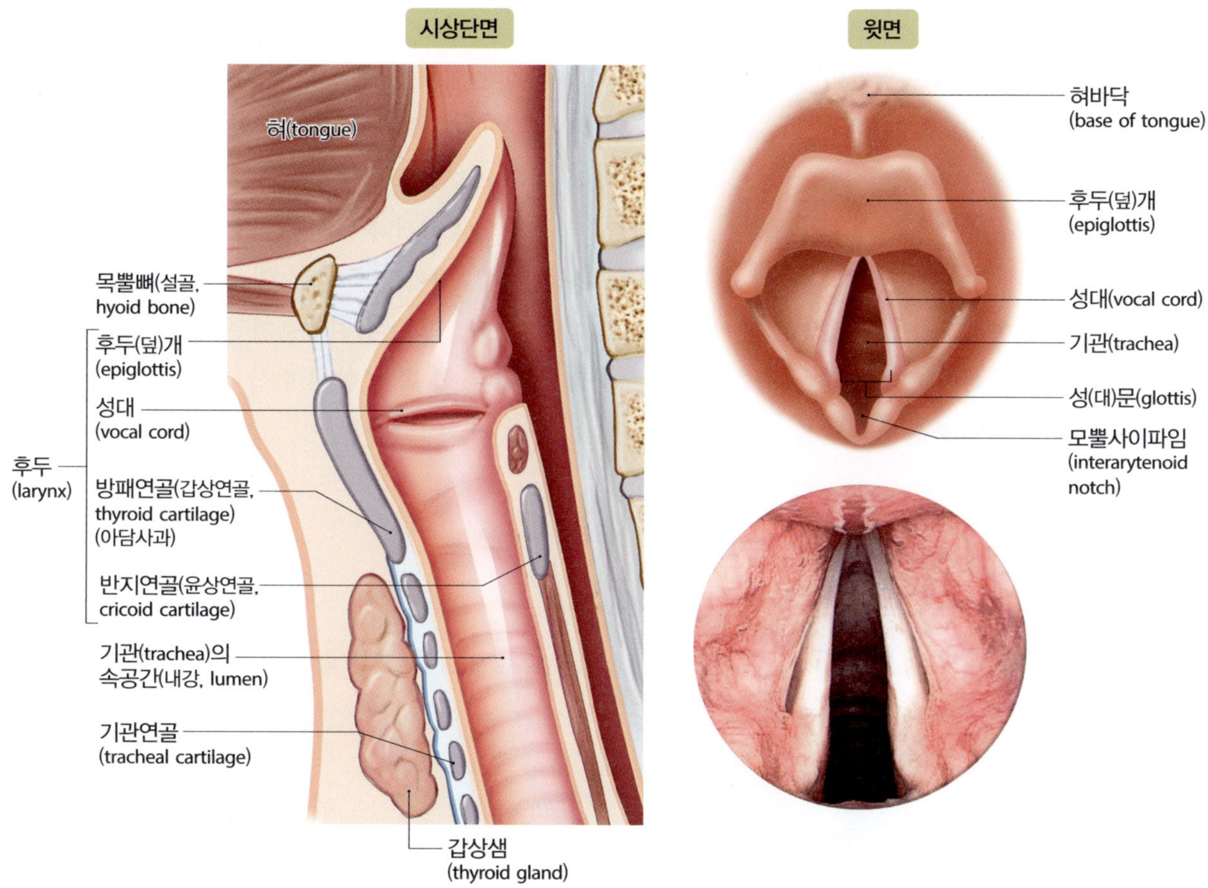

그림 17-5 후두

요점확인

1. 코곁굴은 무엇이고 그 기능은 무엇인가?
2. 인두의 3가지 부위는 무엇인가?
3. 발성기관으로도 작용하는 상기도의 구조물은 무엇인가?

3. 하기도

1. 기관

기관(trachea, windpipe)은 길이 약 11cm, 폭 약 2.5cm의 관으로, 후두에서 이어져 식도 앞을 따라 내려가 복장뼈각(흉골각, sternal angle) 높이에서 좌우 기관지로 나뉜다(그림 17–1 참조). C자형 연골 15~20개가 그 뼈대를 형성하는데, 뒷면은 연골이 없어서 막부분이며 뒤쪽에 인접하는 식도의 연동운동을 방해하지 않는 구조이다(그림 17–6). 기관은 단순한 형태의 구조이지만 외부에서 허파로 공기가 도달할 수 있도록 열린 통로 역할의 중요한 기능을 수행한다. C자형 연골의 구조적 보호에도 불구하고 때로 기관의 폐쇄가 발생한다. 종양이나 감염으로 인해 목림프절이 너무 커져 기관을 압박하거나 음식물 등을 잘못 흡인하여 기관을 막을 수 있다. 기관이 완전히 막히면 공기는 허파로 들어갈 방법이 없어 수분 안에 사망하게 된다.

기관 내부는 전형적인 호흡점막으로 덮여 있다(그림 17–2 참조). 많은 술잔세포가 있는 점액샘(mucous gland)은 점액을 분비하여 인두를 향해 점액층을 형성하고, 섬모는 입 쪽을 향해 항상 운동하며 침입한 먼지 등을 점액과 함께 배출하는 역할을 한다.

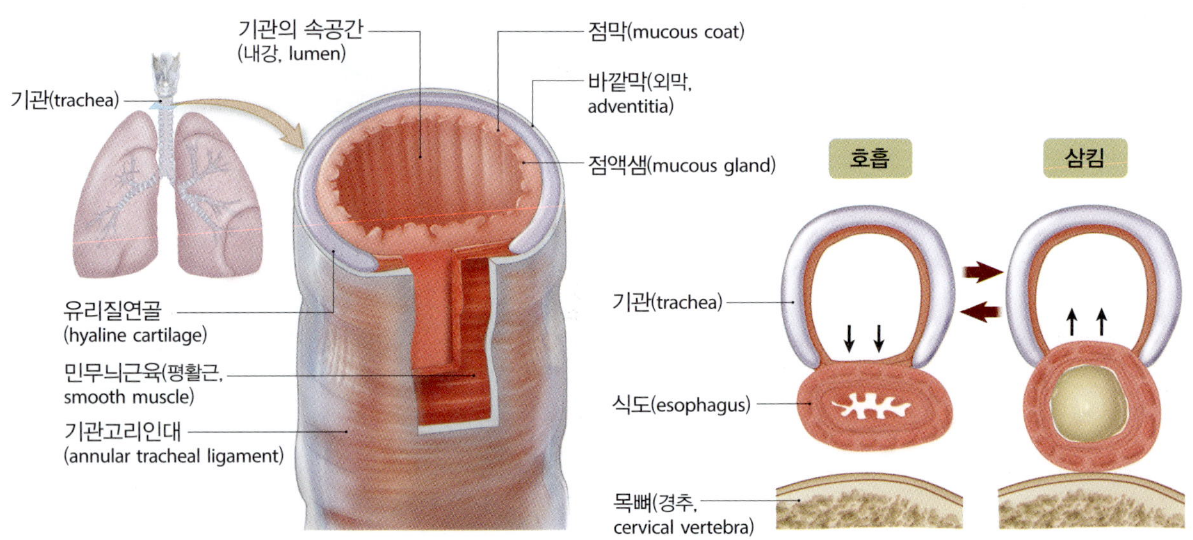

그림 17–6 기관

임상응용

● 기관내삽관(endotracheal intubation)과 기관절개(tracheotomy)

기도 유지가 필요하거나 인공호흡기 치료가 필요한 환자에서 기관 내로 튜브를 넣어 기도를 확보하는 시술을 기관내삽관이라고 한다. 관이 식도 근처가 아닌 기관으로 들어가게 하기 위해 성대(주름)와 같은 해부학적 표지자를 사용한다. V자 모양의 모뿔사이파임(interarytenoid notch, 그림 17–5 참조)이 뒤고랑 역할을 하여 관이 적절하게 삽입되도록 안내해준다.

한편, 성대 하부 기관에 절개를 넣어 관을 삽입한 후 이곳을 통해 공기를 흡입해서 숨을 쉴 수 있도록 하는 시술을 기관절개라고 한다. 기침을 할 수 없는 환자의 가래를 제거하거나 인공호흡기 사용 등의 목적을 위해 기관내삽관을 대신하여 시행한다.

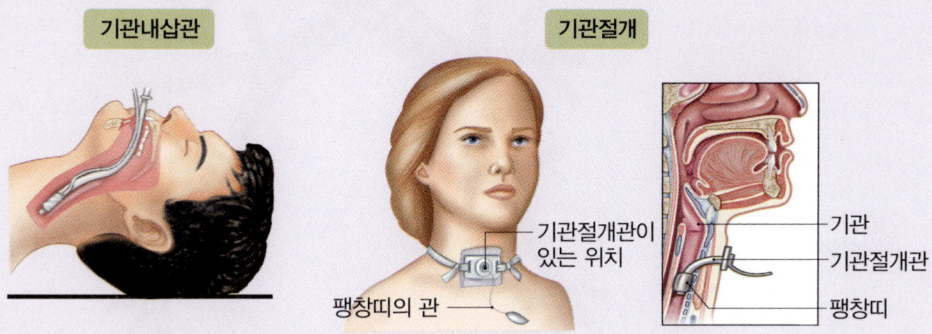

2. 기관지

기관지(bronchus)는 기관갈림(기관분기, tracheal bifurcation)에서 양쪽으로 나뉘어 허파에 이르는 공기통로이다. 기관갈림에서 오른쪽 허파로 이어지는 오른기관지와 왼쪽 허파로 이어지는 왼기관지의 첫 번째 가지가 **일차기관지**(primary bronchus)이다. 기관갈림의 각도는 오른쪽(수직면에 대해 25°)보다 왼쪽(수직면에 대해 45°)이 커서 기관으로 흡인되어 온 물질이 왼쪽보다 오른쪽 일차기관지나 허파로 더 잘 들어가는 경향이 있다.

일차기관지는 허파 내부에서 더 가는 **이차기관지**(secondary bronchus)로 분지하는데, 이때의 기관지벽은 기관벽과 마찬가지로 C자형 연골고리에 의해 열려 있다. 이차기관지는 계속 분지하여 점차 가늘어지며, 결국에는 벽에 민무늬근육만 있는 작은 관으로 분지한다. 이를 **세기관지**(bronchiole)라고 한다. 세기관지는 더욱 분지하여 **종말세기관지**(terminal bronchiole), **호흡세기관지**(respiratory bronchiole)가 되고 **꽈리관**(폐포관, alveolar duct)이 된 후 포도송이처럼 생긴 여러 개의 **꽈리주머니**(폐포낭, alveolar sac)에 이른다(그림 17–7). 꽈리주머니의 벽은 수많은 **허파꽈리**(폐포, alveoli)로 이루어져 있다.

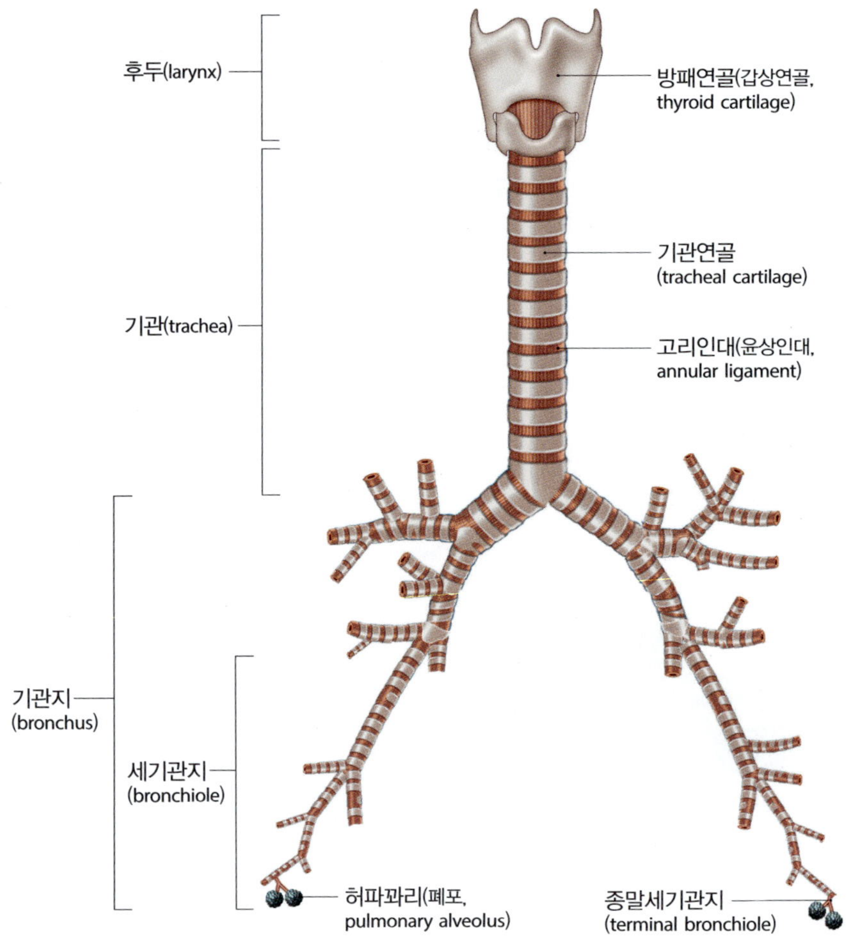

그림 17-7 기관지의 구분

임상응용

● **기관지염(bronchitis)**

기관지염은 감기 등에 합병되는 경우가 많다. 기도 점막이 부어서 섬모 기능이 저하되고 점액분비가 항진되기 때문에 가래 배출이 어려워 쌕쌕거림(천명, wheeze; 호흡 시 잡음)이나 기침, 호흡곤란을 일으킨다. 특히 소아나 체력이 저하된 노인 등에서는 세기관지염(bronchiolitis)으로 진행되는 경우가 있어 주의가 필요하다. 이 경우 상기도의 염증이 세기관지로 파급되어 호흡곤란 증상(과다호흡, 비익호흡 등)이 나타나고, 소아에서는 기체교환의 효율 저하로 인해 청색증이 나타난다. 또한 말초의 호흡세기관지 등에서 점막에 부종이 발생하면 기도가 협착되어 기관지천식과 유사한 날숨곤란이나 허파의 과팽창 상태를 초래하기도 한다.

3. 허파

허파(폐, lung)는 크기가 상당히 큰 장기로 심장, 대혈관, 가슴샘, 식도를 위한 작은 중심 공간인 세로칸(종격, mediastinum)을 제외하고 가슴안 대부분을 채우듯이 위치해 있다(그림 17-8). 성인의 경우 오른쪽 500~600g, 왼쪽 400~500g 정도이다. 허파는 표면이 얇은 장막(허파쪽가슴막)으로 둘러싸여 있고 내부는 허파꽈리(폐포, pulmonary alveolus)와 이를 둘러싸는 모세혈관그물로 구성된다.

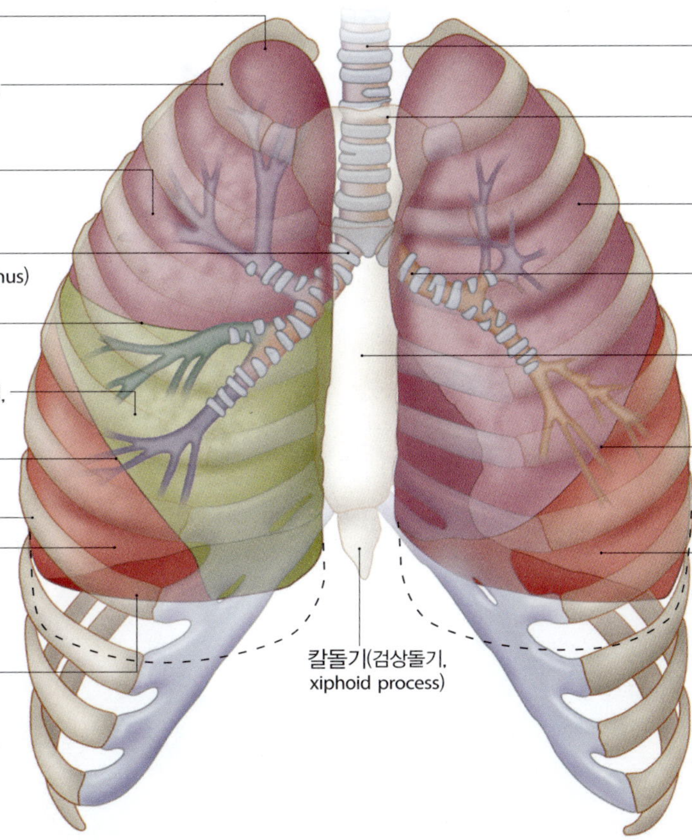

그림 17-8 **허파와 기관, 기관지**

1) 허파의 형태와 구역

허파는 원뿔을 정중면에서 세로로 잘라 오른쪽과 왼쪽으로 나눈 형태로, 자른 면이 서로 마주 보고 있다. 양쪽 허파 사이에 약간 왼쪽으로 기운 심장이 있어서 왼쪽 허파가 오른쪽 허파보다 작다. 허파의 위쪽 끝을 **허파꼭대기**(폐첨, apex of lung)라고 하며 빗장뼈(쇄골) 위 2~3cm 부근에 닿고, 아랫부분을 **허파바닥**(폐저, base of lung)이라고 하며 가로막(횡격막, diaphragm) 위에 위치한다. 안쪽의 기관지나 허파동·정맥이 출입하는 부분을 **허파문**(폐문, pulmonary hilum)이라고 한다.

허파를 앞에서 보면 가쪽 중앙부근에서 안쪽 아래로 비스듬하게 난 틈새가 있는데, 이를 **빗틈새**(경사열, oblique fissure)라고 한다. 오른쪽 허파에는 빗틈새 위에 **수평틈새**(수평열, horizontal fissure)가 있다. 이들 틈새에 의해 오른쪽 허파는 **위엽**(상엽, superior lobe), **중간엽**(middle lobe), **아래엽**(하엽, inferior lobe)의 3엽으로, 왼쪽 허파는 **위엽**과 **아래엽**의 2엽으로 나뉜다(그림 17-8).

이 허파엽은 다각형의 소엽이 모여 이루어지며, 기관지와 폐동·정맥의 분포에 따라 **기관지허파구역**(bronchopulmonary segment)으로 나뉜다(그림 17-9).

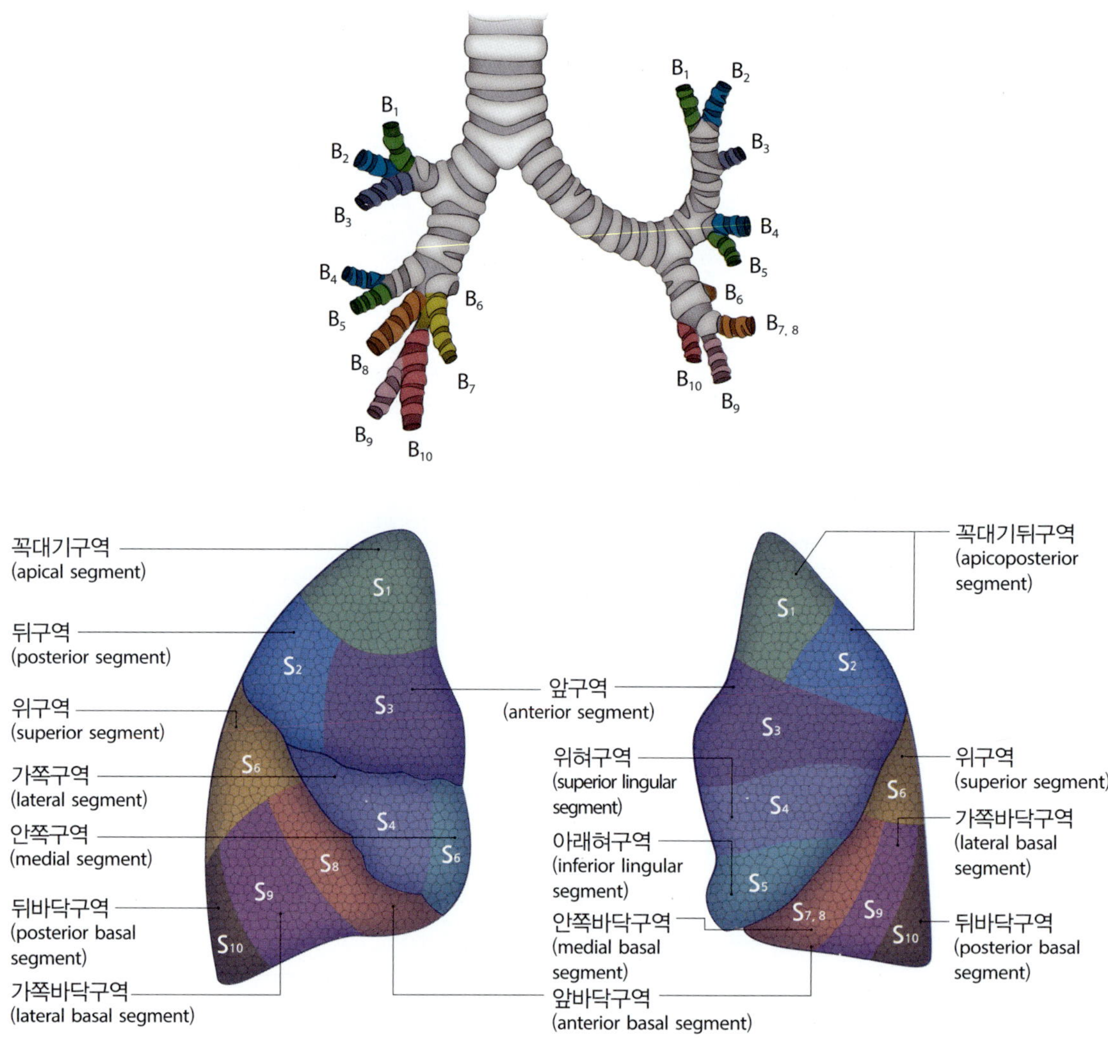

그림 17-9 기관지허파구역

각 엽기관지에서 나뉜 구역기관지는 허파의 일정 구역인 기관지허파구역에서 기체교환을 하게 된다.

2) 허파의 내부구조

(1) 허파꽈리(폐포, pulmonary alveolus)

허파를 구성하는 **허파꽈리**는 지름 0.2mm 정도의 주머니 모양 구조로, 그 수는 좌우 양쪽 허파에서 약 3억 개에 달한다(그림 17-10). 허파꽈리벽은 편평한 I형 상피세포와 정육면체의 II형 상피세포로 구성되며, 그 주위를 모세혈관이 그물 모양으로 둘러싼다. 이 모세혈관의 벽 또한 매우 얇고 편평한 내피세포로 되어 있다. 모세혈관의 혈액과 허파꽈리의 공기 사이에 1미크론(μ) 두께 미만의 장벽을 형성하는데, 이를 **호흡막**(respiratory membrane)이라고 한다. 허파꽈리벽에는 I형 상피세포가 허파꽈리 면적의 90% 이상을 차지한다. II형 상피세포에서는 **표면활성물질**(surfactant)을 분비하여 허파꽈리의 표면장력을 줄이는 데 도움을 준다. 또한 허파꽈리큰포식세포(폐포대식세포, alveolar macrophage)가 존재하여 혈액 중 세균 또는 종양 절편이나 혈전을 걸러내는 역할을 한다.

허파꽈리에 이른 들숨 중의 산소는 허파꽈리벽을 사이에 두고 위치한 모세혈관 안의 적혈구로 보내지고, 반대로 혈액 중의 이산화탄소는 허파꽈리로 보내진다. 이 과정을 **기체교환**(gas exchange)이라고 하며, 허파꽈리로 나온 이산화탄소는 날숨으로 배출된다(그림 17-11).

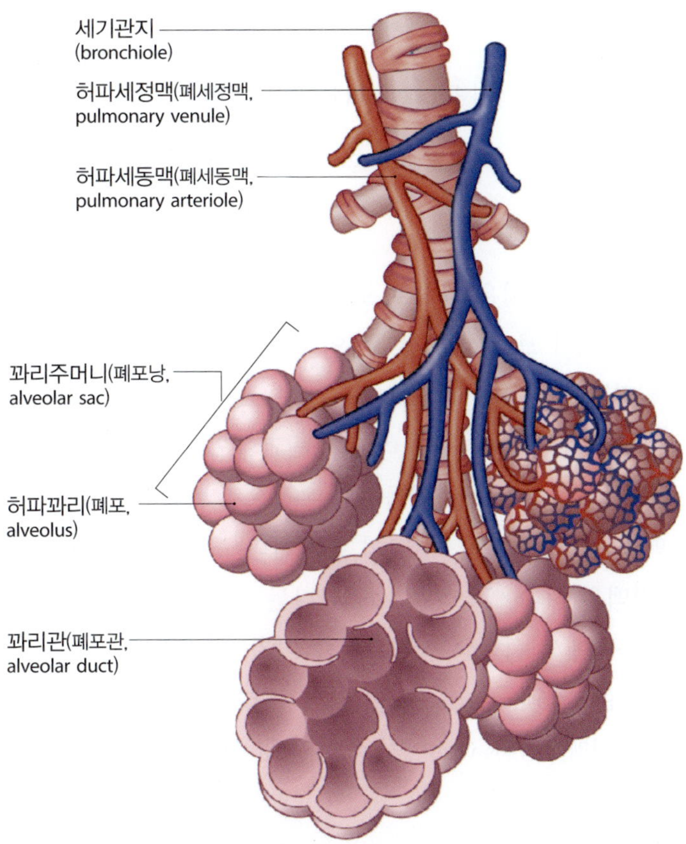

그림 17-10 허파꽈리

세기관지는 가늘게 분지되어 꽈리관을 형성한 후 꽈리주머니에 있는 허파꽈리로 이어진다. 허파꽈리는 모세혈관그물이 감싸고 있다.

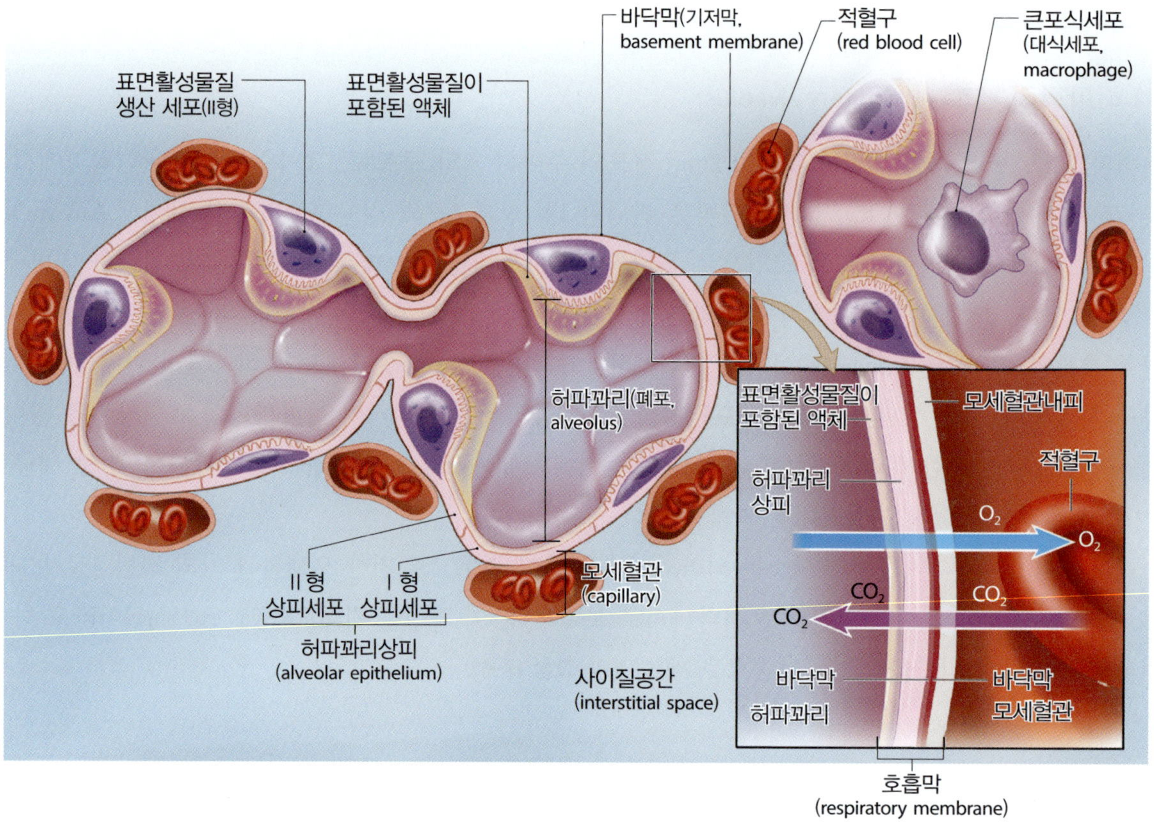

그림 17-11 허파꽈리벽의 구조

(2) 허파의 혈관

온몸에서 심장으로 되돌아온 정맥혈은 허파로 보내져 이산화탄소를 방출하고 그 대신 신선한 산소를 받아들인다. 즉, 허파는 심장에서 보내오는 정맥혈의 기체교환 장소이다. 허파로 혈액을 보내는 것은 오른심실에서 시작되는 **허파동맥**(폐동맥, pulmonary artery)으로, 기관갈림을 따라 분지되는데 마지막에는 모세혈관그물이 되어 허파꽈리를 둘러싼다. 그리고 기체교환으로 산소를 공급받은 혈액은 **허파정맥**(폐정맥, pulmonary vein)으로 모였다가 심장으로 되돌아와 온몸으로 박출된다.

허파에는 허파동·정맥 외에 기관지동·정맥이 분포한다. 기체교환에 관여하는 허파동·정맥(기능혈관)과 달리 기관지동·정맥은 허파에 영양을 제공한다는 점에서 영양혈관이라고 불린다. **기관지동맥**(bronchial artery)은 주로 대동맥에서 시작되어 기관지를 따라 허파 속으로 들어가 기관지와 허파꽈리에 영양을 공급한다. 그리고 **기관지정맥**(bronchial vein)은 세기관지 주위의 혈액을 모아 동맥과 반대의 경로로 허파를 나온 후 홀정맥(기정맥, azygos vein)에서 위대정맥(상대정맥, superior vena cava)을 경유해 심장으로 되돌아간다.

임상응용

● **만성폐쇄폐질환(chronic obstructive pulmonary disease, COPD)**

만성기관지염(chronic bronchitis)이나 폐기종(emphysema)에 의하여 기도의 폐쇄나 협착 등의 소견이 관찰되는 질환군을 만성폐쇄폐질환이라고 한다. 만성적인 기도폐쇄가 점진적, 비가역적으로 나타나며, 허파기능검사에서 공기의 배출장애가 확인된다. 가장 강력한 유발인자는 흡연이며, 그 밖에 환경적 · 직업적 요인, 감염, 가족력 및 유전적 요인도 원인이 된다.

만성기관지염은 기관지와 세기관지에 생기는 만성염증이다. 공기통로를 막는 부종과 과다한 점액 생성이 특징이며, 환자는 숨을 내쉬는 데 어려움을 겪고, 쌓인 가래를 뱉으려 할 때 종종 심하게 기침한다. 만성기관지염의 주요 원인은 흡연이나 간접흡연이며, 다른 대기오염물질에 대한 노출도 원인이 된다.

폐기종은 만성기관지염이 진행되거나 다른 질환으로 공기가 허파꽈리에 갇힌 상태에서 허파꽈리가 비정상적으로 확장되면 발생할 수 있다. 허파꽈리가 커짐에 따라 허파꽈리벽이 파열되고 이후 큰 불규칙 공간으로 융합된다. 허파꽈리의 파열은 허파의 전체 표면적을 감소시켜 호흡을 어렵게 한다.

만성폐쇄폐질환은 증상 완화를 위한 대증치료를 시행하는데, 치료에서 가장 중요한 것은 금연이며 금연을 통해 질병이 더 이상 진행되지 않도록 할 수 있다. 더불어 직업적으로 원인 물질에 지속적으로 노출되는 경우에는 이를 최소화하거나 노출되지 않도록 조치하는 것도 중요하다.

4. 가슴막과 세로칸

1) 가슴막(흉막, pleura)

가슴막은 허파를 감싸는 얇은 장막으로, 허파의 바깥 표면을 덮는 **내장가슴막**(visceral pleura)과 가슴안의 내부 표면을 덮는 **벽가슴막**(parietal pleura)의 2층으로 구분된다. 이들 막 사이에는 가슴막속공간(흉막내공간, intrapleural space)이 위치하며, 내부에 소량의 장액이 들어 있다(그림 17-12). 장액은 표면을 매끄럽게 하여 호흡 시 마찰을 감소시키는 역할을 한다.

가슴막염(흉막염, pleurisy, pleuritis)은 벽가슴막에 발생한 염증으로, 호흡곤란과 찌르는 듯한 통증이 특징이다. 가슴막염과 관련된 정상적인 호흡의 제한과 불편함은 호흡하는 동안 내장가슴막과 벽가슴막이 앞뒤로 끊임없이 마찰되어 발생한다. 가슴막염은 종양, 감염(폐렴, 결핵 등), 기타 요인에 의해서도 발생할 수 있다. 기흉(pneumothorax)은 가슴 한쪽에 있는 가슴막속공간에 공기가 차서 해당 허파에 가해지는 압력이 증가함으로써 허파가 허탈되는 질환이다. 허파가 허탈되는 동안 호흡기능을 하지 못한다.

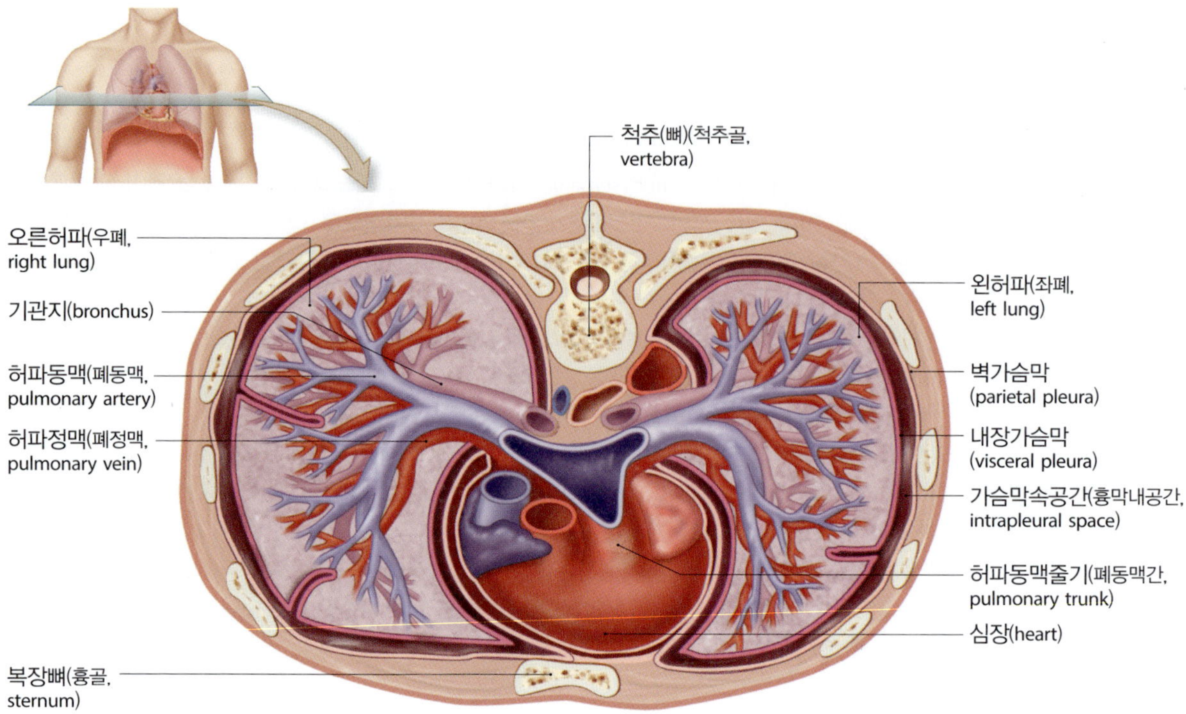

그림 17-12 **허파와 가슴막**

2) 세로칸(종격, mediastinum)

세로칸은 왼쪽과 오른쪽 허파 사이에 있는 틈새를 말한다. 복장뼈각에서 넷째등뼈 아래끝을 잇는 가로 절단면의 윗부분을 **위세로칸**(상종격, superior mediastinum)이라고 하고, 그 아랫부분은 심장을 기준으로 심장 앞쪽의 **앞세로칸**(전종격, anterior mediastinum), **중간세로칸**(중종격, middle mediastinum), 심장 뒤쪽의 **뒤세로칸**(후종격, posterior mediastinum)으로 구분한다.

세로칸에는 심장, 가슴샘(흉선), 기관, 기관지, 식도, 대동맥, 대정맥, 가슴림프관(흉관), 신경 등의 기관이 있다(그림 17-13, 표 17-1).

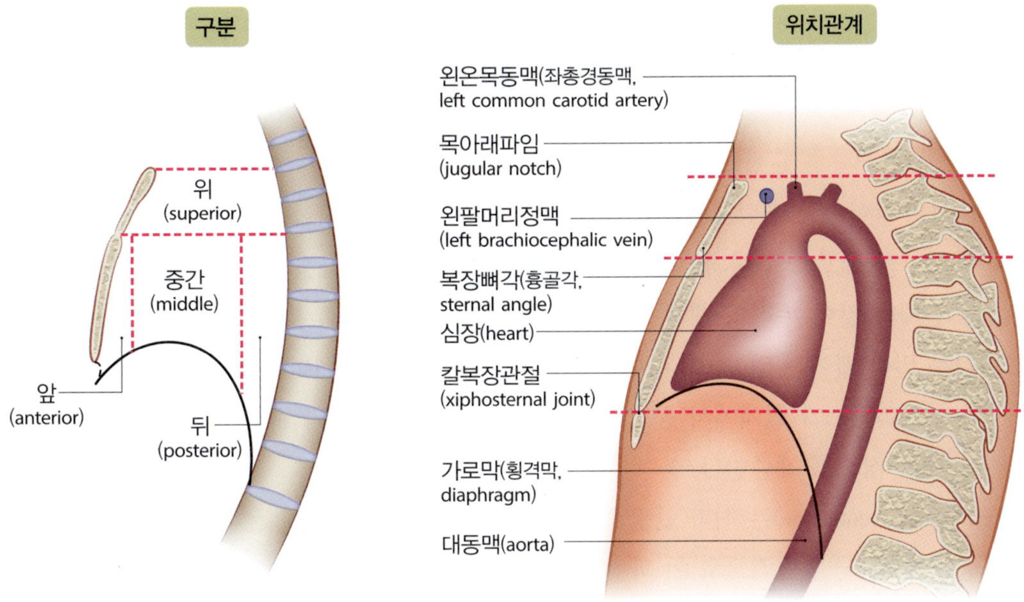

그림 17–13 세로칸

표 17–1 세로칸의 구분과 위치

구분	위치	내부 기관
위세로칸(상종격, superior mediastinum)	심장 위쪽	대동맥활과 그 분지 가지, 기관, 식도, 가슴림프관, 위대정맥, 팔머리정맥, 가슴샘 윗부분, 갑상샘 일부, 교감신경, 가로막신경, 왼되돌이후두신경, 림프절
앞세로칸(전종격, anterior mediastinum)	심장 앞쪽	가슴샘 아랫부분, 림프절
중간세로칸(중종격, middle mediastinum)	위 · 앞 · 뒤세로칸으로 둘러싸인 부분	심낭, 심장, 오름대동맥, 허파동맥줄기, 가로막신경, 림프절
뒤세로칸(후종격, posterior mediastinum)	심장 뒤쪽	내림대동맥과 그 분지 가지, 식도, 교감신경, 미주신경, 림프절

요점확인

1. 기관지란 무엇이고 그 기능은 무엇인가?
2. 허파꽈리의 기능은 무엇인가?
3. 가슴막의 구조와 기능을 설명하시오.

4. 호흡

호흡(respiration)은 살아있는 생명체와 환경 사이에서 기체(산소와 이산화탄소)를 교환하는 것을 의미한다. 만약 생명체가 하나의 세포로 구성되어 있다면 기체는 그 생명체와 환경 사이를 직접 이동할 수 있다. 그러나 생명체가 인체와 같이 수십억 개의 세포로 구성되어 있다면 대부분의 세포는 기체교환을 직접하기에는 환경과 너무 멀리 떨어져 있다. 이 장애를 극복하기 위해 1쌍의 허파는 산소가 공기에서 혈액으로 이동하는 동시에 이산화탄소가 혈액에서 공기로 이동할 수 있도록 공기와 순환하는 액체(혈액)가 서로 충분히 가까워질 수 있는 장소를 제공한다.

허파환기(pulmonary ventilation)는 허파 안팎으로 공기가 이동하는 과정으로, 허파 속 기체와 혈액 속 기체의 교환을 가능하게 한다. 일반적으로 이 과정을 **바깥호흡**(외호흡, external respiration)이라고 한다.

또한 기체교환은 혈액과 몸 전체의 세포 사이에서도 일어나며, 이후 영양분에서 ATP로 에너지를 전달하는 생화학적 경로에서 산소를 사용한다. 이 과정을 **속호흡**(내호흡, internal respiration) 또는 **세포호흡**(cellular respiration)이라고 한다.

두 호흡과정은 모두 혈액에 의한 기체(산소, 이산화탄소)의 운반을 필요로 한다. 그리고 이러한 혈액기체(blood gas)의 농도는 비교적 일정하게 유지되어야 하며, 이를 조절하는 복잡한 조절기전이 있다(그림 17-14).

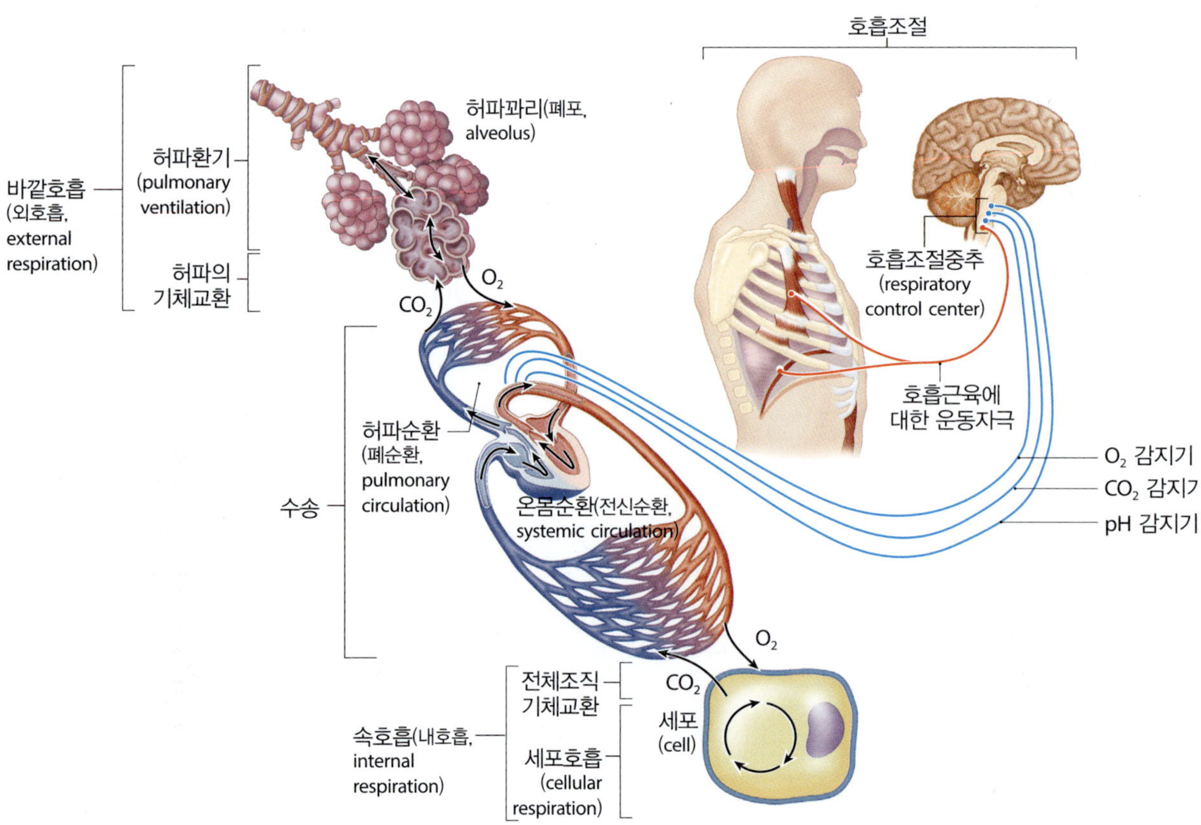

그림 17-14 호흡의 개요

1. 호흡기전

허파환기, 즉 호흡은 두 단계로 이루어진다. **들숨**(inspiration)은 공기를 허파로 이동시키고, **날숨**(expiration)은 공기를 허파 밖으로 이동시킨다. 허파는 가슴안에 둘러싸여 있기 때문에 가슴안의 모양과 크기가 변하면 가슴안과 허파에 있는 공기의 압력은 달라진다. 이 공기의 압력차가 공기를 허파 안팎으로 이동시키는 원동력이 된다. 공기는 압력이 높은 곳에서 압력이 낮은 곳으로 이동한다. 혈액, 림프, 공기 등 흐르는 모든 물질은 이 기본 원칙을 따른다. 또한 액체는 항상 압력기울기(압력차, pressure gradient)를 따라 흐른다.

환기가 발생하려면 가슴과 허파조직의 유연성(늘어날 수 있음)과 탄력성(늘어난 후 반동할 수 있음)을 모두 유지해야 한다. 호흡근육(가로막, 갈비사이근 등)은 가슴안의 형태 변화를 일으켜 내부 공기압을 변화시킴으로써 호흡에 관여한다.

1) 들숨(inspiration)

들숨은 대기로부터 공기가 허파 안으로 들어오는 것을 말하며, 가슴안이 커질 때 발생한다. 가슴안이 커지면 허파도 함께 확장되고 공기는 허파꽈리까지 도달한다. 이는 매우 중요한 물리법칙인 기체의 부피와 압력이 반비례하는 것 때문에 발생하는데, 가슴안을 확장할 때처럼 기체의 부피가 커지면 압력이 줄어든다. 따라서 들숨 동안 허파의 공기압은 감소하며, 허파의 공기압이 대기의 공기압보다 작으면 공기는 압력기울기를 따라 허파로 급히 들어간다.

가슴의 부피를 증가시키는 근육에는 **가로막**(diaphragm)과 **바깥갈비사이근**(외늑간근, external intercostal muscle) 2종류의 들숨근육이 있다. 가로막은 배안과 가슴안을 분리하는 둥근 지붕 모양의 근육으로, 들숨 동안 가로막이 수축하면 편평해지면서 배안을 향해 이동한다. 이로 인해 가슴안은 더 확장된다. 가로막은 가로막신경(횡격막신경)의 지배를 받는다. 바깥갈비사이근은 갈비뼈 사이에 위치하며 이 근육이 수축하면 공간의 크기를 앞뒤, 좌우로 늘려 가슴안을 확장시킨다. 이처럼 들숨근육의 수축은 가슴안의 부피를 증가시키고 허파 공기압을 대기압 이하로 감소시켜 허파로 공기를 끌어당긴다(그림 17-15).

2) 날숨(expiration)

날숨은 허파 안에서 대기로 공기를 내보내는 것을 말하며, 들숨근육이 이완되어 안정 시의 길이로 되돌아가면 시작하는 수동적 과정이다. 가슴안은 작은 부피로 되돌아간다. 가슴과 허파조직의 탄력 특성은 이러한 기관들을 되돌려 크기를 줄인다. 부피와 압력은 반비례하므로(하나가 증가하면 다른 하나가 감소) 허파의 부피 감소는 허파공기압 증가를 일으킨다. 허파공기압이 대기압보다 더 높으면 공기는 압력기울기를 따라 호흡기 통로를 통해 바깥으로 나간다. 말을 하거나 노래를 부르거나 무거운 물건을 들 때 등 환기의 속도와 깊이를 증가시키려면 더 강하게 숨을 내쉴 필요가 있다. 더 강한 날숨 동안에는 **속갈비사이근**(내늑간근, internal intercostal muscle)과 **배근육**(abdominal muscle) 등의 날숨근육은 수축한다.

속갈비사이근이 수축하면 가슴우리를 안쪽으로 당겨 가슴의 앞뒤 크기가 감소한다. 배근육의 수축은 배 기관을 가로막 아래에서 가슴안 위로 밀어 올린다. 가슴안 크기가 감소함에 따라 가슴안의 공기압은 대기압 이상으로 증가하고 공기는 허파 밖으로 나간다(**그림 17-15**).

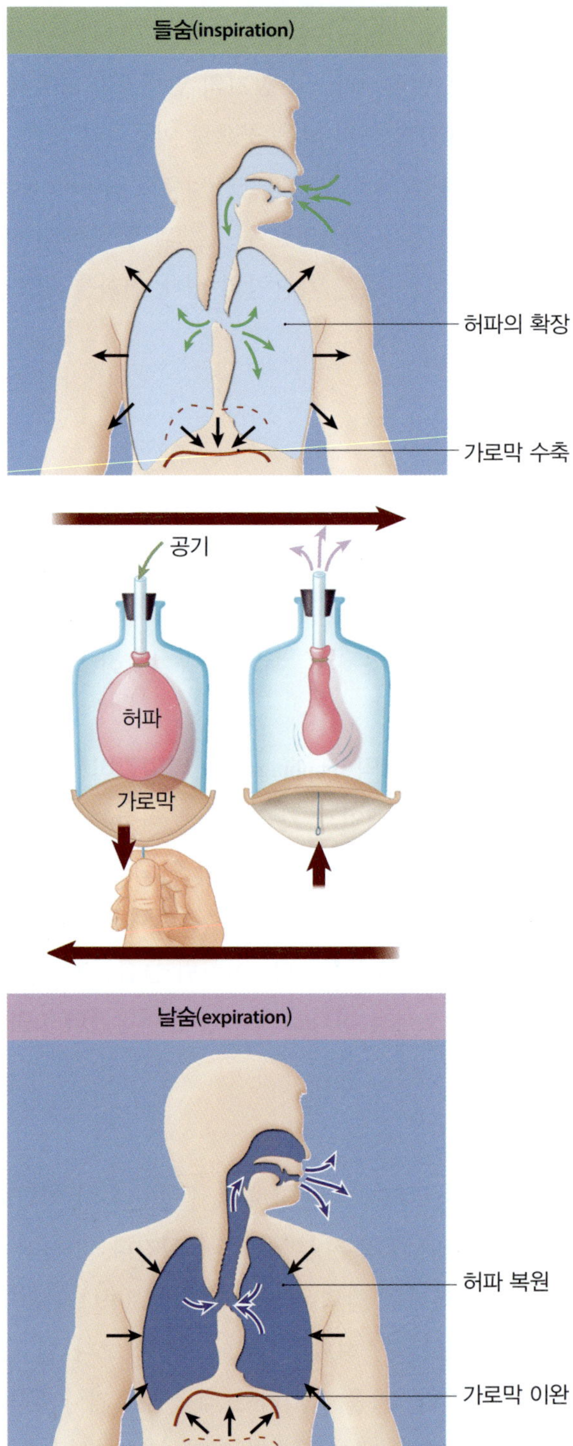

그림 17-15 들숨과 날숨의 원리

들숨 동안 가로막은 수축하여 가슴안의 부피를 늘린다. 이 부피의 증가는 압력을 감소시켜 공기가 허파로 들어가게 한다. 날숨 동안 가로막은 다시 위로 올라가 가슴안의 부피를 감소시킨다. 이로 인해 공기의 압력이 증가하여 허파 밖으로 공기를 배출시킨다.

2. 허파의 용적과 용량

허파 내의 공기량(허파용량, 호흡기량)은 허파의 조건에 따라 달라지는데, 예를 들어 누워 있을 때보다 서 있을 때 가슴안 공간이 넓어져 허파의 혈액량이 증가하기 때문에 허파의 용적(volume)과 용량(capacity)도 커진다. 허파 내의 공기량은 4종류의 **용적**(일회호흡량, 들숨예비용적, 날숨예비용적, 잔기량)과 그 용적의 조합으로 이루어지는 4종류의 **용량**(폐활량, 들숨용량, 기능잔기용량, 온허파용량)으로 나타낸다(표 17–2).

허파의 용적과 용량은 **폐활량계**(spirometer)를 사용하여 측정하며, 이렇게 측정한 허파용량은 **호흡곡선**(폐용량곡선, spirogram)이라는 그래프로 나타내어 허파의 기능을 평가하고 질환을 진단하는 데 사용한다(그림 17–16).

표 17–2 허파 내의 공기량

용적	일회호흡량	tidal volume	TV
	들숨예비용적	inspiratory reserve volume	IRV
	날숨예비용적	expiratory reserve volume	ERV
	남은공기량(잔기량)	residual volume	RV
용량	폐활량	vital capacity	VC = TV + IRV + ERV
	들숨용량	inspiratory capacity	IC = TV + IRV
	기능잔기용량	functional residual capacity	FRC = ERV + RV
	온허파용량(총폐용량)	total lung capacity	TLC = TV + IRV+ ERV + RV

1) 허파용적(lung volume)

(1) 일회호흡량(tidal volume, TV)

안정 상태에서 호흡 시 1회 들이마시고 내쉰 공기의 양으로 정상 성인은 500mL이다.

(2) 들숨예비용적(inspiratory reserve volume, IRV)

안정 시 숨을 들이마신 뒤 이어서 최대로 더 들이마실 수 있는 공기의 양으로 3,000~3,300mL이다(평균 약 3,100mL).

(3) 날숨예비용적(expiratory reserve volume, ERV)

안정 시 숨을 내쉰 뒤 힘을 주어 최대로 더 내쉴 수 있는 공기의 양으로 1,000~1,200mL이다.

(4) 남은공기량(잔기량, residual volume, RV)

최대로 숨을 내쉰 후 허파 속에 남는 공기의 양으로 약 1,200mL 정도이다.

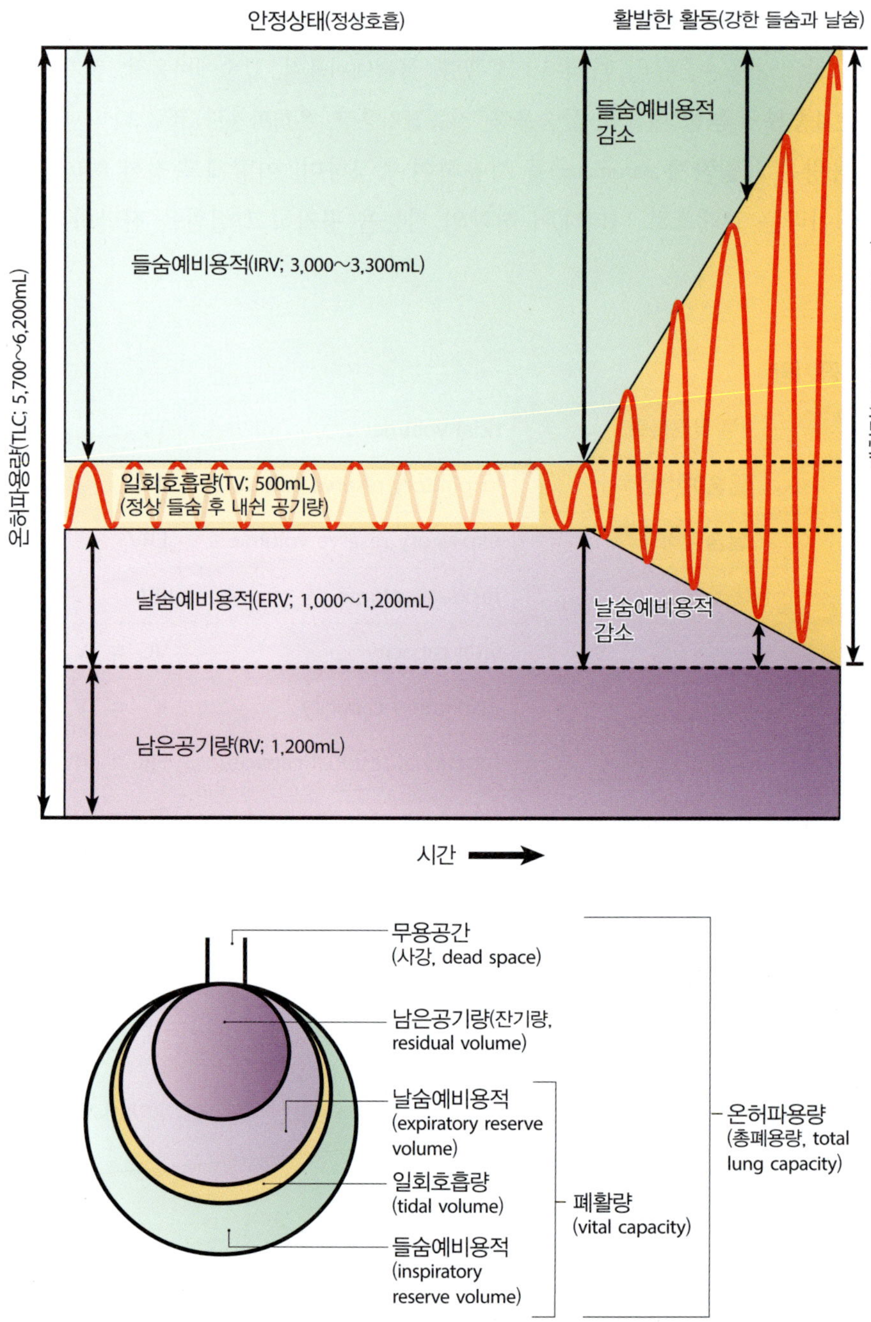

그림 17-16 허파의 용적과 용량을 나타내는 호흡곡선

안정적인 정상호흡 동안 약 500mL의 공기가 기도 안팎으로 이동하며 이 양을 일회호흡량이라고 한다. 격렬한 호흡(힘든 운동 중, 후와 같이) 동안 추가로 3,300mL를 들이마실 수 있고(들숨예비용적), 추가로 1,000mL 정도를 내쉴 수 있다(날숨예비용적). 환기 동안 안팎으로 이동할 수 있는 가장 많은 양의 공기를 폐활량이라고 한다. 강제로 숨을 내쉰 후에도 기도에 남아 있는 공기는 남은공기량이라고 한다.

2) 허파용량(lung capacity)

(1) 폐활량(vital capacity, VC)

최대로 숨을 들이마신 상태에서 최대로 내쉬는 공기의 부피 또는 반대로 최대로 내쉰 상태에서 최대로 들이마신 공기의 부피로서 **일회호흡량**(TV), **들숨예비용적**(IRV), **날숨예비용적**(ERV)을 합한 값이다. 성인의 경우 남성은 4,500~5,000mL(평균 4,800mL), 여성은 3,000~4,000mL이다.

폐활량은 가슴우리의 크기와 관계가 깊어서 체격과도 관련이 있지만, 허파의 활동능력을 나타내는 지표로서 매우 중요하다.

(2) 들숨용량(inspiratory capacity, IC)

안정 시 숨을 내쉰 후 최대한 들이마실 수 있는 공기량으로 일회호흡량(TV)과 들숨예비용적(IRV)을 합한 값이며 약 3,600mL 정도이다.

(3) 기능잔기용량(functional residual capacity, FRC)

1회 호흡에서 평소처럼 자연스럽게 숨을 내쉴 때 허파에 남는 공기의 양을 말하며, **날숨예비용적**(ERV)과 **잔기량**(RV)을 합한 값으로 약 2,400mL가 되어 온허파용량의 약 45%를 차지한다. 이 기능잔기용량이 증가하면 코로 공기가 흡입되어도 허파꽈리에 도달하지 않아 기체교환이 이루어지지 않는 공기가 증가하므로 호흡부전(respiratory failure)에 빠질 수 있다.

(4) 온허파용량(총폐용량, total lung capacity, TLC)

4종류의 허파용적을 합한 값이다. 즉, **폐활량**(VC)과 **남은공기량**(RV)을 합한 값으로, 건강한 사람의 경우 약 5,700~6,200mL이다. 노인은 호흡근력이나 허파꽈리 및 가슴우리의 탄성이 저하되기 때문에 폐활량과 온허파용량은 감소하고 남은공기량 및 기능잔기용량은 다소 증가한다.

3) 무용공간(사강, dead space)과 허파꽈리환기율(폐포환기율, alveolar ventilation rate)

허파로 출입하는 모든 공기가 기체교환에 사용되는 것은 아니다. 기체교환이 일어나지 않는 부위를 **무용공간**(사강)이라고 하며 무용공간량은 약 150mL이다. 또한 허파꽈리나 모세혈관에 장애가 있을 경우 그 부분의 허파꽈리는 기체교환에 관여할 수 없게 되는데 이것을 허파꽈리무용공간(폐포사강, alveolar dead space)이라고 한다.

기체교환에 실제로 관여하는 공기량을 **허파꽈리환기율**이라고 하는데, 일회호흡량(500mL)에서 무용공간량(150mL)을 뺀 양으로 약 350mL 정도가 된다. 그리고 여기에 1분간 호흡수(12~18회/분)를 곱한 것이 1분 허파꽈리환기율이다.

- 허파꽈리환기율 = 일회호흡량 − 무용공간량
- 1분 허파꽈리환기율 = 허파꽈리환기율 × 1분간 호흡수

요점확인

1. 가로막은 들숨과 날숨 동안 각각 어떻게 작동하는가?
2. 폐활량은 무엇이고 어떻게 측정하는가?
3. 바깥호흡이란 무엇인가?

임상 응용

● 산소요법(oxygen therapy)

산소요법은 조직에 산소공급이 부족해 저산소증으로 고통받는 사람에게 산소를 투여하는 치료법이다. 폐기종과 같이 호흡기에 특정 문제가 있는 사람들은 정상적인 생활을 유지하려면 산소를 더 필요로 할 수 있다. 일반적으로 압축된 기체 형태의 산소(O_2)는 작은 녹색 금속탱크에 저장된다. 탱크에서 나오는 산소는 보통 차갑고 건조하기 때문에 기도 손상을 방지하기 위해 방출 기체를 물을 통해 거품을 내어 따뜻하고 습하게 한 후 공급한다. 보충 산소는 비강캐뉼라로 연결된 마스크나 관으로 전달된다.

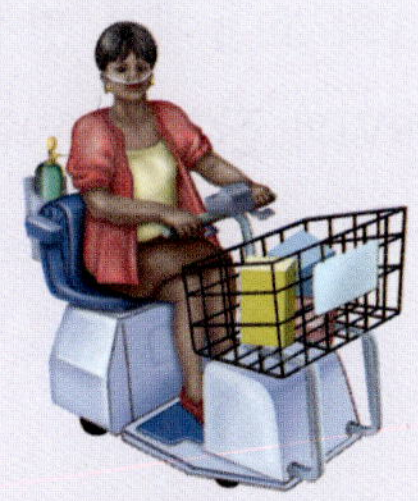

3. 환기량 조절

사람이 움직이지 않을 때는 1분에 12~18번의 호흡을 하지만, 운동할 때는 그보다 훨씬 더 많은 호흡을 한다. 뿐만 아니라 몸의 활동에 따라 일회호흡량도 증가한다.

이처럼 호흡수(respiratory rate)가 변하는 이유는 몸이 산소 농도를 높은 기준점으로 유지하려고 하고, 혈중 이산화탄소 농도를 낮은 기준점으로 유지하려고 하기 때문이다. 운동 중 세포가 산소를 다 소비하면 혈액에서 더 많은 산소를 끌어와 혈중 산소 농도를 기준점보다 낮춘다. 게다가 운동 중 세포는 더 많은 이산화탄소를 혈액으로 방출하여 혈중 이산화탄소 농도를 기준점 이상으로 높인다.

다양한 조절기전은 이러한 변화에 대해 호흡수와 호흡깊이를 변화시켜 혈액기체의 농도를 기준점으로 되돌리는 음성되먹임으로 반응한다.

1) 뇌줄기의 호흡조절

호흡의 변화는 호흡근육의 적절한 기능에 의존하는데, 이 근육들은 뇌줄기(숨뇌와 다리뇌)에 위치한 **호흡조절중추**(respiratory control center)에서 시작되는 신경자극에 의해 자극된다(그림 17-17).

뇌줄기의 중추는 몸의 다른 영역에 위치한 여러 감각수용기로부터 들어오는 정보에 영향을 받는다. 이 감각수용기들은 항상성을 유지하기 위해 호흡 속도나 깊이의 변화 필요성을 감지하게 되는데, 어떤 수용체들은 이산화탄소나 산소 수준을 감지하고, 어떤 수용체들은 혈중 pH 수준이나 허파조직의 늘어난 정도를 감지한다.

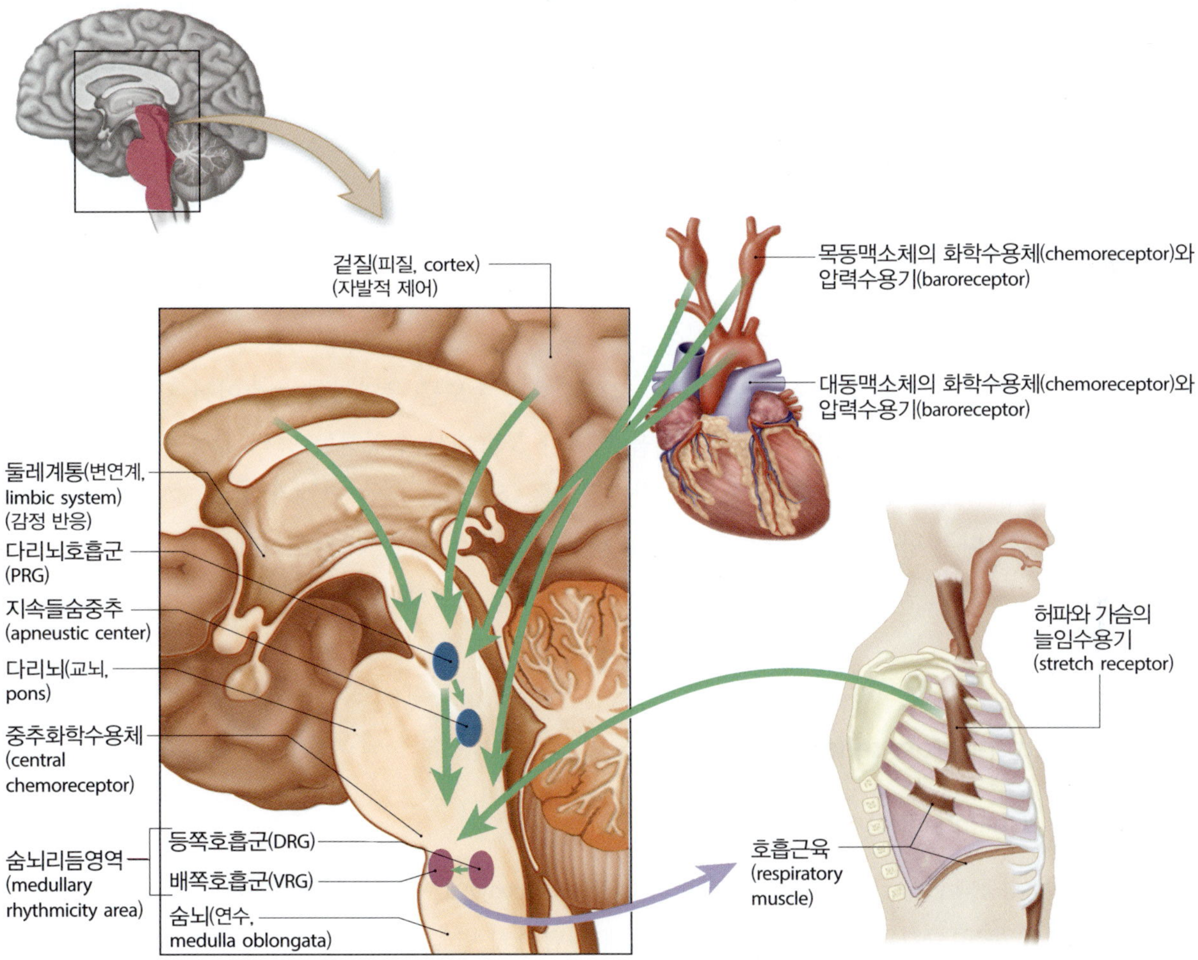

그림 17-17 뇌줄기의 호흡조절

뇌줄기에 있는 호흡조절중추는 호흡의 속도와 깊이를 조절한다. 뇌줄기는 몸의 다른 부분으로부터 정보를 받는데, 화학수용체와 늘임수용기로부터 보내오는 정보는 호흡 양상을 바꿀 수 있다.

(1) 숨뇌의 조절중추

숨뇌의 조절중추인 **숨뇌리듬영역**(medullary rhythmicity area)은 호흡의 기본리듬을 만든다. 안정 시의 정상적인 호흡속도는 1분에 약 12~18번이다. 숨뇌에서 호흡리듬을 조절하는중추에는 **배쪽호흡군**(ventral respiratory group, VRG)과 **등쪽호흡군**(dorsal respiratory group, DRG)이 가장 중요하다. 배쪽호흡군은 호흡을 위한 기본리듬 발생기 역할을 하고, 등쪽호흡군은 운동할 때처럼 혈중 pH나 이산화탄소의 농도가 변할 때 배쪽호흡군에 호흡리듬을 조절하도록 신호를 보내는 역할을 한다.

(2) 다리뇌의 조절중추

다리뇌의 조절중추인 **다리뇌호흡군**(pontine respiratory group, PRG)은 등쪽호흡군에 정보를 제공하여 몸의 다양한 변화 상태에 따라 필요 시 기본리듬을 조절하게 돕는다.

호흡의 깊이와 속도는 뇌의 다른 영역이나 중추신경계통 바깥에 위치한 감각수용기에서 뇌줄기의 호흡조절중추로 가는 많은 정보에 영향을 받을 수 있다.

2) 대뇌겉질의 호흡조절

대뇌겉질은 뇌줄기 호흡조절중추의 기능에 영향을 미치는 신경신호를 보내 호흡에 영향을 준다. 즉, 사람은 자발적으로 호흡의 자율적 뇌줄기리듬을 무시하고, 호흡 속도를 올리거나 늦추어서 활동 중 호흡 양상을 바꿀 수 있다. 이 능력은 말을 하거나 음식을 먹거나 물속에서 수영하는 등의 활동을 위해 짧은 시간 동안 숨을 참을 수 있게 한다. 그러나 호흡을 자발적으로 조절하는 데는 한계가 있다. 호흡을 조절하는 데는 의식적 조절보다는 혈중 이산화탄소 농도와 같은 다른 요인이 훨씬 더 강력하게 작용하기 때문이며, 대뇌의 의도와는 반대로 몸이 산소가 더 필요하다고 느끼거나 이산화탄소 농도가 어느 정도까지 높아지면 호흡을 시작한다.

3) 호흡반사(respiratory reflex)

(1) 화학반사(chemoreflex)

목동맥소체(경동맥소체, carotid body)와 대동맥소체(aortic body)에 위치한 **화학수용체**(chemoreceptor)는 혈중 이산화탄소 농도 증가와 혈중 산소 농도 감소에 민감하게 반응하도록 특화된 감각수용기이다. 이러한 **화학반사**는 혈중 pH 농도의 증가도 감지하고 반응할 수 있다(그림 17-18, 17-19).

온목동맥(총경동맥)이 나뉘는 곳에 목동맥소체의 화학수용체가 있다. 대동맥소체는 심장 근처의 대동맥활 가까이에 있는 화학민감성 세포들의 작은 집합체이다(그림 17-17 참조).

혈중 이산화탄소 농도 증가, 혈중 산소 농도 감소, 혈중 pH 증가 등의 자극을 받으면 이 수용체들은 신경자극을 호흡조절중추로 보낸다. 이 신호는 생리적 기준점에서 벗어난 변화로 해석되어 호흡조절중추는 호흡횟수를 조절하여 기준점으로 다시 되돌린다. 혈중 CO_2 농도는 호흡하게 하는 가장 강력한 자극이다. 즉, 호흡조절중추는 혈장 CO_2 농도의 미묘한 변화에도 매우 빨리 반응한다.

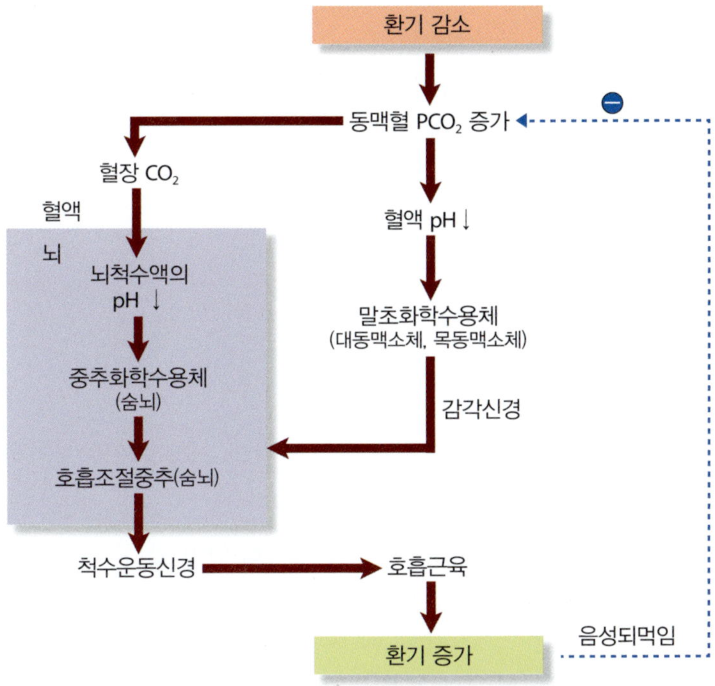

그림 17-18 화학수용체에 의한 호흡조절

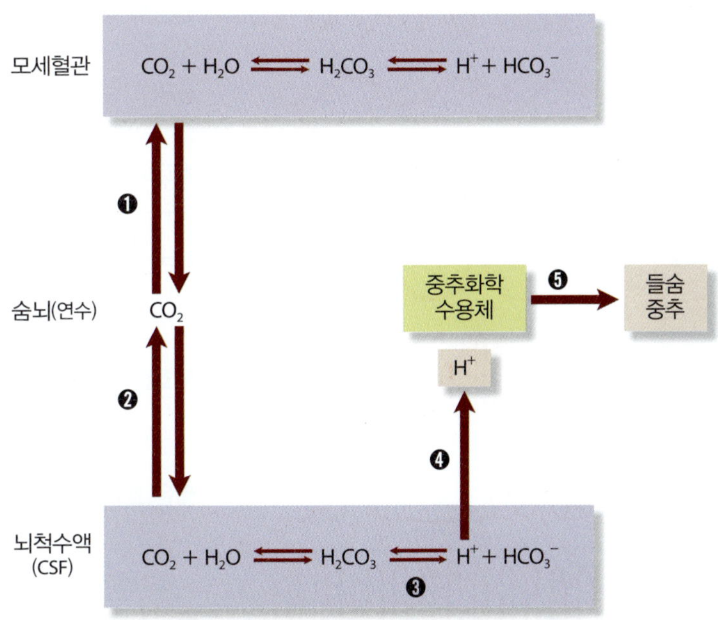

그림 17-19 pH에 대한 화학수용체의 반응

(2) 허파의 늘임반사(pulmonary stretch reflex)

늘임수용기(stretch receptor)는 허파의 기도 전체와 허파꽈리에 위치한다(그림 17-17 참조). 이러한 수용체에 의해 발생하는 신경자극은 정상적인 호흡 양상에 영향을 미치고 과잉팽창에 의한 과도한 늘어남으로부터 호흡계통을 보호한다.

일회호흡량의 공기가 흡입되면 허파는 늘임수용기를 자극할 만큼 충분히 확장되고 그 후 억제자극을 들숨중추로 보낸다. 그러면 들숨근육의 이완이 일어나고 날숨이 뒤따른다. 날숨 후 허파는 늘임수용기를 억제할 만큼 충분히 공기가 빠지면 들숨이 다시 시작되게 한다.

4. 호흡양상

호흡양상을 설명하는 용어는 다양하다. 이러한 용어는 사람의 건강상태를 평가하는 호흡양상을 정확히 설명하기 때문에 임상적으로 매우 유용하다(표 17-3).

건강한 사람의 1분간 호흡수는 14~20회이며, 여성이 남성보다 약간 많다. 신생아는 40~60회/분이며 연령의 증가와 함께 감소한다. 호흡이상을 발견하려면 호흡수, 깊이, 형태를 관찰하는 것이 중요하다.

표 17-3 호흡양상의 예

종류	설명	
정상호흡(eupnea)	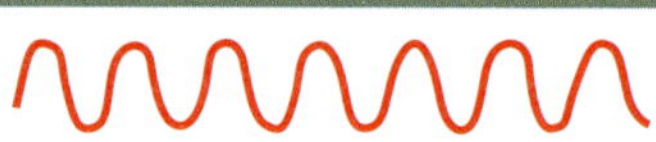	정상적 호흡
호흡저하(hypoventilation)	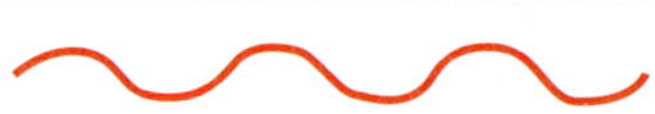	느리고 얕은 호흡
빠른호흡(빈호흡, tachypnea)	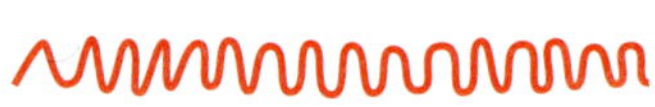	빠르고 얕은 호흡
느린호흡(호흡완만, bradypnea)	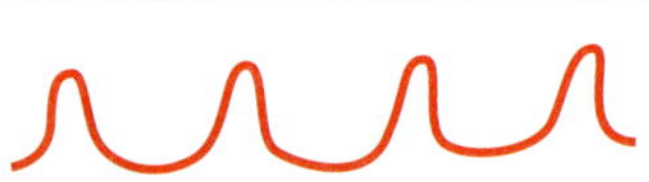	느리고 규칙적인 호흡
체인-스톡스호흡(Cheyne-Stokes respiration)	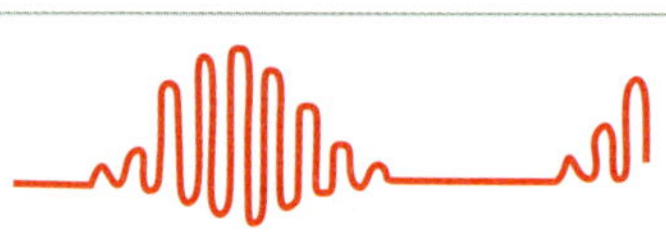	무호흡과 과호흡이 번갈아 나타남
비오호흡(Biot respiration)	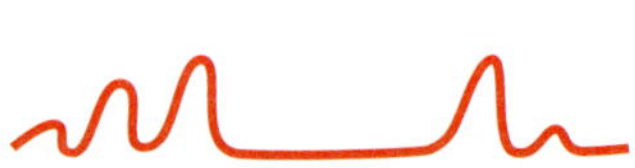	짧은 호흡 후 무호흡이 교대로 나타남
과다환기(잦은숨, hyperventilation)	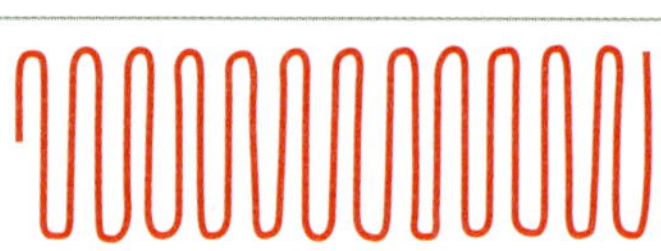	빠르고 깊은 호흡

표 17-3 호흡양상의 예 (계속)

종류	설명	
쿠스마울호흡 (Kussmaul respiration)	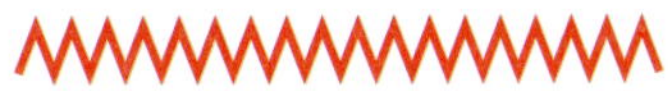	깊고 빠르며 정상 또는 느린 속도의 호흡
무호흡 (apnea)	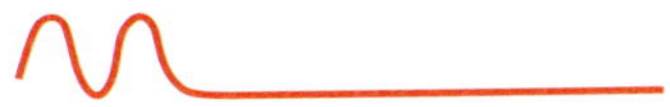	호흡정지

1) 호흡수와 호흡깊이

호흡수가 증가한 것을 **빠른호흡**(빈호흡, tachypnea; 다호흡, 호흡촉박)이라고 하고, 호흡수가 감소한 것을 **느린호흡**(호흡완만, bradypnea; 과소호흡)이라고 한다. 빠른호흡은 심부전, 폐렴, 수막염, 요독증 등에서 관찰되고, 느린호흡은 머리속압력 항진, 기관지폐쇄, 모르핀중독 등에서 관찰된다.

수면 중 단시간 호흡이 정지되는 **수면무호흡**(sleep apnea)은 건강한 사람에게서도 관찰되는데, 이 빈도가 증가한 상태, 즉 평균 7시간 수면 중 10초 이상의 무호흡이 30회 이상 발생하거나 또는 수면 중 1시간에 10초 이상의 무호흡이 5회 이상 발생하는 것을 **수면무호흡증후군**(sleep apnea syndrome)이라고 한다. 수면무호흡증후군은 수면의 질을 저하시키는 외에 고혈압 등의 요인이 되기도 한다.

또한 호흡의 깊이가 증가하는 것을 호흡수의 변화 유무와 관계없이 **과다호흡**(호흡항진, hyperpnea)이라고 하고, 그 반대를 **호흡저하**(hypopnea)라고 한다.

2) 호흡형태

(1) 체인-스톡스호흡(Cheyne-Stokes respiration)

호흡이 얕은 상태에서 점차 깊어지고 다시 얕아져 결국 무호흡이 되며, 다시 얕은 호흡에서 깊은 호흡으로 호흡 변화가 비교적 규칙적으로 반복되는 호흡을 말한다. 어떠한 원인으로 체내의 호흡조절계가 불안정해진 상태에서 이 호흡이 나타난다. 예를 들어 울혈심부전에서 순환시간이 연장되면 동맥혈의 이산화탄소분압 정보가 화학수용체로 도달하는 것이 느려져 호흡조절계의 균형이 파괴되어 나타나기도 한다.

(2) 비오호흡(Biot respiration)

체인-스톡스호흡과 같은 1회 환기량의 증가나 감소는 관찰되지 않고 정상 호흡과 무호흡이 주기적으로 반복된다. 발생기전은 명확하지 않지만 수막염 등 두개내압이 항진되었을 때 주로 관찰되며, 원인으로 호흡조절중추의 장애를 추측할 수 있다.

3) 기타

(1) 과다환기(hyperventilation)

환기에 의한 이산화탄소 배출량이 대사에 의한 이산화탄소 발생량을 넘어선 상태를 말한다. 주로 정신적 스트레스로 인해 발작성의 깊고 빠른 호흡의 과다환기 상태가 된다. 호흡곤란감과 함께 동맥혈의 이산화탄소분압 저하가 호흡알칼리증에 동반하는 다양한 중추장애, 운동장애, 순환장애에서 나타난다. 천천히 배호흡을 함으로써 증상이 개선되는 경우가 있다.

(2) 쿠스마울호흡(Kussmaul respiration)

대부분 깊고 완만한 호흡이 계속된다. 중증 당뇨병이나 요독증 등에서 관찰되며 이들 질환에 동반되는 대사산증에 대한 보상기전으로서 호흡항진이 일어난다(이산화탄소의 배출을 촉진하여 체액을 알칼리 쪽으로 되돌림).

요점확인

1. 호흡조절중추는 어디에 있는가?
2. 화학수용체란 무엇이고, 호흡에 어떠한 영향을 미치는가?
3. 과다환기와 저환기는 무엇인가?

임상응용

● **영아돌연사증후군(sudden infant death syndrome, SIDS)**

영아돌연사증후군은 뚜렷한 의학적 문제가 없는 3개월 미만의 아기들에게 가장 흔히 발생하여 광범위한 검사와 부검에도 정확한 사망원인은 거의 밝히지 못하는 질환을 말한다. 최근의 자료에 따르면 아기들을 엎드려 재우지 않거나 코나 입을 부분적으로 덮을 우려가 있는 베개나 봉제인형을 사용하지 않는 등의 특정 예방책이 영아돌연사증후군의 발생을 줄일 수 있다고 한다. 또한 임신 중에는 금연하고 출생 후 간접흡연에 노출되지 않도록 영아를 보호하는 것도 중요하다. 비록 영아돌연사증후군의 정확한 원인은 밝혀지지 않았지만, 호흡계통의 구조와 기능과 관련된 유전적 결함 또는 일반 독감이나 감기 바이러스에 대한 특이한 생리학적 반응도 영향을 미칠 수 있다.

5. 기체교환과 운반

1. 기체교환

공기 중의 산소는 들숨에 의해 허파로 들어와 허파꽈리를 둘러싼 모세혈관벽을 통과한 후 혈액 속으로 들어가 각 조직세포로 운반되고, 각 조직세포에서 만들어진 이산화탄소는 혈액에 의해 허파로 운반되어 허파꽈리를 통해 날숨으로 배출된다. 이처럼 허파꽈리와 혈액 사이, 혈액과 조직세포 사이에서는 산소와 이산화탄소의 교환이 일어난다(그림 17-20).

허파꽈리와 혈액, 혈액과 조직세포 사이에는 산소와 이산화탄소의 분압이 각기 다르며, 기체분자는 **확산**(diffusion) 현상에 의해 분압이 높은 곳에서 낮은 곳으로 이동한다. 혼합기체 속에서 어떤 기체가 차지하는 압력을 **분압**(partial pressure)이라고 하는데, 분압은 혼합기체 속에서 그 기체가 차지하는 비율에 비례한다(표 17-4). 분압은 기체의 화학기호 앞에 대문자 P를 나타내어 표현하며, 산소분압은 PO_2, 이산화탄소분압은 PCO_2이다. 예를 들어 공기의 압력이 760mmHg(1기압)이면 공기 중에 차지하는 산소와 이산화탄소의 비율이 각각 21%와 0.03%이므로 산소분압은 760×0.21≒158mmHg, 이산화탄소분압은 760×0.0003≒0.3mmHg가 된다.

공기 중에서 허파꽈리로 받아들인 산소는 산소분압차에 의해 허파꽈리를 둘러싼 모세혈관벽을 통과하여 혈액 속으로 확산된다. 혈액 속으로 확산된 산소는 적혈구 내의 혈색소와 결합해서 각 조직세포로 운반된다. 혈액 속의 이산화탄소도 마찬가지로 이산화탄소분압차에 의해 허파꽈리 내로 방출된다.

표 17-4 기체분압

	용적(%)		분압(mmHg)					
	들숨	날숨	들숨	날숨	허파꽈리 공기	동맥혈	정맥혈	조직
산소(O_2)	21	16	158	116	100	100	40	30
이산화탄소(CO_2)	0.03	4	0.3	32	40	40	46	46
질소(N_2)	78	78	596	565	573	573	573	573
수증기	–	–	5.7	47	47	47	47	47
합계	99	98	760	760	760	760	706	700

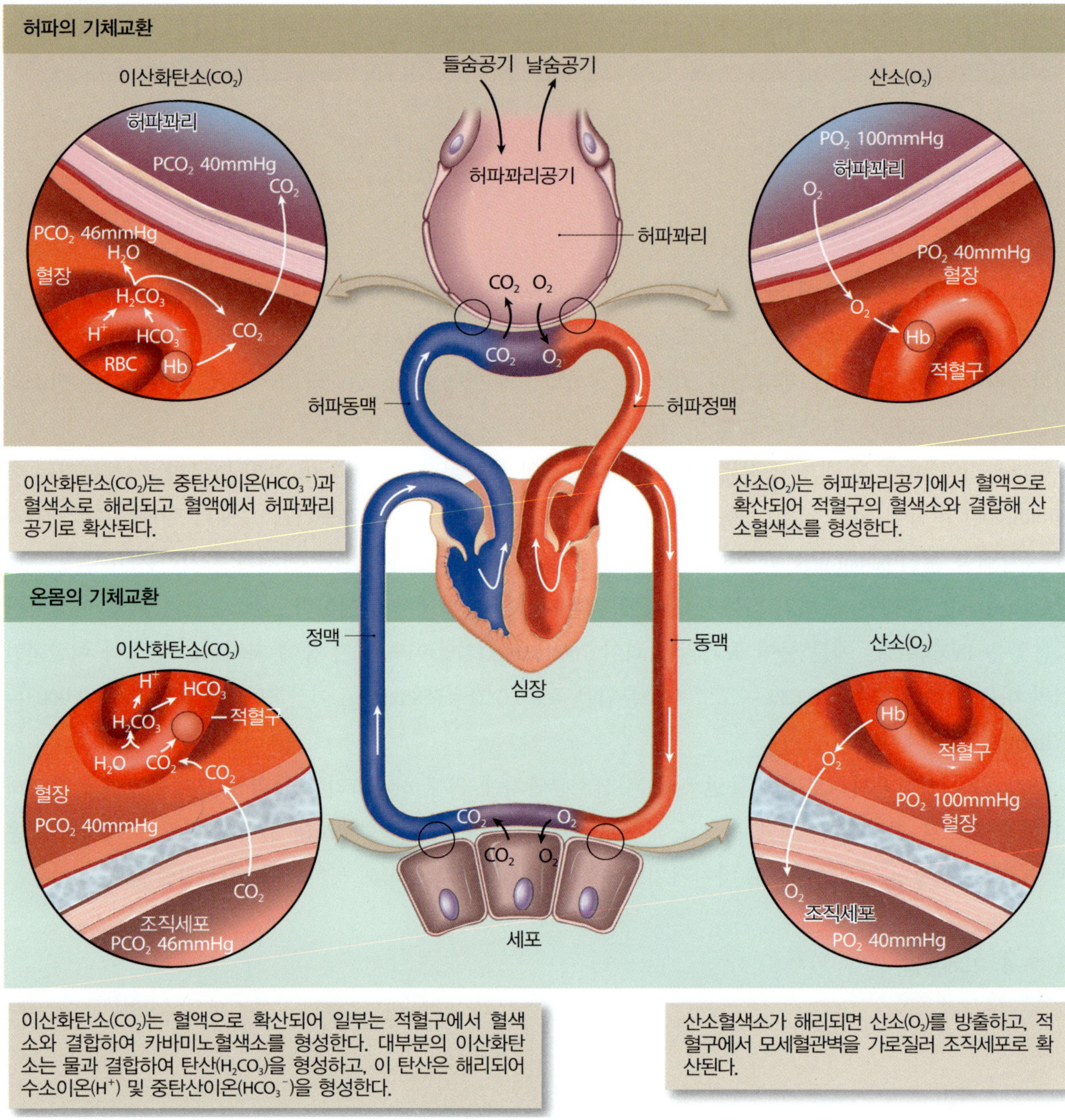

그림 17-20 기체교환과 운반

1) 허파의 기체교환

바깥호흡(외호흡, external respiration)은 모세혈관과 허파꽈리 사이에서 일어나는 기체교환을 말한다. 혈액이 허파모세혈관으로 흘러 들어갈 때까지 혈액은 약 40mmHg의 PO_2를 가진다. 허파꽈리는 산소가 풍부하기 때문에(PO_2 100mmHg) 확산은 산소를 높은 분압구역(허파꽈리)에서 낮은 분압구역(모세혈관 혈액)으로 보낸다. 즉, 산소는 분압기울기를 따라 아래로 확산된다.

이산화탄소의 확산은 허파모세혈관의 혈액과 허파꽈리 사이에서도 일어난다. 허파모세혈관을 통해 흐르는 혈액은 CO_2 함량이 높아 PCO_2는 46mmHg이다. 허파꽈리의 PCO_2는 약 40mmHg이므로, 이산화탄소는 높은 분압구역인 허파모세혈관에서 낮은 분압구역인 허파꽈리로 확산된다. 일단 허파꽈리로 들어간 이산화탄소는 날숨 때 몸 밖으로 배출된다(그림 17-20).

2) 온몸의 기체교환

속호흡(내호흡, internal respiration)은 모세혈관 내 혈액과 조직세포 사이에서 일어나는 기체교환이다. 속호흡 중 산소와 이산화탄소의 이동방향은 허파모세혈관의 혈액과 허파꽈리 사이에서 이루어지는 기체교환과는 정반대이다. 속호흡 동안 혈액의 산소는 모세혈관막을 통해 사이질액으로, 그리고 조직을 구성하는 세포 안으로 빠르게 이동한다. 동시에 이산화탄소는 세포 밖으로 나와 사이질액을 통해 확산된 후 전신의 모세혈관으로 들어가고 허파로 운반되어 몸 밖으로 배출된다. 세포는 산소를 이용하여 대사활동을 한다.

확산은 산소를 모세혈관의 높은 분압구역(PO_2 100mmHg)에서 세포의 낮은 분압구역(PO_2 40mmHg)으로 이동시킨다. 또한 CO_2를 세포의 높은 분압구역(PCO_2 46mmHg)에서 모세혈관의 낮은 분압구역(PCO_2 43mmHg)으로 이동시킨다(그림 17-20).

2. 기체운반

혈액은 산소와 이산화탄소를 용해된 상태로 운반하거나 다른 화학물질과 결합시켜 운반한다. 산소와 이산화탄소는 혈액 속에 들어가면 즉시 혈장에 녹지만, 액체는 용액 속에 소량의 기체만 담을 수 있기 때문에 산소와 이산화탄소의 대부분은 혈색소나 물과 빠르게 화학적 결합을 형성한다. 일단 기체가 다른 분자와 결합하면 혈장 농도(분압)가 감소하여 더 많은 기체가 혈장 속으로 확산될 수 있으며, 이러한 방식으로 비교적 많은 양의 기체를 운반할 수 있다.

1) 산소의 운반

(1) 혈색소(hemoglobin, Hb)

분압차에 의해 허파꽈리에서 혈액으로 확산된 산소는 일부가 혈액에 용해되지만 그 양은 매우 적고(혈액 중 전체 산소양의 약 1.5%) 대부분은 적혈구에 함유된 혈색소와 결합하여 존재한다($Hb + O_2 \rightarrow HbO_2$). 산소와 결합한 **산소혈색소**(oxyhemoglobin, HbO_2) 형태로 혈액 속에서 산소를 운반하는 역할을 한다. 만일 혈색소가 혈액 속에 없다면 인체 조직이 필요로 하는 산소량을 공급하기 위해서는 상당한 양의 혈액을 순환시켜야 한다.

동맥혈 100mL에 함유된 산소를 추출하면 표준상태(0℃, 1기압)에서 약 20mL의 기체가 되는데, 이는 동맥혈 100mL 중 산소의 양이 약 20mL라는 의미이다. 정맥혈 100mL에는 약 15mL의 산소가 함유되어 있다. 이 가운데 물리적으로 용해되는 산소는 동맥혈에서 0.3mL, 정맥혈에서 0.1mL에 불과하다.

(2) 혈색소의 산소해리곡선

혈색소의 산소결합능력은 혈액의 산소분압에 따라 다르다. 이 관계를 나타낸 것이 **혈색소의 산소해리곡선**이다(그림 17-21). 혈액의 산소분압이 높으면 혈색소는 산소와 결합하고, 산소분압이 낮아지면 급격하게 산소가 해리된다. 이 곡선에서 혈색소의 산소포화도는 산소분압이 100mmHg인 동맥혈에서 약 97%, 산소분압이 40mmHg인 혼합정맥혈에서 약 75%이므로 100−75 = 25% 정도의 산소를 조직으로 공급하게 된다. 이처럼 산소와 결합한 혈색소의 약 25% 정도가 산소를 해리시켜 조직으로 공급되며, 정맥에는 여전히 75% 정도의 혈색소가 산소와 결합해 있다. 정맥혈에 남아 있는 비교적 많은 양의 산소혈색소는 예비산소로서 작용하게 된다.

산소분압이 약 10~50mmHg일 때 산소혈색소 해리곡선의 경사도가 가장 큰데, 이는 산소분압의 변화에 대한 산소혈색소 포화도의 변화가 매우 큼을 의미한다. 이때는 산소분압이 약간만 변해도 산소와 혈색소는 쉽게 결합하거나 해리될 수 있다. 산소분압이 80mmHg 이상일 때 해리곡선의 경사도는 매우 완만한데, 이는 산소분압의 변화에 따른 산소와 혈색소 포화도 변화가 매우 적음을 의미한다.

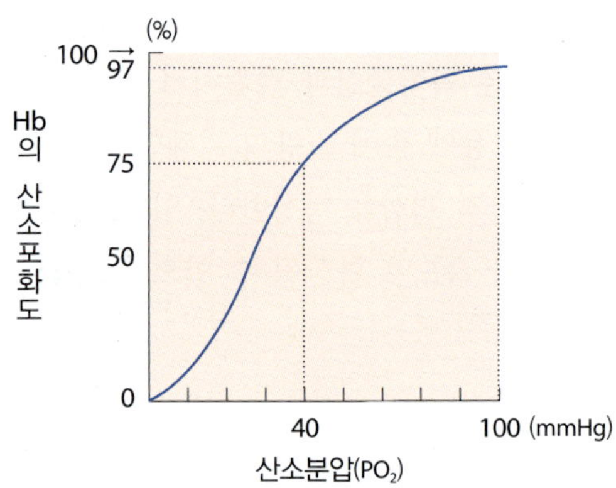

그림 17-21 **혈색소의 산소해리곡선**

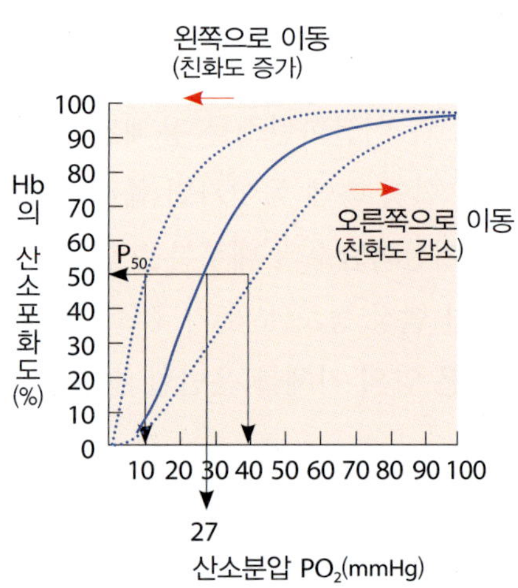

그림 17-22 **혈색소의 산소친화도에 따른 산소해리곡선의 변화**

그림 17-22와 같이 정상 성인의 혈색소는 27mmHg의 산소분압에서 약 50%의 포화를 보이며 60mmHg에서 90%, 100mmHg에서 98% 정도 포화된다. P_{50}은 혈색소가 산소에 50% 포화되었을 때의 산소분압을 말하며, 혈색소의 산소친화도가 증가하면 더 낮은 산소분압에서 일정한 산소포화도에 도달하기 때문에 산소

해리곡선이 왼쪽으로 이동한다. 이때 P_{50}은 감소한다. 혈색소의 산소친화도가 감소하면 더 높은 산소분압에서 일정한 산소포화도에 도달하기 때문에 산소해리곡선은 오른쪽으로 이동한다. 이때 P_{50}은 증가한다.

(3) 혈색소와 산소결합에 영향을 미치는 인자

혈색소의 산소결합능력은 산소분압(PO_2) 이외에도 온도, pH, 이산화탄소분압(PCO_2), 2,3-다이포스포글리세르산염(2,3-diphosphoglycerate, 2,3-DPG)에 영향을 받는다(그림 17-23).

산소해리곡선이 왼쪽으로 이동하는 것은 혈색소의 산소친화도가 증가하여 산소해리가 적어짐을 의미하고, 오른쪽으로 이동하는 것은 혈색소의 산소친화도가 감소하여 산소해리가 많아짐을 의미한다. 따라서 산소분압(PO_2) 감소, 체온 상승, pH 감소, 이산화탄소분압(PCO_2) 증가, 2,3-DPG 상승인 경우 혈색소의 산소친화도가 감소하여 산소해리곡선이 오른쪽으로 이동하게 된다(반대의 경우는 왼쪽으로 이동).

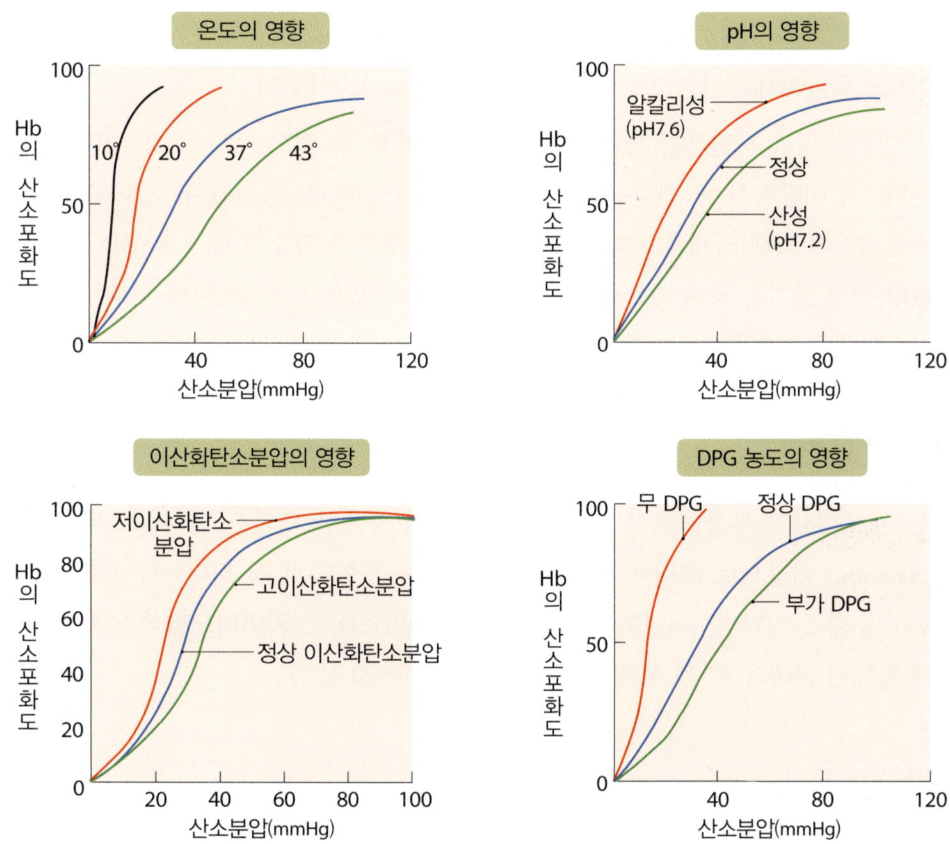

그림 17-23 혈색소와 산소결합에 영향을 미치는 인자

① 온도

체온이 상승하면 산소와 혈색소의 친화도가 약화된다. 따라서 대사가 활발하여 열생산이 현저한 조직을 흐르는 혈액에서는 산소가 혈색소에서 쉽게 해리된다. 한편, 허파꽈리를 흐르는 혈액이 허파꽈리로 들어온 공기에 의해 냉각되면 혈색소에 산소가 결합하기 쉬워진다.

② pH

혈액의 pH가 높아지면 산소와 혈색소의 친화도가 증가하고, pH가 낮아지면 친화도가 감소한다. 따라서 대사가 활발한 조직에서는 pH와 산소분압이 낮아지기 때문에 산소는 쉽게 해리된다.

③ 이산화탄소분압(PCO_2)

이산화탄소분압이 높아지면 산소와 혈색소의 친화도가 약해진다.

④ 2,3-다이포스포글리세르산염(2,3-diphosphoglycerate, 2,3-DPG)

성숙한 적혈구는 핵과 사립체가 없어 산소성으로 호흡할 수 없고, 무산소성 해당과정을 통해 에너지를 얻는다. 이 해당과정 중 적혈구에만 존재하는 2,3-DPG가 생성된다. 2,3-DPG를 생성하는 효소는 산소혈색소에 의해 억제되기 때문에 산소혈색소 농도가 감소할 때 2,3-DPG 생성이 증가한다. 2,3-DPG의 생성 증가는 총혈색소 농도가 낮거나 산소분압(PO_2)이 낮을 때 나타나며 산소해리를 증가시켜 산소혈색소 해리곡선을 이동시킨다.

2) 이산화탄소의 운반

이산화탄소는 세포대사의 부산물로서 체액의 pH 조절에 중요한 역할을 한다. 그러나 정상 한계치(정맥혈액 내 40~50mmHg) 이상으로 체내에 축적되면 순식간에 독성을 띠게 된다. 과잉의 CO_2 제거는 허파꽈리에서 날숨을 통해 일어난다. 이산화탄소는 **중탄산이온**(HCO_3^-), **카바미노혈색소**(carbaminohemoglobin, $HbCO_2$), 혈장에 **용해된 상태**의 3가지 형태로 운반된다(그림 17-20 참조).

(1) 중탄산이온(HCO_3^-)

혈중으로 운반되는 전체 CO_2의 약 70%는 중탄산이온 형태로 운반된다. 혈액 속의 이산화탄소는 적혈구 내에 있는 탄산탈수효소(carbonic anhydrase)의 작용에 의해 물과 반응하여 탄산(H_2CO_3)을 형성한다. 적혈구에 탄산이 축적되면 중탄산이온(HCO_3^-)과 수소이온(H^+)으로 해리된다.

$$CO_2 + H_2O \rightleftarrows H_2CO_3 \rightleftarrows H^+ + HCO_3^-$$

이 반응은 가역적이어서 이산화탄소의 양에 따라 진행된다. 조직에서 혈액으로 들어오는 이산화탄소의 양이 증가하면 반응은 오른쪽으로 진행되어 중탄산이온의 합성이 증가하고, 허파에서 이산화탄소가 배출되어 혈중 이산화탄소의 양이 감소하면 반응은 왼쪽으로 진행되어 중탄산이온은 감소한다.

해리된 수소이온은 적혈구 내에 있는 혈색소와 결합하는데, 수소이온과 결합한 혈색소는 강력한 산-염기 완충제의 역할을 한다.

(2) 카바미노혈색소(carbaminohemoglobin, $HbCO_2$)

혈중으로 운반되는 전체 CO_2의 약 20%는 혈색소 분자와 직접 결합하여 카바미노혈색소를 형성하여 운반된다. 혈색소와 이산화탄소의 결합은 느슨한 가역반응이어서 이산화탄소분압이 더 낮은 허파꽈리로 쉽게 이산화탄소를 방출하게 된다.

$$CO_2 + Hb \rightleftharpoons HbCO_2$$

(3) 용존 이산화탄소

혈액 속 이산화탄소 총량의 약 10%는 용해된 형태로 운반된다. 이산화탄소는 산소보다 물에 약 20배 정도 더 잘 용해되며, 혈장의 PCO_2를 생성하는 것이 바로 이 용해된 CO_2이다.

요점확인

1. 속호흡이란 무엇인가?
2. 산소는 혈액 속에서 어떤 형태로 이동하는가?
3. 이산화탄소는 혈액 속에서 어떤 형태로 이동하는가?

과학응용

● 호흡기 의학(respiratory medicine)

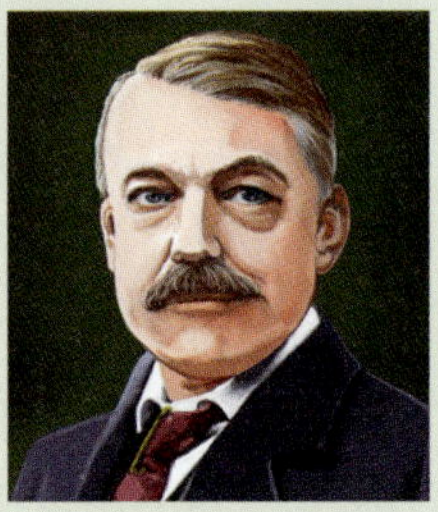

크리스티안 보어

덴마크 의사 크리스티안 보어(Christian Bohr, 1855~1911)는 과학계의 다방면에서 업적을 남겼다. 그의 아들 닐스 보어(Niels Bohr; 원자 보어 모델 창시자)와 손자 오게 보어(Aage Bohr)는 모두 노벨과학상을 받았고, 제자 아우구스트 크로그(August Krogh)도 받았다. 크리스티안 보어는 호흡을 이해하는 데 기여한 공로로 호흡생리학과 의학 분야에서 지속적인 족적을 남기며, 그 자신도 노벨상후보로 세 번이나 지명되었다.

보어는 혈장의 pH 감소나 PCO_2 증가가 혈색소와 산소의 결합친화도를 감소시킨다는 사실을 발견하였다. 보어 효과라고 불리는 이 현상은 운동하는 동안 근육과 같은 매우 활동적인 조직에서 어떻게 혈색소가 산소를 쉽게 배출하는지를 설명하는데, 여기서 CO_2와 동반되는 pH의 증가는 세포활동량과 산소 사용의 증가를 반영한다.

보어와 여러 사람들의 기여로 오늘날 호흡, 혈액기체, pH의 관계에 대한 이해는 건강관리에서 중심적인 역할을 계속하고 있으며, 수많은 의사, 간호사, 응급구조사, 의료보조인들이 생리학의 근본적 원리를 쉽게 이해할 수 있도록 돕고 있다.

개념요약

• 호흡계통의 구성과 기능

A. 호흡계통의 구성 (그림 17–1 참조)

1. 기도(respiratory tract)
   a. 위치에 따라 상기도(코안–인두–후두)와 하기도(기관–기관지–허파)로 구분함
   b. 기능에 따라 공기의 통로 역할을 하는 전도영역(코안–인두후두–기관–종말세기관지)과 기체교환이 일어나는 호흡영역(호흡세기관지–꽈리관–허파꽈리)으로 구분함
2. 호흡점막(respiratory mucosa)
   a. 호흡기 내 공기분배관을 감싸는 특수한 막(그림 17–2 참조)
   b. 거짓중층섬모원주상피(pseudostratified ciliated columnar epithelium) : 기도의 대부분을 감싸며 점액을 생성함
   c. 중층편평상피(stratified squamous epithelium) : 콧구멍, 성대(주름), 인두를 감싸며 보호기능을 함
   d. 단층편평상피(simple squamous epithelium) : 허파꽈리를 감싸며 기체교환을 용이하게 함

B. 호흡계통의 기능

1. 대사에 필요한 산소를 외부로부터 받아들이고 대사의 결과 생긴 여분의 이산화탄소를 외부로 방출함
2. 혈액 중의 세균 또는 종양 절편이나 혈전을 걸러냄
3. 기도는 흡입한 공기에 온도와 습기를 부여함
4. 점액이나 기도점막세포의 섬모운동으로 공기 중의 먼지나 세균을 제거함

• 상기도

A. 코(비, nose)

1. 바깥코(외비, external nose)
   a. 얼굴 중앙에 돌출된 피라미드 모양의 융기
   b. 점막과 뼈대, 연골로 구성
2. 코안(비강, nasal cavity)
   a. 코사이벽에 의해 코안을 좌우의 공간으로 분리됨
   b. 점막에 감싸여 있음
   c. 양쪽에는 코선반이라는 선반 모양의 3개 구조물이 돌출해 있음(그림 17–3 참조)
3. 코곁굴(부비동, paranasal sinus)
   a. 코안을 둘러싸는 머리뼈안의 빈 공간
   b. 이마굴, 위턱굴, 나비굴, 벌집굴이 있음(그림 17–4 참조)
   c. 머리뼈를 가볍게 하고 소리의 발성을 공명시키는 공명공간의 역할

B. 인두(pharynx)

1. 길이 약 12.5cm의 근육성 관
2. 코인두, 입인두, 후두인두로 나뉨(그림 17–3 참조)
3. 편도(tonsil) : 목구멍 주위에 림프조직 고리를 형성
   a. 인두편도와 코인두로 열리는 귀관의 입구
   b. 입인두에서 발견되는 혀편도 및 목구멍편도
   c. 음식물과 액체의 통로 및 공기의 통로

C. 후두(larynx) (그림 17–5 참조)

1. 9개의 연골이 뼈대를 이룸
2. 방패연골(아담사과)이 가장 큼
3. 후두(덮)개는 후두로 가는 입구를 덮음
4. 성대는 후두 안을 가로질러 뻗어 있음
5. 공기가 허파를 오가는 통로
6. 목소리의 생성

• 하기도

A. 기관(trachea) (그림 17–6 참조)

1. 길이 약 11cm, 폭 약 2.5c의 관
2. 후두에서 가슴안으로 확장됨
3. C자형 연골은 기관을 열린 상태로 유지함
4. 공기가 허파를 오가는 통로 역할을 함
5. 기관 내부는 호흡점막으로 덮여 있음

B. 기관지(bronchus)

1. 기관갈림에서 양쪽으로 나뉘어 허파에 이르는 공기통로
2. 일차기관지(primary bronchus) : 오른기관지와 왼

기관지의 첫 번째 가지

3. 이차기관지(secondary bronchus) : 허파 내부에서 분지하는 더 가는 가지
4. 세기관지, 종말세기관지, 호흡세기관지로 점점 더 작은 관으로 분지되어 결국 꽈리주머니에 이름(그림 17-7 참조)

C. 허파(폐, lung)

1. 심장, 대혈관, 가슴샘, 식도를 위한 작은 중심 공간인 세로칸을 제외하고 가슴안 대부분을 채우듯이 위치함
2. 허파의 형태와 구역
   a. 허파꼭대기(폐첨, apex of lung) : 각 허파의 위쪽 끝, 빗장뼈 아래
   b. 허파바닥(폐저, base of lung) : 각 허파의 아랫부분, 가로막 위에 놓임
   c. 빗틈새와 수평틈새에 의해 오른쪽 허파는 위엽, 중간엽, 아래엽의 3엽으로, 왼쪽 허파는 위엽과 아래엽의 2엽으로 나뉨(그림 17-8 참조)
   d. 허파엽은 다각형의 소엽이 모여 이루어지며 기관지와 허파동 · 정맥의 분포에 따라 기관지허파구역으로 나뉨(그림 17-9 참조)
3. 허파의 내부구조
   a. 허파꽈리(폐포, pulmonary alveolus) (그림 17-10 참조)
      ① 지름 0.2mm 정도의 주머니 모양 구조로 좌우 양쪽 허파에 약 3억 개가 있음
      ② 호흡막(respiratory membrane) : 허파의 혈액과 허파꽈리의 공기를 분리하고 기체확산을 허용하는 얇은 벽
      ③ 표면활성물질(surfactant) : 허파꽈리로 방출되어 표면장력을 감소시켜 허파꽈리의 허탈을 방지하는 물질
      ④ 공기와 혈액 사이의 기체교환을 함(그림 17-11 참조)
   b. 허파의 혈관
      ① 허파로 혈액을 보내는 것은 오른심실에서 시작되는 허파동맥임
      ② 허파동맥은 기관갈림을 따라 분지되며 마지막에는 모세혈관그물이 되어 허파꽈리를 둘러쌈
      ③ 기체교환으로 산소를 공급받은 혈액은 허파정맥으로 모였다가 심장으로 되돌아와 온몸으로 박출됨

D. 가슴막과 세로칸

1. 가슴막(흉막, pleura)
   a. 가슴안을 감싸고(벽가슴막) 각 허파의 외부 표면을 덮는(내장가슴막) 얇은 막
   b. 막 사이에는 가슴막속공간이 있으며 이곳에 소량의 장액이 있음(그림 17-12 참조)
   c. 장액은 표면을 매끄럽게 하여 호흡 시 마찰을 감소시키는 역할을 함
2. 세로칸(종격, mediastinum)
   a. 왼쪽과 오른쪽 허파 사이에 있는 틈새
   b. 심장, 가슴샘(흉선), 기관, 기관지, 식도, 대동맥, 대정맥, 가슴림프관(흉관), 신경 등의 기관이 있음(그림 17-13, 표 17-1 참조)

● 호흡

A. 호흡은 살아있는 생명체와 환경 사이에서 기체(산소와 이산화탄소)를 교환하는 것이다(그림 17-14 참조).

1. 바깥호흡(외호흡, external respiration) : 허파환기(호흡) 및 허파의 기체교환
2. 속호흡(내호흡, internal respiration) : 온몸의 기체교환 및 세포호흡

B. 호흡기전

1. 들숨(inspiration)
   a. 공기가 허파로 이동하는 능동적 과정
   b. 들숨근육에는 가로막과 바깥갈비사이근이 있음
      ① 들숨 동안 가로막신경의 자극을 받으면 가로막은 편평해지고, 가슴의 길이를 증가시킴
      ② 바깥갈비사이근이 수축하여 갈비뼈를 올려 가슴 크기를 앞뒤 좌우로 증가시킴
   c. 가슴안의 크기가 커지면 가슴안의 압력이 감소하여 공기는 압력기울기를 따라 허파로 들어옴
2. 날숨(expiration)
   a. 수동적 과정
   b. 날숨 동안 가슴은 안정 시의 크기와 형태로 돌아감
   c. 허파조직의 탄력적 반동이 날숨을 보조함
   d. 강제적 날숨에 사용되는 날숨근육은 속갈비사이근과 복부근육임
      ① 속갈비사이근의 수축은 가슴우리를 눌러 가슴의 크기를 앞뒤로 감소시킴
      ② 배근육의 수축은 가로막을 들어올려 가슴안의 크기를 위아래로 감소시킴

e. 가슴안의 크기가 줄면 압력이 증가해 공기는 허파를 빠져나감

C. 허파의 용적과 용량 (표 17-2, 그림 17-16 참조)

1. 호흡에서 교환되는 공기의 양은 폐활량계로 측정 가능
2. 허파용적
   a. 일회호흡량(TV) : 한 번 호흡할 때마다 정상적으로 숨을 들이마시거나 내쉬는 양
   b. 날숨예비용적(ERV) : 일회호흡량을 내뱉은 후 강제로 내뿜을 수 있는 공기량
   c. 들숨예비용적(IRV) : 일반 들숨 후 강제로 흡입할 수 있는 공기량
   d. 남은공기량(잔기량, RV) : 가장 강한 날숨 후 허파에 남아 있는 공기량
3. 허파용량
   a. 폐활량(VC) : 한 번의 날숨으로 내뱉을 수 있는 최대 공기량
   b. 들숨용량(IC) : 안정 시 숨을 내쉰 후 최대한 들이마실 수 있는 공기량
   c. 기능잔기용량(FRC) : 1회 호흡에서 평소처럼 자연스럽게 숨을 내쉴 때 허파에 남는 공기의 양
   d. 온허파용량(총폐용량, TLC) : 폐활량(VC)과 남은공기량(RV)을 합한 값

D. 환기량 조절

1. 호흡의 조절은 몸이 혈중기체를 기준점 농도로 유지함으로써 산소 공급 및 이산화탄소 제거에 대한 다양한 요구에 적응할 수 있게 함
2. 뇌줄기의 호흡조절 (그림 17-17 참조)
   a. 뇌줄기(숨뇌와 다리뇌)에 위치한 호흡조절중추가 작용함
   b. 숨뇌중추 : 안정 상태에서 숨뇌리듬영역은 정상 호흡수와 호흡깊이(12~18/분)를 생성함
   c. 다리뇌중추 : 몸의 다양한 상태에 따라 숨뇌리듬영역의 활동을 변화시켜 호흡리듬을 조절함
   d. 뇌줄기중추는 뇌의 다른 부분과 다른 몸영역에 위치한 감각수용기로부터 얻는 정보에 영향을 받음
3. 대뇌겉질의 호흡조절 : 호흡활동의 자발적이면서 제한적 조절
4. 호흡반사(respiratory reflex)
   a. 화학반사(chemoreflex) : 혈중 산소, 이산화탄소, pH 수치의 변화를 목동맥소체와 대동맥소체에 위치한 화학수용체에서 감지하여 반응함(그림 17-18, 17-19 참조)
   b. 허파의 늘임반사(pulmonary stretch reflex) : 허파의 늘임수용기에 반응하여 과도한 팽창으로부터 호흡기관을 보호함

E. 호흡양상 (표 17-3 참조)

1. 정상호흡(eupnea) : 정상의 호흡
2. 과다환기(hyperventilation) : 빠르고 깊은 호흡
3. 호흡저하(hypoventilation) : 느리고 얕은 호흡
4. 호흡곤란(dyspnea) : 부자연스럽거나 어려운 호흡
5. 무호흡(apnea) : 갑자기 중단된 호흡
6. 호흡정지(respiratory arrest) : 무호흡 후 호흡 재개 실패
7. 체인-스톡스호흡(CSR) : 중증 질병과 관련하여 무호흡과 과다환기가 번갈아 주기적으로 발생하는 호흡

• 기체교환과 운반

A. 기체교환 (표 17-4 참조)

1. 허파의 기체교환 (그림 17-20 참조)
   a. 카바미노혈색소는 이산화탄소와 혈색소로 해리됨
   b. 이산화탄소는 허파모세혈관에서 허파꽈리로, 그리고 허파꽈리에서 몸 밖으로 이동함
   c. 산소는 허파꽈리에서 허파모세혈관으로 이동함
   d. 혈색소는 산소와 결합하여 산소혈색소를 생성함
2. 온몸의 기체교환 (그림 17-20 참조)
   a. 산소혈색소는 산소와 혈색소로 해리됨
   b. 산소는 조직모세혈관에서 조직세포로 이동함
   c. 이산화탄소는 조직세포에서 조직모세혈관으로 이동함
   d. 혈색소는 이산화탄소와 결합하여 카바미노혈색소를 형성함

B. 기체운반

1. 산소의 운반
   a. 소량의 산소(O_2)만 혈액에 용해됨
   b. 대부분의 산소는 혈색소와 결합해 혈액으로 운반되는 산소혈색소(HbO_2)를 형성함
2. 이산화탄소의 운반
   a. 중탄산이온(HCO_3^-) : 70%
   b. 카바미노혈색소($HbCO_2$) : 20%
   c. 용존 이산화탄소(CO_2) : 10%

ACTIVE LEARNING

능동학습

• 종합질문

01. 호흡막과 호흡점막을 구별하시오.

02. 코곁굴의 기능을 열거하시오.

03. 상기도의 기관과 하기도의 기관을 열거하고 그 기능을 간략히 설명하시오.

04. 허파의 공기관을 구성하는 구조를 크기가 작아지는 순으로 설명하시오.

05. 가슴막과 가슴막액의 기능을 설명하시오.

06. 바깥호흡과 속호흡을 구분하여 설명하시오.

07. 들숨과 날숨의 기계적 과정을 설명하시오.

08. 기체의 분압을 정의하고 산소분압(PO_2)과 이산화탄소분압(PCO_2)이 확산에 어떠한 영향을 미치는지 설명하시오.

09. 허파와 혈액 사이, 혈액과 조직 사이에서 기체가 어떻게 교환되는지 설명하시오.

10. 혈액 속에서 산소와 이산화탄소가 운반되는 형태를 설명하시오.

11. 폐활량을 구성하는 용적의 종류를 열거하고 설명하시오.

12. 호흡조절에서 화학수용체의 기능과 허파에 있는 늘임수용기의 기능을 설명하시오.

• 심층고찰

13. 발달 중인 태아는 발달 후기까지 허파의 표면활성물질을 생산하지 않는다. 표면활성물질이 생산되기 전 미숙아가 태어났다면 어떠한 문제가 있을지 설명하시오.

14. 호흡조절에서 호흡계통 이외의 다른 계통의 역할을 설명하시오.

15. 일산화탄소(CO)는 O_2가 혈색소(Hb)와 결합하는 것보다 더 강력하게 혈색소와 결합한다. 이 점을 고려하여 CO의 흡입이 인체에 어떠한 건강문제를 일으켜 사망에 이르게 하는지를 설명하시오.

• 확인문제

01. 호흡계통의 기관은 __________와 __________의 2가지 기본적 기능을 수행할 수 있도록 구성되어 있다.

02. 상기도는 __________, __________, __________(으)로 구성되고, 하기도는 __________, __________, __________(으)로 구성된다.

03. 허파꽈리의 공기와 주변 모세혈관의 혈액을 분리하는 막을 _________(이)라고 하고, 호흡계통 공기전도관의 대부분을 감싸는 막을 _________(이)라고 한다.

04. _________은/는 이마굴, 위턱굴, 나비굴, 벌집굴로 구성된다.

05. 목구멍이라고도 불리는 구조는 _________(이)다.

06. 기관과 꽈리주머니를 연결하는 공기관으로 _________은/는 _________(으)로 분지되고 다시 _________이/가 되어 _________에 이른다.

07. ________은/는 허파가 허파꽈리의 표면장력을 줄이는 데 도움을 주기 위해 허파꽈리의 상피세포에서 분비되는 물질이다.

08. 오른쪽 허파는 _________엽으로 구성되고, 왼쪽 허파는 _________엽으로 구성된다.

09. 혈액과 조직 사이의 기체교환을 _________(이)라고 하고, 혈액과 허파꽈리 사이의 기체교환을 _________(이)라고 한다.

10. 산소는 혈액 속에서 _________(으)로 운반된다.

11. 이산화탄소는 혈액 속에서 _________이온으로 운반되거나 혈색소와 결합하여 _________ 형태로 운반되거나 용해된 형태로 운반된다.

12. 들숨과 날숨의 중추는 뇌의 _________에 위치한다.

13. 허파가 과도하게 확장하는 것을 막는 들숨중추를 억제하는 수용체는 _________이다.

14. _________은/는 혈중 이산화탄소와 산소 또는 pH에 반응하여 호흡횟수를 조절하는 수용체이다.

15. 정상호흡을 하는 동안 허파를 드나드는 공기의 양을 _________(이)라고 한다.

16. 폐활량을 구성하는 3가지는 _________, _________, _________(이)다.

확인문제 정답

01 공기분배, 기체교환 / 02 코, 인두, 후두, 기관, 기관지, 허파 / 03 호흡막, 호흡점막 / 04 코곁굴 / 05 인두 / 06 일차기관지, 이차기관지, 세기관지, 허파꽈리 / 07 표면활성물질 / 08 3, 2 / 09 속호흡, 바깥호흡 / 10 산소혈색소 / 11 중탄산, 카바미노혈색소 / 12 숨뇌 / 13 늘임수용기 / 14 화학수용체 / 15 일회호흡량 / 16 일회호흡량, 날숨예비용적, 들숨예비용적

소화계통

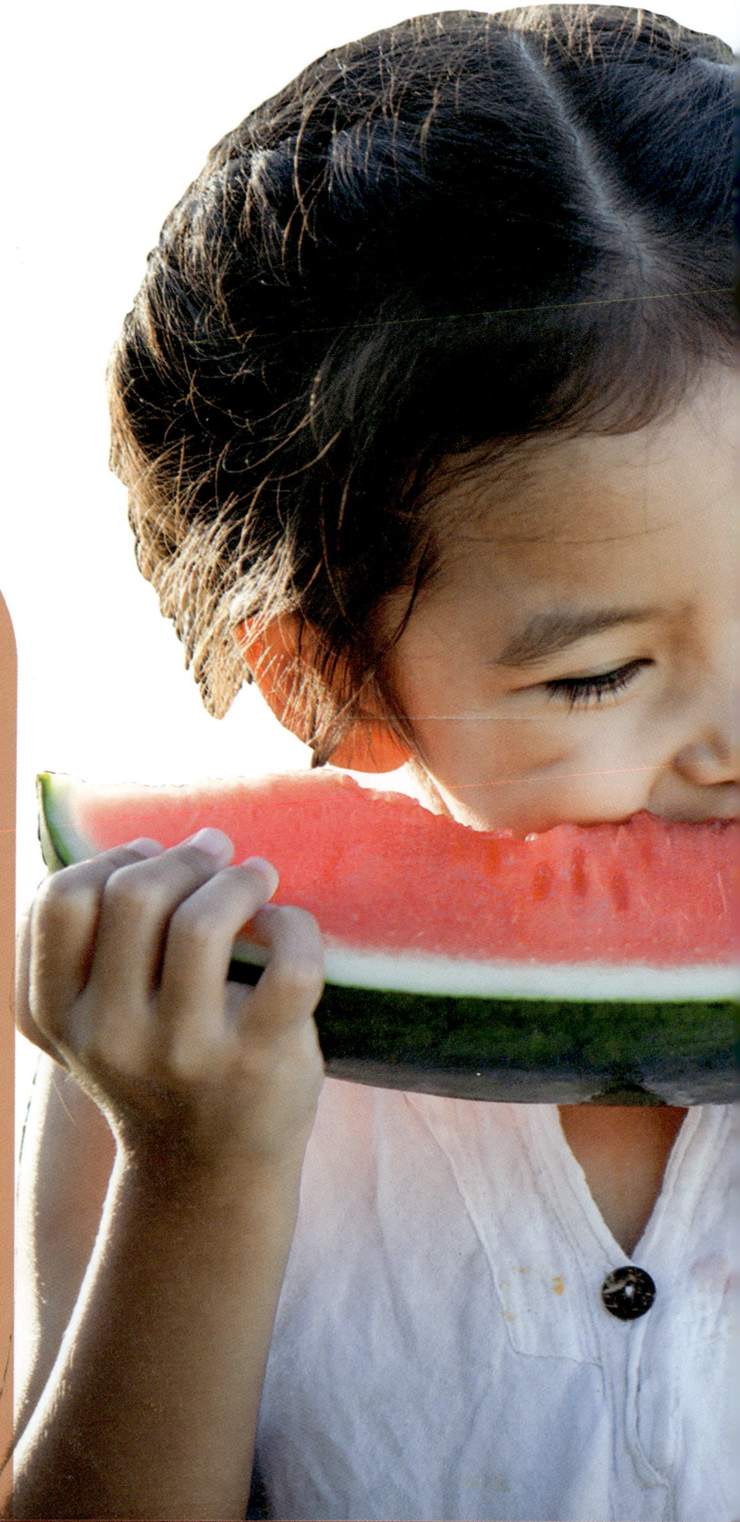

CHAPTER 18

학습목표

1. 소화계통의 구성을 열거하고 주요 기관을 설명할 수 있다.
2. 소화관벽의 주요 층을 열거하고 식도, 위, 작은창자, 큰창자의 벽을 비교할 수 있다.
3. 기계적 소화와 화학적 소화를 정의하고 비교하여 설명할 수 있다.
4. 소화액의 종류와 그 기능을 설명할 수 있다.
5. 탄수화물, 단백질, 지방의 소화과정과 각각의 최종산물을 설명할 수 있다.

핵심용어

소화관 / 입안 / 인두 / 식도 / 위 / 작은창자 / 큰창자 / 소화부속기관 / 침샘 / 간 / 쓸개 / 이자 / 배막 / 기계적 소화 / 꿈틀운동 / 화학적 소화 / 소화효소 / 소화액 / 흡수 / 배설

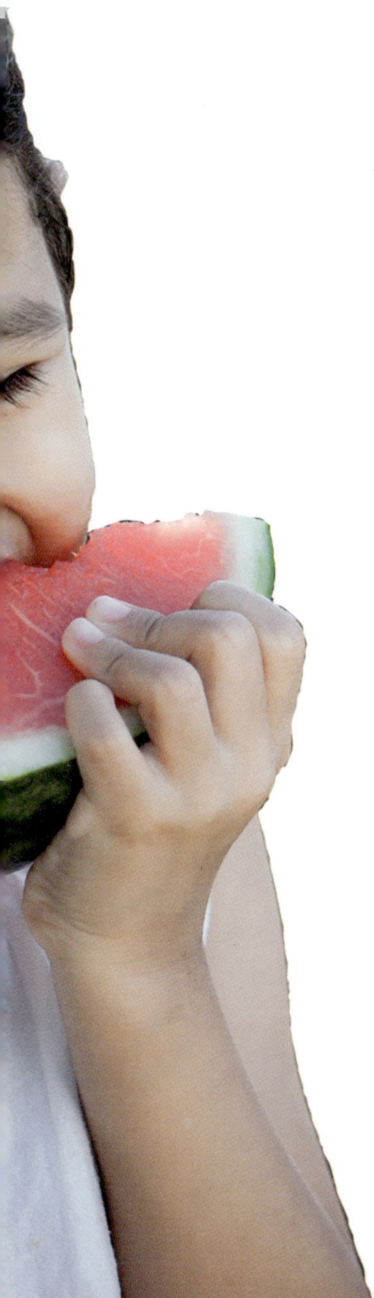

인체는 생명을 유지하기 위해 음식물을 섭취하고 이를 물리적, 화학적으로 분해하여 영양분은 체내로 흡수하고 잔여물을 체외로 배출한다. 이때 음식물 속에 들어 있는 탄수화물, 단백질, 지방 등의 영양소를 체내에서 이용할 수 있도록 작은 크기의 분자로 쪼개는 과정을 **소화**(digestion)라고 한다. 이처럼 인체가 음식물을 섭취하고 이를 분해하여 영양분을 흡수하며 찌꺼기는 몸 밖으로 배출하는 일련의 기관계통이 **소화계통**(digestive system)이다.

1. 소화계통의 구성과 기능

소화계통의 주요 기관은 다양한 형태의 연속적인 근육성 관을 형성한다. 입에서 시작하여 식도, 위, 작은창자, 큰창자, 항문으로 이어지는 길고 구불구불한 관을 **소화관**(digestive tract)이라고 하며, 양쪽 끝이 외부로 열려 있다. 흔히 소화관을 위창자길(위장관, gastrointestinal tract)이라고도 하는데, 엄밀히 따지면 위창자길은 위와 창자를 뜻한다. 또한 이나 혀와 같은 소화를 돕는 구조물과 침샘, 간, 쓸개, 이자 등 소화효소를 분비하는 소화샘(digestive gland)인 **소화 부속기관**이 있는데, 이들은 소화관에 연결되어 소화계통의 다양한 기능을 보조한다(표 18–1, 그림 18–1).

표 18–1 소화계통의 주요 기능

기능	설명
섭취	입으로 받아들인 음식물이 소화관을 통과하는 동안 영양분을 흡수하는 과정이다.
소화	구조가 복잡한 영양소를 단순한 구조의 분자로 분해하여 흡수를 촉진하는 일련의 과정이다. 기계적 소화(mechanical digestion)와 화학적 소화(chemical digestion)가 있다. 기계적 소화는 물리적인 작용으로 음식물을 잘게 부수는 것을 말하고, 화학적 소화는 소화효소를 통해 영양소를 분해하는 것을 말한다.
운동	기계적 소화 과정을 포함하여 소화관의 근육에 의한 움직임을 말하며, 꿈틀운동(연동운동, peristalsis)과 분절운동(segmentation) 등이 있다.
분비	소화액을 배출한다(효소, 산, 염기, 점액, 쓸개즙 또는 소화를 촉진하는 기타 물질 포함). 일부 소화관에서는 소화나 영양소 대사를 조절하는 내분비호르몬도 분비한다.
흡수	소화된 영양소가 위창자길의 점막을 통해 내부 환경으로 이동한다.
제거	곧창자에서 소화된 잔여물(대변)을 항문을 통해 배설한다(배변).
조절	운동성, 분비, 기타 소화과정 등의 소화활동을 조절한다.

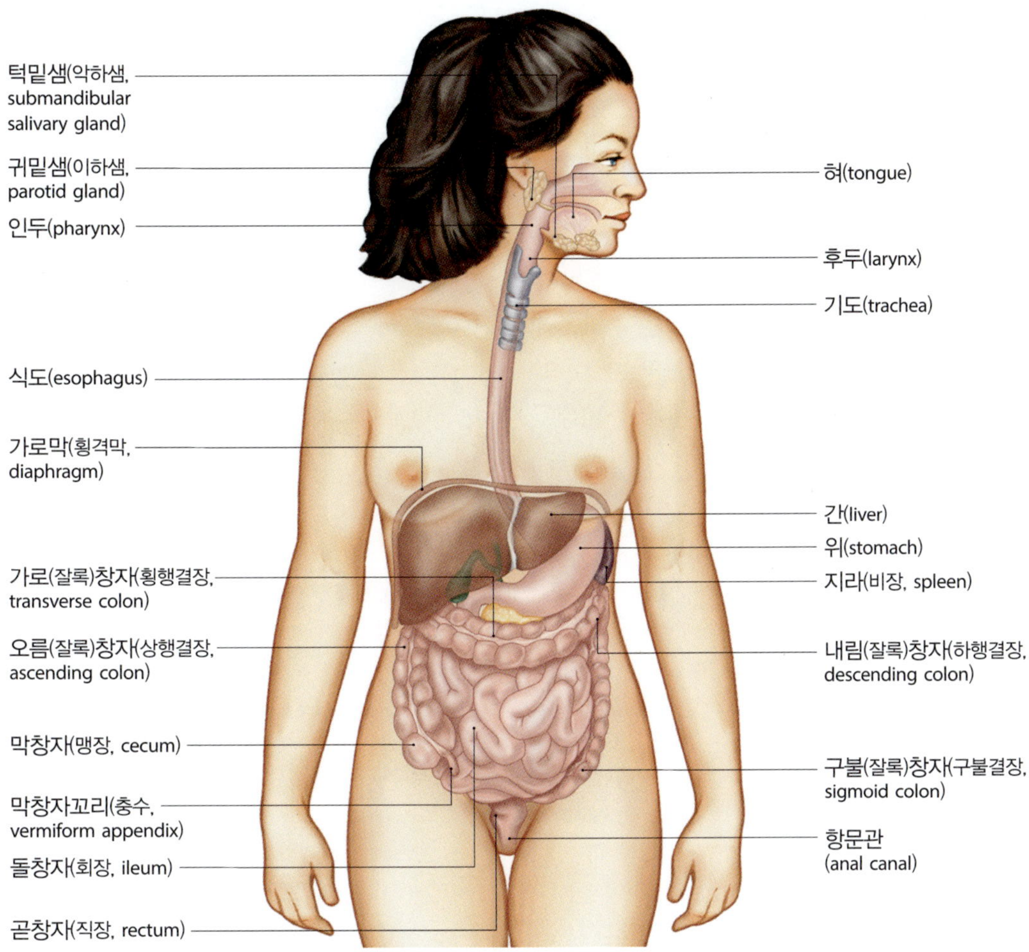

그림 18-1 소화계통의 구성

18

2. 소화관

1. 소화관의 기본구조

소화관(digestive tract)은 입에서 항문까지 이어지는 근육성 관으로 조직학적으로, **점막**, **점막밑층**, **근육층**, **장막**의 4층으로 구성된다(그림 18-2).

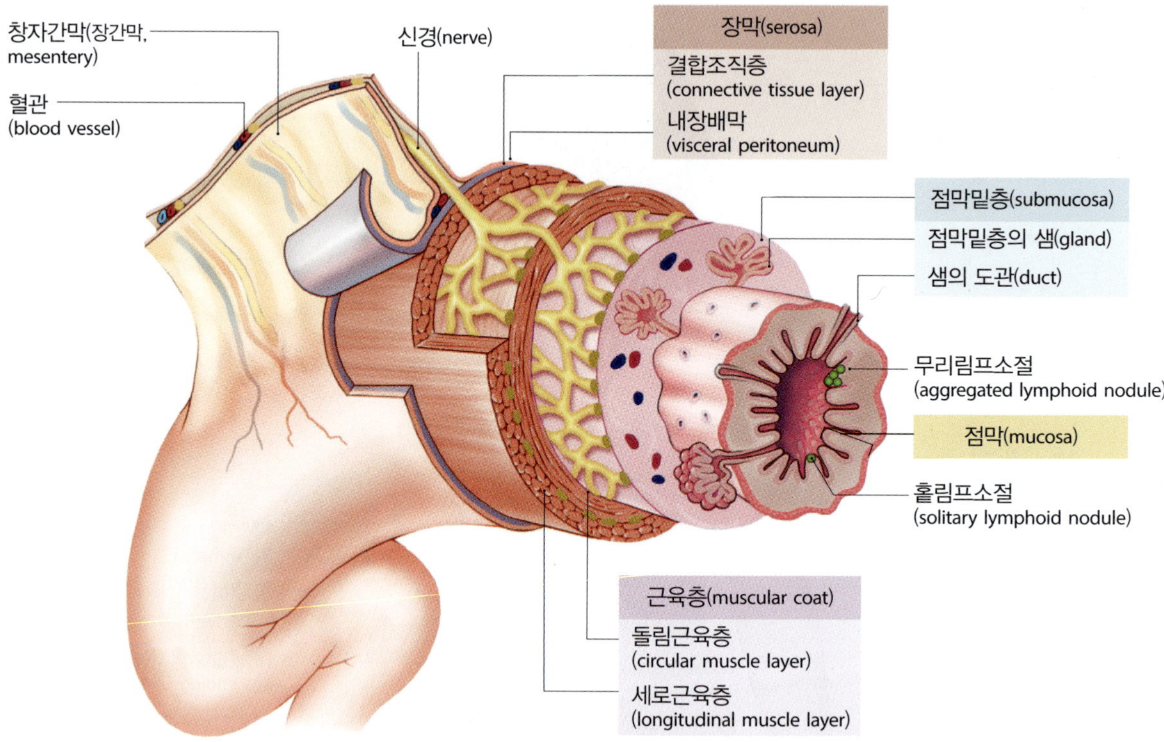

그림 18-2 **소화관벽**

1) 점막(mucosa)

점막은 소화관의 가장 안쪽 층이다. 안쪽 속면은 상피세포로 덮여 있으며, 이곳에 외분비샘이 있어 소화액과 점액을 분비한다. 소화액은 소화작용을 돕고 점액은 소화관 점막을 보호한다. 또한 소화관과 내부 환경의 경계에 림프소절(lymphoid nodule)이 위치하여 면역 기능을 가진다.

2) 점막밑층(submucosa)

점막밑층은 점막 바로 아래에 있는 결합조직층이다. 점막밑층에는 많은 혈관이 분포하여 소화관에 혈액을 공급한다. 또한 자율신경얼기인 점막밑신경얼기(점막밑신경총, submucosal plexus)가 분포하여 소화샘의 분비를 억제하거나 촉진한다.

3) 근육층(muscular coat)

근(육)조직으로 이루어진 2~3개의 층이 **근육층**을 구성한다. 근육층은 소화과정에서 꿈틀운동이나 분절운동 등의 위창자 운동을 생성하는 데 중요한 역할을 한다. 식도와 위, 위와 작은창자, 작은창자와 큰창자 등 소화관 각 부분의 경계에는 돌림근육이 비후한 조임근(sphincter muscle)이 있다.

4) 장막(serosa)

장막은 소화관의 가장 바깥쪽을 덮는 막으로, 장액을 분비하여 다른 장기와의 마찰을 방지하는 역할을 한다. 장막은 내부 장기에 부착하여 내장층을 형성한 후 바깥쪽으로 접혀서 배안벽에 부착하는 벽층을 형성한다.

내장층과 벽층 사이에 확장된 장막의 이중주름은 소화관을 배안의 뒤배벽에 고정시킨다. 배막으로 이루어진 이 이중주름을 **창자간막**(장간막, mesentery)이라고 하며, 창자간막은 배의 기관을 제자리에 위치하도록 돕는 역할을 한다.

요점확인

1. 소화관이란 무엇인가?
2. 음식물은 체내에서 어떤 처리 과정을 거치게 되는가?
3. 소화관벽의 층을 설명하시오.

2. 입

입(mouth)은 음식을 잘게 부수고 침과 섞이게 하여 소화작용을 돕고, 발음이나 호흡에 중요한 역할을 하는 소화관의 입구이다. **입안**(구강, oral cavity)은 입 내부에 천장과 바닥, 볼이 형성하는 빈 공간이며, 소화관의 나머지 부분과 마찬가지로 점막으로 덮여 있다(그림 18-3).

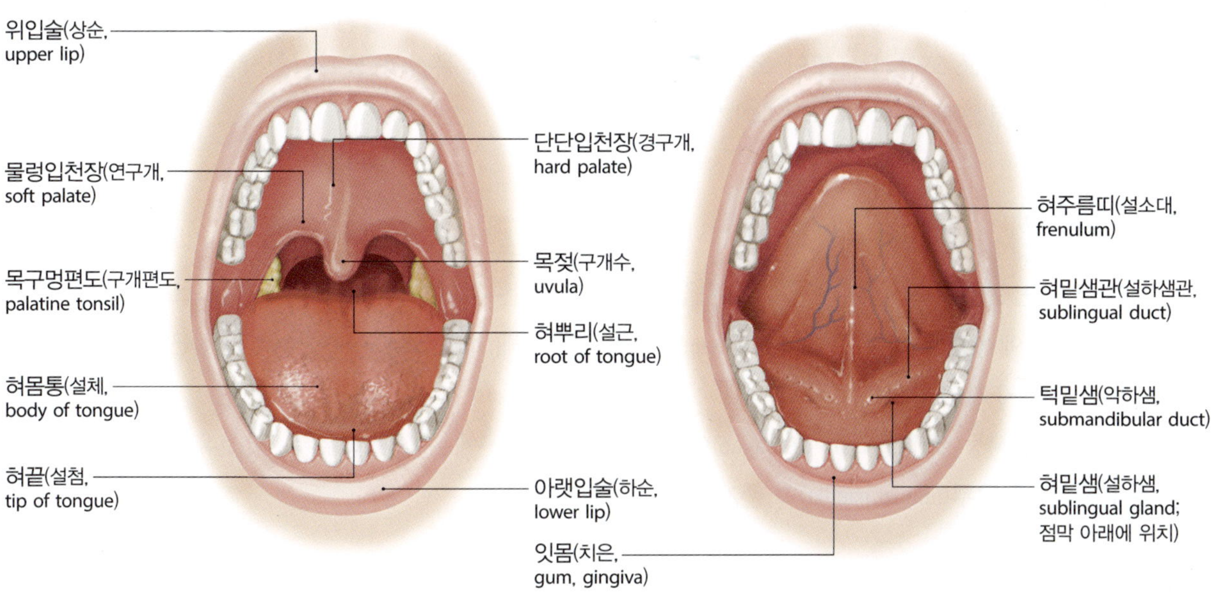

그림 18-3 입

1) 입술(구순, lip)

입술틈새(구강열, oral fissure)를 둘러싸고 있는 **입술**은 바깥쪽이 피부로, 안쪽이 부드러운 점막으로 덮여 있다. 위입술(상순, upper lip)은 코입술고랑(nasolabial sulcus), 아래입술(하순, lower lip)은 턱끝입술고랑(mentolabial sulcus)이 각각의 경계부위이다. 또 위입술 중앙에는 인중(philtrum)이라는 고랑이 있으며, 입술틈새의 양 끝을 입꼬리(oral angle)라고 한다(그림 18-4).

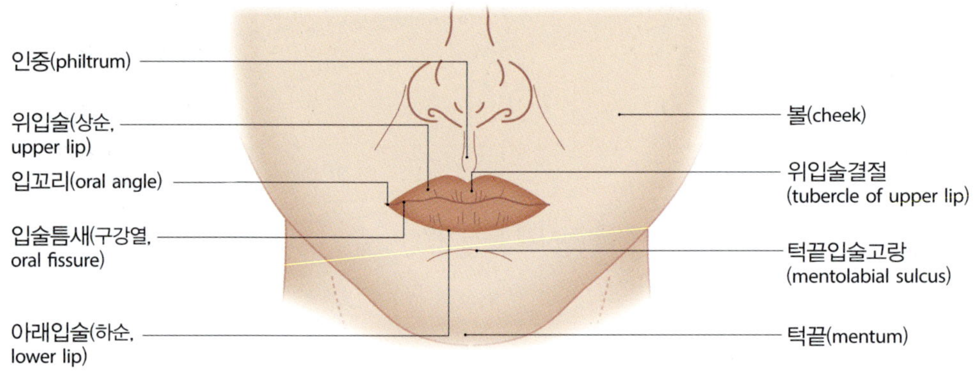

그림 18-4 **입술**

2) 입천장(구개, palate)

입천장은 입안과 코안을 경계 짓는 부분으로, **단단입천장**(경구개, hard palate)과 **물렁입천장**(연구개, soft palate)으로 구성된다(그림 18-3 참조).

단단입천장은 입천장뼈(구개골, palatine bone)와 위턱뼈(상악골, maxillary bone)의 일부가 구성하는 입안 앞쪽의 뼈 구조이다. 물렁입천장은 입안 뒤쪽에 위치하며, 주로 근육으로 이루어져 있어서 부드럽다. 물렁입천장 중앙에는 원뿔 모양의 구조인 **목젖**(uvula)이 늘어져 있다. 목젖과 물렁입천장은 음식과 액체가 코안으로 들어가는 것을 막고 말하기와 삼키기를 돕는다.

3) 혀(tongue)

입의 바닥에는 길쭉한 모양의 혀가 대부분을 차지한다. **혀**는 점막으로 덮인 뼈대근육으로, 혀점막에 둘러싸여 있다. 앞에서부터 **혀끝**(설첨, tip of tongue), **혀몸통**(설체, body of tongue), **혀뿌리**(설근, lingual root)로 구분된다(그림 18-3 참조).

혀몸통 윗면을 혀등(설배, dorsum of tongue)이라고 하는데, 이곳에는 실모양유두, 버섯유두, 잎새유두, 성곽유두 4종류의 **혀유두**(lingual papilla)가 존재한다.

혀는 머리뼈와 목의 목뿔뼈(설골, hyoid bone)에 고정되어 있고, **혀주름띠**(설소대, lingual frenulum)라는 얇은 막이 바닥과 연결되어 있다. 간혹 태어날 때부터 혀주름띠가 너무 짧아서 혀를 자유롭게 움직일 수 없는 사람도 있는데, 이러한 사람은 정상적으로 발음할 수 없다.

4) 이(치아, tooth)

이는 입안에서 위턱과 아래턱에 활 모양으로 배열되어 소화와 발음을 돕는 단단한 구조물이다. 이의 기본적인 구조는 공통적으로 **이머리**(치관, crown), **이목**(치경, dental neck), **이뿌리**(치근, dental root)의 세 부분으로 나눌 수 있다. 입안으로 노출되어 있는 부분이 이머리이다. 이는 인체에서 가장 단단한 조직인 **상아질**(dentin)로 이루어져 있고, 상아질 표면을 **사기질**(법랑질, enamel)이 덮고 있다. 사기질은 단단하여 음식을 씹는 동안 발생하는 마찰을 견디는 데 이상적이다. 이뿌리와 이목은 **시멘트질**(백악질, cementum)로 덮여 있다. 이의 중앙에는 결합조직, 혈액, 림프관, 감각신경으로 구성된 **치수공간**(pulp cavity)이 있다. 이목은 이머리와 이뿌리를 연결하는 좁은 부분으로, 분홍빛이 도는 **잇몸**(치은, gingiva)으로 둘러싸여 있다. 이뿌리는 **이틀뼈**(치조골, alveolar bone) 안에 묻혀 섬유성 **이주위막**(치주막, periodontal membrane)에 의해 고정되어 있다(그림 18-5).

이는 위치와 기능에 따라 모양이 다른데 끌 모양의 앞니(절치, incisor), 송곳 모양의 송곳니(견치, canine), 윗면이 편평하고 교두(cusp)라는 융기를 가진 작은어금니(소구치, premolar)와 큰어금니(대구치, molar)의 4종류가 있다(그림 18-6).

사람의 이는 출생 후 6~24개월까지 나는 **젖니**(유치, deciduous teeth)와 젖니가 빠진 후 다시 나는 **간니**(영구치, permanent tooth)가 있는데, 일반적으로 17~24세가 되면 32개의 간니가 완전히 완성된다. 셋째큰어금니는 15~30세에 나는데, 흔히 사랑니라고 한다. 사랑니가 나지 않으면 성인 치아 수는 28개에 불과하며, 이는 정상적인 변이로 간주된다.

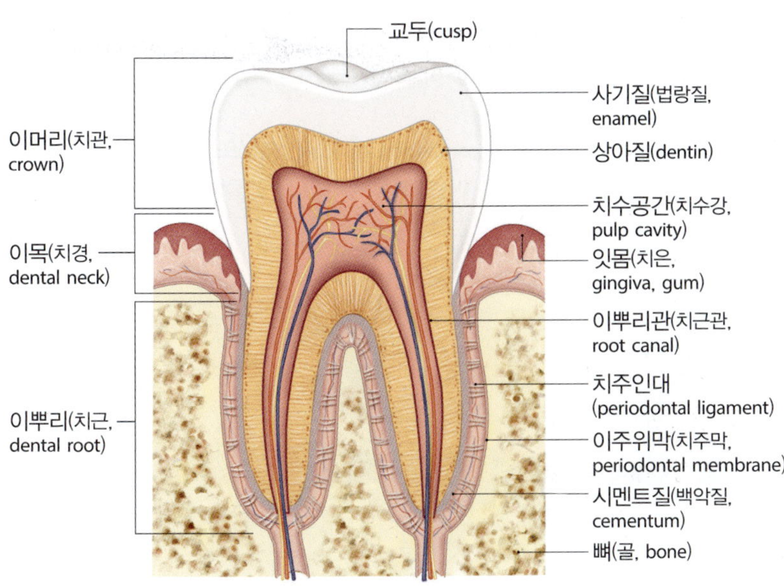

그림 18-5 이의 구조

18

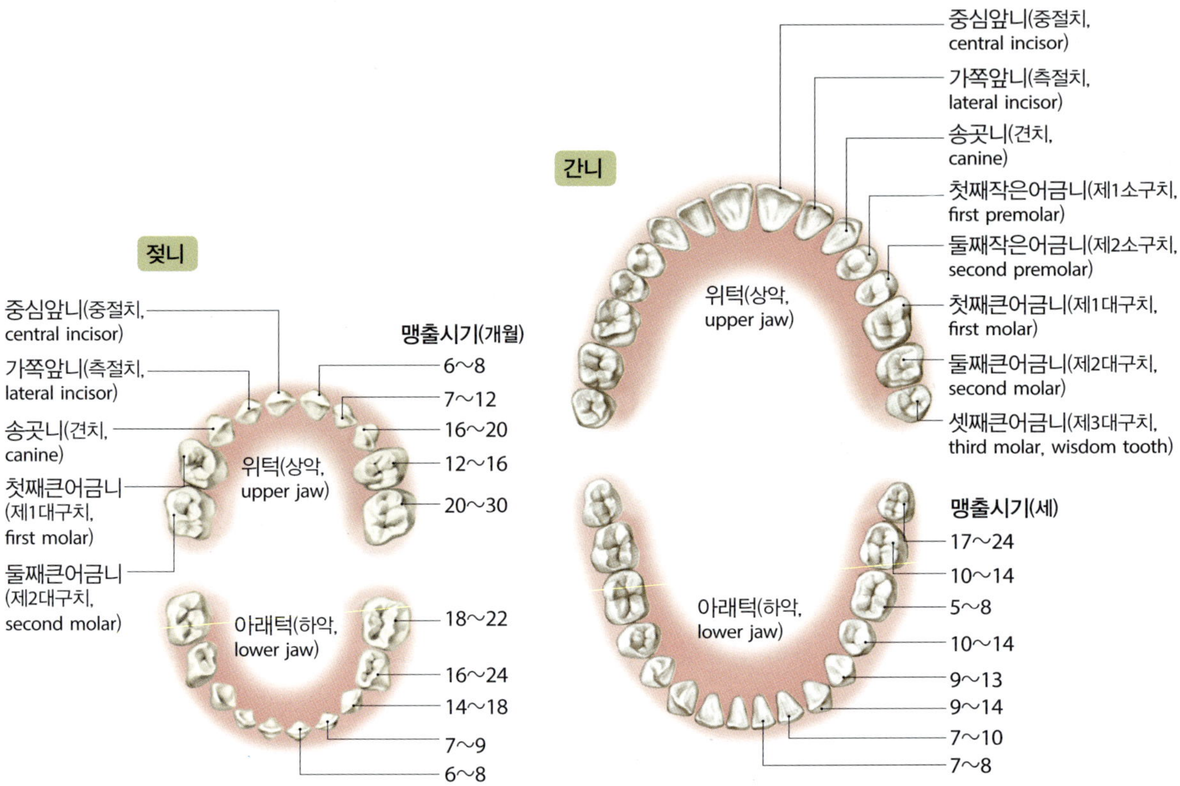

그림 18-6 이의 종류

임상응용

● 맞물림장애(부정교합, malocclusion)

이의 맞물림장애는 상실된 이가 치열(dentition)에 넓은 공간을 만들거나 이가 겹쳐지거나 하나 이상 이의 위치가 잘못되어 위아래턱 이틀활(치열궁)의 올바른 정렬을 방해할 때 발생한다. 위쪽 앞니가 돌출되어 아래쪽 앞니 위에 매달리는 맞물림장애를 수직겹침(overbite)이라고 하고, 아래쪽 앞니가 위쪽 앞니 바깥쪽에 위치하는 것을 낮은 교합(교합불완전, underbite)이라고 한다.

이의 맞물림장애는 턱관절(측두하악관절, temporomandibular joint, TMJ)의 기능에 심각한 문제와 만성통증을 일으키고 두통을 유발하거나 일상적인 음식 씹기를 어렵게 할 수 있다. 맞물림장애가 심하더라도 교정기나 기타 치과장치를 사용하여 교정할 수 있다.

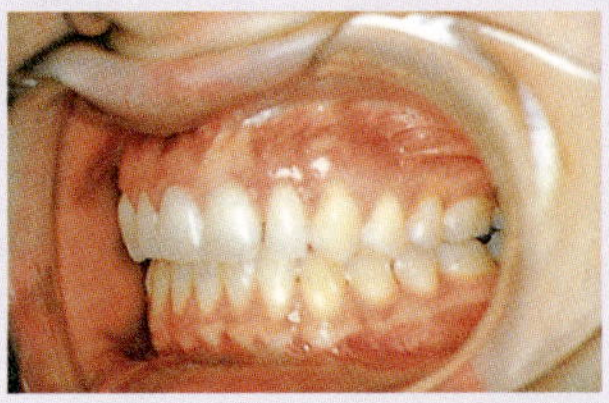

수직겹침

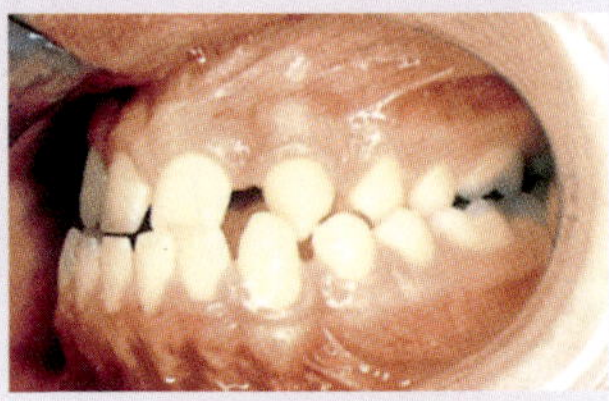

낮은교합

18

3. 인두

인두(pharynx)는 근육으로 이루어진 관 모양의 구조로, 점막으로 덮여 있다(그림 18-7). 코안과 입안 뒤에 위치하기 때문에 호흡계통과 소화계통의 일부로 기능한다. 즉, 공기는 허파로 들어가기 위해 인두를 통과해야 하고, 씹은 음식덩이는 위로 들어가기 위해 인두를 통과해야 한다.

인두는 **코인두**(비인두, nasopharynx), **입인두**(oropharynx), **후두인두**(laryngopharynx)의 세 부분으로 나뉜다. 또한 인두에 있는 주요 **편도**(tonsil; 귀관편도, 인두편도, 목구멍편도, 혀편도)가 형성하는 림프고리는 호흡관 및 소화관의 감염을 예방하는 데 도움이 된다.

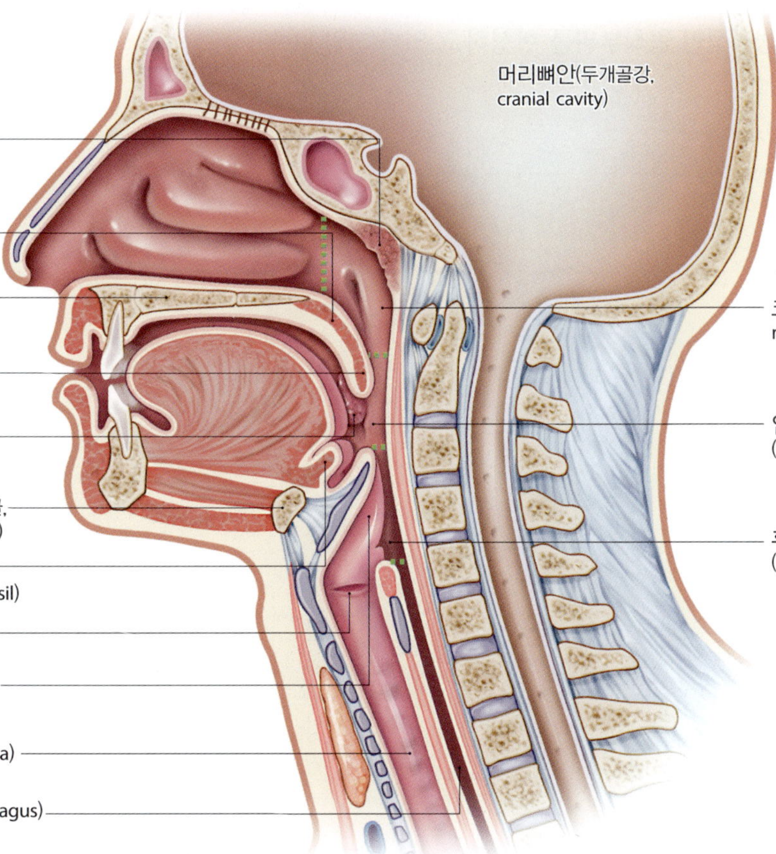

그림 18-7 인두

녹색 점선은 인두 영역의 대략적인 경계를 나타낸다.

4. 식도

식도(esophagus)는 인두와 위를 연결하는 근육성 관으로 길이 약 25cm 정도이다. 식도는 음식과 침의 통로 역할을 하며, 음식물을 위로 밀어낸다. 점막의 분비샘에서 생성된 점액은 식도관을 매끄럽게 하여 위로 이동하는 음식덩이가 더 쉽게 통과할 수 있도록 한다.

식도의 양 끝은 민무늬근육이 고리 모양의 **조임근**(sphincter)을 형성하여 섭취한 음식이 한쪽 방향으로 계속 이동하게 하는 역할을 한다. 일반적으로 위창자에서 위식도조임근(upper esophageal sphincter)은 호흡 중 공기가 식도로 들어가는 것을 방지하고, 아래식도조임근(lower esophageal sphincter)은 산성의 위 내용물이 역류되는 것을 방지한다.

또한 식도는 인두에서 식도가 시작하는 부분, 기관갈림이 있는 부분, 가로막을 관통하는 부분의 3곳이 조금 좁아져서 **생리적인 협착부위**를 형성하고 있다(그림 18–8).

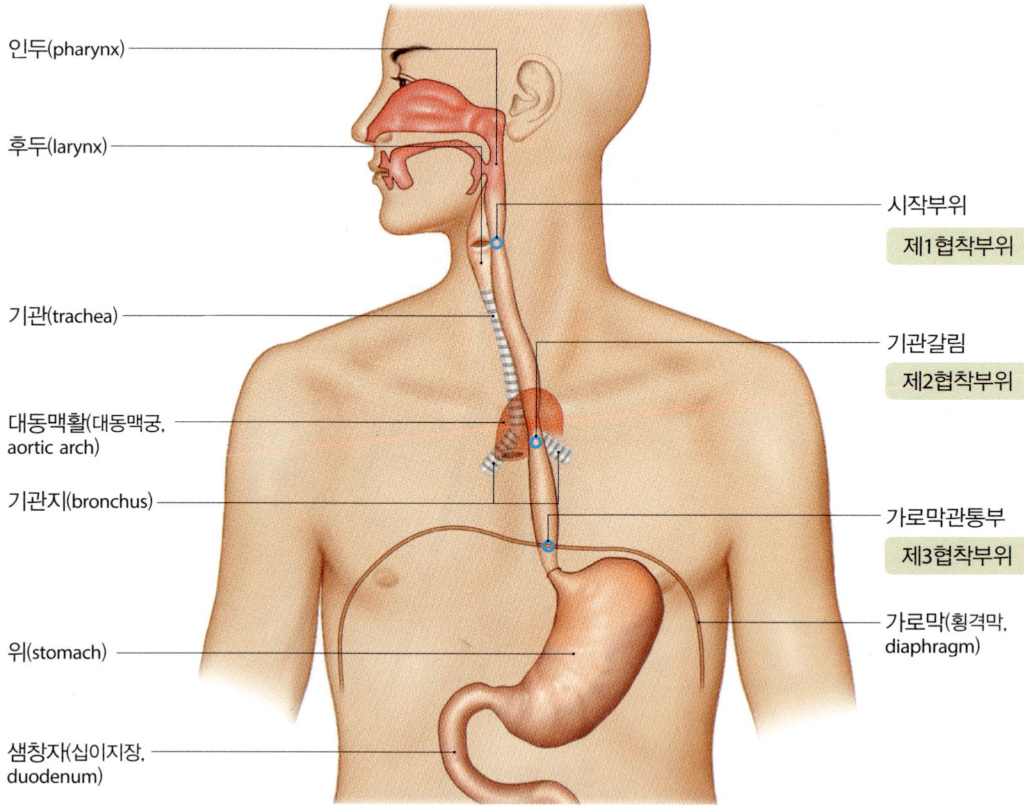

그림 18–8 **식도의 협착부위**

요점확인

1. 이의 4가지 주요 종류는 무엇인가?
2. 인두와 식도는 소화관에서 어떤 역할을 하는가?
3. 식도의 양쪽 끝에 있는 조임근은 무엇이며 인체에서 어떤 기능을 하는가?

5. 위

1) 위의 형태와 구조

가로막(횡격막, diaphragm) 바로 아래, 배안 위쪽에 위치하는 **위**(stomach)는 식도를 통해 운반되어 온 음식덩이를 저장하고 일부 소화하는 근육주머니이다.

위는 식도와 연결되는 **들문**(분문, cardia), 들문 왼쪽에 확장되어 둥근 모양의 **위바닥**(위저부, fundus of stomach), 들문과 날문 사이의 넓은 **위몸통**(위체, body of stomach), 샘창자와 연결되는 **날문**(유문, pylorus)으로 구분된다. 또한 위의 오른쪽 위 경계를 **작은굽이**(소만곡, lesser curvature), 왼쪽 아래 경계를 **큰굽이**(대만곡, greater curvature)라고 한다(그림 18-9).

위는 비어 있을 때의 용적은 약 50mL 정도이지만, 음식물을 섭취한 후에는 1.5L 이상으로 늘어나며 음식물로 가득 차면 4L까지 늘어날 수 있다.

2) 위벽의 구조

위창자의 다른 영역과 달리 위벽에는 가장 안쪽의 비스듬히 주행하는 **빗근육층**(obligue muscle layer), 중간의 주위로 주행하는 **돌림근육층**(circular muslce layer), 바깥의 세로로 주행하는 **세로근육층**(longitudinal muscle layer) 3층의 민무늬근육이 있다(그림 18-9). 중간돌림근육층이 두꺼워져서 날문조임근(pyloric sphincter)을 구성한다. 섭취한 음식덩이를 작은 입자로 잘게 부수고 위액과 완전히 섞어 미즙(chyme)이라는 반고체 혼합물을 형성한다. 위의 근육수축으로 발생하는 꿈틀운동이 미즙을 소화관 아래로 이동시킨다.

점막은 위를 감싸며 위점막(gastric mucosa)을 형성한다. 위점막에는 위액을 위로 분비하는 수천 개의 위샘이 발달해 있다.

18

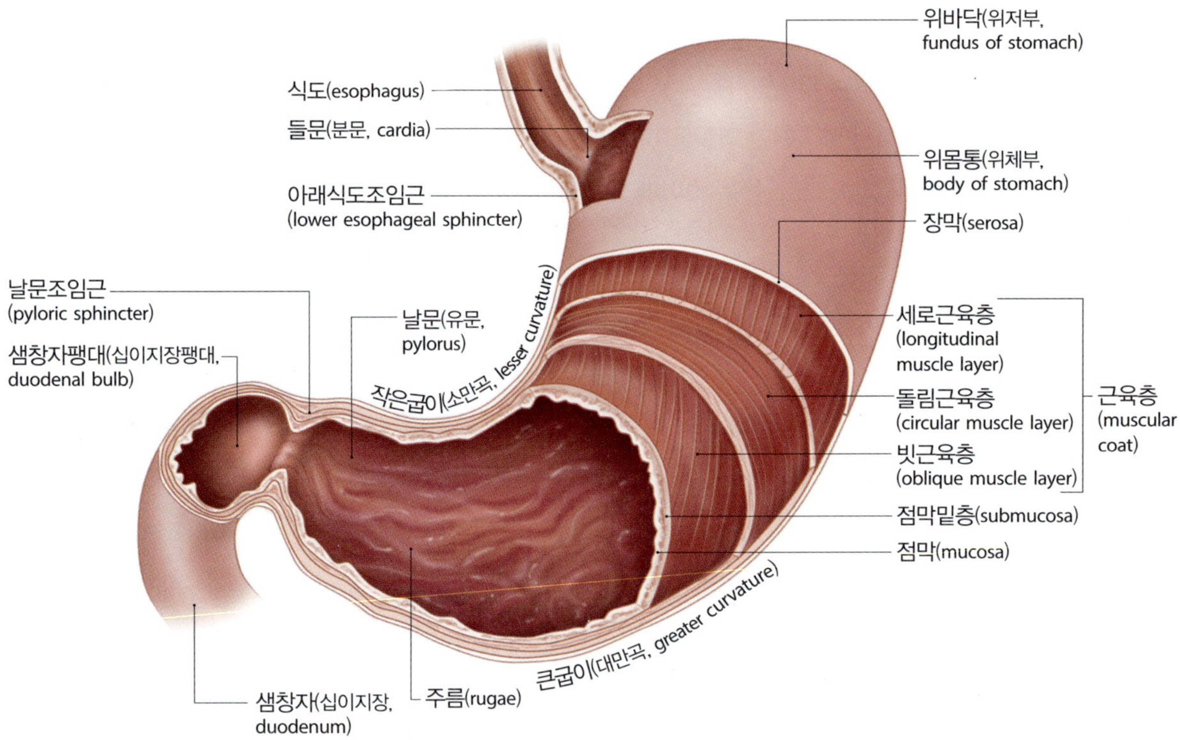

그림 18-9 위의 형태와 구조

3) 위샘의 구조

위점막 표면은 단층원주상피로 덮여 있으며, 얕은 고랑에 의해 **위소구역**(위소구, gastric areas)으로 나뉜다. 위소구역에는 많은 수의 위오목(gastric pit)이 있으며, 그 바닥으로 **위샘**(gastric gland)이 열린다.

위샘은 **들문샘**(분문샘, cardiac gland), **위바닥샘**(fundic gland), **날문샘**(pyloric gland)으로 구성되며, 위바닥샘이 위액 분비의 주체이다. 위바닥샘은 심부의 으뜸세포(주세포, principal cell; 펩시노젠 분비), 샘목이나 샘바닥에서 관찰되는 벽세포(parietal cell; 염산 분비), 구멍 부근에서 관찰되는 덧세포(accessory cell; 점액 분비)로 이루어지며, 위바닥에서 위몸통에 걸쳐 넓게 분포한다(그림 18-10).

그 밖에도 샘바닥에는 호르몬을 분비하는 세포도 있다. 또한 들문샘이나 날문샘은 점액 분비에 관여한다.

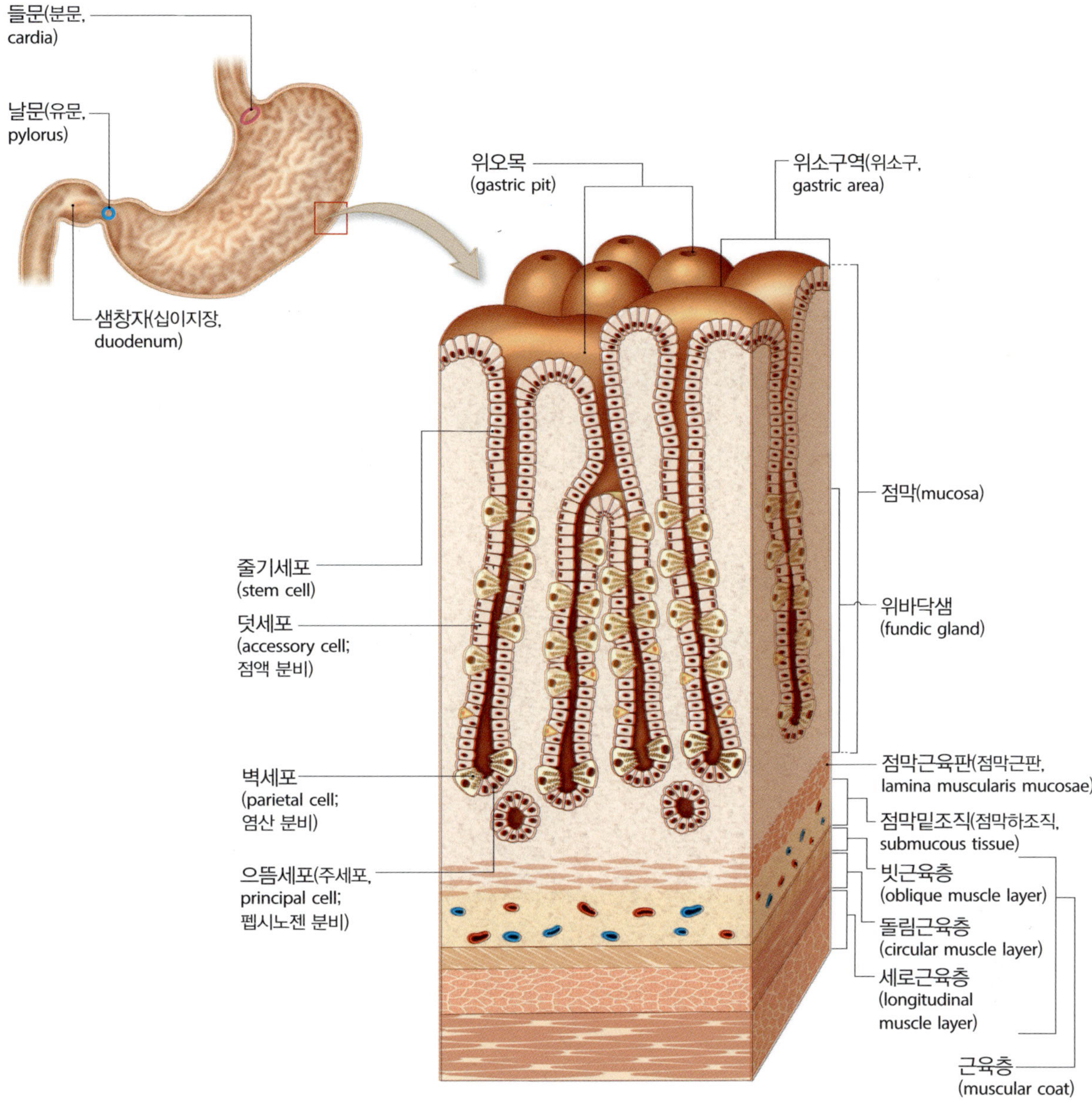

그림 18–10 **위샘의 구조**

요점확인

1. 미즙이란 무엇인가?
2. 날문조임근은 위가 소화기능을 수행하는 데 어떻게 도움이 되는가?
3. 위의 주요 부분은 무엇인가?

임상응용

● **위식도역류병(gastroesophageal reflux disease, GERD)**

식도로 역류된 위 내용물로 인해 불편한 증상이나 합병증이 유발되는 상태를 위식도역류병이라고 하며, 역류로 인해 식도에 궤양이나 미란 등의 형태학적 변화가 일어나면 역류식도염(reflux esophagitis) 또는 미란식도염(erosive esophagitis)이라고 한다.

위식도역류병의 전형적인 증상은 가슴쓰림과 산역류 증상이다. 가슴쓰림은 대개 명치 끝에서 목구멍 쪽으로 치밀어 오르는 것처럼 가슴뼈 뒤쪽 가슴이 타는 듯한 증상을 말하며, 흔히 '가슴이 쓰리다, 화끈거린다, 따갑다, 뜨겁다' 등으로 표현한다. 산역류는 위액이나 위 내용물이 인두로 역류하는 현상을 말하며, 시고 쓴맛을 호소하게 되는데, 대개 과식한 뒤 또는 누운 자세에서 쉽게 발생한다.

위식도역류병의 원인은 아래식도조임근의 일시적인 이완에 의한 것으로 여겨지며, 그 밖에 식도열공탈장과 같은 해부학적 결손이나 아래식도조임근의 낮은 압력 등도 있다.

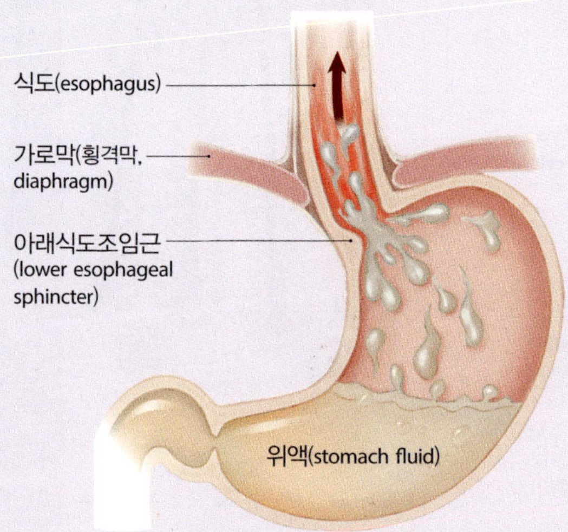

6. 작은창자

1) 작은창자의 형태와 구조

작은창자(소장, small intestine)는 위의 날문과 큰창자 사이에 위치하는 소화관으로, 길이는 대략 7m 정도에 이르며 상대적으로 작은 배안 내에 들어가기 위해 구불거리며 감겨 있다. 작은창자는 부위에 따라 이름이 다르며, 미즙(chyme)이 통과하는 순서대로 **샘창자**(십이지장, duodenum), **빈창자**(공장, jejunum), **돌창자**(회장, ileum)라고 한다(그림 18-11).

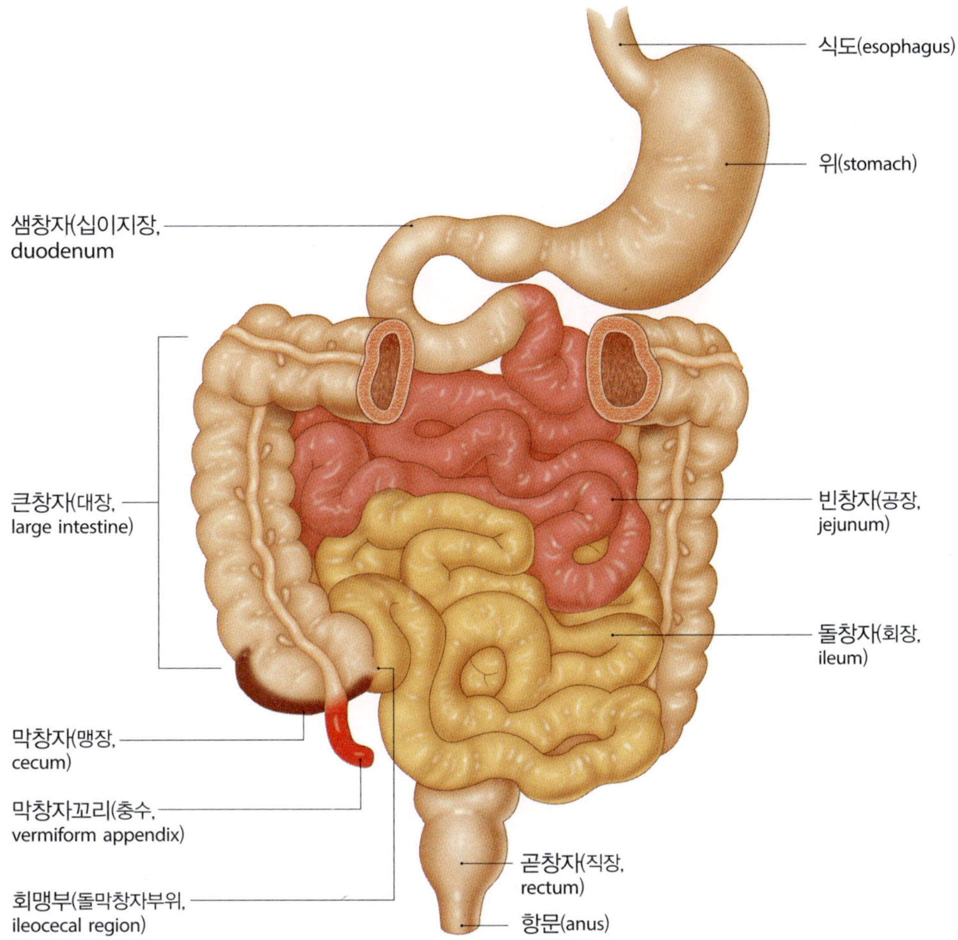

그림 18-11 작은창자의 위치와 형태

(1) 샘창자(십이지장, duodenum)

위의 날문에서 이어지는 작은창자의 첫 부분이다. 길이는 약 25cm 정도이며 이자머리를 감싸듯이 C 자형으로 위치한다. 날문 쪽에서부터 **위부분**, **내림부분**, **수평부분**, **오름부분**의 4부분으로 나뉘며, 위부분을 제외한 나머지 부분은 배막에 덮여 있어 배막뒤기관에 속한다.

샘창자 중간 1/3에는 이자의 소화액과 간의 쓸개즙이 작은창자로 분비되는 입구가 있다. 각각을 **작은샘창자유두**(소십이지장유두, lesser duodenal papilla)와 **큰샘창자유두**(대십이지장유두, greater duodenal papilla)라고 하며, 때로 담석이 큰샘창자유두를 통해 배출되는 관을 막아 심한 통증, 황달, 소화장애 등의 증상을 유발하기도 한다(그림 18-12).

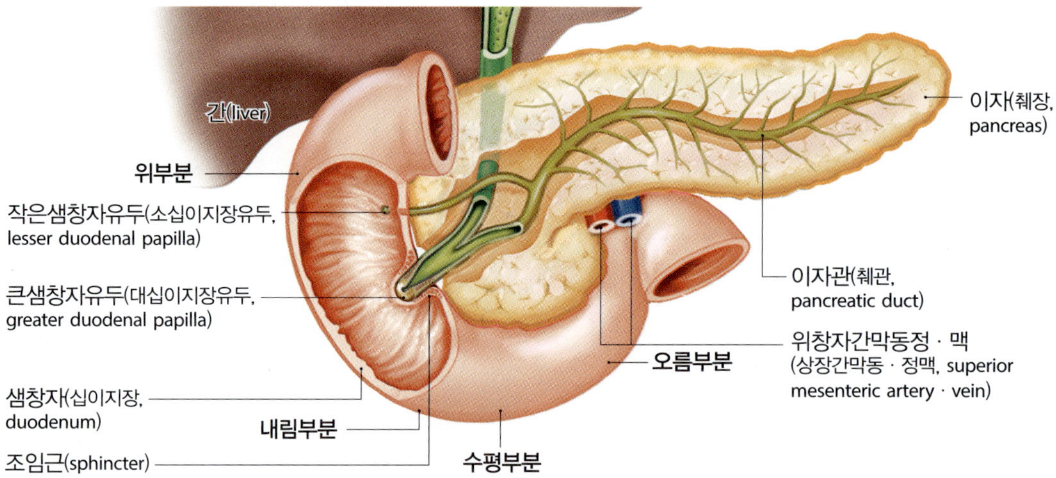

그림 18-12 샘창자

(2) 빈창자(공장, jejunum)와 돌창자(회장, ileum)

샘창자의 말단에서 막창자(맹장, cecum)까지의 부분에서 앞쪽 2/5는 **빈창자**이고, 나머지 3/5이 **돌창자**이지만 그 경계가 명확하지는 않다. 대략 배꼽 왼쪽 윗부분에 위치하는 것이 빈창자, 오른쪽 아래에 위치하는 것이 돌창자이다. 빈창자는 길이가 약 2.5m이며, 해부 시 내용물이 관찰되지 않는다고 해서 이러한 명칭이 붙었다. 돌창자는 길이가 약 3.5m로 소장 중 가장 긴 부분이다.

작은창자에서 큰창자로 연결되는 부분인 돌막창자부위(회맹부)는 직각으로 교차해 있으며, 내부에는 돌막창자판막(회맹판, ileocecal valve)이 있어 큰창자 내용물의 역류를 방지한다(그림 18-11 참조).

2) 작은창자벽의 구조

작은창자벽의 민무늬근육은 수축하여 꿈틀운동을 일으켜 미즙을 큰창자로 이동시키고, 분절운동을 일으켜 소화액과 미즙을 혼합하여 흡수를 더욱 효율적으로 만든다. 위와 마찬가지로 작은창자의 점막에도 수천 개의 미세한 분비샘인 **창자샘**(장샘, intestinal gland)이 있다. 창자샘에서는 물과 이온뿐만 아니라 다양한 효소가 풍부한 창자액(장액, intestinal juice)을 분비한다.

작은창자 점막에는 영양분을 효율적으로 흡수하기 위한 **주름**(plia, fold)이라는 독특한 구조가 있다(그림 18-13). 주름은 **융모**(villus)라고 하는 작은 손가락 모양의 구조로 덮여 있다. 현미경으로 관찰하면 융모가 작은창자 속공간으로 돌출해 있다. 융모 내부에는 탄수화물과 단백질의 소화산물을 흡수하는 모세혈관과 지질을 흡수하는 림프모세관(암죽관, lacteal)이 들어 있다. 수백만 개의 융모가 점막 속벽에서 안쪽으로 돌출되어 넓은 흡수 표면적을 형성하는 덕분에 영양분을 더 빨리 흡수할 수 있다. 각 융모는 **미세융모**(microvillus)라고 하는 브러시 모양의 경계를 가진 상피세포로 덮여 있다. 미세융모는 융모의 표면적을 더욱 증가시킨다.

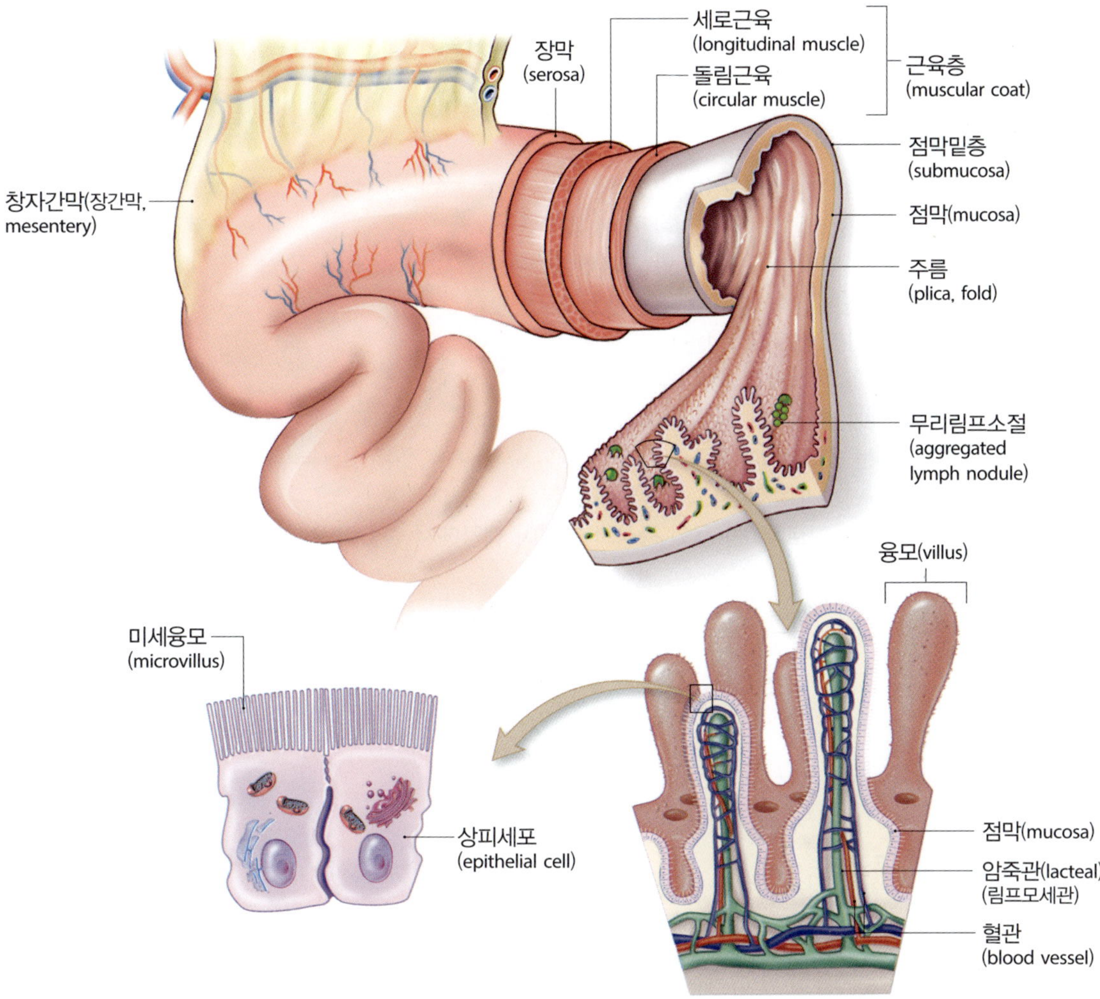

그림 18-13 작은창자벽의 구조

임상응용

● **소화궤양(peptic ulcer)**

소화궤양은 위나 샘창자가 염산이나 펩신을 함유한 위액에 노출되어 발생한다. 위액은 강한 산성의 소화액이기 때문에 소화관 점막에는 이에 대한 방어기전(점액이나 중탄산이온, 세포 교체에 의한 점막 유지, 점막 회복을 위한 풍부한 혈류 등)이 갖추어져 있다. 그러나 점막에 대한 공격인자가 방어인자보다 강하면 위나 샘창자의 점막이 약해져 궤양이 생긴다. 궤양의 공격인자에는 위액 외에도 점막손상인자(알코올, 활성산소, 비스테로이드소염제), 위나선균(헬리코박터균, *Helicobacter pylori*) 등이 있으며, 스트레스에 의한 궤양도 많이 발생한다. 스트레스에 의해 자율신경계통이나 내분비계통의 조화가 무너지면 그것이 방어인자와 공격인자의 균형에 영향을 미쳐 궤양이 생기게 된다. 소화궤양에는 급성궤양과 만성궤양이 있다.

임상응용

● **소화궤양(peptic ulcer) (계속)**

이 두 가지를 구별하는 명확한 정의는 없지만, 급성궤양은 유발 원인(스트레스나 알코올 등)이 확실한 것이 많고 일반적으로 얕은 궤양이 다발한다. 한편, 만성궤양은 흔히 말하는 소화궤양으로 단발성의 깊은 궤양이 관찰되고, 재발도 많이 일어나며 치료에도 저항성을 나타낸다.

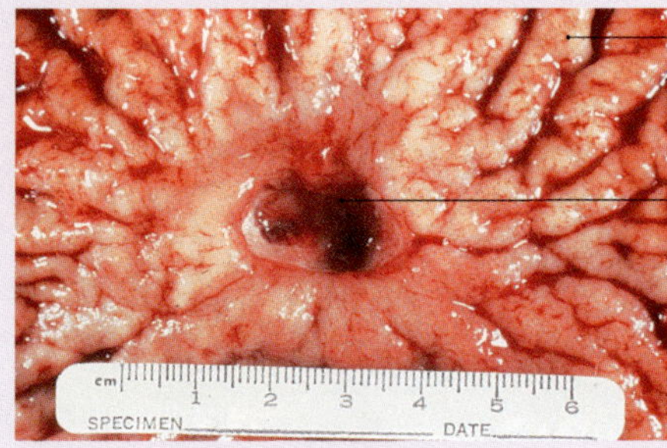

소화궤양의 증상으로는 일반적으로 명치부위의 통증이 가장 많다. 위궤양 시에는 식후에 통증이 나타나는데 비해 샘창자궤양 시에는 공복일 때 통증이 나타나며, 식사를 하면 위산이 희석되기 때문에 통증이 경감되는 현상이 관찰된다. 또 구역질, 구토, 트림 등의 증상과 더불어 궤양에서 출혈이 일어나 종종 토혈이나 하혈도 하게 된다.

7. 큰창자

1) 큰창자의 형태와 구조

큰창자(대장, large intestine)는 작은창자에서 이어지는 길이 약 1.5m의 소화관으로, 배안 주변을 둘러싸듯이 위치하며 이름에서 알 수 있듯이 작은창자보다 지름이 훨씬 더 크다. 큰창자는 소화관의 하부를 형성하며, 미즙이나 배설물이 통과하는 순서대로 **막창자**(맹장, cecum), **잘록창자**(결장, colon), **곧창자**(직장, rectum), **항문관**(anal canal)으로 나뉜다(그림 18-14).

(1) 막창자(맹장, cecum)

돌창자와 연결되는 부분으로 지름 약 7.25cm, 길이 5~6cm 정도로 짧은 주머니 모양이며 그 끝에 **막창자꼬리**(충수, vermiform appendix)가 있다(그림 18-14).

돌창자와 막창자가 연결되는 곳에는 돌창자 돌림근육이 조임근처럼 둘러싸고 돌막창자판막(회맹판, ileocecal valve)을 형성하고 있어서 큰창자의 내용물이 역류하는 것을 막는다. 막창자는 거의 전체가 배막으로 싸여 있으며, 막창자에는 창자간막은 없지만 돌창자와의 사이에 복막주름이 있다. 따라서 창자간막이 없음에도 불구하고 막창자는 큰 이동성을 나타내며, 때로 과도한 이동이나 꼬임을 일으키는 경우가 있다.

한편, 막창자의 뒤쪽 아래에 위치한 길이 5~6cm, 두께 0.5cm 정도의 막창자꼬리는 내부가 막혀 있는 관이며, 점막 밑에는 다량의 림프조직이 들어 있다. 막창자꼬리에서 발생하는 고름염증을 충수염(appendicitis)이라고 하며, 흔히 맹장염이라고 부른다.

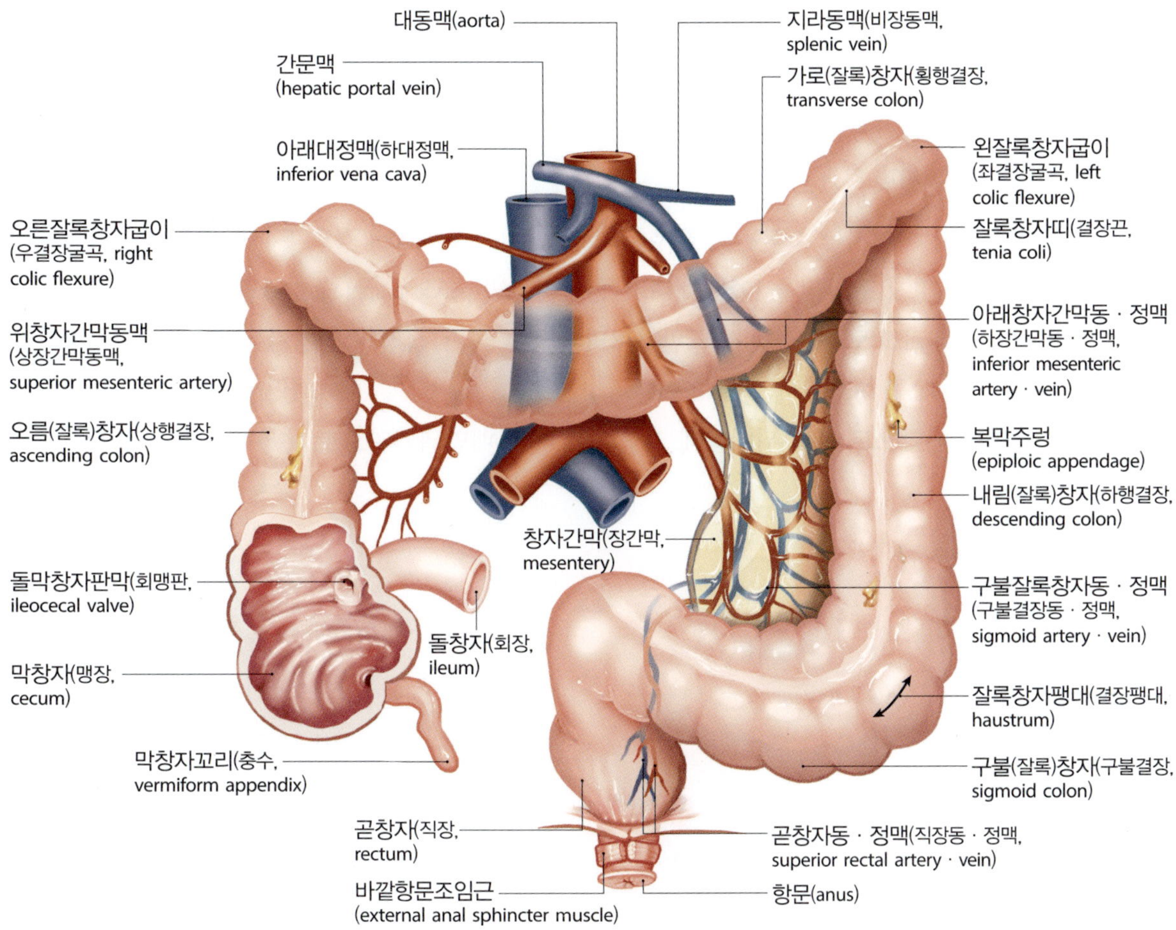

그림 18-14 큰창자의 형태와 구조

(2) 잘록창자(결장, colon)

막창자와 곧창자 사이에 있는 길이 1.4m 정도의 부분으로, 배안의 오른쪽 아래에서 시작하여 왼쪽 아래까지 일주하듯이 위치한다. 주행 방향에 따라 **오름(잘록)창자**(상행결장, ascending colon), **가로(잘록)창자**(횡행결장, transverse colon), **내림(잘록)창자**(하행결장, descending colon), **구불(잘록)창자**(구불결장, sigmoid colon)로 나뉜다. 오름(잘록)창자와 가로(잘록)창자 사이에는 오른잘록창자굽이(우결장굴곡, right colic flexure)라는 굴곡이 있고, 내림(잘록)창자가 배 왼쪽에서 아래로 향하는 지점에는 왼잘록창자굽이(좌결장굴곡, left colic flexure)가 있다(그림 18-14).

또한 결장에는 **잘록창자띠**(결장끈, tenia coli), **잘록창자팽대**(결장팽대, haustrum), **복막주렁**(epiploic appendage)이라는 특징적인 구조가 있다. 잘록창자띠는 잘록창자 표면에 세로로 주행하는 3개의 끈 모양 구조이다. 잘록창자벽의 세로근육층이 모여 형성된 것으로 가로(잘록)창자에서 쉽게 확인되며 외과수술 시 잘록창자를 구별하는 기준이 된다. 잘록창자띠는 보통 긴장되어 있기 때문에 잘록창자는 부분적으로 수축되어 주름 모양으로 올록볼록하다. 그중에서 잘록창자 표면의 볼록한 부분을 잘록창자팽대라고 한다.

복막주렁은 잘록창자띠 표면에 있는 작은 돌기를 말하며, 밑층의 지방조직이 부분적으로 모여 형성된 것이다.

(3) 곧창자(직장, rectum)

구불(잘록)창자에서 이어지는 소화관의 끝부분으로, 길이는 약 20cm 정도 된다. 방광과 전립샘(여성에서는 자궁) 뒤쪽에서 엉치뼈 앞면을 따라 내려가 골반가로막(pelvic diaphragm; 골반바닥의 근육)을 관통한 곳에서 **항문관**(anal canal)으로 이어진다. 골반가로막을 관통하기 직전의 곧창자는 확장되어 곧창자팽대(직장팽대, rectal ampulla)를 형성한다(그림 18-15).

곧창자는 앞면만 배막으로 덮여 뒤배벽에 고정되어 있는 배막뒤기관으로 운동성이 거의 없다.

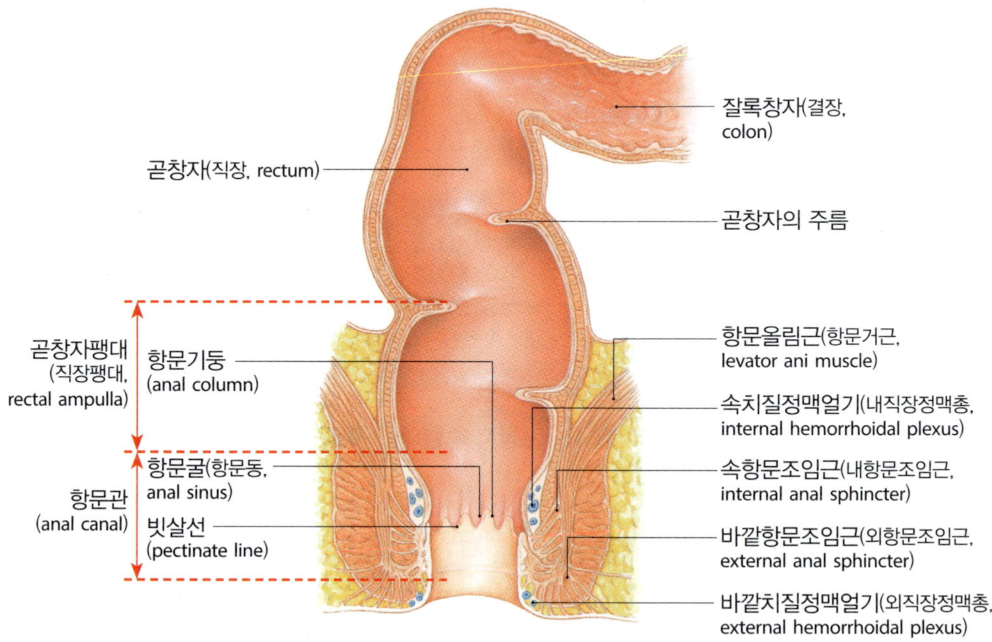

그림 18-15 곧창자와 항문관

(4) 항문관(anal canal)

곧창자가 체벽을 관통하는 부분을 말하며, 실질적인 **항문**(anus)이다(그림 18-15). 항문관 속면에는 항문기둥(anal column)이라는 세로주름이 있다. 항문기둥 아래모서리를 연결하는 선을 빗살선(pectinate line; 항문에서 약 2cm)이라고 하는데, 곧창자점막은 이 선을 경계로 원주상피에서 중층편평상피로 바뀐다.

항문에 있는 2개의 조임근은 배변하는 동안을 제외하고는 항문이 닫힌 상태로 유지하기 위해 수축해 있다. 제대로근육인 민무늬근육이 발달하여 **속항문조임근**(내항문조임근, internal anal sphincter)을 형성하고, 그 가쪽으로 맘대로근육인 가로무늬근육이 **바깥항문조임근**(외항문조임근, external anal sphincter)을 형성한다. 이 해부학적 구조는 때로는 실용적인 관점에서 매우 중요한데, 예를 들어 뇌졸중을 앓은 후 처음에는 자발적인 항문조임근이 마비되는 경우가 많다. 이는 환자가 배변을 통제할 수 없음을 의미한다.

2) 큰창자벽의 구조

기본적으로 배의 다른 소화관과 마찬가지로 **점막**, **점막밑층**, **근육층**, **장막**으로 이루어지지만, 다른 소화관에서는 볼 수 없는 몇 가지 특징적인 구조가 있다(그림 18-16).

큰창자의 점막에는 작은창자에서 관찰되는 돌림주름이나 창자융모가 없기 때문에 점막 표면이 매끄러우며, 그 대신 **창자움**(장움, intestinal crypt)이 밀집해 있다. 창자움은 길이 약 0.5mm로 입 쪽 부위는 주로 흡수상피세포로 구성되지만, 항문과 가까울수록 점액을 분비하는 술잔세포(goblet cell)가 대다수를 차지한다. 창자움이 소화액을 분비하는 장샘은 아니지만 점액(pH 약 8.4)을 분비하며, 이 점액은 점막을 보호하고 창자 내용물의 원활한 이송을 돕는다. 창자움이나 점막을 구성하는 상피세포는 1주일 정도의 주기로 교체된다.

또한 림프구, 형질세포, 호산구 등을 함유한 **홑림프소포**(단일림프소포, solitary follicle)가 있으며, 발달한 것은 점막밑층까지 도달해 있다.

근육층은 소화관의 일반 구조와는 달리 바깥쪽의 세로근육층이 발달하여 3개의 **잘록창자띠**(결장끈, tenia coli)라는 근육다발을 이룬다. 이 때문에 부위에 따라서는 돌림근육층만으로 구성되는 근육층을 가진다. 두 근육층 사이에는 자유신경얼기인 아우어바흐신경얼기(Auerbach plexus)가 발달하여 근육의 긴장과 수축에 관여한다.

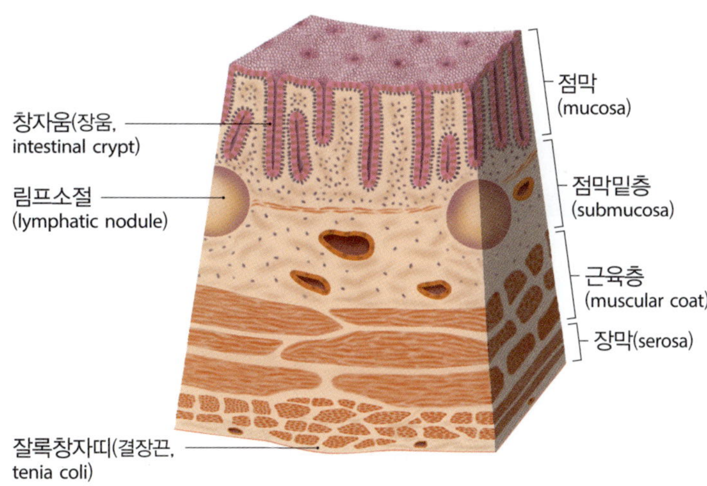

그림 18-16 큰창자벽의 구조

요점확인

1. 작은창자의 주요 부분은 무엇인가?
2. 큰창자의 기능은 무엇인가?
3. 큰창자 주요 부분의 명칭을 열거하시오.

임상응용

● **잘록창자창냄술(결장조루술, colostomy)**

잘록창자창냄술은 잘록창자를 절단하고 잘린 끝부분을 피부 표면으로 가져와 장루(stoma)라고 하는 구멍을 형성함으로써 배벽에 인공항문을 만드는 수술이다. 큰창자의 종양이나 외상, 염증질환, 선천기형 등으로 정상적인 배변을 할 수 없는 경우에 일시적 또는 영구적인 방법으로 시행하게 된다.

잘록창자창냄술은 환자의 정서적 불편함을 유발하고 사회생활에 변화를 가져오며 삶의 질을 저하시킬 수 있기 때문에 반드시 필요한 경우에만 시행해야 한다. 잘록창자창냄술 환자에게는 장루 관리법, 감염 방지법, 일회용 장루백의 정기적 교체방법 등을 교육하고, 가스나 악취를 유발하는 음식 섭취를 피하고 세심한 수분 섭취 관리를 하도록 교육해야 한다.

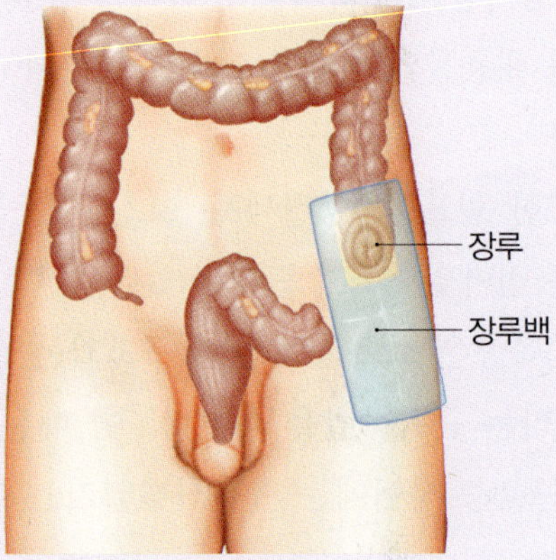

3. 소화 부속기관

1. 침샘

침샘(타액샘, salivary gland)은 소화관 외부에 위치하여 (도)관을 통해 침을 분비하기 때문에 소화계통과 관련된 전형적인 부속기관이다. (도)관이 있어 외분비샘(exocrine gland)으로 간주된다. 침샘에는 **귀밑샘**(이하샘, parotid gland), **턱밑샘**(악하샘, submandibular gland), **혀밑샘**(설하샘, sublingual gland)의 **큰침샘**(major salivary gland)이 있으며, 성인의 경우 매일 약 1L의 묽은 침을 분비한다(그림 18-17). 큰침샘 외에도 육안으로 보이지 않는 입술샘(labial gland)과 혀샘(lingual gland) 등이 있으며, 이들을 통틀어 **작은침샘**(minor salivary gland)이라고 한다.

귀밑샘은 침샘 중에서 가장 크며 귀 바로 앞쪽 및 아래쪽에 위치한다. 귀밑샘에서는 세균이 생성하는 산을 중화시키는 염기인 중탄산소듐($NaHCO_3$)이 함유된 침을 분비한다. 귀밑샘관(이하샘관, parotid duct)이 열리는 곳은 뺨 안쪽에 있으며 거울을 통해 위턱의 둘째큰어금니 옆을 보면 확인할 수 있다. 턱밑샘은 아래턱뼈와 두힘살근으로 둘러싸인 삼각영역에 위치한다. 턱밑샘에서 분비되는 침은 전체의 65%를 차지하며 점액 성분과 장액 성분이 섞여 있다. 턱밑샘관(악하샘관, submandibular duct)은 혀주름띠 양쪽의 입안으로 열린다. 혀밑샘은 점액 성분이 더 많은 침을 분비하며 분비량은 전체의 7~8%이다. 혀밑샘관(설하샘관, sublingual duct)은 입안 바닥으로 열린다.

한편, **침**(타액, saliva)은 99% 이상이 물이지만, 용질 성분으로 소듐, 포타슘, 인산, 중탄산 같은 이온 외에도 점액소(뮤신, mucin)나 녹말분해효소(amylase)를 함유한다. 점액소는 점성이 있는 당단백질로 침에 점성을 주어 입안을 습윤한 환경으로 만드는 데 작용하며, 씹기 기능을 원활하게 하고 점막 표면을 보호한다.

18

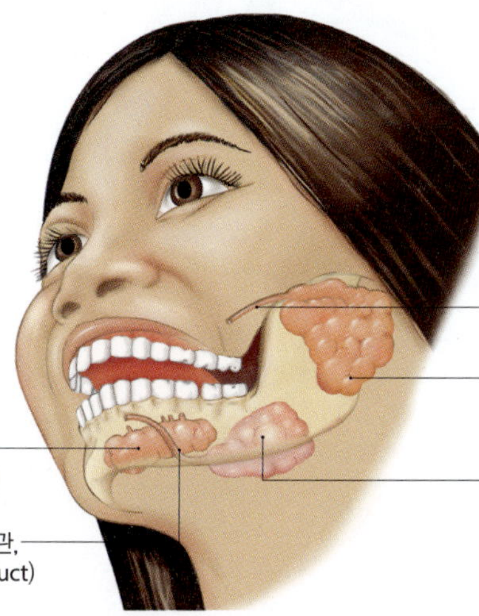

그림 18-17 큰침샘의 위치

2. 간

1) 간의 형태와 구역

간(liver)은 오른쪽 명치부위에 있는 무게 1kg 정도의 장기로, 피부를 제외하고 인체에서 가장 크다. 갈비뼈에 거의 가려져 있지만, 복장뼈 아래 부근에서 체표를 통해 일부가 만져지기도 한다.

전체적으로 둥그스름한 삼각뿔이 옆으로 누워 있는 형태이다. 간 윗면은 가로막에 접해 있어서 호흡운동(가로막 수축)에 동반하여 위아래로 이동한다. 간 아랫면은 위, 샘창자, 가로(잘록)창자, 오른콩팥 등 배의 내장과 접하는 부분에서 움푹 들어가 있다.

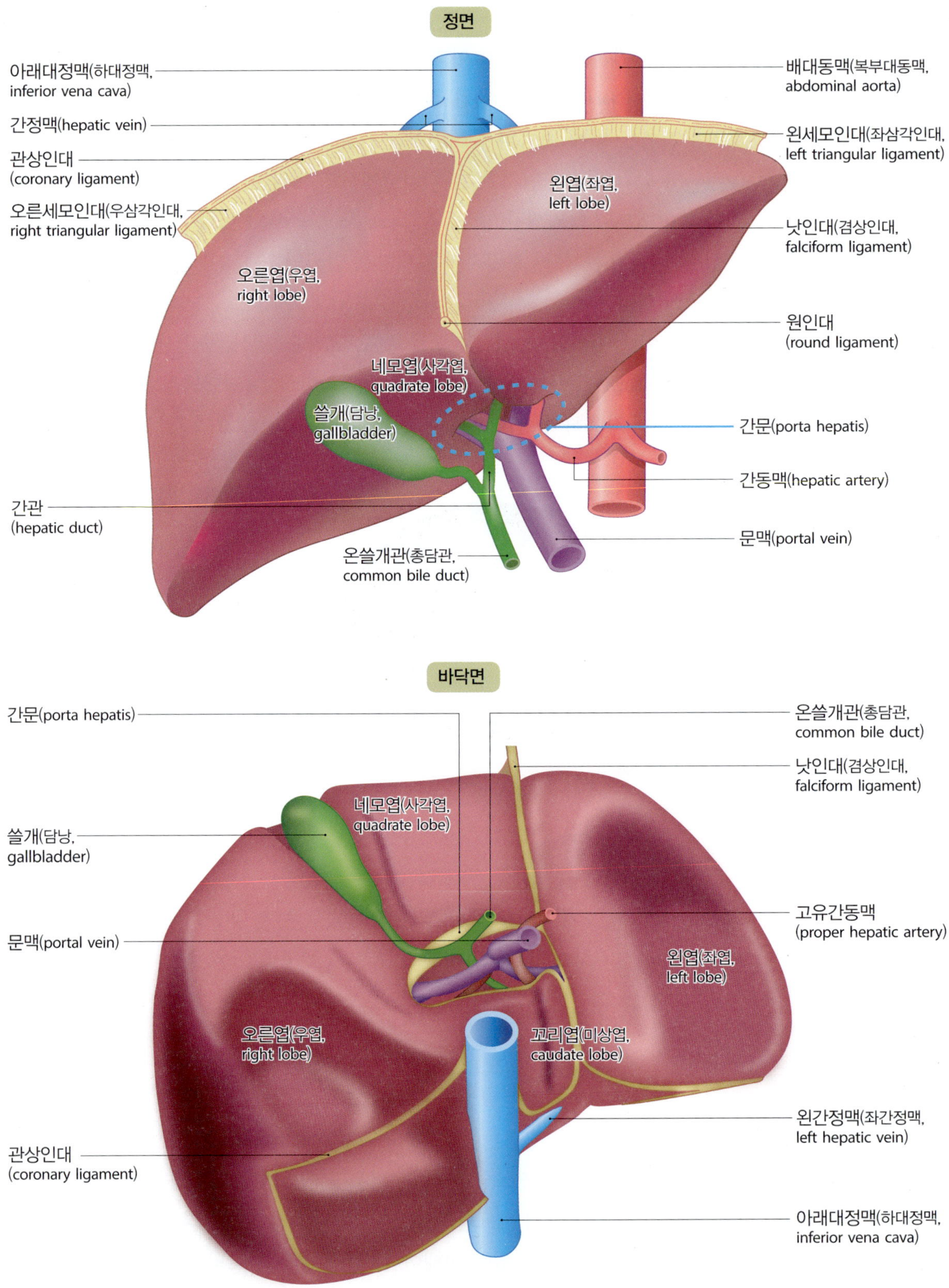

그림 18-18 간의 형태와 구역

간은 낫인대(겸상인대, falciform ligament)를 기준으로 **오른엽**(우엽, right lobe; 전체의 약 4/5)과 **왼엽**(좌엽, left lobe)으로 나뉜다. 아랫면에는 H자 형태의 홈이 있는데, 이 홈에 의해 앞쪽의 **네모엽**(사각엽, quadrate lobe)과 뒤쪽의 **꼬리엽**(미상엽, caudate lobe)으로 구분된다. H자의 가로선에 해당하는 중앙부분에는 문맥(portal vein), 간동맥(hepatic artery), 간관(hepatic duct; 쓸개즙의 수송로)이 출입하는 **간문**(porta hepatis)이 있으며, 그 오른쪽 앞아랫면에서 쓸개(담낭, gallbladder)가 인접해 있다(그림 18-18).

2) 간의 구조와 기능

간은 지름 1~2mm 정도 크기의 육각기둥 모양을 한 **간소엽**(hepatic lobule)이라는 단위가 모여 구성된다. 간소엽 주위 모서리에는 **소엽사이결합조직**(글리슨집, Glisson sheath)이 있으며, 여기에 간동맥에서 이어지는 **소엽사이동맥**(소엽간동맥, interlobular artery), 문맥 가지인 **소엽사이정맥**(소엽간정맥, interlobular vein), 간세포가 분비하는 쓸개즙을 간관으로 내보내는 **소엽사이쓸개관**(소엽간담관, interlobular bile duct)이 모여 있다. 소엽사이동맥, 소엽사이정맥, 소엽사이쓸개관을 일컬어 **간세동이**(hepatic triad)라고 한다(그림 18-19).

간소엽 중심에는 간정맥의 가지인 **중심정맥**(central vein)이 있다. 간소엽 내부에서 간세포는 방사상으로 배열되며 관 모양의 간세포줄(hepatic cord)을 만들며, 간세포줄에는 간세포(hepatocyte)가 열을 이루며 배열되어 있고, 그 사이를 굴모양혈관(sinusoid)이 지나간다. 굴모양혈관은 불규칙적으로 펼쳐진 혈관으로 벽을 만드는 내피세포에는 큰 구멍이 뚫려 있기 때문에 간세포는 혈액의 액체성분에 직접 닿을 수 있다. 소엽사이동·정맥은 간소엽으로 들어가기 직전에 합류하여 굴모양혈관으로 들어가고, 이곳에서 간세포의 처리를 받은 후 중심정맥을 지나 간정맥으로 흘러 들어간다. 한편, 간에서 합성된 쓸개즙은 간세포 사이의 틈새인 쓸개세관(담세관, bile ductule)으로 분비되고, 이곳에서 소엽사이쓸개관을 지나 간관에 이르며 간문을 통해 간 밖으로 나간다.

간은 영양분의 처리, 저장, 중독성 물질의 해독, 분해, 배설, 혈액성상의 조절, 담즙 분비, 인체방어작용 등의 다양한 기능을 한다(표 18-2).

표 18-2 간의 주요 기능

기능	설명
당 대사	포도당을 모아서 당원 형태로 일시 저장하고 다시 포도당으로 재변환시켜 혈액 중의 포도당 농도(혈당치)를 안정시킨다.
단백질 대사	아미노산을 합성하여 혈액으로 방출한다. 아미노산을 분해하여 생긴 암모니아를 해가 없는 요소(urea)로 전환시킨다.
지질 대사	지방산을 분해하여 콜레스테롤, 인지질 등을 합성하며 지단백질을 혈액 중으로 보내어 지질 대사에 관여한다.
혈장단백질 합성	알부민, 글로불린 등 혈장단백질을 대부분 합성하여 혈액으로 방출한다.

표 18-2 간의 주요 기능 (계속)

기능	설명
비타민과 호르몬 대사	비타민 A, B, D 등을 저장하며 각 장기에서 생성되는 호르몬을 분해한다. 간기능장애가 발생하면 호르몬 대사장애가 발생한다.
쓸개즙 생성	쓸개즙을 만들어 작은창자 안으로 배설한다. 쓸개즙의 주성분은 빌리루빈, 쓸개즙산, 콜레스테롤이며 이러한 성분은 창자운동을 촉진하여 지방 유화를 돕는 작용을 한다.
해독	지용성 물질을 배설하기 쉽도록 산화와 환원 등의 처리를 하여 수용성으로 바꾸며, 약물이나 대사산물, 독성물질 등을 해독하여 소변이나 쓸개즙을 통해 배설한다.

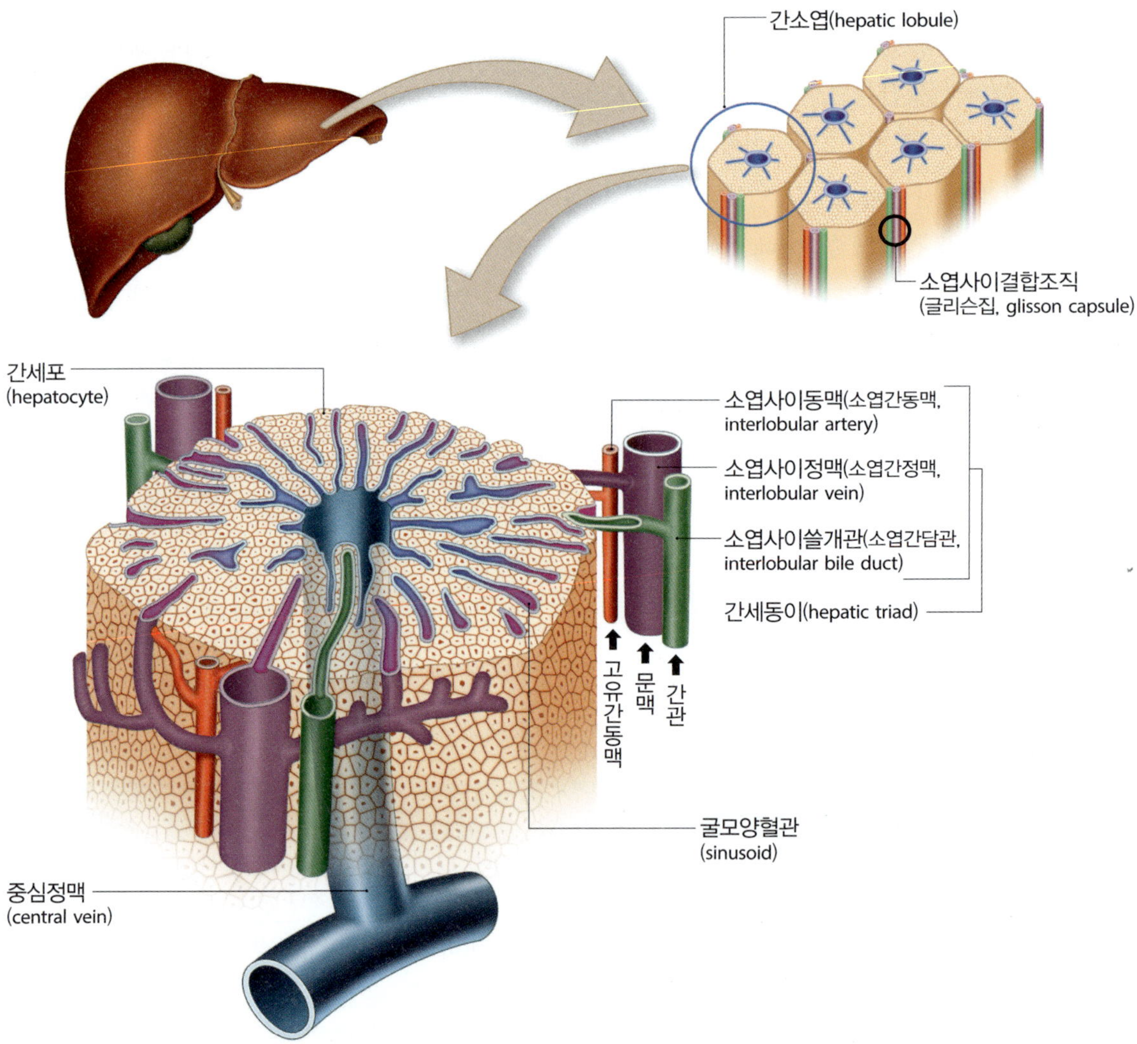

그림 18-19 간의 구조

임상 응용

● **간경화증**(liver cirrhosis, LC)

다양한 원인으로 발생하는 만성 진행성 간기능장애의 말기상태를 말한다. 간세포에는 강한 재생능력이 있기 때문에 간세포장애가 가벼운 정도라면 회복되지만, 장애가 심하고 지속적인 경우 간은 섬유화에 의해 단단해지고 간세포와 합쳐져 재생결절이라는 덩어리 모양의 구조로 형성된다. 결절은 간조직 내의 혈관을 압박해서 문맥압항진을 일으키며 그 밖에도 간 내의 혈류를 억제하기 때문에 간세포장애를 더욱 심화시킨다. 그 결과 알부민 합성 저하에 의한 부종 및 복수나 소화관출혈 등이 생기며 간암 발생의 위험률도 높아진다.

● **만성간염**(chronic hepatitis)

자가면역이나 대사이상 등 각종 원인에 의한 염증성 간기능장애가 6개월 이상 계속되는 것을 만성간염이라고 한다. 염증을 동반하는 간세포괴사와 섬유화가 특징인데 염증은 문맥 영역과 그 주변 및 간소엽에서 림프구 침윤이 주로 나타나며, 염증반응이 심한 경우에는 간세포괴사도 관찰된다. 한편, 섬유화는 문맥 영역 주위에서 시작되어 문맥 영역을 연결하는 가교 섬유화를 형성한 후 간경화증으로 진행된다.

바이러스성 만성간염은 B형 및 C형의 만성간염이 대부분이며 일반적으로 자각증상이 없고 황달이 나타나는 경우도 드물다. B형 만성간염은 간세포 내에 항원(HBsAg)이 축적되기 때문에 반투명 유리와 같은 조직상이나 간세포괴사가 나타나고, 간소엽이나 문맥 영역에는 림프구 침윤이 관찰된다. 한편, C형 간염은 림프소포 형성이 특징이며 간세포의 지방화나 쓸개관장애도 관찰된다. 또한 C형 만성간염은 B형보다 간경화증으로 진행되기 쉽다.

18

3. 쓸개

쓸개(담낭, gallbladder)는 길이 약 8cm, 용량 약 50mL의 가지 모양 기관으로, 간의 오른엽과 네모엽 사이에 위치한다(그림 18-20). 간에서 만들어진 쓸개즙(담즙, bile)을 저장하고 약 10배 정도까지 농축시켜 필요 시 온쓸개관으로 쓸개즙을 보내는 역할을 한다.

쓸개가 미주신경이나 콜레시스토키닌(cholecystokinin)의 작용으로 수축되면 쓸개즙이 샘창자로 분비되는데, 이 쓸개즙의 수송경로를 **쓸개관**(담관, bile duct)이라고 한다. 쓸개관은 간내 쓸개관(쓸개세관, 소엽사이 쓸개관)과 간외 쓸개관(간관, 쓸개주머니관, 온쓸개관)으로 구분되는데, 쓸개를 포함해서 **쓸개길**(담도, biliary tract)이라고도 한다.

쓸개와 쓸개관은 **쓸개주머니관**(담낭관, cystic duct)으로 연결된다. 쓸개주머니관은 길이 3cm, 속지름 3mm 정도의 관으로, 내부에는 나선주름의 판막 구조를 가진다. 쓸개주머니관은 쓸개에서의 쓸개즙 분비뿐만 아니라 간에서 생성된 쓸개즙을 쓸개로 보내는 경로이며, 나선주름은 그 조절을 담당한다. 또한 **온쓸개관**(총담관, common bile duct)은 이자머리를 지나 큰샘창자유두로 열린다. 큰샘창자유두에는 오디조임근(sphincter of Oddi)이 있어서 식사가 시작되면 이완되어 쓸개즙을 방출한다. 오디조임근은 보통 수축해 있으며 간에서 오는 쓸개즙은 쓸개로 보내진다.

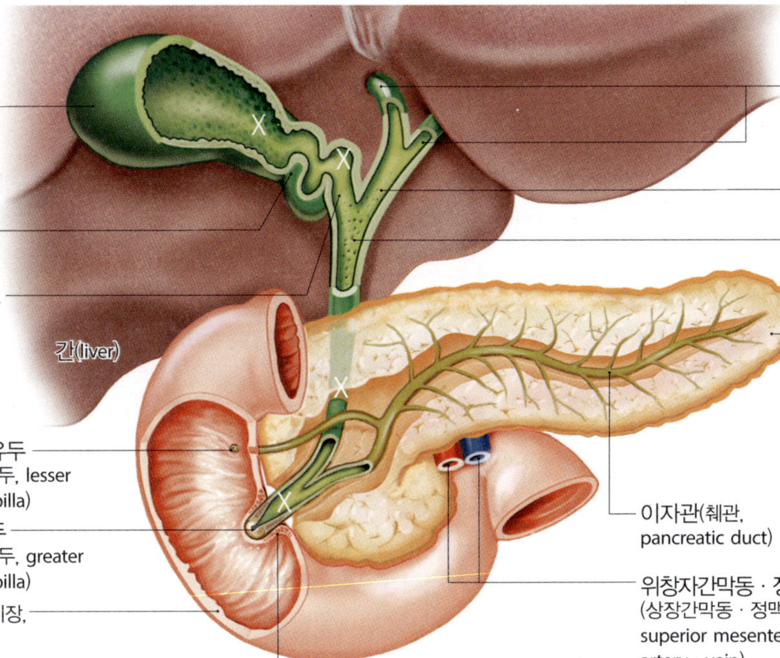

그림 18-20 쓸개와 쓸개관

X 부위는 담석으로 잘 막히는 위치이다. 담석이나 연축으로 인해 간관이나 온쓸개관이 막히면 쓸개즙이 형성되는 간에서 쓸개즙 배출을 차단하여 쓸개즙이 샘창자로 배출되는 것을 막는다.

임상응용

● 담석증(cholelithiasis)

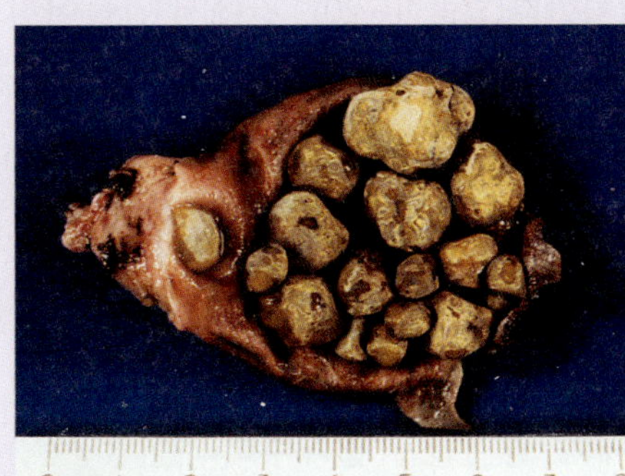

쓸개즙에 함유된 빌리루빈이나 콜레스테롤이 결정화되어 쓸개길 내에 결석을 생성한 것을 담석증이라고 한다. 절반 이상은 증상 없이 경과하지만, 담석산통(biliary colic)이나 쓸개길 감염을 일으키는 경우도 있다. 담석이 형성되는 장소는 쓸개가 가장 많지만, 간내 쓸개관, 쓸개주머니관, 온쓸개관에서 형성되기도 한다. 70%는 콜레스테롤을 주성분으로 하는 콜레스테롤담석이고 30%는 빌리루빈을 주성분으로 하는 색소담석이지만, 실제로는 이 두 가지 성분이 혼합된 결석이 절반을 차지한다.

증상이 없는 담석은 진행성 질환이 동반된 특별한 경우를 제외하고 증상이 나타날 때 치료하는 것이 원칙이다. 증상이 있는 담석은 통증이 재발할 확률이 높고 합병증이 발생할 가능성이 높으므로 치료하며 약물요법이나 수술이 시행된다.

4. 이자

이자(췌장, pancreas)는 위 뒤쪽에서 샘창자의 C자형 구조에 의해 생성된 오목한 부분에 위치한다(그림 18-20 참조, 그림 18-21). 이자는 샘창자에 둘러싸인 **이자머리**(췌장두부, head of pancreas), 지라에 접하는 **이자꼬리**(췌장미부, tail of pancreas), 이 둘을 연결하는 **이자몸통**(췌장체부, body of pancreas)으로 이루어지며 복강동맥과 위창자간막동맥으로부터 영양을 공급받는다.

이자는 이자액(췌장액, pancreatic juice)을 만드는 **외분비부**와 호르몬(hormone)을 분비하는 **내분비부**(랑게르한스섬)로 이루어진다. 이자의 대부분은 외분비부이며, 그 (도)관인 이자관은 큰샘창자유두로 열린다. **랑게르한스섬**(island of Langerhans)은 내분비세포의 집합체로 약 100만 개가 흩어져 있는데, A(α)세포, B(β)세포 등으로 구성되며 당대사에 관여하는 호르몬을 분비한다.

이자액은 가장 중요한 소화액으로, 여기에는 탄수화물, 단백질, 지질을 모두 소화하는 효소가 함유되어 있다. 또한 위에서 창자로 들어가는 산성 미즙의 염산을 중화시키는 알칼리성 물질인 중탄산소듐도 함유되어 있다.

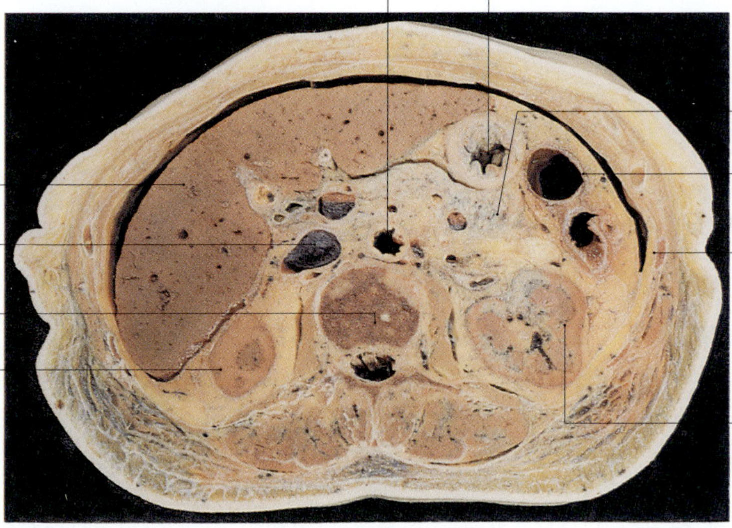

그림 18-21 배의 장기

배 주요 소화기관의 위치를 보여주는 가로단면 사진이다.

요점확인

1. 간의 기능은 무엇인가?
2. 쓸개즙이란 무엇이고 어디에서 생산되는가?
3. 쓸개의 기능은 무엇인가?
4. 이자를 내분비샘과 외분비샘으로 간주하는 이유는 무엇인가?

4. 배막

배안(복강, abdominal cavity)에는 소화계통이나 비뇨계통의 장기 대부분이 들어 있으며, 이들 장기는 **배막**(복막, peritoneum)이라는 장막으로 둘러싸여 있다. 배막은 연속해 있는데 배벽의 속면을 덮는 **벽쪽배막**(벽복막, parietal peritoneum)과 장기의 표면을 덮는 **내장쪽배막**(내장복막, visceral peritoneum)으로 나뉜다. 이 두 막 사이의 공간을 **배막안**(복막강, peritoneal cavity)이라고 하며, 여기에는 장액이 들어 있어 장기의 운동에 의한 기관과 체벽 및 각 기관 상호 간의 마찰을 방지한다.

내장쪽배막과 벽쪽배막 사이에는 **창자간막**(장간막, mesentery)이 있다. 창자간막은 배막안에 장기를 매달아 안정적으로 고정시키는 두 겹의 배막인데, 연결되는 장기에 따라 위간막, 샘창자간막, 잘록창자간막, 빈창자간막 등 다른 명칭으로 불린다. 또한 창자간막에는 **큰그물막**(대망, greater omentum)과 **작은그물막**(소망, lesser omentum)의 두 종류도 포함된다. 큰그물막은 마치 앞치마처럼 느슨하게 배 내장을 덮고 있어 배막안을 열었을 때 처음 보게 되는 구조물이며, 위바닥부터 골반까지 펼쳐져 있다. 작은그물막은 크기가 더 작고 위의 중간 표면부터 간까지 펼쳐져 있다. 큰그물막과 작은그물막에는 접힌 부분 사이에 지방세포가 모여 있다.

소화관 대부분(위, 빈창자, 돌창자, 막창자꼬리, 가로(잘록)창자, 구불(잘록)창자)은 배막으로 둘러싸여 창자간막을 통해 뒤배벽과 연결된다. 이들 장기는 위치가 고정되어 있지 않기 때문에 운동성이 있다. 이에 비해 오름(잘록)창자와 내림(잘록)창자는 한쪽이 뒤배벽에 붙고 앞면만 배막으로 덮여 있다. 또 샘창자나 이자는 배막 뒤 아래쪽에 위치한다(그림 18-22).

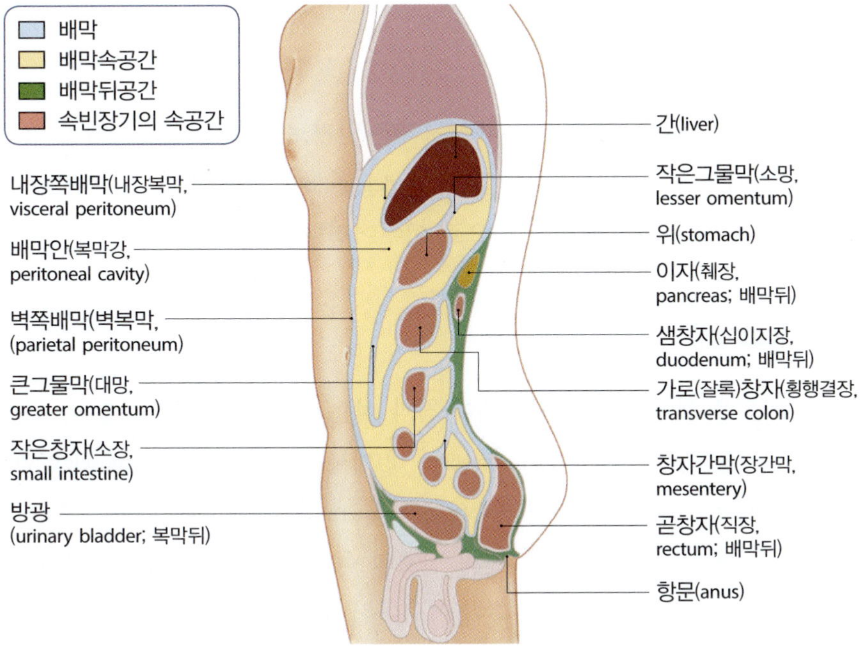

그림 18-22 **배막**

18

요점확인

1. 배막의 기능은 무엇인가?
2. 창자간막과 그물막은 무엇인가?

5. 소화

에너지를 생산하기 위해 탄수화물, 단백질, 지질의 3대 영양소가 이용되는데, 이때 영양소는 음식물로서 섭취된다(자세한 내용은 Chapter 19 영양과 대사를 참조). 음식물로서 섭취된 크고 복잡한 영양물질이 흡수 가능한 저분자의 기본적인 구성단위로 분해되는 과정을 **소화**(digestion)라고 한다. 이 과정에서 **소화효소**(digestive enzyme)에 의해 탄수화물은 단당(류), 단백질은 아미노산, 지질은 지방산과 글리세롤로 가수분해된다.

소화과정은 씹기와 소화관의 운동에 의한 **기계적 소화**(mechanical digestion)와 소화샘에서 분비되는 효소에 의한 **화학적 소화**(chemical digestion)로 나뉜다.

1. 기계적 소화

기계적 소화(mechanical digestion)는 섭취한 음식물을 작은 입자로 분해하여 소화액과 섞고 소화관을 따라 이동시키는 과정으로, **씹기**(저작, mastication), **삼킴**(연하, deglutition), **꿈틀운동**(연동운동, peristalsis), **분절운동**(segmentation) 등을 포함하는 소화관의 모든 운동으로 이루어진다.

1) 씹기(저작, mastication)

입안으로 들어온 음식물을 씹어서 자르고 으깨어 침과 섞는 운동을 **씹기**라고 한다. 씹기에 관여하는 씹기근육(저작근)에는 ①관자근(측두근, temporalis muscle), ②깨물근(교근, masseter muscle), ③안쪽날개근(내측익돌근, medial pterygoid muscle), ④가쪽날개근(외측익돌근, lateral pterygoid muscle)이 있으며, 이들 근육이 숨뇌그물체(reticular formation)에 있는 리듬발생기전의 신호와 동기하여 수축함으로써 씹기운동이 일어난다. 씹기근육은 가로무늬근육이며, 자발적으로 수축이 이루어진다.

2) 삼킴(연하, deglutition)

입안에서 씹기를 통해 잘게 부서진 음식물 덩어리나 액체가 식도를 따라 위로 이동되는 과정을 **삼킴**이라고 한다. 삼킴운동은 음식덩이를 혀의 움직임에 따라 입안에서 인두로 보내는 **입안단계**, 인두에서 식도 입구까지 보내는 **인두단계**, 식도 입구에서 위 입구까지 보내는 **식도단계**로 나뉜다(그림 18-23).

삼킴운동의 중추는 숨뇌(연수)에 있으며, 숨뇌의 삼킴반사중추는 혀인두신경의 흥분을 전달받아(구심성) 흥분하고, 이 흥분은 혀밑신경, 삼차신경, 혀인두신경, 미주신경을 통하여(원심성) 입, 인두, 후두, 식도 근육에 전달한다. 삼킴반사에 의해 음식덩이는 식도를 통과하여 위로 보내진다.

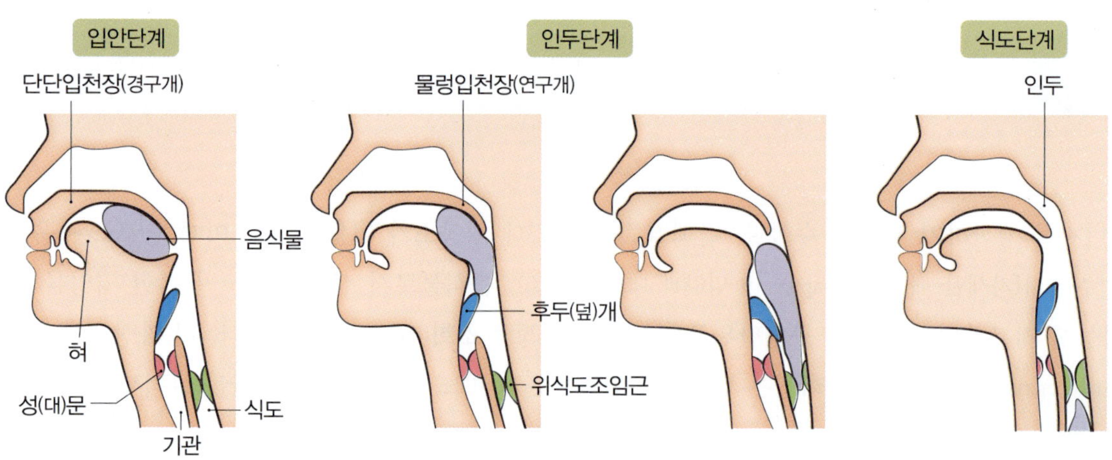

그림 18-23 삼킴운동

(1) 입안단계(oral phase)

입안으로 들어온 음식물을 덩어리로 만든 후 혀를 뒤쪽 위로 당겨 입안의 음식덩이를 인두로 보내는 단계이다. 삼킴반사가 일어나기 전까지이며, 혀근육의 작용에 의한 자발적 운동이다.

(2) 인두단계(pharyngeal phase)

목구멍 점막의 접촉자극을 통해 혀, 입천장, 인두가 음식덩이를 인두로 보낸다. 음식덩이가 위식도조임근을 완전히 통과하는 시기로, 비자발적인 꿈틀운동과 삼킴무호흡이 일어난다.

또한 다음과 같은 운동이 반사적으로 일어난다.

- 입천장근육이 목구멍을 좁혀 음식덩이가 입안으로 역류되는 것을 막는다.
- 물렁입천장이 들려 올라가 음식덩이가 코안으로 역류되는 것을 막는다.
- 입안바닥이나 인두 및 후두가 들려 올라가 후두구멍을 막는다.
- 인두근육의 수축을 통해 음식덩이를 식도로 보낸다.

(3) 식도단계(esophageal phase)

식도의 꿈틀운동에 의해 음식덩이를 들문(분문, cardia)으로 보낸다. 식도의 꿈틀운동은 매초 4cm 정도의 속도로 진행된다.

3) 꿈틀운동(연동운동,peristalsis)

(1) 위의 꿈틀운동

위 안으로 음식덩이가 들어오면 잠시 동안 위 중앙부분(위몸통)의 모파임(각파임, angular notch)을 경계로 위아래 두 부분에서 수축을 시작하는데, 이때 모파임에서 뒤당김고리(수축륜, retraction ring)가 20~30초에 1번씩 규칙적으로 날문(유문)에 발생하여 돌림층(circular layer)이 수축된다. 이 수축으로 음식덩이는 위의 출구인 날문으로 이동한다(그림 18-24).

이처럼 돌림층의 수축에 의해 꿈틀운동을 반복함으로써 음식덩이와 위액을 잘 섞어 미즙(chyme)을 형성하게 된다. 꿈틀운동이 반복되면서 소화가 진행되면 위벽 전체의 긴장이 높아지고 위의 내압이 상승하며, 그 결과 미즙 상태가 된 내용물은 샘창자로 밀려나가게 된다(그림 18-25).

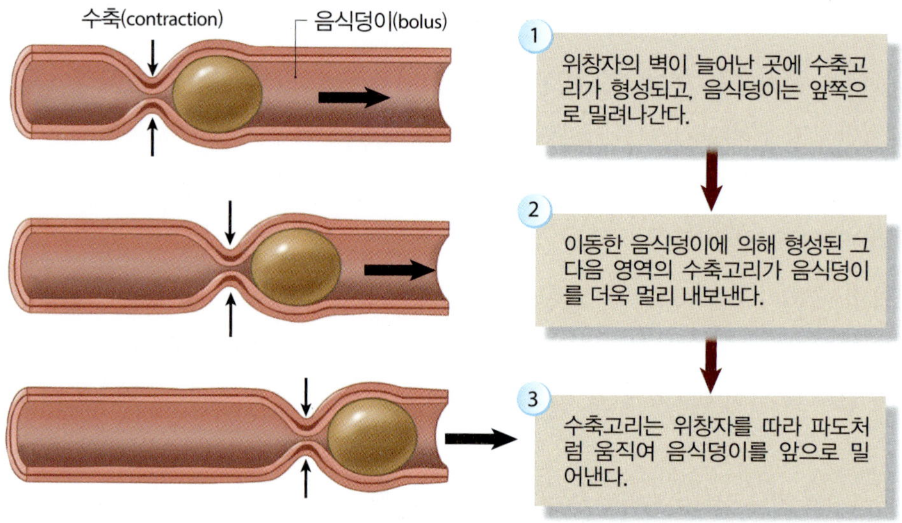

그림 18-24 꿈틀운동

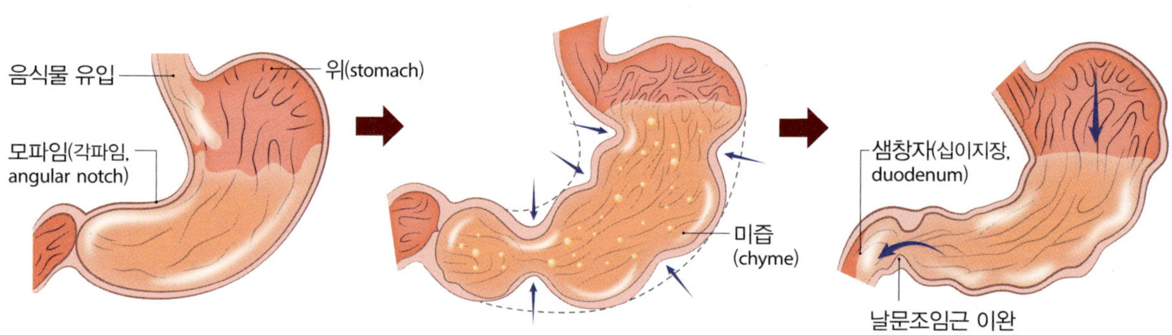

그림 18-25 위의 꿈틀운동과 음식물의 이동

(2) 작은창자의 꿈틀운동

작은창자벽을 구성하는 돌림층이 수축하면 뒤당김고리가 형성되면서 뒤당김고리의 파형이 입에서 항문 쪽으로 이동하는 꿈틀운동이 일어난다. 윗부분은 수축하고 아랫부분은 이완하면서 음식덩이가 아래쪽으로 이동하게 된다. 이때 항문 쪽에서는 이완이 일어나는데, 이 반사를 **점막 내 반사**라고 한다. 점막 내 반사가 연속적으로 일어나면 꿈틀운동이 된다. 꿈틀운동파의 진행속도는 1~2cm/초이고 이동거리는 4~5cm 정도이며, 입에서 항문 쪽으로 일어난다.

때로 작은창자 내벽이 화학물질에 의해 자극을 받게 되면 창자 전체에 걸쳐 급속하고 강한 꿈틀운동(25cm/초)이 발생할 수 있는데, 이러한 현상을 **급속꿈틀운동**(급속연동운동, peristaltic rush)이라고 한다. 설사(diarrhea)가 급속꿈틀운동의 결과이다.

(3) 큰창자의 꿈틀운동

큰창자의 꿈틀운동은 내용물을 항문 쪽으로 이동시키는데, 큰창자 전체가 수축하여 1회 운동으로 30cm 이상 이동시키는 **집단수축운동**(mass movement)이 일어난다. 작은창자의 꿈틀운동에 잇달아 일어나며, 1일 3~4회 정도 음식물을 섭취할 때 위잘록창자반사(위결장반사, gastrocolic reflex)와 샘창자잘록창자반사(십이지장결장반사, duodenocolic reflex)에 의해 나타난다.

음식물을 섭취하여 위나 샘창자가 꽉 차면 그 자극이 반사적으로 잘록창자의 돌림층과 세로층을 강력하게 수축시키고 결장팽대(잘록창자팽대)가 소실되면서 큰창자의 길이가 짧아져 구불(잘록)창자와 곧창자로 일시에 밀려나간다. 이때 갑자기 변의를 느끼게 된다(그림 18-26).

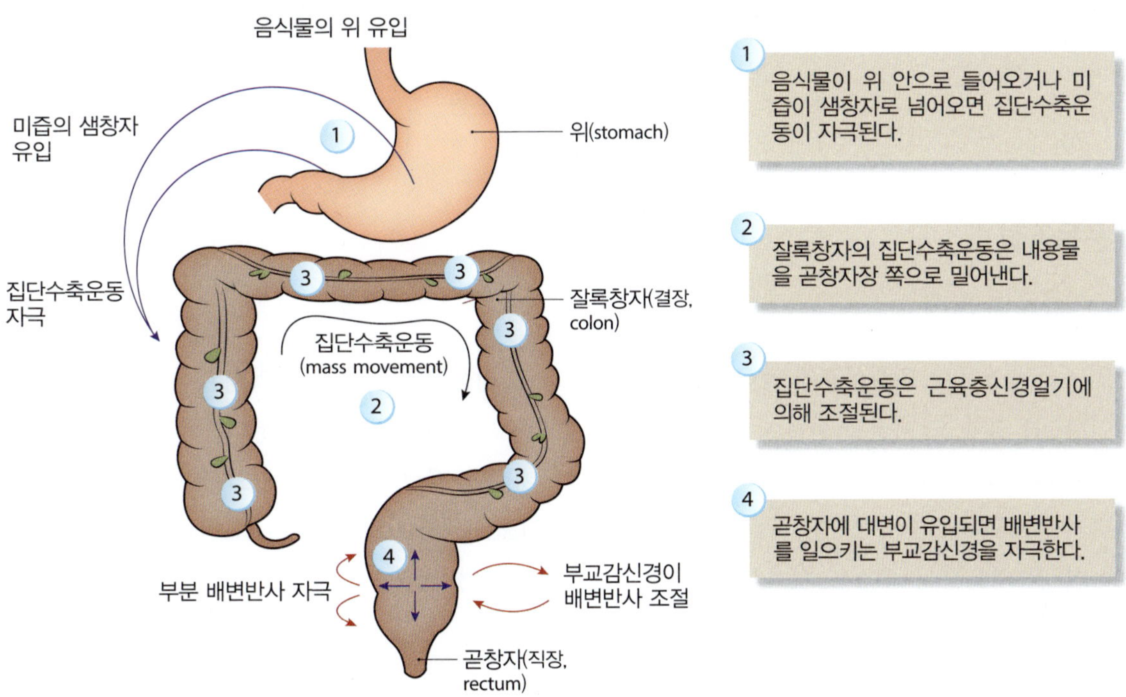

그림 18-26 **큰창자의 집단수축운동**

4) 분절운동(segmentation)

물질을 앞으로 움직이게 하는 꿈틀운동 외에도 단일 영역이나 분절 내에서 근(육)섬유가 교대 수축하여 앞뒤로 움직이는 유형의 운동이 일어나는데, 이를 **분절운동**이라고 한다(그림 18-27). 꿈틀운동이 물질을 위창자 아래로 밀어내는 작용을 한다면, 분절운동은 섭취한 물질을 소화액과 혼합시키고 더 작은 입자로 기계적 분해를 일으키는 데 도움을 준다. 꿈틀운동과 분절운동은 교대로 일어날 수 있는데, 이 경우 물질이 창자점막과 밀착되어 위창자를 따라 천천히 진행하면서 혼합되어 영양분의 흡수가 촉진된다.

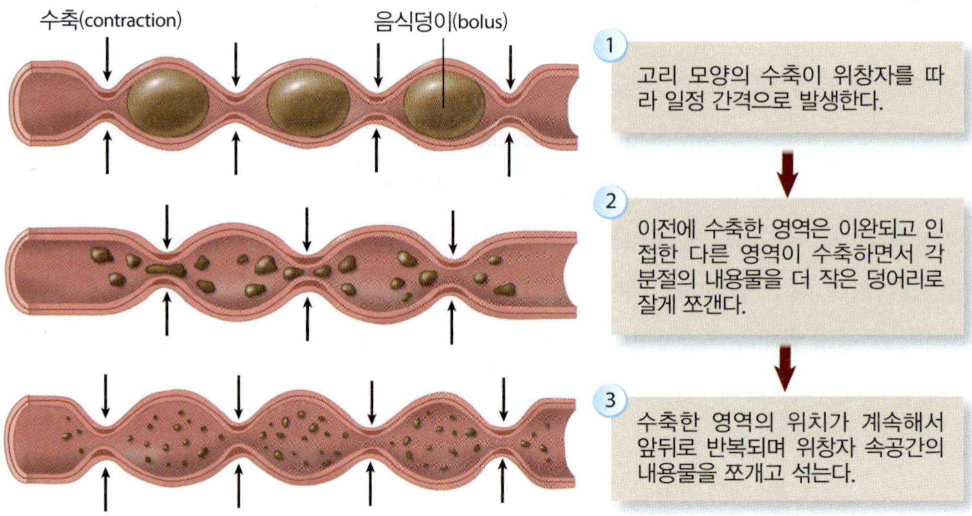

그림 18-27 **분절운동**

5) 운동조절

(1) 위운동의 조절

위의 꿈틀운동은 **미주신경**의 자극으로 활발해지고, **교감신경**의 자극으로 억제된다. 또한 샘창자의 확장이나 pH 저하, 단백질 소화물에 의해 신경반사를 일으키면 위운동이 억제된다. 한편, 소화관호르몬인 모틸린(motilin)은 꿈틀운동을 촉진하여 위 내용물의 배출을 빠르게 하며, 세크레틴(secretin)이나 콜레시스토키닌(cholecystokinin, CCK), 위산억제폴리펩타이드(gastric inhibitory polypeptide, GIP)는 꿈틀운동을 억제하여 위 내용물의 배출을 지연시킨다. 인슐린(insulin)을 정맥주사하면 위액 분비가 증가하여 위 내용물의 분비가 촉진된다.

(2) 작은창자운동의 조절

작은창자의 운동은 식사의 양과 질에 따라 달라지며 **신경조절**과 **체액조절**이 이루어진다. 신경조절은 내재신경계통과 자율신경인 미주신경, 내장신경의 영향을 받으며, 촉진과 억제의 상반작용으로 이루어진다. 작은창자벽의 신전은 꿈틀운동을 촉진시킨다. 또 미주신경의 자극도 작은창자의 운동을 촉진시킨다. 한편, 내장신경의 자극은 작은창자의 운동을 억제한다.

다양한 소화관호르몬에 의해 창자운동이 촉진 또는 억제되는데, 이를 체액조절이라고 한다.

(3) 큰창자운동의 조절

큰창자의 운동은 **신경조절**만으로 이루어지며, 부교감신경 흥분 시 촉진되고 교감신경 흥분 시 억제된다.

2. 화학적 소화

화학적 소화(chemical digestion)는 음식물이 소화관을 따라 이동하는 동안 소화효소가 작용하여 창자점막을 통해 쉽게 흡수할 수 있도록 분해하는 과정이다. 화학적 소화는 침, 위액, 이자액, 창자액의 효소에 의해 촉매되는 수많은 화학반응으로 구성된다.

1) 소화효소(digestive enzyme)

소화효소는 소화기관에 분포된 소화샘에서 분비되며, 음식물의 소화과정이 잘 진행되도록 화학적 변화의 촉매작용을 한다. 주성분은 단백질이며, 한 가지 소화효소는 한 가지 영양소에만 작용하는 특성이 있다(표 18-3).

18

표 18-3 각종 소화효소의 종류와 기능

소화액	소화효소	작용부위	기능	최적 pH
침(타액)	● 녹말분해효소	입안	● 녹말 → 덱스트린, 엿당	6.7
위액	● 펩신	위	● 단백질 → 폴리펩타이드	1.6~2.4
이자액	● 녹말분해효소 ● 지방분해효소 ● 트립신, 카이모트립신, 펩타이드 카복시말단분해효소 ● 핵산분해효소	작은창자	● 녹말 → 엿당 ● 지질 → 지방산 + 글리세롤 ● 폴리펩타이드 → 아미노산, 다이펩타이드, 트리펩타이드 ● RNA, DNA → 뉴클레오타이드	6.7~7.0 8.0 8.0 8.0
창자액	● 엿당분해효소 ● 설탕분해효소 ● 젖당분해효소 ● 다이펩타이드분해효소 ● 뉴클레오타이드분해효소	작은창자	● 엿당 → 포도당 + 포도당 ● 설탕 → 포도당 + 과당 ● 젖당 → 포도당 + 갈락토스 ● 다이펩타이드 → 아미노산 ● 뉴클레오타이드 → 염기 + 당 + 인산	5.0~7.0 5.0~7.0 5.8~6.2 8.0 8.0

2) 탄수화물의 소화

녹말(전분, starch)과 당(sugar)과 같은 탄수화물(carbohydrate)은 작은창자에 도달하기 전에는 거의 소화되지 않는다. 침에 있는 녹말분해효소(amylase)는 사람들이 음식을 너무 빨리 삼키기 때문에 탄수화물을 분해할 시간이 거의 없고, 위액에는 탄수화물 소화효소가 함유되어 있지 않기 때문이다.

탄수화물이 작은창자에 도달하면 이자액과 창자액에 함유된 효소가 녹말과 이당(류)을 소화시킨다. 이자액의 녹말분해효소는 다당(류)(polysaccharide)을 이당(류)(disaccharide)으로 분해하는 과정을 시작한다.

3가지 창자 내 효소인 엿당분해효소(maltase), 설탕분해효소(sucrase), 젖당분해효소(lactose)는 각각 엿당

(맥아당, maltose), 설탕(sucrose), 젖당(lactose)을 단당(류)으로 전환하여 소화시킨다.

일부 성인과 소아는 적은 양의 젖당분해효소를 생성하여 젖당을 소화하는 데 어려움을 겪는다. 특히 유제품과 같이 젖당을 다량 섭취할 경우 더욱 그렇다. 이를 젖당불내성(lactose intolerance)이라고 하며, 가스, 팽만감, 설사 등의 소화기 증상을 유발할 수 있다. 젖당불내성은 젖당 함량이 높은 음식을 피하거나 유제품을 섭취할 때 젖당분해효소 보충제를 섭취함으로써 관리할 수 있다.

탄수화물 소화의 최종 생성물은 **단당(류)**이며, 그중 가장 많은 부분을 차지하는 것은 **포도당**(glucose)이다.

3) 단백질의 소화

단백질의 소화는 위(stomach)에서 시작된다. 위액의 염산(HCl)은 크고 복잡한 모양의 단백질을 단순화시켜서 아미노산(amino acid)이 연결되어 있는 펩타이드결합에 소화효소가 부착할 수 있게 돕는다.

위액의 단백질인 펩시노겐(pepsinogen)은 HCl에 의해 활성 펩신(pepsin)으로 전환된다. 그런 다음 펩신은 펩타이드결합을 깨기 시작하여 점점 더 짧은 아미노산 사슬을 형성한다. 창자에서는 이자액의 트립신(trypsin)과 창자액의 펩타이드분해효소(peptidase) 등이 단백질의 소화를 완료한다.

단백질분해효소(protease)가 최종적으로 큰 단백질을 작은 크기의 아미노산으로 분해하면 단백질의 소화가 완료된다. 따라서 단백질 소화의 최종 생성물은 **아미노산**이다.

4) 지질의 소화

탄수화물과 마찬가지로 지방(fat)과 기름(oil)도 작은창자에 도달하기 전에는 소화가 거의 일어나지 않는다. 대부분의 지질(lipid)은 샘창자에서 쓸개즙에 의해 작은 방울로 유화되어 소화가 이루어진다.

지질이 작은 방울 안에 갇히면 이자에서 지방분해효소(lipase)가 분비된다. 지방분해효소가 트라이글리세라이드(triglyceride)나 기타 큰 지질을 지방산(fatty acid)과 글리세롤(glycerol)로 분해하면 지방의 소화가 완료된다. 따라서 지방 소화의 최종 생성물은 **지방산**과 **글리세롤**이다.

3. 소화액

1) 침(타액, saliva)

(1) 침의 성분과 작용

침은 침샘(타액샘, salivary gland, 그림 18-17 참조)에서 분비되는 불투명한 액체로, 하루 분비량은 1~1.5L이다. 침의 pH는 5.45~6.06 정도의 약산성인데, 침 안에 중탄산이온(HCO_3^-), 인산이온(HPO_4^{2-}) 등의 완충제가 함유되어 있어 침의 pH가 일정하게 유지된다.

침에는 탄수화물분해효소인 **녹말분해효소**(amylase)가 함유되어 있다. 녹말분해효소는 다당(류)인 녹말을 이당(류)인 엿당(맥아당, maltose)과 덱스트린(dextrin)으로 분해하는 소화효소이며, 주로 귀밑샘에서 분비된다.

또한 침은 단순히 음식물을 적셔서 삼키기 쉽게 할 뿐만 아니라 혈류 중의 성분이나 이물(질)의 일부가 침으로 배설된다. 예를 들어 수은(mercury)이나 비스무트(bismuth) 등 중금속에 중독되었을 때는 잇몸에 특유한 침착이 확인된다. 그 밖에도 침에는 **표 18-4**와 같은 생리작용이 있다.

표 18-4 침의 생리작용

	생리작용
소화작용	음식물 중 녹말은 침에 함유된 녹말분해효소에 의해 엿당(maltose)과 덱스트린(dextrin)으로 분해된다.
발성 · 삼킴작용	침 속의 점액은 음식물을 부드럽게 하며 말하는 데 도움을 주고 음식물을 삼키기 쉽게 한다.
습윤 · 윤활작용	입안 점막면을 촉촉하고 미끄럽게 하며, 맛봉오리를 자극해서 맛을 느끼게 한다.
청정작용	음식물을 씻어내고 세균의 번식을 막는다.
배설작용	다양한 물질(Hg, Zn, Pb 등)이 침 속으로 배설한다.
체온조절작용	침 속의 수분을 증발시킴으로써 체열 발산을 돕는다.
수분대사 조절	침 분비량을 통해 수분의 균형을 돕는다.

(2) 침의 분비조절

침의 분비는 **자율신경계통**의 지배를 받는다. 일반적으로는 부교감신경이 자극을 받으면 침이 분비되고, 교감신경이 자극을 받으면 침 분비가 억제되는데, 실제로는 어느 쪽이 우위에 있는가에 따라 침의 양이나 조성이 달라진다. 즉, 부교감신경이 자극을 받으면 혈관이 확장되어 대량의 장액이 분비되는 데 비해, 교감신경이 자극을 받으면 혈관이 수축되어 점성이 있는 소량의 침이 분비된다. 또한 침은 안정 시에도 부교감신경에 의해 소량 분비되며, 점막을 습윤하게 함으로써 입술이나 혀의 운동을 원활하게 한다.

입안으로 음식물이 들어와 혀나 입안 점막에 닿으면 그 자극은 뇌줄기의 침분비중추인 **위 · 아래침분비핵**에 전달되어 침분비반사가 일어난다. 침 분비의 명령은 주로 얼굴신경이나 혀인두신경에 있는 부교감신경세포에 의해 보내져 침샘의 침 분비가 촉진된다. 또한 음식물을 연상시키는 냄새나 소리 등의 자극에도 침이 분비되는데, 이것은 대뇌겉질에 남아 있는 기억이 관여하는 조건반사이다. 대뇌에서의 자극이 뇌줄기의 침분비중추를 자극함으로써 일어난다.

2) 위액(gastric juice)

(1) 위액의 성분과 작용

위액은 위점막의 위샘(gastric gland, 그림 18-10 참조)에서 분비되는 무색투명한 액체이다. 위액의 주성분인 **염산**(hydrochloric acid; 위산)은 pH 1.0~1.5의 산성액으로, 음식물을 섭취하거나 히스타민 분비 및 미주신경 자극 등이 일어났을 때 벽세포에서 분비된다. 염산은 위 내용물을 살균하는 외에도 으뜸세포에서 분비되는 펩시노젠(pepsinogen)을 활성화하여 **펩신**(단백질분해효소)을 생성한다.

그리고 덧세포에서 분비되는 **점액**(mucus)은 단백질의 일종으로 산의 완충작용을 하는 외에 펩신에 의해 위점막이 소화되는 것을 막는 역할을 한다(표 18-5).

표 18-5 위액의 주요 성분과 그 작용

성분	작용
염산	살균작용을 하며 펩시노젠을 펩신으로 변환하여 단백질의 변성을 돕고 단백질의 소화를 촉진함과 동시에 쓸개즙과 이자액의 분비를 촉진한다.
펩시노젠	염산에 의해 활성화되어 단백질분해효소인 펩신(pepsin)이 되며, pH 1.6~3.2에서 최대의 분해활성을 보인다.
점액	위액에는 당단백질인 뮤신(mucin)이 함유되어 있으며 점조성이 높아서 점액이 된다. 또 위 표면의 상피세포에서는 중탄산이온(HCO_3^-)도 분비되는데, 약알칼리성의 점액으로 펩신으로부터 위점막을 보호한다.
내인(인)자	적혈구 생산에 필요한 비타민 B12는 돌창자에서 흡수되지만 흡수 시 내인(인)자의 당단백질과 복합체를 만들어야 한다. 이 내인(인)자가 위점막에서 합성된다.

(2) 위액의 분비조절

위액의 분비는 신경성 기전과 체액성 기전에 의하여 조절되며, 위샘의 으뜸세포에서 펩시노젠, 벽세포에서 염산과 내인(인)자, 덧세포에서 뮤신, 상피세포에서 알칼리성 점액이 분비된다. 위점막의 G세포가 자극받아 소화관호르몬인 **가스트린**(gastrin)과 미주신경이 흥분하게 되면 신경말단에서 신경전달물질인 **아세틸콜린**(acetylcholine)이 분비되어 위액 분비를 촉진한다.

위액의 주요 성분인 위산 또한 가스트린과 아세틸콜린에 의해 촉진된다. 위점막에 있는 창자크롬친화세포(ECL세포)에도 가스트린과 아세틸콜린의 수용체가 있어 자극에 의해 **히스타민**(histamine)이 분비되고, 또 벽세포에도 히스타민수용체가 있어 자극에 의해 위산 분비를 촉진시킨다. 반면, **프로스타글랜딘**(prostaglandin)은 위산 분비를 억제한다.

이처럼 위액의 분비양상은 자극이 가해지는 위치에 따라 **뇌상**, **위상**, **장상**의 3단계로 조절된다(그림 18-28).

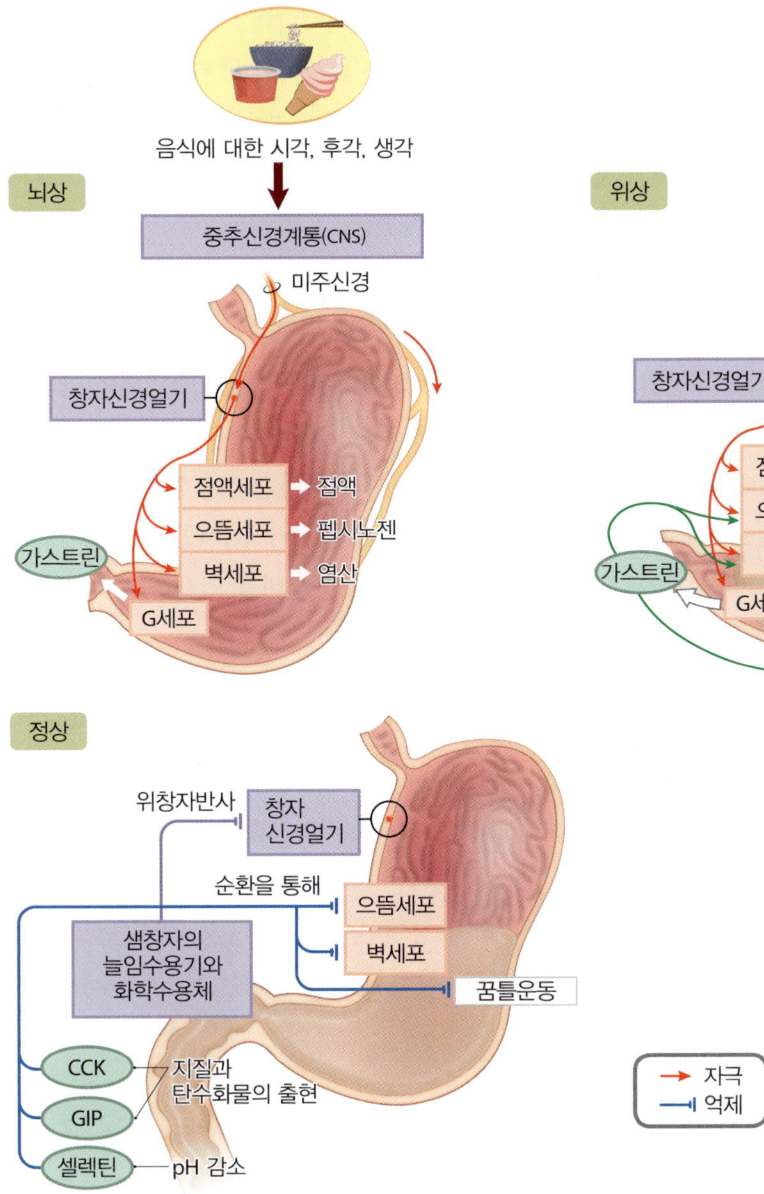

그림 18-28 위액의 분비조절

① **뇌상**(cephalic phase)

음식물을 보거나 냄새를 맡거나 생각만 해도 위액이 다량 분비되는데, 반사적으로 분비가 일어나는 조건반사의 단계를 **뇌상**이라고 한다. 위액의 분비는 미주신경을 통해 아세틸콜린이 벽세포를 직접 자극하는 직접적인 기전과, 미주신경이 G세포를 자극하여 가스트린이 순환계통을 통해 벽세포를 자극하는 간접적인 기전에 의해 일어난다. 또한 화가 났을 때는 위점막이 충혈되어 분비가 항진되고, 슬플 때는 분비가 억제된다.

② 위상(gastric phase)

음식물이 위 안으로 들어오면 위액 분비가 촉진되는데, 이 단계를 **위상**이라고 한다. 위로 들어온 음식물이 위를 팽창시키는 기계적 자극과 단백질분해산물인 아미노산과 작은 펩타이드에 의한 화학적 자극이 가해지면 가스트린이나 히스타민을 분비시켜 위액 분비를 촉진한다. 그 밖에도 알코올(alcohol)이나 카페인(caffeine) 등의 물질도 위액 분비를 촉진한다.

③ 장상(intestinal phase)

위에서 작은창자 내부로 음식물이 유입될 때도 위액 분비가 일어나는데, 이 단계를 **장상**이라고 한다. 이 시기의 위액 분비량은 뇌상이나 위상과 비교하여 훨씬 적고 식후 2~3시간에 나타나며 분비 기전도 명확하지 않다. 미즙 상태의 내용물이 샘창자로 이동하여 샘창자점막에 닿으면 소화관호르몬인 위산억제폴리펩타이드(gastric inhibitory polypeptide, GIP)를 분비하여 위액 분비가 억제되며, 콜레시스토키닌(cholecystokinin, CCK)이나 소마토스타틴(somatostatin)도 위산 분비를 억제한다.

3) 창자액(장액, intestinal juice)

(1) 창자액의 성분과 작용

창자액은 작은창자 점막의 **샘창자샘**(브루너샘, Brunner gland)과 **창자움**(리버퀸샘, Lieberkuhn gland)이라는 대롱 구조의 분비샘에서 분비되는 소화액이다(그림 18-29). 창자액은 하루 약 1,500~3,000mL 정도가 분비되는데, 특히 샘창자샘에서 분비되는 점액은 매우 끈끈하고 중탄산이온(HCO_3^-)을 많이 함유하여 pH 8.3~9.3 정도의 알칼리성을 띤다. 또 소화효소, 점액, 백혈구, 전해질 등을 함유한다(표 18-6). 창자액은 혈장과 삼투압이 같고 전해질 농도도 거의 같다.

창자액은 위에서 샘창자로 들어온 음식물의 pH를 조절하여 샘창자 점막의 손상을 막아 궤양질환을 방지한다. 또 창자 내의 소화산물을 분해하여 그 흡수를 촉진한다.

표 18-6 창자액에 함유된 소화효소

종류		작용
탄수화물분해효소	엿당분해효소(maltase)	엿당(maltose)을 포도당(glucose)으로 분해한다.
	설탕분해효소(sucrase)	설탕(sucrose)을 과당(fructose)과 포도당으로 분해한다.
	젖당분해효소(lactase)	젖당(lactose)을 갈락토스(galactose)와 포도당으로 분해한다.
단백질분해효소	에렙신(erepsin)	폴리펩타이드를 단백질의 최종 분해산물인 아미노산으로 분해한다.

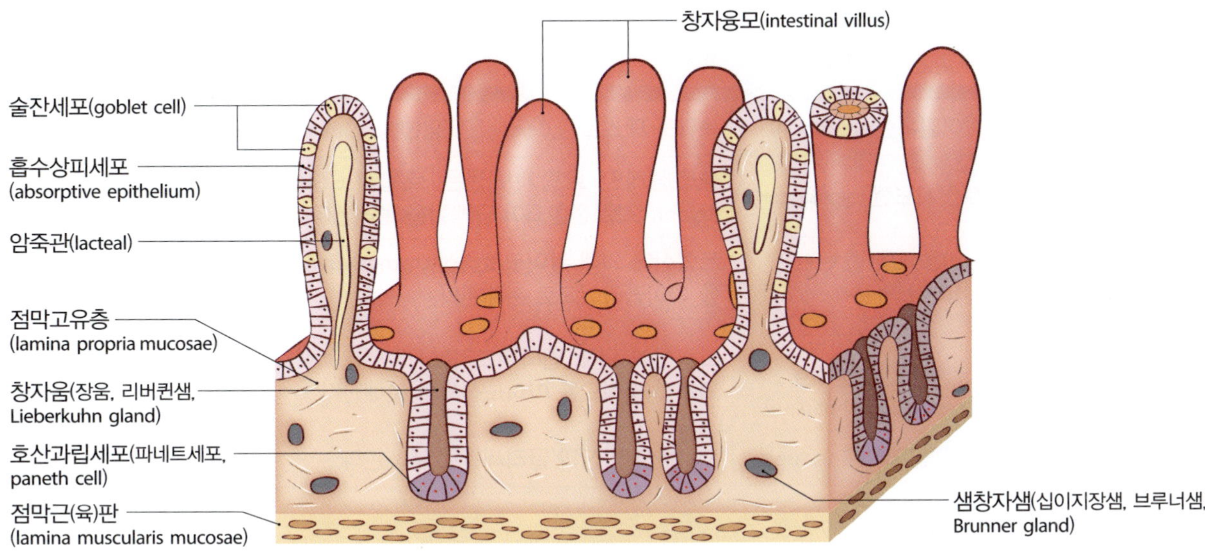

그림 18-29 작은창자 점막의 소화샘

(2) 창자액의 분비조절

창자액의 분비는 **신경조절**과 **체액조절**이 이루어진다. 신경조절로서 창자의 확장이나 꿈틀운동의 항진이 자극이 되면 점막밑신경얼기(점막밑신경총, submucous plexus)를 통해 점막 내 반사가 일어나 분비가 촉진된다. 또 미주신경의 자극에도 분비가 촉진된다. 체액조절로서 엔테로크리닌(enterocrinin), 빌리키닌(villikinin) 등의 소화관호르몬이 생성되어 혈류를 통해 창자액의 분비를 촉진한다.

4) 이자액(췌장액, pancreatic juice)

(1) 이자액의 성분과 작용

이자액은 이자에서 생산되어 샘창자로 분비되는 소화액으로, pH 8.0~8.3의 약알칼리성을 띤다. 이자액에는 중탄산염이 많은 수용성 성분과 물, 전해질, 소화효소가 함유되어 있다(표 18-7). 하루 약 1,000mL 정도 분비되며, 삼투압이 혈장과 거의 동일하다. 이자액은 3대 영양소를 소화하는 역할을 하며, 이자액 내의 중탄산염은 위산의 중화작용을 한다.

표 18-7 이자액에 함유된 소화효소

종류		작용
탄수화물분해효소	아밀롭신(amylopsin)	녹말을 덱스트린(dextrin), 엿당(맥아당, maltose)으로 분해한다.
단백질분해효소	트립시노젠(trypsinogen)	불활성체인 트립시노젠은 트립시노젠활성화효소에 의해 트립신(trypsin)으로 전환되어 단백질을 폴리펩타이드로 분해한다.
	카이모트립시노젠(chymotrypsinogen)	트립신에 의해 카이모트립신(chymotrypsin)으로 전환되어 폴리펩타이드를 다이펩타이드로 분해한다.
	프로펩타이드 카복시말단분해효소(procarboxypeptidase)	트립신에 의해 펩타이드카복시말단분해효소(carboxypeptidase)로 전환되어 펩타이드를 아미노산으로 분해한다.
지방분해효소	지방분해효소(lipase)	지방을 지방산과 글리세롤로 분해한다.

(2) 이자액의 분비조절

이자액의 분비는 **신경조절**과 **체액조절**이 이루어지는데, 창자액과 마찬가지로 부교감신경이 흥분하면 이자액 분비를 촉진하고 교감신경이 흥분하면 이자액 분비를 억제한다.

또한 소화관호르몬인 **세크레틴**(secretin)이나 **콜레시스토키닌**(cholecystokinin, CCK)에 의해 이자액의 분비가 촉진된다. 세크레틴은 산성의 미즙이 위에서 샘창자 내부로 유입되면 샘창자 점막에서 분비되는 폴리펩타이드로, 27개의 아미노산으로 구성되며 샘창자의 S세포(S cell)에서 분비된다. 세크레틴은 위산 분비억제, 날문조임근 수축, 이자액(특히 중탄산염이 풍부한 수용성 성분) 분비 촉진 등의 역할을 한다. 콜레시스토키닌은 샘창자의 I세포(I cell)에서 분비되는 폴리펩타이드로, 33개의 아미노산으로 구성되며 날문조임근 수축, 쓸개 수축과 쓸개이자조임근 이완을 통한 쓸개즙 분비 촉진, 이자액(특히 소화효소 성분) 분비 촉진 등의 역할을 한다. 또한 콜레시스토키닌은 세크레틴의 작용은 도와주고 가스트린과는 반대의 작용을 한다(그림 18-30).

이자액의 분비양상은 자극이 가해지는 위치에 따라 **뇌상**, **위상**, **장상**의 3단계로 조절된다.

① 뇌상(cephalic phase)

음식물에 의한 후각이나 시각 자극이 가해지면 신경반사성으로 미주신경을 통해 이자액의 분비가 촉진된다.

② 위상(gastric phase)

위로 음식물이 운반되어 위벽을 신전시킴으로써 신경성 반사가 일어나거나 아미노산 등의 화학자극으로 가스트린이 분비되며, 가스트린은 이자액의 분비를 촉진한다.

③ **장상(intestinal phase)**

샘창자점막 상부에 산성의 위 내용물이 접촉하여 세크레틴과 콜레시스토키닌이 혈중으로 방출되면 이자액의 분비가 촉진된다. 사람의 경우 이자액 분비의 대부분이 이 단계에서 일어난다.

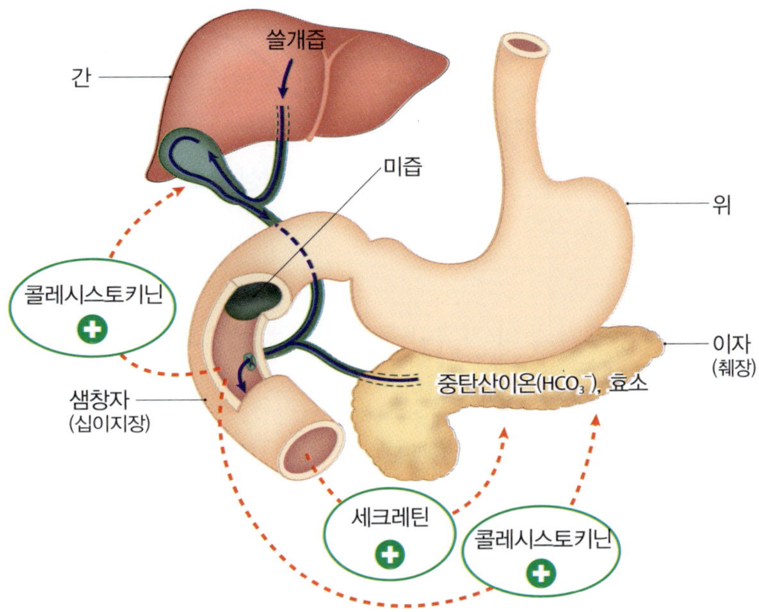

그림 18-30 이자액과 쓸개즙의 분비를 조절하는 소화관호르몬

5) 쓸개즙(담즙, bile)

(1) 쓸개즙의 성분과 작용

쓸개즙은 **간**(liver)에서 생산되는 갈색이나 초록색을 띠는 액체로, 간관과 쓸개관을 통해 **쓸개**(담낭, gall bladder)에 농축 및 저장되었다가 자극이 있을 때 온쓸개관을 거쳐 샘창자로 분비된다. 쓸개즙은 작은창자에서 소화가 진행될 때만 분비되며, 분비량은 하루 약 500~1,000mL이다. 온쓸개관의 개구부에는 오디조임근(oddis sphincter)이 있어 쓸개즙의 유출을 조절한다.

쓸개즙에는 쓸개즙산(bile acid), 콜레스테롤(cholesterol), 레시틴(lecithin), 쓸개즙색소, 무기질, 전해질 등이 함유되어 있다. 쓸개즙산은 지방의 소화에 관여한다. 대부분의 지방을 흡수하는 작은창자 표면에는 아주 얇은 수막이 형성되어 있다. 물에 녹을 수 있는 단백질이나 탄수화물 등의 영양소는 이곳을 쉽게 통과할 수 있지만, 물에 녹지 않는 지방은 이곳을 통과할 수 없다. 쓸개즙산은 이러한 지방을 물에 녹을 수 있는 작은 덩어리인 미포(micelle)과 지방산(fatty acid)으로 나누어 작은창자가 흡수할 수 있도록 한다. 쓸개즙색소에는 빌리버딘(biliverdin)과 빌리루빈(bilirubin)이 있다. 빌리루빈은 혈색소에서 생성되는 색소로 소화에는 관여하지 않지만, 활성산소에 대한 방어작용을 하며 자신이 산화됨으로써 세포의 산화 손상을 막는다. 또한 쓸개즙색소는 창자내세균의 작용으로 유로빌리노젠(urobilinogen)으로 변화하며, 이것이 대변이나 소변의 색상이 된다. 보통 쓸개즙이 혈액으로 누출되는 일은 없으며 혈중 빌리루빈 농도도 0.2~0.8mg/dL이지만, 간경화증 등으로 빌리루빈이 혈액으로 다량 누출되면 온몸의 조직에 침착되어 황달(jaundice)을 유발한다.

(2) 쓸개즙의 분비조절

쓸개즙은 간세포에서 생성되어 쓸개에 농축 저장되었다가 식사 시마다 샘창자로 배출되는데, 이러한 쓸개즙의 분비조절은 자극이 가해지는 위치에 따라 **뇌상**과 **장상**의 2단계로 조절된다.

① 뇌상(cephalic phase)

음식물에 대한 미각, 후각, 생각 등의 자극이 들신경을 통해 숨뇌의 중추를 자극하면 미주신경은 오디조임근을 이완시켜 쓸개즙 분비를 촉진한다.

② 장상(intestinal phase)

지방분해산물이 샘창자점막에 닿으면 소화관호르몬인 콜레시스토키닌이 분비되는데, 콜레시스토키닌은 쓸개를 수축시키고 오디조임근을 이완시켜 쓸개즙 분비를 촉진한다(그림 18-31).

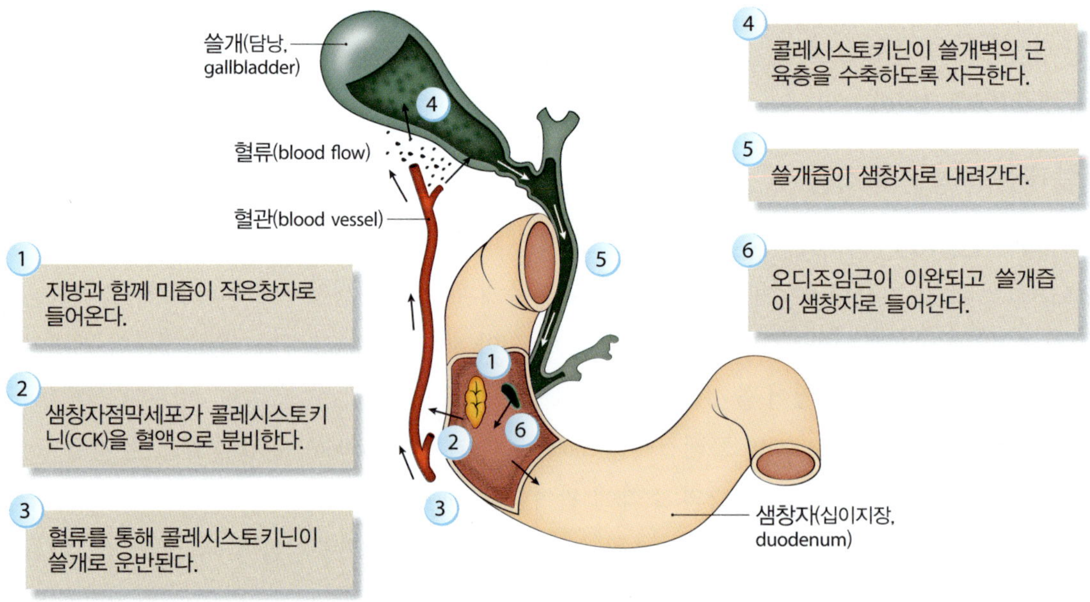

그림 18-31 쓸개즙의 분비조절

요점확인

1. 기계적 소화와 화학적 소화의 차이점은 무엇인가?
2. 탄수화물 소화의 최종산물은 무엇인가?
3. 화학적으로 소화되기 전 지질에 어떤 변화가 일어나야 하는가?

6. 흡수

소화에 의해 흡수 가능한 저분자가 된 영양소와 비타민, 염류, 물은 점막을 통과하여 림프나 혈액으로 들어간다. 이러한 작용을 소화관에서의 **흡수**(absorption)라고 한다. 흡수는 소화관 중에서도 약 90%가 작은창자에서 이루어지며 10%가 위와 큰창자에서 이루어진다(그림 18-32).

작은창자의 점막은 흡수에 적합한 구조와 운동성을 가진다. 점막은 다수의 돌림주름(circular fold)을 형성하여 표면적을 넓히는데, 특히 영양 흡수의 주요한 장소인 샘창자와 빈창자에 많고 돌창자에는 거의 존재하지 않는다. 돌림주름 표면은 무수한 융모(villus)로 덮여 있어서 표면적을 10배로 넓힌다. 융모의 원주상피세포 표면은 약 600개의 미세융모가 있어 솔가장자리(brush border)라는 구조를 이룬다. 융모에는 혈관, 림프관이 풍부하게 분포하며 융모근육의 수축과 이완을 통해 흡수 물질의 운반이 이루어진다.

1) 탄수화물의 흡수

포도당(glucose)과 갈락토스(galactose)의 흡수는 **소듐-포도당 동향수송체**(sodium-glucose cotransporter, SGLT)에 의해 능동적으로 이루어진다. SGLT는 소듐이온과도 결합하는데, 소듐이온이 농도기울기에 따라 세포 안으로 이동할 때 포도당과 갈락토스도 능동적으로 함께 운반된다. 따라서 포도당과 갈락토스는 상피세포 표면의 소듐이온의 농도가 높으면 흡수가 촉진되고, 농도가 낮으면 흡수가 억제된다. 상피세포 내로 흡수된 포도당은 포도당수송체(glucose transporter, GLUT2)에 의해 촉진확산으로 세포를 나와 모세혈관으로 들어간다.

과당(fructose)은 이와는 다른 수송체(GLUT5)에 의해 촉진확산으로 운반된다.

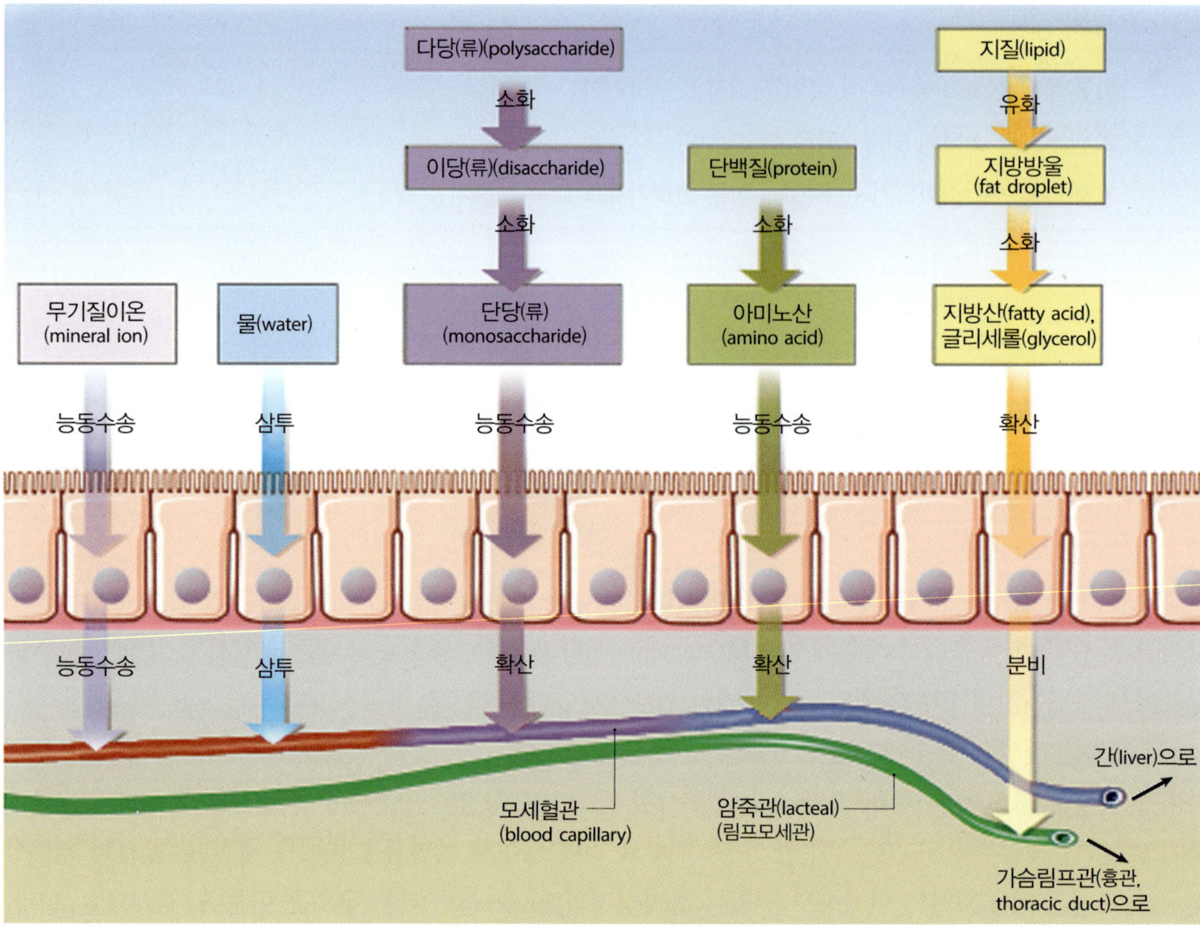

그림 18-32 소화와 흡수

2) 단백질의 흡수

단백질은 아미노산뿐만 아니라 작은 펩타이드로도 흡수될 수 있다. 각각 특유한 수송체(transporter)를 가지며, 포도당과 마찬가지로 소듐이온(Na^+)과 **동향수송**(cotransport)이 이루어진다. 흡수된 작은 펩타이드는 세포 내 펩타이드분해효소(peptidase)에 의해 아미노산으로 분해된다(세포 내 소화). 원주상피세포 내의 아미노산은 촉진확산형 수송체를 통해 농도기울기에 따라 세포에서 혈중으로 운반된다.

3) 지질의 흡수

지질 중 짧은사슬 및 중간사슬 지방산과 글리세롤은 그대로 문맥혈 중으로 운반된다. 지방산을 구성하는 탄소수가 10~12개로 적으면 충분히 물에 녹아 능동수송이 이루어지기 때문이다.

탄소수가 많은 긴사슬 지방산과 모노글리세라이드(monoglyceride)는 쓸개즙산과 함께 수용성의 미포를 형성하여 작은창자 상피세포의 미세융모까지 이동한다. 여기에서 쓸개즙산과 떨어져서 세포 내부로 흡수되고 트라이글리세라이드로 재합성된다. 유리형으로 흡수된 콜레스테롤이나 인지질도 마찬가지로 세포 안에서 에스테르화되어 재합성된다. 재합성된 트라이글리세라이드, 인지질, 콜레스테롤에스테르 등에 부분단백질(아포단백질)이 모여서 복합체를 형성하는데, 이 복합체를 **암죽미립**(chylomicron)이라고 한다. 암죽미립은 림프관으로 이동하여 가슴림프관을 지나 왼쪽 빗장밑정맥으로 들어가서 혈액과 합류한 후 각 조직으로 운반된다.

지질에 의한 에너지가 충분한 경우 암죽미립은 지방조직으로 운반된다. 모세혈관벽에 지단백질지방분해효소(lipoprotein lipase)가 존재하며 지방산과 글리세롤로 분해한다. 이 지방산은 지방세포 안으로 흡수되고 트라이글리세라이드로 재합성되어 지방방울(lipid droplet)로서 지방세포 안에 축적된다.

4) 기타 물질의 흡수

소듐과 같은 중요한 무기질은 창자점막을 통해 활발하게 운반된다. 물은 삼투 현상을 따른다.

수용성 비타민(비타민 B, C)은 물에 용해되어 주로 작은창자에서 흡수되고, 지용성 비타민(비타민 A, D, E, K)은 작은창자에서 지질 소화의 최종 생성물과 함께 흡수된 다음 암죽관으로 전달된다. 잘록창자 속 세균의 활동은 잘록창자 속막을 통해 흡수되는 일부 비타민 K를 생성한다.

7. 배설

배설(elimination)은 소화관으로부터 소화 잔류물인 대변을 배출하는 것으로, 큰창자의 중요한 기능 중 하나이다. 큰창자는 소화작용이 거의 없고 대변 형성과 수분 흡수의 역할을 한다.

1. 대변 형성 과정

보통 식후 4~5시간이 지나면 창자 내용물은 돌막창자(회맹장) 부분을 지나 오름(잘록)창자(상행결장)로 보내지며 오름(잘록)창자로 들어간 내용물은 1~2시간 정체하는데, 이는 오름(잘록)창자에서 일어나는 꿈틀운동 때문이다. 이 운동을 통해 창자 내용물의 수분이 흡수되어 반유동체가 되고(식후 약 7시간), 1시간 정도 더 지나 가로(잘록)창자(횡행결장)에 도달할 무렵에는 죽상이 된다. 창자 내용물은 내림(잘록)창자(하행결장)에 이르면 수분이 더 흡수되면서 고형화가 진행되어 반고형상의 분변이 형성된다(식후 약 12시간). 형성된 분변은 구불(잘록)창자(구불결장)에 수시간 머물다가 곧창자(직장)로 들어오면 내압이 항진되어 변의를 일으킴과 동시에 **배변반사**를 통해 반사적으로 배설을 촉진한다(그림 18-33).

대변은 소화되지 않은 음식물의 잔유물과 창자상피, 세균(10~30%) 및 기타 생산물들로 이루어진다. 대변은 주로 스터코빌린(stercobilin)에 의해 황갈색을 띠고, 냄새는 아미노산이 대사되어 생기는 인돌(indole), 황화물(sulfide) 등에 의해 발생한다.

어떠한 원인으로 큰창자 내용물의 수분 흡수가 억제되거나 반대로 창자에서 수분 분비가 과도해지면 수분량이 증가한 죽상 또는 액상의 대변이 배출된다. 이것을 **설사**(diarrhea)라고 하며, 이때는 창자운동도 비정상적으로 항진된다. 반대로 창자운동의 저하나 과도한 수분 흡수에 의해 분변의 고형화가 항진되면 **변비**(constipation)를 일으킨다. 변비는 큰창자 내에서 분변 통과가 지연되는 것을 의미하며, 원인으로는 큰창자의 기능장애(경련변비, 이완변비 등)와 곧창자의 배변기능 저하(습관변비) 등이 있다.

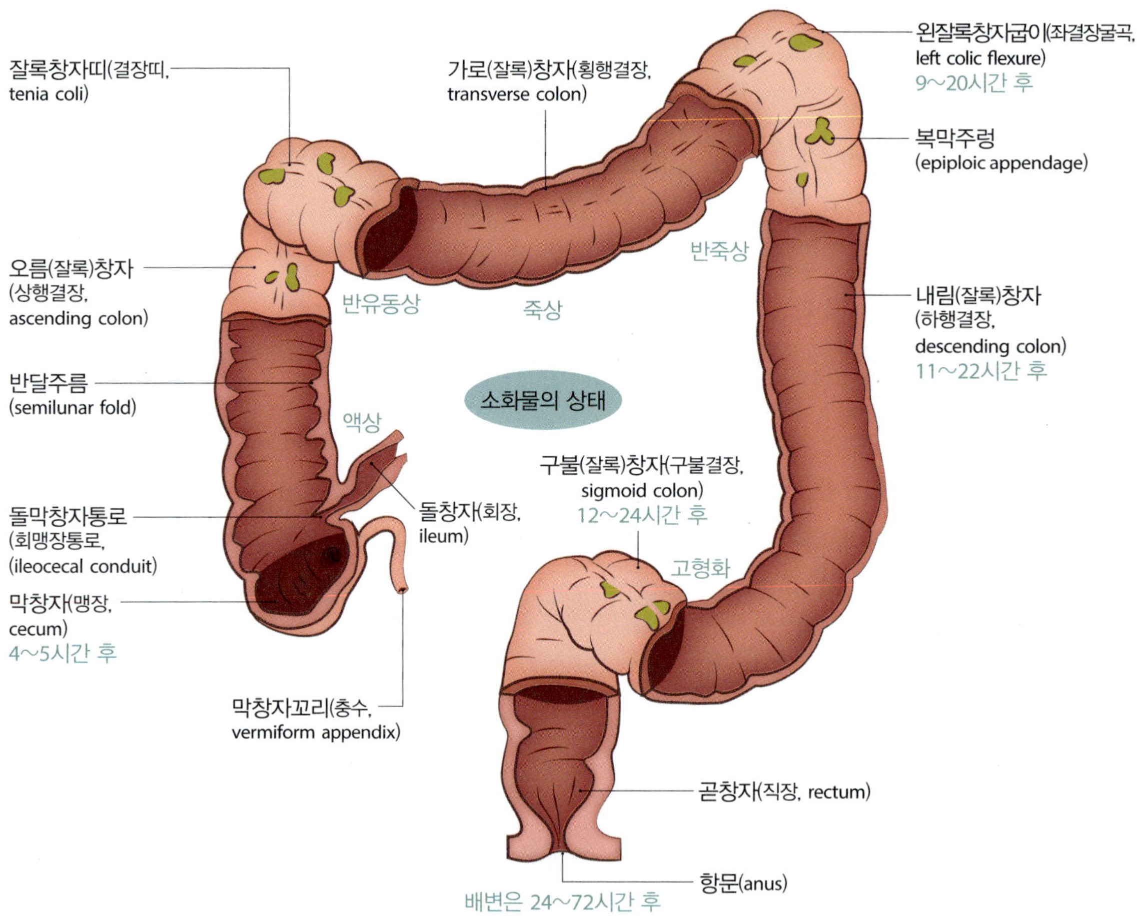

그림 18-33 큰창자 내 소화물의 상태

2. 배변반사

곧창자벽의 점막 내에는 배변에 관여하는 **반사수용체**가 존재한다. 따라서 창자 내용물이 구불(잘록)창자에 있을 때는 변의가 일어나지 않는다. 창자 내용물이 곧창자로 이동해서 곧창자벽이 늘어나면 내압이 30~40mmHg로 상승하게 되고 내압 상승에 따른 들자극(구심자극)이 골반신경을 거쳐 배변중추인 척수의 엉치분절(S3~S4)로 올라가면 변의를 느끼게 된다.

변의를 느끼면 음부신경과 골반신경을 통해 반사적으로 곧창자의 꿈틀운동과 속항문조임근의 이완이 일어나 배변이 이루어지는데, 이 과정을 **배변반사**(defecation reflex)라고 한다(그림 18-34).

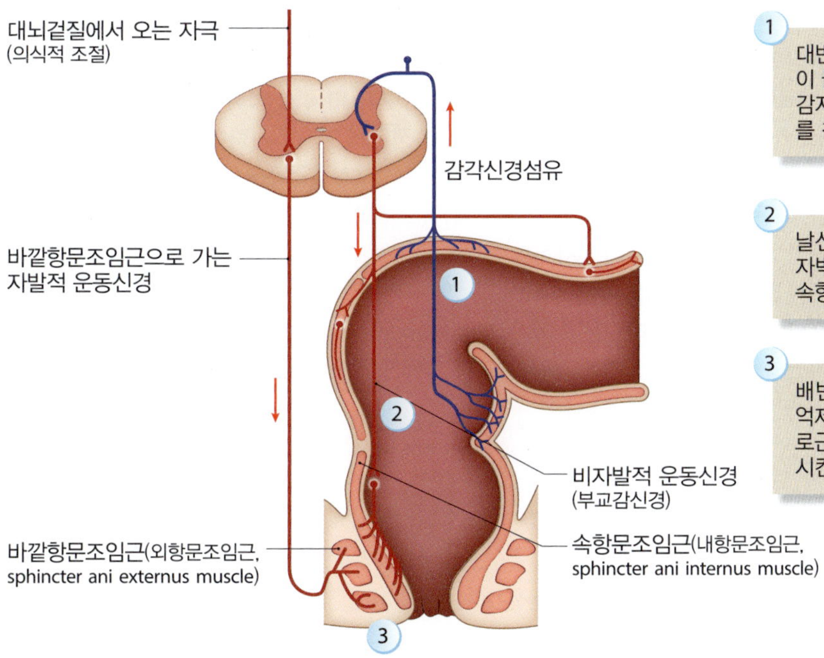

1. 대변이 곧창자에 채워져 곧창자벽이 늘어나면 압력수용기에서 이를 감지하여 들신경섬유를 통해 신호를 척수에 전달한다.
2. 날신경섬유인 부교감신경이 곧창자벽을 수축시키고 민무늬근육인 속항문조임근을 이완시킨다.
3. 배변 상황까지 대뇌겉질에 의해 억제되며, 배변 상황이 되면 맘대로근육인 바깥항문조임근을 이완시킨다.

수용체(자극)	곧창자(창자벽의 신전과 기계적 마찰)
들신경	골반신경
중추	척수의 엉치분절(S_3~S_4)
날신경	골반신경(부교감신경) 음부신경(몸신경)
효과기(효과)	곧창자(수축) 속항문조임근(이완)

그림 18-34 **배변반사**

요점확인

1. 작은창자 점막에 있는 흡수에 적합한 구조는 무엇인가?
2. 탄수화물, 단백질, 지방은 각각 어떤 과정으로 흡수되는가?
3. 큰창자에서 대변은 어떤 과정으로 형성되는가?

과학응용

● 위장(관)병학(gastroenterology)

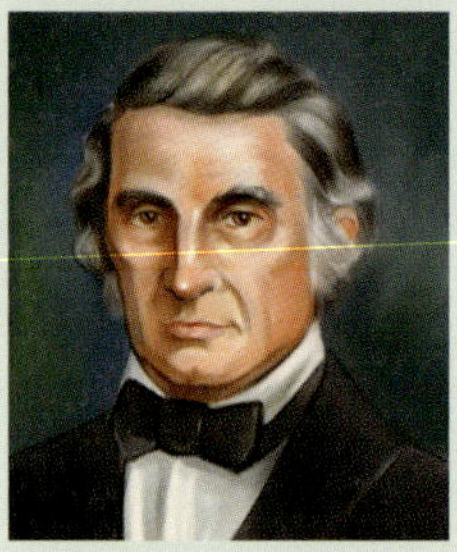

윌리엄 보몬트

위장(관)병학(gastroenterology)이란 위(*gastro*–)와 내장(*entero*–)에 대한 연구(–*ology*)와 치료를 전문적으로 하는 의학의 한 분야이다. 미국인 의사 윌리엄 보몬트(William Beaumont, 1785~1853)는 선구적인 위장병 전문의 중 한 사람이었다. 1822년 사냥꾼이던 젊은 마틴(Martin)은 보몬트가 근무하던 미시간 주 육군병원 근처에서 총상을 입었다. 보몬트는 마틴이 부상으로 사망할 것으로 예상하면서 그의 상처를 치료하였다. 하지만 상처가 제대로 아물지 않았음에도 불구하고 마틴은 회복되어 오래 살았다. 그 후 평생 마틴의 배에는 위(stomach)로 연결되는 열린 구멍이 남아 있었다. 목숨을 구해준 것에 감사했던 마틴은 보몬트가 개통된 구멍을 통해 위액 분비를 연구하도록 허용하였다. 보몬트는 수년에 걸쳐 위장이 어떻게 작용하는지 주의 깊게 관찰하였고, 그것이 현대 위장(관)병학의 기초가 되었다.

• 소화계통의 구성과 기능 (그림 18-1, 표 18-1 참조)

A. 소화관

1. 입에서 시작하여 식도, 위, 작은창자, 큰창자, 항문으로 이어지는 길고 구불구불한 관
2. 양쪽 끝이 외부로 열려 있음

B. 소화부속기관

1. 이나 혀와 같은 소화를 돕는 구조물
2. 침샘, 간, 쓸개, 이자 등 소화효소를 분비하는 소화샘

C. 소화계통의 주요 기능 : 섭취, 소화, 운동, 분비, 흡수, 제거, 조절

• 소화관

A. 소화관의 기본 구조

1. 소화관은 입에서 항문까지 이어지는 근육성 관
2. 소화관벽은 4층으로 구성되어 있음(그림 18-2 참조)
   a. 점막(mucosa) : 소화관의 위치에 따라 견고하고 층화된 상피에서 섬세하고 단순한 상피에 이르기 까지 유형이 다양하며, 점액을 생산함
   b. 점막밑층(submucosa) : 결합조직층
   c. 근육층(muscular coat) : 소화관 운동(꿈틀운동이나 분절운동 등)에 중요한 근육층
   d. 장막(serosa) : 소화관의 가장 바깥쪽을 덮는 막으로, 창자간막을 형성하여 소화관을 뒤 배벽에 연결함

B. 입(mouth) (그림 18-3, 18-4 참조)

1. 위턱뼈와 입천장뼈의 일부로 이루어진 단단입천장, 입과 인두를 분리하는 활 모양 근육의 물렁입천장으로 구성되며, 물렁입천장 아래쪽에 돌출한 목젖은 말하기와 삼키기를 도움
2. 혀와 혀를 고정시키는 점막의 주름인 혀주름띠로 구성됨
3. 이(tooth)
   a. 전형적인 이 (그림 18-5 참조)
      ① 3가지 주요 부분 : 이머리, 이목, 이뿌리
      ② 이머리를 덮는 사기질은 인체에서 가장 단단함
   b. 종류 : 앞니, 송곳니, 작은어금니, 큰어금니
   c. 젖니 : 20개, 첫째 이가 나오는 연령은 약 6개월이며, 생후 약 30개월에 완성됨
   d. 간니 : 32개, 첫째 간니가 나오기 시작하는 평균 연령은 약 6세, 일반적으로 17~24세 사이에 간니가 모두 나옴(그림 18-6 참조)

C. 인두(pharynx)

1. 코인두, 입인두, 후두인두의 세 부분으로 나뉨(그림 18-7 참조)
2. 편도는 소화관의 감염을 예방하는 림프고리를 형성하여 감염을 예방함

D. 식도(esophagus)

1. 인두와 위 사이를 연결하는 근육성 관
2. 음식과 침으로 이루어진 음식덩이의 동적인 통로
3. 식도 양쪽 끝에 있는 조임근(위식도조임근, 아래식도조임근)은 섭취된 물질이 식도 아래쪽 한 방향으로 이동하도록 도움
4. 생리적인 협착부위를 형성함(그림 18-8 참조)

E. 위(stomach)

1. 위의 형태와 구조 (그림 18-9 참조)
   a. 들문, 위바닥, 위몸통, 날문으로 구성됨
   b. 비어 있을 때는 약 50mL이지만 음식물 섭취 후 1.5L 이상 늘어남
2. 위벽의 구조 (그림 18-10 참조)
   a. 근육층
      ① 3개 층으로 이루어진 민무늬근육(빗근육층, 돌림근육층, 세로근육층)
      ② 근육수축으로 발생하는 꿈틀운동이 미즙을 소화관 아래로 이동시킴
   b. 점막 : 위샘은 효소, 염산, 내인(인)자를 함유한 위액을 위로 분비함

F. 작은창자(소장, small intestine)

1. 샘창자, 빈창자, 돌창자로 구성됨(그림 18-11 참조)
2. 구불구불한 형태를 통해 작은 배안 내에 긴 소화관을 수용함
3. 샘창자는 화학적 소화가 많이 일어나는 곳임(그

림 18–12 참조)
a. 이자와 간의 관이 이곳으로 들어감
b. 큰샘창자유두와 작은샘창자유두는 분비물이 배출되는 돌기임

4. 작은창자벽의 구조 (그림 18–13 참조)
a. 거대한 흡수 표면적
① 돌림주름
② 융모 : 미세한 손가락 모양의 돌기
③ 미세융모

G. 큰창자(대장, large intestine)

1. 큰창자의 형태와 구조 (그림 18–14 참조)
a. 막창자 : 큰창자의 시작부분에 있는 막힌 주머니, 미즙은 돌막창자판막을 통해 막창자로 들어감
b. 잘록창자 : 오름(잘록)창자, 가로(잘록)창자, 내림(잘록)창자, 구불(잘록)창자
c. 곧창자 : 항문관과 항문이라고 불리는 외부 구멍을 통해 대변을 비움(그림 18–15 참조)

2. 큰창자벽의 구조 (그림 18–16 참조)
a. 돌림주름이나 창자융모가 없기 때문에 점막 표면이 매끄러움
b. 창자움 : 흡수상피세포로 구성되며 점액을 분비함
c. 잘록창자띠 : 바깥쪽의 세로근육층이 발달하여 3개의 근육다발을 이룸

● 소화 부속기관

A. 침샘(타액샘, salivary gland) (그림 18–17 참조)

1. 외분비샘으로서 침샘관을 통해 입안으로 침을 분비함
2. 침에는 소화효소(녹말분해효소), 중탄산소듐($NaHCO_3$), 점액이 포함되어 있음
a. 탄수화물의 소화가 시작됨
b. 씹는 동안 음식에 윤활을 제공함
c. 입안의 세균산을 중화시킴
3. 귀밑샘(이하샘, parotid gland) : 가장 큰 침샘으로 $NaHCO_3$를 함유한 침을 생성함
4. 턱밑샘(악하샘, submandibular gland) : 혀주름띠의 양쪽으로 관이 열림
5. 혀밑샘(설하샘, sublingual gland) : 여러 개의 관이 입 바닥으로 열림

B. 간(liver) (그림 18–18, 18–19 참조)

1. 배안의 오른쪽 윗부분을 채우고 왼쪽으로 뻗어 있음
2. 혼합물인 쓸개즙을 분비함
3. 혈액에서 오래된 적혈구의 분해로 인해 생성된 황색 쓸개즙색소를 제거함
4. 기타 대사 기능(표 18–2 참조)

C. 쓸개(담낭, gallbladder)

1. 간의 바닥면에 위치하며 용량 약 50mL의 가지 모양 기관(그림 18–20 참조)
2. 간에서 생성된 쓸개즙을 농축하고 저장하는 역할을 함
3. 관
a. 간관 : 간에서 쓸개즙을 배출함
b. 쓸개주머니관 : 쓸개즙이 쓸개로 들어가고 나가는 관
c. 온쓸개관 : 간관과 쓸개주머니관이 만나 형성되며, 간관이나 쓸개주머니관에서 샘창자로 쓸개즙을 배출함

D. 이자(췌장, pancreas)

1. 위 뒤쪽에 있는 외분비샘이자 내분비샘(그림 18–21 참조)
2. 이자세포는 이자액을 분비함
a. 탄수화물, 단백질, 지질을 소화하는 효소를 함유한 가장 중요한 소화액임
b. 미즙의 위산을 중화시키는 중탄산소듐이 함유되어 있음
c. 이자관으로 분비되며, 이자관 샘창자로 연결됨
3. 랑게르한스섬
a. 이자관과 연결되지 않은 내분비세포
b. 글루카곤과 인슐린 호르몬을 혈액으로 분비함

● 배막

A. 배안을 감싸고 배 기관을 덮고 있는 연속적인 장막(그림 18–22 참조)

1. 배막의 벽층은 배안을 감쌈
2. 배막의 내장층은 배 기관을 덮음
3. 배안 : 벽쪽과 내장쪽 사이에 위치하는 공간으로 윤활성 배막액(장액)이 들어 있음
4. 배막 뒤 : 콩팥과 같이 벽쪽배막 바깥에 있는 구조를 나타냄

B. 확장

1. 창자간막(장간막, mesentery) : 작은창자 대부분을 뒤복벽에 연결하는 벽쪽배막의 확장
2. 큰그물막(대망, greater omentum) : 위와 가로(잘록)창자 아래쪽 가장자리에서 창자 앞으로 늘어져 있음

• 소화

A. 기계적 소화

1. 씹기(저작, mastication)
   a. 입안으로 들어온 음식물을 씹어서 자르고 으깨어 침과 섞는 운동
   b. 씹기에 관여하는 근육 : 관자근, 깨물근, 안쪽날개근, 가쪽날개근
2. 삼킴(연하, deglutition)
   a. 입안에서 씹기를 통해 잘게 부서진 음식덩이나 액체가 식도를 따라 위로 이동되는 과정
   b. 입안에서 인두로 보내는 입안단계, 인두에서 식도 입구까지 보내는 인두단계, 식도 입구에서 위 입구까지 보내는 식도단계로 나뉨(그림 18-23 참조)
3. 꿈틀운동(연동운동, peristalsis) (그림 18-24~26 참조)
   a. 돌림층의 수축에 의해 소화관의 내용물을 이동시키는 운동
   b. 위, 작은창자, 큰창자에서 일어남
4. 분절운동(segmentation) : 섭취한 물질을 소화액과 혼합시키고 더 작은 입자로 기계적 분해를 일으키는 데 도움을 줌(그림 18-27 참조)
5. 운동조절
   a. 위운동의 조절
      ① 미주신경의 자극으로 활발해지고, 교감신경의 자극으로 억제됨
      ② 샘창자의 확장이나 pH의 저하, 단백질 소화물에 의해 신경반사를 일으키면 위운동이 억제됨
      ③ 모틸린 : 꿈틀운동 촉진
      ④ 세크레틴, 콜레시스토키닌, 위산억제폴리펩타이드 : 꿈틀운동 억제
      ⑤ 인슐린 정맥주사 : 위액 분비 증가
   b. 작은창자운동의 조절
      ① 식사의 양과 질에 따라 달라짐
      ② 신경조절(내재신경계통, 미주신경, 내장신경)과 체액조절(소화관호르몬)이 이루어짐
   c. 큰창자운동의 조절
      ① 신경조절만 이루어짐
      ② 부교감신경 흥분 시 촉진되고 교감신경 흥분 시 억제됨

B. 화학적 소화

1. 소화효소 : 촉매 역할을 하는 단백질 분자(표 18-3 참조)
2. 탄수화물의 소화 : 주로 작은창자에서 일어남
   a. 녹말분해효소(amylase) : 다당(류)을 이당(류)으로 분해함
   b. 창자액 효소
      ① 엿당분해효소(maltase) : 엿당을 포도당으로
      ② 설탕분해효소(sucrase) : 설탕을 포도당으로
      ③ 젖당분해효소(lactose) : 젖당을 포도당으로
3. 단백질의 소화 : 위에서 시작되어 작은창자에서 완료됨
   a. 위액의 염산은 큰 단백질을 풀어내고 펩시노겐을 활성 펩신으로 전환시킴
   b. 위액 효소인 펩신은 단백질을 부분적으로 소화함
   c. 이자 효소인 트립신은 단백질 소화를 지속함
   d. 창자액 효소인 펩타이드분해효소는 부분적으로 소화된 단백질을 완전 소화시켜 아미노산으로 전환함
4. 지질의 소화 : 주로 작은창자에서 일어남
   a. 쓸개즙에는 효소가 포함되어 있지 않지만 큰 지질 방울을 매우 작은 방울로 만들어 유화시킴
   b. 이자에서 분비된 지방분해효소는 작은창자에서 유화된 지질을 지방산과 글리세롤로 변화시킴

C. 소화액

1. 침(타액, saliva)
   a. 침샘에서 분비되는 불투명한 액체
   b. 침 안에 중탄산이온(HCO_3^-), 인산이온(HPO_4^{2-}) 등의 완충제가 함유되어 있어 침의 pH가 일정하게 유지됨(표 18-4 참조)
   c. 탄수화물분해효소인 녹말분해효소가 함유됨
   d. 침의 분비는 자율신경계통의 지배를 받음
2. 위액(gastric juice)
   a. 위점막의 위샘에서 분비되는 무색투명한 액체
   b. 펩시노겐, 염산, 내인(인)자, 뮤신, 점액이 함유됨(표 18-5 참조)

18

c. 자극이 가해지는 위치에 따라 뇌상, 위상, 장상의 3단계로 조절됨(그림 18-28 참조)

3. 창자액(장액, intestinal juice)
   a. 작은창자 점막의 샘창자샘과 창자움이라는 대롱 구조의 분비샘에서 분비되는 소화액(그림 18-29 참조)
   b. 음식물의 pH를 조절, 창자 내의 소화산물을 분해하여 흡수를 촉진함(표 18-6 참조)
4. 이자액(췌장액, pancreatic juice)
   a. 이자에서 생산되어 샘창자로 분비되는 소화액으로, pH 8.0~8.3의 약알칼리성을 띰
   b. 중탄산염이 많은 수용성 성분과 물, 전해질, 소화효소가 함유됨(표 18-7 참조)
   c. 이자액의 분비는 신경조절과 체액조절이 이루어짐(그림 18-30 참조)
5. 쓸개즙(담즙, bile)
   a. 간에서 생산되는 갈색이나 초록색을 띠는 액체
   b. 쓸개에 농축 및 저장되었다가 자극이 있을 때 온쓸개관을 거쳐 샘창자로 분비됨(그림 18-31 참조)
   c. 쓸개즙산, 콜레스테롤, 레시틴, 쓸개즙색소, 무기질, 전해질 등이 함유됨

• 흡수

1. 소화된 영양소가 창자에서 혈액이나 림프로 이동하는 과정
2. 기전에는 확산, 삼투, 능동수송이 포함됨(그림 18-32 참조)
3. 영양소와 대부분의 물, 무기질, 비타민은 작은창자에서 흡수됨(일부 물과 비타민 K는 큰창자에서 흡수됨)

• 배설

A. 대변 형성 과정

1. 배변 : 소화관으로부터 소화 잔류물인 대변을 배출하는 것
2. 형성된 분변은 구불(잘록)창자에 수시간 머물다가 곧창자로 들어오면 내압이 항진되어 변의를 일으킴과 동시에 배변반사를 통해 반사적으로 배설을 촉진함(그림 18-33 참조)
   a. 설사(diarrhea) : 내용물의 수분 흡수가 억제되거나 창자에서 수분 분비가 과도해진 경우
   b. 변비(constipation) : 창자운동의 저하나 과도한 수분 흡수에 의해 분변의 고형화가 항진된 경우

B. 배변반사(defecation reflex)

1. 곧창자벽의 점막 내에는 배변에 관여하는 반사 수용체가 존재
2. 창자 내용물이 곧창자로 이동해서 곧창자벽이 늘어나면 변의를 느끼게 됨
3. 변의를 느끼면 음부신경과 골반신경을 통해 반사적으로 곧창자의 꿈틀운동과 속항문조임근의 이완이 일어나 배변이 이루어짐(그림 18-34 참조)

능동학습

• 종합질문

01. 소화관벽에 있는 4개 층의 이름을 열거하고 설명하시오.

02. 이의 종류와 기능을 설명하시오.

03. 3쌍의 침샘 이름을 열거하고 각 침샘관의 위치를 설명하시오.

04. 꿈틀운동을 정의하시오.

05. 간과 쓸개에서 나온 쓸개즙이 어떻게 작은창자에 도달하는지를 설명하고, 이때 콜레시스토키닌의 기능은 무엇인지 설명하시오.

06. 이자액에 함유된 성분을 열거하시오.

07. 큰창자의 7개 부위를 열거하시오.

08. 기계적 소화와 화학적 소화를 설명하시오.

09. 탄수화물, 지질, 단백질의 소화과정을 각각 간략하게 설명하시오.

10. 흡수과정을 간략하게 설명하시오.

• 심층고찰

11. 작은창자의 어떤 구조가 내부 표면적을 늘리는가? 표면적이 증가하면 어떤 이점이 있는가?

12. 쓸개즙은 화학적 변화를 일으키지 않는다. 쓸개즙이 지질에 미치는 영향은 무엇이며 이것이 지질 소화를 더 효율적으로 만드는 이유는 무엇인가?

13. 어떤 사람은 젖당불내성이 있다. 젖당을 소화할 수 없음을 의미하는데, 어떤 효소가 제대로 기능하지 않는 것이고 어떤 유형의 음식을 피해야 하는가?

• 확인문제

01. 섭취한 음식물은 체내에서 소화, 흡수, 대사의 처리 과정을 거치는데, 이 중 소화와 흡수는 ________계통에 의해 수행된다.

02. 소화관벽의 ________층은 꿈틀운동을 일으키고, ________층에는 혈관과 신경이 분포한다.

03. ________은/는 소화관벽의 가장 안쪽층이고, ________은/는 소화관벽의 가장 바깥쪽층이다.

04. _______ 및 ________은(는) 음식을 삼킬 때 입 위쪽의 코안으로 음식물이 들어가는 것을 막는다.

05. 3쌍의 큰침샘 이름은 ________, ________, ________이다.

06. 인두와 위를 연결하는 관은 ________이다.

07. 위는 ________, ________, ________의 세 부분으로 나뉜다.

08. 작은창자의 세 부분은 ________, ________, ________이다.

09. 작은창자의 주름을 덮고 있는 작은 손가락 모양의 돌기를 ________(이)라고 한다.

10. 온쓸개관은 간의 ________와/과 쓸개의 ________이/가 만나 형성된다.

11. 소화된 영양소가 소화계통에서 온몸의 순환으로 이동하는 과정을 ________(이)라고 한다.

12. 다음에서 설명하는 것을 보기에서 찾아 넣으시오.

a. 유화	b. 녹말분해효소	c. 펩신
d. 콜레시스토키닌	e. 펩타이드분해효소	f. 쓸개주머니관
g. 트립신	h. 단당(류)	i. 아미노산
j. 간	k. 지방분해효소	l. 글리세롤

(1) 이자에서 만들어지며 지질을 소화하는 효소는?
(2) 작은창자에서 만들어지며 단백질을 소화하는 효소는?
(3) 쓸개즙을 생성하는 곳은?
(4) 단백질 소화의 최종 생성물은?
(5) 쓸개즙은 지방방울에 어떤 영향을 미치는가?
(6) 이자에서 비활성 형태로 만들어지며 단백질을 소화하는 효소는?
(7) 탄수화물 소화의 최종 생성물은?
(8) 지질 소화의 최종 생성물 중 하나는?
(9) 침샘과 이자에서 만들어지며 녹말을 소화하는 효소는?
(10) 위에서 비활성 형태로 만들어지며 단백질을 소화하는 효소는?
(11) 쓸개의 수축을 자극하는 호르몬은?
(12) 쓸개를 온쓸개관에 연결하는 관은?

확인문제 정답

01 소화 / 02 근육, 점막밑 / 03 점막, 장막 / 04 목젖, 물렁입천장 / 05 귀밑샘, 턱밑샘, 혀밑샘 / 06 식도 / 07 위바닥, 위몸통, 날문 / 08 샘창자, 빈창자, 돌창자 / 09 융모 / 10 간관, 쓸개주머니관 / 11 흡수 / 12 (1) k, (2) e, (3) j, (4) i, (5) a, (6) g, (7) h, (8) l, (9) b, (10) c, (11) d, (12) f

MEMO

영양과 대사

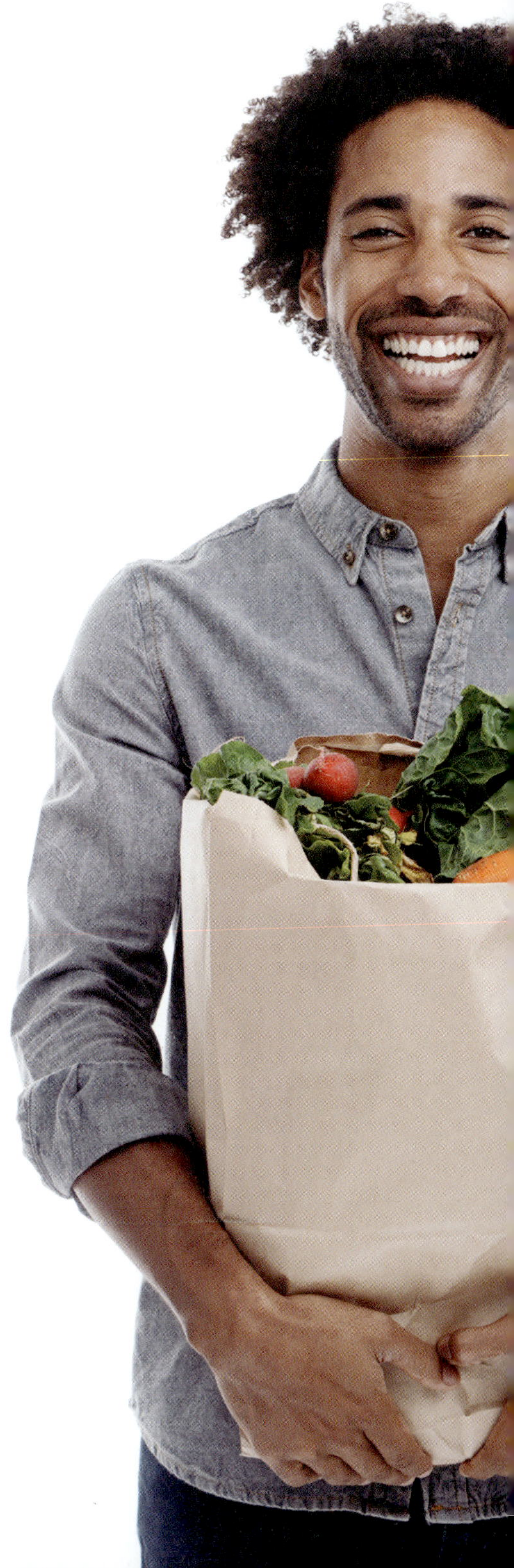

1. 영양과 대사의 개요
2. 탄수화물
3. 지질
4. 단백질
5. 비타민과 무기질
6. 대사율
7. 체온

CHAPTER 19

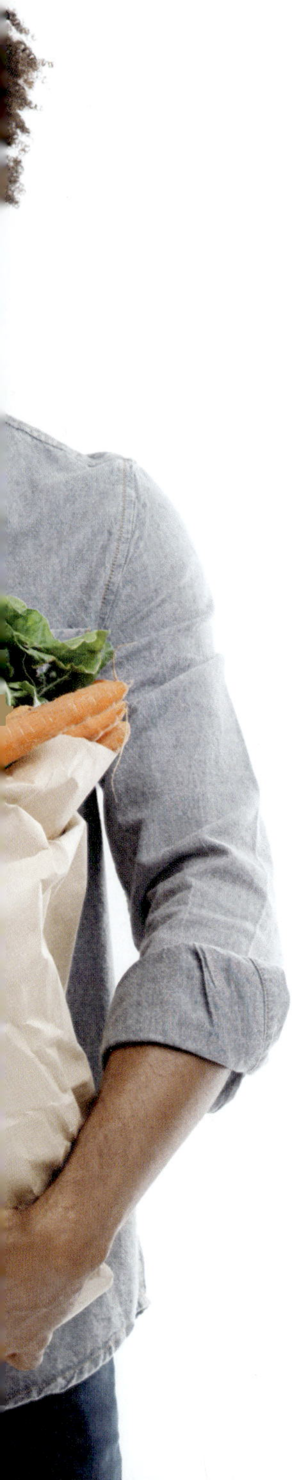

학습목표

1. 대사를 정의하고 분해대사와 합성대사를 구분할 수 있다.
2. 탄수화물, 지질, 단백질, 비타민, 무기질의 대사를 설명할 수 있다.
3. 기초대사율을 정의하고 기초대사율에 영향을 미치는 요인을 열거할 수 있다.
4. 체온을 조절하는 생리적 기전을 설명할 수 있다.

핵심용어

영양소 / 합성대사 / 분해대사 / 당분해 / 시트르산회로 / 전자전달계 / ATP / 당원생성 / β–산화 / 아미노기제거 / 요소회로 / 기초대사율 / 총대사율 / 체온 / 열생성 / 열발산 / 발열 인체는 항상 에너지를 소비하여 생명활동을 한다. 근육을 사용해서 움직일 때뿐만 아니라 아미노산에서 단백질을 합성해서 열을 만들고 체온을 유지하며, 작은창자에서 영양소를 흡수하고 콩팥에서 소변을 생성하는 등 모든 내장의 작용에도 에너지를 필요로 한다. 이러한 인체의 기능에 필요한 에너지는 섭취한 음식물을 통해 얻는다. 음식물 속의 탄수화물, 지질, 단백질과 같은 고분자 화학물질은 저분자 물질로 분해될 때 에너지를 방출하며, 이 방출된 에너지가 인체의 기능 유지, 성장, 조직 재생 등에 사용된다.

1. 영양과 대사의 개요

인체가 외부로부터 물질을 섭취하여 생명활동을 하는 것을 **영양**(nutrition)이라고 하고, 영양을 위해 섭취하는 물질을 **영양소**(nutrient)라고 한다. 또한 음식물에서 얻은 탄수화물, 지질, 단백질 등의 영양소는 그대로 에너지로서 사용할 수 없으며, 인체 내부의 정교한 시스템으로 영양소를 **대사**(metabolism)함으로써 에너지를 추출하여 이용한다.

인체가 필요로 하는 영양소에는 약 50여 종이 있는데, 이를 크게 탄수화물, 지질, 단백질, 비타민, 무기질의 5가지로 분류하여 **5대 영양소**라고 한다. 그중에서도 특히 탄수화물, 지질, 단백질은 하루 섭취량이 비교적 많아 **3대 영양소**라고 한다.

영양소의 생체 내 기능은 3가지로 나뉘며, 각 기능과 담당하는 영양소는 다음과 같다.

① 에너지의 공급원이 되는 영양소 – 탄수화물, 지질, 단백질
② 생체의 구성성분이 되는 영양소 – 단백질, 지질, 무기질
③ 생체기능의 조절에 관여하는 영양소 – 단백질, 무기질, 비타민

영양소는 각각 특유한 생리작용을 가지기 때문에 한 가지만 부족해도 결핍증(deficiency)이 발생한다. 따라서 건강한 생활을 위해서는 각 영양소를 골고루 적절하게 섭취해야 한다.

체내에서 대사가 이루어지려면 우선 영양소가 흡수되어야 하는데, 세포로 흡수된 영양소는 다양한 화학적 변화를 겪으면서 에너지를 방출하는 분해반응을 거친다. 생체가 가장 많이 이용하는 에너지의 저장 형태는 ATP(삼인산아데노신, adenosine triphosphate)이다. ATP는 아데노신(아데닌+리보스)에 3개의 인산기가 결합된 물질로, 가수분해 시 큰 에너지를 방출한다.

대사에는 분해대사와 합성대사가 있다. **분해대사**(이화, catabolism)는 영양소를 더 작은 분자로 분해하는 과정이며, 인체가 일을 하기 위해 에너지를 스스로 공급하는 유일한 수단이기 때문에 매우 중요하다. 반면, **합성대사**(동화, anabolism)는 작은 분자를 재료로 인체에 필요한 화합물로 합성하는 과정이다(**그림 19–1**).

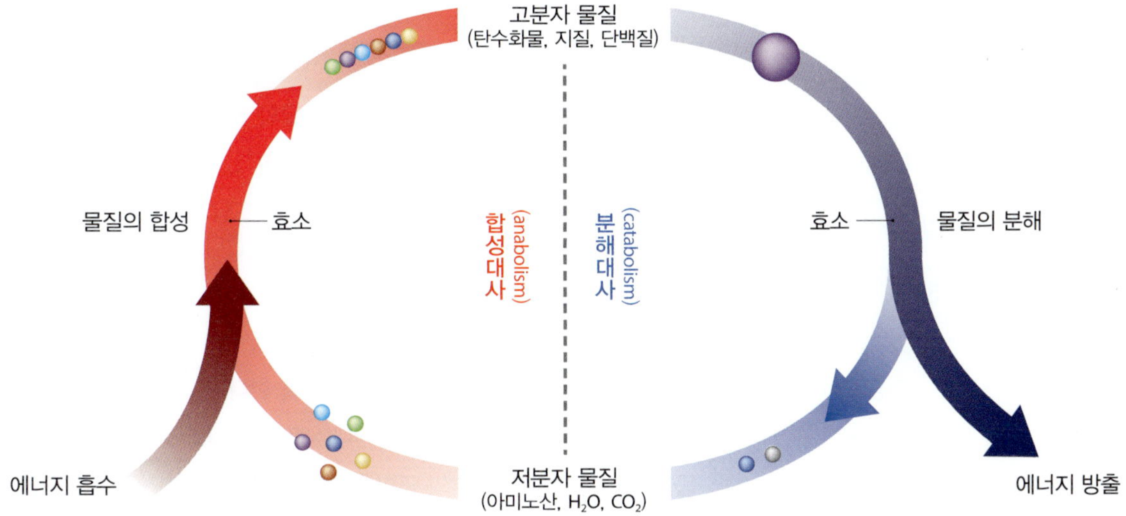

그림 19-1 대사과정

2. 탄수화물

1. 탄수화물의 종류와 기능

탄수화물(carbohydrate)은 지질, 단백질과 함께 생체의 구성성분이며, 활동을 위한 가장 중요한 에너지원이다. 탄소(C), 수소(H), 산소(O)의 세 원소로 구성되며, 생체 내에서 대사됨으로써 에너지가 생산되고 최종적으로는 이산화탄소(CO_2)와 물(H_2O)로 분해된다. 성인은 하루에 250~500g의 탄수화물 섭취가 요구되는데, 이는 전체 열량의 50~70%에 해당한다.

탄수화물은 분자의 크기에 따라 **단당(류)**(monosaccharide), **이당(류)**(disaccharide), **다당(류)**(polysaccharide)으로 나뉘며(표 19-1), 인체는 탄수화물의 대부분을 녹말(전분, starch)이라는 포도당의 고분자로서 섭취한다. 이 녹말은 입안에서 침에 함유된 녹말분해효소(amylase)에 의해 적당한 크기로 절단되고, 샘창자에서는 이자녹말분해효소에 의해 엿당(maltose)으로 분해되며 작은창자의 점막상피에 있는 엿당분해효소(maltase)에 의해 가수분해되어 단당(류)인 포도당(glucose)이 된다. 설탕(sucrose), 젖당(lactose)도 각각 설탕분해효소(sucrase)와 젖당분해효소(lactase)에 의해 단당(류)으로 절단된다(그림 19-2).

표 19-1 주요 탄수화물의 종류와 기능

종류		기능
단당(류)	포도당(glucose)	세포의 주요 에너지원으로, 다른 생체물질의 합성소재로서 중요하다.
	과당(fructose)	식물 등의 에너지원으로, 단당(류) 중 가장 달다.
	갈락토스(galactose)	물에 잘 녹고 단맛이 있다. 인체 내에서는 포도당과 결합하여 젖당의 형태로 존재하거나 다당(류)의 구성 성분으로 존재한다.
이당(류)	엿당(맥아당, maltose)	동물 등에서 흡수가 빨라 에너지원이 된다.
	설탕(sucrose)	고등식물에서 에너지의 저장 및 운반을 한다.
	젖당(lactose)	포유류의 젖 중에서 에너지 저장의 역할을 한다.
다당(류)	녹말(전분, starch)	식물에서 에너지 저장의 역할을 한다(식물이 흡수함으로써 에너지원이 됨).
	당원(glycogen)	동물 등에서 에너지 저장의 역할을 한다(간, 혈액, 근육).

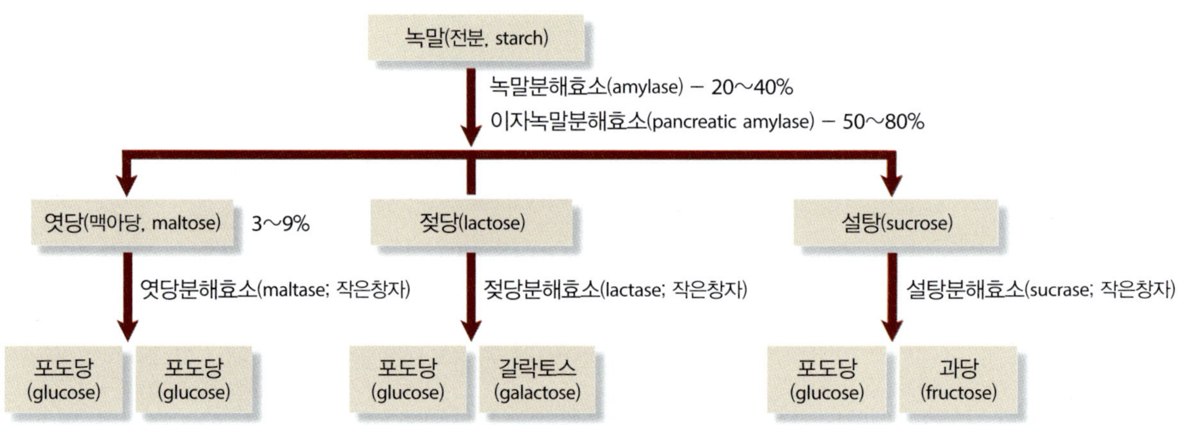

그림 19-2 탄수화물의 소화과정

2. 탄수화물의 대사

인체 대부분의 세포가 탄수화물, 주로 포도당 형태를 우선적인 에너지원으로 사용한다. 세포 안으로 들어오는 포도당의 양이 체내 요구량과 비교하여 충분하지 않으면 세포는 지질과 단백질을 분해하는 대사경로를 통해 포도당을 만들어낸다.

1) 포도당 분해대사

포도당 분해대사에서는 **당분해**(해당, glycolysis), **시트르산회로**(citric acid cycle), **전자전달계**(electron transport system)의 3가지 화학반응이 정확한 순서대로 일어난다(그림 19-3).

1 **저장** : ATP 형성에 필요할 때까지 포도당은 간과 근육세포에 당원으로 저장된다.

2 **무산소 당분해** : 당원은 포도당으로 분해되어 혈류로 방출된다. 세포질에서 각 포도당 분자는 당분해 과정을 거쳐 분해된다. 6탄당은 2개의 파이루브산(각각 3C)으로 나뉘며, 2개의 ATP 분자를 생성한다.

3 **파이루브산** : 각 파이루브산은 아세틸 CoA로 전환되고, 이는 보조효소 A(CoA)에 의해 사립체로 운반되어 시트르산회로로 들어간다. 이때 1분자의 이산화탄소(1C)를 방출한다.

4 **시트르산회로** : 각각의 아세틸 CoA는 2개의 이산화탄소(각각 C개)로 분해되어 많은 고에너지 전자를 방출한다.

5 **전자전달계** : 전자는 내부 사립체의 막을 따라 운반되어 에너지를 방출하며, 이 에너지는 산소가 있는 상태에서 30개의 ATP를 생성한다.

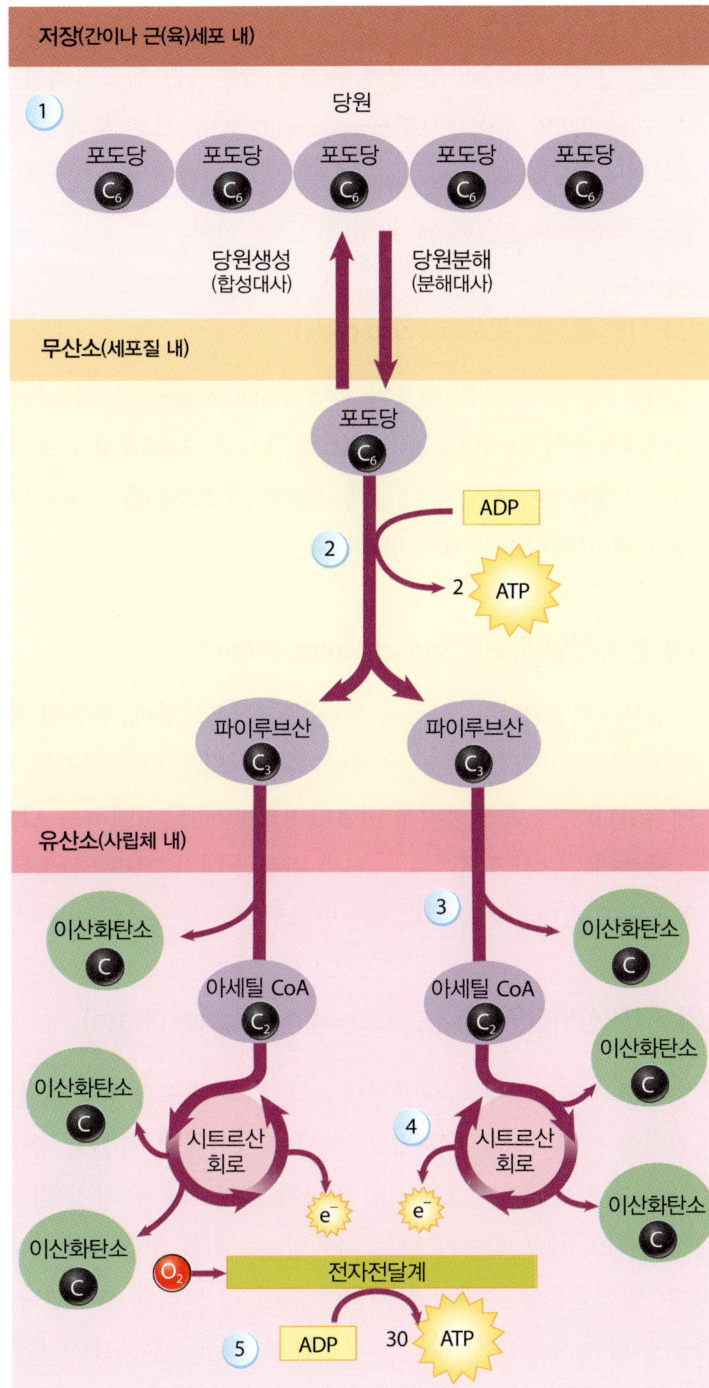

그림 19–3 포도당 대사

ADP : 이인산아데노신(adenosine diphosphate), ATP : 삼인산아데노신(adenosine triphosphate)

19

(1) 당분해(해당, glycolysis)

포도당 분해대사의 첫 번째 단계인 당분해는 세포질에서 일어난다. 그림 19-3과 같이 포도당(glucose; 6탄당)을 2개의 파이루브산(pyruvic acid; 3탄당)으로 분해한다. 당분해에서는 포도당 1분자에서 ATP(삼인산아데노신, adenosine triphosphate) 2분자가 만들어지며, 이 과정에서는 산소를 필요로 하지 않아서 **무산소 당분해**(anaerobic glycolysis) 과정이라고도 한다.

(2) 시트르산회로(citric acid cycle)

이후 파이루브산은 세포의 사립체(mitochondria)로 이동하여 훨씬 더 많은 에너지를 ATP로 전달한다. 파이루브산이 아세틸 CoA(2탄당)로 분해된 후 보조효소 A(CoA)는 이 분자를 시트르산회로로 안내한다. 시트르산회로가 사립체 내부에 존재하는 효소들을 이용하여 아세틸 CoA(2탄당)를 이산화탄소(1C)로 분해할 때 고에너지 전자가 방출된다.

(3) 전자전달계(electron transport system)

당분해와 시트르산회로의 화학반응은 포도당에 저장된 에너지를 방출시키는데, 방출된 에너지의 절반 이상은 고에너지의 전자 형태이다. 사립체 안쪽 주름에 내장된 전자전달계는 이러한 고에너지 전자에서 ATP 분자로 에너지를 전달하며, 전자전달계에서는 ATP 30분자가 만들어진다.

당분해와는 대조적으로 사립체 내부의 대사경로는 산소를 사용하는 과정이다. 산소가 없으면 세포는 포도당에서 대부분의 에너지가 방출되는 시트르산회로나 전자전달계를 작동할 수 없다.

2) ATP(삼인산아데노신, adenosine triphosphate)

단세포 식물에서부터 사람처럼 조 단위의 세포를 가진 동물에 이르기까지 세포 활동을 하는 데 필요한 직접적인 에너지원은 ATP이다. 따라서 생물학적 화합물 중에서는 ATP가 가장 중요하다고 할 수 있다. ATP가 가진 에너지는 영양소에 저장된 에너지와 두 가지 점에서 다르다. ATP의 에너지는 거의 즉각적으로 방출되어 세포 활동에 바로 사용될 수 있다. 영양소의 에너지 방출은 분해대사 과정을 구성하는 일련의 긴 화학반응을 수반하기 때문에 훨씬 더 느리게 일어난다. 게다가 영양소에서 방출된 에너지는 세포 활동에 직접 사용될 수 없고 먼저 ATP로 전달된 후 ATP가 폭발적으로 방출시켜야 한다.

ATP는 아데노신과 3개의 인산기로 구성된다(그림 19-4). 인산기를 연결하는 고에너지 결합에서 대량의 에너지를 방출할 수 있다. 인산기가 분자에서 분리되면 ADP(이인산아데노신, adenosine diphosphate)와 유리 인산기가 생성되며, 인산결합을 하고 있던 에너지가 방출되면서 근(육)섬유의 수축 등과 같은 세포 활동을 할 수 있게 된다. 또한 탄수화물 분해대사에서 생성된 에너지에 의해 ADP와 인산이 재결합함으로써 ATP가 만들어진다. 언제라도 세포가 요구하면 즉각적으로 충분한 양의 ATP가 만들어진다. ATP 생성에 즉시 필요하지 않은 포도당은 합성대사를 통해 더 큰 분자로 만들어져 나중에 사용할 수 있도록 저장된다.

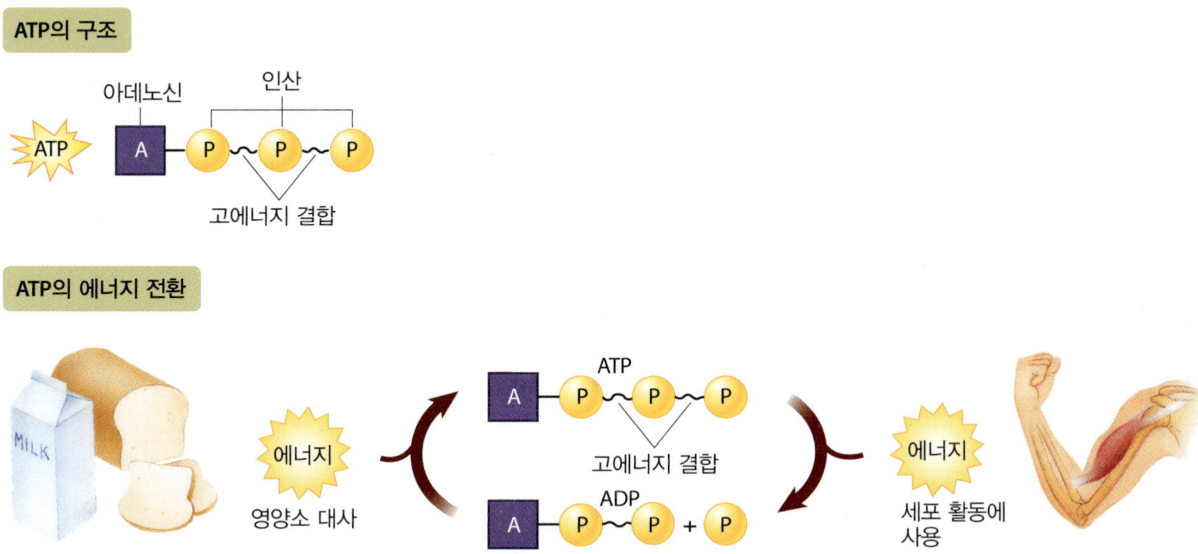

그림 19-4 ATP

ATP는 마지막 고에너지 인산결합에 높은 에너지를 저장한다. 이 결합이 끊어지면 세포 활동을 위한 에너지가 방출된다. 이 반응으로 생성되는 ADP(이인산아데노신)와 인산기는 영양소 분해대사로부터 추가적인 에너지에 의해 ATP로 재합성될 수 있다.

3) 포도당 합성대사

포도당 합성대사는 **당원생성**(glycogenesis)이라고도 한다. 주로 간과 근(육)세포에서 이루어지는 당원생성은 목걸이에 달린 많은 구슬처럼 포도당 분자를 결합하여 동물성 녹말이라고도 하는 당원(glycogen)을 형성하는 일련의 반응으로 구성된다.

나중에 당원으로 저장된 포도당이 ATP를 만드는 데 필요해지면 당원분해(glycogenolysis)라는 과정이 간이나 근(육)세포에서 일어나 당원 사슬을 분해하여 포도당 분자를 방출한다. 당원분해는 분해대사의 한 예이다.

4) 탄수화물 대사의 조절

오랫동안 음식을 먹지 않거나, 운동을 하여 많은 영양소를 에너지로 사용하거나, 잠을 자면서 적은 영양소를 에너지로 사용할 때도 혈액 내 포도당 및 다른 영양소의 양은 크게 변하지 않는다. 예를 들어 혈중 포도당 농도는 정상적인 공복 상태일 때 혈액 100mL당 약 70~99mg으로 유지된다.

다양한 호르몬이 탄수화물 대사를 조절하여 혈당을 정상 수준으로 유지하게 하는데, 그중에서도 **인슐린**(insulin)은 매우 중요한 호르몬이다. 인슐린의 정확한 작용기전은 아직 밝혀지지 않았지만, 인슐린은 세포막을 통한 포도당의 운반을 촉진하는 것으로 알려져 있다. 인슐린 분비가 증가하면 더 많은 포도당이 혈액을 떠나 세포, 특히 간세포로 들어간다(그림 13-6 참조, 그림 19-5).

인슐린 분비가 너무 적거나 다양한 형태의 당뇨병 환자에게서 발생하는 인슐린 효과에 대한 저항성은 반대의 결과를 초래하여 더 적은 포도당이 혈액을 떠나 세포로 들어간다. 따라서 더 많은 포도당이 혈액에 남아 있게 되고 세포에서 대사되는 포도당은 줄어든다. 즉, 높은 혈중 포도당(고혈당)과 낮은 포도당 대사속도는 인슐린 결핍을 말해준다.

인슐린은 혈당 수치를 낮추는 유일한 호르몬이다. 반면, 혈당 수치를 높이는 호르몬에는 여러 가지가 있다. 뇌하수체앞엽에서 분비되는 성장호르몬(growth hormone), 부신겉질에서 분비되는 코티손(cortisone), 부신속질에서 분비되는 에피네프린(epinephrine), 이자섬에서 분비되는 글루카곤(glucagon)은 혈당을 높이는 중요한 호르몬이다(그림 19-6).

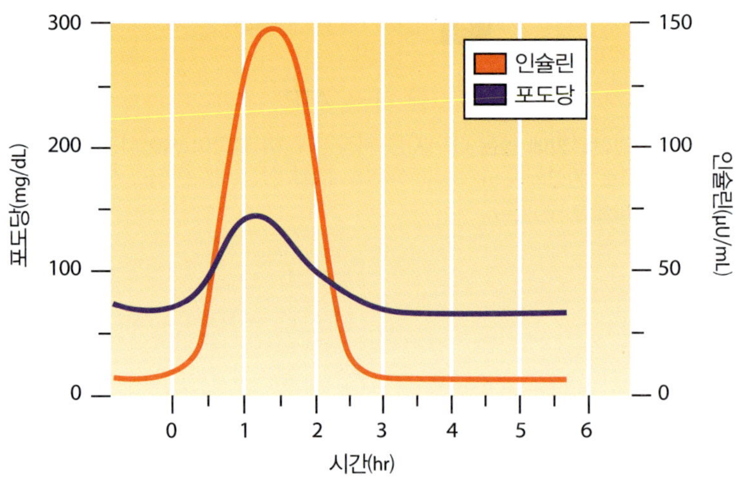

그림 19-5 인슐린의 작용

인슐린은 혈당 농도가 정상 범위보다 너무 높아지는 것을 방지하기 위해 음성되먹임으로 작동한다. 포도당의 식후 창자 흡수가 증가하면 혈당 농도가 증가한다. 이에 대응하여 이자의 인슐린 분비가 증가한다. 인슐린은 간세포가 혈액에서 포도당을 흡수하도록 촉진한다. 혈당이 설정치 수준으로 감소하면 이자섬의 인슐린 분비를 감소시켜 정상 혈당 농도를 유지하게 된다. 즉, 탄수화물 함량이 높은 식사를 한 직후에는 혈중 인슐린 수치가 급격히 상승하게 된다.

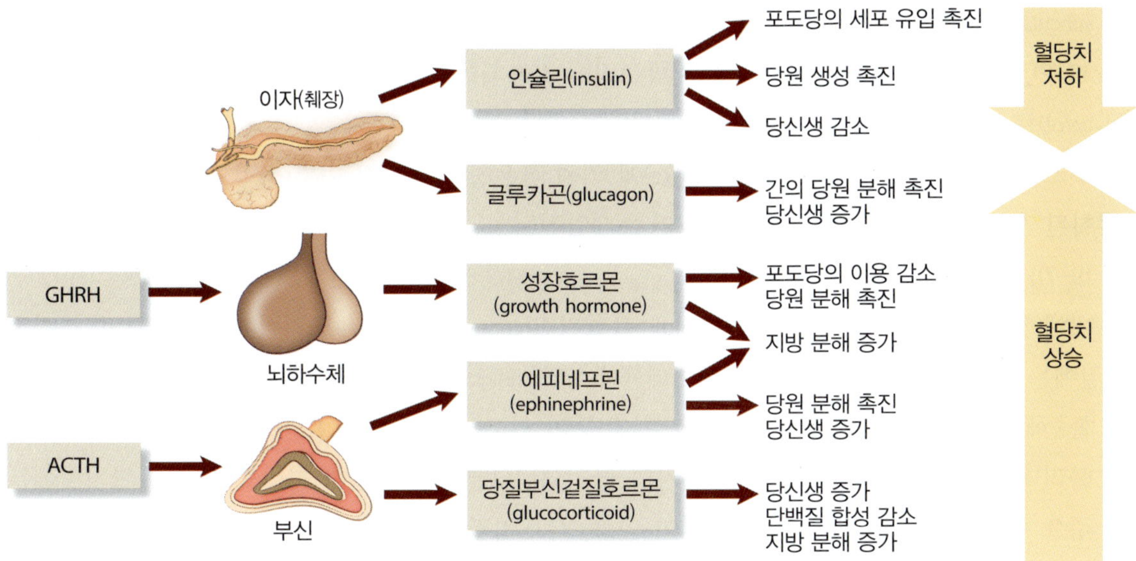

그림 19-6 **혈당 조절에 관여하는 호르몬**

건강과 웰빙

- **카보로딩(carbohydrate loading)**

카보로딩은 마라톤 또는 장거리 육상 선수들이 에너지의 원천인 당원(glycogen)을 인체에 축적하여 체력이 떨어지는 것을 방지하기 위한 식단이다. 간세포와 마찬가지로 일부 뼈대근육섬유는 포도당을 당원 형태로 흡수하여 저장할 수 있다. 경기를 치르기 2~3일 전부터 격렬한 운동을 중단하고 탄수화물 함량이 높은 식단으로 전환하면 평소보다 뼈대근육에 거의 2배의 당원을 저장할 수 있다. 이렇게 하면 근육은 평소보다 최대 50% 더 오랫동안 유산소운동을 지속할 수 있다.

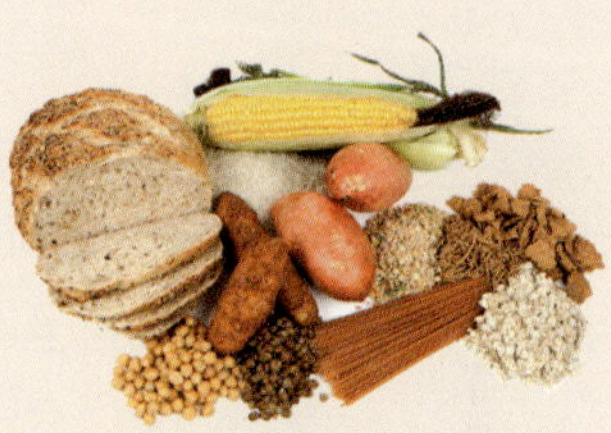

3. 지질

1. 지질의 종류와 기능

지질(lipid)은 생체 내에서 이용할 수 있는 에너지원이면서 체내에서 사용되지 못한 여분의 에너지를 저장하는 역할도 한다. 지질 1g은 약 9kcal의 에너지를 발생시킨다. 인체 내에서 지질은 주로 피부밑지방(피하지방, subcutaneous fat)으로서 저장되며, 그 밖에도 뇌신경계통의 세포에 많이 함유되어 여러 기능에 관여한다(표 19–2). 혈중 지질 농도가 떨어지면 지방조직에 저장되어 있던 지질 일부가 **지방산**(fatty acid)과 **글리세롤**(glycerol)로 가수분해되어 혈액으로 방출된다.

지질의 소화는 이자지방분해효소(pancrelipase)에 의해 작은창자 내에서 이루어진다. 먼저 쓸개즙의 작용으로 **유화**된 후 이자액 속 이자지방분해효소인 스테압신(steapsin)의 작용으로 지방산과 글리세롤로 분해된다(그림 19–7).

생체 내에 있는 지질은 단순지질(simple lipid), 복합지질(complex lipid), 유도지질(derived lipid)로 분류된다. 단순지질에는 **중성지방**(neutral fat)이나 콜레스테롤에스터(cholesterol ester; 콜레스테롤과 지방산이 에스터결합한 것으로, 혈중에서 콜레스테롤 대부분이 이 형태로 존재) 등이 있다. 중성지방은 트라이글리세라이드(triglyceride)라고도 불리며, 에스터결합으로 지방산 3분자와 글리세린 1분자가 결합한 화합물이다. 복합지질에는 세포막의 주요 구성요소인 **인지질**(phospholipid)이 있고, 유도지질에는 유리지방산(free fatty acid), 유리콜레스테롤(free cholesterol) 등이 있다.

표 19–2 주요 지질의 종류와 기능

분류	종류	기능
저장	트라이글리세라이드(triglyceride)	지방세포에 저장된다.
직접적 에너지원	지방산(fatty acid)	저장되어 있는 트라이글리세라이드 등이 분해되어 생긴다.
구조 구성	왁스(wax)	동물의 체표, 털 표면을 덮고 있으며 방어적 역할도 한다.
	인지질(phospholipid), 스테롤(sterol)	생체막의 구성성분이다.
정보전달	스테로이드(steroid)	성호르몬이나 스테로이드호르몬으로서 기능한다.
	아이소프레노이드(isoprenoid)	페로몬으로서 작용한다.
	다가불포화지방산 유도체	다양한 생리활성을 가지는 프로스타글랜딘, 페로몬으로서 작용한다.
	다이아실글리세롤(diacylglycerol)	이차전령의 하나로 수용체 단백질에서의 신호를 전달하는 역할을 한다.
빛수용기	카로텐유사체(카로테노이드, carotenoid)	시력 보호 및 세포의 손상방지 역할을 한다.
보조인자	지용성 비타민	생체 내 반응의 보조인자로서 기능한다.

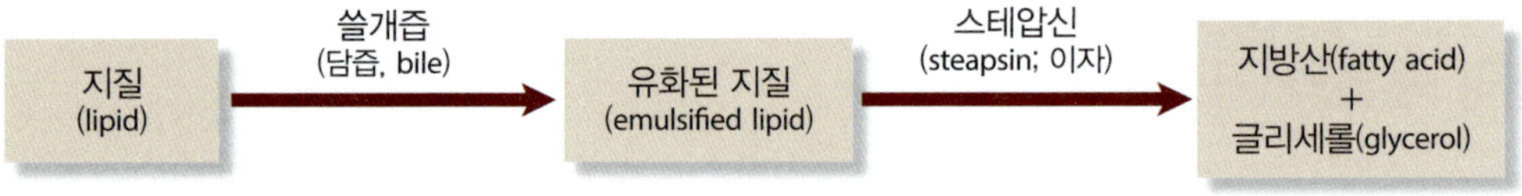

그림 19–7 지질의 소화과정

2. 지질의 대사

1) 지질의 분해대사

탄수화물과 마찬가지로 지질은 본래 에너지 영양소이다. 식사 후 몇 시간이 지나 포도당 공급이 감소하면 세포는 즉시 에너지를 얻기 위해 지질을 분해하기 시작한다.

작은창자 내에서 지방산과 글리세롤로 분해되어 흡수된 지질은 장상피세포 내에서 다시 트라이글리세라이드로 합성되며, 지단백질에 덮인 암죽미립을 형성하여 작은창자, 림프관, 가슴림프관을 지나 혈중으로 들어간다. 거의 대부분은 간이나 지방조직에 저장되지만, 일부는 조직에서 산화 및 분해되어 에너지로서 사용된다.

지방산이 에너지원으로 사용되려면 우선 **β-산화**(β-oxidation)라는 기전을 거쳐 아세틸 CoA로 분해된 후 시트르산회로로 들어가야 한다. β-산화에서는 탄수화물보다 대량의 에너지가 만들어지며 그 효율은 탄수화물의 2.4배나 높다. 한편, 글리세롤은 ATP의 작용으로 인산화합물이 되어 당분해 경로로 들어간다(그림 19-8).

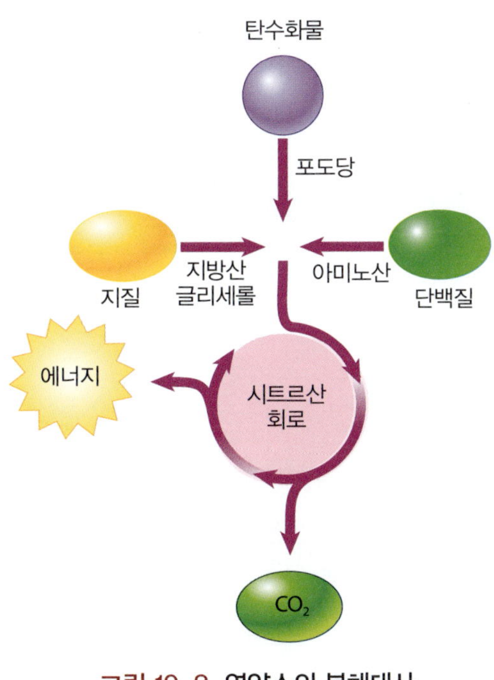

그림 19-8 영양소의 분해대사

2) 지질의 합성대사

지질의 합성대사는 **지방생성**(lipogenesis)이라고도 하며, 트라이글리세라이드, 콜레스테롤, 인지질, 지방산 등과 같은 다양한 형태로 지방생성이 이루어진다. 트라이글리세라이드와 인지질은 지방산과 글리세롤 또는 여분의 포도당이나 아미노산에서 합성된다. 트라이글리세라이드는 주로 지방조직세포에 저장되며 저장된 지질은 인체의 큰 저장 에너지원이 된다.

지방산은 대부분 인체에서 합성된다. 일정 양의 불포화지방산은 음식을 통해 반드시 섭취해야 해서 필수지방산이라고도 한다. 필수지방산 중 일부는 프로스타글랜딘(prostaglandin)이라는 지질을 인체 내에서 합성하기 위한 원천으로 사용한다. 또한 일부 필수지방산은 신경조직에 있는 말이집과 세포막에서 인지질을 만드는 데 필요하다.

3) 지질 대사의 조절

지질 대사는 주로 인슐린, 부신겉질자극호르몬(ACTH), 성장호르몬, 당질부신겉질호르몬에 의해 조절된다. 일반적으로 지질의 대사율은 탄수화물의 대사율과 상반되는 관계에 있다. 예를 들어 당뇨병 상태에서는 탄수화물의 분해대사가 감소되고 부신겉질자극호르몬, 성장호르몬, 당질부신겉질호르몬의 분비 증가가 뒤따르며 지질의 분해대사 증가를 일으킨다. 그러나 탄수화물 분해대사가 에너지 요구를 충족시키면 지질은 분해되지 않고 지방조직에 저장된다. 따라서 과량의 탄수화물은 지방 저장의 효과를 일으킨다고 할 수 있다.

4. 단백질

1. 단백질의 종류와 기능

단백질(protein)은 인체에서 가장 풍부한 유기물질이면서 생명 유지에 반드시 필요한 물질이다. 다양한 기관, 효소, 호르몬 등의 주성분이며, 생체 내 반응을 촉진하고 조절하며 조직의 생성과 재생에 관여한다. 단백질에는 상당히 많은 종류가 있는데, 인체에는 약 10만 종류의 단백질이 있으며 그 기능 또한 매우 다양하다(표 19-3). 단백질이 이처럼 많은 기능을 수행하는 것은 단백질이 입체구조를 취할 수 있기 때문이다(그림 2-12 참조).

단백질의 구성단위는 **아미노산**(amino acid)이며, 단백질이 체내에서 분해되면 요소와 요산이 생기고 더 이상은 분해되지 않는다. 따라서 단백질은 생체 내에서 완전히 대사되는 것이 아니기 때문에 에너지원으로서는 탄수화물과 지방에 비해 우수하다고 할 수 없다. 단백질 1g은 4.1kcal의 에너지를 발생시킨다.

단백질의 소화과정을 보면 위에서 펩톤(pepton), 단백질분해효소(protease), 대형 폴리펩타이드로 분해된 단백질은 창자 윗부분에서 다시 이자액의 트립신(trypsin), 카이모트립신(chymotrypsin), 폴리펩타이드분해효소(polypeptidase)에 의해 분해되어 소형 폴리펩타이드가 된다. 소형 폴리펩타이드는 작은창자 상피세포의 자유면(free surface)에 있는 단백질분해효소에 의해 아미노산(amino acid)으로 분해된다(그림 19–9). 아미노산이 모여서 펩타이드결합(peptide bond)을 통해 긴 사슬을 만들어 단백질 분자가 된다.

단백질을 구성하는 약 20종류의 아미노산 가운데 8종류는 체내에서 전혀 합성되지 않아 필요량을 충족시키지 못한다. 따라서 단백질 합성 시 음식물을 통해 섭취할 필요가 있는데, 이를 **필수아미노산**이라고 한다(표 19–4).

표 19–3 주요 단백질의 종류와 기능

분류	종류	기능
효소단백질	펩신(pepsin)	위에서 음식물 중의 단백질을 분해한다.
	DNA 중합효소(DNA polymerase)	DNA를 복제한다.
구조단백질	아교질(콜라젠, collagen)	뼈, 힘줄, 피부밑조직 등을 형성한다.
	케라틴(keratin)	머리카락이나 손발톱의 주성분이 된다.
수송단백질	철결합글로불린(transferrin)	혈액 중에서 철을 운반한다.
	혈색소(hemoglobin)	적혈구에 존재하며 혈액 중에서 산소를 운반한다.
	포도당수송체(glucose receptor)	세포막을 통해 포도당을 운반한다.
운동단백질	마이오신(myosin), 액틴(actin)	근육수축에 관여한다.
	다이네인(dynein)	섬모나 편모의 운동, 세포 내 수송에도 관여한다.
저장단백질	페리틴(ferritin)	철을 결합하여 간에 저장한다.
	난백알부민(ovoalbumin)	배아 발생과정에서 사용되는 아미노산을 저장한다.
신호단백질	인슐린(insulin)	혈당치를 낮추는 펩타이드호르몬이다.
	신경성장인자(NGF)	신경조직의 분화와 성장을 촉진한다.
방어단백질	면역글로불린(immunoglobulin)	외래 항원에 대한 항체로서 작용한다.
	섬유소원(fibrinogen), 트롬빈(thrombin)	혈액응고에 관여한다.

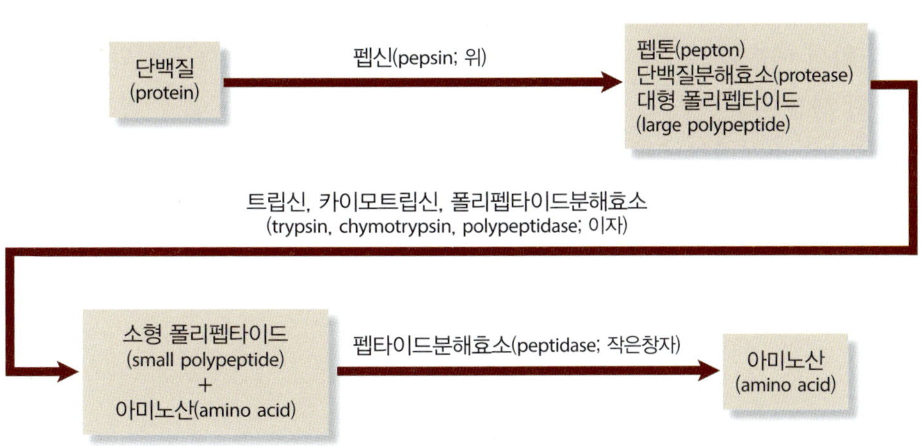

그림 19–9 단백질의 소화과정

표 19-4 아미노산의 종류

필수아미노산	비필수아미노산
히스티딘(histidine)*	알라닌(alanine)
아이소류신(isoleucine)	아르지닌(arginine)
류신(leucine)	아스파라진(asparagine)
라이신(lysine)	아스파트산(aspartic acid)
메티오닌(methionine)	시스테인(cysteine)
페닐알라닌(phenylalanine)	글루탐산(glutamic acid)
트레오닌(threonine)	글루타민(glutamine)
트립토판(tryptophan)	글라이신(glycine)
발린(valine)	프롤린(proline)
	세린(serine)
	타이로신(tyrosine)**

* 아동의 경우
** 페닐알라닌으로부터 합성될 수 있음

2. 단백질의 대사

1) 단백질의 분해대사

단백질 분해대사의 첫 단계는 간세포에서 일어난다. 이를 **아미노기제거**(deamination)라고 하며, 아미노산에서 아미노기(NH_2)를 분리시켜 암모니아와 케토산을 형성한다. 암모니아의 대부분은 간세포에서 요소(urea)로 전환되어 소변으로 배설되고, 케토산은 아세틸 CoA로 전환되어 시트르산회로에 들어가서 산화되거나 포도당이나 지질로 전환된다(그림 19-10).

2) 단백질의 합성대사

모든 세포는 리보소체를 이용하여 자신의 구조단백질과 효소를 합성한다. 또한 간이나 샘세포와 같은 세포에서는 물질 운반을 위해 특수 단백질을 합성한다. 신호전달기전의 영향에 있는 특정 세포의 유전자는 특수 단백질의 합성 여부를 결정한다. 골수에서는 끊임없이 새로운 적혈구를 만들어내는데, 1초에 수백만 개의 적혈구가 생산된다.

단백질의 분해대사와 합성대사는 모두 지속적으로 이루어진다. 예를 들어 단백질이 부족한 식사를 할 경우 단백질 분해대사가 단백질 합성대사보다 많아진다. 다양한 호르몬들 또한 단백질의 분해대사율과 합성대사율에 영향을 미친다.

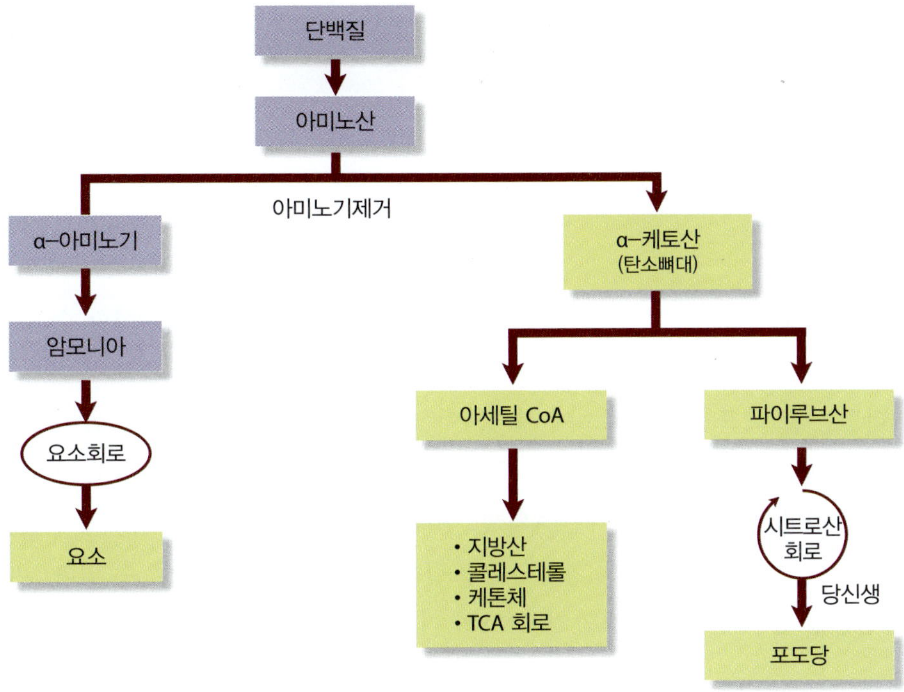

그림 19-10 **단백질의 대사**

3) 단백질 대사의 조절

탄수화물이나 지질과 마찬가지로 단백질 대사도 신경계통보다 **호르몬**에 의해 주로 조절된다. 성장호르몬과 남성호르몬인 테스토스테론은 단백질의 합성과 합성대사를 촉진한다. 단백질 분해에 영향을 미치는 호르몬에는 당질부신겉질호르몬이 있다. 이 호르몬은 세포단백질의 아미노산 분해를 가속화하고 분해대사를 촉진한다. 부신겉질자극호르몬(ACTH)은 당질부신겉질호르몬의 분비를 촉진하는 호르몬이기 때문에 단백질 분해대사에 간접적으로 기능한다고 할 수 있다. 또한 갑상샘호르몬은 단백질 합성대사에 작용하여 기능을 증진시키는데, 탄수화물과 지질이 충분한 경우 성장을 촉진하는 역할을 한다. 반대로 갑상샘호르몬의 양이 과도하거나 탄수화물이나 지질이 부족한 경우에는 갑상샘호르몬이 단백질의 이동과 분해대사를 증진시킨다.

요점확인

1. 포도당에서 ATP로 에너지가 어떻게 전달되는가?
2. 탄수화물 대사를 담당하는 3가지 과정은 무엇인가?
3. 단백질이 체내에서 흡수되면 어떻게 사용되는가?
4. 필수아미노산은 무엇인가?

19

5. 비타민과 무기질

1. 비타민

비타민(vitamin)은 인체의 대사나 각종 생리기능에 필요한 물질로, 체내에서 합성할 수 없기 때문에 음식을 통해 흡수해야 하는 소분자의 유기화합물을 가리킨다.

대부분의 비타민은 효소 또는 보조효소에 부착되어 효소가 제대로 작동하도록 돕는다. 효소를 활성화하는 데 필요한 적절한 비타민이 없으면 많은 효소가 전혀 쓸모 없어진다. 일부 비타민은 인체에서 다른 중요한 역할을 담당한다. 예를 들어 비타민 A의 한 형태는 망막의 감각수용기세포에서 빛을 감지하는 역할을 한다. 비타민 D는 체내 칼슘이온의 항상성을 조절하는 호르몬으로 전환될 수 있다. 비타민 E는 활성산소라고 하는 반응성 높은 산소가 세포막의 DNA와 다른 분자를 손상시키는 것을 방지하는 항산화제 역할을 한다.

비타민은 **수용성 비타민**과 **지용성 비타민**으로 분류할 수 있다. 수용성 비타민은 대부분 보조효소로서 작용하며, 지용성 비타민은 혈액응고, 시각, 칼슘 흡수 등 각종 중요한 기능을 한다. 비타민은 미량으로 작용하므로 그 필요량은 적지만, 결핍되면 다양한 이상이 발생한다. 또 지용성 비타민은 체내에 축적되기 쉬워 과잉으로 섭취하면 중독을 일으킬 우려가 있다(표 19-5).

표 19-5 비타민의 종류와 기능

종류		주요 기능	결핍증
수용성 비타민	비타민 B_1	파이루브산탈수소효소 복합체 등의 보조효소(CoA)로서 작용한다.	각기병
	비타민 B_2	산화환원효소의 보조효소로서 작용한다.	구내염
	비타민 B_6	아미노산대사효소의 보조효소로서 작용한다.	
	비타민 B_{12}	메틸기 전이반응 등의 보조효소로서 작용한다. 항악성빈혈작용을 하며, 혈구형성(조혈)을 촉진한다.	악성빈혈
	니코틴산	속호흡, 탄수화물, 단백질대사, 지질 합성에 중요하다.	펠라그라
	판토텐산	지방산 대사 등의 보조효소로서 작용한다.	
	바이오틴	탄산고정반응의 보조효소로서 작용한다.	
	엽산	메틸기 전이반응 등의 보조효소로서 작용한다.	빈혈
	비타민 C	아교질 합성에 필요하며 항산화작용이 있다.	괴혈병

표 19-5 비타민의 종류와 기능 (계속)

종류		주요 기능	결핍증
지용성 비타민	비타민 A	망막의 로돕신(rhodopsin; 빛을 수용하는 물질) 성분이다.	야맹증
	비타민 D	인산과 칼슘의 흡수와 축적을 촉진하고 대사에 작용한다.	구루병(성인의 경우 골연화증)
	비타민 E	항산화작용(특히 지질의 과산화를 방지)을 한다.	
	비타민 K	간에서의 프로트롬빈 생성에 관여하여 혈액응고에 작용한다.	신생아의 경우 출혈경향

건강과 웰빙

● **운동선수를 위한 비타민 보충제**

비타민결핍증(avitaminosis)은 운동능력 저하를 유발할 수 있기 때문에 많은 운동선수가 정기적으로 비타민 보충제를 섭취한다. 그러나 연구에 따르면 비타민 보충제는 운동능력에 거의 또는 전혀 영향을 미치지 않는다고 한다. 균형 잡힌 식단만으로도 충분한 양의 비타민을 공급할 수 있다. 따라서 비타민 보충제의 사용은 운동 전문가들 사이에서 논란을 불러일으켰다. 비타민 보충제를 반대하는 사람들은 비용과 과다비타민증(hypervitaminosis) 관련의 간손상 가능성을, 비타민 보충제를 지지하는 사람들은 비타민 결핍을 예방할 수 있다는 장점을 언급하고 있다.

2. 무기질

유기물질을 구성하는 탄소(C), 수소(H), 산소(O), 질소(N)를 제외한 나머지 원소를 일괄하여 **무기질**(mineral)이라고 한다. 인체를 구성하는 성분 중 영양상 중요한 무기질은 소듐(Na), 포타슘(K), 칼슘(Ca), 마그네슘(Mg), 인(P), 염소(Cl), 유황(S)의 7종이 전체의 60~80%를 차지한다. 그 밖에 미량원소로서 철(Fe), 구리(Cu), 아이오딘(I), 망가니즈(망간, Mn), 코발트(Co), 아연(Zn) 등이 있다.

무기질은 비타민만큼이나 중요한 영양소이다. 각종 무기질이온은 효소와 결합하여 효소의 작용을 돕는다. 특히 소듐, 염소, 포타슘과 같은 무기질은 체액과 이온 구성을 위해 상대적으로 많은 양이 필요하며, 특히 소듐이나 칼슘은 신경전도와 근(육)섬유의 수축에 중요하게 작용한다(표 19-6). 이러한 무기질이 부족해지면 뇌, 심장, 기도는 기능이 멈추게 된다. 무기질은 소변, 분변, 땀 등으로 체외로 배설되며 음식으로서 보충해주어야 한다.

19

표 19-6 주요 무기질의 종류와 기능

분류	종류	기능
신체 구성성분	칼슘(Ca), 인(P), 불소(F) 등	뼈와 이와 같은 경조직 발달에 작용한다.
	철(Fe)	혈색소의 구성성분으로 혈액 속에서 산소를 운반하는 혈색소의 기능에 중요한 역할을 한다.
	염소(Cl)	위에서 분비되는 염산의 구성성분으로 소화 작용에 영향을 끼친다.
	아연(Zn)	세포 내에서 포도당을 분해하는 호르몬인 인슐린의 합성에 관여한다.
	아이오딘(I)	인체의 기초대사를 조절하는 갑상샘호르몬인 타이록신의 주성분이다.
촉매작용	인(P), 마그네슘(Mg), 포타슘(K) 등	탄수화물, 지방, 단백질의 분해에 관여하여 에너지를 내는 반응을 활성화한다.
산염기평형 조절	소듐(Na), 포타슘(K) 등	체내에서 적절한 pH를 유지할 수 있도록 조절하는 기능을 한다.
수분균형 조절	소듐(Na), 포타슘(K) 등	혈관이나 세포 안팎으로의 수분 이동과 그 양을 조절한다.

6. 대사율

1. 기초대사율과 총대사율

기초대사율(basal metabolic rate, BMR)은 기초 상태에서 영양소가 분해대사되는 속도를 말한다. 즉, 깨어 있지만 안정된 상태, 흡수 후 상태, 편안하고 따뜻한 환경에서 몸이 소비하는 에너지 소비율이다. 근육 활동이나 음식의 소화와 흡수에 필요한 에너지를 공급하려면 추가적인 영양소의 분해대사가 이루어져야 한다.

기초대사율은 개인마다 25~30% 정도 차이가 난다. 활동적인 사람일수록 인체가 더 많은 영양소를 분해대사시켜야 하며 총대사율이 높아진다. **총대사율**(total metabolic rate, TMR)은 하루에 인체가 사용하는 총 에너지의 양이다(그림 19-11).

섭취하는 음식의 열량이 TMR과 같으면 체중은 일정하게 유지된다(수분의 유지 또는 손실로 인한 변동 가능성 제외). 섭취하는 음식의 열량이 TMR보다 많으면 체중이 증가하고, 그 반대이면 체중이 감소한다. 감량 다이어트는 이러한 원리를 활용한다.

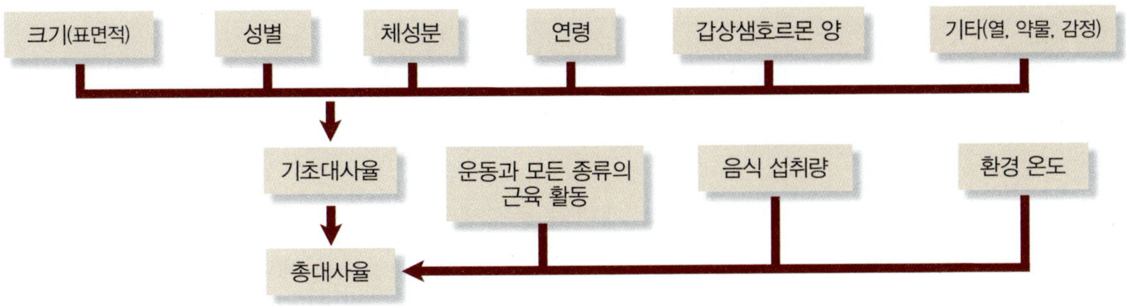

그림 19-11 **기초대사율과 총대사율을 결정하는 요인**

2. 음식 섭취 조절 기전

음식 섭취를 조절하는 기전은 아직 명확하게 밝혀지지 않았으나 사이뇌의 **시상하부**(hypothalamus)가 매우 중요한 역할을 한다. 시상하부에는 배고픔을 느끼는 **식욕중추**(appetite center)와 만족감이나 포만감을 느끼는 **포만중추**(satiety center)가 있으며, 이 두 중추 사이의 활동 균형이 음식 섭취를 조절하는 핵심 기전으로 파악된다.

또한 시상하부는 섭식중추(feeding center)에 영향을 주는 몇몇 호르몬과 신경전달물질을 만들어낸다. 그 밖에도 섭취 습관, 감정, 음식에 대한 감각 등의 많은 요인도 식욕을 조절하고 영향을 미친다(**표 19-7**).

표 19-7 **식욕에 영향을 미치는 요인**

식욕 자극 요인	식욕 억제 요인	공급원
● 내인오피오이드펩타이드 (endogenous opioid peptides, EOP) ● 감마아미노뷰티르산(γ-aminobutyric acid, GABA) ● 신경펩타이드 Y(neuropeptide Y, NPY) ● 노르에피네프린(norepinephrine) ● 오렉신(orexin)	● 알파 멜라닌세포자극호르몬 (α-melanocyte-stimulating hormone, α-MSH) ● 코케인 및 암페타민조절전사체 (cocaine and amphetamine-regulated transcript, CART) ● 부신겉질자극호르몬방출호르몬 (corticotropinreleasing hormone, CRH)	시상하부
● 정서 ● 환경 자극 ● 음식의 풍미(맛, 향기, 식감) ● 내부 자극(혈액의 온도, 포도당) ● 생활방식에 대한 선택과 습관	● 정서 ● 환경 자극 ● 음식의 풍미(맛, 향기, 식감) ● 내부 자극(혈액의 온도, 포도당) ● 생활방식에 대한 선택과 습관	신경계통
● 코티솔(cortisol)		부신겉질
● 그렐린(ghrelin)	● 콜레시스토키닌(CCK) ● 글루카곤유사펩타이드-1(GLP-1)	위창자
	● 렙틴(leptin) ● 인터루킨-18(interleukin-18, IL-18)	지방조직
	● 포도당(glucose)	간
	● 인슐린(insulin) ● 이자폴리펩타이드(pancreatic polypeptide, PP)	이자

7. 체온

사람은 항온동물로서 환경온도의 변화에도 체내의 중심체온은 거의 일정하게 유지된다. 이것을 **체온의 항상성**이라고 한다. 사람은 음식물을 소화하고 흡수하여 얻은 영양소를 에너지원으로 생명을 유지하지만, 그 에너지의 대부분은 열이 되어 몸 밖으로 방출된다. 체온은 몸에서 생산되는 열량(열생성)과 발산되는 열량(열발산)이 균형을 이룸으로써 유지된다. 열생성이나 열발산에는 내분비계통, 자율신경계통, 운동계통이 관여하며, 이들을 총괄하는 것은 시상하부의 **체온조절중추**이다(그림 19-12).

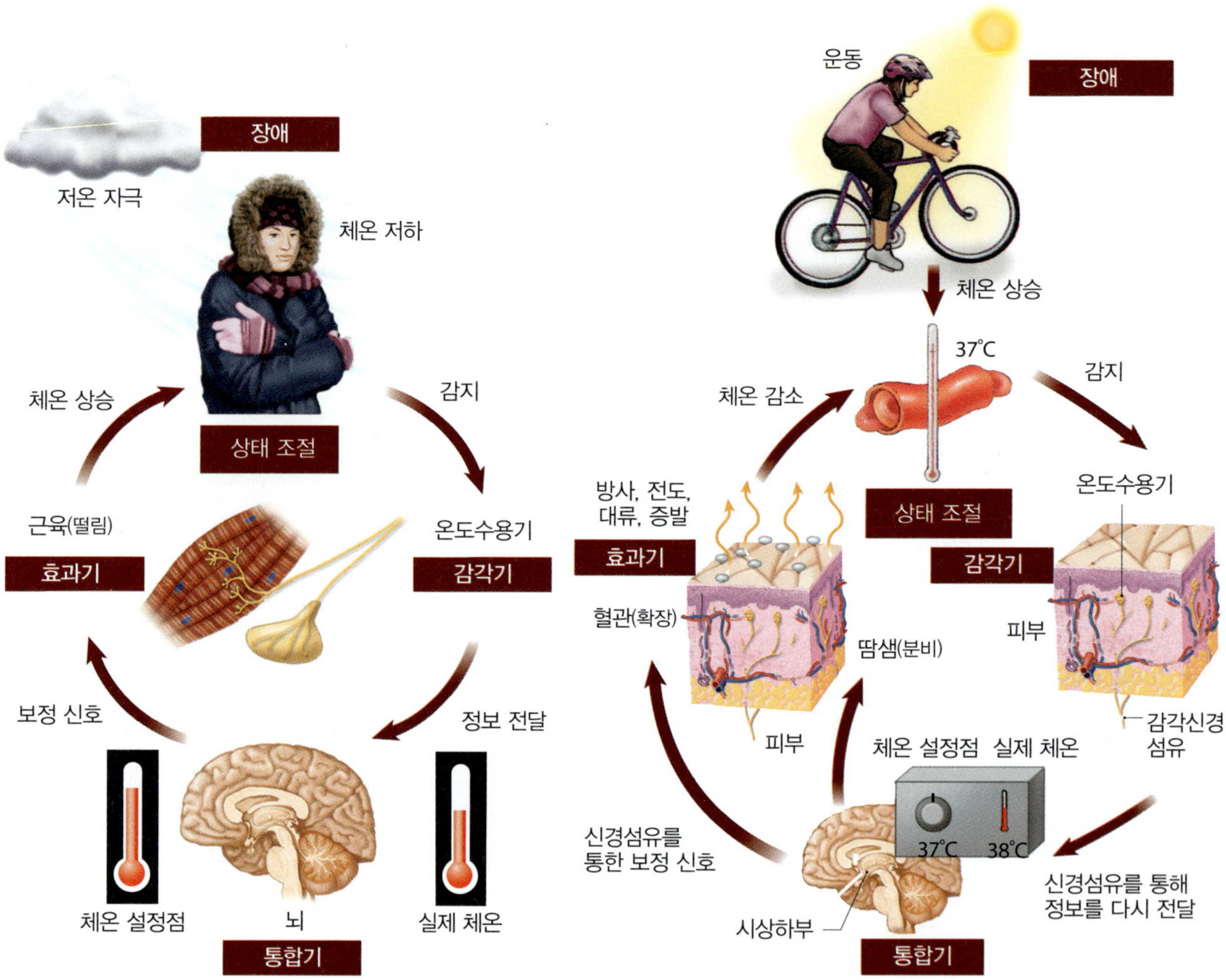

그림 19-12 체온조절

체온이 설정점 이하로 떨어지면 시상하부(통합기)가 뼈대근육(효과기)의 떨림을 유발하고 이는 체온을 설정점으로 다시 되돌리기 위해 열을 발생시킨다. 반대로 체온이 설정점 이상으로 상승하면 인체는 땀남, 혈관 확장 등 여러 기전에 의한 열 손실을 촉진하여 체온을 설정점으로 낮춘다.

1. 체온의 분포와 변동

1) 체온의 분포

체온(body temperature)이란 생체 내부의 온도를 말하며, 부위에 따라 약간 다르다. 뇌, 간, 콩팥 및 소화기관은 항상 움직이며 대사가 활발하기 때문에 열생성이 많아 38℃에 가깝게 높다. 반면, 근육이나 피부는 열생성이 적고 열소실이 쉬워 비교적 낮다.

체온에는 환경온도의 영향을 잘 받지 않아 거의 일정한 **중심체온**(심부체온, core temperature)과 환경온도의 영향을 받아서 쉽게 변동하는 **피부체온**(shell temperature)이 있다. 환경온도에 따라 중심체온과 피부체온의 분포는 다르게 나타나는데, 환경온도가 낮으면 중심체온은 몸통과 머리부위로 한정되지만, 환경온도가 높으면 피부 바로 밑까지 확대된다(그림 19-13).

중심체온은 간단히 측정할 수 없기 때문에 지표로서 **곧창자체온**(직장체온, rectal temperature), **입안체온**(구강체온, oral temperature), **겨드랑체온**(axillary temperature), **고막체온**(tympanic temperature)이 자주 이용된다. 곧창자체온이 가장 높고, 입안체온, 겨드랑체온의 순서로 낮아진다. 이 가운데 중심체온에 가장 가까운 것이 곧창자체온이다.

피부온도는 측정부위에 따라 다르므로 온몸의 피부를 몇 부분으로 나누어 그 부분의 면적이 전체 표면적에 차지하는 비율을 계수로서 구분한 평균치로 나타낸다. 분할하는 수가 많으면 많을수록 평균피부온도로서의 정밀도는 향상되지만, 측정이 번잡해진다. 실제로 자주 이용되는 방법으로 가슴, 위팔, 넓적다리, 종아리 4부위의 피부체온을 측정하여 평균피부온도를 계산한다.

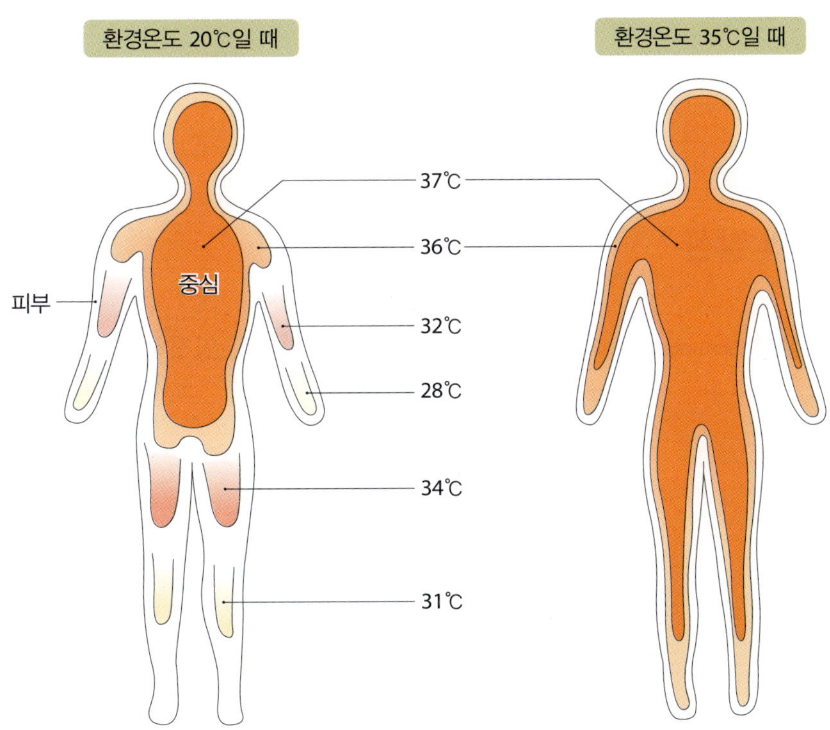

그림 19-13 체온의 분포

2) 체온의 변동

중심체온은 환경온도의 영향에는 거의 변하지 않지만, 새벽에 가장 낮고 저녁에 가장 높은 **하루주기리듬**(circadian rhythm)이 있다. 실제로 아침에 일어나서 몸을 움직이기 전 측정한 체온을 **기초체온**(basal body temperature)이라고 한다. 건강한 성인은 하루 동안에 체온의 변동폭이 1℃ 이하이며, 소아의 체온은 성인보다 0.2~0.5℃ 높고 노인은 낮다.

또한 여성은 월경주기에 따른 변동도 나타난다. 황체에서 황체호르몬(프로제스테론)이 분비되는 황체기에는 체온이 약 0.5℃ 높아지는데, 이것은 황체호르몬이 시상하부에 작용하기 때문이다. 임신 초기에도 고온기가 지속된다(그림 19-14).

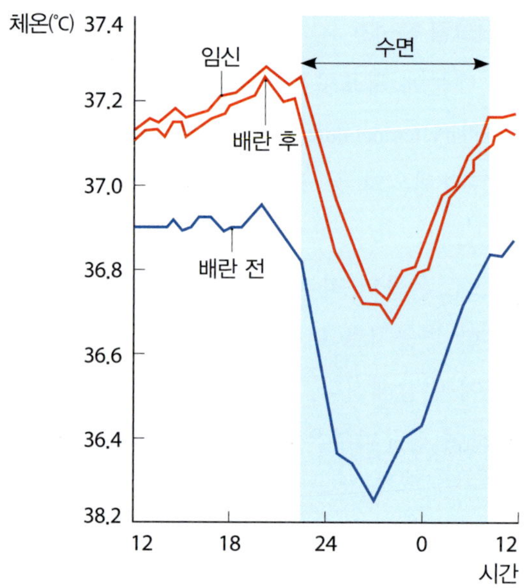

그림 19-14 **하루 중 여성의 체온 변동**

2. 체열의 생성과 발산

사람의 체온은 **열생성**(thermogenesis)과 **열발산**(thermolysis)의 균형으로 일정하게 유지된다(표 19-8).

표 19-8 **열생성과 열발산**

생성량(kcal)		발산양(kcal)	
뼈대근육	1,570	방사	1,181
호흡근육	240	전도와 대류	833
간	600	증발	558
심장	110	기타	128
콩팥	120		
기타	60		
합계	2,700	합계	2,700

1) 체열의 생성

(1) 대사열생성(metabolic thermogenesis)

안정상태 시 조직기관에서 물질대사와 동반하여 일어나는 열생성으로, 내장 52%, 뼈대근육 25%, 뇌 18%의 비율로 이루어진다.

(2) 운동에 의한 열생성

운동 시 운동의 정도에 따라 특히 뼈대근육의 열생성이 증가하는데, 격렬한 운동 중에는 수분 이내에 20배 정도로 증가한다.

(3) 특이동적 작용에 의한 열생성

음식물 섭취 시 열생성이 증가되는 현상을 말하는데, 섭취한 영양소가 몸에 흡수될 때 대사가 항진하기 때문이다.

(4) 떨림없는열생성(nonshivering thermogenesis, NST)

혈액 속으로 분비된 노르에피네프린, 에피네프린, 스테로이드호르몬, 갑상샘호르몬, 글루카곤은 간이나 뼈대근육에 작용해서 열을 생산한다. 사람의 신생아, 설치류, 동면동물은 갈색지방조직이 존재하는데 이 지방을 연소함으로써 열이 생산된다. 최근에는 성인의 경우에도 갈색지방세포가 체온조절에 관여한다는 사실이 밝혀졌다.

(5) 떨림열생성(shivering thermogenesis)

날씨가 추울 때 부들부들 몸이 떨리는 경우가 있는데 이는 뼈대근육이 반복적으로 수축함으로써 열이 생산되기 때문이다.

2) 체열의 발산

열은 **방사**(radiation), **전도**(conduction), **대류**(convection), **증발**(evaporation)에 의해 몸에서 발산되며 체온이 저하된다. 그리고 환경온도나 습도에 따라 이들 물리적 인자가 열발산에 관여하는 비율은 달라진다. 온도차나 습도차가 크면 열발산량이 많아지게 된다. 방사는 온도를 가진 물질이 진공 중에서도 전자파 형태로 열을 발산하는 것을 말하고, 전도는 온도를 가진 물질이 더 저온의 물질에 접촉하면 열이 저온 쪽으로 이동하는 것을 말한다. 대류는 온도를 가지는 물질 주위에 유체가 있으면 열이 빼앗기는 것을 말하고, 증발은 액체가 기화할 때 물체로부터 빼앗는 기화열(증발열, evaporation heat)을 말한다(그림 19–15).

증발의 특수한 형태로 인체 고유의 기능인 **땀남**(발한, sweating)과 **불감땀남**(불감발한, insensible perspiration)이 있다. 환경온도가 높을 때 체열 소실을 늘릴 목적으로 피부의 땀샘에서 땀을 분비시켜 수분을 증발하는 것을 땀남이라고 한다. 또 피부 표면은 습윤을 유지하기 위해 피부 밑에서 끊임없이 수분이 나오며 이 수분이 증발하고, 호흡에서는 허파나 기도에서 수분이 날숨 중으로 증발하는데 이를 불감땀남이라고 한다. 체온의 조절과는 직접적인 관계는 없다.

또한 방사와 전도 및 대류는 외부온도가 체온보다도 높을 때는 일어나지 않지만, 땀남은 외부온도가 체온보다 높아도 습도가 낮으면 일어날 수 있다. 24℃의 안정 시 열발산에 차지하는 비율은 방사가 약 67%, 증발이 약 23%, 대류와 전도가 약 10%이지만, 매우 더운 날씨에서는 기도와 피부에서 증발이 증가하여 방사, 전도, 대류가 약 10%, 증발이 약 90%가 된다.

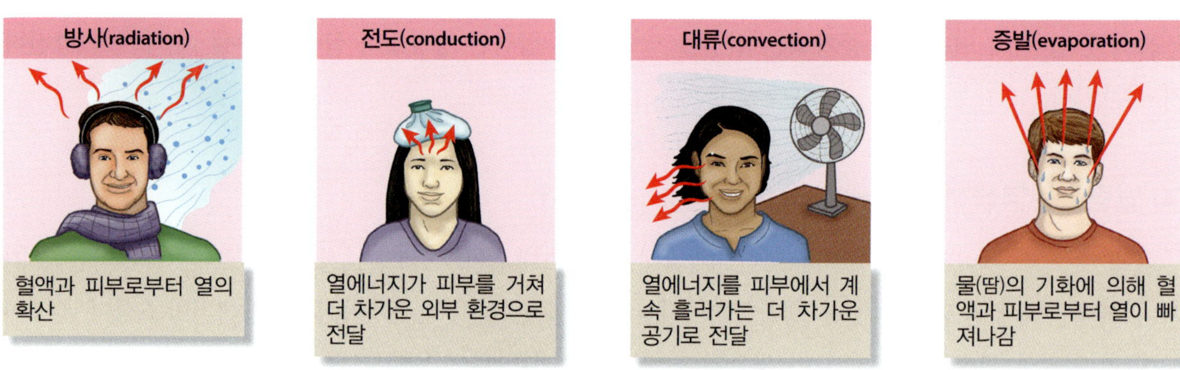
방사(radiation)
혈액과 피부로부터 열의 확산
전도(conduction)
열에너지가 피부를 거쳐 더 차가운 외부 환경으로 전달
대류(convection)
열에너지를 피부에서 계속 흘러가는 더 차가운 공기로 전달
증발(evaporation)
물(땀)의 기화에 의해 혈액과 피부로부터 열이 빠져나감

그림 19–15 체열의 발산

3. 체온의 이상

1) 발열(fever, pyrexia)

발열은 발열원(pyrogen)의 작용으로 체온조절의 설정점(set point)이 정상체온보다 높아져 발생하는 현상이다. 그림 19-16처럼 체온조절의 설정점이 상승하면 실제 중심체온은 바로 따라가지 못하므로 시간지연이 발생한다. 이때 시상하부에 설정된 체온조절 설정점까지 실제 온도를 높이기 위해 피부혈관의 수축으로 열발산을 억제하고 떨림에 의한 열생성을 항진시킨다. 이것이 감기에 걸리는 초기에 경험하는 오한(chill)이다. 발열원이 제거되면 체온조절의 설정점이 정상치까지 내려간다. 이때 실제 체온은 갑자기 내려가는 것은 아니므로 피부혈관의 확장으로 열발산을 항진시키거나 땀남이 일어난다.

발열은 세균이나 바이러스 등 외인성 발열원의 증식을 억제하고, 면역세포의 활성화를 촉진하기 때문에 일종의 생체방어반응이라고 할 수 있다.

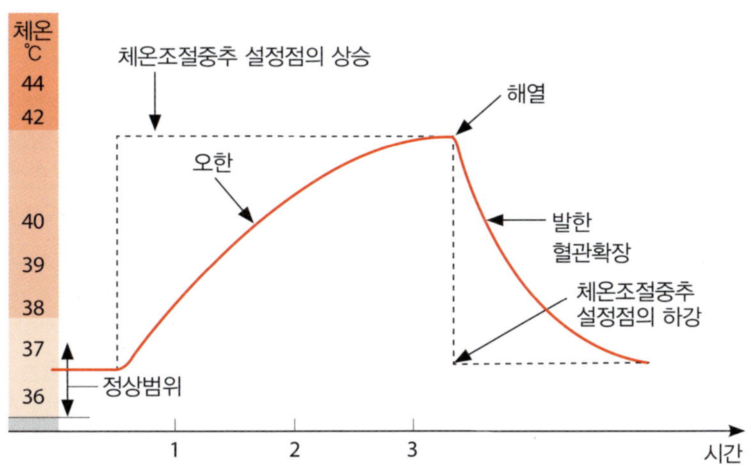

그림 19-16 **체온조절중추 설정점의 변화와 발열**

2) 고체온(hyperthermia)과 저체온(hypothermia)

건강한 성인은 보통 체온이 40℃ 이상이 되거나 35℃ 이하가 되는 경우가 거의 없다. 그러나 정신적으로 흥분했을 때나 운동 등의 근육활동으로 열생성이 열발산을 웃돌면 체온상승이 나타난다. 또 뜨거운 햇빛 아래나 밀폐된 더운 공간에 장시간 있으면 땀남이나 피부혈관의 확장만으로는 열발산이 부족하여 체온이 상승하게 된다.

체내에 열이 정체되어 **고체온**이 되는 것을 **울열**(heat retention)이라고 한다. 체내에 열이 정체되면 체온조절중추가 장애를 입어 의식장애를 동반한다. 일사병 또는 열중증이 일어나 체온이 42℃를 넘으면 위험하다. 이 경우 해열제는 효과가 없으며, 옷을 벗기고 수분을 보충하거나 점적주입을 시행해야 한다.

또한 외부온도가 낮은 환경에서 열발산이 열생성을 웃돌면 체온은 떨어진다. 곧창자체온이 35℃ 이하인 것을 **저체온**이라고 하는데 33℃에서는 의식이 소실되고, 30℃ 이하에서는 체온조절 기능이 상실되며, 28℃ 이하에서는 심장근육에 이상이 나타난다.

요점확인

1. 체내에서 비타민의 전반적 기능은 무엇인가?
2. 안정 상태에서 영양소가 분해대사되는 속도를 나타내는 것을 무엇이라고 하는가?
3. 인체로부터 열을 제거하는 4가지 기전은 무엇인가?

과학응용

• 식품과학(food science)

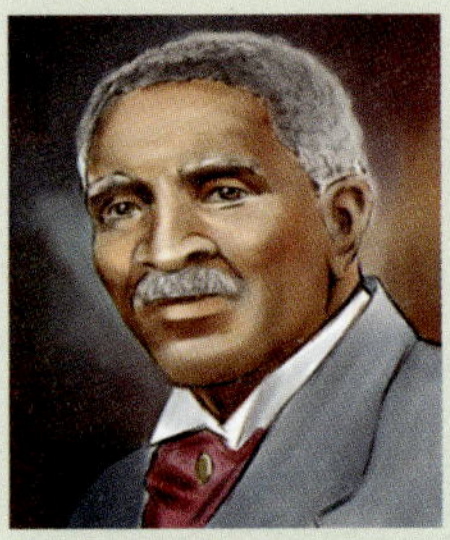

조지 워싱턴 카버

20세기 초, 조지 워싱턴 카버(George Washington Carver, 1864~1943)라는 한 인물이 식품과학에서 큰 주목을 받았다. 남북전쟁 당시 미주리주의 한 농장에서 노예로 태어난 카버는 엄청난 장애물을 극복하고 역사상 가장 존경받는 과학자 중 한 사람이 되었다.

음악과 미술에도 재능이 있었지만, 농업에 대한 그의 재능 덕분에 앨라배마주 터스키기연구소의 농업학과에서 교수, 연구자, 발명가로서 오랫동안 성공적인 경력을 쌓을 수 있었다.

카버는 터스키기연구소에서 땅콩으로 만든 325개의 제품, 참마로 만든 200여 개의 제품, 미국 남부에 자생하는 다른 식물로 만든 수백 개의 제품을 개발하였다. 이러한 신제품의 개발은 가난한 농부들이 자신의 땅에서 자라는 다양한 작물을 통해 돈을 벌 수 있게 함으로써 그들의 생존에 도움이 되었다.

오늘날에도 농업 및 식품과학 분야에서는 계속해서 획기적인 발전이 이루어지고 있다. 농부와 목장주들은 농업과학자 및 기술자들과 긴밀히 협력하여 식량 작물을 개선하고 가축 사육방법을 개선한다. 이들은 카버처럼 땅과 사람에게 도움이 되는 방식으로 일하기 위해 노력한다. 물론 영양사, 요리사 등도 모두 이러한 작물을 건강하고 맛있게 식탁에 올리는 데 중요한 역할을 한다. 식품 과학자 및 기타 산업 과학자들은 식품을 준비, 보존, 저장, 포장하는 기술과 방법을 개발하기 위해 노력한다.

OUTLINE SUMMARY

개념요약

• 영양과 대사의 개요

1. 영양(nutrition) : 외부로부터 물질을 섭취하여 생명활동을 하는 것
2. 영양소(nutrient) : 영양을 위해 섭취하는 물질
   a. 에너지의 공급원이 되는 영양소 : 탄수화물, 지질, 단백질
   b. 생체의 구성성분이 되는 영양소 : 단백질, 지질, 무기질
   c. 생체기능의 조절에 관여하는 영양소 : 단백질, 무기질, 비타민
3. 대사(metabolism) : 영양소를 에너지원으로 이용하고 인체의 구성요소로 사용하는 과정(그림 19-1 참조)
   a. 분해대사(이화, catabolism) : 영양소를 더 작은 분자로 분해하여 저장된 에너지를 방출하는 과정
   b. 합성대사(동화, anabolism) : 작은 분자를 재료로 인체에 필요한 화합물로 합성하는 과정

• 탄수화물

A. 탄수화물의 종류와 기능
1. 활동을 위한 가장 중요한 에너지원
2. 생체 내에서 대사됨으로써 에너지가 생산되고 최종적으로는 이산화탄소(CO_2)와 물(H_2O)로 분해됨
3. 하루에 250~500g의 탄수화물 섭취가 요구됨
4. 분자의 크기에 따라 단당(류), 이당(류), 다당(류)으로 나뉨(표 19-1, 그림 19-2 참조)

B. 탄수화물의 대사
1. 포도당 분해대사 (그림 19-3 참조)
   a. 당분해(해당, glycolysis)
      ① 포도당을 파이루브산으로 변화시킴
      ② 무산소(산소를 사용하지 않음)
      ③ 소량의 에너지를 생산하여, 2개의 ATP를 얻음
      ④ 세포질에서 일어남
   b. 시트르산회로(citric acid cycle)
      ① 파이루브산을 이산화탄소로 변환함
      ② 유산소(산소를 사용함)
      ③ 많은 양의 에너지를 생산함(주로 고에너지 전자를 전자전달계로 방출하는 방식)
      ④ 사립체에서 일어남
   c. 전자전달계(electron transport system)
      ① 고에너지 전자(시트르산회로로부터)의 에너지를 ATP로 전달함
      ② 사립체에 위치함
2. ATP
   a. 영양소의 분해로 얻은 에너지가 저장되는 분자로, 세포 활동을 위한 직접적인 에너지원으로 사용됨(그림 19-4 참조)
   b. 아데노신과 3개의 인산기로 구성
   c. 포도당 1개당 32개의 ATP 분자를 생성함
3. 포도당 합성대사
   a. ATP를 만드는 데 즉시 필요하지 않은 포도당은 간과 근(육)세포에 당원으로 저장됨
   b. 당원생성(glycogenesis) : 포도당을 하나의 사슬로 결합하여 당원을 만드는 합성대사 과정
   c. 당원분해(glycogenolysis) : 당원을 개별 포도당으로 방출하는 분해대사 과정
4. 탄수화물 대사의 조절
   a. 혈당(blood sugar) : 일반적으로 공복 시 혈액에서 약 70~99mg/100mL 사이로 유지
   b. 인슐린은 혈액에서 세포로 포도당의 이동을 가속시켜 혈당을 낮추고 포도당 분해대사를 증가시킴(그림 19-5 참조)
   c. 혈당 수치에 관여하는 다양한 호르몬이 있음(그림 19-6 참조)

• 지질

A. 지질의 종류와 기능
1. 생체 내에서 이용할 수 있는 에너지원이면서 체내에서 사용되지 못한 여분의 에너지를 저장하는 역할을 함(표 19-2 참조)
2. 지질 1g은 약 9kcal의 에너지를 발생시킴
3. 혈중 지질 농도가 떨어지면 지방조직에 저장되어 있던 지질 일부가 지방산과 글리세롤로 가수분해되어 혈액으로 방출됨(그림 19-7 참조)

B. 지질의 대사

1. 지질의 분해대사
   a. 지방산이 에너지로 사용되려면 β-산화라는 기전을 거쳐 아세틸 CoA로 분해된 후 시트르산회로로 들어가야 함
   b. 글리세롤은 ATP의 작용으로 인산화합물이 되어 당분해 경로로 들어감(그림 19-8 참조)
2. 지질의 합성대사
   a. 지방생성이라고도 함
   b. 트라이글리세라이드, 콜레스테롤, 인지질, 지방산 등과 같은 다양한 형태로 이루어짐
3. 지질 대사의 조절
   a. 인슐린, 부신겉질자극호르몬(ACTH), 성장호르몬, 당질부신겉질호르몬에 의해 조절됨
   b. 지질의 대사율은 탄수화물의 대사율과 상반되는 관계에 있음
      ① 당뇨병 상태에서는 탄수화물의 분해대사가 감소되고 지질의 분해대사 증가를 일으킴
      ② 탄수화물 분해대사가 에너지 요구를 충족시키면 지질은 분해되지 않고 지방조직에 저장됨

● 단백질

A. 단백질의 종류와 기능

1. 다양한 기관, 효소, 호르몬 등의 주성분이며, 생체 내 반응을 촉진하고 조절하며 조직의 생성과 재생에 관여함(표 19-3 참조)
2. 구성단위는 아미노산이며, 단백질이 체내에서 분해되면 요소와 요산이 생기고 더 이상은 분해되지 않음(그림 19-9 참조)
3. 단백질을 구성하는 약 20종류의 아미노산 가운데 8종류는 체내에서 전혀 합성되지 않아 음식물을 통해 섭취할 필요가 있으며 이를 필수아미노산이라고 함(표 19-4 참조)

B. 단백질의 대사

1. 단백질의 분해대사
   a. 첫 단계는 간세포에서 일어나며 아미노기제거라고 함
   b. 아미노산에서 아미노기(NH_2)를 분리시켜 암모니아와 케토산을 형성함(그림 19-10 참조)
      ① 암모니아 : 간세포에서 요소로 전환되어 소변으로 배설됨
      ② 케토산 : 아세틸 CoA로 전환되어 시트르산회로에 들어가서 산화되거나 포도당이나 지방으로 전환됨
2. 단백질의 합성대사
   a. 모든 세포는 리보소체를 이용하여 자신의 구조단백질과 효소를 합성함
   b. 간이나 샘세포와 같은 세포에서는 물질 운반을 위해 특수 단백질을 합성함
   c. 신호전달기전의 영향에 있는 특정 세포의 유전자는 특수 단백질의 합성 여부를 결정함
3. 단백질 대사의 조절 : 주로 호르몬에 의해 조절됨
   a. 성장호르몬과 테스토스테론 : 단백질의 합성과 합성대사를 촉진함
   b. 당질부신겉질호르몬 : 세포단백질의 아미노산 분해를 가속화하고 분해대사를 촉진함
   c. 갑상샘호르몬 : 단백질 합성대사에 작용하여 기능을 증진시킴

● 비타민과 무기질

A. 비타민

1. 정상적인 대사를 위해 소량으로 필요한 유기화합물(표 19-5 참조)
2. 수용성 비타민과 지용성 비타민으로 분류됨
3. 필요량은 적지만 결핍되면 다양한 이상이 발생함

B. 무기질

1. 유기물질을 구성하는 탄소(C), 수소(H), 산소(O), 질소(N)를 제외한 나머지 원소를 일괄함
2. 인체를 구성하는 성분 중 영양상 중요한 무기질은 소듐(Na), 포타슘(K), 칼슘(Ca), 마그네슘(Mg), 인(P), 염소(Cl), 유황(S)의 7종이 전체의 60~80%를 차지함
3. 비타민만큼이나 중요한 영양소임(표 19-6 참조)

● 대사율

A. 기초대사율과 총대사율

1. 기초대사율(basal metabolic rate, BMR) : 깨어 있지만 안정된 상태, 흡수 후 상태, 편안하고 따뜻한 환경에서 몸이 소비하는 에너지 소비율
2. 총대사율(total metabolic rate, TMR) : 하루에 인체가 사용하는 총에너지의 양(그림 19-11 참조)

B. 음식 섭취 조절 기전

1. 시상하부의 조절중추는 음식 섭취를 조절하는 데 주요한 역할을 함

a. 식욕중추 : 배고픔을 느끼게 함
b. 포만중추 : 만족감을 느끼게 함

2. 섭취 습관, 감정, 음식에 대한 감각 등의 많은 요인도 식욕을 조절하고 영향을 미침(표 19-7 참조)

• 체온

A. 체온의 분포와 변동

1. 체온의 분포 (그림 19-13 참조)
   a. 중심체온(심부체온, core temperature) : 환경온도의 영향을 잘 받지 않아 거의 일정한 체온
   b. 피부체온(shell temperature) : 환경온도의 영향을 받아서 쉽게 변동하는 체온
2. 체온의 변동
   a. 새벽에 가장 낮고 저녁에 가장 높은 하루주기 리듬이 있음
   b. 건강한 성인은 하루 동안에 체온의 변동폭이 1℃ 이하
   c. 소아의 체온은 성인보다 0.2~0.5℃ 높고 노인은 낮음
   d. 여성은 월경주기에 따른 변동이 나타남(그림 19-14 참조)

B. 체열의 생성과 발산

1. 체열의 생성 : 대사열생성, 운동에 의한 열생성, 특이동적 작용에 의한 열생성, 떨림없는열생성, 떨림열생성
2. 체열의 발산 (그림 19-15 참조)
   a. 방사 : 혈액과 피부로부터의 열의 확산
   b. 전도 : 열에너지가 피부를 거쳐 더 차가운 외부 환경으로 전달됨
   c. 대류 : 열에너지가 피부에서 계속 흘러가는 더 차가운 공기로 전달됨
   d. 증발 : 물(땀)이 증발하면서 피부의 혈관에서 열이 제거됨

C. 체온의 이상

1. 발열(fever, pyrexia)
   a. 발열원의 작용으로 체온조절중추의 설정점이 정상체온보다 높아져 발생하는 현상(그림 19-16 참조)
   b. 발열은 세균이나 바이러스 등 외인성 발열원의 증식을 억제하고, 면역세포의 활성화를 촉진하기 때문에 일종의 생체방어반응이라고 할 수 있음
2. 고체온(hyperthermia)과 저체온(hypothermia)
   a. 신적으로 흥분했을 때나 운동 등의 근육활동으로 열생성이 열발산을 웃돌면 체온상승이 나타남
   b. 뜨거운 햇빛 아래나 밀폐된 더운 공간에 장시간 있으면 땀남이나 피부혈관의 확장만으로는 열발산이 부족하여 체온이 상승함
   c. 외부온도가 낮은 환경에서 열발산이 열생성을 웃돌면 체온은 떨어짐
   d. 체온이 33℃에서는 의식이 소실되고, 30℃ 이하에서는 체온조절 기능이 상실되며, 28℃ 이하에서는 심장근육에 이상이 나타남

ACTIVE LEARNING

능동학습

• 종합질문

01. 합성대사와 분해대사를 설명하시오.

02. 인체가 필요로 하는 3대 영양소와 5대 영양소를 열거하시오.

03. 당분해 과정을 간략히 설명하시오.

04. 시트르산회로를 간략히 설명하시오.

05. 전자전달계의 기능을 설명하시오.

06. ATP에 저장된 에너지는 영양소에 저장된 에너지와 어떻게 다른지 설명하시오.

07. 혈당을 증가시키는 호르몬을 열거하시오.

08. 지질의 분해대사가 보통 언제 일어나는지 설명하시오.

09. 단백질의 분해대사가 보통 언제 일어나는지 설명하시오.

10. 아미노산의 기능을 설명하시오.

11. 필수아미노산이 무엇을 의미하는지 설명하시오.

12. 수용성 비타민과 지용성 비타민을 각각 3가지 열거하시오.

13. 인체에 필요한 무기질 3가지를 열거하시오.

14. 비타민과 무기질의 기능을 열거하시오.

15. 기초대사율과 총대사율이 차이를 설명하시오.

16. 피부에서 열을 손실시킬 수 있는 3가지 방법을 열거하고 설명하시오.

• 심층고찰

17. ATP–ADP 주기를 에너지가 유입되는 곳과 방출되는 곳을 포함하여 도표로 나타내시오.

18. 한 남자가 10일간 휴가를 떠났다. 그의 총대사율은 하루 2,600kcal이었고, 열량 섭취량은 하루 3,300kcal이었다. 80kg의 몸무게로 여행을 시작한 그는 휴가가 끝났을 때 몸무게가 몇 kg이 되었을까?(초과 열량 3,500kcal = 0.45kg)

• 확인문제

01. ________은/는 영양소로부터 에너지를 방출하는 화학적 과정이고, ________은/는 영양소를 더 큰 화합물로 만드는 화학적 과정이다.

02. 비타민 ________은/는 간에 저장될 수 있다.

03. 비타민 B는 ________인 반면, 비타민 K와 E는 ________이다.

04. ________은/는 인체가 하루에 사용하는 총 에너지의 양이다.

05. ________은/는 깨어 있지만 안정된 상태, 흡수 후 상태, 편안하고 따뜻한 환경에서 몸이 소비하는 에너지 소비율이다.

06. 체중을 줄이려면 총 열량 섭취량이 ________보다 적어야 한다.

07. 피부에서 열을 발산할 수 있는 4가지 방법은 ________, ________, ________, ________이다.

08. 건강한 인체에서는 ________ 이/가 분해대사보다 합성대사에 거의 독점적으로 사용된다.

09. ________은/는 인체에 필요한 아미노산이지만, 식단을 통해 공급되지 않으면 다른 아미노산으로 만들 수 있다.

10. ________은/는 인체 세포가 직접 사용할 수 있는 유일한 에너지원이다.

11. 다음에서 설명하는 용어를 보기에서 찾아 넣으시오.

a. 당분해	b. 시트르산회로	c. 전자전달계	d. 사립체
e. 세포질	f. ATP	g. 당원생성	h. ADP

(1) 당분해가 일어나는 세포의 부위는?
(2) 산소가 필요하지 않은 탄수화물 대사의 단계는?
(3) 고에너지 분자를 시트르산에서 ATP로 변환하는 과정은?
(4) 산소가 필요한 탄수화물 대사의 단계는?
(5) 인체의 직접적인 에너지 공급원은?
(6) ATP가 인산기를 하나 잃을 때 생성되는 분자는?
(7) 시트르산회로가 일어나는 세포의 부위는?
(8) 포도당의 합성대사는?

확인문제 정답

01 분해대사, 합성대사 / 02 A, D / 03 수용성, 지용성 / 04 총대사율 / 05 기초대사율 / 06 총대사율 / 07 방사, 전도, 대류, 증발 / 08 단백질 / 09 비필수아미노산 / 10 ATP / 11 (1) e, (2) a, (3) c, (4) b, (5) f, (6) h, (7) d, (8) g

비뇨계통

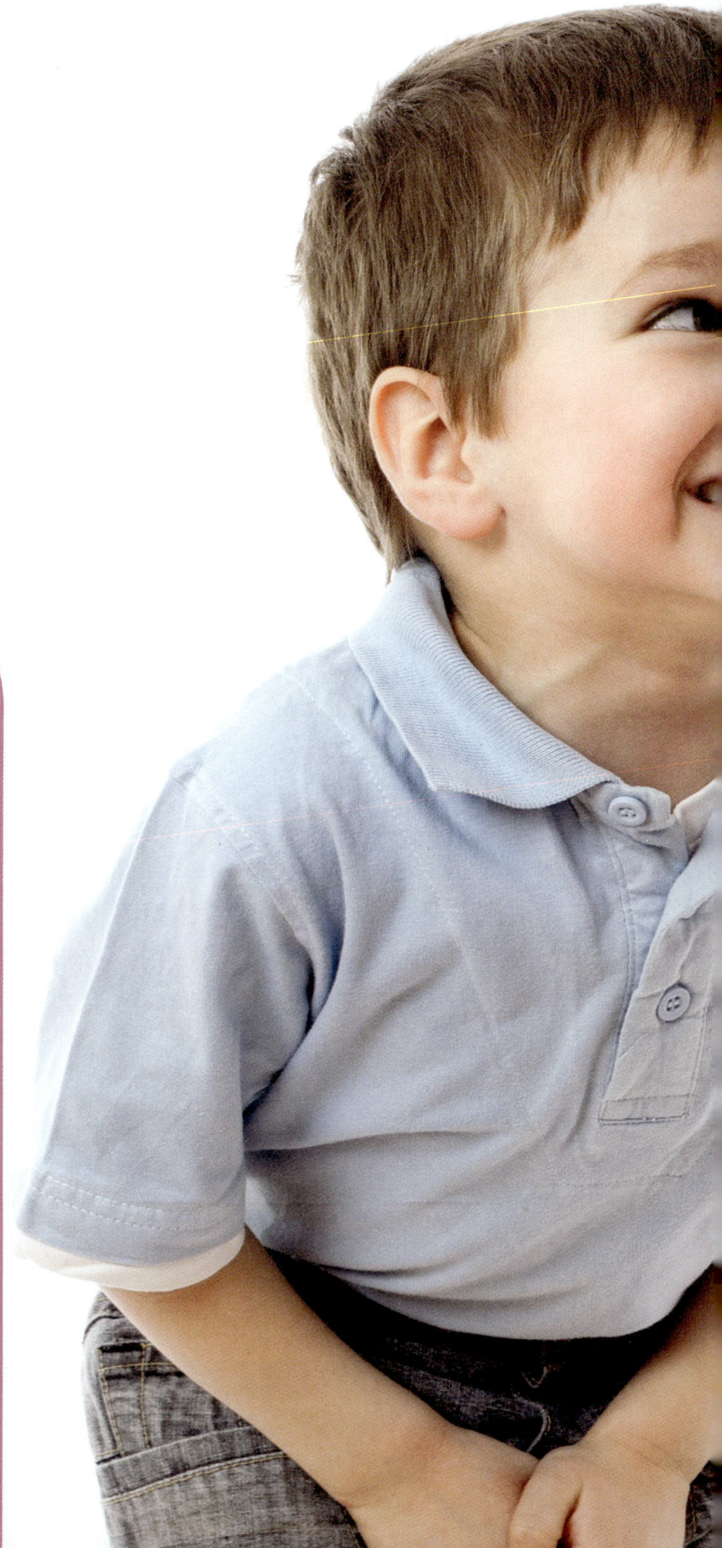

1. 비뇨계통의 구성
2. 콩팥의 구조와 기능
3. 소변의 생성과정
4. 소변량의 조절
5. 소변의 배출
6. 소변검사

CHAPTER 20

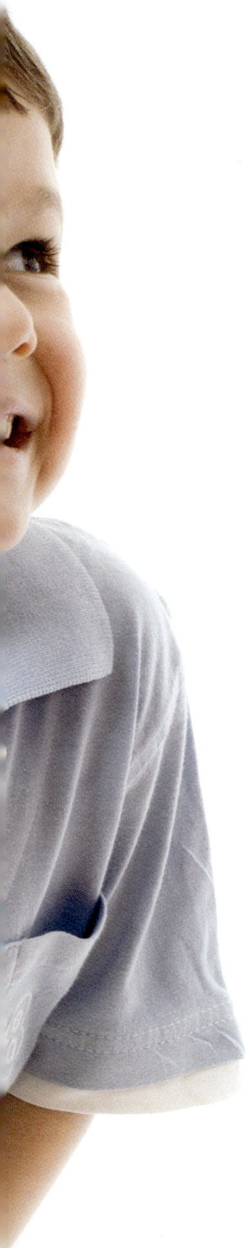

학습목표

1. 비뇨계통의 주요 기관을 열거하고, 각각의 기능을 설명할 수 있다.
2. 콩팥단위의 각 부분의 명칭과 소변 생성과정에서 수행하는 역할을 설명할 수 있다.
3. 소변의 생성과정에서 여과, 재흡수, 분비의 중요성을 설명할 수 있다.
4. 소변량 조절 기전을 설명할 수 있다.
5. 소변이 배출되는 경로를 설명할 수 있다.

핵심용어

콩팥 / 콩팥유두 / 콩팥깔때기 / 콩팥잔 / 콩팥단위 / 콩팥소체 / 콩팥세관 / 토리 / 토리주머니 / 토리쪽곱슬세관 / 헨레고리 / 먼쪽곱슬세관 / 집합세관 / 여과 / 재흡수 / 분비 / 반류기전 / 항이뇨호르몬 / 알도스테론 / 심방나트륨배설펩타이드 / 요관 / 방광 / 요도 / 배뇨반사

비뇨계통(urinary system)은 소변을 생성하여 배출하는 기관계통으로, 이 기능은 항상성과 건강한 생존을 유지하는 데 매우 중요하다. 체액량의 불변성과 많은 중요한 화학물질의 농도는 비뇨계통의 정상적인 기능에 달려 있다. 비뇨계통이 온전하게 기능하지 못하면 정상적인 혈액 성분을 유지할 수 없어 심각한 결과를 일으킨다.

1. 비뇨계통의 구성

비뇨계통은 **콩팥**(신장, kidney), **요관**(ureter), **방광**(bladder), **요도**(urethra)로 구성된다(그림 20-1). 콩팥은 소변을 생성하는 장기이며, 콩팥 토리에서 혈액을 여과하여 원뇨를 만들고, 토리에서 이어지는 요세관에서 원뇨 중의 유용한 성분이나 물을 재흡수하여 소변을 만든다. 요관은 소변을 방광으로 보내고, 방광에 축적된 소변은 의지에 따라 요도를 통해 배설된다. 요도는 남녀 차이가 현저하여 여성의 요도는 3~4cm로 짧고, 남성의 요도는 10~15cm로 길며 정액의 통로가 되므로 생식계통의 일부로 다루어지기도 한다.

비뇨계통은 소변으로 배설하는 물, 전해질, 산의 양을 조절함으로써 체액의 양과 조성, 삼투압, pH 등을 적절하게 유지하며, 레닌(renin)과 적혈구형성호르몬(erythropoietin)을 분비하는 내분비 기능도 갖추고 있다. 콩팥은 혈압조절, 조혈, 비타민 D_3의 활성화에도 관여한다. 이러한 기능들을 콩팥단위(신장단위, nephron)에서의 여과, 재흡수, 분비라는 기전을 통해 체액의 항상성을 유지하는 중요한 역할을 담당한다.

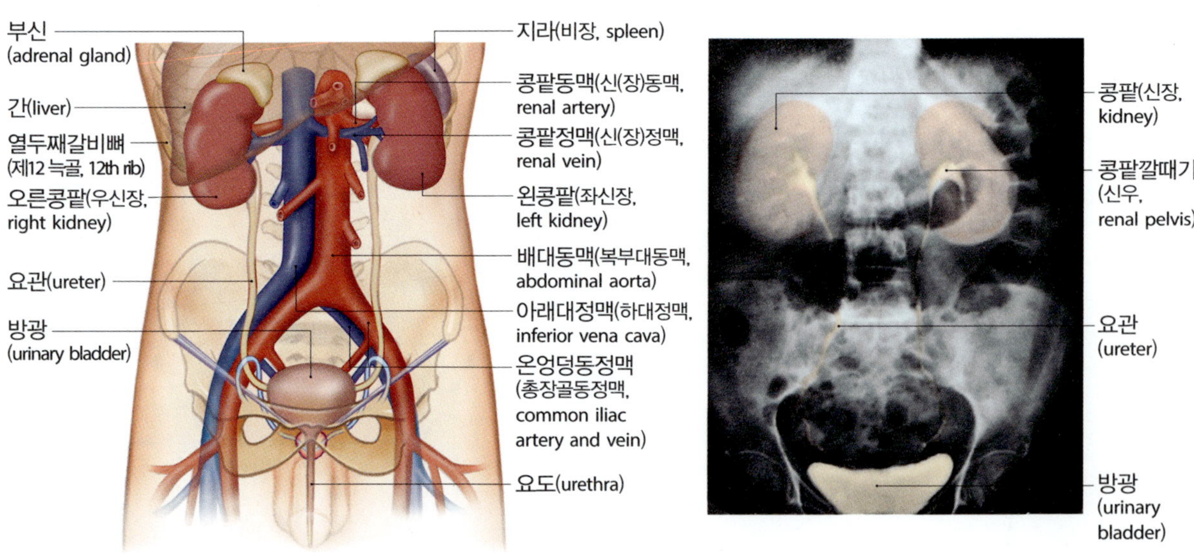

그림 20-1 비뇨계통의 구성

2. 콩팥의 구조와 기능

1. 콩팥의 위치와 형태

1) 콩팥의 위치

콩팥(신장, kidney)은 척주를 사이에 끼고 등부분의 양쪽에 위치하며, 체표에서의 위치기준으로는 팔꿈치와 일치한다. 간과 접촉하는 오른쪽 콩팥이 왼쪽 콩팥보다 낮게 위치한다(그림 20-1, 20-2).

양쪽 콩팥은 가슴우리(흉곽, thoracic cage) 아래의 뒤쪽 부분에 의해도 다소 보호되며, 배안을 감싸는 벽쪽배막(벽복막, parietal peritoneum)의 등근육 바깥쪽에 위치한다. 이처럼 배막뒤에 위치하기 때문에 외과의사는 벽쪽배막을 절개하지 않고 뒤쪽에서 콩팥에 접근하여 수술할 수 있다. 배막을 절개하여 배안이 개방되면 배안 전체로 감염이 확산될 가능성이 그만큼 높아진다. 또한 지방조직으로 이루어진 쿠션 역할의 콩팥곁지방덩이(신장곁지방덩이, pararenal fat pad)는 각 콩팥을 감싸고 제자리에 고정하는 데 도움이 된다.

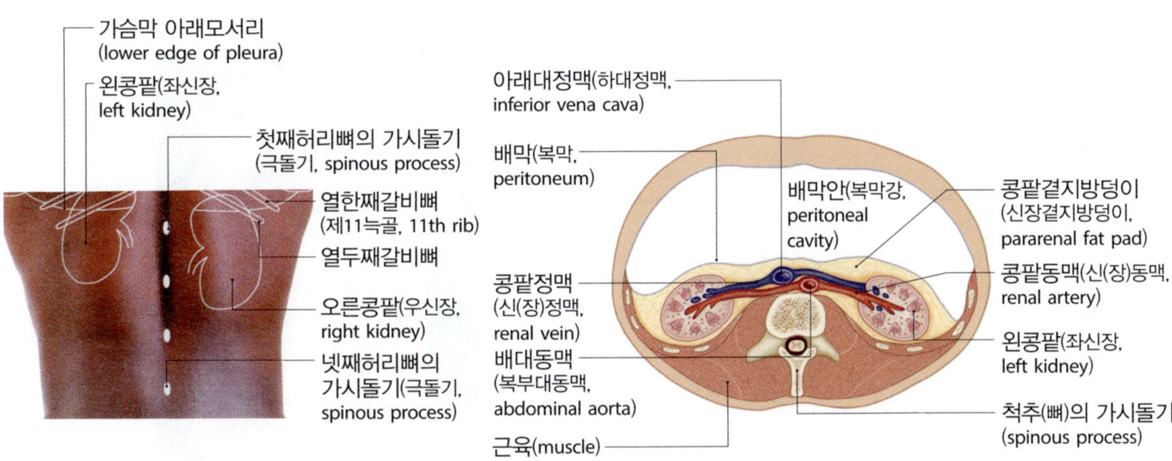

그림 20-2 **콩팥의 위치**

2) 콩팥의 형태

콩팥은 평균 크기 약 11×7×3cm의 강낭콩 모양 기관으로, 안쪽으로 움푹 들어간 곳이 있어서 대략적으로 타원형을 띤다(그림 20-1 참조). 움푹 들어간 곳을 콩팥문(신장문, renal hilum)이라고 하는데, 이곳을 통해 대동맥에서 콩팥으로 흘러 들어가는 콩팥동맥(신(장)동맥, renal artery), 콩팥을 통과한 혈액을 아래대정맥(하대정맥, inferior vena cava)으로 되돌려 보내는 콩팥정맥(신(장)정맥, renal vein), 소변의 배출로인 요관(ureter)이 출입하며, 그 밖에 콩팥신경얼기에서 나온 자율신경섬유도 출입한다. 콩팥 바깥벽은 피막으로 덮여 있다.

2. 콩팥의 구조

콩팥은 표층인 **겉질**(피질, cortex)과 심층의 **속질**(수질, medulla)로 나뉜다(그림 20-3). 겉질은 풍부한 혈류가 출입하기 때문에 붉고, 속질은 주로 소변을 내보내는 관 구조를 이루기 때문에 옅은 색을 띤다. 속질을 구성하는 것은 10~20개의 콩팥피라미드(신장피라미드, renal pyramid)라는 구조로, 소변의 수송관인 **요세관**(uriniferous tubule)과 **집합관**(collecting duct)이 모여 구성된다. 콩팥피라미드는 꼭대기가 콩팥문 쪽을 향해 삼각뿔 모양을 하며, 그 끝은 **콩팥유두**(신장유두, renal papilla)를 형성하여 **콩팥굴**(신장동, renal sinus) 안으로 돌출되어 있는데, 이곳에 콩팥피라미드 안의 집합관(유두관)이 열린다.

콩팥문 안쪽의 콩팥굴을 **콩팥깔때기**(신우, renal pelvis)라고 하며, 콩팥깔때기는 콩팥문에서 요관으로 이어진다. 콩팥깔때기는 2~3개의 **큰콩팥잔**(대신배, major calyx)이 합쳐진 구조이고, 큰콩팥잔은 여러 개의 **작은콩팥잔**(소신배, minor calyx)이 합쳐진 것이다. 이 작은콩팥잔이 콩팥소체에서 형성된 소변을 직접 받는 부분이다.

한편, 겉질은 피막 밑의 영역으로 콩팥피라미드를 둘러싸듯이 위치하며 이와 동시에 인접한 콩팥피라미드 사이에 끼인 부분인 콩팥기둥(renal column)을 메운다. 콩팥겉질에는 혈액을 여과하여 원뇨를 만드는 **콩팥소체**(renal corpuscle)가 들어 있으며, 이곳으로 풍부한 혈액을 보내는 혈관도 관찰된다.

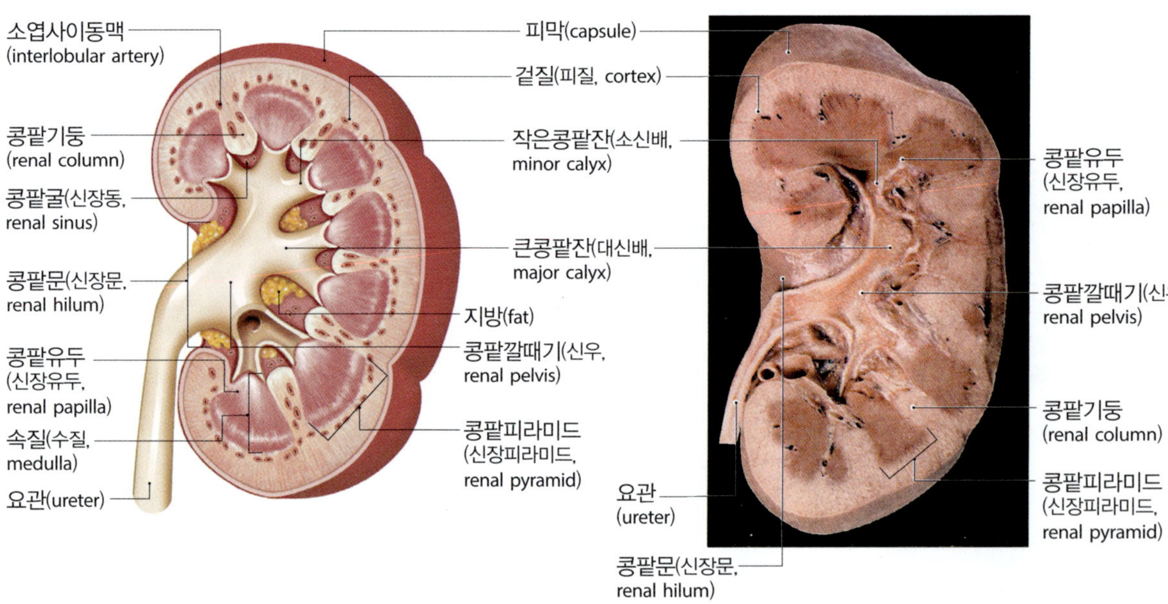

그림 20-3 콩팥의 내부구조(관상단면)

1) 콩팥단위(신장단위, nephron)

하나의 콩팥은 **콩팥단위**라고 하는 100만 개 이상의 미세한 구조가 그 내부를 구성하는데(그림 20-4), 이 콩팥단위는 1개의 **콩팥소체**(renal corpuscle)와 여기서 이어지는 **콩팥세관**(신세관, renal tubule)이 합쳐서 이루어진다.

콩팥단위는 존재 위치에 따라 2종류로 나눌 수 있다. 하나는 콩팥 표층의 겉질에 위치하는 겉질콩팥단위(피질신장단위, cortical nephron)로 대부분(약 85%)의 콩팥단위가 여기에 속한다. 다른 하나는 속질곁콩팥단위(수질옆신장단위, juxtamedullary nephron)로 겉질과 속질 사이의 접합부 근처에 콩팥소체를 가진다. 속질곁콩팥단위는 속질 깊숙이 들어가는 헨레고리를 가지며, 소변을 농축하는 데 중요한 역할을 한다.

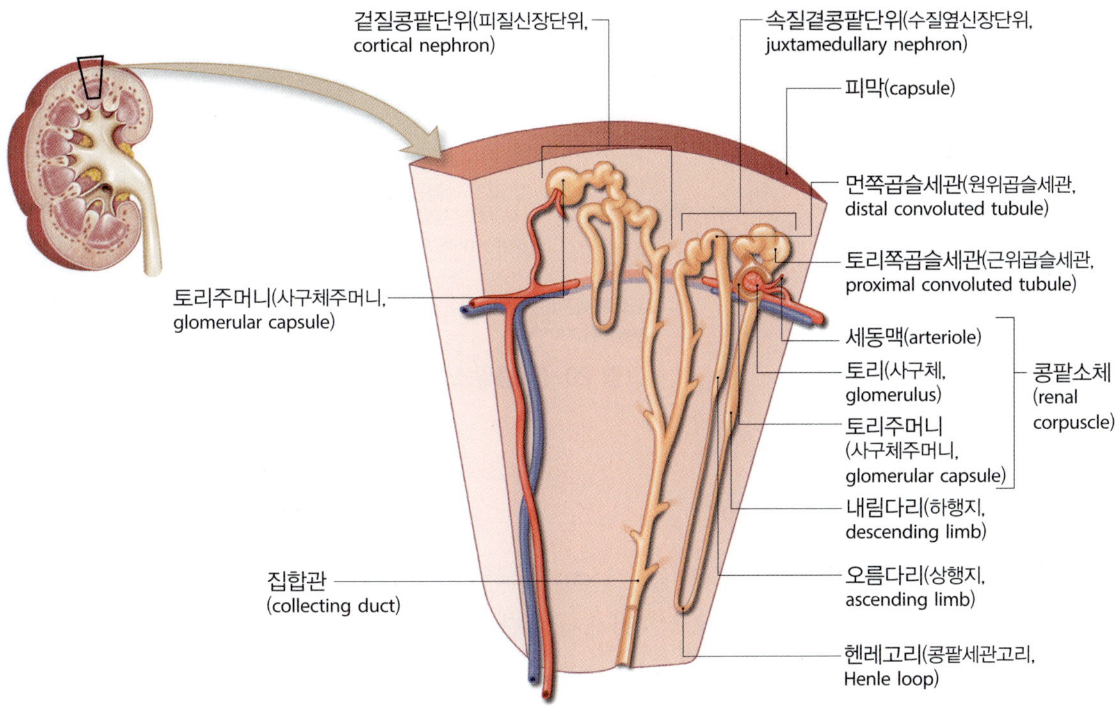

그림 20-4 콩팥단위의 구조와 위치

(1) 콩팥소체(renal corpuscle)

콩팥겉질에서 관찰되는 지름 0.2mm 정도의 구조로, 혈액을 여과하여 원뇨(소변의 바탕)를 만드는 곳이다. 모세혈관이 실타래 모양으로 형성된 **토리**(사구체, glomerulus)와 이를 둘러싼 **토리주머니**(사구체주머니, glomerular capsule)로 구성된다(그림 20-5).

토리는 들세동맥(afferent arteriole)에서 분지된 모세혈관에 의해 형성되는 구조로, 혈액을 전달하는 들세동맥이 토리에서 합류하여 날세동맥(efferent arteriole)이 되어 콩팥소체를 나간다. 들세동맥이 날세동맥보다 지름이 크고 상대적으로 짧은데, 이는 토리모세혈관에 작용하는 압력을 부분적으로 설명하는 것이며, 이 압력은 혈액에서 노폐물을 걸러내는 데 필요하다. 토리주머니는 속이 비어 있는 주머니 모양으로, 토리를 둘러싸고 있으며 **보우만주머니**(Bowman capsule)라고도 한다.

콩팥소체는 혈액이 여과되어 여과액이 생기는 곳이며, 토리에서 토리주머니로 여과되는 모든 토리여과액은 안쪽에서부터 모세혈관내피, 바닥막, 그리고 상피세포를 둘러싸는 발세포 등으로 삼중의 여과막을 통과하여 소변생성 과정의 첫 단계를 이룬다.

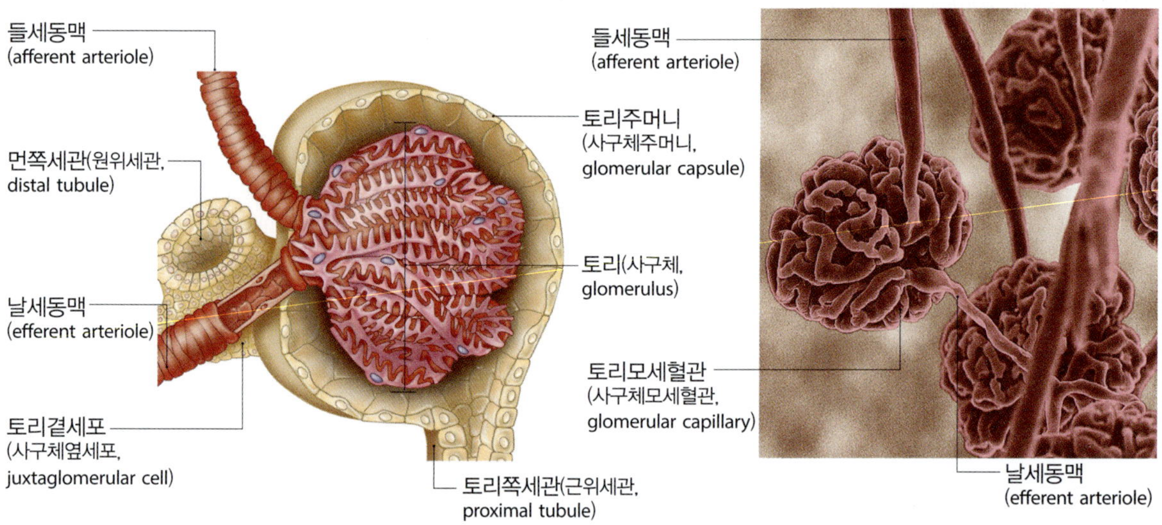

그림 20–5 **콩팥소체**

(2) 콩팥세관(신세관, renal tubule)

콩팥소체의 토리주머니에서 나오는 길이 15cm 정도의 관으로(그림 20–6), 콩팥소체와 함께 콩팥단위를 구성한다. 콩팥세관은 콩팥소체에서 시작해서 일단 콩팥속질까지 내려간 후 U턴해서 겉질로 되돌아가 콩팥소체 부근에서 들세동맥에 접하면서 집합관으로 흘러 들어간다. 이 과정에서 콩팥세관은 부위와 형태에 따라 명칭을 바꾸는데, ①콩팥세관의 첫 번째 부분인 **토리쪽곱슬세관**(근위곱슬세관, proximal convoluted tubule), ②콩팥속질로 내려가는 내림가지(하행지, descending limb), 머리핀 모양의 가는 부분, 다시 겉질로 올라가는 오름가지(상행지, ascending limb)로 세분되는 **헨레고리**(콩팥세관고리, Henle loop), ③오름가지에서 이어지는 부분인 **먼쪽곱슬세관**(원위곱슬세관, distal convoluted tubule), ④콩팥세관의 직선부분인 **집합세관**(collecting tubule) 등으로 불린다.

콩팥세관벽은 1층의 상피세포로 이루어지는데, 세포의 종류는 부위에 따라 다르며 특히 토리쪽세관의 세포에서는 활발하게 재흡수가 이루어지는 것을 반영하듯이 다수의 미세융모가 있다. 콩팥세관은 전체에 걸쳐 모세혈관(← 날세동맥)에 둘러싸이며, 이곳에서 원뇨에 함유된 전해질이나 수분의 재흡수가 이루어진다.

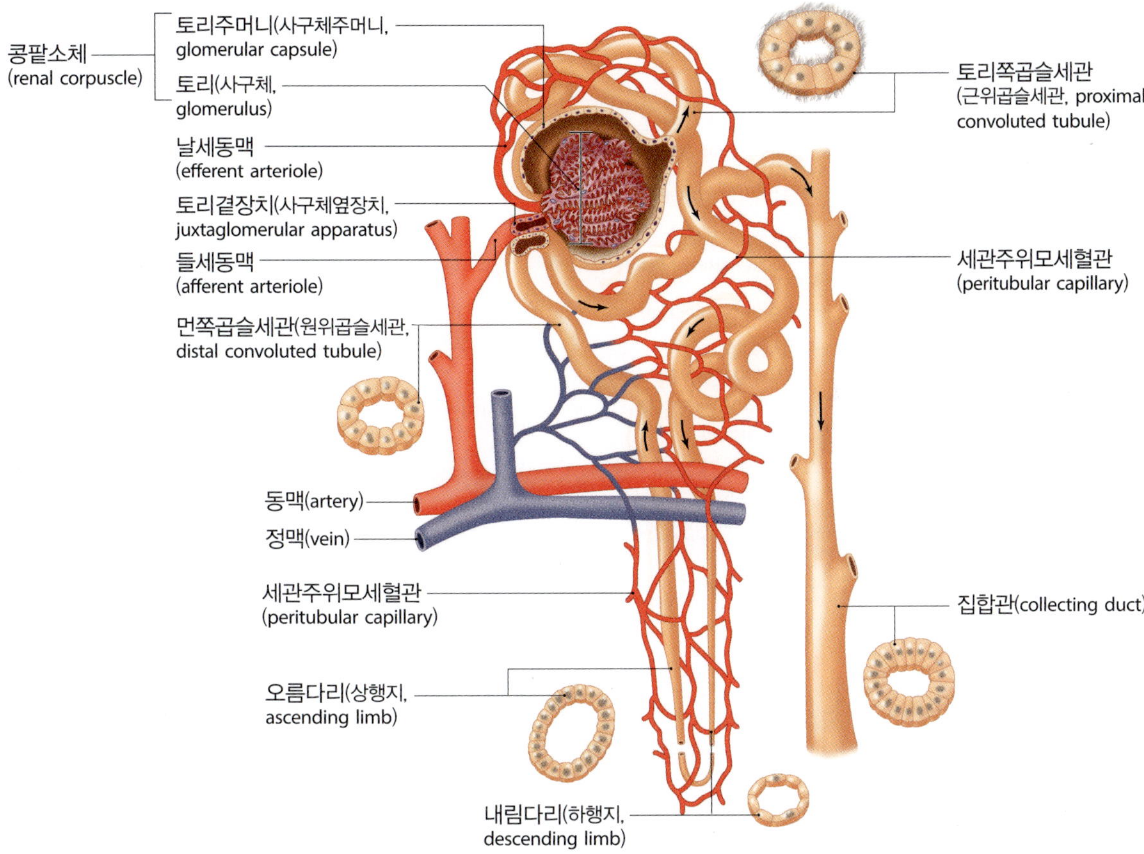

그림 20-6 콩팥세관의 구성과 혈관분포

2) 콩팥의 혈관

콩팥은 **콩팥동맥**(신(장)동맥, renal artery)으로부터 혈액을 공급받는다. 배대동맥(복부대동맥, abdominal aorta)에서 갈라진 콩팥동맥은 각 콩팥의 콩팥문(신장문)으로 들어가 분지하여 **엽사이동맥**(interlobar artery)이 되고, 다시 겉질과 속질의 경계를 가로로 주행하는 **활꼴동맥**(arcuate artery)이 된다. 이 동맥에서 겉질을 향해 **소엽사이동맥**(interlobular artery)으로 분지되며, 이것은 또 다수의 **들세동맥**(afferent arteriole)으로 분지되어 각 콩팥단위로 이동한 후 토리의 모세혈관그물로 이어진다.

토리에서 여과된 혈액은 **날세동맥**(efferent arteriole)으로 나와 **세관주위모세혈관**(peritubular capillary)을 형성하고 곧은혈관그물을 이룬 뒤 **소엽사이정맥**(interlobular vein)으로 들어간다. 이후 **활꼴정맥**(arcuate vein)을 따라 콩팥단위를 떠나서 **엽사이정맥**(interlobar vein), **콩팥정맥**(신(장)정맥, renal vein)을 거쳐 아래대정맥(하대정맥, inferior vena cava)으로 배출된다(그림 20-7).

일반적으로 심장에서 매분 박출되는 혈액의 20% 이상이 콩팥으로 들어가는데, 콩팥을 지나가는 혈류량이 인체에서 가장 높다. 콩팥의 주요 기능 중 하나가 혈액에서 노폐물을 제거하는 것이며, 콩팥에서의 높은 혈류량과 정상혈압 유지는 소변 형성에 필수이다.

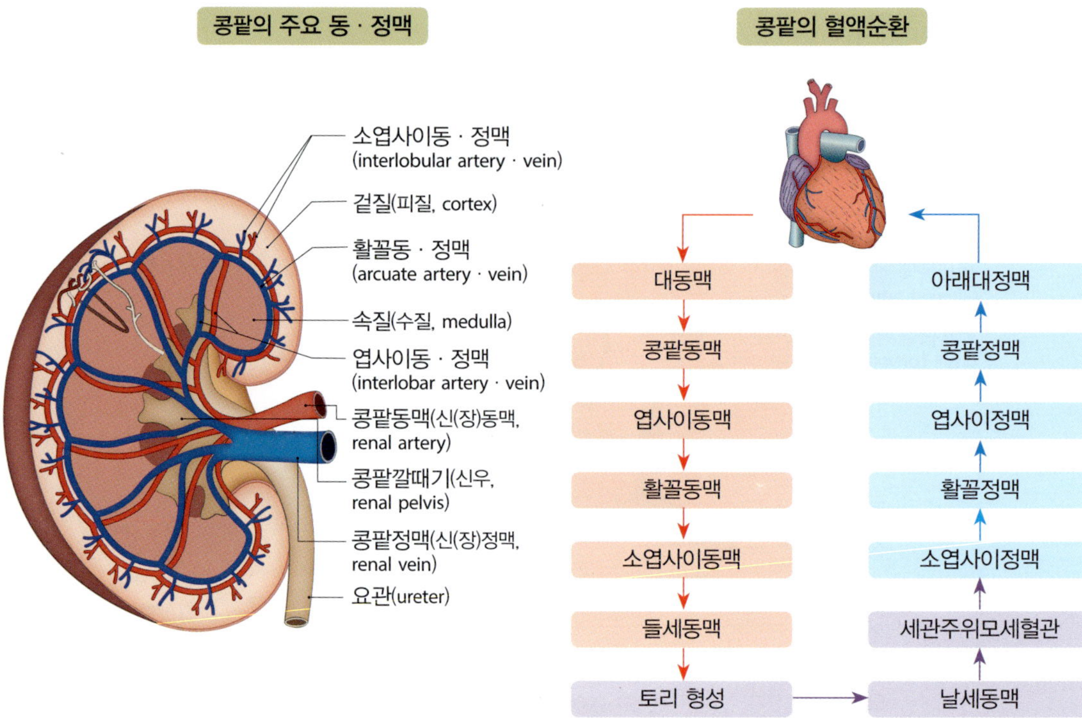

그림 20-7 **콩팥의 혈관과 혈액순환**

3. 콩팥의 기능

비뇨계통은 인체의 대사활동 중 생성되는 **노폐물을 배설**하는 주요 기관계통으로, 콩팥을 제외한 요관, 방광, 요도는 단순히 소변의 운반, 저장 및 배출의 통로 역할을 한다. 따라서 실질적인 비뇨계통의 기능은 콩팥이 담당한다고 볼 수 있다. 콩팥은 혈액을 여과하여 소변을 생성하고, 혈장에서 대사과정 중 생성된 노폐물과 이물(질)을 제거하는 과정을 통해 체액 성분이나 양을 정교하게 조절함으로써 체액 내의 항상성을 유지한다.

(1) 소변의 생성과 배설

콩팥은 혈장으로부터 노폐물 및 기타 불필요한 물질을 청소하여 몸 밖으로 내보내는 기능을 한다. 이러한 물질에는 단백질과 핵산 분해과정에서 발생하는 요소(urea), 요산(uric acid), 크레아틴(creatinine), 빌리루빈(bilirubin) 등의 대사산물, 외부에서 들어온 이물(질)인 약물, 살충제 및 식품첨가물 등이 있다.

(2) 조절작용

콩팥은 물이 소변으로 배출되는 비율을 조절하여 혈장 농도를 조절하며, 이를 통해 총혈액량과 혈압을 조절하는 기능을 한다. 또한 용질에 따른 다양한 물의 배출 비율에 따라 혈장삼투압(용질 농도)을 조절한다. 콩팥은 허파와 함께 혈장의 중탄산이온과 수소이온을 조절하여 혈액의 pH를 조절하고, 소변으로 소듐이온(Na^+), 염소이온(Cl^-), 칼슘이온(Ca^{2+}), 마그네슘이온(Mg^{2+}), 중탄산이온(HCO_3^-), 인산이온(HPO_4^{2-}와 $H_2PO_4^-$) 등의 배출을 증가 또는 감소시켜 혈장 내에서 그 농도를 조절한다.

(3) 호르몬 분비

콩팥은 혈압 저하 시 염분과 수분 조절에 중요한 호르몬인 안지오텐신 II(angiotensin II) 생성에 필요한 **레닌**(renin)을 분비한다. 소변에 Na^+ 농도가 저하되면 분비되어 동맥을 수축시켜 혈압을 상승시키고, 부신을 자극하여 알도스테론(aldosterone)의 분비를 촉진시켜 콩팥에서 Na^+의 재흡수를 촉진한다. 콩팥은 골수에서 적혈구 생성을 자극하는 **적혈구형성호르몬**(erythropoietin)을 분비한다. 저산소증에 의한 산소 결핍 시 토리곁세포에서 에리트로제닌(erythrogenin)이라는 효소가 분비되고, 에리트로제닌이 혈장단백질에 작용하면 적혈구형성호르몬이 되어 혈색소(hemoglobin)의 생성을 촉진한다. 또한 **칼시페롤**(calciferol)을 분비하여 혈중 칼슘과 인의 수준을 조절한다.

요점확인

1. 콩팥의 위치와 콩팥을 구성하는 콩팥단위의 기본 구조는 무엇인가?
2. 콩팥세관의 부위별 명칭은 무엇인가?
3. 콩팥의 기능은 무엇인가?

임상응용

● **인공콩팥**(인공신장, artificial kidney)

인공콩팥은 투석(dialysis)의 원리를 사용하여 혈액에서 노폐물을 제거하거나 분리하는 기계장치이다. 신부전이 발생하면 혈액투석(hemodialysis)이라는 과정을 통해 환자의 생명을 연장할 수 있다. 혈액투석 치료 중 노동맥(요골동맥, radial artery)에서 나오는 혈액이 탱크 모양의 용기에 들어 있는 반투막(semipermeable membrane)의 다공성 셀로판튜브를 통과하게 된다. 반투막은 요소나 기타 노폐물 등의 작은 입자와 혈액세포 등의 큰 입자를 분리하는 역할을 한다. 셀로판튜브는 다양한 농도의 전해질과 기타 화학물질이 든 수조나 투석용액으로 둘러싸여 있다. 막의 기공은 작아서 요소처럼 매우 작은 분자만 주변 액체로 빠져나갈 수 있다. 크기가 큰 분자나 혈액세포는 빠져나갈 수 없으며 튜브를 통해 손목이나 다리 정맥을 통해 환자에게 다시 들어간다.

임상응용

- **인공콩팥**(인공신장, artificial kidney)(계속)

투석 탱크의 수조 용액을 새로 만든 용액으로 지속적으로 교체함으로써 노폐물을 낮은 수준으로 유지할 수 있다. 그 결과 혈액 속 요소 등의 노폐물이 주위 세척액으로 빠르게 제거된다. 말기 신부전 환자의 경우 일주일에 2~3번의 혈액투석 치료가 필요하다. 현재, 새로운 투석법이 개발 중에 있으며, 향후 수년 안에 치료법이 극적으로 발전할 것으로 예상된다.

신부전 치료에 사용되는 또 다른 치료법으로 지속외래복막투석(continuous ambulatory peritoneal dialysis, CAPD)이 있다. 1~3L의 멸균투석액을 배벽 구멍을 통해 배막안으로 직접 주입하는 방법이며, 배안의 배막은 혈액의 노폐물을 투석액으로 전달한 다음 약 2시간 후 플라스틱 용기로 다시 배출된다. 복막투석은 혈액투석보다 비용이 적게 들고 복잡한 장비를 사용할 필요가 없다. 그러나 모든 환자에게 CAPD를 적용할 수 있는 것은 아니다.

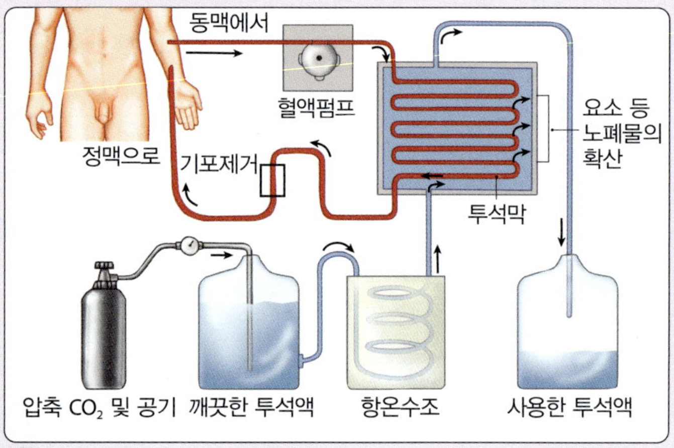

혈액투석

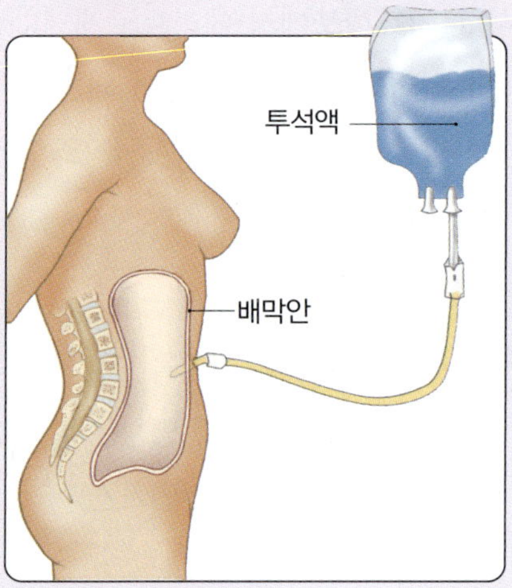

복막투석

3. 소변의 생성과정

콩팥에 있는 200만 개 이상의 콩팥단위는 혈장 구성성분의 균형을 유지하여 인체의 전체 내부 환경에 대한 항상성을 유지하는 데 기여한다. 이 주요 기능을 수행하는 과정에서 콩팥은 소변을 통해 과잉의 물질이나 노폐물을 배출하며, 콩팥단위는 **여과**(filtration), **재흡수**(reabsorption), **분비**(secretion)의 3단계 과정으로 소변을 생성한다(그림 20-8, 표 20-1).

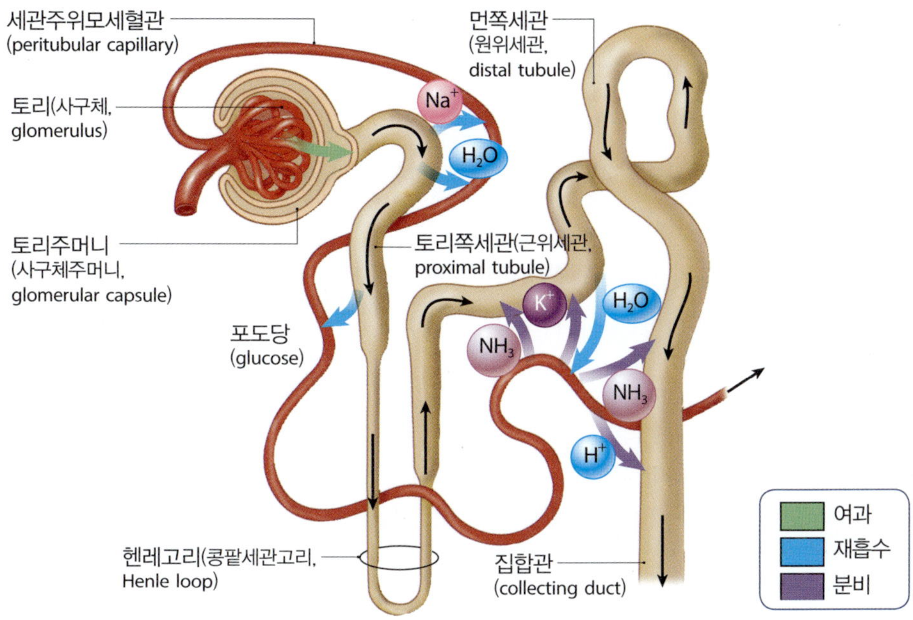

그림 20-8 소변의 생성

표 20-1 소변 생성과정에서 콩팥단위 각 부위의 기능

콩팥단위	소변 생성과정	이동 물질
토리, 토리주머니	여과	물과 용질(Na^+ 및 기타 이온, 토리에서 토리주머니로 여과되는 포도당 및 기타 영양소)
토리쪽곱슬세관	재흡수 분비	물과 용질(포도당, 아미노산, Na^+) 질소성 노폐물, 일부 약물
헨레고리	재흡수	Na^+과 Cl^-
먼쪽곱슬세관, 집합관	재흡수 분비	물, Na^+ 및 Cl^- 암모니아, K^+, H^+ 및 일부 약물

1. 여과

소변의 생성은 여과 과정으로 시작된다. **여과**(filtration)는 토리모세혈관으로 들어온 혈액이 토리모세혈관막을 통해 토리주머니로 부피 이동하는 것으로, 혈액이 토리를 통과하는 동안 3층의 여과막인 모세혈관 내피, 바닥막(기저막), 그리고 상피세포를 둘러싼 발세포층을 통해 혈액세포와 단백질 이외의 성분인 물, 요소, 요산, 크레아티닌, 전해질, 당 등이 여과되어 원뇨(여과액)가 만들어진다(표 20-2).

혈액이 토리모세혈관을 통과하여 여과틈새(여과극, slit pore)라는 발세포 사이의 공간으로 들어가며, 여과틈새의 크기는 틈새막(세극막, slit membrane)이 조절한다. 토리모세혈관의 내피세포에는 창(fenestra)이라는 큰 구멍이 있어 일반 모세혈관보다 100~400배 큰 투과성을 가지므로 혈액세포와 혈장단백질을 제외한 혈장 내의 물과 대부분의 용질을 여과한다(그림 20-9).

토리를 통해 흐르는 혈액은 압력을 가하는데, 이 토리압은 물과 용해된 물질을 토리주머니 밖으로 밀어낼 수 있을 만큼 충분히 높다. 즉, 토리압이 토리막을 통해 여과를 일으킨다. 토리압이 일정 수준 이하로 떨어지면 여과와 소변 생성이 중단된다.

여과는 일반적으로 125mL/분의 속도로 발생하며, 매일 약 180L의 토리여과액이 콩팥에서 생성된다. 그러나 하루에 180L의 소변을 배설하는 사람은 아무도 없다. 이는 소변 형성의 첫 번째 과정인 여과에 의해 혈액을 떠난 대부분의 액체가 두 번째 과정인 재흡수를 통해 혈액으로 되돌아가기 때문이다.

표 20-2 여과에 관여하는 3층의 토리막

구조	기능
모세혈관(capillary)	지름 80nm 정도의 작은 구멍이 뚫린 내피세포를 가지며, 저분자물질은 이곳을 통과하지만 혈액세포 등은 차단된다.
바닥막(기저막, basement membrane)	토리여과의 중심적인 역할을 하는 구조로, 고분자나 음전하 입자가 통과하지 못하는 '체'의 역할을 한다.
발세포(podocyte)	작은 발이라고 불리는 돌기로, 토리의 모세혈관을 둘러싼다. 작은 발과 발 사이의 틈새를 여과틈새(slit pore)라고 하는데, 이곳에서 원뇨가 나온다.

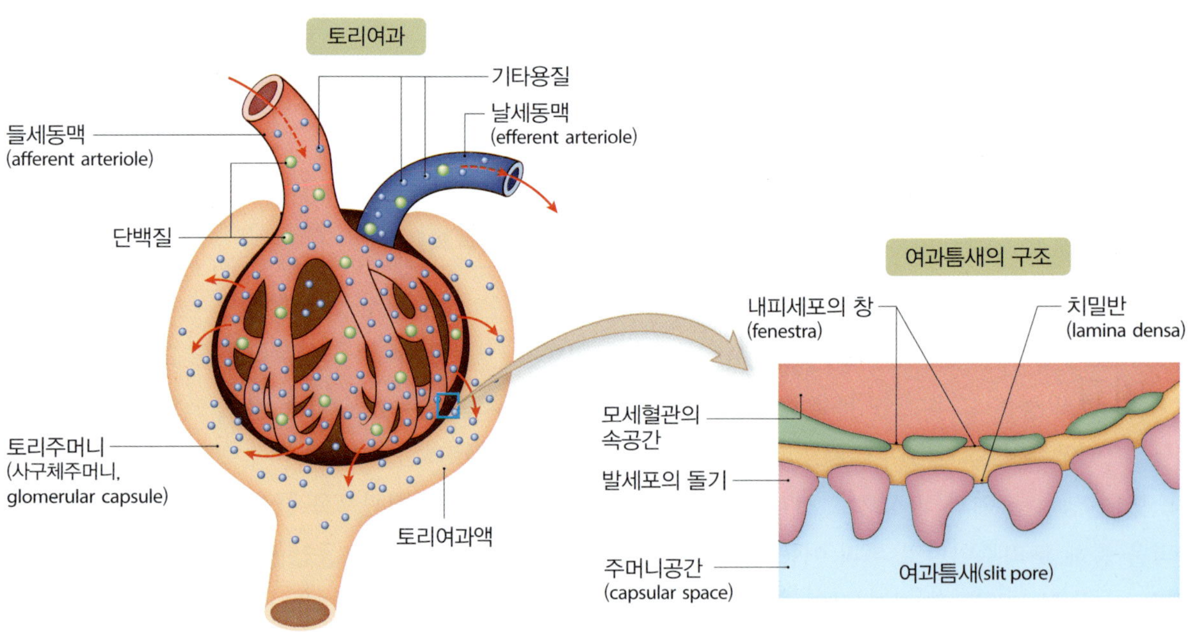

그림 20-9 토리여과와 여과틈새

혈구와 혈장단백질(초록)을 제외한 매우 적은 양만 여과되며, 크기가 작은 혈장 용질(파랑)은 토리여과액으로 쉽게 들어간다. 화살표는 여과방향을 가리킨다.

2. 재흡수

재흡수(reabsorption)는 소변 생성의 두 번째 단계로, 토리에서 여과된 물질이 콩팥세관으로부터 주변에 위치한 모세혈관(세관주위모세혈관)을 통해 혈장으로 다시 흡수되는 것을 말한다.

토리에서는 혈액세포와 혈장단백질을 제외한 모든 성분이 여과되므로 생명현상에 필요한 포도당이나 아미노산 등의 영양소, 전해질, 물, 노폐물까지 모두 콩팥세관으로 배출된다. 콩팥세관에서는 여과된 용질과 물 가운데 인체에 필요한 물질은 재흡수하고, 불필요한 물질은 분비하여 체액의 항상성을 유지하는 데 도움을 준다. 콩팥세관에서는 많은 물질이 능동적으로 재흡수되고, 일부는 수동적으로 재흡수된다. 재흡수 과정에서 물질은 콩팥세관 상피조직과 모세혈관 내피조직을 통과해야 하는데, 콩팥세관 상피세포들은 **치밀이음**(tight junction)으로 연결되어 있어 세포 사이의 분자 이동이 제한되므로 분자마다 재흡수기전이 다르다(그림 20–10).

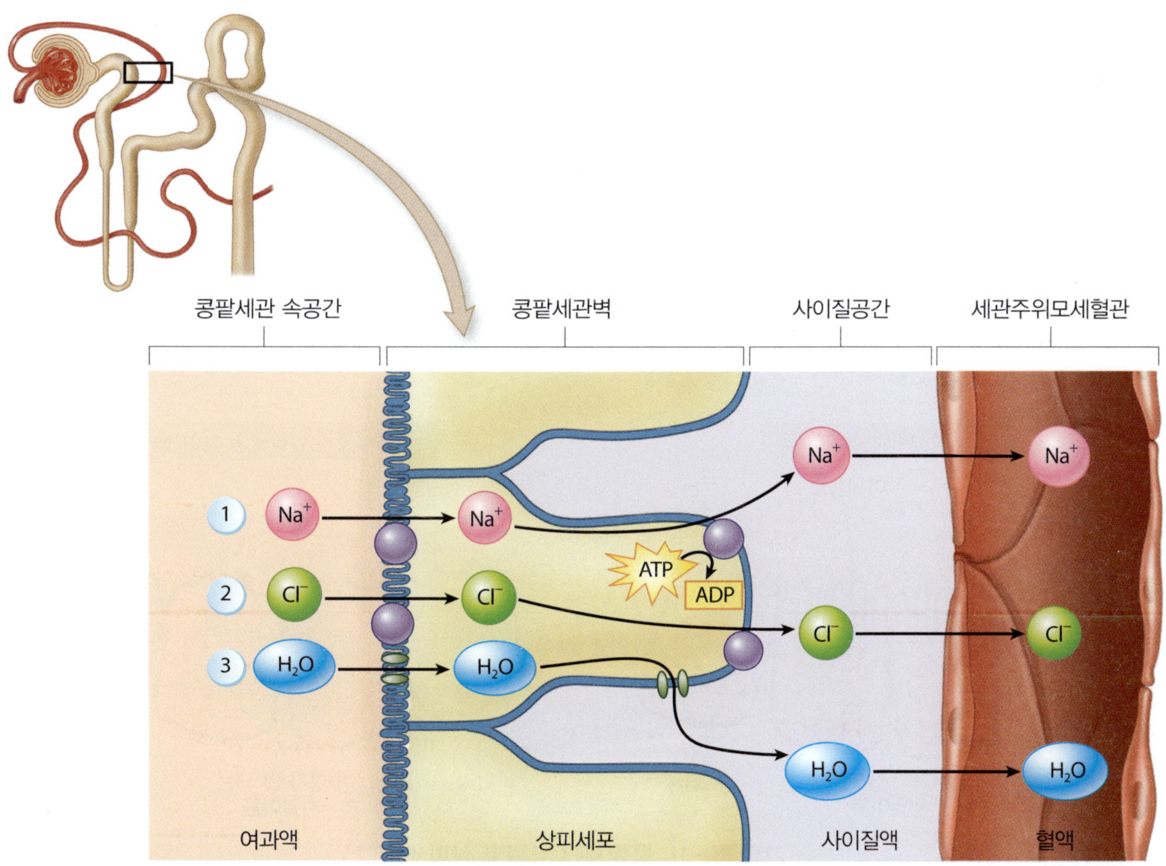

1 소듐이온(Na^+)이 콩팥세관세포에서 사이질액으로 밀려나가 사이질의 Na^+ 농도가 증가한다. Na^+이 세포 밖으로 밀려나가면 더 많은 Na^+이 농도의 평형을 유지하기 위해 여과액에서 수동적으로 확산된다. Na^+이 콩팥세관에서 혈액으로 충분히 이동하여 전기적 기울기가 설정된다.

2 하전을 띤 입자 사이의 전기적 인력은 염소이온(Cl^-)과 같은 여과액의 음이온을 혈액으로 확산시킨다.

3 혈중 이온 농도가 증가하면 콩팥세관에서 물의 삼투가 일어난다. 따라서 소듐이온의 능동적 수송은 음이온과 물의 수동적 수송을 촉진하는 상황을 만든다.

그림 20–10 물과 이온의 재흡수

ADP : 이인산아데노신, ATP : 삼인산아데노신

1) 토리쪽곱슬세관의 재흡수

여과액의 2/3 이상은 토리쪽곱슬세관 끝에 도달하기 전에 재흡수된다. 물의 경우 재흡수되는 전체 물의 65%가 소듐이온(Na^+) 재흡수 시 발생하는 삼투압 농도차에 따라 이루어지며 소듐이온(Na^+), 포타슘이온(K^+)의 80%, 그 밖에 칼슘이온(Ca^{2+}), 염소이온(Cl^-), 중탄산이온(HCO_3^-), 포도당, 과당, 갈락토스, 아미노산, 비타민 C 등이 재흡수된다.

토리쪽곱슬세관의 상피조직에는 솔가장자리(brush border)라고 불리는 미세융모로 된 첨단막이 있어 표면적을 늘려주고, 많은 수의 사립체가 존재하여 능동수송에 필요한 ATP를 공급해준다(그림 20-11).

특히 포도당은 토리쪽곱슬세관에서 100% 재흡수된다. 콩팥세관벽의 소듐-포도당운반체(sodium-glucose carrier)가 Na^+이 혈액으로 다시 능동적으로 재흡수될 때 포도당이 수동적으로 따라다니도록 한다(그림 20-12). 한 번에 재흡수될 수 있는 물질의 **최대수송량**(T_{max})은 주로 해당 물질의 사용 가능한 운반체 수에 따라 결정된다. 모든 물질의 T_{max}는 **콩팥문턱값**(renal threshold; 소변으로 과잉의 물질을 배설하는 혈액 내 물질의 양)을 결정하는 데 도움이 된다. 하지만 당뇨병과 같은 특수한 상태에서는 모든 포도당이 혈액으로 재흡수되지는 않는다. 당뇨병에서 혈당 농도가 콩팥문턱값 이상으로 증가하면 여과액에는 콩팥세관세포가 재흡수할 수 있는 것보다 더 많은 포도당이 함유된다. 과잉의 포도당을 즉시 처리할 수 있는 소듐-포도당운반체가 충분하지 않기 때문에 포도당 일부가 소변으로 배출되는데, 이는 당뇨(glycosuria)로서 당뇨병의 잘 알려진 증상이다. 소변으로 포도당이 배출되면 당뇨병의 다른 전형적인 증상도 촉진된다. 예를 들어 여과액의 포도당 농도가 높다는 것은 삼투압에 의해 콩팥세관을 떠나는 물의 양이 적다는 것을 의미한다. 따라서 소변은 묽어지고 정상보다 많은 소변을 배출하여 치료되지 않은 당뇨병에서 전형적인 다뇨(polyuria)가 발생한다. 다뇨로 인해 체내 수분 손실이 증가하면 갈증이 생겨 다음증(polydipsia)이 생기게 된다.

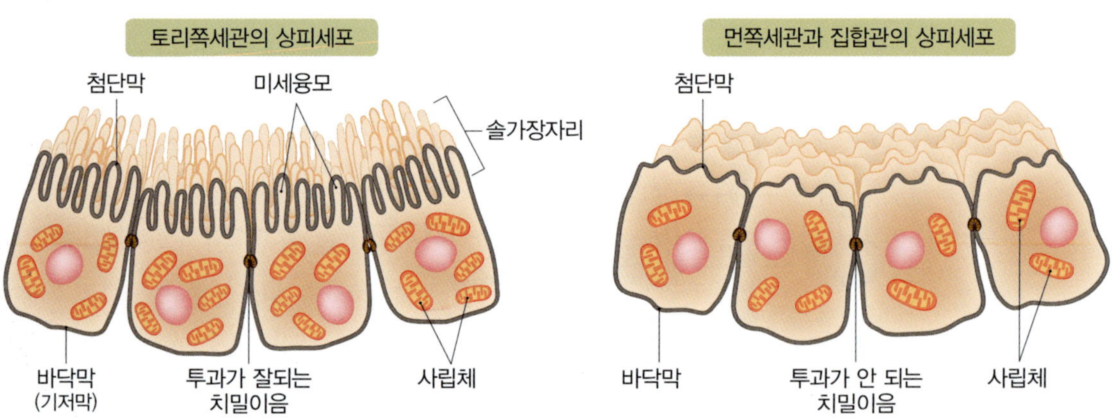

그림 20-11 콩팥세관 부위별 상피세포

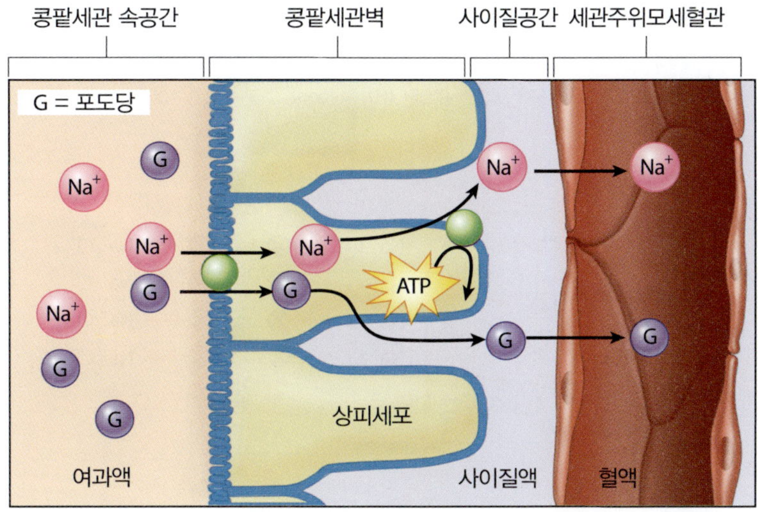

그림 20-12 포도당의 재흡수

소듐-포도당운반체는 소듐이온의 능동적 수송이 콩팥세관세포를 가로질러 포도당을 수동적으로 운반한 후 결국 혈액으로 다시 운반한다. 이러한 운반체의 가용성은 한 번에 재흡수될 수 있는 포도당의 양을 제한한다(최대수송량).

2) 헨레고리의 재흡수

토리쪽곱슬세관에서 이어지는 헨레고리는 집합관과 더불어 물의 재흡수에 중요한 역할을 한다. U자형 헨레고리는 **내림다리**(하행각, descending limb), **얇은 오름다리**(상행각, ascending limb), **굵은 오름다리**의 세 부분으로 나뉘며 서로 다른 특징에 의해 삼투압차를 형성하여 물질을 수송한다. 내림다리는 사립체가 거의 없어 단순확산만으로 물질이동이 이루어진다. 물에 대한 투과성이 있어 재흡수되는 전체 물의 20%를 재흡수하며, 여과액을 농축시키는 역할을 한다. 그러나 오름다리는 물이 투과할 수 없으며, 굵은 오름다리에 이르면 사립체가 많아지면서 대사가 활발해지고 Na^+, Cl^-, K^+의 운반체가 있어 확산에 의해 용질만 사이질액으로 이동하므로 농축된 고농도의 여과액이 다시 저농도로 희석된다.

헨레고리에서는 여과된 Na^+, Cl^-, K^+의 25%가 재흡수되며, 그 밖에도 Ca^{2+}, HCO_3^-, 마그네슘이온(Mg^+) 등도 재흡수된다. 또한 Na^+-H^+ 교환체(exchanger)가 있어 H^+을 헨레고리 내부로 분비한다.

헨레고리와 그 주변의 세관주위모세혈관은 속질 깊숙이까지 들어갔다가 되돌아오는 구조이기 때문에 헨레고리를 거슬러 올라가는 여과액에서 많은 양의 Na^+과 Cl^-을 속질의 사이질액으로 운반하여 속질을 고삼투압으로 만든다. 이러한 구조를 통한 물리적 소변 농축기전을 **반류기전**(countercurrent mechanism)이라고 하며, 고삼투압성 속질을 유지함으로써 콩팥은 삼투압에 의해 많은 물을 재흡수하여 소변을 농축할 수 있다(그림 20-13).

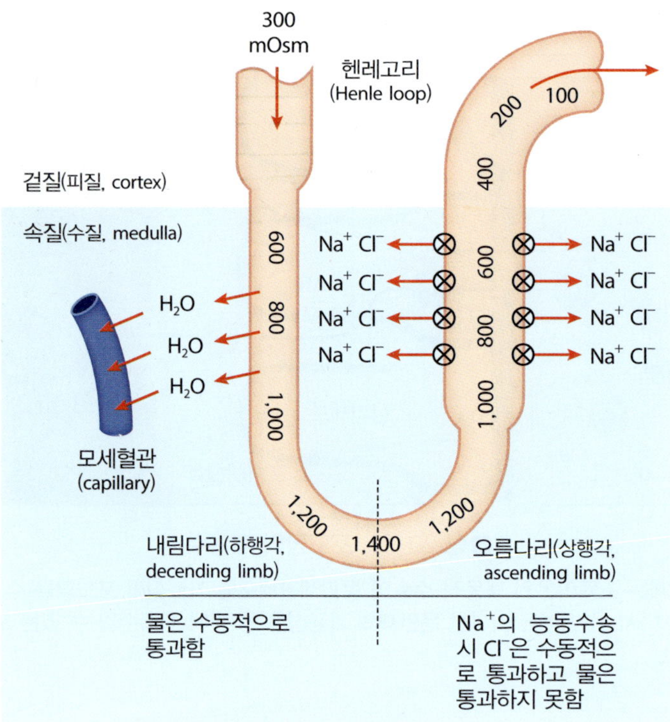

그림 20-13 반류기전

3) 먼쪽곱슬세관의 재흡수

먼쪽곱슬세관과 집합관의 상피조직은 첨단막의 솔가장자리가 발달하지 않은 불투과성 치밀이음으로 되어 있으며, 상피세포의 사립체 수가 적다(**그림 20-11** 참조). 또 여러 호르몬수용체가 있어 물과 용질의 수송이 조절된다. Na^+의 재흡수는 부신겉질호르몬인 알도스테론(aldosterone)에 의해 촉진되며, 심방에서 분비되는 펩타이드호르몬인 심방나트륨배설펩타이드(atrial natriuretic peptide)에 의해 억제된다. 물의 재흡수는 뇌하수체뒤엽에서 분비되는 항이뇨호르몬(antidiuretic hormone, ADH)의 자극으로 촉진된다.

3. 분비

분비(secretion)는 물질이 먼쪽곱슬세관과 집합관 주위 모세혈관에 있는 혈액으로부터 소변으로 이동하는 과정을 말하며, 재흡수와는 반대방향으로 이루어진다. 즉, 재흡수에서는 물질이 소변에서 혈액으로 이동하는 반면, 분비에서는 물질이 혈액에서 소변으로 이동한다.

토리에서는 콩팥으로 들어오는 혈장량의 20%가 여과된 후 요세관에서 재흡수되지 못한 노폐물이 배설되므로 나머지 80%의 노폐물 제거는 요세관 분비기전에 따라 분비되어 100% 모두 소변으로 배설된다.

콩팥세관의 분비기전도 재흡수 과정과 유사하며, 물질에 따라 확산을 이용한 **수동적 분비**(passive secretion)와 수송단백질이나 전위차, 농도차를 이용한 **능동적 분비**(active secretion)가 이루어진다.

K^+과 H^+은 농도차 및 전위차를 이용하여 능동 분비되는 물질로, 체내 전해질 조성과 부신겉질호르몬에 의해 분비량이 조절된다. K^+은 Na^+ 재흡수 시 발생하는 전위차에 의해 분비되는데, Na^+의 재흡수가 증가하면 콩팥세관 안쪽과 바깥쪽 사이에 발생하는 전위차가 증가하여 결과적으로 K^+의 분비가 증가한다. 또한 혈장 내의 K^+ 농도와 H^+ 농도는 분비과정에서 상호 영향을 주는데, K^+은 Na^+-K^+ 펌프에 의해 분비되고, H^+은 Na^+-H^+ 펌프에 의해 분비된다. 따라서 혈장의 pH가 감소하면 H^+의 분비가 우세해지고, pH가 증가하면 Ca^{2+}의 분비가 우세해진다. K^+은 먼쪽곱슬세관과 집합관에서 대부분 분비된다.

콩팥세관의 분비는 혈액에서 과도한 K^+과 H^+, 페니실린(penicillin)과 페노바비탈(phenobarbital)을 포함한 특정 약물, 요소(urea), 요산(uric acid) 및 크레아티닌(creatinine)과 같은 노폐물을 제거하는 기능을 한다. 또한 체액, 전해질 및 산-염기 균형을 유지하는 데도 중요한 역할을 한다.

요점확인

1. 콩팥단위에서 일어나는 3가지 기본 과정은 무엇인가?
2. 콩팥단위에서 여과는 어디에서 발생하는가?
3. 콩팥단위에서 재흡수는 어디에서 발생하는가?

임상응용

● 노화된 콩팥

인체의 다른 기관과 마찬가지로 콩팥도 노화에 따라 구조적 변화와 기능적 능력의 감소를 겪는다. 35세 이상의 성인은 콩팥의 기능적 단위인 콩팥단위가 점차 감소하여 콩팥의 무게가 실제로 감소한다. 대략 80~85세가 되면 콩팥의 총질량이 30%나 감소한다. 콩팥에 있는 콩팥단위 수와 콩팥세관세포의 대사활동은 감소하더라도 대부분의 콩팥은 계속해서 정상적으로 기능한다. 이는 노인의 경우 전반적인 제지방량(지방을 제외한 몸 전체의 무게)이 적어서 몸에서 배설해야 하는 노폐물 생산이 감소하기 때문이다. 하지만 이러한 안전성의 한계가 감소하고, 전신 감염이나 콩팥혈류량 감소와 같은 콩팥단위에 대한 기능적 스트레스는 거의 즉각적으로 신부전을 유발할 수 있다. 젊은이의 경우 혈액에서 쉽게 제거할 수 있는 약물이라도 노인의 콩팥에서는 배출하기 어려울 수 있어 노인 환자의 경우에는 많은 약물의 복용량을 적절하게 조절하여야 한다.

4. 소변량의 조절

인체가 수분의 평형을 이루려면 유입된 수분의 양과 유출된 수분의 양이 같아야 한다. 따라서 섭취한 물과 대사과정 중 생성된 물의 합은 배설과 땀, 기타 화학작용에 의해 소실된 물의 합과 같은 상태일 때 인체는 수분평형을 유지한다(그림 20-14).

하루에 콩팥이 여과한 180L의 혈장 중 물의 99%는 재흡수되고 나머지 1%가 소변으로 배설된다. 여과된 물과 Na^+의 약 70%는 토리쪽곱슬세관에서 재흡수되고, 나머지는 헨레고리와 집합관에서 재흡수된다. 콩팥의 먼쪽곱슬세관과 집합관에서는 물의 재흡수를 조절하여 배설량을 조절하게 되는데, 소변을 통한 물의 배출은 혈장량과 삼투몰농도의 조절에 반드시 필요하다.

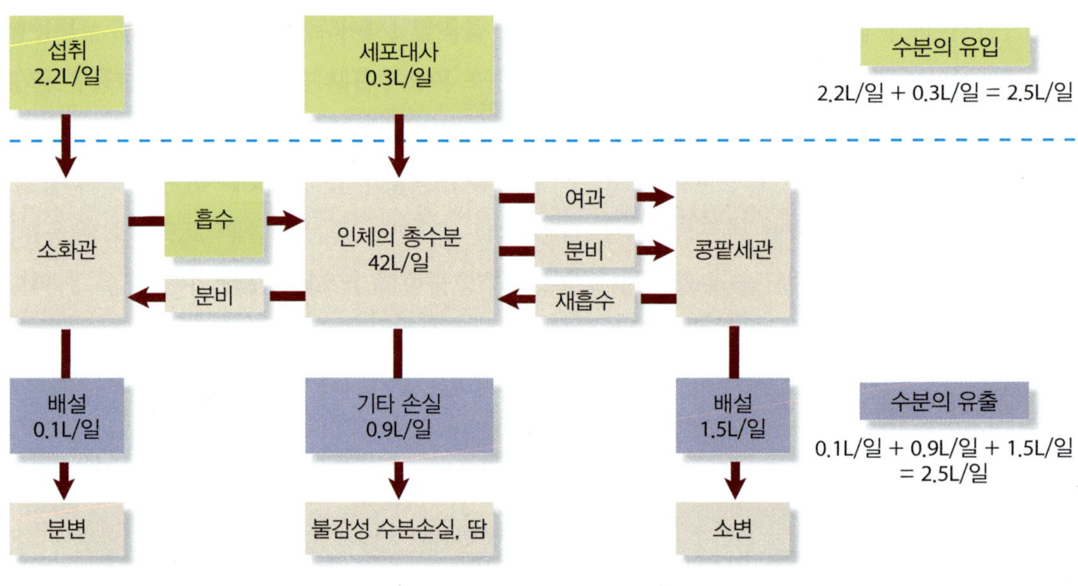

그림 20-14 **인체의 수분평형**

1. 물 배출량 조절

정상 상태일 때 혈장 전체의 용질농도는 300mOsm/kg · H_2O인데, 이는 사이질액과 세포속액의 정상 삼투몰농도로 삼투평형을 이룬 등장성 용액이다.

만약 혈장량과 삼투몰농도가 정상인 사람이 물을 전혀 마시지 않은 채 짠 음식을 많이 섭취했다면 혈장량은 변화하지 않지만 혈장 내 소듐 흡수로 인한 삼투몰농도의 상승으로 세포가 오그라들 것이다. 이때 콩팥은 삼투몰농도가 높은 농축된 소량의 소변을 배출함으로써 적은 양의 물과 과다한 양의 염분을 배출하여 혈장량과 삼투몰농도를 정상으로 회복시키려 한다. 반대로 다량의 물을 섭취했을 때는 물 배출량을 증가시켜 혈장량과 삼투몰농도를 조절하게 된다. 이처럼 콩팥에서 물은 재흡수되지만 분비는 이루어지지 않기 때문에 물 배출량을 조절하여 혈장량과 삼투몰농도의 변화에 대처한다.

2. 호르몬에 의한 조절

1) 항이뇨호르몬(antidiuretic hormone, ADH)

콩팥세관에서 수분 재흡수를 조절하는 호르몬에는 뇌하수체뒤엽에서 분비되는 **항이뇨호르몬**이 있다. ADH는 집합관에 작용하여 물을 재흡수시켜 소변량을 줄인다. 즉, ADH가 부족하면 콩팥세관으로 물이 투과하지 않기 때문에 물이 흡수되지 않고, 반대로 ADH가 증가하면 집합관으로 물이 투과되어 물이 재흡수된다. 그 결과 인체에서 물이 소변으로 손실되는 양이 줄어들거나 물이 콩팥세관에 더 많이 남아 있게 된다.

또한 앞에서 설명했듯이 헨레고리와 세관주위모세혈관에서의 반류기전으로 콩팥속질은 고장성을 유지한다. 여과액이 집합관 아래로 이동할 때 ADH의 작용으로 물의 삼투압이 속질의 고장성 사이질액과 평형을 이루게 되어 여과액에서 많은 물을 제거할 수 있다. 따라서 고장성 속질을 유지하면 ADH가 소변을 농축하는 데 많은 영향을 미쳐 인체의 물을 보존할 수 있다.

요붕증(diabetes insipidus)이란 항이뇨호르몬의 수준이 아주 낮거나 콩팥이 항이뇨호르몬에 반응하지 않을 때 많은 양의 체액이 소변으로 빠져나가는 질환을 말한다. 머리손상, 시상하부의 염증, 시상하부나 뇌하수체뒤엽의 종양 등이 원인이 되어 나타나는 중추성 요붕증과 콩팥질환이나 유전적인 소인에 의해 발생하는 신원성 요붕증으로 나눌 수 있다.

2) 알도스테론(aldosterone)

부신겉질에서 분비되는 **알도스테론**은 콩팥세관의 Na^+ 재흡수를 조절하는 데 중요한 역할을 한다. 알도스테론은 먼쪽곱슬세관과 집합관의 Na^+ 재흡수를 증가시켜 소변량을 감소시키고 수분을 보유하게 한다.

콩팥 자체는 알도스테론의 분비를 촉진하는데, 이는 인체의 전반적인 체액량과 혈압을 조절하는 콩팥의 중요성을 보여준다. 혈액량과 혈압이 정상 이하로 떨어지면 토리곁장치에 있는 세포가 이를 감지한다. 토리곁세포는 레닌–안지오텐신–알도스테론계(renin–angiotensin–aldosterone system, RAAS)를 시작하는 **레닌**(renin)이라는 효소를 분비한다. RAAS는 결국 혈관을 수축하여 혈압을 올린다. RAAS는 또한 부신에서 알도스테론의 분비를 유도하여 수분 보유를 촉진하고 총혈액량을 증가시켜 혈압을 올린다(그림 20–15).

20

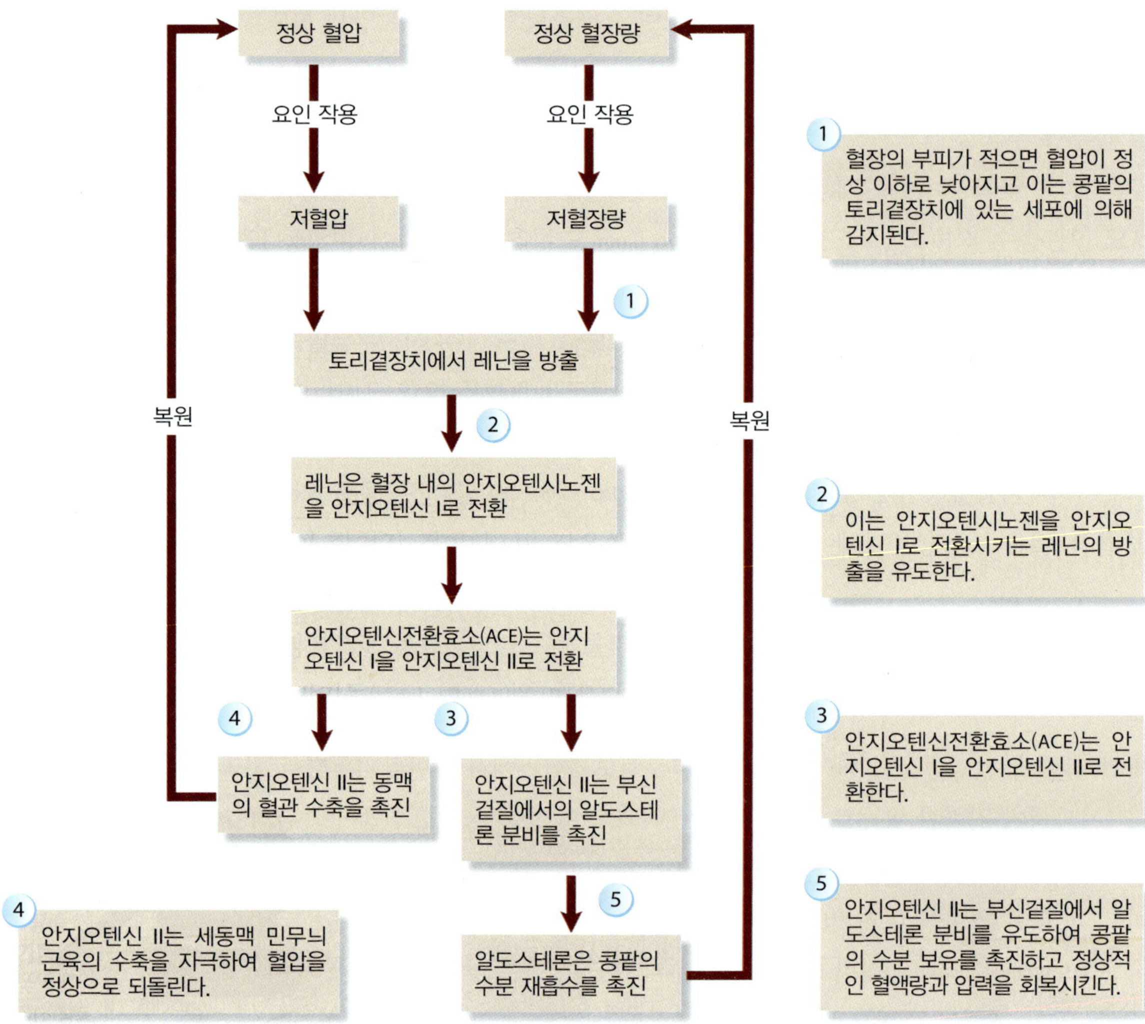

그림 20-15 레닌-안지오텐신-알도스테론계

3) 심방나트륨배설펩타이드(atrial natriuretic peptide, ANP)

심방나트륨배설펩타이드는 심장의 심방벽에서 분비되는 호르몬으로, 알도스테론과 반대 효과를 나타낸다. ANP는 콩팥세관을 자극하여 Na^+ 재분비를 억제함으로써 더 많은 물을 잃게 하여 소변량을 증가시킨다.

임상응용

- **초음파를 이용한 신(장)결석 제거**

신(장)결석(renal calculus)은 콩팥 안에 형성된 돌을 말한다. 아주 작은 신(장)결석은 대부분 증상이 없지만, 일부는 만성적인 옆구리 통증과 연관이 있을 수 있다. 대부분의 신(장)결석은 저절로 배출될 정도로 작다. 따라서 감염과 관련이 있는 경우 통증 치료와 항생제 치료 외에는 별다른 치료가 필요하지 않다. 그러나 크기가 큰 결석은 소변의 흐름을 방해할 수 있으며 치료하기 어렵다.

최근까지 전통적인 외과수술만이 콩팥의 콩팥깔때기와 콩팥잔에 형성된 비교적 큰 결석을 제거하는 효과적인 방법이었다. 주요 의료시술에 수반되는 위험 외에도 콩팥에서 결석을 외과적으로 제거하는 데는 가정에서의 회복기간을 포함하여 6주 이상 걸리는 경우가 많다.

현재는 초음파(ultrasound)를 사용하여 결석을 분쇄하여 수술 없이 요로 밖으로 배출하는 기술이 병원에서 사용되고 있다. 초음파를 발생하는 특수 설계된 쇄석기(lithotripter)를 사용하여 절개 없이 초음파로 결석을 분해한다. 회복시간이 최소화되고 환자의 위험과 비용이 준다. 최초의 초음파쇄석술로서 개인을 욕조에 넣거나 물 쿠션과 접촉시켜 인체 외부에서 생성되는 체외충격파(extracorporeal shock wave)를 신(장)결석에 집중시키는 방법이 있다. 그 밖에도 PDL(pulsed dye laser), 고전압 스파크, 전자기 충격 발생기, 직접 접촉 공기압력 프로브 등 다양한 유형의 에너지를 사용한 쇄석술도 활용되고 있다.

3. 소변량의 이상

성인의 하루 소변량은 평균 1,000~1,500mL이며, 음수량, 섭취물, 땀남(발한)에 따라 달라진다. 또한 콩팥질환, 내분비 불균형, 심장혈관질환, 스트레스 등 다양한 상태의 결과로 정상적인 양의 소변을 배출하지 않을 수 있다. 하루 소변량이 거의 없는 경우를 **무뇨(증)**(anuria), 400mL 이하를 **소변감소**(핍뇨, oliguria), 2,000mL 이상을 **다뇨**(polyuria)라고 한다. 체내의 노폐물을 배설하거나 체액의 항상성을 유지하기 위해서는 하루 500mL 이상의 배뇨가 필요하다.

요점확인

1. 항이뇨호르몬과 알도스테론은 소변량에 어떤 영향을 미치는가?
2. 심방나트륨배설펩타이드의 기능은 무엇인가?
3. 무뇨(증)와 다뇨는 어떻게 다른가?

5. 소변의 배출

배뇨(urination)란 여과, 재흡수, 분비 후 콩팥세관에 남은 체액이 소변으로서 배설되는 것을 말하며, 하루 배뇨량은 불가피뇨 500mL를 포함하여 약 1.5L 정도 된다.

집합관에서 나온 소변은 콩팥깔때기(신우)를 빠져나가 요관으로 가고 요관벽 민무늬근육의 파동성 수축으로 방광으로 옮겨져 저장된 후 요도로 배출된다.

1. 소변의 이동

1) 요관(ureter)

요관은 콩팥깔때기에서 시작하여 콩팥문을 나와 방광으로 들어가는 길이 25~30cm, 지름 약 5~6mm의 가늘고 긴 관으로, 콩팥에 모인 소변을 방광으로 운반하는 역할을 한다(그림 20-1 참조).

요관의 점막상피는 이행상피(transitional epithelium)로 덮여 있어 잘 늘어나는 성질이 있다(그림 20-16). 요관에는 두꺼운 근육성 벽이 있는데, 근육바깥막(근육외막, epimysium)의 수축은 소변을 요관을 따라 방광으로 이동시키는 꿈틀운동을 생성한다. 요관의 속막에는 감각신경말단이 풍부하게 위치하여, 신(장)결석 등이 생기면 요관이나 요도의 속벽을 자극하여 통증을 유발하게 된다.

또한 요관에는 ①콩팥깔때기와 요관이 만나는 곳, ②온엉덩동맥 앞을 지나는 곳, ③요관과 방광이 만나는 곳에 협착부위가 있어 결석이나 암의 호발부위가 된다.

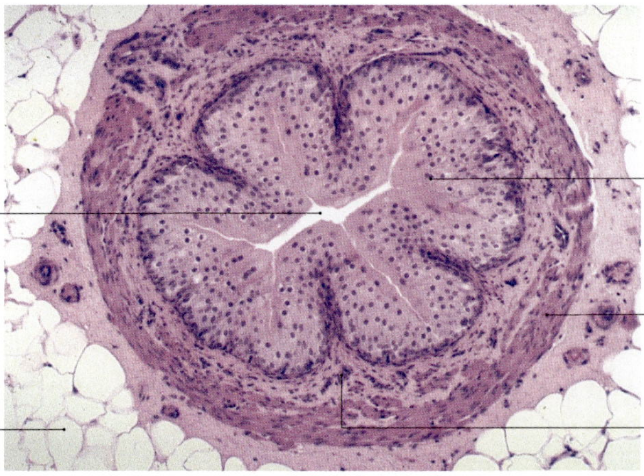

그림 20-16 요관의 단면

점막(이행상피)의 많은 주름이 소변이 관을 통과할 때 늘어날 수 있다. 민무늬근육의 두꺼운 근육층은 소변을 방광 쪽으로 이동시키는 데 도움이 되며, 요관의 바깥표면은 결합조직의 외피로 덮여 있다.

2) 방광(bladder)

방광은 콩팥에서 생성된 소변을 일시적으로 저장하는 주머니 모양의 근육성 기관으로, 곧창자, 자궁과 함께 골반안 내에 위치한다. 방광의 위치는 남녀에서 차이가 있는데, 여성의 경우 자궁 앞에 위치하는 반면, 남성의 경우 전립샘 위에 위치한다. 특히 방광이 비어 있는 상태에서는 두덩결합(치골결합, pubic symphysis) 바로 뒤의 골반안에 가려져 있지만, 내부에 소변이 고이면 공 모양으로 확대되어 배안 아래에서 위쪽으로 들려 올라간다.

전체적인 형태는 둥그스름한 삼각뿔 모양으로 꼭대기의 끝에 해당하는 부위를 **방광꼭대기**(방광첨, apex of bladder), 뒤아래면에 해당하는 영역을 **방광바닥**(방광저, fundus of bladder)이라고 한다. 방광에는 콩팥에서 이어지는 좌우의 요관이 열리며 소변은 이곳을 통해 방광으로 모이는데, 이 2개의 요관과 1개의 요도, 3개의 지점을 연결한 점막부위를 **방광삼각**(vesical trigone)이라고 한다. 요관은 방광벽을 비스듬히 통과하는데, 이러한 구조는 방광이 가득 차서 요관으로 소변이 역류하는 것을 방지하는 판막과 같은 역할을 한다.

방광벽의 탄력섬유와 근(육)섬유는 많은 양의 소변을 담기 위해 늘어났다가 스스로 수축하여 방광을 비우는 데 적합하다. 방광 속면은 이행상피(transitional epithelium)가 덮고 있고, 속막은 더 깊은 근육층에 느슨하게 부착되어 주름져 있다가 방광이 소변으로 채워지면 내부 표면이 늘어나 주름도 사라진다(그림 20-17).

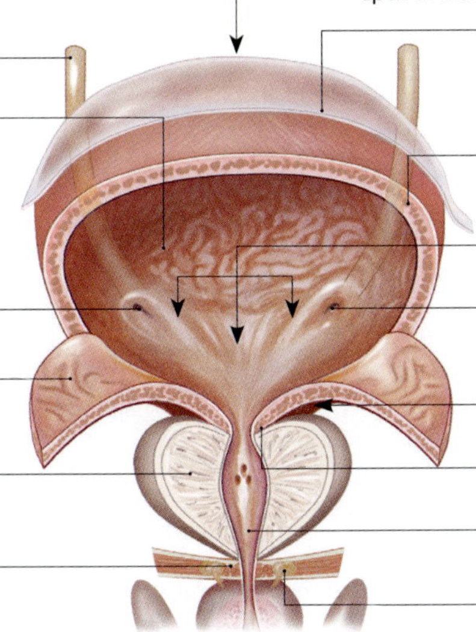

그림 20-17 **방광의 구조(남성)**

3) 요도(urethra)

방광에 고인 소변을 배출하기 위한 관 모양 부분을 **요도**라고 하며, 남성과 여성에서 해부학적 구조가 다르다(그림 20-18).

남성의 경우 길이가 16~18cm에 이르지만, 여성의 경우는 짧아서 2.5~4cm이다. 또한 남성 요도는 전립샘을 관통하고 음경 속을 주행하여 귀두 앞쪽의 바깥요도구멍으로 열리고, 여성 요도는 질의 앞쪽 아래로 주행하여 질어귀(질전정)의 바깥요도구멍으로 열린다.

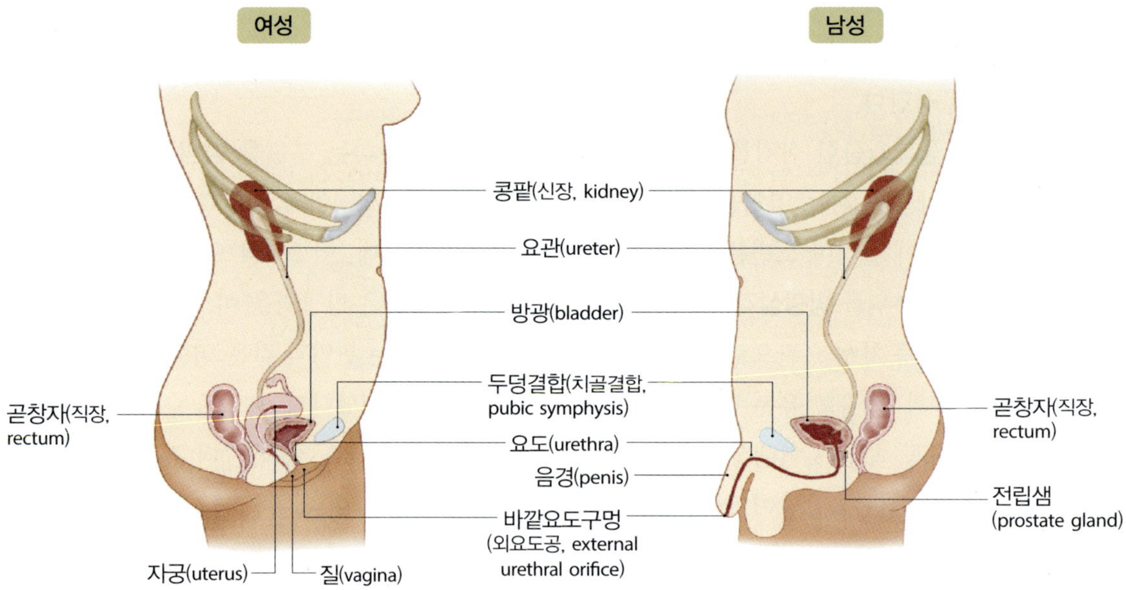

그림 20-18 **요도의 남녀 차이**

(1) 남성의 요도

남성의 요도는 길이 약 20cm로 전립샘부분, 막부분, 해면체부분의 세 부위로 구별된다. 전립샘부분은 전립샘을 관통하는 길이 3cm 정도의 부분으로, 도중에 1쌍의 사정관(ejaculatory duct)과 전립샘구멍이 약 20개 관찰된다. 막부분은 비뇨생식가로막(비뇨생식격막, urogenital diaphragm)을 관통하는 1cm 정도의 부분으로, 요도조임근이 그 주위를 둘러싼다. 또 해면체부분은 음경을 구성하는 요도해면체(corpus spongiosum penis) 안에 있는 길이 10~15cm 되는 부분으로, 두덩결합 아래와 그 앞쪽에서 구부러져 전체적으로 Z자 모양을 나타낸다. 특히 요도는 귀두(glans) 끝에서 약간 확대되어 배오목(주상와, scaphoid fossa)을 형성한 후 바깥요도구멍(외요도공, external urethral orifice)이 되어 열린다.

(2) 여성의 요도

여성의 요도는 속요도구멍에서 시작되어 바로 비뇨생식가로막을 관통하여 질 앞쪽을 내려간 후 음핵(clitoris) 뒤에서 질어귀로 열린다. 남성과 마찬가지로 비뇨생식가로막을 관통하는 부위에 요도조임근이 있지만, 여성의 요도는 거의 직선인 데다가 길이도 약 4cm로 짧기 때문에 바깥요도구멍으로부터 침투한 세균에 감염되어 방광염(cystitis) 등에 걸리기 쉽다(역행성 요로감염).

과학응용

감염과의 싸움

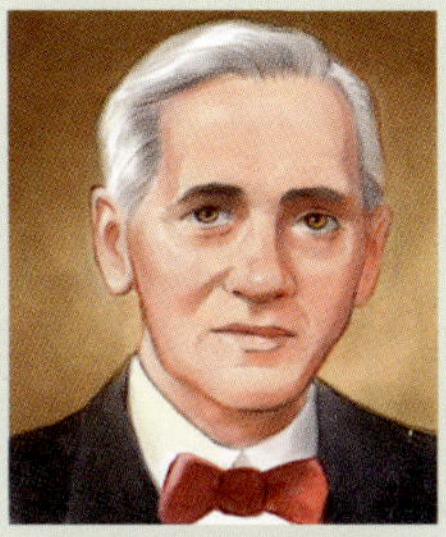
알렉산더 플레밍

요로는 세균이나 기타 미생물에 의한 감염 위험에 쉽게 노출될 수 있는 구조이다. 외부 환경으로 개방되어 있기 때문에 세균이 쉽게 침입할 수 있다. 여성의 경우 요도 길이가 짧고, 항문과 가까운 위치에 있기 때문에 세균이 방광으로 전파될 위험이 더욱 크다.

요로감염(urinary tract infection, UTI)의 치료 돌파구는 1928년 스코틀랜드 연구원 알렉산더 플레밍(Alexander Fleming, 1881~1955)의 실험실에서 나왔다. 플레밍이 세균을 배양하던 배양접시 하나가 곰팡이 포자에 오염되었다. 곰팡이가 자라는 곳 근처에서는 세균이 전혀 자라지 않는 사실을 발견하고, 이 항균 효과(antibacterial effect)를 일으키는 곰팡이로부터 물질을 분리하여 페니실린(penicillin)이라는 이름을 붙였다. 플레밍은 그 후 페니실린이 사람에게 심각한 감염을 일으키는 다양한 세균에 효과적이라는 사실을 발견하였다. 페니실린은 최초의 '기적의 약'이 되었으며, 세균과 싸우는데 중요한 역할을 하였다.

천연 원료에서 추출한 페니실린과 그 밖의 항생제 형태가 여전히 감염과의 싸움에서 선택되는 무기이기는 하지만, 전염성 세균은 일반적인 항생제에 저항하는 변종으로 진화하고 있다. 요로감염과 기타 유형의 감염에서는 이 내성을 막기 위해 더 강력한 항생제와 특수 기술이 필요해졌다. 일부 과학자들은 단순한 항생제 치료의 시대가 끝나가고 있다고 우려한다.

많은 전문직 종사자들이 감염과의 싸움에 직접 관여하고 있으며, 인간의 건강을 위협하는 요로감염과 기타 감염에 대한 새롭고 더 나은 치료법을 찾기 위해 계속 노력하고 있다. 예를 들어 감염관리 관리자는 병원과 진료소 내의 감염 확산을 방지하도록 돕고, 역학조사관은 지역적 감염 발생을 예방하거나 대응하며, 미생물학자는 감염 유기체의 특성과 어떠한 치료법이 효과적일 수 있는지를 파악하기 위해 노력한다.

2. 배뇨기전

1) 배뇨반사(micturition reflex)

배뇨(urination)는 몸에서 소변이 배출되거나 방광이 비워지는 것을 말한다. 속요도조임근(internal urethral sphincter)과 바깥요도조임근(external urethral sphincter)의 2개 조임근이 방광에서 이어지는 경로를 보호하는 판막(valve) 역할을 하는데, 속요도조임근은 방광 출구에 있고 바깥요도조임근은 방광목 바로 아래의 요도를 둘러싸고 있다(그림 20-17 참조). 요도조임근이 수축되면 양쪽에서 방광을 막아 소변이 외부로 새지 않고 축적되도록 한다. 속요도조임근은 비자발적으로, 가로무늬근육으로 구성된 바깥요도조임근은 자발적으로 조절된다.

방광벽은 방광이 300~400mL의 부피에 도달할 때까지 압력 증가가 거의 없이 상당한 양의 소변을 수용할 수 있다. 소변량이 증가하여 150mL 정도 고이면 요의를 느끼며, 일반적으로 350mL 정도까지는 소변을 참을 수 있다. 방광벽이 늘어나서 신경자극이 척수의 둘째~넷째엉치분절(sacral segment)로 전달되면 배뇨반사가 시작된다.

20

배뇨반사는 방광벽의 근육을 수축하고 속요도조임근을 이완한다. 그런 다음 소변이 요도로 들어가며, 자발적으로 조절되는 바깥요도조임근이 이완되면 배뇨가 일어난다. 바깥요도조임근의 자발적인 수축은 방광이 소변으로 가득 차서 통제력을 잃을 때까지 배뇨반사를 억제할 수 있다(그림 20-19).

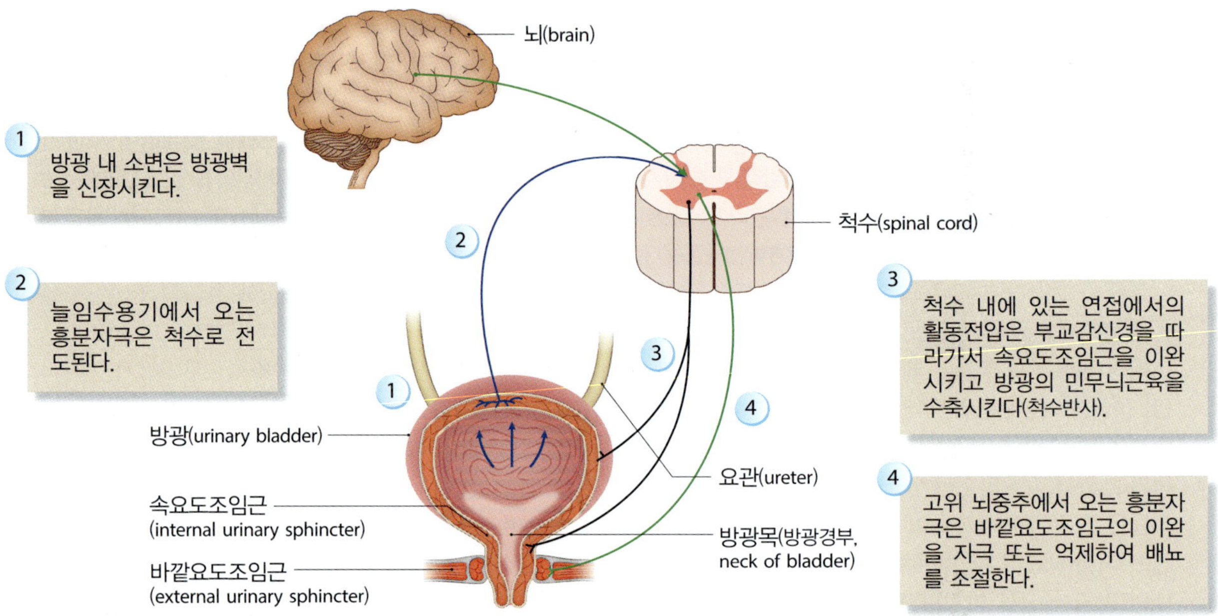

그림 20-19 **배뇨반사**

2) 배뇨조절

배뇨를 촉진하는 중추는 시상하부와 다리뇌에 위치하며, 배뇨를 억제하는 중추는 대뇌겉질과 중(간)뇌에 위치한다. 대뇌의 발달이 미성숙한 소아나 뇌혈관 질환자에게서는 억제중추가 제대로 작동하지 않아 반사적으로만 배뇨하게 되지만, 배뇨훈련이 된 큰 아이와 성인의 경우 방광이 가득 차 늘임수용기가 보내는 신호를 받아도 필요한 경우 대뇌겉질에서 배뇨반사를 뒤로 미루는 자발적 억제를 할 수 있으며, 바깥요도조임근을 자발적으로 이완시켜 배뇨반사를 유도할 수 있다(그림 20-20).

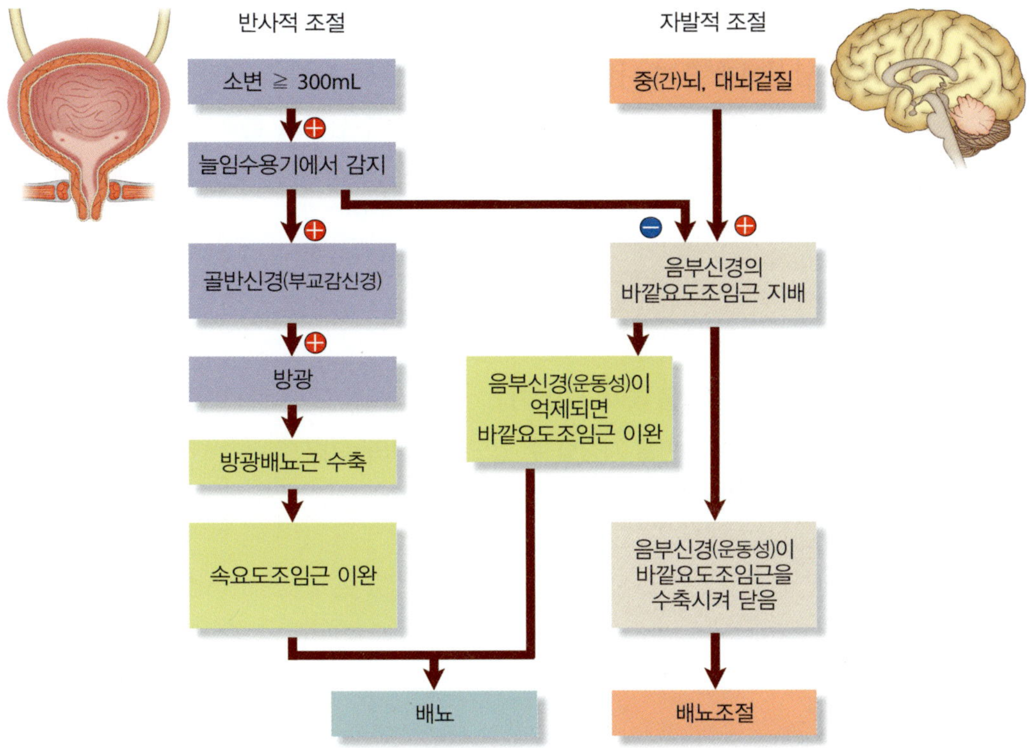

그림 20-20 **배뇨와 배뇨조절**

3. 소변 배출의 이상

뇌의 고위중추는 골반과 배벽근육을 협동적으로 수축하고 통합함으로써 방광을 수축하고 속요도조임근과 바깥요도조임근을 이완하여 배뇨기능을 수행한다. **소변저류**(urinary retention)는 소변이 배출되지 않는 상태로, 콩팥은 소변을 생산하지만 방광은 여러 가지 이유로 스스로 소변을 비울 수 없다. **소변억제**(urinary suppression)는 소변저류와 반대 상태로, 콩팥은 소변을 생산하지 않지만 방광은 스스로 소변을 비울 수 있는 능력을 유지하고 있다.

유뇨증(enuresis)은 5세 이상에서 비뇨계통에 뚜렷한 이상이 없고 낮 동안에는 소변을 잘 가리다가 밤에만 소변을 지리는 것을 말한다. **야간유뇨증**(nocturnal enuresis)은 자발적인 방광조절이 가능한 나이를 넘어선 어린이에게 자주 발생한다. 발병률은 여아보다 남아에게서 더 높으며 종종 배뇨의 자발적 조절에 필요한 복잡한 배뇨반사의 성숙 지연으로 인해 발생한다.

요실금(urinary incontinence)은 자신의 의지와 무관하게 소변을 보게 되는 것을 말하며, 나이가 많은 어린이나 성인에게 가장 발생한다. 절박요실금(urge incontinence)은 방광벽 민무늬근육의 과잉반응과 관련이 있다. 스트레스요실금(복압요실금, stress urinary incontinence)은 웃음, 기침, 무거운 물건을 드는 행동과 관련하여 소변이 새는 것을 말하며, 임신 후 골반바닥근육이 약해진 여성에게 흔히 생긴다. 범람실금(overflow

20

incontinence)은 간헐적으로 소변이 새는 것이 특징이다. 이는 소변저류와 방광이 과도하게 팽창하여 생기는데, 전립샘비대가 있는 남성에게 흔히 나타나는 문제이다. 반사(요)실금(reflex incontinence)은 뇌졸중, 파킨슨병, 척수손상과 같은 신경계통 장애에서 흔히 발생한다. 척수신경의 분포가 완전히 차단되면 방광근육은 어느 정도 자동적으로 활동하게 되며, 주기적이지만 예측할 수 없는 배뇨가 발생하는데, 이를 **신경성방광**(neurogenic bladder)이라고 한다.

요점확인

1. 소변은 어떤 구조를 통해 콩팥을 빠져나가는가?
2. 방광의 어떤 구조적 특성이 소변을 저장할 수 있도록 확장되는가?
3. 소변은 어떤 구조를 통해 방광에서 몸 외부로 배출되는가?
4. 범람실금이란 무엇인가?

건강과 웰빙

● 운동 후 단백뇨

단백뇨(proteinuria)는 소변에 혈장단백질이 섞여 나오는 것을 말한다. 단백뇨는 콩팥질환인 신(장)병증(nephropathy)의 가장 중요한 지표인데, 이는 콩팥단위가 손상되면 혈액에서 혈장단백질이 지속적으로 빠져나가도록 하기 때문이다. 그러나 격렬한 운동은 많은 사람들에게 일시적인 단백뇨를 유발한다. 일부 운동생리학자들은 격렬한 운동이 콩팥손상을 일으킨다고 보았으나 후속 연구를 통해 그 가설은 제외되었다. 현재는 격렬한 운동 중의 호르몬 변화가 콩팥단위의 여과막 투과성을 증가시켜 일부 혈장단백질이 여과액으로 들어가도록 한다는 가설이 유력하다. 일부 운동 후 단백뇨는 일반적으로 정상으로 간주된다.

6. 소변검사

소변의 물리화학적 및 현미경적 검사를 **소변검사**(요검사, urinalysis, UA)라고 한다. 혈액과 마찬가지로 소변을 검사하면 인체 기능의 정상과 비정상에 대해 많은 것을 알 수 있다. 소변의 정상적인 특성이 변하거나 비정상적인 특성이 출현하는 것은 질병의 징후일 수 있다(표 20-3).

표 20-3 소변의 특성

	정상적인 특성	비정상적인 특성
색과 맑기	정상적인 소변은 맑고 색은 비중에 따라 다르다. 희석 소변 : 투명한 지푸라기색 농축 소변 : 짙은 호박색(때로 지질이나 인산염 함량이 높은 음식을 섭취할 경우 정상 소변이 혼탁해질 수 있음) 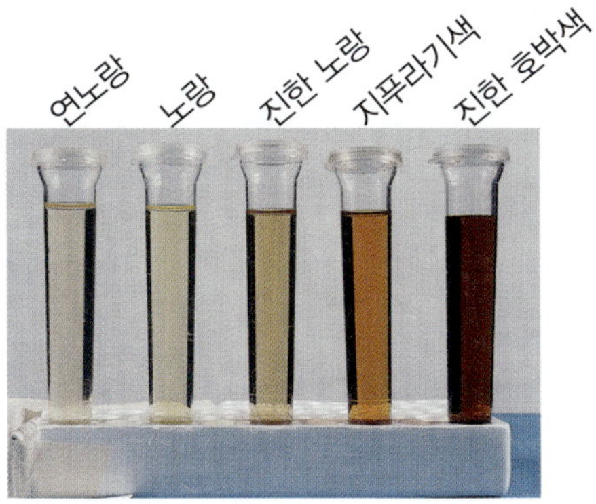 	비정상적으로 착색된 소변은 병리학적 상태, 특정 식품, 다양한 약물로 인해 발생할 수 있다. ① 병리학적 상태(예) : 신장암이나 신(장)결석(출혈) – 적색(RBC), 쓸개관폐쇄(담석) – 주황색/노란색(빌리루빈), 슈도모나스 감염 – 녹색(세균독소), 횡문근융해(증) – 갈색 ② 식품(예) : 비트 – 붉은색, 대황 – 갈색, 당근 – 진한 노란색, 비타민 보충제 – 밝은 노란색 ③ 약물(예) : 페나조피리딘(phenazopyridine; 요로진통제) – 주황색, 딜란틴(dilantin; 항경련제) – 분홍색/적갈색, 트라이암테렌(triamterene; 이뇨제) – 옅은 파란색, 리팜피신(rifampin; 항결핵제) – 붉은색/주황색 혼탁한 소변은 다음의 원인으로 인해 발생할 수 있다. ① 세균 : 비뇨계통의 활동성 감염 ② 혈액세포 : 적혈구 – 신장암으로 인한 출혈, 백혈구 – 요로감염으로 인한 고름 ③ 원주 : 병에 걸린 콩팥세관에서 형성되는 다양한 유형의 관 모양 덩어리(혈액세포, 상피, 유리질, 밀랍 등) ④ 단백뇨 : 소변에서 단백질(주로 알부민) 검출 ⑤ 결정 : 일반적으로 농축 소변의 요산 또는 인산염/옥살산칼슘
화합물	무기질이온 : Na^+, Cl, K^+ 질소노폐물 : 암모니아, 크레아티닌, 요소, 요산 소변색소 : 유로크롬(빌리루빈의 대사산물)	케톤 : 일반적으로 아세톤 단백질 : 일반적으로 알부민 포도당 결정 : 일반적으로 요산과 인산염 또는 옥살산칼슘 색소 : 빌리루빈 대사산물의 비정상적인 수준
냄새	약간의 악취 일부 음식은 특유의 냄새를 생성(아스파라거스) 서 있을 때 나는 암모니아 비슷한 냄새는 저장된 소변의 분해로 인해 발생할 수 있음	강하고 달콤한 과일(아세톤) 냄새 : 조절되지 않는 당뇨병 악취 : 요로 감염 퀴퀴한 냄새 : 페닐케톤뇨증 메이플시럽 냄새 : 단백질 대사의 선천적 결함
pH	4.6~8.0(평균 6.0) 정상 pH에서 낮은 쪽 : 일부 식품(육류, 크랜베리)과 약물(클로로싸이아자이드 이뇨제) 정상 pH에서 높은 쪽 : 일부 식품(감귤류, 유제품)과 약물(중탄산염 제산제)	알칼리증에서 높은 pH : 콩팥은 과도한 염기를 배설하여 보상 산증에서 낮은 pH : 콩팥은 과도한 수소이온을 배설하여 보상
비중	성인 : 1.005~1.030(보통 1.010~1.025) 노인 : 나이에 따라 비중 감소 신생아 : 1.001~1.020	정상 이상 : 당뇨, 단백뇨, 탈수, 용질 과다(용질 침전 및 신(장)결석 형성을 초래) 정상 미만 : 만성콩팥질환(소변농축 불능), 수분 과다

20

OUTLINE SUMMARY

개념요약

비뇨계통의 구성

1. 비뇨계통은 콩팥(신장, kidney), 요관(ureter), 방광(bladder), 요도(urethra)로 구성됨(그림 20-1 참조)
   a. 콩팥 : 소변을 생성하는 장기
   b. 요관 : 소변을 방광으로 보내는 통로
   c. 방광 : 소변을 축적
   d. 요도 : 소변을 외부로 배출하는 통로
2. 콩팥단위에서의 여과, 재흡수, 분비라는 기전을 통해 체액의 항상성을 유지하는 중요한 역할을 담당함

콩팥의 구조와 기능

A. 콩팥의 위치와 형태 (그림 20-2 참조)

1. 척주를 사이에 끼고 등부분의 양쪽에 위치함
2. 간과 접촉하는 오른쪽 콩팥이 왼쪽 콩팥보다 낮게 위치함
3. 콩팥은 평균 크기 11×7×3cm의 강낭콩 모양임
4. 콩팥문(신장문, renal hilum) : 혈관, 신경 및 요관이 연결되는 안쪽 함입부분
5. 콩팥 바깥벽은 피막으로 덮여 있음

B. 콩팥의 구조 (그림 20-3 참조)

1. 겉질(피질, cortex) : 콩팥의 바깥층
2. 속질(수질, medulla) : 콩팥의 심층
3. 콩팥피라미드(신장피라미드, renal pyramid) : 속질의 삼각형 분할
4. 콩팥유두(신장유두, renal papilla) : 콩팥피라미드 가장 안쪽의 좁은 끝
5. 콩팥깔때기(신우, renal pelvis) : 요관 상단부의 확장된 부분으로 콩팥 안에 있음
6. 콩팥잔(신배, calyx) : 콩팥깔때기를 구성하는 부분
7. 콩팥단위(신장단위, nephron)
   a. 하나의 콩팥에 100만 개 이상의 미세한 구조로 구성된 콩팥 속(그림 20-4 참조)
   b. 주요 구성 요소는 콩팥소체와 콩팥세관임
   c. 콩팥단위의 위치
      ① 겉질콩팥단위(피질신장단위, cortical nephron) : 전체의 85%로, 콩팥단위의 대부분은 콩팥 겉질에 있음
      ② 속질곁콩팥단위(수질옆신장단위, juxtamedullary nephron) : 소변 농축에 중요한 역할을 하며, 콩팥소체는 겉질층과 속질층 사이의 경계 근처에 있음
   d. 콩팥소체(renal corpuscle) (그림 20-5 참조)
      ① 토리(사구체, glomerulus) : 토리주머니로 둘러싸인 모세혈관그물
      ② 토리주머니(사구체주머니, glomerular capsule) : 토리를 둘러싸는 컵 모양의 위쪽 끝
   e. 콩팥세관(신세관, renal tubule) (그림 20-6 참조)
      ① 토리쪽곱슬세관(근위곱슬세관, proximal convoluted tubule) : 첫 번째 부분
      ② 헨레고리(콩팥세관고리, Henle loop) : 내림가지, 머리 핀 모양의 가는 부분, 오름가지로 구성됨
      ③ 먼쪽곱슬세관(원위곱슬세관, distal convoluted tubule) : 오름가지에서 이어지는 부분
      ④ 집합세관(collecting tubule) : 먼쪽곱슬세관의 직선 부분
8. 콩팥의 혈관
   a. 콩팥동맥으로부터 혈액공급을 받음(그림 20-7 참조)
   b. 콩팥동맥은 엽사이동맥, 활꼴동맥, 소엽사이동맥, 들세동맥으로 분지하여 토리 모세혈관그물로 이어짐
   c. 토리에서 여과된 혈액은 날세동맥, 세관주위모세혈관, 소엽사이정맥, 활꼴정맥, 엽사이정맥, 콩팥정맥을 거쳐 아래대정맥으로 배출됨

C. 콩팥의 기능

1. 독소와 질소 노폐물을 배설함
2. 혈액 내 많은 화학물질의 수치를 조절함
3. 물 균형을 유지함
4. 혈압과 부피 조절에 도움줌
5. 적혈구형성호르몬을 분비하여 적혈구 생성을 조절함

소변의 생성과정

A. 200만 개 이상의 콩팥단위가 혈액의 균형을 맞추고 과잉 노폐물을 소변으로 씻어내는 과정에서 여과, 재흡수, 분비의 3단계를 거쳐 소변을 형성한다(그림 20-8, 표 20-1 참조).

B. 여과
1. 콩팥소체에서 지속적으로 진행됨
2. 토리압은 물과 용해된 물질이 토리주머니에서 토리막을 가로질러 토리주머니로 여과되도록 함
3. 정상 토리여과율 : 125mL/min

C. 재흡수
1. 콩팥세관으로부터 세관주위모세혈관을 통해 혈장으로 다수 흡수함
2. 물, 각종 영양소와 이온이 재흡수됨(그림 20-10, 20-11 참조)
3. 물은 토리쪽곱슬세관의 삼투압에 의해 재흡수
4. 모든 포도당을 수용할 수 있는 충분한 소듐-포도당운반체가 있다고 가정할 때 소듐이온과 함께 포도당이 재흡수됨(그림 20-12 참조)
5. 헨레고리와 주변 세관주위모세혈관의 반류기전은 소듐이온과 염화이온을 농축하여 콩팥속질을 고삼투압성으로 만들어 소변을 농축하는 데 도움이 됨(그림 20-13 참조)
6. 최대수송량(T_{max}) : 한 번에 재흡수될 수 있는 가장 많은 양의 물질
   a. 물질의 사용 가능한 운반체 수에 따라 결정됨
   b. 콩팥문턱값 결정 : 콩팥이 혈액에서 물질을 제거하고 소변으로 배설하는 물질의 양

D. 분비
1. 세관주위모세혈관의 혈액으로부터 먼쪽곱슬세관과 집합관에서 소변으로 물질을 운반함
2. 수소이온, 포타슘이온 및 특정 약물은 능동수송에 의해 분비됨
3. 암모니아는 확산에 의해 분비됨

소변량의 조절 (그림 20-14 참조)

A. 물 배출량 조절
1. 물을 전혀 마시지 않은 채 짠 음식을 많이 섭취하면 콩팥은 삼투몰농도가 높은 농축된 소량의 소변을 배출함으로써 적은 양의 물과 과다한 양의 염분을 배출하여 혈장량과 삼투몰농도를 정상으로 회복시키려 함
2. 다량의 물을 섭취했을 때는 물 배출량을 증가시켜 혈장량과 삼투몰농도를 조절하게 됨
3. 콩팥에서는 물이 재흡수되지만 분비는 이루어지지 않기 때문에 물 배출량을 조절하여 혈장량과 삼투몰농도의 변화에 대처함

B. 호르몬에 의한 조절
1. 항이뇨호르몬(antidiuretic hormone, ADH)
   a. 뇌하수체뒤엽에서 분비됨
   b. 집합관을 통해 물 재흡수를 촉진함
   c. 고삼투압성 속질은 항이뇨호르몬이 소변을 농축하여 인체의 수분을 보존하는 데 도움이 됨
2. 알도스테론(aldosterone)
   a. 부신겉질에서 분비되어 레닌-안지오텐신-알도스테론계(RAAS)에 의해 유발됨
   b. 콩팥단위에서 소듐과 물의 재흡수를 촉진하여 소변량을 줄임(그림 20-15 참조)
3. 심방나트륨배설펩타이드(atrial natriuretic peptide, ANP)
   a. 심장의 심방벽에서 분비되는 호르몬
   b. 콩팥세관으로의 소듐과 물 재흡수를 억제하여 소변량을 증가시킴

C. 소변량의 이상
1. 무뇨(증)(anuria) : 하루 소변량이 거의 없는 경우
2. 소변감소(핍뇨, oliguria) : 하루 소변량이 400mL 이하인 경우
3. 다뇨(polyuria) : 하루 소변량이 2,000mL 이상인 경우

소변의 배출

A. 소변의 이동
1. 요도(ureter) (그림 20-16 참조)
   a. 콩팥 내부에 위치하고, 점막이 늘어선 위쪽 끝(콩팥깔때기)이 확장된 좁고 긴 관
   b. 콩팥깔때기에서 방광으로 소변을 배출함
2. 방광(bladder) (그림 20-17 참조)
   a. 큰 확장성을 가진 탄력이 있는 근육기관
   b. 배뇨 전 소변을 저장함
3. 요도(urethra) (그림 20-18 참조)
   a. 방광에서 외부까지 좁은 관
   b. 점막으로 덮임

c. 요도구멍을 통해 외부로 통함
d. 방광에서 인체 외부로 소변이 통과함

B. 배뇨기전

1. 배뇨반사 (그림 20-19 참조)
   a. 배뇨 : 몸에서 소변이 배출되거나 방광이 비워지는 것
   b. 배뇨를 조절하는 조임근
      ① 속요도조임근(비자발적)
      ② 바깥요도조임근(자발적)
   c. 방광벽은 압력의 증가 없이 소변을 저장할 수 있음
   d. 방광벽의 늘임반사에 의해 시작 → 방광벽 접촉 → 속요도조임근 이완 → 바깥요도조임근이 이완되고 배뇨 발생(그림 20-20 참조)

C. 소변 배출의 이상

1. 소변저류(urinary retention) : 소변이 생성되었지만 배뇨되지 않음
2. 소변억제(urinary suppression) : 소변은 나오지 않지만 방광은 정상임
3. 유뇨증(enuresis) : 어린 아이의 비자발적 배뇨
4. 야간유뇨증(nocturnal enuresis) : 배뇨반사의 성숙 지연으로 인해 발생함
5. 요실금(urinary incontinence) : 소변이 의지와 무관하게 배출되는 경우
   a. 절박요실금(urge incontinence) : 방광벽의 민무늬근육의 과잉반응과 관련이 있음
   b. 스트레스요실금(복압요실금, stress urinary incontinence) : 골반바닥근육 약화와 관련이 있음
   c. 범람실금(overflow incontinence) : 소변저류 및 과도하게 팽창된 방광과 관련이 있음
   d. 반사(요)실금(reflex incontinence) : 뇌졸중 또는 척수손상 후 흔함
6. 신경성방광(neurogenic bladder) : 주기적이지만 예측할 수 없는 배뇨가 발생하며, 방광의 마비 또는 비정상적인 기능과 관련이 있음

• 소변검사

1. 소변의 물리적, 화학적, 현미경적 특성 검사 (표 20-3 참조)
2. 병리학적 상태의 존재와 특성을 결정하는 데 도움이 됨

능동학습

종합질문

01. 콩팥의 위치를 설명하시오.

02. 콩팥 내부 구조의 명칭을 열거하고 설명하시오.

03. 콩팥의 기능인 여과, 재흡수, 분비를 정의하시오.

04. 소변의 생성과정을 간략하게 설명하시오.

05. 콩팥에서 제거되거나 조절되는 몇 가지 물질의 이름을 나열하시오.

06. 토리곁장치의 기능을 설명하시오.

07. 요관의 구조를 설명하시오.

08. 방광의 구조를 설명하시오.

09. 요도의 구조를 설명하시오.

10. 배뇨과정을 간략하게 설명하시오.

11. 소변의 정체와 억제를 구별하시오.

12. 요실금을 정의하고 3가지 종류를 설명하시오.

심층고찰

13. 알도스테론과 항이뇨호르몬(ADH)이 염분과 수분 균형을 어떻게 유지하는지 설명하시오.

14. 콩팥 기능을 위해 적절한 혈압 유지가 필요한 이유를 설명하시오.

15. 더운 날 격렬한 일을 하여 땀을 많이 흘리는 사람이 있다면 혈액 속에는 항이뇨호르몬이 많이 있을지 아니면 아주 적게 있을지 답하시오.

확인문제

01. 콩팥은 1분당 심장에서 박출되는 총혈액량의 약 ________%를 받는다.

02. 콩팥소체는 ________와/과 ________의 두 가지 구조로 구성된다.

03. 콩팥의 속질로 확장되는 콩팥세관의 두 부분은 ________와/과 ________이다.

04. 콩팥의 겉질에 있는 신세관의 두 부분은 ________와/과 ________이다.

05. 물질이 콩팥세관에서 모세혈관으로 이동하는 과정을 ________(이)라고 한다.

06. 혈액 속의 물질이 토리의 압력으로 인해 토리주머니로 밀려나게 하는 과정을 ________(이)라고 한다.

07. 혈액에서 먼쪽곱슬세관이나 집합관으로 물질이 이동하는 것을 ________(이)라고 한다.

08. ________은/는 뇌하수체뒤엽에서 방출되어 소변에서 손실되는 수분의 양을 줄이는 호르몬이다.

09. ________은/는 심장에서 생성되며 콩팥세관을 자극하여 소듐을 분비하는 호르몬이다.

10. ________은/는 부신겉질에서 생성되며 콩팥세관이 소듐을 흡수하도록 하는 호르몬이다.

11. ________은/는 방광을 스스로 비울 수는 있지만, 콩팥에서 소변이 생성되지 않는 상태이다.

12. ________은/는 자신의 의지와 무관하게 소변을 배출하는 상태이다.

13. ________은/는 콩팥에서 소변이 생성되지만, 방광이 스스로 비울 수 없는 상태이다.

14. 다음에서 설명하는 내용을 보기에서 찾아 넣으시오.

a. 겉질(피질)	b. 속질(수질)	c. 콩팥깔때기(신우)	d. 요도
e. 방광	f. 요관	g. 토리주머니(사구체주머니)	h. 토리

(1) 콩팥의 속층은?
(2) 콩팥잔이 합쳐져 형성된 구조는?
(3) 토리와 함께 콩팥소체를 구성하는 구조는?
(4) 방광에서 몸 외부로 이어지는 관은?
(5) 토리주머니에 싸여 있는 모세혈관그물은?
(6) 소변이 배출될 때까지 저장하는 주머니와 같은 구조는?
(7) 콩팥의 바깥층은?
(8) 콩팥과 방광을 연결하는 관은?

확인문제 정답

01 20 / 02 토리, 토리주머니 / 03 헨레고리, 집합관 / 04 토리쪽곱슬세관, 먼쪽곱슬세관 / 05 재흡수 / 06 여과 / 07 분비 / 08 항이뇨호르몬 / 09 심방나트륨배설펩타이드 / 10 알도스테론 / 11 소변억제 / 12 요실금 / 13 소변저류 / 14 (1) b, (2) c, (3) g, (4) d, (5) h, (6) e, (7) a, (8) f

MEMO

체액·전해질평형

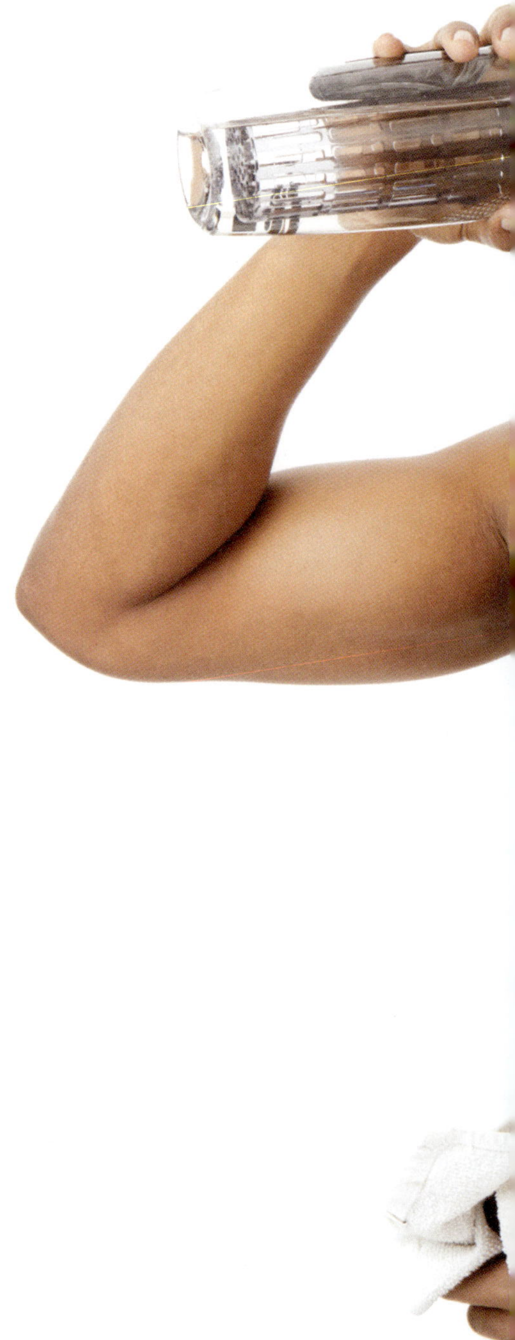

CHAPTER 21

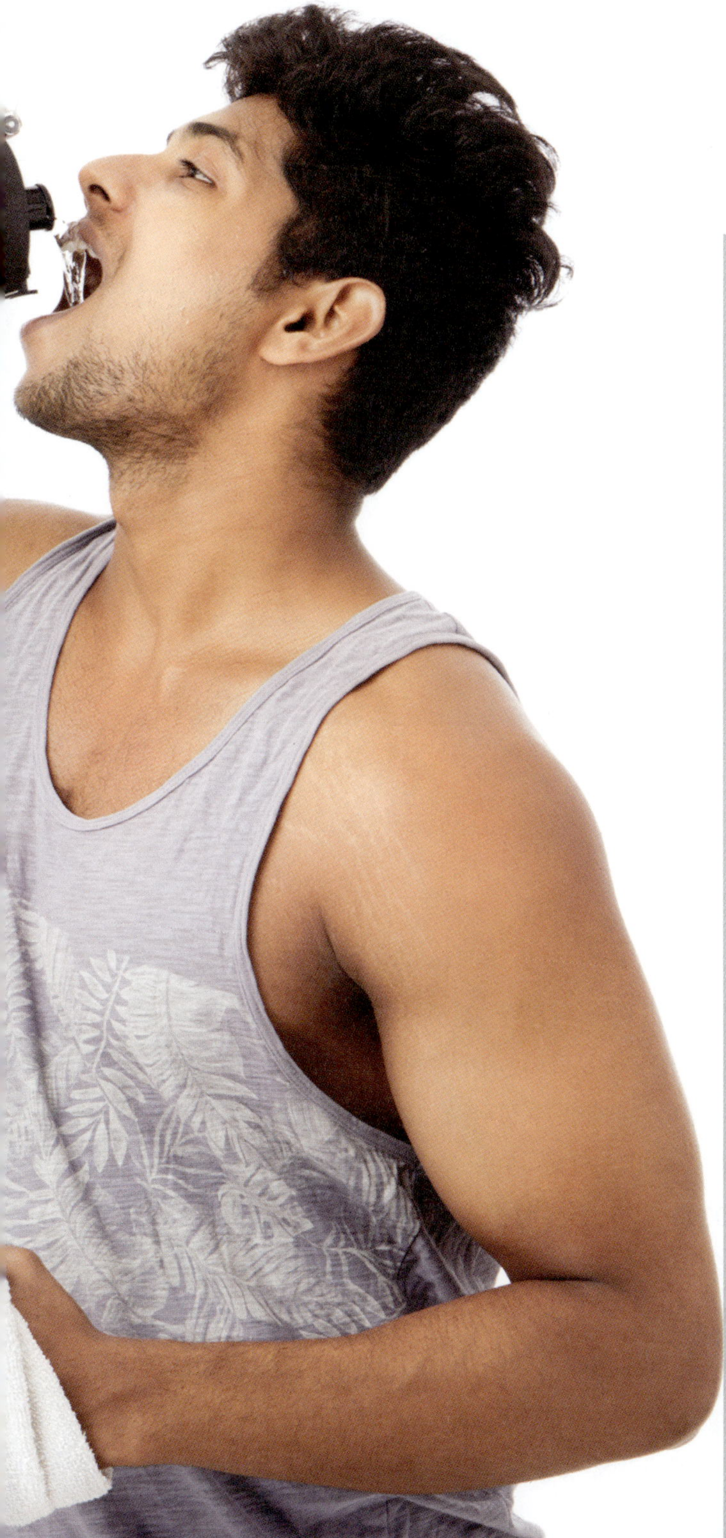

학습목표

1. 체액의 조성을 설명할 수 있다.
2. 체액의 항상성 유지 기전을 설명할 수 있다.
3. 수분이 체내로 들어오고 나가는 경로와 수분을 혈액 안팎으로 이동시키는 힘에 대해 설명할 수 있다.
4. 체액에서 전해질의 중요성을 설명할 수 있다.
5. 체액 및 전해질 불균형의 예를 설명할 수 있다.

핵심용어

체액 / 체액구획 / 세포바깥액 / 세포속액 / 체액평형 / 탈수 / 부종 / 전해질 / 비전해질 / 전해질평형 어떤 때는 많은 양의 소변을 배출하고, 어떤 때는 소변을 거의 배출하지 않는다. 마찬가지로 어떤 때는 목이 상당히 마르지만, 어떤 때는 물이 전혀 마시고 싶지 않다. 이러한 상태는 인체의 가장 중요한 기능인 체액과 전해질의 평형 유지와 관련이 있다.

체액평형(fluid balance)이란 체액 수준을 상대적으로 일정하게 유지하는 것을 말한다. 이는 건강한 삶에 요구되는 조건으로, 체내 수분의 양과 분포가 정상이거나 상대적으로 일정해야 함을 의미한다. 수분의 체내 흡수와 배출은 반드시 균형이 맞아야 한다. 요구량을 초과하는 수분이 체내로 유입되면 이를 반드시 제거해야 하고, 수분의 과도한 손실이 발생하면 즉시 보충해주어야 한다. 체액평형이 항상성을 의미하기 때문에, 체액의 불균형은 체내 수분의 총부피나 하나 이상의 체액구획에 있는 수분의 양이 정상 이상으로 증가 또는 감소하였음을 의미한다.

전해질평형(electrolyte balance)이란 체액평형을 위해 알맞은 농도의 전해질을 유지하는 것을 의미한다. 전해질(electrolyte)은 물속에서 녹거나 분해되어 이온(ion)이라는 전기적으로 하전된 원자(또는 원자 그룹)를 형성하는 물질이다. 다양한 종류의 체액은 인체 여러 부위에서 서로 다른 기능을 수행한다. 건강이나 때로는 생존 자체가 체액의 적절한 양과 분포, 체액 내 전해질의 적정 수준과 종류의 유지에 달려있다.

1. 체액의 조성과 기능

1. 체액량

인체를 구성하는 세포는 **체액**(body fluid)으로 채워져 있다. 체액량의 정상 수치는 체중의 백분율로 표현되는데 45~75%로 다양하며, 연령, 인체의 지방 함량, 성별 등에 따라 다르다. 신생아의 경우 체액량은 체중의 약 75%이며, 미숙아의 경우 훨씬 더 높다. 생후 초기에 체내 수분량이 높아야 하기 때문에 설사 등으로 인한 영아의 체액 불균형은 심각한 상황으로 이어질 수 있다. 체액량은 생후 첫 10년 동안 급격하게 감소한다. 청소년기에 성인의 체액량 수치에 도달하며, 성별에 따라 약 10% 정도 차이가 난다. 젊고 비만이 아닌 성인 중 체중이 70kg인 남성은 평균적으로 체중의 60%가 체액이고, 여성은 약 50%이다(그림 21-1).

지방조직은 인체의 모든 조직 중 가장 적은 양의 수분을 포함한다. 따라서 연령에 상관없이 높은 지방 함량을 가진 비만한 사람은 마른 사람에 비해 체중 kg당 체액이 더 적다. 노인이 되면 체액량이 체중의 45%로 감소한다. 이는 나이가 들면서 근육량이 감소하고 지질이 증가하기 때문이며, 특정 약물이나 독소는 일부 노인의 체내에 존재하는 적은 양의 수분 농축에 강력한 영향을 미칠 수도 있다. 또한 나이가 들면 소변 농축 능력이 떨어지므로 소듐을 보유하는 반응의 효과가 감소하여 체액량에 영향을 미친다(그림 21-2).

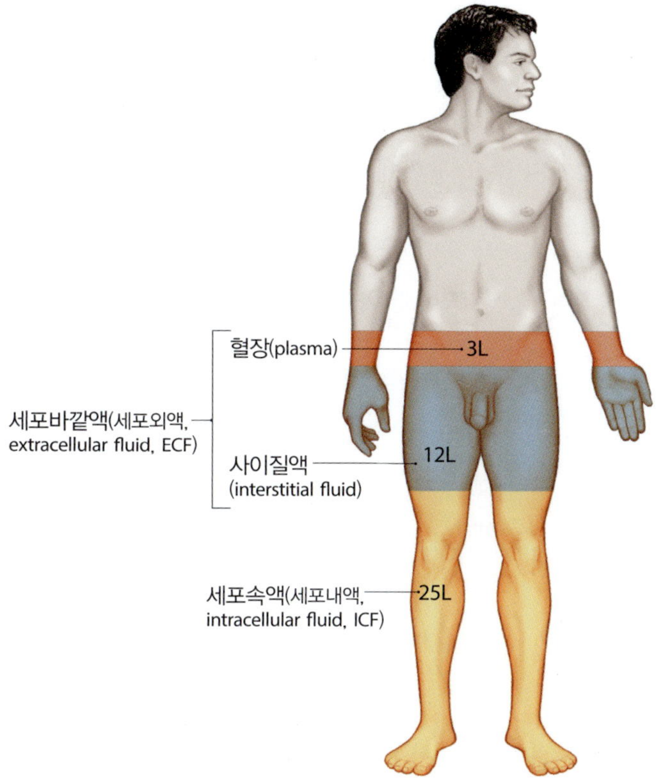

그림 21-1 성인 남성의 체액 분포

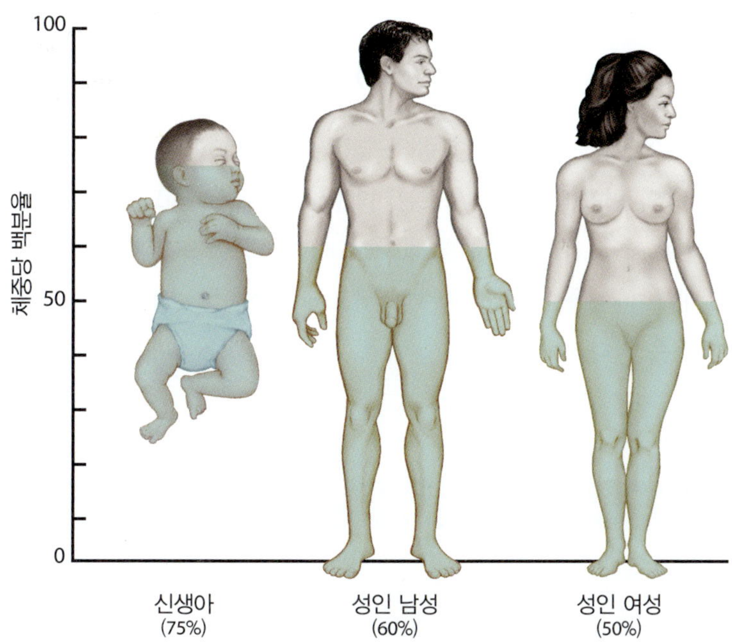

그림 21-2 체액량의 차이

2. 체액구획

체액은 개념적으로 구획 내에 들어 있는 것으로 간주하는데, 이를 **체액구획**(body fluid compartment)이라고 한다. 체액은 **세포바깥액**과 **세포속액**이라는 2가지 주요 구획에 존재한다(그림 21–3).

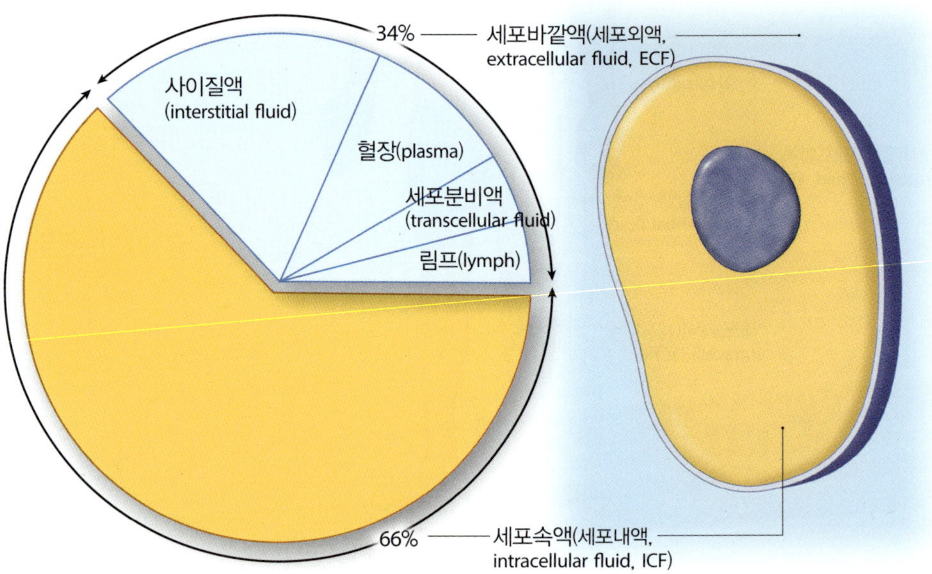

그림 21–3 **체액구획**

1) 세포바깥액(세포외액, extracellular fluid, ECF)

세포바깥액은 체중의 약 20% 정도이다. 혈관 속의 **혈장**(plasma)과 혈관 밖에 있는 **사이질액**(interstitial fluid)이 대부분을 차지하며, 소량의 림프(lymph)와 세포분비액(transcellular fluid)도 있다. 세포분비액에는 뇌척수액(cerebrospinal fluid, CSF), 방수(aqueous humor), (윤)활액(synovial fluid) 등이 포함된다(표 21–1).

세포바깥액은 인체의 내부 환경을 만들어주는데, 세포에 변함없는 환경을 제공하고 세포 안팎으로 물질을 수송하는 중요한 기능을 한다.

표 21–1 **구획별 체액량***

체액구획		신생아	성인 남성	성인 여성
세포바깥액	혈장	4	4	4
	사이질액, 림프, 세포분비액	26	16	11
세포속액		45	40	35
총합		75	60	50

* 체중의 백분율

2) 세포속액(세포내액, intracellular fluid, ICF)

세포속액은 체중의 약 40%를 차지하며, 세포 안쪽에 있는 체액을 뜻한다. 유기물이 대부분이고 무기물은 적다. 물은 세포 내에서 많은 기능을 하지만 주로 세포의 중요한 화학반응이 일어날 수 있는 용매 역할을 한다. 또한 세포의 대사과정에서 영양물질로 사용되는 물질이 포함되어 있다. 즉, 포도당은 소량이지만 에너지원으로 사용되거나 당원으로 합성되어 저장되기도 한다. 지질로서 중성지방, 인지질, 콜레스테롤 등이 있고, 아미노산은 비교적 높은 농도를 유지하는데, 이는 세포막의 아미노산 능동수송기전 때문이다.

요점확인

1. 전해질은 무엇인가?
2. 체액평형의 의미는 무엇인가?
3. 2가지 주요한 체액구획은 무엇인가?

2. 체액의 항상성 유지

1. 체액평형의 조절

정상 상태에서 인체 총수분량의 항상성은 일차적으로 배출량(소변량)을 조절하는 기전에 의해 유지되고, 이차적으로 섭취량을 조절하는 기전에 의해 유지된다. 즉, 체액평형을 유지하기 위해 인체는 체액 배출량을 조절하여 체액 섭취량과 같게 만든다. 배출량과 섭취량이 같으면 체내 총수분량은 변하지 않는다(표 21-2, 그림 21-4).

표 21-2 하루 수분 섭취량과 배출량

섭취	양(mL)	배출	양(mL)
음식물의 수분 섭취한 음료 조직의 분해대사	700 1,500 200	허파(날숨에 포함된 수분) 피부(확산) 피부(땀) 콩팥(소변) 창자(대변)	350 350 100 1,400 200
하루 총량	2,400		2,400

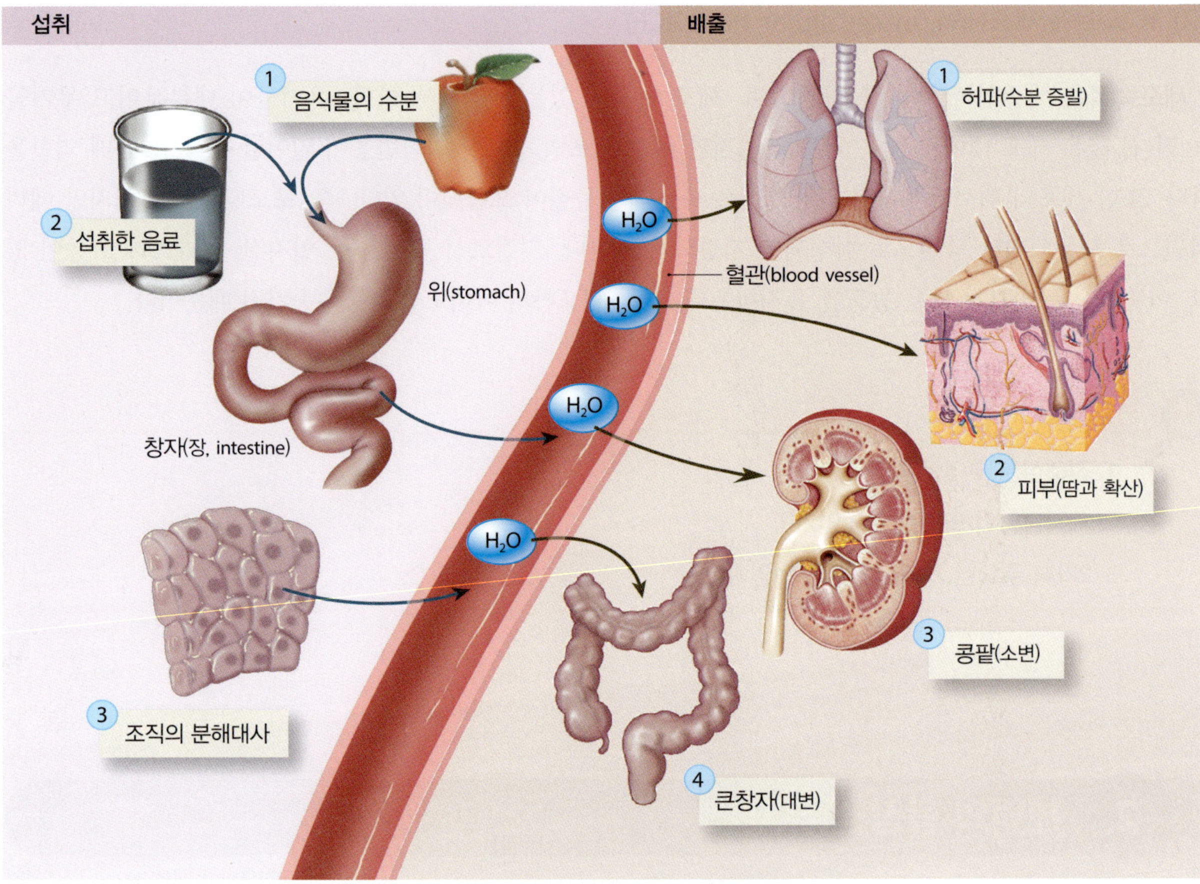

그림 21-4 **수분 섭취와 배출**

1) 배출량 조절

체액의 배출은 **콩팥**, **허파**, **피부**, **창자**의 네 가지 기관을 통해 이루어진다(그림 21-4). 인체는 주로 소변량을 조절함으로써 체액평형을 유지하는데, 수분을 많이 섭취할수록 소변이 많이 배출되고, 반대로 수분을 적게 섭취하면 소변량도 줄어든다. 소변량은 토리여과율과 콩팥세관의 수분 재흡수율로 결정된다. 토리여과율은 비정상적인 상태가 아니면 비교적 일정하게 유지되므로 정상적으로 소변량 변동을 초래하지 않는다. 반면, 콩팥세관의 수분 흡수율은 소변량을 변화시킨다. 따라서 토리여과율보다는 콩팥세관의 수분 재흡수율이 소변량 조절에 더 크게 관여하며, 콩팥세관의 기능은 **항이뇨호르몬**(antidiuretic hormone, ADH), **알도스테론**(aldosterone), **심방나트륨배설펩타이드**(atrial natriuretic peptide, ANP)에 의해 조절된다.

뇌하수체뒤엽에서 분비되는 항이뇨호르몬은 체내 세포바깥액의 부피가 정상 이하로 감소할 때 증가한다. 이 호르몬은 체내에 더 많은 수분을 보유하게 만들어 소변량을 감소시킨다. 부신겉질에서 분비되는 알도스테론은 ADH와 함께 작용하여 수분 배출량을 더욱 감소시킨다. 알도스테론은 콩팥세관에서 소듐이온(Na^+) 재흡수를 증가시키는데, 수분은 Na^+을 따라 이동하기 때문에 혈액으로 수분 재흡수가 증가하고,

결과적으로 인체는 소변으로 손실될 수 있는 수분을 보유하게 된다(그림 21-5). 심방에서 분비되는 심방나트륨배설펩타이드는 소변량을 증가시킨다. ANP는 혈액량이 정상보다 많아져 심방이 확장될 때 분비되는데, 혈액에서 콩팥세관으로 Na^+ 손실을 촉진한다. Na^+을 따라 수분도 혈액에서 손실되기 때문에 결과적으로 소변을 통한 수분 손실이 증가한다.

피부, 허파, 창자를 통한 배출의 변화도 체액의 배출량 변화에 영향을 미치지만, 이러한 양은 콩팥의 소변량처럼 섭취량에 맞추어 자동으로 조절되지는 않는다.

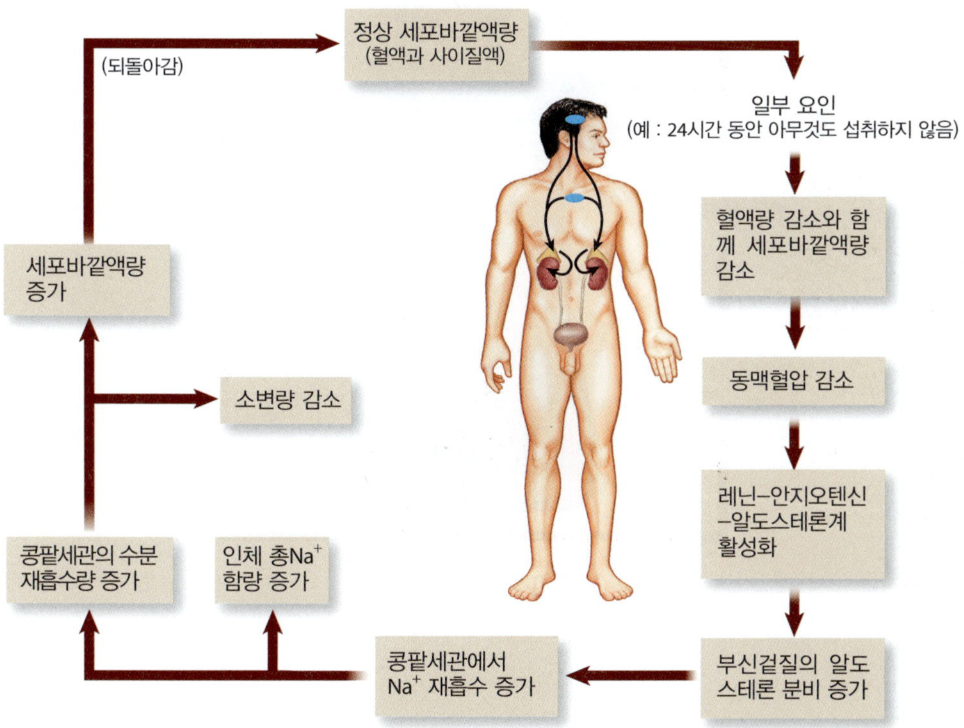

그림 21-5 배출량 조절에서 알도스테론의 역할

알도스테론은 정상 세포바깥액이 정상 이하로 감소되면 세포바깥액의 부피를 정상 수준으로 회복시키려고 한다. 과다한 알도스테론은 과다혈량(증)(hypervolemia)과 부종(edema)으로 이어지며, 체내 총Na^+함량도 증가시킨다.

2) 섭취량 조절

체내의 수분 손실이 수분 섭취량을 초과하면 세포바깥액에 변화가 발생하여, 세포바깥액의 부피가 감소하고 용질 농도(삼투압)가 증가한다.

온몸에 분포해 있는 감각수용기는 탈수로 인한 세포바깥액의 양과 농도 변화를 항상 감지한다. 감각수용기는 이 정보를 시상하부의 갈증중추에 전달하고, 시상하부에서는 침 분비 감소를 포함하여 온몸의 수분을 보존하라는 신호를 발생시킨다. 침 분비가 감소하면 목마름이 일어나고 이 목마름은 갈증을 느끼게 하여 물을 마시는 행동으로 이어지게 한다. 물을 마시면 수분 섭취량이 증가하고 결국 수분 손실을 보상할 수 있게 되며 체액평형이 회복된다(그림 21-6).

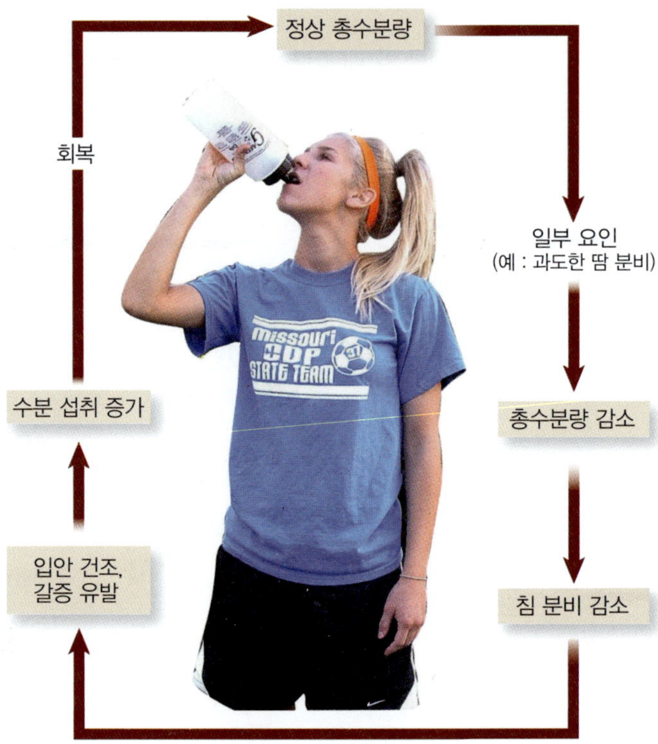
정상 총수분량
일부 요인
(예 : 과도한 땀 분비)
총수분량 감소
침 분비 감소
입안 건조,
갈증 유발
수분 섭취 증가
회복
missouri
ODP
STATE TEAM

그림 21-6 갈증기전

요점확인

1. 섭취와 배출 중에서 인체가 주로 조절하는 것은 무엇인가?
2. 수분이 인체에서 빠져나가는 주요 경로는 무엇인가?
3. 인체는 어떻게 체액평형을 유지하는가?
4. 어떠한 호르몬이 소변량을 조절하는가?
5. 수분 섭취를 조절하는 기전은 무엇인가?

3) 혈액에 의한 체액 교환

인체는 수분의 섭취와 배출을 조절하는 외에도 체액구획 간에 체액을 교환하는 방법으로 내부 체액평형을 일정하게 유지한다. 혈장은 체액을 체내로 빠르게 이동시켜 국소적인 체액 불균형을 해소하는 이동성 매체이다.

혈압은 혈액을 밀어내는 힘이다. 이 힘은 체액을 모세혈관의 혈액에서 사이질액으로 밀어낸다. 따라서 모세혈관압이 상승하면 더 많은 체액이 혈액에서 밀려나오고 여과되어 사이질액으로 이동한다. 모세혈관압의 상승 효과는 혈액에서 사이질로 체액을 이동시켜 사이질의 부피를 증가시킴으로써 혈액량을 감소시킨다. 반면, 모세혈관압이 감소하면 혈액에서 사이질액으로 여과되는 체액도 줄어든다.

수분은 모세혈관벽을 통해 계속해서 양방향으로 이동한다. 모세혈관 내 혈액에서 사이질액으로 이동하는 양은 물을 밀어내는 힘인 모세혈관압에 따라 크게 달라진다. 하지만 반대 방향으로 이동하는 수분의 양(사이질액에서 혈액으로 이동하는 양)은 혈장 내 단백질 농도에 영향을 받는다(그림 15-18 참조).

혈장단백질은 삼투압에 기여하며 물을 끌어당기거나 물을 붙잡아두는 힘으로 작용한다. 혈장단백질은 혈액에 물을 붙잡아두고 추가로 사이질액에 존재하는 물을 혈액으로 끌어당길 수 있다. 예를 들어 혈액 내 단백질 농도가 감소하면 삼투압에 의해 사이질액에서 혈액으로 이동하는 수분이 현저히 줄어든다(그림 3-9 참조). 그 결과 혈액량이 감소하고 사이질액 부피가 증가하여 부종이 발생한다.

세 가지 주요 체액 중 사이질액의 부피가 가장 많이 변한다. 혈장 용적은 일시적으로 조금만 변동하는데, 만약 혈장에서 뚜렷한 용적의 변화가 발생하면 적절한 순환이 유지될 수 없다.

2. 체액 불균형

인체는 체액의 조절기전을 통해 체액량을 일정하게 유지하지만, 다양한 요인에 의해 체액량이 변동하는 체액 불균형이 발생한다. 체액이 너무 적은 상태에서는 **탈수**(dehydration), 너무 많은 상태에서는 **과다수분공급**(overhydration)을 일으킨다.

1) 탈수(dehydration)

체내 수분이 현저하게 손실되는 상태인 **탈수**는 흔히 나타나는 체액 불균형이다. 더운 날씨나 장시간 운동 상황에서 인체는 다양한 방법(주로 땀을 흘림)으로 수분 배출을 증가시킨다(그림 21-7). 탈수에 빠져 체액을 회복하지 못하면 사망에도 이를 수 있을 만큼 잠재적으로 위험한 상태이다.

탈수가 심하면 먼저 사이질액 용적이 감소하는데, 치료를 받지 않으면 결국 세포속액과 혈장 용적도 정상 이하로 감소한다. 수분 섭취량이 너무 적거나 반대로 너무 많은 경우에도 탈수가 발생한다. 설사나 구토가 오래 지속되면 체액 손실로 탈수가 발생할 수 있다. 특히 총체액량이 성인보다 훨씬 적은 유아의 경우 더욱 심한 탈수가 발생할 수 있다.

탈수의 임상적 징후로서 사이질액이 외부를 향하는 압력으로 인한 피부의 기대복원력인 **피부긴장도**(skin turgor)가 감소한다(그림 21-8). 그러나 이 징후는 노화로 인한 자연적인 피부긴장도 손실에서도 나타나기 때문에 노인의 팔다리에서는 검사 신뢰도가 떨어진다. 노인 환자의 경우는 이마나 복장뼈 부위의 피부긴장도를 확인하기도 한다.

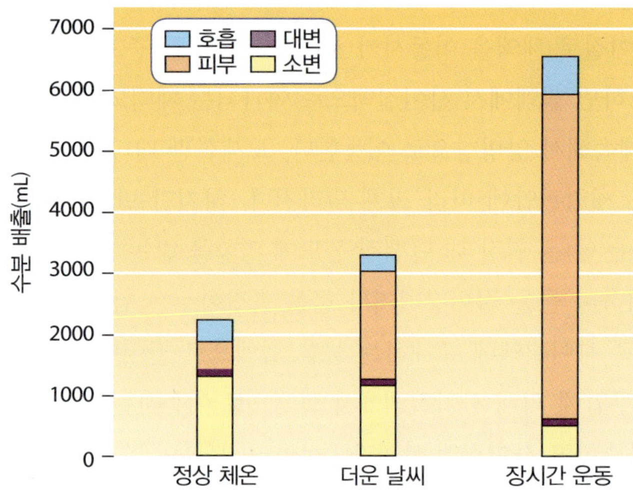

그림 21-7 다양한 조건에서 인체의 수분 배출

더운 날씨나 장시간 운동 시 땀을 통한 피부의 수분 손실은 인체의 총수분 손실을 증가시킨다.

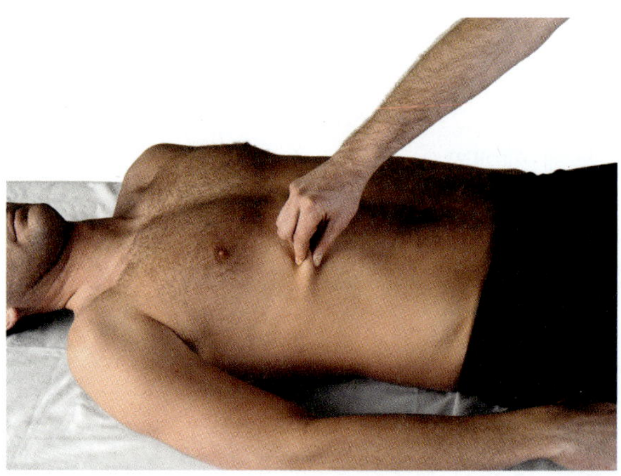

그림 21-8 탈수검사

피부의 탄력이나 긴장도 감소는 탈수의 징후이다. 꼬집은 피부가 빠르게 정상으로 돌아오지 않는 것은 사이질액의 손실을 나타낸다. 이 검사는 노화로 인해 자연적으로 피부긴장도를 잃은 노인의 경우 신뢰도가 떨어진다.

2) 과다수분공급(overhydration)

건강한 생존에 필요한 양보다 훨씬 더 많은 양의 수분이 체내에 존재하는 상태를 **과다수분공급**이라고 한다. 과다수분공급은 탈수보다는 드물게 발생하며, 보통 소변으로 수분이 빠르게 배출되어 상황이 호전된다. 정맥을 통해 수액을 너무 빨리 또는 너무 많이 투여할 경우 발생할 수 있는 심각한 위험 중 하나이며, 박출해야 하는 혈액량을 증가시켜 심장에 과한 부담을 줄 수 있다.

물중독(water intoxication)은 많은 양의 물을 빠르게 마시거나 소변을 정상적으로 희석하여 배출할 수 없는 사람에게 저장액을 투여할 때 발생한다. 특히 신부전 환자나 신경학적 장애로 비정상적인 갈증기전을 가진 환자에게서 발생할 수 있다. 물중독은 수분 함량을 증가시키고 혈장 소듐 수치를 희석시킨다. 혼란과 무기력 등의 정신적 변화가 생기고, 심하면 무감각, 발작, 혼수상태에 빠질 수 있다. 수분 제한과 함께 신경학적 장애를 교정하면 증상이 회복될 수 있다. 물중독은 정상인이라도 물 섭취가 너무 빨라서 소변으로 빠져나가는 기전이 따라가지 못하면 발생할 수 있다.

요점확인

1. 모세혈관압의 상승은 어떻게 수분을 사이질액으로 이동시키는가?
2. 혈장단백질은 체액평형에 어떤 영향을 미치는가?
3. 어떤 조건에서 탈수가 발생할 수 있는가?

임상응용

● **부종(edema)**

부종은 인체의 세포 사이 조직공간에 비정상적으로 많은 체액이 존재하는 것을 말한다. 부종은 인체의 어느 기관이나 조직에서도 나타날 수 있다. 그러나 허파, 뇌, 다리 등의 인체부위에서 더 자주 나타난다.

오목부종(함몰부종, pitting edema)은 검사자가 손가락으로 압력을 가한 후에도 원래대로 빠르게 복원되지 않는, 부은 피부밑조직의 함몰을 말한다. 이러한 유형의 부종은 울혈심부전 환자에게서 흔히 나타나는 증상이다. 수분 불균형의 전형적인 예이며, 혈장과 사이질액 구획 사이의 수분 교환과 관련된 장애로 인해 발생할 수 있다.

① **사이질액의 전해질(특히 Na^+) 저류** : 알도스테론 분비 증가 또는 심각한 콩팥질환 후 발생할 수 있다.

② **모세혈관압 증가** : 일반적으로 낮은 정맥압과 상대적으로 높은 혈장단백질의 물을 끌어당기는 힘으로 인해, 수분은 조직공간에서 조직모세혈관의 정맥으로 이동한다. 하지만 이 균형은 모세혈관 정수압을 증가시키는 모든 요인에 의해 깨질 수 있다. 심부전으로 인한 온몸의 정맥울혈은 광범위한 부종의 가장 흔한 원인이다. 심부전 환자에서는 혈액이 모세혈관바닥을 통해 자유롭게 이동하지 못하기 때문에 정맥혈복귀가 개선될 때까지 압력이 증가한다.

임상응용

- **부종(edema) (계속)**

③ **혈장단백질 농도 감소** : 일반적으로 혈액에 들어있는 단백질이 사이질 공간으로 누출됨으로써 발생할 수 있으며, 이는 감염, 화상, 쇼크로 인한 모세혈관 투과성 증가의 결과이다.

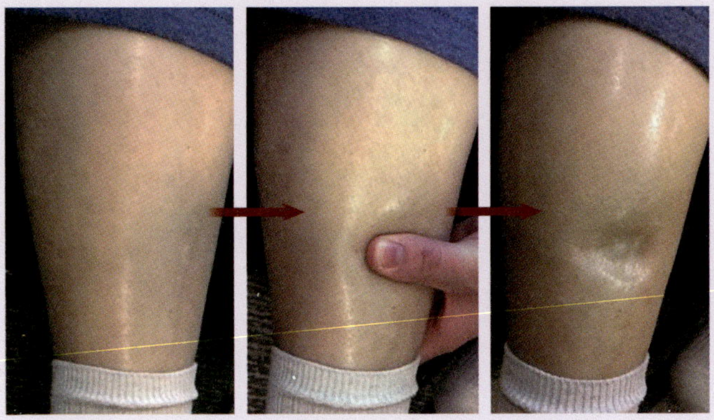

오목부종

검사자가 오른쪽 정강이에 압력을 가한 후 나타나는 엄지손가락 모양의 함몰이 빨리 되돌아오지 않는다.

3. 체액과 전해질

체액에는 다양한 **전해질**(electrolyte)과 **비전해질**(nonelectrolyte)이 녹아 있다. 전해질이란 액체 안에서 이온(양 또는 음으로 전하를 띠어 전기적 성질을 가지는 것)이 되는 물질을 말하며, 소듐이온(Na^+), 포타슘이온(K^+), 칼슘이온(Ca^{2+}), 염소이온(Cl^-), 마그네슘이온(Mg^{2+}), 중탄산이온(HCO_3^-), 인산이온(PO_4^{3-}), 황산이온(SO_4^{2-}) 등이 있다. 이들 전해질은 산염기평형 유지, 신경의 신호전달, 근육 수축, 체액량 조절, 체액삼투액 조절에 관여하여 다양한 기능을 한다(**그림 21-9**).

한편, 비전해질은 액체 안에서 이온화되지 않는 물질을 말하며 포도당, 아미노산, 혈장단백질, 지질 등이 있다.

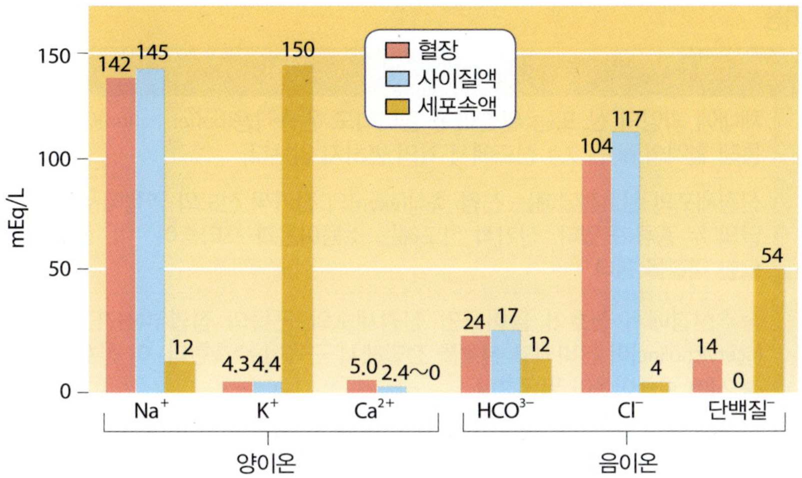

그림 21-9 체액 내의 주요 전해질

세포바깥액 구획(혈장과 사이질액)은 Na^+과 Cl^-이 우위를 차지하고, 세포속액 구획은 K^+과 음전하를 띠는 단백질이 우세하다.

1. 전해질의 기능

다양한 전해질은 인체에서 중요한 영양소 또는 조절소의 역할을 한다. 예를 들어 철분은 혈철소 생성에 필요하고, 아이오딘은 갑상샘호르몬 합성에 반드시 필요하다. 그 밖에도 전해질은 신경전도 및 근육수축과 같은 많은 세포활동에도 필요하다(**표 21-3**).

사이질액 공간의 소듐 농도가 정상보다 높아지면 사이질액의 부피도 곧 비정상적인 수준에 도달하게 되는데, 이는 부종(edema) 상태가 되어 조직이 부어오르게 된다. 개인차가 크지만, 하루 평균 식단에는 약 100mEq의 소듐이 포함되어 있다. 여기서 mEq(밀리그램당량, milliequivalent)은 이온 반응성과 관련된 측정 단위이다. 건강한 사람의 경우 콩팥을 통해 몸에서 소듐이 배출되는 양은 섭취하는 양과 거의 같다. 소듐 등의 많은 전해질은 체내로 들어오고 나갈 뿐만 아니라 24시간 동안 여러 체액 사이를 오간다. 인체에서는 매일 1,000~1,300mEq의 소듐이 함유된 8L 이상의 체액이 침, 위 분비물, 쓸개즙, 이자액, 세포분비액의 일부로서 소화기관으로 분비된다.(**그림 21-10**). 이러한 소듐은 식단에 포함된 대부분의 소듐과 함께 창자에서 거의 완전히 재흡수된다. 대변으로 손실되는 소듐은 거의 없다. 생존을 위해서는 체내 소듐 수치를 정확하게 조절하고 통제하는 것이 필요하다.

표 21-3 전해질의 기능

기능	설명
산염기평형 유지	체내에 과잉의 산 또는 알칼리가 들어와도 완충작용(buffer action)이라는 전해질의 조절작용을 통해 혈액의 pH는 7.4 정도에서 거의 변하지 않는다.
신경의 신호전달	신경세포의 신호전달에는 신경 축삭(axon)의 전기적 전도와 연접에서의 화학물질에 의한 신호전달의 두 종류가 있다. 전기적 전도에는 소듐이온과 포타슘이온이, 신호전달에는 칼슘이온이 중요한 역할을 한다.
근육수축	중추신경에서 신호가 들어오면 신경세포와 근육의 접합부(신경근육접합부)에서 아세틸콜린(acetylcholine)이 분비되고 신호를 전달해서 근육이 수축한다. 이 신호전달 시 및 근육 자체의 수축 시에 칼슘이온이 필요하다.
체액량 조절, 체액삼투압 조절	전해질과 단백질이 존재하기 때문에 삼투압이 유지되며 상응하는 물이 세포속액, 세포바깥액, 혈장에 저장되어 전체량이 유지 및 교환된다.

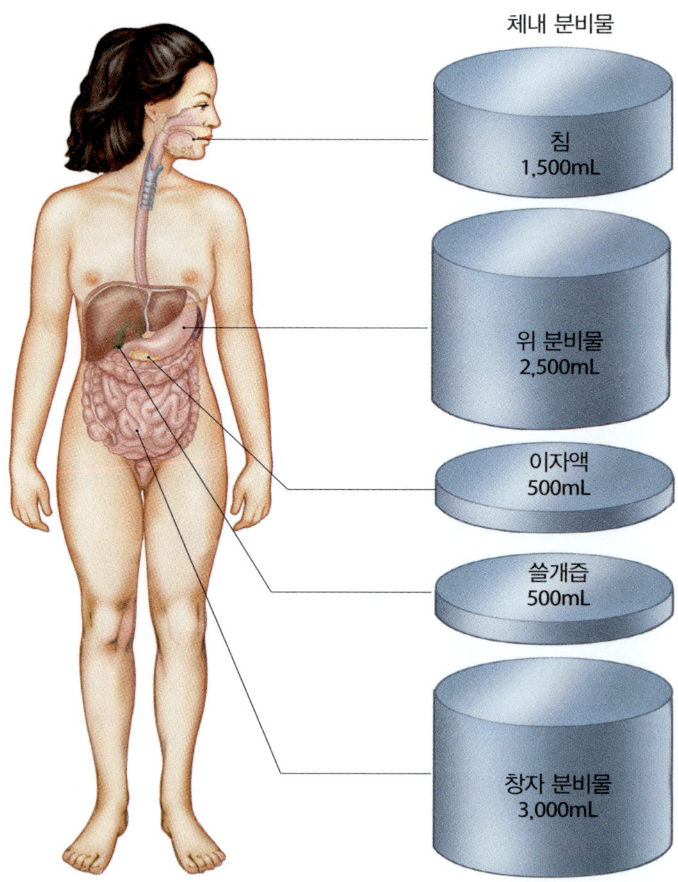

그림 21-10 소듐을 함유하는 체내 분비물

분비물의 총량은 24시간 동안 8,000mL 이상일 수 있다.

요점확인

1. 전해질과 비전해질의 차이는 무엇인가?
2. 인체에서 중요한 역할을 하는 이온에는 무엇이 있는가?
3. 인체에서 전해질의 기능은 무엇인가?

2. 전해질 불균형

전해질평형(electrolyte balance)은 체액평형과 마찬가지로 특정 전해질의 섭취량 및 배출량과 관련이 있다. 또한 섭취한 전해질의 흡수, 체액 내 최종 분포, 체세포가 사용할 수 있는 전해질의 가용성도 중요하다. 세포바깥액은 일반적으로 세포속액과 다른 수준의 전해질을 함유한다. 다양한 체액에서 서로 다른 농도의 전해질을 유지하려면 이러한 전해질의 섭취, 흡수, 분포, 배출에 영향을 주는 다른 항상성 기전이 필요하다.

다양한 체액에서 특정 전해질 수준이나 정상적인 화학반응을 조절하는 항상성 기전에 장애가 생기면 **전해질 불균형**이 발생한다(표 21-4). 이러한 전해질 불균형은 광범위하고 종종 매우 심각하며 때로는 치명적인 질병의 증상으로서 나타난다.

표 21-4 전해질 불균형

종류	불균형	혈중농도	증상
Na^+	고나트륨혈증 저나트륨혈증	> 145mEq/L < 136mEq/L	두통, 착란, 발작 심한 경우 혼수 및 사망
K^+	고칼륨혈증 저칼륨혈증	> 5.1mEq/L < 3.5mEq/L	뼈대근육의 약화 및 마비 부정맥이나 심장마비 위창자운동 장애
Ca^{2+}	고칼슘혈증 저칼슘혈증	> 5.25mEq/L < 4.2mEq/L	피로, 근무력, 반사 저하, 심장전도 장애 근육경련 및 수축, 과잉 반사신경, 부정맥

1) 소듐 불균형

소듐 불균형에는 **고나트륨혈증**(hypernatremia)과 **저나트륨혈증**(hyponatremia)이 있다. 고나트륨혈증은 혈중 소듐 수치 145mEq/L 이상, 저나트륨혈증은 혈중 소듐 수치 136mEq/L 미만일 때 발생한다.

고나트륨혈증은 소금의 과다 사용, 탈수, 장기간의 설사로 인해 발생할 수 있다. 원인에 관계없이 고나트륨혈증은 세포바깥액에서 소듐보다 수분이 상대적으로 부족한 것이 특징이고, 저나트륨혈증은 세포바깥액에 존재하는 수분이 소듐보다 상대적으로 더 많은 것이 특징이다.

저나트륨혈증은 항이뇨호르몬이 과도하게 생성되거나 소듐이 함유되지 않은 5% 포도당 수액을 대량으로 정맥투여한 후 발생할 수 있다. 또한 저나트륨혈증은 화상이나 특정 이뇨제 사용으로 과도한 염분이 손실됨으로써 발생할 수도 있다. 이러한 질환은 모두 중추신경계통 기능에 영향을 미치며 두통, 혼란, 발작, 심한 경우 혼수나 사망에 이를 수 있다.

임상응용

● **이뇨제**(diuretic)

이뇨제는 소변 생성을 촉진하거나 자극하는 약물로, 체내 수분과 전해질평형(특히 소듐)에 영향을 미치는 역할 때문에 많이 사용된다. 예를 들어 이뇨제는 고혈압 환자의 혈압을 낮추기 위해 인체로부터 수분을 제거하려고 사용한다. 이뇨제는 콩팥단위의 콩팥세관 기능에 영향을 미치는데, 콩팥세관의 주요 작용부위에 따라 분류할 수 있다. 예를 들어 아세타졸아마이드(acetazolamide)와 같은 토리쪽곱슬세관 이뇨제, 에타크린산(ethacrynic acid)이나 퓨로세마이드(furosemide)와 같은 헨레고리 이뇨제, 클로로싸이아자이드(chlorothiazide)와 같은 먼쪽곱슬세관 이뇨제 등이 있다. 이뇨제는 약물이 콩팥세관액 내 Na^+, Cl^-, K^+, HCO_3^-의 수준이나 농도에 미치는 영향에 따라 분류할 수도 있다.

카페인은 콩팥단위의 토리쪽곱슬세관에서 수분 재흡수를 억제하여 약한 이뇨 효과를 만들어낸다. 알코올도 이뇨제의 역할을 한다. 알코올은 수분을 보존하는 호르몬인 ADH의 분비를 감소시킨다. 따라서 알코올의 영향을 받으면 체내에서 보존되었던 수분이 손실된다.

이뇨제는 운동선수들이 경기 직전이나 체중 측정 직전에 체중을 빠르게 줄이기 위한 수단으로 남용되기도 한다. 체내 수분 손실은 실제로 체중을 감소시키지만, 탈수 상태를 만들어 운동능력도 저하된다. 합법적인 치료 목적을 제외하고 이뇨제는 세계반도핑기구(World Anti-Doping Agency)의 금지 목록에 포함되어 있다.

이뇨제를 투여받는 환자를 모니터링하는 의료인은 ①수분 섭취량과 배출량을 주의 깊게 기록하고, ②전해질 및 수분 불균형의 징후와 증상이 있는지 평가해야 한다. 예를 들어 이뇨제로 인한 탈수로 초기 체중의 6%만 손실되어도 팔다리저림, 비틀거리는 걸음걸이, 두통, 발열, 맥박과 호흡 수 증가가 나타날 수 있다.

2) 포타슘 불균형

혈중 포타슘의 정상 범위는 3.5~5.1mEq/L이다. 비록 체내 포타슘의 대부분은 세포 내부에 존재하지만, 세포바깥액에 존재하는 상대적으로 적은 양의 포타슘에 변화가 생기거나 불균형이 발생하면 심각한 질병을 유발할 수 있다.

고칼륨혈증(hyperkalemia)은 혈중 포타슘 수치가 5.1mEq/L 이상으로 높은 상태를 말한다. 포타슘 수치의 증가는 섭취량 증가, 조직손상이나 화상 또는 신부전인 경우 콩팥이 과다한 포타슘을 배출하지 못하는 상황으로 인해 세포속액에서 혈액으로 이동하는 것과 관련이 있다. 증상으로 근육의 기능장애와 관련하여 나타나는데, 포타슘 수치가 증가하면 뼈대근육이 약해지고 마비가 발생한다. 심한 고칼륨혈증은 심장마비를 초래한다.

저칼륨혈증(hypokalemia)은 혈중 포타슘 수치가 3.5mEq/L 미만으로 낮은 상태를 말한다. 저칼륨혈증은 금식, 식이성 포타슘이 적은 유행성 식이, 극단적인 체중 감량 프로그램 시 완하제나 특정 이뇨제 남용, 설사나 구토 또는 위흡인 등으로 인한 포타슘 손실로 인해 발생할 수 있다. 고칼륨혈증과 마찬가지로 포타슘 수치가 낮으면 근무력과 심장 문제를 일으킬 수 있다. 낮은 포타슘 수치(2.2mEq/L)는 심실근육의 기능을 저하시켜 그 결과 심전도에서 심실 활동의 연장 효과를 보여준다(그림 21-11). 또한 위창자의 민무늬근육이 정상적으로 수축하지 않아 배가 팽창하고 창자 내용물의 통과속도가 느려진다.

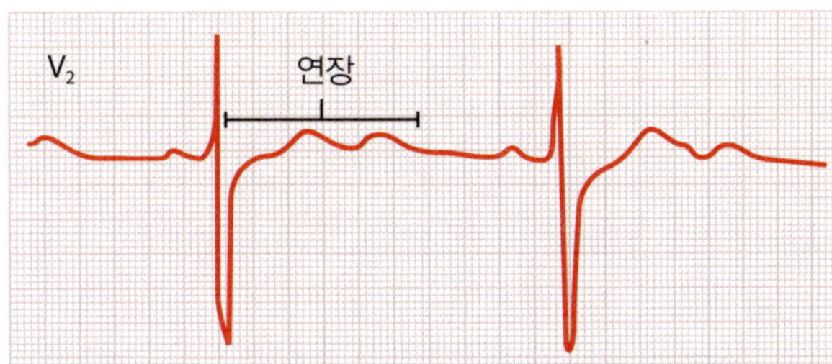

그림 21-11 저칼륨혈증이 심장 기능에 미치는 영향

낮은 포타슘 수치(저칼륨혈증)는 U파라고 하는 추가 파동을 만들어 심실활동의 연장 등 심장기능에 변화를 일으킬 수 있다. 정상 심전도와 비교해 보면 그 차이를 알 수 있다(그림 15-13 참조).

3) 칼슘 불균형

칼슘은 인체에서 가장 풍부한 무기질이다. 칼슘은 뼈와 이의 기본 구성요소이다. 또한 정상적인 심장박동 유지, 신경과 근육의 기능, 세포 대사, 혈액응고 및 많은 효소반응에 필수이다. 혈청 칼슘의 정상 범위는 4.2~5.25mEq/L이다.

고칼슘혈증(hypercalcemia)은 혈중 칼슘 수치가 정상 범위 이상으로 상승할 때 발생한다. 이 상태는 칼슘의 과도한 섭취 또는 비타민 D 과다복용 후 흡수 증가로 인해 발생할 수 있다. 또한 칼슘 수치의 상승은 골종양과 같은 뼈질환이나 부갑상샘항진증으로 인해 뼈에서 세포바깥액으로 칼슘이 이동하여 발생할 수도 있다. 혈중 칼슘 농도는 특정 이뇨제의 부작용으로 콩팥이 정상적으로 과도한 칼슘을 소변으로 배출하지 못하는 경우에도 상승할 수 있다. 원인과 관계없이 고칼슘혈증은 피로, 근력 약화, 반사신경 감소, 심장의 방실전도 지연을 초래하는 등 자극을 받는 신경근육의 능력을 감소시킨다.

저칼슘혈증(hypocalcemia)은 식이 칼슘의 결핍, 흡수 또는 가용성 감소, 칼슘 배출 증가로 인해 발생할 수 있다. 췌장염, 부갑상샘저하증, 구루병, 골연화증, 만성신부전 등의 질병은 모두 혈중 칼슘 수치를 낮춘다. 저칼슘혈증의 임상 증상으로 증가된 신경근육 흥분성, 근육 경련 및 단일수축, 과잉반사, 심근수축 장애를 특징으로 하는 비정상적인 심장율동(cardiac rhythm)이 나타난다. 예를 들어 얼굴신경을 자극하기 위해 뺨을 가볍게 두드리면 저칼슘혈증 환자의 경우 얼굴근육이 비정상적으로 경련하는 흐보스테크징후(Chvostek sign)가 나타날 수 있다.

요점확인

1. 저나트륨혈증과 고나트륨혈증의 원인은 무엇인가?
2. 저칼륨혈증은 어떠한 질환의 원인이 될 수 있는가?
3. 칼슘이 인체에서 중요한 무기질인 이유는 무엇인가?

과학응용

• 인체의 항상성

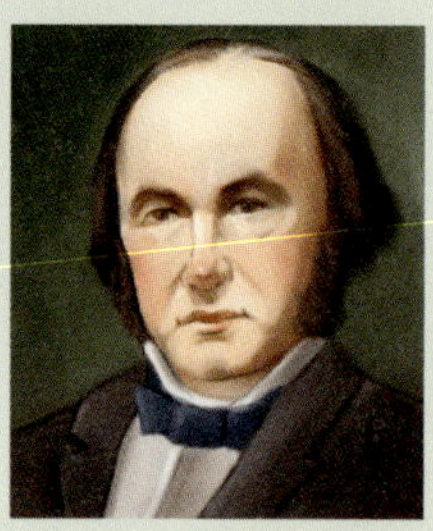
클로드 베르나르

1834년 젊은 클로드 베르나르(Claude Bernard, 1813~1877)는 당시 지루한 직업으로 생각하던 프랑스 리옹의 견습 약사를 그만두고 극작가로 돈을 벌기 위해 파리로 떠났다. 그의 희곡은 파리에서 인정받지 못하였으나, 그곳에서 의학 과정을 수강하면서 많은 의사가 그의 연구능력을 높이 평가하였다. 이후 베르나르는 인체생리학 연구에서 가장 중요한 인물이 되었다.

베르나르는 이자와 간의 기능에 대한 획기적인 발견을 하였고, 혈관 확장을 조절하는 근육의 존재를 발견하였으며, 한 세기 동안 연구 실무의 표준을 세운 실험의학 매뉴얼을 저술하였다. 베르나르가 인체생리학에 기여한 가장 중요한 공헌은 인체가 내부 체액 환경에서 살아가는 세포로 구성되어 있다는 것을 밝혀낸 일이다. 베르나르는 인체 내부의 체액 환경이 비교적 일정한 상태로 유지되며, 이것이 세포의 생존을 보장하고 나아가 온몸의 생존을 보장한다고 보았다. 이 개념이 바로 항상성이다. 베르나르가 호르몬 및 기타 제어기전이 인체의 내부 체액 환경에서 일정한 상태를 유지한다는 것을 밝혔다. 또한 인체의 거의 모든 기능이 체액을 일정하게 유지하는 것과 어떤 식으로든 관련이 있음을 보여주었다.

오늘날 의학 전문가들은 베르나르의 이 개념을 활용하여 환자의 체액 및 전해질평형을 평가하고 체액평형을 되찾기 위한 정맥주사 등의 치료법을 시행하고 있다.

개념요약

• 체액의 조성과 기능

A. 체액량 (그림 21-1, 21-2 참조)

1. 체액량의 정상 수치는 체중의 백분율로 표현되는데 45~75%로 다양하며, 연령, 인체의 지방 함량, 성별 등에 따라 다름
2. 신생아의 경우 체액량은 체중의 약 75%이며 미숙아의 경우 훨씬 더 높음
3. 청소년기에 성인의 체액량 수치에 도달하며 성별에 따라 약 10% 정도 차이가 남
4. 젊고 비만이 아닌 성인 중 체중이 70kg인 남성은 평균적으로 체중의 60%가 체액이고 여성은 약 50%임
5. 연령에 상관없이 높은 지방 함량을 가진 비만한 사람은 마른 사람에 비해 체중 kg당 체액이 더 적음
6. 노인이 되면 체액량이 체중의 45%로 감소함

B. 체액구획

1. 체액은 인체의 여러 구획 내에 포함되어 있음(그림 21-3, 표 21-1 참조).
2. 세포바깥액(세포외액, extracellular fluid, ECF) : 인체의 내부 환경이라고 불리며, 세포를 둘러싸고 있고 세포와 세포 사이를 오가는 물질을 운반함
   a. 혈장(plasma) : 전혈의 액체 부분
   b. 사이질액(interstitial fluid) : 세포를 둘러싸고 있는 액체
   c. 세포분비액(transcellular fluid) : 뇌척수액, 방수, (윤)활액 등
3. 세포속액(세포내액, intracellular fluid, ICF) : 가장 큰 체액구획
   a. 세포 내부에 위치함
   b. 세포 내 화학반응을 촉진하는 용매로 작용함

• 체액의 항상성 유지

A. 체액평형의 조절 (그림 21-4, 21-2 참조)

1. 수분 섭취원
   a. 음식물의 수분
   b. 섭취한 음료
   c. 대사 수분(세포호흡에서 나오는 수분)
2. 수분 배출원
   a. 호흡(허파에서 나오는 수분)
   b. 땀(피부에서 증발)
   c. 소변(콩팥으로부터)
   d. 대변(창자로부터)
3. 배출량 조절
   a. 체액 배출을 담당하는 기관 : 허파, 피부, 콩팥, 창자
   b. 수분 배출량(주로 소변량)은 수분 섭취량에 따라 조절됨
   c. 항이뇨호르몬(ADH)
      ① 세포바깥액 양이 적을 때 뇌하수체뒤엽에서 ADH가 방출됨
      ② ADH는 콩팥세관에서 혈액으로의 수분 재흡수를 촉진함
      ③ 따라서 체내에 수분이 유지되고 소변으로 손실되는 수분은 감소됨
   d. 알도스테론 (그림 21-5 참조)
      ① 부신겉질에서 알도스테론이 방출됨
      ② 알도스테론이 콩팥세관에서 소듐 재흡수를 증가시킴
      ③ 수분은 요세관에서 혈액으로 소듐을 따라 이동함
      ④ 소변량을 감소시킴으로써 세포바깥액(및 체액)에 의해 수분이 유지됨
   e. 심방나트륨배설펩타이드(ANP)
      ① ANP는 높은 혈액량에 반응하여 심장의 심방벽으로부터 방출됨
      ② ANP는 혈액에서 콩팥세관으로 소듐 손실을 촉진함
      ③ 수분은 혈액에서 소듐을 따라 이동하고 그 결과 소변으로 수분 손실이 증가됨
4. 섭취량 조절 (그림 21-6 참조)
   a. 감각수용기는 수분량과 세포바깥액의 농도 변화를 감지하여 시상하부에 신호를 보냄
   b. 시상하부의 신호는 갈증을 유발하여 균형을

회복하기 위해 수분을 섭취하도록 유도함

5. 혈액에 의한 체액 교환
   a. 체액구획 간의 체액 교환을 통해 체액평형이 유지됨
   b. 증가된 모세혈관압이 혈장에서 사이질액으로 수분을 이동시킴
   c. 혈장단백질 농도가 삼투압에 기여하고 그 결과 수분을 끌어당겨 혈장에서 보유함

B. 체액 불균형

1. 탈수(dehydration) : 체내 수분의 총량이 정상보다 적은 경우
   a. 사이질액 용적이 먼저 감소하고, 치료를 받지 않으면 세포속액과 혈장 용적도 감소함
   b. 탈수는 수분 배출이 섭취를 초과하는 기간이 길어질 때 발생함(그림 21-7, 21-8 참조)
2. 과다수분공급(overhydration) : 체내 수분의 총량이 정상보다 많은 경우
   a. 수분 섭취량이 배출량을 초과함
   b. 과도한 수분양이 심장의 펌프작용에 부담을 줌
   c. 물중독(water intoxication) : 심각한 과다수분과 이에 수반되는 전해질 불균형으로 인해 생명을 위협할 수도 있는 신경학적 장애

• 체액과 전해질

1. 전해질(electrolyte) (그림 21-9 참조)
   a. 액체 안에서 이온(양 또는 음으로 전하를 띠어 전기적 성질을 가지는 것)이 되는 물질
   b. 소듐이온(Na^+), 포타슘이온(K^+), 칼슘이온(Ca^{2+}), 염소이온(Cl^-), 마그네슘이온(Mg^{2+}), 중탄산이온(HCO_3^-), 인산이온(PO_4^{3-}), 황산이온(SO_4^{2-}) 등이 있음
2. 비전해질(nonelectrolyte)
   a. 액체 안에서 이온화되지 않는 물질
   b. 포도당, 아미노산, 혈장단백질, 지질 등이 있음

A. 전해질의 기능 (표 21-3 참조)

1. 인체에서 중요한 영양소 또는 조절소의 역할을 함
   a. 철분 : 혈철소 생성에 필요
   b. 아이오딘 : 갑상샘호르몬 합성 필요
   c. 신경전도 및 근육수축과 같은 많은 세포활동 필요
2. 인체에서는 매일 1,000~1,300mEq의 소듐이 함유된 8L 이상의 체액이 침, 위 분비물, 쓸개즙, 이자액, 세포분비액의 일부로서 소화기관으로 분비됨(그림 21-10 참조)

B. 전해질 불균형

1. 특정 전해질의 섭취량 및 배출량과 관련이 있음
2. 다양한 체액에서 특정 전해질 수준이나 정상적인 화학반응을 조절하는 항상성 기전에 장애가 생기면 전해질 불균형이 발생함(표 21-4 참조)
3. 소듐 불균형
   a. 고나트륨혈증(hypernatremia) : 혈중 소듐 수치 145mEq/L 이상
      ① 세포바깥액에서 소듐에 대한 수분의 상대적인 부족이 특징임
      ② 원인으로 소금 과다 사용, 탈수, 장기간의 설사 등이 있음
   b. 저나트륨혈증(hyponatremia) : 혈중 소듐 수치 136mEq/L 미만
      ① 소듐의 양에 비해 세포바깥액에 수분이 상대적으로 너무 많을 때 발생함
      ② 원인으로 항이뇨호르몬의 과도한 분비, 소듐이 없는 정맥주사 용액의 대량 주입, 화상, 특정 이뇨제의 장기간 사용 등이 있음
   c. 고나트륨혈증과 저나트륨혈증의 증상 모두 중추신경계통 기능장애(혼돈, 발작, 혼수상태 등)와 관련이 있음
4. 포타슘 불균형
   a. 고칼륨혈증(hyperkalemia) : 혈중 포타슘 수치 5.1mEq/L 이상
      ① 원인으로 포타슘 섭취량 증가, 조직 외상 및 화상으로 인하여 세포속액에서 혈액으로 포타슘 이동, 신부전이 있음
      ② 임상 증상은 뼈대근육 약화, 마비 및 심장마비를 포함한 근육기능장애와 관련이 있음
   b. 저칼륨혈증(hypokalemia) : 혈중 포타슘 수치 3.5mEq/L 미만
      ① 원인으로 금식, 포타슘이 적은 식단, 완하제 및 특정 이뇨제 남용, 설사, 구토, 위흡인 등이 있음
      ② 임상 증상으로 뼈대근육 및 심장 문제, 복부팽만을 유발하는 민무늬근육 약화, 위창자 내용물의 느린 통과속도 등이 있음(그림 21-11 참조)
5. 칼슘 불균형
   a. 고칼슘혈증(hypercalcemia) : 혈중 칼슘 수치가 5.25mEq/L 이상인 경우

① 과도한 칼슘 섭취 및 흡수 증가, 칼슘이 뼈에서 세포바깥액으로 이동, 골종양, 부갑상샘항진증으로 인해 발생함
② 저하된 신경근육 활동과 관련된 임상 징후 : 피로, 근력 약화, 반사신경 저하, 심장 문제

b. 저칼슘혈증(hypocalcemia) : 혈중 칼슘 수치가 4.2mEq/L 미만인 경우
① 식이 결핍, 흡수 또는 이용률 감소, 배출 증가, 췌장염, 부갑상샘저하증, 구루병, 골연화증, 신부전으로 인해 발생
② 증가된 신경근육 과민성과 관련된 임상 징후 (경련, 근육경련, 과민성 반사, 비정상적인 심장박동)

ACTIVE LEARNING

능동학습

• 종합질문

01. 인체의 3가지 주요 체액구획의 이름과 위치, 그리고 어떠한 구획이 세포바깥액을 구성하는지 설명하시오.

02. 체내 수분 비율에 영향을 미치는 각 요인의 효과를 열거하고 설명하시오.

03. 인체의 수분 공급원 3가지를 열거하시오.

04. 혈장, 사이질액, 세포속액의 부피 균형을 맞추는 기전으로 작용하는 주요 요인을 열거하시오.

05. 수분 배출이 일어나는 4가지 기관을 열거하시오.

06. 알도스테론이 콩팥세관과 혈액 사이의 수분 이동에 어떻게 영향을 미치는지 설명하시오.

07. 혈장과 사이질액 간의 수분 이동에서 모세혈관압과 혈장단백질의 역할을 설명하시오.

08. 탈수와 과다수분공급을 정의하고 그 원인을 열거하시오.

09. 전해질과 비전해질을 설명하시오.

10. 인체에서 중요한 음이온과 양이온을 각각 3가지 열거하시오.

11. 고칼륨혈증의 임상 증상을 설명하시오.

• 심층고찰

12. 소변량을 조절하는 3가지 호르몬의 이름을 열거하고, 각 호르몬이 만들어지는 곳과 소변량에 미치는 구체적인 영향을 서술하시오.

13. 심방나트륨배설펩타이드는 알도스테론과 반대 작용을 한다. 이 호르몬이 콩팥세관과 혈액 간의 수분 이동에 미치는 영향에 대하여 설명하시오.

14. 체액 · 전해질평형과 관련하여 3도 화상이나 긁힘 부상 등 피부가 많이 손실될 경우 어떤 결과가 초래되는지 설명하시오.

15. 어떤 사람이 증류수 1리터를 급하게 마셨다면 세포속액은 어떤 영향을 받게 되는지 설명하시오.

• 확인문제

01. 세포바깥액 구획은 ________, ________, ________으로 구성된다.

02. 체액구획 중에서 가장 많은 양의 수분이 들어 있는 구획은 ________이다.

03. 일반적으로 비만한 사람은 날씬한 사람보다 체중 500g당 더 ________ 수분을 함유하고 있다.

04. 일반적으로 남성은 여성보다 체중 500g당 더 ________ 수분을 함유하고 있다.

05. 일반적으로 소아는 성인보다 체중 500g당 더 ________ 수분을 함유하고 있다.

06. 인체의 수분 섭취원에는 섭취한 음료, 음식물의 수분, ________의 3가지가 있다.

07. 수분 배출이 일어나는 4가지 기관은 ________, ________, ________, ________이다.

08. 소변량은 뇌하수체에서 분비되는 ADH, 부신겉질에서 분비되는 ________, 심장에서 분비되는 ________의 3가지 호르몬에 의해 조절된다.

09. 전해질이 물에서 해리되면 ________(이)라는 하전 입자를 형성한다.

10. 혈액에서 음전하를 띠는 가장 풍부한 입자는 ________이고, 양전하를 띠는 가장 풍부한 입자는 ________이다.

11. 알도스테론의 혈중 농도가 증가하면 어떻게 되는가?

① 더 많은 소변이 형성된다.
② 심방나트륨배설펩타이드가 방출된다.
③ 소듐이 혈액에서 콩팥세관으로 이동한다.
④ 소듐이 콩팥세관에서 혈액으로 이동한다.

12. 알도스테론이 유도하는 것은?

① 세포속액 증가
② 세포속액 감소
③ 세포바깥액 증가
④ 세포바깥액 감소

13. 상승한 모세혈관압은 어떻게 작용하는가?

① 수분 이동에 아무런 영향을 주지 않는다.
② 혈장에서 사이질액으로 체액을 이동시킨다.
③ 사이질액에서 혈장으로 수분을 이동시킨다.
④ 세포내 구획에서 세포외 구획으로 수분을 이동시킨다.

14. 혈장단백질의 역할은?

① 사이질액을 혈장으로 이동시킨다.
② 혈장을 사이질액으로 이동시킨다.
③ 세포바깥액을 세포속액으로 이동시킨다.
④ 사이질액을 세포바깥액으로 이동시킨다.

확인문제 정답

01 사이질액, 혈장, 세포분비액 / 02 세포속액 / 03 적은 / 04 많은 / 05 많은 / 06 조직 분해대사의 수분 / 07 콩팥, 피부, 허파, 창자 / 08 알도스테론, 심방나트륨배설펩타이드 / 09 이온 / 10 염소이온, 소듐이온 / 11 ④ / 12 ③ / 13 ② / 14 ①

산염기평형

1. 체액의 pH
2. 체액의 pH 조절기전
3. pH 불균형

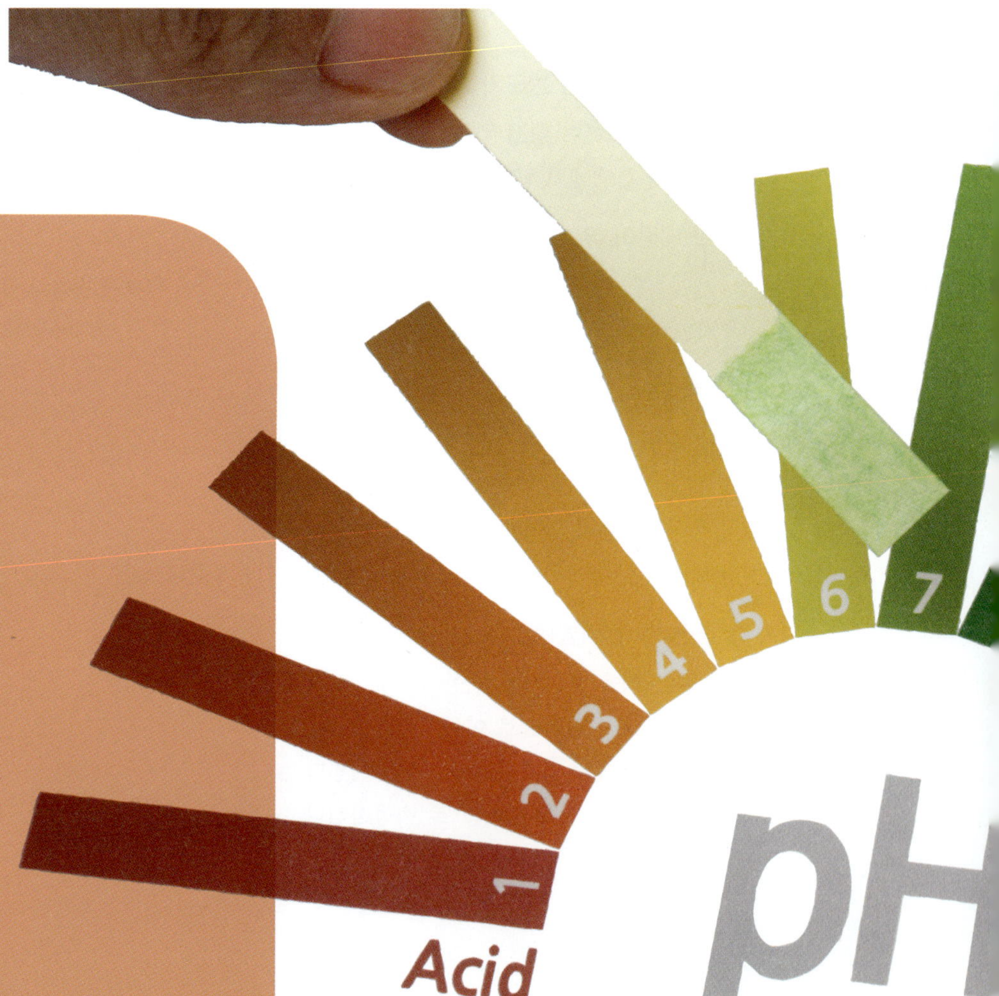

CHAPTER 22

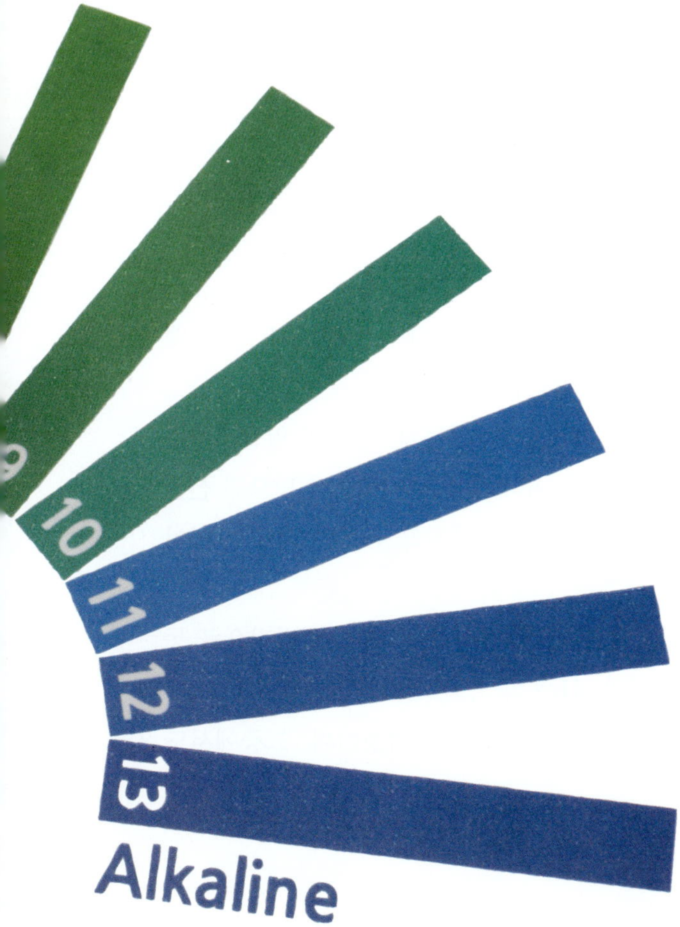

학습목표

1. 산염기평형을 정의하고 pH의 개념을 설명할 수 있다.
2. 완충액과 완충쌍을 정의하고 강산, 약산, 염기를 구분할 수 있다.
3. pH를 조절하는 호흡계통 및 비뇨계통 기전을 비교하여 설명할 수 있다.
4. 산증과 알칼리증을 정의할 수 있다.
5. pH 불균형 시 혈중 pH를 정상으로 회복시키는 보상 기전을 설명할 수 있다.

핵심용어

pH / 완충제 / 완충쌍 / 대사산증 / 대사알칼리증 / 호흡산증 / 호흡알칼리증

산염기평형(acid base equilibrium)은 인체의 중요한 항상성 유지기전 중 하나이다. 산염기평형을 유지한다는 말은 체액의 수소이온(H^+) 농도를 비교적 일정하게 유지한다는 뜻이다. 세포의 효소나 혈색소 등 체내 단백질이 H^+ 농도의 정확한 조절을 유지하는 데 밀접하게 관여한다. 만일 H^+ 농도가 조금이라도 정상에서 벗어나면 심각한 질병이나 사망에 이를 수 있기 때문에 매우 중요하며, 건강한 생존은 체액의 산염기평형을 유지하고 불균형이 발생하더라도 신속하게 회복할 수 있는 능력에 달려 있다.

산과 염기를 조절하는 데는 혈액이나 기타 체액, 허파, 콩팥이 관여하는 항상성 기전이 필요하다. 이러한 모든 기전은 화학적 과정을 기반으로 한다.

1. 체액의 pH

물과 모든 수용액에는 수소이온(H^+)과 수산화이온(OH^-)이 포함되어 있다. pH는 'power of H^+'의 약어이며, pH 뒤에 오는 숫자는 용액의 H^+ 농도를 OH^- 농도와 비교하여 나타낸 것이다.

1. pH 눈금

용액이 pH 7.0이라는 말은 H^+과 OH^-이 동일한 농도로 포함되어 있음을 의미한다. 따라서 pH 7.0 용액은 산성도 알칼리성도 아닌 **중성**이다(그림 22-1). 순수한 물의 pH가 7.0이다.

용액의 pH가 7.0보다 높으면 **알칼리성**(OH^-보다 H^+ 농도가 낮은 용액)이라고 하는데, 용액이 알칼리성일수록 pH 값은 높다. 알칼리성 용액을 염기성 용액이라고도 한다. 반면, 용액의 pH가 7.0보다 낮으면 **산성**(H^+ 농도가 OH^- 농도보다 높은 용액)이라고 한다. H^+ 농도가 높을수록 pH는 낮아지고 용액은 더욱 산성이 된다.

위액은 pH 1.6으로 인체에서 가장 높은 산성 물질이고, 침은 pH 7.7로 알칼리성을 띤다. 일반적으로 동맥혈의 pH는 약 7.4이며, 정상 상한값은 7.45이다. 반면, 정맥혈의 pH는 약 7.37로 조금 더 낮으며, 정상 하한값은 7.35이다. 동맥혈과 정맥혈은 모두 pH 7.0보다 약간 높기 때문에 약알칼리성이며, 그중에서도 정맥혈이 동맥혈보다 pH가 더 낮다.

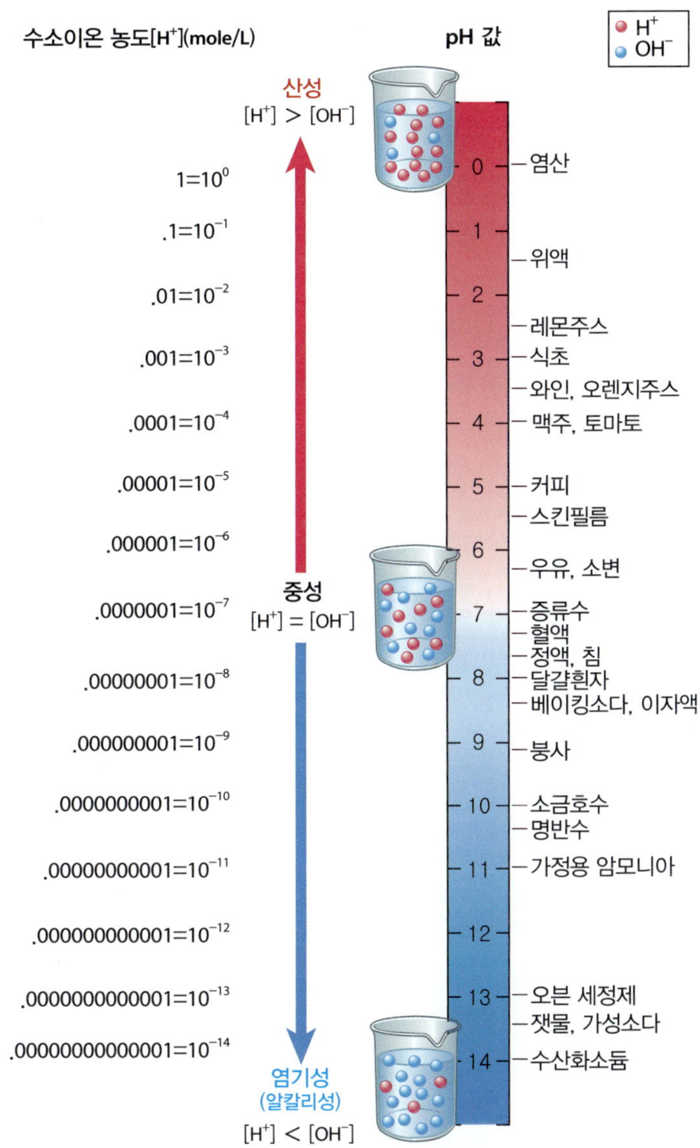

그림 22-1 pH 범위

전체적인 pH 범위는 0~14의 로그눈금으로 표현된다. 즉, pH 1단위의 변화는 실제 H^+ 농도의 10배 차이를 나타낸다. H^+의 농도가 증가함에 따라 용액은 점점 더 산성이 되고 pH 값은 감소한다. OH^- 농도가 증가하면 pH 값도 증가하여 용액은 점점 더 알칼리성이 된다. pH 7은 중성, pH 2는 강산성, pH 13은 강염기성이다.

2. pH 단위

그림 22-1에서 pH 단위가 하나씩 변할 때마다 수소이온(H^+) 농도는 **10의 지수**로 변한다. 즉, pH 눈금이 1단위 이동하면 상대적인 H^+ 농도는 10배씩 변한다. 따라서 pH 7에서 pH 6으로 이동하면 H^+ 농도는 10배 증가하고, pH 7에서 pH 5로 이동하면 H^+ 농도는 100배 증가한다. 반대로 pH 5에서 pH 7로 이동하면 H^+ 농도는 100배 감소한다.

인체의 주요 체액구획인 혈장의 정상 pH 범위를 살펴볼 때 이 pH 단위의 차이를 기억하는 것은 매우 중요하며, 언뜻 보기에는 pH가 작게 변한 것처럼 보이지만 실제로는 큰 변화이다.

요점확인

1. pH는 무엇을 측정하는 것인가?
2. pH가 중성이라는 말은 무엇을 의미하는가?
3. 용액의 pH가 증가한다는 말은 무엇을 의미하는가?

과학응용

● 인체의 균형

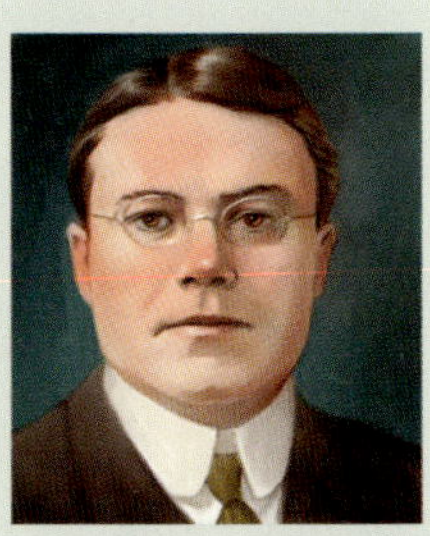
월터 캐넌

인체의 pH를 안정적으로 유지하는 것은 건강을 유지하는 한 측면에 불과하다. 미국의 생리학자 월터 캐넌(Walter Cannon, 1871~1945)은 인체 내부의 체액 환경 균형 또는 불변성의 원리를 항상성(homeostasis)이라고 명명하였다. 1932년 저서 〈인체의 지혜(The Wisdom of the Body)〉에서 70년 전 캐넌이 처음 설명했던 이 개념에 이름을 붙였고, 인체가 가진 내 · 외부적 변동에 적응하는 복잡한 기전을 설명하였다.

캐넌의 생각 대부분은 인체가 스트레스에 어떻게 대처하는지에 대한 획기적인 발견에서 비롯되었다. 캐넌은 투쟁 혹은 도피반응, 정서적 자극의 영향, 심혈관쇼크 기전을 조사하고, 인간의 건강과 질병에 대한 사례연구 접근법을 개발하면서 인체 기관의 상호작용 특성을 명확하게 이해하게 되었다. 인체의 기능에 대한 큰 그림을 설명하는 이 새로운 틀 속에서 과학자들이 자신의 연구를 검토하도록 이끈 사람이 캐넌이다.

캐넌의 항상성에 대한 설명은 인체를 바라보는 시점과 환자를 치료하는 방식에 혁명을 일으켰다. 체액 · 전해질평형과 마찬가지로 산염기평형 기전에 대한 지식은 환자 치료에서 매우 중요하다. 따라서 의사, 간호사, 응급구조사 등을 비롯한 수많은 의료인들은 인체가 혈액 내 pH를 일정하게 유지하는 기전에 대한 기본적인 지식이 필요하다.

2. 체액의 pH 조절기전

몸속 대사활동이 정상적으로 이루어지려면 체액의 수소이온(H^+) 농도가 일정한 범위 내에서 조절되어야 한다. 인체에는 체액의 pH를 조절하는 2가지 기전이 있는데, 중탄산완충계, 인산완충계, 단백질완충계와 같은 **화학적 조절기전**과 허파나 콩팥과 같은 **생리적 조절기전**이 있다. 이 과정이 합쳐져 복잡한 pH 항상성 기전을 구성하며, 혈액을 약알칼리성으로 유지하여 pH를 일정하게 유지하는 역할을 한다.

조절해야 하는 pH의 허용 범위는 약 7.35~7.45로 매우 좁다. 온몸의 동맥혈에 비해 정맥혈의 pH가 약간 낮은데, 그 이유는 세포대사의 노폐물인 이산화탄소(CO_2)가 정맥혈로 유입되기 때문이다. 이산화탄소가 혈액으로 들어오면 일부는 물(H_2O)과 결합하여 적혈구 내의 탄산탈수효소(carbonic anhydrase)에 의해 탄산(H_2CO_3)으로 전환된다.

$$CO_2 + H_2O \xrightarrow{\text{탄산탈수효소}} H_2CO_3$$

허파는 이산화탄소를 제거하여 정맥혈에서 매일 30L 이상의 탄산을 제거한다. 이 많은 양의 산이 완충작용에 의해 조절되어 정맥혈 1L에는 동맥혈 1L보다 약 1/100,000,000g의 H^+만 더 함유하게 된다.

체액의 pH를 유지하기 위해 작용하는 다양한 pH 조절기전은 그림 22-2와 같이 통합적으로 작용한다. 순환하는 혈액과 적혈구는 산이나 염기가 체액에 첨가될 때 pH의 유해한 변동을 방지하기 위해 완충제(buffer)를 기반으로 즉각적으로 작용하는 화학적 조절기전을 제공한다. 이 즉각적인 화학적 조절기전으로 pH를 안정시킬 수 없는 경우 허파와 콩팥의 생리적 조절기전을 통해 pH의 유해한 변화를 멈추거나 되돌리게 된다. 허파는 뇌줄기에서 호흡속도를 조절하면 1~2분 내에 반응하여 CO_2를 조절한다(그림 17-17 참조). 만약 허파의 조절기전이 pH의 변화를 멈추지 못하면 24시간 이내에 강력하지만 느리게 작용하는 콩팥의 조절기전이 시작된다.

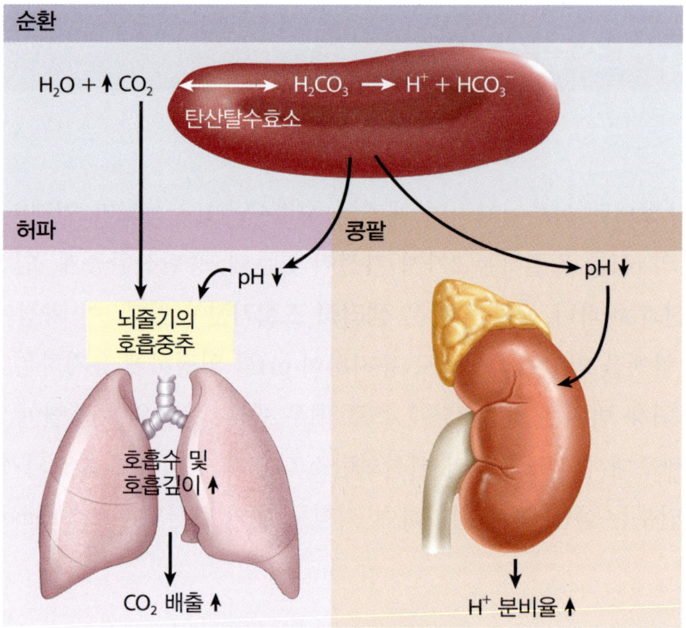

그림 22-2 pH 조절기전

증가한 CO_2 수치는 결과적으로 적혈구에서 탄산의 형성을 증가시킨다. CO_2 수치 상승과 함께 증가한 H^+은 호흡수의 증가와 콩팥에 의한 H^+ 분비를 증가시켜 체액의 pH를 조절하게 된다.

1. 화학적 조절기전

완충제(buffer)는 산이나 염기가 첨가되었을 때 액체의 pH가 급격하게 변하는 것을 방지하는 물질이다. 강산이나 강염기는 혈액에 첨가되면 거의 완전히 해리되어 각각 많은 양의 수소이온(H^+)이나 수산화이온(OH^-)을 방출하고, 그 결과 혈액 pH가 급격하게 변화한다. 인체는 이러한 pH의 급격한 변화로부터 보호하여야 한다.

일반적으로 체액에는 염기보다 산이 더 많이 포함되어 있다. 이는 인체의 모든 세포에서 지속적으로 일어나는 분해대사의 영향인데, 분해대사는 조직의 모세혈관을 통해 혈액으로 흘러 들어가는 산을 생성한다. 이와 동시에 혈액에 존재하는 완충제가 작용하여 상대적으로 강산과 반응하여 약산으로 바꾼다. 약산은 혈액 pH를 약간만 감소시키는 반면, 강산은 pH를 크게 감소시킨다.

1) 중탄산염완충계

완충제는 두 종류의 물질로 구성되기 때문에 보통 **완충쌍**(buffer pair)이라고도 한다. 혈액의 주요 완충쌍에는 중탄산소듐($NaHCO_3$)과 탄산(H_2CO_3)이 있으며, 이 완충쌍은 **중탄산염완충계**로서 작용한다. $NaHCO_3$은 흔히 사용하는 베이킹소다의 성분이다.

(1) 탄산의 완충작용

만약 완충계에 수산화소듐(NaOH)과 같은 **강염기**를 첨가하면 **그림 22-3**의 반응이 일어난다. 완충쌍에서 약산인 H_2CO_3의 H^+은 강염기인 NaOH의 OH^-와 결합하여 H_2O를 형성한다. 이는 용액에 추가되는 OH^- 수를 감소시킴으로써 완충작용이 없으면 발생할 수 있는 pH의 급격한 상승을 방지한다.

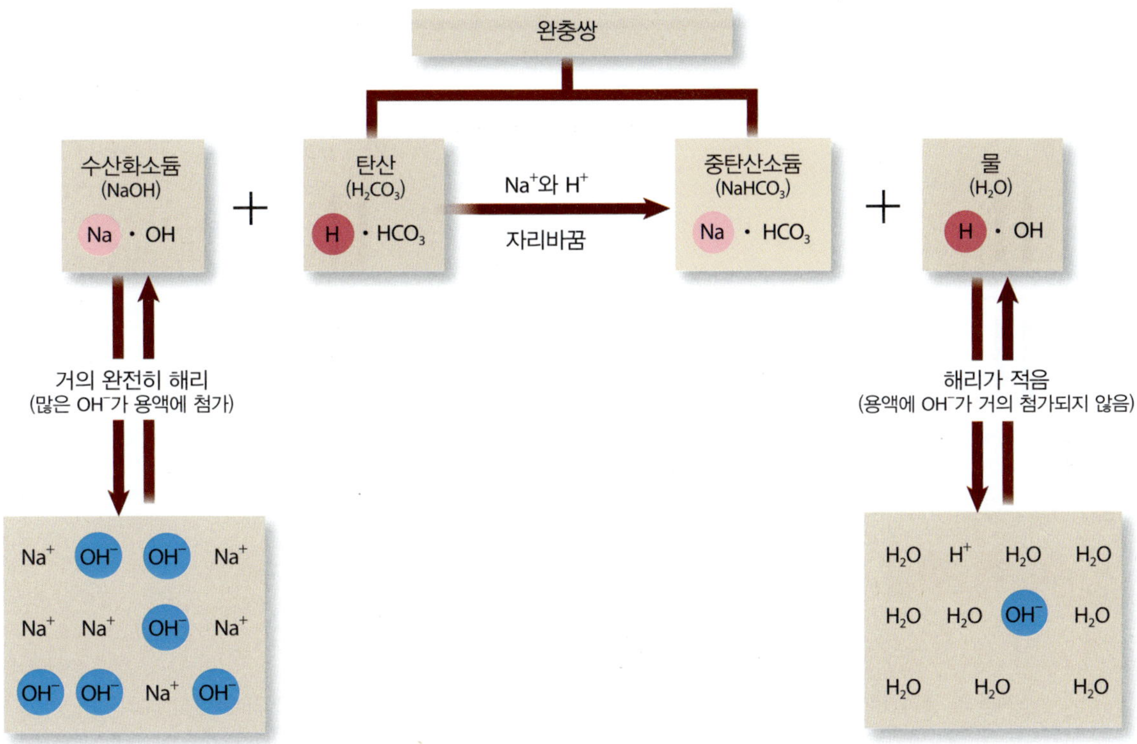

그림 22-3 탄산의 완충작용

완충작용의 결과 NaOH는 $NaHCO_3$과 H_2O로 대체된다. 강염기인 NaOH는 거의 완전히 해리되어 대량의 OH^-를 방출하고, H_2O의 해리는 최소화된다. 완충작용으로 OH^- 수가 감소된다.

(2) 중탄산소듐의 완충작용

염산(HCl)과 같은 **강산**이 첨가되었을 때 완충계가 작동하는 원리는 **그림 22-4**와 같다. 염산은 중탄산소듐과 반응하여 탄산과 염화소듐을 형성한다. 강산인 염산은 거의 완전히 해리되어 많은 H^+를 방출하지만, 중탄산소듐의 완충작용으로 인해 형성된 탄산은 적은 수의 H^+를 방출하여 pH의 급격한 저하를 방지한다.

또한 젖산과 같은 **약산**이 첨가되었을 때 완충계가 작동하는 원리는 **그림 22-5**와 같다. 약산인 젖산은 강산인 염산만큼 완전히 해리되지 않는다. 젖산이 불완전하게 해리되면 혈액에 첨가되는 H^+의 양이 줄어들고 염산이 같은 양으로 첨가될 때보다 덜 급격하게 혈중 pH가 낮아진다. 하지만 젖산도 완충작용이 없는 상황에서 축적되면 시간이 경과함에 따라 상당한 양의 H^+이 축적된다. pH가 낮아지면 심각한 산증이 발생할 수 있다. 중탄산소듐은 혈액에서 정상적으로 발생하는 **고정산**(fixed acid; 가스를 형성하기 위해 분해되지 않는 산)의 주요 완충제이고, 젖산은 고정산 중 가장 풍부한 산이다.

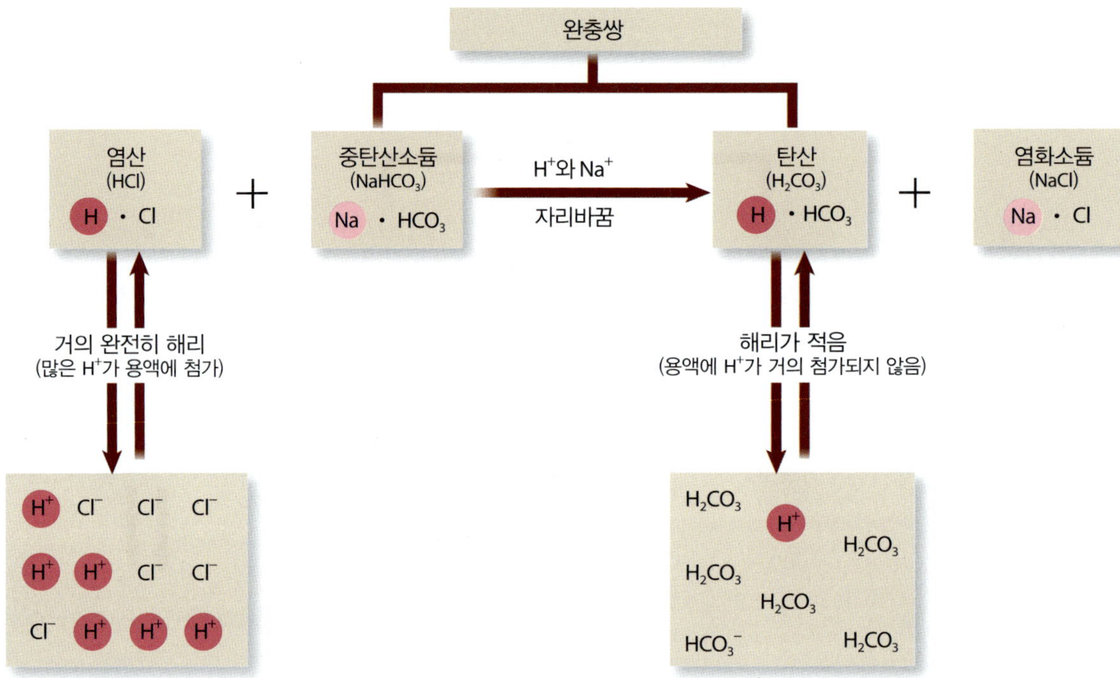

그림 22-4 중탄산소듐의 완충작용

완충작용의 결과 염산은 더 약한 H_2CO_3과 NaCl으로 대체된다. 강산인 염산은 거의 완전히 해리되어 H_2CO_3보다 더 많은 H^+를 방출하지만, 완충작용으로 H^+ 수가 감소된다.

(3) 고정산의 완충작용

정상적인 분해대사에 의해 생성되는 젖산의 완충작용으로 조직모세혈관에서는 화합물이 형성되며, 다음과 같은 혈액의 변화가 발생한다(그림 22-5).

① 젖산이 H_2CO_3으로 전환되기 때문에 혈액 내 H_2CO_3의 양이 약간 증가한다.

② 혈액 내 중탄산염(주로 $NaHCO_3$)의 양은 중탄산이온(HCO_3^-)이 새로 형성된 H_2CO_3의 일부가 되기 때문에 감소한다. pH가 7.45인 정상 동맥혈에는 H_2CO_3보다 $NaHCO_3$이 20배 더 많이 포함되어 있다. 이 비율이 감소하면 혈액 pH가 7.45 이하로 떨어진다.

③ 혈액의 H^+ 농도가 약간 증가한다. 소량의 H_2CO_3 해리는 혈액에 H^+을 추가하지만 젖산보다 약한 산이기 때문에 젖산보다 적은 수의 H^+을 추가한다. 즉, 완충작용이 혈중 H^+ 농도의 증가를 완전히 막지는 못하고 증가를 최소화시킬 뿐이다.

④ 혈중 H^+ 농도가 약간 증가하기 때문에 혈중 pH가 약간 감소한다.

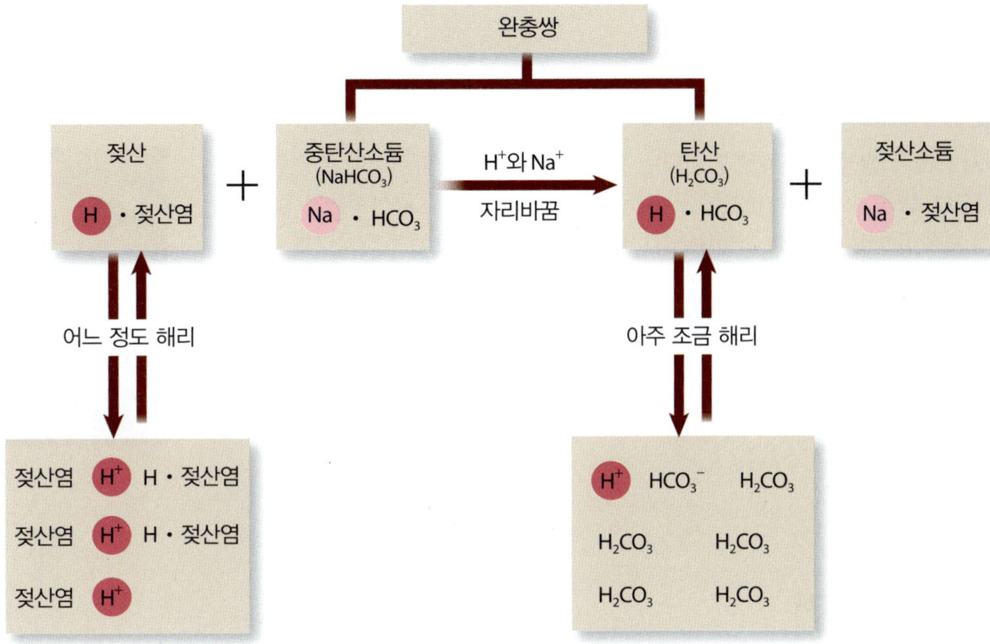

그림 22-5 고정산인 젖산의 완충작용

젖산이나 기타 고정산은 혈액 내에서 $NaHCO_3$에 의해 완충된다. H_2CO_3이 젖산을 대체하고 그 결과 젖산이 완충되지 않았을 때보다 혈액에 첨가되는 H^+ 수가 줄어든다.

2) 인산완충계와 단백질완충계

인체에는 혈액 pH의 안정성에 기여하는 다른 완충계로서 인산완충계와 단백질완충계가 있다.

인산완충계는 세포속액과 세포바깥액에 있으며, 수소이온을 배출하는 콩팥의 콩팥세관세포에서 중요하다. 인산완충계는 제이인산소듐(Na_2HPO_4)과 제일인산소듐(NaH_2PO_4)으로 구성되며, 중탄산염완충계와 유사하나 성분은 다르고 강한 산/염기와 결합하여 강산/강염기를 약화시킨다.

체액에서 화학적 완충능력의 3/4은 세포 내 단백질에서 생긴다. **단백질완충계**는 세포 내에도 있지만, 세포 밖에도 있다. 산이나 알칼리염으로 존재하다가 필요하면 H^+과 결합하거나 방출하여 산염기평형을 조절한다. 아미노산, 알부민, 글로불린 등이 완충제 역할을 한다. 혈색소는 적혈구 내 단백질로 탄수화물과 지방의 대사산물인 이산화탄소에서 생성된 H^+과 결합하여 HCO_3^-을 형성한다.

요점확인

1. 체액의 pH를 조절하는 3가지 기전은 무엇인가?
2. 완충이란 무엇인가?

건강과 웰빙

● **중탄산염부하(bicarbonate loading)**

근육에서 ATP가 생성되는 동안 방출되는 혈액 내 젖산의 축적은 때때로 격렬한 운동에 수반되는 통증과 피로의 원인으로 지목되어 왔다. 일부 운동선수들은 젖산 축적을 막기 위해 다량의 중탄산소듐($NaHCO_3$)을 섭취하는 중탄산염부하요법을 채택하고 있다. 염기인 중탄산소듐이 젖산을 완충하기 때문에 피로를 피할 수 있다는 이론이다. 그러나 일반적으로 젖산은 체내에서 빠르게 대사되기 때문에 중탄산염부하는 대부분의 사람에게 효과가 없다. 효과가 있다 하더라도 제한된 조건에서만 가능하다. 따라서 장기간에 걸쳐 중탄산염을 남용하면 산염기평형이 무너져 심각한 결과를 초래할 수 있다.

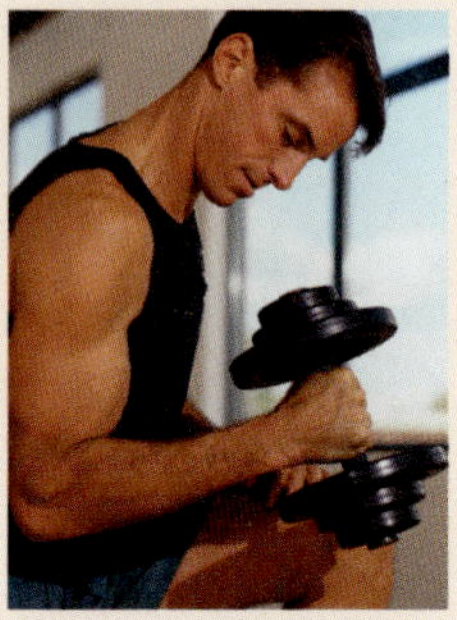

2. 생리적 조절기전

pH의 화학적 조절기전은 이온의 교환반응을 통해 산과 염기가 pH에 미치는 영향을 줄이는 반면, 생리적 조절기전은 체내에서 물질을 제거하거나 체내의 하위 물질을 유지함으로써 pH에 영향을 미친다. 생리적 조절기전에는 **허파의 호흡성 조절**과 **콩팥의 대사성 조절**이 있다.

1) 허파의 호흡성 조절

허파의 호흡성 조절에서는 **환기**(호흡)에 의존하여 체내 pH를 조절한다. 숨을 내쉴 때마다 배출되는 공기를 통해 이산화탄소(CO_2)와 물(H_2O)이 몸 밖으로 빠져나간다. CO_2는 허파모세혈관을 통해 이동하면서 혈관 밖으로 확산되는데, 허파모세혈관을 떠나 혈액에 남아 있는 CO_2가 적기 때문에 H_2O와 결합하여 탄산(H_2CO_3)을 형성하는 데 사용할 수 있는 CO_2의 양이 줄어든다. 따라서 호흡 후 혈액은 허파순환으로 들어가는 탈산소 혈액(pH 7.37)보다 H_2CO_3이 적고 H^+이 적으며 pH(7.4)가 더 높다.

코를 막고 1분간 숨을 참는다고 가정해 보면 숨을 참는 시간 동안 CO_2가 몸 밖으로 배출되지 않기 때문에 결과적으로 혈액의 CO_2 함량이 증가한다. 그러면 혈액 내 CO_2 양과 H^+ 농도가 증가하여 혈액 pH가 낮아지게 된다. 하지만 이러한 상황은 오래 지속되지 않는다. 뇌줄기에 있는 호흡조절중추가 혈중 pH 저하와 CO_2 증가를 감지하여 강제로 숨을 들이마시도록 강력하게 반응한다. 반대로 혈중 pH가 비정상적으로 높아지면 뇌줄기의 호흡조절중추가 반응하여 호흡속도가 느려진다(그림 22-6).

호흡을 현저하게 감소시키는 모든 요인은 시간이 지나면 산증(acidosis)을 유발할 수 있고, 호흡을 과도하게 증가시키는 요인은 시간이 지나면 알칼리증(alkalosis)을 유발할 수 있다.

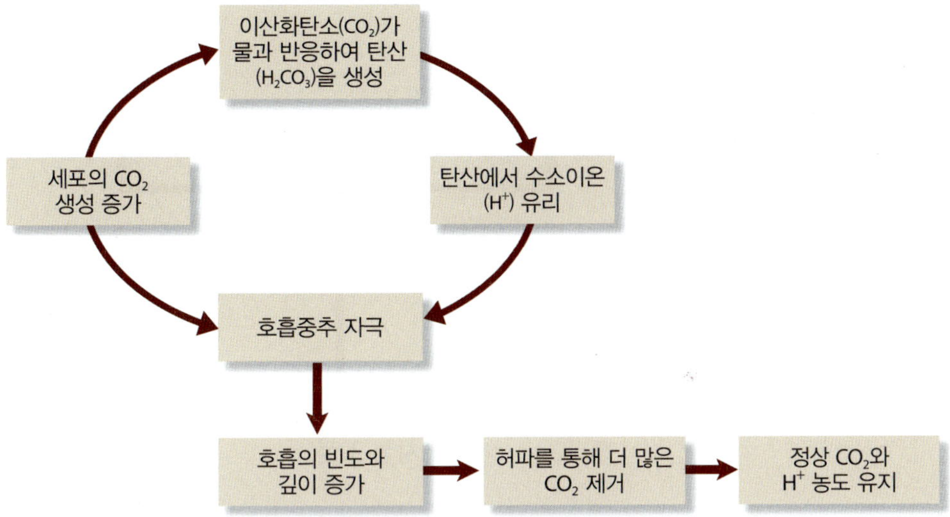

그림 22-6 pH의 호흡성 조절

2) 콩팥의 대사성 조절

콩팥의 대사성 조절은 콩팥의 기능 여하에 따라 달라진다. 콩팥은 인체에서 가장 효과적인 혈액 pH 조절기관으로, 허파보다 훨씬 더 많은 양의 산을 제거할 수 있으며, 필요한 경우 과도한 염기를 배설할 수도 있다. 말하자면 콩팥은 혈중 pH의 광범위한 변화에 대한 인체의 마지막이자 최선의 방어기관이다. 콩팥이 기능을 상실하면 산염기평형인 pH의 항상성이 깨진다.

일반적으로 혈액에는 염기보다 산이 더 많이 첨가되어 있기 때문에 콩팥에서는 염기보다 산이 더 많이 배설된다. 즉, 콩팥은 소변을 산성화하여 종종 pH 4.8 정도의 산성 소변을 배설한다. 콩팥의 콩팥세관은 혈액에서 과잉의 산을 제거하는 동시에 혈액에 H^+을 소변으로 배출하여 혈액에 존재하는 염기를 보존하면서 HCO_3^-을 유지한다(그림 22-7).

과잉의 H^+ 대부분은 소변으로 배출되기 전 아미노산(글루탐산)의 아민기(NH_2)와 결합하여 암모니아(NH_3)와 암모늄이온(NH_4^+)을 형성한다.

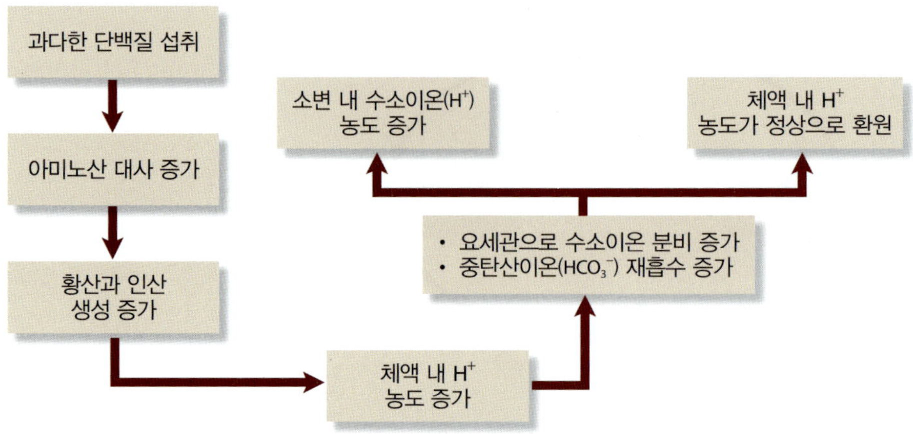

그림 22-7 pH의 대사성 조절

요점확인

1. 호흡은 혈액의 pH에 어떤 영향을 줄 수 있는가?
2. 콩팥은 어떤 기전으로 혈액의 pH를 변화시킬 수 있는가?
3. 혈액 pH의 큰 변화에 대한 인체의 마지막이자 최선의 방어기관은 무엇인가?

3. pH 불균형

1. 산증과 알칼리증

생명의 유지는 pH 6.8~8.0 범위 내에서만 가능하다. 인체가 기능하는 최적의 pH 범위는 이보다 훨씬 좁은 pH 7.35~7.45이다. **산증**(acidosis)과 **알칼리증**(alkalosis)은 건강과 생존을 위협할 수 있는 pH 불균형이다. pH 7.0 이상의 수치는 화학적으로 염기성으로 간주되지만, 의학에서는 동맥혈 pH가 7.35 미만인 상태를 설명할 때 산증이라는 용어를 사용하고, 동맥혈 pH가 7.45보다 높은 상태를 설명할 때 알칼리증이라는 용어를 사용한다.

산증에서는 수소이온(H^+) 농도가 증가하거나 중탄산이온(HCO_3^-)과 같은 염기가 손실되어 혈액의 pH가 저하된다. pH 7.0(중성)까지 낮아지는 경우는 드문데, pH가 7.0까지 떨어지기 전에 이미 사망하기 때문이다. 산증보다는 적게 발생하는 알칼리증에서는 산의 손실이나 염기의 축적으로 인해 혈중 pH가 정상보다 높다.

임상적 관점에서 산염기평형의 교란은 혈액 내 완충쌍인 H_2CO_3와 $NaHCO_3$의 상대적 비율에 따라 달라진다고 볼 수 있다. 산염기평형을 정상으로 유지하려면 이 완충쌍이 적절한 비율(H_2CO_3보다 $NaHCO_3$가 20배 더 많음)로 유지되어야 한다. 인체에서는 중탄산염완충계에서 두 화학물질을 모두 조절할 수 있으며, 콩팥에서는 혈중 $NaHCO_3$ 농도를, 허파에서는 H_2CO_3 농도를 조절할 수 있다.

임상응용

● 당뇨병케토산증(diabetic ketoacidosis, DKA)

당뇨병 환자를 위한 가정간호의 중요한 부분은 혈중 포도당 수치를 모니터링하고, 특히 인슐린을 복용하는 환자의 경우 소변에서 케톤체(ketone body)가 나타나는지 주의 깊게 관찰하는 것이다. 이러한 산성 물질이 혈액에 축적되는 것은 대부분 조절되지 않는 1형당뇨병에서 지질의 과도한 대사로 인해 발생한다. 2형당뇨병 환자도 심각한 상태에서는 케톤체가 축적될 수 있는데, 이런 사람 대부분은 탄수화물 대사에 어려움을 겪고 대신 지질을 주요 에너지원으로 연소시킨다.

케톤체가 축적되면 당뇨병케토산증이라는 질환이 발생하여 혈액이 위험할 정도로 산성화된다. 인체는 빠른 호흡을 통해 이산화탄소를 내보내고 혈중 탄산 수치를 낮춤으로써 산증을 교정하거나 보상하려고 시도한다. 또한 케톤체의 혈중 농도가 증가하면 소변으로 유출되는데, 적절한 시약띠(reagent strip)를 사용하면 케톤체를 검출할 수 있다. 당뇨병케토산증이 있으면 구취와 소변에서 과일 냄새가 날 수도 있다.

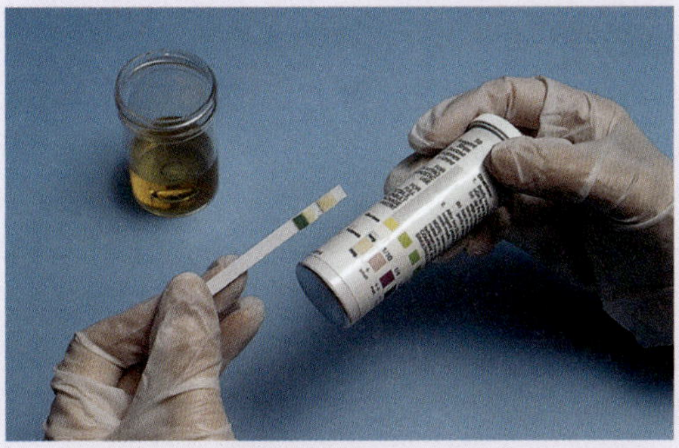

케톤뇨(ketonuria)

시약띠를 사용하여 당뇨병 환자의 소변에 케톤체가 있는지 확인한다.

2. pH 불균형

대사성 장애와 호흡성 장애의 2가지 유형은 중탄산소듐($NaHCO_3$)과 탄산(H_2CO_3)의 적절한 비율을 바꿀 수 있다. 대사장애는 완충쌍 중 $NaHCO_3$에 영향을 미치고, 호흡장애는 H_2CO_3에 영향을 미친다.

1) 대사성 장애

(1) 대사산증(metabolic acidosis)

일반적으로 콩팥질환, 장기간의 구토, 당뇨병에서의 케톤체 과잉 생산, 알칼리성 분비물을 배출하는 장기간의 설사 등에 의해 발생한다. 대사산증이 지속되는 경우에는 호흡성 보상작용 즉, 호흡촉진이 일어나 이산화탄소분압(PCO_2)을 낮추어 혈장 pH를 정상으로 되돌리려고 한다.

(2) 대사알칼리증(metabolic alkalosis)

체내의 어떠한 대사에 의해서도 체액의 pH가 저하하는 일은 없지만, 구토 때문에 대량의 위산이 상실될 때나 알칼리성 약물(중탄산소듐 등)을 복용하여 체액의 pH가 저하할 때 나타난다. 쿠싱증후군과 같은 특정 질병으로 인해서도 발생할 수 있다. 대사알칼리증이 있을 때는 호흡억제에 의해 이산화탄소분압(PCO_2)을 증가시키는 보상성 반응이 관찰된다.

임상응용

● **구토(vomiting)**

구토는 입을 통해 위나 창자 내용물이 강제로 배출되는 것을 말한다. 악취나 미각, 식중독으로 인한 위점막이나 창자점막의 자극, 특정 세균이나 바이러스 감염, 알코올중독 등 다양한 자극의 결과로 발생할 수 있다.

뇌줄기에 있는 구토중추는 구토와 관련된 많은 단계를 조절하지만, 주로 비자발적인 단계를 조절한다. 임신 중 악성구토나 유아의 반복적 구토(특히 유아의 날문폐쇄)는 체액, 전해질, 산-염기 불균형으로 인해 생명을 위협할 수 있다. 시간이 지나도 계속되는 반복적인 구토의 가장 심각한 합병증에 대사알칼리증(metabolic alkalosis)이 있다. 대사알칼리증의 중탄산염 과잉은 염화물의 대량 손실로 인해 간접적으로 발생한다. 위액의 염산(HCl) 성분인 염화물은 세포바깥액에서 중탄산염으로 대체된다. 그 결과 대사알칼리증이 발생한다.

인체는 호흡을 억제하여 혈중 이산화탄소 농도를 높이고 결과적으로 세포바깥액의 탄산(H_2CO_3) 농도를 증가시킴으로써 불균형을 보상한다. 또한 콩팥은 알칼리성 소변에서 H^+를 배출하고 추가적인 HCO_3^-을 제거함으로써 보상 과정을 돕는다.

실제로 완충쌍($NaHCO_3$과 H_2CO_3)의 비율을 정상으로 회복시키는 치료법에는 생리식염수(0.9% NaCl)와 같은 염화물 함유 용액을 정맥으로 투여하는 방법이 있다. 용액의 염소이온이 중탄산이온을 대체하여 불균형의 원인이 되는 중탄산이온의 과잉을 완화한다.

임상응용

- 구토(vomiting) (계속)

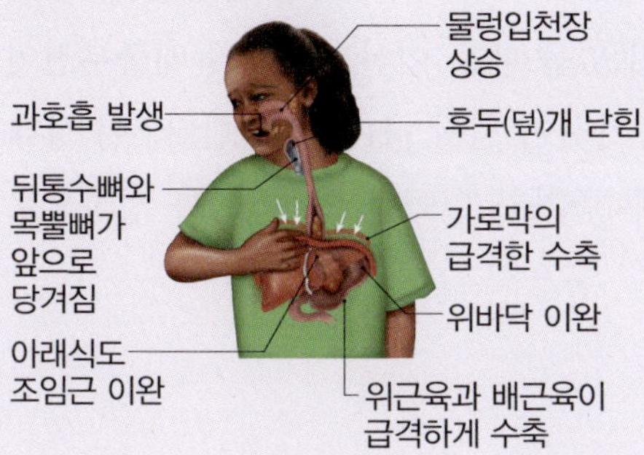

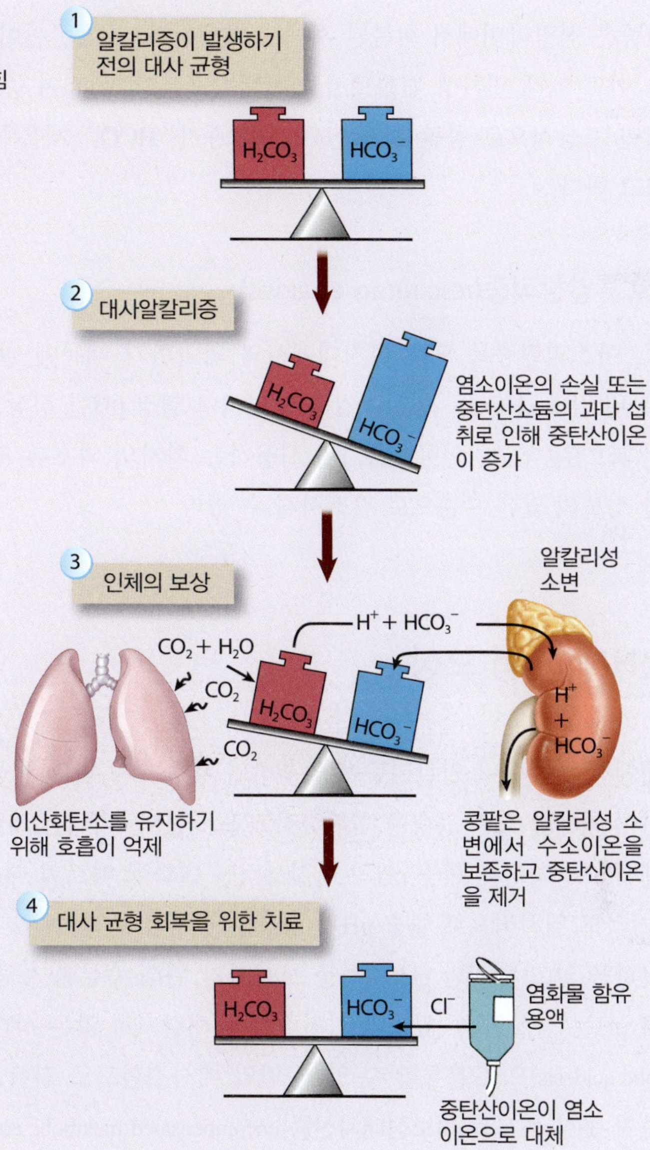

2) 호흡성 장애

(1) 호흡산증(respiratory acidosis)

호흡중추의 손상, 호흡통로 폐쇄, 폐기종, 폐렴 등에 의해 기체교환이 저하되면 발생한다. 심각한 호흡산증은 심장마비에서 회복된 후에도 발생한다. 호흡곤란이 있을 때는 이산화탄소의 배출부전이 일어나고 이로 인해 일차성 변화로서 이산화탄소분압(PCO_2)이 증가하여 혈장 pH는 저하한다. 이 상태가 지속되면 보상적으로 콩팥에서의 H^+ 분비 증가, HCO_3^- 재흡수 증가가 일어나 혈장 pH를 정상으로 되돌리려고 한다.

(2) 호흡알칼리증(respiratory alkalosis)

열, 아스피린중독 또는 고지대에서의 과다환기 때문에 발생하며, 호흡산증과는 반대로 콩팥에서의 H^+ 분비 감소, HCO_3^- 재흡수 감소가 일어나 혈장 pH를 정상으로 되돌리려는 보상성 반응이 나타난다.

불안(과호흡증후군), 인공호흡기를 사용하는 환자의 과호흡 또는 간성혼수 상태는 모두 H_2CO_3와 CO_2를 위험할 정도의 낮은 수준으로 감소시킬 수 있다.

3. pH 불균형 보상

체내에서 산증이나 알칼리증이 발생하면 완충제와 허파나 콩팥의 조절기전 등 다양한 pH 조절기전이 작용하여 최대한 빨리 균형을 회복하려고 노력한다. 이러한 일련의 과정을 **보상**이라고 한다(표 22-1).

인체의 보상기전은 혈중 pH의 비정상적인 변화에 빠르게 대응할 수 있기 때문에 심각한 질병이 지속되고 있더라도 일시적으로 혈중 pH가 정상인 것처럼 보일 수 있다. 예를 들어 산증을 유발하는 당뇨병 등의 대사질환을 앓고 있지만 pH 저하를 보상하기 위해 수분을 보충하는 사람이 있을 수 있다. 이러한 환자의 동맥혈 pH는 정상일 수 있지만 기저질환은 해결되지 않은 상태이다. 이 경우는 **보상대사산증**(compensated metabolic acidosis)으로 분류할 수 있다. 만약 대사질환으로 인한 pH 저하를 허파의 호흡성 조절기전이 아직 보상하지 못한 경우는 **비보정대사산증**(uncompensated metabolic acidosis)으로 분류할 수 있다.

표 22-1 pH 불균형에 대한 일차성 변화와 보상성 변화

	pH의 변화	일차성 변화	보상성 변화
호흡산증	저하	이산화탄소분압 증가	중탄산이온 재흡수 증가(콩팥성 보상)
호흡알칼리증	상승	이산화탄소분압 감소	중탄산이온 재흡수 감소(콩팥성 보상)
대사산증	저하	중탄산이온 감소	이산화탄소분압 감소(호흡성 보상)
대사알칼리증	상승	중탄산이온 증가	이산화탄소분압 증가(호흡성 보상)

요점확인

1. 산증이란 무엇인가?
2. 알칼리증이란 무엇인가?
3. pH의 대사성 장애를 일으키는 요인은 무엇인가?
4. pH의 호흡성 장애를 일으키는 상황은 무엇인가?
5. pH 불균형을 언급할 때 사용하는 보상이라는 용어는 무엇을 의미하는가?

임상응용

● 심(장)정지와 호흡산증(cardiac arrest and respiratory acidosis)

심장에 의한 혈액 박출이 갑작스럽게 중단하는 심(장)정지 후에는 치명적인 항상성 장애가 연쇄적으로 발생한다. 호흡이 멈추고 허파모세혈관을 통한 혈류가 중단되면 체내에 이산화탄소가 축적되어 호흡산증(탄산 과잉)이 즉각적으로 발생한다. 응급심폐소생술(cardiopulmonary resuscitation, CPR) 조치로 호흡이 회복되고 심장이 다시 뛰기 시작하더라도 생명을 유지하려면 호흡산증을 치료하여 혈중 pH 수치를 정상으로 빠르게 회복시켜야 한다.

다른 유형의 pH 불균형과 마찬가지로 중탄산–탄산 완충쌍 비율의 절대적인 변화는 혈중 pH의 급격한 변화를 막는 첫 번째 방어선이다. 그 다음 허파와 콩팥이 조절기전을 시작하여 심각한 호흡산증의 과도해진 탄산을 처리한다.

가장 중요한 허파의 호흡성 조절기전인 환기(호흡) 속도의 증가는 약간의 이산화탄소를 추가로 배출하는 역할을 하지만, 심(장)정지 후 혈액 완충계가 작용한 후에도 남아 있는 매우 높은 탄산 축적량을 크게 낮추지는 못한다. 마지막으로 혈액 pH를 안정시키고 여러 형태의 호흡산증을 조절하는 콩팥의 대사성 조절기전이 시작된다. 이 기전에서는 ①중탄산이온(HCO_3^-)의 제거를 감소시키고, ②산성 소변을 배설하여 수소이온(H^+)의 제거를 증가시킨다. 서서히 진행되는 만성호흡산증을 조절하는 데는 도움이 되지만, 콩팥의 느린 조절기전은 심(장)정지 후 급격하게 발생하는 산증에는 적절히 대처할 수 없다. 이때 의료적 개입이 필요하다.

과거에는 심(장)정지 후 호흡산증을 치료할 때 중탄산염 또는 젖산염 함유 용액(젖산염은 간에서 중탄산염이온으로 전환)을 즉시 정맥(IV) 주입하는 것이 응급치료법으로 간주되었으며, 이러한 용액은 여전히 같은 목적으로 사용되고 있다. 그러나 임상연구에 따르면 인공호흡을 조절하여 체내 이산화탄소 배출량을 획기적으로 늘리는 적극적인 치료가 pH 균형을 회복하는 데 더 효과적일 수 있는 것으로 나타났다.

임상응용

- **심(장)정지와 호흡산증(cardiac arrest and respiratory acidosis) (계속)**

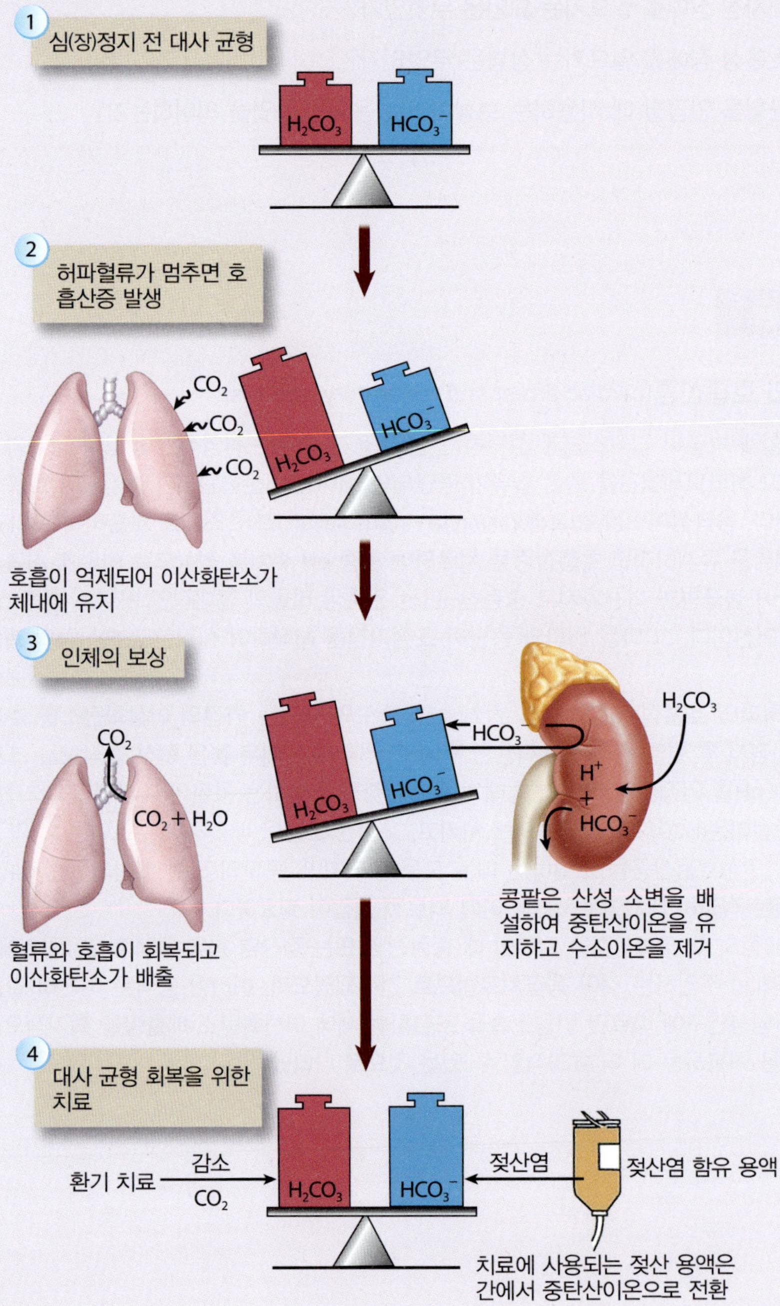

임상응용

● 동맥혈기체분석(arterial blood gas analysis)

임상적으로 일차적인 pH 불균형을 평가하기 위해 동맥혈기체분석이 시행된다. 동맥에서 채취한 혈액에 대한 검사실검사로, 이 검사를 통해 호흡기능과 관련하여 ①산소분압(PO_2), ②혈색소의 산소포화도(%SO_2), ③pH, ④중탄산이온(HCO_3^-) 농도, ⑤이산화탄소분압(PCO_2)의 혈액의 주요 특성을 파악할 수 있다.

분석 결과에서 가장 먼저 pH를 확인하여야 한다. pH의 결과가 7.35 미만이면 산증, 7.45 이상이면 알칼리증이다. 기본 상태를 결정하기 위해 다음으로 PCO_2를 확인해야 한다. pH가 낮고 PCO_2가 45mmHg 이상이면 일차적 상태는 호흡산증이고, pH가 높고 PCO_2가 35mmHg 미만이면 호흡알칼리증이다. 그 다음으로 HCO_3^-을 확인해야 한다. pH가 낮고 HCO_3^-이 22mEq/L 미만이면 일차적 상태는 대사산증이고, pH가 높고 HCO_3^-이 26mEq/L 이상이면 대사알칼리증이다. 그런 다음 인체에서 보상이 일어나고 있는지의 여부를 확인해야 한다. 이는 일차적 상태를 결정하는 데 직접 관여하지 않는 pH 조절기전이 근본적인 문제를 상쇄하거나 보상하는 방식으로 변화했는지를 살펴봄으로써 확인할 수 있다. 예를 들어 호흡산증에서처럼 동맥 pH가 낮고(산성) PCO_2(산)가 높은 경우 인체는 HCO_3^-(염기)을 증가시켜 보상한다. 마찬가지로 대사알칼리증에서처럼 동맥 pH가 높고(알칼리성) HCO_3^-(염기)이 높으면 인체는 PCO_2(산)를 증가시켜 보상한다.

다음의 표를 살펴보면 호흡성 장애에서는 pH와 PCO_2가 반대 방향으로 움직이고, 대사성 장애에서는 pH와 PCO_2가 같은 방향으로 움직이는 것을 알 수 있다.

동맥혈기체분석	정상값	산증		알칼리증	
		호흡	대사	호흡	대사
pH	7.35~7.45	↓ < 7.35	↓ < 7.35	↑ > 7.45	↑ > 7.45
이산화탄소분압 (PCO_2)	35~45mmHg	↑ > 45	비보정 : = 35~45 보상 : ↓ < 35	↓ < 35	비보정 : = 35~45 보상 : ↑ > 45
중탄산이온 (HCO_3^-)	22~26mEq/L	비보정 : = 22~26 보상 : ↑ > 26	↓ < 22	비보정 : = 22~26 보상 : ↓ < 22	↑ > 26

참고 : 연령, 성별 및 기타 요인에 따라 다를 수 있으며 참고용으로만 사용

OUTLINE SUMMARY

개념요약

● 체액의 pH

A. pH : 용액의 상대적인 수소이온(H^+) 농도(OH^-와 비교)를 나타내는 숫자(그림 22–1 참조)

1. pH 7.0은 중성을 나타냄(중성 용액)
2. pH 7.0보다 높으면 알칼리성을 나타냄(알칼리성 또는 염기성 용액)
3. pH 7.0 미만이면 산성을 나타냄(산성 용액)

B. 혈액 pH의 정상 범위는 대략 7.35~7.45이다.

1. 동맥혈의 pH : 약 7.45
2. 정맥혈의 pH : 약 7.35

C. 10의 배수를 기준으로 한 pH 눈금

1. H^+ 농도는 각 pH 단위마다 10배씩 변화함
2. pH의 변동이 작게 보일 수 있음

● 체액의 pH 조절기전

1. 2가지 조절기전이 작용하여 체액의 정상 pH를 유지하고 과도한 산이나 염기가 존재할 때 pH의 변동을 방지함(그림 22–2 참조)
2. 혈액, 적혈구, 체액의 화학적 완충제에 기반한 화학적 조절기전이 즉시 작용함
3. 이어서 생리적 조절기전이 작용함
   a. 혈중 CO_2의 변화를 일으키는 호흡수 변화에 의해 조절되는 pH의 변화는 몇 분 내에 작동함
   b. 콩팥 활동의 변화에 의해 조절되는 pH의 변화는 몇 시간 내에 작동함

A. 화학적 조절기전

1. 완충제(buffer) : 산이나 염기가 첨가되었을 때 체액의 pH가 급격히 변화하는 것을 방지하는 화학물질(그림 22–3, 22–4 참조)
2. 완충제는 두 종류의 물질로 구성되기 때문에 완충쌍이라고도 함
3. 고정산은 주로 중탄산소듐($NaHCO_3$)에 의해 완충됨
4. 조직 모세혈관에서 고정산의 완충에 의해 생성되는 혈액의 변화(그림 22–5 참조)
   a. 혈액 내 탄산(H_2CO_3)의 양이 약간 증가함
   b. 혈액 내 $NaHCO_3$의 양이 감소함
   c. H_2CO_3에 대한 $NaHCO_3$의 비율은 일반적으로 변하지 않으며, 정상 비율은 20:1임
   d. 혈액의 H^+ 농도가 약간 증가함
   e. 혈액 pH가 동맥보다 약간 낮게 감소함
5. 신체에는 다른 완충계가 있음
   a. 인산완충계
   b. 단백질완충계(혈장단백질, 혈색소)

B. 생리적 조절기전

1. 허파의 호흡성 조절 (그림 22–6 참조)
   a. 호흡은 혈액이 허파모세혈관을 통해 흐르는 동안 혈액에서 일부 CO_2를 제거함
   b. 혈액 내 H_2CO_3가 감소하면 H^+ 농도가 감소하고, 이는 차례로 혈액 pH를 증가시킴
   c. 뇌줄기의 호흡조절중추는 pH 감소에 반응하여 호흡 증가를 촉진하며, pH가 증가하면 호흡은 느려짐
2. 콩팥의 대사성 조절 (그림 22–7 참조)
   a. 콩팥은 인체에서 혈액 pH의 가장 효과적인 조절기임
   b. 일반적으로 소변은 혈액에 남겨지는 중탄산이온(HCO_3^-)을 대신하여 혈액에서 소변으로 수소이온을 배설하는 방식으로 산성화됨
   c. 과량의 수소이온은 암모니아(NH_3)와 암모늄이온(NH_4^+)으로 배출됨

● pH 불균형

A. 산증과 알칼리증

1. 산염기평형의 교란은 혈액 내 $NaHCO_3$와 H_2CO_3의 상대적 양에 따라 달라짐
2. 인체는 중탄산염완충계에서 두 화학물질을 모두 조절할 수 있음
   a. $NaHCO_3$의 혈중 농도는 콩팥에 의해 조절됨
   b. H_2CO_3 수치는 허파에 의해 조절됨

B. pH 불균형

1. 대사성 장애는 혈중 $NaHCO_3$ 수치에 영향을 미침
   a. 대사산증(metabolic acidosis) : $NaHCO_3$ 결핍
   b. 대사알칼리증(metabolic alkalosis) : $NaHCO_3$ 과잉, 심한 구토의 합병증
2. 호흡성 장애
   a. 호흡산증(respiratory acidosis) : H_2CO_3 과잉
   b. 호흡알칼리증(respiratory alkalosis) : H_2CO_3 결핍

C. pH 불균형 보상 (표 22-1 참조)

1. 보상산증 또는 보상알칼리증 : 인체의 pH 조절기전이 일시적인 pH의 비정상적인 변화에 대응할 때 발생함
2. 비보정산증 또는 비보정알칼리증 : 인체의 pH 조절기전이 pH를 정상화하지 못한 경우에 발생함

22

ACTIVE LEARNING

능동학습

• 종합질문

01. 용액 내 수소이온과 수산화이온의 상대적 농도와 pH 간의 관계를 설명하시오.

02. 이산화탄소와 물을 탄산으로 전환시키는 화학반응을 쓰고, 이 반응을 촉매하는 효소의 이름이 적으시오.

03. 체액의 pH에서 완충액이 수행하는 역할을 설명하시오.

04. 혈액에 더 많은 수소이온이 첨가되는 경우와 혈액에 더 많은 수산화이온이 첨가되는 경우에 각각 완충쌍이 어떻게 반응할지 설명하시오.

05. 고정산 완충의 결과로 혈액에서 일어나는 4가지 변화를 설명하시오.

06. pH의 호흡성 조절기전을 설명하시오.

07. 호흡수의 변화가 혈액 pH에 어떤 영향을 미치는지 설명하시오.

08. 콩팥이 혈액에서 과잉의 산을 제거하기 위해 수소이온과 중탄산이온을 어떻게 처리하는지 설명하시오.

09. 산증과 알칼리증을 정의하시오.

10. pH 불균형의 대사성 장애와 호흡성 장애를 설명하시오.

• 심층고찰

11. 과도한 구토가 어떻게 대사알칼리증을 유발하는지 설명하고 이를 교정하기 위해 생리식염수를 사용하는 이유를 설명하시오.

12. 완충쌍에서 중탄산소듐과 탄산의 적절한 비율은 얼마이고, 인체가 보상되지 않은 대사산증을 교정하기 위해 이 비율을 어떻게 사용할 수 있는지 설명하시오.

13. 어떤 사람이 갑자기 심장마비를 일으켜 구급차로 병원으로 이송되었다. 즉각적인 우려사항 중 하나가 호흡산증인 이유와 이 호흡산증에 대처하기 위해 인체에서 어떤 보상기전이 시작되는지 설명하시오.

• 확인문제

01. ________은/는 산이나 염기가 첨가되었을 때 pH의 급격한 변화를 방지하는 화학물질이다.

02. 완충액에 염산과 같은 강산을 첨가하면 중탄산소듐은 ________이/가 되고, 수산화소듐과 같은 강염기를 첨가하면 탄산은 ________이/가 된다.

03. 혈액으로부터 수소이온을 제거하기 위해 콩팥에서 아민(NH_2)을 사용할 때 소변으로 배출되는 최종 생성물은 NH_3와 ________이다.

04. 콩팥이 혈액에서 수소이온을 제거하면 소변의 pH는 ________.

05. 콩팥은 허파가 제거할 수 없는 ________을/를 제거할 수 있기 때문에 pH 조절에 더 효과적이다.

06. 혈액의 pH가 정상보다 높은 상태를 ________, 정상보다 낮은 상태를 ________이라고 한다.

07. 완충쌍이 제대로 작동하려면 중탄산소듐이 탄산보다 ________배 더 많아야 한다.

08. 대사성 장애는 완충쌍의 ________ 부분에 영향을 미치고, 호흡성 장애는 완충쌍의 ________ 부분에 영향을 미친다.

09. 심한 구토는 대사________을/를 일으킬 수 있는 대사장애이다.

10. 산성 용액의 특징은?

① pH가 7.0보다 높다.
② pH가 7.0보다 낮다.
③ 수산화이온이 수소이온보다 많다.
④ ①과 ③이 모두 맞다.

11. 알칼리성 용액의 특징은?

① pH가 7.0보다 높다.
② pH가 7.0보다 낮다.
③ 수산화이온보다 수소이온이 많다.
④ ①과 ③이 모두 맞다.

12. 동맥혈의 pH는 7.45이고, 정맥혈의 pH는 7.35이다. 다음 설명 중 옳은 것은?

① 동맥혈이 정맥혈보다 약간 더 산성이다.
② 동맥혈이 정맥혈보다 약간 더 알칼리성이다.
③ 정맥혈이 동맥혈보다 약간 더 알칼리성이다.
④ ①과 ③이 모두 맞다.

13. 다음 설명의 빈칸에 증가 또는 감소 중 하나를 적절히 선택하여 채우시오.

(1) 혈액에서 고정산이 완충될 때 혈액 내 $NaHCO_3$의 양은 ________한다.
(2) 혈액에서 고정산이 완충될 때 혈액 내 수소이온의 양은 ________한다.
(3) 혈액에서 고정산이 완충될 때 혈액 내 H_2CO_3의 양은 ________한다.
(4) 혈액에서 고정산이 완충될 때 혈액의 pH는 ________한다.
(5) 호흡수를 과도하게 증가시키는 모든 요인은 혈액의 pH를 ________시킨다.
(6) 호흡수를 현저하게 감소시키는 모든 요인은 혈액의 pH를 ________시킨다.

확인문제 정답

01 완충제 / 02 탄산(H_2CO_3), 중탄산소듐($NaHCO_3$) / 03 NH_4 / 04 감소한다 / 05 염기 / 06 알칼리증, 산증 / 07 20 / 08 중탄산소듐($NaHCO_3$), 탄산(H_2CO_3) / 09 알칼리증 / 10 ② / 11 ① / 12 ② / 13 (1) 감소, (2) 증가, (3) 증가, (4) 감소, (5) 증가, (6) 감소

생식계통

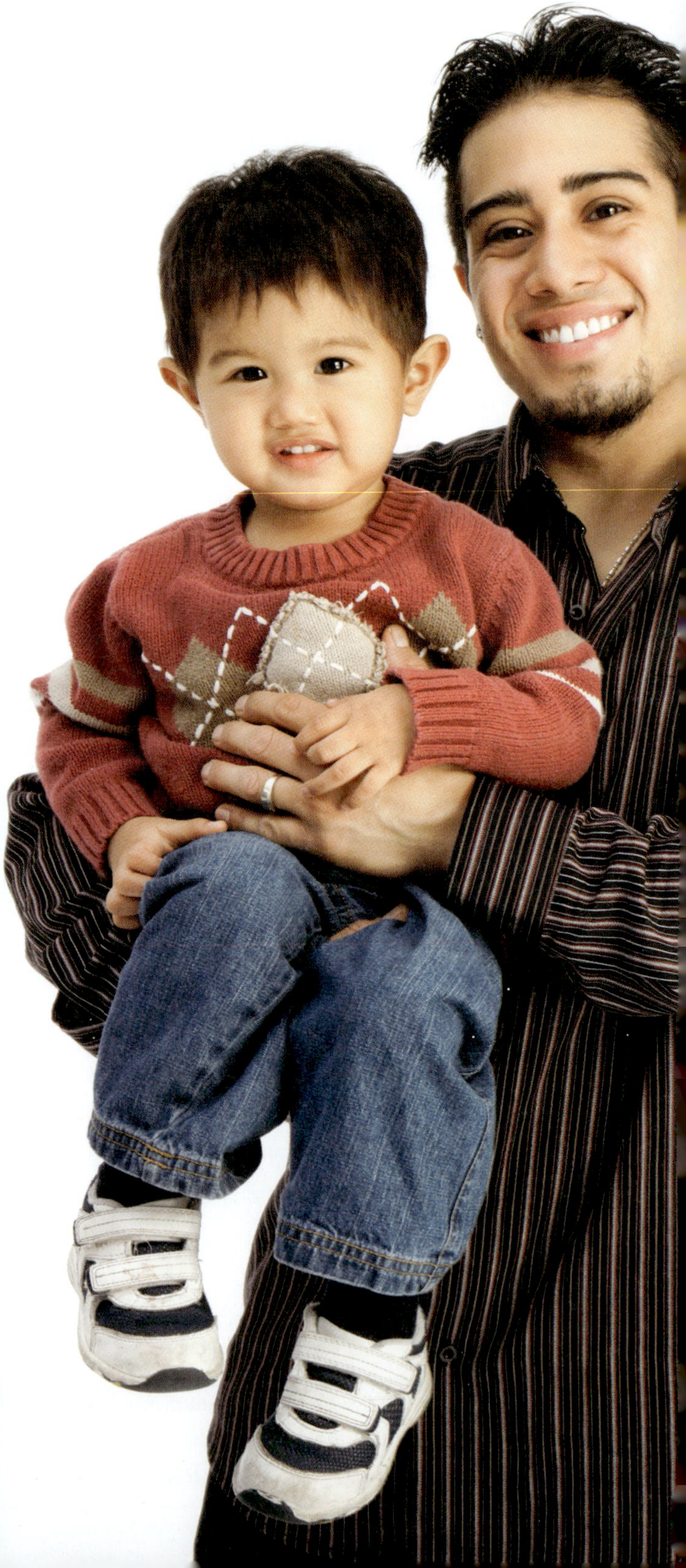

CHAPTER 23

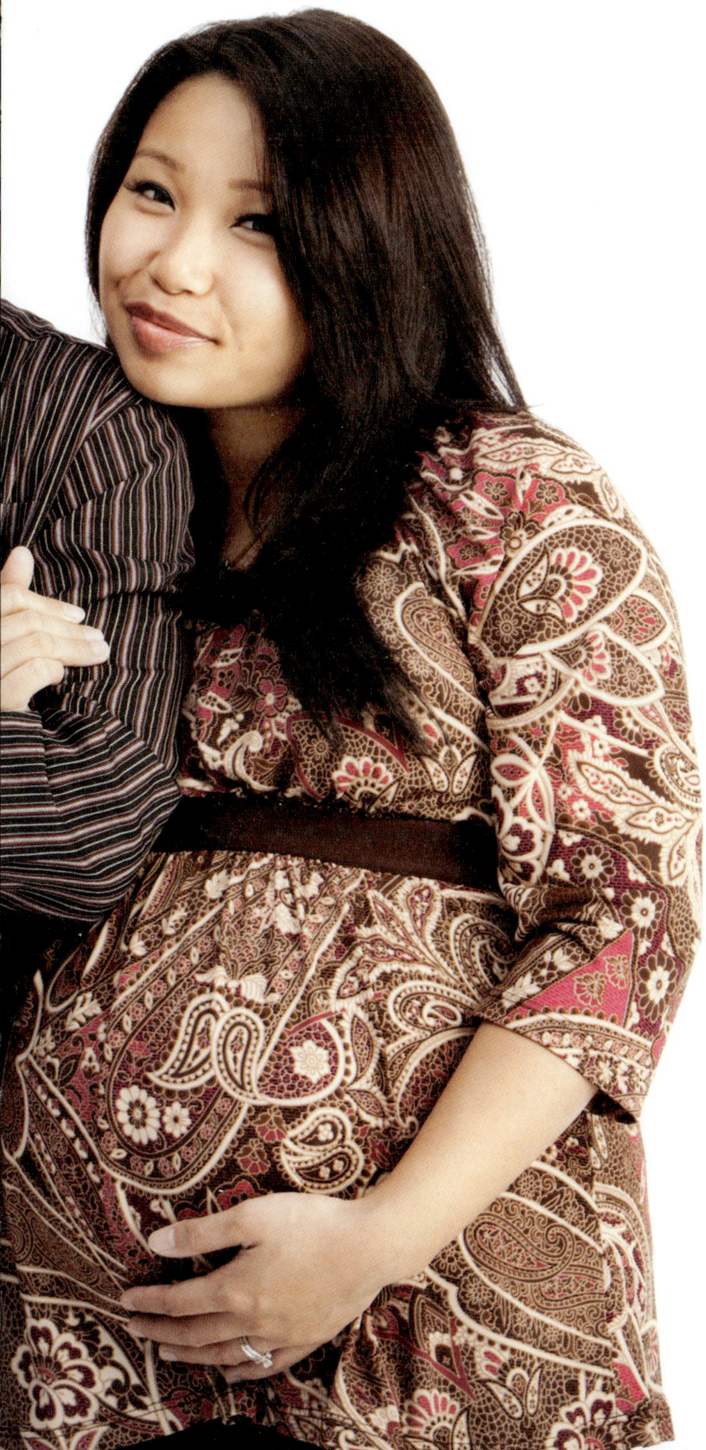

학습목표

1. 남녀 생식기관의 생식샘과 부속기관을 열거하고, 각각의 기능을 설명할 수 있다.
2. 정자발생 및 난자발생의 발달단계를 설명할 수 있다.
3. 성호르몬의 주요 기능과 분비를 담당하는 세포의 유형이나 구조를 설명할 수 있다.
4. 남녀의 바깥생식기관을 구성하는 구조를 설명할 수 있다.
5. 여성의 월경주기에 따른 자궁속막의 변화를 설명할 수 있다.

핵심용어

유성생식 / 생식세포 / 성결정 / 성분화 / 생식샘 / 고환 / 정자발생 / 부고환 / 정관 / 사정관 / 요도 / 전립샘 / 음경 / 음낭 / 난소 / 난자발생 / 자궁관 / 자궁 / 질 / 유방 / 난소주기 / 월경주기

생식계통(reproductive system)은 기능면에서 인체의 다른 기관계통과는 현저하게 다른 의미를 가진다. 생식계통은 개체의 상대적 안정성과 생존을 유지하는 기능을 하지만, 더 나아가 다음 세대의 개체를 출산하여 종을 유지하는 기능을 한다. 즉, 남성과 여성의 생식세포인 정자와 난자가 수정되면 각 세포의 유전정보는 새롭게 만들어낸 개체로 계승되어 생명의 연속성을 획득하게 된다.

생식계통은 남녀 간에 명백한 차이가 있으며, 남녀가 상호보완적으로 기능을 수행할 수 있는 구조를 갖추고 있다(표 23-1).

표 23-1 생식계통의 남녀 차이

구분	남성	여성
생식샘	고환	난소
생식세포	정자	난자
호르몬	테스토스테론	에스트로젠과 황체호르몬(프로제스테론)
호르몬 생산 세포	사이질세포	과립세포와 황체세포
생식관	정관, 요도, 부고환	자궁관, 자궁, 질
바깥생식기관	음경, 음낭	음핵, 음부

1. 유성생식

1. 자손 생산

유성생식(sexual reproduction)은 자손을 만들기 위해 부모로부터 필요한 염색체의 절반을 얻어오는 것을 말한다. 반면, **무성생식**(asexual reproduction)은 유전적으로 동일한 자손을 생산하는 1명의 부모를 필요로 한다. 인간은 유성생식으로 번성한다. 유성생식의 장점은 생식세포가 만들어지고 재결합할 때 유전자의 교환과 결합을 통해 다양한 형질의 자손을 만든다는 점이며, 이는 인간 종족의 생존과 번식에 있어 매우 중요하다. 이는 새로운 병원체나 내·외부 환경에서 생명을 위협하는 여러 변화 속에서 유전적으로 다양한 형질의 자손을 만드는 생존 가능성을 더욱 높이기 때문이다.

부모의 생식기관은 자손 형성에 필요한 생식세포를 생산한다. 난자(ovum; 모체로부터)와 정자(sperm; 부체로부터)라고 하는 **생식세포**(gamete)는 수정 과정을 통해 융합한다. 그 결과 생기는 새로운 자손세포를 **접합자**(zygote)라고 한다. 접합자는 복잡하고 발달단계를 거친 후 새로운 개체로 발달한다.

남녀의 각 생식계통은 생식을 촉진하는 이차성징의 발달을 조절하는 호르몬을 생산한다. 예를 들어 호르몬은 성인이 이성과의 성적 매력을 인식하고 관계를 형성할 수 있도록 성별에 구조적, 행동적 차이를 만든다. 성적 성숙과 생식능력은 사춘기(puberty)에 일어난다.

2. 성의 분화

개체발생 초기에는 생식샘이나 생식기관의 원기(primordium)는 유전적 성에 관계없이 남성과 여성의 모든 방향으로 분화할 수 있는 능력을 가진다. 그러나 성염색체의 유전자에 의해 생식샘의 성분화를 계기로 생식기관(속생식기관과 바깥생식기관)의 성분화도 진행된다. 따라서 한 개체가 성숙한 남성과 여성으로서 그 기능을 수행하려면 유전적 **성결정**(sex determination)에 이어서 일어나는 생식샘과 생식기관의 **성분화**(sex differentiation)가 필요하다.

또한 생식샘과 생식기관의 형태와 기능의 성적 특징을 **일차성징**(primary sex character)이라고 하고, 생식샘의 스테로이드호르몬에 의해 발현되는 생식기관의 크기, 체모, 유방, 체형 등의 성적 특징을 **이차성징**(secondary sexual character)이라고 한다.

1) 생식샘의 성분화

생식샘의 원기인 **생식(기)융기**(genital eminence)는 임신 6주까지는 유전적 성과 무관하게 같은 구조를 하지만, 임신 7주가 되면 유전적 남성의 경우 생식(기)융기의 속질이 발달하고 반대로 겉질은 퇴화하여 **고환**으로 분화된다. 이것은 Y염색체 위의 성결정부위(SRY)에 의존한다. 한편, 유전적 여성의 경우 생식(기)융기의 겉질은 증식이 시작되고 속질은 퇴화하여 **난소**로 분화된다(그림 23-1).

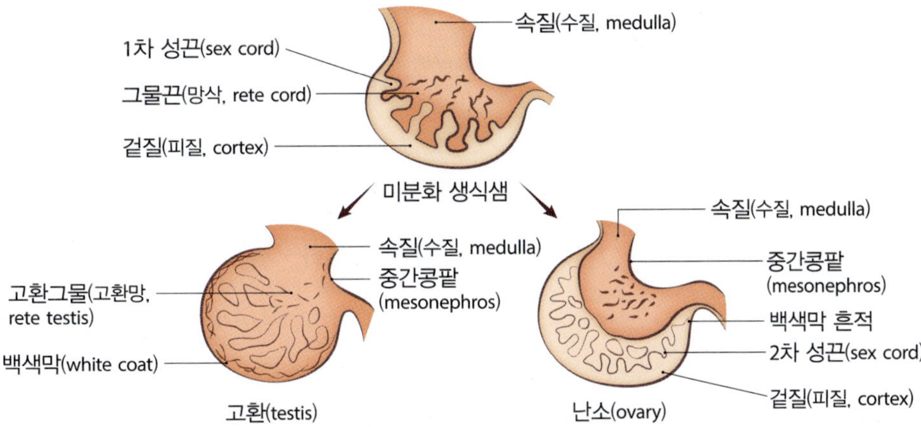

그림 23-1 생식샘의 성분화

2) 생식기관의 성분화

(1) 속생식기관(내부생식기, internal genital organ)

속생식기관의 원기인 **볼프관**(Wolffian duct)과 **뮐러관**(Mullerian duct)은 태생 7주까지는 남녀차가 관찰되지 않는다. 그 후 남성 태아에서는 고환의 **라이디히세포**(Leydig cell; 사이질세포)에서 분비되는 안드로젠(테스토스테론)의 작용으로 볼프관이 발달하여 부고환, 정관, 정낭으로 분화된다. 또 고환의 세르톨리세포(Sertoli cell; 버팀세포)에서 분비되는 항뮐러관호르몬의 작용으로 뮐러관은 태생 11주까지 소실된다. 한편, 여성 태아에서는 고환이 없기 때문에 볼프관은 퇴화되고 뮐러관이 발달하여 자궁관, 자궁, 질 상부로 분화된다(그림 23-2).

(2) 바깥생식기관(외부생식기, external genital organ)

바깥생식기관의 성분화는 태생 8주부터 시작된다. 성분화가 일어나기 전의 **바깥생식기관 원기**는 생식기결절(genital tubercle), 요도주름(urethral fold), 음순음낭융기(labioscrotal eminence)로 구성된다. 남성 태아에서는 고환에서 분비되는 테스토스테론의 작용으로 생식기결절이 음경으로, 음순음낭융기가 음낭으로, 요도주름도 음경 안으로 들어가 요도해면체로 분화된다. 여성 태아에서는 테스토스테론이 없기 때문에 생식기결절이 음핵으로, 음순음낭융기가 대음순으로, 요도주름이 소음순으로 분화된다(그림 23-2).

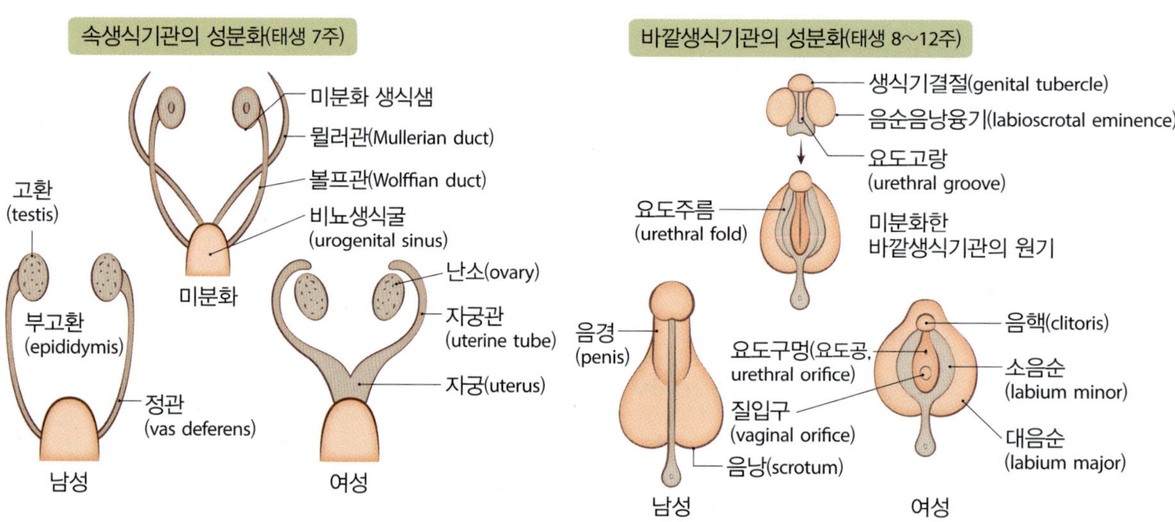

그림 23-2 생식기관의 성분화

요점확인

1. 생식세포란 무엇인가?
2. 생식계통의 기능은 무엇인가?

2. 남성 생식계통

1. 남성 생식계통의 구성

생식계통은 크게 필수기관과 부속기관으로 분류할 수 있다. 필수기관은 남녀의 생식에 필수적인 기관을 말하며 일반적으로 **생식샘**(gonad)이라고 한다. 이 생식샘의 기능을 돕는 기관을 **부속기관**이라고 하는데, 여기에는 생식관, 부속샘, 바깥생식기관이 포함된다.

남성의 생식샘은 **고환**(testes)이며, 고환에서 남성의 생식세포인 정자(sperm)를 생산하고 테스토스테론(testosterone)이라는 호르몬을 분비한다. 부속기관에는 정자를 수송하는 관인 **부고환**(epididymis), **정관**(vas deferens)과 정자를 보호하고 영양을 공급하는 부속샘인 **정낭**(seminal vesicle), **전립샘**(prostate), **망울요도샘**(구요도샘, bulbourethral gland), 그리고 바깥생식기관인 **음경**(penis), **음낭**(scrotum)이 있다(표 23-2, 그림 23-3).

표 23-2 남성 생식계통의 구성

필수기관(생식샘)	부속기관
고환(2개)	생식관 : 부고환(2개), 정관(2개), 사정관(2개), 요도
	부속샘 : 정낭(2개), 전립샘, 망울요도샘(2개)
	바깥생식기관 : 음낭, 음경

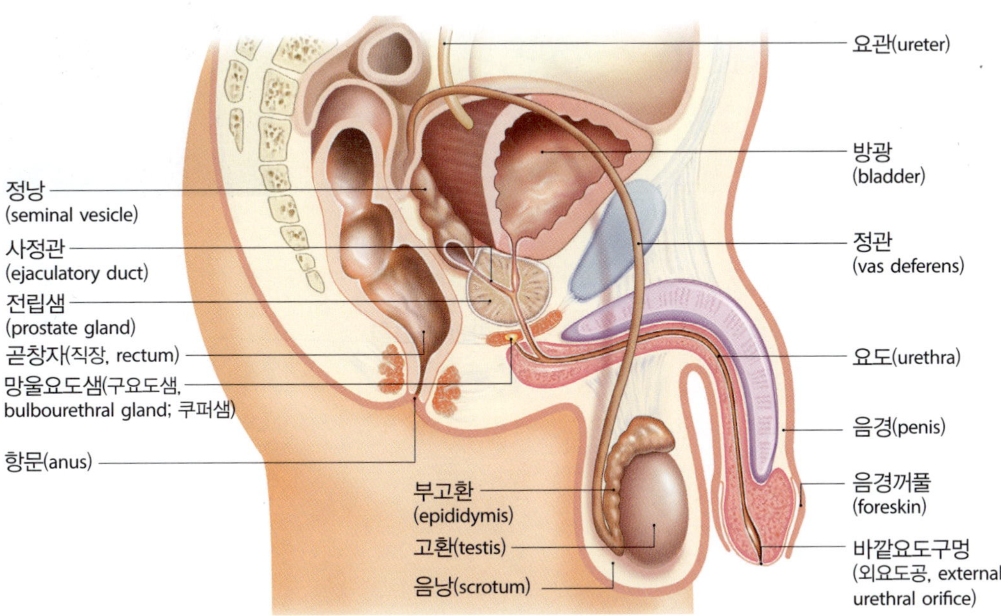

그림 23-3 남성 생식계통

2. 고환

1) 고환의 구조와 위치

고환(testes)은 1쌍의 남성 생식샘으로, 정삭(spermatic cord)에 의해 연결되며 체강 외부에 매달려 있는 주머니 모양의 음낭(scrotum) 속에 위치한다(그림 23-3). 외부로 노출된 위치는 정상 체온보다 약 1~3℃ 가량 낮은 환경을 제공하는데, 이는 정자의 정상적인 생산과 생존에 중요하다.

고환은 길이 약 3.8cm, 폭 2.5cm의 작은 분비샘으로, 좌우로 약간 납작한 타원형이다. 고환은 백(색)막(tunica albuginea)이라는 질기고 하얀 막으로 둘러싸여 있다. 고환을 감싸는 이 막은 고환 안쪽으로 확장되어 **소엽**(lobule)으로 나누는 칸막이인 **사이벽**(중격, septum)을 형성한다(그림 23-4).

각 소엽에는 가늘고 긴 **정세관**(seminiferous tubule)이 감겨 구부러진 상태로 들어 있다. 이 코일 구조가 고환조직의 대부분을 형성한다. 정세관과 정세관 사이는 사이질(결합조직)로 채워져 있으며, 이곳에는 테스토스테론(testosterone)을 분비하는 **사이질세포**(interstitial cell; 라이디히세포)가 있다(그림 23-5).

정세관 내에는 다양한 성숙단계에 있는 정세포(정조세포, 정모세포, 정낭세포, 정자세포)가 배열되어 있으며, 정세관벽에서 발달한 다음 속공간으로 방출되어 몸의 외부로 이동하기 시작한다.

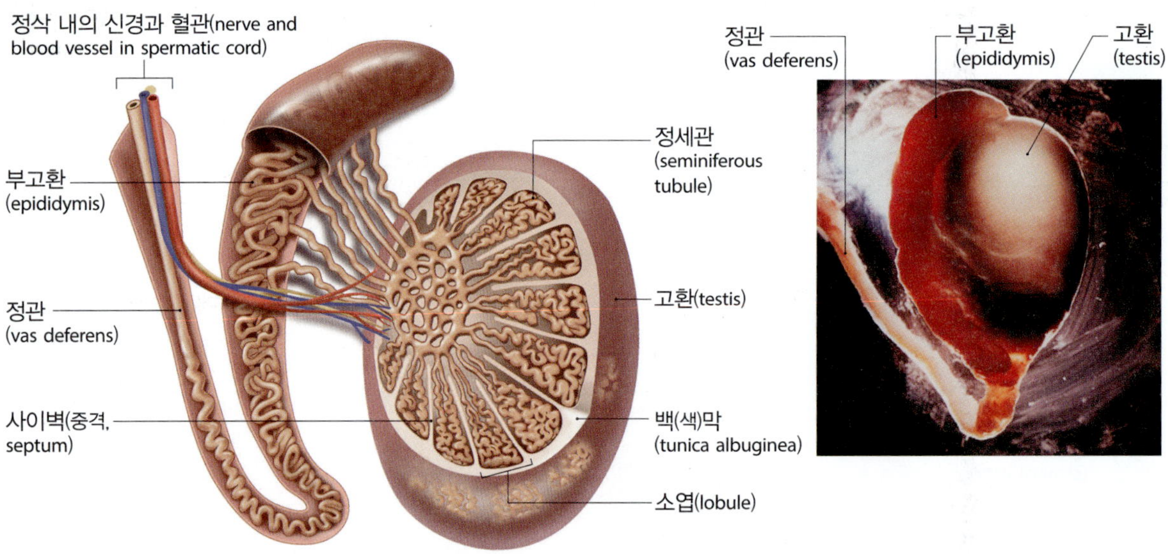

그림 23-4 고환과 부고환

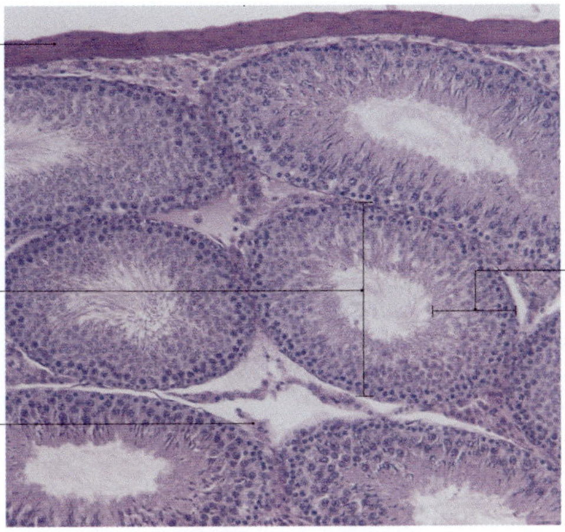

그림 23-5 고환조직

2) 고환의 기능

(1) 정자발생(spermatogenesis)

정자가 생성되는 과정을 **정자발생**이라고 한다. 사춘기부터 정세관에서 정자를 생산하는데, 나이가 들면 매일 생산되는 정자의 수는 줄어들기는 하나 남성 대부분은 평생 계속해서 정자를 생산한다.

사춘기 전 고환은 **정조세포**(spermatogonium)라는 정자의 전구세포(줄기세포) 수를 늘려 정자 생산을 준비하는데, 이 세포는 바닥막(기저막, basement membrane) 내부를 따라 정세관 바깥쪽 가장자리에 위치한다. 사춘기가 되면 유사분열의 세포분열을 통해 정자 수를 늘이게 된다(자세한 내용은 Chapter 03 세포를 참조). 정조세포는 **일차정모세포**(primary spermatocyte)로 변화하면서 이동하고, 점차 **이차정모세포**(secondary spermatocyte), **정자세포**, **정자**(sperm)의 순으로 형성되어 간다(그림 23-6).

정조세포의 분화증식에는 난포자극호르몬(follicle stimulating hormone, FSH) 또는 남성호르몬인 테스토스테론(testosterone)이 필요하며, 이들 호르몬은 모두 정자세포에 직접 작용하는 것이 아니라 버팀세포(sustentacular cell; 세르톨리세포)에 작용하여 그 기능을 촉진함으로써 정자발생을 진행한다. 정세관과 혈관 사이에는 사이질세포(라이디히세포)가 집단으로 존재해서 테스토스테론을 분비한다.

정조세포에서 정자로 성숙되는 데는 약 72일 정도 소요되지만, 운동능력을 획득하여 난자를 수정시킬 수 있는 능력을 획득하는 데는 약 2~3주 정도가 더 소요된다.

23

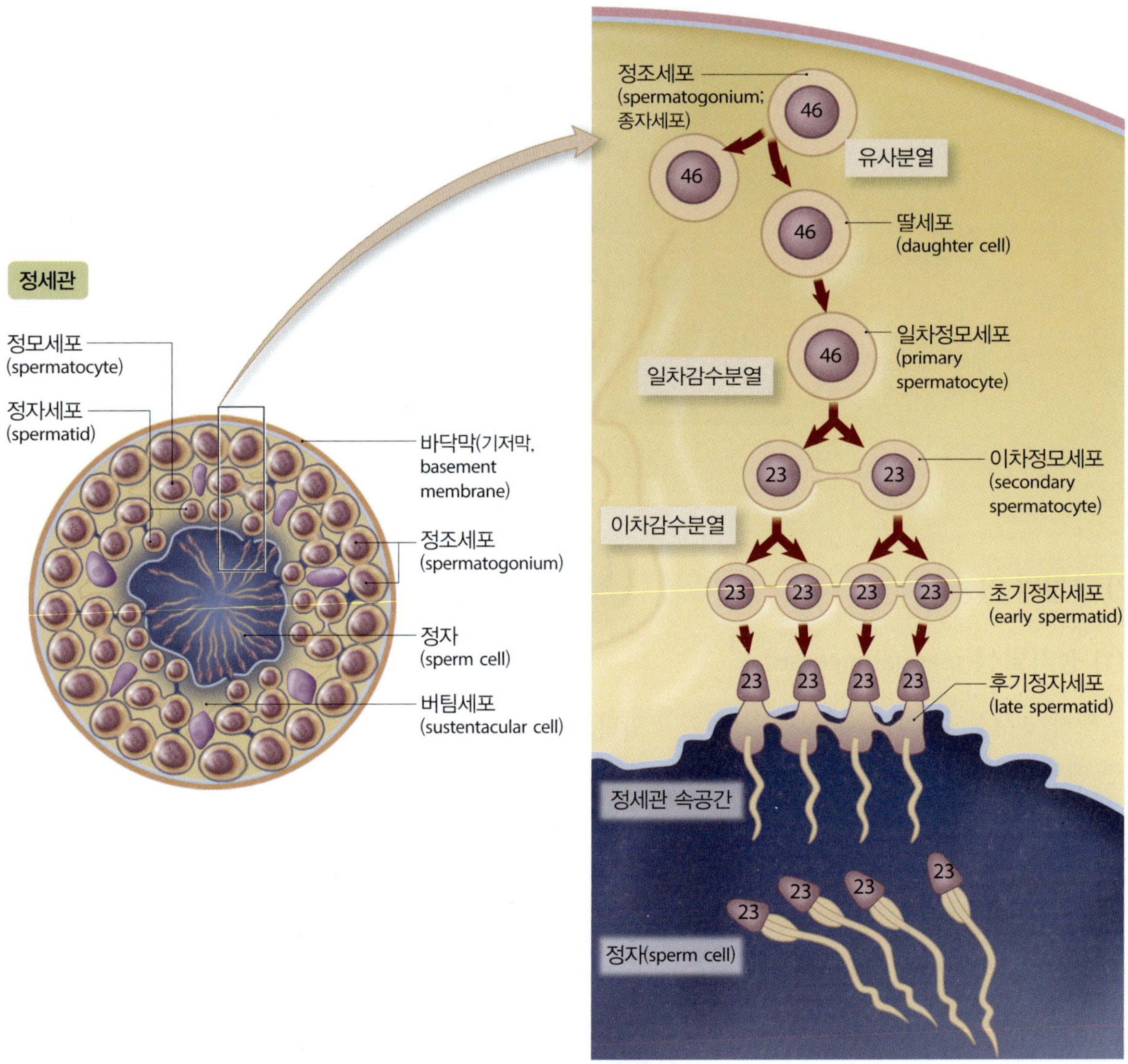

그림 23-6 정자발생

(2) 정자(sperm)

정자는 인체에서 가장 작고 특이한 세포 중 하나이다. sperm이라는 단어는 씨를 '뿌리는 동물(seed animal)'을 의미하는 라틴어 *spermatozoan*에서 유래하는데, 정자세포가 생식 과정에서 씨앗의 역할을 하기 때문이다. 또한 정자세포에는 꼬리가 있어서 독립적으로 움직일 수 있다.

정자는 크게 DNA 등을 포함한 **머리**(head)와 머리와 꼬리를 연결하는 **몸통**(midpiece), 운동성이 풍부한 **꼬리**(tail)로 구성된다(그림 23-7). 머리끝의 첨단체(acrosome)는 정자가 난자 바깥막과 접촉이 일어났을 때 난자 속으로 들어갈 수 있도록 난자 바깥막을 분해하는 가수분해효소를 함유하고 있다. 몸통에 있는 사립체(mitochondria)는 ATP(adenosine triphosphate)를 방출하여 정자 이동에 필요한 에너지원을 제공한다. 꼬리는 세포돌기의 일종인 편모(flagellum)이다.

고환에서 형성된 정자는 정관을 통해 정낭에 일차적으로 저장되었다가 전립샘을 관통하는 정관을 경유하여 요도에 도달한다.

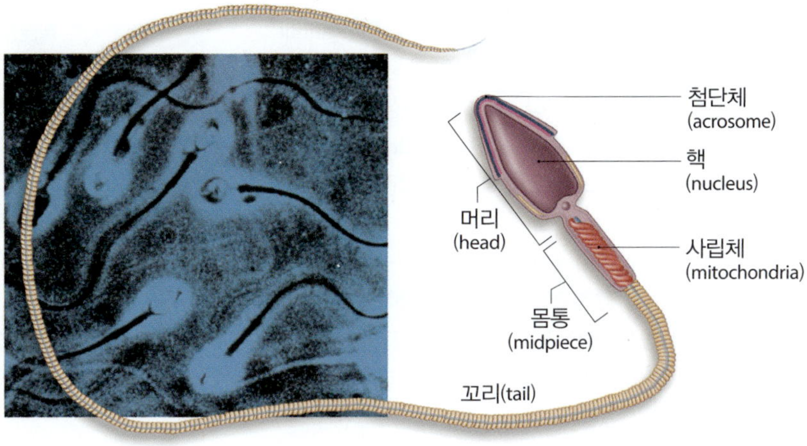

그림 23-7 사람의 정자

(3) 테스토스테론의 생산

고환은 정자발생 외에도 내분비기관으로서 기능하며 남성호르몬인 **테스토스테론**(testosterone)을 분비한다. 이 기능은 고환의 정세관 바로 바깥에 있는 사이질세포(interstitial cell)에 의해 수행된다(그림 23-5 참조). 시상하부에서 분비되는 생식샘자극호르몬방출호르몬(gonadotropin-releasing hormone, GnRH)은 뇌하수체앞엽에서 황체형성호르몬(luteinizing hormone, LH)을 분비하게 하여 사이질세포가 테스토스테론을 분비하도록 자극한다.

테스토스테론은 다음과 같은 기능을 수행한다.

① 남성화시킨다. 흔히 남성(male)을 떠올리게 하는 다양한 특성은 테스토스테론의 영향으로 발달한다. 예를 들어 소년은 사춘기가 되면 목소리가 굵어지는데, 이를 유발하는 것이 테스토스테론이다.

② 전립샘과 정낭 등 남성 부속기관의 발달을 촉진한다.

③ 단백질 대사를 자극한다(합성대사스테로이드, anabolic steroid). 따라서 성인 남성의 전형적인 근육발달과 근력을 담당한다.

요점확인

1. 남성 생식샘의 이름은 무엇인가?

2. 생식샘의 어떤 특정 구조가 정자발생을 담당하는가?

3. 남성 생식샘에서 생성되는 호르몬은 무엇인가?

23

임상응용

● **잠복고환(cryptorchidism)**

일반적으로 고환은 임신 30주 이후에 배안에서 고샅굴(inguinal canal)을 지나 음낭 안으로 내려오는데, 도중에 잠복하여 음낭 안에서 고정되지 않는 상태를 잠복고환이라고 한다. 2,500g 이상의 체중으로 태어난 정상아에서는 발생빈도가 2~3%이지만, 2,500g 미만 저체중아나 37주 미만의 미숙아에게서는 20% 전후에서 관찰된다는 보고가 있다.

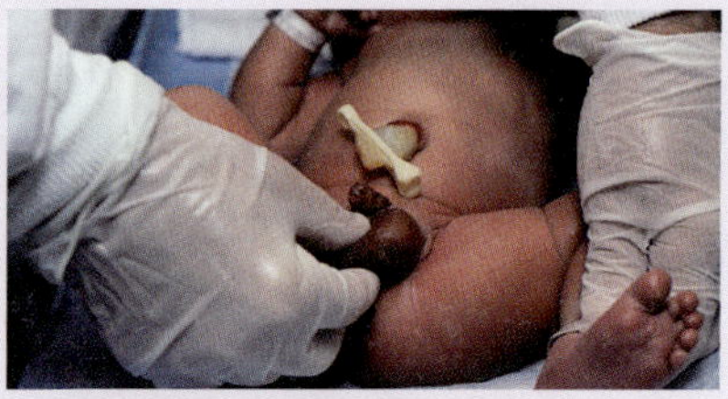

신생아의 잠복고환 선별검사

발달 중인 태아의 호르몬 불균형이나 신체적 결핍 또는 폐쇄 등이 원인인데, 이러한 원인에 관계없이 잠복고환을 가진 신생아는 고환이 배안에 남아 있게 되기 때문에 높은 몸속 온도로 인해 정자발생이 억제된다. 따라서 영구불임을 방지하기 위해 고환을 음낭으로 이동시키는 수술이 시행되어야 한다. 수술과 테스토스테론 주사로 조기에 치료하면 고환의 기능과 성적 발달이 정상적으로 이루어질 수 있다.

3. 생식관

정자가 고환에서 나와 인체 외부로 이동할 수 있는 통로인 **생식관**(genital duct)은 부속기관의 중요한 구성요소이다. 고환의 정세관벽에서 형성된 정자는 정세관에서 나와 부고환, 정관, 사정관 및 요도를 차례로 지나 몸 밖으로 나가게 된다.

1) 부고환(epididymis)

길이 약 6미터의 매우 단단하게 감긴 관인 **부고환**은 고환 위쪽 뒤모서리에 있는 쉼표 모양의 구조이다(그림 23-3 참조). 정자는 부고환에서 일시적으로 저장되는데, 부고환의 구불거리는 관 안에서 성숙하여 움직이거나 수영하는 능력을 발달시킨다.

부고환을 감싸는 특수 상피세포는 정자의 성숙을 돕는 영양분을 분비하고, 여분의 고환액(testicular fluid)을 제거하여 정자세포를 농축한다.

2) 정관(vas deferens)

정관은 부고환에서 나온 정자를 음낭에서 위쪽의 배안으로 통과할 수 있도록 하는 관이다. 정관은 두껍고 매끄러우며 움직일 수 있는 근육성 관으로, 음낭벽의 얇은 피부를 통해 쉽게 촉진할 수 있다. 또한 혈관과 신경을 둘러싸는 결합조직인 **정삭**(spermatic cord)이 되어 고샅굴을 통해 배안으로 들어간다(그림 23-3 참조).

3) 사정관(ejaculatory duct)과 요도(urethra)

배안으로 들어온 정관은 방광 위쪽과 뒤쪽 표면을 따라 아래로 뻗어 정낭(seminal vesicle)에서 나온 관과 합쳐져서 **사정관**을 형성한다. 사정관은 정자가 전립샘을 통과하여 요도로 비워지도록 하고, **요도**는 음경을 통과하여 바깥으로 열린다(그림 23-3 참조).

4. 부속샘

부속샘에는 2개의 정낭, 1개의 전립샘, 2개의 망울요도샘이 있으며, 정액(semen, seminal fluid)의 요소가 되는 분비물을 생성한다(그림 23-8).

정액은 보통 한 번에 3~5mL(약 1티스푼)가 사정되며 1mL에 약 1억 개의 정자가 들어 있다. 이 수치는 건강한 남성이라도 날마다 사정이 달라진다. 정액은 약알칼리성으로 여성 생식기관 내의 산성 환경으로부터 정자를 보호해준다.

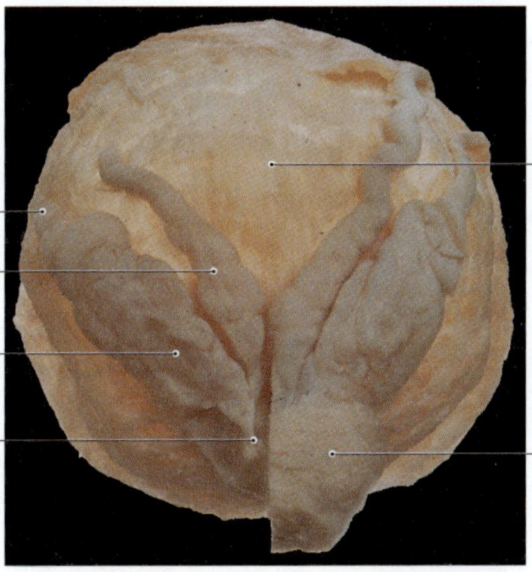

그림 23-8 남성의 부속샘(뒷면)

1) 정낭(seminal vesicle)

1쌍의 **정낭**은 정관과 결합하여 사정관을 형성하는 길쭉한 외분비샘이다(그림 23-3 참조). 정낭의 분비물은 정액 부피의 약 60%를 차지한다. 이 분비물은 옅은 노란색을 띠고 끈적하며 설탕과 과당이 풍부하다. 이 분비물은 운동성이 높은 정자에 에너지원을 제공한다.

2) 전립샘(prostate gland)

전립샘은 방광 바로 아래에 있는 도넛 모양의 기관으로, 다수의 민무늬근육과 그 안에 흩어져 있는 샘으로 이루어진다. 전립샘 한 가운데를 요도가 관통한 후 음경을 가로질러 바깥요도구멍(외요도공, external urethral orifice)에서 끝난다(그림 23-3, 23-9 참조).

전립샘은 전체 정액량의 약 30%를 차지하는 묽은 우유빛 액체를 분비하는데, 이 분비물은 정자를 활성화하고 운동성을 유지하도록 돕는다.

3) 망울요도샘(구요도샘, bulbourethral gland)

망울요도샘은 전립샘 바로 아래에 위치하는 완두콩 크기와 모양의 샘으로, 좌우 1쌍이 있다. 이곳에서 음경요도로 분비물을 분비한다(그림 23-3, 23-9 참조).

망울요도샘의 분비물은 정액이 사정되기 직전에 방출되는데, 요도에 묻은 소변을 중화하여 정자의 손상을 방지한다. 또한 요도를 윤활하게 하여 마찰로부터 정자를 보호하며, 성교 시 음경의 윤활제 기능을 한다. 정액의 5% 미만을 차지하는 분비물을 분비하며 쿠퍼샘(Cowper gland)이라고도 한다.

임상응용

- **양성전립샘비대(benign prostatic hypertrophy, BPH)**

전립샘은 방광 바로 아래에 위치하는 15g 정도의 샘으로 요도 주위의 속샘 또는 요도주위샘(이행영역이라고 함)과 그 주위에서 중심을 이루는 바깥샘(중심영역과 변연영역으로 이루어짐)으로 나뉜다. 전립샘비대는 주로 속샘영역의 과다형성에 의해 발생하는 양성종양으로, 샘성분과 사이질성분(민무늬근육세포나 아교질원섬유)이 다양한 비율로 혼합되어 있다.

전립샘의 형태나 기능은 일생에 걸쳐 남성호르몬의 조절을 받는다. 그래서 전립샘은 남성호르몬의 농도가 증가하는 사춘기에 커지고 그 후에는 거의 일정하게 유지된다. 그런데 50세 무렵이 되면 요도주위샘(속샘)을 중심으로 성호르몬의 영향에 따른 것으로 판단되는 과다형성이 일어나 요도압박에 의해 이른바 전립샘비대를 일으킨다. 이처럼 전립샘비대는 노인에게서 관찰되기 때문에 치료는 저침습적인 방법이 선택되며 수술도 경요도적 수술이 중심이 된다.

5. 바깥생식기관

남성의 바깥생식기관에는 음경과 음낭이 있으며, 흔히 생식기(genitalia)라고도 한다.

1) 음경(penis)

음경은 요도를 포함하는 남성의 성교기관으로, 내부에는 요도를 둘러싼 1개의 **요도해면체**(corpus spongiosum penis)와 등쪽에 위치한 2개의 **음경해면체**(corpus cavernosum penis) 3개의 발기조직이 있다(그림 23–9). 각 해면체는 질긴 백(색)막이 둘러싸고 있으며, 그 바깥을 피부가 덮고 있다. 성적으로 흥분하면 이 해면체에 혈액이 채워지면서 빳빳하게 발기하여 성교 시 여성의 질로 정자를 전달할 수 있게 된다.

음경 끝에는 요도해면체 끝이 부풀어서 **음경귀두**(glans penis)를 형성하고, 그 끝에 요도의 입구인 바깥요도구멍(외요도공, external urethral orifice)이 열린다. 음경귀두 주위에 이중으로 접혀 신축성이 풍부한 얇은 피부를 **음경꺼풀**(foreskin)이라고 하는데, 음경꺼풀이 귀두에 너무 밀착해 있어 자극이 되거나 AIDS 등의 성병 확산 예방을 위한 의학적 이유로 음경꺼풀을 제거하는 포경수술(circumcision)이 시행되기도 한다.

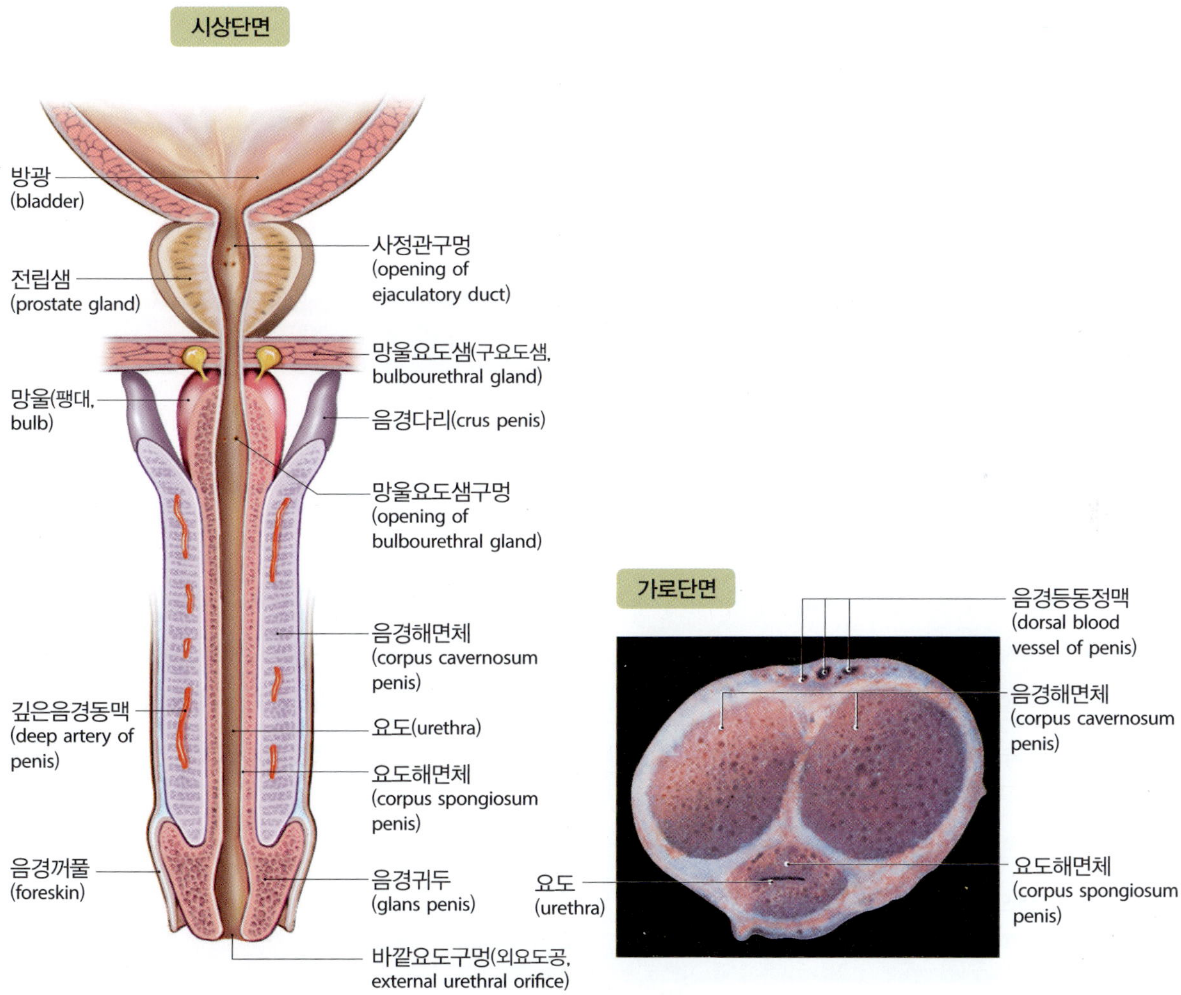

그림 23–9 음경

2) 음낭(scrotum)

음낭은 배벽 피부에서 이어져 고환, 부고환과 정삭의 일부를 감싸는 주머니로, 남성의 고샅부위에 위치한다. 음낭 내부는 사이벽(중격, septum)에 의해 2개의 구획으로 나뉘며, 각 구획에는 고환, 부고환, 정관의 아랫부분 및 정삭의 시작부분이 있다(그림 23-3 참조).

음낭에 있는 음낭근(dartos muscle)은 추운 환경에서는 수축하여 음낭 피부를 더 주름지게 하고, 더운 환경에서는 이완하여 정자 생성에 적절한 온도를 유지하게 한다.

요점확인

1. 부고환에서 어떤 관이 연결되는가?
2. 정액을 생성하는 기관은 무엇인가?
3. 발기조직의 기능은 무엇인가?
4. 음경귀두는 무엇인가?

3. 여성 생식계통

1. 여성 생식계통의 구성

여성의 생식샘은 1쌍의 **난소**(ovary)이며, 여기서 여성의 생식세포인 난자(ova)를 생산하고 에스트로젠과 황체호르몬(프로제스테론)이라는 호르몬을 분비한다. 부속기관에는 난자를 운반하는 **자궁관**(uterine tube)과 수정란을 받아들여 발육시키는 **자궁**(uterus), 출산 시 산도 역할을 하는 **질**(vagina), 여성에게만 중요한 생식기능이 있는 부속샘인 **젖샘**(유선, mammary gland), 그리고 바깥생식기관인 **음부**(pudendum)가 있다(표 23-3, 그림 23-10).

표 23-3 여성 생식계통의 구성

필수기관(생식샘)	부속기관
난소(2개)	생식관 : 자궁관(2개), 자궁, 질
	부속샘 : 큰질어귀샘(2개), 작은질어귀샘(2개), 젖샘
	바깥생식기관 : 음부

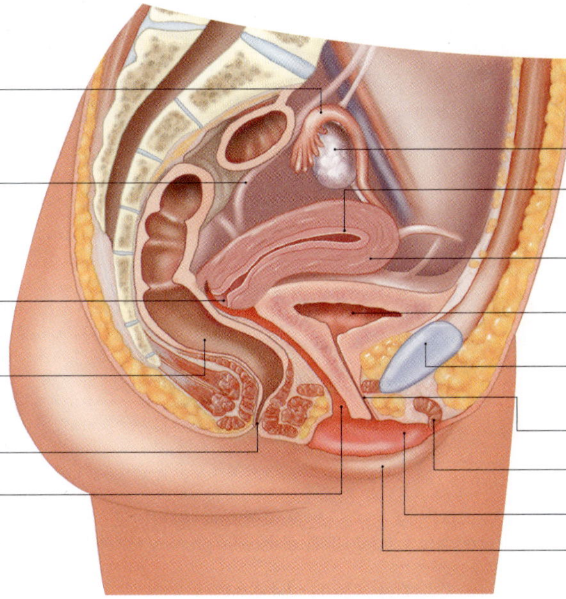

그림 23-10 여성 생식계통

2. 난소

1) 난소의 구조와 위치

무게 약 3g의 아몬드 모양 **난소**(ovary)는 여성의 생식샘으로 쌍을 이루며, 자궁 양쪽에 있는 골반안의 인대에 부착하여 위치한다. 난소는 주름져 있어 고르지 않은 표면을 가진다.

갓 태어난 여아의 난소 바깥층에는 결합조직의 바탕질이 있으며, 여기에 약 100만 개의 **난포**(ovarian follicle)가 들어 있다. 각 난포에는 미성숙한 여성 생식세포인 **난모세포**(oocyte)가 있으며, 사춘기에 뇌하수체앞엽호르몬인 난포자극호르몬(FSH)의 자극을 받으면 **일차난포**(primary follicle)로 발달한다. 난포는 때로 난포세포(follicular cell)라고 하는 입방세포층으로 둘러싸여 있다. 계속해서 발달하여 난모세포 주위에 난포세포층의 수가 증가하면 호르몬을 분비하기 시작하고, 액체로 채워진 난포방(follicular antrum)이라는 공동이 나타나 **이차난포**(secondary follicle)가 된다.

여성의 생식기간 동안 약 350~500개의 일차난포가 성숙난포로 완전히 발달하며, 성숙난포는 수정을 위한 난자를 방출하는데, 이 과정을 **배란**(ovulation)이라고 한다. 완전히 성숙하지 않은 난포는 퇴화되어 난소조직으로 재흡수된다. 배란 후 파열된 난포는 호르몬을 분비하는 샘 구조인 **황체**(corpus luteum)로 바뀐다(그림 23-11).

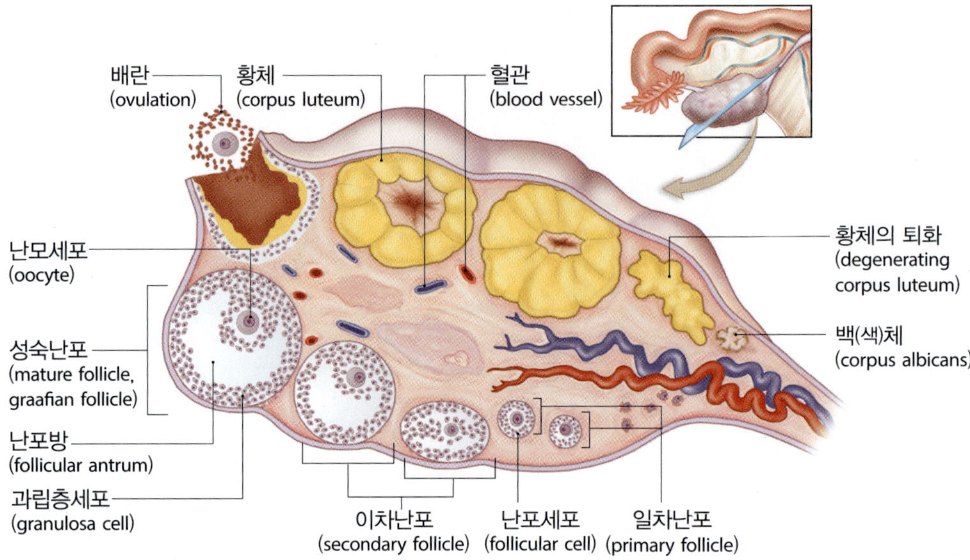

그림 23-11 난소

난소의 단면은 난포발달의 연속적인 단계를 나타내고 있다. 첫 단계(일차난포)에서 시작하여 시계 방향으로 따라 최종 단계(황체의 퇴화)로 이동한다.

2) 난소의 기능

(1) 난자발생(oogenesis)

난자가 생성되는 과정을 **난자발생**이라고 한다. 정자발생에서 일어나는 특수 형태의 세포분열인 감수분열(meiosis)이 난자발생에서도 동일하게 나타난다. 여성의 생식세포는 초기단계부터 수정 직후까지의 발달단계에서 2번의 감수분열이 일어나며, 그 결과 염색체 수는 딸세포(daughter cell)에서 균등하게 감소하여 다른 인체 세포에서 관찰되는 수(46개)의 절반(23개)으로 줄어든다. 그러나 세포분열 시 세포질의 양이 딸세포 간에 불균등하게 분배된다. 그 결과 하나의 큰 **난자**와 **극체**(polar body)라고 하는 작은 딸세포가 형성되어 퇴화한다. 난자는 인체에서 가장 큰 세포이며 세포질이 가장 많은데, 이는 난자가 자궁에 착상하여 자궁으로부터 영양을 공급받을 때까지 배아의 발달에 필요한 영양분을 제공하는 역할을 한다.

수정 시 난자에서 감수분열의 마지막 단계가 완료되고 마지막 극체가 방출된다. 부모 양쪽의 생식세포가 결합하여 정상적인 염색체 수(46개)를 가진 접합자(zygote)가 된다(그림 23-12).

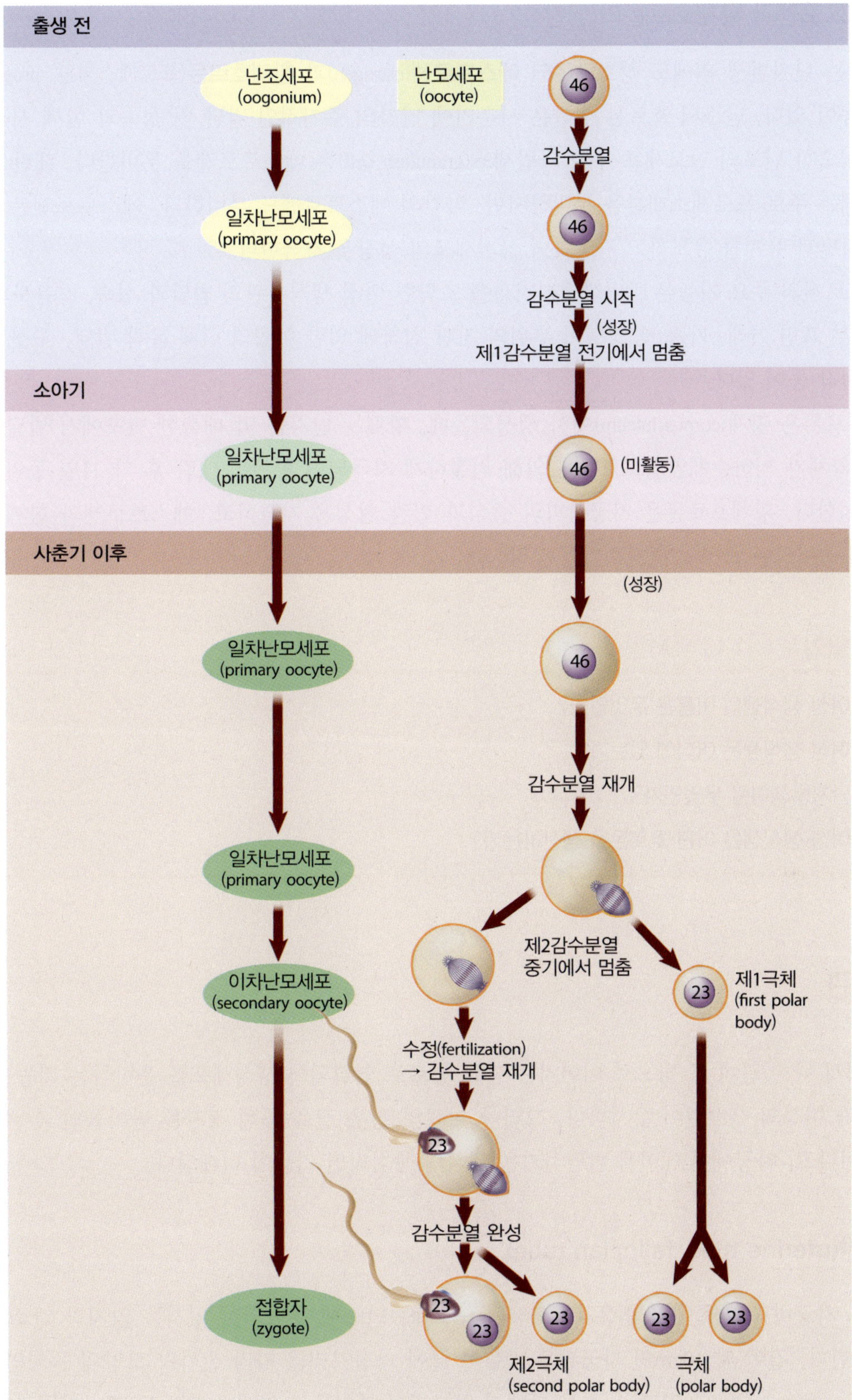

출생 전
난조세포
(oogonium)
난모세포
(oocyte)
46
감수분열
일차난모세포
(primary oocyte)
46
감수분열 시작
(성장)
제1감수분열 전기에서 멈춤
소아기
일차난모세포
(primary oocyte)
46
(미활동)
사춘기 이후
(성장)
일차난모세포
(primary oocyte)
46
감수분열 재개
일차난모세포
(primary oocyte)
이차난모세포
(secondary oocyte)
제2감수분열
중기에서 멈춤
제1극체
(first polar
body)
23
수정(fertilization)
→ 감수분열 재개
23
감수분열 완성
접합자
(zygote)
23
23
23
제2극체
(second polar body)
23
23
극체
(polar body)

그림 23–12 난자발생

(2) 에스트로젠과 황체호르몬의 생산

난소에는 난자발생 외에도 성호르몬인 **에스트로젠**(estrogen)과 **황체호르몬**(프로제스테론, progesterone)의 분비 기능이 있다. 난소의 호르몬 생산은 사춘기에 난자의 주기적인 발달 및 성숙과 함께 시작된다. 성장하고 성숙한 난포의 난모세포 주위 과립세포(granulosa cell)는 에스트로젠을 분비한다. 배란 후에 발달하는 황체는 주로 프로제스테론을 분비하지만, 약간의 에스트로젠도 분비한다. 에스트로젠은 여성의 이차성징 발달과 유지를 유도하고 자궁속벽 상피세포의 성장을 자극한다.

에스트로젠의 주요 기능은 ①바깥생식기관을 포함한 여성 생식기관의 발달과 성숙, ②음모와 유방 발달, ③피부 표면 아래, 가슴 및 엉덩이 부위의 지방 침착에 의한 여성의 신체 윤곽 발달, ④첫 번째 월경주기의 시작 등이 있다.

황체호르몬은 황체(corpus luteum)에서 생성되는데, 황체는 난자를 막 배출한 난포에서 발달하는 샘구조이다. 황체가 뇌하수체앞엽호르몬에 의해 적절하게 자극되면 황체는 배란 후 약 11일 동안 황체호르몬을 생성한다. 황체호르몬은 자궁상피의 증식과 혈관 형성을 자극하고, 에스트로젠과 함께 작용하여 사춘기에 접어드는 소녀의 월경주기를 시작한다.

요점확인

1. 여성 생식샘의 이름은 무엇인가?
2. 여성 생식샘은 어디에 있는가?
3. 난자발생이란 무엇인가?
4. 여성 생식샘은 어떤 호르몬을 생산하는가?

3. 생식관

생식샘에서 나온 관이 몸 밖으로 이어지는 단일 통로로 연결되어 생식세포를 운반하는 기능을 하는 점에서 남성과 여성의 생식관이 유사하다. 그러나 여성의 경우 질을 통해 정자를 받아들인 후 자궁관에서 수정이 일어나고, 자궁에서 태아를 발달시키는 생식의 중심적인 기능이 더해진다.

1) 자궁관(uterine tube, fallopian tube)

자궁관은 자궁바닥 양쪽에서 뻗은 관 모양의 구조로, 난소에 부착되어 있지는 않지만 난소의 관으로서 역할을 한다. 길이 약 10cm인 자궁관은 바깥쪽 끝에 가장자리를 따라 손가락 모양의 돌기인 **자궁관술**(fimbriae of uterine tube)이 나 있고, 난소 상단에서 구부러져 배안으로 열린다(그림 23-13). 자궁관 안쪽 끝은 자궁에 부착되고, 내부의 구멍을 통해 자궁안(자궁강)과 연결된다.

난소에서 배란된 난자는 잠시 배안으로 들어갔다가 자궁관술의 물결 모양 움직임과 표면 섬모의 박동에 의해 자궁관으로 들어간다. 자궁관으로 들어간 난자는 자궁으로 이동하며, 일부 난자는 자궁관으로 들어가지 못하고 배안에 남아 재흡수된다.

자궁관은 전체 길이의 약 2/3는 좁지만(잘록, isthmus), 가쪽 약 1/3은 넓어서 **자궁관팽대**(ampulla of uterine tube)를 형성하며 난자와 정자의 수정은 보통 이곳에서 일어난다.

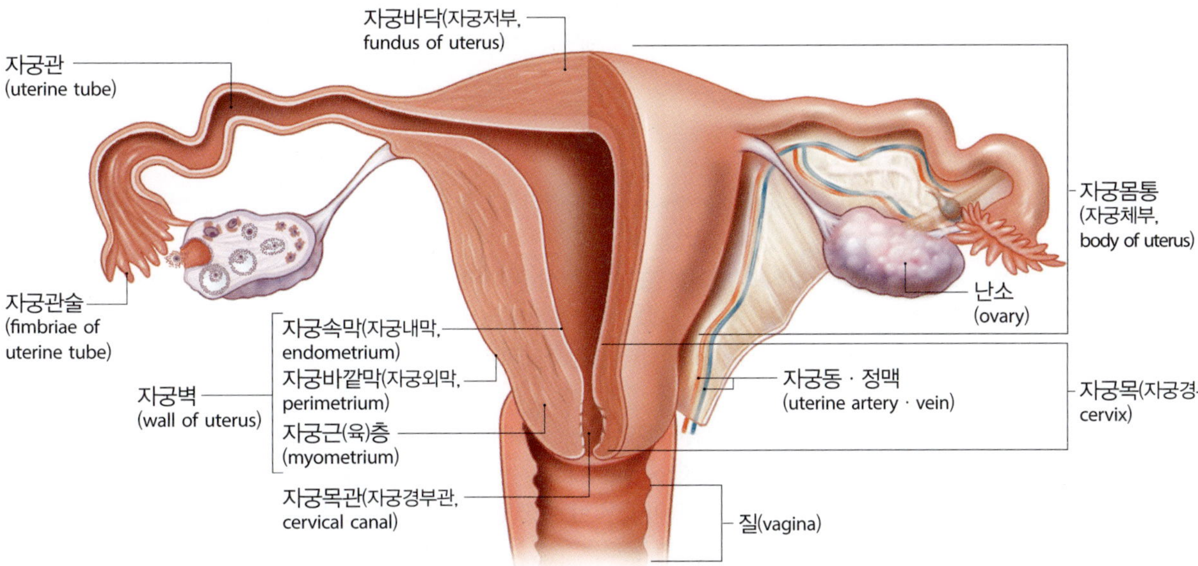

그림 23–13 자궁관과 자궁

2) 자궁(uterus)

자궁은 서양배 크기 정도밖에 되지 않는 비교적 작은 기관으로, 골반안에서 곧창자와 방광 사이에 기울듯이 위치한다. 자궁은 상부의 넓은 부분인 **자궁몸통**(자궁체부, uterine body)과 하부의 좁은 부분인 **자궁목**(자궁경부, cervix)의 두 부분으로 구성되며, 자궁관이 자궁몸통에 부착하는 부분 바로 위에는 둥글게 돌출되어 **자궁바닥**(자궁저부, fundus)을 형성한다.

자궁벽은 민무늬근육(평활근)으로 되어 있으며, **자궁속막**(자궁내막, endometrium), **자궁근(육)층**(myometrium), **자궁바깥막**(자궁외막, perimetrium)의 3층으로 이루어진다(그림 23–13). 자궁속막은 주기적인 변화를 반복하며 수정란의 착상에 대비한다. 수정란이 자궁속막에 착상하는 시기와 일치해서 두께가 증가하는데, 임신하지 않은 경우에는 자궁속막이 떨어져나가 출혈을 일으키며 이를 월경이라고 한다. 자궁속막의 이러한 변화는 약 4주(28일)를 한 주기로 계속해서 반복되기 때문에 **월경주기**(menstrual cycle)라고 한다.

월경은 보통 11~12세 사이의 사춘기에 시작된다. 보통 이 주기는 약 30~40년 동안 반복되다가 50세쯤의 폐경기(갱년기)가 되면 멈춘다.

임상응용

- **자궁외임신(ectopic pregnancy)**

수정된 난자가 자궁이 아닌 딴곳에 착상하여 발생하는 임신을 말한다. 자궁관의 바깥쪽 끝이 골반안으로 열려 있고 난소와 연결되어 있지 않기 때문에 간혹 난자가 자궁관으로 들어가지 않은 상태에서 수정되어 배안에 남는 경우가 있다. 드물기는 하나 수정란이 배안 장기의 표면이나 창자간막에 착상되면 계속하여 발달할 수 있다. 이 경우 제왕절개로 분만해야 한다. 대부분의 자궁외임신은 자궁관에서 착상이 이루어지므로 자궁관임신(tubal pregnancy)이라고도 한다. 잘못된 곳에 착상하기 때문에 태아는 사망하게 되며, 치료하지 않으면 자궁관 파열이 발생한다.

- **자궁절제(hysterectomy)**

자궁절제라는 용어는 '자궁(uterus)'을 의미하는 *hystera*와 '잘라내다'를 의미하는 *ektome*라는 그리스어 조합에서 유래하며, 자궁을 외과적으로 제거하는 것을 말한다.

종종 자궁절제를 난소나 기타 생식조직의 제거를 포함하여 잘못 사용하는 경우가 많다. 자궁절제에서는 오로지 자궁만 제거된다. 자궁목을 포함하여 자궁 전체를 제거하는 경우에는 전체자궁절제(total hysterectomy)라고 하고, 자궁목은 그대로 두고 자궁몸통만 제거한 경우에는 대부분전자궁절제(아전자궁절제, subtotal hysterectomy)라고 하는 것이 적절하다.

실제로 자궁절제는 배벽을 절개하는 복식자궁절제(abdominal hysterectomy)나 질을 통한 질경유자궁절제(vaginal hysterectomy)로 수행할 수 있다. 난소절제(oophorectomy)는 난소를 제거하는 것을 말한다. 예를 들어 자궁암이나 난소암에 걸린 여성의 경우, 두 가지 수술이 동일한 수술 중에 이루어질 수 있지만, 두 가지 수술을 설명하는 데 사용되는 용어를 같은 의미로 해석해서는 안 된다.

3) 질(vagina)

질은 자궁목과 음부를 연결하는 길이 약 10cm의 팽창성 관으로, 주로 민무늬근육으로 구성되며 점막으로 덮여 있다. 방광과 곧창자 사이의 골반안에 위치한다(그림 23-10 참조). 여성 생식기관에서 외부로 열리는 부분으로, 정자가 난자를 만나기 위해 들어가는 성교기관이자 태아가 나오는 산도이기도 하다.

4. 부속샘

1) 질어귀샘(전정샘, vestibular gland)

질입구(vaginal orifice) 좌우의 조직에는 2쌍의 외분비샘인 **질어귀샘**이 있으며, 이곳에서 외음의 질어귀(전정)로 점액을 분비한다. 이 외분비샘 중 1쌍을 큰질어귀샘(대전정샘, greater vestibular gland; 바르톨리샘)이라고 하고, 다른 1쌍을 작은질어귀샘(소전정샘, lesser vestibular gland; 스킨샘)이라고 한다. 질어귀샘에서 분비되는 점액은 성교 중 윤활제로서 작용한다.

2) 젖샘(유선, mammary gland)

유방(breast)은 가슴근육 위에 위치하며, 섬유걸이인대(섬유지지인대, fibrous suspensory ligament; 쿠퍼인대)에 의해 상부의 피부와 가슴근육에 고정되어 있다. 유방의 크기는 젖을 분비하는 샘조직 자체의 양보다 샘조직 주위의 지방조직 양에 의해 결정된다. 따라서 유방의 크기가 모유의 분비량을 좌우하는 것은 아니다.

유방의 **젖샘**은 방사상으로 배열된 15~20개의 **엽**(lobe)으로 구성된다(그림 23-14). 각 엽은 여러 개의 **소엽**(lobule)으로 이루어지며, 각 소엽은 젖을 분비하는 **샘세포**(glandular cell)로 구성된다. 샘세포는 샘꽈리(샘세엽, glandular acinus)라는 작은 방이 포도처럼 배열되어 있다. 작은 수축세포가 샘꽈리를 둘러싸고 있으며, 뇌하수체뒤엽에서 분비되는 옥시토신(oxytocin, OT)에 의해 자극을 받으면 젖을 **젖샘관**(유관, lactiferous duct)으로 밀어낸다.

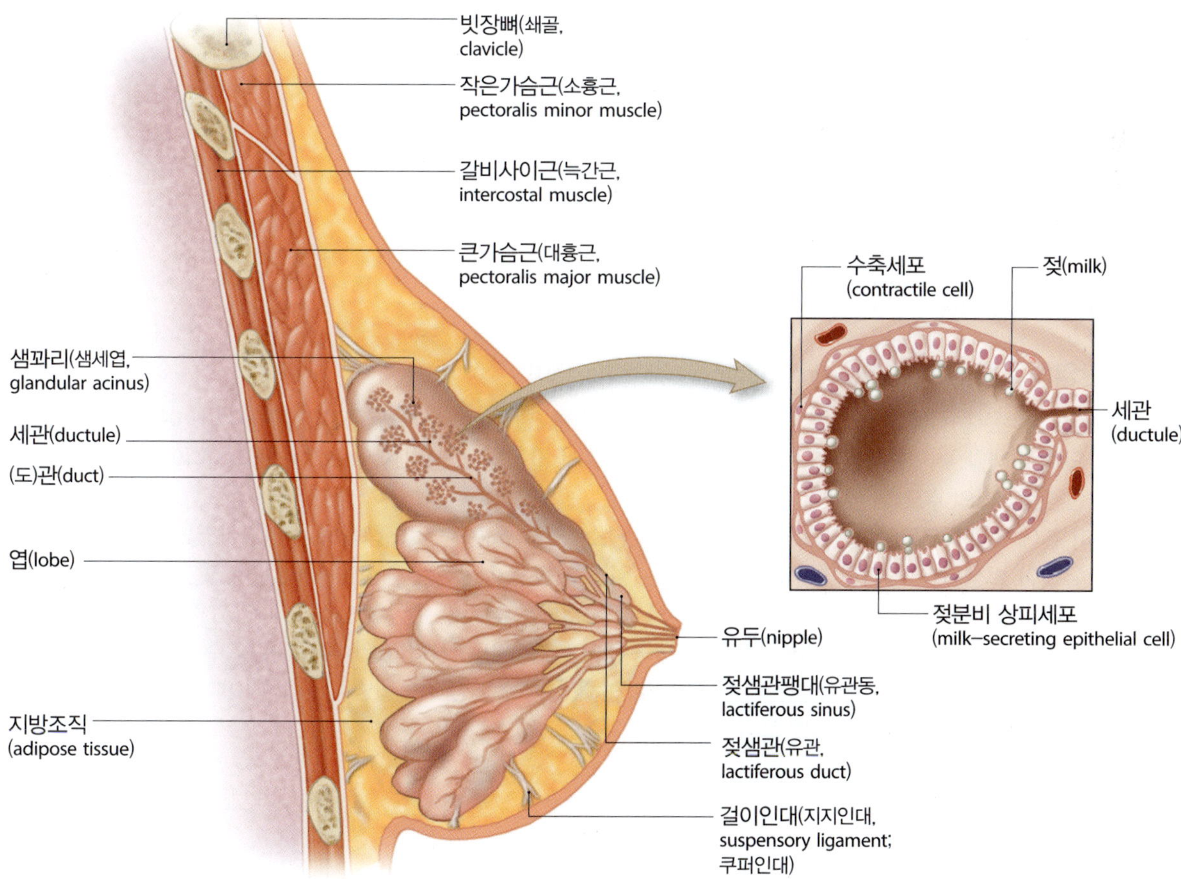

그림 23-14 **젖샘**

젖샘관은 샘꽈리로부터 받은 젖을 바퀴살처럼 생긴 유두(nipple) 쪽으로 모이게 한다. 각 엽에서 나온 관은 합류하여 1개의 젖샘관이 된 후 유두에 이르며, 젖샘관은 유두 바로 앞에서 방추상으로 확장된 **젖샘관팽대**(유관동, lactiferous sinus)를 형성한다. 젖샘관팽대는 스포이트 끝에 달린 고무와 같은 역할을 하여 아기가 젖을 물고 빨면 유두를 통해 젖을 뿜어낸다.

유두 주위에는 멜라닌색소가 침착된 **젖꽃판**(유륜, areola)이 있는데, **젖꽃판샘**(유륜샘, areolar gland)이라는 작은 돌기가 많이 나 있다. 젖꽃판샘은 아기에게 젖을 먹이는 동안 피부를 보호하는 피부기름을 분비하는 기름샘이다. 또한 젖꽃판에는 유두를 세우도록 수축하는 민무늬근육그물이 있으며, 이는 종종 아기가 가장 효율적인 위치에서 유두를 물 수 있도록 도와준다.

요점확인

1. 자궁은 주요 기능은 무엇인가?
2. 젖샘관을 통해 전달되는 물질은 무엇인가?
3. 남성과 여성의 생식관은 어떻게 비슷하고 어떻게 다른가?

임상응용

● **골반염증질환(골반염, pelvic inflammatory disease, PID)**

골반염증질환은 여성에게 흔히 발생하는 질환으로, 골반통, 발열, 질 분비물 증가가 특징이다. 여러 유형의 병원체에 의해 발생할 수 있는 급성 또는 만성 염증질환으로서 발생한다. 성병을 일으키는 클라미디아(*Chlamydia*)는 특히 골반염증질환의 주요 원인이다.

감염이 질에서 위쪽으로 확산되면서 자궁, 자궁관, 난소, 기타 골반 장기를 침범하는 경우가 많으며, 종종 흉터조직과 유착이 발생한다. 심각한 합병증을 일으키는 일부 성병은 처음에는 증상을 나타내지 않는 무증상인 경우가 많다. 특히 클라미디아 감염으로 인한 골반염증질환의 발병은 심각한 손상이 발생할 때까지 무증상일 수도 있다. 따라서 여성은 감염이 진행 중이며 심각한 문제를 일으키고 있다는 사실을 인식하지 못할 수 있다.

불임(infertility)은 장기 또는 만성 골반염증질환으로 인해 발생하는 심각한 합병증 중 하나이다. 골반염증질환의 중증도와 관련하여 복강경검사를 시행하여 검사한다.

5. 바깥생식기관

여성의 바깥생식기관은 **외음**(vulva)이라고 일컬으며, 질입구와 항문 사이의 영역으로 불두덩, 음핵, 소음순, 대음순 등이 포함된다(그림 23-15).

불두덩(치구, mons pubis)은 두덩결합(치골결합, symphysis pubis) 위에 있는 피부 융기부위를 말하며 지방조직이 발달해 있고, 사춘기 이후에 이곳에서 음모(pubic hair)가 난다. 불두덩에서 아래쪽으로 뻗어 있는 **대음순**(labium majus)은 지방조직과 땀샘으로 구성된 길쭉한 주름으로, 바깥면은 색소와 음모로 덮여 있고 속면은 털이 없고 매끄럽다. 대음순 사이에는 **소음순**(labium minus)이 위치하며 얇은 피부로 덮여 있다. 대음순과 소음순은 정중선의 앞쪽에서 서로 연결된다.

소음순 사이 공간을 **질어귀**(질전정, vaginal vestibule)라고 한다. 이곳에 여러 생식기 구조가 있다. 음경의 발기조직에서 관찰할 수 있는 귀두와 유사한 구조가 **음핵**(clitoris)이며, 소음순 앞쪽의 접합부 바로 뒤에 있다. 음핵의 발기조직은 더 깊은 곳에서 2개의 망울(bulb)로 나뉜다.

음핵과 질입구(vaginal orifice) 사이에는 **바깥요도구멍**(외요도공, external urethral orifice)이 있다. 질입구는 **질입구주름**(hymen)이라는 얇은 점막주름으로 둘러싸여 있는데, 때로 질입구주름이 질입구를 부분적으로 막기도 한다. 질어귀샘관구멍(대전정선관구, opening of vestibular gland duct)이 소음순 안쪽과 질입구 양쪽으로 나 있다.

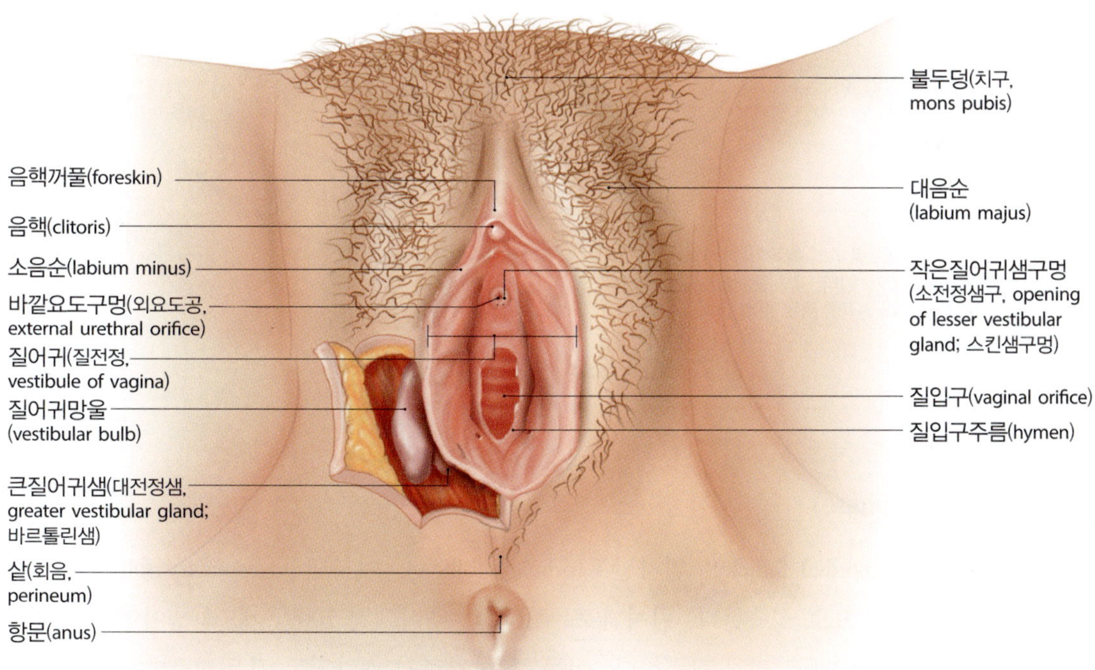

그림 23-15 여성 바깥생식기관

6. 여성의 성주기

1) 난소주기(ovarian cycle)

여성의 난소에서는 약 **28일**을 주기로 1개의 난포가 성숙하여 배란되고 황체를 형성하며 백(색)체가 되는 일련의 과정이 반복적으로 일어나는데, 이를 **난소주기**라고 한다(그림 23-16).

난소주기는 **난포기**, **배란기**, **황체기**로 나뉜다.

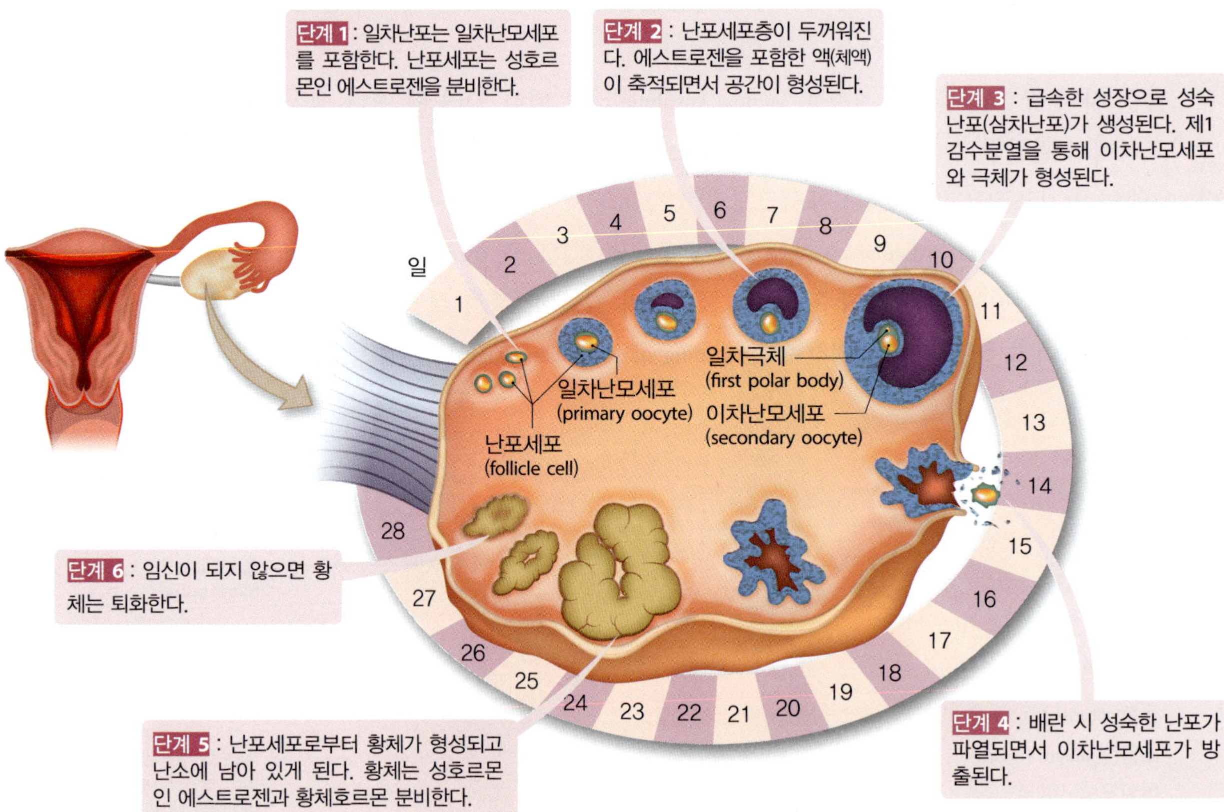

그림 23-16 난소의 가로단면과 난소주기

(1) 난포기(follicular phase)

난포는 원시난포(primordial follicle), 일차난포(primary follicle), 이차난포(secondary follicle), 성숙난포(graafian follicle)로 단계적으로 성숙한다. 원시난포는 30주의 태아에게 700만 개, 신생아에게 80만 개, 사춘기에 1만 개, 갱년기에 0개로 점차 감소한다. 이들 중 난자로서 배란되는 것은 400개이다. 난포기에는 여러 개의 원시난포가 커지는데, 그중 1개가 주기 6일 무렵부터 급격하게 성장하고 나머지는 퇴화한다.

(2) 배란기(ovulatory phase)

주기 14일 무렵에 난포벽이 파괴되어 성숙한 난자가 배안(복강)으로 나오는데, 이를 **배란**(ovulation)이라고 한다. 배란된 난자는 자궁관으로 들어가 섬모운동을 통해 자궁으로 운반된다.

(3) 황체기(luteal phase)

배란 후 즉시 황체기가 시작된다. 배란 후 난포는 혈액으로 채워져 붉어진다(출혈체). 그러나 얼마 지나지 않아 노란 색소가 풍부한 황체세포로 채워져 **황체**(corpus luteum)가 된다. 난자가 수정되어 자궁속막에 착상하면 황체는 다시 커진다. 수정되지 않으면 2주일 후에 퇴화하여 **백(색)체**(corpus albicans)가 된다.

2) 월경주기(menstrual phase; 자궁주기)

자궁속막은 주기적인 변화를 반복하며 수정란의 착상에 대비한다. 수정되지 않을 경우 자궁속막이 떨어져나가 출혈을 일으키는데, 이를 **월경**(menstruation)이라고 한다. 월경은 **약 28일** 주기로 일어나며, 월경주기는 **월경기**, **증식기**, **분비기**로 나뉜다(그림 23-17).

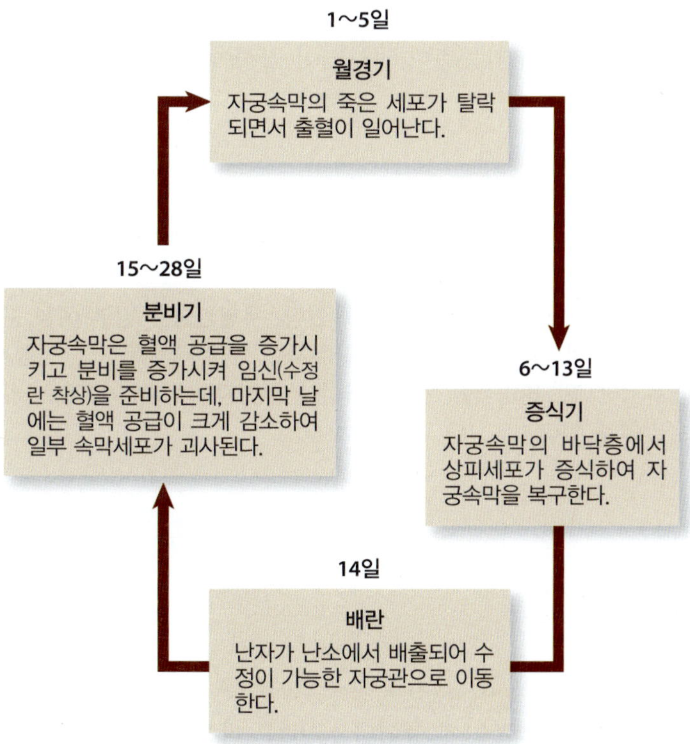

그림 23-17 월경주기

(1) 월경기(menstrual period)

월경주기의 초기 약 1~5일을 가리키며, 난소주기에서 황체기 말기에 해당하는 시기이다. 혈중 에스트로젠과 황체호르몬(프로제스테론)의 농도가 낮으며, 자궁속막이 심층 부분을 제외하고 탈락되어 출혈이 일어난다.

(2) 증식기(proliferative phase)

월경주기의 약 6~13일 무렵을 가리키며 난소주기에서는 난포기에 해당하는 시기이다. 에스트로젠이 급격히 증가하고, 황체호르몬은 최저 수준으로 유지된다. 에스트로젠의 증가로 인해 자궁속막의 바닥층에서 재생과 증식이 일어나기 때문에 증식기라고 하며, 자궁속막샘(endometrial gland)이 형성되지만 점액은 분비되지 않는다.

(3) 분비기(secretory phase)

월경주기에서 가장 긴 약 15~28일을 가리키며, 난소주기에서 황체기에 해당하는 시기이다. 에스트로젠과 황체호르몬의 협동작용으로 자궁속막이 두꺼워지면서 자궁속막샘에서 점액 분비가 시작된다. 혈관은 두꺼워지고 속막은 비대해져 충혈되며 수정란이 착상하여 발육하기 쉬운 상태가 된다. 황체가 퇴화하면 자궁속막은 얇아지고 표면의 기능층이 괴사되어 월경이 일어난다.

건강과 웰빙

- **여성 운동선수의 무월경증**

생리를 하지 않는 것을 무월경증(amenorrhea)이라고 한다. 무월경증은 일부 여성 운동선수에게 발생하는데, 이는 체지방 성분이 너무 낮아 정상적인 생식기능을 유지할 수 없기 때문이다. 월경기간보다 적혈구용적률(hematocrit, Hct)을 높게 유지하지만, 바람직한 상태는 아니다. 무월경증은 불임 외에도 낮은 혈중 에스트로젠 수치로 인해 골다공증을 유발할 수 있다.

3) 여성 성주기의 조절

여성 성주기는 시상하부, 뇌하수체앞엽, 난소에서 분비되는 호르몬에 의해 조절된다(그림 23-18). 이 호르몬은 여성 생식세포의 성숙, 여성 성주기에 일어나는 변화, 여성의 이차성징 발현 등의 작용을 한다.

시상하부에서 생식샘자극호르몬방출호르몬(gonadotropin-releasing hormone, GnRH)이 분비되면 뇌하수체앞엽으로 들어간다. 그 결과 뇌하수체앞엽은 혈액으로 난포자극호르몬(follicle stimulating hormone, FSH)과 황체형성호르몬(luteinizing hormone, LH)의 분비를 자극하게 된다. 월경주기의 약 1~7일까지 GnRH는 뇌하수체앞엽을 선택적으로 자극하여 더 많은 양의 FSH를 분비한다. FSH의 높은 혈중농도는 여러 미성숙 난포를 자극하여 성장시키고 에스트로젠을 분비하기 시작한다. 에스트로젠과 GnRH의 혈중농도가 함께 증가하면 뇌하수체앞엽이 LH를 점점 더 많이 분비하도록 자극하는데, LH는 난포와 난자의 성숙, 배란(난자 배출과 함께 성숙난포의 파열) 및 황체화(파열된 난포에서 황체 형성)를 유발한다.

배란은 FSH와 LH의 상호작용으로 발생하는데, 분비기가 끝날 무렵 에스트로젠과 황체호르몬의 분비가 급격히 감소하면 자궁속막이 파열되어 월경이 다시 시작된다.

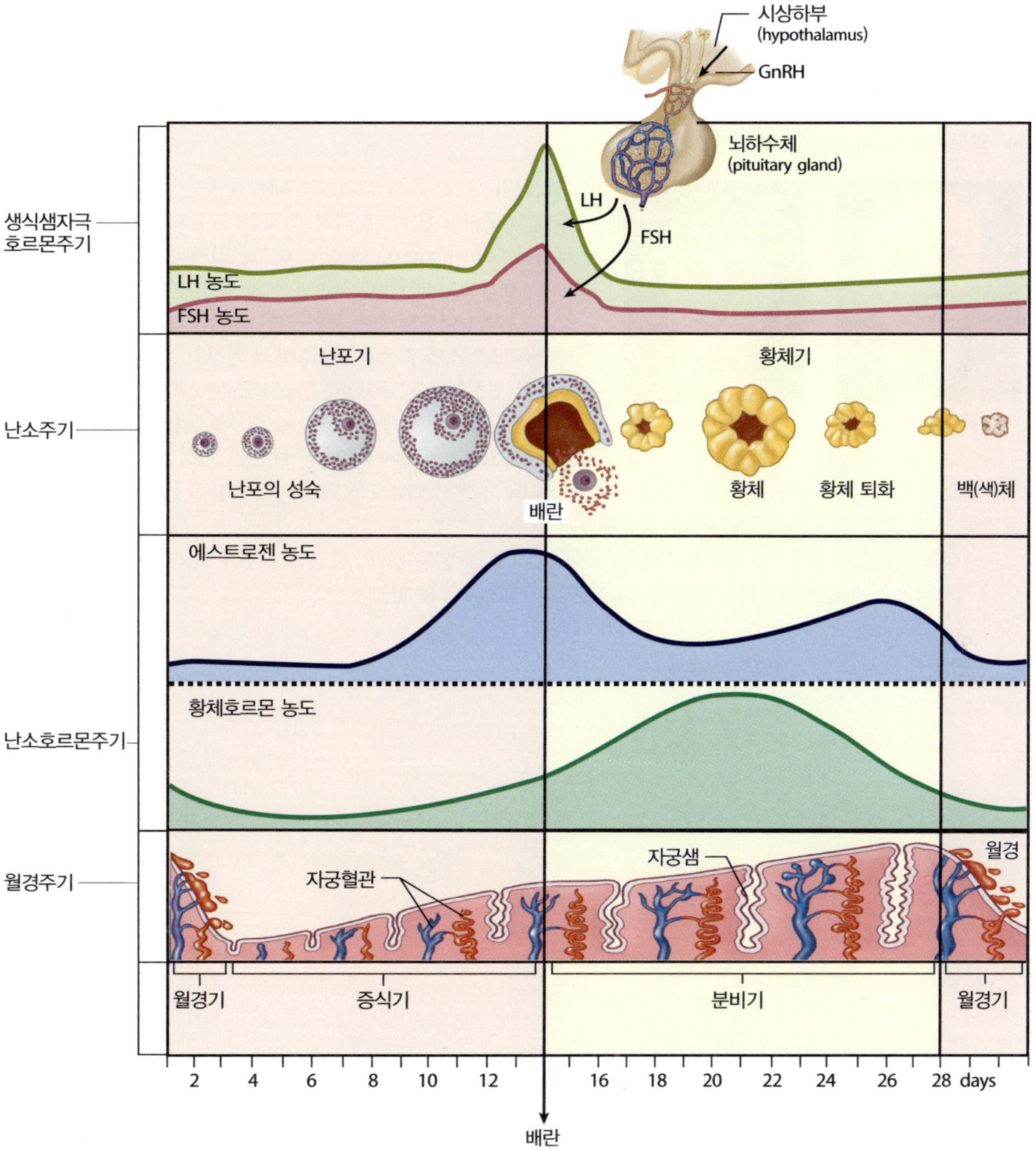

그림 23-18 여성 성주기에 따른 변화

28일 주기 동안 일어나는 뇌하수체, 난소, 자궁의 변화와 상호 관계를 보여준다. 황체형성호르몬(LH)의 급격한 증가는 배란을 유발하는 반면, 월경(자궁속막 탈락)은 낮은 수준의 황체호르몬(프로제스테론)에 의해 시작된다.

요점확인

1. 여성의 생식기관 중 어떤 구조물이 발기성 조직인가?
2. 난소주기와 월경주기는 각각 어떻게 구분되는가?
3. 배란 직전 어떤 호르몬이 최고점에 도달하는가?

과학응용

● 생식학(genesiology)

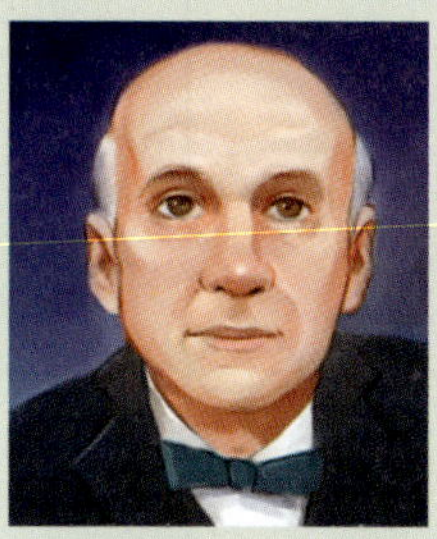

윌리엄 마스터스

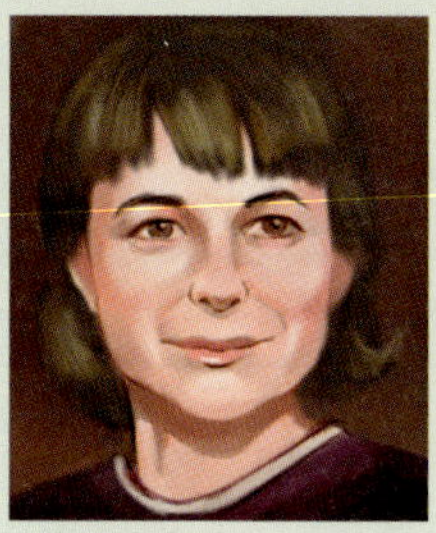

버지니아 존슨

인간의 생식, 특히 성기능에 대한 연구는 많은 문화적 개념을 내포하고 있다. 따라서 미국인 연구자인 윌리엄 마스터스(William Masters, 1915~2001)와 버지니아 존슨(Virginia Johnson, 1925~2013)이 인간의 성과 생식 분야에서 수십 년간 선구적인 연구를 하는 동안 많은 논란에 직면한 것은 당연하다. 마스터스와 존슨은 실험실에서 인간의 성에 대한 생리를 연구한 최초의 사람들이었다. 마스터스는 산부인과 의사였고, 존슨은 심리학을 전공하였다. 1966년 저서 〈인간의 성적 반응(Human Sexual Response)〉에서 최초로 성의 생리를 명확하게 설명하였다. 마스터스와 존슨은 인간의 성과 생식의 생리학적 발견 외에도 성과 관련된 질환을 치료하기 위한 치료법을 개발하였고 전 세계의 치료사들을 훈련시켰다.

마스터스와 존슨의 선구적인 연구는 생물학, 의학, 심리학 및 행동과학의 광범위한 분야 외에도 비교신경과학이나 사회역학 등과 같은 다양하고 전문화된 지식분야의 발전에 길을 열었다.

개념요약

• 유성생식

A. 자손 생산

1. 유성생식(sexual reproduction) : 자손을 만들기 위해 부모로부터 필요한 염색체의 절반을 얻어오는 것
2. 유성생식의 장점은 생식세포가 만들어지고 재결합할 때 유전자의 교환과 결합을 통해 다양한 형질의 자손을 만드는 것임
3. 생식세포(gamete) : 수정 시 융합하여 자손의 첫 번째 세포인 단세포 접합자를 형성하는 생식세포
   a. 정자(sperm) : 부체의 생식세포
   b. 난자(ovum) : 모체의 생식세포
4. 생식호르몬은 성공적인 생식을 촉진하는 성적 특성을 조절함
5. 생식능력은 사춘기에 시작됨

B. 성의 분화

1. 생식샘의 성분화 (그림 23-1 참조)
   a. 생식(기)융기(genital eminence)
      ① 생식샘의 원기
      ② 임신 6주까지는 유전적 성과 무관하게 같은 구조임
   b. 남성의 경우 생식(기)융기의 속질이 발달하고 반대로 겉질은 퇴화하여 고환으로 분화함
   c. 여성의 경우 생식(기)융기의 겉질은 증식이 시작되고 속질은 퇴화하여 난소로 분화함
2. 생식기관의 성분화 (그림 23-2 참조)
   a. 속생식기관(내부생식기, internal genital organ)
      ① 속생식기관의 원기 : 볼프관과 뮐러관
      ② 남성 태아에서는 볼프관이 발달하여 부고환, 정관, 정낭으로 분화됨
      ③ 여성 태아에서는 볼프관은 퇴화되고 뮐러관이 발달하여 자궁관, 자궁, 질 상부로 분화됨
   b. 바깥생식기관(외부생식기, external genital organ)
      ① 태생 8주부터 시작
      ② 바깥생식기관 원기 : 생식기결절, 요도주름, 음순음낭융기로 구성됨
      ③ 남성 태아에서는 생식기결절이 음경으로, 음순음낭융기가 음낭으로, 요도주름도 음경 안으로 들어가 요도해면체로 분화됨
      ④ 여성 태아에서는 생식기결절이 음핵으로, 음순음낭융기가 대음순으로, 요도주름이 소음순으로 분화됨

• 남성 생식계통

A. 남성 생식계통의 구성 (표 23-2, 그림 23-3 참조)

1. 생식샘 : 고환
2. 부속기관 : 부고환, 정관, 정낭, 전립샘, 망울요도샘
3. 바깥생식기관 : 음경, 음낭

B. 고환

1. 고환의 구조 및 위치 (그림 23-4, 23-5 참조)
   a. 음낭의 고환 : 낮은 온도
   b. 백(색)막으로 덮여 있으며 정세관을 포함하는 소엽으로 나뉨
   c. 사이질세포는 테스토스테론을 생산함
2. 고환의 기능
   a. 정자발생(spermatogenesis) : 정자가 생산되는 과정(그림 23-6 참조)
      ① 정자의 전구세포인 정조세포(spermatogonium)
      ② 감수분열은 23개의 염색체를 가진 4개의 정자를 형성하는 1차 정자세포를 생산함
   b. 정자(sperm) : 작은 이동성 세포(그림 23-7 참조)
      ① 머리에는 유전물질이 포함되어 있음
      ② 첨단체는 정자가 난자에 침투하도록 돕는 효소를 함유함
      ③ 중간 부분의 사립체는 움직임을 위한 에너지를 제공함
   c. 테스토스테론의 생산
      ① 남성화를 촉진함
      ② 남성 부속기관의 발달을 촉진하고 유지함
      ③ 단백질동화작용과 근력발달을 자극함

C. 생식관 : 정자가 고환을 빠져나온 후 몸 밖으로 나올 때까지 통과하는 관

1. 부고환(epididymis)
   a. 길이 약 6미터인 단일 코일 관

b. 음낭의 각 고환의 상단과 뒤쪽을 따라 놓여 있음
c. 정자는 부고환을 통과하면서 성숙하고 운동성 능력을 발달시킴

2. 정관(vas deferens)
a. 부고환에서 정자를 받아 음낭에서 배안을 통해 운반함
b. 고샅굴을 통과한 후 정낭의 관과 결합하여 사정관을 형성함

3. 사정관(ejaculatory duct)과 요도(urethra)
a. 배안으로 들어온 정관은 방광 위쪽과 뒤쪽 표면을 따라 아래로 뻗어 정낭에서 나온 관과 합쳐져서 사정관을 형성함
b. 사정관은 정자가 전립샘을 통과하여 요도로 비워지도록 하고, 요도는 음경을 통과하여 바깥으로 열림

D. 부속샘 (그림 23-8 참조)

1. 정액(semen, seminal fluid)
a. 정자와 부속샘 분비물의 혼합물
b. 1번 사정에 평균 3~5mL이 나오며, 1mL에는 약 1억 개의 정자가 들어 있음

2. 정낭(seminal vesicle)
a. 정액 부피의 약 60%를 생성하는 주머니 모양의 부속샘
b. 분비물은 황색을 띠고 걸쭉하며 과당이 풍부하여 정자가 운동성을 위해 필요로 하는 에너지를 제공함

3. 전립샘(prostate gland)
a. 도넛 모양이며 방광 아래에 있음
b. 요도는 분비샘을 통과함
c. 분비물은 정액 부피의 30%를 차지하며 묽고 우유색임
d. 정자를 활성화하고 지속적인 정자 운동성에 필요함

4. 망울요도샘(구요도샘, bulbourethral gland)
a. 크기와 모양이 완두콩과 비슷함
b. 정액량의 5% 미만을 차지하는 점액 같은 액체를 분비함

E. 바깥생식기관

1. 음경(penis) (그림 23-9 참조)
a. 3개의 발기조직이 있는데, 음경해면체라는 2개의 등쪽 발기조직과 요도해면체라는 요도를 둘러싼 1개 발기조직이 있음
b. 음경꺼풀(포피)로 덮인 음경귀두
c. 음경꺼풀의 외과적으로 제거하는 것을 꺼풀절제술(포경수술)이라고 함

2. 음낭(scrotum)
a. 배벽 피부에서 이어져 고환, 부고환과 정삭의 일부를 감싸고 있는 주머니
b. 남성의 고샅부위에 위치함
c. 음낭에 있는 음낭근은 추운 환경에서는 수축하여 음낭 피부를 더 주름지게 하고, 더운 환경에서는 이완하여 정자 생성에 적절한 온도를 유지하게 함

● 여성 생식계통

A. 여성 생식계통의 구성 (표 23-3, 그림 23-10 사용)

1. 생식샘 : 난소
2. 부속기관 : 자궁관, 자궁, 질, 젖샘
3. 바깥생식기관 : 음부

B. 난소

1. 난소의 구조와 위치 (그림 23-11 참조)
a. 각각 무게가 약 3g인 1쌍의 생식샘
b. 큰 아몬드와 비슷함
c. 자궁 양쪽의 골반안의 인대에 부착
d. 난포(ovarian follicle) : 미성숙한 생식세포인 난모세포를 포함함(출생 시 약 100만 개)
e. 일차난포(primary follicle) : 사춘기에 발달하기 시작하며, 난포세포라는 입방세포층을 가짐
f. 이차난포(secondary follicle) : 난포방이라는 빈 공간이 있음
g. 대부분 여성의 생식기간 동안 약 350~500개의 성숙난포가 배란됨
h. 배란 후 황체 형성

2. 난소의 기능
a. 난자발생 (그림 23-12 참조)
① 염색체 수(23개)는 같지만 세포질은 같지 않은 딸세포를 생성하는 감수분열 세포분열을 포함함
② 큰 난자와 극체가 형성됨(극체는 퇴화함)
b. 에스트로젠과 황체호르몬의 생산
① 성숙하고 성장하는 난포에서 난모세포를 둘러싼 과립세포는 에스트로젠을 생산함
② 황체는 황체호르몬을 생산함

③ 에스트로젠은 이차성징의 발달과 유지를 유발함
④ 황체호르몬은 자궁상피의 분비활동을 자극하고, 월경을 시작하는 에스트로젠을 도움

C. 생식관

1. 자궁관(uterine tube, fallopian tube) (그림 23-13 참조)
   a. 자궁에서 배안까지 길이 약 10cm임
   b. 자궁관술(fimbriae of uterine tube) : 작은 손가락 모양의 돌기로 둘러싸인 확장된 말단
   c. 자궁관의 점막속벽은 배안 속벽과 직접적으로 연속되어 있음
2. 자궁(uterus) (그림 23-13 참조)
   a. 자궁몸통, 자궁바닥, 자궁목으로 구성됨
   b. 방광 바로 뒤의 골반안에 있음
   c. 중간층은 근육층
   d. 월경으로 소실되는 자궁속막
   e. 폐경 : 반복적인 월경주기의 끝(약 45~50세)
3. 질(vagina)
   a. 길이 약 10cm의 신축성 관
   b. 골반의 방광과 곧창자 사이에 위치함
   c. 성교 중 음경을 받아들이고 임신 말기에 태아의 정상적인 분만을 위한 산도가 됨

D. 부속샘

1. 질어귀샘(전정샘, vestibular gland)
   a. 성교 시 윤활할 수 있는 점액을 분비함
   b. 소음순 사이에 열린 관
2. 젖샘(유선, mammary gland) (그림 23-14 참조)
   a. 가슴근육 위에 위치함
   b. 유방의 크기는 샘조직의 양보다 지방조직의 양에 따라 결정됨
   c. 젖샘관은 색소화된 젖꽃판으로 둘러싸인 유두로 배출됨

E. 바깥생식기관 (그림 23-15 참조)

1. 외음(vulva)이라고 일컬으며, 불두덩, 음핵, 소음순, 대음순 등이 포함됨
2. 불두덩(치구, mons pubis) : 두덩결합 위에 있는 피부 융기부위
3. 대음순(labium majus)과 소음순(labium minus) : 불두덩에서 아래쪽으로 지방조직과 땀샘으로 구성된 길쭉한 주름
4. 음핵(clitoris) : 음경의 발기조직에서 관찰할 수 있는 귀두와 유사한 구조
5. 질입구주름(hymen) : 질입구에 있는 얇은 점막주름

F. 여성주기

1. 난소주기(ovarian cycle) (그림 23-16 참조)
   a. 난소에서 약 28일을 주기로 1개의 난포가 성숙하여 배란되고 황체를 형성하며 백(색)체가 되는 일련의 반복적 과정
   b. 난포기, 배란기, 황체기로 나뉨
2. 월경주기(menstrual phase; 자궁주기) (그림 23-17 참조)
   a. 월경(menstruation) : 수정되지 않을 경우 자궁속막이 떨어져나가 일으키는 출혈
   b. 약 28일 주기로 일어나며 월경기, 증식기, 분비기로 나뉨
3. 여성 성주기의 조절 (그림 23-18 참조)
   a. 뇌하수체앞엽호르몬인 FSH와 LH의 복합적인 작용이 배란을 일으킴
   b. 에스트로젠과 황체호르몬의 급격한 감소는 임신을 하지 않으면 월경을 유발함

ACTIVE LEARNING

능동학습

• 종합질문

01. 고환의 구조와 위치를 설명하시오.

02. 정자의 구조를 설명하시오.

03. 테스토스테론의 기능을 열거하시오.

04. 남성 생식계통의 생식관을 열거하고 간략하게 설명하시오.

05. 남성 생식계통의 분비샘과 각 분비샘이 정액에 기여하는 부분을 열거하고 간략하게 설명하시오.

06. 난소의 구조와 위치를 설명하시오.

07. 일차난포에서 황체까지 난포의 발달을 설명하시오.

08. 에스트로젠과 황체호르몬의 기능을 열거하시오.

09. 자궁관, 자궁, 질의 구조를 설명하시오.

10. 젖샘의 구조를 설명하시오.

11. 월경주기의 증식기와 분비기에는 각각 어떤 일이 일어나는지 설명하시오.

12. 여성의 성주기 조절에 관여하는 호르몬을 열거하고 간략하게 설명하시오.

• 심층고찰

13. 정자발생과 난자발생의 차이는 생식에서 남성과 여성의 역할과 어떤 관련이 있는가?

14. 생식세포의 염색체 수에 독특한 점은 무엇이고, 왜 중요한가?

15. A 씨는 피임약을 복용 중이다. 의사는 그렇게 하면 '생식기관이 차단'되어 임신을 막을 수 있다고 설명하였다. A 씨의 여성호르몬인 에스트로젠과 황체호르몬은 어떻게 되는가?

• 확인문제

01. 남성 생식계통의 생식샘은 ________이고, 생식샘이 위치한 주머니 모양의 주머니를 ________(이)라고 한다.

02. ________은/는 정자가 발달하는 고환에 있는 긴 관이다.

03. 일차정자세포는 ________(이)라고 하는 세포에서 발생하며, ________(이)라고 하는 특수한 유형의 세포분열을 겪으면서 정자세포를 형성한다.

04. 정자세포에는 난자의 바깥막을 소화할 수 있는 효소가 들어 있는 ________이/가 있다.

05. ________은/는 정액의 약 20%를 차지하는 묽은 우유빛 액체를 분비하는 분비샘이다.

06. 음경은 3개의 발기조직으로 구성되며, 하나를 요도해면체, 나머지 2개를 ________(이)라고 한다.

07. 여성 생식계통의 생식샘은 ________이다.

08. ________는 난소와 자궁을 연결하는 생식기관이다.

09. 자궁은 상부의 자궁몸통과 하부의 ________(이)라는 좁은 부분으로 구성된다.

10. ________은/는 외부로 열려 있는 여성 생식계통의 일부이다.

11. 젖을 분비하는 유방의 샘세포는 ________(이)라고 하는 작은 방이 포도처럼 배열되어 있다. 분비된 젖은 유두로 합쳐지는 ________관을 통해 배출된다.

12. 다음에서 설명하는 내용을 보기에서 찾아 넣으시오.

a. 난포자극호르몬	b. 월경	c. 황체	d. 에스트로젠
e. 분비기	f. 황체호르몬	g. 증식기	h. 배란

(1) 난포는 배란 후 무엇이 되는가?
(2) 증식기에 가장 높은 농도에 도달하는 난소호르몬은?
(3) 에스트로젠과 황체호르몬의 혈중농도가 급격하게 저하되면 발생하는 현상은?
(4) 배란 후 시작되는 월경주기의 단계는?
(5) 난소에서 난자가 배출되는 것을 무엇이라고 하는가?
(6) 자궁벽은 월경주기의 어느 단계에서 두꺼워지기 시작하는가?
(7) 분비기에 가장 높은 농도에 도달하는 난소호르몬은?
(8) 난포의 형성을 자극하는 뇌하수체호르몬은?

확인문제 정답

01 고환, 음낭 / 02 정세관 / 03 정조세포, 감수분열 / 04 첨단체 / 05 전립샘 / 06 음경해면체 / 07 난소 / 08 자궁관 / 09 자궁목(자궁경부) / 10 질 / 11 샘꽈리, 젖샘 / 12 (1) c, (2) d, (3) b, (4) e, (5) h, (6) g, (7) f, (8) a

성장, 발달과 노화

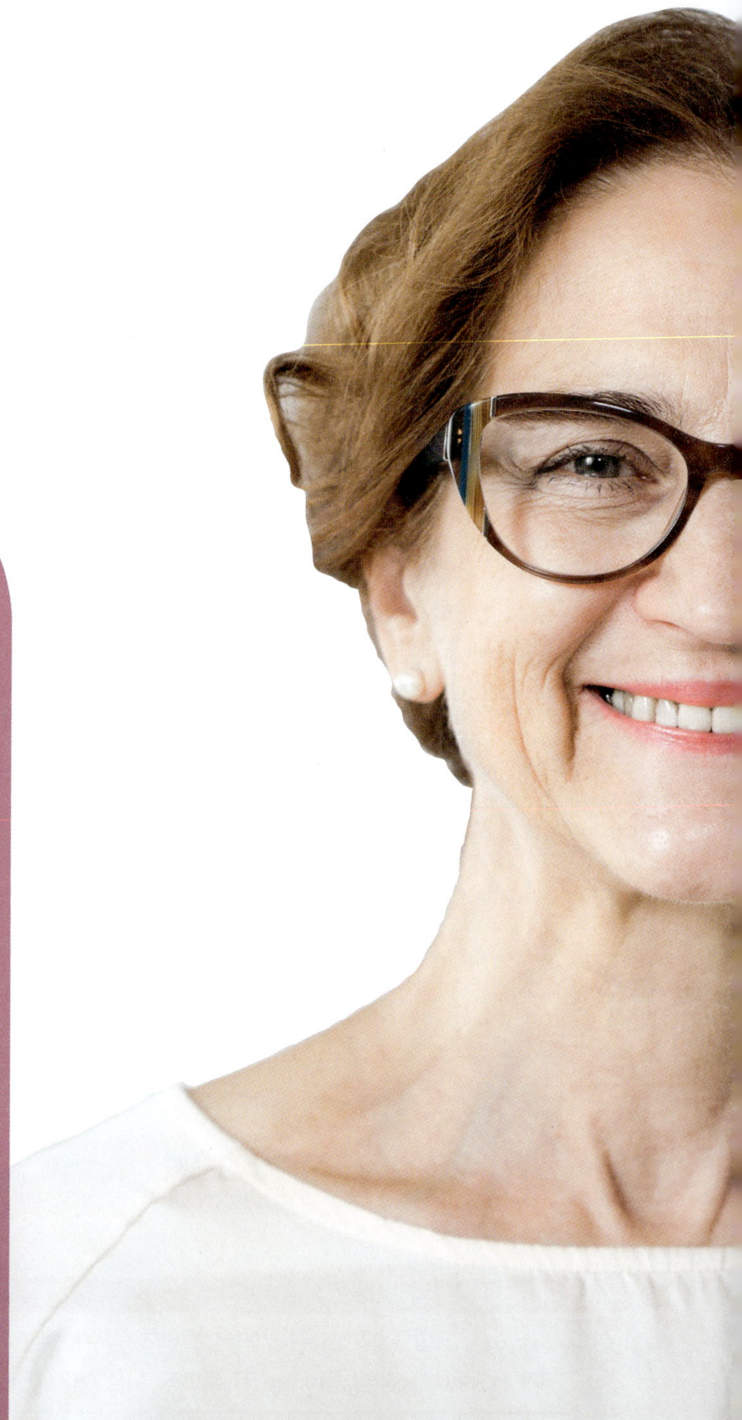

1. 출생전기
2. 출생
3. 출생후기
4. 노화의 영향

CHAPTER 24

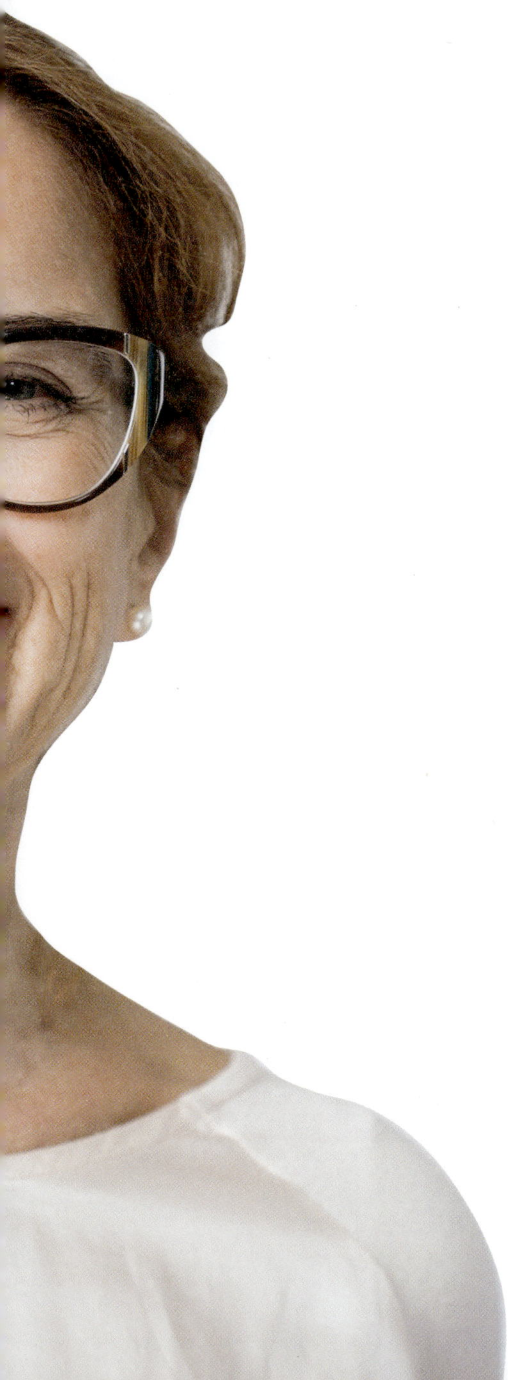

학습목표

1. 생물학적 변화과정인 발달의 개념을 설명할 수 있다.
2. 수정에서 출생까지 출생전단계의 특징적 변화를 설명할 수 있다.
3. 일차배엽층과 각 층에서 발생하는 구조물을 열거할 수 있다.
4. 정상 질분만 시의 분만단계를 설명할 수 있다.
5. 출생후기의 각 시기별 특징적 변화를 설명할 수 있다.
6. 노화가 주요 기관계통에 미치는 영향을 설명할 수 있다.

핵심용어

수정 / 착상 / 오디배 / 주머니배 / 양막공간 / 태반 / 배아기 / 태아기 / 일차배엽층 / 조직발생 / 기관발생 / 분만 / 영아기 / 소아기 / 청소년기 / 성인기 / 노년기 / 노화 대부분의 사람이 매년 특별한 방식으로 자신의 생일을 기념한다. 실제로 생일은 **출생전기**(prenatal period)라고 하는 삶의 한 시기와 **출생후기**(postnatal period)라고 하는 새로운 시기의 시작을 나타내는 기준점이다. 출생전기는 임신과 함께 시작하여 출생 시에 끝나고, 출생후기는 출생 시부터 시작하여 죽을 때까지 계속된다.

사람에게 소아기나 청소년기 등 인생의 중요한 시기는 개별적이고 분리된 사건으로 기억되지만, 실제로는 연속적인 과정의 일부이다. 임신에서 사망에 이르는 삶의 주기 동안 일어나는 많은 변화를 연구할 때 영아기, 소아기, 성인기 등과 같이 특정 시기로 분리하면 편리하기 때문인데, 여기서 기억해야 할 중요한 점은 삶은 변형과 변화가 지속적으로 일어나는 생물학적 과정이라는 사실이다.

1. 출생전기

발달의 출생전단계인 출생전기는 **수정**(fertilization; 여성의 난자와 남성의 정자가 하나로 결합하는 것)과 함께 시작된다(그림 24-1). 출생 전의 발달기간은 약 40주이며, 출생 때까지 계속된다. 출생 전 태내에서의 발달에 대한 과학을 **발생학**(embryology)이라고 한다. 발생학은 인간의 새로운 삶이 시작되는 방법과 하나의 작은 세포가 복잡한 인간으로 변화해가는 단계를 연구하는 학문이다.

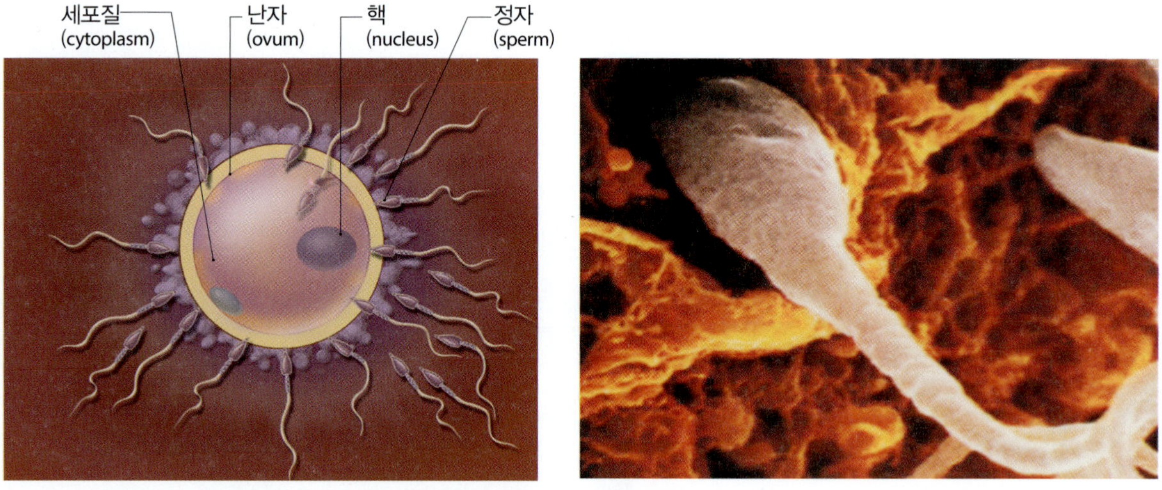

그림 24-1 수정

수정은 남녀의 생식세포가 융합하면서 일어난다. 주사전자현미경 사진은 정자가 난자의 표면에 부착해 있는 모습이며, 오직 정자 하나가 난자로 침투하여 수정이 이루어진다.

1. 수정과 착상

1) 수정(fertilization)

배란(ovulation)으로 배출된 난자는 배안으로 들어간 후 자궁관(uterine tube, fallopian tube)으로 들어간다. 좌우의 자궁관은 자궁 바깥쪽으로 약 10cm 정도 뻗어 있으며, 난소 근처의 배안에서 끝이 나 있다. 자궁관의 구멍은 술장식처럼 생긴 돌기인 자궁관술(fimbriae of uterine tube)에 둘러싸여 있다.

질 안으로 들어온 정자들은 자궁을 통과해야 자궁관으로 들어가 난자와 만날 수 있다. **수정**은 자궁관의 바깥쪽 1/3 지점에서 가장 많이 일어난다(그림 24-2).

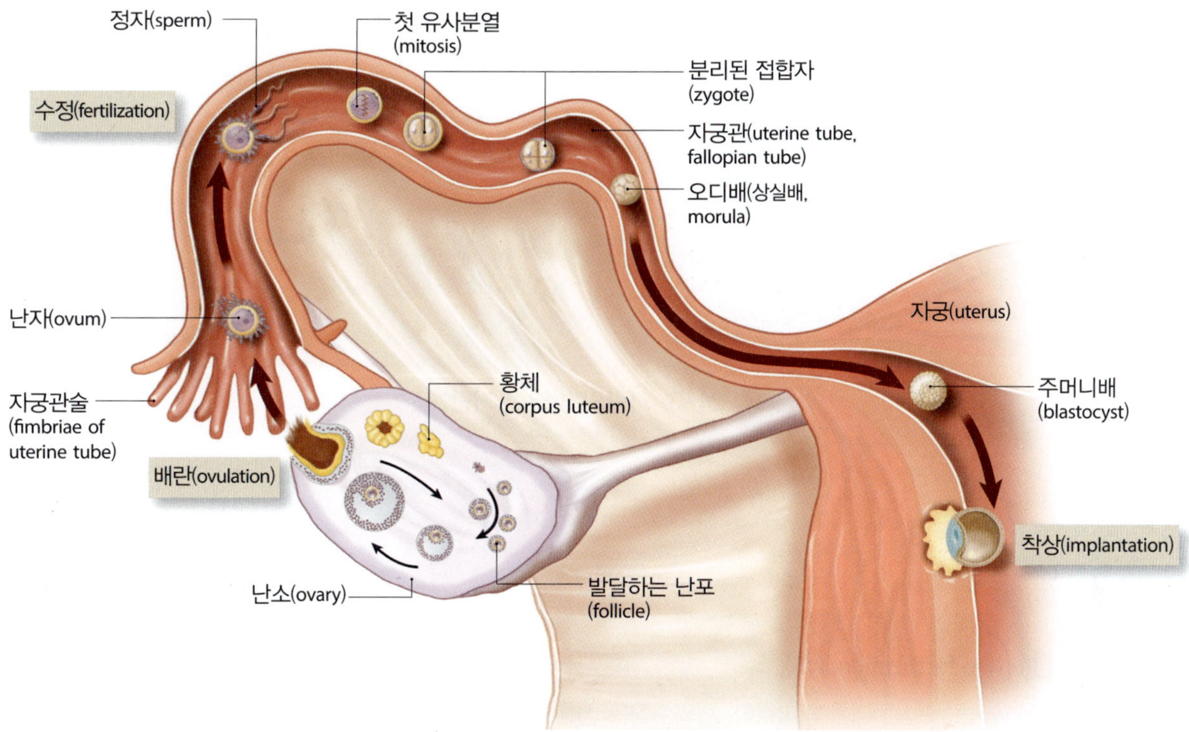

그림 24-2 수정과 착상

난소에서 배란된 난자는 난소에서 나와 자궁관으로 이동한다. 난자는 자궁관에 있는 동안 정자와 수정하여 단세포의 접합자를 형성한다. 며칠 동안 급속한 유사분열을 거쳐 오디배가 되고, 이 오디배가 주머니배로 발달한 후 착상이 일어난다.

2) 착상(implantation)

수정난자(수정란, fertilized ovum), 즉 **접합자**(zygote)는 유전적으로 완전한 단세포의 자손이다. 수정 당시 결정되는 성별, 체격, 피부색과 같은 특징의 발현에는 시간과 영양분이 필요하다. 접합자는 곧바로 유사분열을 시작하여 약 3일 후에는 **오디배**(상실배, morula)라는 세포덩이가 형성된다. 오디배의 세포는 계속 분열하여 발달 중인 배아(embryo)가 자궁에 도달할 무렵에는 **주머니배**(blastocyst)라고 하는 속이 빈 공 모양의 세포가 된다.

수정부터 주머니배가 자궁속막에 **착상**을 완료할 때까지의 10일 동안은 모체에서 얻는 영양분이 거의 없다. 주머니배 단계까지 일어나는 급속한 세포분열의 총질량 증가는 접합자와 비교하면 크지 않다(그림 24-3). 이처럼 착상이 일어날 때까지 배아의 발달을 지원하는 영양소 저장력이 높다는 것이 난자의 특징 중 하나이다.

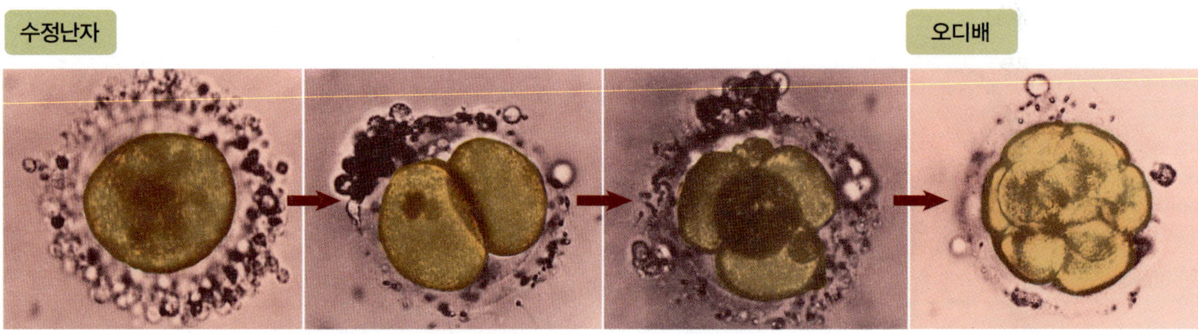

그림 24-3 사람의 발달 초기단계

연구동향

● 체외수정(*in vitro* fertilization, IVF)

라틴어인 *in vitro*는 시험관 내를 의미한다. 체외수정은 시험관 내에서 난자와 정자가 결합하여 수정이 일어나는 것을 말한다. 고전적 기술에서는 여성의 배를 작게 절개하여 복강경(laparoscope)이라는 광섬유의 관찰기구를 삽입해 여성의 난자를 채취하게 된다. 우선 기구를 골반안에 넣은 후 이 장치를 통해 난소를 관찰하고 난소를 천자하여 성숙난포에서 난자를 흡입한다. 수년에 걸쳐 이 기술에 대한 개선이 이루어져 현재는 덜 침습적인 시술이 사용되고 있다.

시험관에서 수정시킨 후 온도조절이 되는 환경에서 약 2.5일 동안 성장시킨 다음 발달 중인 접합자(8세포 또는 16세포 단계에 도달)를 산모의 자궁으로 돌려보낸다. 만약 착상이 성공하면 성장이 계속되며 이후의 임신(pregnancy)이 진행된다.

2. 양막공간과 태반

1) 양막공간(amniotic cavity)

주머니배는 세포바깥층과 속세포덩이(inner cell mass)로 구성되며, 속세포덩이가 나중에 몸조직을 형성하게 된다(그림 24-4). 주머니배는 발달하면 **난황주머니**(난황낭, yolk sac)와 **양막공간**(amniotic cavity)의 2개 공간을 갖는 구조물을 형성한다.

난황주머니는 새 같은 동물에게 가장 중요한데, 발달 중인 배아의 유일한 영양 공급원이 노른자위(난황, yolk)이기 때문이다. 이러한 동물들의 난황주머니는 노른자위를 소화시켜 배아에게 영양분을 공급한다. 하지만 발달 중인 사람의 배아에게는 태반이 발달할 때까지 자궁의 액체가 영양분을 공급하기 때문에 난황주머니가 영양분 공급의 역할을 하는 것은 아니다. 대신 혈액세포(혈구, blood cell)와 줄기세포(stem cell)를 생성하여 나중에 생식샘에서 생식세포(gamete)를 생성하는 등의 다른 기능을 한다. 양막공간은 때로는 태포(bag of water)라고도 하는 액체가 가득한 완충주머니가 되며, 배아가 발달하는 동안 이곳에 떠 있게 된다. **융모막**(chorion)은 태반에 중요한 태아막(fetal membrane)으로 발달하며, **융모막융모**(chorionic villus)는 융모막의 혈관과 태반의 나머지 부분을 연결한다.

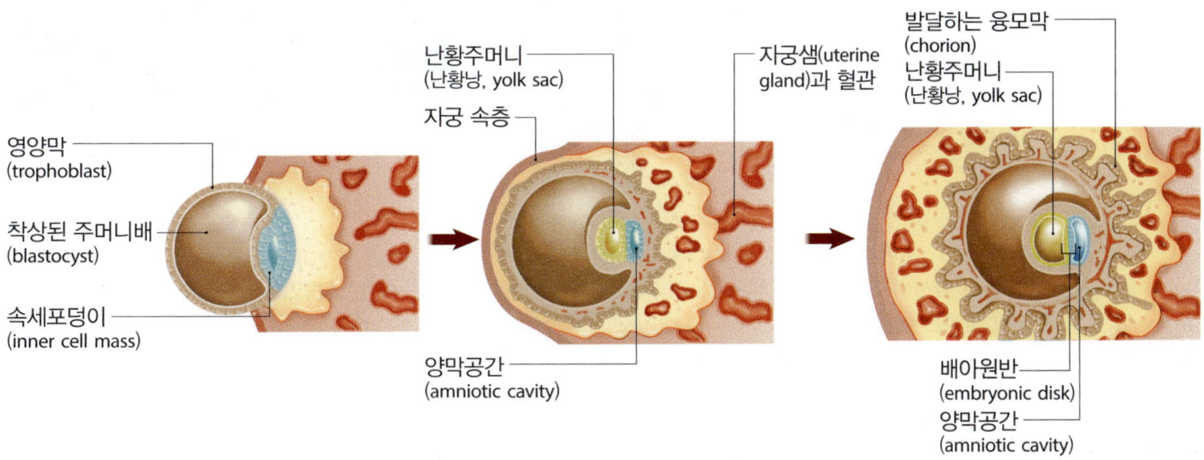

그림 24-4 착상과 초기 발달

속이 빈 주머니배는 배란 약 10일 후에 자궁속막에 착상한다. 태반이 기능할 때까지 자궁의 액체로부터 확산을 통해 영양분을 얻는다.

2) 태반(placenta)

태반은 발달 중인 태아(fetus)를 자궁에 고정시키고, 산모와 태아 간의 영양분과 노폐물 교환을 위한 가교가 된다. 태반은 임신기간에 일시적으로 형성되는 독특한 구조물로 매우 중요한 기능을 한다. 모체와 태아의 조직으로 구성되며, 구조적인 고정장치와 영양분의 가교로서 기능할 뿐만 아니라 배설, 호흡기, 내분비기관 등으로서도 기능한다(그림 24-5).

태반조직은 태반의 공간을 채우는 모체 혈액과 태아 혈액을 정상적으로 분리시켜 서로 섞이지 않게 한다. 모체 혈액과 태아 혈액을 분리하는 매우 얇은 태반조직층은 모체의 혈류를 통해 유입될 수 있는 많은 유해물질로부터 발달 중인 태아를 보호하는 장벽 역할을 한다. 하지만 알코올이나 일부 감염성 미생물 등은 이 태반장벽(placental barrier)을 통과할 수 있기 때문에 발달 중인 태아에 손상을 줄 수 있다. 예를 들어 거대세포바이러스(cytomegalovirus, CMV), 지카바이러스(Zika virus, ZV), 매독균(*Treponema pallidum*) 등은 태반장벽을 쉽게 통과해 태아의 심각한 발달장애를 일으킬 수 있다.

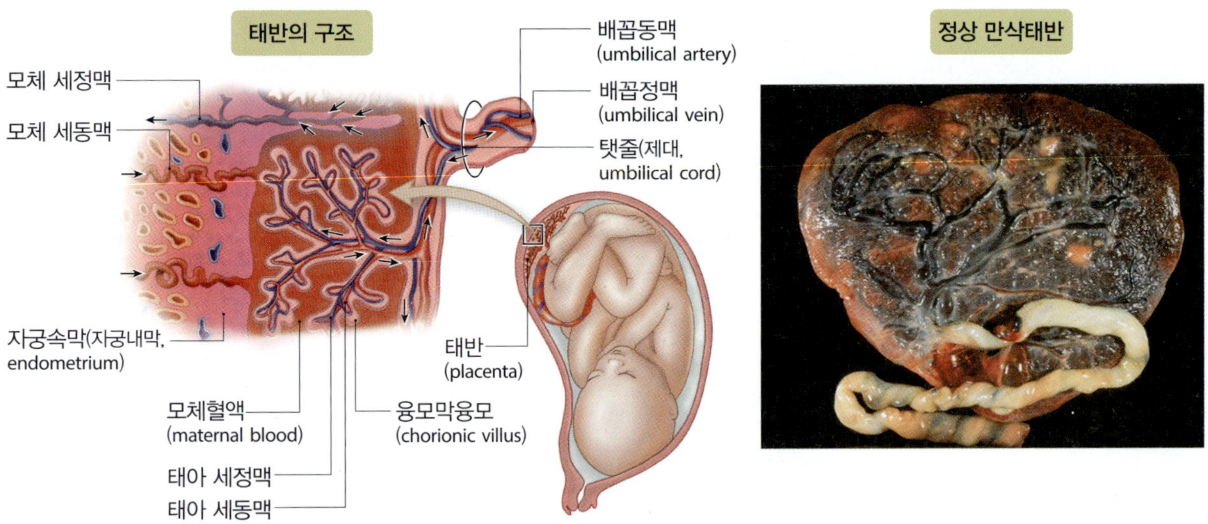

그림 24-5 태반

자궁, 발달 중인 태아, 태반의 관계를 나타낸다. 태반의 공간에는 태아 혈액과 모체 혈액이 가깝게 놓여 있어 영양소 및 기타 물질의 확산이 허용된다. 또한 유해물질 대부분의 확산을 방지하는 얇은 장벽도 형성되어 있으며, 태아 혈액과 모체 혈액은 섞이지 않는다.

3. 발달기간

임신기간(gestation period)이라고 하는 임신 주수(약 39주)는 3개월 단위인 임신초기, 임신중기, 임신후기로 구분한다. 임신초기, 즉 임신 첫 3개월에는 접합자(zygote)가 3일간 지속적으로 세포분열을 한 후 오디배(morula)가 되어 자궁으로 들어간다. 오디배는 계속해서 발달하여 주머니배(blastocyst)로 변하며, 이 주머니배가 자궁속벽에 착상한다.

배아기(embryonic phase)의 발달은 수정 후 3주차에서 임신 8주차까지 지속된다. 임신초기의 이 기간 동안 발달 중인 자손을 배아(embryo)라고 한다. 임신 35일째에는 심장이 뛴다. 비록 이 단계의 배아 길이는 8mm에 불과하지만, 눈과 나중에 팔과 다리가 되는 팔다리싹(limb bud)은 명확하게 보인다.

9주에서 39주까지의 발달기간을 **태아기**(fetal phase)라고 한다. 이 기간은 배아에서 **태아**(fetus)로 명칭이 바뀐다. 임신초기 말의 태아는 몸길이 약 7~8cm 정도이고 얼굴 생김새가 분명해지며, 팔다리가 완전하고 성별을 식별할 수 있게 된다. 4개월이 되면 모든 기관계통이 완성되어 제자리에 위치한다(그림 24-6).

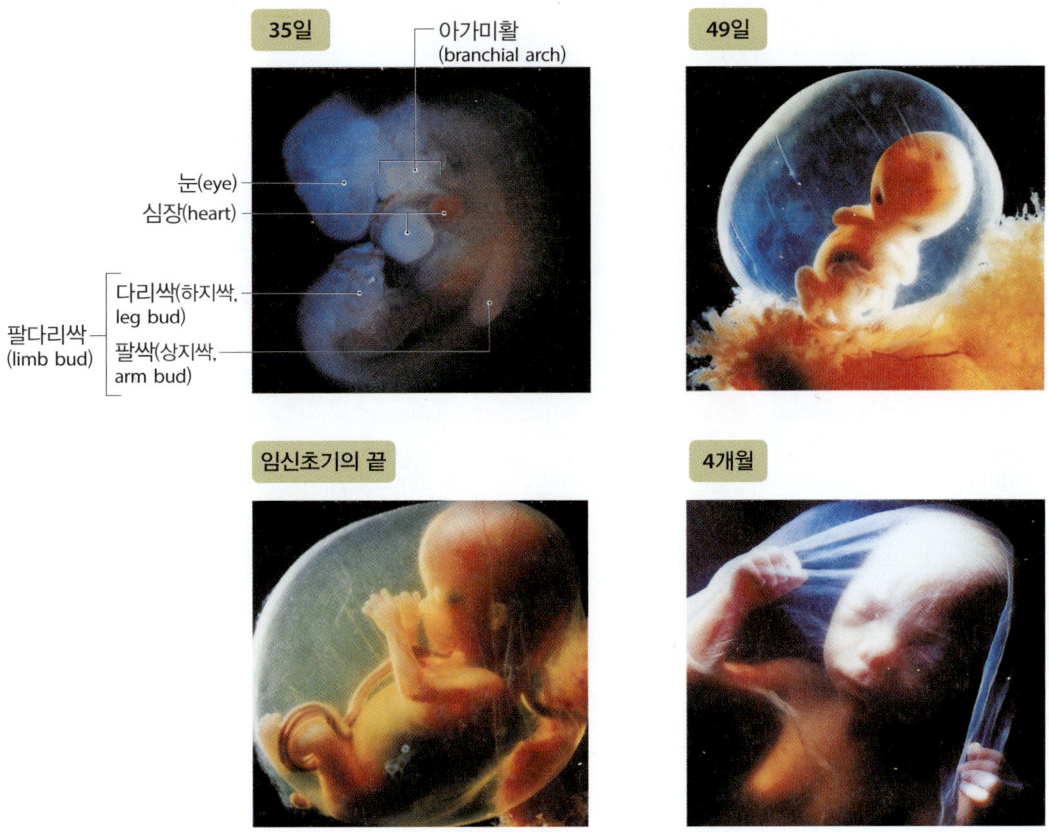

그림 24-6 사람의 배아와 태아

1) 일차배엽층 형성

배아단계 초기의 세포는 모두 줄기세포(stem cell)이다. 줄기세포는 분화되지 않은 세포로서 특정 계통으로 분화할 수 있는 세포를 형성한다. 이 단계의 줄기세포는 가장 높은 다능성을 가지는데, 다양한 종류의 세포를 생산할 수 있다.

성체줄기세포(adult stem cell)는 초기 발달 후에도 남아 있는데, 특정 조직에서 특정한 종류의 세포들만 생산할 수 있으며 골수, 피부, 샘, 근육, 신경조직, 뼈, 위창자 등에서 발견된다. 성체줄기세포는 조직의 분화된 세포들을 대체하여 생존에 필요한 세포 유형의 안정적이고 기능적인 수를 확보한다.

임신초기의 초반에는 **일차배엽층**(primary germ layer)이라는 3개의 줄기세포층(**내배엽**, **중배엽**, **외배엽**)이 발달하며, 각 층은 피부, 신경조직, 근육이나 소화기관 등의 구조물을 형성한다(그림 24-7).

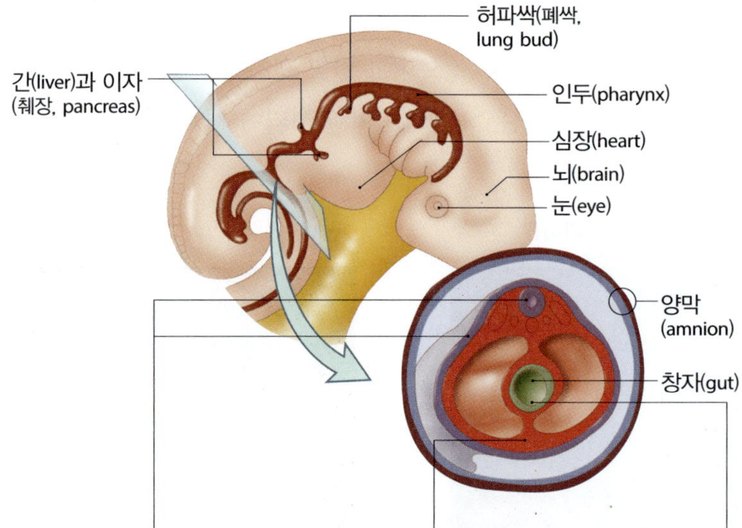

외배엽	중배엽	내배엽
피부의 표피 이의 사기질 눈의 수정체와 각막 바깥귀 코안 얼굴뼈 머리의 뼈대근육 뇌와 척수 감각신경세포 부신속질	피부의 진피 순환계통 샘 콩팥 생식샘 근육 뼈(얼굴 제외) 부신겉질	위창자의 속층 허파의 속층 간의 속층 및 이자관 콩팥과 방광 뇌하수체앞엽 가슴샘 갑상샘 부갑상샘 편도

그림 24-7 **배아의 일차배엽층**

2) 조직과 기관의 발생

일차배엽층에서 다양한 종류의 조직이 발달하는 과정을 **조직발생**(histogenesis)이라고 하고, 이 조직이 스스로 기관으로 배열되는 방식을 **기관발생**(organogenesis)이라고 한다. 태아는 세포의 분화, 증식, 성장, 재배열 등 일련의 과정을 통해 발달하며, 이 모든 과정은 명확하고 순서에 따라 질서 있게 진행된다(그림 24-8).

모든 기관계통이 완성되고 제자리에 위치하는 임신 4개월부터는 태아의 발달은 성장을 위주로 이루어진다.

4. 선천결함

출생 시 나타나는 발달상의 문제를 **선천결함**(congenital defect)이라고 한다. 선천결함은 구조적 문제이거나 기능적 문제일 수도 있으며, 행동이나 성격의 문제까지 포함한다.

선천결함은 비정상적인 유전자(gene)나 비정상적인 수의 염색체(chromosome)가 유전되는 유전요인에 의해 발생한다. 또한 기형유발물질(기형원, teratogen)이라는 환경요인에 노출되어 발생할 수도 있다. 기형유발물질에는 방사선, 화학물질(마약, 담배, 알코올 등), 산모 감염(수두대상포진바이러스, 지카바이러스, 거대세포바이러스 등)이 포함된다. 일부 기형유발물질은 발달 중인 배아의 세포 내 유전정보(genetic code)를 변경시켜 손상을 입히기 때문에 돌연변이유발물질(mutagen)이기도 하다. 임신 중 영양결핍으로도 선천결함이 발생한다.

조직이 분화하기 시작하고 기관이 막 발달하기 시작하는 임신초기는 기형유발물질이 손상을 일으킬 가능성이 가장 높은 시기이다(그림 24-8). 실제로 기형유발물질이 배아 전 단계에서 심각한 손상을 일으키면 자연유산을 일으킬 수 있다.

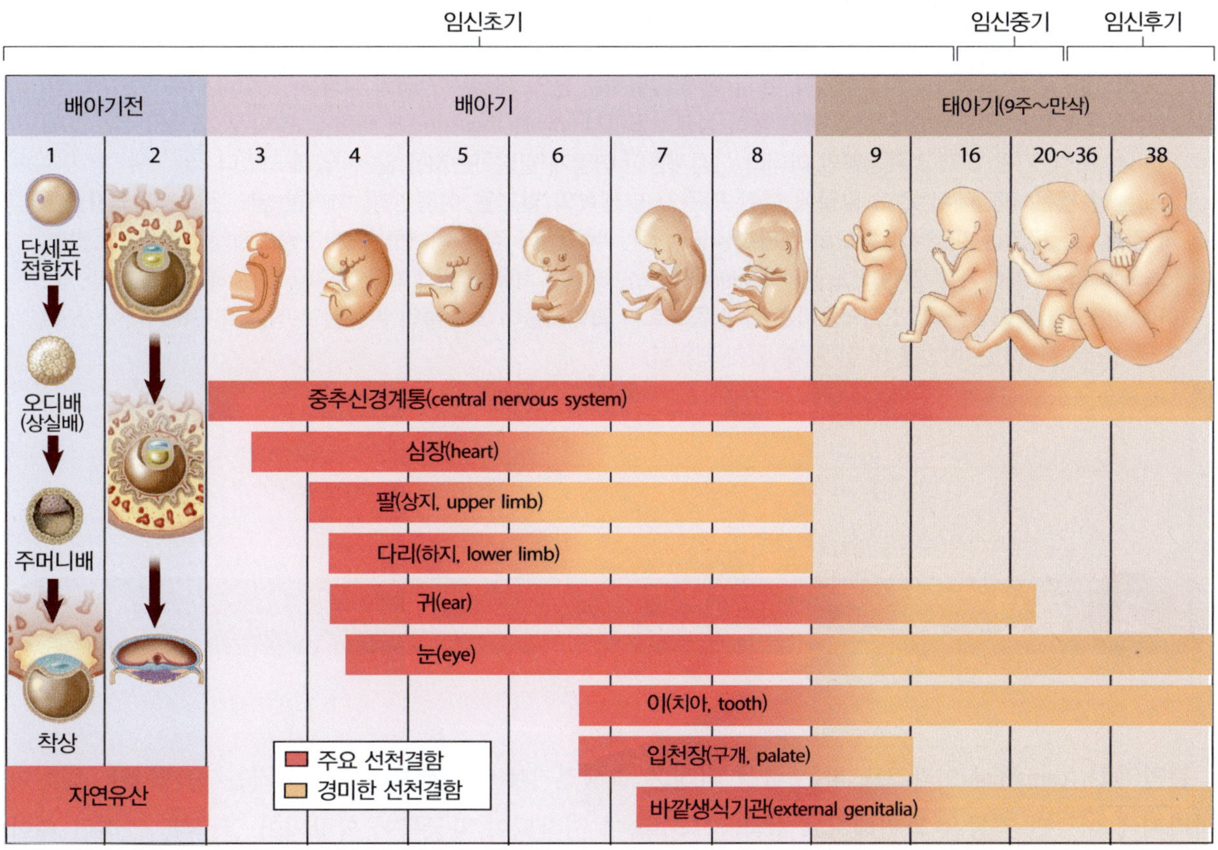

그림 24-8 출생 전 발달에서 중요한 시기

요점확인

1. 출생전기란 무엇이고, 출생후기란 무엇인가?
2. 접합자란 무엇이고, 오디배나 주머니배와 어떻게 다른가?
3. 일차배엽층을 이루는 3개 층은 무엇인가?
4. 기관발생이란 무엇을 의미하는가?

과학응용

● **발생학(embryology)**

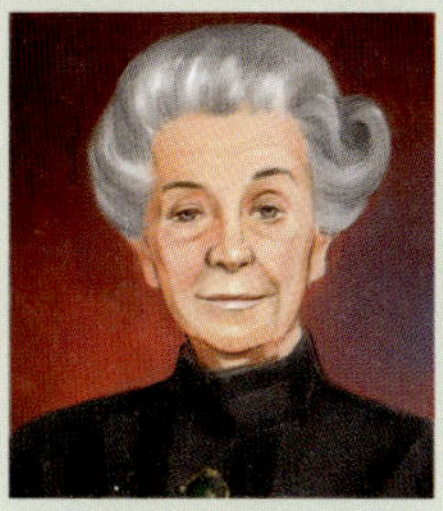

리타 레비몬탈치니

1983년 리타 레비몬탈치니(Rita Levi Montalcini, 1909~2012)가 자신의 고향 이탈리아에서 막 의학학위를 마쳤을 무렵 무솔리니가 이끄는 파시스트 정부는 모든 비아리아인이 학업과 전문적인 직업에서 일하는 것을 금지하였다. 유대인이던 레비몬탈치니는 일을 하기 위해 어쩔 수 없이 벨기에로 갔지만, 벨기에가 나치에 침략 당하려 하자 이탈리아에 있는 집으로 돌아가 숨어서 일하기로 결정하였다.

자택의 실험실은 매우 조잡하였지만, 그 실험실에서 레비몬탈치니는 배아가 발달하는 동안 신경계통이 어떻게 발달하는지에 관한 몇 가지 중요한 발견을 하였다. 제2차 세계대전 후 레비몬탈치니는 세인트루이스에 있는 워싱턴대학교에 초빙되어 일하게 되었다. 그곳에서 신경성장인자(nerve growth factor, NGF)의 존재를 발견하였고, 이 업적으로 1986년에 노벨상을 수상하였다. 초기 뇌가 발달하는 동안 새로운 신경의 성장을 조절하는 화학물질의 발견은 많은 다양한 연구로 이끌었다. 예를 들어 성장조절인자(growth regulator)에 대해 더 많이 알게 됨으로써 인체의 다른 조직, 기관, 그리고 계통뿐만 아니라 신경계통이 어떻게 발달하는지를 알 수 있게 되었다.

오늘날 많은 직업에서 초기 발달에 대한 연구인 발생학의 발견을 이용한다. 이러한 발견은 산과 의사, 산과 간호사, 건강전문가들에게 중요할 뿐만 아니라, 성인의학을 더 깊이 이해하는 데도 중요하다. 실제로 노인학(gerontology; 노화에 대한 연구)과 노인의학(geriatrics; 노인에 대한 치료)도 발생학의 연구에 많은 혜택을 받았다. 배아에서 조직발달이 어떻게 조절되는지를 알게 됨으로써 과학자들이 노인들의 손상된 조직을 복구하거나 스스로 재생하도록 자극하는 방법을 더 잘 알 수 있게 되었다.

2. 출생

분만(출산, parturition)이라고도 하는 출생 과정은 출생전기에서 출생후기로 넘어가는 단계이다. 임신이 막바지에 이르면 자궁은 과민해지고 결국 근육수축이 시작되어 자궁목이 확장되어 열린다. 그러면 태아는 자궁에서 질인 출산길(산도, birth canal)을 통해 바깥으로 나갈 수 있다.

수축이 일어나면 양막주머니가 파열되고 진통(labor)을 시작한다. 정상에서는 태아가 자궁목을 향해 머리를 숙인 자세로 시작한다(그림 24-9). 볼기분만(둔위분만, breech delivery)은 태아가 고개를 밑으로 두지 못해 발이 먼저 나오는 경우이다. 이 상태에서 아기가 태어나려면 대개 제왕절개(cesarean section, CS)를 해야 한다. 제왕절개는 배와 자궁벽을 절개하여 신생아를 분만시키는 수술이다. 산모나 태아 또는 둘 다 비정상적 상태여서 정상적인 질분만(vaginal delivery)이 위험하거나 불가능하면 시행하게 된다.

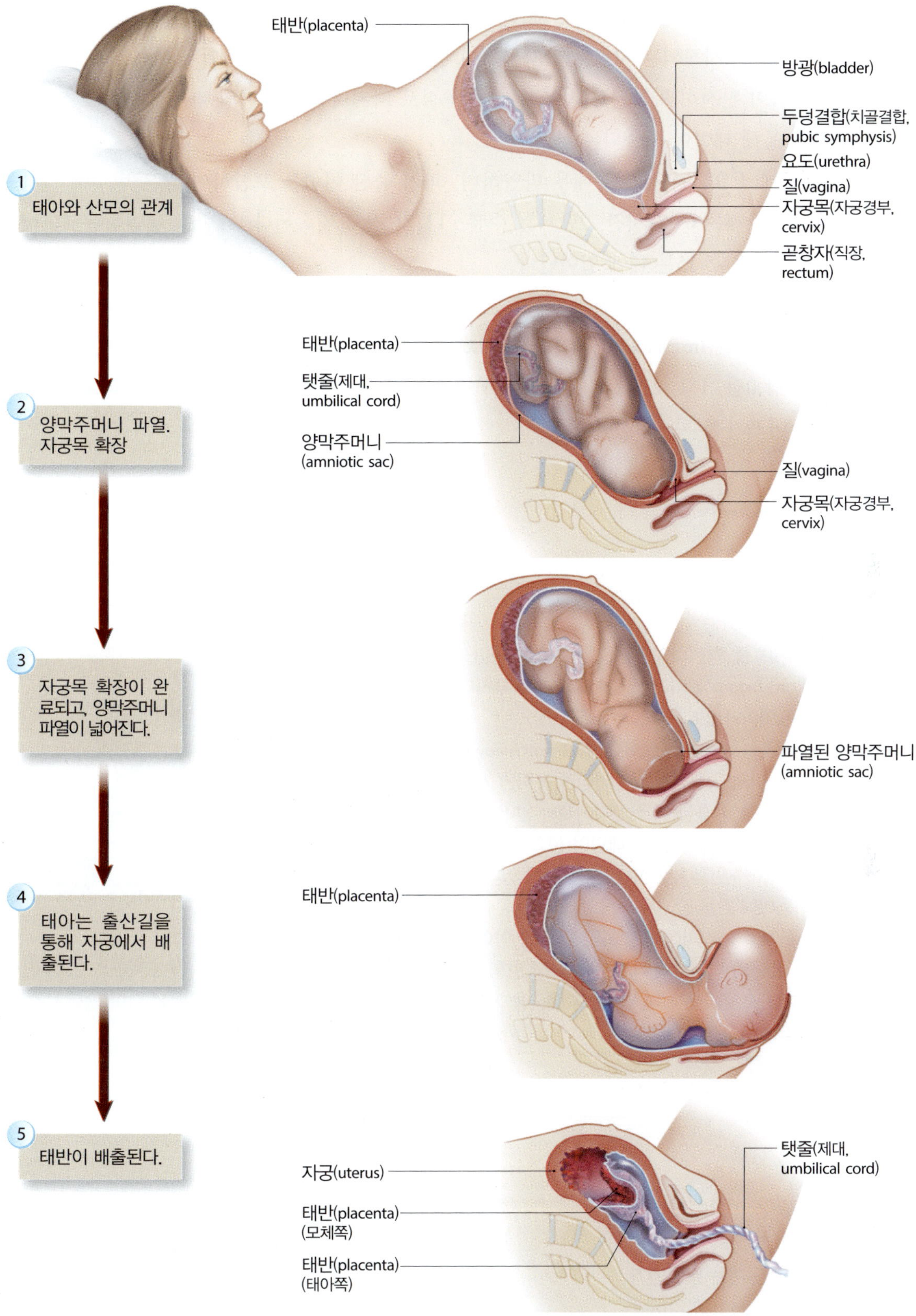
태반(placenta)
방광(bladder)
두덩결합(치골결합, pubic symphysis)
요도(urethra)
질(vagina)
자궁목(자궁경부, cervix)
곧창자(직장, rectum)
1 태아와 산모의 관계
태반(placenta)
탯줄(제대, umbilical cord)
양막주머니 (amniotic sac)
질(vagina)
자궁목(자궁경부, cervix)
2 양막주머니 파열. 자궁목 확장
3 자궁목 확장이 완료되고, 양막주머니 파열이 넓어진다.
파열된 양막주머니 (amniotic sac)
태반(placenta)
4 태아는 출산길을 통해 자궁에서 배출된다.
5 태반이 배출된다.
자궁(uterus)
태반(placenta) (모체쪽)
태반(placenta) (태아쪽)
탯줄(제대, umbilical cord)

그림 24–9 분만과정

분만은 영아(infant)가 출생하는 과정으로, 세 단계로 나뉜다.

① **1단계** : 자궁수축이 시작되는 시점부터 자궁목이 완전히 확장될 때까지의 과정

② **2단계** : 자궁목이 완전히 확장된 시점부터 태아가 질로 빠져나올 때까지의 과정

③ **3단계** : 질을 통해 태반이 배출되는 과정

정상적인 질분만에 소요되는 시간은 매우 다양하며, 과거 출산 이력을 포함하여 많은 변수에 영향을 받는다. 대부분 분만 1단계는 6~24시간, 2단계는 수분~1시간 정도 지속된다. 태반을 분만하는 3단계는 정상적으로 아기가 출생한 후 15분 내에 일어난다.

신생아의 전반적 상태를 평가하기 위해 5가지 건강기준을 점수화하는 체계를 흔히 사용한다. 그 기준은 심박수(heart rate, HR), 호흡(respiration), 근긴장도(muscle tone), 피부색, 자극에 대한 반응이며, 신생아의 상태에 따라 각 항목당 0점, 1점, 2점으로 매긴다. 이 결과의 총점을 **아프가점수**(Apgar score)라고 하며, 건강한 신생아의 경우 아프가점수는 10점이다.

연구동향

● 탯줄혈액 동결

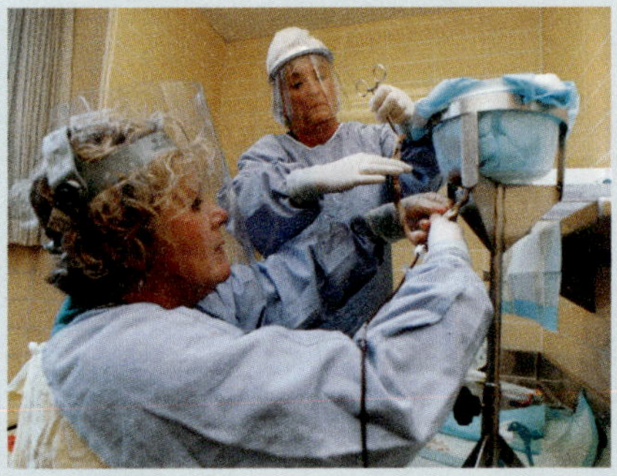

골수에서 혈액세포를 형성하려면 줄기세포가 있어야 한다. 탯줄혈액(제대혈, cord blood)에 이러한 줄기세포가 풍부하다는 사실은 임상적으로 큰 의미가 있다.

과거에는 백혈병(leukemia)이나 화학요법(chemotherapy)으로 인해 골수의 줄기세포가 파괴되는 경우 골수이식을 못하면 사망에 이를 수 있었다. 하지만 오늘날 출생 시 신생아에게서 얻어 저장한 탯줄혈액을 주입함으로써 치료할 수 있는 대안이 생겼다. 탯줄혈액에는 줄기세포가 풍부하고 큰 위험 부담 없이 얻을 수도 있다. 이 시술은 골수이식보다 비용이나 효율 면에서 훨씬 뛰어나다.

출생 시 탯줄혈액을 채취하여 동결하면 나중에 아이에게 발생할 수 있는 어떤 유형의 백혈병에 대해 생물학적 보험이 될 수 있다. 탯줄혈액은 출생 시 쉽게 구할 수 있어 골수보다 더 나은 줄기세포 공급원이다. 출생 후 탯줄을 자를 때 탯줄에 남은 혈액을 빼서 멸균백에 담아 냉동시킨 후 탯줄혈액 관리센터에 보관한다.

요점확인

1. 분만이란 무엇을 의미하는가?
2. 분만의 세 단계는 무엇인가?
3. 아프가점수는 무엇인가?

건강과 웰빙

- **첫태동감**(태동초감, quickening)

임신부들은 보통 임신 16~18주 사이에 처음 태동(태아운동, fetal movement)을 느낀다. 첫태동감은 인식 가능한 첫 태동을 설명하기 위해 여러 세대에 걸쳐 사용되어 왔다. 임신 4~5개월 동안 가끔의 발차기를 시작으로 임신이 지속되면서 태동 빈도가 꾸준히 증가한다. 태동 빈도는 뱃속 태아의 건강을 알 수 있는 훌륭한 지표이다.

최근 연구에 따르면 임신 28주차 이후 매일 태동 횟수를 기록하는 것만으로도 뱃속 태아의 건강에 대한 매우 유용한 정보가 될 수 있다고 한다. 매일 측정시기 동안 10번 이상의 움직임을 정상으로 간주한다.

아기를 분만하기 위해 병원에 가기 전 영양, 운동, 생활습관 적응, 분만에 대해 알고 직접 판단할 수 있도록 임신부를 돕는 것은 건강돌봄서비스의 중요한 부분이다.

3. 출생후기

출생후기는 출생부터 시작해서 사망까지 지속되는 과정으로, **영아기**, **소아기**, **청소년기**, **성인기**, **노년기**로 나눌 수 있다. 이 기간 동안 성장, 발달, 노화는 연속적으로 일어난다.

전체적인 신체의 형태와 머리, 몸통, 팔다리의 상대적 비율은 출생 시와 청소년기에 상당히 두드러지게 변화한다(그림 24-10). 영아의 머리는 키의 약 1/4인 반면, 성인의 머리는 키의 약 1/8에 불과하다. 얼굴뼈도 영아기와 성인기 사이에 몇 가지 변화가 나타나는데, 영아의 경우 얼굴은 머리뼈 표면의 1/8을 차지하지만, 성인의 경우 얼굴은 머리뼈 표면의 절반을 차지한다. 또한 나이가 들수록 다리는 더 길어지고 몸통은 더 짧아진다. 가슴과 배의 윤곽은 원형에서 타원형으로 변한다. 이러한 변화들은 성장, 발달, 노화가 끊임없이 진행 중임을 보여주는 좋은 예이다.

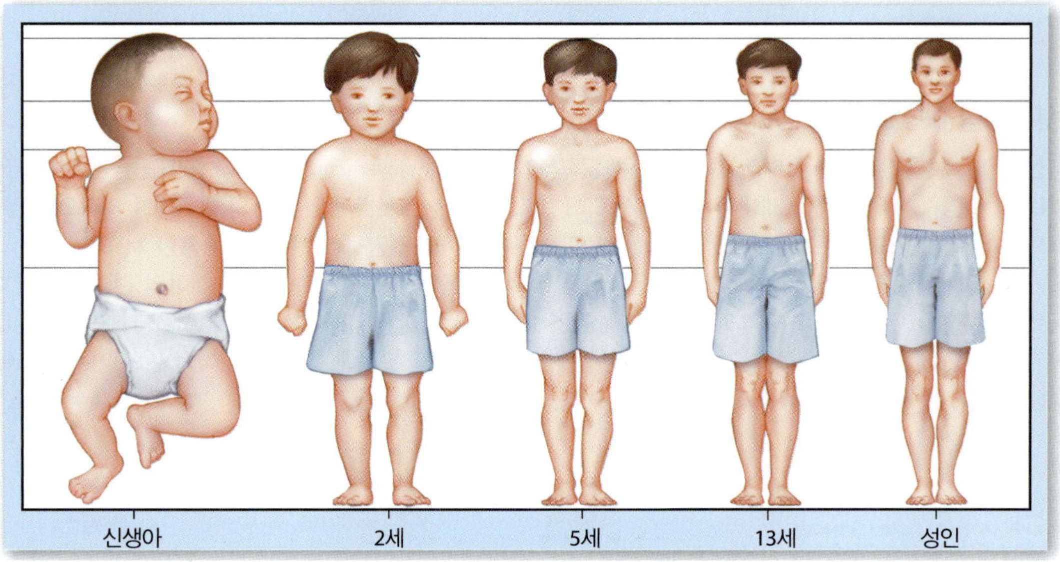

그림 24-10 출생후기의 신체비율 변화

연구동향

● 출생전 진단과 치료

의학의 발달로 태아의 질병도 일반 환자들처럼 광범위하게 진단하고 치료할 수 있게 되었다. 첫 시작은 Rh(+)인 아기에게 출생 전 수혈을 하는 기술이었다. 현재는 초음파 장비를 통해 제공되는 영상을 이용하여 아기가 출생하기 전 방광재건과 같은 교정수술을 준비하고 시행할 수 있으며, 발달 중인 태아의 다양한 치료나 검사 등도 진행되고 있다.

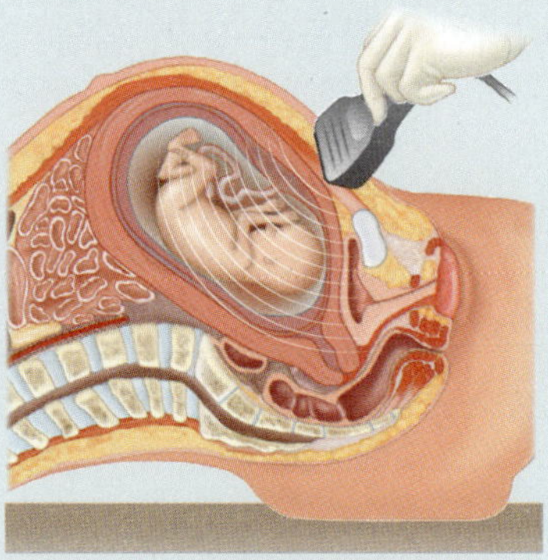

초음파 검사

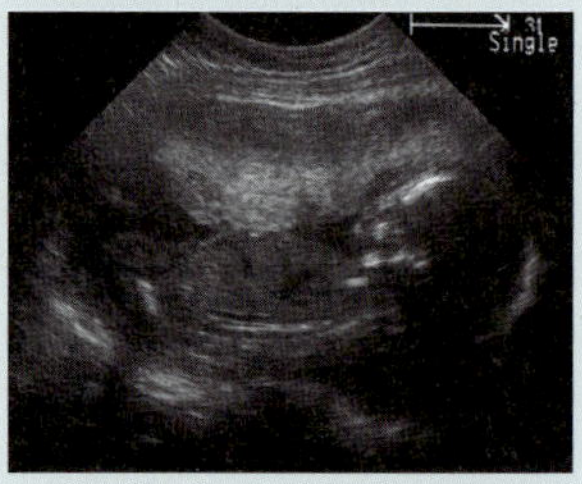

20주 태아의 2차원 초음파 사진

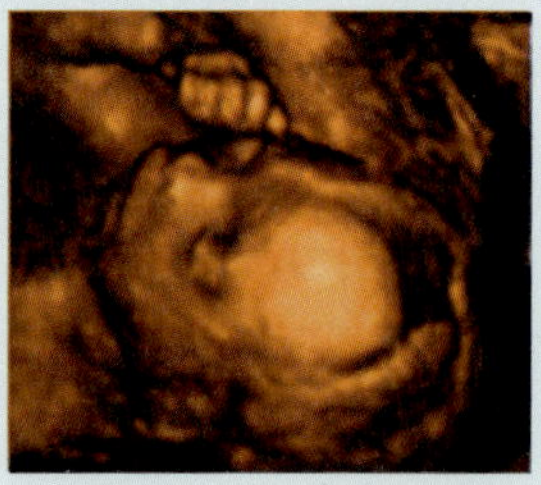

21주 태아의 3차원 초음파 사진

1. 영아기

영아기는 출생 후 약 18개월 동안을 말한다. 영아기의 첫 4주를 흔히 **신생아기**라고 한다(그림 24-11). 짧지만 중요한 신생아기에는 빠른 속도로 극적인 변화가 일어난다. 신생아학(neonatology)은 신생아의 장애 진단 및 치료와 관련된 의료 및 간호 전문분야이다. 이 분야의 발전은 영아사망률(infant mortality)을 극적으로 감소시키는 결과를 가져왔다.

출생 시 심장혈관계통과 호흡계통에 일어나는 많은 변화는 생존에 필수적인 과정이다. 태아는 생명 유지를 전적으로 산모에게 의존하는 반면, 신생아는 출생 직후 혈액순환과 호흡을 완전하게 자립하여야 한다. 아기의 첫 호흡은 깊고 강하며, 호흡 자극은 분만 후 탯줄을 절단할 때 혈액에 축적되는 이산화탄소(CO_2) 양이 증가하면 발생한다.

신생아기 말부터 생후 18개월 사이에는 많은 발달 변화가 일어난다. 출생체중은 첫 4개월 동안 2배로 늘고, 1년 후 3배로 는다. 12개월이 되면 키도 50%까지 자란다. 첫 1년 동안 피부밑에 축적된 젖살이 줄기 시작해 통통하던 영아는 날씬해진다. 영아기 초기에는 하나의 척주굽이를 가지지만, 12~18개월 사이에 허리굽이가 나타나며 혼자 서 설 수 있는 유아가 된다(그림 24-12).

영아기에 나타나는 가장 두드러진 변화 중 하나는 신경계통과 근육계통의 빠른 발달이다. 이를 통해 영아는 움직이는 물체를 눈으로 쫓고(2개월), 고개를 들고 가슴을 올리며(3개월), 잘 받쳐주면 앉고(4개월), 기어 다니며(10개월), 혼자 서고(12개월), 약간 뻣뻣하긴 하지만 달리기(18개월)도 할 수 있다.

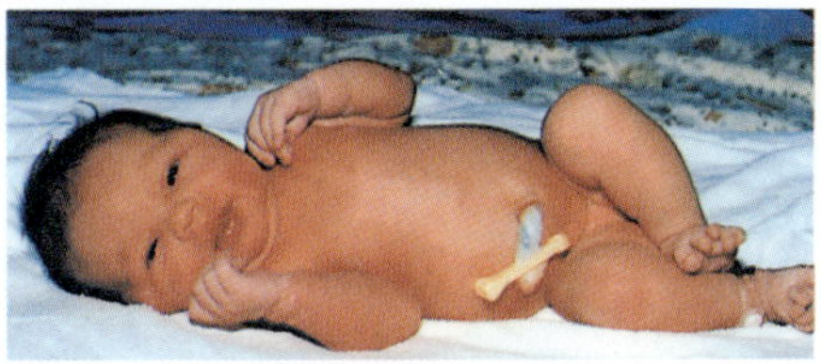

그림 24-11 **신생아**

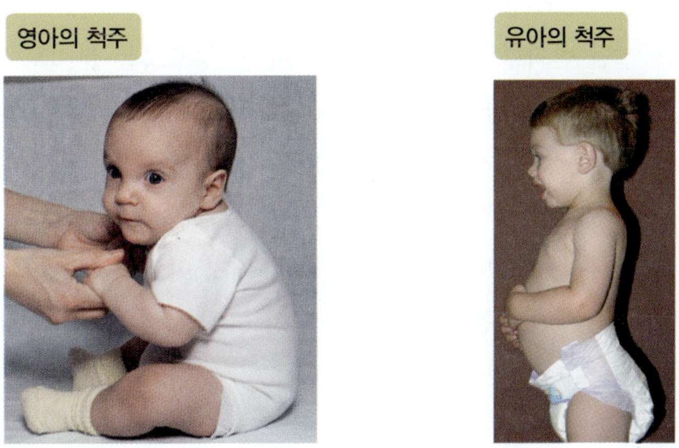

그림 24-12 **척주굽이**

연구동향

- **태아알코올증후군(fetal alcohol syndrome, FAS)**

임신한 여성이 음주를 하면 발달 중인 태아에게 나쁜 영향을 미친다. 알코올은 태반장벽을 쉽게 통과하여 태아의 혈류로 들어가기 때문에 임신 중에는 매우 소량의 음주라도 발달 중인 태아에게 중대한 위험을 준다. 알코올이 태아의 혈액에 들어가면 태아알코올증후군이라고 하는 잠재적 결과로서 작은머리증(소두증, microcephaly), 저체중 출생(low birth weight), 지적장애와 같은 발달장애(developmental disability)를 일으키고, 심지어 태아사망에 이를 수 있다.

2. 소아기

소아기는 영아기 말부터 시작하여 성적 성숙기인 사춘기(puberty)까지를 말하며, 여아는 12~14세, 남아는 14~16세에 해당한다. 대개 소아기 초반의 성장은 다소 빠른 속도로 지속되지만, 월별 증가는 일관성이 약하다. 6세 무렵의 소아는 영아나 유아보다 어린 청소년에 더 가깝게 보인다. 아이는 덜 통통해지고 배는 더 홀쭉해지며 얼굴은 아기 같던 모습을 잃는다. 소아기 중반에 신경계통과 근육계통이 빠르게 발달하며 10살 무렵에는 다양한 운동과 조절 능력이 발달한다.

생후 6개월 무렵부터 나타나기 시작한 젖니(유치, deciduous tooth)는 약 6세부터 소아기 동안 탈락된다. 간니(영구치, permanent tooth)는 셋째큰어금니(사랑니)를 제외하면 14세까지 모두 나온다.

3. 청소년기

청소년기의 평균 연령 범위는 다양하지만, 대개 10대(13~19세)를 청소년기라고 한다. 이 기간은 신체의 급격한 성장이 특징이며, 성적으로도 성숙하게 된다.

이 기간에 일어나는 많은 발달 변화를 **이차성징**이라고 하며, 성호르몬 분비로 조절된다. 유방의 발달은 여자 아이가 사춘기에 가까워졌다는 첫 신호이며, 약 10세부터 시작한다. 대부분의 여자 아이들이 12~13세에 월경(menstruation)을 시작하는데, 이전 세대보다 약 3년이 더 빨라졌다. 남자 아이의 사춘기 첫 신호는 고환의 비대인데, 10~13세 사이에 시작한다.

남녀 모두 청소년기에 키의 급성장을 보인다(그림 24-13). 여자 아이는 10~12세 사이에 키가 크기 시작하여 14~15세에 거의 끝난다. 남자 아이는 12~13세에 키가 크기 시작하여 대개 16세에 거의 끝난다.

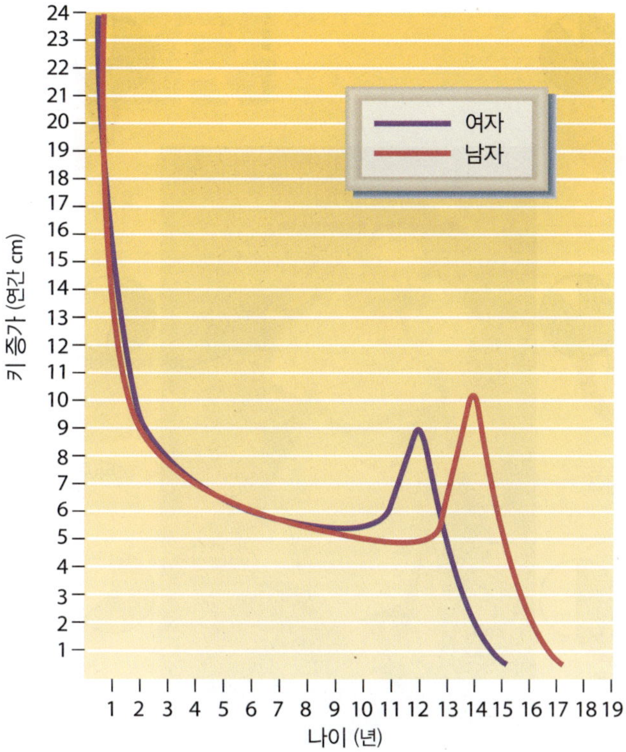

그림 24-13 키의 성장

처음 몇 년간은 키가 급격히 증가한 후 느리게 성장하다가 청소년기에 한 번 더 급격히 성장하게 된다.

4. 성인기

소아기 초반부터 시작된 많은 발달 변화는 **성인기** 초반이나 중반에 이르러 비로소 완성된다. 인체 구성 요소의 크기나 배치 변화뿐만 아니라 뼈의 성숙으로 성장판(growth plate)이 완전히 닫히게 된다.

일반적으로 성인기에는 기존 인체 조직의 유지를 특징으로 한다. 나이가 들면서 인체 조직을 유지하고 복구하려는 지속적인 작용이 점점 더 어려워진다. 그 결과 퇴행(변성, degeneration)이 시작되며, 이것이 노화 과정이다.

5. 노년기

인체계통의 대부분은 성인기 초반에 최고 상태에서 높은 수준의 효율로 기능한다. 그러다가 점차 나이가 들면서 **노년기**가 되면 인체의 모든 주요 기관계통 기능에 점진적이지만 확실한 감소가 일어난다. 이러한 노화를 연구하는 학문을 노인학(gereology)이라고 한다.

노년기에는 노화와 관련하여 많은 생물학적 변화가 일어나게 된다(그림 24-14).

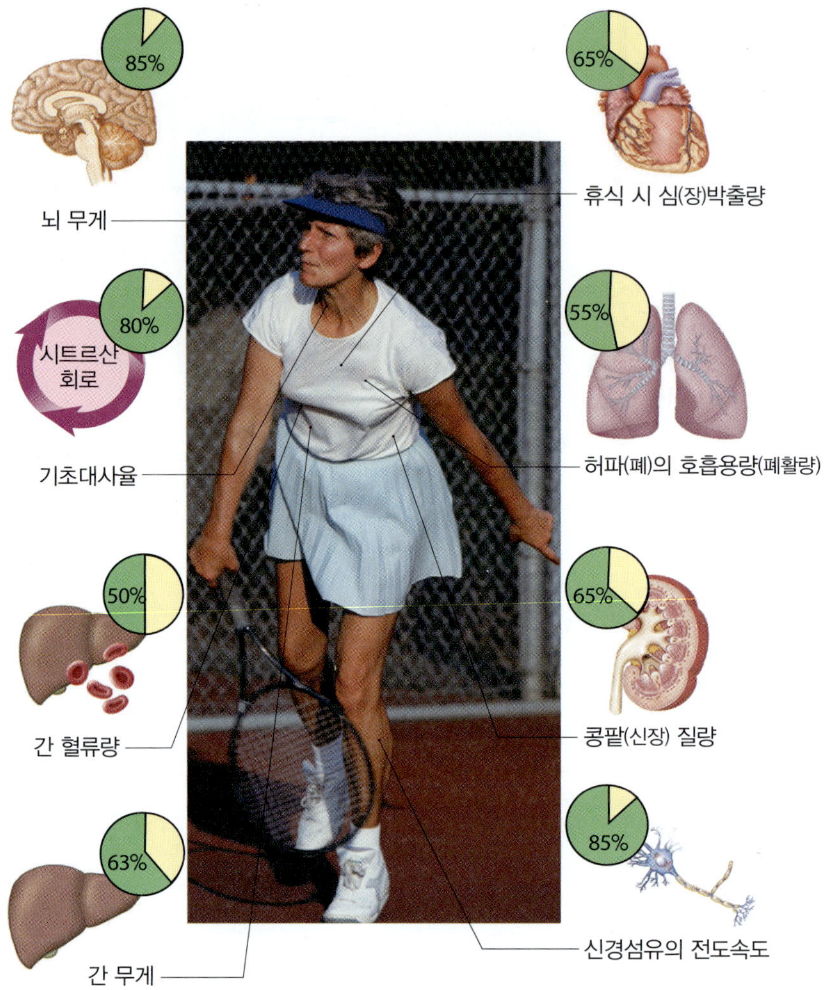

그림 24-14 노화와 관련한 생물학적 변화

20세와 비교하여 성인기 후반의 기관에 남아 있는 기능 비율이다.

요점확인

1. 출생 후 발달기간 동안 몸의 비율은 어떻게 변화하는가?
2. 신생아기에 일어나는 발달은 무엇인가?
3. 발달단계 중 젖니가 나타나는 시기는 언제인가?
4. 사춘기에는 어떠한 생물학적 변화가 일어나는가?

4. 노화의 영향

1) 피부계통(integumentary system)

나이가 들어감에 따라 피부는 건조해지고 얇아지며 탄력이 없어진다. 주름이 늘어나고 살이 처진다. 색소침착의 변화와 털이 가늘어지거나 빠지는 것도 노화 과정에서 일어나는 흔한 문제이다.

2) 뼈대계통(skeletal system)

노년기가 되면 뼈의 구성, 석회화 정도, 모양에 변화가 생긴다. 노인의 뼈는 매끈한 모서리 대신 돌기가 있는 거친 모서리로 발달하는데, 이 과정을 뼈과성장(lipping)이라고 한다. 관절 주변에 뼈조직이 축적되는 퇴행성 변화는 움직임을 제한한다.

나이가 들어 석회화 정도가 변하면 뼈의 크기를 감소시키고 다공성이 되어 쉽게 골절이 일어날 수 있다. 하부 목뼈와 등뼈는 골절이 빈번하게 발생하는 부위인데, 그 결과 척주가 휘고 성인기 후반에는 키의 단축이 나타난다(그림 24-15).

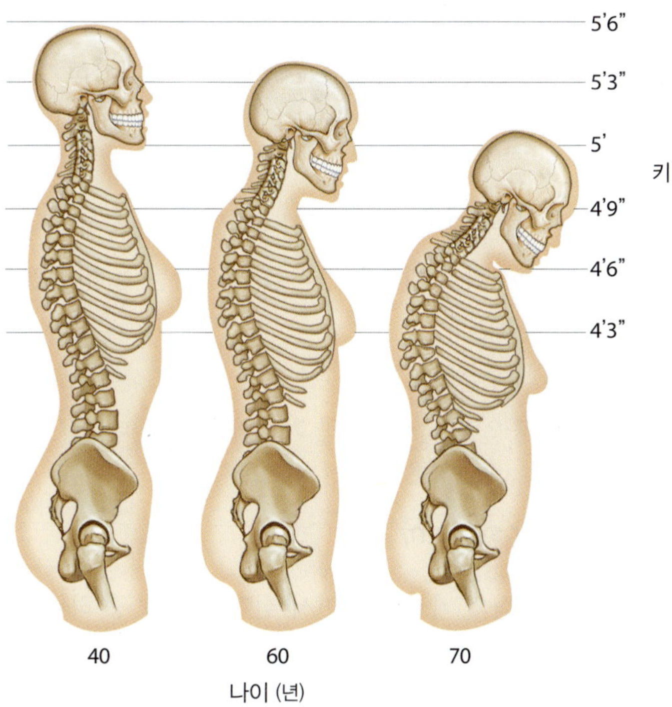

그림 24-15 성인기 후반의 뼈밀도 손실

젊은 성인기에 정상적이던 척주굽이는 노년기의 뼈밀도 감소 때문에 변할 수 있다.

골관절염(osteoarthritis)과 같은 퇴행관절병(degenerative joint disease)도 노인들에게 흔하다. 하지만 뼈대에서 보이는 많은 노화 현상은 신체활동, 특히 젊어서부터 계속 운동하는 경우에는 속도를 늦출 수 있다. 뼈의 질량 감소와 활동성 저하는 영양분 섭취와 함께 지속적인 운동을 통해 피하거나 줄일 수 있다.

3) 중추신경계통(central nervous system)

나이가 들수록 기억력 저하와 의식적 사고기능의 상실 상태인 **치매**(dementia)나 중추신경계통에 영향을 미치는 퇴행성 질환의 위험이 동반된다. 하지만 대부분은 기억을 그대로 가지고 있고, 그 기억들은 추론하고 결정을 내리는 성숙한 능력을 발달시킨다. 비록 일부 노인은 질병에 걸리거나 가족과 헤어져 우울증을 겪지만, 평균적으로 노인들은 성인기 초반과 중반보다 더 행복하다.

4) 감각계통(sensory system)

모든 감각기관은 나이가 들면서 성능과 능력에서 점진적 감소를 나타낸다. 대부분의 사람은 65세가 되면 눈의 수정체가 굳어 탄성을 잃기 때문에 원시가 된다. 수정체는 근거리시력(near vision)에 순응하기 위해 휘지 못하게 되는데, 이처럼 수정체가 굳는 것을 **노안**(presbyopia)이고 한다. 많은 사람이 약 40~45세에 처음 그 변화를 알아차리게 되며, 근접 작업을 하지 못하고 책을 멀리 떨어뜨려야 글을 읽을 수 있다. 수정체나 수정체를 덮는 피막의 투명도(transparency) 상실은 나이와 관련된 또 다른 눈의 변화이다. 수정체가 실제 흐려지고 시력이 크게 손상된 경우를 **백내장**(cataract)이라고 하며 수술로 제거하여야 한다.

나이와 관련된 가장 심각한 안구질환인 **녹내장**(glaucoma)의 발병률은 나이가 들수록 증가한다. 녹내장은 안압의 증가를 유발하여 치료하지 않으면 실명에 이른다. 망막변성이나 망막박리의 위험도 나이가 들수록 증가한다.

많은 노인이 속귀의 나선기관에 있는 털세포의 심각한 손상으로 특정 주파수를 듣는 능력이 저하된다. 또한 고막에 부착된 귓속뼈는 더 고정되어 기계적 음파를 전달하는 능력이 떨어지게 된다. 어느 정도의 청력장애는 노인에게 보편적으로 존재한다.

후각과 미각도 감소한다. 그 결과 부분적으로 맛봉오리가 결합조직세포로 대체되어 식욕 감퇴가 발생할 수 있다. 30세에 가지고 있던 맛봉오리의 약 40%만 75세에 남게 된다.

5) 심장혈관계통(cardiovascular system)

퇴행성 심장질환과 혈관질환은 노화의 가장 흔하면서 심각한 영향 중 하나이다. 수도관에 축적된 침전물이 물의 흐름과 압력을 감소시키는 것처럼 지방 침착물은 혈관벽에 쌓여 혈액의 이동통로가 좁아진다. 그 결과 **죽(상)경화증**(atherosclerosis)이 발생하는데, 종종 심장동맥의 폐쇄와 심장마비(심근경색증)로 이어지기도 한다.

혈관에 축적된 지방이나 다른 물질들이 석회화되면 동맥이 실제로 단단해지는 **동맥경화증**(arteriosclerosis)이 발생한다. 뇌에서 굳어진 혈관이 파열되는 **뇌졸중**(cerebral stroke)은 노인의 심각한 장애나 사망의 원인이 된다. **고혈압**(hypertension, HTN) 또한 혈관의 탄력성이 감소하면서 흔하게 발생한다.

6) 호흡계통(respiratory system)

노년기에는 갈비뼈와 복장뼈를 연결하는 갈비연골이 딱딱해지거나 석회화된다. 이로 인해 가슴우리가 들숨과 날숨 동안 정상적으로 확장하거나 수축하기 어려워진다. 시간이 지나면서 갈비뼈가 복장뼈에 점차 고정되어 가슴의 움직임이 어려워지고, 결국 가슴우리는 확장된 위치에서 고정되며 호흡효율은 저하되는 술통가슴(통모양가슴, barrel chest)의 병적 상태가 된다.

나이가 들수록 수축성 근(육)세포가 결합조직으로 대체되어 위축증(atrophy)이나 근(육)조직의 소모가 발생한다. 이러한 근(육)세포의 손실은 들숨 및 날숨과 관련된 근육의 강도를 감소시킨다.

7) 비뇨계통(urinary system)

30~75세 사이에 콩팥의 콩팥단위 수는 거의 50%로 감소한다. 또한 나이가 들면 콩팥으로 흐르는 혈류량이 줄기 때문에 콩팥의 전반적인 기능, 배설량이나 소변을 만드는 능력이 감소한다. 방광에서는 방광벽의 근긴장도 감소로 인해 나이와 관련된 심각한 문제들이 종종 발생한다. 방광벽의 근육위축은 용량의 감소를 초래하며 방광을 완전히 비우거나 배뇨할 수 없게 된다.

요점확인

1. 나이가 들면 뼈대에는 어떤 변화가 일어나고, 호흡계통의 기능에 어떠한 영향을 미치는가?
2. 노년기 동안 시력에 어떠한 변화가 일어나는가?
3. 노년기 동안 심장혈관계통에 어떠한 변화가 일어나는가?
4. 노년기 동안 콩팥 기능은 어떻게 영향을 받는가?

OUTLINE SUMMARY

개념요약

• 출생전기

1. 출생전기는 수정과 함께 시작해서 출생까지 계속됨(약 39주)(그림 24-1 참조)
2. 태아의 성장과 발달에 관한 과학을 발생학이라고 함

A. 수정과 착상

1. 수정(fertilization)
   a. 수정에서 착상까지 10일 정도 걸림
   b. 수정은 정상적으로 자궁관의 바깥쪽 1/3에서 일어남(그림 24-2 참조)
2. 착상(implantation)
   a. 수정난자를 접합자라고 함
   b. 접합자는 유전적으로 완전한 단세포로, 유전자 발현에 시간과 영양이 필요함
   c. 세포분열 3일 후 접합자는 오디배라는 세포덩이로 발달함(그림 24-3 참조)
   d. 오디배의 계속되는 세포분열은 주머니배로 발달시킴
   e. 주머니배는 수정 후 약 10일 후에 자궁벽에 착상함

B. 양막공간과 태반

1. 주머니배는 양막공간과 태반의 융모막을 형성함(그림 24-4 참조)
2. 태반은 산모와 태아 사이의 영양교환을 제공함(그림 24-5 참조)

C. 발달기간

a. 임신기간 : 약 39주
b. 배아기 : 수정 후 3주~임신 8주 말까지
c. 태아기 : 임신 9주~39주까지
d. 모든 기관계통은 임신 4개월이면 형성되고 기능함(그림 24-6 참조)

1. 일차배엽층 형성
   a. 줄기세포(stem cell) : 분화되지 않은 세포로서 특정 계통의 분화된 세포들로 형성되게 함
   b. 주머니배 착상 후 발달 중인 배아에서 3개의 일차배엽층이 나타남(그림 24-7 참조)
      ① 내배엽 : 속층
      ② 외배엽 : 바깥층
      ③ 중배엽 : 중간층
2. 조직발생과 기관발생
   a. 새로운 기관(기관발생)과 조직(조직발생)의 형성은 일차배엽층의 특이적 발달로부터 발생함
   b. 각각의 일차배엽층은 피부와 근육과 같은 구조물을 생성함
   c. 성장과정은 세포분화, 증식, 성장 및 재배열을 포함함
   d. 임신 4개월~분만까지의 발달은 주로 성장과 관련하여 일어남

D. 선천결함

1. 출생 시 존재하는 모든 구조적, 기능적 이상
2. 유전요인으로 발생 가능함
   a. 유전자 이상
   b. 염색체수 이상
3. 환경요인으로 발생 가능함
   a. 환경요인을 기형유발물질이라고 함
   b. 방사선, 화학물질, 감염을 포함함
   c. 임신 초기 동안 특히 유해함(그림 24-8 참조)

• 출생

A. 분만 (그림 24-8 참조)

1. 임신 39주차에 자궁은 과민해짐
2. 태아는 자궁목에 고개 숙인 자세를 취함
3. 근육수축이 시작되고 진통을 시작함
4. 양막주머니가 파열됨
5. 자궁목이 확장됨
6. 태아가 질을 통해 밖으로 나감

B. 분만단계

1. 1단계 : 자궁수축이 시작되는 시점부터 자궁목이 완전히 확장될 때까지의 과정
2. 2단계 : 자궁목이 완전히 확장된 시점부터 태아가 질로 빠져나올 때까지의 과정
3. 3단계 : 질을 통해 태반이 배출되는 과정

• 출생후기

1. 출생후기는 출생부터 시작해서 사망까지 지속되는 과정
2. 영아기, 소아기, 청소년기, 성인기, 노년기로 구분됨
3. 출생과 성숙기 사이에 몸 전체에 비례하여 뚜렷한 변화가 생김(그림 24-10 참조)

A. 영아기

1. 신생아기 : 영아기의 첫 4주(그림 24-11 참조)
2. 신생아학(neonatology) : 신생아의 장애 진단 및 치료와 관련된 의료 및 간호 전문분야
3. 출생 시 심장혈관계통과 호흡계통에 많은 변화들이 발생함
   a. 태아는 산모에게 전적으로 의존하는 반면, 신생아는 즉시 완전히 자립(호흡 및 순환)해야 함
   b. 출생 시 첫 호흡은 깊고 강함
4. 신생아기~18개월 사이의 발달 변화
   a. 출생체중은 4개월에 2배, 1년에 3배 증가함
   b. 키는 12개월에 50%가 증가함
   c. 정상 척주굽이는 15개월이면 발달함(그림 24-12 참조)
   d. 고개를 가누는 것은 3개월이면 가능함
   e. 기어가는 것은 10개월이면 가능함
   f. 혼자 설 수 있는 것은 12개월이면 가능함
   g. 달릴 수 있는 것은 18개월이면 가능함

B. 소아기

1. 영아기 말~사춘기까지
2. 여아는 12~14세, 남아는 14~16세에 해당함
3. 전반적 성장속도는 빠르게 유지되지만 점차 느려짐
4. 운동 및 조절능력이 지속적으로 발달함
5. 젖니가 탈락하고 간니가 남

C. 청소년기

1. 보통 13~19세로 간주함
2. 급격한 성장으로 성적 성숙을 일으킴
3. 성호르몬 분비에 의해 조절되는 이차성징의 출현
4. 청소년기에 전형적인 급성장은 여자의 경우 약 10세에 시작하고, 남자의 경우 약 12세에 시작함(그림 24-13 참조)

D. 성인기

1. 인체 구성요소의 크기나 배치 변화가 끝남
2. 성장판이 완전히 닫힘
3. 기존 인체 조직을 유지하는 것을 특징으로 함
4. 인체 조직의 퇴행은 성인기에 시작됨

E. 노년기

1. 퇴행성 변화는 노년기의 특징임(노화라고도 함)
2. 노인학(gereology) : 노화를 연구하는 학문
3. 노화와 관련하여 많은 생물학적 변화들이 일어나게 됨(그림 24-14 참조)

• 노화의 영향

1. 피부계통
   a. 나이가 들면서 피부는 처지고 얇아지며 건조해지고 주름이 짐
   b. 색소침착이 흔하게 일어남
   c. 털이 가늘어지거나 빠지는 일이 흔함
2. 뼈대계통 (그림 24-15 참조)
   a. 노화는 뼈의 구성, 석회화, 모양에 변화를 가져옴
   b. 뼈조직이 관절 주변에 발달함
   c. 뼈가 다공성이 되며 골절이 일어나기 쉬워짐
   d. 골관절염과 같은 퇴행관절병이 흔함
   e. 운동은 뼈밀도와 운동성 손실을 감소시킴
3. 중추신경계통
   a. 치매 위험의 증가
   b. 성숙한 추론 능력
4. 감각계통
   a. 모든 감각기관은 나이가 들수록 성능이 점차 감소함
   b. 눈의 수정체는 딱딱해져 근거리시력을 조절할 수 없어 45세 무렵이 되면 원시가 찾아옴
   c. 수정체이나 각막의 투명도 상실이 흔하게 발생함(백내장)
   d. 녹내장(안압 증가)은 종종 노년기 실명의 원인이 됨
   e. 망막변성이나 망막박리의 위험이 증가함
   f. 속귀의 털세포 손실은 주파수 난청을 일으킴
   g. 고막의 탄력성 상실과 귓속뼈의 고착으로 인해 음파의 전달이 감소함
   h. 어느 정도의 청력장애는 노인들에게 보편적으로 존재함
   i. 후각과 미각이 감소함
5. 심장혈관계통
   a. 퇴행성 심장 및 혈관질환은 노화의 가장 흔하고 심각한 영향 중 하나임
   b. 혈관에 지방이 침착되면(죽(상)경화증) 심장

으로 가는 혈류량이 감소하여 심장동맥이 완전히 막힐 수 있음

c. 동맥의 경화(동맥경화증)는 혈관, 특히 뇌혈관의 파열(뇌졸중)을 일으킬 수 있음

d. 고혈압은 노년기에 흔함

6. 호흡계통

a. 갈비연골의 석회화로 인해 가슴우리는 더 확장된 위치에서 고정됨(술통가슴)

b. 호흡근육의 소모로 호흡효율이 저하함

7. 비뇨계통

a. 30~75세 사이에 콩팥단위 수가 50%까지 감소함

b. 콩팥혈류량이 감소하여 소변을 형성하는 능력이 저하됨

c. 방광을 완전히 비우지 못하는 문제는 방광벽의 근육 소모로 인해 발생함

ACTIVE LEARNING

능동학습

• 종합질문

01. 배란 시점부터 수정란이 자궁에 착상되는 시점 사이에 어떤 일이 일어나는지 설명하시오.

02. 융모막과 태반의 기능을 설명하시오.

03. 일차배엽층을 이루는 3개 층의 이름과 각 층에서 발달하는 구조물을 열거하시오.

04. 조직발생과 기관발생을 정의하시오.

05. 분만의 세 단계를 구분하고 대략적인 시간을 설명하시오.

06. 신생아의 첫 호흡을 자극하는 것은 무엇인가?

07. 영아기 동안 일어나는 3가지 발달 변화를 설명하시오.

08. 소아기에는 어떠한 발달 변화가 일어나는지 간략히 설명하시오.

09. 청소년기에는 어떠한 발달 변화가 일어나는지 간략히 설명하시오.

10. 성인기에는 어떠한 발달 변화가 일어나는지 간략히 설명하시오.

11. 뼈대계통에 미치는 노화의 영향을 설명하시오.

12. 호흡계통에 미치는 노화의 영향을 설명하시오.

13. 심장혈관계통에 미치는 노화의 영향을 설명하시오.

14. 시력에 미치는 노화의 영향을 설명하시오.

• 심층고찰

15. 수정에서 착상까지 접합자가 사용하는 영양소는 어디서 오는가?

16. A의 어머니는 병원에 당장 갈 수 없는 상황이어서 A를 집에서 분만하였다. 곧이어 구급대원들이 도착하였고 병원으로 이송하는 동안 A의 어머니는 "아기의 피부색은 분홍색이지만 손과 발은 파랗고, 맥박은 정상이며 반사흥분성이 양호하다. 활동성도 양호하고, 호흡은 정상이다"라는 말을 들었다. 구급대원의 말에서 아프가점수는 얼마로 추측할 수 있는가?

• 확인문제

01. 수정난자를 __________(이)라고도 한다.

02. 3일 정도의 유사분열 후 수정난자는 __________(이)라는 세포덩이를 형성한다.

03. 유사분열을 계속하면서 발달 중인 난자가 자궁에 도달할 무렵에는 ________(이)라는 속이 빈 공 모양의 세포가 된다.

04. ________은/는 발달 중인 태아를 자궁에 고정시키고, 산모와 태아 사이에서 물질교환을 위한 가교가 된다.

05. ________은/는 약 39주간 지속되며 세 시기로 구분된다.

06. 일차배엽층을 구성하는 3개의 층은 ________, ________, ________이다.

07. 일차배엽층이 조직으로 발달하는 과정을 ________(이)라고 하고, 조직이 기관으로 발달하는 과정을 ________(이)라고 한다.

08. 출생 과정을 ________(이)라고 한다.

09. 영아기의 첫 4주를 ________(이)라고 한다.

10. ________은/는 노인에게서 흔히 발생하는 퇴행관절병이다.

11. ________은/는 노인에게 원시를 유발한다.

12. 눈의 수정체가 탁해져서 시력이 손상되는 상태를 ________(이)라고 한다.

13. ________은/는 안압의 증가를 유발한다.

14. 다음에 설명하는 시기를 보기에서 찾아 넣으시오.

a. 영아기	b. 소아기	c. 청소년기
d. 성인기	e. 노년기	

(1) 젖니가 탈락하는 시기는?
(2) 인체 조직의 유지를 특징으로 하는 시기는?
(3) 출생 시 시작되는 시기는?
(4) 노화가 전형적으로 발생하는 시기는?
(5) 이차성징이 시작되는 시기는?

확인문제 정답

01 접합자 / 02 오디배(상실배) / 03 주머니배 / 04 태반 / 05 임신 / 06 내배엽, 중배엽, 외배엽 / 07 조직발생, 기관발생 / 08 분만 / 09 신생아기 / 10 골관절염 / 11 노안 / 12 백내장 / 13 녹내장 / 14 (1) b, (2) d, (3) a, (4) e, (5) c

찾아보기

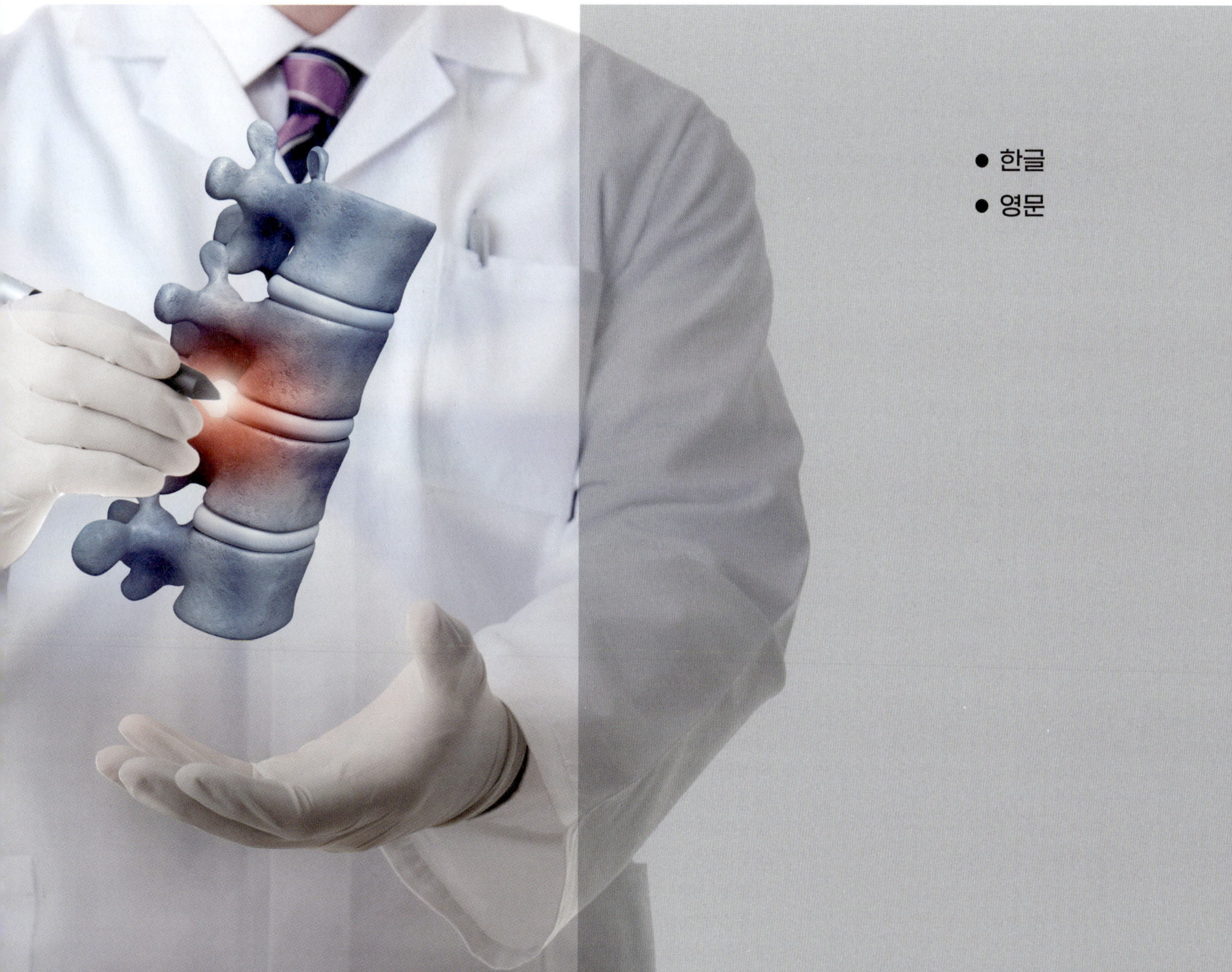

- 한글
- 영문

Structure & Function of the Body

• 한글

ㅇ

영문

A

B

C

I

J

K

L

M

N

O

P

역자진

대표역자

- **김이석** 가톨릭대학교 의과대학 해부학교실
- **오창석** 을지대학교 바이오융합학부
- **조익현** 경희대학교 의과대학 융합한의과대
- **김명주** 단국대학교 의과대학 해부학교실

편집위원

- **권상민** 영남이공대학교
- **김동희** 부산대학교
- **김소영** 대동대학교
- **박심훈** 전주비전대학교
- **박정숙** 남부대학교
- **박지은** 마산대학교
- **이영미** 선린대학교
- **이영희** 동남보건대학교
- **정경화** 대구과학대학교
- **정광석** 부산보건대학교
- **정은숙** 춘해보건대학교
- **최영아** 경북보건대학교
- **최하림** 남부대학교
- **현수진** 대구과학대학교
- **홍은영** 마산대학교

공동역자

- **공정현** 경남거창도립대학교
- **공혜연** 신성대학교
- **권민지** 경일대학교
- **김경자** 거제대학교
- **김성해** 동명대학교
- **김소라** 제주관광대학교
- **류다정** 경민대학교
- **박 경** 목포가톨릭대학교
- **박종민** 부산대학교
- **석조운** 이화여자대학교
- **석현진** 영남이공대학교
- **선모경** 창원문성대학교
- **선춘자** 목포가톨릭대학교
- **손민서** 동명대학교
- **양은정** 서일대학교
- **윤지아** 동서대학교
- **이선주** 충북보건대학교
- **이은희** 전주비전대학교
- **이재홍** 가톨릭상지대학교
- **이춘지** 대구과학대학교
- **조민정** 경북과학대학교
- **형희경** 예수대학교

인체 구조와 기능 2
(해부생리학)

Structure & Function of the Body 16ed

2024년 8월 15일 초판 발행
2026년 2월 20일 2쇄 발행

저 자 Kevin T. Patton, Gary A. Thibodeau
역 자 김이석 외
발 행 인 배영환 외
발 행 처 도서출판 의학교육
등록번호 제 2013-114 호
주 소 서울시 영등포구 영중로 138-1(영등포동 8가 80-2) 드림프라자 B 901호
Tel. 02) 2637-4806, 4863 Fax. 02) 2637-4807
홈페이지 www.medipub.co.kr
E-mail okpress1208@naver.com

정 가 37,000 원
I S B N 979-11-6127-225-2 94510
979-11-6127-223-8 94510(세트)